现代肝胆病学

MODERN HEPATOBILIARY DISEASES

主　　审　李　宁　马迎民　王泰龄*　郑加生

主　　编　段钟平　高冀蓉

副 主 编　陈　煜　张永宏　栗光明　丁惠国

编　　委　白　洁　　白　丽　　陈思思　陈新月　陈　煜　　崔石昌　邸　亮　　丁惠国
　　　　　丁　兢　　段斌炜　　段小宛　段钟平　范建高*　高冀蓉　耿　楠　　勾春燕
　　　　　郭会敏　韩　莹　　侯　维　胡中杰　黄春洋　靳　华　孔　明　　林栋栋
　　　　　栗光明　李　聪　　李宏军　李建军　李俊峰*　李　丽　李　磊　　李　宁
　　　　　李珊珊　李文磊　　李秀惠　李　颖　蔺　宁　　梁　晨　刘　丹　　刘　晖
　　　　　刘　梅　刘　青　　刘　霜　刘小平*　刘燕敏　刘增利　廖慧钰　　娄金丽
　　　　　鲁俊锋　罗　磊　　吕福东　闫　军　马丽娜　马迎民　孟繁坤　　孟　君
　　　　　孟庆华　任　锋　　任　姗　任　艳　宋文艳　孙　斌　孙桂珍　　孙力波
　　　　　汤　珊　王炳元*　王海燕　王莉琳　王　璐　王孟龙　王泰龄*　王铁征
　　　　　王　婷　王维虎*　王晓晓　王小霞　王　征　王振顺　汪晓军　　吴　昊
　　　　　魏琳琳　魏乔欣　　武聚山　向海平　徐　斌　闫惠平　姚　佳*　杨华升
　　　　　余朋飞　于艳华　　曾道炳　邹怀宾　周　莉　郑加生　郑俊福　　郑素军
　　　　　张　华　张家腾　　张缭云*　张莉莉　张世斌　张　彤　张　维　　张永宏
　　　　　张月宁　赵　景　　赵晓飞　朱瑞东　朱云霞

秘　　书　周海洋*　赵晓飞

*特邀专家　王泰龄　中日友好医院　　　　　　　　　　范建高　上海交通大学医学院附属新华医院
　　　　　王炳元　中国医科大学附属第一医院　　　　王维虎　北京大学肿瘤医院
　　　　　张缭云　山西医科大学第一医院　　　　　　李俊峰　兰州大学第一医院
　　　　　姚　佳　山西白求恩医院　　　　　　　　　周海洋　北京肝胆相照公益基金会
　　　　　　　　　（山西医学科学院）　　　　　　　刘小平　北京肝胆相照公益基金会

科 学 出 版 社

北　京

内 容 简 介

本书共分 6 篇 66 章，系统介绍了肝脏及胆道的结构与功能、肝脏疾病各论、胆道疾病各论、常用肝胆病的诊断技术、常用肝胆病的治疗技术、疾病诊断相关分组在肝胆病学中的应用。本书的特点是"全""实""新"，既包括常见肝病的内容，又包括胆道系统的知识，尽量做到内容丰富、全面且实用，通过附录形式展现肝胆病的常用药物、医学工具及指南共识，兼顾文字内容及其表述形式的新颖。

本书可供从事肝胆病临床、科研与教学相关工作的医师及研究生学习使用。

图书在版编目（CIP）数据

现代肝胆病学 / 段钟平，高冀蓉主编. -- 北京：科学出版社，2024. 6
ISBN 978-7-03-078894-8

Ⅰ. R575

中国国家版本馆 CIP 数据核字第 2024X56H62 号

责任编辑：钟　慧/责任校对：宁辉彩
责任印制：张　伟/封面设计：陈　敬

科 学 出 版 社　出版
北京东黄城根北街 16 号
邮政编码：100717
http://www.sciencep.com
北京中科印刷有限公司印刷
科学出版社发行　各地新华书店经销
*
2024 年 6 月第 一 版　　开本：889×1194　1/16
2024 年 6 月第一次印刷　　印张：52 1/2
字数：1 552 000
定价：398.00 元
（如有印装质量问题，我社负责调换）

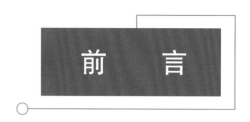

前　言

我国是一个肝胆病大国，肝胆病患者众多。特别是进入 21 世纪后，面对日新月异的诊疗技术与药物的发展、浩如烟海的大数据的积累与开发、人工智能技术的迭代与更新，临床诊治中我们难免会有不同程度的危机感和无奈感。《现代肝胆病学》正是基于"通过技术手段减轻医务人员压力""博采前辈智慧应对临床挑战"的指导思想，由首都医科大学附属北京佑安医院近百位专家合作，并在国内十余位领域知名专家亲自参与和指导下，历时两年完成的一本专业书。期望本书的出版能对从事肝胆病临床、科研与教学相关工作的医师及研究生等有所帮助。

本书共分 6 篇 66 章，系统介绍了肝脏及胆道的结构与功能、肝脏疾病各论、胆道疾病各论、常用肝胆病的诊断技术、常用肝胆病的治疗技术、疾病诊断相关分组在肝胆病学中的应用。

"全""实""新"是本书的三个特点。

"全"指内容丰富、全面。本书既包括常见肝病的内容，又包括胆道系统的知识。虽然内容绝大多数与临床工作相关，但也介绍了部分为更好理解临床现象而铺垫的基础研究的进展。本书既有与内科相关的内容，又有可指导外科工作的内容，部分章节尝试植入传统医学的元素。

"实"指内容的实用性。近年循证医学的发展促进了多种肝胆病相关指南、专家共识的发布。这些指南与专家共识指导着医师的临床诊疗行为。为此，本书收集并整理了近年肝胆病领域相关的 700 多个指南、共识及少数专家对指南及共识的解读，并整理在肝胆相照平台供大家查询、应用，同时设置了肝胆病新编药物手册、肝胆病常用工具、DRG 付费对肝胆病诊疗的影响等内容，目的均是希望增加本书的实用性。

"新"顾名思义是指文字内容及其表述形式的新颖，但做到这一点尤其困难，主要原因是新药、新技术、新方法近年呈加速发展态势。以肝病内科为例，从 2000 年西安《病毒性肝炎防治方案》发布，迄今20 余年，由中华医学会肝病学分会及分会所属的主要学组（协作组）单独或联合发布及更新的指南、共识就超过 30 个。因此，如何尽快实现本书的及时更新及智能化、多维度、远程高速查询功能，是未来要考虑的内容。

参加本书编写的大多数人员为目前正在一线岗位的首都医科大学附属北京佑安医院中青年专家与技术骨干。为了保证一些核心章节的质量，我们特别邀请了北京中日友好医院王泰龄教授、上海交通大学医学院附属新华医院范建高教授、中国医科大学附属第一医院王炳元教授、北京大学肿瘤医院王维虎教授、山西医科大学第一医院张缭云教授、兰州大学第一医院李俊峰博士、山西白求恩医院（山西医学科学院）姚佳博士，以及北京肝胆相照公益基金会周海洋老师、刘小平老师作为特邀撰稿人、审阅人、IT 技术专家。在此，对以上所有人员的积极参与和大力支持致以崇高的敬意！

由于编写人员较多，专业背景不同，写作风格与深浅掌握迥异，不足之处在所难免，敬请各位读者批评指正！

编　者

2024 年 5 月

目 录

第三篇　胆道疾病各论

第四篇　常用肝胆病的诊断技术

第五篇　常用肝胆病的治疗技术

第六篇　疾病诊断相关分组在肝胆病学中的应用

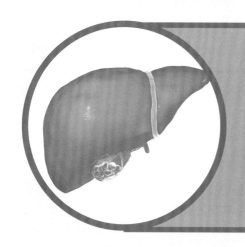

第一篇

肝脏及胆囊的结构与功能

第一章 肝脏的结构

第一节 肝脏的大体结构

肝脏是人体最大的实质性消化器官，具有分泌胆汁、储存糖原、合成蛋白质、解毒转化等十分复杂的功能，而肝脏能有条不紊地处理如此复杂的工作，与其"鬼斧神工"般的结构是密不可分的。

一、肝脏的外观及大小

正常情况下，肝脏外观呈楔形，红褐色，表面光滑，富有弹性。我国成人肝的重量男性为 1250～1450g，女性为 1100～1350g。成人肝重占总体重的 2% 左右，胎儿及新生儿占比相对较大。

二、肝脏在腹部的位置

肝脏位于腹腔右上方，大部分位于右季肋区（右上腹、右侧肋缘下），小部分在剑突下和左季肋区。肝大部分被肋弓覆盖，因为有肋弓保护，所以外伤引起的肝破裂并不常见，只有在腹部及右季肋部遭遇暴力打击或肋骨骨折时，可能导致肝脏破裂。肝下缘可在剑突下 3～5cm 触及，医师检查肝脏时，要让患者平躺，弯曲下肢，深吸气，放松腹部肌肉，此时较容易触及肝脏。如果可在肋弓下触及肝脏，一般属于病理性肝脏增大。女性比男性、儿童比成人、老年人比年轻人更容易触及肝脏。

三、肝脏的两个面及两个叶

（一）肝脏的两个面

膈面即肝脏面向膈肌的一面。在肝脏膈面的左叶上方，膈肌邻近心包和心脏。肝右叶上方膈肌邻近右侧胸腔及右肺，因此，肝右叶脓肿有时会波及膈面，甚至累及右侧胸腔及右肺。脏面是肝面向腹腔脏器的一面。在脏面有肝门、韧带等结构，借这些韧带把肝脏固定在腹腔内。

（二）肝脏的两个叶

以镰状韧带右侧的肝裂为界，可以将肝脏分为左、右两个半肝，分别称为肝左叶和肝右叶。

四、肝脏的 8 个段

肝脏的 8 个段：根据肝动脉、肝门静脉和与之伴行的胆管的分布，多年来临床上一直应用奎诺（Couinaud）分段法将肝脏分为 8 个段，左、右叶各 4 个段（图 1-1-1）。8 个段用罗马数字表示，分别为 I、II、III、IV、V、VI、VII、VIII 段。每一个段都有相对独立的血供及胆道系统。肝脏叶段的划分如下：①肝左叶。尾状叶为 I 段；左外上、下叶

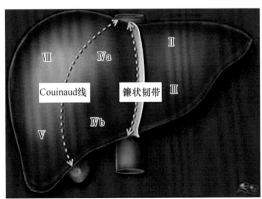
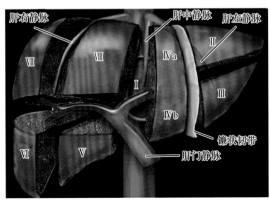

图 1-1-1 Couinaud 分段法将肝脏划分为 8 个段

为Ⅱ、Ⅲ段；左内叶为Ⅳ段（Bismuth 分类法，Ⅳ段又分为Ⅳa 和Ⅳb 段）。②肝右叶。右前叶上、下为Ⅷ、Ⅴ段；右后叶上、下为Ⅶ、Ⅵ段。

由于肝脏的分叶、分段主要是基于肝脏解剖结构，适应于手术需要，因此，可以视肝段为肝的外科切除单位。它在外科学上的意义不言而喻。

五、肝脏的大血管

与其他器官不同，肝脏有肝门静脉和肝动脉两套供血系统，其中 3/4 的血液来自肝门静脉，1/4 的血液来自肝动脉。由此可以理解，当肝门静脉血供出现严重问题，如出现明显瘤栓阻塞时，接受经导管动脉化疗栓塞术（TACE）需要更加谨慎。

（一）肝门静脉

肝门静脉是肝脏的一条营养输入血管，由肠系膜上静脉和脾静脉汇合而成，它携带来自消化道、脾脏、胰腺和胆囊的血液。当肝纤维化或肝硬化较明显时，由于肝内血流不畅，可导致肝门静脉压力增加，表现为肝门静脉内径增宽、血流缓慢，以及脾静脉增宽、脾脏淤血肿大等肝门静脉压力增高的表现。

肝门静脉长度一般相对固定，但分支可变。通常肝门静脉上段 5cm 内缺乏主要分支，便于手术。肝门静脉主干的一个重要分支是胃冠状静脉，它沿着胃小弯向上延伸，并接收食管、胃底静脉的血流，在门静脉高压患者中，这些血管扩张可形成食管胃底静脉曲张，甚至引起上消化道大出血。

（二）肝静脉

肝静脉主要有肝左静脉、肝中静脉及肝右静脉 3 支。与动脉血管不同的是，肝静脉具有多变的分支，且分支之间有吻合，这在正常肝脏中并不常见，但在门静脉高压的情况下相当常见。

（三）肝动脉

肝总动脉是腹主动脉的第二大分支。随着肝移植、肝叶切除、TACE 技术的普及，了解肝动脉走行及变异显得更加重要。

六、肝脏的淋巴系统

肝脏的淋巴液 90% 来自肝窦内皮下的窦周隙，又称迪塞（Disse）间隙，另外部分从胆管周围毛细血管丛渗漏而成。淋巴液形成的主要原因是肝窦压力。正常情况下，肝脏每天可以产生 1~3L 的淋巴液，在肝硬化或肝外流出道受阻时，每天可能增加到 10L 以上。

淋巴液沿着淋巴管逐级流向淋巴结。淋巴管分为深层和浅层两组，深层淋巴管与小叶间胆管和小叶间血管伴行，浅层淋巴管位于肝包膜的深面，形成淋巴管网，有 4 个流向：①通过冠状韧带、镰状韧带和膈肌，注入食管和胸骨淋巴结；②通过肝脏下表面注入肝门淋巴结；③伴随肝门静脉后的深部淋巴管到达肝门左侧的肝脏淋巴结；④沿肝静脉的淋巴管注入腹腔淋巴结。肝门静脉淋巴干可以引流 80% 的肝脏淋巴液。

了解肝脏淋巴系统的构成及走向，有利于对一些淋巴管阻塞性疾病的诊断及治疗。

七、肝脏的神经系统

肝脏有丰富的交感神经和副交感神经，这些神经纤维来自下腔神经节、腹腔神经丛、迷走神经和右侧膈神经。肝脏神经中的感觉神经（传入神经），传递来自于肝脏代谢相关的感受器，如渗透压、离子和压力感受器等的神经冲动信号到达中枢神经系统，其中右膈神经感觉纤维的一部分分布于肝脏包膜上，一部分分布于肝脏内以及胆囊和胆道系统，因此，肝脏及胆囊疾病可以引起右肩部放射性疼痛，一般认为是通过右膈神经传导的。切割、穿刺、烧灼肝脏并不产生疼痛感觉，但是，肝脏肿大牵拉肝脏包膜或韧带时，则可引起疼痛，因此，当肝脏肿胀，如急性肝炎、脂肪肝、肝内巨大占位性病变时，可以引起疼痛。

八、小　　结

肝脏是人体最大的实质性消化器官，在腹腔内主要位于右季肋区及右腹上区，大部分被肋弓覆盖，因为有肋弓保护，所以只有在腹部及右季肋部遭遇暴力打击或肋骨骨折时，可能导致肝破裂。肝脏有肝门静脉和肝动脉两套供血系统，以及深、浅的淋巴系统及神经系统。肝脏可以按解剖功能分为 8 个段，临床上也常用肝段来描述肝内病变的位置。肝脏大体与局部形态和结构的改变及意义，是功能影像学研究的热点之一。

（段钟平　刘　晖　王泰龄）

第二节 肝脏的组织结构

近年来，人们对肝脏大体结构、肝脏功能的认识不断深入，对肝实质细胞和间质细胞的了解也越来越多，这些都离不开对肝脏的基本组织结构的认识。

一、肝小叶与汇管区

（一）肝小叶

肝小叶是肝脏的基本结构单位，成人肝脏有50万~100万个肝小叶。单个正常肝小叶呈六角形棱柱体，一般长约2mm，宽1mm。肝小叶由肝细胞及血窦组成，肝细胞组成肝板，肝板之间为血窦。小叶的中轴贯穿一条静脉，为中央静脉。肝板以中央静脉为中心呈放射状排列，并连结成网。肝

细胞之间有极细的毛细胆管（图1-1-2）。

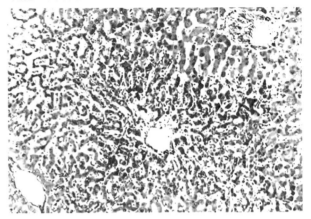

图1-1-2　肝小叶

肝小叶中心为中央静脉，壁较薄，肝板呈放射状，其间为肝窦，开口于中央静脉，右上为汇管区（Masson 三色染色，胶原呈蓝色）

肝小叶可以从血氧供给的角度划分成3个区域：1区位于汇管区周围带，含氧量最高；3区位于中央静脉周围带，含氧量最低；2区位于1区和3区之间，含氧量一般。明确各区的位置、结构及血氧供给情况，将有助于对不同病因所致肝组织损伤的理解。

（二）汇管区

指相邻肝小叶间的三角形或椭圆形区域（图1-1-2，图1-1-3，图1-1-5），汇管区的结缔组织间质中有3种管道，即小叶间动脉、小叶间静脉及小叶间胆管，此外还有小淋巴管和神经纤维。小叶间动脉为肝动脉分支，管径细而管壁厚。小

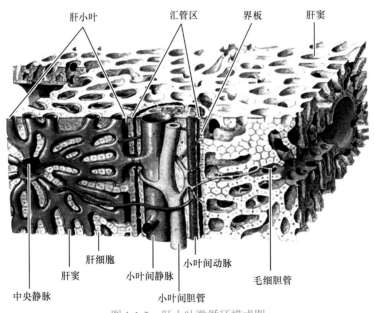

图1-1-3　肝小叶微循环模式图

叶间静脉是肝门静脉的小支，管径大而壁薄，形状不规则。小叶间胆管是肝胆管的分支，管壁为单层立方上皮（图1-1-4）。汇管区间质内可见少数单个核细胞。每个肝小叶周围有3~4个汇管区。每分钟由肝动脉入肝的血流量为400ml，其压力为100mmHg；肝门静脉入肝的血流量为1000~1200ml，压力仅为7mmHg；出肝的肝静脉血流量为1400~1600ml，压力为4mmHg。

临床上常依靠肝脏活检组织的病理结果来辅助诊断，但所取组织需达到一定大小，才更具代表性及诊断价值。一般认为，最好长度能在1.5~2.5cm，汇管区个数达11个以上。

二、肝脏的实质细胞

肝细胞是肝脏唯一的实质细胞，也是组成肝脏的主要细胞，占肝脏细胞总数的65%，肝脏体积的80%，为高度分化的细胞。肝细胞为多角形，细胞核居中。新鲜分离的单个肝细胞的直径最大可达20~30μm。

每个肝细胞的表面可分为肝窦面、毛细胆管面和相邻的肝细胞面。相邻两肝细胞的接触面称为肝细胞面，大部分是平直的，保持紧密相连，间隙小于20nm。肝细胞表面伸出的微绒毛突入间隙中（图1-1-6）。

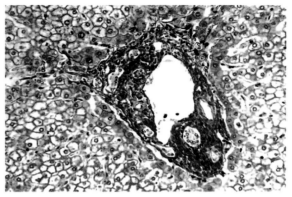

图1-1-4 汇管区

正常汇管区间质内有小叶间动脉、小叶间静脉、小叶间胆管，以及少量胶原纤维（蓝色），与肝小叶周边的环形肝板（界板）分界清楚（Masson三色染色）

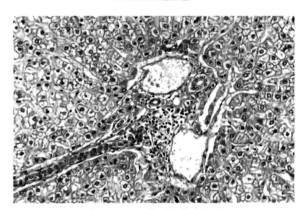

图1-1-5 汇管区与其终末支

可见血管及小胆管（HE染色）

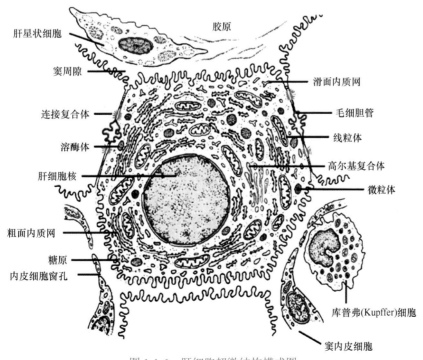

图1-1-6 肝细胞超微结构模式图

三、肝脏的内皮细胞

肝脏的内皮细胞被覆于肝窦壁，它异于一般的毛细血管内皮细胞。①肝窦内皮上有许多窗孔，直径为150～175nm。窗孔保证了血浆与肝细胞间的物质交换，一些大分子物质，包括肝细胞合成的极低密度脂蛋白，亦可直接由窦周隙进入血窦。窗孔呈簇状分布，致内皮细胞呈筛板状。②没有一般毛细血管所具有的内皮下基底膜。严重的肝硬化患者，肝血窦内皮细胞减少、结构消失。

四、肝窦库普弗（Kupffer）细胞

库普弗细胞又称肝巨噬细胞，是单核巨噬细胞系统的一部分。由血液单核巨噬细胞黏附于肝窦壁上分化而成，可通过吞噬作用清除血液循环中的异物颗粒或红细胞。肝纤维化过程中，可见库普弗细胞的增生。

五、肝脏的淋巴细胞

肝窦内淋巴细胞60%为T淋巴细胞，约30%为自然杀伤T细胞。

六、肝脏的星状细胞

肝窦内皮细胞和肝细胞之间的狭窄间隙称窦周隙。正常情况下，在窦周隙内除有多数的肝细胞窦面突入的微绒毛外，还有少量I型网状纤维及肝星状细胞（HSC）。肝星状细胞的细胞质中有大小不等的富含维生素A的脂滴，所以又称储脂细胞，它一旦活化，细胞内脂滴可减少或消失，并表达α-平滑肌肌动蛋白，细胞向成纤维细胞形态演变，

故又称肌纤维母细胞。可能令1951年发现HSC的伊藤（Ito）教授没有想到的是，对HSC的研究，会成为后来数十年肝纤维化及其他器官纤维化研究的热点领域，并迄今不衰。

七、毛细胆管

毛细胆管是指相邻肝细胞之间的微细管道，它是由相邻肝细胞膜局部凹陷成槽，相互对接而成的微细管道，在肝板内相连成网状管道。可以把毛细胆管理解为肝细胞间的胆道，为胆道系统的最初级结构。

八、肝　　窦

肝窦形状不规则，表面覆着一层内皮细胞，与血窦外窦周隙［又称迪塞（Disse）间隙］相隔。肝窦的大小取决于内皮细胞和肝星状细胞的主动收缩，以及被动性扩张。壁由典型的单层内皮细胞和库普弗细胞组成。内皮细胞大部分以其扁平的细胞质被覆于窦壁，细胞核部分突向窦腔。筛孔库普弗细胞是居留在肝窦的巨噬细胞（图1-1-7），占肝脏细胞的15%，它可以在原位增殖，也可以从外周血招募。肝内库普弗细胞的细胞质内细胞器发达，有较多的线粒体、内质网及溶酶体等，以随时清除内源性及外源性毒素、病原体等。

九、肝内结缔组织

肝脏内结缔组织含量较少，主要为含有少量致密结缔组织的肝表面被膜及汇管区间质。虽然总的含量不多，但对肝脏的支撑作用及功能维护具有

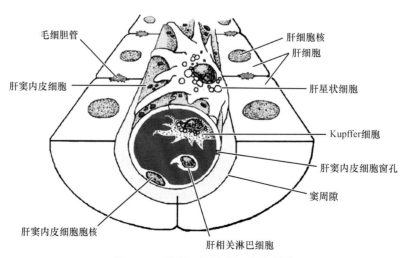

图1-1-7　肝窦4种间质细胞模式图

重要作用。

　　肝脏结缔组织支架在一种新型组织工程肝中清晰可见，该方法是先将完整切除的人或动物肝脏，经肝门静脉灌注含有低浓度脱氧胆酸钠的生理盐水，6～10h后几乎99%的肝实质细胞和间质细胞脱落（脱细胞），留下自由漂浮的支架。此时，可以在肝门静脉端注入少量蓝色染料，能清晰显示肝脏大的血管、包膜及支架。若进一步分析脱细胞后遗留支架的成分，可以发现这些成分包括胶原蛋白、非胶原蛋白、弹性蛋白、蛋白聚糖等肝脏细胞外基质（extracellular matrix，ECM）成分。正是这些看似普通的成分，维持了肝脏的形态、结构与功能。

十、小　　结

　　肝脏作为人体重要的器官，其结构简明、有序。组成肝脏的细胞有多种，包括肝细胞、肝星状细胞、库普弗细胞、淋巴细胞及肝窦内皮细胞等，它们在肝脏发挥着复杂的代谢功能（糖代谢、氨基酸代谢、蛋白质代谢、脂代谢及胆汁生成、免疫反应），而发挥这些功能则离不开其特殊的空间结构、微环境及细胞外基质成分。相关的研究目前或未来主要集中在：①肝细胞、肝干细胞生物学特征及高效体外培养技术的研究。②模拟自然肝脏的生物或杂合生物人工肝核心组件生物反应器（bioreactor）的研究。③肝脏内炎症、坏死、修复、再生、免疫、癌变、ECM生成及降解的确切意义及与外周血液循环中相关指标关联性（诊断价值）的研究。④肝干细胞治疗不同肝病疗效、机制及安全性的研究。⑤肝内结构微环境、免疫微环境与慢性肝炎病毒感染的关系及病毒清除机制的研究。

（段钟平　刘　晖　王泰龄）

参考文献

贾继东，任红，2022. 王宝恩肝脏病学. 2版. 北京：科学出版社.
Schiff ER, Maddrey WC, Sorrell MF, 2015. 希夫肝脏病学. 11版. 王福生，译. 北京：北京大学医学出版社.

第二章 肝脏的功能

第一节 肝脏的代谢功能

肝脏是人体代谢的重要器官，可参与多种物质在体内的代谢，包括营养物质，如糖类、蛋白质和脂类等，也包括一些非营养性物质。

肝脏在糖类、脂类、脂蛋白和胆酸等物质的代谢中起到了非常重要的作用。肝脏进行代谢的途径包括糖异生、一些血浆蛋白质（白蛋白、纤维蛋白原、凝血酶原）的合成、尿素循环、胆固醇的合成、酮体生成、胆汁酸生成等，其中尿素循环和酮体生成只在肝脏中进行。

进入肝脏的非营养性物质，可在肝内经氧化、还原、水解和结合反应，获得极性基团，增加水溶性，从而易于随胆汁或尿液排出体外，这一过程称为肝脏的生物转化作用。非营养性物质分为内源性和外源性。内源性非营养物质包括激素、胆色素、胺等；外源性非营养物质包括一些药物、毒物等。氧化反应在加单氧酶系、单胺氧化酶系和脱氢酶系作用下完成。结合反应是最重要的生物转化方式，结合基团包括葡萄糖醛酸、硫酸、甲基、乙酰基等，其中以葡萄糖醛酸结合反应最为普遍。葡萄糖醛酸结合反应是胆红素代谢过程的重要步骤。肝脏还与激素灭活及维生素加工密不可分。

在肝功能受损时，可能导致多种代谢异常，出现相应的临床表现，如糖尿病、低血糖、低蛋白血症、腹水、凝血功能障碍、肝性脑病、脂肪泻、脂肪肝、肝掌、蜘蛛痣、夜盲症等。

一、肝脏与糖代谢

血液中的葡萄糖称为血糖。血糖浓度是反映机体内糖代谢状况的一项重要指标。正常人空腹血糖浓度为 $3.9 \sim 6.1 \text{mmol/L}$，相对恒定。肝脏是调节血糖浓度的主要器官，可维持血糖浓度的相对恒定，并保持血糖来源和去路的动态平衡。血糖的来源包括：①食物中糖的吸收；②肝糖原分解；③非糖物质，如甘油、乳酸及氨基酸通过糖异生作用生成葡萄糖。血糖的去路包括：①在各组织中氧化分解提供能量，此为血糖的主要去路；②在肝脏、肌肉等组织进行糖原合成；③转变为其他糖及其衍生物，如核糖、氨基糖、糖醛酸等；④转变为非糖物质，如脂肪、非必需氨基酸等；⑤血糖浓度过高时，如果超过了尿糖可吸收阈值，尿糖可以增高。

保持血糖浓度的相对恒定是神经系统、激素及组织、器官共同调节的结果。神经系统对血糖浓度的调节主要是通过下丘脑和自主神经系统调节相关激素的分泌完成的。参与血糖浓度调节的激素包括胰岛素、胰高血糖素、肾上腺素、糖皮质激素、生长激素及甲状腺激素。调节血糖的主要器官是肝脏，因此，肝脏也是人体血糖调节的中枢器官。肝脏可通过将血糖合成糖原、转变为脂肪及加速磷酸戊糖途径的糖代谢等降低血糖；而当血糖浓度降低时，肝糖原分解及糖异生作用加强，生成葡萄糖释放入血，从而调节血糖浓度，使之不致过低。同时，肝脏可以通过影响上述激素水平而影响血糖，严重肝病时，易出现血糖异常，包括血糖升高和降低，严重时可危及生命。

当人体摄入过多热量、糖类时，主要以肝糖原、肌糖原形式贮存。肝糖原的合成与分解作用主要是维持血糖浓度的相对恒定。糖原合成是葡萄糖合成糖原的过程，糖原分解则主要是肝糖原分解为葡萄糖的过程。葡萄糖经小肠黏膜吸收后，由肝门静脉到达肝脏，为肝细胞摄取，在肝内转变为肝糖原暂时贮存，从而降低血糖，维持血糖浓度的恒定。肝糖原约占肝重的 5%，一般成人肝内含 $60 \sim 75 \text{g}$ 肝糖原。当血糖大量消耗时，肝糖原又可分解为葡萄糖释放入血，通常分解与合成保持平衡。肝功能受损时，肝脏调节血糖的作用受到影响，所以患肝病时血糖常有变化。

肝脏是参与体内糖代谢的重要器官，同时肝

脏也是许多激素分解代谢的主要场所及激素作用的主要靶器官。肝脏严重受损时出现血糖升高（包括肝源性糖尿病），其机制包括胰岛素抵抗、血清胰岛素样生长因子降低及生长激素（growth hormone，GH）水平增高。正常情况下50%~80%的胰岛素经肝脏清除。由于肝硬化时肝细胞数量减少及肝功能减退，胰岛素灭活减少，同时肝硬化侧支循环的形成，部分胰岛素可不经过肝脏直接进入体循环，由于肝脏清除胰岛素减少，所以造成高胰岛素血症；胰岛素水平的增加可导致外周组织，如肝细胞、脂肪细胞、肌细胞胰岛素受体数量的相对减少，并与胰岛素的亲和力降低；同时，肝脏还是胰岛素发挥生理效应的重要靶器官，肝细胞受损时，肝细胞膜上胰岛素受体数量减少，受体与胰岛素的亲和力降低；血浆中拮抗胰岛素的物质水平升高，如胰高血糖素、生长激素及游离脂肪酸水平，由于肝脏对其灭活减少而升高，从而导致外周组织的胰岛素抵抗。

胰岛素样生长因子是一种肝脏依赖GH刺激合成的同化激素，由70个氨基酸组成，其序列与胰岛素同源，能抑制GH和胰岛素分泌，降低血糖，还可以改变自主神经活性，增加骨骼肌血流量，提高胰岛素或胰岛素受体的敏感性，从而降低血糖。肝硬化患者胰岛素样生长因子显著降低，最终引起糖代谢紊乱，导致糖尿病。肝源性糖尿病患者呈现高生长激素血症的原因包括由于肝细胞损伤致使肝脏对GH的清除能力下降；垂体前叶分泌GH异常；GH抵抗。高生长激素血症可使肝脏处理葡萄糖的能力减退，以及糖原分解和糖异生能力增强，另外可使游离脂肪酸增加，使外周组织对葡萄糖的摄取和氧化降低，从而导致糖代谢异常。由于高胰岛素血症及肝糖原储备不足、分解受限及糖异生减少等原因导致肝硬化的患者会发生低血糖。

近年来针对高血糖、糖尿病及代谢综合征患者血糖升高的机制研究取得了重要进展，以人胰高血糖素样肽-1（GLP-1）受体激动药为代表的新型降血糖药不断出现，而且通过结构上的修饰及微球缓释化处理，半衰期延迟至7d，实现了每周1次用药，无论是依从性还是降糖、减重的效果都令人鼓舞。

二、肝脏与氨基酸及蛋白质代谢

蛋白质是生命的物质基础。氨基酸（amino acid）是构成蛋白质（protein）的基本单位。肝脏为多种蛋白质及氨基酸代谢的主要场所，也是机体合成蛋白质最活跃的器官之一。

（一）肝脏在氨基酸代谢中的作用

氨基酸可通过氧化脱氨基、转氨基、联合脱氨基及脱羧基作用而被分解。

1. 氧化脱氨基作用 指的是氨基酸在酶的催化下脱去氨基生成相应α-酮酸的过程，如谷氨酸在L-谷氨酸脱氢酶作用下生成α-酮戊二酸和氨。

2. 转氨基作用 指的是在转氨酶（transaminase）作用下，α-氨基酸和α-酮酸之间发生氨基转移作用，结果是原来的氨基酸生成相应的酮酸，而原来的酮酸生成相应的氨基酸的过程。转氨基是氨基酸脱氨的重要方式，大部分氨基酸都能参与转氨基作用。我们比较熟悉的两种转氨酶即参与了转氨基作用，即丙氨酸转氨酶（alanine aminotransferase，ALT）和天冬氨酸转氨酶（aspartate aminotransferase，AST）。ALT催化丙氨酸与α-酮戊二酸之间的氨基移换反应，该酶在肝脏中活性最高，在肝脏疾病时，可引起血清中ALT活性明显升高。AST催化天冬氨酸与α-酮戊二酸之间的氨基移换反应，该酶在心肌中活性最高，其次为肝脏。因此在心肌和肝脏疾病时，血清中AST活性都会明显异常。

3. 联合脱氨基作用 指的是转氨基作用和氧化脱氨基作用联合进行的脱氨基方式，是体内脱氨基的主要方式。因为转氨基作用不能将氨基完全脱去，而氧化脱氨基作用主要限于谷氨酸，所以各种氨基酸先经转氨基作用将氨基转移给α-酮戊二酸，生成谷氨酸后，再由谷氨酸脱氢酶将氨基脱去。

4. 脱羧基作用 生物体内大部分氨基酸可经过脱羧作用，生成相应的一级胺。氨基酸脱羧反应广泛存在于动、植物和微生物中，有些产物具有重要生理功能，如组氨酸脱羧生成组胺，有降低血压的作用。但大多数胺类对动物有毒，体内的胺氧化酶能将胺氧化为醛和氨。

氨基酸代谢过程中生成的α-酮酸可再合成新的氨基酸，或转变为糖或脂肪，或进入三羧酸循环氧化分解成CO_2和H_2O，并释放能量。

（二）肝脏在蛋白质代谢中作用

肝脏是人体合成蛋白质的重要器官，除了合成自身所需的各种酶类蛋白质外，还合成多种分泌蛋白质，如前白蛋白、白蛋白、凝血酶原、纤维蛋白原，以及凝血因子Ⅴ、Ⅶ、Ⅷ、Ⅸ、Ⅹ、Ⅺ等。需要强调的是，肝脏合成的蛋白质，如血清白蛋白（ALB）、前白蛋白（PALB）等不仅与肝脏功能相关，也与机体营养状态相关。

胎肝可合成甲胎蛋白，胎儿出生后其合成受到抑制。肝癌细胞及再生的肝细胞也可合成甲胎蛋白，血浆中可能再次检出甲胎蛋白，可对肝癌的诊断及肝再生判断有较重要的提示。由于前白蛋白半衰期短，约为2d，所以可以作为肝脏蛋白质合成功能变化的敏感指标。凝血因子的半衰期也很短，因此在重型肝炎、肝衰竭时很快发生凝血功能的下降，在肝功能受损时，合成蛋白质能力下降，可能出现低白蛋白血症、凝血功能障碍。从肝脏在氨基酸代谢中起的作用可以看出，肝是清除血氨的重要器官。氨基酸代谢过程中产生的氨是人体血氨的主要来源，具有毒性，可导致精神神经症状。体内的氨主要在肝通过鸟氨酸循环（ornithine cycle），又称尿素循环（urea cycle），合成尿素而解毒（图1-2-1）。尽管肝性脑病原因众多，但血氨过高仍然是肝性脑病的主要原因，临床常用的门冬氨酸-鸟氨酸也正是通过补充鸟氨酸循环中的底物而达到降低血氨的作用。

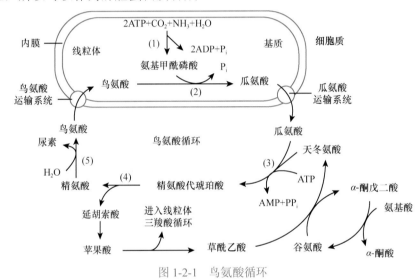

图 1-2-1 鸟氨酸循环

三、肝脏与脂代谢

脂类物质主要分为两大类：一类为脂肪（主要是甘油三酯），是人体内含量最多的脂类，是体内的主要能量来源；另一类为类脂，是生物膜的基本成分，约占体重的5%，包括胆固醇、磷脂、糖脂、鞘脂等。肝细胞含脂类物质为4%～7%，包括甘油三酯、磷脂、脂肪酸、胆固醇及胆固醇酯，其中甘油三酯约占1/2，甘油三酯含量过高会引起脂肪肝。正常情况下，肝脏合成的甘油三酯和磷脂、胆固醇与载脂蛋白一起形成极低密度脂蛋白，分泌入血。若磷脂合成障碍或载脂蛋白合成障碍就会影响甘油三酯转运出肝，引起脂肪肝。另外，若进入肝脏的脂肪酸过多，合成甘油三酯的量超过了合成载脂蛋白的能力，也可引起脂肪肝。

（一）氧化分解脂肪酸

脂肪酸（fatty acid）是指一端含有一个羧基的长的脂肪族碳氢链。脂肪酸是最简单的一种脂，它是许多更复杂的脂的前体成分。脂肪酸通过β氧化生成乙酰辅酶A（CoA），后者进入三羧酸循环，最终成为水和二氧化碳，在此过程中释放的能量，主要以ATP的形式贮存于体内。

脂肪酸氧化是体内脂肪酸分解的主要途径，脂肪酸氧化可以供应机体所需要的大量能量。脂肪酸氧化也是脂肪酸的改造过程，机体所需要的脂肪酸链的长短不同，通过β氧化可将长链脂肪酸改造成长度适宜的脂肪酸，供机体代谢所需。脂肪酸β氧化过程中生成的乙酰CoA是一种十分重要的中间化合物，乙酰CoA除能进入三羧酸循环氧化供能外，还是许多重要化合物合成的原料，如酮体、胆固醇和脂肪酸。

（二）合成脂肪酸

机体内的脂肪酸大部分来源于食物，为外源性脂肪酸，在体内可通过改造、加工被机体利用；同时机体还可以利用糖和蛋白质转变为脂肪酸，为内源性脂肪酸，用于甘油三酯的生成。

（三）合成甘油三酯

甘油三酯（triglyceride）又称三酰甘油，是 1 分子甘油和 3 分子脂肪酸结合而成的酯。各种甘油三酯的区别在于所含脂肪酸残基是否相同和它们的位置。若 3 个脂肪酸皆相同，则称单纯甘油酯；若有所不同，称为混合甘油酯。甘油三酯是人体内含量最多的脂类，大部分组织均可以利用甘油三酯的分解产物供给能量，同时肝脏、脂肪和小肠黏膜上皮细胞等可以进行甘油三酯的合成。

脂肪动员生成的脂肪酸可释放入血，与白蛋白结合形成脂酸白蛋白运输至其他组织而被利用，但是，脑及神经组织和红细胞等不能利用脂肪酸。甘油被运输到肝脏，被甘油激酶催化生成 3- 磷酸甘油，进入糖酵解途径分解或用于糖异生。脂肪和肌肉组织中因缺乏甘油激酶而不能利用甘油。

（四）参与胆固醇代谢

胆固醇是最早从动物胆石中分离出来的具有羟基的固体醇类化合物，是动物组织细胞所不可缺少的重要物质，它不仅参与形成细胞膜及血浆脂蛋白，而且是合成胆汁酸、维生素 D 及甾体激素的原料，对于调节机体脂类物质的吸收，尤其是脂溶性维生素（维生素 A、维生素 D、维生素 E、维生素 K）的吸收及钙磷代谢等均起着重要作用。胆固醇又分为高密度胆固醇和低密度胆固醇，前者对心血管有保护作用，后者偏高会增加冠状动脉粥样硬化性心脏病（冠心病）的危险性。

肝是胆固醇最主要的合成场所。乙酰 CoA 是合成胆固醇的原料，乙酰 CoA 是葡萄糖、脂肪酸及某些氨基酸等在线粒体内的分解代谢产物。胆固醇合成过程的限速酶是 β-羟-β- 甲戊二酸单酰辅酶 A（β-hydroxy-β-methylglutaryl-CoA，HMG-CoA）。各种因素对胆固醇合成的调节主要是通过对 HMG-CoA 还原酶的影响来实现的，如临床上使用的他汀类调血脂药多为 HMG-CoA 还原酶抑制药。胰岛素和甲状腺激素能诱导肝脏 HMG-CoA 还原酶的合成，使胆固醇合成增加。甲状腺激素还可促进胆固醇在肝脏转变为胆汁酸，而且该作用强于前者，故甲状腺功能亢进（甲亢）时患者的血清胆固醇反而下降。胰高血糖素及皮质醇能抑制并降低 HMG-CoA 还原酶的活性，从而减少胆固醇的合成。胆固醇增高还可反馈抑制 HMG-CoA 还原酶的活性，并减少该酶的合成，从而降低胆固醇合成。

当肝脏功能受损，如肝硬化时 HMG-CoA 还原酶合成减少，这将导致血清总胆固醇水平的下降。部分肝硬化患者血清总胆固醇水平与肝功能状态呈负相关，通过对其血清总胆固醇水平变化的监测，可以较好地反映出患者的肝损伤状况，并可以作为肝硬化诊断及病情观察的指标之一。

（五）参与磷脂代谢

含磷酸的脂类称为磷脂。磷脂广泛分布于机体各组织细胞，不仅是生物膜的重要组分，而且对脂类的吸收及转运等都起重要作用。磷脂可分为两类：由甘油构成的磷脂称为甘油磷脂；由鞘氨醇构成的磷脂称为鞘磷脂。两者的合成、降解过程有部分相似。在甘油磷脂分子中，除甘油、脂肪酸及磷酸外，由于与磷酸相连的取代基团不同，又分为磷脂酰胆碱（俗称卵磷脂）、磷脂酰乙醇胺（俗称脑磷脂）、磷脂酰丝氨酸、磷脂酰肌醇、磷脂酰甘油及心磷脂。

全身各组织细胞均含合成磷脂的酶，都能合成磷脂，但以肝、肾及肠等组织最为活跃。合成甘油磷脂需甘油、脂肪酸、磷酸盐、胆碱、丝氨酸、肌醇等为原料。甘油、脂肪酸主要由糖类经代谢转变而来，但分子中与甘油第二位羟基成酯的一般是多不饱和脂肪酸，主要是必需脂肪酸，需靠食物供给。胆碱、乙醇胺可由丝氨酸在体内转变生成，也可从食物中摄取。

（六）参与脂蛋白代谢

脂蛋白（lipoprotein）是由脂质（包括甘油三酯、磷脂、胆固醇及胆固醇酯）与载脂蛋白相结合形成的球形分子，是脂类物质在血液中存在、转运及代谢的形式。通常根据其密度从低到高分为乳糜微粒（chylomicron，CM）、极低密度脂蛋白（very low density lipoprotein，VLDL）、低密度脂蛋白（low density lipoprotein，LDL）和高密度脂蛋白（high density lipoprotein，HDL）。每一种脂蛋白中均含有相应的载脂蛋白。

CM 主要在小肠黏膜细胞内生成，由再酯化生成的脂类（主要是甘油三酯）与载脂蛋白共同形成，经淋巴入血，运输到肝脏，进而被肝组织摄取利用，因此其主要功能是从小肠运输外源性甘油三酯。

VLDL 主要在肝细胞内生成，由肝细胞合成的脂类（主要是甘油三酯）与载脂蛋白共同形成，被分泌入血后，其中的甘油三酯被水解，水解产物被肝外组织摄取利用，因此其主要功能是运输肝合成的内源性甘油三酯。

LDL 是在血浆中由 VLDL 转变而来的，它是从肝脏转运内源性胆固醇至全身的主要形式。VLDL 中的甘油三酯进一步水解，最后颗粒中的脂类主要为胆固醇酯。

HDL 主要在肝细胞内生成，分泌入血后，可与外周血中的胆固醇结合并将其酯化，转运到肝脏进行分解代谢，因此 HDL 被认为是抗动脉粥样硬化因子，其主要生理功能是从肝外组织将胆固醇转运到肝内进行代谢。

四、肝脏与激素和维生素代谢

（一）参与激素代谢

肝脏对某些激素具有代谢、灭活作用，如雌激素、醛固酮、抗利尿激素、甲状腺激素、胰岛素等。若肝功能严重受损，灭活功能降低，则体内上述激素水平可以相对升高。雌激素、醛固酮和抗利尿激素在体内蓄积，临床表现为男性乳房发育、蜘蛛痣、肝掌、腋毛和阴毛脱落、睾丸萎缩，以及水、钠潴留等。

（二）参与维生素代谢

肝脏与多种维生素的吸收、储存和代谢有关。肝胆所分泌的胆盐可协助脂溶性维生素（维生素 A、维生素 D、维生素 E、维生素 K）的吸收。肝脏是维生素 A、维生素 K、维生素 B_2、维生素 B_6、维生素 B_{12} 等的储存场所。肝细胞可将胡萝卜素转变为维生素 A，使维生素 D_3 羟化为 25 羟维生素 D_3。维生素 K 是肝合成凝血因子 Ⅱ、Ⅶ、Ⅸ、Ⅹ

不可缺少的物质。在严重肝病时，由于维生素 K 和维生素 A 的吸收、代谢障碍，可分别表现为凝血功能障碍和夜盲症。

五、小　结

本节总结了肝脏的第一大类功能——代谢功能，包括肝脏在糖类、脂肪、蛋白质三大物质，以及维生素、激素代谢中的重要作用。仅从这一节便可看出，肝脏的确处于人体代谢主要物质的中枢地位。例如，近年来随着人口老龄化的加剧，以他汀类药物为主的调血脂药的使用范围、使用时间、使用人数和使用强度越来越大。他汀类药物是目前调血脂药物的一线治疗方案，主要用于治疗以胆固醇升高为主的高脂血症患者，其主要作用机制是选择性地竞争性抑制 HMG-CoA 还原酶，同时可以增加肝脏表面的低密度脂蛋白受体的数量，从而辅助降低胆固醇。他汀类调血脂药常见的副作用也是导致人体肝功能的异常。因此，了解肝脏代谢功能，对新药的研发（尤其经典老药的改进）及不良反应的预防具有指导作用，如新一代他汀类调血脂药就充分考虑到了患者肝脏和肾脏代谢的均衡性问题，使调血脂药物家族长盛不衰、"人丁兴旺"。

（段钟平　娄金丽）

第二节　肝脏的合成功能

内容提要

一、合成白蛋白

二、合成载脂蛋白

三、合成转铁蛋白

四、合成铜蓝蛋白

五、合成凝血因子

六、合成谷胱甘肽

七、合成卟啉

八、参与氨的生成

九、小结

肝脏参与多种物质的合成，如白蛋白（清蛋白）、载体蛋白、凝血因子、胶原及其他细胞外基质、谷胱甘肽、卟啉、氨、尿素等的合成，合成功能也是肝脏最重要的生物学功能。

一、合成白蛋白

肝脏蛋白质代谢十分活跃，其更新速度也要快于肌肉等其他组织。除了能合成它本身的结构蛋白质外，还能合成多种蛋白质分泌到血浆中而发挥重要作用。

白蛋白（albumin，Alb）又称清蛋白，成熟的分子为单肽链，由 585 个氨基酸残基组成，含有 17 个二硫键，分子量约为 66 000。白蛋白不含任何糖基，由肝实质细胞合成，在血浆中的半衰期为 15～19d，占血浆总蛋白的 40%～60%，是血浆中含量最多的蛋白质。白蛋白在肝细胞中没有储存，在所有细胞外液中都存在，其合成率虽然受食物中蛋白质含量的影响，但主要受血浆中白蛋白水平调节，肝细胞合成白蛋白的能力强、速度快，从合成到分泌的全过程仅需 20～30min。

正常成年人的肝脏每天大约能够合成 12g 白蛋白，约占全身白蛋白总量的 1/20。白蛋白最初是以前白蛋白（PALB）形式合成的，进入粗面内质网后，信号肽被切除，分泌过程中 N 端的一个六肽片段也被切除。白蛋白结构紧密呈球状，其致密结构具有两方面的重要生理学意义：分子量虽然较大（66 000），但是结构致密不松散，因此不会增加血浆的黏稠度；白蛋白的分子量大，所以正常情况下不会从肾小球滤出而发生蛋白尿。

白蛋白功能很多，主要包括：①白蛋白形成的渗透压可占血浆胶体渗透压的 80%，主要调节组织与血管之间水分的动态平衡。由于白蛋白分子量较高，与盐类及水分相比，透过细胞膜的速度较慢，所形成的胶体渗透压可与毛细血管静水压抗衡，以此维持正常恒定的血容量。在血液循环中，1g 白蛋白可保留约 18ml 水分，每 5g 白蛋白保留血液循环内水分的能力约相当于 100ml 血浆或 200ml 全血的能力，从而起到增加循环血容量和维持血浆胶体渗透压的作用。②白蛋白能结合阴离子也能结合阳离子，可以输送不同的物质，也可以将有毒物质输送到解毒器官，是血浆中很多物质的载体，许多水溶性差的物质可以通过与血白蛋白结合而被运输，如胆红素、长链脂肪酸、胆盐、前列腺素、类固醇激素、金属离子（如 Cu^{2+}、Ni^{2+}、Ca^{2+}）、药物（如阿司匹林、青霉素）等。③白蛋白可与组织蛋白互相转化，在氮代谢障碍时，白蛋白还可作为氮源为组织提供营养，尽管这种供养效率不高。临床上白蛋白主要用于失血、创伤、烧伤引起的休克，以及脑水肿及其他损伤引起的颅内压增高、肝硬化或肾病引起的水肿或腹水、低蛋白血症的防治等辅助治疗，是重症疾病治疗的基本药物。

二、合成载脂蛋白

血浆载脂蛋白几乎都在肝内合成，包括脂蛋白、铜蓝蛋白、转铁蛋白等。

血浆脂蛋白由脂质和载脂蛋白组成。脂质主要包括甘油三酯、磷脂、胆固醇和胆固醇酯。载脂蛋白是构成血浆脂蛋白的蛋白质组分，分 A、B、C、D、E 五类（ApoA～ApoE），主要在肝脏合成。载脂蛋白使脂类以可溶的形式存在：①促进脂类运输；②调节酶活性；③引导血浆脂蛋白同细胞表面受体结合。由此可见，载脂蛋白是功能上相当重要的一组血浆蛋白质。

新生的 VLDL 是在肝内合成的，是机体转运内源性甘油三酯的主要形式。肝内的甘油三酯主要是以葡萄糖为原料自身合成的，部分来自乳糜微粒残基及脂肪动员产生的游离酯化脂肪酸。肝作为 VLDL 的合成器官，在脂肪的代谢中发挥着重要作用。合成的 ApoB100 及 ApoE 与甘油三酯、磷脂和胆固醇组装成新生的 VLDL，并直接分泌入血液循环。一方面，新生的 VLDL 接受来自 HDL 的 ApoE 和 ApoC，特别是 ApoCⅡ，转变为成熟的 VLDL；另一方面，其反复受毛细血管壁脂蛋白脂肪酶（LPL）的作用，其中的甘油三酯被水解为甘油和游离脂肪酸，并被组织摄取和利用。随着甘油三酯的水解，VLDL 颗粒变小，载脂蛋白、磷脂和胆固醇的含量相对增加，颗粒密度加大，由 VLDL 转变为中密度脂蛋白（IDL）。一部分 IDL 通过 ApoE 介导的受体代谢途径为肝细胞摄取和利用，未被肝细胞摄取的 IDL 进一步受 LPL 的作用，转变为密度更大且仅含一个 ApoB100 分子的 LDL。

肝脏是 VLDL 的合成器官，在脂肪的代谢中发挥了重要而独特的作用。肝细胞内的甘油三酯代谢虽然迅速，但代谢量有限，不管是由于甘油三酯供应增加，如饥饿、高脂膳食或糖尿病等所致脂肪动员增强，还是因为肝细胞载脂蛋白、磷脂及脂蛋白分子的合成障碍，如慢性肝炎等所致肝功能损伤及胆碱缺乏等，最终均可能导致脂肪在肝内蓄积。长时间的脂肪大量蓄积将会形成脂肪肝，这也是脂肪肝机制复杂、病因多样的原因。

高密度脂蛋白（HDL）主要也是在肝内合成的，小肠也能少量合成。HDL在肝内合成后分泌入血。首先在血液卵磷脂-胆固醇酰基转移酶（LCAT）的催化下，HDL表面卵磷脂第2位上的脂酰基被转移到游离胆固醇的第3位羟基上，前者形成溶血卵磷脂并结合于血浆白蛋白，而后者则由游离胆固醇转化为胆固醇酯，因失去极性移入HDL的非极性脂质核心，由此形成HDL和外周组织间游离胆固醇的浓度梯度并促使外周组织游离胆固醇向HDL流动。随着LCAT的反复作用，进入HDL内部的胆固醇酯逐步增加，使磷脂双层伸展分离，新生的盘状HDL逐渐转变为成熟的球状HDL。成熟的HDL可被肝细胞的ApoA1受体结合和摄取，从而完成了胆固醇由肝外向肝内的转运，这种转运与LDL转运胆固醇的方向相反，由于HDL是将胆固醇从肝外组织运回肝内，因此称为胆固醇的逆向转运。

三、合成转铁蛋白

转铁蛋白（transferrin）是一种糖蛋白，在肝细胞合成，分子量约为76 000，含糖量为5.9%，约占血清总蛋白质的3%，正常血清含量为1.8~4.0g/L。转铁蛋白的主要功能是运输铁，游离铁离子对机体有害，与转铁蛋白结合后即无毒性，一分子转铁蛋白可与两个Fe^{3+}结合。转铁蛋白与铁的结合还可防止铁离子由肾丢失。

四、合成铜蓝蛋白

铜蓝蛋白（ceruloplasmin）是一种含铜的蛋白质，因呈现蓝色而得名。铜蓝蛋白也在肝内生成，肝病时铜蓝蛋白的合成会减少，血浆中铜蓝蛋白含量下降（<200mg/L）。铜蓝蛋白属于α_2球蛋白，分子量为160 000，血浆中浓度为150~600mg/L。血浆中90%的铜与铜蓝蛋白结合，其余10%与白蛋白结合。每分子铜蓝蛋白可牢固结合6分子铜离子。铜蓝蛋白还具有氧化酶活性，它可将Fe^{2+}氧化为Fe^{3+}，以利于铁离子与运铁蛋白结合，参与体内铁的运输与动员。

五、合成凝血因子

肝可以合成大部分的凝血因子，包括纤维蛋白原、凝血酶原，以及凝血因子Ⅴ、Ⅶ、Ⅷ、Ⅸ、Ⅹ、Ⅺ等。以纤维蛋白原（Fg）为例，它是凝血系统中的重要蛋白质，血浆浓度为2000~4000mg/ml，分子量是340 000，是血浆中含量最高的凝血因子，主要在肝细胞内合成分泌，半衰期为4~5d，是急性期蛋白之一。

六、合成谷胱甘肽

谷胱甘肽（glutathione，GSH）是广泛存在于动物、植物、微生物细胞内的一种生物活性物质，由L-谷氨酸、L-半胱氨酸和甘氨酸组成，化学名为L-γ-谷氨酰-L-半胱氨酰-甘氨酸。谷胱甘肽在人体内的正常浓度一般为0.1~10mmol/L，在肝、脾、肾、晶状体、红细胞及白细胞中含量稍高，高于10mmol/L，它能保护细胞免受紫外线、重金属及多种外源性物质侵扰，同时对于细胞免受氧化性损害起着重要作用。谷胱甘肽含有的活性巯基易被氧化，可分为氧化型和还原型两大类，其中还原型谷胱甘肽是GSH的主要有效成分，其分子特点是具有活性巯基（SH）和γ-谷氨酰键。巯基是GSH最重要的功能基团，可参与机体多种重要的生化反应，保护体内重要酶蛋白巯基不被氧化、灭活，保证能量代谢、细胞利用。通过巯基与体内的自由基结合，可直接使自由基还原，使之转化成容易代谢的酸类物质从而加速自由基的排泄，同时还可对抗自由基对重要脏器的损害。GSH是体内重要的非酶性抗氧化剂和细胞合成的抗氧化剂。

还原型谷胱甘肽近年来在临床上广泛用于肾损害、糖尿病及肿瘤放疗、化疗等多系统疾病的治疗，在重型肝病、药物性肝损伤等肝病领域也有研究。近年来的研究表明，与还原型谷胱甘肽相比，N-乙酰半胱氨酸（NAC）更易于透过细胞膜进入肝细胞，在细胞内脱去乙酰基，形成L-半胱氨酸，后者是一种合成还原型谷胱甘肽的必需氨基酸，这样就很容易理解为什么在急性肝衰竭时专家更倾向于应用NAC而非GSH的原因。

七、合成卟啉

在自然界的动植物间，有一类结构相似、颜

色不同，被称为卟啉（porphyrin）的物质。血红素即为一种含铁的卟啉，而叶绿素则为一种含镁的卟啉。这一类含有金属的卟啉，能以辅基或辅酶的形式与相应的蛋白质结合而形成各种有色蛋白质，如血红蛋白、肌红蛋白、细胞色素类、混合功能氧化酶、色氨酸加氧酶和过氧化氢酶等，直接或间接地参与机体的各种代谢过程。因此，卟啉类物质在机体内具有重要的生理作用，其中尤为重要的是血红蛋白与肌红蛋白中的血红素，占卟啉总量的95%以上。当机体在血红素合成过程中某种酶活性发生变化或缺陷，就可导致卟啉或卟啉前体物质累积于组织、血液或出现于尿中，并表现出各种症状。

卟啉分子由4个吡咯环组成。2分子的 δ-氨基-γ-酮戊酸（δ-aminolevulinic acid，ALA）在ALA脱水酶的催化下，脱水缩合成1分子卟胆原。ALA脱水酶含有巯基，对铅等重金属的抑制作用十分敏感。4分子卟胆原由尿卟啉原Ⅰ合成酶、尿卟啉原Ⅲ合成酶、尿卟啉原Ⅲ脱羧酶等依次催化，最终生成粪卟啉原Ⅲ。肝细胞质中生成的粪卟啉原Ⅲ扩散进入线粒体，经粪卟啉原Ⅲ氧化脱羧酶和原卟啉原氧化酶催化，使粪卟啉原Ⅲ的侧链氧化生成原卟啉Ⅸ，后者通过血红素合成酶与铁螯合生成血红素。

卟啉病是遗传性或获得性血红素生成过程中所需的各种酶缺陷造成卟啉及其前体过度增加的一组代谢性疾病。过量的卟啉暴露于日光后产生自由基，继而形成的脂过氧化物及蛋白交联可导致细胞膜破坏、细胞死亡。迟发性皮肤卟啉病（PCT）为卟啉病中最常见的类型，是由于尿卟啉原脱羧酶缺陷，导致患者血、尿中尿卟啉过高，临床表现为光敏感、皮肤脆性增加、瘀斑、小水疱或大水疱，并可变成出血性损害，慢性表现包括皮肤色素沉着、脱发、多毛、皮肤增厚等。

八、参与氨的生成

体内氨的来源有外源性及内源性两种。外源性氨是自消化道吸收入体内的，是体内氨的重要来源。氨基酸的主要分解代谢方式是脱氨基生成氨，这也是体内代谢作用产生氨的主要途径。

正常人全血中氨的含量是44～115μmol/L，血浆的含量是33～71μmol/L。因氨生成后迅速被处理，正常人不超出这个范围。哺乳动物体内氨的主要去路是在肝内合成尿素，再经肾排出。尿素是氨基酸的主要最终代谢产物之一，成人排氮的80%～90%是尿素，所以临床上经常应用血尿素氮（BUN）这个生化指标。

在肝内由谷氨酸脱氢酶催化氨转变成谷氨酸是氨代谢环节中的重要途径。氨虽然是有毒物质，但也是合成核苷酸、非必需氨基酸及许多重要含氮化合物等的原料。肾用泌氨的方法降低肾小管腔中尿液的pH，以增进 H^+ 的排泄。氨可以转变成谷氨酰胺（glutamine），谷氨酰胺是氨在体内储存及运输的形式。

肌肉中的氨基酸经转氨基作用将氨基转给丙酮酸生成丙氨酸，丙氨酸经血液运到肝。在肝中，丙氨酸通过联合脱氨基作用，释放出氨，用于合成尿素。转氨基后生成的丙酮酸可经糖异生途径生成葡萄糖，葡萄糖经血液输送到肌组织，沿糖分解途径转变成丙酮酸，后者再接受氨基而生成丙氨酸。丙氨酸和葡萄糖反复地在肌肉和肝之间进行氨的转运，因此将这一途径称为丙氨酸-葡萄糖循环（alanine-glucos cycle）。

九、小　　结

本节总结了肝脏的第二大类功能——合成功能，包括白蛋白、载脂蛋白、转铁蛋白、铜蓝蛋白、凝血因子这些人体生存所需要物质的合成，也包括我们日常较少提及的卟啉、氨、谷胱甘肽等物质的合成与代谢。上述任何一种或一类物质的缺乏、不足或过量，都可能给人体造成严重伤害。了解肝的上述合成功能后，更容易理解后面一些疾病的发生、发展机制及治疗药物的作用。

（段钟平　娄金丽）

第三节　肝脏的分解排泄功能

内容提要

一、胆红素的生成与排泄
二、胆汁酸的生成与排泄
三、胆汁的作用
四、小结

一、胆红素的生成与排泄

胆色素（bile pigment）是含铁卟啉化合物在

体内分解代谢的产物，包括胆红素（bilirubin）、胆绿素（biliverdin）、胆素原（bilinogen）和胆素（bilin）等化合物。其中，除胆素原族化合物无色外，其余均有一定颜色，故统称胆色素。胆红素是胆汁中的主要色素，因此多数情况下胆色素代谢以胆红素代谢为中心。

（一）胆红素的来源、生成及运输

1. 胆红素的来源 体内含卟啉的化合物有血红蛋白、肌红蛋白、过氧化物酶、过氧化氢酶及细胞色素等。成人每日约产生250mg胆红素，胆红素的来源主要有：①80%～85%的胆红素来源于衰老红细胞中血红蛋白的分解。正常成年人，每天约有6g血红蛋白转变为胆红素。②小部分是由在造血过程中尚未成熟的红细胞在骨髓中被破坏（骨髓内无效性红细胞生成）而形成的。③少量来自血红素蛋白（hemoprotein），如肌红蛋白、过氧化物酶、细胞色素等的分解。有人把这种不是由衰老红细胞分解而产生的胆红素称为"旁路性胆红素"（shunt bilirubin）。

2. 胆红素的生成 体内红细胞不断更新，衰老的红细胞由于细胞膜的变化在肝、脾及骨髓等的单核巨噬细胞系统中被单核和巨噬细胞识别并吞噬，血红蛋白被分解为珠蛋白和血红素。血红素在微粒体中血红素加氧酶（heme oxygenase）催化下，血红素原卟啉IX环上的 α 次甲基桥（=CH—）的碳原子两侧断裂，使原卟啉IX环打开，并释出CO和 Fe^{3+} 和胆绿素IX（biliverdin）。Fe^{3+} 可被重新利用，CO可排出体外。至于旁路性来源的其他物质因含有血红素或卟啉环的结构，也同样生成胆绿素。线性四吡咯的胆绿素进一步在细胞液中胆绿素还原酶（辅酶为NADPH）的催化下，迅速被还原为胆红素。血红素加氧酶是胆红素生成的限速酶。

3. 胆红素在血液中的运输 在生理pH条件下胆红素是难溶于水的脂溶性物质，在单核巨噬细胞中生成的胆红素能自由透过细胞膜进入血液，在血液中主要与血浆白蛋白结合（少部分与 α_1 球蛋白结合）成复合物进行运输。这种结合增加了胆红素在血浆中的溶解度，便于运输；同时又限制了胆红素自由透过各种生物膜，使其不致对组织细胞产生毒性作用。这种结合过程受血浆白蛋白含量和某些有机阴离子及氢离子浓度等因素的影响。每个白蛋白分子上有一个高亲和力结合部位和一个低亲和力结合部位，每分子白蛋白可结合两分子胆红素。正常人每100ml血浆的血浆白蛋白能与342～427.5μmol/L胆红素结合，而正常人血浆胆红素浓度仅为1.71～17.1μmol/L，所以正常情况下，血浆中的白蛋白足以结合全部胆红素。某些有机阴离子，如磺胺类、脂肪酸、胆汁酸、水杨酸等可与胆红素竞争与白蛋白结合，从而使胆红素游离出来，增加其透入细胞的可能性。过多的游离胆红素可与脑部基底核的脂类结合，并干扰脑的正常功能，称胆红素脑病或核黄疸。因此，在新生儿高胆红素血症时，多种有机阴离子药物必须慎用。

（二）胆红素在肝脏中的代谢

肝细胞对胆红素的处理包括摄取、运载、酯化和排泄。

1. 肝细胞对胆红素的摄取 血中胆红素以胆红素-白蛋白的形式运输到肝脏，通过血窦内皮细胞的窗孔进入血窦内皮细胞与肝细胞之间的窦周隙（即Disse间隙），然后经血窦面肝细胞膜上有机阴离子转运蛋白（organic anion transport protein, OATP）的介导并在谷胱甘肽的调节下进入肝细胞。肝细胞摄取血中胆红素的能力很强。在生理条件下，约97%的非结合胆红素被肝细胞摄取，再加工处理，进行生物转化。肝脏能迅速从血浆中摄取胆红素，是由于肝细胞内的两种载体蛋白Y蛋白和Z蛋白，这两种载体蛋白（以Y蛋白为主）能特异性结合包括胆红素在内的有机阴离子。

2. 肝细胞对胆红素的运载 胆红素被肝细胞摄取后，迅速与细胞液中的Y蛋白和Z蛋白结合，主要是与Y蛋白结合，当Y蛋白结合饱和时，Z蛋白的结合才增多。这种结合使胆红素不能反流入血，从而使胆红素不断地向肝细胞内透入。胆红素被载体蛋白结合后，即以胆红素-Y蛋白/胆红素-Z蛋白形式送至内质网。这是一个耗能的过程，而且是可逆的。如果肝细胞处理胆红素的能力下降，或者生成胆红素过多，超过了肝细胞处理胆红素的能力，则已进入肝细胞的胆红素还可反流入血，使血液中胆红素水平增高。由于新生儿在出生7周后Y蛋白才达到正常成人水平，故易发生生理性的新生儿非溶血性黄疸。

3. 肝细胞对胆红素的酯化 肝细胞滑面内质

网中有胆红素-尿苷二磷酸葡萄糖醛酸转移酶（bilirubin-UDP glucuronyl transferase，BR-UDPGA），它可催化胆红素与葡萄糖醛酸以酯键结合，生成胆红素葡萄糖醛酸酯。由于胆红素分子中有两个丙酸基的羧基均可与葡萄糖醛酸 C1 上的羟基结合，故可形成两种结合物，即胆红素葡萄糖醛酸酯和胆红素葡萄糖醛酸二酯。在人胆汁中的结合胆红素主要是胆红素葡萄糖醛酸二酯（占 70%～80%），其次为胆红素葡萄糖醛酸（占 20%～30%），也有小部分与甘氨酸、硫酸根、磷酸根、甲基、乙酰基等结合生成相应的胆红素酯，如胆红素甘氨酸酯、胆红素硫酸酯、胆红素磷酸酯和胆红素牛磺酸酯等。

胆红素经上述转化后称为结合胆红素，结合胆红素较非结合胆红素脂溶性弱而水溶性增强，与血浆白蛋白亲和力减小，易于解离，易从胆道排出，可经肾小球滤过随尿排出体外，但不易通过细胞膜和血脑屏障，因此不易造成组织中毒。

4. 肝脏对胆红素的排泄　胆红素在内质网经结合转化后，在细胞质内经过高尔基复合体、溶酶体等作用，运输至毛细胆管面肝细胞膜上，在毛细胆管多特异性有机阴离子转运蛋白（cholangioles multispecific organic anion transporter，cMOAT），又称多药耐药蛋白 2（multidrug resistance protein 2，MRP2）的介导下以 150 倍高浓度以主动耗能方式分泌入毛细胆管腔，并经胆道系统进入肠腔。毛细胆管内结合胆红素的浓度远高于细胞内浓度，故胆红素由肝内排出是一个逆浓度梯度的耗能过程，也是肝脏处理胆红素中的一个薄弱环节，容易受损。任何损伤 MRP2 结构或影响 MRP2 转运蛋白功能的因素都可能影响结合胆红素的排泄，从而结合胆红素可反流入血，使血中结合胆红素水平增高，诱发高胆红素血症。

糖皮质激素不仅能诱导葡萄糖醛酸转移酶的生成，促进胆红素与葡萄糖醛酸结合，而且对结合胆红素的排出也有促进作用，因此，可用此类激素治疗高胆红素血症。

5. 胆红素在肠道中的转变　结合胆红素随胆汁排入肠道后，自回肠下段至结肠，在肠道细菌的作用下，由 β-葡萄糖醛酸酶催化水解脱去葡萄糖醛酸，生成非结合胆红素，后者再多次加氢逐步还原成为无色的胆素原族化合物，即中胆素原（mesobilirubinogen）、粪胆素原（stercobilinogen）及

尿胆素原（urobilinogen）。80%～90% 的胆素原随粪便排出体外，粪胆素原在肠道下段或随粪便排出后经空气氧化，可氧化为棕黄色的粪胆素，它是正常粪便中的主要色素。正常人每日从粪便排出的胆素原为 40～280mg。当胆道完全梗阻时，因结合胆红素不能排入肠道，不能形成粪胆素原及粪胆素，粪便则呈灰白色，临床上称之为"白陶土样"便。

在生理情况下，肠道中有 10%～20% 的胆素原可被重吸收入血，经肝门静脉进入肝脏，其中大部分（约 90%）由肝脏摄取并以原形经胆汁分泌排入肠腔，此过程称为胆色素的肠肝循环（enterohepatic circulation of bile pigment）。在此过程中，少量（10%）胆素原可经肝静脉进入体循环，可通过肾小球滤过，由尿排出，即为尿胆素原。正常成人每天从尿排出的尿胆素原为 0.5～4.0mg，尿胆素原在空气中被氧化成尿胆素，是尿液中的主要色素，尿胆素原、尿胆素及尿胆红素临床上称为"尿三胆"。从胆红素的正常代谢过程可看出，机体不断地产生胆红素，又经肝处理后不断地排出，保持动态平衡。若胆红素代谢障碍，可引起高胆红素血症而导致黄疸。

6. 血清胆红素与黄疸　正常血清中存在的胆红素按其性质和结构可分为两大类型：凡未经肝细胞结合转化的胆红素，为非结合胆红素或间接胆红素；凡经过肝细胞转化，与葡萄糖醛酸或其他物质结合者，为结合胆红素或直接胆红素。

血清中除了上面介绍的结合胆红素和非结合胆红素，还有一种与白蛋白结合的 δ-胆红素，目前认为其与肝炎的严重程度及预后相关，如在急性黄疸型肝炎的恢复期，总胆红素明显下降而 δ-胆红素显著增高，甚至可以达到总胆红素的 80%～90%，严重肝功能不全患者血清中 δ-胆红素与总胆红素的比例则明显下降。

正常人血浆中胆红素的浓度不超过 17.1μmol/L（1mg/dl），其中非结合胆红素占 80%，其余为结合胆红素。凡是胆红素生成过多，或使肝细胞对胆红素处理能力下降的因素，均可引起高胆红素血症（hyperbilirubinemia）。胆红素是金黄色色素，当血清中浓度高时，就扩散进入组织引起黄疸（jaundice）。特别是巩膜或皮肤，因含有较多弹性蛋白，后者与胆红素有较强亲和力，故易出现黄染。黄疸程度与血清中胆红素浓度相关，超过

50μmol/L 时，肉眼可见组织黄染。血清胆红素浓度虽超过正常，但仍在 50μmol/L 以内，肉眼尚观察不到巩膜或皮肤黄染，这种情况称为隐性黄疸。注意黄疸是一种常见体征，并非疾病名称。凡能引起胆红素代谢障碍的因素均可引起黄疸，大致可分如下 3 类：因红细胞大量破坏，单核巨噬细胞系统产生的胆红素过多，超过肝细胞的处理能力，因而引起血中非结合胆红素浓度异常增高者，称为溶血性黄疸或肝前性黄疸；因胆红素的摄取结合及排泄能力下降所引起的高胆红素血症，称为肝细胞性黄疸；因胆红素排泄通道受阻，使胆小管或毛细胆管压力增高而破裂，胆汁中胆红素反流入血而引起的黄疸称为梗阻性黄疸或肝后性黄疸。

二、胆汁酸的生成与排泄

胆汁酸（bile acid）是胆汁的主要成分，约占胆汁固体成分的 80%。胆汁中的胆汁酸可以按结构和来源分别进行分类。

（一）胆汁酸的化学成分和分类

人类胆汁中存在的胆汁酸主要有胆酸、鹅脱氧胆酸、脱氧胆酸，并有少量的石胆酸和微量熊去氧胆酸等。前 4 种胆汁酸在胆汁中的比例通常为 $10:10:5:1$。一般把在肝细胞内由胆固醇转变生成的胆汁酸称为初级胆汁酸，如胆酸和鹅脱氧胆酸。初级胆汁酸随胆汁排入肠道后经肠道菌群的作用，形成的胆汁酸称为次级胆汁酸，如脱氧胆酸和石胆酸等。这几种胆汁酸在肝细胞内均可通过其 C24 的羧基与甘氨酸或牛磺酸的氨基结合形成结合型胆汁酸。

（二）胆汁及胆汁酸的形成

肝细胞将胆汁分泌到毛细胆管，再逐步汇聚到小胆管。胆管也分泌一小部分胆汁。胆汁及胆汁酸在形成过程中，要经过不断地重吸收和再分泌，其内容的成分多次变化，最终形成胆囊胆汁。胆汁的有机成分需经肠肝循环、肝肾循环、肝胆分流等过程，以维持胆汁成分的稳定。成人一天分泌的胆汁为 700～1200ml。

（三）肝脏合成胆汁酸的速度及影响因素

胆汁酸由胆固醇合成，其中 β-羟-β-甲戊二酸单酰辅酶 A 还原酶（HMC-CoA 还原酶）与 7α-羟

化酶是胆汁酸合成的限速酶，它们受到终产物胆汁酸的反馈调节，因此，连续口服考来烯胺散能减少肠道胆汁酸的吸收，可以促进肝内胆汁酸的合成，从而降低血胆固醇。甲状腺激素对胆固醇 7α-羟化酶和胆固醇侧链氧化的 26-羟化酶的活性均有增强作用，故可促进胆汁酸的合成。甲状腺功能亢进的患者，由于其胆固醇合成胆汁酸的作用增加，因此可发生低胆固醇血症；反之，甲状腺功能减退的患者，胆汁酸合成减少，血浆胆固醇浓度可能升高。

（四）胆汁酸的肠肝循环

随胆汁进入肠道的胆汁酸，在促进脂类消化、吸收后，绝大部分（约 97%）又被重新吸收入血，经肝门静脉返回肝脏。重吸收的胆汁酸包括各种初级及次级胆汁酸，结合型及游离型胆汁酸，经过肝细胞加工转化后，连同新合成的初级胆汁酸一起又分泌入胆汁。经历上述变化之后，绝大部分又被重新吸收入血回到肝脏。胆汁酸如此在肠和肝脏之间往复循环的过程，称为胆汁酸的肠肝循环。

（五）熊去氧胆酸（UDCA）及牛磺酸熊去氧胆酸（TUDCA）

作为历史悠久、临床应用最广泛的肝胆病药物之一，关于 UDCA 的研究数不胜数。目前认为，UDCA 是亲水性的，而胆酸（CA）、鹅脱氧胆酸（CDCA）、脱氧胆酸（DCA）和石胆酸（LCA）均是疏水性的。一般来说，疏水性越强，对细胞的毒性越大。UDCA 本身毒性很小，可以阻碍毒性更强的胆汁酸与细胞膜接近，从而保护细胞膜免受疏水性胆汁酸的损伤。牛磺酸熊去氧胆酸对细胞的保护作用，可能是由于它能与疏水性胆盐的疏水部分结合，形成一种混合微团。含 TUDCA 的胆汁，不易起解脂的作用，而易形成囊泡，这种囊泡有保护细胞的作用。

三、胆汁的作用

胆汁的作用主要包括以下几方面。

（一）促进脂肪的乳化

乳化作用是将一种液体分散到另一种不相溶液体中的过程。胆汁中的胆盐、卵磷脂和胆固醇等均可作为乳化剂，降低脂肪的表面张力，使脂肪乳

化成微滴分散在肠液之中，因而可增加胰脂肪酶的作用面积，促进脂肪的分解消化。

（二）促进脂肪和脂溶性维生素的吸收

肠腔中的脂肪分解产物，如脂肪酸、一酰甘油、胆固醇等均可掺入由胆盐聚合成的微胶粒中，形成水溶性的混合微胶粒（mixed micelle）。混合微胶粒则很容易穿过小肠绒膜表面的静水层而到达肠黏膜表面，促进脂肪分解产物的吸收。胆汁的这一作用，同样有助于脂溶性维生素 A、维生素 D、维生素 E、维生素 K 的吸收。

（三）中和胃酸及利胆作用

胆汁排入十二指肠后，可中和一部分胃酸；进入小肠的胆盐绝大部分由回肠末端吸收入血，通过肝门静脉回到肝脏再进入胆汁，这一过程称为胆盐的肠肝循环（enterohepatic circulation）。返回到肝脏的胆盐刺激肝脏合成和分泌胆汁，称为胆盐的利胆作用。

四、小　　结

本节总结了胆红素的生成与排泄、胆汁酸的生成与排泄、胆汁的作用，其中以胆红素代谢最为复杂，经过肝外、肝内、肠肝循环等多个环节及部位，这些地方是肝脏容易出现问题的地方，也是外科手术及内科药物干预的靶点。

（段钟平　娄金丽）

第四节　肝脏的免疫功能

内容提要

一、肝细胞与免疫
二、肝窦内皮细胞与免疫
三、肝星状细胞与免疫
四、肝树突状细胞与免疫
五、肝库普弗细胞与免疫
六、淋巴细胞与免疫
七、其他
八、小结

肝脏是一个具有代谢、解毒和内分泌等复杂功能的消化器官，同时肝脏还是一个免疫器官。肝脏是拥有双重血液供应的特殊解剖结构，它具有多

种免疫细胞及免疫因子，含有复杂的免疫系统成分，其主要免疫功能包括：①消除外来抗原；②调节免疫活性细胞的再循环及移位；③产生、转运及廓清免疫球蛋白（immunoglobulin，Ig），参与全身及黏膜免疫反应；④制造补体，增强非特异性免疫防御；⑤产生各种免疫调节因子，维持免疫适度及有效免疫力。

肝脏中大量参与免疫反应及免疫应答的免疫细胞分为两大类：肝脏定居细胞与血液循环募集细胞。肝脏定居细胞由实质细胞和非实质细胞组成，实质细胞中肝细胞占肝脏内细胞总数的 80%，其余 20% 为非实质细胞。这些非实质细胞主要包括肝窦内皮细胞（liver sinusoidal endothelial cell，LSEC）、肝星状细胞（hepatic stellate cell，HSC）、树突状细胞（dendritic cell，DC）、库普弗细胞（Kupffer cell，KC）等。血液循环募集细胞主要包括淋巴细胞、自然杀伤细胞（natural killer cell，NK 细胞）、自然杀伤 T 细胞（NKT 细胞）、中性粒细胞、嗜酸性粒细胞和单核细胞等。这些细胞具有不同的结构、功能以及分化来源，并分泌一系列的细胞因子，与肝细胞一起对机体具有重要的免疫调节作用。

一、肝细胞与免疫

肝细胞大约占肝脏细胞总数的 80%，是肝脏发挥代谢功能的主力军，虽然不是免疫细胞，但是它可以表达先天性免疫受体，因此可作为抗原提呈细胞发挥功能。

二、肝窦内皮细胞与免疫

LSEC 约占肝脏非实质细胞的 50%，分隔肝血窦内腔与肝细胞，其表面有直径为 100nm 的小孔，是人体内唯一缺乏基膜结构的毛细血管。肝脏的这种独特的解剖结构有助于直接或间接地启动淋巴细胞，调节对病原体的免疫反应，并有助于展示该器官的一些独特的免疫学特性，特别是其诱导抗原特异性耐受的能力。

LSEC 也是肝内重要的抗原提呈细胞，可以有效地清除入侵肝内的有害物质。它可以通过交叉递呈的方式将可溶性抗原提呈给 CD8+T 细胞并诱导 CD8+T 细胞耐受；在病毒感染或 Toll 样受体 2 配体刺激下，LSEC 可功能性成熟并最终促进 CD8+T

细胞免疫；LSEC 也可通过细胞黏附分子的表达，选择性地捕获活化后的而非静止状态的 CD8⁺T 细胞，从而在免疫应答结束后清除多余的 T 细胞；此外，LSEC 还可通过降低肝内炎症性 CD4⁺T 细胞活性、诱导调节性 CD4⁺T 细胞的产生，从而减轻肝内炎症。这种抗原提呈作用主要受肝脏的内环境，如内毒素、白细胞介素（IL）-10、肝细胞及肝门静脉血流成分等的影响。

三、肝星状细胞与免疫

HSC 因其在维生素 A 及脂质的储存中起核心作用，因此又称储脂细胞，其位于肝细胞与 LSEC 的间隙（Disse 间隙）内，是细胞外基质的主要来源。HSC 能够表达抗原提呈所必需的先决分子，但在基础条件下这些分子处于一种无效的水平。在炎症状态下，HSC 被激活能够提呈抗原，并能直接激活 NK 细胞和 NKT 细胞；还能发生细胞表型的改变，分化为成纤维细胞，参与肝纤维化的形成。

四、肝树突状细胞与免疫

肝 DC 源于骨髓，具有典型的树突状或伪足状突起，大多数集中在中央静脉和肝门区，是人体内最强的抗原提呈细胞，具有较强的吞噬能力并能分泌细胞因子。DC 根据来源和表面标记可分为髓样树突状细胞（MDC）和淋巴样树突状细胞（LDC）两大类。MDC 受到刺激可分泌 IL-12，诱导细胞毒性 T 细胞免疫应答，而 LDC 则诱导辅助性 T 细胞（TH）的免疫应答。此外，LDC 在外来抗原的刺激下通过产生大量 Ⅰ 型干扰素（IFN）而直接抑制病毒的复制，并可激活 NK 细胞、B 细胞、T 细胞和 MDC，诱导和加强抗病毒免疫应答。

五、肝库普弗细胞与免疫

肝脏是巨噬细胞重要的储库，肝脏中储存的巨噬细胞占了体内巨噬细胞的 80%～90%，这些巨噬细胞是由储存在肝血窦中的 KC 组成，约占肝脏非实质细胞的 20%，是机体细胞免疫的重要组成部分。KC 源于骨髓祖细胞来源的循环单核细胞，定位于肝脏，主要位于肝窦血管腔内及汇管区周围。与其他巨噬细胞不同，KC 表达特定的补体受体，它能够连接补体 C3b，使它们能够捕获血液中的细菌，进而被粒细胞和其他免疫细胞杀死。KC 在体内一般处于静息状态，在病原体相关分子和炎症因子存在时便可活化，释放急性期蛋白、细胞因子和趋化因子等生物活性物质，参与机体的炎症反应。KC 在肿瘤发生、发展过程中具有双重调节功能，既可通过吞噬作用、抗体介导的细胞毒作用及抗原提呈作用，参与特异性抗肿瘤免疫应答，又可通过促进血管形成、基质重构等机制促进肿瘤的发展。

六、淋巴细胞与免疫

淋巴细胞散在分布于肝实质和汇管区，其中分别包括天然免疫系统（NKT 细胞和 NK 细胞）和获得性免疫系统（T 细胞和 B 细胞）的常规和非常规淋巴细胞亚群。

（一）NK 细胞与 NKT 细胞

NK 细胞是骨髓来源的大颗粒细胞，是肝脏淋巴细胞的主要群体，其主要任务是杀伤靶细胞，占总淋巴细胞的 30%～50%。不同于 T 细胞和 B 细胞，它可通过抗体依赖的细胞介导的细胞毒作用和分泌炎症因子，如 IFN-γ、TNF-α、IL-3 等参与针对细胞内病原体的天然免疫应答，并且在对病毒感染的细胞和肿瘤细胞的免疫清除中具有特殊的作用。NKT 细胞起源于胸腺，是 NK 细胞的一种重要亚型，同时表达 T 细胞表面受体和 NK 表面标记，通过识别抗原中的组织相容性抗原（MHC）Ⅰ 类分子 CD1d 而活化，释放大量（IFN-γ 和 IL-4 等）细胞因子，调节 Th1 和 Th2 之间的平衡，从而在自身免疫病、抗感染和抗肿瘤方面发挥重要作用。

（二）T 淋巴细胞和 B 淋巴细胞

T 淋巴细胞来源于骨髓的多能干细胞，在胚胎期和初生期，骨髓中的一部分多能干细胞或前 T 细胞迁移到胸腺内，在胸腺激素的诱导下分化成熟，成为具有免疫活性的 T 细胞。B 淋巴细胞的祖细胞存在于胎肝的造血细胞岛中，此后 B 淋巴细胞的产生和分化场所逐渐被骨髓所代替，成熟的 B 细胞主要定居于淋巴结皮质浅层和脾脏的淋巴小结内。传统的 T 细胞可分别表达 CD4⁺（即 Th 细胞）细胞和 CD8⁺ 细胞（即 CTL 细胞）。CD4⁺T 细胞按照分泌因子的不同可分为 Th1 细胞和 Th2 细胞。Th1 细胞主要表达 CXCR3 和 CCR5 等趋化性因子受体，分泌 IL-2、TNF-α 和 IFN-γ 等，参与细胞免疫应答；Th2 细胞则表达 CXCR3 和 CCR4 等，分泌 IL-4、IL-5、IL-10 和 TGF-β，辅助 B 细胞产生抗体，参与体液免疫应答。Th1 细胞占优势时，倾向于发生急性感染和病毒清除，Th2 细胞占优势时则倾向于发生持续的慢性感染。慢性乙型肝炎病毒（HBV）感染的患者由于 Th1 细胞被 HBeAg 耗竭，HBeAg 特异性 Th2 细胞占优势，打破了 Th1 与 Th2 细胞间的平衡，故体液免疫与细胞免疫功能因此而紊乱。

（三）调节性 T 细胞（Treg）

Treg 是近来研究比较多的 T 细胞，它不同于 Th1 和 Th2 细胞，可调节自身免疫耐受与自主免疫。CD4$^+$CD25$^+$Treg 是其中的一个亚型，通过分泌 IL-10 和转化生长因子（TGF）-β 等免疫抑制因子及其表面的细胞毒性 T 细胞相关抗原 4（CTLA-4）分子，与抗原提呈细胞和效应 T 细胞表面的 CD80 或 CD86 分子的相互作用而发挥免疫抑制作用。

（四）肝脏 2 型天然淋巴样细胞（innate lymphoid cell，ILC-2）

ILC 是近年来发现的反映适应性 T 淋巴细胞功能的异质性免疫细胞群。ILC 缺乏特异性抗原受体，细胞活化依赖于环境细胞因子，使其成为免疫反应的早期调节因子。ILC-2 对 IL-25 和 IL-33 等警报素产生应答，并通过表达 IL-5 和 IL-13，形成与 Th2 相关的免疫。此外，ILC-2 表达表皮生长因子样分子双调节蛋白，可促进炎症过程中损伤组织的再生。

（五）黏膜相关恒定 T 细胞（mucosal-associated invariant T cell，MAIT 细胞）

MAIT 细胞是具有效应记忆表型的天然 T 细胞。人肝脏中富含的 MAIT 细胞优先定位于汇管区的胆管附近，可被炎症细胞因子和微生物抗原激活并产生 IFN-γ、TNF-α 和 IL-17。在慢性炎症性肝病，如慢性乙型和丙型肝炎、酒精性和非酒精性脂肪性肝炎、原发性硬化性胆管炎时，MAIT 细胞的出现频率显著降低，可能影响肝脏免疫监测功能，从而增加感染的易感性。

七、其他

胆管上皮细胞也与肝脏的免疫功能有关，主要与肝脏中胆汁的分泌有关，它们在肝脏免疫功能中发挥次要作用。胆管细胞与肠道内皮细胞相邻，并与肠道细胞具有相似的黏膜免疫功能，如分泌 IgA。胆管细胞也能表达抗原提呈必需的共刺激分子，其表达处于相对较低的水平。

总之，肝脏是一个前线免疫器官，用来监测和清除血液中的潜在病原体，同时保持免疫反应的一般状态，这种默认的免疫耐受程序可以防止针对无害的食物抗原或可能从肠道进入血液的微生物衍生分子引起的不必要的炎症反应。然而，如果微生物产生的水平或环境发生变化，肝脏可以迅速从低免疫反应状态切换到产生强大的炎症反应和高效的适应性免疫状态，如急性肝损伤时炎症反应是为了支持组织修复。免疫耐受和有效免疫反应之间的这种平衡是由贮留在肝脏内并被招募到肝脏的众多免疫细胞之间相互作用所调节的，这种平衡对该组织的正常功能和动态平衡是必不可少的。也存在平衡被打破的情况，如在启动不适当的免疫反应或持续炎症的情况下可以观察到肝脏病理改变；同样在需要时未能启动有效的免疫反应，可能会导致慢性病毒感染或无法清除癌细胞。再次强调，肝脏是机体重要的免疫器官，加强对肝脏免疫学的研究，不仅有助于理解肝脏在生理和病理状态下的功能变化，也有助于肝脏疾病防治药物及策略的研发。

八、小结

肝脏既是人体最大的消化器官，也是重要的免疫器官，后者是机体在进化过程中形成的为了适应内、外环境而逐渐具有的功能。以门静脉系统血液为例，它由肠系膜上静脉和脾静脉汇合而成，收集了消化道、脾、胰、胆囊的血液，携带丰富的营养物质输送入肝脏，除作为肝本身的代谢能源外，还合成新的物质，供给全身组织的需要。但与此同时，每天会有无数致病因子（致病微生物及其代谢产物）会透过肠道进入肝门静脉，尤其在严重肝病及肠道疾病存在时。为了适应这样的环境，机体进化出了复杂多样的免疫屏障系统，包括肠道微生态保护层、肠壁复杂的结构层、肠黏膜下淋巴系统、肝脏强大的吞噬系统等。这种起止端均为毛细血管（起始于胃、肠、胰、脾的毛细血管网，终端为窦周隙）的结构，辅以恰到好处的免疫细胞及因子的作用，除了保障肝脏的消化、吸收功能外，也最大限度地保证了进入体循环血液的"纯净"。与肝免疫功能相关药物的开发几乎永无止境，包括益生元、益生菌、合生元等微生态制剂；选择性抑制或杀灭某些肠道致病微生物的抗生素，如利福昔明；局部及全身免疫功能调节药，如胸腺相关因子；减少细菌移位伴随内毒素移位导致自发性细菌性腹膜炎（SBP）发生的新型肠内营养制剂等。近年来建立的多个基于肠-肝-脑轴的模型及发现的现象，成为新药研究可能的突破点，其中与免疫相关的药物研发占有重要地位。

（陈　煜　张永宏）

参 考 文 献

贾继东, 任红, 2022. 王宝恩肝脏病学. 2 版. 北京: 科学出版社.

Schiff ER, Maddrey WC, Sorrell MF, 2015. 希夫肝脏病学. 11 版. 王福生, 译. 北京: 北京大学医学出版社.

第三章 胆囊的结构与功能

第一节 胆囊的结构

胆道系统包括胆小管、肝内/外胆管、胆管周围腺体、胆囊和壶腹部。肝内胆管起始于肝小叶内的胆小管。

一、胆管和胆囊

肝内胆管的命名随着肝亚单位命名系统而变化。每个肝段都有相应的胆管，这些胆管汇入叶间胆管，叶间胆管汇入肝右管或肝左管，后者分别负责引流右半肝或左半肝。尾状叶引流是可变的，其胆管通常汇入右侧和左侧胆管。肝段胆管、肝叶胆管和肝总管的连接处也是高度可变的。肝左/右管在肝门静脉的分叉处汇合形成肝总管。肝总管长 1～5cm（平均 2cm），直径为 0.4～1.3cm（平均 0.66cm），位于肝固有动脉右侧和肝门静脉（portal vein，PV）前方，它与右侧的胆囊管相连，形成胆总管，再走行 5～8cm 至壶腹部。胆总管的十二指肠上部位于右网膜的右侧边界。在穿过十二指肠的第一部分时，胆总管的胰腺部分位于腹膜后，然后在胰腺头部的后表面、下腔静脉前面的凹槽中穿行。在 70%～85% 的人群中，胆总管在十二指肠的左侧通过与胰管（Wirsung 管）的汇合形成一个长度可变的共同通道，这一扩张部分被称为壶腹部（ampulla of Vater）。壶腹部位于十二指肠黏膜的隆起处，该隆起被称为十二指肠大乳头（又称 Vater 乳头）。

奥狄括约肌（Oddi 括约肌）主要由环绕胆总管和胰管末端及壶腹部周围的环形肌肉纤维组成。此外，该区域还含有纵向肌纤维。胆囊收缩素（cholecystokinin，CCK）能抑制奥狄括约肌，促进胆汁排入十二指肠。延长的共同通道已被认为与先天性胆管扩张有关。胆汁反流可能发生在十二指肠大乳头切开术或小肠吻合术后，导致复发性胆管炎。

胆囊是一个储存和浓缩胆汁的梨形储存器官，体积为 30～70ml，宽 3～5cm，长 7～10cm。每天可接收并浓缩多达 1L 的胆汁，这一过程主要通过钠耦合水分运输机制实现，并接受 CCK 的刺激排空。胆囊位于肝右叶的下表面，可分为底部、体部、颈部和管部 4 部分。胆囊底突出于肝脏的下缘，位于腹直肌外侧缘与肋缘交界处。胆囊底部与横结肠相邻，胆囊体则与十二指肠位置密切相关。胆囊颈向前弯曲并扩大形成所谓的哈特曼（Hartmann）囊，而颈部内部的黏膜形成海斯特尔（Heister）螺旋瓣，这些螺旋瓣延伸至胆囊管，主要功能是调节胆汁进出胆囊。胆囊管的长度为 4～65mm（平均 30mm），平均直径为 4mm。

胆管的动脉供应主要来源于肝总动脉的多个分支，尤其是肝右动脉和十二指肠上动脉。胆囊通常由单一的胆囊动脉供血，该动脉大多起源于肝右动脉，但在少数情况下可能存在变异。胆囊的静脉血流相当多样，通常在胆囊床区域内直接汇入肝脏的门静脉系统，或与肝内胆管静脉合流后汇入。最终这些静脉会汇入门静脉的主干或其左右分支。胆囊、肝管和胆总管上部区域的淋巴液主要汇入肝门淋巴结。而较低部分的胆总管淋巴液则流向靠近胰腺头部的淋巴结。

肝外胆管和胆囊的神经纤维主要来源于肝动脉周围的交感神经肝丛，它们也接收来自左、右迷走神经的神经纤维。可以看到一些源自神经丛的神经纤维沿着胆总管走行。胆囊的肌层和黏膜中存在稀疏的神经节细胞，这些细胞参与胆囊的神经控制。迷走神经的刺激会导致胆囊收缩。膈神经（尤其是右侧膈神经）含有起源自第 3 和第 4 颈神经的纤维，这些神经纤维也支配了肩部区域，特别是肩胛部，这为"牵涉痛"提供了解剖学基础。

肝外胆管管壁由弹性纤维组织形成，平滑肌稀疏或缺如。而胆囊壁含有丰富的平滑肌和少量纤维组织。罗-阿窦（Rokitansky-Aschoff 窦）是由胆囊黏膜通过其肌层缺损向外层突出形成的憩室状结构，窦内有时可以发现小结石。卢施卡（Luschka）导管是位于胆囊肝表面网状组织中的微小胆管，这些导管通常与肝内胆管相通，但一般不与胆囊腔直接相连。在胆囊切除术后，可能会导致肝内胆汁泄漏。

胆囊、远端胰管、远端胆总管及壶腹部的黏膜具有多个乳头状褶皱。胆管和胆囊的黏膜主要由单层柱状上皮组成，其中包括分泌黏液的杯状细胞，特别是在壶腹部更为明显。此外，壶腹部还含有生长抑素分泌细胞，这可能是形成生长抑素瘤的原因之一。

分泌黏液的附属腺体（胆管周围腺体）位于胆囊颈和肝外胆管的固有层中，并与大的肝内胆管相邻。

二、肝内胆管

肝内胆管系统包括胆小管（直径<0.02mm）、小叶间导管（直径0.02mm～0.1mm）、间隔胆管（直径0.1mm～0.4mm）和大胆管（直径>0.4mm）。这些测量值是近似的，因为胆管的具体分类还取决于其在解剖节段边界和组织学模式中的位置。

大胆管和间隔胆管具有界限分明的致密纤维壁和高柱状上皮，其上皮细胞包含基底核和小的黏蛋白液滴，并表达血型抗原。小叶间导管位于肝门静脉中心附近，纤维组织较少或缺乏，上皮呈低柱状或立方形，缺乏黏蛋白，具有PAS阳性基底膜。小胆管位于界板附近，其立方形上皮细胞通常指示正常结构，但其数量增多可能表明胆汁淤积或肝再生。在整个胆道系统中，每个导管通常伴有一条直径相似的动脉，这是评估导管完整性的重要指标。

伴随肝内大胆管和间隔胆管的胆管周围腺体可能位于管壁内或在壁外形成簇，壁内腺体富含黏蛋白，壁外腺体可能是黏液性或浆液性的，很少伴有局灶性胰腺腺泡分化。在华支睾吸虫感染的患者中，胆管周围腺体肥大。胆管周围腺体被认为是胆管癌的潜在起源地。这些腺体可能在肝硬化、肝门静脉栓塞和多囊肾病中形成囊肿，但很少引起梗阻性黄疸。

肝内胆管是多种疾病的病变部位，可能导致导管破坏和继发性胆汁淤积，严重时可导致肝硬化。在原发性胆汁性胆管炎中，主要受损的是直径<0.1mm的小胆管，这些导管通过免疫过程被破坏。原发性硬化性胆管炎则主要影响肝外胆管和较大的肝内胆管，较小胆管的管腔破坏相对较轻（直径<0.1mm）。新生儿道闭锁、多囊肝病和一些其他的综合征可能是由管板期发育的导管受到各种损伤导致。

肝硬化或PV阻塞时，肝脏胆管周围血管丛肥大，在先天性肝纤维化中尤为突出，肝门静脉造影显示为树状肝门静脉。

三、变异和对手术的影响

在6%的人群中，部分右肝内胆管可能会汇入肝左管。在25%的人群中，肝右管的一个分支汇入肝左管。肝总管可以接受副肝管汇入。如果没有肝总管，肝左、右管可分开走行并与十二指肠相连，肝右管连接胆囊管。其他解剖变异包括：肝总管异常汇入胆囊、胆囊管异常汇入肝右管、肝右管异常汇入胆囊管。胆囊管通常以一定角度进入胆管，但可在胆管后方以螺旋方式平行或弯曲延伸。肝门附近的大胆管和血管的关系是可变的，但这些结构的外周分支与肝门静脉共同走行于汇管区。

胆管主要依赖肝动脉的细小分支供血，因此在肝动脉受损或手术影响下，如肝移植后，大胆管容易发生缺血性坏死，即使在没有明显狭窄的情况下也是如此。此外，在使用肝动脉注射酒精或化疗药物治疗疾病时，可能会损伤胆管周围的血管丛，导致胆囊管的狭窄、破裂和梗死。

许多疾病与胆道系统的先天性或后天性异常有关，如胆管发育异常或血管畸形。这些异常可能导致胆囊和邻近肝脏的小胆管之间形成非正常的吻合连接。在进行胆囊切除术后，存在这些异常的胆管更容易出现胆漏。胆管周围腺体沿胆道系统分布，其分泌的黏液可形成潴留囊肿，这些囊肿虽然很少直接侵犯管腔，却可导致阻塞性黄疸。先天性的胆总管囊肿通常见于儿童，表现为肝内外胆管的扩张，是阻塞性黄疸的罕见原因。卡罗利（Caroli）病是胆总管囊肿的亚类，特征为肝内胆管明显扩张，并常伴有复发性胆管炎和胆石症。先天性纤维囊性疾病涉及多种解剖学模式，常伴有肾脏疾病。胆管错构瘤（Von Meyenburg复合体）和汇管区扩张的导管簇，是成人多囊肾病和多囊肝病的标志。胆道闭锁是儿童时期肝硬化最常见的原因之一，涉及肝外胆管的缺失或闭塞。

胆囊缺失和双胆囊是罕见的（分别为 0.05% 和 0.02%），双胆囊可伴有两个单独的囊性导管。胆囊发育不全与肠或骨的其他先天性缺陷有关。胆囊分叶、胆囊缢缩和胆囊底褶皱（垂尖圆锥帽样胆囊）、胆囊持续性隔膜或憩室者易发生胆汁潴留和炎症。

胆囊可以完全埋藏于肝实质内中（肝内胆囊），或者通过肠系膜松散地附着于肝脏（游动胆囊）。异位胆囊可附于肝左管。胆囊内的异位胃黏膜易穿孔或出血。

（段钟平　余朋飞　郑加生）

第二节　胆囊的功能

内容提要

一、贮存和浓缩胆汁
二、调节胆管内压和排出胆汁
三、神经和激素调节胆囊的排空
四、胆汁形成和分泌
五、胆汁酸合成及肠肝循环

一、贮存和浓缩胆汁

两餐之间，肝脏能分泌数倍于胆囊容积的胆汁。奥狄括约肌收缩可阻止胆汁流出，因而肝胆汁经胆囊管流入胆囊内储存。胆囊是一个内衬高电阻上皮细胞的肌肉囊。胆囊通过吸收胆汁中的 Na^+、Cl^-、HCO_3^- 和水来浓缩胆汁，以至于胆汁酸可以被浓缩 5～20 倍，但仍然保持等张状态。胆囊通过垂直渗透梯度机制吸收水分。Na^+ 被主动地泵入细胞侧面的间隙，Cl^- 随之流动。水因渗透作用而被吸入细胞间隙，提高了细胞间隙的静水压。水、Na^+ 和 Cl^- 经有孔的基底膜滤过并进入毛细血管。

二、调节胆管内压和排出胆汁

胆囊的收缩和舒张可调节胆管内的压力。当奥狄括约肌收缩时，胆囊舒张，肝胆汁流入胆囊，胆管内压无明显升高。奥狄括约肌舒张和胆囊平滑肌收缩使得胆囊分泌胆汁，最终将一团浓缩的胆汁喷射到十二指肠腔内。CCK 是这种反应的关键介质。此外，内源性神经反射和迷走神经通路也有助于胆囊收缩。胆囊被摘除后，小肠内消化和吸收并无明显影响，这是因为肝胆汁可直接流入小肠。

三、神经和激素调节胆囊的排空

食物是引起胆汁分泌和排出的自然刺激物，其中以高蛋白食物刺激作用最强，高脂肪和混合食物次之，糖类食物作用最弱。胆汁的分泌和排出受神经和体液因素的调节，以体液调节为主。

进餐开始后的几分钟，胆囊开始排空。胆囊间歇的收缩使胆汁通过部分松弛的奥狄括约肌。在消化的头期和胃期，括约肌的收缩和舒张由迷走神经分支的胆碱能神经纤维和胃部释放的促胃液素进行调节。刺激支配胆囊和十二指肠的交感神经抑制胆囊的排空。

在消化的肠期，胆囊的排空速度最快，排空的最强烈刺激因素是 CCK。CCK 经循环到达胆囊，引起胆囊强烈的收缩和奥狄括约肌的松弛。能够模拟 CCK 促进胆囊排空的物质，如促胃液素被称为利胆药。促胃液素的 C 端有 5 个排列顺序与 CCK 相同的氨基酸，但它的作用没有 CCK 那么强，尽管如此，促胃液素在消化的头期和胃期还是有助于引起胆囊的收缩；其余体液因素，如促胰液素、胆盐等也均参与调节胆汁的分泌和排出。

四、胆汁形成和分泌

胆汁（bile）是由肝细胞持续分泌的。在两餐之间，胆汁被排入胆囊，并在胆囊中贮存和浓缩。在消化期，胆汁经肝管、胆总管直接排入十二指肠；在消化间期，分泌的胆汁经胆囊管进入胆囊贮存，进食时再由胆囊排入十二指肠。肝细胞分泌出来的胆汁称肝胆汁，储存于胆囊内的胆汁称胆囊胆汁。每天有 250～1500ml 的胆汁进入十二指肠，这些胆汁是肝胆汁和胆囊胆汁的混合物。胆汁是一种有色、味苦、较稠的液体，其中主要溶质为胆盐、卵磷脂、胆固醇、胆色素和黏蛋白等有机物和水、Na^+、K^+、Ca^{2+}、HCO_3^- 等无机物。胆汁中不含消化酶。肝胆汁为金黄色或橘黄色，透明清亮，弱碱性（pH 7.4）；胆囊胆汁为深棕色或墨绿色，弱酸性（pH 6.8）。大部分胆汁流动是由胆汁酸通过一种称为胆盐输出泵（BSEP）的三磷酸腺苷酶（ATP 酶）转运蛋白跨肝细胞顶端膜分泌驱动的。当液体流经胆管（肝胆汁）并进一步储存在胆囊（胆囊胆汁）中时，其成分可以进一步改变。最终，胆汁成为生物洗涤剂的浓缩溶液，有助于在肠腔的水环境中溶解脂质消化产物，从而提高脂质转移到可吸收上皮细胞表面的速率，并可作为代谢废物从体内排出的媒介。

五、胆汁酸合成及肠肝循环

在结构上，胆汁酸具有环戊烷多氢菲（ABCD环）核，因此属于类固醇。胆汁酸在肝脏中由胆固醇经过一系列复杂反应而合成，这个过程由位于内质网、线粒体、细胞质和过氧化物酶体中的 17 种不同肝酶催化而成。

胆固醇通过两种不同途径形成初级胆汁酸，即中性和酸性途径。前者为经典途径，是由胆固醇经胆固醇-7α-羟化酶（CYP7A1）催化生成 7α-羟基胆固醇，进一步催化生成胆酸（CA）和鹅去氧胆酸（CDCA），CYP7A1 是整条途径的限速酶，决定胆汁酸生成量，在正常条件下至少 75% 的胆汁酸通过该途径产生。后者则由甾醇-27-羟化酶（CYP27A1）催化生成 27-羟基胆固醇，进一步被羟甾醇-7α-羟化酶（CYP7B1）催化生成 CDCA。两种初级胆汁酸的比例由甾醇-12α-羟化酶（CYP8B1）决定。胆汁酸合成机制的变化与相关酶的表达变化有关。胆汁酸激活肝细胞中的多种细胞表面受体和核受体，最终激活调节酶丰度的特定转录因子。

初级胆汁酸与牛磺酸和甘氨酸进行结合形成结合型胆汁酸。非结合型胆汁酸可以通过扩散穿过细胞膜，而结合型胆汁酸需要通过 BSEP（又称 ABCB11）主动运输到胆汁中，并储存在胆囊内，随后被释放到十二指肠。同时，硫酸化或葡萄糖醛酸化等其他结合反应也自然发生，并与甘氨酸或者牛磺酸进行结合，由多药耐药蛋白 2（MRP2，又称 ABCC2）分泌到胆囊中。

肠道菌群在胆汁酸的合成和代谢中起着重要作用。来自肠道细菌的微生物酶可代谢胆汁酸，甘氨酸和牛磺酸结合的 CA 和 CDCA 通过胆酸盐水解酶（BSH）去结合和 7α-脱羟基形成次级胆汁酸，主要的次级胆汁酸是脱氧胆酸（deoxycholic acid，由胆酸脱羟基而来）和石胆酸（lithocholic acid，由鹅去氧胆酸脱羟基而来）。

在回肠末端，大多数非结合胆汁酸（包括 CA、CDCA 等）经顶端钠依赖性胆汁酸转运体（ASBT）、MRP2 等吸收进入肠上皮细胞，并分泌到肝门静脉，经过循环系统到达肝脏，由肝细胞钠离子-牛碘胆酸-协同转运蛋白（NTCP）和有机阴离子转运多肽 1（OATP1）进入肝细胞。临床上，NTCP 主要负责结合胆汁酸的摄取（＞80%），而 OATP 家族成员主要是将未结合或硫酸化胆汁酸运输到肝脏，这样就完成了一次肠肝循环。每天胆汁酸池有 90%～95% 的胆汁酸进行循环，一天肠道和肝脏之间循环次数为 6～10 次，每天只产生 200～400mg 的新合成胆汁酸，以维持一个稳定的胆汁酸池。唯一例外的是石胆酸，它优先在肝细胞中硫酸化，而不是与甘氨酸或牛磺酸结合，因为它们不是 ASBT 的底物，大多数硫酸盐结合物在每餐后都会从体内流失，因此避免了潜在毒性分子的积聚。

体内的胆固醇池由每日合成量及饮食摄入而产生的相对较少量组成，与人体消耗相平衡，而人体消耗只能通过胆汁在健康状态下产生。胆固醇可以以两种形式排泄：一种是天然分子形式，另一种是转化为胆汁酸形式。尽管存在肠肝循环，后者仍占每天排出胆固醇的 1/3。因此，治疗高胆固醇血症的一种策略是中断胆汁酸的肠肝循环，促进胆固醇向胆汁酸的转化，从而在粪便中排出。

（段钟平 余朋飞 郑加生）

参 考 文 献

贾继东, 任红, 2022. 王宝恩肝脏病学. 2 版. 北京: 科学出版社.

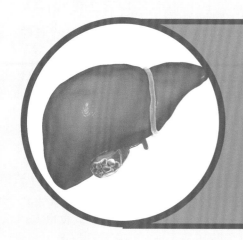

第二篇

肝脏疾病各论

第一章 病毒性肝炎

第一节 甲型肝炎

一、定义

甲型肝炎（hepatitis A）是甲型肝炎病毒（hepatitis A virus，HAV）经粪-口传播感染引起的一种以肝脏疾病表现为主的、全身性急性自限性传染病。发病以儿童和青少年为主，可表现为隐性感染、亚临床感染或临床感染。临床感染表现为食欲缺乏、恶心、呕吐、疲乏、无力、肝大及肝功能异常，部分病例有发热并出现黄疸。患者亦可表现为急性淤胆型肝炎，很少发展为重型肝炎，一般不发展为慢性肝炎，无病毒携带状态。

二、病原学

（一）甲型肝炎病毒

HAV 是急性传染性甲型肝炎的病原体，属微小 RNA 病毒科，内含单股正链 RNA。虽然在病毒结构和基因组成上与其他微小 RNA 病毒（如脊髓灰质炎病毒和脑心肌炎病毒）相似，但也存在着不同于其他人源或动物源微小 RNA 病毒的重要特性，包括对热变性的高耐受性、在低 pH 值情况下的超高稳定性，以及 HAV 衣壳结构的成分和装配细节与众不同。这些特征再加上 HAV 与其他微小 RNA 病毒系列极低的核苷酸同源性，使 HAV 归属于微小 RNA 病毒科新的一属，即嗜肝病毒属。

（二）HAV 的基因组结构

与其他微小 RNA 病毒一样，感染性 HAV 颗粒较小，无包膜，直径约为 27nm，病毒外壳具有稳定的二十面体蛋白质，内含由一段长约 7.5kb 的单链信使分子组成的 RNA 基因组。在基因组的总框架和复制机制方面，HAV 与其他微小 RNA 病毒很相似。HAV 基因组含有 7478 个核苷酸，由 3 个部分组成，即 5′端非编码区（5′NTR）、一个长的开放阅读框（ORF）及 3′端非编码区（3′NTR）。该病毒基因组的 5′端连有一个小的病毒蛋白（VPg），3′端具有一个多聚 A 尾。RNA 中仅有一个 ORF，编码一个大的病毒多聚蛋白，随后被病毒编码的蛋白酶切割成结构和非结构蛋白。前者进一步分割成 3～4 个成熟的结构蛋白（由 ORF 5′端编码），负责装配子代病毒的衣壳；后者分割成 7 种非结构蛋白（由剩下的 ORF 编码），负责病毒基因组的复制。

（三）HAV 的生命周期

HAV 生命周期中的关键步骤包括：①病毒黏附到细胞受体上并穿透细胞膜进入肝细胞中；②病毒 RNA 脱壳并释放到细胞质；③病毒 RNA 通过内部核糖体进入位点，翻译病毒多聚蛋白前体；④翻译时及翻译后多聚蛋白水解成结构蛋白和非结构蛋白；⑤RNA 复制复合物在病毒 RNA 3′端装配并起始病毒负链 RNA（中间链）的合成；⑥以单股负链 RNA 中间体为模板合成新拷贝的正链 RNA，这些正链 RNA 将指导下一步的多聚蛋白翻译和 RNA 复制；⑦正链 RNA 包裹进不成熟的病毒颗粒；⑧病毒颗粒成熟并转运出细胞。

（四）HAV 的体外培养特性

与其他的人类肝炎病毒不同，HAV 可以在很多不同种类的哺乳动物细胞内繁殖，这些细胞大多来源于灵长类动物，如原代猕猴肝、猴胚肾（FRhK6/FRhK4）、人肝癌（PLC/PRF/5）、人胚二倍体成纤维（HEF）细胞等。在大多数细胞中HAV的生长繁殖过程较长，一般需2～4周病毒量才达到高峰。HAV繁殖过程有两个明显的时相：第一个时相是接种后第2～8天，增长速度较慢；第二个时相在第8～28天，是HAV抗原聚集的主要时间。HAV在细胞质中繁殖，其在组织培养上常需较多次的传代才能建立稳定的繁殖过程。HAV可在多种细胞中生长繁殖，体外培养细胞多采用人二倍体细胞，如2BS细胞和MRC-5细胞，以及动物的原代或传代细胞，如非洲绿猴肾细胞、人肝传代细胞、胎恒河猴肾细胞。有趣的是，HAV感染的人体通常表现为短期的急性症状，而在细胞培养中的HAV不引起细胞病变，也不导致宿主细胞的溶解和死亡，呈持续感染状态，可产生长期的病毒耐受性。这个发现验证了HAV在细胞内不干扰细胞自身大分子的合成过程，也不会引起细胞自身蛋白质或核酸合成的停顿。

（五）HAV基因型及亚型

从世界各地分离到的HAV毒株核苷酸序列的同源性在90%以上，不同株间核苷酸序列的变异占1%～10%，其中5′NTR核苷酸序列最为固定，是最保守的基因组分。HAV经体外传代培养后，核苷酸序列仅有少量变异。HAV只有一个血清型，但有7个基因型（Ⅰ、Ⅱ、Ⅲ、Ⅳ、Ⅴ、Ⅵ、Ⅶ），感染人类的有Ⅰ、Ⅱ、Ⅲ和Ⅶ，其中以Ⅰ型为主，占80%以上；Ⅳ、Ⅴ和Ⅵ型主要感染猿猴类，引起类似人甲型肝炎的表现。根据基因序列间的差异（7.5%），Ⅰ、Ⅱ、Ⅲ型又进一步分为ⅠA、ⅠB、ⅡA、ⅡB、ⅢA、ⅢB亚型。

三、流行病学

（一）传染源

甲型肝炎的传染源主要是急性期甲型肝炎患者和亚临床感染者。在急性患者中不典型的无黄疸型肝炎患者和儿童患者尤为重要，甲型肝炎的传染期主要在潜伏期的后期及发病后的1周内，此时患者粪便中排出HAV量最多。甲型肝炎患者病毒血症最早始于黄疸出现前25d，持续至黄疸出现为止，在此期间患者血液有传染性。

（二）传播途径

甲型肝炎的主要传播途径是粪-口传播。通过病毒污染的食物、饮水和日常生活密切接触而传播，其中食物和饮水传播往往引起暴发流行。通过呼吸道、尿液和性接触传播HAV的可能性尚未证实。孕妇患急性甲型肝炎时不会传染给胎儿。由于人、猴可交叉感染，故甲型肝炎也可通过人-猴接触而传播。

（三）易感性

人对HAV普遍易感，但绝大多数为隐性或亚临床型感染。随着年龄的增长，人群血清HAV抗体阳性率增加，易感性亦随之下降。出生后6个月以下的婴儿可因胎儿时期接受了来自母体的抗-HAV IgG而很少发生HAV感染。15岁以下的儿童及青少年最容易患甲型肝炎，其出现症状的可能性为30%～40%。因成年人显性/隐性感染后获得了持久的免疫力，患甲型肝炎者明显减少。然而，近年临床上观察到，部分未曾感染过甲型肝炎病毒的成年人，尤其是老年人，其出现症状的可能性增加到了70%～80%，且症状都较重，病死率比儿童高，所以不能轻视。对于孕产妇患者更应防止甲型重型肝炎的发生。

（四）患病率

甲型肝炎在全球是一个严重的公共卫生问题，呈全球性分布。世界卫生组织（WHO）2016年的数据显示，全球每年约有7000多人死于甲型肝炎，占所有病毒性肝炎死亡的0.5%。由于甲型肝炎的发生与经济状况、卫生条件、生活习惯和文化素质等密切相关，因此各个国家的流行情况也不同。目前，在急性病毒性肝炎中，甲型肝炎占30%～50%。世界不同地区抗-HAV的流行率为15%～100%，估计每年发生临床型甲型肝炎140万例。近年来，随着社会对环境卫生和个人卫生意识的提高，甲型肝炎的发病率正在逐渐降低。自1990年开始甲型肝炎病例报告以来，我国甲型肝炎病例报告发病率显著下降，东部、中部和西部地区甲型肝炎病例发病率从1990～1992年的63.52/10万、50.57/10万和46.39/10万分别下降至2012～2017年的1.18/10万、1.05/10万和3.14/10万，以东部区域下降幅度最大。需要注意的是，发展中国家患甲型肝炎的绝对人数仍然很高，甚至可出现暴发流行。目前非洲、南美洲部分地区、中东、东南亚等流行率较高，其次是巴西、亚马孙盆地，而澳大利亚、美国、西欧、北欧的流行率较低。我国是 HAV 高度流行区，其不同地区之间 HAV IgG 抗体阳性率也有较显著的差异，农村 HAV IgG 抗体的阳性率高于城市，西部地区高于东部地区，北方地区高于南方地区。然而，由于旅游业的快速发展及现代交通的发达，甲型肝炎从卫生条件差的落后地区向卫生条件好的发达地区转移的潜在危险性也在显著增加。冬、春季节常是甲型肝炎发病的高峰期，但近年来，除每年 3～4 月份发病率有升高外，基本上全年散发。

1988 年上海地区曾发生了史上最大规模的甲型肝炎暴发，流行病学研究证实是因为食用不洁毛蚶所致。短期内报告甲型肝炎病例数达 30 万例左右、死亡 32 例，罹患率为 4083/10 万，死亡率为 10.9/10 万。在毛蚶从上海市场撤出后的 6 周内，新发甲型肝炎病例数迅速下降。这次甲型肝炎大流行的极低死亡率被认为是早诊断和早治疗的结果。2009 年 4 月上海开启将甲肝疫苗接种纳入扩大计划免疫，对适龄儿童免费接种甲肝疫苗，在高危人群中构建起群体免疫保护屏障。大流行后至今，上海市报告甲型肝炎病例发病率显著下降。

四、发病机制

HAV 经口进入体内后，经肠道入血流引起病毒血症，通过胆汁排入肠道并出现在粪便中，粪便排毒维持 1～2 周。病毒侵犯的主要器官是肝脏，咽部和扁桃体可能是 HAV 肝外繁殖的部位。HAV 引起肝细胞损伤的机制尚未明确，目前认为，甲型肝炎的发病机制主要以免疫介导为主。感染可分为两个阶段：①原发的、无病理性的和病毒高度复制的阶段，此阶段释放大量病毒；②肝细胞病变阶段，主要由机体的免疫反应造成肝细胞损伤。甲型肝炎的自身免疫反应呈一过性，随 HAV 的清除而痊愈。

（一）免疫反应作用

HAV 感染后，动物或人体肝穿超薄切片电镜观察结果显示，与 HAV 在体外组织培养中所见形态学改变一致，HAV 可引起持续感染而不出现细胞裂解，血液出现循环免疫复合物和补体水平下降现象，因此推想 HAV 诱导的免疫反应在甲型肝炎发病中起重要作用。在患者和动物实验中都观察到，HAV 感染后可出现早期和晚期两次肝功能异常，与丙氨酸转氨酶（ALT）升高相同的时期内，血清中和抗体活性升高，而且 HAV 感染黑猩猩后，黑猩猩肝组织所产生的特征性病变是明显的汇管区炎症细胞浸润，以淋巴细胞为主，并伴汇管区周围肝实质坏死性炎症，故多认为肝细胞损害与免疫病理有关。免疫反应机制包括细胞免疫和体液免疫两方面的作用。

1. 细胞免疫　甲型肝炎特征性的肝细胞损伤主要与细胞免疫反应有关，包括特异性 T 细胞免疫反应及非特异性先天性免疫反应。急性甲型肝炎患者外周血淋巴细胞特异性杀伤 HAV 感染的自身皮肤成纤维细胞的细胞毒活性升高，并且在黄疸出现后 2～3 周时，细胞毒活性达高峰。从 2 例发病数周的甲型肝炎患者肝活检获取的淋巴细胞克隆，检测出 CD8$^+$T 细胞，并证明其具有特异性杀伤 HAV 感染肝细胞的功能，这种特异性 T 细胞介导的针对 HAV 感染肝细胞的免疫应答，很可能与急性甲型肝炎的肝损伤有关。HAV 抗原与肝细胞表面宿主组织相容性抗原形成复合物，CD8$^+$T 细胞识别这种复合物，并攻击破坏 HAV 感染的肝细胞，从而引进免疫病理变化。由于外周血抗-HAV CD8$^+$T 细胞水平在症状出现后 2～3 周才达高峰，因此认为先天性免疫系统的细胞在早期疾病中发挥了更为重要的作用，如自然杀伤细胞（NK 细胞）。研究显示，NK 细胞表面有 TIM-1（HAV 受体分子）表达，原代 NK 细胞能杀伤 HAV 感染的肝癌细胞株，但不能杀伤未感染的细胞；用 TIM-1 单克隆抗体处理 NK 细胞和 HAV 感染的肝癌细胞可阻断 NK 细胞的杀伤作用；HAV 感染可诱导 NK 细胞产生多种细胞因子，如 IFN 及颗粒酶 B，后者被认为参与了 HAV 感染细胞的杀伤效应。总之，HAV 感染细胞通过 TIM-1 激活 NK 细胞，后者一方面直接杀伤感染细胞，另一方面又产生细胞因子而增强了这种杀伤效应。NK 细胞还可阻止 HAV 感染后慢性炎症的发生，这可能与 NK 细胞诱导的 Treg 有关，具体机制有待进一步研究。

此外，急性甲型肝炎患者的肝脏中除发现病毒特异性细胞毒性 CD8$^+$T 细胞外，还发现了人类白细胞抗原（human leucocyte antigen，HLA）限制性细胞毒性T细胞，这些细胞能够分泌IFN-γ，后者具有抗病毒活性，并能够刺激其他非特异性炎症细胞游走至肝内病毒复制部位。利用免疫荧光显微镜已经证实在HAV感染动物库普弗细胞和脾内巨噬细胞的细胞质中的诱导型一氧化氮合酶（inducible nitric oxide synthase，iNOS）表达增加。一氧化氮合酶的表达与肝脏损伤同步，但发生在坏死性炎症的组织病理改变出现之前，表明NO可能引起肝脏损伤。病毒的清除可能依靠病毒特异的细胞毒性T细胞、直接抗病毒的细胞因子（包括干扰素）及病毒中和抗体三者的共同作用。由于HAV的免疫原性较强，所激发的机体免疫反应足以清除病毒，故甲型肝炎多呈自限性过程，而不转变为慢性。

总之，早期可能是由于HAV的增殖作用、先天性免疫反应（主要是NK细胞反应及病毒特异性细胞毒性$CD8^+T$细胞的特异性杀伤作用）共同导致肝细胞损伤。IFN-γ的产生可诱导HLA抗原表达，也是早期肝细胞受损原因之一。晚期则主要是免疫病理作用，即肝组织中浸润的$CD8^+T$细胞的特异性杀伤作用及IFN-γ对肝细胞膜HLA抗原的表达和调控而致肝细胞受损。

2. 体液免疫 HAV急性感染动物在疾病早期及恢复期血清中同时存在病毒中和抗体，血清抗-HAV IgM和抗-HAV IgG均有中和HAV的作用，其保护作用表现在急性感染后多年抗-HAV IgG仍维持较高水平。马戈利斯（Margolis）等检测了9例黑猩猩HAV感染期间血清中的免疫复合物，其中8例为阳性，免疫复合物中的抗体主要是IgM，IgM型免疫复合物通常在转氨酶升高前出现，且与抗-HAV IgM的存在相关。在8只黑猩猩中有6只体内C3补体浓度明显下降，下降最明显时与免疫复合物介导的反应有关，但用免疫组化方法未发现肝细胞表面免疫复合物沉淀，故免疫复合物是否引起肝内炎症尚未明确，其可能对肝外表现，如皮疹、关节炎等发生起一定的作用。

3. 病毒的免疫逃逸 HAV的病毒因子在后天性免疫出现前于体内已存在数周，说明HAV可能有逃避先天性免疫的能力。有研究表明，HAV的3ABC中间体可破坏线粒体抗病毒信号蛋白（mitochondrial antiviral signaling protein，MAVS）。

MAVS是重要的信号衔接蛋白，连接着视黄酸诱导基因Ⅰ（retinoic acid inducible gene Ⅰ，RIG-Ⅰ），而RIG-Ⅰ是模式识别受体（PRR）之一，能识别病毒dsRNA并激活下游信号分子干扰素调节因子3（IFN regulatory factor，IRF-3）和核因子κB（NF-κB），并从细胞质中转移到细胞核内，从而诱导IFN的产生。因此，HAV 3ABC可通过破坏MAVS来降低体内干扰素的产生。

（二）病毒直接作用

HAV直接杀伤肝细胞引起病变的证据并不明确。体外细胞培养中，HAV无直接细胞毒作用。在HAV感染早期，病毒复制呈高水平，但却无肝细胞的损害。

甲型肝炎病情的影响因素仍不明确。病毒亚型与病情的关联性并不能确定，但感染的病毒量大可缩短病毒感染的潜伏期，并加重病情；感染的年龄在临床上亦是一个重要的参考指标，年龄越大，病情越重；合并其他肝炎病毒感染可致病情复杂化。据报道，TIM-1（HAV受体分子）的多态性与HAV感染的病情也有一定关系。

五、临床表现

HAV感染的潜伏期为15～45d，平均为30d，HAV感染后大多为隐性感染和亚临床感染，仅少数有典型症状。感染后可表现为隐性感染、亚临床感染或临床感染，后者可常表现为急性黄疸型肝炎，部分表现为急性无黄疸型、急性淤胆型肝炎，偶可发展为重型肝炎。病程一般呈自限性，无慢性化。HAV感染后病情的轻重主要与年龄有关，年龄越轻，症状相对越轻。

（一）急性黄疸型肝炎

急性黄疸型肝炎临床过程可分为黄疸前期、黄疸期和恢复期3个阶段，一般总病程为2～4个月。

1. 黄疸前期 患者经过潜伏期后，开始出现临床症状而未出现黄疸的时期即为黄疸前期。此时患者大多急性起病，畏寒发热，伴有周身乏力、食欲减退、厌油、恶心、呕吐、腹痛、腹泻及腹胀，尿色逐渐加深，至本期末呈浓茶状。约1/2以上的患者以胃肠道症状为其主要表现。少数患者有头痛、发热、咽喉炎、支气管炎等呼吸道的一些非特异性症状。尚有少数患者并无明显黄疸前期症状而直接进入黄疸期。此期短者 2～3d，长者 2～3 周，平均 5～7d。在黄疸前期部分患者已有肝区压痛及触痛，少数病例可出现皮疹、尿胆红素阳性、白细胞总数正常或略低、分类淋巴细胞增高、可见异常淋巴细胞、肝功能检查 ALT 升高、抗-HAV IgM 阳性。

2. 黄疸期 黄疸前期过后即转入黄疸期，此期各种典型症状和体征先后出现，发热减退后尿色逐渐加深，似浓茶样。随着尿色加深，患者相继出现巩膜黄染，黏膜黄染，以软腭黏膜黄染发生较早，继之皮肤逐渐变黄，于 1～2 周达到高峰，此时可有短期粪便颜色变浅、皮肤瘙痒、心动过缓等胆汁淤积的表现，在 2～3 周恢复正常。65% 的患者肝大至肋缘下 1～3cm，有充实感，有压痛及叩击痛。部分病例有轻度脾大，血清胆红素和 ALT 明显升高。整个黄疸期持续 2～6 周，也有短者 2d，长至 95d 或更长。黄疸消退时患者症状减轻，食欲及精神好转。

3. 恢复期 黄疸消退而临床症状减轻以至消失，食欲增加，体力恢复，肝、脾回缩，肝功能逐渐恢复正常即为恢复期。此期持续时间 2 周至 4 个月，平均 1 个月。90% 以上的患者在起病后 6 个月内完全恢复。

（二）急性无黄疸型肝炎

急性无黄疸型肝炎为临床最常见的类型，在流行病学上此型尤为重要，占急性肝炎病例的 90% 以上。相当多的病例症状不明显，而体征和肝功能改变在普查时才被发现。从临床经过及病理变化的程度看，无黄疸型肝炎可以认为是急性甲型肝炎的一种轻型，其临床症状较轻，整个病程中不出现黄疸，仅表现为乏力、食欲减退、腹胀和肝区疼痛等症状，少数病例有发热、恶心、腹泻等症状。临床表现类似急性黄疸型肝炎的黄疸前期。体征以肝大为主，脾大少见。血清转氨酶明显升高，一般在 3 个月内恢复正常。由于其发生率远高于黄疸型，因此成为更重要的传染源。

（三）亚临床型甲型肝炎

此型较多见，症状较轻，仅有乏力、食欲减退等症状，无黄疸，可有肝大，血清转氨酶异常升高。

（四）HAV 隐性感染

HAV 隐性感染多见于儿童，一般无症状和体征，血清转氨酶正常，但有血清抗-HAV IgM 阳性，粪便中可检测出 HAV。

（五）急性重型肝炎

急性重型肝炎又称暴发性肝炎，重型肝炎的发生率极低，大约为 1%，病死率小于 0.5%，50 岁以上的患者病死率略高，约为 1.8%。发病早期临床表现与急性黄疸型肝炎相似，但病情进展迅速，患者极度乏力，严重消化道症状，黄疸进行性加深，伴有严重神经精神症状，病死率高。临床特征为急性起病，短期内出现意识障碍、出血、黄疸及肝脏缩小。由于肝细胞急性大量坏死导致急性肝衰竭及各种并发症，常见并发症有肝性脑病、脑水肿、低血糖及水、电解质、酸碱平衡紊乱，以及内毒素血症、出血、感染、肝肾综合征等。故当急性甲型肝炎患者出现以下征象时，应考虑重型肝炎的诊断：①明显的全身中毒症状，随着黄疸进行性加深，患者极度乏力，并出现肝性脑病的症状、体征，如精神萎靡、嗜睡或失眠、性格改变、精神异常、计算及定向力障碍、扑翼样震颤、意识障碍等。②严重的消化道症状，如食欲明显减退，甚至厌食、频繁恶心、呕吐、呃逆、高度腹胀、膨胀等。③黄疸进行性加深，数日内血清胆红素升高达 171μmol/L（相当于 10mg/dl）以上，或平均每日血清胆红素升高 17.1μmol/L 而血清 ALT 下降，甚至正常，出现胆酶分离现象。亦有少数患者，病情进展迅速，黄疸尚不明显便出现意识障碍。④肝脏或肝浊音区进行性缩小，出现腹水。肝脏 CT 或 B 超检查提示有肝体积缩小。⑤有明显出血倾向（皮肤瘀点/瘀斑、鼻出血、呕血、便血），凝血酶原时间明显延长，凝血酶原活动度减低。⑥血清前白蛋白、白蛋白、胆固醇、胆碱酯酶活力、血糖及补体 C3 明显降低。

（六）急性淤胆型肝炎

急性淤胆型肝炎发病率低。临床表现的总体特征是黄疸显著而症状轻微，以持续性黄疸和瘙痒为特征。少数甲型肝炎患者的黄疸可延长至几周或更长时间，表现为肝内胆汁淤积，黄疸较深，持续时间较久，而消化道症状不重，肝实质损害较轻，多数患者有皮肤瘙痒、粪便颜色变浅、肝大。通常在发病3周后黄疸达高峰，血清总胆红素一般在171μmol/L以上，结合胆红素占总胆红素的比例多数超过60%，而血清转氨酶仅为轻、中度升高。持续性黄疸并不表示有严重的肝细胞病变且会随时间而消退。尽管症状和异常的生化变化可持续数月乃至1年，但最终都会完全治愈。肝活检通常不是常规选项，但一旦获得肝组织，可发现中央胆管胆汁淤积和典型的肝门静脉区炎症。

（七）复发性甲型肝炎

复发性甲型肝炎极为罕见，偶有病例报道。这些患者一般在首次发病后4～15周复发，又出现肝炎复发的症状和生化肝功能异常，或是在生化指标恢复正常后的数周及数月内，患者再度出现无症状性转氨酶升高，部分患者在复发期也出现症状和黄疸。复发期间粪便中可再次检出HAV，但症状、体征、生化学异常均比首次发作轻，复发可不止一次，发生的病理生理学机制尚不清楚。病情不进展为慢性肝炎，预后较好。

（八）妊娠合并甲型肝炎

一般来说妊娠不影响甲型肝炎的病情和病程，也不增加产科并发症，不致婴儿畸形，也无甲型肝炎的垂直传播。

六、辅助检查

（一）血、尿常规检查

1. 血常规 外周血白细胞总数正常或偏低，病程早期可伴有轻度的淋巴细胞或单核细胞比例增高，偶见异型淋巴细胞，一般不超过10%。这可能是淋巴细胞受病毒抗原刺激后发生的母细胞转化现象。

2. 尿常规 病程早期尿中尿胆原增加，黄疸期尿胆红素及尿胆原均呈阳性反应，淤胆型肝炎时尿胆红素强阳性而尿胆原可阴性。深度黄疸或发热患者，尿中还可出现蛋白质、红细胞、白细胞或管型。

（二）肝功能和生物化学检查

1. 肝功能检测 ALT在肝细胞质内含量最丰富，肝细胞损伤时即释出细胞外，因此是一种非特异性肝损伤指标。当其他引起肝损伤的原因被排除后，ALT比正常值升高2倍以上时，结合临床表现和血清免疫学检查才有诊断意义。急性肝炎在黄疸出现前3周，ALT可有升高，通常在几百个单位，但也有超过1000～2000IU，有时成为肝损伤的唯一表现。ALT升高先于胆红素升高，后者将会持续上升到ALT下降。重型肝炎患者若黄疸迅速加深而ALT反而下降，表明肝细胞大量坏死。天冬氨酸转氨酶（AST）意义与ALT相同，但特异性较ALT为低。血清碱性磷酸酶（alkaline phosphatase，ALP）的显著升高有利于肝外梗阻性黄疸的鉴别诊断，在急性甲型肝炎时一般正常或轻度升高。若血清胆红素在17.1μmol/L以下，为急性无黄疸型肝炎。若同时血清胆红素超过17.1μmol/L，为急性黄疸型肝炎。急性淤胆型病例血清胆红素显著升高而ALT仅轻度或中度升高，同时伴有血清总胆汁酸（TBA）、ALP及血清γ-谷氨酰转移酶（γ-glutamyl transferase，GGT）明显升高。

2. 血清蛋白的检测 主要由白蛋白及球蛋白组成。肝损伤时合成白蛋白的功能下降，导致白蛋白浓度下降。急性甲型肝炎时白蛋白下降不多见。

3. 凝血酶原时间检测 凝血酶原主要由肝脏合成，肝病时凝血酶原时间长短与肝损伤程度成正比。凝血酶原活动度<40%或凝血酶原时间比正常对照延长1倍以上时，提示肝损伤严重，但在急性甲型肝炎时很少异常。

（三）血清学检查

1. 抗-HAV IgM 血清抗-HAV IgM在发病早期即明显增高，其特异性高、持续时间短，急性甲型肝炎起病后12周内血清抗-HAV IgM阳性可作为急性HAV感染的标志。此项检查已被公认为甲型肝炎病原标志的最可靠依据。感染HAV后抗-HAV IgM为阳性反应，通常3～4个月后转阴。

2. 抗-HAV IgG 一旦感染甲型肝炎病毒，其总抗体即为阳性。首先出现的是IgM抗体，IgG抗体在感染3～12周后出现，可长期甚至持续终生，可以保护机体不再感染HAV。抗-HAV IgG单份血清阳性表示受过HAV感染，但不能区分现症感染或既往感染。双份血清（相隔2～3个月）抗-HAV IgG滴度增高4倍以上有诊断意义，但不能作为早期诊断。

3. 粪便中 HAV 特异性 IgA 感染 HAV 后粪便中特异性 IgA 可持续 4~6 个月，用酶联免疫吸附试验（ELISA）检测患者粪便中特异性 IgA，可替代血清抗-HAV 诊断甲型肝炎。

（四）病毒学检查

1. HAV 颗粒或 HAV 抗原 取发病前 2 周及发病后 8~10d 患者的粪便，采用免疫电镜术检测 HAV 颗粒或 HAV 抗原，阳性可作为急性感染的证据。此方法因设备和技术条件要求高，一般实验室难以开展这些项目，尚不能作为常规应用，仅用于科学研究。

用免疫荧光、免疫电镜或放射免疫法检测患者肝组织内的 HAV 颗粒或 HAV 抗原，阳性者表明为 HAV 急性感染，此方法亦难用于甲型肝炎的临床诊断。

2. HAV RNA 采用 cDNA-RNA 分子杂交和聚合酶链反应（PCR）法检测 HAV RNA，主要用于研究粪便排泄病毒、病毒血症、水源、食物及血液制品的污染检测等。聚合酶链反应方法检测 HAV RNA 更为灵敏，可先用反转录酶将 HAV RNA 转为 cDNA，然后进行 PCR 检测。

3. 病毒分离 目前已能够成功分离 HAV，可用组织培养或动物接种方法检测患者粪便中的 HAV，但由于实验动物价格昂贵，操作较为烦琐、耗时，仅用于科学研究。

（五）肝活体组织检查（肝活检）

急性肝炎患者不是首选及常规检查项目。急性甲型肝炎的组织学变化与其他急性病毒性肝炎类似，可有肝细胞的气球样变、凝固性坏死、局灶性坏死、单核细胞在汇管区广泛浸润及库普弗细胞增生。

（六）超声检查

B 型超声检查能动态地观察肝、脾的大小、形态、包膜情况、实质回声结构、血管分布及其走向等，对监测重型肝炎病情发展、估计预后有重要意义。

七、诊　　断

依据流行病学资料、临床特点、常规实验室检查和特异性血清学诊断，对急性黄疸型病例的诊断不难。在黄疸前期获得诊断称为早期诊断。急性无黄疸型及亚临床型病例不易早期发现，诊断主要依赖肝功能检查。病原学诊断须凭特异性血清学检查明确。

（一）流行病学

①发病前曾与确诊甲型肝炎患者有过密切接触史，如共同进餐或生活；②曾在甲型肝炎暴发流行地区逗留，并饮用污染的水或食物；③发病前 2~6 周进食过生的或半生不熟的蛤蜊、牡蛎、毛蚶等被 HAV 污染的水产品；④在有甲型肝炎流行的集体单位工作或生活。

（二）临床诊断

急性起病，有畏寒、发热的前驱症状后出现无其他原因可解释的食欲减退、厌油、乏力、肝大、黄疸等前述各型肝炎所具有的表现。起病初即出现血清转氨酶升高，ALT 在发病第 1 周内升达高峰（是发生肝炎的最早信号）。血清胆红素水平若低于 17.1μmol/L，诊断为急性无黄疸型肝炎；若超过 17.1μmol/L，诊断为急性黄疸型肝炎。

八、鉴别诊断

甲型肝炎在许多方面都有别于其他病毒性肝炎，而各型肝炎的临床表现基本相似，须结合实验室检查发现各自的特征予以鉴别。前驱期需与上呼吸道感染、胃肠炎和关节炎等区别。急性期的鉴别诊断有以下几种情况。

（一）与其他原因引起的肝炎相鉴别

1. 其他嗜肝病毒感染所致的肝炎 如与急性乙型肝炎、急性丙型肝炎、戊型肝炎等相鉴别，这几种肝炎的临床表现比较相似，鉴别时主要依靠血清学检查。

2. 其他病毒所致的肝炎 有些非嗜肝病毒感染后亦可引起肝损伤，如巨细胞病毒感染、传染性单核细胞增多症等。应根据患者的临床特点和病原学、血清学检查结果进行鉴别。

3. 感染中毒性肝炎 如肾综合征出血热、伤寒、恙虫病、钩端螺旋体病、阿米巴肝脓肿、急性血吸虫病等。需结合原发病的临床特点和实验室检查加以鉴别。

4. 药物性肝损伤 有使用肝损伤药物的病史，停药后肝功能可逐渐恢复。无嗜肝病毒感染的证据。

5. 自身免疫性肝病 主要有原发性胆汁性胆管炎（PBC）、自身免疫性肝炎（AIH）及重叠综合征。PBC 主要累及肝内胆管，AIH 主要破坏肝细胞。诊断依靠各自的临床特点、肝功能检测、自身抗体的检测及肝组织病理综合判断。

6. 肝豆状核变性 又称威尔逊氏症（Wilson 症）。该病为常染色体隐性遗传的铜代谢障碍疾病，是一种遗传性铜代谢障碍所致的肝硬化和以基底节为主的脑部变性疾病，临床上表现为进行性加重的锥体外系症状、肝硬化、精神症状、角膜色素环（K-F 环）等。

（二）与其他原因引起的黄疸相鉴别

1. 溶血性黄疸 常有服用药物或感染等诱因，急性期表现为发热、贫血、腰背酸痛、血红蛋白尿、网织红细胞升高，黄疸大多较轻，以非结合胆红素升高为主。一般在去除诱因经积极治疗后黄疸迅速消退。

2. 肝外梗阻性黄疸 常见病因有胆石症、胰头癌、壶腹周围癌、肝癌、胆管癌等。有原发病的症状、体征，肝功能损害轻，以结合胆红素升高为主。可查出肝内、外胆管扩张。

（三）急性重型肝炎应与以下情况相鉴别

1. 中毒性及药物性肝炎 误食毒蕈或服用过四氯化碳、黄磷、氯仿、利福平、异烟肼、对氨基水杨酸、保泰松、吲哚美辛等均可致大块或亚大块肝坏死，其临床表现与重型肝炎相似。主要依据：①病前服用毒物或药物史；②有不同程度的肝功能改变，但一般没有重型肝炎严重；③无黄疸前期的肝炎症状而有某种原发病史；④常伴有心、脑、肾等脏器损害。

2. 妊娠期急性脂肪肝 是妊娠晚期特有的致命性、少见疾病。该病起病急骤，病死率高，患者多为初产妇。常于妊娠晚期出现重度黄疸、出血、肝肾综合征、昏迷等。病情进展快，与急性重型肝炎表现相似。以下几点有助于鉴别：①起病多有急腹痛，可局限于右上腹。②黄疸深度、肝脏进行性缩小的程度均无急性肝坏死严重。常于肝衰竭出现前即有严重出血及肾功能损害。③常出现严重低血糖，某些病例可出现胰腺炎和低蛋白血症。④超声波呈典型的脂肪肝波形。⑤病理呈严重的脂肪变性，细胞质中充满脂肪空泡，无大块肝细胞坏死。

3. 重症黄疸出血型钩端螺旋体病 有疫水接触史，急性起病，畏寒、高热，伴头痛、腰痛、腓肠肌疼痛、眼结膜充血、局部淋巴结肿痛，常于病程 4~8d 出现进行性加重的黄疸、出血倾向和肾功能损害。肾损害出现较早。钩端螺旋体病一般无中毒性臌胀、腹水、肝脏缩小。实验室检查可见白细胞增加、红细胞沉降率增快、病原体检查及凝集、溶解试验阳性可助鉴别。

九、预 后

本病急性期病程一般为 2~4 周，为自限性。临床和生化指标恢复迅速，多数患者血清转氨酶水平在 3~4 周后恢复正常，一般总病程为 2~4 个月。甲型肝炎总体预后良好，病死率约为 0.01%。有少数淤胆型肝炎，黄疸持续较久，需 3~4 个月或较长时间才能缓解。慢性乙型肝炎病毒感染重叠甲型肝炎的患者，如原为无症状 HBsAg 携带者，患甲型肝炎后的临床表现和病程与单纯甲型肝炎无明显差异，仅少数恢复较慢。如原为明显活动的慢性乙型肝炎或合并肝硬化，患甲型肝炎后病情往往加重，可出现腹水和肝衰竭。

（一）迁延不愈的急性甲型肝炎和复发

尽管甲型肝炎通常是一个短程、良性的疾病，但肝功能可持续异常，在患者中能持续检测到抗-HAV IgM 抗体，提示 HAV 可能仍存在复制。虽然甲型肝炎的病程可超过 1 年，甚至在这些患者肝脏活检切片中也看到类似慢性肝炎的组织学改变，但是真正由甲型肝炎病毒导致的慢性肝炎病例仍无报道。结合这些病例的特点，曾有"延迟恢复"的描述，以避免慢性肝炎的"帽子"。

甲型肝炎在康复后几周内，甚至在肝功能正常之后也可能复发。第 2 次发作可伴有或不伴黄疸，通常症状比首次发作要轻。急性甲型肝炎的复发极罕见。病毒血症再次发作和（或）粪便再排病毒可见于复发中，或间断性存在于两次发作之间。

（二）急性重型甲型肝炎

急性重型甲型肝炎罕见，但在发展中国家可能更常见。急性重型肝炎和致命性急性重型肝炎的发病率都随着年龄增长而增加，这种疾病的特征性表现为进行性加重的黄疸、肝衰竭（尤其是凝血因子合成降低）、渐重的脑病，直至最终昏迷。潜在致命性急性重型肝炎的首选治疗是肝移植。急性甲型肝炎引起肝性脑病而没有接受肝移植的存活患者，其康复的肝脏未见纤维化或肝硬化的迹象。

（三）致命性甲型肝炎

虽然急性重型甲型肝炎常是致命性的，但不是所有的致死性甲型肝炎均是急性重型肝炎。1988年中国上海甲型肝炎流行时在大约 311 000 病例中，死亡率仅为 0.015%，超过 90% 的患者年龄为 20～40 岁，虽然越年长的个体越容易死亡，但这些个体很可能在儿童时期就曾暴露于甲型肝炎病毒而获得了免疫。在中国水源性感染所致的甲型肝炎流行中，其病毒在一定程度上可能是减毒株。1995年美国疾病预防控制中心对 94 000 例甲型肝炎病例的研究曾报道，其病死率为 0.16%，在最近一次约 555 名患者因进食污染青葱后感染 HAV 的流行中，病死率为 0.54%。目前尚不明确这种差异的原因，但可能反映出风险人群年龄分布的不同。除了无并发症的急性重型肝炎，甲型肝炎死亡的原因还包括在慢性乙、丙型肝炎（伴或不伴有肝硬化）以及与肝脏无关的其他疾病基础上的重叠感染。

（四）胆汁淤积型肝炎

伴有长期胆汁淤积的急性甲型肝炎是一种具有如下特征表现的综合征：瘙痒、发热、腹泻、体重减轻、胆红素水平大于 170μmol/L、病程至少 12周。在这种类型的甲型肝炎中，血清转氨酶偏低，而碱性磷酸酶水平较高，肝脏组织学检查见小叶中央胆汁淤积和汇管区炎症。胆汁淤积型甲型肝炎在 HAV 感染中很罕见，其预后好，能够康复。

十、现代医学治疗

（一）治疗原则

由于甲型肝炎为自限性疾病，除少数急性重型肝炎外，绝大多数病例预后良好，而且无特效药物治疗，原则以适当休息、合理营养为主，可辅以药物支持疗法和对症治疗。应避免饮酒、过劳和使用损害肝脏的药物。急性重型肝炎需加强重症监护，针对病情发展各阶段的主要矛盾，应用对症支持的综合基础治疗，促进肝细胞再生。

（二）治疗方法

1. 休息 一般轻症无黄疸患者不必卧床休息，

可轻度活动和自理生活。急性期要注重早期卧床休息至症状缓解，黄疸消退后可逐渐起床活动。急性重型肝炎必须绝对卧床休息，严格消毒隔离，防止医源性感染。

2. 饮食 应根据患者的食欲、病情轻重、病程适当调整饮食。病初患者食欲减退、厌油腻时，宜进食清淡的低脂半流质食物。病情好转后，给予充分热量、蛋白质及维生素，食物品种可多样化，以促进食欲。急性重症肝炎患者应低盐、低脂、低蛋白质、高糖饮食。并发肝性脑病时，应严格限制蛋白质摄入，以控制肠道内氨的来源。进食不足者，可静脉滴注 10%～25% 葡萄糖溶液 1000～1500ml，补充足量维生素 B、维生素 C 及维生素 K。

3. 药物治疗 对甲型病毒性肝炎的治疗目前尚无特效药物，可根据药源适当选用中西药联合治疗。

（1）甘草酸二铵具有一定的抑制炎症、保护肝细胞膜及改善肝功能的作用。每次静脉输注 150mg 加入 10% 葡萄糖液 250～500ml 中。

（2）对于急性淤胆型肝炎，黄疸消退不顺利者可酌情应用糖皮质激素。

（3）护肝药物主要包括维生素类，如维生素 B、维生素 C、维生素 E、维生素 K 及叶酸、水飞蓟素等。

（4）促进解毒功能药物，如葡萄糖醛酸内酯、维丙胺、硫辛酸。

（5）促进能量代谢药物均为非特异性护肝药，或根据病情及药源情况适当选用。

（6）对症治疗可给予多酶片、胰酶制剂、维生素 B、山楂丸等改善消化道症状，以及逍遥丸、舒肝片等缓解肝区不适等。

4. 急性重型肝炎的处理 急性重型肝炎肝衰竭病情凶险，进展迅速、变化多，须对病情动态密切观察，必要时行人工肝或肝移植治疗。

5. 积极处理并发症 甲型肝炎引起的并发症较少见，部分病例可出现关节酸痛、皮疹、出血倾向和心律失常等。较少见的并发症还有单纯红细胞再生障碍性贫血、血小板减少性紫癜、视神经炎、急性感染性多发性神经炎和溶血性贫血等。并发症的处理以对症治疗为主。

十一、中医中药治疗

按中医辨证施治，急性黄疸型肝炎多属阳黄，可用茵陈蒿汤、栀子柏皮汤加减，湿偏重者用茵陈四苓散、五仁汤加减；湿热并重者用茵陈蒿汤与四苓散合方加减。黄疸较重者用茵栀黄（茵陈、山栀、黄芩）注射液静脉滴注。淤胆者重用赤芍。单味中成药，如垂盆草、黄芩苷、板蓝根、丹参、五味子、田基黄等亦有较好疗效。

十二、预　防

甲型肝炎预后良好，病死率低于 0.1%。通常在 2～4 个月恢复，少数患者病程较长或有反复，但不转为慢性肝炎，最终痊愈。甲型肝炎病后免疫一般认为可维持终生。孕妇罹患甲型肝炎的预后也很好。即便如此，做好预防，也是重中之重。

■ （一）管理传染源

早期发现传染源应立即按消化道传染病进行隔离。隔离期为发病后 3 周。隔离患者后还要对其居住、工作、活动频繁的场所尽早进行终末消毒。托幼机构、集体生活的机构发现甲型肝炎后，除将患者进行隔离治疗外，应对接触者进行医学观察 45d。患者应按肠道传染病隔离至起病后 3 周，托幼机构的患者需隔离 40d，疑似患者及密切接触者接受医学观察 4～6 周。在家疗养的患者应严格遵守个人卫生制度。患者的排泄物及用物应严格消毒。

■ （二）切断传播途径

积极改善居住和卫生条件，提高个人和集体卫生意识，养成餐前、便后洗手的良好卫生习惯；共用餐具应消毒，加强水源、饮食、粪便管理，把好"病从口入"关；不食生食及不安全的水产品和食物，生吃蔬菜、瓜、果要洗烫；重点要搞好卫生措施，做好"两管"（管水、管粪）、"五改"（改水井、厕所、畜圈、炉灶、环境）；注意医疗器械消毒，加强粪便管理。

■ （三）保护易感人群

HAV 暴露后的预防应尽快使用免疫球蛋白或 HAV 疫苗。

1. 人血丙种球蛋白　对密切接触甲型肝炎患者的易感者，在暴露后 2 周内可用免疫球蛋白（人血丙种球蛋白）进行预防注射，用量为 0.02～0.05ml/kg，肌内注射，注射时间越早越好。由于

我国成人血液中大都含有抗-HAV IgG，故从正常成人血液中提取的免疫球蛋白对预防 HAV 感染有一定效果。接触甲型肝炎患者的易感儿童亦可用人血丙种球蛋白进行被动免疫，免疫期为 2～3 个月。

2. 甲肝疫苗　甲肝疫苗接种是预防甲型肝炎病毒感染的有效方法，属于主动免疫，是控制甲型肝炎流行的根本措施，也是暴露后预防的主要手段。目前，广泛使用的甲肝疫苗包括甲肝减毒活疫苗和灭活疫苗，这两个疫苗已在全球完成了多个大型试验，参加研究者近 750 万名，研究结果证实在暴露前给予这两种疫苗都会产生保护作用。甲肝减毒活疫苗的成分是以减毒的 HAV 活病毒为主，疫苗由我国自主研制并于 1992 年获得发明专利，国家市场监督管理总局和国家卫生健康委员会批准量产及使用。国产甲肝减毒活疫苗免疫效果好、接种方便、价格低廉，所使用的减毒株为 L-A-1 和 H2 株。灭活疫苗的成分是灭活后纯化的 HAV 颗粒。1994 年第一个获准生产的甲肝灭活疫苗 Havrix 进入我国，2000 年国产甲肝灭活疫苗 Healive 研制成功，2001 年批准在国内上市使用。目前所使用的甲肝灭活疫苗包括默沙东（Merk Sharp & Dohme, MSD）的 Vaqta、葛兰素史克（GSK）的贺福立适（Havrix）、赛诺菲巴斯德（Sanofi Pasteur）的巴维信（AVAMIX）、北京科兴的孩尔来福及中国医学科学院生物所（昆明所）的维塞瑞安。WHO 认为不同品牌的 HAV 疫苗可以互换，虽然疫苗之间的抗原含量不同，但是所有疫苗都是安全且具有免疫原性的。

甲肝疫苗接种已在许多国家和地区普遍推行。2008 年我国将甲肝疫苗纳入国家扩大免疫接种规划（EPI）。疫苗接种适应人群包括幼儿、儿童和血清抗-HAV IgG 阴性者，以及在高度或中度 HAV 流行地区的旅行者或工作者、男性同性恋、静脉药成瘾者、凝血功能障碍者、日托中心儿童及工作人员及食物处理者等，均可以接种甲型肝炎减毒活疫苗或灭活疫苗。随着甲肝疫苗纳入 EPI 后，全人群特别是儿童甲肝报告发病率显著下降。

甲肝疫苗一般于上臂外侧三角肌处皮下注射。国产甲肝减毒活疫苗只需接种 1 次，每 1 人次用量为 1.0ml，含甲型肝炎活病毒量应不低于 6.5Lg 细胞培养半数感染量（CCID$_{50}$），但可能存在疫苗稳定性差的缺点。甲型肝炎纯化灭活疫苗需接种

两次，接种完第 1 针后相隔 6~18 个月后接种第 2 针。接种剂量如下所述。①儿童/青少年（12 月龄至 17 岁）：本品首剂 0.5ml，在 6~18 个月后给予 1 剂 0.5ml 加强；②成人（18 岁以上）：本品首剂 1.0ml，在 6~18 个月后给予 1 剂 1.0ml 加强；③感染人免疫缺陷病毒的成人：本品首剂 1.0ml，在 6 个月后再给予 1 剂 1.0ml 加强。接种甲肝疫苗后 4~6 周便可产生很高的抗体，获得良好的免疫力，接种两剂后抗体阳转率可达 100%，具有良好的免疫持久性。维康特®的免疫力可持续 20 年及以上。接种疫苗后少数人可能出现局部疼痛、红肿，一般在 72h 内自行缓解。极少数人可出现乏力、发热、食欲缺乏、腹泻、恶心、呕吐及过敏性皮疹等症状，这些不良反应通常是短暂的，大多在 24h 内自行缓解。偶有皮疹出现，不需特殊处理。初次进行预防接种者，应现场留观 30min，防止发生速发型超敏反应，接种 72h 之内如有异常反应或迟发型过敏反应，应尽快到医院诊治，以免贻误救治时机。

十三、小 结

HAV 传染性强，发病率高，应在发展中国家实施公共健康措施，加大公共卫生投入，不断改善卫生设施和卫生条件。无论发达国家还是发展中国家，均应采取有效方式，加强宣传教育，不仅侧重于甲型肝炎的病因、严重性和疫苗知识方面的宣教，还应普及获得疫苗接种的途径和选择范围，告知不良反应的表现、发生概率和基本应对措施及疫苗诱导的免疫保护持续时间等。2008 年我国将甲肝疫苗纳入国家扩大免疫接种规划（EPI），随着甲型肝炎疫苗覆盖率的稳步增加，我国甲型肝炎的发病率必将进一步降低。

（张家腾 高冀蓉 陈新月）

参考文献

夏青娟，2017. 甲型肝炎疫苗的使用现状及研究进展. 国际生物制品学杂志，40(3): 130-133.

Malik GF, Zakaria N, Majeed MI, et al, 2022. Viral hepatitis—the road traveled and the journey remaining. Hepat Med, 14: 13-26.

Odenwald MA, Paul S, 2022. Viral hepatitis: past, present, and future. World J Gastroenterol, 28(14): 1405-1429.

Phan C, Hollinger FB, 2013. Hepatitis A: natural history, immunopathogenesis, and outcome. Clin Liver Dis (Hoboken), 2(6): 231-234.

Su X, Zheng L, Zhang H, et al, 2022. Secular trends of acute viral hepatitis incidence and mortality in China, 1990 to 2019 and its prediction to 2030: the global burden of disease study 2019. front med (Lausanne), 9: 842088.

第二节 乙型肝炎

内容提要

一、定义
二、术语
三、流行病学
四、病原学
五、发病机制
六、自然史
七、临床表现
八、辅助检查
九、诊断
十、鉴别诊断
十一、治疗
十二、慢性 HBV 感染者的监测和随访管理
十三、预防
十四、小结

一、定 义

乙型病毒性肝炎是由乙型肝炎病毒（hepatitis B virus，HBV）引起的肝脏疾病，简称乙型肝炎。受病毒因素（入侵 HBV 量的多少、HBV 复制能力的高低、基因型、是否为免疫逃逸株等）、宿主因素（感染时的年龄、易感或拮抗基因多态性、对 HBV 免疫力等）、环境因素（酗酒、合并其他病毒感染等）的影响，HBV 感染后可出现不同的临床类型和临床结局。

二、术 语

1. 慢性 HBV 感染 HBsAg 和（或）HBV DNA 阳性在 6 个月以上。

2. 慢性乙型肝炎（chronic hepatitis B，CHB） 由 HBV 持续感染引起的肝脏慢性炎症性疾病。

3. HBV 再激活（HBV reactivation） HBsAg 阳性/抗-HBc 阳性，或 HBsAg 阴性/抗-HBc 阳性患者接受免疫抑制治疗或化学治疗时，HBV DNA 较基线升高≥2lgIU/ml，或基线 HBV DNA 阴性者转为阳性，或 HBsAg 由阴性转为阳性。

4. HBeAg 阴转（HBeAg clearance） 既往 HBeAg

阳性的患者 HBeAg 消失。

5. HBeAg 血清学转换（HBeAg seroconversion） 既往 HBeAg 阳性的患者 HBeAg 消失，抗-HBe 出现。

6. 部分病毒学应答（partial virologic response，PVR） 依从性良好且无核苷（酸）类似物（nucleoside/nucleotide analogue，NA）耐药的患者应用 NA 治疗 12 个月后，HBV DNA 较基线下降＞1lgIU/ml，但 HBV DNA 仍可测（≥10IU/ml）。

7. 应答不佳 依从性良好且无 NA 耐药的初治 CHB 患者，经 24 周规范 NA 治疗后 HBV DNA 载量下降≥2lgIU/ml，但仍可检测出。

8. 低病毒血症（low-level viremia，LLV） NA 治疗 48 周后 HBV DNA 持续或间歇＞检测下限但＜2000IU/ml。

9. 完全治愈 血清 HBsAg 检测不到，肝内和血清 HBV DNA 清除（包括肝内 cccDNA 和整合 HBV DNA），血清抗-HBc 持续阳性，伴或不伴抗-HBs 出现。

10. 临床治愈（功能性治愈） 停止治疗后仍保持 HBsAg 阴性（伴或不伴有抗-HBs 出现），HBeAg 消失，血清 HBV DNA 检测不到，肝脏生物化学指标正常，肝组织病变轻微。临床治愈不是病毒学清除，因为肝细胞内残留 cccDNA 可持续存在。但是临床治愈与终末期肝病发生率显著降低密切相关。

11. 病毒学突破（virologic breakthrough） NA 治疗依从性良好的患者，在未更改治疗的情况下，HBV DNA 水平比治疗中最低值升高＞1lgIU/ml，或阴转后又转为阳性，并在 1 个月后以相同试剂重复检测确证，可有或无 ALT 升高。

12. 病毒学复发（virologic relapse） 获得病毒学应答的患者停药后，间隔 1 个月 2 次检测 HBV DNA 均＞2×10³IU/ml。

13. 耐药（drug resistance） 在抗病毒治疗过程中，检测到与 HBV 耐药相关的基因突变，称为基因型耐药（genotypic resistance）。体外实验显示，抗病毒药物敏感性降低，并与基因耐药相关，称为表型耐药（phenotypic resistance）。针对 1 种抗病毒药物出现的耐药突变对另外 1 种或几种抗病毒药物也出现耐药，称为交叉耐药（cross resistance）。至少对 2 种不同类别的 NA 耐药，称为多重耐药（multidrug resistance）。

三、流行病学

HBV 感染呈世界性流行。据世界卫生组织报道，2019 年全球一般人群 HBsAg 流行率为 3.8%，约有 150 万新发感染者，2.96 亿慢性 HBV 感染者，82 万人死于 HBV 感染所致的肝衰竭、肝硬化或肝细胞癌（hepatocellular carcinoma，HCC）等相关疾病。受到 HBV 感染发生年龄等因素的影响，不同地区 HBV 感染的流行强度差异较大。西太平洋地区为中流行区，2019 年一般人群 HBsAg 流行率为 5.9%，约有 14 万新发感染者，1.16 亿慢性 HBV 感染者，47 万人死于 HBV 感染相关并发症。2014 年中国疾病预防控制中心调查 1～29 岁人群的 HBsAg 阳性率为 2.94%，5 岁以下儿童为 0.32%。根据 Polaris 国际流行病学合作组织推送，2016 年我国一般人群 HBsAg 流行率为 6.1%，慢性 HBV 感染者为 8600 万例。男性高于女性（5.88%∶5.05%），农村高于城市（5.86%∶3.29%）。

（一）传染源

HBV 携带者和乙型肝炎患者是主要的传染源。

（二）传播途径

HBV 主要通过母婴、血液、体液（包括皮肤和黏膜微小创伤）、性接触传播。在我国以垂直传播为主，占 30%～50%，多发生在围产期，通过 HBV 阳性母亲的血液和体液传播。母亲的 HBV DNA 水平与新生儿感染 HBV 风险密切相关。HBeAg 阳性、HBV DNA 高水平母亲的新生儿更容易发生垂直传播。成人主要经血液、体液和性接触传播。由于对献血员实施严格的 HBsAg 和 HBV DNA 筛查，采取安全注射措施，经输血或血液制品传播已较少发生。体液传播可经破损的皮肤或黏膜传播，如修足、文身、扎耳环孔、医务人员工作中的意外暴露、共用剃须刀和牙具等。与 HBV 感染者发生无防护的性接触，特别是有多个性伴侣者、男男同性恋者，其感染 HBV 的危险性高。

有注射毒品史、应用免疫抑制药治疗的患者；既往有输血史、接受血液透析的患者；丙型肝炎病毒（hepatitis C virus，HCV）感染者；人类免疫缺陷病毒（human immunodeficiency virus，HIV）感染者；HBsAg 阳性者的家庭成员；有接触血液或体液职业危险的卫生保健人员和公共安全工作人员，以及未接种乙型肝炎疫苗的患者等均有较高的HBV感染风险。

四、病　原　学

HBV属嗜肝DNA病毒科（Hepadnaviridae），是有包膜的DNA病毒，基因组长约3.2kb，为部分双链环状DNA。HBV的抵抗力较强，但65℃中10h、煮沸10min或高压蒸气均可灭活HBV。环氧乙烷、戊二醛、过氧乙酸和碘伏对HBV也有较好的灭活效果。

HBV通过肝细胞膜上的钠离子-牛磺胆酸-协同转运蛋白（sodium taurocholate cotransporting polypeptide，NTCP）作为受体进入肝细胞。侵入肝细胞后，部分双链环状HBV DNA在细胞核内以负链DNA为模板，延长正链以修补正链中的裂隙区，形成共价闭合环状DNA（covalently closed circular，cccDNA）。HBV负链包含4个互相重叠的ORF，分别为P、S、C和X基因区。P基因编码DNA聚合酶/反转录聚合酶；S基因与前S1、前S2编码大、中、小3种表面蛋白；C基因与前C基因编码HBcAg与HBeAg；X基因编码HBxAg，与肝癌的发生有一定关系。cccDNA半衰期较长，难以从体内彻底清除，对慢性感染起重要作用。HBV以cccDNA为模板，转录成几种不同长度的信使RNA（mRNA），其中3.5kb大小的前基因组RNA（pregenome RNA，pgRNA）包含病毒DNA序列上的全部遗传信息，翻译产生核心蛋白质和病毒聚合酶蛋白质的信使RNA，可作为复制的中间体。翻译产生的病毒聚合酶蛋白质随即与其转录模板pgRNA结合形成复合物，并招募二聚体化的核心蛋白质组装成核衣壳。在核衣壳内，pgRNA被病毒聚合酶蛋白质反转录为rcDNA，含rcDNA的核衣壳经组装形成丹氏（Dane）颗粒释放至细胞外，开始下一个循环。

在HBV患者的血清中，通过电镜可以发现3种与HBV相关的颗粒。乙型肝炎病毒大球形颗粒，又称Dane颗粒，直径为42nm，分外膜和核心（核衣壳）两部分。外膜为HBV表面抗原（HBsAg）组成的包膜，内层是HBV核心抗原（HBcAg）构成的核衣壳，是病毒复制的主体。血清中最多见的是直径17～25nm的小球形颗粒，略

小一些的是直径为20～22nm、长度不一的管状或丝状颗粒，后两种亚病毒结构不含有HBV DNA，是血液中HBsAg最主要的存在形式。

HBV至少有9个基因型（A型至I型）。我国以B基因型和C基因型为主。B型和C型HBV感染者的垂直传播发生率高于其他基因型，C型与较早进展为肝细胞癌相关。HBV基因型与疾病进展和IFN-α治疗应答有关。HBeAg阳性患者对IFN-α治疗的应答率，B基因型高于C基因型，A基因型高于D基因型。

五、发　病　机　制

慢性HBV感染的发病机制较为复杂，迄今尚未完全阐明。HBV不直接杀伤肝细胞，病毒引起的免疫应答是导致肝细胞损伤及炎症坏死的主要机制，而炎症坏死持续存在或反复出现是慢性HBV感染者进展为肝硬化，甚至肝癌的重要因素。

非特异性（固有）免疫应答在HBV感染初期发挥着重要作用，它启动后续特异性（适应性）免疫应答。HBV可依托自身HBeAg等蛋白质成分，干扰Toll样受体（Toll-like receptor，TLR）、视黄酸诱导基因Ⅰ（RIG-I）两种抗病毒信号转导途径，从而抑制非特异性免疫应答的强度。CHB患者常表现为外周血中髓样树突状细胞（myeloid dendritic cell，mDC）和浆样树突状细胞（plasmacytoid dendritic cell，pDC）数量降低，且mDC成熟障碍，pDC产生IFN-α能力明显降低，从而导致机体直接清除病毒和诱生HBV特异性T细胞的能力下降，不利于病毒清除。

HBV特异性免疫应答在清除HBV中起主要作用。主要组织相容性复合体（major histocompatibility complex，MHC）Ⅰ类分子限制性的CD8$^+$细胞毒性T细胞可诱导病毒感染肝细胞凋亡，也可通过分泌IFN-γ，以非细胞溶解机制抑制肝细胞内的HBV基因表达和复制。慢性感染时，HBV特异性T细胞易凋亡、功能耗竭、产生细胞因子和增殖能力均显著降低，可能是导致HBV持续感染的机制之一。目前认为血清和肝组织中存在大量HBsAg，而HBsAg特异性细胞毒性T细胞数量缺乏和（或）功能不足，是导致慢性HBV感染者发生免疫耐受的重要原因。

六、自 然 史

HBV 感染可发展成不同的结局，这是由病毒和宿主共同因素决定的。阐明 HBV 感染的自然史，有助于对病情的分析、抗病毒治疗时机的选择以及预后的判断。

急性 HBV 感染者由于免疫状态不同，疾病谱可呈一过性无状态感染、急性乙型肝炎，甚至是急性重型乙型肝炎。成人急性感染是 HBV 感染中的最大群体表现。绝大多数急性乙型肝炎是自限性疾病，大都在 6 个月内恢复。黄疸型肝炎经历黄疸前期、黄疸期而后大多恢复，无黄疸型的急性肝炎症状较轻，病期更短。急性乙型肝炎中可有 1%～3% 发生是急性重型乙型肝炎，出现肝衰竭，预后差。

感染时的年龄是影响慢性化的最主要因素。新生儿及 1 岁以下婴幼儿的 HBV 感染慢性化概率为 90%，我国 HBV 感染者多为围产期或婴幼儿时期感染。我国对 HBsAg 阳性母亲的新生儿已全面推广联合免疫（乙型肝炎疫苗联合 HBIG）等措施，但仍有 5%～7% 的新生儿发生垂直传播，其中 HBeAg 阳性孕妇为 7%～11%，HBeAg 阴性孕妇为 0～1%。

慢性 HBV 感染的自然史主要根据病毒学、生化学及组织学特征等综合考虑，为便于理解，可将慢性 HBV 感染划分为 4 个期，即 HBeAg 阳性慢性 HBV 感染（也称免疫耐受期、慢性 HBV 携带状态）、HBeAg 阳性 CHB（也称免疫清除期、免疫活动期）、HBeAg 阴性慢性 HBV 感染（也称免疫控制期、非活动期、非活动性 HBsAg 携带状态）和 HBeAg 阴性 CHB（也称再活动期）。并非所有慢性 HBV 感染者都经过以上 4 个期，青少年和成年时期感染 HBV，多无既往所称的"免疫耐受期"，而是直接进入既往所称的"免疫清除期"。

HBeAg 阳性 CHB 患者可出现自发性 HBeAg 血清学转换，年发生率为 2%～15%，年龄<40 岁、ALT 升高、HBV A 基因型和 B 基因型者的发生率较高。HBeAg 血清学转换后，每年有 0.5%～1.0% 发生 HBsAg 清除。年龄>50 岁，或已有肝硬化，或合并 HCV 或丁型肝炎病毒（hepatis D virus，HDV）感染者，即使 HBsAg 消失，仍有可能发生肝细胞癌。

多项研究发现，对不少患者无法准确区分"免疫耐受期"和 HBeAg 阳性 CHB，也无法准确区分"免疫控制期"和 HBeAg 阴性 CHB。在所谓"免疫耐受期"和"免疫控制期"人群中，仍有较多患者存在疾病进展。有研究结果显示，约 40% 的患者无法明确归于上述 4 期，故被称为"不确定期"慢性 HBV 感染者。具体定义为：未经治疗的慢性 HBV 感染者随访 1 年，其 HBV DNA、ALT 水平及组织学均不同于以上 4 个慢性 HBV 感染分期。值得注意的是，"不确定期"的慢性乙型肝炎疾病进展的风险仍然较高。在近期发表的一项 3366 例慢性乙型肝炎患者的研究中，38.7% 为不确定期，随访 10 年发现，不确定期患者 HCC 累积发生率为 2.7%，是非活动期患者的 4.5 倍；10 年随访中一直处于不确定期患者的 HCC 累积发生率为 4.6%，是一直处于非活动期患者的 9.6 倍。这些结果提示，如果不给予抗病毒治疗，不确定期患者发生 HCC 的风险显著增加，因而这部分患者可能也需要抗病毒治疗。

未经抗病毒治疗 CHB 患者的肝硬化年发生率为 2%～10%，危险因素包括年龄较大、男性、发生 HBeAg 血清学转换时>40 岁、ALT 持续升高、HBV DNA>2000IU/ml 及 HBeAg 持续阳性、C 基因型和合并 HCV、HDV 或 HIV 感染，以及合并其他肝损伤因素（如嗜酒或肥胖等）。代偿期肝硬化进展为失代偿期的年发生率为 3%～5%，失代偿期肝硬化 5 年生存率为 14%～35%。非肝硬化 HBV 感染者的肝细胞癌年发生率为 0.5%～1.0%。肝硬化患者肝细胞癌年发生率为 3%～6%。肝硬化、合并糖尿病、直系亲属中有肝癌者，以及血清 HBsAg 高水平、接触黄曲霉毒素等均与肝癌高发相关。

七、临床表现

HBV 感染的潜伏期指感染 HBV 后至出现症状的一段时间，为 30～160d，平均为 60～90d，临床类型呈多样化，可表现为急性肝炎、慢性肝炎、重型肝炎或 HBV 慢性携带等。

（一）急性乙型病毒性肝炎

急性乙型病毒性肝炎分为急性黄疸型和急性无黄疸型。成年人感染多为自限性，95% 的成人可以自愈，出现血清 HBsAg 消失或伴有抗-HBs 的出现。

1. 急性黄疸型 急性黄疸型乙型肝炎的整个病程可分为 3 个阶段，整个病程为 2～4 个月，其临床表现如下。

（1）黄疸前期：从患者开始有症状到出现黄疸的时间即为黄疸前期。起病时常有畏寒、发热，少数可持续高热数日，并伴全身乏力、不适、食欲减退、恶心、呕吐、厌恶油腻食物、上腹部饱胀不适、尿黄，有的还伴有关节疼痛、头痛、腹痛、肝区痛和荨麻疹。查体时可在肋下触及肿大的肝脏。肝功能异常，ALT、AST 明显升高；尿胆红素阳性；HBsAg 或 HBc IgM 阳性。此期患者的血液、体液内含有病毒，传染性强。黄疸前期一般延续数日至 2 周。

（2）黄疸期：黄疸前期随后即进入黄疸期，患者逐渐出现尿色加深，呈浓茶样。患者巩膜及皮肤黄染，于数日到 2 周达到高峰，此时发热减退、食欲减退、恶心、呕吐等消化道症状逐渐减轻，肝大，有压痛感。有的患者脾大，肝功能明显异常，血清胆红素明显升高，此期持续 2～6 周。

（3）恢复期：黄疸渐消退，症状逐步消失，肝功能趋向恢复正常，肝脾大逐渐回缩，此期为 4～6 周。

2. 急性无黄疸型 急性无黄疸型乙型肝炎发病较缓慢，近期内感乏力、食欲减退、恶心、厌油、腹胀或肝区胀痛、肝区有压痛感。部分患者甚至没有症状，在体检或验血中发现肝功能异常，HBV 血清学标志阳性。实验室检查可见 ALT、AST 升高，血清胆红素正常，抗-HBc IgM 阳性。

（二）慢性乙型病毒性肝炎

慢性乙型肝炎（chronic hepatitis B，CHB）是指患者 HBsAg 和（或）HBV DNA 阳性至少 6 个月以上并伴有肝脏慢性炎症的状态。CHB 的临床表现、病程和结局不尽相同。青壮年男性患者居多，起病缓慢而隐匿，常在婴幼儿时期感染 HBV，少数急性起病而持久不愈。CHB 虽症状、体征轻微，但具有 HBV 感染的血清学、病毒学和生化学异常以及持续的肝细胞损伤的证据。

多数 CHB 患者最常见的症状是疲乏，一般为轻度和间歇性，少见的症状包括恶心、食欲减退、腹痛、体重减轻、皮肤巩膜黄染和尿色加深。所有症状都可因劳累或剧烈运动而加剧。临床体征主要有面色晦暗、蜘蛛痣、肝掌、肝区触痛和肝脾大等。

（三）重型肝炎（肝衰竭）

重型肝炎患者除上述症状外，还可出现一系列肝衰竭的表现：极度乏力、严重消化道症状；神经、精神症状（嗜睡、性格改变、烦躁不安、昏迷等）；有明显出血现象；凝血酶原时间显著延长（常用 INR＞1.5）及凝血酶原活动度（PTA）＜40%；黄疸进行性加深，胆红素上升大于正常值 10 倍；可出现腹水、中毒性鼓肠、肝臭、肝性脑病及肝肾综合征等；胆酶分离；血氨升高等。

八、辅助检查

（一）实验室检查

1. HBV 血清学检测 传统 HBV 血清学标志物包括 HBsAg、抗-HBs、HBeAg、抗-HBe、抗-HBc 和抗-HBc IgM。HBV 新型标志物包括 HBV RNA 定量和 HBcrAg。

（1）HBsAg 和抗-HBs 的检测：血清 HBsAg 可由 cccDNA 转录为 mRNA 翻译产生，也可由整合人宿主基因组的 HBV DNA 序列转录翻译而来。HBsAg 阳性是 HBV 感染的主要标志，但不能反映 HBV 复制情况及预后。抗-HBs 为保护性抗体，阳性表示具备 HBV 免疫力，见于乙型肝炎康复期及接种乙型肝炎疫苗者。

（2）HBeAg 和抗-HBe 的检测：HBeAg 阳性是病毒复制的标志物，阳性说明病毒复制活跃，传染性强。HBeAg 转阴/抗-HBe 阳性说明病毒复制能力下降，传染性较弱，但需要结合 HBA DNA 的检查综合判断，是否存在前 C 及 BCP 变异的情况。

（3）抗-HBc 和抗-HBc IgM 的检测：血清抗-HBc 阳性，提示感染过 HBV，可能是既往感染，也可能是现症感染。抗-HBc 是总抗体，包括抗-HBc IgG 和抗-HBc IgM，但主要是抗-HBc IgG。抗-HBc IgM 阳性多见于急性乙型肝炎，慢性 HBV 感染急性发作多表现为低水平阳性。

2. HBV 病毒学检测

（1）HBV DNA 定量：主要用于评估 HBV 感染者病毒复制水平，是抗病毒治疗适应证选择及疗效判断的重要指标。在抗病毒治疗过程中，获得持续病毒学应答可显著控制肝硬化进展和降低肝细胞癌发生的风险。HBV DNA 定量采用实时定量聚合酶链反应法，检测下限值因不同生产厂商的试剂而异。

（2）HBV 基因分型：HBV 基因型呈地理区域性分布，目前可鉴定出至少 9 种（A 型至 I 型）基因型，一些基因型可分数种基因亚型。在我国南方 HBV 基因型以 B 型为主，北方以 C 型为主。检测 HBV 基因型有助于判断治疗疗效和临床预后。常用的检测方法有：①基因型特异性引物 PCR；②限制性片段长度多态性分析；③线性探针检测；④ PCR 微量板核酸杂交酶联免疫法；⑤基因序列测定法。

（3）耐药突变株检测：HBV 是一个高变异的病毒，在反转录复制过程中，因 RNA 聚合酶和反转录酶缺乏校正功能，可使病毒在复制过程中发生一个或多个核苷酸的变异。HBV 可以在慢性持续性感染过程中自然变异，也可因抗病毒药物治疗诱导病毒变异，均可导致对抗病毒药物敏感性下降。及时进行耐药突变株检测有助于临床医师判断耐药发生并尽早调整治疗方案。目前，临床常用的耐药监测方法包括反转录酶（reverse transcriptase）区序列测定和线性探针反向检测（INNO-LiPA 试剂盒）。

3. HBV 新型标志物检测

（1）HBV RNA 定量检测：慢性乙型肝炎（CHB）血清中的 HBV RNA 主要来源于包裹在核衣壳内的前基因组 RNA（pgRNA），该产生途径不受核苷（酸）类似物（NA）抑制。目前用于定量检测血清 HBV RNA 的技术主要为基于 TaqMan 探针法的反转录-定量聚合酶链反应（quantitative reverse transcription-polymerase chain reaction，RT-qPCR）。血清 HBV RNA 可以很好地反映 cccDNA 的转录活性，在联合 HBV DNA 或乙型肝炎核心相关抗原（hepatitis B core-related antigen，HBcrAg）预测 NA 停药后复发风险方面已有相关研究，是否可以作为替代指标反映 NA 治疗中（病毒学抑制）或 HBsAg 消失后肝内病毒转录活性仍有待探索。

（2）HBcrAg 检测：乙型肝炎核心相关抗原（HBcrAg）由 HBV 前 C/C 区基因编码的 HBcAg、HBeAg 和 22ku 前核心蛋白（p22cr）组成。临床上对于血清 HBcrAg 的检测主要采用化学发光酶免疫分析法（chemiluminescence enzyme immunoassay，

CLEIA）。血清 HBcrAg 与肝内 HBV cccDNA 呈正相关，是肝组织内 cccDNA 的替代指标。HBcrAg 具有多种预测价值，如 HBeAg 血清学转换、NA 治疗疗效及停药后复发、HCC 发生及发展等。

（3）抗-HBc 抗体定量：研究表明，抗-HBc 抗体定量水平和肝组织纤维化程度呈正相关。在未经治疗的患慢性 HBV 感染者中，ALT 正常或<80IU/L 患者的肝组织炎症程度和抗-HBc 定量水平呈显著正相关，治疗后抗-HBc 定量水平下降和肝组织炎症程度减轻呈同步变化。此外，在区分疾病分期、预测 Peg-IFN-α 和 NA 抗病毒疗效、停药后复发、预测慢加急性肝衰竭（acute-on-chronic liver failure，ACLF）临床预后等方面亦有相关研究。

4. 血清生化学检查

（1）ALT 和 AST：可在一定程度上反映肝细胞损伤程度，特别是长期病毒抑制患者 ALT 升高，应进一步分析评估原因。

（2）总胆红素：与胆红素生成、摄取、代谢和排泄有关，升高的主要原因为肝细胞损伤、肝内外胆管阻塞、胆红素代谢异常和溶血。

（3）血清白蛋白：反映肝脏合成功能，同时也受到营养状况的影响。

（4）凝血酶原时间（prothrombin time，PT）、凝血酶原活动度（prothrombin activity，PTA）及国际标准化比值（international normalized ratio，INR）：反映肝脏凝血因子合成功能，对判断疾病进展及预后有重要价值。

（5）γ-谷氨酰转移酶（GGT）：正常人血清中 GGT 主要来自肝脏，酒精性肝病、药物性肝病、胆管炎或肝内外胆汁淤积时可显著升高。

（6）碱性磷酸酶（alkaline phosphatase，ALP）：缺乏肝脏特异性，胆汁淤积可刺激 ALP 合成。临床上常借助 ALP 的动态观察来判断病情发展、预后和疗效评估。

（7）甲胎蛋白及其异质体 L3：是诊断肝细胞癌的重要指标，应该注意甲胎蛋白升高的幅度、动态变化，并结合临床表现和肝脏影像学检查结果进行综合分析。

（二）影像学诊断

影像学检查的主要目的是监测慢性 HBV 感染的临床疾病进展，包括了解有无肝硬化及门静脉高

压征象；发现占位性病变及鉴别其性质；通过动态监测及时发现和诊断肝细胞癌。

1. 腹部超声　腹部超声检查无创、廉价、实时显像，便于反复进行，是最常用的肝脏影像学检查方法。可以观察肝脏和脾脏的大小、外形、实质回声，并能测定肝门静脉、脾静脉和肝静脉内径及血流情况，以及有无腹水及其严重程度，从而判断有无肝硬化及门静脉高压；能有效发现肝内占位性病变，对于监测和发现早期肝细胞癌至关重要。

2. 瞬时弹性成像（transient elastography，TE）　TE是一种超声弹性成像技术，通过检测肝硬度值（liver stiffness measurement，LSM）评估肝纤维化及肝硬化早期，具有非创伤性、快速等优点。肝脏炎症活动、高BMI、肝外胆汁淤积、肝硬化淤血、酒精摄入过量和进食会导致LSM升高。因此，患者应在血清胆红素＜51μmol/L情况下空腹接受检测，过量饮酒者应戒酒1周后接受检测；诊断阈值选择需参照病因及血清ALT水平。

3. 计算机断层扫描（computed tomography，CT）　CT主要用于观察肝脏形态，了解有无肝硬化，发现占位性病变并鉴别其性质；动态增强多期CT扫描对于肝细胞癌的诊断具有较高的灵敏性和特异性。

4. 磁共振成像（magnetic resonance imaging，MRI）　MRI无放射性辐射，组织分辨率高，可多方位、多序列成像，是非常有效的肝脏影像学检查。一般认为，动态增强多期MRI扫描及肝脏细胞特异性增强剂显像对鉴别良、恶性肝内占位性病变的能力优于增强CT。

（三）病理学诊断

慢性HBV感染者肝组织检查的主要目的是评价肝脏炎症坏死及纤维化程度、明确有无肝硬化并排除其他肝病，从而为确定诊断、判断预后、启动治疗和监测疗效提供客观依据。CHB的主要病理学特点是以汇管区为基础向小叶内浸润的炎症。浸润的炎症细胞以淋巴细胞为主，少数为浆细胞和巨噬细胞。炎症细胞聚集常引起界板破坏而形成界面炎（旧称碎屑样坏死）。小叶内有肝细胞变性、坏死（包括点灶、桥接、融合性坏死）和凋亡，并可见磨玻璃样肝细胞及凋亡肝细胞形成的凋亡小体，且随炎症病变活动而愈加显著。肝细胞炎症坏死、

汇管区及界面炎可导致肝内胶原过度沉积，肝纤维化及纤维间隔形成，可引起肝小叶结构紊乱，形成假小叶并进展为肝硬化。免疫组织化学染色可检测肝组织内HBsAg和HBcAg的表达，核酸原位杂交法或PCR法可检测组织内HBV DNA或cccDNA。

九、诊断

根据HBV感染者的病史、体格检查、血清学、病毒学、生物化学、影像、病理学和其他辅助检查结果，在临床上可分为以下几种诊断。

（一）急性乙型肝炎

通过追问病史，患者既往无HBV感染史，若发病前6个月以内证实HBV血清学标志物阴性，则更支持急性乙型肝炎的诊断。患者有急性肝炎的临床表现，生化指标ALT和AST升高，伴或不伴胆红素升高。血清学和病毒学检查：急性期HBsAg阳性，可伴有HBeAg、HBV DNA阳性；抗-HBc IgM高滴度阳性，抗-HBc IgG低滴度阳性。恢复期HBsAg、抗-HBc IgM和HBV DNA下降，最后转为阴性，部分患者在恢复期出现抗-HBs。

（二）慢性HBV携带状态

慢性HBV携带状态又称HBeAg阳性慢性HBV感染。患者一般年龄较轻，HBV DNA定量水平较高（通常＞$2×10^7$IU/ml），血清HBsAg较高（通常＞$1×10^4$IU/ml）、HBeAg阳性，但血清ALT和AST持续正常（1年内连续随访3次，每次至少间隔3个月），肝脏组织病理学检查无明显炎症坏死或纤维化。在未行组织病理学检查的情况下，应结合年龄、生化学水平、病毒水平、HBsAg水平、无创性肝纤维化检查和影像学检查等综合判定。

（三）HBeAg阳性CHB

患者血清HBsAg阳性、HBeAg阳性、HBV DNA阳性，伴有ALT持续或反复异常或肝组织学检查有明显炎症坏死，或肝组织学/无创指标提示有明显纤维化（≥F2）。

（四）非活动性HBsAg携带状态

非活动性HBsAg携带状态又称HBeAg阴性慢性HBV感染。患者处于免疫控制期，表现为血清HBsAg阳性、HBeAg阴性、抗-HBe阳性、HBV DNA阴性（未检出），HBsAg＜1000IU/ml，

ALT 和 AST 持续正常（1 年内连续随访 3 次以上，每次至少间隔 3 个月），影像学检查无肝硬化征象，肝组织检查显示组织活动指数（histological activity index，HAI）评分＜4 分或根据其他半定量评分系统判定病变轻微。

（五）HBeAg 阴性 CHB

患者血清 HBsAg 阳性、HBeAg 持续阴性，多同时伴有抗-HBe 阳性，HBV DNA 阳性，伴有 ALT 持续或反复异常，或肝组织学检查有明显炎症坏死，或肝组织学/无创指标提示有明显纤维化（≥F2）。

（六）隐匿性 HBV 感染（occult hepatitis B virus infection，OBI）

患者血清 HBsAg 阴性，但血清和（或）肝组织中 HBV DNA 阳性。在 OBI 患者中，80% 可有血清抗-HBs、抗-HBe 和（或）抗-HBc 阳性，称为血清阳性 OBI；但有 1%～20% 的 OBI 患者所有 HBV 血清学标志物均为阴性，故称为血清阴性 OBI。发生机制尚未完全阐明，一种可能是显性（急性或慢性）HBV 感染后 HBsAg 消失，通常其血清或肝组织 HBV DNA 水平很低，无明显肝损伤；另一种可能是 HBV S 区基因变异，导致 HBsAg 不能被现有商品试剂盒检测到，其血清 HBV DNA 水平通常较高，可能伴有明显肝脏组织病理学改变。

十、鉴别诊断

乙型肝炎的诊断并不困难，但需要鉴别是否合并其他原因引起的肝炎，如是否合并其他嗜肝病毒和非嗜肝病毒感染，是否合并酒精性肝炎、药物性肝炎、自身免疫性肝炎等。

（一）非嗜肝病毒感染

非嗜肝病毒包括巨细胞病毒、EB 病毒、某些疱疹病毒、肠道病毒、腺病毒、细小病毒 B19、麻疹病毒、风疹病毒和流感病毒等。

EB 病毒肝炎是传染性单核细胞增多症的肝炎型，是由人类疱疹病毒 5 型引起的全身性单核吞噬细胞反应。该病多见于青少年，临床表现为发热、咽峡炎、皮疹、全身性淋巴结肿大、脾大。约 1/2 的患者有轻微黄疸。外周血白细胞数正常或增高，异型淋巴细胞占 10%～50%。血清 ALT 多明显增高，但一般不会超过病毒性肝炎的 ALT 水平。IgM 抗 EBV 是特异性的血清标志物。

成人感染巨细胞病毒的临床表现类似传染性单核细胞增多症，但常无咽峡炎和颈后淋巴结肿大。发热是较显著的症状。黄疸持续 2～3 周，甚至长达 3 个月。ALT 和 ALP 增高，消化道症状和血清转氨酶增高都不及病毒性肝炎表现明显。可自尿或唾液分离病毒，或 PCR 检测病毒核酸。血清 IgM 抗 CMV 阳性。慢性 HBV 混合感染 CMV 的患者大多病变加重，可使病变活动，甚至发生活动性肝硬化。巨细胞病毒性肝炎也是器官移植合并症，在肾移植和肝移植患者中并不少见，是肝移植排斥的常见原因。

（二）酒精性肝炎

患者有长期饮酒史，一般超过 5 年，折合乙醇量男性≥40g/d，女性≥20g/d，或 2 周内有大量饮酒史，折合乙醇量＞80g/d。乙醇量（g）换算公式=饮酒量（ml）×乙醇含量（%）×0.8。酒精性肝炎患者即使肝损伤严重，ALT 亦可正常或仅轻微升高，由于血清 ALT 水平低于 AST 水平，故 AST/ALT＞1，通常比值为 2～5，与急性病毒性肝炎所见 ALT/AST＞1 不同。

（三）药物性肝炎

患者有药物暴露史，需排除其他原因或疾病所致的肝损伤。患者肝损伤有潜伏期，一般为 1～4 周，停药后肝功能指标有所改善，偶尔再次给药，迅速激发肝损伤。RUCAM 量表可用于评估药物诱发肝损伤的因果关系，指导对疑似药物性肝损伤（drug-induced liver injury，DILI）患者进行系统和客观评估。据 RUCAM 量表评分结果将药物与肝损伤的因果相关性分为 5 级：＞8 分为极可能，6～8 分为很可能，3～5 分为可能，1～2 分为不太可能，≤0 分可排除。

（四）自身免疫性肝病

自身免疫性肝病（autoimmune liver disease，AILD）主要包括自身免疫性肝炎（autoimmune hepatitis，AIH）、原发性胆汁性胆管炎（primary biliary cholangitis，PBC）和原发性硬化性胆管炎（primary sclerosing cholangitis，PSC）。应结合患者

的肝外自身免疫病表现、自身抗体水平和影像学检查予以鉴别。

十一、治　疗

（一）急性乙型肝炎的治疗

急性乙型肝炎大多能自愈，无须特殊治疗。患者只需适当休息、平衡饮食。若出现明显肝功能异常，甚至出现黄疸，可给予适当的保肝药物治疗。对于一些重症化的患者应给予核苷（酸）类似物抗病毒治疗。

（二）慢性乙型肝炎的治疗

1. 治疗目标　持久抑制 HBV 复制，减轻肝细胞炎症坏死及肝脏纤维组织增生，延缓和减少肝衰竭、肝硬化失代偿、肝细胞癌和其他并发症的发生，提高患者生活质量，延长生存时间。对于部分适合条件的患者，应追求临床治愈。治疗反应的主要评价指标包括血清 HBV DNA 低于检测值下限、HBeAg 消失伴或不伴抗-HBe 阳性、HBsAg 消失伴或不伴抗-HBs 阳性、血清 ALT 水平正常和肝组织学改善。

2. 抗病毒治疗的适应证　依据血清 HBV DNA、ALT 水平和肝病严重程度，同时需结合年龄、家族史和伴随疾病等因素，综合评估患者疾病进展风险，决定是否需要启动抗病毒治疗。需要指出的是，近期较多研究和已发布的国外指南中均指出，有 HBV 相关肝硬化或 HCC 家族史、年龄＞30 岁，分别是疾病进展与 HCC 发生的两个独立危险因素。应强化对有疾病进展风险患者的抗病毒治疗。近期国内外乙肝防治指南均在扩大乙肝抗病毒治疗的适应证，体现了更积极地抗病毒治疗的理念。国际多部指南将 ALT 治疗阈值定为男性 30IU/L、女性 19IU/L，但该 ALT 治疗阈值是否适用于中国 CHB 患者尚待进一步证实。

（1）对血清 HBV DNA 阳性的慢性 HBV 感染者，若其 ALT 持续异常（＞ULN）且排除其他原因导致的 ALT 升高，建议抗病毒治疗。

（2）临床确诊为代偿期和失代偿期的乙型肝炎肝硬化患者，无论其 ALT 和 HBV DNA 水平及 HBeAg 阳性与否，均建议积极地抗病毒治疗。同时应注意寻找并治疗肝硬化的其他病因（如乙醇、肥胖、糖尿病、自身免疫或遗传代谢性肝病等）。

对于重型肝炎、肝衰竭的患者应立即抗病毒治疗。

（3）对于血清 HBV DNA 阳性者，无论 ALT 水平高低，只要符合以下情形之一，建议抗病毒治疗：①有乙型肝炎肝硬化家族史或肝癌家族史；②年龄＞30 岁；③无创指标或肝组织学检查，提示肝脏存在明显炎症（G≥2）或纤维化（F≥2）；④有 HBV 相关的肝外表现（如肾小球肾炎、血管炎、结节性多动脉炎、周围神经病变等）。

（4）对于随访 1 年以上，HBV DNA 和 ALT 模式难以确定的未经治疗的"不确定期"慢性乙型肝炎患者，建议抗病毒治疗。

（5）对于抗病毒治疗 1 年以上，但仍存在低病毒血症的慢性乙型肝炎患者，建议换用或加用强效低耐药核苷类似物（恩替卡韦、富马酸替诺福韦酯或丙酚替诺福韦）治疗，或者联合聚乙二醇化干扰素治疗。

3. 核苷（酸）类似物（nucleotide analogue，NA）治疗　NA 通过抑制病毒聚合酶活性进一步抑制核衣壳内的 pgRNA 反转录为 rcDNA 而发挥抗病毒作用。目前用于抗-HBV 治疗的一线药物有恩替卡韦（entecavir，ETV）、富马酸替诺福韦酯（tenofovir disoproxil fumarate，TDF）、富马酸丙酚替诺福韦片（tenofovir alafenamide fumarate tablet，TAF）、艾米替诺福韦（tenofovir amibufenamide，TMF）。

（1）恩替卡韦：大量研究数据显示，采用恩替卡韦治疗可强效抑制病毒复制，减轻肝脏炎症，安全性较好，长期治疗可改善乙型肝炎肝硬化患者的组织学病变，显著降低肝硬化并发症和肝细胞癌的发生率，降低肝脏相关和全因死亡率。在初始治疗 CHB 患者中，恩替卡韦治疗 5 年的累积耐药发生率为 1.2%；在拉米夫定（lamivudine）耐药的 CHB 患者中，恩替卡韦治疗 5 年的累积耐药发生率升至 51%。

（2）富马酸替诺福韦酯：应用 TDF 治疗 CHB 患者的多中心临床研究结果显示，其可强效抑制病毒复制，耐药发生率低。多项 TDF 治疗 NA 经治患者 48～168 周的研究显示，TDF 用于拉米夫定耐药、阿德福韦酯（adefovir dipivoxil，ADV）、恩替卡韦耐药或多药耐药患者的治疗，均可获得 70%～98% 的病毒学应答，且随着治疗时间的延长，病毒学应答率逐渐升高。

（3）富马酸丙酚替诺福韦片：全球Ⅲ期临床试验中，581例HBeAg阳性CHB患者（不包括失代偿期肝硬化）接受TAF治疗48周，64%患者HBV DNA<29IU/ml，ALT复常率为72%；10%发生HBeAg血清学转换，HBsAg消失率为1%；继续治疗至96周，73%的患者HBV DNA<29IU/ml，ALT复常率为75%；HBeAg血清学转换率增至18%，HBsAg消失率为1%。285例HBeAg阴性CHB患者（不包括失代偿期肝硬化）接受TAF治疗48周，94%患者HBV DNA<29IU/ml，ALT复常率为83%，HBsAg血清消失率为0；继续治疗至96周，90%患者HBV DNA<29IU/ml，ALT复常率为81%，HBsAg血清消失率<1%。

（4）艾米替诺福韦：TMF肝细胞靶向性较高，Ⅲ期临床试验显示，经96周治疗后，TMF的病毒学应答率与TDF相似，ALT复常率略优于TDF（分别为74.4%和64.9%，P=0.002）。TMF安全性较好，治疗96周后脊柱、髋关节和股骨颈密度下降值明显低于TDF，肾小球滤过率下降幅度明显小于TDF。TMF治疗48周后血脂异常发生率高于TDF（分别为11.4%和3.0%，p<0.001），但96周持续治疗显示血脂在48周已趋于稳定。

初始治疗患者应首选强效低耐药药物（ETV、TDF、TAF）治疗。正在应用非首选药物治疗的患者，建议换用强效低耐药药物，以进一步降低耐药风险。应用ADV者，建议换用ETV、TDF或TAF；应用拉米夫定或替比夫定者，建议换用TDF、TAF或ETV；曾有拉米夫定或替比夫定耐药者，换用TDF或TAF；曾有ADV耐药者换用ETV、TDF或TAF；联合ADV和拉米夫定/替比夫定治疗者，换用TDF或TAF。

治疗前应对患者的基线指标进行全部评估：①生物化学指标主要有ALT、AST、胆红素、白蛋白等；②病毒学和血清学标志物主要有HBV DNA定量和HBsAg、HBeAg、抗-HBe；③常规检查有血常规、血清肌酐水平、血磷水平、肾小管功能等；④肝脏无创纤维化检测，如肝硬度值测定。

4. 干扰素α（interferon-α，IFN-α）治疗 干扰素具有抗病毒和免疫调节的双重作用，是被批准的用于抗-HBV治疗的一线药物，分为普通干扰素α（IFN-α）和聚乙二醇干扰素α（Peg-IFN-α）。

（1）Peg-IFN-α初治单药治疗：多项多中心、随机、对照临床试验显示，HBeAg阳性CHB患者采用Peg-IFN-α-2a或国产Peg-IFN-α-2b治疗48周（180g/周），停药随访24周，HBV DNA<2000IU/ml的发生率为30%，HBeAg血清转换率为30.75%～36.3%（其中基线ALT>2×ULN且治疗12周时HBsAg<1500IU/ml者可高达68.4%），HBsAg转换率为2.3%～3%，停药3年HBsAg清除率为11%。Peg-IFN-α-2a治疗HBeAg阴性慢性HBV感染者（60%为亚洲人）48周，停药随访24周，HBV DNA<2000IU/ml的发生率为43%，停药后随访48周时为42%；HBsAg消失率在停药随访24周、3年、5年时分别为3%、8.7%和12%。

Peg-IFN-α治疗24周时，HBV DNA下降<2lgIU/ml且HBsAg定量>20 000IU/ml（HBeAg阳性者）或下降<1lgIU/ml（HBeAg阴性者），建议停用Peg-IFN-α治疗，改为NA治疗。

（2）Peg-IFN-α与NA联合治疗：对NA经治CHB患者中符合条件的优势人群联合Peg-IFN-α可使部分患者获得临床治愈。治疗前HBsAg低水平（<1500IU/ml）及治疗中HBsAg快速下降（12周或24周时HBsAg<200IU/ml或下降>1lgIU/ml）的患者，联合治疗后HBsAg阴转的发生率较高。但联合治疗的基线条件、最佳疗程和持久应答率等，尚需进一步研究。

（3）Peg-IFN-α抗病毒疗效的预测因素：①治疗前的预测因素包括HBV DNA<2×10^8IU/ml、ALT高水平（2～10×ULN）或肝组织炎症坏死G2以上、A或B基因型、基线低HBsAg水平（<25 000IU/ml）、基线核心抗体定量检测（-HBc）定量高水平、基线信号转导及转录激活蛋白4（signaltransducer and activator of transcription 4，STAT4）为rs7574865，是提示干扰素疗效较好的预测指标。②Peg-IFN-α治疗12周时的HBV DNA水平、HBsAg定量及其动态变化，可用于预测干扰素疗效。

（4）Peg-IFN-α的不良反应及其处理：①流感样综合征：最为常见，但随着疗程可以缓解。通常表现为发热、头痛、肌痛和乏力等，可在睡前注射IFN-α或用药时服用非甾体抗炎药。②血常规改变情况：常有血常规异常改变，中性粒细胞计数≤0.75×10^9/L和（或）血小板计数<50×10^9/L，应降低干扰素剂量，1～2周后复查，如恢复则增加至

原量。中性粒细胞计数≤$0.5×10^9$/L 和（或）血小板计数＜$25×10^9$/L，则应暂停使用干扰素。对中性粒细胞计数明显降低者，可试用粒细胞集落刺激因子（granulocyte colony stimulating factor，G-CSF）或粒细胞巨噬细胞集落刺激因子（granulocyte macrophage colony stimulating factor，GM-CSF）对症治疗。③可有精神异常：表现为不同程度的抑郁、妄想、重度焦虑等。明显精神异常应及时停用干扰素，必要时会同精神心理方面的专科医师进一步诊治。④自身免疫病：部分患者可出现自身抗体，仅少部分患者出现甲状腺疾病、糖尿病、血小板计数减少、银屑病、白斑病、类风湿关节炎和系统性红斑狼疮等，应请相关科室医师会诊共同诊治，严重者应停药。⑤其他少见的不良反应：包括视网膜病变、间质性肺炎、听力下降、肾损伤、心血管并发症等，应停止干扰素治疗。

（5）Peg-IFN-α 治疗的禁忌证：①绝对禁忌证：妊娠或短期内有妊娠计划、精神病史（具有精神分裂症或严重抑郁症等病史）、未能控制的癫痫、失代偿期肝硬化、未控制的自身免疫病，以及严重感染、视网膜疾病、心力衰竭、慢性阻塞性肺疾病等基础疾病。②相对禁忌证：甲状腺疾病、既往抑郁症史，以及未控制的糖尿病、高血压、心脏病。

5. 非一线 NA 经治患者治疗方案调整策略

（1）ADV 单药治疗患者：ADV 单药用于初治患者为数不少，其中部分仍在继续使用，甚至还有低水平病毒复制的患者。随着用药时间持续延长，患者年龄增大，发生肾损伤和低磷性骨病的风险增大。建议调整为 ETV 或 TAF 治疗，无肾病风险者也可调整为 TDF。如果使用 ADV 治疗病毒处于可检测出的患者，需考虑是否有病毒变异及 ADV 耐药风险，如果存在 ADV 耐药位点变异，应优选 ETV 治疗。

（2）拉米夫定单药治疗患者：拉米夫定是第一个临床应用的 NA，临床使用时间最长，应用面非常广。单药治疗仍持续维持病毒学应答的患者也不在少数，其中有的患者已经使用 10 年以上。尽管如此，这些患者发生耐药的风险仍存在，尤其是使用敏感方法检测仍有极低水平病毒复制的患者。因此建议患者改用 ETV、TDF 或 TAF 治疗。

（3）替比夫定单药治疗患者：临床试验和临床实践都证实替比夫定具有较强抑制病毒作用，且

治疗患者有较高的 HBeAg 血清转换率和较好的生育安全性。单药使用有效并仍维持病毒学应答的患者不在少数，但耐药发生率相对较高。尽管研究证实优化治疗可以降低耐药发生，但增加了治疗成本和不良反应发生的风险。因此，建议改用 TDF 或 TAF 治疗，其中病毒学应答好的也可以改用 ETV。

（4）ADV 应答不佳联合拉米夫定治疗患者：ADV 抑制病毒的作用较弱，单药治疗患者病毒学应答率较低。应答不佳患者联合拉米夫定治疗是当年推荐的一种重要的治疗策略，迄今仍有相当数量的患者仍在维持这种治疗。由于潜在的肾损伤和低磷性骨病的风险增大，治疗费用相对较高，很有必要调整治疗方案。建议改用 ETV、TDF 或 TAF。其中改用 ETV 仍应答不佳者可以改用或联合使用 TDF 或 TAF；改用 TDF 或 TAF 的患者仍应答不佳可以联合使用 ETV 治疗。

（5）拉米夫定耐药联合 ADV 治疗患者：拉米夫定耐药发生率较高，联合 ADV 是当年指南推荐的重要挽救治疗方法，迄今为止仍有相当数量的患者在持续使用这种治疗方法。随着治疗时间延长，不良反应风险增大，非一线 NA 逐渐退出市场可能性增高，调整这些患者的治疗方案势在必行。建议调整为 TDF 或 TAF 治疗。对于年龄较大，伴有高血压、糖尿病等肾损伤风险较大的患者首选 TAF 治疗；也可以先改用 ETV 治疗，并密切观察，如出现病毒学突破再改用 TAF。

（6）初始拉米夫定联合 ADV 治疗患者：由于历史的原因，曾经有一段时间在临床上对高病毒载量患者初治采用拉米夫定和 ADV 联合治疗，并有部分患者持续治疗至今。这些患者并没有发生耐药或应答不佳的风险，但他们当中有相当数量的患者使用一线 NA 药物单药治疗就能获得病毒学应答。因此，建议对这些患者调整为 ETV 或 TDF/TAF 单药治疗。

（7）替比夫定耐药联合 ADV 治疗患者：替比夫定治疗发生耐药或预防耐药进行优化治疗，当年指南推荐的方法是替比夫定联合 ADV 治疗。目前还有相当数量的患者在维持这种治疗方法，由于治疗成本增高和不良反应风险增大，建议改用 TDF 或 TAF 治疗。

（8）ETV 联合 ADV 治疗仍应答不佳患者：由

于在既往的治疗中治疗适应证把握不当、患者的依从性不好、耐药发生处置不及时等原因，导致调整治疗为 ETV 联合 ADV 治疗后仍应答不佳，仍可检测到低水平的 HBV DNA。既往由于药物可及性等原因，这些患者常没有得到更进一步的积极治疗。建议改用 ETV 联合 TDF 或 TAF 治疗，对于调整治疗后持续维持完全病毒学应答，经巩固治疗一段时间后可以考虑调整为 TDF 或 TAF 单药治疗，或可考虑联合干扰素治疗，并密切随访观察。

上述 8 条意见中，（1）～（3）条是针对非一线 NA 单药治疗患者，（4）～（8）条是针对不同方式的非一线 NA 药物联合治疗患者。

6. 其他治疗 抗-HBV 治疗是慢性 HBV 感染者最重要的治疗措施，可降低 HBV 相关并发症的发生率，降低 HBV 相关肝癌的发生率，提高患者生存率，此外还有抗炎、抗氧化、保肝、抗纤维化等治疗。

（1）抗炎、抗氧化、保肝治疗：HBV 感染后导致肝细胞炎症坏死是疾病进展的重要病理生理过程。甘草酸制剂、水飞蓟素制剂、多不饱和卵磷脂制剂和双环醇等具有抗炎、抗氧化和保护肝细胞等作用，有望减轻肝脏炎症损伤。对肝组织炎症明显或 ALT 水平明显升高的患者，可以酌情使用，但不宜多种联合。

（2）抗纤维化治疗：多个抗纤维化中药方剂，如安络化纤丸、复方鳖甲软肝片、扶正化瘀片等，在动物实验和临床研究中均显示出了一定的抗纤维化作用，对明显纤维化或肝硬化患者可以酌情选用，但尚需多中心随机对照研究进一步明确其疗程及长期疗效等。

（三）特殊人群的抗病毒治疗

1. 应答不佳及低病毒血症患者 尽管强效低耐药口服抗病毒治疗能使 HBV 复制受到强力抑制，但部分患者仍存在应答不佳及低病毒血症。接受 ETV、TDF、TAF 或 TMF 且依从性好的 CHB 患者，治疗 48 周及以上，若 HBV DNA＞2000IU/ml 者定义为应答不佳，若仍可检测到 HBV DNA，但≤2000IU/ml 者定义为低病毒血症。国内外多项研究结果提示，抗病毒治疗后低病毒血症与 CHB 肝纤维化进展、发生失代偿期肝硬化及 HCC，以及长期生存率降低密切相关。

CHB 患者采用 ETV、TDF、TAF 或 TMF 治疗 48 周，若 HBV DNA＞20IU/ml，且排除依从性和检测误差后，可调整 NA 治疗方案，服用 ETV 者换用 TDF 或 TAF，服用 TDF 或 TAF 者换用 ETV，或两种药物联合使用，也可以联合 Peg-IFN-α 治疗。乙型肝炎肝硬化患者采用 ETV、TDF 或 TAF 治疗 24 周，若 HBV DNA＞20IU/ml，排除依从性和检测误差后，可调整 NA 治疗方案，服用 ETV 者可改用 TDF 或 TAF，服用 TDF 或 TAF 者可改用 ETV，或两种药物联合使用（ETV 联用 TDF 或 TAF）。

2. 应用化学治疗、靶向治疗和免疫抑制药治疗的患者 慢性 HBV 感染者接受肿瘤化学治疗或免疫抑制药治疗有可能导致 HBV 再激活，重者可导致肝衰竭，甚至死亡。有 20%～50% 的 HBsAg 阳性、抗-HBc 阳性肿瘤患者，8%～18% 的 HBsAg 阴性、抗-HBc 阳性肿瘤患者，在抗肿瘤治疗后发生 HBV 再激活。抗-HBs 血清水平与 HBV 再激活有关，抗-HBs 阳性和阴性患者 HBV 再激活风险分别为 5% 和 14%。预防性抗病毒治疗可以明显降低乙型肝炎再激活发生率，建议选用强效低耐药的 ETV、TDF 或 TAF 治疗。

所有接受化学治疗、靶向药物及免疫抑制药治疗的患者，开始治疗前应常规筛查 HBsAg、抗-HBc 和（或）HBV DNA。HBsAg 和（或）HBV DNA 阳性者，应在开始使用免疫抑制药、化学治疗及靶向药物之前（通常为 1 周）尽早，特殊情况与之同时应用 ETV、TDF 或 TAF 抗病毒治疗。对 HBsAg 阴性、抗-HBc 阳性患者，若 HBV DNA 阳性，也需要进行预防性抗病毒治疗；如果 HBV DNA 阴性，可每 1～3 个月监测 ALT 水平、HBV DNA 和 HBsAg，一旦 HBV DNA 或 HBsAg 转为阳性，应立即启动抗病毒治疗。对 HBsAg 阴性、抗-HBc 阳性者，若使用 B 淋巴细胞单克隆抗体或进行造血干细胞移植，HBV 再激活风险高，或伴进展期肝纤维化/肝硬化，建议使用 ETV、TDF 或 TAF 抗病毒治疗。

应用 ETV、TDF 或 TAF 抗病毒治疗的疗程、随访监测和停药原则与普通 CHB 或肝硬化患者相同。对于慢性 HBV 携带状态和非活动性 HBsAg 携带状态，或 HBsAg 阴性、抗-HBc 阳性需采用 NA 预防治疗的患者，在化学治疗、靶向药物及免疫抑制药治疗结束后，应继续 ETV、TDF 或 TAF 抗病毒治疗 6～12 个月。对于应用 B 细胞单克隆抗体或进行造血干细胞移植患者，在前述治疗结束至少 18 个月后方可考虑停用 NA。NA 停用后可能会出现 HBV 复制反弹，甚至病情恶化，应随访 12 个月，其间每 1～3 个月监测 HBV DNA 及肝脏生化学指标。

3. 妊娠相关情况处理 育龄期及准备妊娠女性均应筛查 HBsAg，对于 HBsAg 阳性者需要检测 HBV DNA。对于有抗病毒治疗适应证的患者，可在妊娠前应用 Peg-IFN-α 治疗，以期在妊娠前 6 个月完成治疗。在干扰素治疗期间应采取可靠的避孕措施。若不适合应用 Peg-IFN-α 或治疗失败，可采用 TDF 抗病毒治疗。对于妊娠期间首次诊断 CHB 的患者，其治疗适应证同普通 CHB 患者，可使用 TDF 抗病毒治疗。妊娠前或妊娠期间开始服用抗病毒药物的 CHB 孕产妇，分娩后应继续抗病毒治疗，并根据病毒学应答情况，决定是继续原治疗方案，还是换用其他 NA 或 Peg-IFN-α 继续治疗。抗病毒治疗期间意外妊娠的患者，若正在服用 TDF，建议继续妊娠；若正在服用 ETV，可不终止妊娠，建议更换为 TDF 继续治疗；若正在接受 IFN-α 治疗，建议向孕妇和家属充分告知风险，由其决定是否继续妊娠，若决定继续妊娠则要换用 TDF 治疗。血清 HBV DNA 高水平是垂直传播的高危因素，妊娠中、晚期如果 HBV DNA 定量 $>2×10^5$ IU/ml，建议在与患者充分沟通，在其知情同意的基础上，于妊娠第 24～28 周开始抗病毒治疗，应用 TDF。应用 TDF 时，母乳喂养不是禁忌证。

慢性 HBV 携带状态口服 NA 的孕妇，可于分娩后即刻或服用 1～3 个月后停药，但停药后 17.2%～62% 的患者可能发生肝炎活动，且多发生在 24 周内，应加强分娩后监测。可于分娩后 4～6 周时复查肝脏生物化学指标及 HBV DNA，如肝脏生物化学指标正常，则每 3 个月复查 1 次至分娩后 6 个月，如果乙型肝炎活动，建议抗病毒治疗。有报道在分娩后发生肝炎活动者，及时抗病毒治疗可获得较好的效果。

现有小样本临床研究显示，妊娠早、中、晚期应用 TAF 预防垂直传播的效果与 TDF 相似，且母亲安全性良好。但 TAF 是否对新生儿出生缺陷有不良影响，仍有待进一步证实。应用 TAF 时母乳喂养的安全性也有待进一步评估。

男性患者抗病毒治疗相关生育问题：应用 TFN-α 治疗的男性患者，应在停药后 6 个月方可考虑生育；应用 NA 抗病毒治疗的男性患者，目前尚无证据表明 NA 治疗对精子的不良影响，可在与患者充分沟通的前提下考虑生育。

4. 儿童患者 儿童 HBV 感染者，对于活动性 CHB 或肝硬化患儿，应及时抗病毒治疗。儿童 CHB 患者抗病毒治疗可明显抑制 HBV DNA 复制，增加 ALT 复常率及 HBeAg 转换率，但需考虑长期治疗的安全性及耐药性问题。目前美国食品药品监督管理局（FDA）批准用于儿童患者治疗的药物包括普通 IFN-α（≥1 岁）、恩替卡韦（≥2 岁）和 TDF（≥2 岁，且体重≥10kg）。我国已批准 TAF 用于青少年（≥12 岁，且体重≥35kg），Peg-IFN-α-2a 可应用于≥5 岁的 CHB 儿童。

ALT 升高的 HBeAg 阳性 CHB 患者可选用有限疗程的普通 IFN-α 或 Peg-IFN-α-2a 治疗以争取 HBeAg 转换或 HBsAg 转阴，也可选用 ETV、TDF 或 TAF 治疗。普通 IFN-α 用于儿童患者的推荐剂量为每周 3 次，每次 300 万～600 万 IU/m² 体表面积，最大剂量不超过 1000 万 IU/m² 体表面积，推荐疗程为 24～48 周；Peg-IFN-α-2a 每次剂量为 180μg/1.73m² 体表面积，疗程为 48 周。对于普通 IFN-α 或 Peg-IFN-α-2a 治疗未实现 HBeAg 转换或 HBeAg 阴性的 CHB 患儿及肝硬化患儿，可应用 NA 治疗。

有研究显示，临床诊断为"免疫耐受期"的患儿中，经过肝穿刺组织学检查发现 90% 的患儿在肝组织上有一定程度的炎症活动和（或）纤维化，其中重度肝纤维化和肝硬化可达 10.9%。有数据显示，儿童 HBV 感染抗病毒治疗安全、有效，且 1～7 岁的所谓"免疫耐受期"患儿接受治疗后可显著提高 HBV DNA 阴转率、HBeAg 血清学转换率和 HBsAg 清除率。

对于 HBV DNA 阳性，ALT<ULN 的患儿需进行肝组织学评估，如肝脏组织学分级 G≥1，应该抗病毒治疗；对于年龄 1～7 岁的患儿，即使缺少肝脏病理学检查结果，在充分沟通及知情同意的前提下，也可考虑抗病毒治疗。

5. 肾损伤患者 肾损伤高危风险包括以下 1 个或多个因素：失代偿期肝硬化、eGFR<60ml/

$(min \cdot 1.73m^2)$、控制不良的高血压、蛋白尿、未控制的糖尿病、活动性肾小球肾炎、伴随使用肾毒性药物或接受实体器官移植等。当存在肾损伤高危风险时，应用任何 NA 抗病毒过程中均需监测肾功能变化。若应用 ADV 或 TDF 治疗，无论患者是否存在肾损伤高危风险，均需定期监测血清肌酐、血磷水平。慢性肾脏病患者、肾功能不全或接受肾脏替代治疗的患者，推荐 ETV 或 TAF 作为一线抗-HBV 治疗药物，不建议应用 ADV 或 TDF。目前上市的 NA 中，TAF 在不合并 HIV 感染的患者 $eGFR \geqslant 15ml/(min \cdot 1.73m^2)$ 时不需调整剂量，其他 NA 在 $eGFR < 50ml/(min \cdot 1.73m^2)$ 时则需调整给药剂量，具体剂量调整方案可参考相关药品说明书。

对于 HBsAg 阳性的肾移植患者，可选用 ETV 或 TAF 作为预防或治疗药物。由于存在增加排斥反应的风险，肾移植患者应避免使用 IFN-α 或 Peg-IFN-α 治疗。HBV 相关肾小球肾炎可应用 NA 抗病毒治疗，推荐使用 ETV 或 TAF。已应用 ADV 或 TDF 抗病毒治疗的患者，当发生肾脏或骨骼疾病或存在其他高危风险时，建议改用 ETV 或 TAF。

6. HBV 和 HCV 合并感染者　所有 HBsAg 阳性者都应筛查抗-HCV，如为阳性，则需进一步检测 HCV RNA 定量。HCV RNA 定量阳性者均需应用直接抗病毒药物（direct-acting antiviral agent, DAA）治疗。此类患者有发生 HBV 再激活的风险，因此在应用抗-HCV 治疗期间和停药后 3 个月内，建议联合 ETV、TDF 或 TAF 抗病毒治疗并密切监测。

HBsAg 阴性、抗-HBc 阳性者应用 DAA 治疗丙型肝炎过程中也有 HBV 再激活的风险，建议每月监测血清 HBV DNA 定量和 HBsAg，若 HBsAg 出现阳转，建议应用抗病毒治疗。

7. HBV 和 HIV 合并感染者　不论 $CD4^+T$ 细胞水平如何，只要无抗-HIV 暂缓治疗的指征，均建议尽早启动抗反转录病毒治疗（antiretroviral therapy, ART）。HIV 和 HBV 合并感染者应同时治疗 2 种病毒感染，包括 2 种抗-HBV 活性的药物，高效抗反转录病毒治疗（highly active anti retroviral therapy, HAART）方案 NA 选择推荐 TDF 或 TAF+拉米夫定或依曲西他滨（emtricitabine, FTC）（其中 TDF+FTC 及 TAF+FTC 有合剂剂型）。治疗过程中需对 HBV 相关指标，如 HBV DNA、肝生物化学指标、肝脏影像学等进行监测。对于 HIV 和 HBV 合并感染者，不建议选择仅含有 1 种对 HBV 有活性的 NA（TDF、拉米夫定、恩替卡韦、替比夫定、ADV）的方案治疗乙型肝炎，以避免诱导 HIV 对 NA 耐药性的产生。

需要注意，肾功能不全患者：①如肌酐清除率 $< 60ml/(min \cdot 1.73m^2)$，不能选择 TDF 或调整剂量的 TDF。②肌酐清除率 $< 50ml/(min \cdot 1.73m^2)$ 而 $> 30ml/(min \cdot 1.73m^2)$，可考虑选择包含 TAF+（FTC 或拉米夫定）的方案。TAF 尚未被批准应用于 $eGFR < 30ml/(min \cdot 1.73m^2)$ 的患者。③不能使用 TDF/TAF 时，在 HAART 方案的基础上应加用 ETV。妊娠期妇女：如 HIV 和 HBV 合并感染者为妊娠期妇女，建议使用包含拉米夫定（或 FTC）+TDF 在内的用药方案。

8. HBV 相关肝衰竭患者　HBV 相关急性、亚急性、慢加急性和慢性肝衰竭患者的病死率高，若 HBsAg 阳性建议应用抗病毒治疗。抗-HBV 治疗可改善 HBV 相关慢加急性肝衰竭（acute-on-chronic liver failure, ACLF）的长期预后。早期快速降低 HBV DNA 定量水平是治疗的关键，若 HBV DNA 定量水平在 2~4 周能下降 2lgIU/ml，患者生存率可提高。抗病毒药物应选择快速、强效、低耐药的 NA（ETV、TDF 或 TAF）。肝衰竭患者恢复后，抗病毒治疗应长期坚持。

9. HBV 相关肝细胞癌患者　HBV DNA 阳性的肝细胞癌患者接受抗-HBV 治疗可减少肝细胞癌术后的复发，提高总体生存率。抗病毒药物应选择快速、强效的 NA（ETV、TDF 或 TAF），无禁忌证的患者也可应用 IFN-α。HBsAg 阳性而 HBV DNA 阴性的肝细胞癌患者接受肝脏切除、肝动脉化学治疗栓塞术、放射治疗或全身化学治疗时，都可能出现 HBV 再激活，建议使用 ETV、TDF 或 TAF 进行抗病毒治疗。

10. 肝移植患者　患者因 HBV 相关疾病（包括肝衰竭、肝细胞癌）进行肝移植时，应合理选用抗-HBV 方案，减少移植肝再感染 HBV 的风险。具体方案主要取决于再感染的主要风险因素，即移植前的 HBV DNA 定量水平。如移植前 HBV DNA 定量阴性，再感染风险低，可在术前尽早使用强效低耐药的 NA，即 ETV、TDF 或 TAF，预防 HBV 再激活，术后无须加用 HBIG。如移植前

HBV DNA 阳性，再感染风险高，则术前应尽早使用强效低耐药的 NA 以降低 HBV DNA 水平；术中无肝期应静脉注射 HBIG；术后除了长期应用 NA，还应联合应用低剂量 HBIG 持续 0.5～1.0 年，此后再继续单用 NA。近年来，有研究发现在应用 ETV 治疗的患者中缩短 HBIG 疗程仍然有效。如果患者已经应用了其他 NA 药物，须密切监测 HBV DNA，警惕耐药，及时调整方案。此外也有肝移植术后接种乙型肝炎疫苗预防复发的报道，但其临床应用尚有争议。

十二、慢性 HBV 感染者的监测和随访管理

（一）慢性 HBV 携带状态和非活动性 HBsAg 携带状态患者的管理

慢性 HBV 携带状态因处于免疫耐受期，患者肝内无炎症活动或仅有轻微炎症，且此期患者抗病毒治疗效果欠佳，所以目前不推荐进行抗病毒治疗。但需要强调，一部分免疫耐受期患者可能会进入免疫清除期而出现肝炎活动。非活动性 HBsAg 携带状态处于免疫控制期，但仍有发展成 HBeAg 阴性 CHB 的可能，且长期随访仍有发生肝细胞癌的风险。

因此，慢性 HBV 携带状态和非活动 HBsAg 携带状态的患者均建议每 6～12 个月进行血常规、生物化学、病毒学、甲胎蛋白、腹部超声和肝纤维化无创诊断技术等检查，必要时进行肝活组织检查，若符合抗病毒治疗指征，及时启动治疗。

（二）抗病毒治疗过程中的监测

抗病毒治疗过程中的定期监测是为了监测抗病毒治疗的疗效、用药依从性，以及耐药情况和不良反应。

1. 应用 Peg-IFN-α 血常规检查（治疗第 1 个月每 1～2 周 1 次，稳定后每月 1 次）、肝脏生物化学检查（每月 1 次）、甲状腺功能和血糖值检测（每 3 个月 1 次）及 HBV DNA、HBsAg、HBeAg 和抗-HBe 定量检测（每 3 个月 1 次），以及肝硬度值测定（每 6 个月 1 次）、腹部超声检查和甲胎蛋白检测等（无肝硬化者每 6 个月 1 次，肝硬化者每 3 个月 1 次），必要时做增强 CT 或增强 MRI 以监测肝细胞癌是否发生。

2. 应用 NA 类药物 血常规、肝脏生物化学指标、HBVDNA 定量和 HBV 感染 5 项指标、肝硬度值测定等，每 3～6 个月检测 1 次；腹部超声检查和甲胎蛋白等（无肝硬化者每 6 个月 1 次，肝硬化者每 3 个月 1 次）；必要时做增强 CT 或增强 MRI 以早期发现肝细胞癌。采用 TDF 者，每 6～12 个月检测 1 次血磷水平、肾功能，有条件者可监测肾小管早期损伤指标。

（三）抗病毒治疗结束后的随访

治疗结束后对停药患者进行密切随访的目的是评估抗病毒治疗的长期疗效，并监测疾病进展及肝细胞癌的发生。因此，不论患者在抗病毒治疗过程中是否获得应答，在停药后前 3 个月内应每月检测 1 次肝脏生物化学指标、HBV 感染 5 项指标和 HBV DNA 定量，之后每 3 个月检测 1 次，1 年后每 6 个月检测 1 次。无肝硬化的患者需每 6 个月行 1 次腹部超声检查和甲胎蛋白检测等，肝硬化患者需每 3 个月检测 1 次，必要时做增强 CT 或增强 MRI 以监测肝细胞癌是否发生。

治疗中密切关注患者依从性问题，包括用量剂量、使用方法，是否有漏用药物或自行停药等情况，提高患者依从性。应定期检测 HBV DNA 定量，如果在治疗过程中出现病毒学突破，排除依从性问题后，需及时给予挽救治疗，并进行耐药监测。

NA 总体安全性和耐受性良好，但在临床应用中仍有少见、罕见严重不良反应的发生，如肾功能不全（服用 TDF、ADV）、低磷性骨病（服用 TDF、ADV）、肌炎/横纹肌溶解（服用替比夫定）、乳酸酸中毒等（服用恩替卡韦、替比夫定），应引起关注。建议治疗前仔细询问相关病史，以降低风险。对治疗中出现血肌酐、肌酸激酶或乳酸脱氢酶水平明显升高，并伴相应临床表现如全身情况变差、肌痛、肌无力、骨痛等症状的患者，应密切观察，一旦确诊为肾功能不全、肌炎、横纹肌溶解、乳酸酸中毒等，应及时停药并改用其他药物，同时积极给予的相应治疗干预。

十三、预　　防

（一）保护易感人群

接种乙型肝炎疫苗是预防 HBV 感染最有效的

方法。乙型肝炎疫苗的接种对象主要是新生儿，其次为婴幼儿、15 岁以下未免疫人群和高危人群。

乙型肝炎疫苗全程需接种 3 针，按照 0、1 和 6 个月的程序，即接种第 1 针疫苗后，在 1 个月和 6 个月时注射第 2 针和第 3 针。接种乙型肝炎疫苗越早越好。新生儿接种部位为上臂外侧三角肌或大腿前外侧中部肌内注射；儿童和成人为上臂三角肌中部肌内注射。新生儿乙型肝炎疫苗的接种剂量：①重组酵母乙型肝炎疫苗每针次 10μg，不论母亲 HBsAg 阳性与否。②重组中国仓鼠卵巢（Chinese hamster ovary，CHO）细胞乙型肝炎疫苗，每针次 10μg 或 20μg。HBsAg 阴性母亲的新生儿接种 10μg；HBsAg 阳性母亲的新生儿接种 20μg。

对 HBsAg 阴性母亲的新生儿，应在出生后 12h 内尽早接种 10μg 重组酵母乙型肝炎疫苗，在 1 个月、6 个月时分别接种第 2 和第 3 剂乙型肝炎疫苗。危重症新生儿，如超低体重儿（<1000g）、严重出生缺陷、重度窒息、呼吸窘迫综合征等，应在生命体征平稳后，尽早接种第 1 剂乙型肝炎疫苗。

对母亲 HBsAg 阳性或既往史不详的新生儿，应在出生后 12h 内尽早注射一剂次 100IU HBIG，同时在不同部位接种 10μg 重组酵母乙型肝炎疫苗。在 1、6 个月时分别接种第 2 和第 3 剂乙型肝炎疫苗。对 HBsAg 阳性或既往史不详母亲的早产儿、低体重儿（<2500g）也应在出生后 12h 内尽早接种 HBIG 和第 1 剂乙型肝炎疫苗。早产儿或低体重儿满 1 月龄后，再按 0、1、6 个月程序完成 3 剂次乙型肝炎疫苗免疫。

新生儿在出生 12h 内接种了 HBIG 和乙型肝炎疫苗后，可接受 HBsAg 阳性母亲的哺乳。

对成人建议接种 3 针 20μg 重组酵母乙型肝炎疫苗或 20μg 重组 CHO 细胞乙型肝炎疫苗。对免疫功能低下或无应答者，应增加疫苗的接种剂量（如 60μg）和针次；对 0、1 和 6 个月程序无应答者可再接种 1 针 60μg 或 3 针 20μg 乙型肝炎疫苗，并于第 2 次接种乙型肝炎疫苗后 1~2 个月时检测血清抗-HBs，如仍无应答，可再接种 1 针 60μg 重组酵母乙型肝炎疫苗。接种乙型肝炎疫苗后有抗体应答者的保护效果一般至少可持续 30 年，因此，一般人群不需要进行抗-HBs 监测或加强免疫，但对高危人群或免疫功能低下者等可监测抗-HBs，如抗-HBs<10mIU/ml，可再次接种 1 针乙型肝炎疫苗。

未感染过 HBV 的妇女在妊娠期间接种乙型肝炎疫苗是安全的，除按常规程序接种外，加速疫苗接种程序（0、1 和 2 个月程序）已被证明是可行和有效的。

意外暴露者是指皮肤或黏膜接触 HBsAg 阳性或 HBsAg 不详患者的血液或体液，或被其污染的针头刺伤者。意外暴露于 HBV 者可按以下方法处理：①在伤口周围轻轻挤压，排出伤口中的血液，再对伤口用等渗盐水冲洗，然后用消毒液处理。②应立即检测 HBsAg、HBV DNA，3~6 个月后复查。③如接种过乙型肝炎疫苗并有应答者，且已知抗-HBs 阳性（抗-HBs≥10mIU/ml）者，可不再注射 HBIG 或乙型肝炎疫苗。如未接种过乙型肝炎疫苗，或虽接种过乙型肝炎疫苗，但抗-HBs<10mIU/ml 或抗-HBs 水平不详者，应立即注射 HBIG 200~400IU，同时在不同部位接种 1 剂乙型肝炎疫苗（20μg），于 1 个月和 6 个月后分别接种第 2 剂和第 3 剂乙型肝炎疫苗（20μg）。

（二）管理传染源

对首次确定的 HBsAg 阳性者，如符合传染病报告标准的，应按规定向当地 CDC 报告，并建议对其家庭成员进行血清 HBsAg、抗-HBs 和抗-HBc 检测，对易感者接种乙型肝炎疫苗。

HBV 感染者的传染性高低主要取决于血液中的 HBV DNA 水平，与血清 ALT、天冬氨酸转氨酶（aspartate aminotransferase，AST）和胆红素水平无关。在不涉及入托、入学、入职的健康体格检查和医疗活动中，应积极检测 HBV 感染标志物，以达到早期诊断、早期治疗、降低疾病危害的目的。慢性 HBV 感染者应避免与他人共用牙具、剃须刀、注射器及采血针等，禁止献血、捐献器官和捐献精子等，并定期接受医学随访，其家庭成员或性伴侣应尽早接种乙型肝炎疫苗。

（三）切断传播途径

大力推广安全注射（包括采血针和针灸针等针具），并严格遵循医院感染管理中的标准预防（standard precaution）原则。服务行业所用的理发、刮脸、修足、穿刺和文身等器具应严格消毒。若性伴侣为 HBsAg 阳性者，应接种乙型肝炎疫苗或采用安全套；在性伴侣的健康状况不明时，应使用安全套，以预防 HBV 和其他血源性或性传播疾病。对 HBsAg 阳性的孕妇，应尽量避免羊膜腔穿刺，保证胎盘的完整性，减少新生儿暴露于母血的机会。

十四、小　结

世界卫生组织（WHO）提出"2030 年消除病毒性肝炎作为公共卫生危害"的目标，届时慢性乙型肝炎（CHB）新发感染率要减少 90%、死亡率要减少 65%、诊断率要达到 90% 和治疗率要达到 80%。我国目前有 8600 万成人的乙肝表面抗原呈阳性，这部分人群若不接受长期监测和必要的抗病毒治疗，相对于一般人群而言则具有较高的概率发展为肝硬化、肝癌，给家庭和社会带来严重的负担。目前，强效抗病毒药物核苷（酸）类似物 TDF、ETV、TAF 和 TMF 已经被列入国家基本药物目录，通过集体采购，部分药物的价格显著下降，药物的可及性良好。然而，还有相当数量符合治疗适应证的慢性乙型肝炎患者未接受抗病毒治疗。"应诊尽诊，应治尽治"对实现我国"2030 年消除肝炎"这一目标，减缓终末期肝病的进展至关重要。

目前，以 NA 为主仅抑制病毒 DNA 复制的乙肝治疗是一个长期的过程，因其不能清除肝组织中的 cccDNA，因此，治疗中应定期复查，切记不能自行停药。在此基础上加以干扰素的治疗可使部分患者获得临床治愈，显著改善预后，值得追求。要使更多的乙型肝炎患者获得临床治愈，甚至完全治愈（病毒学清除）有待于新药的研发与上市。

（耿　楠　高冀蓉　陈新月）

参 考 文 献

中国肝炎防治基金会, 中华医学会感染病学分会, 中华医学会肝病学分会, 2021. 阻断乙型肝炎病毒母婴传播临床管理流程 (2021 年). 临床肝胆病杂志, 37(3): 527-531.

中国肝炎防治基金会, 中华医学会感染病学分会, 中华医学会肝病学分会和中国研究型医院学会肝病专业委员会, 2019. 瞬时弹性成像技术诊断肝纤维化专家共识 (2018 年更新版). 中华肝脏病杂志, 27(3): 182-191.

中华医学会肝病学分会, 2022. 扩大慢性乙型肝炎抗病毒治疗的专家意见. 中华肝脏病杂志, 30(2): 131-136.

中华医学会肝病学分会, 中华医学会感染病学分会, 2022. 慢性乙型肝炎防治指南 (2022 年版). 实用肝脏病杂志, 26(3): 后插 1-后插 23.

中华医学会肝病学分会, 中华医学会消化病学分会, 中华医学会感染病学分会, 2019. 肝纤维化诊断及治疗共识 (2019 年). 中华肝脏病杂志, 27(9): 657-667.

中华医学会肝病学分会肝炎学组, 中华肝脏病杂志, 2019. 非一线核苷 (酸) 类似物经治慢性乙型肝炎患者治疗策略调整专家共识. 中华肝脏病杂志, 27(5): 343-346.

中华医学会感染病学分会, 中华医学会肝病学分会, 2019. 慢性乙型肝炎临床治愈 (功能性治愈) 专家共识. 中华肝脏病杂志, 27(8): 594-603.

Huang DQ, Li X, Le MH, et al, 2021. Natural history and hepatocellular carcinoma risk in untreated chronic hepatitis B patients with indeterminate phase. Clin Gastroenterol Hepatol, S1542-3565(21)00069-0.

Li B, Liu Z, Liu X, et al, 2021. Efficacy and safety of tenofovir disoproxil fumarate and tenofovir alafenamide fumarate in preventing HBV vertical transmission of high maternal viral load. Hepatol Int, 15(5): 1103-1108.

Zeng QL, Zhang HX, Zhang JY, et al, 2022. Tenofovir alafenamide for pregnant Chinese women with active chronic hepatitis B: amulticenter prospective study. Clin Gastroenterol Hepatol, 20(12): 2826-2837.

第三节　丙型肝炎

内容提要

一、定义
二、病原学
三、流行病学
四、发病机制
五、临床表现
六、自然转归
七、辅助检查
八、诊断
九、鉴别诊断
十、治疗
十一、预防

一、定　义

丙型肝炎（hepatitis C）是由丙型肝炎病毒（hepatitis C virus，HCV）引起的一种传染病。HCV 感染占输血后肝炎（post-transfusion hepatitis，PTH）的 70% 以上，是导致慢性肝病的主要原因之一。丙型肝炎初期常无临床症状，70%～80% 发展为持续性病毒血症，通常在 20～30 年导致肝硬化、肝衰竭和肝细胞癌。

二、病　原　学

（一）HCV 病毒学特征

HCV 属于黄病毒科（Flaviviridae）肝炎病毒属（*Hepacivirus genus*），其基因组为单股正链 RNA。HCV 是黄病毒科唯一的嗜肝细胞病毒。HCV 是一种直径为 30～60nm 的球形病毒颗粒，完整病毒颗粒外层为脂质外壳、囊膜和棘突结构组成的核衣壳，内有 30～35nm 的核心颗粒，由核心蛋白质和核酸组成。HCV 对一般化学消毒剂敏感，10% 氯仿可杀灭病毒。血清经 60℃，10h 或用 1:1000 甲醛 37℃ 处理 6h 可灭活 HCV。血液制品中的 HCV 可用干热 80℃，72h 使之灭活。

（二）HCV 的基因组及病毒蛋白

HCV 基因组为单股正链 RNA，全长约有 9600 个核苷酸，其中包含一个高度保守的 5′ 端非编码区（5′NTR）、一个 ORF 和一个 3′ 端非编码区（3′NTR）。ORF 编码约含 3000 个氨基酸的多蛋白质前体，这些多蛋白质前体在宿主和病毒的蛋白酶作用下可裂解成在病毒复制和组装过程中具有不同功能的多肽。

1. 非编码区

（1）5′NTR：HCV 基因组的 5′ 端为一段长约 341 个核苷酸的高度保守区域，研究表明它具有较复杂的二级结构。5′NTR 包含病毒复制所必需的序列元件和启动蛋白质合成的序列元件。研究发现 5′NTR 含有内部核糖体进入位点（internal ribosome entry site，IRES），宿主肝细胞内的某些蛋白质可以与 IRES 相互作用，此位点是 HCV 复制所必需的。其次，5′NTR 含有长病毒多肽翻译起始所必需的 AUG 起始密码子。由于 5′NTR 具有较高的序列保守性，目前 HCV 基因检测大多选择在此区域。

（2）3′NTR：3′NTR 位于 HCV 长 ORF 的终止密码子后，它有一段长度可变的多聚尿嘧啶（poly U）尾和一个由 98 个核苷酸 3′ 端保守序列。

2. 编码区 HCV ORF 编码一段长约 3000 个氨基酸的多蛋白质前体，在宿主和病毒自身的蛋白酶作用下可加工成多种结构或非结构蛋白。编码区域从 5′ 端依次为 C-E1-E2-P7-NS2-NS3-NS4A-NS4B-NS5A-NS5B，结构基因包括核心区（C）和包膜区（E1、E2），分别编码核心蛋白质和包膜蛋白质，这些蛋白质参与病毒组装的结构，称之为结构蛋白；非结构基因区包括 NS2、NS3、NS4A、NS4B、NS5A、NS5B，P7 蛋白质位于 E2 和 NS2 之间，这些基因编码的蛋白质主要与 HCV 的复制和翻译相关，不构成病毒颗粒的结构成分，因此称为非结构蛋白。

（1）病毒结构蛋白：HCV ORF 近 5′ 端的 1/3 区域编码结构蛋白，包括核心蛋白质（C）、包膜蛋白质 1（E1）和包膜蛋白质 2（E2）。核心蛋白质的核苷酸序列高度保守，具有多个 B 细胞表位，且免疫原性好，是建立血清学检测的基础。核心蛋白质能够与宿主蛋白质相互作用，并参与调节细胞内信号传递。包膜蛋白质（E1、E2）为 I 型跨膜糖蛋白，是形成 HCV 病毒颗粒的结构包膜。E2 包含 3 个高变区（hypervariable region，HVR）：HVR1、HVR2 和 HVR3，它们决定着抗体的特异性，负责识别及结合抗原，从而发挥免疫效应。P7 蛋白质为 E2 蛋白质不完全裂解多肽，参与感染性病毒颗粒的组装和释放。

（2）病毒非结构蛋白：NS2 是由 216 个氨基酸组成的非结构蛋白，是锌依赖金属蛋白酶，其与 NS3 的氨基端共同构成一种蛋白酶复合物，介导 NS2-NS3 连接处的蛋白质自身裂解过程。NS3 由 632 个氨基酸组成，在其氨基端具有丝氨酸蛋白酶功能域，在裂解多蛋白质前体中发挥重要作用，负责非结构蛋白 NS3-NS4A、NS4A-NS4B、NS4B-NS5A 和 NS5A-NS5B 连接处的裂解。在 NS3 的羧基端含有核苷酸三磷酸酶和 RNA 解旋酶，RNA 解旋酶的 3′ 端解旋活性作用可产生负链 RNA 复制模板，而其 5′ 端解旋活性则能够产生正链 RNA 模板并可被组装成具有传染性的病毒颗粒，因此 NS3 在病毒的复制和蛋白质表达中具有非常重要的作用。NS4A 的羧基端是 NS3 丝氨酸蛋白酶的辅因子，能够稳定该蛋白酶并增强其催化活性。NS4B 是募集其他病毒蛋白所需的一种小疏水蛋白。NS5A 是病毒复制所需的亲水性磷蛋白，在 HCV-1b 型中发现其含有一段干扰素敏感性决定区（interferon sensitivity determining region，ISDR），该决定区的氨基酸序列与患者干扰素治疗的应答相关。NS5B 含有 RNA 依赖的 RNA 聚合酶，在病毒的复制中可催化 RNA 链的延伸。NS3、4A、5A 和 5B 是目前抗丙型肝炎病毒药物的主要靶位。

（三）HCV 复制周期

HCV 复制周期主要包括 4 期：入侵宿主细胞、病毒蛋白的表达和加工、RNA 的复制、病毒颗粒的组装和释放。

1. HCV 入侵宿主细胞 HCV 为嗜肝细胞病

毒，其在体内感染的宿主细胞主要为肝细胞。最初的病毒附着是由肝细胞表面的硫酸肝素蛋白聚糖介导，之后通过 E2 与肝细胞表面分子相互作用进入细胞内，包括跨膜蛋白 CD81、清道夫受体家族成员 SR-BI、低密度脂蛋白受体（LDL-R）、氨基葡聚糖（GAG）及凝集素分子 DC-SIGN、L-SIGN，以及去唾液酸糖蛋白受体（ASGP-R）、细胞间紧密连接蛋白 Claudin-1 和 Occludin。相关的研究显示，哺乳动物细胞系只有含有人源的 CD81、SR-BI、Claudin-1 和 Occludin，才能够被 HCV 入侵，提示这 4 个细胞表面的蛋白质是 HCV 侵入肝细胞的关键受体或辅助受体分子。其他细胞表面分子可能主要通过和 HCV 病毒颗粒非特异性地结合，促进病毒颗粒和宿主细胞的黏附，从而增加了 HCV 包膜蛋白质和其受体分子的相互作用。

2. 病毒蛋白的表达和加工 HCV 的 5′NTR 存在一个高保守性介导核糖体进入的位点（IRES），可调节 HCV RNA 转录。以 IRES 为靶点的抗病毒药物正在研发中，如针对该位点的反义寡核苷酸和核酶可以与 HCV RNA 上的该位点杂交，杂交后可使 RNase H 或核酶介导的 RNA 降解。HCV 病毒多肽的加工需要宿主和病毒的蛋白酶参与，因此，这些酶也可成为抗病毒药物研究的靶点。

3. HCV RNA 的复制 HCV RNA 的复制过程需要以 HCV RNA 为模板合成互补链，再合成 HCV RNA 链。具有解旋酶活性的 NS3 和具有 RNA 依赖的 RNA 聚合酶活性的 NS5B 参与了 HCV RNA 的复制。在 HCV RNA 复制过程中，由于 RNA 依赖的 RNA 聚合酶缺乏有校对功能的外切酶活性，可产生很高的突变率，因此病毒也可通过此突变逃避抗病毒药物的作用。

4. HCV 病毒颗粒的组装和释放 基因组扩增和翻译后，后代病毒颗粒通过组成型分泌途径组装和释放。

（四）HCV 基因分型

HCV 根据基因分型，目前已经鉴定出了 6 个 HCV 基因型和 100 多个亚型。主要通过亚基因组进行基因分型，主要的分型方法包括扩增和区域测序、基因型特异性引物聚合酶链反应（polymerase chain reaction，PCR）、限制性片段长度多态性（restriction fragment length polymorphism，RFLP）分析、亲缘关系分析法、线性探针检测（line probe assay，LiPA）等，这些检测方法结果相当，目前极常用的检测方法为线性探针检测。由于 HCV 基因型与抗病毒疗效密切相关，因此，对患者感染的 HCV 基因型进行检测是确定最佳治疗方案所必需的。

研究表明，我国已发现 HCV 基因型 1~6 型，其中 1b 和 2a 是两种主要的感染亚型。在华北、西北、东北、华东和华中（除湖南省），HCV 感染主要是 1b、2a 亚型；华南地区 HCV 遗传多样性最为丰富，共发现 14 个亚型，西南地区 HCV-3 亚型高于其他地区。

三、流行病学

（一）传染源

丙型肝炎的主要传染源为 HCV 感染者，包括急性丙型肝炎患者、亚临床型和慢性丙型肝炎患者，以及无症状携带者。急性丙型肝炎患者在发病前 12d，其血液就已具有传染性。

（二）传播途径

HCV 可以通过各种途径传播，最易感染的途径为大量或反复的经血暴露，如接受 HCV 感染者的血液成分、移植物及静脉药成瘾者（PWID）共同使用注射器。HCV 的传播也可通过性接触传播、围产期传播等方式。

1. 经血传播

（1）经输血和血液制品传播：我国自 1993 年对献血人员筛查 HCV 抗体，2015 年开始对抗-HCV 阴性献血员筛查 HCV RNA 后，该途径得到了有效控制。

（2）经破损皮肤和黏膜传播：目前主要的传播方式，包括使用非一次性注射器和针头、未经严格消毒的牙科器械、内镜及侵袭性操作和针刺等；一些可能导致皮肤破损和血液暴露的传统医疗方法也与 HCV 传播有关；共用剃须刀、牙刷、文身和穿耳环孔器械等也是 HCV 潜在的经血传播方式。共用注射器和不安全注射是目前新发感染最主要的传播方式。

2. 性传播 与 HCV 感染者性接触和有多个性伴侣者，感染 HCV 的危险性较高。同时伴有其他性传播疾病者，特别是感染人类免疫缺陷病

毒 (human immunodeficiency virus，HIV) 者，感染 HCV 的危险性更高。

3. 围产期传播 HCV 抗体阳性母亲将 HCV 传播给新生儿的危险性为 2%。若母亲在自然分娩时 HCV RNA 阳性，则传播的危险性可高达 4%～7%。合并 HIV 感染时，传播的危险性增至 20%。HCV 病毒高载量可能增加传播的危险性。

4. 其他途径传播 虽然经血传播是 HCV 感染的主要传染途径，但仍有 30%～40% 的急性丙型肝炎患者没有明确的危险因素，这种类型的肝炎称为散发性丙型肝炎。

（三）患病率

世界范围内 HCV 的感染率为 2%～3%，即约有 1.7 亿人感染，每年约有 3.5 万新发感染者。世界卫生组织（WHO）发布的 2017 年全球肝炎报告最新数据显示，2015 年全球新增了近 175 万丙肝患者，患者总数达到了 7100 万人，其中美洲区域有 700 万丙肝病毒感染者、东地中海区域有 1500万、西太平洋区域有 1400 万、欧洲区域有 1400万、东南亚区域有 1000 万、非洲有 1100 万，患者数量以东地中海地区、西太平洋地区和欧洲居多，丙型肝炎流行情况在各国之间和国家内部之间差异较大。

我国仅 2015 年报道的丙型肝炎患者就超过了 20.79 万人，约占 2015 年全球新增病例的 11.88%。HCV 感染已成为我国仅次于乙型肝炎病毒（HBV）感染的第二大病毒性肝病，对公众健康构成了巨大威胁。对中国 2008～2012 年丙型肝炎患者空间分布及聚集区域进行了分析。结果显示，发病人群主要集中在中青年，发病率随年龄增大不断升高且男性发病率均高于女性；空间分析显示，中国丙型肝炎发病存在空间聚集性，聚集区域在中国东北和西北地区；此外，丙型肝炎发病有规律性波动，提示丙型肝炎发病存在季节性趋势，春季发病率较高。

四、发病机制

影响 HCV 与被感染宿主之间相互作用的因素较多，因此不同感染个体的表现也各不相同。由于缺乏稳定的研究模型，HCV 感染导致肝损伤和 HCV 感染易于慢性化的机制研究受到了限制。目前普遍认为，HCV 感染造成肝细胞损害主要是免疫介导的，病毒的直接损害也起一定的作用。

（一）免疫介导机制

HCV 感染的宿主免疫应答主要为非特异性免疫应答和特异性应答，非特异性免疫应答包括内源性细胞因子的产生和自然杀伤细胞的活性，特异性免疫应答包括体液免疫和细胞免疫应答。

1. 体液免疫应答 在 HCV 急性染过程中，患者可针对 HCV 结构蛋白和非结构蛋白产生特异性抗体，这也成为当前诊断学检测的基础之一。大多数急性 HCV 感染者在 5～6 周可产生 HCV 抗体，其检测阳性晚于 HCV RNA 出现。约 90% 以上的慢性 HCV 患者可出现 HCV 包膜蛋白质（E1、E2）保守性抗原表位的抗体，但这些抗体不足以阻止新的感染或清除已存在的感染。体液应答的激活并不局限于抗体的产生，在部分慢性丙型肝炎患者的外周血中可见 $CD5^+B$ 淋巴细胞增多，并可能与 HCV 和 B 细胞的 CD81 受体结合有关。此外，HCV 与特发性混合型冷球蛋白症相关，免疫复合物中含有 IgG 和类风湿因子，并可沉积在小血管内，这可能是 HCV 抗原引起 B 细胞良性增生的结果。

2. 细胞免疫应答 尽管早期的非特异性细胞应答在限制 HCV 感染中起了一定的作用，然而 HCV 感染的彻底清除更可能依赖于特异性的 $CD4^+$ 和 $CD8^+T$ 细胞介导的细胞免疫应答。

（1）先天性免疫应答：肝脏内含有大量的淋巴细胞，并形成一个高度调节的免疫环境，以监视和实现对外来刺激的免疫应答。先天性免疫应答是对抗病毒感染的早期免疫防御，在肝脏内的淋巴细胞约 1/3 是 NK 细胞，其在抗原刺激下可直接杀死靶细胞。NKT 细胞在正常肝细胞中常见，在 HCV 感染的患者肝脏内更多，这些细胞可产生 IL-4，可在感染初期及后期的免疫调节中发挥作用。

（2）$CD4^+T$ 细胞应答：$CD4^+T$ 细胞介导的免疫反应可发生在病毒感染早期，可促进 B 细胞产生抗体，这是后续的 $CD8^+T$ 细胞反应（包括针对感染细胞特异性反应）的先决条件。$CD4^+T$ 细胞对病毒感染的应答是可以通过评估外周血淋巴细胞增生能力及其暴露于病毒蛋白后产生 IFN-γ 能力来确定的。在 HCV 急性感染的初期，$CD4^+T$ 细胞可局部产生细胞因子，辅助 B 淋巴细胞并保护肝脏免受损害。早期急性期过后，$CD4^+T$ 细胞主要产生

Th1 细胞因子，并可直接激活 HCV 特性细胞毒性 T 淋巴细胞（CTL）。

（3）CD8$^+$T 细胞应答：CD8$^+$细胞对控制 HCV 感染具有重要的意义。免疫表型的相关研究显示，CD8$^+$T 细胞为慢性丙型肝炎患者肝脏内活化的主要细胞，并可在有炎症反应的肝汇管区呈上调趋势。在大部分慢性 HCV 感染者的肝脏和外周血中可以分离出 HCV 特异性的 CD8$^+$T 细胞。HCV 特异性 CD8$^+$T 细胞在慢性 HCV 感染时对控制病毒复制发挥重要作用，其可能通过局部产生 IFN-γ 和 IFN-α 等细胞因子抑制病毒的复制，并可能通过多种途径诱导细胞凋亡。

3. 细胞因子的应答 HCV 的快速复制和大量被感染的肝细胞对宿主的体液免疫和细胞免疫来说，都是一个严峻的挑战。作为调节分子的细胞因子，在控制 HCV 感染的生理和病理过程中起着重要的调节作用。在 HCV 感染过程中，Th1 细胞可以产生 IL2、TNF-α 和 IFN-γ 的分泌，这些细胞因子是宿主抗病毒应答时 CTL 和 NK 细胞激活所必需的；Th2 细胞可以产生 IL-4、IL-10 等细胞因子，可以加强抗体的产生和抑制 Th1 应答的产生。肝内 Th1 相关的细胞因子应答作为对 HCV 感染的反应而激活，这类细胞因子的应答提示机体努力控制病毒复制并导致肝细胞损伤；Th2 细胞因子应答可能是一种起源于肝内外的自动调节应答，并试图将 Th1 应答限制于肝脏，从而防止系统效应的发生。

（二）病毒直接的细胞毒性作用

一些病毒不需要通过免疫作用，直接就可造成感染细胞的死亡，这种作用机制是通过直接的细胞毒性作用。丙型肝炎患者肝组织病理学检查发现病变部位有显著的嗜酸性变和较多的嗜酸小体形成，但其周围无炎症发生，提示存在 HCV 对感染细胞的直接破坏。丙型肝炎患者血清 HCV RNA 含量和 HCV 抗原的出现与血清 ALT 水平呈正相关，干扰素治疗后，血清 ALT 水平和肝脏的炎症随病毒水平下降而下降，提示 HCV 的复制伴随肝损伤，这可能是 HCV 直接破坏肝细胞的结果。

（三）HCV 慢性化机制

HCV 慢性化的机制尚未充分阐明，可能涉及的相关机制为：由于依赖病毒 RNA 聚合酶缺乏有校对功能的外切酶活性，HCV 复制容易产生错误，在体内可呈现较高的准种复杂度，这使得 HCV 可以在免疫压力下筛选出逃避株，进而使 HCV 感染持续存在。

HCV 感染持续进展，HCV 特异性 CD4$^+$ 和 CD8$^+$T 细胞反应减弱。HCV 特异性 T 细胞功能减弱可能是一种适应性反应，可在持续的高抗原负荷条件下减少 T 细胞介导的组织损伤。此时，出现低载量的病毒血症，HCV 相关抗原对机体的刺激不够充分，不足以产生完全清除病毒所需的体液和细胞免疫。

HCV 可以感染肝外细胞，感染淋巴细胞可使机体免疫反应受损，同时感染于外周单个核细胞的病毒可以成为复发的病毒来源。

HCV 产生的多种蛋白质，如核心蛋白质、E2 蛋白质、NS5A 蛋白质等可以干扰细胞内干扰素的产生和应答通路。然而，目前研究都依赖于单个 HCV 蛋白质在转染细胞中的超表达，尚未在感染细胞或患者中得到证实。

五、临床表现

（一）急性丙型肝炎

急性丙型肝炎的潜伏期为 2～26 周，感染后 7～8 周为发病高峰期。急性 HCV 感染者通常出现血清丙氨酸转氨酶（ALT）升高，在感染数天内患者血中的 HCV RNA 即可出现阳性，并可在整个感染期间检出，而 HCV 血清抗体则要在感染后的 5～6 周方可检测到。大多数急性感染者没有明显症状，仅不到 30% 的患者可出现乏力、食欲减退、恶心和右季肋部疼痛，较少出现黄疸、发热和皮疹。部分患者可出现轻度肝大和脾大。

（二）无症状 HCV 携带者

血清学检查 HCV 抗体及 HCV RNA 阳性，但是反复检测血清 ALT 均在正常范围内，无肝炎临床表现，称为 HCV 无症状携带者。无症状携带状态较多见于免疫缺陷患者。

（三）慢性丙型肝炎

急性丙型肝炎后 HCV RNA 持续阳性者，病程超过 6 个月为慢性丙型肝炎。大部分慢性丙型肝炎患者有血清 ALT 升高但没有明显肝病症状及体征。

只有6%的患者出现肝病症状，通常轻微且无特异性。最常见的症状为乏力，其次是右上腹钝痛、食欲减退和体重减轻。慢性丙型肝炎患者发展为肝硬化时，可出现黄疸，查体可触及坚硬的肝脏、肿大的脾脏，并可出现慢性肝病的特征。根据临床演变类型和ALT变化，慢性丙型肝炎可分为以下类型。

1. 慢性持续型 血清ALT呈持续性轻度升高，肝活检可为不同程度的慢性肝炎病理改变。

2. 反复异常型 慢性丙型肝炎最常见的类型，患者血清ALT反复异常，波动幅度较大后有一段时间平稳期，肝活检可见肝细胞发生变性、炎症细胞浸润与坏死，并可伴有不同程度的肝纤维化，易进展为终末期肝病。

3. 无症状型 部分患者经急性感染后，肝功能一直正常，但HCV抗体和HCV RNA阳性，少部分可出现HCV抗体阴性而HCV RNA阳性，肝活检显示不同程度的慢性肝炎改变。

（四）肝外表现

在所有嗜肝性和非嗜肝性病毒中，丙型肝炎病毒最易引起肝外症状。目前研究表明，慢性丙型肝炎患者可有多种肝外表现，包括混合型冷球蛋白血症、HCV免疫复合物相关肾病、非霍奇金B细胞淋巴瘤、类风湿关节炎、眼口干燥综合征、扁平苔藓、迟发性皮肤卟啉病、心血管疾病和2型糖尿病等。

1. 混合型冷球蛋白血症 临床表现包括虚弱、皮肤紫癜和关节痛三联征。通常伴有周围神经系统受累，最常见的形式是远端感觉或运动性周围神经病变，表现为疼痛和不对称的感觉异常。主要的肾脏表现为膜增生性肾小球肾炎，表现为急性肾衰竭或肾病综合征。极少数情况下，疾病可进展为广泛的脉管炎，累及中枢神经系统、心脏或肠道，危及生命。丙型肝炎病毒相关混合型冷球蛋白血症血管炎具有很高的发病率和死亡率，最近研究表明，使用直接抗病毒药物治疗可显著降低其死亡率。

慢性丙型肝炎合并冷球蛋白血症血管炎的治疗包括直接作用的抗病毒药物与血浆置换、利妥昔单抗或两者的组合。有轻到中度症状（虚弱、皮肤紫癜和关节痛）的患者可单独使用直接抗病毒方案进行治疗。在严重的情况下（涉及肾小球肾炎、严重神经病变或广泛性血管炎），应使用利妥昔单抗，必要时进行血浆置换，并始终与直接抗病毒药治疗相结合。控制轻微的炎症可考虑使用小剂量糖皮质激素，而其他免疫抑制药应只在难治性病例中使用。

2. 非霍奇金B细胞淋巴瘤 慢性丙型肝炎合并冷球蛋白血症的患者发生B细胞淋巴瘤的风险约为普通人群的35倍。丙型肝炎病毒相关性淋巴瘤以边缘区淋巴瘤为主，弥漫大B细胞淋巴瘤和淋巴浆细胞性淋巴瘤较少见。对于患有非霍奇金B细胞淋巴瘤的丙型肝炎患者应早期使用直接抗病毒药物治疗。

3. 心血管疾病 研究表明，可检测到丙型肝炎病毒核糖核酸患者的心血管疾病发生率高于丙型肝炎病毒抗体阳性但无法检测到核酸的患者，说明活动性丙型肝炎病毒感染可增加心血管事件的风险。丙型肝炎病毒感染可诱导代谢紊乱，如胰岛素抵抗和糖尿病，以及通过创造促炎和促纤维化环境，诱导慢性内皮病变和加速动脉粥样硬化，导致心血管变化。

4. 2型糖尿病 与无病毒感染的肝硬化患者和慢性肝病患者相比，丙型肝炎相关性肝硬化患者患2型糖尿病的风险增加。与无肝硬化的乙型肝炎患者或普通人群相比，无肝硬化的丙型肝炎患者患糖尿病的风险增加。致病机制包括病毒直接效应、胰岛素抵抗、促炎性细胞因子的释放和其他免疫调节过程。

（五）儿童丙型肝炎

儿童丙型肝炎中多见以下两种类型：病毒持续存在而无肝炎临床表现者为病毒携带者；无临床表现但肝组织活检见慢性肝炎征象为亚临床型。60%的慢性病毒携带者3年内可发展为慢性肝炎，并可进展为肝硬化。合并其他病毒感染时其组织学改变和临床表现比较重。

六、自然转归

急性丙型肝炎通常在1~3个月得到缓解。HCV感染导致暴发性肝衰竭的病例非常少见，极少数患者表现为急性重型肝炎，通常为亚急性过程。20%~50%的急性丙型肝炎患者可以在最初12周内自然清除体内的病毒，此时患者体内持续检测不到 HCV RNA，血清学指标也恢复正常。在 30%～40% 的血清 ALT 恢复正常的患者中，约有 50% 可持续存在慢性病毒血症。在急性感染的 HCV 患者中，55%～80% 的患者可发展为慢性持续感染。

慢性丙型肝炎进展速度涉及病毒、宿主及外在环境等因素影响。由于 HCV 基因 1 型居多，抗病毒疗效较差，因此 HCV 基因型对疾病的长期转归有一定的影响。感染 HCV 时年龄在 40 岁以上、男性及合并感染 HIV 并导致免疫功能低下者可促进疾病的进展。合并 HBV 感染、嗜酒（>50g/d）、非酒精性脂肪肝病、肝脏高铁载量、合并血吸虫感染、肝毒性药物和环境有毒物质污染等也可促使疾病进展。慢性丙型肝炎进展缓慢，5%～15% 患者 20 年后可进展为肝硬化，其中 3%～4% 患者出现肝硬化失代偿，5%～15% 的患者出现肝细胞肝癌。

七、辅 助 检 查

（一）实验室检查

1. HCV 的血清学检测　抗-HCV 检测（化学发光免疫分析法或者酶联免疫吸附试验）可用于 HCV 感染者的筛查。对于抗-HCV 阳性者，应进一步检测 HCV RNA，以确定是否为现症感染。一些自身免疫病患者可出现抗-HCV 假阳性；血液透析和免疫功能缺陷或合并 HIV 感染者可出现抗-HCV 假阴性；急性丙型肝炎患者可因为处于窗口期出现抗-HCV 阴性。因此，HCV RNA 检测有助于确诊这些患者是否存在 HCV 感染。

HCV 核心抗原是 HCV 复制的标志物，在 HCV RNA 检测不可进行时，它可替代 HCV RNA 用于诊断急性或慢性 HCV 感染。

如果抗-HCV 阳性，应进一步检测血清或血浆 HCV RNA 或 HCV 核心抗原（HCV RNA 检测不可进行时），以明确是否为现症感染。怀疑 HCV 急性感染时，即使抗-HCV 阴性，也需要检测 HCV RNA。

2. HCV RNA、基因型和变异检测　HCV RNA 定量检测采用基于 PCR 扩增、灵敏度、特异度和精确度高并且线性广的方法，其检测结果以 IU/ml 表示。HCV RNA 定量检测适用于 HCV 现症感染的确认、抗病毒治疗前基线病毒载量分析，以及治疗结束后的应答评估。

基因型特异性直接抗病毒药物（direct-acting antiviral agent，DAA）在已知主要基因型和基因亚型的 HCV 感染者中能达到 90% 以上的持续病毒学应答（sustained virologic response，SVR），但少数未经过 DAA 临床试验或者已有的临床试验未获得 90% 以上 SVR 的基因亚型，以及耐药相关替代突变（resistance associated substitution，RAS）的感染者还需要规范的临床试验来确定合适的治疗方案。一项调查研究发现，云南省静脉注射吸毒人群流行的 7 种 HCV 亚型普遍存在针对 NS3 蛋白酶抑制剂的天然 RAS，且各亚型都有优势的 RAS，影响了 DAA 的治疗效果。因此，采用 DAA 方案治疗的感染者，需要先检测基因型，制订个体化的治疗方案。优先考虑可检测出多种基因型和基因亚型并同时可获得 RAS 结果的方法，如桑格（Sanger）测序法。

目前检测 RAS 的方法包括 PCR 产物直接测序法和新一代深度测序方法，PCR 产物直接测序法可满足临床上 DAA 方案选择的需求。

（二）肝纤维化的无创诊断

目前，常用的方法包括血清学和瞬时弹性成像（transient elastography，TE）两大类。血清学方法通常是指包括多种临床指标的模型，其中天冬氨酸转氨酶与血小板比率指数（aspartate amino-transferase-to-platelet ratio index，APRI）评分和肝纤维化 4 因子指数（fibrosis 4 score，FIB-4）简单易行，但灵敏度和特异度不高。

采用 APRI 评分或 FIB-4 等血清学方法和（或）瞬时弹性成像联合检测判断是否存在肝硬化或纤维化，两者联合检测可以提高诊断准确率。当两者结果不一致时，建议进行肝组织学检查以明确诊断。

1. APRI 评分　天冬氨酸转氨酶（aspartate aminotransferase，AST）和血小板（platelet，PLT）比率指数，可用于肝硬化的评估。成人中 APRI 评分>2，提示患者已经发生肝硬化。APRI=AST/AST 的正常值上限 (upper limit of normal，ULN)/血小板计数 $(\times 10^9/L) \times 100$。

2. FIB-4 指数　基于丙氨酸转氨酶（alanine aminotransferase，ALT）、AST、血小板计数和患者年龄的 FIB-4 可用于显著肝纤维化（相当于 Metavir 评分≥F2）的诊断。成人中 FIB-4>3.25，预示患者已经发生显著肝纤维化。FIB-4=年龄（岁）× AST(IU/L)/[PLT(×10^9/L)× $\sqrt{AUT(IU/L)}$]。

3. TE　TE 作为一种较为成熟的无创肝纤维化检查，其优势为操作简便、重复性好，能够较准确地识别轻度肝纤维化和进展性肝纤维化或早期肝硬化，但其测定成功率受肥胖、肋间隙大小和操作者经验等因素的影响，其测定值受肝脏炎症坏死、胆汁淤积和脂肪变等多种因素影响。肝硬度值（liver stiffness measurement，LSM）≥14.6kPa 可诊断为肝硬化，LSM<9.3kPa 可排除肝硬化；LSM≥9.3kPa 可诊断进展性肝纤维化，LSM<7.3kPa 可排除进展性肝纤维化；LSM≥7.3kPa 可诊断为显著肝纤维化。TE 对慢性丙型肝炎（chronic hepatitis C，CHC）肝纤维化分期的诊断较为可靠，对肝硬化的诊断更准确。

（三）影像学诊断

目前常用的影像学诊断方法包括腹部超声检查、CT 和 MRI 等，主要目的是监测慢性 HCV 感染肝硬化疾病进展情况，发现占位性病变和鉴别其性质，尤其是监测和诊断肝细胞癌（hepatocellular carcinoma，HCC）。

1. 腹部超声检查　操作简便、直观、无创性和价廉，腹部超声检查已成为肝脏检查最常用的重要方法。该方法可以协助判断肝脏和脾脏的大小和形态、肝内重要血管情况和肝内有无占位性病变，但容易受到仪器设备、解剖部位、操作者技术和经验等因素的限制。

2. CT　是肝脏病变诊断和鉴别诊断的重要影像学检查方法，用于观察肝脏形态，了解有无肝硬化，及时发现占位性病变和鉴别其性质，动态增强多期扫描对 HCC 的诊断具有高灵敏度和特异度。

3. MRI　无放射性辐射，组织分辨率高，可以多方位、多序列成像，对肝脏的组织结构变化，如出血坏死、脂肪变性和肝内结节的显示与分辨率优于 CT 检查和超声检查。动态增强多期扫描及特殊增强剂显像对鉴别良性和恶性肝内占位性病变优于 CT 检查。

（四）病理学诊断

肝活组织检查对丙型肝炎的诊断、炎症活动度和纤维化分期评价、疗效和预后判断等方面至关重要。丙型肝炎的肝脏组织病理学与其他病毒性肝炎相似，可有小叶内及汇管区炎症等病变。病理学特征包括肝窦内可见单个核细胞串珠样浸润；汇管区可见淋巴细胞聚集性浸润，甚至淋巴滤泡样结构形成；可见小胆管损伤，甚至小胆管结构破坏，细胞角蛋白（cytokeratin，CK）19 或 CK7 免疫组化学染色有助于鉴别；可见肝细胞大小泡混合或大泡性脂肪变性，区带分布不明显，基因 3 型、1 型和 4 型较易见，肝活检组织学评价建议采用 Metavir 或 Ishake 评分系统。急性丙型肝炎无肝纤维化，肝细胞脂肪变性较轻或无，一般无界面炎（旧称碎屑样坏死），临床上除非与其他肝病相鉴别，否则通常不行肝活组织检查。

八、诊　　断

（一）急性丙型肝炎的诊断

1. 流行病学史　有明确的就诊前 6 个月以内的流行病学史，如输血史、应用血液制品史、不安全注射、文身等其他明确的血液暴露史。

2. 临床表现　可有乏力、食欲减退、恶心和右季肋部疼痛等，少数伴低热，轻度肝大，部分患者可出现脾大，少数患者可出现黄疸。多数患者无明显症状，表现为隐匿性感染。

3. 实验室检查　ALT 可呈轻度和中度升高，也可在正常范围内，有明确的 6 个月以内抗-HCV 和（或）HCV RNA 检测阳性的结果。部分患者 HCV RNA 可在 ALT 恢复正常前转阴，但也有 ALT 恢复正常而 HCV RNA 持续阳性者。

有上述 1+2+3 或 2+3 者可诊断。

（二）慢性丙型肝炎的诊断

1. 诊断依据　HCV 感染超过 6 个月，或有 6 个月以前的流行病学史，或感染日期不明；抗-HCV 及 HCV RNA 阳性，肝脏组织病理学检查符合慢性肝炎；根据症状、体征、实验室检查和影像学检查结果综合分析，亦可诊断。

2. 病变程度判定　肝组织病理学诊断可以判定肝脏炎症分级和纤维化分期。HCV 单独感染极少引起肝衰竭，HCV 重叠 HIV、HBV 等病毒感染、过量饮酒或应用肝毒性药物时，可发展为肝衰竭。

3. 肝外表现　肝外临床表现或综合征可能是机

体异常免疫应答所致，包括类风湿关节炎、眼口干燥综合征、扁平苔藓、肾小球肾炎、混合型冷球蛋白血症、B 细胞淋巴瘤和迟发性皮肤卟啉病等。

九、鉴别诊断

在诊断丙型肝炎时需注意对其他引起黄疸的常见疾病加以鉴别，如胆囊炎、肝内外胆管梗阻性黄疸等，对其他引起肝损伤的疾病也需加以鉴别。

（一）胆囊炎

胆囊炎也可出现黄疸和血清 ALT 升高，但此类患者多有反复发作史，通常伴有发热、右上腹剧烈疼痛，局部明显压痛，墨菲征（Murphy 征）阳性。外周血细胞分析、B 超等有助于鉴别。

（二）梗阻性黄疸

梗阻性黄疸，如胆石症、胰头癌等均可出现黄疸。胆石症患者临床表现为上腹部发作性剧烈疼痛，B 超、CT、磁共振胆胰管成像（MRCP）等检查可鉴别；胰头癌患者临床表现为无痛性、进行性黄疸，B 超、CT 及经内镜逆行胆胰管成像（ERCP）等检查可鉴别诊断。

（三）溶血性黄疸

溶血性黄疸常有药物或感染等诱因，表现为贫血、腰痛、发热、血红蛋白尿、网织红细胞升高，黄疸大多较轻，主要为非结合胆红素升高，应用糖皮质激素治疗后黄疸消退快。

（四）其他病毒引起的肝炎

其他肝炎病毒、巨细胞病毒、EB 病毒等均可导致肝损伤，且临床表现与丙型肝炎类似，主要靠病原学和血清学检查进行鉴别。

（五）药物性肝炎

此类患者常有肝损伤药物史，常见的药物有对乙酰氨基酚、抗结核药、抗甲状腺药、某些抗生素及中药等，均可引起药物性肝炎。根据病史、肝组织病理等可鉴别诊断。

（六）自身免疫性肝炎

自身免疫性肝炎多见于女性患者，临床表现与慢性肝炎相似，可有多系统和多脏器损害，血清抗核抗体检测等可帮助鉴别诊断。

（七）酒精性肝炎

此类患者常有长期酗酒史，根据病史、肝组织病理等可鉴别。

（八）非酒精性脂肪性肝病

非酒精性脂肪性肝病多见于肥胖患者，可伴有血脂升高，肝损伤时可表现为 ALT 轻度或中度升高，B 超、肝组织病理检查等有助于鉴别。

十、治　　疗

（一）治疗目标

抗病毒治疗的目标是清除 HCV，获得治愈，清除或减轻 HCV 相关肝损伤和肝外表现，逆转肝纤维化，阻止进展为肝硬化、失代偿期肝硬化、肝衰竭或 HCC，提高患者的长期生存率，提高患者生活质量，预防 HCV 传播。进展期肝纤维化及肝硬化患者 HCV 的清除可降低肝硬化失代偿的发生率，可减少但不能完全避免 HCC 的发生，需长期监测 HCV 的发生情况；蔡尔德-皮尤（Child-Pugh）评分 A 和 B 级的肝硬化患者 HCV 的清除有可能延缓或降低肝移植的需求，对该部分患者中长期生存率的影响需进一步研究；肝移植患者移植前抗病毒治疗可改善移植前的肝功能及预防移植后再感染，移植后抗病毒治疗可提高其生存率。

治疗后持久病毒学应答的定义为：抗病毒治疗结束后 12 或 24 周，采用敏感检测方法（检测下限 ≤15IU/ml）检测血清或血浆 HCV RNA 检测不到（SVR12 或 SVR24）。

（二）抗病毒治疗

1. 抗病毒治疗的适应证　所有 HCV RNA 阳性的患者，不论是否有肝硬化、合并慢性肾脏病或者肝外表现，均应接受抗病毒治疗。进展期肝纤维化或肝硬化、显著肝外表现（例如 HCV 相关混合型冷球蛋白血症血管炎、HCV 免疫复合物相关肾病、非霍奇金 B 细胞淋巴瘤等）、肝移植后 HCV 复发、合并加速肝病进展的疾病（其他实质器官或干细胞移植术后、HBV/HCV 共感染、HIV/HCV 共感染、糖尿病等）、传播 HCV 高风险的患者（PWID、有生育愿望的育龄期女性、血液透析患者、囚犯等）需立即进行治疗。

育龄期女性在 DAA 治疗前应先筛查是否已经

妊娠，已经妊娠者可在分娩、哺乳期结束后给予抗病毒治疗。如果妊娠试验排除妊娠，则应告知，避免在服用 DAA 期间妊娠。

2. 治疗前评估 采用敏感检测方法（检测下限≤15IU/ml）进行血清或血浆 HCV RNA 定量检测。如果高敏 HCV RNA 检测不可进行时，可使用非高敏 HCV RNA 检测（检测下限≤1000IU/ml），如果非高敏 HCV RNA 检测低于检测线，建议再使用高敏试剂进行检测确认。

CHC 进行抗病毒治疗前需评估肝病的严重程度，是否存在进展期肝纤维化或者肝硬化。有失代偿期肝硬化病史者，不推荐使用含 NS3/NS4A 蛋白酶抑制剂（protease inhibitor，PI）的方案，代偿期肝硬化患者若不能进行密切临床或实验室监测，不推荐使用含 NS3/NS4A PI 的方案。进展期肝纤维化和肝硬化治疗后即使获得 SVR，也需要监测 HCC 的发生，以及肝硬化并发症的发生情况。基线评估纤维化分期应采用无创诊断方法，仅在有其他潜在病因时才进行肝活检。

治疗前需评估肾功能［肌酐/估算肾小球滤过率（estimated glomerular filtration rate，eGFR）］。eGFR<30ml/(min·1.73m²) 的肾功能不全患者应尽量避免应用包含索磷布韦（sofosbuvir，SOF）的治疗组合。失代偿期肝硬化兼肾功能严重损伤患者，可谨慎使用含 SOF 的方案。

采用泛基因型 DAA 方案的感染者，且当地基因 3b 型流行率低于 5% 的情况下，可以不检测基因型。如采用基因型特异性 DAA 方案的感染者，需要先检测基因型。在基因 3b 亚型流行率超过 5% 的地区，也需要检测基因型，并且基因分型的检测方法需要能检测出基因 3b 亚型。

不推荐治疗前行 HCV RAS 检测。在有些地区，如果唯一可及的治疗方案需要进行治疗前 RAS 检测，而且 RAS 的检测易于获得且结果可靠，则建议进行 RAS 检测，包括：①阿舒瑞韦/达拉他韦治疗基因型 1b 型初治或经治伴或不伴肝硬化患者；②艾尔巴韦/格拉瑞韦治疗基因 1a 型初治或经治伴或不伴肝硬化患者；③来迪派韦/索磷布韦治疗基因 1a 型经治伴或不伴肝硬化患者；④ DAA 治疗失败者，包括突破和复发，可进行 RAS 检测。

治疗前需要检测 HBsAg 以了解有无合并 HBV 感染。治疗前应评估患者的合并疾病以及合并用药，评估 DAA 与合并用药间的潜在的相互作用。特定细胞色素酶 P450/P 糖蛋白诱导药（如卡马西平、苯妥英钠）可显著降低 DAA 的血药浓度，禁忌与所有 DAA 治疗方案合用。

3. DAA 药物

（1）泛基因型方案

1）索磷布韦/维帕他韦：每片复合片剂含索磷布韦 400mg 及维帕他韦 100mg，每次 1 片，每日 1 次。治疗基因 1～6 型初治或者聚乙二醇干扰素 α 联合利巴韦林或联合索磷布韦（pegylated IFN-α, ribavirin and sofosbuvir，PRS）经治患者，无肝硬化或代偿期肝硬化疗程为 12 周，针对基因 3 型代偿期肝硬化或者 3b 型患者可以考虑增加利巴韦林，失代偿期肝硬化患者联合利巴韦林疗程为 12 周。含 NS5A 抑制药的 DAA 经治患者如果选择该方案，需要联合利巴韦林，疗程为 24 周。

以我国人群为主的亚洲临床试验结果显示，索磷布韦/维帕他韦治疗 12 周，在基因 1a 型、1b 型、2 型、3a 型、3b 型和 6 型的 SVR12 率分别为 100%、100%、100%、95%、76% 和 99%。有限数据显示，索磷布韦/维帕他韦治疗我国基因 3b 型无肝硬化患者 12 周的 SVR 率为 96%，肝硬化患者的 SVR 率为 50%。因此，在基因 3b 亚型流行率超过 5% 的地区，需要分辨出基因 3b 亚型。基因 3b 型肝硬化患者如使用此方案，建议加用 RBV 治疗 12 周。

2）格卡瑞韦/哌仑他韦：每片复合片剂含格卡瑞韦 100mg 及哌仑他韦 40mg，每次 3 片，每日 1 次。治疗基因 1～6 型，初治无肝硬化患者，以及非基因 3 型代偿期肝硬化患者，疗程为 8 周；初治基因 3 型代偿期肝硬化患者疗程为 12 周。PRS 经治患者、非基因 3 型无肝硬化患者疗程为 8 周，代偿期肝硬化患者疗程为 12 周。基因 3 型 PRS 经治患者疗程为 16 周。不含 NS5A 抑制药但是含蛋白酶抑制剂（PI）的 DAA 经治基因 1 型患者疗程为 12 周，含 NS5A 抑制药不含 PI 的 DAA 经治基因 1 型患者疗程为 16 周。既往 NS5A 抑制药联合 PI 治疗失败的患者，以及 DAA 治疗失败的基因 3 型患者，不建议使用该方案。该方案禁用于肝功能失代偿或既往曾有肝功能失代偿史的患者。

格卡瑞韦/哌仑他韦针对基因 3 型患者初治非

肝硬化疗程为 8 周，初治代偿期肝硬化疗程需 12 周；经治患者伴或不伴肝硬化，需要延长疗程至 16 周。因此，在基因 3 型流行率超过 5% 的地区，需要分辨出基因 3 型。

3）索磷布韦联合达拉他韦：索磷布韦 400mg（1 片）联合达拉他韦 100mg（1 片），每日 1 次，疗程为 12 周。肝硬化患者加用 RBV，对于 RBV 禁忌的肝硬化患者，需将疗程延长至 24 周。

4）索磷布韦/维帕他韦/伏西瑞韦：每片复合片剂含索磷布韦 400mg、维帕他韦 100mg 及伏西瑞韦 100mg，每次 1 片，每日 1 次。治疗基因 1~6 型，既往含 NS5A 抑制药的 DAA 治疗失败患者，疗程为 12 周。针对基因 1a 型或基因 3 型患者，不含 NS5A 抑制药的 DAA 治疗失败患者，或者基因 3 型肝硬化患者，建议选择该方案治疗 12 周。索磷布韦/维帕他韦/伏西瑞韦主要用于 DAA 治疗失败患者，针对基因 3 型初治或 PRS 经治肝硬化患者，可以考虑选择此方案。

（2）基因型特异性方案——基因 1 型：基因 1b 型患者可以选择艾尔巴韦/格拉瑞韦，50mg/100mg，每日 1 次，治疗基因 1 型初治及 PR 经治患者，疗程为 12 周。来迪派韦/索磷布韦，90mg/400mg，每日 1 次，可用于成人及年龄 >12 岁的青少年患者。无肝硬化患者疗程为 12 周，初治的无肝硬化患者也可以 8 周为一疗程。肝硬化患者联合利巴韦林疗程为 12 周，或者不使用利巴韦林但疗程延长至 24 周。奥比帕利，每次 2 片，每日 1 次，以及达塞布韦，每次 250mg，每日 2 次，基因 1b 型无肝硬化或代偿期肝硬化患者疗程为 12 周，轻度至中度肝纤维化的初治基因 1b 型患者可以考虑治疗 8 周。

1）达拉他韦联合阿舒瑞韦：达拉他韦片 60mg（每日 1 次）和阿舒瑞韦软胶囊 100mg（每日 2 次），治疗基因 1b 型无肝硬化或代偿期肝硬化患者，疗程为 24 周。基线病毒在 L31（F、I、M 或 V）或 Y93（H）位点检测出 HCV NS5A RAS 的基因 1b 型患者中，阿舒瑞韦软胶囊联合盐酸达拉他韦片的疗效降低，因此，采用此方案时应基线检测这 2 个位点的 RAS。

2）奥比帕利+达塞布韦±利巴韦林方案：奥比他韦（12.5mg）/帕立瑞韦（75mg）/利托那韦（50mg）复合单片药（奥比帕利 2 片，每日 1 次，

与食物同服），以及达塞布韦 250mg，每次 1 片，每日 2 次，基因 1b 型无肝硬化或代偿期肝硬化患者疗程为 12 周，轻度至中度肝纤维化的初治基因 1b 型患者可以考虑治疗 8 周。基因 1a 型无肝硬化患者，联合利巴韦林疗程为 12 周；基因 1a 型肝硬化患者，联合利巴韦林疗程为 24 周。

3）艾尔巴韦/格拉瑞韦：每片复合片剂含艾尔巴韦 50mg 和格拉瑞韦 100mg，每次 1 片，每日 1 次，治疗基因 1 型初治及 Peg-IFN-α 联合利巴韦林（pegylated interferon α and ribavirin，PR）经治患者，疗程为 12 周，但是针对基因 1a 型，在既往抗病毒治疗过程中失败的患者需要联合利巴韦林，并且疗程延长至 16 周。

4）来迪派韦/索磷布韦：每片复合片剂含索磷布韦 400mg 和来迪派韦 90mg，每次 1 片，每日 1 次，可用于成人及 >12 岁的青少年患者。无肝硬化患者疗程为 12 周，初治的无肝硬化患者也可以 8 周为一疗程。代偿期或失代偿期肝硬化患者，应联合利巴韦林疗程 12 周，或者如有利巴韦林禁忌或不耐受，则不使用利巴韦林，但疗程延长至 24 周。

（3）基因型特异性方案——基因 2 型：索磷布韦 400mg（每日 1 次）和利巴韦林（体重 <75kg 者每次 1000mg，每日 1 次；体重 ≥75kg 者每次 1200mg，每日 1 次），疗程为 12 周。肝硬化患者，特别是肝硬化经治患者，疗程应延长至 16~20 周。如果其他可以治疗基因 2 型的泛基因型方案可及时，不建议仅用一种 DAA 索磷布韦联合利巴韦林治疗。

（4）基因型特异性方案——基因 3 型：索磷布韦 400mg（每日 1 次）和利巴韦林（体重 <75kg 者每次 1000mg，每日 1 次；体重 ≥75kg 者每次 1200mg，每日 1 次），疗程为 24 周。肝硬化经治患者不建议选择此方案。如果泛基因型方案可及时，不建议选择此方案。

（5）基因型特异性方案——基因 4 型：中国患者基因 4 型流行率非常低，基因 4 型患者可以选择艾尔巴韦/格拉瑞韦，50mg/10mg，每日 1 次，初治以及 PR 经治患者，疗程为 12 周，但是在抗病毒治疗过程中失败的患者，需要联合利巴韦林，并且疗程延长至 16 周。来迪派韦/索磷布韦，每次 1 片，每日 1 次，可用于成人及年龄 >12 岁的青少

年初治患者，无肝硬化或者代偿期肝硬化，疗程为12周，经治患者不建议使用此方案。

（6）基因型特异性方案——基因5/6型：基因5/6型患者可以选择来迪派韦/索磷布韦，90mg/400mg，每日1次，可用于成人及年龄＞12岁的青少年初治患者，无肝硬化或者代偿期肝硬化，疗程为12周。经治患者不建议使用此方案。

（7）含Peg-IFN-α的方案

1）达诺瑞韦联合利托那韦及PR：达诺瑞韦100mg，每次1片，每日2次，加上利托那韦100mg，每次1片，每日2次，联合Peg-IFN-α 180μg，皮下注射，1次/周，以及利巴韦林，每天总量1000mg（体重＜75kg）或者1200mg（体重≥75kg），分2～3次口服，治疗基因1b型非肝硬化患者，疗程为12周。

2）索磷布韦联合PR：Peg-IFN-α（1次/周）、利巴韦林（体重＜75kg者1000mg，每日1次；体重≥75kg者1200mg，每日1次）和索磷布韦400mg（每日1次）三联治疗，治疗基因1～6型，疗程为12周，但是从药物费用及药物不良反应考虑，不建议选择此方案。

4. 特殊人群抗病毒治疗

（1）失代偿期肝硬化患者的治疗和管理：失代偿期肝硬化患者，如无影响其生存时间的其他严重并发症，应即刻开始抗病毒治疗。NS3/4A PI、干扰素禁止用于失代偿期肝硬化患者。伴有肝功能失代偿或既往曾有肝功能失代偿病史或Child-Pugh评分7分及以上的患者，不推荐使用含NS3/4A PI的方案，因其血药浓度升高和（或）缺乏安全性数据。Child-Pugh评分5或6分的患者，若不能进行密切临床或实验室监测者，不推荐使用含NS3/4A PI的方案。

抗病毒治疗方案可以选择：来迪派韦/索磷布韦（基因1、4、5、6型）或索磷布韦/维帕他韦（泛基因型）或索磷布韦+达拉他韦（泛基因型），以及利巴韦林（体重＜75kg者1000mg/d；体重≥75kg者1200mg/d）治疗12周，利巴韦林起始剂量为600mg/d，随后根据耐受性逐渐调整。如果患者有利巴韦林禁忌证或无法耐受利巴韦林，则不联合利巴韦林，但疗程延长至24周。

肝硬化失代偿者DAA抗病毒治疗期间不良事件发生风险极高，因此，应在有HCV治疗经验的中心进行治疗，抗-HCV治疗期间需进行严密的监测，如果发生严重肝功能失代偿应停止治疗。治疗后也要继续随访及评估。

（2）儿童的治疗和管理：儿童HCV感染的诊断及评价与成人一样，但一般儿童感染时间相对较短，疾病进展缓慢。感染HCV母亲所生的新生儿诊断依赖于HCV RNA检测。12岁以下儿童，目前尚无推荐的DAA治疗方案。年龄＜12岁的HCV感染者应推迟治疗，直至患者到12岁或DAA批准用于＜12岁的患者。12岁及以上或者体重超过35kg的青少年应接受治疗，以干扰素为基础的方案不推荐用于儿童及青少年患者。

12岁及以上或者体重超过35kg的青少年，基因1、4、5、6型感染，初治/经治无肝硬化，或初治代偿期肝硬化患者给予400mg索磷布韦/90mg来迪派韦治疗12周，经治代偿期肝硬化患者治疗24周。HCV基因2型，给予400mg索磷布韦联合利巴韦林治疗12周，HCV基因3型治疗24周。

12岁及以上或者体重超过45kg的基因1～6型无肝硬化或代偿期肝硬化青少年患者，采用格卡瑞韦/哌仑他韦（300mg/120mg，每日1次）治疗，格卡瑞韦/哌仑他韦无须调整剂量，初治基因1～6型无肝硬化和非基因3型代偿期肝硬化患者的疗程为8周，基因3型代偿期肝硬化患者的疗程为12周。PRS经治患者中，非基因3型无肝硬化患者的疗程为8周，代偿期肝硬化患者的疗程为12周，基因3型PRS经治患者的疗程为16周。

（3）肾损伤患者的治疗和管理：HCV感染合并慢性肾损伤包括慢性肾脏病（chronic kidney disease，CKD）、血液透析和肾衰竭的患者。治疗前应该评估两种疾病的风险及疾病的严重程度，然后决定选择何种治疗方案。肾衰竭等待肾移植的患者应该尽早抗病毒治疗，因为移植后应用的免疫抑制药可以加重、加快肝病进展。CKD合并HCV感染者经DAA治疗获得SVR后，患者临床获益明显，肝病进展延缓或者阻断，肾病进展也将延缓，甚至其他系统疾病发生的风险也降低。因此，所有合并HCV感染的CKD患者，均应立即接受抗病毒治疗。

NS3/4A PI、NS5A抑制药和NS5B非核苷聚合酶抑制药，这3类中大部分药物主要经过肝脏代谢，可用于CKD患者，例如艾尔巴韦/格拉瑞韦、格卡瑞韦/哌仑他韦、阿舒瑞韦联合达拉他韦、奥比帕利联合达塞布韦等。NS5B 核苷聚合酶抑制药（索磷布韦）主要代谢产物 GS-331007 的主要消除途径是肾清除。

推荐 CKD 患者使用无干扰素的 DAA 治疗方案。对于 CKD1～3b 期患者［eGFR≥30ml/(min·1.73m^2)］，DAA 的选择无特殊，与没有 CKD 的患者一致。对于 CKD4～5 期［eGFR<30ml/(min·1.73m^2)］和 CKD5D 期（透析）的患者，建议根据基因型选择无利巴韦林、不含索磷布韦的 DAA 治疗方案，可以选择格卡瑞韦/哌仑他韦（泛基因型），或者艾尔巴韦/格拉瑞韦（基因 1、4 型），以及二线选择，包括奥比帕利/达塞布韦（基因 1 型）、阿舒瑞韦/达拉他韦（基因 1b 型，阿舒瑞韦用于未透析的 CKD4～5 期患者时剂量减半）。索磷布韦/维帕他韦治疗 HCV 基因 1～6 型接受透析的患者；来迪派韦/索磷布韦治疗 HCV 基因 1 和 4～6 型未接受透析的患者及 HCV 基因 1、2 和 4～6 型接受透析的患者。如无其他方案可选，可使用索磷布韦/维帕他韦或来迪派韦/索磷布韦治疗接受透析的患者，来迪派韦/索磷布韦治疗未接受透析的患者。

针对肾移植受者，禁止使用干扰素，肾移植后 CKD1～3b 期患者［eGFR≥30ml/(min·1.73m^2)］，可以选择来迪派韦/索磷布韦（基因 1、4、5、6 型），或者索磷布韦/维帕他韦（泛基因型），不需要调整免疫抑制药剂量。肾移植后 CKD4～5 期［eGFR<30ml/(min·1.73m^2)］和 CKD5D 期（透析）的患者，可以选择格卡瑞韦/哌仑他韦（泛基因型），同时需监测免疫抑制药的血药浓度，必要时调整免疫抑制药剂量。其他实质脏器移植后患者的治疗方案选择同肾移植后患者。

（4）肝移植患者的治疗和管理：等待肝移植且终末期肝病模型（model for end-stage liver disease，MELD）评分<18 分患者应在移植前尽快开始治疗，并在移植前完成全部治疗疗程。治疗后进一步评估获得 SVR 后的肝功能改善情况，如果肝功能改善明显，患者甚至可能从移植等待名单中移除。等待肝移植且 MELD 评分≥18 分患者应首先进行肝移植，移植后再进行抗-HCV 治疗，但是如果等待时间超过 6 个月，可根据具体情况在移植前进行抗-HCV 治疗。

等待肝移植且肝功能失代偿的患者，肝移植前治疗方案同失代偿期肝硬化患者。等待肝移植但是无肝硬化或者代偿期肝硬化患者，应在肝移植前开始抗病毒治疗，以预防 HCV 复发及移植后并发症，如果需要立即肝移植，也可在肝移植后进行抗病毒治疗，也可获得较高的 SVR 率。

对于肝移植后患者 HCV 再感染或复发，及时进行抗病毒治疗与患者的全因死亡密切相关。移植后由于需要长期应用免疫抑制药，HCV 复发或再感染后可以明显加速肝脏纤维化，导致移植肝发生肝硬化，甚至肝衰竭。因此，肝移植患者一旦出现 HCV RNA 阳性，应该及时抗病毒治疗。

抗-HCV 治疗期间或之后需监测免疫抑制药的血药浓度。移植后 HCV 复发或者再感染，可选择来迪派韦/索磷布韦（基因 1、4、5、6 型）或索磷布韦/维帕他韦（泛基因型）的治疗方案，治疗时无须调整免疫抑制药剂量。无肝硬化或代偿期肝硬化患者使用来迪派韦/索磷布韦（基因 1、4、5、6 型）或索磷布韦/维帕他韦（泛基因型）治疗 12 周。失代偿期肝硬化患者使用来迪派韦/索磷布韦（基因 1、4、5、6 型）或索磷布韦/维帕他韦（泛基因型）以及利巴韦林（体重<75kg 者 1000mg/d；体重≥75kg 者 1200mg/d）治疗 12 周，利巴韦林起始剂量为 600mg/d，随后根据耐受性逐渐调整剂量；如果利巴韦林禁忌证或不耐受，使用来迪派韦/索磷布韦（基因 1、4、5、6 型）或索磷布韦/维帕他韦（泛基因型）方案治疗 24 周。移植后 HCV 复发、非失代偿期肝硬化，但是 eGFR<30ml/(min·1.73m^2) 的患者，可采用格卡瑞韦/哌仑他韦治疗 12 周，治疗期间或治疗后需监测免疫抑制药的血药浓度，必要时调整免疫抑制药剂量。

抗-HCV 阳性、HCV RNA 阳性捐献者的器官可移植于 HCV RNA 阳性患者，但是已有中度或进展期肝纤维化的肝脏不推荐用于移植供体。

（5）PWID 及接受阿片类似物替代治疗者的治疗和管理：PWID 应定期自愿检测抗-HCV 和 HCV RNA，PWID 都应有机会得到阿片类似物替代治疗（opioid substitution therapy，OST）及清洁注射器。所有感染 HCV 的 PWID 都应立即接受抗病毒治疗，抗病毒治疗方案选择无干扰素的全口服 DAA 治疗方案，具体方案同普通患者。仍有持续高危行为的 PWID 应在 SVR 后监测 HCV 再次感染，至少每年 1 次 HCV RNA 评估。SVR 后随访中 HCV

再次感染者应再次给予抗-HCV 治疗。

（6）血友病/地中海贫血等血液病患者的治疗和管理：对于血友病、地中海贫血、镰状细胞贫血等血液病患者合并 HCV 感染时，HCV 抗病毒治疗的指征不变，选择无干扰素、无利巴韦林的全口服 DAA 治疗方案，具体方案同普通患者。

（7）精神疾病患者的治疗和管理：慢性 HCV 感染可引起中枢或外周神经系统和精神异常，常见为焦虑、抑郁、失眠等，应与肝性脑病相鉴别。既往有精神病史的患者，应给予无干扰素的 DAA 抗-HCV 治疗。抗-HCV 治疗前应评估患者的精神状态，治疗期间注意监测精神状态，必要时给予抗精神病药物治疗。在使用抗精神病药物和抗-HCV 药物治疗时，要注意药物相互作用问题。

（8）HBV 合并感染患者的治疗和管理：合并 HBV 感染时，患者 HBV DNA 多处于低复制水平或低于检测值，而 HCV 多为肝病进展的主要原因，因此对于该类患者，要注意检测 HBV 和 HCV 的活动状态，以决定如何选择 HBV 和 HCV 的抗病毒治疗方案。HBV/HCV 合并感染者的抗-HCV 治疗方案和治疗原则与单一 HCV 感染者相同。如果患者符合 HBV 抗病毒治疗指征，可考虑给予 IFN-α 或核苷（酸）类似物抗-HBV 治疗。HBsAg 阳性患者在治疗 HCV 过程中，HBV DNA 有再激活的风险，因此，在抗-HCV 治疗期间和治疗后 3 个月内，联合核苷（酸）类似物能预防 HBV 再激活。对于 HBsAg 阴性、抗-HBc 阳性患者，需每月监测血清 ALT 水平，如果在抗-HCV 治疗期间或之后 ALT 异常或较前升高，则需进一步完善 HBsAg 和 HBV DNA 检测，若 HBsAg 和 HBV DNA 阳性，则需开始核苷（酸）类似物抗-HBV 治疗。

（9）HIV/HCV 合并感染患者的治疗和管理：合并 HIV 感染时可能引起病情进展，尤其是伴有免疫功能不全或 CD4$^+$T 细胞计数明显降低的患者，因此，所有合并 HIV 感染患者均需要评估是否抗-HCV 治疗。治疗前可进行肝活检或无创检查，以评估肝脏病变严重情况。针对合并 HIV 感染的 CHC 患者，其治疗方案与 CHC 患者相同。无干扰素、无利巴韦林的 DAA 治疗方案同样适用于合并 HIV 感染者，该类人群中 SVR 与无 HIV 感染人群相同。如 DAA 与抗反转录病毒药物有相互作用，

治疗方案和药物剂量需要调整。

（10）急性丙型肝炎患者的治疗和管理：急性丙型肝炎患者的慢性化率高达 55%～85%，因此对于这类患者应积极处理，但针对急性 HCV 患者何时开始抗-HCV 治疗，目前观点不一。部分学者认为，若伴有 ALT 升高，无论有无其他临床症状，均建议抗-HCV 治疗；而其他学者建议每 4 周复查 1 次 HCV RNA，对持续 12 周 HCV RNA 阳性患者才考虑抗病毒治疗。急性丙型肝炎患者可以给予索磷布韦/维帕他韦（泛基因型）、格卡瑞韦/哌仑他韦（泛基因型）、格拉瑞韦/艾尔巴韦（基因 1b 或 4 型）、来迪派韦/索磷布韦（基因 1、4、5、6 型）或者奥比帕利联合达塞布韦（基因 1b 型）治疗 8 周。因有延迟复发的报道，应监测 SVR12 及 SVR24。

5. 经治患者的再次治疗 经过规范抗病毒治疗，仍有一些患者不能获得 SVR，这些患者定义为经治患者。经治患者分为两大类，PRS 经治和 DAA 经治。PRS 经治定义为既往经过规范的 PR 抗病毒治疗，或者 PRS 治疗，或者索磷布韦联合利巴韦林治疗，但是治疗失败。DAA 经治定义为既往经过规范的 DAA 抗病毒治疗，但是治疗失败，包括含 NS5A 抑制药的 DAA 经治和不含 NS5A 抑制药的 DAA 经治。

PRS 经治患者选择的 DAA 治疗方案与初治患者类似，仅有一些基因型或者肝硬化患者需要延长疗程。建议 DAA 经治患者于再治疗前进行 HCV RAS 检测，根据 RAS 结果指导再次治疗方案的选择。

无肝硬化或代偿期肝硬化、包含 PI 或 NS5A 方案治疗失败的 DAA 经治患者，可以给予索磷布韦/维帕他韦/伏西瑞韦联合治疗 12 周，或者索磷布韦联合格卡瑞韦/哌仑他韦治疗 12 周。基因 1、2 型 DAA 经治失败的患者，可给予索磷布韦/维帕他韦联合利巴韦林治疗，疗程为 24 周。非常难治的 DAA 经治患者（包含 PI 或 NS5A 方案失败 2 次，有 NS5A RAS），可给予索磷布韦/维帕他韦/伏西瑞韦合，或索磷布韦联合格卡瑞韦/哌仑他韦，同时加用利巴韦林（体重＜75kg 者 1000mg/d；体重≥75kg 者 1200mg/d）治疗 12 周或 16 周。失代偿期肝硬化、包含 PI 或 NS5A 方案治疗失败的患者禁用 PI，应再次给予索磷布韦/维帕他韦，同时

加用利巴韦林（体重＜75kg 者 1000mg/d；体重≥75kg 者 1200mg/d）治疗 24 周。

6. 治疗过程中的监测 患者治疗过程中应进行疗效监测和安全性监测。疗效监测主要是检测 HCV RNA，应采用灵敏度高的实时定量 PCR 试剂（检测下限＜15IU/ml），如果高敏的 HCV RNA 检测不可及时，可使用非高敏 HCV RNA 检测（检测下限≤1000IU/ml）。建议在治疗的基线、治疗第 4 周、治疗结束时、治疗结束后的 12 周或 24 周检测 HCV RNA。

接受包含 DAA 治疗方案的患者每次就诊时均需评估临床不良反应，需在基线、治疗后 4、12、24 周或有临床症状时监测 ALT 水平。PI 在严重肝损伤患者中的不良反应发生率很高，因此，含有 PI 治疗方案（格卡瑞韦/哌仑他韦、艾尔巴韦/格拉瑞韦、利托那韦/帕立瑞韦/奥比他韦联合达塞布韦、索磷布韦/维帕他韦/伏西瑞韦，阿舒瑞韦联合达拉他韦等）禁用于失代偿期肝硬化或有失代偿病史的患者。对于接受利托那韦/帕立瑞韦奥比他韦、达塞布韦方案治疗的肝硬化患者，基线、接受治疗的最初 4 周及之后出现临床指征时，应进行肝功能检测，包括结合胆红素。eGFR 下降的患者在索磷布韦治疗中需每个月监测肾功能。

治疗期间，ALT 出现 10 倍升高，需提前终止治疗；ALT 升高但小于 10 倍时，伴有疲乏、恶心、呕吐、黄疸，或者胆红素、碱性磷酸酶、INR 显著升高，需提前终止治疗；ALT 升高小于 10 倍且无症状者，应密切监测，每 2 周复查 1 次，如果 ALT 水平持续升高，须提前终止治疗。

使用 DAA 治疗，应特别了解药品说明书中指出的具有相互作用的其他药物，如果可能的话，HCV 治疗期间应停止有相互作用的合并用药，或者转换为具有较少相互作用的合并用药，具体的处理流程可参见《丙型肝炎直接抗病毒药物应用中的药物相互作用管理专家共识》。为尽量避免药物不良反应及药物相互作用，在相同疗程可获得相似的 SVR 率时，2 种 DAA 药物的联合用药优于 3 种 DAA 联合用药。

育龄期妇女和（或）其男性性伴侣在使用利巴韦林时，必须在用药时及停药后 6 个月内采用有效的避孕措施。

7. 随访

（1）对于未治疗或治疗失败的患者：对于因某种原因未进行抗病毒治疗者，应该明确未治疗的原因，以及未治疗原因对于丙型肝炎疾病进展的可能影响。根据未治疗的具体原因和疾病状态，首先治疗对总体生存影响最重要的疾病，积极治疗禁忌证和并发疾病，寻找抗病毒治疗时机。如果确实目前不能治疗，推荐以无创诊断方式每年复查、评价 1 次肝纤维化的进展情况；对于有肝硬化基础的患者，推荐每 6 个月复查 1 次腹部超声和血清甲胎蛋白。

对于既往抗病毒治疗失败者，应该明确既往治疗的方案、治疗失败的临床类型（无应答、复发或突破）、有无肝硬化，根据药物可及性和 DAA 的靶点不同，选择无交叉靶点的 DAA 组合方案。推荐以无创诊断方式每年复查 1 次，评价肝纤维化的进展情况；对于有肝硬化基础的患者，推荐每 6 个月复查 1 次腹部超声和血清甲胎蛋白。每年复查 1 次胃镜，观察食管胃底静脉曲张情况。

（2）进展期肝纤维化和肝硬化患者的监测和管理：对于进展期肝纤维化和肝硬化患者，无论抗病毒治疗是否获得 SVR，均应该每 3～6 个月复查 1 次腹部超声和血清甲胎蛋白，筛查 HCC 的发生。每年复查 1 次胃镜，观察食管胃底静脉曲张情况。

十一、预　防

（一）控制 HCV 传播的措施

1. 筛查及管理 HCV 感染筛查方案应根据当地 HCV 感染的流行病学情况制订，根据中华人民共和国卫生行业标准《丙型肝炎筛查及管理》，对丙型肝炎高危人群进行筛查及管理。医疗卫生机构和体检机构可在体检人员知情同意的前提下，将丙型肝炎检测纳入健康体检范畴。对 PWID 进行心理咨询和安全教育，劝其戒毒。对育龄期备孕妇女进行抗-HCV 筛查，如抗-HCV 阳性，则应检测 HCV RNA，如果 HCV RNA 阳性，应在尽快治愈后再考虑妊娠。如妊娠期间发现丙型肝炎，可以考虑继续妊娠，分娩并停止哺乳后再进行抗病毒治疗。

2. 严格筛选献血员 严格执行《中华人民共和国献血法》，推行无偿献血。通过检测血清抗-HCV 和 HCV RNA，严格筛选献血员。

3. 预防医源性及破损皮肤黏膜传播 推行安

全注射和标准预防，严格执行《医院感染控制规范》和《消毒技术规范》，加强各级各类医疗卫生机构医院感染控制管理，要大力加强开展血液透析、口腔诊疗与有创和侵入性诊疗等服务项目重点科室的院内感染控制管理。医疗机构要落实手术、住院、血液透析、侵入性诊疗等患者的丙型肝炎检查规定，为易感人群和肝脏生物化学检测不明原因异常者提供检查服务，医务人员接触患者血液及体液时应戴手套。严格消毒透析设备、肠镜、胃镜、手术器械、牙科器械等医疗器械，严格规范注射、静脉输液及侵入性诊断、治疗等医疗行为，使用自毁型注射器等安全注射器具。加强文身、文眉、修足等行业使用的文身（眉）针具、修足工具和用品的卫生消毒管理，不共用剃须刀及牙具等。

4. 预防性接触传播 对男性同性恋性接触者和有多名性伴侣者应定期检查，加强管理。建议 HCV 感染者使用安全套。对青少年应进行正确的性教育。

5. 预防垂直传播 对 HCV RNA 阳性的孕妇，应避免延迟破膜，尽量缩短分娩时间，保证胎盘的完整性，避免羊膜腔穿刺，减少新生儿暴露于母血的机会。

6. 积极治疗和管理感染者 只要诊断为 HCV 感染，不论疾病分期如何，符合抗病毒治疗指征的感染者均应该治疗。治疗所有 HCV 感染者可适度降低传播风险。

（二）HCV 疫苗的研制

HCV 疫苗的开发面临着巨大挑战，包括丙型肝炎病毒的变异性和多样性、复杂的免疫反应、有限的动物模型和有效的体外感染系统。重组 E1/E2 蛋白是中和抗体的主要靶标，是第一个被测试的预防性候选疫苗。HCV 很难诱导与保护相关的中和抗体，低效的多表位疫苗可能有助于减少新感染者的数量，特别是减少高危人群 HCV 的感染。

（蔺 宁 高冀蓉 陈新月）

参 考 文 献

中国肝炎防治基金会, 中华医学会肝病学分会, 中华医学会感染病学分会, 2018. 丙型肝炎直接抗病毒药物应用中的药物相互作用管理专家共识. 中华肝脏杂志, 26(7): 481-488.

中华医学会肝病学分会, 中华医学会感染病学分会, 2022. 丙型肝炎防治指南 (2022 年版). 中华肝脏病杂志, 30(12): 1332-1348.

AASLD-IDSA HCV Guidance Panel, 2018. Hepatitis C guidance 2018 update: AASLD-IDSA recommendations for testing, managing, and treating hepatitis C virus infection. Clin Infect Dis, 67: 1477-1492.

Cacoub P, 2019. Hepatitis C virus infection, a new modifiable cardiovascular risk factor. Gastroenterology, 156: 862-864.

Cacoub P, Saadoun D, 2021. Extrahepatic manifestations of chronic HCV infection. N Engl J Med, 384(11): 1038-1052.

Dustin LB, 2017. Innate and adaptive immune responses in chronic HCV infection. Curr Drug Targets, 18(7): 826-843.

European Association for the Study of the Liver, 2018. EASL recommendations on treatment of hepatitis C 2018. J Hepatol, 69: 461-511.

WHO, 2018. Guidelines for the care and treatment of persons diagnosed with chronic hepatitis C virus infection. Geneva: World Health Organization.

第四节 丁型肝炎

内容提要

一、定义
二、病原学及发病机制
三、流行病学
四、临床表现
五、实验室检查
六、诊断与鉴别诊断
七、治疗
八、预后
九、预防
十、小结

一、定 义

丁型肝炎是由丁型肝炎病毒（HDV）引起的一种人群普遍易感的病毒性肝炎。HDV 感染能够引起非常严重的肝损伤，HDV/HBV 合并感染将促进肝病进展为肝硬化、肝细胞癌和肝衰竭，病死率较高。HDV 的复制传播依赖 HBV，使用乙型肝炎病毒表面抗原（HBsAg）作为病毒包膜，并通过相同的受体感染肝细胞。据估计全球约有 7200 万人感染 HDV，我国 HBsAg 阳性人群中，抗-HDV 阳性率为 1.2%～6.5%。

二、病原学及发病机制

（一）病原学

HDV 是一种有缺陷的卫星病毒，直径为 35～37nm，呈球形。1977 年里泽托（Rizzetto）等首次在 HBsAg 阳性肝细胞核内发现了一种新抗原，

称为 δ 因子，1984 年被正式命名为丁型肝炎病毒。HDV 由 HBsAg 外壳和 HDV 核心颗粒组成，核心颗粒为 HDVAg 与病毒基因组的疏松结合。基因组为单股环状闭合负链 RNA，长约 1.7kb，其二级结构具有核酶活性，能进行自身切割和连接。每个 RNA 分子上有 70～200 个拷贝数的 HDV 抗原基因，HDV 是引起人类疾病的最小病毒之一。

HDV 基因组有多个开放阅读框（ORF），仅有 1 个 ORF 编码 HDAg，该蛋白质有 2 种形式，一种为由 195 个氨基酸残基组成的 24kDa 小蛋白质（S-HDAg），另一种为由 214 个氨基酸组成的 27kDa 大蛋白质（L-HDAg），在 HDV RNA 的复制和病毒颗粒组装中发挥着重要的调节作用。S-HDAg 是启动和维持 HDV RNA 复制所必需的，L-HDAg 可抑制 HDV 复制，但对 HDV 颗粒的组装至关重要。HDV 的复制依赖于 HBV，HDV 仅在肝细胞核中复制，作为一种包膜蛋白质，HBsAg 允许 HDV 进入肝细胞。HDV 首先与肝细胞表面的硫酸乙酰肝素蛋白多糖（HSPG）结合，通过 NTCP 进入宿主细胞。在发生细胞膜融合后，将 HDV 的核糖核蛋白（RNP）释放到细胞质中，并进一步转运到细胞核，在细胞核内 S-HDAg 的 mRNA 被转录和翻译。进入的基因组 RNA 作为第一次滚环扩增的模板，以双滚环复制的机制进行 RNA 复制，合成多聚线形反义基因组 RNA，产生的反义基因组 RNA 聚合物被自我切割 RNA 序列（即核酶）切割并连接成环状单体。以此反义基因组 RNA 作为模板，按上述方式完成第二次滚环复制，合成 HDV 基因组 RNA。细胞腺苷脱氨酶 1（ADAR1）对 HDV 反基因组 RNA 的编辑允许 L-HDAg 的转录和翻译。S-HDAg 和 L-HDAg 被转运到细胞核，进一步调节病毒复制或与 HDV RNA 结合形成 RNP。含有 HDV 基因组 RNA 的 RNP 可以通过 L-HDAg 和 HBsAg 相互作用，输出到细胞质并包裹在 HBV 包膜中，形成 HDV 病毒颗粒。HDV 病毒颗粒通过 ER-高尔基体途径分泌释放至细胞外。除了依赖 HBV 包膜的感染方式，HDV 还可以在有丝分裂期间直接在细胞之间转移可复制的 HDV RNA，直接导致感染 HDV。从肝细胞释放出来的 HDV 通过 HBsAg 外壳感染肝细胞，具有嗜肝性。所以说 HDV 是一种缺陷病毒，其感染、包装和释放都必须依赖于 HBV。HDV 也可感染黑猩猩、土拨鼠和北京鸭。

1. HDV 的抗原抗体系统 HDVAg 是 HDV 唯一的抗原成分，因此，HDV 仅有一个血清型。HDVAg 最早出现，然后分别是抗-HDV IgM 和抗-HDV IgG，一般三者不会同时存在。抗-HDV 不是保护性抗体。

2. HDV RNA 血清或肝组织中的 HDV RNA 是诊断 HDV 感染最直接的证据。

（二）发病机制

丁型肝炎的发病机制还未完全阐明。HDV 的复制率高，感染的肝细胞内含大量 HDV，目前认为 HDV 本身及其表达产物对肝细胞均有直接作用，但尚缺乏确切证据。另外，HDVAg 的抗原性较强，有资料显示它是特异性 $CD8^+T$ 细胞攻击的靶抗原，因此，宿主免疫反应参与了肝细胞的损伤。

三、流行病学

（一）传染源

HDV 是一种全世界范围内的人类病原体，其传染源是急性或慢性丁型肝炎患者和 HDV 携带者。由于 HDV 的复制传播依赖于 HBV，HBsAg 携带者是 HDV 的保毒宿主和主要传染源，所以 HDV 在某地区的分布与当地乙型肝炎患者和 HBsAg 携带者分布情况有关。

（二）传播途径

HDV 的传播途径与乙型肝类相同，为非肠道传播。传播途径包括：①血液传播，如输血或血液制品以及使用污染的注射器或针刺等，此外皮肤开放性伤口的污染和吸血昆虫叮咬也会传播。②垂直传播。③性接触传播，如同性恋、异性恋、家庭配偶之间等。

（三）易感人群

感染 HDV 的高危人群有注射毒品者、性工作者、其他病毒感染者、肝硬化或肝细胞癌患者和血液透析患者。

（四）流行特征

HDV 的感染率随着 HBV 疫苗的应用似乎有所下降，但世界范围内 HDV 的流行病学尚无定论。在蒙古国、巴基斯坦和亚马孙河西部等地，

15%~20% 的 HBsAg 携带者伴有 HDV 抗体阳性，但在一些欧洲国家和美国，HDV 感染率不足 1%，这些地区 HDV 的筛查结果似乎令人难以信服。有学者通过对 1980~2019 年发表的研究进行荟萃分析发现，HDV 在普通人群中的流行率约为 0.80%，在 HBsAg 阳性人群中可高达 13.02%，在高危人群中，HDV 在静脉吸毒者中的流行率为 37.57%，高危性行为人群中为 17.01%。2022 年研究者对 1990~2021 年发表的研究进行荟萃分析发现，在全球范围内，HDV/HBV/HIV 三重感染者占 HIV 感染者的 7.4%，在亚洲地区有 HDV 更高的流行率，尤其是在中国台湾地区，HDV/HBV/HIV 三重感染率甚至高达 21.4%。

根据基因序列将 HDV 分为 8 个基因型，HDV 不同基因型的临床结局存在差异。1 型在全世界范围内分布，具有病程多样化的特点，我国 HDV 1A 亚型以河南株为代表，1B 亚型以四川、广西株为代表。其他所有基因型主要发生在特定的地理区域：2 型主要在日本、俄罗斯和我国台湾等地流行，病情相对较轻；3 型分布在亚马孙地区，通常引起急性重型肝炎，与更严重的肝病相关；4 型分布在日本和我国台湾等地；5、6、7、8 型分布在非洲。多重基因型感染可在高危人群中反复发生，但通常以某个基因型为主要感染病毒株。另外，在我国台湾患者中还发现了 1 和 4 型丁型肝炎病毒 RNA 嵌合型病毒株感染。

HDV 基因型有高度遗传异质性，同一基因型分离株之间的差异小于 16%，而不同基因型分离株差异可高达 40%，HDV 的这一特征也是造成 HDV RNA 检测困难的主要原因之一。

四、临床表现

丁型肝炎的潜伏期一般为 4~20 周，临床分型有急性肝炎，包括急性黄疸型肝炎和急性无黄疸型肝炎，约 70% 的丁型肝炎转为慢性肝炎。HDV 的感染模式共有 3 种，即 HBV/HDV 共感染（coinfection）、HDV 与 HBV 的重叠感染（superinfection）及 HBV 非依赖的 HDV 感染。

（一）HBV/HDV 共感染

HBV/HDV 共感染是指 HBV 和 HDV 同时感染。HDV 和 HBV 共同感染时，会激发宿主较强的免疫应答，感染者很少会进展为慢性 HDV 感染（低于 5%），共感染与其他感染方式相比，多表现为急性 HDV 感染，患者的血清丙氨酸转氨酶（ALT）和天冬氨酸转氨酶（AST）水平皆增高，临床症状轻，肝损伤也较轻，疾病恢复较快。急性共感染较单独 HBV 感染会导致更严重的肝损伤，甚至导致急性肝衰竭。

（二）HDV 与 HBV 重叠感染

HDV 与 HBV 重叠感染是指在慢性 HBV 感染的基础上又感染了 HDV，这种感染方式会使大部分患者（90%）发展为慢性 HDV 感染，仅 10% 可能出现自限性恢复。HDV 与 HBV 的重叠感染者，其临床表现是现有肝病加重，临床症状、生化指标和肝组织学损害都很重，有研究报道病情严重者，10%~15% 的患者两年内病情发展为肝硬化或肝细胞癌。

慢性丁型肝炎患者的特点是 HBsAg 阳性，同时血清抗-HD 和 HDV RNA 阳性，HBV DNA 检测不到或低水平，ALT 水平较高，肝脏炎症显著。

（三）HBV 非依赖 HDV 感染

在小鼠模型中发现，HDV 可以在无 HBV 的情况下感染细胞并复制基因组，HDV 完成了病毒颗粒的组装和释放。在人体内，HDV 复制不需要 HBV，仅见于肝移植患者，肝移植患者用乙型肝炎免疫球蛋白治疗，其肝脏无 HBV 标志物，但在肝移植后几周至几个月，仍可检测到 HDV 抗原，表明 HDV 存在单独感染模式。此时 HDV 存在于肝细胞内，经免疫组织化学法可以检出。因此，无 HBV 的 HDV 感染值得研究。

（四）HDV 感染的临床危害

与其他肝炎病毒相比，HDV 感染进展为严重肝病的速度更快，比例更高。HBV 合并 HDV 感染者的病情更易重症化。急性 HDV 感染者超过 50% 转为慢性 HDV 感染，39.2% 的感染者平均 1.5 年进展至慢性肝炎，30.4% 的感染者在 3 年内进展至肝硬化。慢性丁型肝炎患者平均 3.3 年进展至肝硬化者高达 53.8%，14% 的肝硬化患者平均 3.7 年进展至肝细胞癌。与单一 HBV 感染者相比，合并 HDV 感染者临床表现较重，肝硬化的比例显著高于单一 HBV 感染者（38.85%：14.36%）。此外，合并 HDV 感染亦会增加病死率以及终末期肝病（失代偿肝硬化、肝细胞癌、肝衰竭）的发生率，约 18% 乙肝肝硬化和 20% 乙肝相关肝癌与合并 HDV 感染相关，合并 HDV 感染发生肝细胞癌和肝功能失代偿的风险可增加 2～9 倍。

一项欧洲队列的研究发现，HBV 合并 HDV 感染者中，30% 有 HCV 感染的证据。3 种病毒混合感染时，HDV 占主导地位，HDV 抑制 HBV、HCV 的复制。在 HBsAg、抗-HCV、抗-HDV 均阳性的患者中，约有 19% 患者可检测到 HCV RNA。

五、实验室检查

（一）HDV 血清学检测

1. HDAg　HDAg 是 HDV 颗粒的内部成分，血清中 HDVAg 阳性，有助于丁型肝炎的早期诊断，是诊断急性 HDV 感染的直接证据。HDV 病毒血症持续时间很短，急性感染 1～2 周后就难以检测到。随着抗-HDV 的产生，HDVAg 多以免疫复合物的形式存在，此时 HDVAg 检测不到，但不能否定 HDV 感染，因此，血清 HDVAg 作为诊断 HDV 感染的应用价值和实用性有限。检测方法有酶联免疫吸附试验（ELISA）和放射免疫测定（RIA）。肝脏活检时，HDVAg 可通过免疫荧光法和免疫组织化学法等检测到。在 HDV 慢性感染时，免疫力低下的患者血清 HDVAg 可能只是偶尔被检测到。

2. 抗-HD IgM 及抗-HD IgG　HDV 感染可诱发感染宿主的固有免疫应答和适应性免疫应答，刺激机体产生免疫球蛋白 IgM 和 IgG，因此，血清中的 HDV-Ab 是诊断 HDV 的特异性标志物之一，常被用作 HDV 感染的初步筛查，可通过 ELISA、RIA 和免疫印迹法检测。过去丁型肝炎检测试剂的敏感度及特异度较低，不同诊断试剂间的阳性结果一致性较差。近年来，抗-HD IgG 检测试剂的敏感度和特异度显著提高，抗-HD IgG 阳性已成为诊断丁型肝炎的可靠指标。抗-HD IgM 阳性是现症 HDV 感染的标志，在患者出现症状后的 2～3 周可检测到，在急性 HDV 感染 2 个月后消失。然而，在慢性 HDV 感染患者急性发作期间，患者的抗-HDV IgM 也会升高，因此检测抗-HDV IgM 不能明确区分急性和慢性 HDV 感染。血清持续高滴度抗-HDV IgG 是慢性 HDV 感染的主要血清学

标志。HBV/HDV 共感染者血清抗-HDV IgM 和抗-HBc IgM 同时阳性；重叠感染者仅血清抗-HDV IgM 阳性，血清抗-HBc IgM 阴性，但血清抗-HBc IgG 阳性。当感染处于 HDVAg 和抗-HDV IgG 之间的窗口期时，可仅有抗-HDV IgM 阳性。血清抗-HDV IgG 不是保护性抗体，高滴度抗-HDV IgG 提示 HDV 感染的持续存在，低滴度提示感染静止或终止。

（二）HDV 病毒学检测

血清或肝组织中 HDV RNA 是诊断 HDV 感染最直接的证据，为诊断 HDV 感染的金标准。2015 年的 WHO《慢性乙型肝炎防治指南》建议 HDV 活动期应由 HDV 抗体滴度诊断，再通过 HDV RNA 检测进行最终确诊。HDV RNA 阳性可诊断急性或慢性丁型肝炎。目前 HDV RNA 的检测方法及最新进展如下。

1. 实时定量反转录 PCR（real time quantitative PCR，RT-qPCR）　定量 PCR（qPCR）检测是一种成熟的病毒核酸检测方法。采用 RT-qPCR 方法检测血清中 HDV RNA，具有快速、灵敏、特异等优点，在 HDV 感染的诊断和治疗中起着非常重要的作用。RT-qPCR 被广泛用于 HDV 检测，相关研究大量涌现，主要集中在以下 5 个方面：①用于 HBV 感染人群中的 HDV 的筛查，各国家的研究者分别对韩国、埃及、巴基斯坦、巴西、澳大利亚等国家及地区的 HDV 流行率进行评估，使人们逐渐意识到 HDV 的流行率被严重低估。②用于 HDV 基因型的检测，确定了不同 HDV 基因型的流行区域，并发现 HDV-3 基因型与肝病的不良结局存在相关性。通过研究大量血清或肝组织样本，证明了 HDV RNA 病毒载量与急性重型肝炎、肝衰竭和肝癌的发生密切相关。③用于监测 IFN-α 治疗效果及新药治疗效果的临床验证，证明了足疗程、足量使用 IFN-α 或与其他药物联用可以降低 HDV 病毒载量，3 类新型抗-HDV 药物 bulevirtide、戊烯化抑制剂和核酸多聚体 REP2139 均具有良好的治疗效果，新型药物单独或与 IFN-α 的联合使用或许能为 HDV 患者带来治愈的曙光。④用于 HDV 病毒基因型谱的鉴定和 HDV 全基因组测序，为理解 HDV RNA 重组体和阐明 HDV 感染相关机制提供了帮助。⑤各研究者或公司用于研发商业检测试

剂盒，可实现标准化的一步实时反转录，从临床样本中快速、精准、定量地检测丁型肝炎病毒。

尽管 RT-qPCR 在多种核酸检测中表现出良好的特异性和灵敏性，是一种成熟的检测病毒核酸的方法，但是由于 HDV 基因型多（8 种）、各基因型间的序列差异较大、二级结构牢固影响 HDV 病毒载量的定量检测、GC 含量和互补性高，以及 HDV 存在高度遗传变异性，因此对于设计涵盖所有基因型的引物和探针具有极大的挑战。虽然 WHO 已经提出了 HDV RNA 检测的国际标准，但检测方法仍需要内部优化，需与待测核酸进行共纯化、共扩增。对来自全球 17 个国家的 28 个实验室进行综合分析，结果表明，由于检测技术和程序的差异及设计的引物/探针目标区域的不同，结果具有高度异质性。因此，有必要建立一个国际通用的 HDV RNA 定量检测体系。有研究者尝试使用不需要标准品定量 RNA 的检测方法，并在 HDV 中应用，如基于反转录环介导等温扩增（LAMP）和微滴式数字 PCR（ddPCR）等。

2. 反转录环介导等温扩增（reverse transcription loop-mediated isothermal amplification，RT-LAMP） 与 PCR 相比，LAMP 具有以下优点：①反应快速、灵敏性高。1 小时内，可以将 DNA 的扩增数量增加到 10 亿，而 PCR 只能扩增到 100 万。②不依赖大型仪器或设备。LAMP 可以不依赖大型仪器、设备，仅需要干式加热器或水浴锅进行加热即可进行反应。③特异性高。LAMP 的优点在于其高特异性，这是由于 LAMP 需要使用 4~6 种引物，可以识别 DNA 模板上 8 个以上的特定位点，相比之下，PCR 只能识别 2 个位点。④结果判读方便。LAMP 的产物可以在反应结束后立即用肉眼观察，甚至在反应进行时也可以观察到（如产生肉眼可见的白色沉淀），而不需要任何额外的步骤。虽然 LAMP 已经成熟地用于多种病毒和基因检测，但其应用在 HDV RNA 检测仍属新方法，这与 HDV RNA 基因型多、引物设计困难有关。因此，仍需进一步优化实验条件以实现 HDV 核酸即时检测（POCT）。

3. 微滴式数字 PCR（droplet digital PCR，ddPCR） 是在传统 qPCR 基础上研发的新一代技术，是一种可以对 RNA 进行绝对定量的技术。ddPCR 可以增加反应体系的数量，精简操作步骤，具有技术成熟、灵敏度高、使用成本低等优点，是目前应用最广泛的 PCR 技术之一。与 qPCR 相比，ddPCR 具有以下优点：① ddPCR 的绝对定量不需要标准曲线。② ddPCR 检测 RNA 比 qPCR 具有更高的敏感性和特异性。目前 ddPCR 的相关方法建立及临床验证已陆续在 HIV、乙型肝炎病毒、新型冠状病毒等引起的疾病中开展。2022 年先后有两项研究通过 ddPCR 技术建立了 HDV RNA 的检测方法并进行了临床验证。一项来自中国的研究，研究者同时使用 ddPCR 和 RT-PCR 检测 44 份（30 HDV+14 HBV）患者的血清样本，证明 ddPCR 的特异性优于 RT-PCR（24/44∶10/44）。最后使用 3 种检测方法（ELISA、RT-PCR 及 ddPCR）分别对 728 例 HBV 阳性患者的血清样本进行了 HDV 筛查，在慢性乙型肝炎、肝硬化、肝细胞癌和肝衰竭患者中，ELISA 检测的 HDV 抗体阳性率分别为 1.1%、3.3%、2.7% 和 7.1%，RT-PCR 检测的 HDV RNA 阳性率分别为 0、16.67%、15.4% 和 20%，而 ddPCR 检测的 HDV 阳性率分别为 0、33.33%、30.77% 和 60%，证明了 ddPCR 和 RT-qPCR 的技术性能具有高度的可比性，并且提示肝衰竭组患者存在更高的 HDV 阳性率，研究证明了 ddPCR 是一种可重复性高、不需要标准曲线以及操作简便的方法，具有广阔的临床应用前景。

需要注意的是，可能由于不同患者间的个体差异、病情程度不同、HDV 基因型不同及 HDV RNA 定量结果的不同，使得 HDV 病毒含量与病情严重程度之间的相关性仍不清楚。

六、诊断与鉴别诊断

（一）诊断

根据流行病学调查资料、临床症状、体征和实验室检查结果综合分析判断进行诊断。HDV 感染的诊断需血清（血浆）或肝组织中 HDV 标志物的检测。临床上，常将丁型肝炎抗原、丁型肝炎抗体（抗-HDV IgM、抗-HDV IgG）和 HDV RNA 作为 HDV 感染的血清标志物，上述 HDV 标志物中某一项阳性或所有均为阳性即可诊断 HDV 感染，必要时进行肝脏 HDV 标记物检测。

HBsAg 携带者重叠感染 HDV，由于已有的 HBsAg 可"救援"（rescue）HDV 复制，因此，易发生 HDV 感染。黑猩猩实验也证明，少量病毒

（即 1ml 经 10～11 倍稀释 HBV/HDV 联合感染的黑猩猩血清）即可使携带 HBsAg 的黑猩猩感染 HDV。有学者建议，对 HBsAg 阳性者筛查抗-HDV，对抗-HDV 阳性者检测 HDV RNA，可确定是否为活动性 HDV 感染。

（二）鉴别诊断

丁型肝炎尚需与其他原因引起的肝炎相鉴别，包括其他嗜肝病毒和非嗜肝病毒感染所致的肝炎、酒精性肝炎、药物性肝炎及自身免疫性肝炎等。

七、治　疗

（一）对症和支持疗法

急性丁型肝炎主要采用对症和支持疗法。慢性丁型肝炎患者因 HDV 感染病情加重且预后差，在此治疗的同时需要积极抗病毒治疗。

（二）抗病毒治疗

与 HBV 和 HCV 相比，针对 HDV 的抗病毒治疗，目前临床尚无高效、特异性的直接抗-HDV 药物。IFN-α 对 HDV 有一定的疗效，但治愈率低且初治成功后可复发。现有抗-HDV 的药物如下。

1. 聚乙二醇干扰素 α（Peg-IFN-α） 欧洲肝病学会（EASL）（2017 年）和美国肝病研究学会（AASLD）（2018 年）指南均推荐 Peg-IFN-α 作为慢性 HDV 感染的唯一治疗方案，但停药后仍有较高的病毒学复发率。在接受 Peg-IFN-α-2b［1.5μg/(kg·w)］治疗 1 年的慢性丁型肝炎患者中，43% 患者在治疗后中位随访时间 16 个月（6～42 个月）时仍为 HDV RNA 阴性。与单一用药相比，Peg-IFN-α-2a 联合阿德福韦酯（ADV）治疗 48 周或联合替诺福韦酯（TDF）治疗 96 周都没有显著改善病毒学应答。最近一项荟萃分析结果显示，即使采用 Peg-IFN-α 治疗，HDV 治疗效果仍不理想，病毒应答率为 30%。因此，Peg-IFN-α 治疗慢性 HDV 的低 SVR、较高的病毒学复发率及长期使用 Peg-IFN-α 的相关不良反应，使其难以成为抗-HDV 感染的理想治疗方案。

2. 核苷（酸）类似物 核苷（酸）类似物作为抗-HBV 的常用药物，已获得了显著疗效。对 HDV 是否有抗病毒效果，已有学者进行了探索性研究。谢尔登（Sheldon）等对 16 例合并 HDV 感染的慢性 HBV 感染者服用替诺福韦治疗平均 6.1

年，其中 13 例有 HDV RNA 水平显著下降，取得了一定的效果。更多的研究结果提示，单独应用核苷（酸）类似物对慢性丁型肝炎可能无效。达到临床获益的 HDV RNA 阈值水平目前也尚未确定。

3. 慢性 HDV 治疗新型药物 目前研发新药的主要作用机制涉及 HDV 进入细胞、装配、合成与释放等不同靶点。

（1）病毒进入抑制药——bulevirtide：HBV 与 HDV 均通过肝细胞膜上的钠离子-牛磺胆酸-协同转运蛋白（sodium taurocholate cotransporting polypeptide，NTCP）作为受体进入肝细胞。bulevirtide 与 NTCP 受体结合，可抑制 HDV 的 HBsAg 与 NTCP 结合，阻止 HDV 进入肝细胞，防止未被感染的肝细胞感染 HDV，并通过未被感染的肝细胞不断增殖，消除已感染的肝细胞。bulevirtide 是一种 HDV 进入肝细胞的抑制药，对慢性 HDV 有较好的疗效和安全性。2mg 的 bulevirtide（商品名 hepcludex）于 2020 年获得欧盟委员会的有条件上市许可，用于治疗代偿期的慢性 HDV 感染，推荐剂量为 2mg/d，皮下注射，患者耐受性良好，最佳疗程尚不确定，建议临床评估获益后持续治疗。bulevirtide 可单一应用或与 Peg-IFN-α 或 TDF 联合应用治疗慢性 HDV 感染。该药目前尚待 FDA 批准，国际上肝病学会的指南也尚未推荐。一项 10mg 的 bulevirtide 长期抗病毒作用的多中心Ⅲ期临床试验正在进行。

（2）病毒组装抑制药——lonafarnib：为异戊烯化抑制药（法尼醇蛋白转移酶抑制药），是一种基于肿瘤细胞信号转导的抗肿瘤药物，最初用于治疗白血病，后来发现具有抑制 HDV 装配及病毒颗粒释放的作用。一项Ⅱa 期临床试验结果显示，应用 lonafarnib 治疗 28d 能降低 HDV RNA 水平，但不良反应较常见，治疗期间部分患者有轻度或中度不良事件发生，但均未因此而停止治疗。该药已进入Ⅲ期临床试验。

（3）HBsAg 分泌抑制药——核酸多聚物（nucleic acid polymer，NAP）：NAP 是一种硫代磷酸寡核苷酸，对多种病毒具有广谱抗病毒活性。NAP 可抑制 HBsAg 分泌，抑制 HBV 亚病毒颗粒的释放，降低循环 HBsAg 水平，还可通过与 L-HDAg 和 S-HDAg 相互作用，影响 HDV 的复制。REP2139 是进入Ⅱ期临床试验的 NAP 抗-HDV 新药，可以抑制 HBV 亚病毒颗粒的组装和分泌。应用 REP2139 联合 Peg-IFN-α-2a 治疗 HBV/HDV 合并感染者，HDV RNA 和 HBsAg 消失/血清转换率高。REP301-LFT 研究报道，随访 3.5 年，64%（7/11）的患者达到 HDV 功能性治愈（HDV RNA 检测不到，ALT 正常）；36%（4/11）的患者达到 HBV 功能性治愈（HBV DNA 检测不到，HBsAg<0.05IU/ml，ALT 正常）。未发现与 REP2139 相关的严重不良事件。

（4）RNA 干扰疗法：是利用干扰小 RNA（siRNA）分子靶向沉默病毒共价闭合环状 DNA 的 RNA 转录本，从而抑制病毒蛋白的产生。因此，推测 siRNA 能够清除 HBsAg，进而抑制 HDV 的感染。ARC-520 联合核苷（酸）类似物已在 HBV 单感染患者中开展临床试验，ARC-520（2mg/kg）能够显著降低患者的 HBsAg 水平，治疗结束后仍可维持对 HBV 的抑制疗效，且 ARC-520 耐受性良好。此外，一项 Ⅱa 期研究显示，JNJ-3989 短期治疗也可持续抑制 HBsAg。JNJ-3989 在 HBV/HDV 合并感染的患者中安全性和有效性的 Ⅱ 期临床试验正在进行。尽管 siRNA 对于改善感染者 HBsAg 水平表现良好，但在临床试验中仍需采用联合核苷（酸）类似物的治疗方案。

未来慢性 HDV 治疗策略可能趋于有限疗程和长期维持治疗方案。HDV 感染肝衰竭者可行肝移植术，术后乙型肝炎免疫球蛋白联合抗病毒治疗可预防 HDV 复发。

八、预　　后

丁型肝炎是最严重的病毒性肝炎，高达 70% 的患者可发展为肝硬化，慢性 HBV/HDV 合并感染者更易进展为肝硬化、肝衰竭以及肝细胞癌（HCC）等不良结局。

九、预　　防

预防措施同乙型肝炎，接种乙型肝炎疫苗是有效降低 HBV 感染的措施。

十、小　　结

流行病学研究表明，HDV 的全球流行率被严重低估。对人群进行 HDV 的筛查，有助于提高丁型肝炎的早诊断、早治疗，以降低丁型肝炎的危害。HDV 感染引起的丁型肝炎相较于其他病毒性肝炎病情更严重，发生肝癌风险不容忽视。

目前，不同的 HDV RNA 检测方法灵敏度差异大，因此开发新的检测方法，建立标准化程序，实现 HDV 感染的快速实验室诊断，对识别、监测和控制疾病传播具有重要意义。抗-HDV 治疗的新药上市为 HDV 感染者带来了希望，联合抗病毒治疗方案可协同提高抗病毒活性，减少可能的耐药问题，对抗病毒治疗更有意义。

（高冀蓉　任　锋　陈新月）

参 考 文 献

Chen HY, Shen DT, Ji DZ, et al, 2019. Prevalence and burden of hepatitis D virus infection in the global population: a systematic review and meta-analysis. Gut: Journal of the British Society of Gastroenterology, 68: 512-521.

European Association for the Study of the Liver, 2017. EASL 2017 clinical practiceguidelines on the management of hepatitis virus infection. J Hepatol, 67: 370-398.

Grazia A Niro, Arianna Ferro, Francesca Cicerchia, et al, 2021. Hepatitis delta virus: from infection to new therapeutic strategies. World J Gastroenterol, 27(24): 3530-3542.

Lin YuanChen, Xiao Yu Pang, Hemant Goyal, et al, 2021. Hepatitis D: challenges in the estimation of true prevalence and laboratory diagnosis. Gut Pathogens, 13: 66.

Terrault NA, Lok ASF, McMahon BJ, et al, 2018. Update on prevention, diagnosis, and treatment of chronic hepatitis B: AASLD 2018 hepatitis B guidance. Hepatology, 67: 1560-1599.

Wedemeyer H, 2020. The burden of hepatitis D-defogging the epidemiological horizon. J Hepatol, 73: 494-495.

Xu L, Zhang X, Cao Y, et al, 2022. Digital droplet PCR for detection and quantitation of hepatitis delta virus. Clin Transl Gastroenterol, 13(7): e00509.

Zhenfeng Zhang, Yi Ni, Florian A Lempp, et al, 2022. Hepatitis D virus-induced interferon response and administered interferons control cell division-mediated virus spread. J Hepatol, 77(4): 957-966.

第五节　戊型肝炎

内容提要

一、定义

二、病原学及发病机制

三、流行病学

四、临床表现

五、实验室检查

六、诊断与鉴别诊断

七、治疗

八、预后

一、定　义

戊型肝炎（简称戊肝）既往称为肠道传播的非甲非乙型肝炎，是由戊型肝炎病毒（hepatitis E virus，HEV）引起的急性病毒性肝炎，主要经粪-口途径传播。免疫抑制患者感染 HEV 后，可进展为慢性戊型肝炎，甚至肝硬化。从家猪胆汁中克隆出的 HEV RNA 与人源 HEV 的序列高度同源，因此戊型肝炎也是一种人畜共患疾病。

二、病原学及发病机制

（一）病原学

1983 年巴拉扬（Balayan）等用免疫电镜技术首次从患者粪便中观察到了病毒颗粒。1990 年美国学者用分子克隆技术获得了该病原体全序列，命名为戊型肝炎病毒（HEV）。HEV 属于戊型肝炎病毒科（Hepeviridae），直径为 30～40nm 的二十面体无包膜球形颗粒。HEV 基因组为单股正链 RNA，全长约 7.2kb，含 3 个部分重叠的 ORF，即 ORF1、ORF2 和 ORF3。ORF1 编码病毒复制功能的非结构聚合蛋白；ORF2 编码病毒衣壳结构蛋白和一种分泌型蛋白，包含 HEV 的主要免疫优势抗原表位，其抗体具有保护性；ORF3 与 ORF2 部分重叠，编码一种小的蛋白质，其在病毒颗粒组装和出胞等过程中可发挥重要作用。此外，在基因 1 型 HEV 中定义了一个新的 ORF（ORF4），所产生的非结构蛋白有助于病毒在应激条件下的有效复制，从而损伤靶器官。病毒在感染细胞过程中可产生一个 2.2kb 的亚基因组 RNA，ORF2 和 ORF3 编码的结构蛋白是由亚基因组 RNA 在宿主细胞核糖体内翻译而来的，所以，在 HEV 感染的细胞中，病毒自身的蛋白质在 HEV 生命周期中发挥了功能性作用。

最近，国际病毒分类学委员会将戊型肝炎病毒科（family Hepeviridae）分为 2 个亚科，即正戊型肝炎病毒亚科（subfamily Orthohepevirinae）和副戊型肝炎病毒亚科（subfamily Parahepevirinae），前者感染人、其他哺乳动物和鸟类等；后者只感染鱼类。正戊型肝炎病毒亚科分为 4 个属，即感染人和哺乳动物的帕斯拉戊型肝炎病毒属（genus Paslahepevirus）、感染鼠类的罗卡戊型肝炎病毒属（genus Rocahepevirus）、感染蝙蝠的基罗戊型肝炎病毒属（Chirohepevirus）和禽类戊型肝炎病毒属（genus Avihepevirus）。帕斯拉戊型肝炎病毒属的巴拉扬尼种（species Balayani）可分 8 个基因型：人类主要感染 1～4 型；1 型和 2 型只感染人；3 型和 4 型可感染人和多种动物；5 型和 6 型感染野猪，尚未见感染人的报道；7 型和 8 型可感染骆驼，但已有 7 型感染人的报道。罗卡戊型肝炎病毒属的鼠类戊型肝炎病毒种（species Rocahepevirus Ratti）也有感染人的报道。因此，HEV 被认为是人兽共患病毒（zoonotic virus）。但至今尚未见基罗戊型肝炎病毒属和禽类戊型肝炎病毒属的各个种（species）感染人的报道。

HEV 仅有一个血清型。基因 1、2 型 HEV 通常引起急性肝炎，基因 3、4 型 HEV 感染可导致慢性肝炎或肝衰竭。已发现黑猩猩、多种猴类、家养乳猪等对 HEV 易感，HEV 可在多种猴类中传代，连续传代后毒力无改变。

（二）发病机制

目前对 HEV 的发病机制尚不明确。HEV 对肝细胞的直接致病力较弱，肝损伤的发生可能与 HEV 的天然免疫和适应性免疫应答或肝细胞表达的 HEV 基因产物，引起细胞的直接毒性作用有关。有研究表明，在急性戊型肝炎患者外周血单个核细胞中，NK 细胞和 NKT 细胞出现的总数低于健康对照组，但激活的 NK 细胞、NKT 细胞数量显著高于健康对照组，提示激活的 NK 细胞、NKT 细胞可从外周血迁移到肝脏，在肝脏中发挥抗病毒作用，而在急性戊型肝炎恢复期阶段，NK 细胞、NKT 细胞数量及激活状态变为正常。在 HEV 的急、慢性肝炎和急性肝衰竭患者中检测到 HEV 特异性 CD4$^+$ 和 CD8$^+$T 细胞反应，这些 HEV 特异性 T 细胞反应可增殖和产生细胞因子（包括 TNF-α 和 IFN-γ）。免疫组化结果显示，急性 HEV 感染者肝脏中 CD4$^+$T 细胞数量高于健康组，其可通过细胞因子促进 CD8$^+$T 细胞分化为细胞毒性 T 细胞，后者可直接杀死被感染的肝细胞，导致肝细胞损伤的同时清除病毒；而 HEV 特异性 T 细胞浸润到肝脏也可能由于其细胞毒性（穿孔素和颗粒酶）而导致肝损伤。CD8$^+$T 细胞介导的细胞免疫在 HEV 导致肝炎的进展中以及 HEV 清除中可能起关键作用。

T 细胞衰竭可限制感染宿主的免疫病理机制，从而有利于病毒的复制并促进病毒的持久生存。除了慢性化之外，孕妇感染 HEV 后常会引起病情重症化，目前考虑也和 T 细胞免疫相关，根据孕妇的免疫生理变化提示在妊娠后期，Th2 和 Treg 细胞的数量和比例逐渐升高，Th1 数量和比例逐渐降低，从而呈现一种叫 Th2 漂移现象，可能与孕妇戊肝病情重症化相关。

三、流行病学

（一）传染源

戊型肝炎的传染源包括戊型肝炎临床感染者、亚临床感染者及感染 HEV 的动物。人是 HEV-1、HEV-2 的唯一自然宿主和传染源，猪是 HEV-3、HEV-4 的主要动物传染源，HEV-3、HEV-4 可在人与猪之间互相传播。此外，在鼠、牛、山羊、马、鸡、鸭、鸽子和犬的血清中亦发现了抗-HEV。传染源的作用主要体现在排泄物对水源、食物的污染，这是造成 HEV 传播的重要因素，患者处于潜伏期末期与急性期早期，其排出的粪便中带有大量病毒，此时的传染性也最强。

（二）传播途径

HEV 主要经粪-口、血液、母婴和密切接触等途径传播。粪-口传播是 HEV 最常见的传播途径，包括由粪便和尿液污染水源造成水型流行；由被 HEV 污染的食物、生食含 HEV 的动物内脏或肉制品，以及刀具、案板等厨具生熟不分导致 HEV 污染蔬菜和水果等引起的食源性传播。在卫生条件较差的国家和地区，HEV 污染水源可引起戊型肝炎的暴发和流行。

HEV 也可经血液或血液制品传播。一项系统和荟萃分析表明，我国志愿供血员抗-HEV IgG、抗-HEV IgM、HEV RNA 和 HEV 抗原流行率分别为 29.2%、1.1%、0.1% 和 0.1%。HEV 垂直传播的发生率较高，目前主要见于基因 1 型 HEV，报道多来自印度，由于诊断母亲和婴儿 HEV 感染的标准、检测样本（脐血或婴儿血）和检测方法各异，因此，HEV 垂直传播率报告的差异较大，为

30%～100%。

通过与戊型肝炎患者密切接触也可感染 HEV，主要发生在难民营。HEV 家庭内密切接触传播的发生率较低。HEV 通过器官移植传播也有报道。我国的一项研究报道显示，约 4%（7/177）的接受造血干细胞移植患者在术后发生 HEV 感染。造血干细胞移植受者感染 HEV 后，病死率为 4%～16%。

（三）易感人群

易感人群是指未感染过 HEV 者，他们对 HEV 易感。HEV 感染可见于任何年龄组。儿童、青少年以亚临床感染为主，戊型肝炎的临床病例主要见于青壮年和中老年人。孕妇感染 HEV 后病死率高达 20%。人感染 HEV 后能产生一定的免疫力，持续时间尚不清楚。

（四）流行特征

血清流行病学研究表明，全球约 1/3 人感染过 HEV。戊型肝炎的流行病学与 HEV 基因型有关。基因 1 型主要来自卫生条件较差的中亚、东南亚、中东等地区，包括我国新疆 HEV 流行株，引起水源性流行，主要感染男性青壮年，HEV-1 是发展中国家戊型肝炎暴发流行和散发流行的主要病因。1986～1988 年，我国新疆南部地区曾发生戊型肝炎暴发，共计发病 119 280 例，死亡 707 例，是迄今为止世界范围内规模最大的一次流行。用 2006 年全国乙型肝炎血清流行病学调查的血清标本检测抗-HEV 结果显示，我国普通人群抗-HEV 流行率为 23.46%。基因 2 型仅在南美洲和少数非洲国家中有报道。基因 3 型广泛分布于欧美和日本。基因 4 型流行于亚洲，是我国饲养的猪及我国人群散发 HEV 感染的优势基因型，容易感染老年及免疫力低下人群。迄今在我国戊型肝炎患者中仅发现 HEV-1 和 HEV-4。在发达国家，戊型肝炎表现为散发，尚未见暴发和流行的相关报道。

四、临床表现

（一）急性肝炎

1. 急性无黄疸型肝炎 潜伏期为 2～10 周，平均为 5～6 周。急性 HEV 感染多为无症状或轻微临床表现，无黄疸，肝酶轻度异常，为自限性，可自愈。

2. 急性黄疸型肝炎 占 5%～30%，前驱期为 1～10d，主要症状为全身不适、轻度发热、恶心、偶有呕吐，可见肝酶异常。此阶段持续数天至半月，平均 10d，称为黄疸前期。然后进入黄疸期，尿色进行性加深、粪便变浅、巩膜黄染、皮肤黄疸、肝大，有压痛和叩击痛，部分患者有脾大，持续 2～4 周。恢复期一般为 2～3 周，少数可达 4 周，在恢复期患者黄疸消退，症状减轻，肝功能逐渐好转。一般 HEV 基因 1 型和 2 型急性肝炎患者的病情较基因 3 型和 4 型严重。老年男性感染基因 3 型和 4 型时病情较重；慢性肝病患者感染 3 型和 4 型后可导致急性肝衰竭或慢加急性肝衰竭。儿童感染 HEV 后，多无临床症状。成人感染 HEV 后，大部分预后良好，但少数可发展为急性肝衰竭，总体病死率为 0.5%～4.0%。

在急性戊型肝炎中，胆汁淤积型肝炎约占 8%，临床可表现为瘙痒、乏力、尿色加深和黄疸等。黄疸持续时间较长，可达 1 个月以上。早期常无症状，仅表现为血清 ALP 和 GGT 水平升高。病情进展时，可出现高胆红素血症，在纠正维生素 K 缺乏后，PT 无明显延长，胆汁淤积长期不愈和严重肝炎患者可导致肝衰竭，甚至死亡。

（二）重型肝炎（肝衰竭）

重型肝炎（肝衰竭）表现为胆红素升高，PT 延长，不可被维生素 K 纠正。部分特殊人群，如孕妇、慢性肝病患者和老年人等感染 HEV 后，肝损伤严重，甚至进展为急性或亚急性肝衰竭，病死率较高。孕妇戊型肝炎易发生出血、子痫或急性或亚急性肝衰竭，可导致早产、流产和死胎等不良妊娠结局，病死率高达 20%～25%。慢性肝病，如慢性乙型肝炎和肝硬化等患者感染 HEV 后，易发生急性、亚急性或慢加急性肝衰竭，病死率高。

（三）慢性戊型肝炎

慢性 HEV 感染是指 HEV RNA 持续阳性 3 个月以上。自 2008 年卡莫（Kamar）等首次报道器官移植人群发生慢性 HEV 感染以来，相继在免疫抑制患者，如器官移植受者、人类免疫缺陷病毒（human immunodeficiency virus, HIV）感染者和接受化疗、造血干细胞移植或免疫抑制药治疗的血液肿瘤患者中，发现 HEV 感染后通常无法依靠自身免疫短期内清除体内 HEV，易发展为慢性戊型肝炎。至今报道的慢性 HEV 感染多见于基因 3 型和 4 型，也有基因 7 型 HEV 和大鼠 HEV 致人类慢性戊型肝炎的报道。

大多数慢性戊型肝炎患者无症状或症状轻微，很少出现黄疸，但是一个重要特征是肝纤维化发展迅速，肝硬化形成时间短，一般少于 3 年，可有失代偿期肝硬化表现，如腹水等。实验室检查存在肝功能持续异常，主要为 ALT、AST 和 GGT 升高，但部分患者可表现 ALT、AST 和 GGT 水平正常或仅轻度升高。血清 HEV RNA 持续阳性可确诊。少数慢性 HEV 感染者可表现为抗-HEV IgM 和抗-HEV IgG 持续阴性，需检测外周血和（或）粪便 HEV RNA 或 HEV 抗原才能确诊。病理检查肝脏呈现慢性肝炎的组织学特征，肝组织中可见大量淋巴细胞浸润、片状坏死及肝纤维化，有发生肝硬化的可能。在健康人群中尚无持续 HEV 感染的发生，且无其他基因型 HEV 导致慢性肝炎的报道。

（四）特殊人群的戊型肝炎

1. 妊娠合并戊型肝炎 HEV 感染多见于妊娠期妇女，且易转为重型肝炎。急性重型肝炎起病较急，消化道症状、全身中毒症状与黄疸同步并进，轻、中度黄疸时就可伴有自发性出血，易发生产后出血，严重者可出现失血性休克，早产、流产及死胎率高。黄疸水平在尚未达到重型肝炎诊断标准时即可发生不同程度的肝性脑病。在发展中国家，感染 HEV 的孕妇病死率可达 20%～25%，其高病死率的具体机制尚未明确，可能与孕期激素水平、免疫状态改变有关。

2. 老年戊型肝炎 老年人罹患戊型肝炎往往起病缓慢，临床症状重，持续时间长，淤胆型肝炎及肝衰竭的发生率较青壮年明显增高，且黄疸程度深，皮肤瘙痒程度较重，容易出现合并症及并发症，治疗效果不佳。

3. 重叠感染戊型肝炎 有慢性肝病基础（如慢性肝炎、肝硬化）的人群，尤其 CHB 患者感染 HEV 后，发生肝硬化、肝功能失代偿、肝衰竭及相关并发症（如腹水、肝性脑病、消化道出血等）的概率显著高于普通人群，患者消化道症状更重，PTA、白蛋白、白蛋白/球蛋白（A/G）的降低更为明显，病死率可达 28.4%。

（五）HEV 感染肝外表现

HEV 感染可引起多种肝外表现，包括神经系统、血液系统、肾脏和其他免疫介导的临床表现，其确切的发病机制尚不清楚，可能与病毒表位与组织中自身抗原相互作用，以及 HEV 在肝外组织中复制有关。

神经系统表现最常见，发生率约为 5.5%，主要包括吉兰-巴雷综合征、神经性肌萎缩、前庭神经炎、脊髓炎、脑炎、肌炎、周围神经炎和面神经麻痹等。欧洲的一项研究报道，16.5% 的戊型肝炎患者有神经系统临床表现，免疫功能正常的患者较免疫抑制患者更常见（22.6% : 3.2%，$P<0.001$）。神经性肌萎缩和吉兰-巴雷综合征是最常见的临床表现，多种基因型 HEV 急性和慢性感染后均可发生。

其次是肾脏表现，可引起膜增生性肾小球肾炎、肾损伤、冷球蛋白血症等，随着 HEV 被清除而恢复。一项回顾性研究报道，感染 HEV 3 型的患者实质器官移植后，其肾小球滤过率估算值（estimated glomerular filtration rate，eGFR）下降，组织学检查显示高蛋白尿、IgA 肾病、膜增生性肾小球肾炎和冷球蛋白血症，随 HEV 被清除而恢复。

HEV 感染还可影响血液系统，HEV 引起多种血液系统表现，如血小板减少症、自身免疫性溶血性贫血、再生障碍性贫血和溶血性贫血等。此外，也有报道 HEV 感染后导致急性胰腺炎，胰腺炎多发生在黄疸出现后的 2～3 周，临床特点为上腹痛伴血淀粉酶升高等。还有关节炎和心肌炎等报道，但多为单个病例，缺乏系统性研究。

（六）无症状 HEV 感染

在免疫健全的供血员中，存在无症状 HEV 感染者，经随访，其中少数人可 HEV RNA 和（或）HEV 抗原持续阳性 3 个月以上。

五、实验室检查

（一）病原学检查

1. 抗-HEV IgM 和抗-HEV IgG HEV 感染后，首先出现抗-HEV IgM。抗-HEV IgM 阳性是急性 HEV 感染的主要标志。抗-HEV IgM 阳性时间相对较短，多数 3～4 个月转阴，但少数可持续 6 个月，甚至 1 年。在抗-HEV IgM 出现 1 周后，可检测到抗-HEV IgG，并在短时间内迅速上升，通常在感染后 6～10 周到达高峰，1～2 个月快速下降至较低水平，然后持续阳性可达数年至数十年，但其确切阳性期限不详。因此，单纯抗-HEV IgG 阳性，只能说明 HEV 既往感染或急性感染的恢复后期。

戊型肝炎患者一般在出现临床症状时才就诊，因此，绝大部分急性期患者可同时检测到抗-HEV IgM 和抗-HEV IgG。相关职业体检人员，如发现单纯抗-HEV IgM 阳性时，还需进一步确认是否有临床症状和肝脏生化学异常，并同时检测抗-HEV IgG 和 HEV RNA。仅根据抗-HEV IgM 阳性不能确认是感染 HEV。

2. HEV RNA 戊型肝炎患者发病早期，粪便和血液中存在 HEV 颗粒。感染 HEV 后，约 3 周即可在血中检测到 HEV RNA，粪便排出 HEV 可长达 4～6 周，粪便中检出 HEV RNA 持续时间比病毒血症长 2～4 周。在出现戊型肝炎临床症状后 1～2 周，70%～80% 患者的粪便和血清中可检测到 HEV RNA，随后阳性率显著下降。HEV RNA 阳性是 HEV 现症感染的直接证据。20%～30% 的患者在发病时体内 HEV 已基本被清除，因此，HEV RNA 阴性并不能排除 HEV 急性感染。

目前 HEV RNA 的检测主要采用反转录 PCR 核酸扩增技术，因此，应注意因扩增引物特异度和灵敏度、操作不当或相关标本保存条件不佳而造成假阳性或假阴性结果。

3. HEV 抗原 采用免疫组织化学方法可在约 40% 的戊型肝炎病例肝组织标本中发现 HEV 抗原，它主要定位于肝细胞质。HEV 抗原检测可用于急性和慢性 HEV 感染的辅助诊断，血清、粪便和尿液中 HEV 抗原阳性也是 HEV 现症感染的证据之一。基于双抗体夹心法建立的 HEV 抗原检测系统具有较高的灵敏度和特异度，血清 HEV 抗原与 HEV RNA 的检测结果有较好的互补性。有研究发现，在 HEV 感染患者中，HEV 抗原在尿液中含量高于血清中。

（二）肝脏生化学检查

1. 丙氨酸转氨酶（ALT）和天冬氨酸转氨酶（AST） 急性戊型肝炎患者多升高；慢性戊型肝炎患者的 ALT 和 AST 可持续或间歇异常。急性戊型肝炎也可有碱性磷酸酶（alkaline phosphatase，ALP）、γ-谷氨酰转移酶（γ-glutamyltranspeptidase，GGT）和乳酸脱氢酶（lactate dehydrogenase，LDH）等升高。

2. 胆红素　胆汁淤积为戊型肝炎的常见表现，急性期、慢性期及重型肝炎（肝衰竭）患者均可有不同程度的胆红素异常。重型肝炎（肝衰竭）患者总胆红素可＞171μmol/L，或每天上升＞17.1μmol/L。

3. 血清白蛋白　重度肝脏炎症患者的血清白蛋白水平降低，肝衰竭患者可出现低白蛋白血症。

4. 凝血酶原时间（PT）、凝血酶原活动度（PTA）及国际标准化比值（INR）　可有不同程度的异常，PTA≤40%，或INR≥1.5，应考虑重型肝炎（肝衰竭）。

六、诊断与鉴别诊断

（一）戊型肝炎诊断

戊型肝炎的诊断主要依据临床表现、流行病学特征、实验室检查资料。抗-HEV IgM阳性为近期HEV感染的指标，若伴有抗-HEV IgG阳性，则戊型肝炎诊断可更为明确。抗-HEV IgG阳性可持续长达十几年，单纯抗-HEV IgG阳性提示既往感染或急性感染的恢复期。

HEV RNA是戊型肝炎的确诊依据。诊断慢性戊型肝炎须通过PCR检测血浆或粪便中HEV RNA持续存在3个月以上，患者转氨酶水平持续高于正常值或者有肝脏组织学的变化。目前无统一的HEV RNA检测试剂盒，尚需建立标准化的HEV RNA检测方法。

（二）鉴别诊断

戊型肝炎的诊断并不困难，但要与其他原因引起的肝炎相鉴别，如其他嗜肝病毒和非嗜肝病毒感染所致的肝炎、酒精性肝炎、药物性肝炎及自身免疫性肝炎等。

七、治　疗

（一）急性戊型肝炎

大部分急性戊型肝炎患者能自身清除病毒而康复，少部分患者可能进展为急性或亚急性肝衰竭，因此，治疗原则是以对症支持疗法为主，不需要抗病毒治疗，但需密切观察病情。

1. 一般治疗

（1）休息：急性戊型肝炎早期，应居家或住院隔离，并卧床休息。恢复期应逐渐增加活动，活动程度以不感到疲劳为宜，避免过劳和熬夜，以利于康复。

（2）营养：宜进食中等量蛋白质、低脂肪、高维生素类食物，通常糖类食物摄入量不可过多。恢复期要避免过量进食和禁酒，禁饮含有酒精的饮料。

2. 对症处理　患者有明显食欲减退、频繁呕吐并有黄疸时，除休息和营养外，可静脉滴注葡萄糖液、生理盐水和维生素C等。

（二）胆汁淤积型戊型肝炎

此型肝炎的治疗可选用熊去氧胆酸、S-腺苷蛋氨酸。胆汁淤积严重者，可考虑应用糖皮质激素，必要时，可考虑行血浆置换或胆红素吸附等人工肝支持治疗。

（三）重型戊型肝炎（肝衰竭）

此型肝炎的治疗以综合疗法为主，主要措施是加强护理，密切观察病情。加强支持疗法，维持水、电解质和能量平衡。改善肝脏微循环，降低内毒素血症，预防和治疗各种并发症。必要时，考虑人工肝支持治疗或肝移植。有研究报道，重型戊型肝炎（肝衰竭）患者接受利巴韦林治疗，可快速清除HEV和肝酶复常。对肾移植患者的利巴韦林治疗剂量为200mg，隔日1次，疗程为3个月；也有报道，利巴韦林治疗剂量为600～1000mg，疗程为5个月。有一些研究报道，皮质类固醇治疗重型戊型肝炎（肝衰竭）患者可减缓疾病进展。

（四）妊娠期戊型肝炎

对患急性戊型肝炎孕妇的治疗，以对症支持疗法和保护肝脏为主，密切随访肝功能，争取孕妇完成妊娠。对有重型肝炎倾向的患者，积极对症支持治疗，包括人工肝支持治疗等；病情好转者可继续妊娠；如果积极对症支持治疗后，病情无好转，甚至加重者，可考虑终止妊娠。对于已经确诊重型肝炎（肝衰竭）者，应及早终止妊娠，同时积极对症支持治疗，包括人工肝等支持治疗，必要时可行肝移植术。

（五）慢性戊型肝炎

1. 器官移植受者的慢性戊型肝炎治疗　研究

显示，减少免疫抑制药剂量（以不发生排斥反应为准）可使近 1/3 的慢性 HEV 感染者清除病毒。Peg-IFN-α 已成功用于治疗少数肝移植受者和 1 例血液透析患者。Peg-IFN-α 可刺激免疫系统，并增加急性排斥反应的风险，目前禁用于胰腺、心脏和肺移植受者。利巴韦林单药治疗在慢性 HEV 感染的器官移植受者中的研究较多。单用利巴韦林 3 个月后，可获得持续病毒学应答（sustained virologic response，SVR）。利巴韦林可导致贫血、干咳等不良反应。此外，部分患者可对利巴韦林产生无应答或不耐受。

2. 其他免疫抑制人群的慢性戊型肝炎治疗 主要包括接受化疗的血液肿瘤患者和 HIV 感染患者。Peg-IFN-α、利巴韦林或两者联合，可有效治疗血液肿瘤和 HIV 患者的慢性 HEV 感染。有研究报道，利巴韦林治疗后，86% 干细胞移植后的慢性 HEV 感染者能获得 SVR。

八、预　　后

急性戊型肝炎患者大多能自发清除 HEV，预后良好。

九、预　　防

（一）预防接种

我国自行研发的重组戊型肝炎疫苗（大肠埃希菌）（简称戊型肝炎疫苗）于 2011 年 12 月 1 日由国家市场监督管理总局正式批准，至今是全球正式批准的唯一戊型肝炎疫苗。2012 年获得国家一类新药证书。该疫苗的 Ⅲ 期临床试验表明，疫苗组于接种 3 针戊型肝炎疫苗后 12 个月的保护率为 100%。戊型肝炎疫苗对 HEV 基因 1 型和 4 型感染均有保护作用，安全性良好，未发现与疫苗相关的严重不良事件。没有接种戊型肝炎疫苗的人群，应采取其他相关的预防措施。

HEV 感染高风险人群，如畜牧养殖者、疫区旅行者、餐饮业人员、集体生活人群等，以及感染 HEV 后可能病情较重的慢性肝病患者、育龄期妇女、老年人等人群，可进行戊型肝炎疫苗预防。

戊型肝炎疫苗的接种对象为 16 岁及以上易感人群，免疫程序为 0—1—6 个月，即接种第 1 针疫苗后，间隔 1 和 6 个月注射第 2 和第 3 针疫苗，每针剂量为 30μg/0.5ml。接种部位为上臂三角肌，肌内注射。为了获得最佳保护效果，应按规定程序完成 3 针疫苗全程接种。

（二）切断传播途径

改善公共卫生环境，妥善处理粪便及污水，减少 HEV 对水源的污染；食用充分煮沸和烹饪的食物，减少戊型肝炎的发生；加工猪肉食品时要做到生、熟厨具分开使用，避免加工好的食品受到污染。

（三）与戊型肝炎相关的供血人群筛查

如畜牧养殖者、疫区旅行者和餐饮业人员等应检测血清 HEV RNA 或 HEV 抗原，阳性者不应供血，以减少输血引起的 HEV 感染。

十、小　　结

长期以来人类 HEV 感染一直被认为是一种急性起病过程，不形成慢性感染。2008 年首次报道了肝移植和肾移植患者中存在慢性 HEV 感染，此外 HIV 合并 HEV 感染也可导致慢性 HEV 感染，并确认为 HEV 感染的临床类型之一。慢性戊型肝炎的重要特征是肝纤维化发展迅速，肝硬化形成时间短，危害大。妊娠期妇女罹患戊型肝炎有重型肝炎倾向，应密切病情监测，及时终止妊娠。HEV 感染可引起多种肝外表现，以神经系统、肾脏表现最常见，其确切的发病机制仍不清楚。

（高冀蓉　陈新月）

参　考　文　献

中华医学会肝病学分会, 2022. 戊型肝炎防治共识. 中华肝脏病杂志, 30(8): 820-831.

European Association for the Study of the Liver, 2018. EASL clinical practice guidelines on hepatitis E virus infection. J Hepatol, 68(6): 1256-1271.

Premashis Kar, Anando Sengupta, 2019. A guide to the management of hepatitis E infection during pregnancy. Expert Rev Gastroenterol Hepatol, 13(3): 205-211.

第六节　其他病毒引起的肝炎

嗜肝病毒是病毒性肝炎的主要病原体，包括甲、乙、丙、丁、戊型肝炎病毒等。临床上甲、乙、丙、丁、戊型肝炎病毒血清标志物均阴性的急性或慢性肝炎患者也不少见，占肝病的 15%～20%，致病因素包括多种非嗜肝病毒，主要有疱疹病毒科中的 EB 病毒（Epstein-Barr virus，EBV）、巨细胞病毒（cytomegalovirus，CMV）、单纯疱疹病毒（herpes simplex virus，HSV）、水痘-带状疱疹病毒（varicella-zoster virus，VZV），其他病毒如柯萨奇病毒（Coxsackie virus，CoxV）、腺病毒（adenovirus）、风疹病毒（rubella virus，RV）等。这些病毒均可致肝组织损伤，轻者仅表现为血清转氨酶升高，重者可表现为急性肝炎，甚至肝衰竭。患者症状与其他急性病毒性肝炎的临床特征相似，可以伴有肝脾大。非嗜肝病毒性肝炎可以发生在任何年龄、群体，但主要集中在两类人群：一类是免疫功能尚未发育完全的婴幼儿；另一类是免疫功能低下者。

EB 病毒性肝炎

一、定　　义

EB 病毒性肝炎是由 EB 病毒感染引起的肝脏炎症反应，大多数为自限性肝炎或轻、中度肝损伤，预后良好，少数可发展为慢性肝病、重型肝炎，甚至肝内胆管细胞癌等。

二、病因及发病机制

（一）病因

EBV 属 γ 疱疹病毒科，即人疱疹病毒 4 型。EBV 为双链 DNA 病毒，基因组长约 172kb，在病毒颗粒中呈线性分子，进入受感染细胞后，其 DNA 发生环化并自我复制。EBV 嗜人类淋巴细胞，主要感染人口咽部上皮细胞、宫颈上皮细胞、B 细胞、T 细胞、自然杀伤细胞等。EBV 也是首个被确认的可致癌病毒，如鼻咽癌、淋巴瘤、胃肠道肿瘤等。EBV 原发感染后感染者将成为终生潜伏感染者，EBV 具有潜伏-活化的特性。

淋巴细胞中潜伏感染的 EBV 可表达两种不翻译成蛋白质的 RNA（即 EBV-encoded RNA，EBER），包括 EBER1 和 EBER2；6 种核抗原，即 EBNA1、EBNA2、EBNA3A、EBNA3B、EBNA3C 和 LP；两种潜伏期膜蛋白（latent membrane protein，LMP），包括 LMP1、LMP2A/B。EBV 潜伏感染可分为 4 种类型。

0 型：在健康的 EBV 既往感染个体，EBV 在记忆性 B 细胞中潜伏，只表达 EBER，这些个体称为 EBV 健康携带者。

Ⅰ 型：除 EBER 外，EBV 只表达 EBNA1 和 BamHI A 右侧片段（BART），见于淋巴瘤。

Ⅱ 型：EBV 只表达 EBNA1、LMP1、LMP2、BART 和 EBER，见于鼻咽癌。

Ⅲ 型：EBV 表达所有的潜伏感染基因，见于传染性单核细胞增多症。

EBV 原发性感染是指患者第一次感染 EBV，一般发生在 6 岁以下幼儿，大多表现为无症状感染或仅表现为上呼吸道感染等非特异性表现，在青少年约 50% 表现为传染性单核细胞增多症（infectious mononucleosis，IM）。在机体免疫功能受到抑制和某些因素下触发 EBV 再激活，潜伏的 EBV 激活、复制，并释放入血引起病毒血症，外周血中能检测到高拷贝的 EBV 核酸。

（二）发病机制

人类感染 EBV 后，能够刺激机体产生体液免疫及细胞免疫，其中细胞免疫起关键作用，尤其是 $CD8^+$、$CD4^+$T 细胞发挥着重要的免疫应答反应。在特定因素触发下，处于静息记忆模式的被感染 B 细胞可以发生转化，病毒激活与增殖，致使机体发病。EBV 并不直接感染肝细胞、胆管上皮细胞和血管内皮细胞。EB 病毒性肝炎的发病机制至今尚未完全阐明。目前认为可能的机制如下。

EBV 对肝细胞无直接杀伤作用，其引起的免疫应答尤其细胞免疫是引起肝细胞损伤及炎症反应的主要机制。

EBV 感染的 $CD8^+$T 细胞在肝组织内堆积而导致肝细胞损伤，或是 EBV 感染的 $CD8^+$T 细胞或浸润的细胞毒性 T 细胞产生的可溶性脂肪酸合成酶、IFN-γ、TNF-α 等可溶性免疫反应产物引起肝细胞损伤。

EBV 感染后使 CD8$^+$T 细胞过度活化增殖，激活了单核巨噬细胞系统，释放炎症介质，如 IL-1、IL-6、IL-10、IL-18、TNF-α 和粒细胞集落刺激因子（granulocyte colony-stimulating factor，G-CSF），并引起一系列炎症反应，使肝血窦和内皮细胞功能受损而导致肝损伤。

EBV 感染细胞后脂质过氧化反应引起的自由基亢进而产生肝细胞毒性。

EB 病毒性肝炎胆汁淤积的机制也尚不清楚。可能是促炎性细胞因子干扰肝窦和小胆管的运输系统而导致胆汁淤积。

三、流行病学

（一）传染源

人是 EBV 的唯一贮存宿主，患者和 EBV 携带者为传染源。

（二）传播途径

EBV 主要通过唾液传播，也可经输血感染。

（三）易感人群

EBV 在人群中感染非常普遍，约 90% 以上的成人血清 EBV 抗体阳性。首次感染多在婴幼儿期，形成原发感染。

四、临床表现

EBV 属于泛嗜性病毒，可以侵犯全身多个器官，临床症状多种多样，有些患者 EBV 原发感染临床表现不符合典型传染性单核细胞增多症的临床特征，而以某一脏器受累为主，肝脏是常受累器官之一。EBV 感染相关疾病包括原发性 EBV 感染所致的传染性单核细胞增多症（infectious mononucleosis，IM）、EBV 引起的慢性活动性 EBV 感染（chronic active EBV infection，CAEBV）、EBV 相关噬血细胞性淋巴组织细胞增生症（EBV-associated hemophagocytic lymphohistiocytosis，EBV-HLH）等，这些疾病多伴有肝损伤，可有肝大、肝功能异常和黄疸。80%～90% 的患者表现为轻中度、短暂的肝功能异常，呈自限性，也可呈慢性肝炎、淤胆型肝炎、肝衰竭及自身免疫性肝炎等不同临床表型。

（一）EBV 急性自限性肝炎

儿童和成人 EBV 原发感染所致的 IM 是一种急性全身性疾病，其典型表现为发热、咽峡炎和淋巴结肿大的临床"三联征"，80%～90% 的 IM 患者有不同程度的肝损伤。IM 肝损伤多表现为急性自限性肝炎，转氨酶轻、中度升高，或伴胆管酶升高，多在病程第 2～3 周出现，呈自限性，持续时间不超过 3 个月。病理特点：汇管区淋巴细胞浸润，库普弗细胞增殖，肝窦内淋巴细胞呈串珠样浸润，局灶性肝细胞坏死。肝细胞病变轻微，小叶结构和实质结构不受影响。对中老年 IM 患者，其肝损伤程度可能更重，但淋巴结肿大和典型 IM 三联征发生率却较低，难以早期确定 EBV 感染。因此中老年患者出现发热、肝损伤且病因未明时，应检查是否有 EBV 感染。

（二）EBV 慢性肝炎

1. 慢性活动性 EBV 感染（CAEBV） 临床表现为慢性 EBV 肝炎的病例可以是 CAEBV 的肝脏表现，即是 CAEBV 一种重要的临床表型，主要症状为反复出现发热、乏力、食欲减退、消瘦、肝脾大及黄疸，少数患者可出现神经系统症状。CAEBV 病例还可伴多脏器损害，如间质性肺炎、视网膜炎等严重并发症，常见并发症为上呼吸道和肺部感染，重症患者还会并发噬血细胞综合征。感染和噬血现象是导致死亡的最常见原因。实验室检查常见肝功能异常和血细胞减少，尤其是白细胞计数和血小板计数减少，在所有患者中均有不同程度的下降。肝组织病理改变特点：①以淋巴细胞为主的炎症细胞浸润，主要见于汇管区和肝窦内，肝窦内淋巴细胞呈串珠样排列。②弥漫性肝细胞损伤，主要为肝细胞水肿变性、弥漫大泡和小泡性混合性脂肪变性，严重者可见肝细胞点状和局灶性坏死，以及肝内胆汁淤积。③肝组织中均可检出 EBER 阳性细胞。临床观察发现该类患者较不伴肝脏炎症或肝损伤的 CAEBV 患者病情更严重、进展更快，预后相对较差，甚至可因肝衰竭而死亡。

2. EBV-HLH 这也是一种严重威胁患者生命的多器官过度炎症反应临床综合征，EBV 原发感染和再激活均可引起 EBV-HLH。90% 的 EBV-HLH 患者有肝大和肝功能异常，临床表现有发热、肝脾大和淋巴结肿大、肝功能障碍、全血细胞减少、高甘油三酯血症和（或）低纤维蛋白原血症。骨髓穿刺可见非肿瘤性组织细胞增殖、巨噬细胞过度增生及噬血细胞增多。肝脏病理特征与慢性活动性肝炎相似，肝门静脉区有单核细胞浸润，在病情进展的多数病例中，肝窦区可见大量噬血细胞和单核细胞浸润。EBV-HLH 预后较差，病死率超过 50%。

（三）EBV 淤胆型肝炎

EBV 感染是年纪较长成年人出现淤胆型肝炎的原因之一。临床上成人较儿童多见，占比高达 55%，其中 5% 可出现严重胆汁淤积。主要表现为 ALP、GGT 和胆红素升高，ALT 或 AST 轻、中度升高，淤胆型肝炎患者或可出现不同程度的胆管损伤，甚至胆管消失综合征。多数患者预后良好。

（四）EBV 肝衰竭

EBV 原发感染和再激活均可引起 EBV 肝衰竭，发生机制未明。EBV 肝衰竭多见于免疫功能受损者，如 HIV 感染者、器官移植受者、肿瘤、免疫抑制药物治疗等，也可见于免疫功能正常的儿童及成人，但肝衰竭不常见。起病时可没有 IM 的典型三联征，以发热、黄疸、肝损伤为主要表现，以及肝功能异常、低蛋白血症、凝血功能障碍等。肝组织病理表现多样，出现肝细胞大块坏死、亚大块坏死，以及淤胆改变、汇管区单个核细胞浸润。病情重，病死率高，预后差。

EBV 感染还可能与肝纤维化、肝硬化及自身免疫性肝炎等相关。

五、实验室检查

（一）血清学检查

1. EBV 特异性抗体　主要包括抗病毒衣壳抗原（viral capsid antigen，VCA）IgG 和 IgM（抗 VCA-IgG/IgM）、抗核抗原（nuclear antigen，NA）IgG（抗 EBNA-IgG）、抗早期抗原（early antigen，EA）IgA（抗 EA-IgA）和抗 VCA-IgA。检测血清中 EBV 特异性抗体的目的是判断患者是否感染 EBV 及感染的时相，即 EBV 原发感染还是既往感染。

在原发性 EBV 感染过程中，首先产生抗 VCA-IgG/IgM，在急性感染的后期出现抗 EA-IgG，在恢复期晚期抗 EBNA-IgG 产生，抗 VCA-IgG 和抗 EBNA-IgG 可持续终身。抗 EA-IgA 和抗 VCA-IgA

阳性提示持续性 EBV 抗原刺激，常用于 CAEBV 或 EBV 相关肿瘤的诊断和监测。

2. 抗体亲和力　抗体亲和力检测被引入 EBV 感染的血清免疫学诊断，可以弥补抗 VCA-IgM 产生延迟或持续缺失而造成的漏诊。机体受到病原体入侵时首先产生低亲和力抗体，随着感染的继续和进展，抗体亲和力升高。因此，低亲和力抗体的检出提示原发急性感染。有研究报道，所有原发性急性 EBV 感染者在刚刚出现临床症状时，抗 VCA-IgG 抗体均为低亲和力；既往感染病例血清中抗 VCA-IgG 均为高亲和力抗体。联合抗 EBNA-IgG 阴性和低亲和力抗 VCA-IgG 抗体，诊断原发性 EBV 感染的敏感性和特异性可达到 100%。抗体亲和力检测也存在局限性，对于不同个体，抗体成熟率不同，新生儿及小婴儿由于母传抗体的存在也不适用抗体亲和力检测。

3. 嗜异性抗体　嗜异性抗体为 IgM 抗体，在病程 1~2 周出现，在病程 5 周内达高峰，随后迅速下降，少数患者可持续 6~12 个月。在成人和青少年，85%~90% 的 EBV 原发感染者可检出嗜异性抗体。2~5 岁儿童原发 EBV 感染后，只有 50% 嗜异性抗体阳性，小于 2 岁儿童原发 EBV 感染后，嗜异性抗体阳性率仅 10%~30%。此抗体检测也缺乏特异性，其他急性感染，如原发性巨细胞病毒感染、自身免疫病或肿瘤等也可能呈阳性反应。因此，该抗体对国内儿童 IM 诊断价值不大，不推荐用于国内儿童 EBV 原发感染所致 IM 的诊断。

（二）EBV 核酸检查

EBV 核酸检测可以帮助临床医师判断患者是否为活动性 EBV 感染和进行抗病毒疗效监测，也有助于鉴别 EBV 健康携带者的低水平病毒复制与 EBV 相关疾病患者高水平的 EBV 活动性感染，但无法区分患者是原发性 EBV 感染还是既往 EBV 感染再激活。血清中 EBV DNA 水平与病情严重程度和预后有关。

（三）EBER 原位杂交

EBER1/EBER2（EBER）是 EBV 编码的不翻译成蛋白质的 RNA，其主要功能是抑制 IFN 介导的抗病毒效应和凋亡。EBER 大量存在于 EBV 潜伏感染的细胞中，每个细胞可达 10^6~10^7 拷贝，是 EBV 潜伏感染的最好标志物。原位杂交检测

EBER 能够定位 EBV 感染的细胞类型，是明确肿瘤与 EBV 相关的金标准。

六、诊断与鉴别诊断

（一）诊断

目前 EB 病毒性肝炎尚无统一规范的诊断标准。临床诊断主要依据临床表现，以及血常规、肝功能、EBV 抗体、EBV 核酸等实验室检查，嗜异性凝集试验也是 EB 病毒性肝炎的诊断方法之一。EB 病毒性肝炎诊断的主要 4 个参数为 AST 和 ALT 升高、血清学证实 EBV 活动性、组织病理学变化的特征，或通过 PCR、原位杂交技术证明肝组织中存在病毒基因组。

（二）鉴别诊断

临床上症状类似 IM 的患者中 5%～10% 患者可能是其他病原体感染所致，如巨细胞病毒、腺病毒、甲型肝炎病毒、风疹病毒等，其中以巨细胞病毒最为常见。此外，肝功能异常仍须排除其他原因的肝炎，如病毒性肝炎、药物性肝炎、自身免疫性肝炎、非酒精性脂肪性肝病及酒精性肝病等。

七、治　疗

（一）对症治疗

EBV 感染尚缺乏特异性的治疗方法。无免疫缺陷的情况下，EB 病毒性肝炎治疗方法仍然是对症支持，疾病早期可加用抗病毒药物，预后良好。

（二）抗病毒治疗

抗病毒药物包括阿昔洛韦、更昔洛韦、泛昔洛韦、伐昔洛韦、膦甲酸钠、阿糖胞苷、利巴韦林等，其中更昔洛韦疗效较为明确。严重 EB 病毒性肝炎的诊治目前尚无指南或共识，在重型 EB 病毒性肝炎患者中抗病毒的疗效尚存争议，临床倾向以糖皮质激素为主，抗病毒为辅的治疗方法。EBV 诱发的肝衰竭可导致大量肝细胞坏死，及时进行肝移植能阻止死亡的发生，且肝移植对患者的远期预后亦有益处。

八、小　结

EB 病毒性肝炎的临床表现复杂多样，容易漏诊、误诊。重叠感染者或免疫缺陷个体，甚至免疫功能正常者均可发生慢性肝炎、致死性肝病等严重并发症。发病机制尚不清楚，临床医师需重视 EB 病毒性肝炎的早期诊断与治疗，尤其对不明原因肝病时应警惕 EBV 感染。

巨细胞病毒性肝炎

内容提要

一、定义
二、病因及发病机制
三、流行病学
四、临床表现
五、实验室检查
六、诊断与鉴别诊断
七、治疗
八、预防
九、预防

一、定　义

巨细胞病毒性肝炎是由人巨细胞病毒（human cytomegalovirus，HCMV，简称 CMV）导致的肝损伤。CMV 是一种典型的机会致病病原体，在免疫功能正常的宿主中，CMV 感染通常是无症状或亚临床感染。CMV 肝炎以儿童多见，常发生于婴儿期，伴肝大，血清转氨酶/血清胆红素增高，需排除其他病因引起的肝损伤。

二、病因及发病机制

（一）病因

CMV 是 β 疱疹病毒家族的一员，即人疱疹病毒 5 型，完整的病毒颗粒形态呈球形，直径约 230nm，内核为 CMV DNA，其外依次为直径约为 110nm 的二十倍体，称核衣壳、被膜和含脂囊膜，CMV 基因组为线形双链 DNA，长约 230kb，含 200～250 个 ORF。CMV 具有广泛的嗜细胞性和组织性，分布在各种上皮细胞、内皮细胞和成纤维细胞，是 CMV 感染的主要靶细胞；外周血液循环的白细胞也是 CMV 的易感细胞；特殊的实质细胞，如脑和视网膜的神经细胞、肝脏中的肝细胞和胆管上皮细胞、胃肠道的平滑肌细胞也能被感染，在某些情况下导致有意义的细胞病变。人与动物均可感染 CMV，但各有其种属特异性，人巨细胞病毒（HCMV）只感染人类。

CMV 侵入机体后，与其他疱疹病毒一样，具有潜伏-活动的特性，与宿主细胞相互作用，形成不同的感染类型。

1. 产毒型感染（productive infection） 产毒型感染或称活动性感染，是指 CMV 在宿主细胞内大量复制，形成核内和细胞质包涵体，引起细胞病变，受染细胞溶解死亡，释出子代病毒感染易感细胞，使病毒扩散。产毒型感染可转变为潜伏性感染。

2. 潜伏性感染（latent infection） 在原发感染后，CMV 长期潜伏在宿主细胞内，病毒不复制，不形成包涵体，电镜下不能观察到完整的病毒颗粒，病毒分离、病毒抗原和 CMV mRNA 均不能检出，但 CMV DNA 用核酸杂交或 PCR 法可检出。当机体免疫力下降，如工作紧张、口腔疱疹、饮酒等，潜伏病毒被激活，可引起细胞病变，形成产毒型感染。

3. 不全感染（abortive infection） CMV 在宿主细胞内有少量复制，可使细胞功能障碍，而无或极少发生细胞病变。

根据 CMV 感染的次序可分为以下类型。

（1）原发感染（primary infection）：CMV 首次侵入宿主引起的感染。多发生于婴幼儿时期，此时多为产毒型感染。

（2）再发感染（recurrent infection）：是潜伏在宿主体内的病毒被重新激活，复制增殖，或再次感染外源性不同毒株或更大剂量的同株病毒。CMV 侵入宿主体内，并在宿主体内复制或潜伏，即为 CMV 感染。在免疫正常的年长儿和成年人中，无论是原发感染还是再发感染，病毒多局限在唾液腺和肾脏。在免疫抑制的个体，肺部最常被侵及，并常造成广泛的组织、器官播散性感染。

（二）发病机制

CMV 导致肝脏病变的机制：① CMV 产生直接损害宿主细胞的效应，CMV 可感染肝脏内的各种细胞，包括肝细胞、胆管上皮细胞、血管内皮细胞，引起病变；② CMV 感染引起宿主产生获得性细胞免疫反应，$CD8^+$ 杀伤性 T 细胞可作用于 CMV 感染的细胞，通过 $CD8^+$ 杀伤性 T 细胞识别 CMV 的 pp65、pp50、IE1、gB 和 IE2 等引起免疫应答，并且 $CD4^+T$ 也可对 pp65 等产生免疫增殖效应，导致肝脏免疫损伤。此外，研究还发现肝组织 Fas 表达增加和 Bcl-2 表达减少，提示细胞凋亡参与肝脏病变。

三、流行病学

（一）传染源

CMV 感染者是唯一的传染源。CMV 可从患者的鼻咽分泌物、血液、尿液、子宫颈及阴道分泌物、乳汁、精液和眼泪等体液中排出，原发感染者常持续排病毒达数年之久，再发感染后也可间歇排毒多年。

（二）传播途径

1. 垂直传播 指由 CMV 感染的母亲，将病毒传给其所生育的子女，引起他们发生先天感染或围产期感染。我国孕产妇 CMV 感染率高达 90% 以上，潜伏在母亲体内的 CMV 在妊娠、分娩时重新活化，造成垂直传播。被感染的婴儿在出生后可出现症状或无症状。先天感染是指病毒经胎盘传播。宫内感染可以发生在妊娠早、中、晚任何一期。围产期感染是以出生后 3～12 周开始排病毒为其特征。

2. 水平传播 主要通过密切接触和医源性传播。

（1）密切接触：密切或长期接触排病毒个体是 CMV 水平传播的常见途径。唾液是水平传播的常见媒介，室温下 CMV 在唾液中可存活 8h，尿液内 CMV 在吸附性物质和有机玻璃表面分别存活 2h 和 8h。CMV 通过口对口、手对口及性接触等密切接触传播。

（2）医源性传播：CMV 可经输新鲜血或库血、新鲜冰冻血浆和粒细胞等血液制品、带病毒供体器官等医源方式传播。

（三）易感人群

人是 CMV 的唯一宿主。易感性与免疫状态、种群、年龄、经济条件、生活环境、文化程度等因素有关。文化程度越低、经济条件越差、CMV 感染率越高；<3 岁的婴幼儿、免疫缺陷或免疫功能低下者及移植患者 CMV 感染率高。10 岁以上人群感染 CMV 后多呈隐性感染，当宿主免疫力低下时，潜伏的 CMV 可激活而致病。

四、临床表现

（一）儿童巨细胞病毒性肝炎

儿童 CMV 肝炎是婴儿时期易患疾病，也是人 CMV 感染发病的主要临床类别。临床可有黄疸型肝炎、无黄疸型肝炎和胆汁淤积型肝炎等不同表现。

1. 黄疸型肝炎 患儿出现巩膜和全身皮肤黄染，肝大和质地变硬，多伴有脾脏轻度肿大，尿色加深。可有食欲减退、精神萎靡、腹泻等症状，也可症状轻微或不明显。实验室检查 ALT 增高，总胆红素及结合胆红素增高，以非结合胆红素增高为主。发病早者常与新生儿生理性黄疸混合或重叠发生，或紧随生理性黄疸后出现，容易误当作生理性黄疸而延误诊断。

2. 胆汁淤积型肝炎 临床表现类似上型，但粪便颜色变浅或灰白色。除 ALT 增高外，还有 GGT 明显增高，以结合胆红素明显增高为主。

以上 2 型均为儿童 CMV 肝炎中的重症病例，少数可进展为肝衰竭，治疗效果差，但大多预后良好。肝组织病理改变有肝细胞不同程度的肿胀，呈水样变性，部分气球样变性，伴点状坏死、碎片状坏死，甚至桥接坏死；肝细胞内可找见圆形病毒包涵体，以细胞核内常见，细胞质内包涵体呈嗜碱性、颗粒状包涵体，细胞核内包涵体因与外围核膜之间有一圈空隙，形成典型的"鹰眼征"病理特征，具有诊断价值，提示 CMV 产毒型和症状性感染，但典型包涵体在儿童 CMV 肝炎中并不多见；肝细胞也可见脂肪变性、肝细胞凋亡或巨细胞样肝细胞形成，肝实质内有炎症细胞浸润；肝内胆管病变有胆栓形成，胆小管增生，或伴有胆道闭锁；汇管区和中央静脉区散在单个核细胞浸润，肝门静脉区纤维组织增生，髓外造血细胞生成和胆汁淤积。除典型病变细胞外，在无明显病变的肝细胞内可检出 CMV DNA 和 CMV 抗原。

CMV 先天性感染的患婴，由于中枢神经系统和内耳病变，除肝炎外，可伴有小头畸形、智能障碍和听力障碍等其他征象。

（二）成人巨细胞病毒性肝炎

健康成人巨细胞病毒性肝炎并不少见。临床上以急性无黄疸型为主，其次为急性黄疸型，慢性化少，重者可发生肝衰竭，预后极差。成人巨细胞病毒性肝炎与其他病毒性肝炎表现相似，急性起病，发热，平均 5～20d，可有畏寒、头痛、干咳、咽痛等伴随症状，乏力多见，但程度轻，食欲减退、恶心、呕吐、腹胀等消化道症状不明显。体征主要有皮肤、巩膜黄染、肝脾大、淋巴结肿大及皮疹。肝组织病理可见肝细胞变性、点灶状坏死，炎症细胞浸润以分叶核白细胞为主，肝细胞内色素颗粒沉着，可见吞噬色素库普弗细胞，汇管区轻微扩大，纤维组织轻度增生。与儿童巨细胞病毒性肝炎中胆汁淤积，胆管明显增生，毛细胆管内胆栓形成明显不同。肝组织中极难见到典型的巨细胞病毒包涵体，免疫组化 CMV 抗原阳性少。肝活检对成人巨细胞病毒性肝炎的诊断及分型有意义。成人巨细胞病毒性肝炎一般预后好。

（三）免疫功能低下者 CMV 肝炎

免疫功能低下者，如器官移植受者、长期使用免疫抑制药患者等，各种病原体感染机会显著增加。病毒感染中，以 CMV 感染最常见。研究报道，在同种异体原位肝移植受者，CMV 所致肝炎的发病率为 2%～34%，CMV 感染多见于术后 2 周至 3 个月，肝组织病理表现为肝细胞呈点、灶性坏死，伴中性粒细胞浸润，肝窦及汇管区内有程度不等的中性粒细胞浸润，部分病例可出现胆汁淤积，典型的病毒包涵体并不多见。CMV 感染可能导致肝移植受者死亡率增加。在同种异体肾移植术后 CMV 肝炎临床较少见，肾移植术后 CMV 感染多发生在术后前 3 个月内，临床症状主要有发热、乏力、腹胀、食欲减退、尿黄、全身皮肤及巩膜黄染等，实验室检查显示肝功能异常等。有关异基因造血干细胞移植术后 CMV 感染，鲜有 CMV 肝炎相关报道。在一篇对 50 例骨髓移植术后尸检肝脏的报道中，血清 CMV 感染阳性者的肝组织中可以检出感染 CMV 的细胞，可见细胞质和细胞核内特征性的 CMV 包涵体、肝细胞碎片状坏死、胆汁淤积、胆管炎及胆管异常，伴炎症细胞浸润，以淋巴细胞为主，未见大量肝细胞坏死。骨髓移植受者死前 10d 的实验室检查结果显示血清总胆红素（TBil）升高，天冬氨酸转氨酶（AST）高于正常上限 2～4 倍，碱性磷酸酶（ALP）升高 2～4 倍，白蛋白水平略有下降。患者因急性移植物抗宿主病（GVHD）及相关并发症死亡。

五、实验室检查

（一）血清学检查

1. 血清特异性抗体 血清中 CMV IgG 阳性仅提示既往隐性或显性 CMV 感染，对临床诊断价值不大，但可作为器官移植供/受者 CMV 病危险度分层的主要依据。若 CMV IgG 从阴性转阳性，表明为原发感染；双份血清抗体滴度呈≥4 倍增高，提示为 CMV 活动性感染；若有严重免疫缺陷，则可出现假阴性。出生后 6 个月内的婴儿需除外母传抗体的影响。CMV IgM 是近期感染 CMV 的回顾性指标，CMV IgM 阳性表明有活动性感染，有助于临床回顾性诊断，如同时 CMV IgG 阴性则为原发感染。

2. CMV 抗原 是检测外周血中受感染白细胞中的 pp65 抗原负荷量的半定量试验。CMV pp65 抗原阳性为活动性感染的早期标志，有助于临床诊断，但在白细胞减少的患者中应用受限。

（二）CMV DNA 检查

在 CMV 感染早期，利用 PCR 技术进行 CMV 核酸定量检测（quantitative nucleic acid，QNAT），可以快速（早至感染当日）检测到 CMV。标本来源包括外周全血、血浆、房水、脑脊液、痰液、支气管肺泡灌洗液（bronchoalveolar lavage fluid，BALF）、尿液、粪便及组织标本等。外周血 CMV DNA 检测可提供病毒在患者体内存在的直接证据，检测方法快速、灵敏度高，是临床诊断 CMV 感染或带毒状态的重要方法。CMV DNA 定量检测阈值 $>10^3$ 拷贝/ml 为病毒复制阳性，提示 CMV 在血液中复制，见于活动性感染、再激活感染或潜伏性感染。

六、诊断与鉴别诊断

（一）诊断

CMV 肝炎是 CMV 症状性感染，即出现肝炎相关症状、体征并排除其他病因导致的肝损伤，CMV 肝炎诊断成立。根据实验室检查诊断证据，可明确有无 CMV 感染，是产毒型感染或是潜伏性感染。

1. 病原学诊断 如果以下 3 项任一项阳性时，不仅能诊断 CMV 感染，并可诊断为产毒型感染。

①从受检的血、尿、唾液或组织等任何一种中分离出 CMV。②从受检的组织细胞中见到典型的巨细胞包涵体（除外其他病毒感染）。③用特异的单克隆抗体从受检的组织或细胞中检出 CMV 抗原，如 pp65 等；从外周血白细胞中测得 CMV 抗原，又称 CMV 抗原血症。如果用分子杂交或 PCR 法检出 CMV mRNA，可诊断为产毒型感染。

检出 CMV DNA 特异片段，只能表明存在 CMV 感染，不能区分产毒型或潜伏性感染。

2. 血清学诊断 抗 CMV IgM 阳性可诊断为活动性感染，如同时抗 CMV IgG 阴性，则诊断为原发感染。双份血清抗 CMV IgG 滴度呈≥4 倍增高，表明存在 CMV 活动性感染，但在有严重免疫缺陷时，则可出现假阴性。

（二）鉴别诊断

临床上要排除甲、乙、丙、丁及戊型肝炎病毒所致的病毒性肝炎，以及其他导致肝损伤的病因，如 EB 病毒、单纯疱疹病毒、自身免疫性肝炎、代谢性肝病、药物及酒精性肝炎等。

七、治　疗

（一）对症治疗

CMV 肝炎的治疗以保肝退黄、对症治疗为主，同时给予抗病毒治疗。

（二）抗病毒治疗

首先评估机体的免疫状态，器官移植等免疫低下人群需要在移植后严密监测血 CMV DNA，及时启动抗病毒治疗，对于高危因素者还可进行预防治疗或抢先治疗。免疫正常儿童的 CMV 肝炎多以无黄疸型肝炎为主，少数表现为黄疸型肝炎且症状不重，预后良好，无须进行抗病毒治疗。症状性先天性 CMV 感染常累及神经系统，规范的抗病毒治疗可以改善预后。目前仍无特效、安全的抗 CMV 药物，常用抗 CMV 药物如下。

1. 静脉滴注更昔洛韦（GCV） 更昔洛韦可用于预防、抢先治疗和 CMV 病治疗。GCV 是一线抗 CMV 的治疗药物，剂量为 5mg/kg，每日 2 次，静脉滴注，治疗 2～3 周或 DNA 转阴、临床症状好转。预防用药剂量为 5mg/kg，每日 1 次。若出现更昔洛韦耐药，应对 CMV 进行基因型检测和耐药表型检测。更昔洛韦的不良反应主要是骨髓抑制，多见粒细胞减少。用药期间应注意监测肝、肾功能及血常规。

2. 口服更昔洛韦 为抗 CMV 一线预防药物，仅用于预防，用药剂量为 1000mg，每日 3 次，因其口服生物利用度低，服药负担重，可出现白细胞减少症及耐药风险较高等，不推荐用于治疗。

3. 缬更昔洛韦 为抗 CMV 感染的一线用药。缬更昔洛韦为 GCV 缬氨酸酯，服用方便，口服后可在肠壁和肝脏代谢为活化型 GCV，预防用药剂量为 900mg，每日 1 次，治疗剂量为 900mg，每日 2 次，亦可作为出院后的序贯治疗，主要不良反应为骨髓抑制，以白细胞减少最常见。

4. 膦甲酸钠（FOS） 为抗 CMV 二线治疗药物，肾毒性大，不推荐用于普遍性预防和抢先治疗。FOS 为焦磷酰胺类似物，通过结合焦磷酸结合位点，而阻断焦磷酸重新合成 DNA 链末端的三磷酸核苷裂解，进而抑制病毒 DNA 聚合酶活性。CMV 病毒 *UL54* 基因点突变可导致 FOS 耐药。FOS 用于 *UL97* 突变型更昔洛韦耐药的 CMV 病治疗，剂量为 60mg/kg，每日 3 次，或 90mg/kg，每日 2 次，静脉滴注。FOS 作为二线用药，特别是单用 GCV 仍出现疾病进展时，可单用或与 GCV 联用。FOS 主要经肾排泄。

5. 西多福韦 为抗 CMV 三线治疗药物，不推荐用于预防和抢先治疗，肾毒性大。用于 *UL97* 和（或）*UL54* 突变型更昔洛韦耐药的 CMV 病治疗，剂量为 5mg/kg，每周 1 次，2 个疗程后改为每 2 周 1 次。

（三）疗效评估

1. 临床评估 CMV 疾病的症状、体征和脏器功能改善。

2. 病毒学评估 病毒特异性抗原和病毒核酸定量分析有助于评估抗病毒药物的疗效。CMV DNA 在很多患者症状缓解后很长时间内仍持续存在，所以不宜用于监测抗病毒药物疗效。

八、预 防

（一）一般预防

目前尚无有效疫苗，避免暴露是最主要的预防方法。医护保健人员按标准预防措施护理 CMV

感染的婴儿，做好手部卫生是防止交叉感染的主要措施。

使用 CMV 抗体阴性的血液制品或冷冻去甘油红细胞（去除活粒细胞）或洗涤红细胞（去除白细胞组分）可以减少输血后感染。

（二）阻断垂直传播

易感孕妇应避免接触已知排病毒儿童的分泌物，特别注意手卫生，是预防孕妇原发感染的最有效措施。带有 CMV 的母乳 -15℃ 冻存 24h 后室温下溶解，再加巴斯德灭菌法（65℃，5s）可消除母乳中 CMV 的感染性。

（三）药物预防

器官移植和骨髓移植患者的预防可采用伐昔洛韦、GCV 和缬更昔洛韦。伐昔洛韦为阿昔洛韦左旋缬氨酸酯，口服后迅速吸收并很快转化为阿昔洛韦，主要用于移植后预防 CMV 相关疾病。

九、小 结

CMV 肝炎通常不是一个孤立的疾病。在免疫功能正常的患者中，以无黄疸型肝炎为主，多呈隐性感染或亚临床感染，少数表现为黄疸型肝炎但症状不重，不需要抗病毒治疗。在免疫功能低下的患者中，CMV 感染是 SOT 术后常见的、影响预后，甚至危及受者生命的疾病过程，应考虑免疫低下的因素，评估 CMV 感染所致脏器损害，进行病毒载量监测和规范的抗病毒治疗，以及监测药物不良反应。目前尚未开发出获得临床使用批准的预防 CMV 感染的疫苗。

单纯疱疹病毒性肝炎

内容提要

一、病原学

二、流行病学

三、发病机制

四、临床表现

五、实验室检查

六、诊断

七、治疗

八、正在进行的研究和未来方向

一、病 原 学

人类单纯疱疹病毒（HSV）属疱疹病毒科，病毒亚科，是直径为 180～200nm 的 DNA 病毒，基因组为一单一线形 DNA 分子。单纯疱疹病毒分为两型，即单纯疱疹病毒 1 型（HSV-1）和单纯疱疹病毒 2 型（HSV-2）。HSV-1 主要引起生殖器以外的皮肤、黏膜（口腔黏膜）和器官（脑）感染；HSV-2 主要引起生殖器部位皮肤、黏膜的感染。病毒经呼吸道、口腔、生殖器黏膜及破损皮肤进入体内，潜居于人体正常黏膜、血液、唾液及感觉神经节细胞内。HSV 感染特征是可以在机体内以潜伏感染的形式长期持续存在。当机体抵抗力下降时，如发热、胃肠功能紊乱、月经、妊娠、病灶感染和情绪改变时，体内潜伏的 HSV 可被激活而发病。

二、流行病学

单纯疱疹病毒感染较为多见。HSV-1 和 HSV-2 可影响西方世界的大多数成年人，患病率分别为 80% 和 30%。李洪霞等在 2300 例性病门诊患者中进行的血清学调查显示，HSV-1 IgM 和 IgG 的检出率分别是 6.87% 和 86.1%；HSV-2 IgM 和 IgG 的检出率分别是 10% 和 40.6%。侯颖等在献血人群中的流行病学研究显示 HSV IgG 阳性率为 16.44%。大多数原发性 HSV-1 感染并无症状。回顾性研究表明，20%～25% 有 HSV-1 抗体的患者和 10%～20% 有 HSV-2 抗体的患者有口腔或生殖器感染史。

大多数 HSV 肝炎患者为免疫功能低下者，如器官移植受者、应用免疫抑制药物患者、获得性免疫缺陷综合征患者、新生儿，以及妊娠中期和晚期的孕妇。一项纳入 137 例 HSV 肝炎患者的研究显示，24% 的患者免疫功能正常，23% 为妊娠患者，53% 的患者因器官移植或其他原因服用免疫抑制药。HSV 肝炎也可发生于免疫功能正常的患者。值得注意的是，有病例报告吸入麻醉药，如恩氟烷、异氟烷、地氟烷和一氧化氮可重新激活潜伏性 HSV。

三、发病机制

HSV 引起肝炎的发病机制尚不清楚，可能的机制包括：①初始感染时，高载量的 HSV 病毒血症抑制宿主的免疫防御能力，导致病毒传播到包括肝脏在内的内脏器官；②处理 HSV 抗原的细胞毒性 T 细胞和（或）巨噬细胞隐匿缺陷，在免疫力受损和迟发型超敏反应下，病变从疱疹传播到肝脏，并最终导致急性重型肝炎；③急性感染叠加在潜伏的 HSV，再激活 HSV 导致肝衰竭；④ HSV 毒株的异质性，已知 HSV 有一种神经毒性病毒，可能也有肝毒性毒株引起急性重型 HSV 肝炎。

四、临床表现

HSV 性肝炎是单纯疱疹病毒感染的一种罕见表现，主要发生在免疫功能低下的人群，如器官移植和接受免疫抑药治疗的患者，孕妇罹患 HSV 性肝炎的风险也较高。HSV 性肝炎发生在初次感染期间，很少在免疫功能低下个体中再次感染。临床表现为非特异性，常见有腹痛、腹胀、乏力、厌油腻、恶心、呕吐、黄疸等症状，以及皮肤、黏膜破损，部分患者可出现发热等类似流感的症状。常见体征包括肝大、轻触痛和叩痛等。特征性疱疹性皮疹见于 18%～50% 的患者，表现为一簇或几簇小水疱和（或）少数散在的单个水疱，迅速破裂后形成中央浅凹的溃疡，覆盖黄白色膜样渗出物，周围绕以红晕，分布于口、咽、唇周、颈及生殖器等部位。患者还表现有白细胞减少、血小板减少、肝酶显著升高和轻度胆红素升高。

HSV-1 与 HSV-2 均可引起严重或暴发性急性肝衰竭（ALF），血清转氨酶水平通常为正常上限的 50～100 倍，患者还可能出现急性肾损伤、弥散性血管内凝血、多器官衰竭，并最终死亡。关于病毒相关的 ALF，高达 2% 的病例归因于 HSV 肝炎，这些患者的死亡率通常高达 90%，与死亡率增加相关的危险因素包括年龄 >40 岁、免疫功能低下、凝血功能障碍、脑病、AST 升高程度和男性。

五、实验室检查

（一）全血细胞分析

外周血象缺乏特征性改变，可见白细胞计数 $<5.0×10^9/L$，血小板计数 $<100×10^9/L$。

（二）肝脏相关检查

ALT、AST 升高可达数千以上，ALP 及乳酸脱氢酶也可以明显升高，由于病情进展迅速，血清胆红素可在正常水平或轻度升高，凝血酶原及活化部分凝血活酶时间明显延长及纤维蛋白降解产物增加等。

（三）病原学检查

可用中和试验、补体结合试验、被动血凝试验、间接免疫荧光试验等检测其抗体。新生儿感染，单份血清 IgM 抗体效价增高，即可确诊；复发病例，双份血清效价呈 4 倍以上增高者，有辅助诊断意义。PCR 技术检测 HSV DNA 敏感性高，但有一定的假阳性率。病毒分离培养耗时、耗力，主要用于临床研究。

（四）超声检查

超声检查可发现肝大、肝实质弥漫性病变。CT 可能显示弥漫性低密度病变及局灶性坏死区域引起的肝大，但这是一种非特异性改变，也见于念珠菌性肝炎、淋巴瘤、结节病等。

（五）病理学检查

肝脏病理检查是 HSV 肝炎诊断的"金标准"。尸检中可见最主要的病理改变在肝脏。显微镜下，肝脏呈黑红色，充满塌陷的黄色坏死带，大部分肝细胞坏死，在残存的肝细胞中，有放大了的毛玻璃样核，核的边缘为染色质。肝门静脉区或肝实质中可见炎症细胞稀缺的特征性表现。电镜下，可于肝细胞内看到较大的病毒颗粒。其他器官，如肺、肾上腺、食管和直肠等也可显示有 HSV 感染存在。

六、诊　　断

多数 HSV 感染引起的肝炎缺乏典型的皮疹等体征或症状，HSV 相关性肝炎的诊断比较困难。有报道显示，超过 50% 的 HSV 肝炎是通过尸检确认。若出现以下临床特征的患者应警惕：①发热存在于几乎所有病例中；②有疱疹性病变的表现；③有白细胞减少症及血小板减少症；④转氨酶明显升高。

如果患者 HAV、HBV、HCV、HDV、HEV 血清学指标均阴性，而一般情况又迅速恶化，应警惕 HSV 肝炎的可能。在有高热、白细胞下降和转氨酶明显升高的病例中，如果排除了细菌性败血症、黄热病、流行性出血热等，也应高度怀疑 HSV 肝炎。

因 HSV 肝炎的临床表现没有特异性，故相关实验检查对诊断非常重要，肝组织活检是确诊

HSV 肝炎的金标准。在患者凝血功能及其他条件允许的情况下应尽可能进行肝脏穿刺以明确诊断。

七、治　　疗

（一）抗病毒治疗

HSV 肝炎易导致肝衰竭，死亡率很高，但该病是可治愈的，早期抗病毒治疗可能改善预后。文献显示，接受治疗的患者死亡率和肝移植（LT）需求从 88% 降至 51%。

1. 阿昔洛韦　对重症病例和（或）免疫力低下群体，建议静脉应用阿昔洛韦（ACV）5mg/kg，每 8 小时 1 次。轻症患者可口服阿昔洛韦，每次 200mg，每日 5 次，建议治疗 2~4 周。

2. 伐昔洛韦　与阿昔洛韦疗效相当，半衰期较长，可每日 2 次给药，但是费用较高。

3. 西多福韦和膦甲酸　可用于阿昔洛韦耐药病例的二线治疗，但有严重的副作用，如肾毒性。

4. 抗-HSV 感染的新药　为针对病毒解旋酶-引物酶复合物（UL52、UL5 和 UL8）的噻唑酰胺普利替利韦（PTV），以及候选药物 IM-250。ACV 和 PTV 或 IM-250 两者的组合可能会起协同效应，成为一种有前途的治疗策略。

血浆置换术理论上可通过去除感染性 HSV 颗粒，减少病毒载量并为免疫系统争取时间，但使用治疗性血浆置换术的数据非常有限。

（二）肝移植

LT 对于上述抗病毒治疗无反应的患者，需要紧急 LT 作为最终治疗选择。虽然播散性 HSV 不是移植的禁忌证，但由于脓毒症，因此需要进行全面评估，并且这些病例通常合并多器官衰竭，使得移植后难以启动免疫抑制方案。接受移植的患者 HSV 复发风险较高，需要终生应用阿昔洛韦治疗，这也会导致阿昔洛韦的耐药。

接受 LT 的患者中，HSV 复发往往发生在术后早期的（20±12）d，并且与死亡率增加有关。早期诊断可提高生存率，一旦怀疑患者，应立即开始经验性地使用阿昔洛韦。

八、正在进行的研究和未来方向

1964 年由克恩（Kern）和席夫（Schiff）进行了第一次 HSV 疫苗的尝试。由于已研发成功

水痘-带状疱疹病毒（α-疱疹病毒成员）的减毒活疫苗，因此也有可能研发针对 HSV-2 的疫苗。目前尚无针对 HSV-2 的有效疫苗，然而，Heprevac［一种截短糖蛋白 D2（gD2）疫苗］在临床试验中显示出了预防生殖器 HSV-1 疾病（58%）和 HSV-1 感染（32%）的有效性。各种类型的疫苗包括灭活疫苗、减毒疫苗、亚单位疫苗（糖蛋白）及 DNA 疫苗，已经尝试用作针对 HSV-2 的预防/治疗疫苗。临床试验中，HSV-2 糖蛋白 D2 疫苗可介导体液和细胞免疫反应，且安全性好。因此，抗病毒治疗与上述疫苗有希望成为 HSV-2 治疗的新方法。

不明原因儿童严重急性肝炎

一、定 义

2022 年 4 月 23 日，WHO 最新修订了关于不明原因儿童严重急性肝炎的定义，共分为 3 类。①确诊病例定义：目前不适用。②疑似病例定义（probable）：自 2021 年 10 月 1 日起患有急性肝炎（非甲、乙、丙、丁、戊型病毒性肝炎）且血清转氨酶＞500IU/L［ALT 和（或）AST］的患者，年龄为 16 岁及以下。③流行病学关联（Epi-linked）病例定义：自 2021 年 10 月 1 日起与疑似病例密切接触的任何年龄段儿童的急性肝炎（非甲、乙、丙、丁、戊型病毒性肝炎）患者。如果等待甲、乙、丙、丁、戊型病毒性肝炎血清学结果，但符合其他标准，则可以报告这些结果并将其归类为"待定分类"。

二、流行概况

2022 年 1 月以来，欧、美、日等地区和国家陆续出现不明原因儿童急性重型肝炎（acute severe hepatitis of unknown origin）病例，引发全球关注。2022 年 4 月 5 日英国国际卫生条例国家协调中心（International Health Regulations National Focal Point for the United Kingdom）向 WHO 通报，今年苏格兰发生 10 例儿童不明原因严重急性肝炎病例，实验室诊断为非甲-非戊型肝炎（non A-E hepatitis）病毒感染。1 例于 2022 年 1 月出现症状，其余 9 例于 2022 年 3 月出现症状。患儿年龄为 11 月龄至 5 岁，症状包括黄疸、腹泻、呕吐和腹痛。患儿血清 ALT 或 AST 明显升高，均住院治疗，其中 3 例重症患儿进行了肝移植评估，1 例患儿完成肝移植。截至 2022 年 5 月 15 日，全球已有至少 28 个国家报告 500 例不明原因儿童严重急性肝炎。WHO 于 2022 年 4 月 23 日发布通告，全球报告 169 例不明原因儿童严重急性肝炎病例中，74 例腺病毒检测结果呈阳性（其中 18 例为腺病毒 F41 型），20 例检测出新型冠状病毒（SARS-CoV-2），19 例为腺病毒和 SARS-CoV-2 共感染。本次疫情病因不明，重症率高，因此引起英国健康与安全管理局（UK Health Security Agency，UKHSA）、欧洲疾病预防控制中心（European Centre for Disease Prevention and Control，ECDC）和 WHO 的密切关注，并发布警告通知。

根据 WHO 关于不明原因儿童严重急性肝炎的最新报告，其流行病学特点如下：患者年龄集中在 10 岁以下，主要为 1～5 岁儿童；在 100 余例病历资料完整的患者中，14.1% 进入重症监护病房治疗，12% 接受了肝移植治疗；病例呈散发，缺乏流行病学关联。目前我国尚无相关病例报告。

三、病 因

常见急性病毒性肝炎通常为肝炎病毒 A～E 及少数其他病原体导致，如 EB 病毒（EBV）、巨细胞病毒（CMV）、细小病毒、肠道病毒、腺病毒、风疹病毒、疱疹病毒（HHV-1、HHV-2、HHV-6、HHV-7）和人类免疫缺陷病毒（HIV）、布鲁氏菌、伯纳提克希氏菌和钩端螺旋体等。

根据欧洲疾病预防控制中心（European Centre for Disease Prevention and Control，ECDC）和 WHO 的联合报告，人腺病毒（human adenovirus，HAdV）是在此次病例中检出最多的病原体，检出阳性率高达 55%（217/398），其次为人疱疹病毒 7 型（HHV-7）

（31%，33/105）、肠道病毒（22%，19/87）、HHV-6（19.4%，28/144）、EB 病毒（EBV）（16%，43/265）等，而 SARS-CoV-2 阳性率仅为 11.2%（39/348）。此外，由于病例以散发为主，不同病例间缺乏明确的流行病学关联，也有学者认为此次不明原因儿童严重急性肝炎为非感染因素所致。

目前获得的流行病学、临床特征、病理和病原检测等资料，还没有确定本次儿童严重急性肝炎事件的病因，但分析和推测可能的病因包括以下几方面。

（一）腺病毒感染

腺病毒可以感染人和动物并导致人和动物肝炎。文献显示，大约65%的腺病毒肝炎病例发生在儿童患者中，这些儿童大多有免疫功能低下因素。一篇关于89例腺病毒感染致急性重型肝炎的报道显示，90%（46/51）的患者在肝移植6个月内出现腺病毒肝炎。

此次英国于5月6日报告的163例病例中，有126例检测了腺病毒，其中91例（72%）阳性。阳性病例血中病毒载量较低，多为32～37个 Ct 值。约77%的腺病毒阳性不能成功分型，分型成功的21例均为 F41 型。未检出腺病毒的患者多是只检测了呼吸道或粪便或血清或血浆单一样本，也未做全血检测。上述病例中接受肝移植的英格兰早期病例的全血或血清中腺病毒 DNA 水平大约是未接受肝移植病例的12倍。英国报告了14例患者肝组织病理学结果，HE 染色显示所有标本的炎症反应均不同，表现为程度不一的非特异性肝细胞损伤，从轻度到重度不等的肝坏死，其中有9个血清腺病毒阳性的患者，肝组织免疫组化显示肝窦内可见腺病毒，但肝细胞内未见腺病毒。在美国调查的109例病例中，50% 以上检出了腺病毒；在早期报道的9例患者中均检出腺病毒，9例病例中6名患者的肝活检显示出了不同程度的肝脏炎症，但未观察到病毒包涵体，也没有腺病毒免疫组化阳性的证据，在电子显微镜下也未发现腺病毒颗粒。因此，推测本次肝炎可能与腺病毒感染有关或由腺病毒感染促进了其他因素导致儿童急性重症肝炎。由于目前病例样本中 HAdV 水平过低（C_t 值为 28～38），尚未获得完整的 HAdV 测序结果，缺乏直接证据，仍需更多的调查和研究证实。

（二）其他病原体感染

除了上述提到的 HAdV 外，其他非嗜肝病毒，如巨细胞病毒、EB 病毒、HHV-6、HHV-7、肠道病毒、细小病毒等在"疑似病例"中也有一定检出。一般来说，在免疫功能正常的宿主体内，上述这些病原体一般不会引起急性重型肝炎，且会伴随一定的肝外症状，与本次不明原因病例的临床特征存在一定差异。但鉴于本次报告的"疑似病例"定义较为宽泛，不能排除部分病例是该类病毒感染后发生急性重型肝炎的罕见病例，在鉴别诊断和确定病因时需加以注意，以便找出真正的病因。

（三）新或未知病原体感染

已有文献报道一些新发病原体，如寨卡病毒、基孔肯尼亚病毒、博卡病毒等也可导致肝炎。因此，一些新发现的病毒或被忽视的病原体，甚至目前完全未知的病原体都可能成为致病或促进因素。可能由于这类病原体在体内存在时间短，或滴度较低，目前未被检测到。

（四）新型冠状病毒感染所致或相关

肝脏是新型冠状病毒除呼吸道外常见感染的器官。患者感染新型冠状病毒后，可因病毒直接破坏肝细胞和治疗用药物导致肝炎，肝损伤后患者的 ALT、AST 和总胆红素水平升高、单核细胞计数降低和凝血时间延长、血清白蛋白降低。本次事件中约30%的患者混合感染腺病毒与新型冠状病毒，且部分病例在出现肝炎症状之前曾感染过新型冠状病毒。因此，新型冠状病毒感染后短时间内感染腺病毒或与腺病毒混合感染可能导致了儿童急性肝炎，推测其原因，患儿因感染 SARS-CoV-2 后出现免疫功能低下等易感因素而继发了腺病毒肝炎。也可能是新型冠状病毒感染后的后遗症，甚至由新的 SARS-CoV-2 变异株感染所致。最近有研究推测的病因是患儿感染 SARS-CoV-2 后诱导类似超抗原介导的免疫细胞活化，再发生腺病毒等感染引发急性重型肝炎。

新型冠状病毒感染流行期间，由于某些药物的广泛使用，促进了腺病毒感染或其他因素导致肝炎，如免疫压力改变等可能导致腺病毒发生变异后引起腺病毒肝炎暴发。此外，新型冠状病毒感染流行期间儿童生活方式改变，减少了常见病毒暴露，导致免疫系统对某些免疫原（或腺病毒等病毒）更加敏感，造成此次不明原因急性重型肝炎的暴发。但与新型冠状病毒疫苗接种无关。

（五）病例特殊遗传背景或特殊免疫状态

病例特殊遗传背景或特殊免疫状态等促进了腺病毒或其他因素导致儿童急性重型肝炎，这里也包括了上述提到的儿童感染新型冠状病毒后出现的特殊免疫状态。

（六）其他

目前还不清楚的环境因素和药物因素等。

四、发病机制

不明原因儿童严重急性肝炎的病因和发病机制尚未明确，各国发生的不明原因儿童严重急性肝炎是否由同一种病因引起，目前亦尚无定论。目前WHO认为，尽管将腺病毒感染作为病因的假说有一定的合理性，但腺病毒通常引起低龄儿童轻度、自限性的消化道或呼吸道感染，不能完全解释该病一些较严重的临床表现，故该病与腺病毒的关联需进一步明确。可排除甲型、乙型、丙型、丁型和戊型肝炎病毒感染致病的可能性。大部分患儿未接种过新型冠状病毒疫苗，不支持新型冠状病毒疫苗接种副作用的致病假说。但新型冠状病毒感染并发症导致超级抗原介导的免疫细胞活化，从而引起儿童多系统炎症综合征等这一致病机制尚需明确。可基本排除对乙酰氨基酚等儿童常用退热药物所致的药物性肝损伤。对其他病原体、非感染因素的致病作用也需进一步排除。

五、临床表现

目前尚缺乏对不明原因儿童严重急性肝炎临床表现的系统描述。本病多发生于既往无肝病病史的儿童，急性起病，多表现为乏力和食欲减退、恶心、呕吐、腹痛、腹泻等消化道症状，随之出现尿色黄赤、皮肤、巩膜黄染，部分患儿可有粪便颜色变白、肝大、发热和呼吸道症状，个别可有脾大。少数病例可在短时间内进展为急性肝衰竭，出现黄疸进行性加重、肝性脑病等表现。伴或不伴有不同程度的肾损伤。肝移植率约为10%。

六、实验室检查

根据病情需要进行以下实验室检查，以辅助明确病因和判断病情等。应尽可能寻找感染的证据，进行相关检查及病原学检查。

（一）常规检查

血常规和网织红细胞、尿常规、便常规、C反应蛋白、降钙素原等指标。

（二）血生化检查

1. 肝功能 ALT、AST、总胆红素和结合胆红素、白蛋白、碱性磷酸酶、γ-谷氨酰转移酶、胆汁酸等。

2. 其他 血电解质、血糖、血氨、血乳酸、肾功能、心肌酶等。

（三）凝血功能检查

需要检查PT、凝血酶原活动度、INR和活化部分凝血活酶时间等凝血功能。

（四）病原学检查

在除外甲、乙、丙、丁和戊型肝炎病毒感染情况下，应尽可能留取多种样本以便进行病因学调查，包括血液（全血和血浆）、呼吸道（鼻咽或口咽拭子、鼻咽吸取物等）、粪便和尿样本等。若临床需要穿刺检查，可保存组织样本。建议优先进行下列病原学检查。无条件检测时，应积极收集标本并妥善保存以备检测。

1. 核酸检测 合适标本为血液、呼吸道或组织样本，有条件者尽量完成新型冠状病毒、巨细胞病毒、EB病毒、HHV-6、人肠道病毒（肠道病毒通用型）、单纯疱疹病毒、腺病毒（注意试剂可检测的腺病毒型别，应尽量包括腺病毒40/41型）、细小病毒B19等病毒核酸检测；有呕吐、腹泻等胃肠道症状者，可用粪便标本进行人腺病毒、轮状病毒及诺如病毒等核酸检测。

2. 抗原检测 有呕吐、腹泻等胃肠道症状者，可在粪便标本中进行人腺病毒、轮状病毒及诺如病毒等抗原检测。

3. 血清特异性抗体检测 有条件者尽量完成新型冠状病毒、巨细胞病毒、EB病毒、细小病毒B19和单纯疱疹病毒等病毒特异性抗体IgM和IgG的检测。

4. 其他 上述病原学检查阴性，临床高度疑似的感染者，可对血、肝穿刺组织等样本进行宏基因组二代测序。

（五）其他检查

根据临床诊治需要可进行毒物筛查、药物检测、免疫功能检查、自身免疫性抗体检查及遗传代谢性疾病筛查等。

（六）肝穿刺活检

根据病情诊治需要确定是否进行肝穿刺活检，活检组织有助于进行病理和病原学等检查。

七、影像学表现

（一）腹部超声

超声检查可用于评估肝脏大小、轮廓、硬度、肝实质回声、胆囊胆道和腹水等情况，还可作为肝移植前的评估手段。建议首选。

（二）腹部磁共振成像

可根据患儿情况酌情选择腹部磁共振成像检查。

八、诊　断

（一）病例定义

1. 疑似病例 自 2021 年 10 月 1 日起，患有急性肝炎（非甲、乙、丙、丁、戊型肝炎）且血清转氨酶＞500IU/ml（ALT 或 AST），年龄在 16 岁及以下。

2. 流行病学关联病例 自 2021 年 10 月 1 日起，与疑似病例密切接触的任何年龄的急性肝炎（非甲、乙、丙、丁、戊型肝炎）患者。

3. 目前暂无确诊病例诊断标准 疑似病例和流行病学关联病例须注意排除药物、常见非肝炎病毒感染（如 EB 病毒、巨细胞病毒等）、自身免疫病、遗传代谢性疾病等所致肝炎。在评估肝脏功能及疾病严重程度时，应寻找感染、非感染性疾病的证据，以尽早明确诊断。

（二）急性肝衰竭的诊断

疑似病例或流行病学关联病例应同时符合以下 3 条标准。

1. 急性发作的肝病，没有慢性肝病的证据。

2. 有严重肝损伤的生化证据。

3. 维生素 K 不能纠正的凝血异常，且满足以下 2 条之一。

（1）PT≥15s 或 INR≥1.5，伴有肝性脑病。

（2）PT≥20s 或 INR≥2，伴或不伴有肝性脑病。

九、治　疗

目前对不明原因严重急性肝炎患儿，治疗策略以综合治疗及对症治疗为主，严密监测病情变化，必要时启动多学科合作，共同制订诊疗方案。对肝衰竭者，可行人工肝支持治疗及肝移植治疗。

（一）一般治疗

建议卧床休息，保证营养及能量摄入，适量调整蛋白质饮食，注意补充维生素及微量元素。监测生命体征变化，监测血生化及相关指标变化，积极纠正水、电解质及酸碱平衡紊乱，纠正低白蛋白血症、低血糖，警惕肝衰竭等并发症。

（二）抗炎退黄治疗

根据临床情况酌情选用保肝药物，包括抗炎保肝药物、肝细胞膜修复保护药、解毒保肝类药物、抗氧化类药物、利胆类药物等。

（三）防治并发症

肝性脑病时需调整蛋白质饮食，蛋白质摄入量降至 1g/(kg·d)，同时给予口服乳果糖、静脉输注精氨酸、门冬氨酸-鸟氨酸降血氨治疗，注意保持排便通畅。

（四）急性肾损伤

减少或停用利尿药，纠正低血容量，早期积极控制感染，慎用肾毒性药物。伴低血压者可选用特利加压素联合白蛋白输注。必要时可行肾替代治疗。

（五）人工肝替代治疗

病情危重时可考虑人工肝替代治疗，以促进肝细胞再生，也可为肝移植争取时间，可用血浆置换或血浆吸附等。

（六）肝移植

重症患者内科治疗无效者，若无禁忌证，应尽早进行多学科评估，适时选择肝移植治疗。

人类免疫缺陷病毒感染

人类免疫缺陷病毒（human immunodeficiency virus，HIV）本身并不具备嗜肝性，但艾滋病患者中肝损伤较常见。因为 HIV、HBV、HCV 具有相同的传播途径，二者甚至三者合并感染并不少见，HIV 感染导致的免疫抑制会促进 HBV/HCV 感染的活动，是艾滋病患者肝损伤的主要原因之一。代丽丽等报道艾滋病患者中 HBsAg 阳性率为 8.1%，与一般人群接近；抗-HCV 阳性率为 57.1%，远高于普通人群，艾滋病患者合并的其他机会性感染，如巨细胞病毒感染、分枝杆菌感染也会直接或间接导致肝损伤。机会性肿瘤也可浸润肝脏。近年来随着抗反转录病毒治疗（anti-retroviral therapy，ART）的不断成熟，机会性感染/肿瘤的发生明显减少，而 ART 药物的不良反应已逐渐成为艾滋病患者肝损伤的主要原因，包括药物直接的肝毒性、乳酸酸中毒、肝脏脂肪变性等，也是 ART 导致肝损伤的主要机制。

一、ART 相关肝损伤

目前国际上共有六大类 ART 药物，分别为核苷类反转录酶抑制剂（nucleotide reverse transcriptase inhibitor，NRTI）、非核苷类反转录酶抑制剂（non-nucleoside reverse transcriptase inhibitor，NNRTI）、蛋白酶抑制剂（PI）、整合酶抑制药（integrase strand transfer inhibitor，INSTI）、融合抑制剂（fusion inhibitor，FI）及 CCR5 抑制药。国内抗反转录病毒的治疗药物有 NRTI、NNRTI、PI、INSTI 及 FI 五大类（包括复合制剂）。

（一）NRTI

NRTI 的化学结构与天然核苷相似，在细胞内磷酸化后生成活性代谢产物，通过竞争性抑制天然核苷与 HIV-1 反转录酶结合，从而抑制 HIV 复制。国内现有的 NRTI 有齐多夫定、拉米夫定、去羟肌苷、司他夫定、阿巴卡韦、替诺福韦、恩曲他滨。NRTI 主要通过抑制线粒体 DNA 多聚酶，影响线粒体功能而发生相应的副作用，包括核苷类相关的乳酸酸中毒、肝脂肪变性等。

（二）NNRTI

NNRTI 类药物通过非竞争性与 HIV-1 反转录酶结合，阻碍病毒复制，从而产生抗病毒作用。这类药物主要经肝脏细胞色素 P450 酶系生物转化，因此 NNRTI 与其他药物合用时易产生药物相互作用（DDI）。目前国内 NNRTI 有奈韦拉平、依非韦伦，奈韦拉平主要由 CYP2B6 和 CYP3A4 代谢，约 5% 的患者服用奈韦拉平后的前几周可引起超敏反应，表现为皮疹、肝损伤，过敏等。国外通常认为首次使用奈韦拉平且 $CD4^+$ T 细胞计数 >250/μl 的女性患者发生肝损伤风险较高。国内研究发现，我国人无论男女，基线 $CD4^+$T 细胞计数 >250/μl 时奈韦拉平的肝脏毒性均显著增高。依非韦伦的肝毒性较奈韦拉平少见，但中国人群大样本药动学研究显示，采用 600mg/d 给药，相当一部分人血药浓度超出治疗范围（1~4mg/L），体重 60kg 以上人群中 4 周、24 周和 48 周血药浓度超标者分别为 24.4%、28.7% 和 40%。低体重人群超标更多，提示中国人依非韦伦剂量应适当降低，以减少肝毒性及其他不良反应。

（三）PI

PI 可竞争性阻断 HIV 蛋白酶与其天然底物的结合，抑制 HIV-1 后期的复制。国内 PI 有茚地那韦、利托那韦、洛匹那韦等。

（四）INSTI

INSTI 通过抑制病毒 DNA 共价结合到宿主基因组而发挥抗病毒作用，主要通过肝脏 UDP 葡萄糖醛酸转移酶 1A1（UGTIAI）代谢。肝毒性较少见。

ART 引起肝损伤与药物的直接毒性作用、高敏反应、线粒体毒性及代谢影响等有关，ART 的肝毒性机制可能是抗反转录病毒药物与肝脏代谢的其他药物之间的相互作用引起的，其他机制包括剂量依赖性毒性、抗生素等药物治疗导致抗反转录病毒药物半衰期延长（清除率降低），以及抗反转录病毒药物本身将抗真菌药物水平升高至肝毒性水平。除此之外，HBV 和（或）HCV 共感染可以使 HAART 相关的肝毒性增加。

研究表明，在开始 ART 的患者中，14%～20% 的患者肝酶升高。多数研究发现，在开始治疗时，合并 HBV 或 HCV 的患者存在轻度肝毒性。研究证实，抗反转录病毒治疗期间肝毒性的发生率可能因不同人群和不同药物组合而异。根据不同研究使用的不同定义，ART 诱导 HIV 患者 3 级或 4 级肝毒性的总体发生率为 1%～18%。2009 年中国疾病预防控制中心的调查显示，肝功能异常是导致 ART 中断的最常见原因。

二、HIV/HBV 共感染

我国是 HBV 感染中高发地区，HIV/HBV 共感染不少见，我国 HIV 感染者中 HBsAg 阳性率为 9.5%。HBV 感染者艾滋病病情进展似乎更快。研究显示，在 HIV 感染时其他基础情况相似的情况下，合并 HBV 感染者的 CD4$^+$ T 细胞水平较无 HBV 感染者更低。HIV/HBV 合并感染也完全改变了 HBV 的自然病程，并与 HBV DNA 水平升高、肝病进展加速、肝硬化发生率较高及全因死亡率和肝脏相关死亡率增加有关，尤其是 CD4$^+$T 细胞计数低的患者。

HBV 感染对 ART 的疗效无明显影响，开始 ART 后，无论是 HIV 载量下降和 CD4$^+$ T 细胞的上升情况，在是否合并 HBV 感染者中均无显著差别。HIV/HBV 共感染者 HBV 治疗指征与单独 HBV 感染者基本相同，HIV/HBV 共感染者应同时治疗 2 种病毒感染，包括 2 种抗-HBV 活性的药物，ART 方案 NA 选择推荐替诺福韦［或丙酚替诺福韦（tenofovir alafenamide，TAF）］+拉米夫定（或恩曲他滨）（其中替诺福韦+恩曲他滨、替诺福韦+拉米夫定、TAF+恩曲他滨均有复合剂型），但 TAF 所致肾毒性和骨质疏松的发生率低于替诺福韦，尤其对基线 HBV DNA>2×10^{5}IU/ml 者；对于基线 HBV DNA 水平较低者，有研究显示拉米夫定单药即可良好控制 HBV，随访 5 年，病情稳定。部分 NRTI，如拉米夫定、替诺福书、思曲他滨等同时具有抗-HIV 和抗-HBV 的活性，如果患者 HBV 感染不需要治疗，则 ART 方案中应尽量避免上述药物，以免诱发 HBV 对核苷类药物的耐药。因为齐多夫定、司他夫定等无抗-HBV 活性的药物不良反应较多，目前已逐步从一线 ART 中退出。

ART 的使用与 HIV/HBV 合并感染者的终末期肝病高度相关。几乎所有获得许可的抗反转录病毒药物都与肝酶升高有关。HBV/HIV 合并感染患者的复杂性因药物选择而增加，应选择具有双重抗病毒活性的药物，然而，负责药物代谢的肝细胞支持 HIV 和 HBV 产生的所有阶段，肝细胞在处理有毒药物代谢方面所起的作用使它们容易受到药物引起的肝损伤（肝毒性）的影响，从而导致细胞死亡。因此，HIV/HBV 合并感染者需要关注某些组合是否具有更大的肝毒性风险，研究 ART 在 HIV/HBV 合并感染中的最优组合。已有研究报道恩曲他滨、替诺福韦和依非韦伦是最佳组合，可最大限度地提高治疗效果，并最大限度地减少 HIV/HBV 合并感染中药物的毒性反应。

三、HIV/HCV 共感染

我国 HCV 感染流行率较低，最新流行病学调查显示普通人群抗-HCV 阳性率为 0.43%，HIV 感染者中抗-HCV 阳性率远高于此。流行病学调查报道，HIV 感染者中 HIV/HCV 共感染率为 56.9%，经有偿献血途径感染 HIV 的人群中，HIV/HCV 共感染率高达 86.3%。因此，所有 HIV 感染者都应筛查抗-HCV，阳性患者应进一步检测 HCV RNA 以确定 HCV 感染状态。HIV/HCV 共感染时患者抗-HCV 可出现阴性结果，尤其是 CD4$^+$T 细胞较低者，因此对进展期 HIV 感染者，推荐行 HCV RNA 检查确定是否有 HCV 感染。

HIV/HCV 共感染时，HIV 感染会抑制患者自身对 HCV 的清除，促进 HCV 病毒繁殖，升高 HCV RNA 水平，加重肝脏纤维化，加速丙型肝炎病程进展。如果 CD4$^+$ T 细胞计数<200/μl，则严重肝损伤发生风险增加，肝细胞癌、肝硬化和肝脏相关死亡也更容易发生。也有研究报道 HIV/HCV 共感染者的肝组织病理变化，结果显示肝组织炎症和纤维化程度与单纯 HCV 感染者无显著差异，但研究病例数偏少，可能影响结果准确性。

HCV 感染是可治愈疾病，无论是否存在 HIV 共感染，均应积极抗-HCV 治疗，清除 HCV，治愈丙型肝炎。直接抗病毒药物（direct-acting antiviral agent，DAA）将抗-HCV 治疗引入了新的时代。DAA 主要包括 3 类药物，即 NS5B 聚合酶抑制剂、NS5A 抑制药和 NS3/4A 蛋白酶抑制剂。DAA 与 ART 药物相互作用的可能性很高，对 HIV/HCV 共感染患者需要管理 DAA 禁忌的 ART 方案，ART 药物宜选择肝脏毒性较小的药物，以减少 HCV 治疗启动障碍。如 DAA 需与 ART 药物同时使用，建议查询相关药物相互作用以合理选择用药。ART 药物的选择及更换可参照《中国艾滋病诊疗指南（2021 年版）》。目前推荐的 DAA 与 HIV 整合酶抑制药没有主要的相互作用，因此，ART/DAA 药物相互作用的患病率可能会自然下降。同时，考虑到不愿意永久转换的患者进行临时 ART 修改，在这种情况下，建议患者在完成 HCV 治疗后至少接受 2 周的临时 ART 治疗方案，然后再切换回原始方案。

（高冀蓉 张 彤 吴 昊）

参 考 文 献

陈韬, 马科, 舒赛男, 等, 2022. 不明原因儿童严重急性肝炎诊断和治疗专家建议. 中华儿科杂志, 60(7): 621-626.

全国儿童 EB 病毒感染协作组, 中华实验和临床病毒学杂志编辑委员会, 2018. EB 病毒感染实验室诊断及临床应用专家共识. 中华实验和临床病毒学杂志, 32(1): 2-8.

王政禄, 张淑英, 朱丛中, 等, 2006. 906 例次移植肝穿刺活检病理分析. 中华器官移植杂志, 27(1): 18~21.

中华医学会儿科学分会感染学组, 全国儿科临床病毒感染协作组,《中华儿科杂志》编辑委员会, 2012. 儿童巨细胞病毒性疾病诊断和防治的建议. 中华儿科杂志, 50(4): 290-292.

中华医学会儿科学分会感染学组, 全国儿童 EB 病毒感染协作组, 2021. 儿童 EB 病毒感染相关疾病的诊断和治疗原则专家共识. 中华儿科杂志, 59(11): 905-911.

中华医学会感染病学分会艾滋病丙型肝炎学组, 中国疾病预防控制中心, 2021. 中国艾滋病诊疗指南 (2021 版). 中华传染病杂志, 39(12): 715-735.

中华医学会器官移植学分会, 2019. 器官移植受者巨细胞病毒感染临床诊疗规范. 器官移植, 10(2): 142-148.

中华医学会器官移植学分会, 中国医师协会器官移植医师分会, 2016.

中国实体器官移植受者巨细胞病毒感染诊疗指南 (2016 版). 中华器官移植杂志, 37(9): 561-565.

中华医学会围产医学分会, 中华医学会妇产科学分会产科学组,《中华围产医学杂志》编辑委员会, 2017. 妊娠期巨细胞病毒感染筛查与处理专家共识. 中华围产医学杂志, 20(8): 553-556.

Abiodun OE, Adebimpe O, Ndako JA, et al, 2022. Mathematical modeling of HIV-HCV co-infection model: Impact of parameters on reproduction number. F1000Research, 11: 1153.

Bernstein DI, Flechtner JB, McNeil LK, et al, 2019. Therapeutic HSV-2 vaccine decreases recurrent virus shedding and recurrent genital herpes disease. Vaccine, 37: 3443-3450.

ECDC/WHO, 2022. Joint ECDC WHO regional office for Europe hepatitis of unknown origin in children surveillance bulletin. https://cdn.ecdc.europa.eu/novhepsurveillance/.

European Centre for Disease Prevention and Control, 2022. Increase in acute hepatitis of unknown origin among children-United Kingdom. https://www.ecdc.europa.eu/en/news-events/increase-acute-hepatitis-unknown-origin-among-children-united-kingdom.

Gupta P, Suryadevara M, Das A, 2014. Cytomegalovirus-induced hepatitis in an immunocompetent patient. Am J Case Rep, 15: 447-449.

Kimura H, Cohen JI, 2017. Chronic active Epstein-Barr virus disease. Front Immunol, 8: 1867.

Lee DH, Zuckerman RA, AST Infectious Diseases Community of Practice, 2019. Herpes simplex virus infections in solid organ transplantation: Guidelines from the American Society of Transplantation Infectious Diseases Community of Practice. Clin Transplant, 33: e13526.

McDonald GB, Sarmiento JI, Rees-Lui G, et al, 2019. Cytomegalovirus hepatitis after bone marrow transplantation: an autopsy study with clinical, histologic and laboratory correlates. J Viral Hepat, 26(11): 1344-1350.

National health Commission of the People's Republic of China, 2022. Guidelines for diagnosis and treatment of severe acute hepatitis in children with unknown causes (trial). Chin J Clin Infect Dis, 15(3): 161-163.

Noor A, Panwala A, Forouhar F, et al, 2018. Hepatitis caused by herpes viruses: a review. J Dig Dis, 19: 446-455.

UK Health Security Agency, 2022. Increase in hepatitis (liver inflammation) cases in children under investigation. https://www.gov.uk/government/news/increase-in-hepatitis-liver-inflammation-cases-in-children-under-investigation.

第二章　药物性肝损伤

一、定　　义

药物性肝损伤（drug-induced liver injury，DILI）又称药物中毒性肝损伤，是指由各类处方或非处方的化学药物、生物制剂、传统中药材、天然药物、保健品、膳食补充剂等产品，或与药物相关的代谢产物及辅料、污染物、杂质等导致的肝损伤。

二、发　病　率

近年来，随着新药种类的增多、用药习惯的改变、公众及部分医务人员对药物安全性及 DILI 危害性的认识不足、尤其免疫检查点抑制药等新药的广泛应用、人口老龄化带来的多种基础疾病共存和同时用药的增加，导致 DILI 的发病率近年来呈上升趋势。目前报道的各国基于普通人群的流行病学数据差异较大，不少专家认为，由于多数 DILI 仅表现为一过性转氨酶和（或）转肽酶升高，缺乏典型及明确的临床症状，因此，真实发生率可能更高。

在发达国家，DILI 发病率为 1/10 万～20/10 万。例如 2002 年法国报道的基于 81 000 个居民、为期 3 年的前瞻性研究发现，DILI 的发病率为 14.0/10 万；2013 年冰岛报道的基于全人群的 DILI 发病率为 19.1/10 万。同期在欧美等西方国家严重

影响公众健康的自身免疫性肝炎（AIH）的患病率也仅有 10/10 万～25/10 万。这些结果均清晰表明，在西方发达国家，DILI 早在 20 年前就已经相当常见。

住院患者中的 DILI 发生率为 1%～6%，显著高于普通人群。此外，DILI 是不明原因肝损伤的重要病因。因黄疸就诊的患者中，DILI 占 2%～10%；因急性肝损伤住院的患者中急性 DILI 约占 20%；老年肝病患者中，DILI 比例可达 20% 以上。值得关注的是，DILI 正成为全球急性肝衰竭（ALF）的主要病因，其占比正在逐渐增加。在美国，约 50% 的 ALF 由对乙酰氨基酚（APAP）和其他药物导致。我国目前报道的 DILI 发病情况主要来自相关医疗机构的住院或门诊患者的资料，其中急性 DILI 占急性肝损伤住院比例的 20%～30%。中华医学会消化病学分会肝胆协作组曾对全国 13 个地区 16 家大型医院 2000～2005 年成年住院病例进行分析发现，在 DILI 相关的 1142 个病例中，重症药物性肝损伤 76 例（6.65%），死亡 17 例，病死率 1.5%。

三、引起 DILI 的药物

据报道，目前全球 1100 多种上市药物具有潜在肝毒性，常见的包括非甾体抗炎药（NSAID）、抗感染药物（含抗结核药物）、抗肿瘤药物、中枢神经系统用药、心血管药物、代谢性疾病用药、激素类药物、某些生物制剂、传统中草药（TCM）、天然药（NM）等，如果包括与疾病和药品密切相关的保健品（HP）、膳食补充剂（DS）、药用辅料等，种类会更多。具体可以到 LiverTox 网站和 HepaTox 网站查询。

在欧美发达国家，NSAID（对乙酰氨基酚、布洛芬、吲哚美辛等）、抗感染药物、传统中草药和膳食补充剂是导致 DILI 的常见原因。对乙酰氨基酚（APAP）及含有 APAP 的制剂是引起急性肝衰竭的最主要原因，占肝移植的 10%～30% 以上。TCM-NM-HP-DS 作为 DILI 的病因近年来在全球越来越受到重视，2013 年冰岛的一项前瞻性研究

表明，该国 DS 占 DILI 病因的 16%，而美国 2006 年报道 DS 占 DILI 病因的 20% 以上。

抗肿瘤药物是 DILI 的重要病因。在西方国家，抗肿瘤药物导致肝损伤的占比为 5%～8%。日本和我国的数据显示，10% 和 8.34% 的 DILI 患者由抗肿瘤药物导致。无论是传统的化学治疗药物、大分子或小分子靶向药物，还是 ICI，都可导致肝损伤。舒尼替尼、拉帕替尼、帕唑帕尼、瑞戈非尼、普纳替尼、培西达替尼和艾德拉尼等靶向药物因肝毒性，被美国 FDA 重点警告。

国内报道与 DILI 相关的药物涉及 TCM（23%）、抗感染药物（17.6%）、抗肿瘤药物（15.0%）、激素类药物（14.0%）、心血管药物（10.0%）、NSAID（8.7%）、免疫抑制药（4.7%）、镇静和神经精神药物（2.6%）等。报道较多的与肝损伤相关的 TCM-NM-HP-DS 有何首乌、土三七，以及治疗骨质疏松、关节炎、白癜风、银屑病、湿疹、痤疮等疾病的复方制剂、药酒等。值得注意的是，与我们有着相似用药习惯的韩国及新加坡，2005～2007 年草药（herbal drug）与 TCM 均是药物性肝损伤的常见的原因。我国引起肝损伤的常见药物包括 TCM/HDS（21.5%）、抗结核药物（21.2%）、抗肿瘤药物和免疫调节药等。

四、发病机制

（一）药物在体内的转化、排泄及影响因素

1. 药物在体内的转化 一般认为所有非极性外源性化学物质均有潜在的肝毒性，因为这类物质首先从尿中排泄，由于非极性化合物容易被肾小管重吸收，如不能转化为极性化合物，就会造成体内蓄积。这些现象在内源性代谢物，如胆红素和激素中比较常见，它们必须转化成极性产物后才能被清除。药物在体内的代谢和清除主要通过肝脏的生物转化和胆汁分泌途径完成。生物转化主要包括两个时相反应：① I 相反应（氧化、还原和水解反应）；② II 相反应（结合反应）。 I 相反应： I 相反应是指通过氧化、还原和水解反应，改变药物/毒物的结构，使脂溶性物质成为具有一定水溶性的化合物。该反应主要在肝细胞滑面内质网中进行。并非所有的药物/毒物经过 I 相反应毒性都会减弱，有的还可能从无毒或低毒状态变为有毒或毒性更大状态，如吡咯生物碱（PA）是土三七的成分之一，

原本没有肝脏毒性，但经肝脏 CYP3A 代谢后可生成肝毒性很强的不饱和型 PA，从而损伤肝窦内皮细胞，引起肝窦阻塞综合征（SOS）。 II 相反应：药物经过 I 相反应后，往往要通过结合反应，分别与极性配体，如葡萄糖醛酸（肝泰乐成分）、硫酸、甲基、乙酰基、硫基、GSH、甘氨酸、谷酰胺等基团结合。通过结合作用，不仅遮盖了药物分子上某些功能基因，而且还可改变其理化性质，增加其水溶性，利于通过胆汁或尿液排出体外。

2. 肝脏对药物的排泄 除生物转化外，肝脏对外源性化合物代谢的第二个重要功能是将其从胆汁排泄。一般来说，分子量大于 400 的化合物，主要从胆汁排泄；分子量小于 300 的物质进入血液，主要从肾脏排出。从胆汁排出的药物，大多是已经通过 I 相和 II 相生物转化后形成的结合代谢物，但也有少数未经转变或仍呈活性状态的药物，肝脏对后者的排泄能力，直接影响到该药在血液内的浓度。利福平就是一个例子，经胆汁排入肠道的结合代谢产物，为高度水溶性，不易从肠道吸收，随同粪便一起排出体外。有些代谢物，在肠内某些水解酶，如葡萄糖醛酸苷酶的作用下，去掉结合物，又成为脂溶性，可以从肠黏膜吸收，进入门静脉系统，形成"肠肝循环"，使药物作用的时间延长。另外，在肾功能减退时，肝脏对药物的排出显得更加重要。

3. 影响药物代谢的因素

（1）遗传因素：在肝脏中代谢酶或转运体的遗传多态性是造成药物代谢个体差异，导致不良反应和致癌易感性增加的重要原因。一般认为， I 相反应代谢酶细胞色素 P450 的基因多态性是药物代谢速率存在明显个体差异的主要原因。据报道，人类白细胞抗原（human leukocyte antigen，HLA）和白细胞介素（interleukin，IL）与 DILI 遗传易感性相关。细胞色素 P450 酶 CYP2C9 是一个重要的生物转化酶，它在肝内的含量极为丰富，约占肝内 CYP 总量的 18%，主要介导非甾体抗炎药（NSAID）、华法林、苯妥英钠、氯沙坦等药物的肝内代谢，如出现 CYP2C9 的遗传变异将直接引起这些药物的代谢异常。另外，细胞色素 P450 酶 CYP2D6，虽然只占肝内 CYP 总量的 2%，但有 40% 左右的药物需通这种酶氧化代谢，代表性的药物有 β 受体阻滞剂、三环类抗抑郁药、选择性

5-羟色胺再摄取抑制药、地西泮等。如果综合考虑这些药物临床使用的广泛性及持久性，就不难理解一些 DILI 在临床上是很难预防的。

（2）酶的诱导和抑制：酶诱导作用是指某些亲脂性药物或外源性物质（毒物）可使肝内药酶的合成显著增加，从而对其他药物的代谢能力增加，这种现象称为酶的诱导，在形态学上有光面内质网增生和肥大。目前，已知至少有 200 多种药物和环境中的化学物质，具有酶诱导作用，其中，比较熟知的有苯巴比妥（鲁米那）、格鲁米特、甲丙氨酯、苯妥英钠、利福平、螺内酯（安体舒通）等，酶的诱导有时可造成 DILI。酶抑制作用是指有些药物/毒物通过抑制代谢酶，使另一外源性化合物的代谢延迟，导致其在体内的作用加强或延长，这种现象即酶的抑制。微粒体代谢酶的专一性不高，多种药物/毒物可以作为其同一酶系的底物，这样可能出现各种药物之间对酶结合部位的竞争。对代谢酶亲和力低的药物/毒物，不仅它本身的代谢速率较慢，而且当存在另一种对代谢酶有高亲和力药物/毒物时，它对前者的竞争能力就较差。因此，一种药物/毒物受一种酶催化时，可以影响对其他药物/毒物的代谢。如长期服用别嘌醇或去甲替林（三环类抗抑郁药），可以造成酶抑制。

（3）肝脏病时对药物代谢的影响：尽管肝脏有强大的再生、损伤修复机制和潜能，但肝病严重时，除了肝脏的代谢酶和结合作用的改变可以影响药物代谢外，还有其他一些重要的因素亦影响药物的代谢和血药浓度，包括肝脏的有效血流量、肝细胞对药物的摄取和排出能力、有效肝细胞总数、门-体血液分流、胆道畅通情况、血浆蛋白浓度和药物的吸收等。肝病时药物清除的改变很复杂，与肝病的严重程度密切相关。在严重肝病时，由于大脑的 γ-氨基丁酸（GABA）、地西泮和吗啡受体增多或其敏感阈值降低，即使给予正常 1/3～1/2 剂量的药物也可诱发肝性脑病。

（4）与 DILI 相关的其他因素：①妊娠：引起妊娠期 DILI 可疑的药物有甲基多巴、肼苯达嗪、抗生素、丙硫氧嘧啶及抗反转录病毒药物等，可能与妊娠期肝细胞水肿、应激、激素水平变化有关。②基础肝病：有慢性肝病基础的患者更易发生 DILI。③年龄：年龄会影响药物/毒物的吸收、分布、代谢和消除，从而影响 DILI 的发生，如阿莫西林/克拉维酸、氟氯西林、双氯芬酸等。与老年人相比，儿童 DILI 的发生率较低，但儿童对一些特定的药物组合更敏感。④性别：与男性患者相比，女性患者胆汁淤积发生率增高，药物诱发的自身免疫性肝炎（AIH）也容易发生于女性。⑤营养状况：营养过剩（肥胖）是发生 DILI 的危险因素之一，并且肥胖可影响急性肝衰竭（ALF）的预后，这可能与肥胖患者多伴有代谢综合征、肝脂肪浸润、糖尿病等疾病有关。另外，营养缺乏使肝内具有保护作用的分子（如谷胱甘肽）减少，可降低肝脏氧化代谢能力，容易导致 APAP 肝中毒。⑥饮酒：长期过量饮酒是 DILI 的危险因素，如 APAP 中毒、异烟肼性肝炎、烟酸诱导性肝损伤和甲氨蝶呤诱导性肝纤维化，酒精都会促进病情的发生和发展。

（二）发病机制

药物、机体、环境交互作用的复杂性，决定了 DILI 发生及发展机制的多样性。目前认为，药物的直接肝毒性和特异质性肝毒性是引起 DILI 的两个重要方面，其过程包括药物及其代谢产物导致的"上游"事件及肝脏靶细胞损伤通路和保护通路失衡构成的"下游"事件。

1. 药物的直接损伤　药物在肝内经过细胞色素 P450 的作用，代谢转化为一些毒性产物，如亲电子基、自由基和氧基，与大分子物质（如蛋白质、核酸共价结合）或造成细胞质膜的脂质过氧化，最终导致肝细胞凋亡、坏死。如四氯化碳在细胞色素 P450 的作用下可形成氯离子和三氯甲烷自由基，后者有很强的氧化作用，可通过形成新的氧自由基损害细胞膜。毒性代谢产物与体内大分子，如 DNA、蛋白质等发生共价结合，可产生毒性作用，如异烟肼在肝内经乙酰化后，分解成异烟酸和乙酰肼，后者在肝细胞内与大分子物质结合造成肝细胞结构损害及坏死。胆汁排泄障碍时，肝毒性物质也可直接损伤胆管树状结构，包括毛细胆管、小叶间胆管等，从而干扰胆汁酸正常地分泌及排泄，导致胆汁淤积。

2. 药物诱导的免疫特异质反应　大部分药物诱发的特异质肝损伤与免疫反应有关，根据免疫反应类型又可分为天然免疫反应型和获得性免疫反应型，以获得性免疫反应更具特点：一些 DILI 患者的临床表现提示其发病机制可能与获得性免疫反应有关，如伴有皮疹、发热和嗜酸性粒细胞增多；发病有一定潜伏期；重复用药可再次激发肝损伤；DILI患者体内可检出特异性抗体。通过获得性免疫反应引起特异质肝损伤的药物有氟烷、双氯芬酸、替尼酸、双肼屈嗪、苯妥英钠、卡马西平等。经典的"半抗原假说"认为，外源性化合物或其代谢产物作为半抗原（免疫原）与内源性蛋白质共价结合，形成免疫复合物及蛋白质加合物，通过抗原提呈细胞引起体液免疫或细胞免疫，引起药物诱导的自身免疫性肝病（DI-AILH）。

3. 代谢特异质反应 又称遗传特异质反应，主要与遗传因素有关，遗传基因的差异使某些个体的肝药酶系统与众不同，导致药物或毒物代谢出现个体差异。典型的例子是异烟肼，遗传多态性导致不同人群出现异烟肼代谢速率的快乙酰化和慢乙酰化的代谢类型，导致种族间异烟肼引起肝损伤的差异。又如还原型谷胱甘肽是人体内重要的抗氧化剂，当个体存在谷胱甘肽合成酶基因缺陷时就会导致GSH合成减少，容易出现解热镇痛药引起的肝损伤。

五、临床表现及分型

（一）临床表现

1. 在"潜伏期"内有可疑药物的接触史 从药物摄入到发生肝损伤会有一定的时间（潜伏期），一般为1周至3个月。约1/2的病例可能无特异性的症状，而是由于其他肝外表现或常规肝功能检查时发现。在药物剂量依赖的DILI中，仔细询问病史通常能发现近期所用药物的变化，如新增药物、加量药物、原来服中药现在变成西药或原来服西药现在变成中药等。

2. 肝损伤的症状及体征 近期有恶心、食欲减退、厌油、尿黄、皮肤黏膜黄染、乏力、发热、瘙痒、皮疹等症状与体征。

3. 停药后临床反应 停药后一般情况好转，消化道症状快速缓解，肝脏酶学、血胆红素水平快速下降。如停药1周，血转氨酶水平明显下降，则支持药物性肝损伤的诊断。有部分患者可能症状、体征及肝脏酶学、胆红素仍持续异常数周，然后逐渐缓解及恢复正常。需要特别注意的是，一些老年患者同时口服多种可能伤肝的药物，停用某些药物

的时候应注意先停用近期新增或调整的药物，同时应注意一些重要疾病基础治疗用药的连续性，避免其他疾病出现大的波动，甚至反弹。

药物性肝损伤由于病程可长可短、进展可缓可急、病情可轻可重、合并症及并发症可有可无，这些都会给临床判断带来不少困难。患者可能无明显的主诉和症状，所以明确诊断药物性肝损伤有赖于临床医师对病史完整、细心的调查及对病情的综合逻辑推理能力。目前临床上并无药物性肝损伤的临床确诊标准，对药物性肝损伤的诊断评估术语也有一定的局限，常用确诊、可能、疑似、除外诊断等。由此可见，对一些疑难药物性肝损伤的诊断，确实存在临床尚未满足的需求。

（二）临床分型

1. 按照病程分型 急性DILI和慢性DILI是基于病程的分型。我国指南采用的慢性DILI定义为：DILI发生6个月后，血清ALT、AST、ALP及TBil仍持续异常，或存在门静脉高压或慢性肝损伤的影像学和组织学证据。在临床上急性DILI占绝大多数，其中6%～20%可发展为慢性。胆汁淤积型DILI相对易于进展为慢性。

2. 按照肝损伤生物化学异常模式的分型和R值 通过计算反映肝细胞损伤的丙氨酸转氨酶（ALT）和胆红素排泄及胆管损伤的碱性磷酸酶（ALP）的比值［R=(ALT/ULN)/(ALP/ULN)］，把DILI分为肝细胞损伤型、胆汁淤积型、混合型和肝血管损伤型。①肝细胞损伤型：$R \geq 5$；②胆汁淤积型：$R \leq 2$；③混合型：$2 < R < 5$；④肝血管损伤型：有血管损伤的相应表现。发病起始时的R值可随着肝损伤的演变而发生变化，病程中动态监测R值，有助于更全面地了解和判断肝损伤的演变过程。

（三）慢性DILI的一些特殊类型及表现

急性DILI在停止接触相关药物后，一般来说肝脏炎症会逐渐恢复，较少发生慢性炎症，因此预后较好，但有少部分患者可产生自身抗体而导致AIH及DI-AILH的发生，其临床特点及分型与AIH类似。文献报道的与慢性药物性肝损伤有关的药物有异烟肼、呋喃妥因、氟氯西林、胺碘酮、甲氨蝶呤、氯丙嗪、雷米普利、双氯芬酸、阿莫西林-克拉维酸、米诺环素等。慢性DILI常不能自限

性恢复，某些药物可导致一些特殊的临床表型。

1. 药物引起的慢性肝炎 主要以无症状或仅有轻微转氨酶增高最为常见。大约 10% 为无症状的病例，血清转氨酶可增高至正常的 2～3 倍，肝活检可见轻度非特异性局灶性肝炎，伴有汇管区和小叶内炎症反应。药物引起的慢性肝炎多在停药后，其生化指标和组织学恢复正常。药物诱导的慢性肝炎与 AIH 的临床特征更为相似。

2. 脂肪肝 药物引起肝细胞脂肪变性一般临床上无明确意义，但如为弥漫性脂肪变性，可引起明显的临床症状，如丙戊酸钠引起的脂肪肝，常无症状，仅伴有 ALT 轻度增高。门冬酰胺酶引起的慢性脂肪肝，临床上有肝大及转氨酶、ALP 和胆红素轻度至中度增高，以及白蛋白降低、PT 延长等。肝组织学呈弥漫性脂肪变性，同时也可能伴有胆汁淤积。门冬酰胺酶的剂量与肝损伤严重程度之间的关系尚不肯定，所致的肝脏生化障碍常于停药后 2 周内恢复，但病理上的脂肪肝恢复较慢。

3. 肝磷脂蓄积症 胺碘酮和哌克昔林可引起肝磷脂蓄积症。20%～40% 服用胺碘酮的患者可出现轻度 ALT 增高，部分伴有肝大。肝组织学检查类似酒精性肝病，肝细胞内有透明马洛里（Mallory）小体，伴有炎症细胞浸润，小胆管增生，巨泡性脂肪变性，甚至可有纤维化和肝硬化。电镜检查溶酶体内有明显的同心层状的磷脂包涵体，与原发性磷脂沉着症，如法布里病（Fabry disease）、尼曼-皮克病（Niemann-Pick disease）、泰-萨克斯病（Tay-Sachs 病）等所见相同。胺碘酮是一种强力的磷脂酶 A1 抑制药，肝细胞的磷脂蓄积显然与磷脂分解抑制有关，从而造成继发性肝磷脂蓄积症。哌克昔林亦可引起肝内磷脂沉积，与细胞色素 P450 羟化的基因变异有关。

4. 慢性肝内胆汁淤积 氯丙嗪、丙氯拉嗪、氯磺丙脲、甲基睾酮、磺胺类药、酮康唑和卡马西平等除了可引起急性肝内胆汁淤积外，还可引起慢性肝内胆汁淤积。临床上有瘙痒、长期黄疸、皮肤出现黄疣、脾大、粪便色浅、出血倾向和脂肪泻等表现。肝功能检查可见血清 ALP 和胆固醇明显增高、转氨酶和结合胆红素增高、PT 延长。肝组织学检查有毛细胆管内栓子、肝细胞和库普弗细胞内胆色素沉着、胆小管增生和假小胆管形成，但无小胆管破坏性病变和肝硬化。停用药物后，黄疸仍可

持续数月甚或 1 年以上，最后逐渐恢复。仅极少数病例发展为真正的胆汁性肝硬化。

5. 硬化性胆管炎 药物引起的硬化性胆管炎，可出现淤胆和原发性硬化性胆管炎的影像学和组织学改变，常出现于介入治疗、肝移植和胆囊切除术后。动脉内注射细胞毒物，如 5-氟脱氧尿苷（FUDR）可引发该病，肝囊虫的囊内注射甲醛（渗入胆管）、噻苯达唑、卡马西平等偶可引起硬化性胆管炎。

6. 血管病变

（1）肝紫癜症：长期用雄激素（同化激素），如癸酸睾酮、甲基睾酮、羟甲烯龙、氟羟甲睾酮和乙基去甲睾酮等，可引起肝紫斑病。肝紫斑病的程度和雄激素的剂量及疗程呈正相关。长期服用硫唑嘌呤、6-巯嘌呤、硫鸟嘌呤和口服避孕药偶可引起肝紫癜症。

（2）肝静脉血栓形成：有报道指出，长期口服避孕药可影响凝血机制，造成肝静脉血栓形成和阻塞。肝组织学所见为肝小叶中央静脉扩张，肝窦充血、出血，肝小叶中央区坏死，最后纤维化和淤血性肝硬化，表现为典型的布-加（Budd-Chiari）综合征。

（3）肝小静脉闭塞病：吡咯烷生物碱（土三七）可引起本病，临床多有报道。乌拉坦（一种长效麻醉药）和硫鸟嘌呤（一种治疗白血病的药物）偶可导致肝小静脉闭塞综合征。病变主要累及肝小静脉（中央静脉），系血管内皮下水肿，随之发生胶原沉积形成，使管腔闭塞。肝小叶中央区充血和坏死，以后可逐渐发展成肝纤维化、肝硬化。

7. 药物性肝纤维化及肝硬化 有研究表明，5 年内 44% 的慢性 DILI 可发展为肝硬化。药物可引起几种类型的肝硬化：①大结节性或坏死后肝硬化，通常由药物性慢性活动性肝炎或亚急性重型肝炎发展而来。②伴有脂肪变性的肝硬化，形态学上为小结节或大结节性，主要的病因是甲氨蝶呤和无机砷。甲氨蝶呤引起的肝纤维化和肝硬化属于小结节性，与用药剂量、疗程和给药方式有密切关系，每日服用小剂量比每周 1 次大剂量更易发生肝病，累计量超过 2～4g 者肝硬化和肝纤维化的发生率明显增高。牛皮癣患者多采用小剂量持续疗法，因此发生肝损伤的概率高于白血病患者。肝脏病理学检查可见肝脂肪变性、肝细胞气球样变性和坏死、纤

维化，最终形成肝硬化。③胆汁性肝硬化。④淤血性肝硬化，继发于肝静脉或肝内小静脉闭塞。

8. 非肝硬化性门静脉高压 药物引起的非肝硬化性门静脉高压，系肝门脉硬化所致，常见于化疗、骨髓移植前免疫抑制药的应用，此外维生素 A 中毒引起的肝窦周围纤维化也可引起非肝硬化性门静脉高压。临床表现包括脾大、白细胞减少、血小板减少或全血细胞减少、食管胃底静脉曲张和其他门静脉高压表现。

9. 肝肿瘤 药物引起的肝肿瘤分为良性及恶性两大类，良性以肝腺瘤为多，主要为口服避孕药引起，肝腺瘤的发生率与服药时间长短及剂量相关。少数肝腺瘤可以变为恶性。

10. 其他肝病 如肝肉芽肿，临床仅在肝活检、剖腹探查术时发现，可伴有肝细胞损害或胆汁淤积，相关药物，如保泰松、羟基保泰松、奎尼丁、磺胺类药、甲基多巴、磺脲类降血糖药等，其他如别嘌醇、肼屈嗪、青霉素等亦可造成肝肉芽肿，但临床上一般无肝损伤表现。

11. 免疫检查点抑制药（ICI）相关肝毒性 ICI 相关肝毒性通常发生在 ICI 开始治疗的 4～12 周或 1～3 个周期后。单独使用 ICI 时，任何级别 ICI 肝炎的发生率通常低于 10%，CTLA-4 抑制药高于 PD-1 抑制药，尤其是高剂量的 CTLA-4 抑制药。联合使用时，无论是 CTLA-4/PD-1 抑制药的双免联合治疗，还是 ICI 和靶向药物的靶免联合治疗，任何级别 ICI 肝炎的发生率较 ICI 单独使用显著升高。

多数患者以 ICI 肝炎为主，达到峰值时通常呈现以 ALT/AST 显著升高为主要表现的肝细胞损伤型，也有表现为胆汁淤积型和混合型。除 ICI 肝炎外，部分患者可呈现以胆汁淤积为主要表现的 ICI 胆管炎，ALP/GGT 显著升高。少数患者的肝毒性可表现为特殊临床表型，如肝结节再生性增生。ICI 肝毒性为免疫介导的肝损伤，属于间接型 DILI 范畴。目前推测其可能机制是过度免疫激活造成类似自身免疫性的炎症反应，遗传易感性可能也起着重要作用。ICI 肝毒性的风险因素包括接受器官移植者、伴随自身免疫病者、既往使用其他类别的 ICI 出现免疫相关不良事件（irAE）者、接受高剂量 ICI 尤其是高剂量 CTLA-4 抑制药者、接受不同 ICI 或 ICI 和靶向药物联合治疗的患者。

根据肝毒性严重程度，可做出继续、暂停或永久停止 ICI 治疗决策，以及是否启动糖皮质激素和或免疫抑制治疗。多数 3 级以上肝损伤的患者，根据目前指南推荐的每日高剂量糖皮质激素（1～2mg/kg 甲泼尼龙或相当剂量激素）应答良好，停用激素后无反弹。少数患者尤其是胆汁淤积型或 ICI 胆管炎患者则可能对激素应答不佳，此时可加用麦考酚酯、他克莫司或硫唑嘌呤等免疫抑制药，不推荐英夫利西单抗作为激素治疗失败后的挽救治疗。对疑似或 ICI 相关肝毒性尚无法完全排除的患者，尤其是糖皮质激素治疗应答不佳的患者可行肝穿刺检查，有助于了解肿瘤的肝脏转移情况和肝损伤的组织病理表型，并可提供区分 AIH 和 DILI 的组织学信息。

六、辅助检查

（一）实验室检查

多数 DILI 患者的血常规较基线并无明显改变，过敏特异质患者可能会出现嗜酸性粒细胞增高（>5%），但需注意基础疾病对患者血常规的影响。血清 ALT、ALP、GGT 和 TBil 等改变是目前判断是否有肝损伤和诊断 DILI 的主要实验室指标。血清 ALT 的上升较 AST 对诊断意义可能更大，尤其在 DILI 早期阶段，其敏感性较高，而特异性相对较低，一些急性 DILI 患者 ALT 可高达 100×ULN 以上，但也应注意某些 DILI 未必出现血清 ALT 显著上升，部分 DILI 可能采血时并非处于 ALT 峰值。对于 ALP 升高，应除外生长发育期儿童和骨病患者的非肝源性 ALP 升高。血清 GGT 对胆汁淤积型/混合型 DILI 的诊断灵敏性和特异性可能不低于 ALP。血清 TBil 升高、白蛋白及前白蛋白水平降低和凝血功能下降均提示肝损伤较重，其中，血清白蛋白水平下降需除外肾病和营养不良等病因，凝血功能下降需除外血液系统疾病等病因。通常以 INR≥1.5 判断为凝血功能下降，也可参考 PTA 等指标，有助于判断肝损伤的严重程度。

（二）影像学检查

急性 DILI 患者肝脏超声多无明显改变或仅有轻度肿大，药物性 ALF 患者可出现肝脏体积缩小。少数慢性 DILI 患者可有肝硬化、脾大和肝门静脉内径扩大等影像学表现，肝内、外胆道通常无明显扩张。影像学对 SOS 的诊断有较大价值，CT 平扫见肝大，增强的门静脉期可见地图状改变（肝脏密度不均匀，呈斑片状）、肝静脉显示不清、腹水等。超声、CT 或 MRI 等影像学检查和必要的胰胆管造影对鉴别胆汁淤积型 DILI 与胆道病变或胰胆管恶性肿瘤等有重要价值。

（三）DILI 相关新的生物标志物

临床常用指标为血清 ALT、ALP、TBil 及 PTA/INR，尽管可帮助判断 DILI 严重程度及预后，但对 DILI 诊断缺乏特异性。近年来报道了多种新的与 DILI 相关的血清学、生化学和组织学生物标志物，如与细胞凋亡相关的细胞角蛋白 18 片段（CK-18Fr）、可溶性 Fas 和 FasL（sFas/ sFasL）、可溶性 TNF-α 和 TNF 受体（sTNF-α/sTNFR）、可溶性 TNF 相关性凋亡诱导性配体（sTRAIL）、针对 CYP 等药物、代谢酶的循环自身抗体等，但上述标志物对 DILI 诊断均缺乏特异性，临床应用有限。吡咯-蛋白加合物是诊断土三七引起 SOS 的重要生物标志物，APAP 有毒代谢产物 N-乙酰基-对-苯醌亚胺（NAPQI）和 APAP-蛋白加合物是诊断 APAP-DILI 的特异性生物标志物。

（四）病理学检查

经临床和实验室检查仍不能确诊的 DILI 或需要进行鉴别诊断时，行肝活组织病理检查有助于进一步明确诊断和评估肝损伤程度。DILI 的组织学表现复杂多样，几乎涵盖了肝脏病理改变的全部范畴，迄今尚无统一的 DILI 组织学评分系统。国内专家提出的 DILI 病理特征及按照病理组织学改变及其特点的分类，比较全面和实用。

七、诊　断

DILI 的诊断仍属排他性诊断。首先要确认存在肝损伤，其次排除其他肝病，再通过因果关系评估来确定肝损伤与可疑药物的相关程度。DILI 的临床表现无特异性，与其他各种急、慢性肝病类似。急性起病的肝细胞损伤型患者，轻者可无任何症状；重者则可出现黄疸，如全身皮肤和（或）巩膜黄染、尿色加深等，伴或不伴有不同程度的乏力、食欲减退、厌油、肝区胀痛及上腹不适等非特异性消化道症状。胆汁淤积明显者可出现黄疸、粪便颜色变浅和瘙痒等表现。进展为 ALF/亚急性肝衰竭（SALF）者则可出现黄疸、凝血功能障碍、腹水、肝性脑病等相关症状。特殊表型患者，可呈现各自不同的临床表现，如药物超敏反应综合征患者可出现发热、皮疹等肝外症状。所以要做好 DILI 的诊断，首先需提高对本病的认识和警惕性，做好鉴别诊断，严密监测服用可疑药物后的反应。

目前，国内外尚缺乏统一的 DILI 诊断标准。各国学者根据 DILI 的临床特点设计了几种不同的临床评分系统，特别是 1988 年达南（Danan）等提出了 DILI 欧洲共识诊断标准，并于 1993 年作了改进，形成 RUCAM（Roussel Uclaf Causatity Assessment Method）量化评分系统（表 2-2-1）。1997 年玛丽亚（Maria）改良设计了新的诊断标准评分系统，以期进一步提高 DILI 诊断的准确度和可操作性。2003 年美国成立了药物性肝损伤网络（drug induced liver injury network，DILIN）。目前我国各类指南推荐及应用较多的还是 RUCAM 量化评分系统。

表 2-2-1　RUCAM 量化评分系统

	肝细胞型		胆汁淤积型/混合型		评价
1.服药至发病时间					
不相关	反应前已开始服药或停药后超过 15d*		反应前已开始服药或停药后超过 30d*		无相关性
未知	无法计算服药至发病时间				无法评价
	初次治疗	随后的治疗	初次治疗	随后的治疗	计分
从服药开始					
提示	5～90d	1～15d	5～90d	1～90d	+2
可疑	<5d 或>90d	>15d	<5d 或>90d	>90d	+1
从停药开始					
可疑	≤15d	≤15d	≤30d	≤30d	+1

续表

	肝细胞型	胆汁淤积型/混合型	评价
2. 病程	ALT 峰值与 ALT 正常上限间的差值	ALP（或 TB）峰值与正常上限间的差值	
停药后			
高度提示	8d 内降低＞50%	不适应	+3
提示	30d 内降低≥50%	180d 内下降≥50%	+2
可疑	在 30d 后不适用	180d 内下降＜50%	+1
无结论	没有相关资料或在 30d 后下降≥50%	不变、上升或没有资料	0
与药物作用相反	30d 后下降＜50% 或再升高	不适应	−2
如果药物仍在使用			
无结论	所有情况	所有情况	0
3. 危险因子	酒精	酒精或妊娠	
有			+1
无			0
年龄≥55			+1
年龄＜55			0
4. 伴随用药			
无或伴随用药至发病时间不合适			0
伴随用药至发病时间合适或提示			−1
伴随用药已知有肝毒性且至发病时间合适或提示			−2
有证据提示伴随药物致肝损伤（再用药反应或有价值检测）			−3
5. 除外其他原因			
①近期有 HAV 感染（抗-HAV IgM）、HBV 感染（抗-HBc IgM）或 HCV 感染（抗-HCV），有非甲型、非乙型肝炎感染背景的证据；胆道梗阻（B 超）；酗酒（AST/ALT≥2），近期有急性低血压或休克（特别是有严重的心脏疾病）。②严重疾病并发症；临床和（或）实验室提示 CMV、EBV 或疱疹病毒感染	所有原因，包括①和②完全排除		+2
	①中 5 个原因排除		+1
	①中 4～5 个原因排除		0
	①中少于 4 个原因被排除		−2
	非药物原因高度可能性		−3
6. 药物既往肝损伤的报告			
药物反应在产品介绍中已表明			+2
曾有报道但未标明			+1
未报道过有反应			0
7. 再用药反应			
阳性	单用该药 ALT 升高≥2×ULN	单用该药 ALP（或 TB）升高≥2×ULN	+3
可疑	再用同样药 ALT 升高≥2×ULN	再用同样药 ALP（或 TB）升高≥2×ULN	+1
阴性	再用同样药 ALT 升高仍在正常范围	再用同样药 ALP（或 TB）仍在正常范围	−2
未做或不可判断	其他情况	其他情况	0

*，慢代谢型药物除外。最后判断：＞8，非常可能；6～8，很可能；3～5，可能；1～2，不像；≤0，无关。CMV. 巨细胞病毒；EBV. EB 病毒

（一）诊断标准

1. 有与 DILI 发病规律相似的潜伏期 初次用药后出现肝损伤的潜伏期一般在 5～90d，有特异质反应者潜伏期可＜5d，慢代谢药物（如胺碘酮）导致肝损伤的潜伏期可＞90d，停药后出现肝损伤的潜伏期≤15d，出现胆汁淤积型肝损伤的潜伏期≤30d。

2. 有停药后异常肝脏指标迅速恢复的临床过程 肝细胞损伤型的血清 ALT 峰值水平在 8d 内下降＞50%（高度提示），或 30d 内下降≥50%（提示）；胆汁淤积型的血清 ALP 或 TB 峰值水平在 180d 内下降≥50%。

3. 必须排除其他病因或疾病所致的肝损伤。

4. 再次用药反应阳性 再次用药后肝损伤复发，肝酶活性水平升高至少大于正常值上限的 2 倍。符合以上诊断标准的 1+2+3，或前 3 项中有两项符合，加上第 4 项，均可确诊为 DILI。

（二）排除标准

1. 不符合 DILI 的常见潜伏期 即服药前已出现肝损伤，或停药后发生肝损伤的间期＞15d，发生胆汁淤积型或混合型肝损伤＞30d（慢代谢药物除外）。

2. 停药后肝脏异常升高指标不能迅速恢复 在肝损伤型中，血清 ALT 峰值水平在 30d 内下降＜50%；在胆汁淤积型中，血清 ALP 或 TB 峰值水平在 180d 内下降＜50%。

3. 有导致肝损伤的其他病因或疾病的临床证据。

如果具备第 3 项，且具备第 1、2 项中的任何一项，则认为药物与肝损伤无相关性，可临床排除 DILI。

（三）疑似病例

1. 用药与肝损伤之间存在合理的时序关系，但同时存在可能导致肝损伤的其他病因或疾病状态。

2. 用药与发生肝损伤的时序关系评价没有达到相关性评价的提示水平，但也没有导致肝损伤的其他病因或疾病的临床证据。对于疑似病例或再评价病例，建议采用国际共识意见的 RUCAM 评分系统进行量化评估。

（四）再激发

再激发阳性被定义为暴露后再次引起肝损伤，且 ALT＞3×ULN。在临床实践中，多数再激发事件是无意的或认为药物对原发疾病的治疗至关重要。再激发阳性是疑似 DILI 事件中因果关系的最有力证据，有助于明确诊断。再激发具有潜在的严重后果，可能会导致快速、更严重的再次肝损伤，甚至 ALF，尤其是首次的药物暴露已导致严重肝损伤，如符合海氏法则（Hy's law），或者由免疫反应或免疫介导为基础的肝损伤患者。因此，除了药物对挽救患者生命可能有益且无其他替代治疗方案，不建议对 DILI 患者进行再激发，避免患者再次暴露于相同的可疑药物，尤其是非必需的药物。

八、鉴别诊断

（一）药物诱导的自身免疫性肝病（drug-induced autoimmune-like hepatitis，DI-AILH）

从目前 DI-AILH 的定义即可看出两者的异同，DI-AILH 的定义及诊断标准为：①所用药物具有自身免疫特征，肝组织符合肝损伤的潜在因素；②停用可疑药物后，肝生化指标恢复不完全或加重；③自发恢复或需糖皮质激素；④停用免疫抑制药后无复发；⑤药物可能诱发慢性病程的 AILH。前 4 项全符合的可以诊断为 DI-AILH，前 4 项中有 3 项符合者为 DI-AILH 可能。近年来报道例数较多的引起 DI-AILH 的药物是干扰素、他汀类药物、甲泼尼龙等，从这些药物作用的机制看，有直接作用于免疫系统的，也提示很可能有其他更复杂因素的参与。

（二）引起肝脏生化异常的其他肝病

引起肝脏生化异常的其他肝病包括甲型肝炎-戊病毒性肝炎、CMV 肝炎、EBV 病毒性肝炎、酒精性肝病、非酒精性脂肪性肝病、自身免疫性肝炎、肝豆状核变性等。

九、DILI 严重程度评估和预后

（一）严重程度评估

急性 DILI 诊断后，需对其严重程度进行评估，可按国际 DILI 专家工作组的标准进行评定。

1 级（轻度）：ALT≥5×ULN 或 ALP≥2×ULN

且 TBil<2×ULN。

2 级（中度）：ALT≥5×ULN 或 ALP≥2×ULN 且 TBil≥2×ULN，或有症状性肝炎。

3 级（重度）：ALT≥5×ULN 或 ALP≥2×ULN 且 TBil≥2×ULN，或有症状性肝炎并达到下述任何 1 项：① INR≥1.5；②腹水和（或）肝性脑病，病程<26 周，且无肝硬化；③ DILI 导致的其他器官功能衰竭。

4 级（致命）：因 DILI 死亡，或需接受肝移植才能生存。

（二）预后

多数急性 DILI 患者在停用可疑药物后的 6 个月内肝损伤可恢复正常，预后良好。少数患者可出现病情重症化或恶化，进展为 ALF/SALF，需接受肝移植治疗，甚至导致死亡等致死性不良临床结局。约 10% 符合海氏法则的案例可进展为 ALF。部分患者在急性 DILI 事件后可呈现慢性化表现，最终转化为慢性肝损伤，成为其临床结局。因此，对所有急性 DILI 患者，应坚持随访到肝损伤恢复或达到相应的临床结局事件（如转化为慢性肝损伤、急性肝衰竭、接受肝移植、死亡等）。

十、治 疗

药物性肝损伤的治疗原则：停用相关药物；排出在消化道内还未吸收的药物；对已有较明显肝损伤，甚至肝衰竭的患者，需进行对症支持治疗，同时备选肝移植治疗。

（一）停药

立即停用相关或可疑的药物，并尽量避免使用化学结构或药理作用与该类药物相同或相似的药物。目前尚无 DILI 相关的停药原则，海氏法则[基于海曼·齐默尔曼（Hyman Zimmerman）的研究总结]是比较经典的判断肝损伤严重程度的标准，即药物引起肝功能异常，如 ALT>3×ULN 伴有血清胆红素>2×ULN，提示有严重的肝损伤，需立即停药。海氏法则反映出血清胆红素是判断肝组织受损程度的一个敏感指标，即胆红素越高，肝组织受损程度越重。当 DILI 患者出现不能停药或选择的药物种类有限，如移植术后患者服用的抗排斥药物、肿瘤患者使用的化学治疗药物、长期使用的降血糖药、治疗甲亢的药物等，在肝损伤不严重

时，可换用同类药物并密切监测肝功能。血清转氨酶升高并不一定要求停药，对于特殊的患者，应综合判断该药物对原发疾病的治疗效果和造成的肝组织损伤程度，寻求平衡点。

（二）排出药物

药物经口摄入者，在 1~2h 可促进药物的排出，可通过饮用清水催吐、反复洗胃，以排出没有吸收入血的药物。

（三）针对特殊药物中毒的治疗

DILI 的特异性解毒药除 N- 乙酰半胱氨酸（NAC）对于过量使用 APAP 诱发肝损伤的早期治疗有较好的解毒作用外，其他药物所致的肝损伤均无特异的解毒药。NAC 是 GSH 的前体，具有抗氧化、提供活性巯基、干扰自由基的生成、与 APAP 的代谢产物 NAPQI 直接结合等作用。NAC 的给药方案主要有两种，一种为 72h 治疗方案（口服），另一种为 20h 治疗方案（静脉给药）。两种方案对于 APAP 引起的早期肝损伤都有较好的疗效，并能预防肝衰竭的发生。口服 NAC 治疗起效慢，但不良反应相对较小；静脉给药治疗起效快，但容易引起过敏反应，病情严重者首选静脉给药。具体用法为：① 72h 治疗方案。初次口服 NAC 140mg/kg，以后每 4h 口服 NAC 70mg/kg 一次，共 72h。② 20h 治疗方案。首次静脉滴注 NAC 150mg/kg（15min），4h 后静脉滴注 NAC 50mg/kg，16h 后静脉滴注 NAC 100mg/kg。治疗越早越好，10h 内给药效果最佳。GSH 是体内主要的抗氧化剂，能消除自由基，抑制肝细胞膜脂质过氧化，并能影响肝细胞的代谢过程，减轻组织损害。

（四）药物引起急性肝衰竭的治疗

药物引起 ALF 的治疗原则基本同急性重型肝炎肝衰竭，即对症支持治疗、解毒和清除毒性药物、防治并发症、适时进行人工肝治疗、必要时进行肝移植等。

十一、预 防

对有过 DILI 病史的患者，应避免再度给予化学结构相同或相似的药物；加强卫生宣教，纠正"西药毒性大、天然药及中草药毒性小或无任何毒性"的观念，当然也应纠正"西药更安全或更有

效"的偏见；DILI 的发生与药物种类、个人体质、接触药物时间及剂量等都有关系；此外，努力减少不必要的合并用药，尤其中西药药物的长时间、多品种、不同机制、不同剂型的合并用药；对儿童及老年人，尤其注意用药的及时性、规律性、不良反应及监测；提倡专用药盒等器械的推广和应用；在农村及经济不发达、交通不便利、南方潮湿的地区，要注意草药的质量，减少霉变药物的使用。

每个患者在药物治疗期间，特别是用新药治疗时，要注意监视各种不良反应，定期测定血常规、尿常规和肝功能指标。对既往有药物过敏史或过敏体质的患者，用药时应特别注意。

对存在肝、肾基础疾病的患者及新生儿和营养障碍者，应适当调整药物的使用和剂量。目前全球还没有提前应用保肝药以预防药物性肝损伤的证据。

因为没有绝对安全的所谓"保肝药"，而且保肝药也没有明确定义，加上药物在体内代谢的特点，因此保肝药也可能是伤肝药。临床上一些肝衰竭患者过度治疗导致肝功能难以恢复，甚至不得不接受肝移植手术的例子并不少见。

十二、小　　结

DILI 部分提示了其内容之"乱"，包括药物种类乱、发病机制乱、病变分类乱、临床表现乱、诊断治疗乱，其实这正是 DILI 给我们展示的它的复杂性、多样性及魅力所在。

百变不离其宗。如果能掌握应对 DILI 的基本思路，则一切可以化繁就简：① 90% 的 DILI 都有明确的可疑药物使用史，这通过仔细问诊便可以实现诊断，难度系数很低。② 5% 的 DILI 需要特殊量表辅助诊断，只要会查、会看、会分析、会计算即可，难度系数也不算大。③ 4%～5% 的病例可能需要住院检查治疗，同时排除其他合并症及并发症。穿刺由超声科协助，病理由病理科帮忙，难度系数更是微不足道。④ DILI 诊断及治疗的主要问题，也是临床医师真正面临的挑战，包括合理用药观念的重塑及强化；特殊 DILI 诊断及鉴别诊断思路的拓展以及诊疗过程中细节的把握，如前面提到的问诊的系统性；极少数重度肝损伤，甚至急性或亚急性肝衰竭在早期对病情态势的感知和应对能力。

（段钟平　孟庆华）

参 考 文 献

中国医药生物技术协会药物性肝损伤防治技术专业委员会, 中华医学会肝病学分会药物性肝病学组, 2023. 中国药物性肝损伤诊治指南 (2023 年版). 中华肝脏病杂志, 31(4): 355-384.

第三章 酒精性肝病

一、定　　义

酒精性肝病（alcoholic liver disease，ALD）是因长期和（或）短期内大量饮酒所致的一系列肝损伤，包括轻症酒精性肝病、酒精性脂肪肝、酒精性肝炎、酒精性肝纤维化和肝硬化。

二、分　　类

（一）轻症酒精性肝病

轻症酒精性肝病肝脏生物化学指标、影像学和组织病理学检查结果基本正常或轻微异常。

（二）酒精性脂肪肝

酒精性脂肪肝的影像学诊断符合脂肪肝标准，血清 ALT、AST 或 GGT 可轻微异常。这里应注意的是，脂肪肝原因很多，非酒精性脂肪肝和酒精性脂肪肝，是其中最常见的原因，但病因不同。

（三）酒精性肝炎

酒精性肝炎是肝炎的一个独特类型，根据轻重，有专家把其分为无症状型、慢性稳定型、慢性进展型、暴发型。较重的患者可以有明显的胆汁淤积及黄疸。部分慢性进展型可出现血清 ALT、AST 或 GGT 持续升高，可有血清总胆红素增高，伴有发热、外周血中性粒细胞升高。有少部分重型酒精性肝炎，也称为暴发型酒精性肝炎或暴发性炎症反应综合征，患者可出现明显的黄疸、凝血异常及内毒素血症，但乏力和食欲减退不明显，治疗不及时，可发展成慢加急性肝衰竭，属于重型肝炎肝衰竭的范畴，此时，患者可出现肝衰竭的表现，如重度乏力、食欲减退、明显黄疸、重度凝血障碍、肝性脑病、急性肾衰竭、上消化道出血等，感染往往是预后不良的重要原因。

（四）酒精性肝纤维化

酒精性肝纤维化临床症状、体征、常规超声显像和 CT 检查常无特征性改变。未做肝脏活组织检查时，应结合饮酒史、瞬时弹性成像或 MRI、血清纤维化标志物（透明质酸、Ⅲ 型胶原、Ⅳ 型胶原、层粘连蛋白、GP-73）、GGT、AST/ALT、AST/血小板比值、胆固醇、载脂蛋白、白蛋白、TBil、α_2 巨球蛋白、铁蛋白、稳态模式胰岛素抵抗等改变，综合评估以作出诊断。

（五）酒精性肝硬化

酒精性肝硬化有肝硬化的临床表现和血清生物化学指标、瞬时弹性成像及影像学的改变。

三、发　病　率

我国尚缺乏全国性的酒精性肝病流行病学资料，但地区性的流行病学调查结果显示，我国饮酒人群比例和酒精性肝病患病率近年均呈现上升趋势。例如，华北地区流行病学调查结果显示，从 20 世纪 80 年代初到 90 年代初，嗜酒者在一般人群中的比例从 0.21% 升至 14.3%。大约同期在东北地区进行的流行病学调查结果显示，嗜酒者比例高达 26.98%，部分地区甚至高达 42.76%。目前估计，我国一般人群酒精性肝病患病率至少在 15%～20%。

从疾病构成比看，我国酒精性肝硬化占肝硬化的病因构成比从 1999 年的 10.8% 上升到了 2003 年的 24.0%。由此可见，酒精性肝病已成为我国最主要的慢性肝病之一。

从 WHO 公开的人均食用酒精消耗的数据看，2003～2005 年，中国人均酒精消费量为 4.9L，5 年后这项数据增加到 6.7L，如果别除占总人口 56% 的非饮酒人群，那么人均酒精消费量就会增加到每年 15.1L。相比之下，英国同期人均消费量从 11.9L 下降至 10.9L，饮酒人群（除去总人口中 16% 的不饮酒者）的人均消费量则跌至 13.8L。

目前我国饮酒人群的人均酒精消费量同样超过了其他传统酒类消费国的"酒民"，如爱尔兰（14.7L）、澳大利亚（14.5L）、美国（13.3L）、法国（12.9L）和意大利（9.9L）。英国《柳叶刀》杂志数周前刊登的报告称，在当今中国，"能与客户和同事喝酒被看成是职场提升的重要因素""有招聘广告将酒量好列为对应聘者的潜在要求"，以及敬酒等传统容易导致饮酒过量。中年人（而非大学生）玩饮酒游戏是中国人年龄越大喝酒越多的原因之一，而欧美人则在二十岁出头时喝得最多。令人担忧的是，如今中国年轻人也开始在不吃饭时饮酒，女性饮酒人数亦在上升。

酒类偏好方面的文化差异同样促进了中国的酒精消费。中国人喝掉的酒精里有 69% 来自烈酒，而啤酒和葡萄酒分别占到了 28% 和 3%。意大利人和法国人偏爱葡萄酒，烈酒在两国酒精消费量中的比重约为 10%。美国人、爱尔兰人、澳大利亚人和英国人则更喜欢啤酒，烈酒的比重在 18%～33%。此外，中国尚未针对任何饮酒行为出台全国性指导意见，最低合法饮酒年龄也很模糊，而与酒类销售、消费和广告有关的规定，不是语焉不详就是执行不力，任何人都能在任何时间、任何地点买到酒或含有酒精的饮料。

四、病因及影响因素

饮酒是酒精性肝病的始发病因，但其发病及发展受到了以下多个因素的影响，这些因素包括：饮酒量、饮酒年限、酒精（乙醇）饮料品种、饮酒方式、性别、种族、肥胖、肝炎病毒感染、遗传因素、营养状况等。根据流行病学调查资料，乙醇造成的肝损伤具有阈值效应，即达到一定饮酒量或饮酒年限，就会大大增加肝损伤的风险。然而，饮酒量与肝损伤的量效关系存在个体差异。酒精饮料品种较多，不同饮料对肝脏所造成的损伤也有差别。

饮酒方式也是酒精性肝损伤的影响因素，空腹饮酒较伴有进餐的饮酒方式更易造成肝损伤，可能与酒精吸收快、血酒精峰值高有关。相比偶尔饮酒，每日饮酒更易引起严重的酒精性肝损伤。与男性相比，女性对酒精介导的肝毒性更敏感，表现为更小剂量和更短的饮酒期限就可能出现更重的酒精性肝病，也更易发生严重的酒精性肝炎和肝硬化。饮用同等量的酒精饮料，男女血液中乙醇（酒精）水平明显有差异。种族、遗传、个体差异也是酒精性肝病重要的影响因素。汉族人群的酒精性肝病易感基因醇脱氢酶（如 ADH2、ADH3）和醛脱氢酶（如 ALDH2）的等位基因频率及基因型分布不同于西方国家，这可能是中国嗜酒人群和酒精性肝病的发病率低于西方国家的原因之一。此外，酒精性肝病并非发生于所有的饮酒者，提示酒精性肝病的易感性存在个体差异。酒精性肝病病死率的上升与营养不良程度相关，维生素 A 缺少或维生素 E 水平下降，也可加重肝损伤。富含多不饱和脂肪酸的饮食可促使酒精性肝病的进展，而饱和脂肪酸对酒精性肝病可起到保护作用。肥胖或体重超重可增加酒精性肝病进展的风险。肝炎病毒感染与酒精对肝损伤起协同作用，在肝炎病毒感染的基础上饮酒，或在酒精性肝病基础上并发乙型肝炎病毒（HBV）或丙型肝炎病毒（HCV）感染，都可加速肝病的发展。

五、发病机制

（一）酒精的代谢

在人体，乙醇以单纯扩散方式从胃肠道吸收后，迅速在体内分布，大部分乙醇（90%～95%）被氧化为二氧化碳和水后排出体外。肝脏为乙醇氧化的主要场所（75%）。肝内氧化乙醇的酶有 3 种，即醇脱氢酶（alcohol dehydrogenase，ADH）、微粒体乙醇氧化酶系（MEOS）和过氧化氢酶。前两种酶氧化了大部分到达肝脏的酒精，其中 MEOS 的主要成分是细胞色素 P450 2E1（CYP2E1）。乙醇首先在肝细胞质中，主要经醇脱氢酶氧化成乙醛，并使烟酰胺腺嘌呤二核苷酸（nicotinamide adenine dinucleotide，NAD）转化为还原型 NAD（NADH）。另外，CYP2E1 和过氧化氢酶也分别在线粒体和过氧化物酶体中起作用，将乙醇氧化为乙醛。然后，乙醛在肝细胞线粒体内由醛脱氢酶（aldehyde dehydrogenase，ALDH）氧化为乙酸，同时 NAD 转化为 NADH。最后，乙酸由肝释放入血液，在外周组织氧化成二氧化碳和水。此外，少量乙醇由尿（低于 1%）和通过肺（1%～3%）排至体外。ADH 和 ALDH 的基因多态性可影响乙醛产生和代谢的速率，从而决定了乙醛毒性的倾向性。人类至少有 8 种 ADH 的同工酶和 4 种 ALDH 的同工酶，最重要的 ADH 同工酶编码基因为 ADHIA、ADHIB 和 ADHIC。此外，不同的 ADHIB 和 ADHIC 等位基因决定了 ADH 活性的不同，例如，ADHIB*2 等位基因编码的酶比 ADHIB*1 等位基因编码的酶活性高 40 倍。表达 ADHIB*2 等位基因者，乙醇快速代谢为乙醛，导致毒性积聚，表现为摄入酒精后出现脸红、出汗、心动过速、恶心和呕吐等。ALDH2 有两个主要的等位基因编码，分别为 ALDH2*1 和 ALDH2*2。ALDH2*2 是一种钝化酶，表达 ALDH2*2 者较表达 ALDH2*1 者乙醛聚集增加 10～20 倍，表现为酒精不耐受。

由上可见，饮酒患者是否引起肝损伤及肝损伤的程度和类型，除了饮酒的类型、方式、酒精量、进食情况等因素外，还受到酒精在体内代谢方式的影响。例如，如果醇脱氢酶活性降低，可能出现酒精不耐受的情况，容易出现醉酒，但饮酒者如果属于"自斟自酌"的享受型饮酒，可能更容易沉迷于轻微醉酒或"微醺"的感觉，因为此时体内蓄积的酒精主要引起神经系统的症状；以此类推，如果饮酒者醇脱氢酶和醛脱氢酶都呈现高活性，饮酒者就可能是酒量较大、不容易醉酒的那一部分人群，这也是饮酒者中的"轰炸机"人群。但正是因为酒量大不易醉酒，所以也容易成为被动饮酒的目标人群导致酒精摄入过多、肝脏受到损伤的人群，这与中国、日本、韩国等的饮酒文化有关。所以，酒精性肝损伤绝非个人行为的问题，与文化传统等均密不可分。

（二）能量代谢

研究发现，饮酒者的肝细胞 ATP 合成率明显下降。对慢性酒精中毒实验模型的研究发现，由于慢性酒精消耗使线粒体呼吸链发生异常，除Ⅱ型合成物以外所有线粒体合成物的活性均下降，其结果是肝细胞的能量代谢严重受损，并导致组织损伤。此外，缺氧也可改变能量代谢，因酒精代谢需氧，

所以慢性酒精消耗可明显增加肝细胞的摄氧率，且主要发生在肝小叶的中心区域，虽然患者的肝血流量增加，但仍不足以提供乙醇代谢所需的高氧要求，因此，小叶中央缺氧随之发生，最终导致肝损伤。总之，在血液乙醇浓度高时，灌注减少和需氧量增加可导致缺氧发生。而当血液乙醇浓度减低时，小叶灌注恢复又可引起再灌注损伤。

（三）氧化应激

氧化应激在 ALD 发生中起到了核心作用。1966 年，卢齐奥（Luzio）首次报道了慢性酒精暴露所致的脂质过氧化反应。酒精在人肝脏中可产生氧化应激的证据非常充分。氧化应激是由活性氧类（reactive oxygen species，ROS）/活性氮类（reactive nitrogen species，RNS）产生增加及抗氧化剂防御作用下降所介导的。慢性酒精消耗诱导 CYP2E1 升高 10～20 倍，将乙醇转化为乙醛，并产生 ROS。ROS 是细胞信号路径的中间物，能改变基因表达，导致细胞增殖、迁移、凋亡，从而促成慢性酒精诱导的肝损伤。

（四）免疫机制

1. 内毒素和库普弗细胞的作用 内毒素是衍生于革兰氏阴性杆菌细胞壁的脂多糖（lipopolysaccharide，LPS）类。死亡细菌和从不同有机体细胞壁脱落的 LPS 促成了血液循环中的内毒素。通常情况下，肝脏的库普弗细胞通过吞噬作用去除内毒素，当内毒素的量超过库普弗细胞的吞噬能力时，内毒素溢入体循环中。

ALD 患者内毒素水平增加。增加的内毒素来源于：①肠道革兰氏阴性杆菌过度生长；②肠道通透性增加；③肝脏清除内毒素的作用受损。此外，乙醇能使肝脏对内毒素等其他刺激的反应增强。在肝脏，LPS 通过脂多糖结合蛋白（lipopolysaccharide binding protein，LBP）/CD14/Toll 样受体-4（TLR-4）依赖的机制激活库普弗细胞，产生致炎细胞因子和类花生酸类物质，导致酒精性肝炎。此外，激活的库普弗细胞还是肝脏 ROS 的主要来源。

2. 细胞因子的效果 酒精性肝病的发生、发展过程与体内多种细胞因子有关，尤其是肿瘤坏死因子-α（tumor necrosis factor-α，TNF-α）和转化生长因子-β（transforming growth factor-β，TGF-β）在调节肝细胞的凋亡过程中具有重要作用。TNF-α

可引起肝细胞凋亡与炎症反应等；TGF-β 具有增加细胞外基质的合成和抑制细胞外基质降解的作用，TGF-β 升高与肝纤维化密切相关。此外，酒精性肝病患者血液循环中 IL-1、IL-6 水平显著增加，且与肝损伤的严重程度相关。酒精性肝炎患者血清 IL-8 水平也明显增高，IL-8 水平可以反映酒精性肝病的进展及严重程度，因此可作为酒精性肝炎患者病程进展的一个预测指标。库普弗细胞通过产生 IL-18 而具有诱导肝损伤的潜在作用。内毒素通过 IL-18 激活 TNF-α 和 FasL 介导的肝细胞毒性作用也是其造成肝损伤的机制之一。在 ALD 的发生、发展过程中，不仅有炎性细胞因子水平的增加，而且同时伴有单核细胞及库普弗细胞所产生的保护性抗炎细胞因子的减少，如 IL-10，IL-10 不仅对 TNF-α 的调控具有重要作用，也同时具有抗纤维化的作用。

（五）乙醇及其代谢产物的肝毒性

在乙醇代谢为乙醛，以及乙醛代谢为乙酸的过程中，ADH 和 ALDH 两种酶均以 NAD 作为辅因子，产生 NADH，NADH 增加至 NADH 和 NAD 比值改变时，对脂肪和糖类代谢将产生不利影响。NADH 水平增高抑制脂肪酸代谢，可能导致急性脂肪肝，或对肝脏中瘢痕组织的产生起一定作用。

慢性乙醇消耗可在多个水平影响线粒体功能，导致生物产能受损，ROS 产生增加，线粒体 DNA 受损和线粒体蛋白质合成受抑，谷胱甘肽运输异常和线粒体通透性转变敏感性增加。慢性乙醇消耗还可导致内质网应激，减弱蛋白酶体的活性。

此外，乙醇消耗可导致肝细胞 S-腺苷蛋氨酸（S-adenosyl methionine，SAMe）水平下降和两种毒性代谢产物高半胱氨酸和 S-腺苷高半胱氨酸（S-adenosyl homocysteine，SAH）水平增高。乙醇使肝脏蛋氨酸腺苷三磷酸钴胺素腺苷转移酶（MAT）基因表达从 MAT1 移向 MAT2，也与 SAMe 水平下降相关。SAMe 水平降低与抗氧化防御能力下降、纤维形成、诱导 TNF-α 生成、DNA 有丝断裂增加相关，最终导致肝损伤。

嗜酒者乙醛代谢减慢并导致乙醛聚集，如果乙醛达到了足够的浓度，就能成为醛氧化酶和黄嘌呤氧化酶的底物并产生自由基。乙醛可影响线粒体脂肪酸的 β 氧化作用，它也能与细胞蛋白质特

异性的氨基酸残基反应并形成乙醛-蛋白质化合物。后者除了作为抗原引发免疫反应外，还有以下作用：①抑制短期和长期摄入乙醇所产生的肝蛋白质分泌；②替代吡哆醛与相应的蛋白结合位点结合；③损伤蛋白质生物功能；④与组织中的大分子结合，产生类似于肝毒性药物所致的严重组织损伤。在大多数病例，乙醛-蛋白质化合物主要存在于中心外带，即肝损伤的主要发生区，并能通过刺激肝胶原的形成直接参与酒精性肝纤维化的形成。

六、自然转归

酒精性肝病的自然转归主要取决于酒精摄入量、饮酒的频率、其他危险与加重因素。酗酒者约 90% 会有肝脏脂肪变性；在普通人群中，酒精性肝硬化的患病率为 0.43%，在酒精摄入 ≥40g/d 的人群中，酒精性肝硬化绝对风险为 9.8%；若酒精摄入 ≥60g/d 并持续饮酒，多达 1/3 的脂肪变性患者将发展为酒精性肝炎，这是一种更为严重的损伤类型，其中小部分人群可能达到急性或慢加急性肝衰竭的标准。

需要注意的是，有研究表明，每周酒精摄入 > 400g 的人群中，无酒精性肝炎或静脉周围纤维化的单纯性脂肪肝患者，可从脂肪肝直接进展为肝硬化。如上所述，酒的品种，以及酗酒者性别、种族、肥胖、肝炎病毒感染、遗传因素、营养状况等，都是影响酒精性肝病进展的因素。

七、临床表现

（一）有长期饮酒史

一般超过 5 年，酒精摄入量男性 ≥40g/d，女性 ≥20g/d，或 2 周内有大量饮酒史，酒精摄入量 ≥80g/d。应注意性别、遗传易感性等因素的影响。酒精量（g）换算公式=饮酒量（ml）×酒精含量（%）×0.8。酒精使用障碍筛查量表（AUDIT）、密西根酒精依赖筛查量表（MAST）、CAGE 问卷等量表可以用来筛选酒精滥用和酒精依赖。

（二）临床症状非特异性

酒精性肝病患者可无症状，或有右上腹胀痛、食欲减退、乏力、体重减轻、黄疸等，随着病情加重，可有神经精神症状、蜘蛛痣、肝掌等表现，约 1/3 的酒精性肝硬化患者蜘蛛痣非常典型和明显。

ALD 患者的肝脏是增大、正常还是缩小，在很大程度上取决于脂肪积累的程度。在 ALD 的早期阶段，脂肪堆积比晚期肝硬化患者多得多。肝硬化患者脂肪相对缺乏可能与晚期疾病患者的纤维化程度有关。与慢性乙肝、肝硬化相比，酒精性肝病因为脂肪变性存在，总体看来肝脏缩小不如病毒性肝炎明显，肝左叶相对增大也更为常见。

（三）肝外器官损害表现

过量饮酒还容易引起肝外脏器损害，发生慢性胰腺炎、酒精性心肌病、周围神经病变、小脑退行性病变、肌萎缩等，甚至由此衍生人格障碍、社会支持度降低及医疗纠纷增多等社会性问题。

八、辅助检查

（一）实验室检查

血清天冬氨酸转氨酶（AST）、丙氨酸转氨酶（ALT）、γ-谷氨酰转移酶（GGT）、总胆红素（TBil）、凝血酶原时间（PT）、平均红细胞体积（MCV）和糖缺失转铁蛋白（CDT）等指标升高，其中 AST/ALT>2、GGT 升高、MCV 升高为酒精性肝病的特点，而 CDT 测定虽然较特异但临床尚未常规开展。禁酒后这些指标可明显下降，通常 4 周内基本恢复正常，但 GGT 恢复较慢。

（二）超声检查

具备以下 3 项腹部超声表现中的 2 项者为弥漫性脂肪肝：①肝脏近场回声弥漫性增强，回声强于肾脏；②肝脏远场回声逐渐衰减；③肝内管道结构显示不清。超声显像诊断不能区分单纯性脂肪肝与脂肪性肝炎，且难以检出<30%的肝细胞脂肪变，且易受设备和操作者水平的影响。

（三）CT 诊断及脂肪肝分度

弥漫性肝脏密度降低，肝脏与脾脏的 CT 值之比≤1。弥漫性肝脏密度降低，肝/脾 CT 值比值≤1.0 但>0.7 者为轻度，肝/脾 CT 值比值≤0.7 但>0.5 者为中度，肝/脾 CT 值比值≤0.5 为重度。

（四）肝脏瞬时弹性成像

瞬时弹性成像（transient elastography，TE）是一种较新的无创性肝纤维化诊断技术，是通过测定肝脏弹性评估肝硬度值（liver stiffness measure-ment，LSM）以反映肝纤维化的程度。目前该类设备正逐步改进，增加了基于超声原理的肝脏受控衰减参数（controlled attenuation parameter，CAP）测定。CAP 能够敏感检出 5%以上的肝脂肪变性，准确区分轻度肝脂肪变性与中度、重度肝脂肪变性。CAP 与 B 型超声波相比容易高估肝脂肪变性的程度，当 BMI>30kg/m^2、皮肤至肝包膜距离>25mm 及 CAP 的四分位间距（IQR）≥40dB/m 时，CAP 判断脂肪肝的准确性下降。此外，CAP 区分不同程度肝脂肪变性的诊断阈值及其动态变化的临床意义尚待明确。

（五）病理学检查

酒精性肝病病理学改变主要为大泡性或大泡性为主伴小泡性的混合性肝细胞脂肪变性。依据病变肝组织是否伴有炎症反应和纤维化，可分为单纯性脂肪肝、酒精性肝炎、肝纤维化和肝硬化。酒精性肝病的病理学诊断报告应包括肝脂肪变性程度（F0~4）、炎症程度（G0~4）、肝纤维化分级（S0~4）。

1.单纯性脂肪肝 依据肝细胞脂肪变性占据所获取肝组织标本量的范围，分为 5 度（F0~4）。F0：<5%肝细胞脂肪变；F1：5%~33%肝细胞脂肪变；F2：33%~66%肝细胞脂肪变；F3：66%~75%肝细胞脂肪变；F4：>75%肝细胞脂肪变。

2.酒精性肝炎 酒精性肝炎时肝脂肪变性程度与单纯性脂肪肝一致，分为 5 度（F0~4）；依据炎症程度分为 5 级（G0~4）。G0：无炎症；G1：腺泡 3 带呈现少数气球样肝细胞，腺泡内散在个别点灶状坏死和中央静脉周围炎；G2：腺泡 3 带明显气球样肝细胞，腺泡内点灶状坏死增多，出现 Mallory 小体，汇管区轻至中度炎症；G3：腺泡 3 带广泛的气球样肝细胞，腺泡内点灶状坏死明显，出现 Mallory 小体和凋亡小体，汇管区中度炎症和（或）汇管区周围炎症；G4：融合性坏死和（或）桥接坏死。

3.酒精性肝纤维化和肝硬化 依据纤维化的范围和形态，肝纤维化分为 5 期（S0~4）。S0：无纤维化；S1：腺泡 3 带局灶性或广泛的窦周/细胞周纤维化和中央静脉周围纤维化；S2：纤维化扩展到汇管区，中央静脉周围硬化性玻璃样坏死，局灶性或广泛的汇管区星芒状纤维化；S3：腺泡内广泛纤维化，局灶性或广泛的桥接纤维化；S4：肝硬化。

九、诊　　断

（一）病史询问和量表辅助评估

在诊断酒精性肝病前，首先应仔细询问病史，排除病毒性肝炎、血吸虫肝病、药物性肝病等其他疾病，准确作出病因诊断，以防漏诊和误诊。对有饮酒史者要注意询问饮酒量、饮酒持续时间、酒的种类和饮酒方式。酒精摄入量≥80g 的肝病患者需考虑酒精性肝病的诊断，如存在一些协同因素（如性别等），即使饮酒较少的患者仍可考虑此诊断。临床上许多患者自述的摄入量比实际的要少，因此通过第三者客观地确定饮酒史对诊断是十分重要的。对怀疑存在酒精滥用或过量者可给予结构性问卷（表 2-3-1，表 2-3-2）进行评估。CAGE 问卷仍是最常用的筛查工具，其缺点是：它注重饮酒的结果而非实际的饮酒量；它涉及长期的行为模式而非短期的改变。CAGE 问卷的优点是短小（仅 4 个问题）、简单（回答是或否）。AUDIT 问卷是 WHO 制定的包含 10 个项目的调查问卷。与其他筛选测试相比，AUDIT 问卷有以下优点：它能识别尚未形成酒精依赖的饮酒者是否存在风险，包含对饮酒量的评估，以及目前或长期饮酒的时间跨度。

表 2-3-1　CAGE 问卷及评分

问题	评分
1. 你可曾想过你应该减少饮酒吗？	
2. 是否有人厌恶你饮酒而批评你？	
3. 你有没有感觉饮酒不好或对饮酒有负罪感？	
4. 你有没有早上醒来就想喝杯酒来稳定你的神经或摆脱宿醉？	

每项得分为 0/1 分，总分 2 分或以上，说明有酒精相关问题

（二）症状和体征

酒精性肝病患者的症状没有特异性，并随病情轻重程度和主观感受而不同。患者可无明显症状，也可出现乏力、食欲减退、体重减轻、腹胀、恶心、肝区隐痛不适、皮肤巩膜黄染等症状。此外，因酒精中毒影响，患者可出现悲观厌世、工作效率降低、易出差错、易怒、过敏、焦虑、抑郁等症状。

体格检查可无明显异常，或出现肝大、黄疸、腹水或肝性脑病的表现等。肝大是酒精性肝病患者最常见的体征，可见于 75% 以上的患者，但与疾病的严重程度无关。其他表现有脾大、腹水、肝性脑病、食管胃底静脉曲张所致的胃肠道出血、凝血因子异常所致的出血倾向、自发性腹膜炎、男性乳房发育、睾丸萎缩和激素失调引起男性阴毛呈女性分布、蜘蛛痣、肝掌、腮腺肿大和掌挛缩等。

表 2-3-2　AUDIT 问卷

问题	0	1	2	3	4
1. 您多长时间喝一次酒？	从不	每月 1 次或少于 1 次	每月 2～4 次	每周 2～3 次	每周≥4 次
2. 您喝酒时，每天能喝几杯（每杯 10g）？	1～2 杯	3～4 杯	5～6 杯	7～9 杯	≥10 杯
3. 您多长时间能有 1 次喝 5 杯或 5 杯以上？	从不	1 个月以上	每个月	每周	每天或几乎每天
4. 在过去一年中，您有多少次无法停止饮酒的情况？	从不	1 个月以上	每个月	每周	每天或几乎每天
5. 过去一年中有多少次因为您饮酒而没有完成您计划的工作？	从不	1 个月以上	每个月	每周	每天或几乎每天
6. 过去一年中有多少次为缓解自己酗酒的不适而在清晨时饮酒？	从不	1 个月以上	每个月	每周	每天或几乎每天
7. 在过去一年中有多少次在喝酒后有负罪或悔恨的感觉？	从不	1 个月以上	每个月	每周	每天或几乎每天
8. 在过去一年中有多少次因为您的饮酒，而无法记住前天晚上发生过的事情？	从不	1 个月以上	每个月	每周	每天或几乎每天
9. 因为您饮酒，而导致自己或他人受伤吗？	无	是的，但不是在过去的一年			是的，是在过去的一年
10. 是否有亲戚、朋友、医师或其他医护人员一直关注您，并建议您减少饮酒吗？	无	是的，但不是在过去的一年			是的，是在过去的一年

10 个问题分数的总和：男性或年龄<60 岁，总分≥8 分；女性、青少年或男性≥60 岁，总分≥4 分，即为筛查阳性

需要注意的是，ALD 不是孤立存在的，与酒精滥用相关的其他器官功能障碍可能与 ALD 共存，如心肌病、骨骼肌萎缩、胰腺功能障碍、酒精的神经毒性，是否存在上述伴发疾病需通过临床检查证实或排除，以便提供适宜和全面的治疗。

（三）实验室检查

1. 血常规 患者可有轻度贫血，常见为巨幼细胞贫血。白细胞计数可升高。脾功能亢进时可有白细胞、血小板减少。

2. 生化和免疫学检查 生化检查可见高胆红素血症、低白蛋白血症及低前白蛋白血症。凝血酶原减少，高球蛋白血症和靛青绿潴留增加。胆红素水平和凝血酶原时间（PT）反映了酒精性肝病的严重程度和预后。血 IgA、IgG、IgM 常增高，此与乙醛-蛋白质化合物诱生的多种自身抗体有关。

3. 影像学检查 B 型超声、CT 和 MRI 检查可显示肝脏大小，能粗略判断弥漫性脂肪肝的程度、脾大以及门静脉高压时肝门静脉、脾静脉直径的增宽。

4. 内镜检查 内镜检查不仅可明确有无肝硬化所致的食管胃底静脉曲张及静脉曲张的程度，还可以发现食管、胃和十二指肠黏膜病变，有助于上消化道出血的鉴别诊断。

5. 肝组织学检查 尽管肝活检组织检查并非处理酒精性肝病所必需，但肝活检对确立诊断仍是非常有帮助的。通过肝组织检查可以：①鉴别酒精性肝病和非酒精性肝病；②明确酒精性肝病的不同时期；③评估肝病的可能发展趋势。

（四）临床诊断标准

1. 有长期饮酒史，一般超过 5 年，酒精摄入量男性≥40g/d，女性≥20g/d，或 2 周内有大量饮酒史，酒精摄入量≥80g/d。应注意性别、遗传易感性等因素的影响。

2. 临床症状为非特异性，可无症状，或有右上腹胀痛、食欲减退、乏力、体重减轻、黄疸等，随着病情加重，可有神经精神症状、蜘蛛痣、肝掌等表现。

3. 血清天冬氨酸转氨酶（AST）、丙氨酸转氨酶（ALT）、γ-谷氨酰转移酶（GGT）、总胆红素（TBil）、凝血酶原时间（PT）、糖缺失转铁蛋白（CDT）和平均红细胞体积（MCV）等指标升高，禁酒后这些指标可明显下降，通常 4 周内基本恢复正常。AST/ALT＞2，有助于诊断。

4. 肝脏 B 超或 CT 检查有典型表现。

5. 排除嗜肝病毒现症感染及药物、中毒性肝损伤和自身免疫性肝病等。

符合第 1、2、3 项和第 5 项或第 1、2、4 项和第 5 项可诊断酒精性肝病；仅符合第 1、2 项和第 5 项可疑诊酒精性肝病。

（五）临床分型

符合酒精性肝病临床诊断标准者，其临床分型诊断如下。

1. 轻症酒精性肝病 肝脏生化、影像学和组织病理学检查基本正常或轻微异常。

2. 酒精性脂肪肝 影像学诊断符合脂肪肝标准，血清 ALT、AST 或 GGT 可轻微异常。

3. 酒精性肝炎 血清 ALT、AST 或 GGT 升高，可有血清总胆红素增高。重症酒精性肝炎是指酒精性肝炎患者出现肝衰竭的表现，如凝血机制障碍、黄疸、肝性脑病、急性肾衰竭、上消化道出血等，常伴有内毒素血症。

4. 酒精性肝硬化 有肝硬化的临床表现和血清生物化学指标的改变。

（六）严重程度的评估

有多种方法可用于评价酒精性肝病的严重程度及近期存活率，主要包括 Child-Pugh 分级、凝血酶原时间-胆红素判别函数［马德里（Maddrey）判别函数］及终末期肝病模型（MELD）积分、格拉斯哥（Glasgow）酒精性肝炎评分（GAHS）等。

Child-Pugh 分级主要用于对肝硬化严重程度的分级；Maddrey 判别函数（MDF）广泛应用于 ALD 的预后评估，其计算公式为：4.6×PT 差值（s）+血清总胆红素（μmol/L）。DF≥32 的重症酒精性肝炎，1 个月的近期死亡率高达 30%～50%。MELD 计算公式为：3.8×log 血清总胆红素（μmol/L）+11.2×logINR+9.6×log 血清肌酐（μmol/L）。有研究报道了 34 名酒精性肝炎患者，MELD 评分≥11，30 天的生存率为 45%，而 MELD 评分＜11 的生存率为 96%。GASH＞9 提示预后差，需要激素治疗。

十、鉴别诊断

酒精性肝病的诊断并不困难，追问饮酒史非常重要，但根据患者及其家属、同事对饮酒史的回答来确定饮酒量有时并不准确。结合国际上认可的一些专业问卷和实验室指标联合应用，有助于早期发现酒精滥用和酒精依赖。

（一）非酒精性脂肪肝

长期大量饮酒是诊断酒精性脂肪肝的必备条件。一般饮酒史超过 5 年，酒精摄入量男性≥40g/d，女性≥20g/d，或 2 周内有大量饮酒史，酒精摄入量≥80g/d。结合患者的临床症状、实验室检查结果、肝脏超声或 CT 检查，可进行鉴别诊断。

（二）其他原因引起脂肪肝

脂肪肝可以是一个独立的疾病，也可以是某些全身性疾病在肝脏的并发表现，这些疾病包括但不限于：营养不良、慢性胰腺炎、慢性贫血、慢性丙型肝炎、溃疡性结肠炎、妊娠期急性脂肪肝、药物（他莫昔芬、乙胺碘呋酮、丙戊酸钠、甲氨蝶呤、糖皮质激素等）、全胃肠外营养、乳糜泻、甲状腺功能减退症、库欣综合征、β 脂蛋白缺乏血症、脂质萎缩性糖尿病等。

（三）其他原因导致肝纤维化、肝硬化

其他原因导致肝纤维化、肝硬化，如血吸虫感染、血色病等及其相关并发症。

十一、现代医学治疗

（一）治疗原则

酒精性肝病的治疗原则是戒酒和营养支持，减轻酒精性肝病的严重程度，改善已存在的继发性营养不良和对症治疗酒精性肝硬化及其并发症。

（二）治疗方法

1. 戒酒 完全戒酒是酒精性肝病最主要和最基本的治疗措施，戒酒可改善预后及肝损伤的组织学、降低门静脉压力、延缓纤维化进程、提高所有阶段酒精性肝病患者的生存率。

酒精依赖者要特别注意预防和治疗酒精戒断综合征。酒精戒断综合征是长期酗酒者突然停止饮酒后，在数小时至数周（一般 12～48h）后出现的一系列躯体症状及体征，常见症状为震颤、乏力、出汗，甚至胃肠道反应，如恶心、呕吐、腹泻等，严重者可能出现癫痫发作的临床综合征。目前普遍认为，酒精戒断综合征属于慢性精神疾病，多发生在长期大量饮酒的患者，突然停止饮酒或减少饮酒后出现，通常可分为单纯性戒断反应、酒精性幻觉反应、戒断性惊厥反应和震颤谵妄反应 4 种类型。单纯性戒断反应多在停止饮酒或减少饮酒后的 24h 之内发生，可表现为肢体的震颤、轻度兴奋、失眠、大汗、恶心、呕吐、心跳加快等自主神经兴奋的表现，多可自行缓解；酒精性幻觉反应可表现为间断幻听、幻视，神志多清楚，症状大概在 1 个月左右缓解；戒断性惊厥反应可表现为癫痫样肢体抽搐、意识丧失，可反复发作；震颤谵妄反应多在停止饮酒后的 1～3d 后发病，患者在单纯戒断反应症状的基础之上，出现精神错乱、意识模糊、全身肌肉震颤。对急性酒精戒断综合征及酒精依赖的治疗，主要是对症治疗，包括如心理治疗、逐渐减少饮酒量的方式、苯二氮䓬类药物替代递减治疗等。对于患有 ALD 的酒精依赖患者，双硫仑、纳曲酮和阿坎酸与戒酒辅导相结合，可减少酒精消费并防止复发。由于这些药物的潜在不良反应，不推荐用于进展期 ALD 患者，可尝试用巴氯芬预防饮酒复发。

我国现存的酒精性肝病患者一部分已经发展到较严重阶段，酒精成瘾和依赖明确，戒断综合征多发，其戒酒前的评估、戒酒急性期和慢性期反应的及时应对、使用药物对肝脏的影响等因素，对患者随后的依从性及长期预后影响巨大，需给予特别重视。

2. 营养支持 酒精性肝病患者需要良好的营养支持，因为营养不良十分常见，而且营养不良是死亡率增加的主要影响因素之一，营养不良还会引起肌肉减少症及虚弱，从而进一步影响患者恢复。肝硬化患者中，提供夜间饮食（睡前加餐轻食）补充可提高体内总蛋白质，降低低血糖的风险。近年来的研究表明，给予正常到高的蛋白饮食是安全的，不会增加酒精性肝炎患者发生肝性脑病的风险。

严重酒精性肝炎及肝硬化患者的治疗需要强制性禁酒和足够营养的支持性治疗［蛋白质 1.5g/kg 和 30～40kcal/kg（1kcal=4.184kJ）］。如果患者因厌食症或精神状态改变而不能进食，应考虑使用管饲

进行肠内喂养。

应在戒酒的基础上提供高蛋白、低脂饮食，并注意补充维生素 B、维生素 C、维生素 K 及叶酸。酒精性肝硬化患者主要补充蛋白质、热量的不足。重症酒精性肝炎患者应考虑夜间加餐，以防止肌萎缩，增加骨骼肌容量。总之，少量多餐、晚间加餐（later evening snack，LES）、热卡蛋白质优先、肠内肠外结合的营养治疗模式，适合于大多数营养不良的酒精性肝病患者。

3. 药物治疗

（1）糖皮质激素可改善重症酒精性肝炎患者 28d 的生存率，但对 90d 及半年生存率改善效果不明显。

（2）美他多辛可加速乙醇（酒精）从血清中清除，有助于改善酒精中毒症状、酒精依赖以及行为异常，从而提高生存率。

（3）S-腺苷蛋氨酸治疗可以改善酒精性肝病患者的临床症状和血清生物化学指标。

（4）多烯磷脂酰胆碱治疗对酒精性肝病患者可防止组织学恶化的趋势。

（5）甘草酸制剂、水飞蓟素类和还原型谷胱甘肽等药物有不同程度的抗氧化、抗炎、保护肝细胞膜及细胞器等作用，临床应用可改善肝脏生物化学指标。

（6）双环醇治疗也可改善酒精性肝损伤，促进转氨酶恢复正常。

（7）酒精性肝病患者肝脏常伴有肝纤维化的病理学改变，故应重视抗肝纤维化治疗。目前有多种抗肝纤维化中成药或方剂，今后应根据循证医学原理，按照新药临床研究规范进行大样本、随机、双盲临床试验，并重视肝组织学检查结果，以客观评估其疗效和安全性。

4. 并发症处理 积极处理酒精性肝炎和酒精性肝硬化的并发症（如门静脉高压、食管胃底静脉曲张、自发性细菌性腹膜炎、肝肾综合征、肝性脑病和肝细胞肝癌等）。对肝衰竭的患者可考虑人工肝支持治疗。

5. 肝移植 严重酒精性肝硬化患者可考虑肝移植，但要求患者肝移植前戒酒 3～6 个月，并且无其他脏器的严重酒精性损害。ALD 肝移植后的生存率与其他原因所致的终末期肝病移植相似。

十二、中医中药治疗

传统医学认为，轻症酒精性肝病一般无临床症状，如及时自行戒酒或针灸、耳针戒酒，或服葛花、葛根、陈皮、茯苓、砂仁、黄芩、黄连等解酒护肝中药，病变可以完全恢复，如继续嗜酒，病情将继续发展。

酒精性脂肪肝临床可无症状，或轻度不适，如身体肥胖、全身倦怠、易疲劳、食欲减退、腹部胀满、恶心、呕吐、右上腹及脐周或剑突下疼痛等，患者肝大，肝功能异常，主要是血清转氨酶及 γ-谷氨酰转移酶增高。中医属"胁痛""积聚""痞满"等范畴，其病因病机为酒食不节，伤及脾胃，脾失健运，水湿内停，湿聚成痰，痰郁日久化热，痰湿阻滞，气机不畅，瘀血内停，阻滞脉络。治疗除及时戒酒外，可服用中药白术、茯苓、泽泻、丝瓜络、广郁金、栀子等，以健脾化湿，清热化痰，活血通络，消除脂肪，消除疲劳，降低血脂，使脂肪肝得以逆转。

酒精性肝炎常因近期集中大量饮酒，出现食欲减退、恶心、呕吐，甚至出现发热及黄疸，肝脏出现肿大和压痛，同时还可有脾大、腹水、水肿及蜘蛛痣等。实验室检查常见贫血和白细胞增多，丙氨酸转氨酶、天冬氨酸转氨酶、γ-谷氨酰转移酶和血清磷酸酶升高。酒精性肝炎属中医"黄疸""胁痛""呕吐""积聚"等范畴，其病因病机为纵酒过度，损伤脾胃，湿浊内生，郁而化热，熏蒸肝胆，胆汁不循常道，浸淫肌肤而发黄。应立即戒酒，进行中西医结合治疗。临床上可给予柴胡、黄芩、半夏、茯苓、陈皮、党参、茵陈、山栀、大黄等中药，疏肝利胆，清热退黄，并结合茵栀黄注射液等静脉滴注，可获得较好的疗效。

酒精性肝纤维化症状与酒精性肝炎相似，其病因病机为纵酒日久，痰湿蕴结，阻于中焦，气机不畅，脉络受阻，血行不畅，气滞血瘀，气、血、痰互结于腹中而成积块。应立即戒酒，并服用中药柴胡、黄芪、丹参、半夏、莪术、鳖甲等，疏肝健脾，活血化瘀，以抗纤维化，否则转为肝硬化，预后不良。

酒精性肝硬化病因病机为纵酒日久，气、血、痰日久不化，肝脾不调，久则及肾、肝、脾俱损，气、血、水凝聚腹中而成酒臌。中药可给予柴胡、积实、丹参、茯苓、车前子、泽泻、益母草、莪术、鳖甲、焦三仙等，疏肝理气，活血利水，消食和胃，以改善胁痛、腹胀、黄疸、纳呆、厌油腻、腹水等症状，促进肝纤维化逆转，肝硬化得到控制，肝硬化腹水即可随之消退。

十三、预　　防

酒精性肝病始于饮酒，少量饮酒对肝病也会带来不良影响，因此预防还需从不饮酒开始，这也是现代医学强调远离酒精，甚至对酒精"零容忍"的原因所在。但酒精作为伴随人类生产及生活上万年经久不衰的一种饮料，其实已经深深植根于人类的文化土壤，成为人类生活不可或缺的一部分。不能不说，酒精在兴奋大脑、放松情绪、安神止痛等方面的作用具有显著的两面性。

尽管控酒与戒酒困难重重，但西方的经验表明，酒精滥用及酒精性肝病在一定情况下是可以预防的，主要措施包括：①政府干预及政策导向，如出台相应的法律法规、提高购酒者及饮酒者年龄、限制饮酒场所开放时间。②提倡健康的生活方式；加大酒精危害的宣传，营造全社会控酒氛围。③研发高效、安全的酒精替代品。④提倡科学饮酒，减少酒精的危害，如努力做到"四个不要""三个明白"，认清"两个忽视"及"一个理念"是错误的。

四个不要：一不要空腹饮酒；二不要快速饮酒；三不要连续饮酒；四不要混合饮酒（难以估量）。

三个明白：一要明白摄入酒精多，对身体危害就大；二要明白无论啤酒、红酒、白酒、高度酒、低度酒，还是国产酒、进口酒、高档酒、低档酒，主要有害的都是酒（精）而不是其他成分；三要明白一些说法是错误或缺乏科学依据的，如某某牌子的酒可以增强身体活力，甚至保肝、护肝等。再如，酒桌上流行的两类人群（酒友）不能忽视，女性不可忽视（女性酒量更大）、脸红不能忽

视（饮酒脸红者更能喝）并非正确，实际上相对于男性，女性安全饮酒量只有男性的 1/2～2/3；饮酒脸红者多是乙醛快速蓄积的表现。在中国农村，还要改除一种陈旧观念：只有客人喝醉酒了，主人才算尽心招待啦。

十四、小　　结

酒精性肝病（ALD）是因长期和（或）短期内大量饮酒所致的一组肝损伤，包括轻症酒精性肝病、酒精性脂肪肝、酒精性肝炎、酒精性肝纤维化、酒精性肝硬化及酒精相关的肝癌。

虽然缺乏全国性酒精性肝病流行病学调查（流调）的数据，但根据人均酒精的消耗量，结合临床就诊患者的构成比，我国酒精性肝病患病率的持续增加是一个大概率事件。随着酒精依赖、酒精滥用等酒精使用障碍（alcohol use disorder，AUD）量表的应用，会使酒精性肝病的诊断更加容易，伴随的全身性损害也值得注意，如无论医师、患者还是家人，对酒精依赖及戒断综合征的危害远未得到重视。

酒精性肝病与其他任何一个重要的疾病不同，治疗要点只有四个字（戒酒+营养），相比较而言，戒酒更多需要的是关爱（care），营养更多需要的是理念，因为一些临床医师从熟悉的 pharmaceutical therapy（药物治疗）想到 alternative（替代或补充治疗）都还需要一个过程，一步跨到营养治疗（nutritional therapy），更需要治疗理念的转变。此外，终末期酒精性肝病患者总体预后不良。

（段钟平　王炳元）

参考文献

中华医学会, 中华医学会杂志社, 中华医学会消化病学分会, 等, 2019. 酒精性肝病基层诊疗指南. 中华全科医师杂志, 19(11): 990-996.
中华医学会肝病学分会脂肪肝和酒精性肝病学组, 中国医师协会脂肪性肝病专家委员会, 2018. 酒精性肝病防治指南(2018年更新版). 中华肝脏病杂志, 26(13): 188-194.

第四章　非酒精性脂肪性肝病

一、定　　义

非酒精性脂肪性肝病（nonalcoholic fatty liver disease，NAFLD）是遗传易感个体由于营养过剩和胰岛素抵抗导致的以肝脏脂肪沉积为病理特征的慢性脂肪性肝病。顾名思义，它是与饮酒无关或关系不大，并且与其他已知可以导致脂肪肝的肝病无关。目前认为，肝内脂肪重量超过肝湿重的 5%，或者在肝活检组织标本中有脂肪变性的肝细胞超过 5% 的肝细胞总数即可诊断为脂肪肝。

在过去的四十余年（1980～），NAFLD 的概念及内涵数次变化，目的有强调酒精因素重要性，也有希望淡化酒精因素强调代谢因素重要性，有患者权益组织希望解决污名化的身影，更有公司企业希望突出和明确某些亚型以利于新药研究的固有需求。

二、分　　类

肝细胞脂肪变性是 NAFLD 的病理特征，通常表现为大泡性或大泡为主的肝细胞脂肪变。根据脂肪变性累及肝细胞的范围分为轻度（5%～32%）、中度（33%～65%）和重度（≥66%）脂肪肝。然而，NAFLD 的严重程度和疾病分期主要与有无炎症损伤和纤维化有关。

（一）非酒精性单纯性脂肪肝

非酒精性单纯性脂肪肝最常见，例如在超声检查时看到脂肪肝影像，多数患者血液转氨酶基本正常，肝穿刺病理检查除了肝脂肪变性以外，无或仅有轻微炎症，无肝纤维化。

（二）非酒精性脂肪性肝炎（non-alcoholic steatohepatitis，NASH）

非酒精性脂肪性肝炎属于慢性肝炎的一种，病理变化与酒精性肝炎相似，表现为显著肝脂肪变性与小叶内炎症和肝细胞气球样变性共同存在，伴或不伴有肝纤维化。超声检查有脂肪肝影像，但不饮酒或无过量饮酒史。

（三）非酒精性脂肪性肝纤维化

非酒精性脂肪性肝纤维化是 NASH 过渡到肝硬化的中间阶段，肝内持续不断的炎症，导致纤维结缔组织的过度增生和细胞外基质的过多沉积。肝纤维化通常是 NASH 的并发症，又称纤维化性 NASH。如果肝纤维化未能得到控制，进一步可以发展为肝硬化。少数非酒精性脂肪性肝纤维化患者肝脏并无活动性炎症。

（四）非酒精性脂肪性肝硬化

脂肪性肝纤维化持续不断，可以引起肝脏小叶结构紊乱和假小叶形成，并逐渐发展为明确的肝硬化。早期通常并存 NASH，又称 NASH 相关肝硬化。随着疾病的进展，肝脂肪变性、炎症可以减轻，甚至消失，从而变成隐源性肝硬化。

（五）NAFLD 相关肝细胞癌（hepatocellular carcinoma，HCC）

NAFLD 相关肝硬化和隐源性肝硬化可以并发 HCC。与酒精性肝病、慢性丙型肝炎不同，高达 38%～50% 的 NAFLD 或 NASH 相关 HCC 并无肝硬化的背景。

三、流行病学及患病率

全球一般成人NAFLD的患病率约为25%，其中非洲较低，南美、中东最高。国内来自上海、北京等地区的流行病学调查结果显示，普通成人超声诊断的NAFLD患病率10年期间已从15%增加到31%以上，50～55岁以前男性患病率高于女性，其后女性患病率增长迅速，甚至高于男性。

随着肥胖、血糖异常、血脂异常的患者逐渐增多，NAFLD的患病率呈持续上升趋势。研究表明，肝内脂肪堆积的程度与体重指数（BMI）成正比，30%～50%的肥胖症患者合并脂肪肝，重度肥胖者脂肪肝患病率高达61%～94%。肥胖者体重得到控制后，其肝内脂肪浸润亦减轻或消失。糖尿病患者中约50%可发生脂肪肝，其中以发生在成人的2型糖尿病（T2DM）为多，因为成年后糖尿病患者有50%～80%伴有肥胖，其血浆胰岛素水平与血浆脂肪酸增高。脂肪肝与肥胖程度有关，又与进食脂肪或糖过多有关，所以，脂肪肝、肥胖、糖尿病、胰岛素抵抗、高脂血症始终是谈论NAFLD时绕不过去的几个词。

四、病　　因

一般认为NAFLD的形成除了与遗传（易感基因）、表观遗传、肠道菌群、性别、年龄、种族与环境、毒素等因素有关外，主要与以下因素有关。

（一）肥胖症

肥胖者脂肪肝的患病率为60%～90%，其中NASH的患病率为20%～25%，肝硬化的患病率为2%～8%。我国成人诊断肥胖的标准是BMI＞28kg/m²，BMI 24～28kg/m²则为超重。

（二）内脏脂肪过多

腹部内脏脂肪含量增加所代表的内脏性肥胖（腹型肥胖）比皮下脂肪含量增加更能反映代谢紊乱和脂肪肝的有无及轻重，腰围与胰岛素抵抗的关联性比BMI更大。我国成年男性腰围＞90cm，女性＞85cm提示存在内脏性肥胖。有些人看起来并不胖，BMI并未达到肥胖标准，但其脂肪在腹部沉积较多，而骨骼肌含量可能减少。内脏性肥胖、肌少症性肥胖是"瘦人"脂肪肝的常见原因。

（三）糖尿病

NAFLD是T2DM患者慢性肝病最常见的类型。高血糖和胰岛素抵抗是NASH及其相关肝硬化和HCC的重要危险因素。

（四）代谢综合征

代谢综合征（metabolic syndrome，MS）的5个重要组分（腰围增粗、血压增高、高血糖、甘油三酯增高、高密度脂蛋白下降）均与脂肪肝关系密切，以至于近年来国内外许多专家提议把NAFLD更名为代谢相关脂肪性肝病（metabolic associated fatty liver disease，MAFLD）。

（五）其他因素

其他因素包括老龄化、受教育程度低、家庭收入高、体力活动少、含糖饮料及脂肪摄入多、进食过快、进食总量多、近期体重增加腰围增粗、快速减肥、过分节食、吸烟、某些药物或化学毒物（如肾上腺皮质激素）长时间应用等。

五、发　病　机　制

NAFLD的发生机制目前尚不完全清楚。一般认为，在上述病因的基础上，肝脏从脂肪沉积开始，如果没有得到有效控制，部分患者会逐步向下发展，最终可能出现严重的后果。

（一）肥胖和肝内脂肪沉积

患者摄入过多的热卡，超过代谢需要，必然会以脂肪形式储存在皮下、腹部、肝脏等部位，肝脏又是脂肪代谢的中枢器官，所以无论是饮食摄取的脂肪，还是自肝内合成的脂肪，都会首先在肝内沉积。此时，临床上可能表现为单纯性脂肪肝，肝功能指标基本正常，肝内炎症及纤维化缺如。肥胖和肝内脂肪沉积与遗传、饮食、活动及胰岛素抵抗等都有关联。

（二）氧化应激

肝脏过度脂肪沉积通过氧化应激导致脂质过氧化，使肝细胞出现肿胀及炎症坏死，从而发生NASH，此时可有血液转氨酶异常，肝脏除了有脂肪变性，常伴有炎症、坏死、纤维化等病变。

（三）肝纤维化形成

炎症的持续存在会激活肝星状细胞，引起过

多的细胞外基质沉积。虽然肝星状细胞活化和增殖、细胞外基质沉积是人体对损伤的修复过程，但持续不断的炎症会促使肝内纤维结缔组织越积越多，从而表现为脂肪性肝纤维化。近年来研究发现，肝星状细胞一旦活化，有时会进入"自我激励"状态，即使原发因素不再存在，肝纤维化过程还可能持续进展（自分泌状态）。

（四）肝硬化形成

伴随进展性的肝炎和肝纤维化，肝脏结构日趋紊乱，局部微循环障碍，肝内出现无数个再生结节。此时，临床表现为脂肪性肝硬化。

（五）脂肪肝相关肝癌及慢加急性肝衰竭

肥胖、T2DM、代谢性炎症、肠道菌群紊乱，以及肝脂肪变性、肝细胞炎症坏死及其引起的肝硬化，均可以刺激肝细胞，从而发生 HCC。尽管多数肝癌是在肝硬化基础上发展而来的，但肝硬化并非肝癌的必备条件。此外，如果在明显肝纤维化甚至肝硬化的基础上，再合并感染、药物性肝损伤、消化道出血等诱因，少数患者会发展成慢加急性肝衰竭。

六、自然转归

疾病的自然转归或称为疾病的自然史，是指在没有人为因素干预和影响下，随着时间推移，疾病的发展情况。就 NAFLD 而言，大多数脂肪肝患者不会发展到 NASH、肝硬化或肝细胞癌阶段，从第一次诊断有脂肪肝开始，10~15 年的总体死亡率为 10%~12%（包括心脑血管疾病、恶性肿瘤和肝硬化），脂肪性肝炎组死亡率明显高于单纯性脂肪肝组。NAFLD 特别是 NASH 与代谢综合征和 T2DM 互为因果，共同增加动脉硬化性心脑和外周血管疾病、慢性肾脏病、肝脏及肝外恶性肿瘤及肝硬化的发病风险。NAFLD 患者一旦发展到肝硬化阶段，在 1 年、3 年和 10 年时发生门静脉高压及其主要并发症的风险分别是 17%、23% 和 52%。NASH 引起肝硬化的发展速度接近于丙型肝炎肝硬化的发展速度。

七、临床表现

NAFLD 的临床表现多种多样。轻度脂肪肝多无症状，患者多在体检时偶然发现。右上腹胀满不适及疲乏感是脂肪肝患者最常见的症状，但与肝组织学损伤的严重程度无相关性。在门诊见到的脂肪肝患者中，70% 以上有右上腹胀痛不适，多是因为结肠胀气，尤其在结肠肝曲胀气引起。重度脂肪肝有类似慢性肝炎的表现，可有食欲减退、疲倦乏力、恶心、肝区或右上腹隐痛等；当肝内脂肪沉积短期内增加过多或脂肪肝程度严重，特别是合并肝脏炎症损伤（NASH）时，可使肝被膜膨胀、肝韧带牵拉，从而引起右上腹剧烈疼痛或压痛、发热、白细胞计数增多，会被误诊为急腹症而作剖腹探查术。NAFLD 患者可有肝脏轻度肿大，肝脏可有触痛，肝质地稍韧、边缘钝、表面光滑，少数患者可有脾大和肝掌。

此外，NAFLD 患者常因并存的肥胖、糖尿病、睡眠呼吸暂停综合征、骨关节炎、胆石症等合并症而有相关症状和体征，合并进展期肝纤维化、肝硬化、肝癌及肝衰竭的 NAFLD 患者可出现失代偿期肝病的症状和体征，患者可出现黄疸、水肿、消化道出血、肝性脑病及门静脉高压的体征。

八、辅助检查

（一）实验室检查

单纯性脂肪肝特别是轻度肝脂肪变性时，肝功能生化指标基本正常。中度和重度的单纯性脂肪肝及 NASH 时，可有外周血液转氨酶轻度升高，AST/ALT<1，约 50% 的患者血清 GGT 可升高 2~4 倍，还可有 ALP 和胆碱酯酶水平升高，胆红素通常在正常范围。此外，合并显著肝纤维化和进展期肝纤维化的 NAFLD 患者，血液中与肝纤维化相关的实验室指标（透明质酸、层粘连蛋白、Ⅲ型胶原氨基端肽、Ⅳ型胶原等）可能会有不同程度的升高。NAFLD 相关肝硬化失代偿期和慢加急性肝衰竭时，常有血液胆红素升高和凝血酶原时间延长。平均红细胞体积增大、AST/ALT>1.5、GGT 水平显著升高，提示存在酒精滥用，有可能是酒精性肝病或酒精性肝病合并 NAFLD。

（二）超声检查

腹部超声检查能观察肝脏的大小、回声、表面、管道结构，可以敏感地发现中度、重度脂肪肝及肝脏肿瘤等病变，同时还可以观察腹部相邻器官，如胆道系统、脾、肾、胰腺、腹水等情况。超声下弥漫性脂肪肝有以下特征：肝内致密的点状高回声，又称"明亮肝"；肝远场回声衰减，肝、肾回声对比度增大；肝内管腔结构模糊不清；肝大、饱满、肝缘变钝。超声波检查不能确定有无肝损伤，无法区分单纯性脂肪肝与脂肪性肝炎，也难以发现早期肝硬化。

（三）瞬时弹性成像

瞬时弹性成像（TE）是一种较新的无创性肝纤维化诊断技术，通过测定肝脏弹性评估肝硬度值（liver stiffness measurement，LSM），以反映肝纤维化的程度。目前该类设备逐步改进，增加了基于超声原理的肝脏受控衰减参数（controlled attenuation parameter，CAP）测定。CAP能够敏感地检出5%以上的肝脂肪变性，准确区分轻度肝脂肪变性与中度、重度肝脂肪变性。CAP与B型超声波相比容易高估肝脂肪变性程度，当BMI>30kg/m²、皮肤至肝包膜距离>25mm及CAP的四分位间距（IQR）≥40dB/m时，CAP判断脂肪肝的准确性下降。此外，CAP区分不同程度肝脂肪变性的诊断阈值及其动态变化的临床意义尚待明确。

（四）CT和MRI

脂肪肝时CT平扫可见肝脏密度（CT值）普遍降低，低于脾脏、肾和肝内血管，重度脂肪肝时CT值可变为负值。肝/脾CT值比值可用于衡量脂肪肝程度。CT诊断脂肪肝的敏感性低于B超，但特异性优于B超。普通的磁共振成像（MRI）诊断脂肪肝的准确性不优于B型超声，主要用于弥漫性脂肪肝伴有正常肝岛，以及局灶性脂肪肝与其他肝占位性病变的鉴别诊断。磁共振波谱分析（MRS）和磁共振质子密度脂肪分数（MRI-PDFF）能够准确检测肝脏脂肪含量，动态监测还可以反映肝脏脂肪含量的变化，但需特殊软件和花费高，因而难以普及。应用BMI、腰围、血清TG和GGT水平等指标组合建立的脂肪肝指数、肝脂肪变性指数、脂肪肝预测模型等，对脂肪肝的诊断性能存在年龄、性别、种族群体等差异，可作为影像学诊断脂肪肝的补充，主要用于大型流行病学调查和某些特殊的临床情况。近年来，基于磁共振的实时弹性成像（MRE）对NAFLD患者肝纤维化诊断技术以及基于人体生物电阻抗原理的人体成分测量技术目前也开始用于NAFLD患者的估计。例如，可以大致检测人体脂肪含量、骨骼肌含量及其分布的人体成分测量仪，可根据体脂含量和体脂百分比发现隐性肥胖，并初步判断有无肌少症和肌少症性肥胖。

（五）肝组织病理检查

能对NAFLD进行临床病理分型，明确诊断NASH，准确分级肝纤维化程度，协助多种损肝因素并存时肝损伤的归因。提倡在B超引导下进行肝穿刺，以提高穿刺准确性，最大限度地减少肝损伤。光镜下可见肝细胞脂肪变，同时可以观察肝脏炎症、气球样变性和纤维化情况。建议根据NAFLD活动性积分（NAS）、肝脂肪变性炎症纤维化积分（SAF）规范报告NAFLD患者的肝活检结果。

九、诊断与鉴别诊断

（一）诊断

目前认为，凡同时具备下面第1～5项，加上第6或第7项中任何一项者即可诊断为NAFLD。

1. 无饮酒史或饮酒折合乙醇量男性每周<210g，女性<140g。

2. 排除病毒性肝炎、药物性肝病、全胃肠外营养、肝豆状核变性等可导致脂肪肝的特定疾病。

3. 除原发疾病临床表现外，有乏力、消化不良、肝区隐痛、肝脾大等非特异性症状及体征。

4. 可有超重/内脏性肥胖、血糖增高、血脂紊乱、高血压等代谢综合征组分。

5. 血清转氨酶和γ-谷氨酰转移酶水平可有轻至中度增高，通常以丙氨酸转氨酶升高为主。

6. 肝脏影像学表现符合弥漫性脂肪肝的影像学诊断标准。

7. 肝活检组织学改变符合脂肪性肝病的病理学诊断标准。

（二）鉴别诊断

首先要排除酒精性脂肪肝以及其他类型的脂肪肝，这不仅涉及到诊断，更重要的是治疗上也不尽相同。由于NAFLD的病因为没有类似乙肝、丙肝等特异性血清标志物，所以其鉴别诊断更加重要。

1. 酒精性脂肪肝　长期大量饮酒是诊断酒精

性脂肪肝的必备条件。一般饮酒史超过 5 年，酒精摄入量男性≥40g/d，女性≥20g/d，或 2 周内有大量饮酒史，酒精摄入量≥80g/d。结合患者的临床症状、实验室检查结果、肝脏超声或 CT 检查，可进行鉴别诊断。

2. 其他原因引起脂肪肝 脂肪肝可以是一个独立的疾病，也可以是某些全身性疾病在肝脏的并发表现，这些疾病包括但不限于营养不良、慢性胰腺炎、慢性贫血、慢性丙型肝炎、溃疡性结肠炎、妊娠期急性脂肪肝、药物（他莫昔芬、乙胺碘呋酮、丙戊酸钠、甲氨蝶呤、糖皮质激素等）、全胃肠外营养、乳糜泻、甲状腺功能减退症、库欣综合征、β 脂蛋白缺乏血症、脂质萎缩性糖尿病等。

十、现代医学治疗

（一）治疗目标

NAFLD 的首要目标为减肥和改善胰岛素抵抗，以及预防和治疗代谢综合征、2 型糖尿病及其相关并发症，从而减轻疾病负担、提高患者生活质量，并延长寿命。

次要目标为减少肝脏脂肪沉积，避免因"附加打击"而导致 NASH 和慢加急性肝衰竭；对于 NASH 和脂肪性肝纤维化患者还需阻止肝病进展，减少肝硬化、HCC 及其并发症的发生。

以上目标看似空泛，实则非常有用，因为许多 NAFLD 患者要么不知道这一疾病的危害，要么知道其危害但没有紧迫感，要么知道其危害，有紧迫感的同时，缺乏清晰、明确可考核的目标，容易中途而废。

NAFLD 是一组高度异质性的多系统疾病，与代谢功能障碍密切相关，最佳治疗终点难以确定。因此美国肝病研究协会（AASLD）指南推荐 NAFLD 伴有代谢紊乱和（或）显著肝纤维化（F2 期纤维化）的患者应给予药物治疗。国内指南推荐 NAFLD 合并肥胖、高脂血症、2 型糖尿病、高血压等应给予相应的减肥、降脂、胰岛素增敏药、抗高血压药等治疗，出现肝损伤和肝纤维化的患者可选用保肝、抗炎药物治疗。

2022 年 6 月，美国心脏协会（American Heart Association，AHA）再次强调生活方式干预是 NAFLD 患者的关键措施，如节制饮食、增加体育运动、减轻体重、不饮酒。并从心血管时间发生的

角度，提出改变 IR 及降低高血糖、甘油三酯水平是 NAFLD 的额外治疗目标。

（二）调整饮食结构

减少体重和腰围是治疗 NAFLD 及其并发症最重要的措施。对于超重、肥胖，以及近期体重增加过快和"隐性肥胖"（肌少症性肥胖）的 NAFLD 患者，建议改变饮食结构、加强锻炼、控制体重。首先控制热量摄入，建议每日减少 2092～4184kJ（500～1000kcal）的热量。调整膳食结构，建议适量脂肪和糖类的平衡膳食，限制含糖饮料、糕点和深加工精制食品，增加全谷类食物、ω-3 脂肪酸及膳食纤维摄入。一日三餐定时适量，控制晚餐的热量和晚餐后进食行为。研究表明，一年内体重减轻 5% 能缓解肝脂肪变性，减轻 7% 可改善肝脏炎症，减轻 10% 甚至能逆转肝纤维化。对于体重正常的瘦人 NAFLD，因较强的遗传易感性或体内脂肪分布不均等原因，同样需要减少体内脂肪含量，减重 3% 以上就可能缓解脂肪肝。建议 NAFLD 患者一年内减重总量为体重的 10% 左右，每周减重速度不宜大于 0.5kg，如果条件具备，可以采用人体成分测量仪动态监测体内脂肪含量和体脂百分比。此外，NAFLD 患者需要戒酒，即使少量酒精的摄入也可以促进 NAFLD 患者肝纤维化的进展，过量饮酒则会触发"二次打击"导致单纯性脂肪肝出现炎症，而慢性肝炎患者偶尔醉酒甚至会诱发慢加急性肝衰竭。

1. 三餐合理分配 NAFLD 患者早、中、晚三餐遵守早餐吃饱、午餐吃好、晚餐吃少的原则。

2. 早餐要"饱" 上午工作、学习忙碌，能量及其他营养消耗大，而且就餐时间有限，过于严格的食谱也难以长期执行。故早餐以"饱"即可。

3. 中餐要"好" 中餐是整个日间的关键阶段，如非应酬，建议参考西方正餐顺序，正餐前吃些开胃菜，可以理解为"占位菜"，以凉拌青菜、黄瓜、西红柿等低热卡新鲜果蔬为主。主餐可以根据爱好定制"减肥处方"餐，既能满足餐后感受，保证质量，又能控制热量。餐后可以喝杯咖啡、红茶，以保持下午良好的精神状态。

4. 晚餐要量"少" 国人尤其要避免暴饮暴食，或"三天打鱼、两天晒网"的情况。进餐过程要"慢"，进餐食物要"少"，餐后感觉要"好"。

晚餐后不吃水果、牛奶，切忌睡前加餐。目前日益流行的高脂、高糖、快餐"外卖"和夜宵文化，无疑会加重我国NAFLD的流行态势及防治难度。

（三）避免久坐少动

建议根据患者兴趣并以能够坚持为原则选择体育锻炼方式和避免久坐不动的行为，以增加骨骼肌质量和防治肌少症。例如，每天坚持中等量有氧运动30min，每周5次，或者每天高强度有氧运动20min，每周3次，同时做8～10组阻抗训练，每周2次。1年内减重3%～5%可以改善代谢综合征组分和逆转单纯性脂肪肝，体重下降7%～10%能显著降低血清氨基酸转移酶水平并改善NASH，但是体重下降10%以上并维持1年才能逆转肝纤维化。

（四）药物治疗

对于3～6个月生活方式干预未能有效减肥和控制代谢危险因素的NAFLD患者，建议根据相关指南和专家共识应用一种或多种药物治疗肥胖症、高血压、T2DM、血脂紊乱、痛风等疾病。我国指南推荐，BMI≥30kg/m^{2}的成人和BMI≥27kg/m^{2}伴有高血压、T2DM、血脂紊乱等合并症的成人，可以考虑应用以下药物。

1. 奥利司他　是一种脂肪酶抑制药，可以抑制甘油三酯的吸收，从而减少热量的摄入，控制体重，并可进一步降低肥胖带来的一系列问题。成人每日剂量为60～120mg，进餐时或餐后1h内用药。奥利司他不良反应一般较轻，主要是因为脂肪吸收减少引起的胃肠排气增多、脂肪性粪便、脂肪泻等，长期应用应补充脂溶性维生素（维生素A、维生素D、维生素E、维生素K）。出现明显腹痛及黄疸者应及时停药。

2. 贝特类药物　是一类属于氯贝丁酸衍生物的药物，以非诺贝特应用最早也最广，类似药物还有苯扎贝特等，主要用于治疗成人通过饮食控制效果不理想的高脂血症，其降低甘油三酯及混合型高脂血症的作用比降胆固醇作用更强，但本品不能完全代替饮食控制，只能用作在饮食控制基础上的辅助治疗。成人用法：一次0.1g，每日3次；维持量每次0.1g，每日1～2次。为减少胃部不适，可以与饮食同服。肝功能不全、肾功能不全及老年患者应减量。该药作用显著，一般1周即可起效，主要

不良反应为胃部不适、腹泻、便秘、皮疹、头痛、失眠、性欲减退、甲状腺功能减退。个别病例会发生肌炎、肌病和横纹肌溶解综合征。该药有使胆石增加的倾向，并偶有转氨酶升高及严重黄疸。

3. 他汀类药物　除非患者有肝衰竭或肝硬化失代偿，他汀类药物可安全地用于NAFLD患者血脂紊乱的治疗，降低血清LDL-C水平以防治心血管事件。目前无证据显示他汀类药物可以改善NASH和肝纤维化。他汀使用过程中常出现无症状性、孤立性血清ALT增高，以及肌肉疼痛、肌酸激酶异常等，即使不减量或停药亦可恢复正常，但会影响患者治疗的信心和依从性。

4. 二甲双胍　是传统的胰岛素增敏药。尽管二甲双胍对NASH并无治疗作用，但其可以改善IR、降低血糖和辅助减肥，建议用于NAFLD患者T2DM的预防和治疗。

5. 人胰高血糖素样肽-1类似物　它是一类酰化人胰高血糖素样肽-1（GLP-1）受体激动药。当血浆葡萄糖浓度升高时，该药可以增加细胞内环磷腺苷（cAMP），从而引起胰岛素释放，降低血糖。当血糖浓度下降并趋于正常时，胰岛素分泌减少。此外，本品还有葡萄糖依赖性地减少胰高血糖素分泌的作用，同时可以减少胰腺β细胞凋亡、促进胰腺β细胞再生。因此，该药不仅具备多重降血糖机制，而且能够加速脂肪酸氧化、减肥和改善胰岛素抵抗，加之具有轻度延迟胃肠排空，较适合于肥胖的T2DM患者的治疗，部分患者还有心脏获益。利拉鲁肽（诺和力）是GLP-1类似物中较早上市的药物，它在人体的药动学和药效学特点均适合每日1次的给药方案。利拉鲁肽能够通过减轻饥饿感和能量摄入，降低体重和体脂量。我国批准上市的适应证为成人2型糖尿病，适用于单用二甲双胍或磺脲类药物最大可耐受剂量治疗后血糖仍控制不佳的患者，可与二甲双胍或磺脲类药物联合应用。诺和力治疗过程中会伴随有一过性的胃肠道不良反应，包括恶心、呕吐和腹泻。已经发现使用其他GLP-1类似物与发生胰腺炎风险相关，并有少数急性胰腺炎的报道。如果怀疑发生了胰腺炎，应该停用诺和力和其他潜在的可疑药物。

与每日1次皮下注射的利拉鲁肽相比，新近上市的艾塞那肽微球（百达扬）等虽然也是一种GLP-1受体激动药，但它经过微球化处理，在体内

半衰期明显延长，每周皮下注射 1 次即可，不受饮食影响，因此增加了患者的依从性。

6. 吡格列酮 吡格列酮最早用于 NASH 合并 T2DM 的治疗，是典型的 PPAR-γ 激动药和胰岛素增敏药，可改善胰岛素敏感性、肝细胞脂肪变、气球样变性和炎症，但有体重增加、骨质流失、心力衰竭及增加患膀胱癌风险的报道，使该药治疗 NASH 的前景愈加暗淡。

7. 维生素 E 氧化应激被认为是 NASH 患者肝细胞损伤和疾病进展的关键机制。维生素 E 作为一种抗氧化剂，已被多数研究者列为 NASH 的治疗方法之一。研究认为，维生素 E 可改善肝脂肪变性、炎症，以及改善部分非糖尿病患者的肝细胞膨胀，促进脂肪性肝炎的消退，但对肝纤维化没有影响。然而长期使用维生素 E 的安全性令人担忧。

8. 多烯磷脂酰胆碱 多烯磷脂酰胆碱含有 70% 以上的不饱和脂肪酸，进入肝细胞以后，可以和肝细胞膜相结合而起到稳定肝细胞膜的作用。多烯磷脂酰胆碱有助于受损的肝细胞恢复，促进肝组织再生，调节肝脏能量平衡，恢复受损的肝功能。多烯磷脂酰胆碱可以分泌入胆汁，起到稳定胆汁的作用。临床上，多烯磷脂酰胆碱常用于各种类型的肝病，如急性肝炎、慢性肝炎、急性肝坏死、各种类型的肝硬化、肝性脑病，也可用于脂肪肝、胆汁淤积等。有静脉和口服两种剂型。总体来看该药临床疗效较弱，但副作用轻微，安全性良好。

（五）减肥手术

减肥手术不仅能最大程度地减肥和长期维持理想体重，而且还可以有效控制代谢紊乱，甚至逆转 T2DM 和 MS。国际糖尿病联盟建议，重度肥胖（BMI≥40kg/m²）的 T2DM 患者，以及中度肥胖（35kg/m²≤BMI≤39.9kg/m²）但保守治疗不能有效控制血糖的 T2DM 患者都应考虑减肥手术。轻度肥胖（30≤BMI≤34.9kg/m²）患者如果保守治疗不能有效控制代谢和心血管危险因素也可以考虑减肥手术。亚裔群体的 BMI 阈值应下调 2.5kg/m²。近年来全球减肥手术的数量持续增长，不管哪种类型的减肥手术都较非手术治疗能最大程度地减肥，亚洲国家以袖状胃切除术为常用。合并 NASH 或代偿期肝硬化不是肥胖症患者减肥手术的禁忌证。减肥手术不但可以缓解包括纤维化在

内的 NASH 患者的肝组织学改变，还能降低心血管疾病的病死率和全因死亡率，但其改善肝脏相关并发症的作用尚未得到证实。目前尚无足够证据推荐减肥手术治疗 NASH，对于严重的或顽固性肥胖患者以及肝移植术后 NASH 复发的患者可以考虑减肥手术。亦可考虑给严重的病理性肥胖或减肥治疗失败的受体，以及合并肝纤维化的 NASH 供体进行减肥手术。

（六）肝移植

NAFLD 对肝移植的影响涉及到移植的供体和受体两个方面，我国目前已面临脂肪肝作为供肝而出现的移植后肝原发性无功能的高发风险，而由于 NASH 导致的失代偿期肝硬化、HCC 等终末期肝病需进行肝移植的病例亦在不断增多。NASH 患者肝移植的特殊性主要表现为年老、肥胖、并存的代谢紊乱和心血管疾病，可能影响肝移植患者围手术期或术后短期预后，肝移植术后 NAFLD 的复发率高达 50%，并且有较高心血管并发症的发病风险，因此，需重视 NASH 患者肝移植等待期的评估和管理。肝移植术后仍需要有效控制体重和防治糖脂代谢紊乱，从而最大程度地降低肝移植术后并发症的发生率。

十一、中医中药治疗

西药对 NAFLD 的治疗机制较明确，多针对单一靶点，部分指标改善明显。由于 NAFLD 为复杂的代谢性疾病，单一靶点治疗存在不足。随着中医药研究的深入，发现一些中药成分具有多种功效，其多靶点、多功效的机制可能对 NAFLD 的治疗提供新的希望。

早在 2017 年，中华中医药学会脾胃病分会就组织发布了《非酒精性脂肪性肝病诊疗专家共识意见》。考虑到本书读者可能的专业分布、中医中药治疗 NAFLD 的系统性及传统医学在临床应用的普遍性，本书摘录了其病因病机、辨证分型等部分内容，并附上中医中药共识及现代医学研究的相关内容。

（一）病因病机

1. 病因 饮食不节、劳逸失度、情志失调、久病体虚、禀赋不足是本病的主要发病诱因。

2. 病位 本病病位在肝，涉及脾、肾等脏腑。

3. 病机 肝体用失调、脾肾亏虚为主要特点。痰、湿、浊、瘀、热为主要病理因素。饮食中的饮属于人体中的正常津液，在人体之内化生、转运、输布全凭脾胃功能的正常运行，如果本身脾胃虚弱，或摄入过多，脾胃不能正常运行，其精微物质输布异常，反化为水湿、痰饮，久为浊邪，再而成瘀生热。此外，饮食中的食为精微物质，如果不能很好地通过脾胃运化，则成为浊邪，日久生热生瘀。各种原因产生的痰、湿、浊、瘀、热蕴结肝体，导致本病的发生。

4. 病机转化 本病随着病情演变，可出现虚实、气血的病机转化。脾气虚弱，脾失健运，易为饮食所伤，酿生湿热之邪，由虚转实；而湿邪内蕴，情志不畅，或劳逸失度，损伤脾胃，则由实转虚，虚中夹实。病变初起者，以气机不畅为主，疾病多在气分；随着疾病的进展，脾虚则湿浊内停；湿邪日久，郁而化热，而出现湿热内蕴；久病及肾，气化失司，痰浊不化，痰浊内结，阻滞气机，气滞血瘀，瘀血内停，阻滞脉络，痰瘀互结于肝脏，病入血分；脾虚失运、肾失气化、肝失疏泄，多重病理因素相互搏结，最终导致本病的发生和发展。

（二）辨证分型

1. 湿浊内停证 主症：右胁肋胀满。次症：形体肥胖、周身困重、倦怠、胸脘痞闷、头晕、恶心。舌脉：舌淡红，苔白腻；脉弦滑。

2. 肝郁脾虚证 主症：右胁肋胀满或走窜作痛，每因烦恼郁怒诱发。次症：腹胀、便溏、腹痛欲泻、乏力、胸闷、善太息。舌脉：舌淡边有齿痕，苔薄白或腻；脉弦或弦细。

3. 湿热蕴结证 主症：右胁肋胀痛。次症：恶心、呕吐、黄疸、胸脘痞满、周身困重、纳呆。舌脉：舌质红，苔黄腻；脉濡数或滑数。

（三）中草药成分的研究

1. 白藜芦醇 白藜芦醇主要提取自葡萄和浆果，是一种抗氧化药和抗炎化合物，能够调节胰岛素抵抗，增高葡萄糖耐量和调节血脂异常。通过抗脂质过氧化，白藜芦醇可改善肝细胞脂肪变性。在动物模型中，白藜芦醇通过减少氧化应激对肝脂肪变性有预防和治疗作用。此外有研究表明其能降低肥胖男性血清谷丙转氨酶浓度和肝脏脂质含量。但

目前仍需要严格的临床试验以确定白藜芦醇对脂肪肝的确切疗效。

2. 水飞蓟素 水飞蓟素是从植物果实中提取的黄酮类化合物，具有抗氧化、抗炎、免疫调节和抗纤维化特性。既往研究提示，水飞蓟素能清除自由基，可避免脂质过氧化导致的细胞膜受损，保护肝细胞膜的稳定性及完整性。水飞蓟素还能提高细胞核中 RNA 聚合酶活性，从而改善肝细胞中核糖体 RNA 的实质性结构和功能蛋白的合成。因此，水飞蓟素可以增强肝细胞的修复和再生。在 NAFLD 小鼠实验中，水飞蓟宾可明显减轻小鼠肝脂肪变性、肝脏炎症和纤维化。

3. 姜黄素 姜黄素是姜黄的主要活性成分，它具有抗炎、抗氧化、抗糖尿病和抗高血脂的特性。姜黄素通过抑制 HMG-CoA 还原酶活性和减少甘油三酯合成，降低胆固醇的吸收，其还能增强胆固醇 7α-羟化酶的活化，降低低密度脂蛋白，从而改善脂质分布。一些研究表明，补充姜黄素可降低 NAFLD 患者的血脂和尿酸浓度以及瘦素和脂联素水平。

4. 山楂叶 山楂叶中的总黄酮可以降低血糖和血脂水平，并在一定程度上阻止脂肪在肝脏沉积。有研究发现，总黄酮可以通过促进 Nrf2/HO-1 的表达，调节和抑制 COX2 的过度表达，进一步减轻氧化反应引起的细胞损伤和炎症反应，从而预防 NASH 的发生。

5. 中药复方及中成药

（1）苓桂术甘汤：可有效改善 NAFLD 患者的肝脂肪变性，研究发现，苓桂术甘汤通过使肝糖原分解增加和合成减少改善 NAFLD。

（2）龙胆泻肝汤：已用于各种肝病的治疗，研究结果表明，龙胆泻肝汤通过调节肝脏 AMPK 活化，抑制肝新生脂肪形成和脂肪酸 β 氧化相关的基因表达，从而改善脂肪肝。

十二、预　　防

NAFLD 的发生涉及全身多个器官及整个代谢，并受到政治、经济、文化等因素的影响，因此，只能从技术层面结合 NAFLD 形成的原因谈论其预防措施。显然，这些措施很可能是空洞的或说教式的。

（一）控制饮食，增加运动

控制饮食，增加运动可以直观理解为"管住嘴"和"迈开腿"。建议生活规律，包括饮食定时限量、早睡早起、坚持运动，提倡健康的生活方式。

（二）积极预防可引起 NAFLD 的不良因素

积极预防可引起 NAFLD 的不良因素包括预防、控制血糖、血压、血脂升高的因素等。

十三、管理与护理

国内外众多临床及流行病学专家，早在数年前即认识到脂肪肝规范诊断、规范治疗及规范管理的重要性。2013 年《脂肪性肝病诊疗规范化的专家建议》发布，并于 2019 年推出了修订版。修订版从以下几个方面进行了修订：①脂肪肝诊治中心/专病门诊的组织架构及功能。②筛查和评估包括筛查对象、初步评估、病因筛查、NASH 和进展性肝纤维化的无创诊断、肝活组织病理学检查以及代谢紊乱和心血管风险评估等。③临床处理包括生活方式（饮食、运动、减重）调整、合并糖脂代谢紊乱、高血压等特殊人群的处理及脂肪性肝炎和肝纤维化的药物选择。④特殊人群的管理，包括儿童、妊娠和哺乳期妇女、合并酒精性肝病、慢性 HBV 和（或）HCV 感染以及合并自身免疫现象

等。⑤监测与随访。该建议在优化我国 NAFLD 患者的管理流程，指导临床医师制订更为合理的诊疗决策上起到了促进作用。

十四、小　　结

NAFLD 与其说是一个病，不如说是从单纯性脂肪肝到脂肪性肝炎、脂肪性肝纤维化、脂肪性肝硬化，甚至肝癌的一组疾病，可以很轻也可能很重。因为我国既往更多见的是乙肝病毒感染及其并发症，所以 NAFLD 的危害及重要性未来必将更加突出。NAFLD 治疗看似容易实则难，因为它最重要的治疗，是要改变我们已经适应和习以为常的生活方式，这本身就很困难。托尔斯泰说过：每个人都想要改变世界，却罕有人想过要改变自己。

（段钟平　范建高）

参 考 文 献

中华医学会肝病学分会脂肪肝和酒精性肝病学组, 中国医师协会脂肪性肝病专家委员会, 2018. 非酒精性脂肪性肝病防治指南 (2018 年更新版). 中华肝脏病杂志, 26(3): 195-203.

中华中医药学会脾胃病分会, 2017. 非酒精性脂肪性肝病中医诊疗专家共识意见. 临床肝胆病杂志, 33(12): 2270-2274.

中国研究型医院学会肝病专业委员会, 中国医师协会脂肪性肝病专家委员会, 中华医学会肝病学分会脂肪肝与酒精性肝病学组, 等, 2019. 中国脂肪性肝病诊疗规范化的专家建议 (2019 修订版). 现代医药卫生, 35(23): 3728, 后插 1-后插 4.

第五章　自身免疫性肝病

第一节　自身免疫性肝炎

一、定　义

自身免疫性肝炎（autoimmune hepatitis，AIH）是一种免疫介导的炎症性肝病，以女性为主，临床特点包括血清转氨酶水平升高、高免疫球蛋白 G 血症、血清自身抗体阳性，肝组织学上存在中重度界面性肝炎等，对免疫抑制有良好反应。如果不及时治疗，通常会导致肝硬化、肝衰竭和死亡。

二、分　类

AIH 可根据自身抗体的不同被分为两类。

（一）1 型 AIH

抗核抗体（antinuclear antibody，ANA）和（或）抗平滑肌抗体（anti-smooth muscle antibody，ASMA）、抗可溶性肝抗原抗体（anti-soluble liver antigen antibody，抗 SLA）阳性，临床上，70%~80% 的 AIH 患者呈 ANA 阳性，20%~30% 呈 ASMA 阳性（国内报道阳性率多低于欧美国家），ANA 和（或）ASMA 阳性者可达 80%~90%，儿童和成人均可患 1 型 AIH。

（二）2 型 AIH

抗肝肾微粒体抗体-1 型（anti-liver kidney microsome-1，抗 LKM-1）或抗肝细胞溶质抗原-1 型（anti-liver cytosol-1，抗 LC-1）阳性，抗 LKM-1 阳性患者常呈 ANA 和 SMA 阴性。AIH-2 主要见于儿童和青少年。

三、流行病学

AIH 可以在任何年龄和种族人群中发病。欧洲与亚洲人群中患者以女性居多，发病率和疾病状态存在种族差异。在欧洲国家，AIH 的患病率为每年 10~25/10 万。日本的两次流行病学调查发现 2004 年 AIH 的时点患病率为 8.7/10 万人，2016 年时点患病率已经增长至 23.9/10 万人，患病人数有增加。20 世纪下半叶，日本、法国、奥地利、英国、挪威和西班牙成人和儿童中 AIH-1 发病率的估计范围为每年每 10 万人 0.1~1.9 例，据估计 21 世纪早期日本、丹麦、英国、新西兰 AIH-1 的发病率分别为每年 1.5/10 万人、1.68/10 万人、3.0/10 万人、2.0/10 万人。主要影响儿童和青少年的 AIH-2 流行情况尚不清楚。在加拿大进行的一项 159 名患有 AIH 儿童和青少年的研究中，每年的发病率为每 10 万名儿童中有 0.23 例。我国目前没有确切流行病学调查资料。

四、病　因

（一）遗传易感性

遗传学研究表明，发生 AIH 的易感性可部分归因于人类白细胞抗原（HLA）区域的多态性，该区域编码主要组织相容性复合体（MHC），HLA 的基因型在不同的种族群体和地理区域之间有所不同。在欧洲和北美，成人 AIH-1 的易感性与 HLA-DR3（HLADRB1*0301）和 HLA-DR4（HLADRB1*0401）基因型有关，在日本、阿根廷和墨西哥，易感性与 HLADRB1*0405 和 HLADRB1*0404 等位基因有关；AIH-2 与 HLADRB1*07 相关，在 HLADR*07 阴性患者中，与 HLADRB1*03 相关。

（二）性别和年龄

关于 AIH 的人群研究，一个普遍存在的特征是女性占优势。无论亚型如何，75%～80% AIH 患者为女性，这是大多数自身免疫病的共同特征。AIH-1 可影响所有年龄段的人，有两个高峰，一个是在 10～18 岁的儿童时期或青少年时期，另一个是在 40 岁左右的成年人，只有 20% 的患者在 60 岁后确诊。AIH-2 主要影响儿童，包括婴儿、青少年和 <25 岁的青壮年。

（三）病毒和微生物群

环境因素（如病毒感染）也与 AIH 的发展有关。肠道微生物群也可能参与了 AIH 的发病机制，在斯堪的纳维亚半岛观察到的 AIH 患病率增加可能与其他自身免疫病和自身炎症性疾病相似，包括炎症性肠病，这可能与 AIH 相关。发达国家的自身免疫病增长被认为至少部分归因于儿童时期微生物暴露的变化，伴随着免疫功能的改变，可能促进过敏性和自身免疫病发生，即卫生假说。

五、发病机制

AIH 的发生机制目前尚不完全清楚，一般认为，是在遗传易感背景上与环境因素共同作用，目前有分子模拟、自我耐受性的丧失及自身抗原提呈后的免疫激活等机制假说。

（一）分子模拟机制

在 AIH 遗传易感性增加的患者中，对肝脏自身抗原的免疫反应可能由分子拟态触发，即对外部病原体的免疫反应指向结构相似的自身蛋白质。以自身表位为目标的 T 细胞被启动和扩散，这导致了自身免疫修复肝损伤的起始和延续。分子模拟在 AIH-2 中得到了很好的说明，其中体液和细胞自身免疫反应的关键靶点被定义为肝酶细胞色素 P450 2D6（CYP2D6），这是抗 LKM-1 抗体的靶点，CYP2D6 的一个氨基酸序列与 HCV 和疱疹病毒家族成员（如巨细胞病毒、EB 病毒和单纯疱疹病毒）编码的蛋白质具有高度的同源性。

（二）自我耐受性的丧失

在遗传易感个体中对患者自身肝脏抗原的耐受性丧失被认为是主要的潜在发病机制，这可能是由病原体和外来生物等环境因素引发的，自身反应性 CD4$^+$ 和 CD8$^+$ T 细胞打破了对肝脏自身抗原的自我耐受性，这是由于环境触发器和自身抗原特异性天然 T 调节细胞（nTreg）和诱导 T 调节细胞（iTreg）无法阻止自身反应性。同时，在缺乏有效 B 调节细胞（Breg）抑制的情况下，自身反应性 B 细胞也产生自身抗体。

（三）自身抗原提呈后的免疫激活

抗原提呈细胞（APC），如树突状细胞（DC）、巨噬细胞和 B 细胞，参与自身抗原的处理和提呈至 Th0 细胞上的 T 细胞受体（TCR）。肝脏是几种特殊 APC 的募集器官，包括肝窦内皮细胞、库普弗细胞和 DC，因此，CD4$^+$ 和 CD8$^+$ 效应 T 细胞的抗原提呈可以在局部发生，可能避免了到区域淋巴结的运输，从而使免疫反应向耐受倾斜，CD4$^+$Th0 细胞在适当的共刺激信号的存在下，在抗原提呈过程中被激活，并成熟为不同的 T 辅助细胞群，这取决于它们所暴露的细胞因子环境。在 IL-12 存在时，Th0 淋巴细胞分化为 T 辅助细胞 1（Th1）细胞，而在 IL-4 存在时，它们分化为 T 辅助细胞 2（Th2）细胞。TGF-β、IL-1β 和 IL-6 的优势是倾向于向辅助 T 细胞 17（Th17）分化，分化为 Th1 细胞，导致 IL-2 和 IFN-γ 的产生，同时激活细胞毒性 CD8$^+$T 淋巴细胞（CTL），该细胞产生 IFN-γ 和肿瘤坏死因子（TNF），并在识别抗原-MHC I 类复合物时发挥细胞毒性。肝细胞暴露于 IFN-γ 会导致 MHC I 类分子的上调和 MHC II 类分子的异常表达，从而导致 T 细胞的进一步激活和肝损伤的持续。IFN-γ 还能诱导单核细胞分化，促进巨噬细胞和未成熟的 DC 激活，并有助于增加自然杀伤（NK）细胞活性。Th0 细胞分化为 Th2 细胞可导致 IL-4、IL-10 和 IL-13 的分泌，这些细胞因子对 B 细胞向分泌自身抗体的浆细胞成熟至关重要，浆细胞可通过抗体介导的细胞毒性和补体激活诱导损伤。因此，几种自身抗体的滴度与疾病活动性指数相关。T 滤泡辅助（TFH）细胞可能在自身免疫发病机制中的作用越来越多，TFH 细胞是一种特化的 CD4$^+$T 细胞，可诱导 B 细胞激活和分化为免疫球蛋白分泌细胞，这种辅助功能以 CD40 配体、诱导型 T 细胞共刺激因子和 IL-21 等细胞因子等分子的表达形式提供，TFH 细胞的过度激活可能导致自身免疫发生。

六、自 然 转 归

2012年，日本国立医院组织观察了一个大型的AIH队列，研究显示随访期间发生HCC患者的15年生存率分别为89.3%和3.6%（7/193）。肝硬化是HCC的一个特殊危险因素（危险比为11.47，P=0.005），男性也与该人群中HCC风险相关（P=0.033）。同样，日藤等发现，诊断时已至肝硬化和异常丙氨酸转氨酶（ALT）与随访最终发生HCC相关。建议肝硬化患者通过腹部超声和血清肿瘤HCC标志物密切监测。

七、临 床 表 现

AIH临床表现多样，大多数AIH患者起病隐匿，一般表现为慢性肝病，最常见的症状包括嗜睡、乏力、全身不适等，约1/3的患者诊断时已存在肝硬化表现，少数患者是以食管胃底静脉曲张破裂出血引起的呕血、黑粪为首发症状。少部分患者可伴发热症状，10%～20%的患者没有明显症状，仅在体检时意外发现血清转氨酶水平升高。体检可发现肝大、脾大、腹水等体征，偶见周围性水肿。AIH可在女性妊娠期或分娩后首次发病，早期诊断和及时处理对于母婴安全非常重要。约25%的AIH患者表现为急性发作，甚至可进展至急性肝衰竭。部分患者AIH病情可呈波动性或间歇性发作，临床和生化异常可自行缓解，甚至在一段时间内完全恢复，但之后又会复发，不及时处理可进展至肝纤维化。

AIH常合并其他器官或系统性自身免疫病，如慢性淋巴细胞性甲状腺炎、糖尿病、炎症性肠病、类风湿关节炎、干燥综合征、银屑病和系统性红斑狼疮等。AIH和其他自身免疫病，如系统性红斑狼疮均为独立的疾病类型，若同时存在可按主要疾病类型处理，特殊人群如老年人、孕妇等AIH患者也有不同的临床特点。

（一）急性重症AIH和急性肝衰竭

急性重症AIH是指起病30d内，出现黄疸及INR延长（1.5<INR<2.0），无肝性脑病表现且无既往慢性肝病基础的AIH患者。AIH相关急性肝衰竭是指在黄疸、出凝血异常（INR≥1.5）的基础上，于起病26周内出现肝性脑病且否认既往慢性肝病基础。上述诊断需排除合并肝炎病毒感染、毒物，或者药物诱导的肝损伤等诱发因素。急性重症AIH患者有29%～39%为ANA阴性或弱滴度阳性，而25%～39%的患者血清IgG在正常范围。

（二）药物性自身免疫样肝损伤

米诺环素、呋喃妥因、英夫利昔单抗是目前最常报道的引起AIH样肝损伤的药物。免疫检查点抑制药在肿瘤患者中的应用也可引起免疫相关的肝损伤，经糖皮质激素治疗后通常得以缓解，但这类患者往往缺乏AIH实验室及组织学特征，在诊断上需避免与AIH混淆。

（三）妊娠期AIH

AIH患者妊娠期及分娩后12个月内发生各种妊娠并发症的概率为38%。建议AIH患者在妊娠期或备孕期坚持治疗，以降低复发及肝脏失代偿发生率。AIH复发的风险在分娩后可提高3倍左右，肝硬化孕妇随着妊娠继续，其血容量增加可能导致食管胃底静脉曲张破裂出血的风险加剧。

（四）儿童AIH

儿童AIH的年发病率为0.23～0.4/100 000，高峰年龄在10岁左右。儿童自身抗体的滴度比成人低，ANA和SMA≥1∶20，或抗LKM1≥1∶10即有临床意义。13%～38%的AIH儿童可检测到抗LKM-1。抗LC-1主要发生在患有严重肝病AIH-2型患儿中。2018年ESPGHAN提出了儿童及青少年AIH诊断的评分标准，增加了外周抗核中性粒细胞抗体（pANCA）抗LC-1和胆管造影的评分项目和权重，以提高AIH诊断的敏感性，并排除合并自身免疫性硬化性胆管炎。

（五）AIH合并病毒性肝病

AIH患者可以合并病毒性肝炎，特别是在AIH治疗病情缓解后再次出现乏力、尿黄、肝功能异常，需进一步检查肝炎病毒指标；另一种是慢性病毒性肝炎患者抗病毒治疗后，血中病毒已阴转，但肝功仍异常，出现自身抗体和免疫球蛋白IgG升高，需要除外AIH。

八、辅 助 检 查

（一）实验室检查

血清转氨酶水平升高、自身抗体阳性、免疫

球蛋白 G（IgG）和（或）γ球蛋白水平升高是 AIH 的重要实验室特征。

1. 血清生化指标 AIH 的典型血清生物化学指标异常主要表现为肝细胞损伤性改变，血清 ALT 和 AST 水平升高，而血清 ALP 和 GGT 水平基本正常或略有升高。病情严重或急性发作时血清 TBil 水平可显著升高。

2. 血清免疫球蛋白 IgG 和（或）γ球蛋白升高是 AIH 特征性的血清免疫学改变之一。血清 IgG 水平可反映肝内炎症活动，经免疫抑制治疗后可逐渐恢复正常。来自国内的大型队列研究结果表明，AIH 患者初诊和治疗 3 个月后较低的血清 IgG 水平与生化和组织学缓解相关。

3. 自身抗体与分型 大多数 AIH 患者血清中存在一种或多种高滴度的自身抗体，但这些自身抗体大多缺乏疾病特异性。AIH 可根据自身抗体的不同分为两型：抗核抗体（antinuclear antibody，ANA）和（或）抗平滑肌抗体（anti-smooth muscle antibody，ASMA）阳性者为 1 型 AIH，约占 AIH 病例的 90%；抗肝肾微粒体抗体-1 型（anti-liver kidney microsome-1，抗 LKM-1）和（或）抗肝细胞溶质抗原-1 型（anti-liver cytosol-1，抗 LC-1）阳性者为 2 型 AIH。ASMA 的主要靶抗原是微丝中的肌动蛋白，后者又可分为 G-肌动蛋白和 F-肌动蛋白。高滴度抗 F-肌动蛋白诊断 AIH 的特异度较高。抗 LKM-1 的靶抗原为细胞色素 P450 2D6。在 AIH 成人中，抗 LKM-1 对 AIH 的敏感性较低（1%），而在 AIH 儿童中敏感性较高（13%～38%）。约 10% 的 2 型 AIH 患者中 LC-1 是唯一可检测到的自身抗体，且抗 LC-1 与 AIH 的疾病活动度和进展有关。抗可溶性肝抗原抗体（抗 SLA）诊断 AIH 时特异性较高，并具有一定的预后预测价值，但我国 AIH 患者中仅 2.5% 呈 SLA 阳性。我国一项单中心临床研究提示约 10.2% 的 AIH 患者起病时 ANA、ASMA 阴性，后续随访期间有患者出现 ANA 抗体阳性，自身抗体阴性的患者，更常见的是急性患者，在免疫抑制试验反应后可能产生可检测到的自身抗体。

（二）影像学检查

临床筛选时一般首选超声检查，腹部超声检查可以观察肝脏的大小、回声、表面、管道结构，同时还可以观察腹部相邻器官，如胆道系统、脾、肾、胰腺、腹水等情况。如有肝占位性病变时需要进行腹部 CT 或 MRI 以进一步明确诊断。肝脏 CT 检查可观察肝脏大小和形态，以辅助评估肝损伤情况。

（三）肝纤维化硬度的无创评估

振动控制瞬时弹性成像（VCTE）或纤维扫描与 AIH 患者纤维化的组织学阶段密切相关，但在治疗后的前 3 个月内进行检测其在定量纤维化方面的准确性受影响，因为 VCTE 估计的肝硬化受炎症和纤维化的影响，VCTE 结果与炎症的组织学分级相关，而不是纤维化的阶段。经过至少 6 个月的免疫抑制治疗成功减少肝脏炎症后，VCTE 可以准确诊断肝硬化，并区分纤维化晚期（F3、F4）和轻期（F0～F2）。最佳预测纤维化分期的临界值（定义为敏感性和特异性的最高总和）为 F≥2 为 5.8kPa，F≥3 为 10.5kPa，F≥4 为 16kPa。在治疗 6 个月后进行评估时，肝硬度的改善与生化缓解、纤维化的消退和良好的预后相关。

（四）肝组织病理学检查

AIH 在组织学上以肝细胞炎症损伤为主，肝活检对于准确诊断 AIH 是必要的，有助于在鉴别诊断中排除其他疾病，识别共病疾病和纤维化分期。AIH 的病理学特点如下（图 2-5-1）。

1. 汇管区表现

（1）界面性肝炎：是 AIH 的组织学特征之一，是慢性 AIH 的主要组织学特征，中重度界面性肝炎支持 AIH 的诊断，但需排除其他慢性肝病，如病毒性肝炎、药物性肝损伤、Wilson 症等。

（2）淋巴浆细胞浸润：汇管区及其周围浸润的炎症细胞主要为淋巴浆细胞。浆细胞评分＞3 分（即浆细胞占炎症细胞≥20%）或小叶内/汇管区见浆细胞灶（≥5 个浆细胞聚集为 1 灶）有助于 AIH 的诊断，但浆细胞缺如不能排除 AIH。

2. 小叶内表现 未经治疗的 AIH 小叶内常出现中等程度的炎症，当炎症明显时，可见 3 区坏死/桥接坏死。"玫瑰花环样"结构即肝细胞受炎症细胞攻击后出现水肿、变性、坏死，再生的肝细胞呈假腺样排列。穿入现象是指淋巴细胞进入肝细胞后在其周围形成空晕样结构。

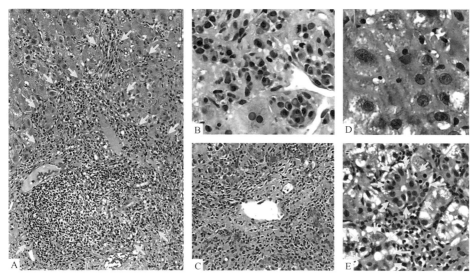

图 2-5-1 AIH 的组织学特征

A. 肝门静脉淋巴浆细胞炎性浸润和累及肝门静脉周长＞50% 的界面性肝炎（箭头；HE 染色；200×）；B. 肝门静脉炎症浸润中的浆细胞优势（HE 染色；600×）；C. 中央静脉小静脉周围炎（HE 染色；400×）；D. 正在发生切除的肝细胞（箭头；HE 染色；600×）；E. 再生肝细胞的花结（箭头；HE 染色；600×）。显微照片由得克萨斯州休斯敦贝勒医学院病理科萨德娜·辛格拉医学博士提供

3. 特殊类型 AIH 的组织学表现

（1）急性 AIH：包括急性 AIH 及慢性 AIH 急性发作。前者可出现中央静脉炎伴周边坏死（3 区坏死）、桥接坏死伴小叶内炎症细胞浸润；慢性 AIH 急性发作时 3 区坏死相对较少，可有多核肝巨细胞、多灶融合坏死，甚至亚大块或大块坏死。

（2）AIH 相关肝硬化：未经治疗的 AIH 可进展为肝硬化，这一阶段炎症往往减轻或者耗尽，出现汇管区/纤维间隔轻度非特异性炎症伴有轻度界面性肝炎，诊断需要结合临床。

（3）青少年 AIH：肝活检对于诊断青少年 AIH 至关重要。与成人 AIH 一样，肝活检样本具有界面性肝炎、肝门静脉淋巴浆细胞浸润、玫瑰花结形成和水肿的特征。由于儿童和青少年 AIH 常表现为急性，小叶中心区组织学损伤伴坏死和多小叶塌陷比成人 AIH 更常见。

九、诊　断

国际自身免疫性肝炎小组（International Autoimmune Hepatitis Group，IAIHG）于 1993 制定了 AIH 描述性诊断标准和诊断积分系统，并于 1999 年进行了修订（表 2-5-1）。

表 2-5-1　AIH 综合诊断积分系统（1999 年）

参数/临床特征	计分
女性	+2
ALP（正常上限倍数）与 AST（或 ALT）（正常上限倍数）的比值	
＜1.5	+2
1.5～3.0	0
＞3.0	−2
血清 γ 球蛋白或 IgG 与正常值的比值	
＞2.0	+3
1.5～2.0	+2
1.0～1.5	+1
＜1.0	0
ANA、ASMA 或 LKM-1 滴度	
＞1∶80	+3
1∶80	+2
1∶40	+1
＜1∶40	0
AMA 阳性	−4
肝炎病毒标志物	
阳性	−3
阴性	+3
药物史	
阳性	−4
阴性	+1

续表

参数/临床特征	计分
平均乙醇摄入量（g/d）	
＜25	+2
＞60	−2
肝组织学检查	
界面性肝炎	+3
主要为淋巴浆细胞浸润	+1
肝细胞呈玫瑰花环样改变	+1
无上述表现	−5
胆管改变	−3
其他改变	−3
其他免疫病	+2
其他可用的参数	
其他特异性自身抗体（SLA/LP、LC-1、ASGPR、pANCA）阳性	+2
HLA-DR3 或 DR4	+1
对治疗的反应	
完全	+2
复发	+3

治疗前明确的 AIH≥16 分；可能的 AIH 10～15 分。治疗后明确的 AIH≥18 分；可能的 AIH 12～17 分

2008 年 IAIHG 提出了 AIH 简化诊断积分系统（表 2-5-2）。简化诊断积分系统分为自身抗体、血清 IgG 水平、肝组织学改变和排除病毒性肝炎等 4 个部分。简化积分系统容易漏诊部分不典型患者，如自身抗体滴度低或阴性和（或）血清 IgG 水平较低甚至正常的患者，因此，对于疑似 AIH 且采用简化诊断积分不能确诊的患者，建议再以综合诊断积分系统进行综合评估以免漏诊。由于自身抗体检验方法的优化，近期欧洲学者提出基于 ELISA 的 ANA 和 SMA（F-actin）检测也是 AIH 自身抗体评估的潜在可靠替代方法，建议将这些检测方法纳入自身免疫性肝炎诊断的简化标准。

表 2-5-2 IAIHG 的 AIH 简化诊断标准

变量	标准	分值	备注
ANA 或 SMA	≥1∶40	1	相当于我国常用的 ANA 1∶100 的最低滴度
ANA 或 SMA	≥1∶80	2	
LKM-1	≥1∶40	2	
SLA	阳性	2	多项同时出现时最多 2 分
IgG	＞正常值上限	1	
	＞1.1 倍正常值上限	2	
肝组织学	符合 AIH	1	
	典型 AIH 表现	2	界面性肝炎、汇管区和小叶内淋巴浆细胞浸润、肝细胞玫瑰样花环以及穿入现象被认为是特征性肝组织学改变，4 项中具备 3 项为典型表现
排除病毒性肝炎	是	2	

分值=6 分，提示 AIH 可能；分值≥7 分，确诊 AIH

十、鉴 别 诊 断

ANA 和 ASMA 等虽然是诊断 AIH 的自身抗体，但其缺乏疾病特异性，低滴度的自身抗体也可见于其他多种肝内、外疾病，如病毒性肝炎、代谢相关性脂肪性肝病、Wilson 症等肝病，以及乳糜泻、系统性红斑狼疮、类风湿关节炎等自身免疫病。因此，需进行仔细的鉴别诊断。

（一）HCV 感染

抗-HCV 抗体和 HCV RNA 阳性；血清 ANA 可低滴度阳性或 LKM-1 阳性；IgG 水平轻度升高；肝组织学可见肝细胞脂肪变性、淋巴滤泡形成、肉芽肿形成。

（二）药物性肝损伤

药物史明确，停用药物后好转，血清转氨酶水平升高和（或）胆汁淤积表现，肝组织学显示汇管区中性粒细胞和嗜酸粒性细胞浸润、肝细胞大泡脂肪变性、肝细胞胆汁淤积，纤维化程度一般较轻（低于 S2）。

（三）代谢相关性脂肪性肝病

本病患者血清转氨酶轻度升高，出现胰岛素抵抗，约 1/3 患者的血清 ANA 可低滴度阳性，肝组织学显示肝细胞呈大泡脂肪变性、肝窦纤维化、汇管区炎症较轻。

（四）Wilson 症

本病青少年多见，血清铜蓝蛋白低，24h 尿

铜升高，可有角膜色素环（K-F 环）阳性，血清 ANA 可阳性，肝组织学显示存在肝细胞脂肪变性、空泡状核形成、汇管区炎症，可伴界面炎，可有大量铜沉着。

十一、现代医学治疗

（一）治疗目标

AIH 的总体治疗目标是获得并维持肝组织学缓解、防止进展为肝硬化和（或）肝衰竭，进而提高患者的生存期和生活质量。

（二）治疗指征

所有活动性 AIH 患者均应接受免疫抑制治疗，并可根据疾病活动度调整治疗方案和药物剂量。

1. 建议中度以上炎症活动的 AIH 患者［血清转氨酶水平＞3×正常值上限（ULN）、IgG＞1.5×ULN 和（或）中重度界面性肝炎］接受免疫抑制治疗。急性表现（ALT/AST＞10×ULN）或重症 AIH 患者（伴 INR＞1.5）应及时启动免疫抑制治疗，以免进展至肝衰竭。

2. 对于轻微炎症活动［血清转氨酶水平＜3×ULN、IgG＜1.5×ULN 和（或）轻度界面性肝炎］的老年（＞65 岁）患者需平衡免疫抑制治疗的益处和风险作个体化处理。暂不启动免疫抑制治疗者需严密观察，如患者出现明显的临床症状，或出现明显炎症活动可进行治疗。

（三）治疗方案

1. 一线治疗 对于未经治疗的 AIH 成人患者，若非肝硬化或急性重症者，建议将泼尼松（龙）联合硫唑嘌呤作为初始一线标准治疗方案，即泼尼松（龙）用于诱导缓解，AZA 用于维持缓解。该方案可显著减少泼尼松（龙）剂量及其不良反应。泼尼松（龙）可快速诱导症状缓解，而 AZA 需 6～8 周才能发挥最佳免疫抑制效果，多用于维持缓解。联合治疗尤其适用于同时存在下述情况，如绝经后妇女、骨质疏松、脆性糖尿病、肥胖、痤疮、情绪不稳以及高血压患者。泼尼松（龙）的初始剂量为 0.5～1mg/(kg·d)，再根据血清 ALT、AST 和 IgG 水平改善情况，遵循个体化原则，逐渐减量至维持剂量。可在使用泼尼松（龙）2～4 周后出现显著生化应答后再加用 AZA，初始剂量为 50mg/d，可视毒性反应和应答情况渐增至

1～2mg/(kg·d)。泼尼松或泼尼松龙的剂量逐渐减少到每日 20mg 或足以达到生化缓解的剂量，同时每 2 周监测 1 次实验室检测。此后，建议逐步减少（每 2～4 周 2.5～5mg），以达到较低剂量的每日 5～10mg，以维持理想情况下泼尼松（龙）可撤药，仅 AZA 单药维持。伴发黄疸的 AIH 患者可先以糖皮质激素改善病情，总胆红素水平恢复至较低水平（50μmol/L）时再考虑加用 AZA 联合治疗。

泼尼松（龙）单药治疗适用于合并血细胞减少、巯基嘌呤甲基转移酶功能缺陷、并发恶性肿瘤的 AIH 患者。AIH"可能"诊断患者也可以单药泼尼松（龙）进行试验性治疗。

注意激素和硫唑嘌呤的不良反应，使用硫唑嘌呤建议有条件时检测硫嘌呤甲基转移酶（TPMT）。

布地奈德（budesonide）作为第二代糖皮质激素，特点为肝脏首过消除率约为 90%，主要部位为肠道和肝脏，所以全身不良反应较少。布地奈德可作为 AIH 的一线治疗方案，适用于需长期应用糖皮质激素维持治疗的 AIH 患者，以减少副作用。但不宜用于肝硬化患者，布地奈德可通过肝硬化患者肝门静脉的侧支循环直接进入体循环而失去首过效应的优势，同时还可能有增加肝门静脉血栓形成的风险。来自欧洲的多中心临床研究结果表明，布地奈德和硫唑嘌呤联合治疗方案较传统联合治疗方案能更快诱导缓解，而糖皮质激素相关不良反应显著减轻，可作为 AIH 的一线治疗方案。布地奈德在急性重症 AIH 或急性肝衰竭中的作用尚不清楚，因此不建议在此类情况下使用。

2. 二线治疗 对一线治疗应答欠佳或不耐受糖皮质激素或硫唑嘌呤副作用的 AIH 患者，可选择二线治疗方案，药物包括吗替麦考酚酯（mycophenolate mofetil，MMF）、他克莫司（tacrolimus，FK506）、环孢素 A（cyclosporine A，CsA）、甲氨蝶呤（methotrexate）、6-巯基嘌呤（6-mercaptopurine，6-MP）等。MMF 是一种与硫嘌呤类药物分子结构和代谢不同的嘌呤拮抗药，是在标准治疗效果不佳患者中应用最多的替代免疫抑制药。对于 AZA 和 6-MP 均不耐受的患者，可使用 MMF 作为二线药物，可从 250mg，每日 2 次的剂量开始，逐渐增加至 500mg，每日 2 次口服。吗替麦考酚酯能够维持 80% 的硫唑嘌呤不耐受患者的稳定缓解，使用低剂量泼尼松龙或无泼尼松龙均可稳定缓解。

吗替麦考酚酯对硫唑嘌呤没有达到完全缓解的少数成年患者几乎无效，因此，吗替麦考酚酯通常不被建议作为对硫唑嘌呤治疗无反应患者的二线治疗。对于对硫唑嘌呤无反应的患者，应检查 6-硫鸟嘌呤水平，以评估患者依从性和异常的药效学，他克莫司可用于在治疗失败、不完全应答和对 AZA 不耐受的患者。两项关于成人 AIH 二线治疗的荟萃分析显示，75%～94% 的患者经他克莫司治疗后血清转氨酶改善或正常。

3. 三线治疗 对于一、二线治疗方案失败的 AIH 患者，应重新评估原诊断的准确性和患者的服药依从性。三线治疗药物包括西罗莫司、英夫利昔单抗和利妥昔单抗等（图 2-5-2）。

4. 肝移植术 AIH 患者进展至急性肝衰竭或终末期肝病时，应考虑行肝移植术。重症 AIH 可导致急性或亚急性肝衰竭，如短期（1～2 周）的

糖皮质激素治疗效果不明显时，须及时与肝移植中心联系，以免失去紧急肝移植术的机会。失代偿期肝硬化患者的移植指征与其他病因导致的肝硬化相似，包括反复食管胃底静脉曲张破裂出血、肝性脑病、顽固性腹水、自发性细菌性腹膜炎和肝肾综合征等并发症，经内科处理效果不佳，终末期肝病模型（MELD）评分＞15 或 Child-Pugh 评分＞10，或符合肝移植标准的肝细胞癌。AIH 肝移植预后通常较好，影响肝移植患者生存的主要因素是 AIH 复发和移植排斥。复发性 AIH（recurrent autoimmune hepatitis, rAIH）的发生率约为 23%，确诊的中位时间为肝移植术后 26 个月。HLA-DR 位点不匹配是复发性 AIH 的主要危险因素。术前较高的血清 IgG 水平、移植肝的中重度炎症与 AIH 复发有关，提示术前未能完全抑制疾病活动是复发的危险因素之一。因此，AIH 患者在肝移植术

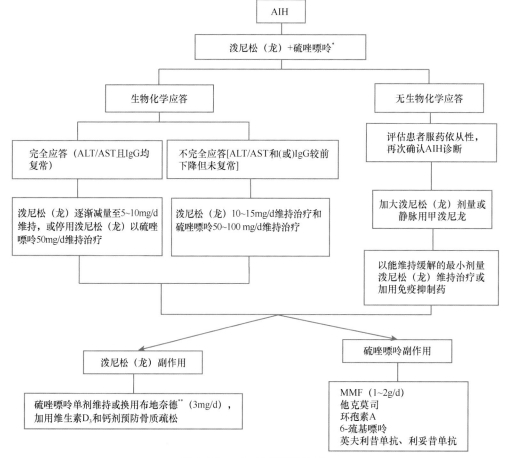

图 2-5-2 AIH 三线药物治疗

* 硫唑嘌呤（AZA）：建议有条件时在使用前检测 TPMT 基因型和活性，启动糖皮质激素 2 周后添加 AZA（50～100mg/d），并注意监测血常规。失代偿期肝硬化患者不建议使用 AZA。

** 对于经泼尼松（龙）治疗后副作用严重者，布地奈德可作为替代药物。但布地奈德在肝硬化患者中失去首过效应的优势，有增加肝门静脉血栓形成的风险，此外在急性重症 AIH 或急性肝衰竭中治疗作用未知，因此上述情况下不建议使用

后的免疫抑制方案应兼顾抗排斥反应和防止 AIH 复发。

5. 应答不完全的处理　应答不完全是指患者经标准治疗后，其临床表现、实验室指标（血清 AST 及 ALT、总胆红素、IgG）和肝组织学等得到改善，但未达到缓解标准。治疗失败是指经标准治疗后，患者生化指标或组织学检查仍在恶化。免疫抑制治疗应答不完全或无应答者应首先考虑 AIH 诊断是否有误和患者服药依从性如何。IAIHG 在 AIH 二线与三线治疗立场声明 31 中指出，应答不完全是指在免疫抑制治疗的前 6 个月内患者未能实现完全的生化缓解。若临床上对生化应答的解释存在不确定性，则需根据肝组织学表现来评估应答情况。组织学缓解比生化缓解需要更长的时间，因此对应答程度的组织学评估可能需要延迟一年。对于一线治疗药物应答不完全的患者，建议检测硫唑嘌呤代谢物 6-TGN 的水平。对于那些 6-TGN 水平过低（6-TGN 水平 $<220pmol/8\times10^8$ RBC）而 6-甲基巯基嘌呤（6-methylmercaptopurine，6-MMP）水平过高的患者，可能是由于患者依从性良好的情况下药物代谢发生改变导致疗效欠佳，在这些患者中，AZA 联合别嘌呤醇可能有效，因为别嘌呤醇可阻断 6-MMP 途径。在不完全应答患者中，排除了其他肝病后，应考虑疾病活动度、并发症和药物副作用，应继续加强标准药物治疗。若加强标准治疗后患者仍未缓解，可考虑三线治疗。建议在开始三线治疗前进行肝活检，以评估三线治疗的必要性，排除其他诊断，并在开始这些实验性治疗前获得疾病活动度（分级）和纤维化（分期）的详细信息。

6. 疗程、停药指征和复发　免疫抑制治疗一般应维持 3 年以上，或获得生化缓解后至少 2 年以上。除完全生化应答外，停用免疫抑制药的指征包括肝内组织学恢复正常、无任何炎症活动表现，因为即使轻度界面性肝炎的存在也预示着停药后复发的可能。停药后复发是 AIH 的临床特点之一，临床缓解至少 2 年的患者在停药 1 年后 59% 的患者需要重新治疗，2 年后为 73%，3 年后高达 81%，复发的危险因素包括先前需使用联合治疗方案才能获得生化缓解者、并发自身免疫病和年龄较轻者。以单剂免疫抑制药治疗即可获得长期完全生化缓解至少 2 年以上的患者获得持续缓解的可能性较高。

虽然均在正常范围内，较高的血清 ALT 和 IgG 水平仍与复发相关。所有持续缓解的患者在停药时的 ALT 应低于正常上限的 1/2，而 IgG 水平低于 12g/L。停药后初次复发患者，建议再次以初始治疗的剂量给予泼尼松（龙）和硫唑嘌呤联合治疗，逐渐减量甚至停药并以硫唑嘌呤（50～75mg/d）维持治疗，而硫唑嘌呤不能耐受的患者可给予小剂量泼尼松（≤10mg/d）或吗替麦考酚酯联合长期维持治疗。2 次以上复发者建议以最小剂量长期维持治疗。

（四）AIH 特殊类型的处理

1. 急性重症 AIH 和急性肝衰竭　急性重症 AIH 患者可在排除感染或败血症的基础上进行糖皮质激素（甲泼尼龙 40～80mg/d）治疗，并同期进行肝移植术前评估，注意监测和预防感染特别是肺部感染的发生。急性重症 AIH 患者在糖皮质激素治疗 1～2 周实验室检查无改善或临床症状恶化者，应考虑停用糖皮质激素治疗，并进行肝移植术。AIH 相关急性肝衰竭患者应直接进行肝移植评估。

2. 药物性自身免疫样肝损伤　对药物诱导的 AIH 样肝损伤者，必须停用可能致病的药物并持续随访。当症状或疾病活动严重或症状和肝生化指标在停药后未能改善，甚至恶化时，应启动糖皮质激素治疗。糖皮质激素撤药过程中肝生化指标持续好转支持药物诱导肝损伤的诊断；反之，若肝生化指标再次升高则提示 AIH 并且需长期免疫抑制治疗。

3. AIH 合并病毒性肝病　目前常规推荐在进行免疫抑制治疗前筛查患者的 HBsAg 及抗-HBc 抗体滴度和 HBV DNA 滴度，HBV DNA 阳性者直接抗病毒治疗。如乙肝患者 HBV DNA 转阴后肝功能仍然异常并伴有血清免疫学异常者可考虑行肝组织学检查，若明确 AIH 诊断可考虑在抗病毒治疗的基础上加用免疫抑制药。对于 HBV DNA 阴性而 HBsAg 阳性的 AIH 患者在应用免疫抑制药治疗期间及治疗后 6 个月内，推荐服用恩替卡韦或替诺福韦预防性抗病毒治疗。对于 HBV DNA 阴性、HBsAg 阴性但抗-HBc 阳性的低风险患者，建议密切监测血清学指标（血清 HBsAg、HBV DNA），必要时启动抗病毒治疗。随着糖皮质激素使用的剂量及维持时间增加，HBsAg 阴性但抗-HBc 阳性患者发生病毒复制，表面抗原阳转（血清 HBsAg、HBV DNA 出现阳性）的风险增加，泼尼松（龙）中等剂量（10～20mg/d）到高剂量（>20mg/d）使用超过 4 周将提高血清学表面抗原阳转风险 1%～10%。推荐每 1～3 个月对 HBsAg 阴性但抗-HBc 阳性的 AIH 患者进行血清学检测（HBsAg、HBV DNA）。高剂量糖皮质激素治疗或应用 B 细胞敲除药、细胞因子拮抗药、钙调蛋白抑制药以及其他免疫抑制药治疗，可能增加乙肝复发的风险，最好避免在 HBsAg 阳性或者 HBsAg 阴性但抗-HBc 阳性患者中使用，如无法避免上述治疗，则应启动预防性抗病毒治疗。

4. 妊娠期 AIH 肝硬化孕妇随着妊娠继续，其血容量增加可能导致食管胃底静脉曲张破裂出血风险加剧。考虑到 β 受体阻滞剂及特利加压素对孕妇的不良反应，建议此类人群在妊娠前进行预防性曲张静脉套扎术。目前没有关于因使用硫唑嘌呤治疗 AIH 而引起孕妇及胎儿不良事件的报道。因吗替麦考酚酯可能与妊娠早期流产、出生缺陷（主要是耳、心脏、唇腭裂等）有关，故禁止有妊娠意愿的 AIH 患者服用吗替麦考酚酯。

5. 儿童 AIH 儿童 AIH 的治疗缓解标准较成人严格：当转氨酶和 IgG 水平正常，AIH 相关抗体阴性或低滴度时，认为病情完全缓解。欧美推荐的泼尼松（龙）起始剂量为 2mg/(kg·d)（最大 40～60mg/d），在 4～8 周随着转氨酶水平的下降而逐渐减量，维持剂量为 2.5～5mg/d。在治疗的前 6～8 周，应每周查肝生化指标，并相应调整药物剂量。大多数 AIH 需要泼尼松（龙）联合硫唑嘌呤治疗。应用糖皮质激素治疗 2 周后或出现严重糖皮质激素副作用及单药治疗转氨酶水平停止下降时加用硫唑嘌呤，起始剂量为 0.5mg/(kg·d)，可逐步加至 2mg/(kg·d)。随着 AZA 剂量调至 2mg/(kg·d)，泼尼松（龙）的剂量逐渐降到最低甚至完全停药。长期随访环孢素对儿童 AIH 的生化缓解效果良好。儿童 AIH 患者对他克莫司长期耐受良好，在对标准治疗不耐受或失败的患者中大部分有效。他克莫司的目标浓度为 2.5～5ng/ml。

十二、预　　后

AIH 患者获得生化缓解后预后较好，生存期接近同龄普通人群。预后不佳的危险因素主要包括诊断时已有肝硬化和治疗后未能获得生化缓解。我国研究显示，合并其他系统自身免疫病、肝内胆管损伤和诊断时 MELD 评分较高者与治疗应答和预后不佳有关。肝细胞癌（hepatocellular carcinoma，HCC）发生在 1%～9% 的 AIH 相关肝硬化患者，年发病率为 1.1%～1.9%。HCC 的危险因素是肝硬化≥10 年、门静脉高压、持续性炎症、反复复发和免疫抑制治疗≥3 年。

十三、管理与护理

在临床实践中，AIH 患者的整体健康状况经常受到影响，无论治疗反应良好和预后良好。然而，评估 AIH 对 HRQOL 影响的研究还有限。

在一项研究中，与普通人群和关节炎患者相比，AIH 患者的心理健康状况显著降低。重要的是，肝硬化的存在与 AIH 患者的心理健康受损无关。此外，AIH 人群中 AIH 的抑郁综合征发生率是普通人群的两倍多，AIH 人群中重度抑郁症的评分是普通人群的 5 倍。焦虑评估显示，AIH 患者对中度焦虑症状的得分是普通人群的两倍，更重要的是，他们表现出严重的焦虑症状水平的频率大约是普通人群的 4 倍。与抑郁和焦虑症状相关的最重要因素是与慢性肝病相关的担忧，包括患有或发展为肝硬化、预期寿命较短和需要肝移植。

心理压力（定义为被认为是有压力的生活事件）被认为是 AIH 中疾病活动恶化的一个潜在因素。慢性心理应激可能通过激活下丘脑-垂体-肾上腺轴和交感神经系统来增加促炎性细胞因子的水平，最终导致免疫失调。增强促炎反应可能对肝组织产生有害影响，特别是对易受免疫刺激的患者。最近的一项研究显示，由细胞角蛋白水平确定的肝细胞凋亡与由慢性肝病问卷评估的 HRQOL 之间存在关联。一项研究评估了 AIH 患者对心理压力的影响，发现复发患者中主要是中度压力水平的频率明显高于持续缓解患者。这些发现表明，心理压力有利于复发，AIH 患者可以从减少压力和促进心理健康的策略中同样获益，具有较高抑郁和焦虑症状和回避关系风格的 AIH 患者比在这些参数上得分较低的 AIH 患者更有可能不坚持免疫抑制治疗。这些发现强调了对焦虑和抑郁的早期识别和治疗对于提高治疗依从性很重要，并强调了对这些因素进行正式评估的必要性，主要是在被标记为无反应者的患者中，AIH 患儿的 HRQOL 也严重受损，这似乎与终末期肝病症状的存在和其他可能与免疫抑制相关的不良反应相关的一般症状有关，如腹痛、疲劳和情绪变化。继发于类固醇的身体缺陷，包括痤疮，会对青少年产生严重的心理社会影响。研究表明，痤疮可以减少青少年的 HRQOL，并影响他们的自尊。类固醇对情绪和中枢神经活动的影响也很重要，需要考虑，因为类固醇的使用通常与抑郁症和 AIH 有关。虽然临床医师治疗 AIH 患者通常关注治疗结果，如生化疾病缓解，但改善 HRQOL 也应该是一个重要的目标。AIH 患者会出现严重影响其健康状况的严重症状，包括情绪障碍、抑郁、焦虑、认知功能障碍和慢性疲劳，应适当注意 AIH 的这些方面，如果存在这些方面，适当的咨询和治疗应作为管理工作的一部分，以解决这些问题。

应注意药物相关不良反应。

（一）糖皮质激素

长期使用糖皮质激素可出现明显的不良反应，其中除了常见的库欣综合征以外，糖皮质激素还可加重骨质疏松导致的相关骨病，并与 2 型糖尿病、白内障、高血压、感染（包括已有的结核感染发生恶化）、精神疾病的发生有关。应尽量采用联合治疗方案来减少糖皮质激素剂量，并最终过渡至硫唑嘌呤单药维持治疗方案。需长期接受糖皮质激素治疗的 AIH 患者，建议治疗前作基线骨密度检测并每年监测随访。对于有骨质疏松症危险因素的患者，应在基线时采用双能 X 线骨密度仪（DEXA）对腰椎和髋部进行骨密度评估，此后每年复查 1 次。最常见的危险因素为长期使用糖皮质激素、绝经后状态、低创伤骨折史和老龄（女性＞65 岁，男性＞70 岁）。应在基线时测定患者血清 25-羟基维生素 D 水平，此后每年复查 1 次。糖皮质激素治疗期间，应补充钙剂（1000～1200mg/d）和维生素 D（＞400～800IU/d），并根据临床实际情况对维生素 D 不足的患者给予补充。已有的临床经验支持在出现骨质疏松症时，使用双膦酸盐治疗。

（二）硫唑嘌呤

硫唑嘌呤最常见的不良反应是骨髓抑制导致的血细胞减少，可能与服用者的红细胞内硫嘌呤甲基转移酶（thiopurine methyltransferase，TPMT）遗传多态性和活性低有关。另外，Nudix 水解酶 15

（NUDT15）基因变异也会导致活性物质 6-硫代鸟嘌呤核苷酸（6-thioguanine nucleotides，6-TGN）水平显著升高而引起骨髓抑制。在有条件的情况下，治疗前检测 TPMT 和 NUDT15 基因型和活性可有助于预测接受 AZA 或 6-巯基嘌呤（6-mercaptopurine，6-MP）治疗时出现的严重骨髓抑制毒性。因此，加用 AZA 者须严密监测血常规变化，特别是用药后的前 3 个月，如出现血细胞进行性下降，特别是外周血白细胞计数＜3.5×10⁹/L 或者中性粒细胞绝对值＜1.5×10⁹/L 时，应紧急停用硫唑嘌呤。AZA 其他不良反应包括肝内胆汁淤积、静脉闭塞性疾病、胰腺炎、恶心和呕吐、皮疹等。少于 10% 的患者在接受 AZA（50mg/d）时会出现上述不良反应，一般均可在减量或停用后改善。

（三）他克莫司

他克莫司最常见的副作用是神经系统症状（震颤、头痛）、肾脏并发症（高血压、肾功能不全）和脱发。

十四、小　结

AIH 是自身免疫性肝病中唯一以肝细胞损伤为主的疾病，其诊断不能只依靠自身抗体，需结合其他指标进行评分。在 AIH 诊断中，肝组织病理占有重要地位，临床、病理科及实验室需密切结合，互相沟通。

自身免疫肝炎诊治既需掌握肝病知识，也需掌握免疫学知识，是肝病和免疫交叉学科，从事此领域研究需掌握两学科相关知识，借鉴风湿免疫科相关经验。

AIH 不似病毒性肝炎、酒精性肝炎等可以预防，但自身免疫病家族史或有其他自身免疫病的患者，出现肝功异常时需考虑是否有 AIH 的可能，做到早诊、早治，可以防止大多数患者肝损伤的进展，避免肝移植。

（刘燕敏　闫惠平）

参 考 文 献

中华医学会肝病学分会, 2022. 自身免疫性肝炎诊断和治疗指南 (2021). 临床肝胆病杂志, 38(1): 42-49.

Cara L, Mack, David, et al, 2020. Diagnosis and Management of Autoimmune Hepatitis in Adults and Children: 2019 Practice Guidance and Guidelines from the American Association for the Study of Liver

Diseases. Hepatology (Baltimore, Md.), 72(2): 671-722.

Drenth J P H, 2015. EASL Clinical Practice Guidelines: Autoimmune hepatitis. Journal of Hepatology, 63(4): 971-1004.

第二节　原发性胆汁性胆管炎

一、定　义

原发性胆汁性胆管炎（primary biliary cholangitis，PBC），又称原发性胆汁性肝硬化，是一种慢性自身免疫性肝内胆汁淤积性疾病。多见于中老年女性，最常见的临床表现为乏力和皮肤瘙痒。生化学特点是血清碱性磷酸酶（ALP）、γ-谷氨酰转移酶（GGT）升高；免疫学特点为抗线粒体抗体（anti-mitochondrial antibody，AMA）阳性、血清免疫球蛋白 M（immunoglobulin M，IgM）升高；病理学特点是非化脓性破坏性小叶间胆管炎。熊去氧胆酸（ursodeoxycholic acid，UDCA）是治疗本病的首选药物。

二、分　类

（一）AMA 阳性原发性胆汁性胆管炎

血清 AMA 和（或）AMA-M2 阳性，可同时伴 PBC 特异性抗核抗体，如抗 gp210 抗体、抗 sp100 抗体阳性。

（二）AMA 阴性原发性胆汁性胆管炎

血清 AMA 或 AMA-M2 阴性，但 PBC 特异性抗核抗体，如抗 gp210 抗体、抗 sp100 抗体阳性。

（三）自身抗体阴性原发性胆汁性胆管炎

反映胆汁淤积的生化异常，如 ALP 和 GGT 升高，且影像学检查排除了肝外或肝内大胆管梗阻，排除其他原因所致；血清自身抗体阴性；肝活检有非化脓性破坏性胆管炎和小胆管破坏的组织学证据。

三、流行病学

PBC 呈全球性分布，可发生于所有的种族和民族。最近的荟萃分析报道 PBC 的发病率和患病率在全球均呈上升趋势，年发病率为 0.23/10 万～5.31/10 万，患病率为 1.91/10 万～40.2/10 万，其中北美和北欧国家发病率最高，日本 33.8/10 万。我国尚缺乏 PBC 基于人群的流行病学数据。最近一项荟萃分析根据现有研究估算出中国 PBC 的患病率为 20.5/10 万，在亚太地区位居第二，仅次于日本。

四、病　因

PBC 的病因和发病机制尚未完全阐明，可能与遗传因素及其与环境因素相互作用所导致的免疫紊乱有关。

（一）遗传因素

除了单卵双胞胎及双卵双胞胎与 PBC 之间的高度一致性外，人类白细胞抗原等位基因因种族而异，与此密切相关，支持遗传风险的遗传因素。目前全球已完成 6 项全基因组关联分析，分别筛选出了北美、欧洲、日本和中国 PBC 人群的易感位点，并证实了 PBC 易感位点具有人群特异性。

（二）环境风险

一些大型病例对照队列研究发现，PBC 与尿路感染、生殖激素替代、指甲油和过去吸烟等环境风险的存在有关，地理聚类研究表明，与环境暴露和社会经济因素也有关，如英格兰东北部低收入地区（污染增加、吸烟、毒素接触）的 PBC 病例数明显增加，此外低发病率地区的居民迁徙到新地区后，其发病率往往与新地区趋于一致。特殊的环境因素，如外源性化合物可能是通过模拟或修饰硫辛酸，如化妆品中常见的 2-辛炔酸和 6,8-双（乙酰硫基）辛酸，对乙酰氨基酚的代谢物导致 PDC-E2 耐受性丧失，来自 PBC 患者的 AMA 阳性血清与这些异源物质可产生强烈交叉反应。来自动物实验结果进一步支持外源性物质在 PBC 发病机制中的作用，即外源物质能诱导 PBC 样胆管病变和 AMA 产生。

五、发病机制

先天免疫与 PBC 的发病机制有关，如肉芽肿性炎症的存在、促炎性细胞因子和多克隆免疫球蛋白 M（IgM）的高分泌、NK 和 NKT 细胞数量的升高，以及对 CpG 寡核苷酸的明显高反应性。病原体相关分子模式（PAMP）可以与胆道上皮细胞（biliary epithelial cell，BEC）和先天免疫细胞表面的 Toll 样受体（TLR）结合，从而触发先天免疫；同时，单核细胞通过 TLR 被 PAMP 激活，通过分泌促炎性细胞因子（如 IL-1、IL-6、IL-12 和 TNF-α），参与适应性细胞免疫反应的调节或放大；在 PBC 进展过程中，异常滞留的胆汁酸可以通过各种核受体发出信号，从而调节免疫反应。

适应性免疫也参与了 PBC 的发病机制，这表明存在针对 2-氧酸脱氢酶复合物（2-OADC）的高浓度抗线粒体抗体，以及抗原特异性 $CD4^+$ 和 $CD8^+T$ 细胞的增加。$CD8^+T$ 细胞是 PBC 患者肝组织中主要的浸润淋巴细胞，它们表达 FasL 和分泌穿孔素，从而导致 BEC 的凋亡。Treg 能抑制自身反应性的 $CD8^+$ 细胞，调节不适当的免疫反应，在 PBC 患者及其家庭成员中显著降低，这表明，Treg 的功能障碍可能会降低免疫耐受，并使载体淋巴细胞损伤 BEC。此外，骨髓源性抑制细胞、双阴性 T 细胞（DNT）和黏膜相关不变性 T 细胞（MAIT）也参与了 PBC 的发展，然而，这些细胞的确切作用仍未完全阐明。

六、自然转归

在 UDCA 应于治疗之前，PBC 的自然史大致分为 4 个阶段：第一阶段为临床前期，AMA 阳性，但生物化学指标无明显异常；第二阶段为无症状期，主要表现为生物化学指标异常，但没有明显临床症状；第三阶段为症状期，患者出现乏力、皮肤瘙痒等临床症状；第四阶段为失代偿期，患者出

现消化道出血、腹水、肝性脑病等临床表现。随着疾病的早期诊断以及 UDCA 的应用，极大地改写了 PBC 的疾病进程。PBC 是一种慢性胆汁淤积性疾病，病程可能持续数十年，个体患者的进展率差异很大。

PBC 在 UDCA 治疗前时代，由于 PBC 患者缺乏肝脏生化学筛查、AMA 检测和有效治疗，通常在晚期被诊断，中位生存期为 6~10 年。近几十年来随着诊断和管理的不断改进，越来越多的患者在疾病早期可得到诊断，UDCA 生化应答较好的早期 PBC 患者，其生存期与年龄、性别相匹配的健康人群相似；对 UDCA 应答欠佳患者的无肝移植生存率显著低于健康对照人群，但仍高于未经 UDCA 治疗的 PBC 患者。

七、临床表现

PBC 早期患者多无明显临床症状，1/3 的患者可长期无任何临床症状，部分患者会逐渐出现乏力和皮肤瘙痒等。随着疾病的进展，可出现胆汁淤积及肝硬化相关并发症的临床表现，合并其他自身免疫病者，也可有其他相应的临床症状。

（一）疲劳

疲劳是 PBC 的最常见症状，可发生在疾病的任何阶段，与疾病的严重程度无明显相关性。主要表现为嗜睡、倦怠、正常工作能力丧失、社会活动兴趣缺乏和注意力不集中等，从而导致生活质量降低，是 PBC 患者死亡的独立预测因素，由 PBC 引起的疲劳相对恒定或随时间缓慢进展。

（二）瘙痒

瘙痒是 PBC 的特征性临床表现，其发生机制可能与血清中胆盐成分改变、内源性阿片类物质积聚以及中枢阿片受体活性上调有关。患者可表现为局部性或全身性瘙痒，通常于晚间卧床后较重，或因接触羊毛、其他纤维制品、热或妊娠而加重。早期研究报道，20%~70% 的 PBC 患者出现瘙痒，由于越来越多的 PBC 患者在早期无症状阶段被确诊，瘙痒症状已较前减少。

（三）右上腹疼痛

约 17% 的 PBC 患者出现右上腹疼痛，它通常在性质上是非特异性的，不与疾病分期或肝大密切

相关，并且经常自发消失，其病因不清。

（四）胆汁淤积症相关表现

胆汁淤积症相关表现主要包括骨病（骨质疏松、骨软化症）、脂溶性维生素缺乏（维生素 A、维生素 D、维生素 E 和维生素 K 水平降低，可导致夜盲、骨量减少、神经系统损害和凝血酶原活动度降低等）及高脂血症（胆固醇和甘油三酯均可升高，通常表现为高密度脂蛋白胆固醇升高）。早期研究发现高脂血症似乎不会增加 PBC 患者的心血管疾病风险，但最近一项荟萃分析显示，PBC 患者罹患心、脑血管疾病的风险是健康对照的 1.57 倍，尤其是同时合并代谢综合征的患者，更应该警惕。

（五）肝硬化和门静脉高压相关的并发症

肝硬化和门静脉高压相关的并发症，如腹水、食管胃底静脉曲张破裂出血、肝性脑病等，常发生在疾病晚期。门静脉高压也可出现于疾病早期，甚至在肝硬化发生之前就可出现门静脉高压，其发病机制可能与肝门静脉末枝静脉闭塞消失所致的结节性再生性增生有关。另外，PBC 患者肝细胞癌的发生风险也会增加，尤其是男性或已发展为肝硬化的患者。

（六）PBC 可同时合并其他疾病

PBC 可同时合并其他疾病：①自身免疫病，如干燥综合征，自身免疫性甲状腺疾病、系统性硬化病、雷诺现象、系统性红斑狼疮、乳糜泻等。②合并肝外自身免疫病通常不会改变 PBC 患者对 UDCA 的生化应答、肝硬化发生率、原发性肝癌发生率以及生存率。

八、辅 助 检 查

（一）实验室检查

1. 血化学检查　以 ALP 和（或）GGT 明显升高为主要特征，可同时伴有 ALT 和 AST 的轻度至中度升高。随着疾病的进展，血清胆红素（主要是结合胆红素）水平可逐步升高，提示预后不良。

2. 免疫学检查

（1）抗线粒体抗体（AMA）：血清 AMA 是 PBC 诊断的特异性标志物，尤其是 AMA-M2 亚型，其诊断的敏感性和特异性高达 90%～95%。检测 AMA 有 5 种常见策略：间接免疫荧光法、免疫

印迹、酶免疫测定、Luminex 株试验和酶抑制试验，在临床实践中，间接免疫荧光法灵敏度最低，超过 15% 的间接免疫荧光法检测的血清 AMA 阴性对 MIT3 具有反应性，MIT3 是 3 种线粒体的组合抗原。值得注意的是，AMA 阳性可见于健康人群，也可见于其他疾病，包括各种肝内及肝外疾病，如自身免疫性肝炎（AIH）、系统性红斑狼疮、干燥综合征、慢性丙型肝炎、慢性细菌感染，以及急性肝衰竭患者等。

（2）抗核抗体（ANA）：除 AMA 外，大约 50% 的 PBC 患者中存在 ANA 阳性，在 AMA 阴性时成为诊断 PBC 的另一重要标志物。核膜型（以 gp210 和 p62 为靶点）和核点型（以包括 sp100 在内的多个蛋白质为靶点）是对 PBC 具有高度特异性的 ANA 亚型。荟萃分析表明，对于 AMA 阴性的 PBC，如抗 gp210、抗 sp100 诊断 PBC 的敏感性较低（分别为 23%、25%），但特异性高（＞95%，分别为 99%、97%）。在一项纳入了超过 4000 份受试血清的大型研究中发现，抗 gp210 和抗 sp100 同时阳性对于 PBC 诊断的阳性预测值为 100%。

（二）影像学检查

PBC 患者肝胆道影像学检查通常无特殊发现。影像学检查的目的主要是除外肝内、外胆道梗阻及肝占位等病变，临床筛选时一般首选超声检查。对于 AMA 阴性、短期内血清胆红素明显升高，以及超声检查发现可疑胆管狭窄或扩张的患者，需要进行磁共振胆胰管成像（magnetic resonance cholangiopancreatography，MRCP），甚至经内镜逆行胆胰管成像（endoscopic retrograde cholangiopancreatography，ERCP）。

非侵入性检查，如瞬时弹性成像（transient elastography，TE）或磁共振弹性成像（magnetic resonance elastography，MRE），可用于评估 PBC 患者的分期。TE 还可用于 PBC 进展的纵向评估。

（三）肝组织病理检查

PBC 的主要病理学表现是累及小叶间胆管（简称小胆管）的慢性非化脓性破坏性胆管炎。胆管周围淋巴细胞浸润且形成肉芽肿者称为旺炽性胆管病变，是 PBC 的特征性病变。当＞50% 的汇管区未见小动脉旁伴行小胆管时，即被定义为胆管减

少或消失。根据胆管损伤、炎症和纤维化程度，路

德维希（Ludwig）等将 PBC 分为 4 期（图 2-5-3）。

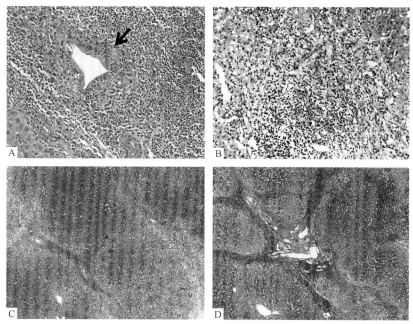

图 2-5-3　不同阶段 PBC 的典型组织学特征

A. Ⅰ期：慢性非化脓性破坏性胆管炎（箭头，HE 染色，200×）；B. Ⅱ期：肝门静脉周围坏死性的导管反应（HE 染色，200×）；C. Ⅲ期：多处肝门静脉纤维桥接融合（三色，40×）；D. Ⅳ期：胆汁性肝硬化伴结节形成（三色，40×）

Ⅰ期（胆管炎期）：炎症局限于汇管区，损伤的小胆管周围以淋巴、单核细胞浸润为主，还可见浆细胞、嗜酸性粒细胞及少数中性粒细胞，有的周围可见上皮样细胞团或非干酪性肉芽肿，呈具特征性的旺炽性胆管病变（florid duct lesion）。

Ⅱ期（汇管区周围炎期）：汇管区炎症可突破界板深入小叶内，同时汇管区周边带可见细胆管增生，形成胆管性界面炎。

Ⅲ期（进行性纤维化期）：部分纤维化扩大的汇管区之间以桥接纤维间隔相连。

Ⅳ期（肝硬化期）：汇管区之间的桥接纤维间隔分隔肝实质呈结节。

九、诊　　断

（一）PBC 的诊断

依据生物化学、影像学、组织学和免疫学结果进行综合评估，满足以下 3 条标准中的 2 条即可诊断。

1. 存在胆汁淤积的生化学证据，主要是 ALP 和 GGT 升高，且影像学检查排除肝内和肝外胆道梗阻。

2. AMA 阳性，或 AMA 阴性时其他 PBC 特异

性自身抗体（如抗 sp100、抗 gp210）阳性。

3. 组织学提示非化脓性破坏性胆管炎。

（二）不典型 PBC 的诊断

1. AMA 阴性 PBC　少部分 AMA/AMA-M2 阴性患者以 ALP、GGT 高为主，同时伴有 ALT、AST 轻度至中度升高，自身抗体检测提示 ANA 阳性，可伴有 IgG 正常或轻微升高，如不检测抗 gp210 抗体、抗 sp100 抗体，易被误诊为 AIH，但激素及免疫抑制药治疗无效或病情加重。如进一步检测 ANA 亚型，部分显示抗 gp210 抗体和（或）抗 sp100 抗体阳性，属于 AMA 阴性 PBC，所以对于 AMA 阴性、ANA 阳性、高度怀疑 PBC 的患者，需进一步检测抗 gp210 抗体、抗 sp100 抗体。在应用间接免疫荧光法检测时，ANA 核型也可作为参考，抗 gp210 抗体阳性多表现为核膜型，抗 sp100 抗体多表现为核点型。我国 2021 年 PBC 指南中总结 AMA 阴性 PBC 患者具有如下特点：易合并肝外自身免疫病；瘙痒以及社交/情绪相关量表评分更差；抗 gp210 抗体和抗 sp100 抗体阳性率更高；IgM 水平更低；组织学上可能有汇管区周围胆管损伤更重。国外文献报道 PBC 患者中 5%~10% 为 AMA 阴性，我国报道约为 15%。

2. PBC-AIH 重叠综合征 是指同时具有 PBC 和 AIH 两种疾病主要特征的疾病，既有胆汁淤积的表现，还有明显肝细胞损伤的实验室表现，易被误诊。目前国际上仍缺乏统一的诊断标准。最常用的"巴黎标准"要求符合 PBC 和 AIH 三项诊断标准中的各两项（同时或者相继出现），即可作出诊断。PBC 诊断标准包括：①血清 ALP≥2×ULN 或者血清 GGT≥5×ULN；②血清 AMA/AMA-M2 阳性；③肝脏组织学表现为汇管区胆管损伤。AIH 诊断标准包括：①血清 ALT≥5×ULN；②血清 IgG≥2×ULN 或者血清抗平滑肌抗体（anti-smooth muscle antibody，ASMA）阳性；③肝脏组织学提示中重度淋巴、浆细胞浸润为主的炎症坏死性界面炎。这里有几点说明：①国际自身免疫性肝炎小组（IAIHG）等不推荐使用 IAIHG 发表的 AIH 修订评分系统及简化评分来诊断 PBC-AIH 重叠综合征；②巴黎标准中的 AIH 诊断标准中自身抗体包括 ASMA，不包括 ANA，因其亚型可能是抗 gp210 抗体、抗 sp100 抗体，但如果检测到 AIH 较特异的 SLA/LP 阳性，也需考虑 AIH 可能；③我国 2021 年 PBC 指南推荐的 PBC-AIH 重叠综合征诊断标准中，将巴黎中标准的 IgG≥2×ULN，降至 IgG≥1.3×ULN，但强调其中肝组织活检存在中重度淋巴细胞、浆细胞性界面炎，是诊断重叠综合征的必备条件。

3. 男性 PBC 典型 PBC 多见于中老年女性，男:女为 1:9，男性 PBC 与诊断较晚、更快疾病进展、对 UDCA 治疗的生化反应较差及患 HCC 的风险有关。近年来文献报道，男性 PBC 比例较前增加。我国两项大样本量研究均报道，女性与男性的比例为（6.2~6.9）:1。我国的一项研究以及加拿大的一项研究均提示，男性的预后较女性更差。因此，男性患者的早期诊断更需引起高度的关注和重视，男性肝功异常，以及无其他原因解释的 GGT、ALP 升高患者，须除外 PBC 的可能，从而使男性 PBC 患者得到早期发现，及时治疗。

4. AMA 阳性且 ALP 正常 1986 年，米钦森（Mitchinson）等报道了 ALP 水平正常的患者 PBC 的组织学特征，这些患者在研究非肝脏相关疾病时偶然发现 AMA 阳性，在 AMA 阳性但 ALP 水平正常的患者中，80% 以上有 AMA 相关经典 PBC 组织学特征。2019 年我国学者报道了 67 例 AMA 阳性但 ALP 水平正常的患者，其中 82% 符合 PBC 肝组织学特征，但部分患者存在 GGT 升高。2021 年瑞士学者报道，在 AMA 阳性但 ALP 水平正常的 30 名患者中，典型的、与 PBC 肝组织学一致及提示 PBC 组织学特征的占 80%，其中有 14 例治疗前 GGT 升高。故除 ALP 外，GGT 也是胆汁淤积的指标，但须除外其他引起升高的原因。所以 AMA 阳性，GGT 可能早于 ALP 升高，故对 GGT 升高患者，排除饮酒、药物、脂肪肝后也需考虑早期 PBC。我国 2021 年 PBC 指南推荐意见：对于有慢性肝损伤临床证据、IgM 升高、GGT 升高者，可考虑行肝组织活检，明确是否存在 PBC，仅 AMA 或 AMA-M2 阳性，但肝脏生化（特别是 ALP、GGT）正常，且无其他慢性肝损伤证据者，尚无法诊断为 PBC，应每年随访胆汁淤积的生化指标。

5. PBC 患者短期内黄疸快速上升 PBC 患者进入第 4 阶段是可能有病情进展的加速期，胆红素快速上升，出现各种相关并发症；如患者治疗后病情稳定，突然出现黄疸快速上升，需除外合并药物性肝损伤、合并病毒性肝炎、饮酒、服用保健品。笔者团队曾对此作出相关报道，在解除或控制病因后，肝功能恢复。故对于肝功能稳定的 PBC 患者如出现短期内肝损伤急性加重，在排除重叠综合征后，需考虑上述因素的可能，避免肝移植。

6. 非硬化性门静脉高压 PBC 典型 PBC 患者后期至肝硬化时可出现黄疸、门静脉高压，但一些患者未出现黄疸就出现门静脉高压、食道-胃底静脉曲张。文献报道抗着丝点抗体阳性是门静脉高压发展的一个重要危险因素。对于抗着丝点抗体阳性患者需注意门静脉高压的相关检查，早期发现，早期预防。笔者团队研究了 964 例 PBC 患者，抗着丝点抗体阳性率为 26.6%，首诊时虽消化道出血率明显高于阴性患者，但临床指标（AST、TBil、GGT、WBC、PLT、IgG）低于阴性患者。

十、鉴 别 诊 断

PBC 的鉴别应包括其他各种病因所致的肝外或肝内胆汁淤积。结石、炎性狭窄或肿瘤等引起的肝外胆汁淤积，一般经超声、CT、MRI 等影像检查即可发现。

肝内胆汁淤积的病因繁多，需依靠病史、体

检、生化、免疫、影像及病理等手段综合判断，需要与主要累及肝细胞的疾病（如酒精性肝病、药物性肝损伤等）、主要累及胆管的疾病（如小胆管型原发性硬化性胆管炎、IgG4 相关性胆管炎、成人特发性胆管减少症等）、主要累及血管的疾病（如肝窦阻塞综合征、布-加综合征等），以及与结节病、朗格汉斯细胞组织细胞增生症及肝淀粉样变性等疾病相鉴别。

十一、现代医学治疗

（一）治疗目标

PBC 的总体治疗目标是获得 UDCA 应答、预防肝病的终末期并发症和处理相关症状，进而提高患者的生存期和生活质量。

（二）治疗药物

1. 一线药物　UDCA 是治疗 PBC 的一线药物，多项随机对照试验和荟萃分析证明，UDCA [13～15mg/(kg·d)] 可以改善 PBC 患者的血清生化学指标，减缓疾病进程，提高患者的无肝移植生存期。研究表明，小剂量 UDCA [≤10mg/(kg·d)] 对 PBC 疗效较差，因此在治疗过程中需动态评估患者的体重，及时调整 UDCA 的治疗剂量。大剂量 UDCA [28～32mg/(kg·d)] 似乎也不能使标准剂量应答不佳的患者受益。因此，多个指南均推荐 UDCA 13～15mg/(kg·d) 用于 PBC 的治疗，可分次或一次顿服，需长期服药。如同时应用考来烯胺，两者应间隔 4～6h。UDCA 安全性好、不良反应少，主要包括腹泻、胃肠胀气、体重增加及瘙痒加重等副作用，通常不需要停药。极少数患者会出现过敏以及不能耐受药物副作用。

2. 二线药物　对于一线治疗 UDCA 生化应答不佳的患者长期预后差，生存率低，需考虑二线治疗。目前主要包括奥贝胆酸、贝特类药物及布地奈德。国际上有多种评价 UDCA 治疗后生物化学应答的标准（表 2-5-3）。尽管对于 UDCA 生化应答的标准没有严格统一的定义，但国际专家共识认为 ALP 和总胆红素是评估生化应答最重要的两个指标。Paris Ⅰ 和 Paris Ⅱ 标准分别是评估晚期 PBC（Ⅲ～Ⅳ期）和早期 PBC（Ⅰ～Ⅱ期）患者生化应答的有效指标，在临床中被广泛应用。此外，多项药物临床研究表明，采用 ALP≥1.67ULN 可作为

生化应答不佳的重要标准。值得注意的是，尽管绝大多数模型都以 UDCA 治疗 1 年作为评估生化应答的时间点，但有研究显示在 6 个月时评估生化应答具有与 12 个月相似的预测效能。

表 2-5-3　原发性胆汁性胆管炎的生化应答标准

UDCA 应答标准	时间	定义
巴塞罗那标准	12 个月	ALP 下降 40% 或恢复正常
巴黎 Ⅰ 标准	12 个月	ALP<3×ULN、AST<2×ULN 和胆红素<1mg/dL
巴黎 Ⅱ 标准	12 个月	ALP<1.5×ULN、AST<1.5×ULN 和胆红素<1mg/dL
多伦多标准	24 个月	ALP<1.67×ULN
鹿特丹标准	12 个月	胆红素、白蛋白正常
风险评分系统		
UK-PBC 评分	12 个月	基线白蛋白、血小板；UDCA 治疗 1 年后的胆红素、ALP、ALT 或 AST；预测 5 年、10 年、15 年生存率良好及对 UDCA 的应答欠佳
PBC Globe 评分	12 个月	基线年龄及 UDCA 治疗 1 年后的胆红素、ALP、白蛋白、血小板；预测 3 年、5 年、10 年生存率良好及对 UDCA 的应答欠佳

ALP. 碱性磷酸酶；UDCA. 熊去氧胆酸；ULN. 正常值上限；AST. 天冬氨酸转氨酶；HCC. 肝细胞癌；ALT. 丙氨酸转氨酶

（1）奥贝胆酸：奥贝胆酸（OCA）是目前唯一被欧美国家批准治疗 PBC 的二线药物。OCA 是一种半合成的疏水性胆汁酸类似物，对法尼醇 X 受体（FXR）具有高度选择性，通过激活 FXR 后可抑制胆酸合成的限速酶基因的表达进而抑制胆汁酸的合成，并促进胆汁酸的代谢、转化。此外，FXR 信号还可影响炎症、代谢调节和肝纤维化。

OCA 可以改善对 UDCA 生化应答欠佳 PBC 患者的生化指标及组织学进展。在最近的 Ⅲ 期开放研究以及另一项随机、双盲 Ⅲ 期临床试验也证实 OCA 可以显著降低 UDCA 不耐受或应答欠佳 PBC 患者的 ALP、总胆红素、结合胆红素，以及 GLOBE 和 UK-PBC 评分。除了改善生化指标外，Ⅲ 期 POISE 试验的亚组分析显示，OCA 治疗 3 年后，17 例 PBC 患者肝纤维化分期、细胆管反应、胆管缺失等病理特征获得了改善或保持了稳定。

OCA 的主要副作用为瘙痒和乏力，Ⅲ 期 POISE 试验中瘙痒发生率为 77%，乏力的发生率为 33%，其他的副作用包括鼻咽炎、尿路感染、头痛、过敏、腹泻等。瘙痒的发生呈剂量依赖性。

此外，高密度胆固醇的降低是 OCA 治疗的另一突出表现，但高密度胆固醇的降低是否会增加心血管事件的风险仍有争议。

需要警惕的是，OCA 会增加代偿期肝硬化患者失代偿事件的发生。由于多个病例报道显示 OCA 可导致严重的肝脏失代偿事件发生，因此美国食品药物管理局对 OCA 发出新的警告，限制其在失代偿期肝硬化患者（出现肝性脑病、腹水、食管胃底静脉曲张等失代偿事件或持续性血小板减少）中使用。总之，OCA 在肝硬化患者中的长期安全性和有效性证据有限，仍需进一步评估。不建议用于失代偿期肝硬化患者，对早期肝硬化患者在使用过程中需严密监测疾病相关的副作用。

（2）贝特类药物：贝特类药物（非诺贝特、苯扎贝特）可通过氧化物酶体增殖物激活受体（PPAR）途径下调胆汁酸生成，被用于对 UDCA 生化应答欠佳的 PBC 患者的治疗。最近的一项荟萃分析显示，UDCA 联合非诺贝特与 UDCA 单药治疗相比，更能改善患者 ALP、GGT、IgM 及甘油三酯的水平，但对皮肤瘙痒及 ALT 水平的改善无统计学意义。但是非诺贝特是否能改善 PBC 患者的长期预后尚不清楚。

苯扎贝特同样可以改善对 UDCA 生化应答欠佳患者的生化指标。最近多中心、随机、安慰剂对照Ⅲ期试验进一步证实，与 UDCA 联合安慰剂相比，UDCA 联合苯扎贝特可改善 UDCA 生化应答欠佳患者的生化指标。此外，苯扎贝特还能改善患者的长期预后。日本的一项大型回顾性队列研究发现，长期苯扎贝特治疗可显著改善 UDCA 生化应答欠佳 PBC 患者（ALP≥1.67×ULN）的全因和肝脏相关死亡率或肝移植的风险。另外，苯扎贝特也可改善 PBC 患者的瘙痒症状。一项Ⅲ期临床试验发现，在苯扎贝特治疗 21d 后，55% 的中重度瘙痒 PBC 患者的瘙痒强度（VAS）评分降低了 50%以上。

需要注意的是，贝特类药物也有一定的副作用。血清转氨酶和血肌酐升高是最常见的不良事件。也有患者因为腹痛和肌痛而停止治疗，因此在贝特类药物应用过程中需警惕肌痛及潜在肝、肾毒性等可能。

（3）布地奈德：布地奈德是第二代糖皮质激素，在肝脏内具有较高的首过消除效应，比传统的糖皮质激素具有更少的全身副作用。布地奈德可通过糖皮质激素受体/孕烷 X 受体（PXR）途径参与胆汁酸的合成、转运和代谢。

两项多中心前瞻性随机研究显示，与 UDCA 单药治疗相比，布地奈德（6~9mg/d）联合 UDCA［15mg/(kg·d)］能更好地改善 PBC 患者的生化指标和组织学进展。另一项小规模随机临床试验发现，布地奈德（9mg/d）联合 UDCA［12~16mg/(kg·d)］可以改善患者的生化指标，但组织学改善并不明显。布地奈德是否能够改善病死率及肝移植率仍不清楚，尚需进一步研究。

晚期 PBC 患者中布地奈德的血药浓度显著升高，可导致严重不良反应，如肝门静脉血栓等，因此不推荐布地奈德用于肝硬化或门静脉高压的患者。

（三）肝移植

PBC 进展至肝硬化失代偿期（腹水、食管胃底静脉曲张破裂出血或肝性脑病），且终末期肝病模型（model for end-stage liver disease，MELD）评分>15分，或 Mayo 风险评分>7.8 分，可考虑行肝移植。另外，严重的顽固性瘙痒是肝移植的特殊指征。

PBC 患者肝移植后长期生存率高，但是存在复发风险，移植后 5 年、10 年和 15 年的 PBC 复发风险分别为 22%、21%~37% 和 40%。肝移植术后 AMA 仍可持续阳性，因此不能作为 PBC 复发的诊断依据。PBC 复发的诊断主要依赖组织学特征和生化学异常。肝移植后复发的危险因素包括肝移植时患者年龄较小、术后应用他克莫司以及出现胆汁淤积等。肝移植术后 PBC 复发可降低移植物和患者的生存率，预防性使用 UDCA 可安全、有效地预防 PBC 复发。

（四）症状和伴发症的治疗

1. 疲劳 目前尚无治疗疲劳的有效方法。肝移植可显著降低 PBC 患者的疲劳评分。对于疲劳的患者需鉴别是否存在其他引起乏力的病因，如贫血、肝外自身免疫病、睡眠障碍和抑郁症等，并进行针对治疗。

2. 瘙痒 PBC 患者在疾病病程中出现瘙痒，对生活质量可产生显著影响。目前治疗瘙痒的药物主要包括考来希胺（消胆胺）、利福平、阿片类受体等，顽固性瘙痒也是肝移植的特殊适应证。胆汁酸螯合剂考来希胺是治疗瘙痒的一线药物，推荐剂量为4～16g/d，然而，患者耐受性差，可出现恶心、腹胀、便秘等副作用。此外，考来希胺会干扰其他药物的吸收，因此和其他药物之间需要间隔4～6h服用。

如果患者不能耐受考来希胺，可试用二线药物利福平。荟萃分析结果表明利福平能有效缓解胆汁淤积引起的瘙痒。利福平的推荐剂量为每次150mg，每日2次，对于无反应的患者，剂量可增加至600mg/d。利福平可能导致严重的肝损伤、溶血性贫血和肾损伤，并与其他药物有相互作用。因此，我国学者的使用经验是小剂量利福平100～300mg/d，在使用过程中需监测利福平的副作用。

由于5-羟色胺系统可能参与瘙痒的发生，因此，昂丹司琼和舍曲林也被用于治疗瘙痒。有研究发现舍曲林和利福平在改善瘙痒方面并无明显差异，但舍曲林对肝酶影响较小，临床安全性更好。

3. 眼干、口干 对于合并干眼症的患者应首选人工泪液。环孢霉素眼膏或利福舒特眼膏适用于治疗单纯人工泪液无效的患者，被眼科医师广泛使用。口干和吞咽困难患者可尝试非处方的唾液替代品，如保湿漱口水、口腔喷雾剂等。如仍有症状者可使用拟胆碱药物，如毛果芸香碱或西维美林增加液体分泌。随机临床试验已证实拟胆碱药物可缓解口干、眼干症状，但可能会出现恶心、出汗、潮红、尿频、头晕或腹泻等副作用。

4. 骨质疏松 代谢性骨病是PBC患者常见的并发症，主要包括骨量减少和骨质疏松。研究发现PBC患者骨质疏松的患病率为20%～45%，其中肝移植、绝经后患者患病率更高。目前关于PBC患者骨质疏松的治疗策略多来源于绝经后骨质疏松症的研究，双膦酸盐、维生素D和钙补充剂可用于PBC患者骨质疏松的治疗。

维生素D缺乏可加速PBC患者骨质疏松的进程。PBC患者普遍存在维生素D缺乏，尤其是在病情较严重且对UDCA治疗应答不佳的患者中。对维生素D缺乏的PBC患者建议补充维生素D，使血清活性维生素D水平达到30ng/ml以上。对于50岁以上人群，建议在饮食中摄入足够的钙（800～1000mg/d）；对于接受骨保护治疗的患者，通常建议每日分别补充500～1200mg钙和

400～800IU的维生素D。另外，维生素D用于骨质疏松预防治疗时，推荐800～1200IU/d。一项为期3年的维生素D、钙剂和降钙素研究发现，与未接受治疗的对照组相比，接受治疗的PBC患者骨密度损失显著减少。

双膦酸盐在PBC患者中的疗效仍有争议。最近的一项关于阿仑膦酸盐（第三代双膦酸盐）为期2年的随机对照研究显示，阿仑膦酸盐每周70mg或伊班膦酸盐每月150mg可显著增加PBC患者的腰椎骨密度，同时显示出良好的安全性。另外，由于双膦酸盐可能导致静脉曲张出血、胃食管反应和心房颤动等副作用，因此，在食管静脉曲张患者中须谨慎使用并应监测其出血风险。

十二、预　　后

目前PBC患者的整体预后良好，国内报道经UDCA治疗后的PBC患者5年、10年无肝移植生存率分别为78.0%～86.7%，71.1%～74.3%；5年HCC发生率约为1.62%；5年失代偿发生率为3.81%～4.31%。已出现肝硬化的PBC患者预后明显较无肝硬化的患者差，代偿期及失代偿期患者5年无肝移植生存率分别为77.1%和35.9%。

目前，GLOBE和UK-PBC评分均已在包括中国在内多个国家的人群中被验证，并认为其预测效能优于其他模型，但GLOBE（www.globalpbc.com/globe）和UK-PBC评分（www.uk-pbc.com）计算复杂，仅能在相关网页中进行计算。

十三、管理与护理

（一）食物应用

患者经常询问使用或避免的特定食物，目前尚没有基于临床证据的具体建议，建议避免应用未煮熟的海鲜或未经巴氏杀菌的牛奶；对于肥胖和可能叠加脂肪性肝炎的患者，需保持正常（理想）体重；避免饮酒和吸烟，以改善不良结局。

（二）激素替代和妊娠

雌激素会促进胆汁淤积，因此口服避孕药和雌激素补充剂可能会引起或加重瘙痒。在妊娠期间甚至在妊娠早期，瘙痒就可能加重，而PBC患者在分娩后可能无法完全缓解。关于PBC患者的生育能力或婴儿结局的数据有限。与所有其他妊娠的

肝硬化妇女一样，建议在母亲的血容量明显增加后，在妊娠中期检查静脉曲张。在妊娠期使用受体阻滞药进行治疗是安全的。

十四、筛查及随访

（一）筛查

PBC 患者（确定诊断后）家庭成员一级亲属筛查发病的风险增加，主要累及一级女性亲属，最常见者为姐妹和母女。PBC 患者一级亲属 AMA 阳性率高达 13.1%，其中姐妹的阳性率高达 20.7%，母子、兄弟、姐弟、兄妹间的共同患病也有报道。尽管筛查 PBC 患者一级亲属的证据尚不充足，但建议对 30 岁以上的 PBC 一级女性亲属筛查 AMA 和 ALP，对结果异常者进行进一步检查，以确定是否能够诊断为 PBC，并决定是否给予相应的治疗或长期随访。

（二）长期随访

PBC 患者需长期服用 UDCA 治疗，开始治疗后建议每 3～6 个月监测 1 次肝脏生化指标，以评估生化应答情况，并发现少数在疾病进程中有可能发展为 PBC-AIH 重叠综合征的患者。对于肝硬化以及男性患者，建议每 6 个月行肝脏超声及 AFP 检查 1 次，以监测肝细胞癌。建议所有患者每年筛查甲状腺功能。对于肝硬化患者应行胃镜检查，以明确有无食管胃静脉曲张，并根据胃镜结果及患者肝功能情况，每 1～3 年复查胃镜 1 次。根据患者基线骨密度及胆汁淤积的严重程度，建议每 2～3 年评估骨密度 1 次。对于黄疸患者，如有条件可每年筛查脂溶性维生素水平。

十五、小　　结

PBC 已被改名为原发性胆汁性胆管炎，随着对其认识及检测水平的提高，患者发病早期即可被诊断，甚至在临床前期被发现。PBC 既往报道男：女为 1：9，近年来报道显示男性患者比例逐渐增加，故以胆汁淤积表现为主的男性患者需注意排除 PBC。

PBC 患者出现胆红素升高时，预示预后差，但是对于胆红素短期快速升高者，需除外合并其他疾病。

（刘燕敏　廖慧钰）

参 考 文 献

中华医学会肝病学分会, 2022. 原发性胆汁性胆管炎的诊断和治疗指南 (2021). 临床肝胆病杂志, 38(1): 35-41.

European Association for the Study of the Liver, 2017. EASL Clinical Practice Guidelines: The diagnosis and management of patients with primary biliary cholangitis. Journal of Hepatology, 67(1): 145-172.

Keith D, Lindor, Christopher L, et al, 2019. Primary biliary cholangitis: 2018 practice guidance from the American association for the study of liver diseases. Hepatology (Baltimore, Md.), 69(1): 394-419.

第三节　原发性硬化性胆管炎

内容提要

一、定义

二、分类

三、流行病学及发病率

四、病因

五、发病机制

六、自然转归

七、临床表现

八、辅助检查

九、诊断与鉴别诊断

十、合并症和并发症

十一、现代医学治疗

十二、预后

十三、管理与护理

十四、小结

一、定　　义

原发性硬化性胆管炎（primary sclerosing cholangitis，PSC）是一种免疫介导的慢性肝病，其特征为肝外和（或）肝内胆管的炎症、纤维化和破坏，导致胆汁淤积、胆管狭窄和肝纤维化，进而可能发展为肝硬化、门静脉高压和肝失代偿。小胆管型 PSC 是指具有胆汁淤积生化表现和典型 PSC 组织学改变，但胆道成像无明显异常发现。PSC 与炎症性肠病（inflammatory bowel disease，IBD）密切相关。

二、分　　类

依据胆管受损的部位可将 PSC 分为以下类型。

（一）大胆管型

损伤肝外胆管和（或）肝内较大胆管，约占

PSC 患者的 90%。

（二）小胆管型

损伤较小胆管，胆管影像学无异常发现，少数患者可发展为大胆管型 PSC。

（三）全胆管型

肝内、外大小胆管均受损伤。

三、流行病学及发病率

PSC 的患病率和发病率存在区域差异性。最早 PSC 的流行病学资料来源于北美（1976~2000 年），发病率为 0.9/10 万~1.3/10 万，其中女性 0.54/10 万，男性 1.25/10 万。2019 年英国胃肠病学会（BSG）报道北欧的 PSC 发病率与北美比较接近，为 0.91/10 万~1.3/10 万，小胆管型 PSC 发病率约为 0.15/10 万。近年来的数据显示，北欧和北美的 PSC 患病率达 3.85/10 万~16.2/10 万，有逐年增高的趋势。亚洲的流行病学资料来源于新加坡和日本，分别报道 PSC 患病率为 1.3/10 万、0.95/10 万，低于欧洲和北美国家。PSC 好发于男性，约占患病人数的 2/3，平均确诊年龄为 20~57 岁，发病年龄呈双峰性，两个发病高峰分别为 15 岁和 35 岁左右。我国尚缺乏 PSC 的流行病学资料。

四、病　因

PSC 是一种进展性胆道疾病，与炎症性肠病（IBD）密切相关，遗传与疾病风险存在相关性，肝门静脉慢性炎症的存在与 IBD 的强烈相关性表明 PSC 是一种免疫介导的疾病，其中胆管上皮细胞是一个关键的靶点细胞，然而，还没有检测到确定可靠的自身抗体，也没有对免疫抑制的显著反应。迄今为止，全基因组研究已经发现 PSC-IBD 的易感位点，其中大多数先前已被报道为其他免疫介导疾病的危险因素。最强的关联存在于人类白细胞抗原复合物中，并表明疾病特异性抗原驱动致病性免疫反应。遗传决定因素对 PSC-IBD 总疾病风险的影响不超过 10%，明确强调了环境因素对最终疾病易感性的主导作用。

五、发病机制

PSC 的发病机制尚不明确，目前认为 PSC 是遗传、环境、免疫、胆汁酸代谢及肠道菌群等因素共同参与所致。PSC 具有遗传易感性，目前已经确定了超过 20 个 PSC 遗传易感位点，但是遗传因素对 PSC 发病的影响不超过 10%，环境因素的影响则超过 50%；肠-肝轴的交互作用在 PSC 发病中也发挥作用，其中肠黏膜屏障障碍、菌群失调、免疫交互作用等参与了 PSC 发病；胆汁酸稳态失衡、胆管黏膜屏障受损、反应性胆管细胞激活等是胆管损伤的病理生理基础；免疫紊乱也是 PSC 的发病机制之一；以上多种因素导致胆管慢性炎症、纤维化，肝脏星状细胞、肌纤维母细胞激活，并与胆管细胞交互作用进一步加重胆管损伤和肝脏纤维化；胆管长期慢性炎症可导致胆管狭窄、肝内胆汁淤积、肝脏纤维化、肝硬化，甚至胆管癌。

六、自然转归

PSC 的自然病史、性别、发病年龄、是否合并 IBD、胆管累及部位等都可能影响患者的疾病进程。与成人 PSC 相比，儿童 PSC 患者进展更慢，10 年生存率也高于成人。PSC 患者的临床进程异质性很高，一些患者很快进展至肝硬化等终末期肝病，而有些患者的疾病状态则长期保持稳定。PSC 患者可最终发展为肝硬化，出现门静脉高压、腹水、食管胃底静脉曲张和肝衰竭。PSC 患者从诊断到死亡或肝移植的平均时间为 10~22 年，主要死亡原因为胆管癌、肝衰竭、静脉曲张出血、肝移植并发症和结肠癌。小胆管 PSC 患者的预后较好，发生胆管癌的风险非常低，但随着时间的推移，少数（23%）患者会出现典型 PSC 的胆管造影特征。大型回顾性研究表明，PSC 和克罗恩病患者的预后优于合并溃疡性结肠炎患者。近年来国际 PSC 研究组（IPSCSG）对 7121 名患者进行的队列研究中，其中 2616 名患者进展为肝移植或死亡（中位数为 14.5 年），721 例发展为肝胰胆管恶性肿瘤，主要为 CCA（$n=594$）每年每 100 名患者发病率分别为 5.4 和 1.4，在这些患者中，65.5% 为男性，89.8% 患有典型大导管疾病，70.0% 患有 IBD。

七、临床表现

PSC 的临床表现多样，早期多无症状，部分患者体检或因 IBD 进行肝功能筛查时诊断 PSC。约 50% 的患者表现为右上腹疼痛、黄疸、瘙痒、乏力、发热和体重下降。黄疸呈波动性、反复发作，可伴有中低热或高热及寒战。

PSC 患者可有以下几种临床表现：①无症状，仅在体检时偶然发现 ALP/GGT 升高等肝脏生化学异常。②IBD 患者经肝功能筛查发现 ALP 升高。③由胆汁淤积引起的黄疸、皮肤瘙痒等。④进展期肝病、肝硬化所致症状，可出现门静脉高压，引起静脉曲张出血、腹水等。⑤反复发作的胆管炎：表现为发热、右上腹痛、黄疸等。⑥肝衰竭：表现为进行性黄疸加重及凝血功能障碍。⑦癌变：PSC 患者胆管癌最常见，发生胆管癌的 PSC 患者肝功能迅速恶化、黄疸加重，可伴有体重减轻。PSC 合并溃疡性结肠炎患者的结、直肠肿瘤风险增加，以右半结肠癌多见，患者可出现体重减轻、部分肠梗阻等症状。⑧其他：PSC 可并发脂溶性维生素缺乏症、代谢性骨病等，还可伴有与免疫相关的疾病，如甲状腺炎、红斑狼疮、风湿性关节炎等。

八、辅 助 检 查

（一）实验室检查

1. 血清生化学　PSC 的血清生化异常主要表现为胆汁淤积型改变，通常伴有 ALP、GGT 升高，ALP 升高是诊断的敏感指标，但无特异性。对于骨生长中的青少年患者，需血清 GGT 辅助诊断。最近的回顾性研究数据支持使用 ALP 下降［正常或＜正常上限（ULN）的 1.5 倍］作为改善 PSC 患者预后的分层指标，独立于所使用的治疗方式。血清胆红素升高，提示疾病进展或预后不良。血清丙氨酸转氨酶正常，部分患者也可升高 2～3 倍。疾病晚期可出现低蛋白血症及凝血功能异常。ALT 显著升高者需鉴别是否重叠自身免疫性肝炎、并发急性胆管梗阻或药物性肝炎等可能。

2. 免疫学检查　PSC 缺乏特异性的自身抗体。部分患者血清中可检测出多种自身抗体，包括抗核抗体（ANA）、抗中性粒细胞胞浆抗体（pANCA）、抗平滑肌抗体（抗 SMA）、抗内皮细胞抗体、抗磷脂抗体等，但上述抗体一般为低滴度阳性，对 PSC 诊断无特异性。部分患者可出现高 γ 球蛋白血症，约 50% 伴免疫球蛋白 IgG 或 IgM 水平轻至中度升高。

（二）影像学检查

PSC 典型的影像学表现为肝内外胆管多灶性、短阶段性、环状狭窄，胆管壁僵硬缺乏弹性、似铅管样，狭窄上端的胆管可扩张呈串珠样表现，进展期患者可显示长段狭窄和胆管囊状或憩室样扩张，当肝内胆管广泛受累时可表现为枯树枝样改变。

1. 腹部超声　腹部超声是用于对 PSC 疾病初步筛查的常规手段，其可显示肝内散在片状强回声及胆总管管壁厚度、胆管局部不规则狭窄等变化，并可显示胆囊壁增厚程度、胆汁淤积及胆管扩张情况。腹部超声结合病史可协助肝内外胆管结石、胆管癌、继发性胆管炎及术后胆管狭窄等疾病与 PSC 的鉴别。超声可用于检测和监测胆囊息肉和识别发展中的门静脉高压。

2. 腹部 CT　腹部 CT 不是 PSC 诊断的常规手段。PSC 患者腹部 CT 可出现胆管扩张、胆管内占位、脾大、肝门静脉增宽、静脉曲张等门静脉高压的表现以及腹腔淋巴结肿大，CT 主要用于疑似 CCA 患者的诊断和分期。

3. 磁共振胆胰管成像（MRCP）　已成为 PSC 诊断的首选非侵入性影像学检查方法，准确性与 ERCP 相当，敏感性和特异性分别为 80%～100%、89%～100%。MRCP 可提供肝实质、静脉曲张、肝癌和淋巴结等信息，但其对小胆管型 PSC 或早期疾病的诊断敏感性降低。

4. 经内镜逆行胆胰管成像（ERCP）　ERCP 既往被认为是诊断 PSC 的"金标准"，但可能导致严重并发症，如胰腺炎、胆管炎、穿孔、出血等。在临床及生化诊断证据存在时诊断性 MRCP 对 PSC 的诊断具有非常高的特异性。因此，除非需要治疗或取样，否则不需要行诊断性 ERCP。

存在以下情况可考虑行 ERCP：①MRCP 和肝脏活检组织检查仍疑诊 PSC 或存在 MRCP 禁忌证时；②在 MRCP 检查后怀疑存在显性狭窄且其存在的症状可能在内镜治疗后好转的 PSC 患者，建议行 ERCP 和胆管取样（细胞刷检、胆道活组织检查）+内镜治疗；③疑似胆管癌的 PSC 患者，应考虑 ERCP 和胆管取样（细胞刷检、胆道活组织检查）。

（三）肝脏病理学

PSC 大体病理上可见肝外胆管管壁增厚，管腔狭窄。组织学上 PSC 表现为胆道系统的纤维化改变，可累及整个肝内外胆道系统，少数仅累及肝内或肝外胆道系统，后期肝实质细胞可受损。极少数 PSC 患者病变只累及肝内小胆管，胆道成像无明显异常发现，此类患者被称为小胆管型 PSC，表现为肝内胆管周围纤维组织围绕小胆管呈同心圆样排列的"洋葱皮样"改变，是小胆管 PSC 的典型病理学改变。由于肝脏穿刺仅能获取周边的肝小叶组织，当 PSC 无肝内小胆管累及时，PSC 患者肝组织学结构可表现为正常肝组织或者非特性的肝内胆汁淤积的组织学改变，因此对具有典型临床和影像学特征的 PSC 患者，诊断不需肝脏组织活检，除非需要除外合并其他疾病。

PSC 在病理组织学上可分为 4 期，分别为 Ⅰ期（即门静脉期）、Ⅱ期（即门静脉周围期）、Ⅲ期（即纤维间隔形成期）及Ⅳ期（即肝硬化期）。利用肝脏活组织检查可以对 PSC 患者进行分期，也可以进行肝脏炎症和纤维化评分。

感染、缺血、中毒、肿瘤、遗传性肝病、手术等导致的继发性硬化性胆管炎的影像学和生化学与 PSC 类似，对不能确诊的患者，肝脏活检有助于鉴别。

九、诊断与鉴别诊断

2021 年国际 PSC 研究小组的 PSC 共识意见中分别制定了大胆管型 PSC 和小胆管型 PSC 的诊断标准。

（一）我国 2021 年 PSC 诊断与治疗指南推荐的诊断标准

1. 大胆管型 PSC 诊断标准

（1）胆道成像具备 PSC 典型特征。

（2）以下标准至少满足一条：①胆汁淤积的临床表现及生物化学改变（成人 ALP 升高、儿童 GGT 升高）；② IBD 临床或组织学证据；③典型 PSC 肝脏组织学改变。

（3）除外其他因素引起的继发性硬化性胆管炎。

对于胆道成像无 PSC 典型表现，如果满足以上标准第 2 条中两条以上或仅有 PSC 典型胆道影像学特征可疑诊 PSC。

2. 小胆管型 PSC 诊断标准

（1）近期胆道影像学无明显异常改变。

（2）典型 PSC 肝脏组织病理学改变。

（3）除外其他因素所致的胆汁淤积。

如果患者胆道影像学无异常，但肝脏组织病理学具有 PSC 特点但不典型时，若患者同时存在 IBD 临床或组织学证据及胆汁淤积的生物化学证据时，也可诊断小胆管型 PSC。

（二）鉴别诊断

PSC 主要与继发性硬化性胆管炎进行鉴别诊断。

十、合并症和并发症

（一）炎症性肠病（IBD）

PSC 与 IBD 的相关性已经被公认，研究报道的 PSC 患者 IBD 的共患率差异很大，报道范围为 12%～70%，与地区、年龄相关。一般情况下，IBD 的临床表现先于 PSC 出现，但越来越多的患者在 PSC 诊断后才发现同时患有 IBD。与单纯的 IBD 相比，PSC-IBD 患者常无明显症状或症状轻微，结肠黏膜内镜下表现可为正常，但是肠黏膜活组织检查常可发现显微性结肠炎。因此，结肠镜下各部位多点活检对于 PSC 患者的 IBD 筛查具有重要意义。与单纯 IBD 患者相比，PSC-IBD 共患者结肠癌风险显著升高。大样本的回顾性研究显示 PSC-IBD 患者肝胆系统肿瘤、肝移植及死亡风险也显著升高。研究证实定期进行结直肠癌筛查可以改善 PSC-IBD 患者的临床结局。

（二）急性细菌性胆管炎

细菌性胆管炎是 PSC 的一个重要和常见的并发症，通常发生在高度胆管狭窄的患者中，因此，急性细菌性胆管炎发作应作 MRCP 以评估潜在胆管狭窄所致的流量减少，必要时进行胆道介入/ERCP，如果存在潜在的相关狭窄，应使用抗生素治疗急性细菌性胆管炎，并随后进行胆道减压。然而，PSC 中急性胆管炎的定义和诊断具有挑战性，因为症状可能包括较严重且较广的疾病谱，并且可能是非典型的。急性胆管炎的标准定义（Tokyo Guideline）可能并不普遍适用，细菌性胆管炎的症状可能是轻微的和非特异性的，患者即使在基线肝生化无明显变化的情况下也可能出现，因为感染可能局限于较小的（部分）肝段。在较轻的病例中，只有通常对抗生素的反应才能证实临床疑似诊断。最近，已经提出了 PSC 患者急性胆管炎的新标准，但尚未在更大的 PSC 人群中验证，根据这一定义，急性细菌性胆管炎的诊断需要一个单一标准（ERCP 上的化脓性胆管病），或至少一个主要标准（体温 >38℃，白细胞计数 $>12×10^9/L$ 或 C 反应蛋白 $>75mg/L$），以及至少 2 个次要的标准（胆汁培养阳性、ALP 或总胆红素高于 2 倍 ULN、无其他感染病灶）。有研究显示 37 例重度狭窄的 PSC 患者中，有 23 例（62%）报告了胆汁细菌感染，但在 13 例（31%）无狭窄中，只有 4 例（31%）；在 37 例 PSC 重度狭窄患者中的 19 例（51%）的胆汁中检测到肠道细菌，但在没有重度狭窄的情况下从未检测到肠道细菌，强调了胆管狭窄在细菌性胆管炎发病机制中的相关性。ERCP（尤其是支架置入术）是 PSC 中细菌性胆管炎的主要危险因素。在一项多中心、随机试验中，在无复发性通畅性方面，短期支架并不优于球囊扩张，但与治疗相关的不良事件（包括细菌性胆管炎）的发生率显著较高（12% ∶ 3%）。

（三）肝胆肿瘤

PSC 患者更易患各种肝胆恶性肿瘤，其中以胆管癌为主，有 3.3%～36.4% 的 PSC 患者发展为胆管癌。PSC 患者发生胆管癌的危险因素主要包括性别、年龄及是否合并 IBD。胆管癌在男性 PSC 患者中多于女性患者，随着年龄的增加，PSC 发生胆管癌的风险显著升高。年龄超过 60 岁的 PSC 患者，其胆管癌的发生率是年龄小于 20 岁患者的近 20 倍；当 PSC 合并 IBD，尤其是溃疡性结肠炎时，胆管癌的发病率显著升高。CA19-9 是临床上应用最为广泛的胆管癌相关肿瘤标志物。影像学检查联合 CA19-9 可提高胆管癌筛查的灵敏度。可用于监测胆管癌的影像学技术主要包括超声、MRI/MRCP、CT 和 ERCP 等。有 10%～17% 的 PSC 患者伴发胆囊息肉，腹部超声对胆囊息肉的检出具有较高的灵敏度和特异度。有国外学会主张胆囊息肉超过 8mm 的 PSC 患者接受胆囊切除治疗，由于尚缺乏更可靠的循证依据，PSC 患者是否需行胆囊切除应结合患者个体情况，并充分考虑患者的获益/风险比。

（四）脂溶性维生素缺乏、代谢性骨病

PSC 所致的慢性胆汁淤积可导致脂溶性维生素的吸收不良，以维生素 A、维生素 D、维生素 E

的缺乏最为常见，应对 PSC 患者进行脂溶性维生素水平的检测，如缺乏可给予相应补充。代谢性骨病是慢性胆汁淤积时常见的并发症。PSC 患者体内成骨活动降低，骨吸收增加，出现骨质疏松的风险是正常人群的 24 倍。年龄较大、BMI 较低及合并长期 IBD 时，骨质疏松症的风险增高，PSC 患者应对骨质疏松症进行随访监测及治疗。

十一、现代医学治疗

（一）PSC 的药物治疗

几乎没有证据表明使用药物治疗可以预防 PSC 疾病的进展，但 UDCA 可以改善 PSC 患者的临床和生物化学指标。

1. 熊去氧胆酸（UDCA） 早期非对照临床研究显示，UDCA 可以改善 PSC 患者的临床和生物化学指标。随后的一些随机对照临床研究（RCT）进一步评估了 UDCA 治疗 PSC 的效果。这些临床研究评估了不同剂量 UDCA 的治疗作用。总体而言，小剂量 UDCA［10～15mg/(kg·d)］可以改善患者的肝脏生化学指标，但无法改善患者的肝移植、死亡等长期临床终点；大剂量 UDCA［UDCA 28～30mg/(kg·d)］不仅无获益，反而增加死亡、肝移植的风险，严重不良事件发生率明显增加。两项中等剂量 UDCA［17～23mg/(kg·d)］治疗 PSC 的 RCT 研究显示，中等剂量 UDCA 可以改善患者肝脏组织学，并有降低肝移植率、死亡率及胆管癌发生率的趋势。但是，随后的研究则显示中等剂量 UDCA 不能提高患者的 5 年生存率。UDCA 治疗 PSC 荟萃分析也显示 UDCA 虽然可以改善患者的肝脏生化指标，但不能提高患者的长期预后。在预防结直肠癌（CRC）和胆管癌（CCA）方面，RCT 研究和荟萃分析显示 UDCA 不能降低 PSC 患者的胆管癌和 CRC 的发病风险，高剂量的 UDCA 甚至会增加 CRC 的发病率。目前尚无法确定 UDCA 停用后患者的肝功能及临床症状变化是否是停药反弹效应，其长期影响也不能确定。最新 EASL 指南推荐（2022 年）建议：可以给予 15～20mg/(kg·d) 的 UDCA，因为它可能改善肝功能和预后替代标志物，不强制推荐，不应给予 28～30mg/(kg·d) 剂量的 UDCA 治疗 PSC。我国 2021 指南建议对 PSC 患者可给予 UDCA 15mg/(kg·d) 治疗。

2. 皮质类固醇和免疫抑制药 糖皮质激素治

疗 PSC 的研究较少。荟萃分析结果无法对糖皮质激素在 PSC 中的治疗做出推荐或反对。一项回顾性研究和一项前瞻性研究显示，部分合并 AIH 或者具有 AIH 特征的患者使用糖皮质激素治疗可能会获益。免疫抑制药，如他克莫司、吗替麦考酚酯、甲氨蝶呤、英夫利昔单抗等在 PSC 治疗中的研究多为小样本研究，研究显示，他克莫司可以改善 PSC 患者的肝脏生物化学指标，其他药物则无效。荟萃分析显示免疫抑制药不能降低 PSC 患者死亡或肝移植的风险。

3. 其他药物　有一些关于抗生素治疗 PSC 的临床研究，包括万古霉素、甲硝唑、利福昔明等药物。其中，荟萃分析结果显示万古霉素可能对 PSC 患者有益，可以显著降低 PSC 患者的 ALP、ALT 等生化指标，并且可降低 PSC 患者的 MRS 评分；甲硝唑的临床研究结论存在差异，利福昔明则无效。近年来一些新的药物，如 FGF19 类似物、FXR 激动药等也被用于 PSC 治疗，但目前临床证据尚不充分。

（二）急性细菌性胆管炎抗菌药物治疗

在没有内镜干预的情况下，单用短程抗生素治疗不足以清除重度狭窄患者胆管中的细菌，但大多数患者对内镜下引流梗阻和抗生素联合治疗有效。胆汁中的假丝酵母菌与不良预后相关，常见于晚期疾病，受影响患者可能需要相对快速的肝移植。胆道感染通常是多菌性的，考虑到细菌敏感性和肝和（或）肾损伤的程度，应根据当地实践指导使用抗生素。最常见的微生物是革兰氏阴性菌，如大肠埃希菌、克雷伯菌、假单胞菌和类杆菌，以及革兰氏阳性肠球菌或链球菌。轻度和中度急性胆道感染直接选择头孢哌酮/舒巴坦、哌拉西林/他唑巴坦；合并基础疾病、高龄、既往有腹腔感染或胆道手术病史等复杂情况时，可使用 β-内酰胺酶抑制药复合制剂或碳青霉烯类，如头孢哌酮/舒巴坦、哌拉西林/他唑巴坦、亚胺培南、厄他培南等。重度急性胆道感染可直接使用 β-内酰胺酶抑制药复合制剂或碳青霉烯类或替加环素，如亚胺培南、美罗培南、厄他培南等。抗生素治疗应因地制宜，注意多药耐药细菌的流行病学、危险因素和感染的严重程度，等待胆道减压。对败血症和抗生素治疗效果不佳的患者，可增加针对肠球菌的革兰氏阳

性菌的抗生素覆盖，如糖肽抗生素（如万古霉素）或恶唑内酯类抗生素（如 linezolid）治疗可能是一个选项。

（三）PSC 瘙痒的治疗

瘙痒是 PSC 患者最常见的临床症状之一，有 20%～60% PSC 患者可以出现瘙痒症状。瘙痒可以严重影响患者的生活质量。英国胃肠病学会 PSC 指南推荐治疗 PSC 瘙痒的药物为考来希胺，二线药物为利福平和纳曲酮，但是其推荐级别和证据等级都相对比较低。一项包括 14 例 PBC 和 14 例 PSC 患者的随机对照研究显示，考来维仑与安慰剂相比不能有效改善胆汁淤积患者的瘙痒症状，而考来维仑吸附胆汁的作用要比考来希胺强 7 倍。另外两项小样本包括 PSC 患者的 RCT 研究显示舍曲林可以有效地改善 PSC 患者的瘙痒，与利福平相比对肝脏生化指标影响更小。最近的一项随机双盲安慰剂对照研究显示，苯扎贝特治疗 PBC 或 PSC 患者瘙痒的效果优于安慰剂。

（四）胆管狭窄的内镜治疗

胆管显性狭窄（domiant stricture，DS）的定义为：ERC 胆管造影时，胆总管直径≤1.5mm 或左右肝管汇合处 2cm 范围内肝管直径≤1mm。前瞻性研究显示 44% 的 PSC 患者随着随访时间的延长会发生 DS。PSC 患者出现症状或肝脏生化学恶化的 DS 可能是胆管癌的临床表现，即使良性的胆管 DS 也会增加 PSC 患者胆管癌的风险。针对 PSC 患者 DS 的内镜治疗方式主要为 ERCP 下球囊扩张、支架置入或二者联合。一项随访 2 年的多中心随机对照的临床研究显示，在胆管再通率方面，短期支架置入与单纯球囊扩张相比无显著差异，且严重不良事件显著高于球囊扩张（45%：7%）。对于球囊扩张失败的患者，短期支架置入是合理的治疗方式。目前球囊扩张的时机和间隔尚无统一的规范。一项包含 286 例 PSC 患者的回顾性分析显示，对于 DS 的 PSC 患者定期 ERCP 下球囊扩张的长期效果优于按需 ERCP 下球囊扩张，患者无肝移植生存期明显延长（17.8 年对比 11.1 年）。我国 2021 年指南推荐，PSC 患者发生胆管显性狭窄可以行内镜下球囊扩张或者短期支架置入进行胆道引流治疗，推荐首选 ERCP 下胆道球囊扩张。

PSC 患者胆管癌风险显著增加，多数 PSC 患

者的胆道显性狭窄是良性病变，约5%胆道显性狭窄者存在胆管癌，大多数PSC相关胆管癌都是在胆道显性狭窄基础上发生的。胆管癌早期或局部进展期患者临床预后显著优于晚期患者，而不可切除的胆管癌患者化疗或不化疗的平均中位生存期只有5～12个月。胆道造影对于区分胆管癌和良性狭窄作用有限，ERCP下胆道刷检细胞学、原位荧光杂交、胆道活检组织检查、激光共聚焦探头、胆道镜活检等对于诊断胆管癌具有重要作用。我国2021年指南推荐对于胆道显性狭窄的PSC患者进行ERCP治疗时，对胆管可疑部位取材进行组织学检查有助于诊断或排除胆管癌。

（五）肝移植

肝移植是唯一有效治疗PSC的方法。肝移植广泛开展之前，多数PSC患者因肝衰竭而死亡，肝移植改变了PSC的临床结局，目前PSC患者首位的死亡原因是胆管癌。一般情况下，PSC患者肝移植后的长期预后良好，欧美国家PSC患者肝移植后的5年生存率可达85%。我国有关PSC患者肝移植治疗的研究较少。一项包括15名PSC患者的回顾性研究显示，肝移植治疗PSC总体预后良好，但同时也伴随着疾病复发、胆道并发症、排斥反应等影响预后的危险因素。另外一项包括147例自身免疫性肝病（PSC患者14例）的研究也显示自身免疫性肝病患者肝移植术可获得良好的长期临床结局。部分PSC患者肝移植后可出现PSC复发。荟萃分析显示，10%～40%PSC患者肝移植后复发，总体复发率为17.7%，PSC复发的高危因素为合并IBD、胆管癌、高MELD评分等因素。2017年日本胃肠病学会推荐的PSC肝移植指征为失代偿期肝硬化患者CPT评分C级、反复发作胆管炎（每月至少复发1次）、难治性腹水和无法控制的瘙痒。2019年英国胃肠病学会推荐的PSC患者肝移植指征为肝硬化和（或）门静脉高压并发症、英国终末期肝病模型评分>49、终末期肝病模型评分>15分、顽固性瘙痒症、复发性胆管炎。我国2021年指南推荐对于MELD评分≥15或CPT评分C级的肝硬化失代偿PSC患者进行肝移植。

十二、预后

PSC患者病情进展速度差异很大，准确预测

患者的临床进程对于临床实践具有重要意义。随着PSC进展，患者的临床生化指标会不断变化，时间依赖的预后评估模型能更好地进行预后评估。近年来，多中心研究建立了一些新的时间依赖的非侵入性PSC预后模型，如UK-PSC风险评分模型、阿姆斯特丹-哈佛模型（Amsterdam-Oxford model，AOM）、PREsTo模型等。其中UK-PSC风险评分可以用来预测PSC患者短期及长期肝移植和全因死亡率，其预测效能优于MRS和APRI评分。PREsTo模型是基于机器学习建立的PSC风险模型，此模型调整了血清ALP的权重，可以准确预测肝硬化失代偿风险，且优于MELD评分和MRS。

EASL（2022年）指南指出了有关PSC患者的主要表型预后因素。①良好预后因素包括诊断时年龄较小、女性、小胆管PSC、克罗恩病（与溃疡性结肠炎相反）、ALP正常或轻度升高（服用或未服用UDCA）。②不良预后因素包括广泛的肝内和（或）肝外胆管受累、肝合成功能障碍或门静脉高压、严重实质纤维化或肝硬化、黄疸。

需要说明，PSC病程是缓慢进展的。各种临床指标和评分模型在不同阶段有不同的预测价值，应对患者进行长期的随访，在疾病不同临床阶段选择不同的预后评估模型，以便更好地对患者预后及风险进行预测。

十三、管理与护理

鉴于PSC不可预测的病程和并发症的严重性，患者应接受终身随访管理。监测的目标是定期重新评估临床主诉、疾病进展和癌症风险。EASL（2022年）指南建议进行无创常规肝脏功能监测，基于临床检查和标准的肝脏血清检查，包括胆红素、白蛋白、ALP、天冬氨酸转氨酶、血小板和凝血酶原时间，根据风险分层，每6个月或12个月进行一次，建议至少每2～3年进行一次肝弹性成像和（或）血清纤维化试验，建议每年进行肝脏超声检查和（或）腹部MRI/MRCP检查。

十四、小结

PSC不同于AIH、PBC，其发病以男性为主，可见于青少年男性，也是自身免疫性肝病中预后较差的疾病，早期发现非常重要。MRCP是PSC的

主要诊断手段，无特异性自身抗体，肠镜检查如存在 IBD 更支持 PSC 诊断，需排除继发性硬化性胆管炎。

（刘燕敏　廖慧钰）

参考文献

中华医学会肝病学分会，2022. 原发性硬化性胆管炎诊断及治疗指南（2021）. 临床肝胆病杂志，38(1): 50-61.

Chapman MH, Thorburn D, Hirschfield GM, et al, 2019. British Society of Gastroenterology and UK-PSC Guidelines for the diagnosis and management of primary sclerosing cholangitis. Gut, 68(8): 1356-1378.

European Association for the Study of the Liver, 2022. EASL Clinical Practice Guidelines on sclerosing cholangitis. Journal of hepatology, 77(3): 761-806.

第四节　原发性胆汁性胆管炎-自身免疫性肝炎重叠综合征

内容提要

一、定义

二、流行病学

三、发病机制及危险因素

四、临床特点

五、辅助检查

六、诊断与鉴别诊断

七、治疗

八、预后

九、小结

一、定　　义

原发性胆汁性胆管炎-自身免疫性肝炎重叠综合征（primary biliary cirrhosis- autoimmune hepatitis overlap syndrome，PBC-AIH OS）是指患者在同一时间段或病程中同时具备 AIH 和 PBC 两种疾病的临床、血清学、生物化学以及组织学特征的一种疾病状态。即同时或在病程的不同阶段具备 AIH 和 PBC 两种疾病的临床、血清学、生物化学及组织学特征的一种疾病状态。

目前，对于 PBC-AIH OS 是否是 PBC 或 AIH 的一个单独的实体或变体，一直存在争论。目前主流的假说主要有 3 种：①两种独立的自身免疫病的纯粹重合；②不同的遗传背景决定了一种自身免疫病的临床、生化和组织学表现；③两种自身免疫病连续谱的中间部分。

二、流 行 病 学

在欧洲和北美地区，PBC 和 AIH 是最常见的自身免疫性肝病，其各自的患病率分别为 20～40/10 万和 17.44/10 万。流行病学资料显示，PBC-AIH OS 的患病率约占自身免疫性肝病（autoimmune liver disease，AILD）患者的 7%～13%。长期以来，发现在 PBC 或者 AIH 患者中，有一小部分患者具有重叠另一种自身免疫性肝病的特征。在 PBC 患者中，PBC-AIH 的患病率为 4.8%～9.2%，而在 AIH 患者中占 2.1%～19%。但因 PBC-AIH OS 的诊断方法尚不确切，其患病率也存在争议。研究发现，如按巴黎标准，PBC-AIH OS 的患病率仅为 1%；若按虽不符合巴黎标准，但经泼尼松治疗后肝功能、酶学及肝活检结果明显改善即可诊断为 PBC-AIH OS，则其患病率为 2.8%。

三、发病机制及危险因素

PBC-AIH OS 的确切发病机制仍不清楚，一般认为表观遗传变异在 AILD 的发病机制中至关重要。PBC-AIH OS 的遗传易感性与人类白细胞抗原（human leukocyte antigen，HLA）密切相关。尽管 AIH、PBC 及 PBC-AIH OS 均与 HLA 等位基因密切相关，但三者之间仍有显著的差异，与 PBC-AIH OS 患者相比，PBC 患者的 HLA-DR4、HLA-DR1 频率显著升高，AIH 患者的 HLA-DR1/DR3 频率显著增加，而 HLA DR8 频率则显著降低。然而，PBC-AIH OS 患者的 HLA-DR7 频率却显著高于 AIH 患者，因此，有助于三者之间的鉴别诊断。

除 HLA 的遗传易感因素外，免疫异常也十分重要，已证实 PBC-AIH OS 与多种自身抗体有关，如抗核抗体（antinuclear antibody，ANA）、抗线粒体抗体（anti-mitochondrial antibody，AMA）、抗平滑肌抗体（anti-smooth muscle antibody，ASMA）、抗肝肾微粒体抗体（anti-liver-kidney microsomal antibody，抗 LKM）。此外，p53 抗体与 PBC-AIH OS 关系密切，以此也可与几种 AILD 鉴别。

非酒精性脂肪性肝炎（non-alcoholic steatohepatitis，NASH）是以肝细胞脂肪变性、气球样变性、炎性坏死及纤维化形成为特征的病理状态，常见于 2 型糖尿病、高脂血症及肥胖患者。有报道显示，48% 的 NASH 患者有 PBC-AIH OS，与无自身免疫性肝病的 NASH 患者比较后发现，PBC-AIH OS 患者年龄较大、女性多见，且汇管区炎症浸润更为严重，提示 NASH 的慢性炎症可能参与 PBC-AIH OS 的某些致病机制，且可能与年龄增长有关。

此外，PBC-AIH OS 的发病可能与甲型肝炎病毒（HAV）、乙型肝炎病毒（HBV）、EB 病毒（EBV）、巨细胞病毒（CMV）的感染有关。此外，有研究也报道了 1 例伯纳特氏立克次氏体（Coxiella burnetii）感染引发 PBC-AIH OS 的病例。

四、临床特点

PBC-AIH OS 兼具 AIH 和 PBC 的临床特征，以中年女性为主，常表现为食欲减退、恶心、呕吐、黄疸、乏力等症状，除上述特征外，PBC-AIH OS 常合并其他自身免疫病，包括自身免疫性甲状腺疾病、干燥综合征、乳糜泻、银屑病、类风湿关节炎、白癜风、系统性红斑狼疮、自身免疫性溶血性贫血、抗磷脂抗体综合征、多发性硬化症、膜性肾小球肾炎、结节病、系统性硬化病、颞动脉炎等，使临床表现更为复杂，诊断也更加困难。因此，仔细询问病史与查体，适当拓宽 PBC-AIH OS 患者自身免疫病疾病谱的筛查范围十分必要。

五、辅助检查

（一）实验室检查

PBC 是一种慢性胆汁淤积性疾病，其生化检查以 ALP 和（或）GGT 升高、血清 AMA 阳性、IgM 升高为特点；AIH 则表现为转氨酶、IgG 水平增高，抗核抗体（ANA）和（或）抗平滑肌抗体（ASMA）高滴度阳性。PBC-AIH OS 兼有 PBC 和 AIH 的血清生化学特征，但其转氨酶及 IgG 水平显著高于典型 PBC 患者，ALP、GGT、IgM 水平也显著高于典型 AIH。此外，p53 抗体阳性可用于 PSC-AIH 与 PBC-AIH 的鉴别。随着相关免疫学的不断发展，越来越多的抗体被发现可能与 PBC-AIH OS 相关，例如 YB1 抗体、GW182 抗体、HK-1 抗体、KLHL-12 抗体等。

（二）影像学检查

PBC-AIH OS 在影像学表现上与单纯 PBC 或 AIH 类似，其做延迟显像时，肝脏中的网状及融合纤维在早期增强中表现不明显，胆道系统显像方面，串珠样改变、弥漫性狭窄等 PSC 特征在 PBC-AIH OS 患者中很难见到。

肝脏瞬时弹性成像技术因其无创、可靠、可重复性，被越来越广泛地应用到肝病的诊断和治疗效果评价中。研究显示，PBC-AIH OS 患者基线肝硬度值显著高于健康对照人群，且其硬度值与纤维化病理分期密切相关。

PBC-AIH OS 的彩超声像图具有多样性，其主要特点包括：①肝脏异常改变，包括肝硬化、弥漫性肝脏病变、肝脏回声增强、肝囊肿及肝大等。②胆囊异常改变，包括胆囊壁增厚、胆囊炎、胆囊结石、胆囊内胆汁淤积等。③脾脏异常表现，主要为脾大。④肝脏淋巴结肿大。⑤其他异常，包括腹水、肾囊肿等。

（三）肝组织病理学检查

病理对 PBC-AIH OS 的诊断至关重要，无论是利用巴黎标准还是 AIH 积分系统，组织病理仍是不可或缺的诊断依据。PBC-AIH OS 兼具 PBC 和 AIH 的组织病理学特征。PBC 的病理特征是非化脓性胆管炎或肉芽肿性胆管炎；AIH 的病理表现主要是界面性肝炎、淋巴细胞-浆细胞浸润、玫瑰花结和淋巴细胞穿入现象。界面性肝炎是活动性 AIH 的病理学标志，但这一表现对于 AIH 而言是特征性而非特异性，PBC 患者伴界面性肝炎表现并不一定代表同时合并有 AIH。修订版肝炎组织学活动指数（mHAI）作为一种基于肝脏病理的评分系统，可以有效评价患者肝脏炎症程度，通常单纯 PBC 患者 mHAI≤3 分（总分 18），mHAI＞4 分则要考虑可能同时合并 AIH。PBC-AIH OS 也存在一些较为特殊的组织病理学表现，包括淋巴细胞-浆细胞浸润导致的胆管损伤、界面性肝炎及实质的坏死性炎症三者的相互组合。

六、诊断与鉴别诊断

（一）诊断标准

1998 年法国学者沙祖耶尔（Chazouillères）等提出了 PBC-AIH OS 的诊断标准，即巴黎标准，其包含 PBC 和 AIH 两部分诊断，若同时出现各自诊断标准的 2 项或 3 项，即可诊断为 PBC-AIH OS。

1. PBC 诊断标准

（1）血清 ALP≥2×ULN 或者血清 GGT≥5×ULN。

（2）血清 AMA/AMA-M2 阳性。

（3）肝脏组织学表现为汇管区胆管损伤。

2. AIH 诊断标准

（1）血清 ALT≥5×ULN。

（2）血清 IgG≥2×ULN 或者血清抗平滑肌抗体（ASMA）阳性。

（3）肝脏组织学提示中重度淋巴、浆细胞浸润为主的炎症坏死性界面炎。

"巴黎标准"中 ASMA 阳性或 IgG≥2×ULN 是诊断标准之一，但我国 PBC 患者 ASMA 阳性率较低，且血清 IgG 水平很少≥2×ULN，因此该标准是否适用于我国患者尚存在争议。

国内一项前瞻性研究发现，在 PBC 患者中使用 IgG≥1.3×ULN 的界值筛出对激素应答良好的 PBC-AIH 重叠综合征患者的敏感度为 60%、特异度为 97%，而"巴黎标准"（IgG≥2×ULN）的敏感度仅为 10%。因此，我国指南建议在我国患者中将 IgG 的诊断界值下调为 1.3×ULN。此外，有研究表明抗 ds-DNA 和 AMA 同时阳性对于诊断 PBC-AIH 重叠综合征具有 98% 的特异度，但是其诊断价值有待进一步验证。

值得注意的是，美国和欧洲的专家都不推荐使用国际自身免疫肝炎小组（IAIHG）发表的 AIH 修订评分系统及简化评分来诊断 PBC-AIH 重叠综合征。首先这两个评分系统是针对 AIH 制定，并不适用于 PBC-AIH 重叠综合征的患者；其次，修订评分系统中 AMA 阳性为减分项，可能造成重叠综合征诊断不足；简化评分系统又可能造成重叠综合征的过度诊断，使患者接受不必要的激素治疗。

（二）鉴别诊断

1. 与 AIH 和 PBC 鉴别 PBC-AIH OS 同时兼具了 AIH 与 PBC 的特点，三者具有相似的临床症状和体征，但可根据血生化指标、自身抗体表现、组织学等进行鉴别。

2. 药物性肝损伤（drug-induced liver injury，DILI） DILI 是一种排除性诊断，具有不可预测性，对于怀疑 DILI 诊断的患者，应首先排除其他肝病，肝活检是鉴别 DILI 和 PBC-AIH OS 的有力工具。

3. 病毒性肝炎 病毒性肝炎是我国常见的肝病，病毒性肝炎患者可进行肝炎病毒学检测，慢性病毒肝炎患者，可出现肝硬化相关症状，确诊为乙型或丙型病毒性肝炎后，需根据病情考虑进行抗病毒治疗。PBC-AIH OS 患者中相关抗体升高相较于病毒性肝炎更具有特异性。值得注意的是，少数病毒性肝炎患者可合并 AILD。

七、治 疗

PBC-AIH OS 虽然不常见，但其病情较严重，甚至可能危及生命，若不及时治疗可迅速进展至肝硬化和肝衰竭，需要有经验的肝病学家及时识别和治疗。由于患病率较低，导致临床随机对照治疗研究不易实施，因此 PBC-AIH OS 的治疗仍未形成统一的标准，目前其治疗依赖于回顾性研究和治疗 PBC 或 AIH 的经验。

UDCA 对 AIH 患者的疗效并不明确，而且免疫抑制药也未被证实对 PBC 患者有益。PBC-AIH OS 是否除 UDCA 外还需要联合免疫抑制药治疗仍有不同的观点。虽然 UDCA 单独治疗可能会使部分 PBC-AIH OS 患者出现生化应答，但大多数患者可能需要 UDCA 联合免疫抑制药才能诱导完全应答。

欧洲肝病学会（EASL）和国际自身免疫性肝炎小组（IAIHG）均推荐 UDCA 与免疫抑制药联合治疗作为 PBC-AIH OS 的首选方案，对于 AIH 活动相对较轻的患者，建议仅从 UDCA 开始，如果在 3 个月内没有获得足够的生化应答，则需添加免疫抑制药联合治疗。在开始治疗前，必须权衡免疫抑制治疗的风险和益处。免疫抑制治疗的具体推荐方案有两种：①单用泼尼松/泼尼松龙疗法，第 1 周泼尼松/泼尼松龙 60mg/d，第 2 周 40mg/d，第 3、4 周 30mg/d，第 5 周后以 20mg/d 维持治疗。②泼尼松/泼尼松龙联合硫唑嘌呤，将上述泼尼松剂量减半，同时每日口服硫唑嘌呤 50mg［EASL 推荐 1~2mg/(kg·d)］。通常情况下，在用药后短时间内（数天至数周）血清肝酶水平会有显著改变，而肝病理学改善常出现在 3~6 个月后。即使 UDCA 联合免疫抑制药医治多年后最终达到完全应答，但在停药后仍有很大可能复发，因此不建议早停药，同时在治疗过程中应预防胃肠道溃疡、高血糖、骨折及高血压等激素不良反应的发生。

相当一部分患者对一线治疗方案效果不佳或

出现严重不良反应，在这种情况下可以选用替代治疗方案。替代免疫抑制药包括环孢素 A、他克莫司和吗替麦考酚酯等，二线治疗可使部分对最初单用糖皮质激素或联合硫唑嘌呤治疗无效的患者实现生化缓解。对糖皮质激素和硫唑嘌呤无应答的患者可以建议换用其他免疫抑制药治疗，使一部分患者获得治疗缓解。

对于确诊 AIH 或 PBC 的患者，若临床表现出可疑 PBC-AIH OS 的特征，但不符合诊断标准的情况下，一般主张依据临床主要疾病进行治疗。以 AIH 为主的患者在治疗上选择免疫抑制药，以 PBC 为主的患者选择 UDCA 治疗。近年来 EASL 指南建议对 PBC-AIH OS 患者中组织学表现为重度界面性肝炎者在 UDCA 基础上联合糖皮质激素治疗，对于中度界面性肝炎患者，则权衡后考虑是否联合使用激素治疗。

八、预　　后

PBC-AIH OS 患者的预后主要取决于 AIH 的炎症活跃情况。相比单纯的 PBC 或 AIH，PBC-AIH OS 疾病进展快，发生肝硬化、门静脉高压、食管静脉曲张、消化道出血、腹水、肝移植以及死亡的风险都显著升高。PBC-AIH OS 患者 5 年无不良事件生存率相比单纯 PBC 患者组明显降低。相比单纯 AIH，PBC-AIH OS（诊断基于 AIH 修订及简化版积分系统）进展为肝硬化更为迅速且更易对 UDCA 及糖皮质激素治疗应答不佳。这些都表明早期诊断和治疗 PBC-AIH OS 至关重要。

九、小　　结

PBC-AIH OS 相对少见，PBC-AIH OS 患者受益于 UDCA 联合免疫抑制药治疗，早期诊断、干预可以改善患者的远期不良结局。其临床表现有较大的异质性，给诊断带来了较大困难。需要多中心共同合作建立疾病的实验动物模型、达成诊断标准共识、制订基于大规模临床试验的诊疗指南，是 PBC-AIH OS 研究中亟待解决的问题。

（黄春洋　廖慧钰）

参 考 文 献

中华医学会肝病学分会, 2022. 原发性胆汁性胆管炎的诊断和治疗指南 (2021). 临床肝胆病杂志, 38(1): 35-41.

Bonder A, Retana A, Winston DM, et al, 2011. Prevalence of primary biliary cirrhosis-autoimmune hepatitis overlap syndrome. Clin Gastroenterol Hepatol, 9(7): 609-612.

Christen U, Hintermann E, 2019. Pathogens and autoimmune hepatitis. Clin Exp Immunol, 195(1): 35-51.

Kuiper EM, Zondervan PE, van Buuren HR, 2010. Paris criteria are effective in diagnosis of primary biliary cirrhosis and autoimmune hepatitis overlap syndrome. Clin Gastroenterol Hepatol, 8(6): 530-534.

第五节　IgG4 相关性疾病

内容提要

一、定义
二、流行病学
三、病因
四、发病机制
五、受累器官的临床特点
六、辅助检查
七、诊断
八、鉴别诊断
九、治疗
十、病情评估
十一、小结

一、定　　义

IgG4 相关性疾病（IgG4-related disease，IgG4-RD）是一种免疫介导的纤维炎性反应性疾病，可以累及全身各个器官，特别是一些腺体组织，如胰腺、唾液腺（下颌下腺、腮腺、舌下腺）、泪腺和甲状腺等，其病理特征为淋巴浆细胞浸润、条状纤维化、闭塞性静脉炎和明显的 $IgG4^+$ 浆细胞浸润。该疾病的发现是一个循序渐进的过程，2003 年学者首次发现 IgG4 相关的自身免疫性胰腺炎（autoimmune pancreatitis，AIP），由此 IgG4-RD 的概念第一次被提出，随着人们对该疾病的报道增多，2010 年高桥（Takahashi）等正式将 IgG4-RD 作为一类系统性疾病提出，并引起了广泛关注。

二、流行病学

由于该种疾病罕见，且发现时间较晚，2003 年 IgG4-RD 在日本的发病率大约为 6.3/10 万，平均发病年龄为 59 岁，男性的发病率略高于女性，同时也有少数儿童病例报道。据德拉（Della）等调查，IgG4-RD 通常影响中老年人，头颈部受累的男女比例为1.6∶1，其他器官受累为4∶1。2016年卡里姆（Karim）等在一篇关于儿童的IgG4-RD的系统评价中指出，IgG4-RD在儿童中的平均发病年龄为13岁，其中64%为女性患者，主要累及眼眶（44%）及胰腺（12%），其他表现，如淋巴结肿大、胆管炎、肺部肿块等较为少见，且83%的患者使用糖皮质激素治疗后症状可缓解，但仍需要维持治疗一段时间。资料显示，当时这种疾病在日本以外的国家流行率很低，可能是由于人们未关注到这类疾病，导致对本病的报道比较罕见。

三、病　　因

日本松田（Matsuda）教授展示了835例IgG4-RD患者的全基因组测序（GWAS）结果，发现HLA-DRB1是IgG4-RD患者的易感基因。此外，FcγR2B的单核苷酸多态性也与发病密切相关。

四、发病机制

IgG4-RD的发病机制尚不明确，目前的主流观点是免疫紊乱和感染作为诱发因素，激活大量的淋巴细胞参与免疫反应，释放IL-4、IL-5、IL-10、IL-13和转化生长因子β（transforming growth factor β，TGF-β）等细胞因子，导致嗜酸性粒细胞增多，血清IgG4和IgE浓度升高，以及促进IgG4-RD的特征性纤维化。即从"炎性反应"阶段到"纤维化"阶段，其中涉及的细胞因子较多，具体机制如下。

（一）炎性反应期

IgG4-RD的第一阶段是炎性反应期，表现为大量的B细胞和T细胞在疾病部位聚集，参与抗原驱动的免疫反应，并分泌促纤维化因子，如IL-1、IL-6、IFN-γ、TGF-β、血小板衍生生长因子B（platelet-derived growth factor，PDGF-B）和赖氨酸氧化酶同源物，其中，CD4⁺T细胞所占比例较大，大量存在于病变组织中。CD4⁺T细胞产生的促纤维化细胞因子包括IL-1、TGF-B、IFN-γ、颗粒酶A/B和穿孔素等溶细胞分子。由于IgG4-RD伴有IgG4⁺浆细胞的浸润，以及使用利妥昔单抗治疗有一定的效果，因此推测B细胞的激活驱动了该疾病。有研究发现，其他可能参与炎性反应期的T细胞亚群包括CD4滤泡辅助性T（TFH）细

胞、滤泡调节性T（TFR）细胞和2型辅助T细胞（Th2）。

1. TFH细胞　TFH细胞是IgG4-RD患者中IgG4同型转换B细胞反应的单克隆扩增的中心。特别是IL4+BATF+TFH细胞亚群在疾病部位大量存在，考虑可能与IgG4⁺B细胞反应相关。其中，IL-4和IL-10都可能在IgG4同型转换中发挥作用。

2. TFR细胞　TFR细胞起源于天然的调节性T细胞（Treg），被认为是生发中心反应的抑制剂。2019年伊托（Ito）等研究发现，TFR细胞在IgG4-RD的外周血和受累组织中可以扩增，该研究还发现，外周血中TFR细胞的数量与血清IgG4浓度和累及的器官数量相关。

3. Th2细胞　科学家早期对IgG4-RD的T细胞研究发现，Th2细胞介导的炎性反应是中心致病过程，Th2细胞主要在受损伤的组织中被激活，通过高表达IL4、IL-5、IL-10和IL-13等Th2细胞因子产生一系列炎性反应。

（二）纤维化期

IgG4-RD的第二阶段是纤维化期，涉及的具体机制仍在进一步研究中。皮拉伊（Pillai）等认为IgG4-RD纤维化的机制可能是细胞毒性CD4⁺T细胞（CD4⁺ cytotoxic T cell，CD4CTL）在MHCⅡ类分子抗原提呈后进行增殖，并活化成纤维细胞来填补细胞毒性反应留下的空缺。2016年马图（Mattoo）等通过基因分析和流式细胞术对101例IgG4-RD患者的CD4⁺T细胞亚群进行扩增，发现CD4⁺SLAMF7+细胞毒性T细胞群是该疾病的发病机制核心。有研究表明，活化的B细胞也可能参与IgG4-RD的纤维生成，其通过表达血小板衍生生长因子（PDGF）直接发挥促纤维作用，其中PDGF为成纤维细胞的一种有效激活因子。

部分学者认为，先天免疫细胞可能与疾病从炎性反应向纤维化阶段的转变有关，其中M2型巨噬细胞可能参与IgG4-RD的发病过程并表达促纤维化细胞因子，如IF-10、IF-13、IF-33和CCL18。综上所述，IgG4-RD的纤维化过程可能是多种细胞相互作用的结果。在目前的研究中，CD4⁺CTL、活化的B细胞亚群和M2型巨噬细胞可以产生多种促纤维化细胞因子，激活成纤维细胞，从而促进胶原纤维和其他细胞外基质蛋白在组织中的聚集。

（三）IgG4 抗体

IgG4 抗体在 IgG4-RD 中的作用机制仍不清楚，目前有 3 种解释：①IgG4 抗体作为破坏组织的免疫球蛋白，是加重疾病的因素之一。②IgG4 抗体代表对另一种原发性自身免疫过程的调节反应。③与其他免疫球蛋白亚型相比，IgG4 抗体有抗炎功能的倾向而参与组织炎性反应过程，这表明它们是对炎性反应刺激的一种反应，是继发于不明原因的炎性反应刺激诱导免疫应答而产生的。

五、受累器官的临床特点

（一）米库利兹综合征（Mikulicz syndrome）

米库利兹综合征是 IgG4 相关疾病的一个亚型，这个疾病受累的脏器以腮腺、颌下腺、泪腺为主，主要表现为腺体肿大。在人口学方面，米库利兹综合征在年轻女性中更为常见，且与过敏相关。在最新诊断标准方面，增加了允许单侧病变及小唾液腺作为病理活检取样部位。难治型米库利兹综合征治疗方面，糖皮质激素与免疫抑制药及生物制剂联合用药可减少复发率。未来需要更多的临床数据和组学分析阐明米库利兹综合征与其他类型的 IgG4-RD 的发病机制差异，并开展个体化治疗。

（二）IgG4 相关性眼部病变（IgG4-ROD）

IgG4-ROD 包括泪腺及眼外肌、三叉神经、眼睑、结膜、巩膜和视神经等眼部附属组织病变。

IgG4-ROD 临床可表现为：①泪腺炎症；②眶脂肪受累；③神经增粗；④不累及泪腺的硬化性眼眶炎症：较少见，淋巴增殖性疾病（如淋巴瘤等）可模拟 IgG4-ROD，因此在诊断时需要排除。日本的多中心队列研究发现，最常见的受累部位依次为泪腺病变（86%）、眼外肌（21%）、三叉神经（20%）、眼睑（12%）、孤立性病灶（11%）、弥漫性眼眶病变（8%）、视神经病变（8%）和巩膜病变（1%）。而眼部症状包括干眼（22%）、复视（20%）、视力下降（8%）和视野缺损（5%）。需要在最佳时机进行干预治疗，以免出现视力下降及视野缺损等眼部损伤。

（三）IgG4 相关性消化系统病变

日本学者提出 IgG4 相关性消化系统病变包括Ⅰ型自身免疫性胰腺炎（AIP）、IgG4 相关性硬化性胆管炎（IgG4-SC）、IgG4 相关性胆囊炎、IgG4 相关性自身免疫性肝炎（IgG4-AIH）和 IgG4 相关性胃肠病变（IgG4-GID）。IgG4-SC 的诊断需要结合以下 4 项指标：①胆道影像学表现为肝内、近端肝外或胰腺内胆管的一处或多处，短暂的/移行性狭窄；②血清 IgG4 水平升高；③其他器官受累；④组织病理学符合 IgG4-RD。合并梗阻性黄疸、急性胆管炎和有症状的胆道外器官受累的 IgG4-SC 患者应立即给予糖皮质激素治疗，缓解率超过 90%。虽然 IgG4-SC 对激素治疗反应较好，但复发较常见，建议长期维持激素。患者 5 年和 10 年生存率分别为 95.3% 和 89.0%。

（四）腹膜后纤维化（retroperitoneal fibrosis，RPF）

RPF 指包绕在主动脉及其分支周围的炎性组织（主动脉周围炎），位于肾盂或者输尿管周围的软组织肿块及位于骨盆和椎骨旁的软组织肿块，是以慢性炎症和腹膜后间隙显著纤维化为主要特征的罕见疾病，包括原发性和继发性两种类型。35%～60% 的 RPF 属于 IgG4-RD。无论是否与 IgG4-RD 有关，RPF 均可能导致尿路梗阻、肾积水及肾功能不全。肾功能不全可表现为急性肾损伤，也可以是慢性肾脏病、肾萎缩等，甚至导致终末期肾病。大部分 RPF 患者对糖皮质激素反应良好，部分患者在治疗过程中可出现不同程度的复发。对于伴有多器官受累和难治性尿路梗阻的患者，可能需要联合免疫抑制药治疗。

（五）IgG4 相关疾病的呼吸系统/肺受累（IgG4 related respiratory diseases，IgG4-RRD）

IgG4-RRD 表现多种多样，包括肿块、结节、支气管壁增厚及通过淋巴引流所导致的胸部多部位浸润。症状无特异性，最常见的为咳嗽，伴随有支气管哮喘或者变应性鼻炎、鼻窦炎。纵隔病变常表现为纵隔淋巴结肿大，椎旁带样增厚罕见，但较特异。肺血管受累罕见，可累及肺内大血管或者小血管。多数 IgG4-RRD 患者血清 IgG4 水平升高，病理为特征性的大量淋巴浆细胞浸润和 IgG4$^+$ 浆细胞浸润。然而，卡斯尔曼（Castleman）病，结缔组织病相关的间质性肺病或者恶性肿瘤常模拟 IgG4-RRD。由于 IgG4-RRD 的特异性表现很少，因此，对于无肺外表现的病变应该仔细诊断，甚至需要进行多学科讨论。

（六）IgG4 相关肾病（IgG4 related kidney diseases，IgG4-RKD）

美国康奈尔（Cornell）教授报道了目前最大的基于肾穿和肾切除病理证实的 IgG4-RKD 队列，共 116 例患者，95% 为小管间质，15% 为膜性肾病，76% 患者肾功能不全。大多数膜性肾病者表现为蛋白尿或肾病综合征，56% 的患者有影像学占位性病变。低补体血症占小管间质病患者的 50%。病理显示富含浆细胞的间质肾炎伴纤维化（95%，110/116），IgG4$^+$ 浆细胞中度或显著增多者占 93%，59% 的患者 IgG4$^+$/IgG$^+$ 浆细胞比率大于 40%。此外，电子/免疫荧光显微镜检查发现 60%～80% 的病例中存在基底膜免疫复合物沉积物。随访资料显示，94% 的患者接受了免疫抑制治疗。

六、辅 助 检 查

（一）实验室检查

血清 IgG4 升高是 IgG4-RD 诊断和病情评估的重要指标。血清 IgG4 水平与受累器官的数量和 IgG4-RD 治疗反应指数呈正相关，是该病诊断、评判疾病活动度和疗效判断，以及预后评估最重要的生物学标志物之一。作为诊断标准的项目，血清 IgG4 的特异性不高，其升高可见于许多其他疾病，如肿瘤、感染、结缔组织病、血液系统疾病或过敏性疾病等。血清 IgG4 水平越高，其诊断 IgG4-RD 的特异性也越高。此外，并非所有 IgG4-RD 患者的血清 IgG4 水平都会升高，因此该指标既不是 IgG4-RD 诊断的充分条件，也不是必要条件。在应用该指标时应充分结合患者的临床表现、影像学检查及组织病理检查等结果综合判定。

（二）影像学检查

典型的影像学特征是诊断 IgG4-RD 的重要依据，超声检查常用于筛查泪腺、唾液腺等腺体是否受累，而 CT 和 MRI 则被广泛用于检查内脏器官的受累情况。^{18}F-FDG-PET/CT 在判断受累器官、辅助诊断、监测治疗反应和疾病复发等方面都有很好的效果，但由于放射量相对较大、费用较高，实际应用时需结合具体情况选择是否检查。研究发现，成纤维细胞激活蛋白特异性 PET/CT 的运用有助于区分 IgG4-RD 的炎性和纤维化活动，从而优化 IgG4-RD 不同亚型的诊断及治疗，因为对于以纤维化为主的患者，应用特定的抗纤维化药物可能比广谱的抗炎治疗更加有效。

（三）肝组织病理检查

本病的肝组织病理检查以淋巴浆细胞浸润、席纹状纤维化和闭塞性静脉炎为特征的组织学表现，以及受累组织中 IgG4$^+$ 浆细胞数量及其与 IgG$^+$ 浆细胞的比值升高是诊断 IgG4-RD 的主要依据之一，非闭塞性静脉炎和嗜酸性粒细胞浸润也较为常见。临床诊断时需要注意的是，上述病理特征可能在不同受累器官或组织中表现不一致，如部分腹膜后纤维化患者以组织纤维化显著，而淋巴浆细胞浸润程度较轻。美国风湿病学会/欧洲抗风湿病联盟（ACR/EULAR）标准进一步将上述病理特征和 IgG4$^+$ 浆细胞浸润的程度按照权重进行评分。

七、诊 断

IgG4-R 主要依据 2011 年日本制定的 IgG4-RD 综合诊断标准及 2019 年美国风湿病学会（ACR）/欧洲抗风湿病联盟（EULAR）制定的 IgG4-RD 分类标准进行诊断。

2011 年，日本研究小组提出了 IgG4-RD 的综合诊断标准（CDC）。①临床表现：单个或多个器官弥漫性/局限性肿胀或肿块形成。②血液学检查：血清 IgG4>1.35g/L。③组织病理学检查：受累组织中大量淋巴细胞、浆细胞浸润伴纤维化；IgG4$^+$ 浆细胞浸润，IgG4$^+$ 浆细胞/IgG+浆细胞比值>40% 且 IgG4$^+$ 浆细胞>10 个/HPF。符合①～③条件可明确诊断为 IgG4-RD，符合①③条件则诊断为可能，①②诊断为可疑。该诊断标准从临床表现、血液学检查、组织病理学 3 个方面进行分析，目前已被大多数临床医师所采纳，但该标准没有涉及到具体器官的特有标准，因此存在一定的局限性。

2019 年，ACR/EULAR 发布了 IgG4-RD 的分类标准，包括入选标准、排除标准和条目计分。这些标准对典型器官受累 IgG4-RD 患者的诊断是非常适用的。IgG4-RD 分类标准包括 3 个方面：①病例必须符合纳入标准，要求 11 个脏器（硬脑膜、泪腺、眼眶、主要唾液腺、甲状腺、肺、主动脉、胆管、胰腺、肾脏和腹膜后）中至少有 1 个器官受累。②不能符合任何一项排除标准：排除标准由 32 项包含临床、血清学、影像学和组织病理学项目组成。③将包含临床、血清学、影像学和组织病理学项目共 8 个领域中的各自最高分数相加，达到 20 分即符合 IgG4-RD 的分类标准。

需要强调的是，尽管血清 IgG4 水平升高对 IgG4-RD 有很大的支持作用，但不能作为诊断的关键。因为大量的研究表明，有相当大比例的临床病理诊断为 IgG4-RD 的患者，血清 IgG4 水平是正常的，并且在炎性反应性疾病和恶性肿瘤中也可伴有血清 IgG4 水平的升高。但有研究发现，IgG4 浓度升高的程度与器官受累的程度和复发的风险相关。因此，需要结合临床、实验室指标和组织病理学来准确作出诊断。

八、鉴别诊断

ACR/EULAR 分类诊断标准指出，当出现以下表现，如大量组织细胞浸润、大量中性粒细胞浸润、恶性浸润、巨细胞浸润、明显坏死、原发性肉芽肿性炎、坏死性血管炎等时，不支持 IgG4-RD。诊断 IgG4-RD 时应除外肿瘤及感染，此外还应注意鉴别其他组织病理学表现与之相似的疾病，如多中心卡斯尔曼（Castleman）病、罗萨伊-多尔夫曼（Rosai-Dorfman）病、炎性肌纤维母细胞瘤等。诊断 IgG4-RD 时还需注意排除嗜酸性肉芽肿病伴多血管炎，因其可表现为与 IgG4-RD 类似的泪腺和唾液腺肿胀，受累腺体的组织学检查将有助于二者的鉴别。

九、治　疗

该病的治疗目标为控制炎症，获得并维持病情缓解，保护脏器功能。总的治疗原则为有症状且病情活动的 IgG4-RD 患者均应接治疗。重要脏器，如胰腺、胆道、腹膜后、肾脏、肺部、中枢神经系统等受累，无论是否有症状，如判断病变处于活动期时，均应及时治疗，以避免炎性和纤维化导致的不可逆脏器损伤。无症状且发展缓慢的浅表器官受累，如泪腺、颌下腺或淋巴结肿大，可依据具体情况选择"观察等待"或治疗。

（一）糖皮质激素

迄今为止，糖皮质激素仍是治疗 IgG4-RD 公认的一线药物，可用于疾病的诱导缓解和维持阶段。通常应用糖皮质激素后治疗起效迅速，数天到数周内即可出现改善，激素的有效率在 90% 以上，激素无效也是判断诊断是否正确的重要依据。最常推荐的激素起始剂量是中等量，相当于泼尼松 30～40mg/d，但具体剂量应个体化，可根据年龄、病情等进行调整。病情控制后逐渐递减至最小维持量。激素停药的时间目前尚无统一规定，由于 IgG4-RD 停药后复发率较高，因此需由医师根据每例患者的情况制订长期维持或停药的计划。

（二）免疫抑制药

近年来，传统免疫抑制药越来越多地被应用于 IgG4-RD 的治疗，作为激素助减药物与糖皮质激素联合。许多研究表明，激素联合免疫抑制药治疗较单用糖皮质激素能更有效地控制疾病，减少 IgG4-RD 患者的复发。当患者存在单用激素治疗不能充分控制疾病，或疾病持续糖皮质激素不能递减，或激素减量过程中病情反复，以及糖皮质激素副作用明显时，推荐激素和免疫抑制药联合使用。目前由于高质量循证医学的证据缺乏，传统免疫抑制药的选择主要参考其他自身免疫病的经验，包括吗替麦考酚酯、硫唑嘌呤、环磷酰胺、来氟米特、甲氨蝶呤、环孢霉素、他克莫司、沙利度胺、艾拉莫德等，其中以吗替麦考酚酯、硫唑嘌呤在临床中应用最为广泛。由于传统免疫抑制药起效较慢，因此不推荐在急性活动期患者中单用免疫抑制药治疗。在应用免疫抑制药治疗患者时医师应充分熟悉和掌握可能的不良反应，并给予密切监测，特别是对免疫抑制药应用经验不足的非风湿免疫专科医师。

（三）生物靶向治疗

生物靶向治疗，特别是抗 CD20 的单克隆抗体利妥昔单抗，在应用于 IgG4-RD 的治疗中取得了较好的效果。对于传统治疗失败、激素减量过程中复发、存在激素抵抗或不耐受的患者可考虑使用利妥昔单抗，但在使用该药后应注意预防感染。

（四）外科手术或介入

IgG4-RD 患者特殊部位受累造成压迫而导致器官功能障碍的紧急情况时，如药物不能迅速控制，可考虑外科手术或介入治疗。如腹膜后纤维化导致输尿管梗阻和急性肾功能不全时，可置入输尿管支架或行肾造瘘术解除梗阻；硬化性胆道炎引起严重胆道梗阻时，支架植入引流可快速减轻黄疸。此外，重度纤维化治疗无效但有明显压迫症状也可手术治疗，如 IgG4 相关性硬化性甲状腺炎引起气管、食管压迫，以及肠系膜硬化性肠梗阻等。

IgG4-RD 是容易复发的疾病，不同研究报道复发的危险因素包括男性、年轻、过敏史、基线时高血清 IgG4 水平、维持激素剂量低和既往复发史等。我国一项长期队列研究提示，停用激素、基线血清 IgG4 高水平（IgG4＞27 000mg/L）、多器官受累（＞4 个）、高 IgG4-RD RI（＞12 分）和嗜酸性粒细胞增多症是疾病复发的危险因素。此外，随访过程中血清 IgG4 水平再次升高也是疾病复发的危险因素。对于复发患者的治疗方案需根据患者复发器官、既往用药等情况重新制订，可给予原有效方案治疗或给予更强的联合方案。

十、病情评估

（一）IgG4-RD 治疗反应指数（IgG4-RD responder index，IgG4-RD RI）

在 IgG4-RD 确诊后及后续的治疗过程中，都应综合评估患者的病情及治疗反应，以便及时调整治疗方案，改善患者预后。IgG4-RD RI 是一种有效地评估疾病活动度的工具，该反应指数是对受累器官或组织按照 4 种疾病活动程度（正常或缓解、改善但持续、停药后新发或再发或对治疗无反应、治疗下仍加重或新发）分别赋予 0～3 分，当受累器官需要紧急治疗以防止功能障碍时该器官的评分加倍，最后各器官评分相加为总分。

（二）生物标志物

目前普遍认为，血清 IgG4 水平不能作为辅助诊断和评估病情的特异性指标，因为相当一部分患者的血清 IgG4 水平正常。研究发现，IgG4-RD 患者外周血中 CD19LOWCD38+CD20-CD27- 浆母细胞和 CD19+CD27+CD20-CD38HI 浆母细胞数量明显增加，并与血清 IgG4 水平是否升高无关；CD19+CD24-CD38HI 浆母细胞与浆细胞的比值在活动性 IgG4-RD 患者的外周血中明显升高并在治疗后下降。这提示循环浆母细胞数及其与浆细胞的比值或能成为较好的评估指标。此外也有研究发现，CD8alpha-CD4+SLAMF7+cytotoxic TEM cell，

以及 PD1+Tfh2 细胞与疾病活动度存在相关性。一些反映炎症和纤维化水平的指标，如 IgG2、可溶性 IL-2 受体、趋化因子配体 18 等，也有望成为辅助诊断和预测治疗反应的生物标志物。研究还发现疾病严重程度与自身抗体多样性增加相关，≥2 种自身抗体阳性的患者往往有更高的 IgG 亚型水平、更低的补体水平和更严重的器官受累。

十一、小　结

IgG4-RD 是一种良性的慢性炎症性疾病，多数患者病情逐渐进展，可导致重要器官功能障碍，其多器官受累的特点和复杂多样的临床表现，在疾病诊疗和随访过程中建议以风湿免疫科为主导，其他科室相辅的多学科协作方式。

（黄春洋　廖慧钰）

参 考 文 献

张文, 董凌莉, 朱剑, 等, 2021. IgG4 相关性疾病诊治中国专家共识. 中华内科杂志, 60(3): 15.

Akiyama M, Kaneko Y, Takeuchi T, 2020. Eosinophilic granulomatosis with polyangiitis can manifest lacrimal and salivary glands swelling by granulomatous inflammation: a potential mimicker of IgG4-related disease. Ann Rheum Dis, 81(7): e120.

Schmidkonz C, Rauber S, Atzinger A, et al, 2020. Disentangling inflammatory from fibrotic disease activity by fibroblast activation protein imaging. Ann Rheum Dis, 79(11): 1485-1491.

第六节　继发性硬化性胆管炎

内容提要

一、定义

二、分类

三、发病率

四、病因

五、发病机制

六、自然转归

七、临床表现

八、辅助检查

九、诊断

十、鉴别诊断

十一、现代医学治疗

十二、预防

十三、小结

一、定　　义

继发性硬化性胆管炎（secondary sclerosing cholangitis，SSC）是一种慢性胆汁淤积性疾病，存在胆道不规则狭窄或扩张，以及渐进发展的肝脏纤维化。与原发性硬化性胆管炎（primary sclerosing cholangitis，PSC）在表型、临床和胆管造影上相似。SSC 的基础是已知的病理过程，导致炎症、胆管闭塞性纤维化、狭窄形成和胆道树的渐进性破坏，最终导致胆汁性肝硬化。

二、分　　类

SSC 根据病因分类，包括梗阻性因素、感染性因素、免疫性因素等导致的胆汁排泄受阻，引起胆道炎症，继发出现纤维化及硬化等。

（一）慢性胆道阻塞

胆道阻塞有多种原因，包括胆囊炎、胆结石、息肉、肿瘤、动脉瘤、胰腺疾病及手术或创伤引起的狭窄。在一些患者中，胆囊和胆管异常可能与门静脉高压有关，从而导致胆总管的外源性梗阻，这可能是肝硬化和肝纤维化中胆管阻塞的发病机制。梗阻性胆管病的特点是胆汁淤积，最终导致炎症和纤维化。这一系列发生的时间通常取决于胆管阻塞的程度和持续时间。除了胆汁淤滞，外压效应和叠加感染的可能性也可能导致损伤加重。最终，患者发展为胆汁淤积和化脓性胆管炎的恶性循环。

（二）感染

寄生虫感染导致的 SSC 可发生于免疫缺陷患者。AIDS 相关胆道病变常表现为十二指肠大乳头、肝胰壶腹周围狭窄及 SSC，多数为孢子虫胆道感染所致。此类患者应用抗生素治疗通常无效，总体预后情况取决于免疫缺陷治疗成功与否。病原微生物感染导致 SSC 的确切机制目前尚不知晓，小隐孢子虫体外实验被证实可激发胆道细胞凋亡。器官移植患者中也有隐孢子菌感染导致 SSC 的报道。巨细胞病毒感染是 AIDS 患者发生 SSC 的第二大诱因。

（三）毒素

毒素损害可导致 SSC。治疗肝包虫病时将甲醛或高渗 NaCl 溶液注射入肝包虫病囊，包虫囊破裂可发生 SSC，显然，毒素介导的胆道上皮坏死及胆道外纤维化形成是其发生机制，另外胆癌后囊液缓慢外流也是原因之一。近年来有报道，肝移植后患者真菌感染也可导致 SSC 的发生。

（四）免疫因素

自身免疫性胰腺炎可引发 SSC。血清 IgG4 升高与自身免疫性胰腺炎特异相关，这些患者胆道病理提示淋巴细胞、嗜酸性粒细胞胆管周围浸润，以及胆管周围纤维化、闭塞性静脉炎、IgG4 阳性浆细胞浸润。高嗜酸细胞综合征患者可出现 SSC，但嗜酸性细胞浸润在胆道周围纤维化发生中的作用尚不清楚。肥大细胞在纤维化组织中大量存在，与许多疾病的纤维化形成及发展相关。肥大细胞增多症患者在胆树中存在大量肥大细胞浸润，可成为 SSC 的少见原因。

（五）血管病变

胆道系统仅接受来自肝动脉分支的血供，即胆周血管丛，胆总管血供来自胆囊周围动脉，相对更为脆弱。肝移植手术常导致胆总管周围动脉损伤，引起缺血性胆管炎。缺血性胆管炎亦可由肝动脉注射化疗药物引起。

（六）重症患者发生的硬化性胆管炎（sclerosing cholangitis in critically ill patients，SC-CIP）

SC-CIP 新近被列入 SSC 新的病因类目。SC-CIP 患者既往无胆道或肝病史，也没有胆道损伤及胆道梗阻存在。SC-CIP 的特征包括：SC-CIP 早期征象为快速升高的 ALP 和 GGT，胆红素水平也可升高，但升高程度不如 ALP 和 GGT 显著；血清 ALT 水平往往仅轻度升高；内毒素相关黄疸表现与此类似，但后者不破坏胆树，在疾病恢复后即缓解。由于 SC-CIP 早期临床征象非特异，易被忽视，部分患者可能在疾病进展过程中死亡，失去诊断机会，故 SC-CIP 发病率很可能被低估了。

三、发 病 率

由于普遍认为 SSC 是一种罕见疾病，因此缺乏证实 SSC 患病率的相关流行病学数据，一方面由于 SSC 发病率相对较低，另一方面可能是由于临床医师对于 SSC 的认知有待提高。

四、病　　因

胆管内结石、手术或腹部钝性损伤、动脉灌

注化疗、复发性胰腺炎、自身免疫性胰腺炎、门静脉性胆道疾病、肝脏炎性假瘤、复发性化脓性胆管炎、原发性免疫缺陷病、AIDS 相关性胆管病变、药物诱发和重症患者发生的硬化性胆管炎。

五、发病机制

肝细胞和胆管细胞（胆管上皮细胞）的排列对胆汁形成至关重要，肝脏由一个错综复杂的肝内胆管网络组成，是胆汁分泌所必需的。肝内胆管的特定节段通常是胆道异常的靶点，因此这些节段的不同功能特性会受到相应的影响。

肝内胆管上皮细胞的转运功能与多种因素同步，包括神经递质、神经肽和激素。肝内胆管上皮是胆汁淤积性损伤的主要靶点，可能包括自身免疫病、毒性物质、缺血、感染，甚至遗传性因素。胆管损伤的特征性表现包括胆管细胞凋亡、增殖、炎症和纤维化。涉及 SSC 发展的致病机制是以胆管细胞为靶点。通过产生各种促炎介质，胆管细胞增殖和死亡可能参与炎症过程，导致慢性胆管破坏，胆管细胞的这些损伤通常由毒素、缺血、创伤或凋亡引起。SSC 的特征是胆道周围循环受损、胆管细胞增生、胆管分泌物和转运过程改变，最后，纤维化激活，导致纤维化的特定分子机制尚不清楚。

六、自然转归

SCC 因病因多样，其预后不尽相同。对于无法根治的病因，病情可持续进展，最终发展为肝硬化，甚至肝衰竭，部分可发展为胆管癌。除了 IAC 对激素治疗有效外，目前对多数病因所致的 SSC 治疗手段有限，其预后比 PSC 更差。

七、临床表现

处于疾病初期的患者多数无症状，ALP 和 GGT 水平升高。随着疾病的进展，可能出现瘙痒、腹痛和黄疸等表现。在 SSC 患者中，上行感染引起的细菌性胆管炎复发很常见。

八、辅助检查

（一）实验室检查

继发性胆汁性胆管炎早期表现为 ALP 和 GGT 升高，随着疾病进展可出现 TBil 升高，以结合胆红素升高为最明显。AST 与 ALT 可轻度升高，在急性胆道梗阻和感染时也可明显升高。

（二）影像学检查

影像学检查可选择超声检查、磁共振胆胰管成像（MRCP）及经内镜逆行胆胰管成像（ERCP）。超声检查对胆道梗阻、胆管扩张及胆源性肝脓肿有一定的诊断价值。ERCP 目前仍是诊断 SSC 的金标准，SSC 在 ERCP 检查中呈现的典型表现与 PSC 相同，包括多节段的胆管狭窄，其间可有正常或扩张的胆管，使肝内胆管呈现串珠样表现；小胆管显影不良或完全不显影，使胆树呈现"枯枝"样外观。与 ERCP 相比，MRCP 的优势在于为非侵入性检查，但对于早期散在分布的病灶，MRCP 的诊断能力低于 ERCP。胆管造影结果可能有助于区分 SSC 和 PSC，弥漫性胆管狭窄和多灶性狭窄提示 PSC，而孤立的外周导管异常提示 SSC。复发性化脓性胆管炎可能表现为导管突然切断、肝内胆汁淤积和胆管结石。自身免疫性胰腺炎可能表现为胰管的改变，而艾滋病性胆管病的特点是十二指肠大乳头周围狭窄并伴有肝内疾病。

九、诊　　断

SSC 为多种原因引起，应寻找相关可能引起硬化性胆管炎的病因，在确定胆酶异常后，患者应接受超声检查，以检测与梗阻相关的胆道异常。如果根本原因不是梗阻，超声检查也没有发现，建议使用 ERCP。ERCP 的发现与 PSC 相似，有导管扩张和串珠。

十、鉴别诊断

SSC 需要与 PSC 鉴别。

PSC 是一种持续进展性疾病，从肝内外胆管炎症、胆管纤维化、肝硬化、肝衰竭直至死亡。诊断主要依据影像学检查，主要为胆管系统呈多灶性狭窄、节段性扩张、串珠状及枯树枝样改变；ALP 和 GGT 等相关肝酶指标升高和（或）胆汁淤积症状等表现。对于经典 PSC 患者，肝脏组织学检查并非必须。但诊断小胆管型 PSC 需要肝脏组织学，病理表现包括小胆管周围纤维组织增生，呈同心圆性洋葱皮样改变。

十一、现代医学治疗

（一）治疗目标

治疗目标为控制 SSC 的病因，降低胆汁淤积及胆管纤维化的进展，改善患者预后。

（二）病因治疗

SSC 多有原发性疾病因素，病因治疗是改善 SSC 预后的首选办法，如解除梗阻、控制感染等。

复发性化脓性胆管炎患者应及时采取有效的抗感染治疗，定期进行监测。如果发生失代偿或疾病持续存在，手术干预可能是必要的，手术重点是胆管引流和探查。必要时也可采用内窥镜干预，对于少数多种合并症的患者，长期引流可能是唯一的选择。艾滋病胆道病患者的治疗选择是有限的，因为没有一种治疗方法对提高生存率有益，患者通常患有艾滋病的晚期免疫抑制，这在很大程度上导致了这部分患者的不良预后。有症状的门静脉高压胆道病患者因结石或狭窄性内窥镜括约肌切开术而出现梗阻性黄疸，可采用球囊扩张狭窄或门体分流术。

（三）肝移植

肝移植似乎是治疗晚期 SSC 患者的合适方法。一项法国研究显示，5 名胆道手术后需要肝移植的 SSC 患者在移植后随访 39 个月，预后良好。

十二、预 防

重视可能引起继发性硬化性胆管炎的病因，及时作出诊断，给予病因干预，降低发生胆管炎和纤维化的风险。

十三、小 结

SSC 是继发性胆道损伤，临床症状类似，病因多样，应寻找原发病因，及时针对病因进行治疗，但大多数预后差于 PSC。

（黄春洋　廖慧钰）

参 考 文 献

董汉光, 付明杰, 张东生, 等, 2016. 继发性硬化性胆管炎的临床诊治经验. 临床普外科电子杂志, 4(3): 50-54.

洪珊, 贾继东, 2012. 继发性硬化性胆管炎的诊断和治疗进展. 济宁医学院学报, 35(1): 2-4, 13.

赵航, 陆伦根, 2012. 继发性硬化性胆管炎临床研究进展. 中华消化杂志, 32(6): 430-432.

Brooling J, Leal R, 2017. Secondary sclerosing cholangitis: a review of recent literature. Curr Gastroenterol Rep, 19(9): 44.

Imam MH, Talwalkar JA, Lindor KD, 2013. Secondary sclerosing cholangitis: pathogenesis, diagnosis, and management. Clin Liver Dis, 2.

Ruemmele P, Hofstaedter F, Gelbmann CM, 2009. Secondary sclerosing cholangitis. Nat Rev Gastroenterol Hepatol; 6(5): 287-295.

第六章　先天及代谢性障碍性肝病

第一节　杜宾-约翰逊综合征

一、定　　义

杜宾-约翰逊综合征（Dubin-Johnson syndrome，DJS）即先天性非溶血性黄疸-结合胆红素增高 I 型，是由肝细胞分泌和排泄结合胆红素障碍所致。1954 年由杜宾（Dubin）和约翰逊（Johnson）首先报道，多发生于青少年。临床表现为长期或间歇性黄疸。

二、流行病学及发病率

DJS 较罕见，通常在青春期或成年期发病，在男性和女性中患病率类似。这种疾病在所有种族中都有发现，但在西班牙裔犹太人中更常见。该病患病率约为 1/300 000，在犹太人中可高达 1/1300。

三、发病机制

DJS 是常染色体隐性遗传病，由编码毛细胆管多特异性有机阴离子转运蛋白（cMOAT）基因（ABCC2/MRP2 超家族）缺陷所致。此基因定位于染色体 10q24，长约 45kb，mRNA 长 4868bp，有 32 个外显子，蛋白质分子有 1545 个氨基酸。MRP2 主要分布于肝细胞胆管侧，MRP2 是结合型胆红素、谷胱甘肽、白三烯及多种二价有机阴离子排泄的主要载体蛋白。MRP2 依靠 2 个 ATP 结合域的 ATP 水解产生活性，通过耗能过程主动地向细胞外转运底物。DJS 患者 ABCC2 基因突变，功能障碍，肝细胞中依赖 ATP 提供能量并借助膜上特异性载体的主动转运排泄过程受阻，对结合型胆红素等多价有机阴离子的严重排泄障碍，致使结合胆红素反流入血液循环，产生黄疸。

四、自然转归

DJS 是一种良性疾病，不会进展为纤维化或肝硬化，也不需要任何治疗，预期寿命正常。

五、临床表现

疾病多发病于青少年时期，可有阳性家族史。发病多隐匿，也可急性起病。多由感染、劳累、应激、饮酒等因素诱发。多数患者无症状，或仅有轻度乏力、食欲减退或恶心、呕吐。有时可出现右上腹不适或隐痛，可出现轻至中度黄疸、尿色加深，50% 患者可有轻度肝大和轻微压痛，偶有胆系疾病表现，部分患者出现脾大。

六、辅助检查

（一）实验室检查

DJS 有高胆红素血症，主要是结合型高胆红素血症。总胆红素浓度通常在 35～85μmol/L，有时可能会上升到 350～450μmol/L，其中结合胆红素占 50% 以上。血清转氨酶正常或轻度升高，碱性磷酸酶和血清胆固醇正常。尿胆红素阳性，尿胆原可增加；粪便中尿胆原正常。尿粪卟啉异构体 I 和 III 的异常分布是 DJS 的特征。DJS 患者尿液中 80% 为 I 型粪卟啉，而正常人群中 75% 为 III 型粪卟啉。

（二）肝组织病理检查

肝外观呈黑褐色或墨绿色，组织学可见肝小叶结构正常，中央静脉周围肝细胞有大量较粗糙的棕黑色、棕绿色色素颗粒沉积，铁染色阴性。这些沉积的色素颗粒多以毛细胆管侧为主，主要分布在小叶 III 带，部分分布在小叶 II 或 I 带。电镜见色素颗粒呈高电子密度，为有界膜的包涵物，并可能由溶酶体包裹，目前认为此种色素可能是在胆色素淤滞的基础上形成的特有的脂褐素颗粒。小叶内肝细胞可有轻度水样变性和脂肪变性，炎症细胞浸润不明显，无纤维化。个别病情重者肝细胞内色素长期沉积会造成肝内微细胆管破裂，引起肝细胞变性，甚至发生坏死、纤维组织增生、假小叶形成等一系列病理变化。

（三）基因检测

编码毛细胆管多特异性有机阴离子转运蛋白（cMOAT）基因（ABCC2/MRP2 超家族）缺陷功能障碍或缺失是 DJS 发病的重要机制。MRP2 是一种 190Ku 的完整膜糖蛋白，含有 1545 个氨基酸，它包含两个 ATP 结合位点和 17 个跨膜序列。主要分布于肝细胞的极化上皮根尖小管膜上，以及其他具有极化细胞的顶膜上，如肠细胞和肾小管细胞。MRP2 是一种 ATP 依赖的两亲阴离子输出泵，可用于共轭和非共轭两亲阴离子的输出。MRP2 的共轭输出泵及其特异性小管异构体，使其底物很广泛，包括非胆汁酸有机阴离子转运体、多特异性有机阴离子转运体等。MRP2 功能障碍或缺失，使得肝细胞中结合胆红素及其他有机阴离子向毛细胆管排泄障碍，引起胆红素在体内淤积，从而导致慢性的、以结合胆红素升高为主的高胆红素血症。MRP2 的编码基因 ABCC2，该基因位于 10q24，由 32 个外显子组成。目前已报道 DJS 相关的 ABCC2 基因突变位点多达 68 个，包括错义突变、无义突变、剪接突变、调节突变、删除/缺失突变、插入突变、小插入-缺失突变等，其中绝大多数是碱基置换突变导致的错义突变和无义突变。较为常见的错义突变 R393W、R768W 等均会导致该基因功能缺陷。ABCC2 基因的分子遗传学分析对 DJS 的诊断具有重要意义，通过基因检测可明确患者是否患有 DJS。

七、诊断与鉴别诊断

（一）诊断标准

本病的诊断应结合病史、症状、肝功能、病理及基因检测结果，同时排除自身免疫病、布-加综合征、肝小静脉闭塞病、药物性肝损伤及 B 超、CT 影像排除肝内外胆道梗阻。明确诊断可以避免反复就诊和不必要的治疗。具体诊断标准如下。

1. 青少年发病，常有家族史。

2. 慢性反复发作性轻至中度黄疸，尿色深黄、乏力、轻微肝脾大，饮酒、饥饿、过劳、感染或妊娠时加重。

3. 血清结合胆红素轻至中度增高，尿胆红素阳性。

4. 肝组织色深呈绿或黑褐色，肝实质细胞内明显的脂褐素颗粒。

5. 基因检测发现 MRP2 基因致病性突变。

（二）鉴别诊断

1. 良性复发性肝内胆汁淤积　是一组相对罕见的疾病，为良性病变，有家族遗传倾向。本病主要表现为皮肤瘙痒和黄疸反复发作，发作期间血清碱性磷酸酶和胆汁酸浓度增高，肝组织病理可见小叶中心性胆汁淤积，胆道系统通畅，脂褐素染色阴性。可根据病理及基因检测结果相鉴别。

2. 血色病　是由肝铁代谢障碍的血色病引起的肝病变，以中老年多见。血色病有肝硬化、糖尿病及皮肤色素沉着三大临床表现。实验室检查可见血清铁升高，转铁蛋白饱和度升高，血清铁蛋白明显升高。肝细胞内的色素颗粒以位于肝小叶的周边区为主。可以根据铁蛋白、转铁蛋白饱和度、血清铁及病理结果相鉴别。

3. 罗托（Rotor）综合征　是先天性非溶血性黄疸结合胆红素增高 Ⅱ 型，临床特征与 DJS 极其相似，是一种罕见的常染色体隐性遗传病，由 SLCO1B1、SLCO1B3 双等位基因突变所致。胆囊造影显示胆囊正常，肝活检组织中无色素沉着。可根据病理及基因检测结果相鉴别。

八、治　　疗

DJS 预后良好，一般不需要任何治疗，但应早期诊断，避免一切可能加重肝损伤的不良因素，如口服避孕药、妊娠等。此外，MRP2 基因与药物代谢及药物毒性密切相关，确诊该病的患者在使用抗生素、抗肿瘤药物、调血脂药物时应谨慎。黄疸明显时，可考虑口服熊去氧胆酸和苯巴比妥钠对症治疗。

九、小　　结

DJS 是一种良性病变，预后较好，但肝细胞内色素如果长期沉积，会造成肝内微细胆管破裂，肝细胞变性，甚至坏死、纤维组织增生、假小叶形成等病理变化。因此，对黄疸较重且反复发作的患者，应积极治疗，以减轻肝细胞内色素物质的沉积，避免加重对肝细胞的损害，同时应注意避免受凉、疲劳、饮酒等诱发因素。

（汤　珊　郑素军）

参考文献

Dubin IN, 1958. Chronic idiopathic jaundice; a review of fifty cases. Am J Med, 24(2): 268-292.

Dubin IN, Johnson FB, 1954. Chronic idiopathic jaundice with unidentified pigment in liver cells; a new clinicopathologic entity with a report of 12 cases. Medicine(Baltimore), 33(3): 155-197.

Junge N, Goldschmidt I, Wiegandt J, et al, 2021. Dubin-Johnson syndrome as differential diagnosis for neonatal cholestasis. J Pediatr Gastroenterol Nutr, 72(5): e105-e111.

LeVee A, Cooper C, Russell MB, et al, 2020. Dubin-Johnson syndrome presenting during cardiac transplantation evaluation. Cureus, 12(1): e6594.

Sprinz H, Nelson RS, 1954. Persistent non-hemolytic hyperbilirubinemia associated with lipochrome-like pigment in liver cells: report of four cases. Ann Intern Med, 41(5): 952-962.

You SJ, Sun YX, Zhang J, et al, 2021. Literature review and report of three cases of Dubin-Johnson syndrome related to ABCC2 gene mutations in children. Am J Transl Res, 13(5): 4477-4488.

第二节　Rotor 综合征

内容提要

一、定义
二、发病机制
三、临床表现
四、实验室检查
五、诊断与鉴别诊断
六、治疗

一、定　义

Rotor 综合征（Rotor syndrome，RS）又称遗传性结合型胆红素增高Ⅱ型，属于罕见的常染色体隐性遗传病。Rotor 综合征主要是由于肝细胞对胆红素和有机阴离子的摄取、储存和排泄障碍，导致血清结合胆红素和非结合胆红素均增高，故其临床特点与杜宾-约翰逊综合征非常相似。此病是在 1948 年由 Rotor 医师在德国首次报告的，此后在多个民族和人种中均有报道。

二、发病机制

结合胆红素排泄入胆汁的过程中，一部分向

肝细胞血窦面弥散，另一部分向肝细胞胆小管面弥散。弥散至肝细胞血窦膜面的结合胆红素，被最靠近肝门静脉和肝动脉入口处的肝细胞有效摄取。在肝细胞胆小管面，结合胆红素可通过 ABCC2/MRP2 和 ABCG2/BCRP 转运蛋白被有效地排入胆汁。由于结合胆红素向毛细胆管分泌是胆红素排泄过程的限速步骤，故排泄过程可能出现饱和现象。肝细胞通过血窦面的 ATP 水解依赖泵 ABCC3 将结合胆红素转运回肝窦血液内，可增加肝脏排泄胆红素的能力。位于 12 号染色体相邻的两个基因 SLCO1B1 和 SLCO1B3 分别编码有机阴离子转运蛋白 OATP1B1 和 OATP1B3，肝血窦下游的肝细胞通过这两种转运蛋白再次摄取胆红素，该过程使得肝窦血流下游更多的肝细胞参与胆红素的转运，从而增加了肝脏排泄胆红素的能力。由于蛋白质 OATP1B1 和 OATP1B3 功能有重叠，单一膜 SLCO1B1 或 SLCO1B3 的突变不会出现黄疸，只有 SLCO1B1 和 SLCO1B3 基因均突变才会导致 Rotor 综合征。

三、临床表现

Rotor 综合征患者的发病年龄几乎都在 20 岁以下，最初出现黄疸的年龄多为 11～19 岁，男女无差别。主要表现为黄疸，除了有时易疲劳、食欲减退、腹痛之外，一般没有其他症状。黄疸可在感染、饮酒、妊娠和口服避孕药物等诱因下出现。

四、实验室检查

（一）肝功能指标

Rotor 综合征患者肝功能指标的典型表现为血清总胆红素升高，通常在 50～100μmol/L（2～5mg/dL），有时甚至更高，其中结合胆红素占 50% 以上。其他肝功能指标，如血清碱性磷酸酶（ALP）、丙氨酸转氨酶（ALT）、天冬氨酸转氨酶（AST）和 γ-谷氨酰转移酶（GGT）的水平正常。

（二）溴磺酞钠（BSP）排泄试验

Rotor 综合征患者的 BSP 排泄试验可见肝摄取染料延迟，45min 潴留率可高达 50%～60%，且在 90min 后没有双相峰。BSP 转运实验显示 Rotor 综合征患者对该化合物的最大转运量降低了 50%，而杜宾-约翰逊综合征患者胆道转运 BSP 的能力几乎完全丧失。Rotor 综合征患者口服胆囊造影剂后，胆囊通常可显影，据此与杜宾-约翰逊综合征相鉴别。另外，Rotor 综合征患者静脉注射非结合胆红素和吲哚菁绿（ICG）后，这两种物质在体内的潴留时间延长。

（三）尿粪卟啉排泄

Rotor 综合征患者 24h 尿总粪卟啉水平上升 2～5 倍，其中 65% 以上为 I 型粪卟啉。杂合个体的尿粪卟啉排泄模式介于 Rotor 综合征患者和正常受试者之间。杜宾-约翰逊综合征患者的尿粪卟啉排泄总量正常，但 80% 为 I 型粪卟啉（正常受试者中 75% 的为 III 型粪卟啉）。

（四）肝组织病理学检查

Rotor 综合征患者肝脏大体形态正常，镜下显示肝组织结构正常，肝细胞内无颗粒状色素沉着，免疫组化显示 OATP1B1 和 OATP1B3 蛋白质染色阴性。杜宾-约翰逊综合征患者肝穿刺活组织检查时，肝组织常呈墨褐色或墨绿色线条样，镜下显示肝组织结构正常，肝细胞内有棕褐色颗粒沉着，多位于肝小叶中央区的溶酶体内。

（五）基因检测

SLCO1B1 和 SLCO1B3 基因的测序分析有助于进一步明确 Rotor 综合征的诊断，较为常见的突变位点为 SLCO1B1 基因的错义突变 c.757C＞T、c.1738C＞T，和 SLCO1B3 基因的 IVS13+1G＞A。

五、诊断与鉴别诊断

（一）诊断

Rotor 综合征的基本诊断思路为排除性诊断。婴幼儿或青少年（包括青年）以间歇性或长期黄疸为主要表现，无皮肤瘙痒，实验室检查显示单纯胆红素升高为主，而不伴随 ALT、AST、ALP、GGT 等其他酶学异常，进一步排除肝胆系统疾病和溶血性疾病后，即可初步诊断为先天性高胆红素血症。若胆红素增高以结合胆红素为主，则初步诊断为杜宾-约翰逊综合征或 Rotor 综合征。

（二）鉴别诊断

杜宾-约翰逊综合征或 Rotor 综合征两者需要鉴别，主要鉴别点如下。

1. 尿粪卟啉排泄 排泄模式有助于鉴别这两种疾病。杜宾-约翰逊综合征患者的尿粪卟啉排泄总量正常，但 80% 为 I 型粪卟啉（正常受试者中 75% 的为 III 型粪卟啉）。Rotor 综合征患者的尿粪卟啉总量增加至正常值的 250%～500%，约 65% 为 I 型粪卟啉。

2. BSP 排泄试验 通过血浆 BSP 清除能力来帮助鉴别这两种疾病，但该法在临床上不再常规使用。杜宾-约翰逊综合征患者的血浆 BSP 清除会出现特征性的双峰，注射后 45min 时染料潴留情况接近正常，但在 90min 时会再次出现高峰。Rotor 综合征患者静脉注射 45min 时染料潴留水平偏高，且无二次升高现象。

3. 肝组织病理检查 两者的诊断均无须肝活检，但若存在其他临床指征可考虑肝活检，杜宾-约翰逊综合征患者的肝脏可见密集的色素沉着，由此可将其与 Rotor 综合征相鉴别。

4. 基因检测 对位于 12 号染色体上的 SLCO1B1 和 SLCO1B3 基因进行测序分析，若两者同时突变，可进一步明确 Rotor 综合征的诊断。

需要注意的是家族史对于本病有提示作用，但不能因无家族史而轻易排除先天性高胆红素血症的诊断。UGT1A1 基因突变可以解释大部分高非结合胆红素血症，其他参与胆红素代谢的基因，如 SLCO1B、葡萄糖-6-磷酸脱氢酶（glucose-6-phosphate-dehydrogenase，G6PD）也可影响胆红素水平，如有必要可检测多种致病基因或借助于二代测序技术。

六、治　疗

Rotor 综合征是良性疾病，不会发展为肝纤维化与肝硬化，一般不需要治疗。此病明确诊断的价值主要在于与其他肝胆病相鉴别，但应注意 OATP1B 蛋白质还负责一些内源性或外源性化合物及药物的清除，其作为一种药物转运蛋白，对药物代谢动力学也有影响，尤其是青霉素类、他汀类、利福平和甲氨蝶呤等药物。SLCO1B 基因的任一有害突变，即使没有 Rotor 综合征的临床表现，也可能会出现药物使用毒性风险增加。因此，Rotor 综合征患者使用 OATP1B 蛋白质转运的药物时应格外谨慎。

（魏乔欣　刘　梅）

参考文献

白洁，郑素军，段钟平，2019. 4 种常见先天性高胆红素血症的临床特征及诊断思路. 临床肝胆病杂志，35(8): 1680-1683.

Erlinger S, Arias IM, Dhumeaux D, 2014. Inherited disorders of bilirubin transport and conjugation: new insights into molecular mechanisms and consequences. Gastroenterology, 146(7): 1625-1638.

Luzzatto L, Arese P, 2018. Favism and glucose-6-phosphate dehydrogenase deficiency. N Engl J Med, 378(1): 60-71.

Wolpert E, Pascasio FM, Wolkoff AW, et al, 1977. Abnormal sulfobromophthalein metabolism in Rotor's syndrome and obligate heterozygotes. N Engl J Med, 296(19): 1099-1101.

第三节　吉尔伯特综合征

内容提要

一、定义

二、流行病学

三、发病机制

四、病理学

五、临床表现

六、实验室检查

七、诊断

八、治疗

九、预后

一、定　　义

吉尔伯特综合征（Gilbert syndrome，GS）由吉尔伯特（Gilbert）和勒尔布莱（Lereboullet）于 1901 年报道，是一种常染色体隐性遗传病。该病是由于胆红素尿苷二磷酸葡萄糖醛酸转移酶 1A1（*UGT1A1*）基因突变，致使肝细胞内葡萄糖醛酸转移酶（UGT）活性降低，从而导致血中非结合胆红素升高。临床表现为间歇性、非溶血性、非结合性高胆红素血症。

二、流行病学

GS 的发病率存在人种及地域上的差异：日本的 GS 发病率约为 12.5%，中国尚无相关数据；印度、南亚和中东的 GS 发病率约 20%；白种人的 GS 发病率为 2%～10%。GS 以青壮年男性多见，男女之比为（1.5～10）:1。常有阳性家族史。

三、发病机制

参与胆红素代谢的酶 *UGT1A1* 基因突变，致使其活性降低至正常的 30% 左右，导致胆红素与葡萄糖醛酸结合形成的结合胆红素减少，从而表现为高非结合胆红素血症。

UGT1A1*28 是高加索人、非洲人最主要的致病位点，而亚洲人群中则以 UGT1A1*6 多见。迄今已发现 170 余个 UGT1A1 突变位点。

四、病　理　学

GS 患者的肝穿刺活检组织肉眼无明显异常。镜下可见肝组织结构正常，肝细胞内有棕褐色颗粒沉着，汇管区无明显炎症。

五、临床表现

GS 临床症状轻微，主要表现为轻度、波动性黄疸，可伴有乏力、食欲减退、右上腹不适等非特异表现。常因饥饿、过度劳累、受凉、饮酒、感染、情绪波动而加重。体格检查除皮肤、黏膜黄染外，一般无阳性体征。

六、实验室检查

血清总胆红素升高，以非结合胆红素升高为主，可高达 17.1～102.6μmol/L，UGT1A1 活性常为正常值的 30% 左右。

七、诊　　断

GS 无特异的临床表现，诊断 GS 主要基于以下几点。

1. 临床表现为间歇性或长期反复出现的黄疸。

2. 实验室检查显示以非结合胆红素升高为主的高胆红素血症，而肝酶正常。

3. 除外溶血性因素及肝胆系统其他疾病，除外甲状腺功能减退。

4. 苯巴比妥试验及低热卡试验能协助诊断。

5. UGT1A1 测序是 GS 诊断的金标准。

八、治　　疗

GS 患者除胆红素升高外，无特殊临床表现，且肝功能正常，一般不需要特殊治疗。苯巴比妥能暂时降低血清胆红素水平。

九、预　　后

GS 为先天性良性疾病，大多预后好。

（孔　明　白　丽　郑素军）

参考文献

Borlak J, Thum T, Landt O, et al, 2000. Molecular diagnosis of a familial nonhemolytic hyperbilirubinemia(Gilbert's syndrome)in healthy subjects. Hepatology, 32(4Pt 1): 792-795.

VanWagner LB, Green RM, 2015. Evaluating elevated bilirubin levels in asymptomatic adults. JAMA, 313(5): 516-517.

Viveksandeep Thoguluva Chandrasekar, Thomas W. Faust, Savio John, 2022. Gilbert Syndrome. In: StatPearls [Internet]. Treasure Island(FL): StatPearls Publishing.

第四节　克里格勒-纳贾尔综合征

内容提要

一、定义

二、流行病学

三、发病机制

四、临床表现

五、实验室检查

六、诊断与鉴别诊断

七、治疗及预后

一、定　　义

克里格勒-纳贾尔（Crigler-Najjar syndrome，CNS）又称先天性葡萄糖醛酸转移酶缺乏症（congenital glucuronosyltransferase deficiency），是一种少见的，发生于新生儿和婴幼儿的遗传性高胆红素血症。本病为 *UGT1A1* 基因突变导致葡萄糖醛酸转移酶活性严重缺乏或消失。根据肝细胞内葡萄糖醛酸转移酶缺乏程度和胆红素代谢障碍严重程度，分为Ⅰ型和Ⅱ型。

二、流行病学

CNS 可发生于婴幼儿和成人，其发病率极低，在新生儿中比例少于 1:1 000 000。目前认为，CNS Ⅰ型和Ⅱ型均主要为常染色体隐性遗传，可有家族史或近亲婚配史。

三、发病机制

CNS 是因 *UGT1A1* 基因突变，致使该基因指导合成的 UGT 活性完全（Ⅰ型）或部分（Ⅱ型）丧失。基因突变可发生在 *UGT1A1* 基因 5 个外显子中的任意一个，引起翻译提前终止或移码突变，导致氨基酸序列改变或缺失，酶活性丧失。UGT 活性丧失可致结合胆红素形成障碍，血清中非结合胆红素明显升高。过高的脂溶性非结合胆红素易透过尚未发育成熟的血-脑脊液屏障，引发胆红素脑病。

四、临床表现

1. CNS Ⅰ型　一般在出生后第 3～4 天出现显著、持续的重度黄疸，患儿可在 2 周内出现痉挛、角弓反张等症状，绝大多数患儿在出生后 18 个月死于胆红素脑病。

2. CNS Ⅱ型　由艾里阿斯（Arias）于 1962 年报道，故又称 Arias 综合征（Arias syndrome）。此型患者多于出生后不久出现黄疸，但有时直到儿童或青春期才出现，症状多缺如或轻微，胆红素脑病罕见。

五、实验室检查

CNS Ⅰ型 UGT1A1 活性大多缺失或低于正常人的 1%，血清非结合胆红素高达 342～769.5μmol/L。CNS Ⅱ型 UGT1A1 活性约为正常人的 10%，血清非结合胆红素浓度为 102.6～342μmol/L。

病理：光镜见毛细胆管内胆栓，电镜见肝细胞内少量淤胆颗粒，毛细胆管内可见胆栓。

六、诊断与鉴别诊断

CNS 主要根据血清胆红素水平、对苯巴比妥治疗的反应情况及 UGT1A1 测序来诊断。CNS Ⅰ型血清非结合胆红素高达 342～769.5μmol/L，肝功能检查多正常，对苯巴比妥治疗无反应。CNS Ⅱ型血清非结合胆红素浓度为 102.6～342μmol/L，用苯巴比妥治疗可降低血清胆红素浓度。UGT1A1 测序是 CNS 诊断的金标准。

需与感染、新生儿 ABO 血型不合溶血病、Rh 血型不合溶血病等所引起的新生儿溶血性黄疸鉴别。

七、治疗及预后

CNS Ⅰ型用苯巴比妥治疗无效，光疗辅以钙剂口服及锡-原卟啉静脉注射可有效控制结合胆红素水平，能暂时改善症状；出生后 1 周内应采取血浆置换疗法，以降低血浆中非结合胆红素的浓度，防止脑组织损伤和胆红素脑病发生，使本病患者生存至青春期；根治需肝移植。目前多采用基因治疗，其方法有重组基因导入、干细胞移植和定向基因修复。CNS Ⅱ型患者用苯巴比妥、苯乙哌酮（glutethimide）能降低血清中胆红素浓度，光照疗法也有一定的效果；应避免使用阿司匹林（乙酰水杨酸）等药物。预后虽然也差，但可生存至成年。

（白　丽　孔　明　郑素军）

参考文献

Ebrahimi A, Rahim F, 2018. Crigler-Najjar syndrome: current perspectives and the application of clinical genetics. Endocr Metab Immune Disord Drug Targets, 18(3): 201-211.

Jenish B, Pawan KT, Deepak Y, 2022. Crigler Najjar syndrome In: StatPearls. Treasure Island(FL): StatPearls Publishing.

Strauss KA, Ahlfors CE, Soltys K, et al, 2020. Crigler-Najjar syndrome type 1: pathophysiology, natural history, and therapeutic frontier. Hepatology, 71(6): 1923-1939.

第五节　糖原贮积病

内容提要

一、定义
二、分类
三、病因与流行病学
四、临床表现
五、辅助检查
六、诊断
七、鉴别诊断
八、治疗

一、定　义

糖原贮积病（glycogen storage disease，GSD）是一组由于先天性酶缺陷所造成的糖原代谢异常性疾病，多属常染色体隐性遗传，发病因种族而异。这组疾病有共同的生化特征，即糖原贮存异常或糖原结构异常。鉴于绝大多数糖原在肝脏和肌肉组织中贮积，这组疾病主要的临床表现为肝大、低血糖、肌无力及运动不耐受等。

二、分　类

GSD 根据酶缺陷或转运体的不同可分为 14 个类型，部分糖原贮积病相关酶在糖原分解中的作用见图 2-6-1。糖原贮积病患者的肝脏和肌肉最易受累，根据其临床表型，分为两大类。

（一）仅累及肝脏，不累及肌肉

仅累及肝脏，不累及肌肉类型见于 GSD Ⅰ 型（葡萄糖-6-磷酸酶缺乏症）和Ⅵ型（肝磷酸化酶缺乏症）。

（二）肝脏和肌肉同时受累

肝脏和肌肉同时受累类型见于 GSD 0 型（糖原合酶缺乏症）、Ⅱ型（酸性麦芽糖酶缺乏症）、Ⅲ型（脱支酶缺乏症）、Ⅳ型（分支酶缺乏症）、Ⅴ型（肌磷酸化酶缺乏症）、Ⅶ型（肌磷酸果糖激酶缺乏症）、Ⅷ型（磷酸化酶 b 激酶缺乏症）、Ⅸ型（磷酸甘油酸激酶缺乏症）、Ⅹ型（磷酸甘油酸变位酶缺

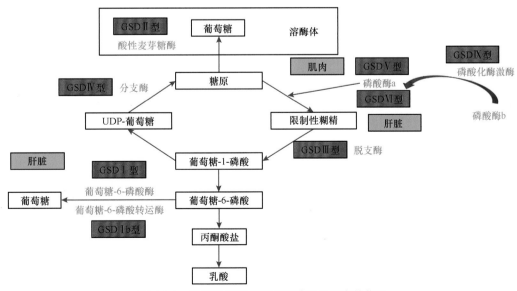

图 2-6-1　糖原贮积病相关酶在糖原分解中的作用

乏症）、Ⅺ型（肌乳酸脱氢酶缺乏）、Ⅻ型（醛缩酶A 缺乏症）、Ⅻ型（3-烯醇化酶缺乏症）。因篇幅及发病率的关系，本文将重点阐述 GSD Ⅰ型、Ⅱ型和Ⅲ型。

三、病因与流行病学

GSD Ⅰ型是临床最常见的糖原贮积病，为常染色体隐性遗传病。在国外，不同人种之间，GSD Ⅰ型发病率为 1/100 000～1/20 000，其中Ⅰa 型占 80%，其余为Ⅰb 型。国内无准确的流行病学数据。

GSD Ⅰa 型的致病基因 G6PC 位于 17q21，含 5 个外显子，基因产物为葡萄糖-6-磷酸，当基因突变导致糖原降解或异生过程不能释放葡萄糖时，使 6-磷酸葡萄糖堆积，通过糖酵解途径产生过多乳酸，通过磷酸戊糖途径产生过量嘌呤，嘌呤分解产生大量尿酸致血尿酸升高，同时生成大量乙酰辅酶 A，引起血脂水平升高。典型表现为婴幼儿期起病的肝大、生长发育落后、空腹低血糖、高脂血症、高尿酸血症和高乳酸血症等。根据人类基因突变数据库（2022 年 8 月），至今已报道的 G6PC 基因突变达 146 种，中国人最常见突变是 c.648G＞T（56.3%～57%）和 c.248G＞A（12.1%～14%）。

GSD Ⅰb 型的致病基因 SLC37A4 位于 11q23，含 9 个外显子，基因产物为跨膜蛋白葡萄糖-6-磷酸转移酶，其作用是将葡萄糖-6-磷酸从细胞质和内质网膜间隙转运到内质网腔内。当基因突变导致葡萄糖-6-磷酸转移酶缺乏时，葡萄糖-6-磷酸不能被转运到微粒体膜而进一步水解产生葡萄糖，造成与 GSD Ⅰa 型相同的表现。此外，葡萄糖-6-磷酸转移酶在中性粒细胞内质网腔中具有抗氧化保护作用，一旦存在酶功能缺陷时，中性粒细胞易出现功能障碍和凋亡，因此，GSD Ⅰb 型患者常出现反复感染伴中性粒细胞减少、口腔溃疡、炎症性肠病、肛周溃疡、关节炎和脾大等。根据人类基因突变数据库（2022 年 8 月），至今已报道的 SLC37A4 基因突变 139 种，中国人最常见的突变是 c.572C＞T 和 c.446G＞A。

GSD Ⅱ型又称为蓬佩病（Pompe disease），其致病基因为 GAA（编码溶酶体酸性 α-1-4-葡萄糖苷酶），位于 17q25.3，含 20 个外显子，基因突变可致酸性 α 葡萄糖苷酶活性降低，糖原降解障碍，贮积在骨骼肌、心肌和平滑肌细胞溶酶体内，导致

细胞破坏和脏器损伤。GSD Ⅱ型是 GSD 中较少见的单独影响肌肉的类型，为常染色体隐性遗传病，发病率为 1/50 000～1/40 000。根据人类基因突变数据库（2022 年 8 月），至今已报道的 GAA 基因突变达 779 种，均为个案报告的病例，无明显的热点突变。

GSD Ⅲ型的致病基因 AGL（amylo-1,6-glucosidase，淀粉-1,6-葡萄糖苷酶）位于染色体 1p21，含 35 个外显子，基因突变影响淀粉-1,6-葡萄糖苷酶（AGL）和寡聚-1,4→1,4 葡聚糖转移酶的活性，导致糖原支链不能被分解，使大量带短支链的形态结构异常的极限糊精在患者的肝脏和（或）骨骼肌、心肌中堆积。GSD Ⅲ型是儿童中比较常见的影响肝脏及肌肉的常染色体隐性遗传病，根据受累组织和酶学分析结果，将 GSD Ⅲ型分为 a、b、c、d 4 个亚型，其中Ⅲa 型最常见，约占 80%，同时累及肝脏和肌肉，Ⅲb 型仅累及肝脏，其他类型较少。根据人类基因突变数据库（2022 年 8 月），至今已报道的 AGL 基因突变达 321 种，该基因致病性突变较为分散，无显著的热点突变。基于中国人群数据，IVS14+1G＞T 突变频率比较高，占比可达 25%。

四、临床表现

（一）GSD Ⅰa 型

腹部膨隆、生长迟缓、低血糖、抽搐、反复鼻出血、腹泻和呕吐为儿童患者主要的就诊原因，极少数以肉眼血尿、便血、反复骨折、贫血或痛风等为首发表现。从未确诊及治疗的成年患者可以多发肝腺瘤、慢性肾衰竭、严重痛风伴多发痛风石、骨质疏松等就诊。其他少见表现包括肺动脉高压、糖尿病、脑血管病和肝腺瘤癌变等。查体可见身材矮小和肝脏明显增大。

（二）GSD Ⅰb 型

患者除了以上表现外，还可有反复感染伴中性粒细胞减少、口腔溃疡、炎症性肠病、肛周溃疡、关节炎和脾大等。

（三）GSD Ⅱ型

肌病型 GSD 中比较常见的类型，根据发病年龄不同，疾病累及的组织范围和严重程度存在差

异，经典分型可分为婴儿型、儿童型和成人型，目前常用分型为婴儿型和晚发型（包括儿童型和成人型）。

（1）婴儿型：出生后6个月内发病，表现为喂养困难、肌张力低下、肢体活动少、运动发育迟缓、呼吸困难、充血性心力衰竭、心律失常、肝大、肝功能异常，多数在1岁以内死于呼吸衰竭和心力衰竭。少数患儿病情进展较慢，心肌受累较轻，常伴有舌体肥大、骨量减少和骨质疏松，生存期可超过1年，也有存活至10岁的病例，被称为非经典婴儿型。

（2）儿童型：低龄儿童发病，表现为对称性四肢近端无力，可有小腿肥大、舌肌肥大，心肌受累相对较轻，幼儿发病者通常病情进展快且严重，多在3～24岁死于呼吸衰竭。

（3）成人型：10～60岁均可发病，多在青年期发病。起病隐袭，早期乏力和易疲劳症状常被忽视，逐渐出现四肢近端和躯干肌为主的无力，运动能力下降，少数伴有运动相关的肌肉痉挛和肌痛，个别伴有球部肌群无力，对称或非对称性眼睑下垂，眼外肌活动多不受累。随着疾病进展，部分患者出现活动时心悸、气短，睡眠中憋气，仰卧时症状更为明显，监测可发现睡眠低通气和低氧血症。疾病后期几乎所有患者均有呼吸困难、通气功能下降和低氧血症，可伴有肺动脉高压，易合并呼吸道感染、肺不张，严重的患者可出现呼吸衰竭，需要辅助机械通气支持。

（四）GSD Ⅲ型

GSD Ⅲ型为儿童中比较常见的GSD，发病率存在地域差异，临床表现随年龄增长而变化。

（1）婴儿期：表现为反复低血糖，易饥饿，低血糖抽搐发作或意识障碍，可有鼻出血，严重的有心脏增大、肝大、肌张力低，多在4岁内死亡。

（2）儿童期：以肝病和低血糖为主，所有患儿均有肝功能异常和肝大，饥饿易诱发低血糖，严重的可伴抽搐，其他还可伴有高脂血症、酮症、生长发育迟滞、身材矮小或骨龄落后、体重偏低。约50%患儿可有轻度肌病，表现为乏力和易疲劳、肌张力低、运动发育迟缓，心肌病表现轻或无症状。青春期后肝脏逐渐缩小，甚至恢复至正常大小，但少数患者远期可能出现肝硬化、肝衰竭、肝

腺瘤、肝细胞癌。

（3）成人期：异质性较大，可在幼年期以肝大和低血糖为主，随着年龄增长，肝脏症状和低血糖发作逐渐减轻，而渐出现肌病症状；也有的患者无幼年肝损伤表现，仅在成年期出现缓慢进展的四肢远端或近端肌无力和萎缩，可累及躯干肌，少数可有肌肉肥大或假性肥大，一般无运动相关的易疲劳、肌痛、横纹肌溶解等症状。多数成人患者在临床上的心肌病表现并不明显，但心电图和超声心动图存在异常，左心室肥大比较常见，少数出现心房、心室扩大和心功能不全。部分患者可伴发肝衰竭、肝硬化、轴索性周围神经病、多囊卵巢，骨密度减低等。

五、辅 助 检 查

（一）GSD Ⅰ型

1. 血液检查　GSD Ⅰ型患者典型表现为空腹低血糖、代谢性酸中毒、高乳酸血症、高尿酸血症和高脂血症等。GSD Ib型患者除以上改变外，还有反复或持续的外周血白细胞和中性粒细胞减少。

2. 影像学检查

（1）腹部超声/CT：肝脏体积增大、弥漫性病变或有脂肪肝样改变。可见单发或多发性肝腺瘤，为形态规则的低回声或中高回声，可伴有钙化灶。肾脏体积增大，可伴弥漫性病变、回声增强、皮髓质分界不清、肾或输尿管结石。

（2）心脏超声：少数患者可有心脏超声异常，包括左心房增大、左心室后壁轻度增厚、二尖瓣前叶增厚伴关闭不全、合并房间隔缺损和肺动脉高压等。

（3）头部MRA：极少数患者出现颈内动脉、大脑中动脉和基底动脉等狭窄，伴广泛侧支循环形成时即为烟雾病（moyamoya病）。

3. 基因分析　*G6PC*基因外显子个数少，且突变热点集中在c.648G＞T和c.248G＞A两个位点，可优先Sanger测序。*SLC37A4*基因推荐糖原贮积病基因二代测序和全外显子分析。

（二）GSD Ⅱ型

1. 血清肌酶测定　血清肌酸激酶轻中度升高，伴乳酸脱氢酶、天冬氨酸转氨酶和丙氨酸转氨酶升高。

2. 心脏检查 GSD Ⅱ型婴儿型患者均有心脏受累，晚发型患者心脏无明显受累，胸部 X 线检查可见心脏扩大，心电图提示 P—R 间期缩短，QRS波群高电压。超声心动图见心肌肥厚，早期伴或不伴左心室流出道梗阻，晚期表现为扩张型心肌病。

3. 肌电图检查 多为肌源性损害，可出现纤颤电位、复合性重复放电、肌强直放电，以及运动单位电位时限缩短、波幅降低等。神经传导检测正常。

4. 肌肉组织病理活检 可见细胞质内大量空泡，过碘酸希夫（PAS）染色糖原聚集，苏丹黑 B（Sudan black B，SBB）染色脂滴成分正常，溶酶体酸性磷酸酶染色强阳性。肌肉活检常用于晚发型患者，具有鉴别诊断意义。婴儿型患者不建议常规进行。

5. GAA 活性测定 外周血白细胞、皮肤成纤维细胞或肌肉组织培养行 GAA 活性测定，患者酶活性显著降低有确诊意义。用质谱方法测定干血滤纸片 GAA 活性具有方便、快速、无创等优点，可用作筛查和一线诊断方法。

6. 基因分析 *GAA* 基因检测，检出 2 个等位基因致病突变有确诊意义。

（三）GSD Ⅲ型

1. 血清肌酸激酶 不同程度升高，多为轻、中度升高，少数呈重度升高，婴幼儿期肌酸激酶可正常。低龄患儿常反复出现空腹低血糖，餐后血糖正常。此外还可伴有肝功能异常、高脂血症、代谢性酸中毒。血乳酸和尿酸水平基本正常。

2. 胰高血糖素或肾上腺素刺激试验异常 饥饿状态下，应用胰高血糖素或肾上腺素刺激不能使血糖水平上升，而餐后 2～3h 重复应用胰高血糖素或肾上腺素刺激，1h 后血糖升高至正常水平。

3. 肌电图 多数患者可发现肌源性损害，可有自发电位和复杂重复放电（CRD）。少数患者神经传导检测提示轻度轴索性损害。

4. 心电图 多数患者心电图异常，提示左心室肥大，ST-T 波低平、传导异常。部分患者超声心动图可发现心室壁均匀增厚、心室肥大。超声检查可发现肝大。

5. 肌肉活检 肌纤维浆膜下大片空泡，PAS染色阳性，可被淀粉酶消化。电镜下肌纤维内大片糖原颗粒聚集，可见短支链状糖原颗粒。在同一肌

群不同肌束的受累程度可有所不同，肌纤维内糖原贮积和肌纤维破坏的程度与临床上肌无力表现不一定平行。

6. 生化检测 肝脏和骨骼肌中糖原脱支酶（glycogen debranching enzyme，GDE，由 *ALG* 基因编码）活性明显降低，但酶活性与临床严重程度无明显相关性。肝脏和肌肉组织中糖原含量明显增高。

7. 基因分析 *AGL* 基因纯合突变或复合杂合突变有助于 GSD Ⅲ型的诊断。

六、诊　　断

糖原贮积病（Ⅰ型、Ⅱ型及Ⅲ型）的诊断需要结合临床表现、实验室检查及基因检测综合判断。

（一）GSD Ⅰ型

对于所有身高增长缓慢伴肝脏明显增大的患者均应考虑 GSD Ⅰ型的可能。典型生化改变包括空腹低血糖、高乳酸血症、高脂血症和高尿酸血症等。GSD Ⅰb 型患者还可有反复或持续性白细胞和中性粒细胞减少。发现 *G6PC* 或 *SLC37A4* 基因 2个等位基因致病突变有确诊意义。

（二）GSD Ⅱ型

对于 1 岁前起病、肌无力、心脏扩大、心肌肥厚、血清 CK 升高的患者，应怀疑婴儿型 GSD Ⅱ型。所有缓慢进展的肌无力患者均应考虑晚发型GSD Ⅱ型的可能。肌肉活检病理检查可见细胞质内大量空泡，PAS 染色糖原聚集，SBB 染色脂滴成分正常，酸性磷酸酶活性增高。外周血白细胞或皮肤成纤维细胞培养 GAA 酶活性明显降低有确诊意义。发现 *GAA* 基因 2 个等位基因致病突变也有确诊意义。

（三）GSD Ⅲ型

自幼发现肝大，反复出现空腹低血糖，伴或不伴轻度无力，青春期后，肝大及低血糖显著减轻，肌病表现逐渐明显的患者，需要重点考虑 GSD Ⅲ型。胰高血糖素或肾上腺素刺激试验：空腹给予胰高血糖素或肾上腺素刺激后血糖无明显上升，餐后2h 给予胰高血糖素或肾上腺素刺激后血糖明显升高。肌电图提示肌源性损害。肌肉活检提示肌纤维浆膜下大片 PAS 阳性空泡，可被淀粉酶消化；电镜下肌纤维内大片糖原颗粒聚集，可见较多短支链

状糖原颗粒。发现 *AGL* 基因致病突变有助于疾病的确诊，但有些病例仅依据基因筛查尚不能确诊，需要生化学检测组织中 GDE 酶活性才能确诊。

七、鉴别诊断

（一）GSD Ⅰ型

GSD Ⅰ型主要与肝大伴低血糖的疾病相鉴别。GSD 各型与范科尼-比克尔综合征及果糖-1,6-二磷酸酶缺乏症的鉴别要点见表 2-6-1。

表 2-6-1　GSD 各型与范科尼-比克尔综合征及果糖-1,6-二磷酸酶缺乏症的鉴别要点

疾病	基因	不同点
GSD Ⅰ型	*G6PC*	空腹低血糖、高乳酸血症、高脂血症和高尿酸血症
GSD Ⅲ型	*AGL*	肌无力、高肌酸激酶、心肌肥厚
GSD Ⅵ型	*PYGL*	血乳酸空腹正常、餐后升高
GSD Ⅸ型	*PHKA2*、*PHKB*、*PHKG2*	血糖轻度降低、血乳酸正常，多数患者成年后正常
范科尼-比克尔（Fanconi-Bickel）综合征	*SLC2A2*	尿糖阳性、蛋白尿、高磷酸盐尿、氨基酸尿；佝偻病
果糖 1,6 二磷酸酶缺乏症	*FBP1*	空腹后出现低血糖，空腹 3～4h 血糖正常

八、治　疗

（一）GSD Ⅰ型

治疗原则是维持血糖的稳定、预防酸中毒发作、减少或延迟严重并发症的发生。

1. 营养　营养来源 60%～70% 为糖类，10%～15% 为蛋白质。限制进食含蔗糖、乳糖和果糖的食物。

2. 血糖管理　目标为餐前或空腹 3～4h 血糖 3.9～5.6mmol/L（70～100mg/dl）。在婴幼儿期，每 2～3 小时可喂养 1 次无蔗糖、果糖和乳糖的配方奶粉或豆奶。出生后 6 个月至 1 岁起，可使用经典的生玉米淀粉，每次 1.6～2.5g/kg，每日 4～5 次，生玉米淀粉可使用无乳糖奶粉或者水（2～3 倍体积）冲服，（温度要低，不能加维生素 C）。此外，改良玉米淀粉，比普通的玉米淀粉消化更为缓慢，可维持血糖 6～8h，适用于 2 岁以上的幼儿，在美国和欧洲已获批用于睡前口服维持夜间血糖。

3. 高脂血症　首先要控制血糖平稳，婴幼儿建议选择以麦芽糊精为主要糖类（不含乳糖）、含中链甘油三酯（MCT）的奶粉。美国医学遗传学会指南不建议 10 岁以下的患者使用调血脂药物。成年患者可用他汀类或贝特类调血脂药物治疗。

（二）GSD Ⅱ型

婴儿型 GSD Ⅱ型应注意与心内膜弹力纤维增生症、GSD Ⅲ型、Ⅳ型、脊髓性肌萎缩Ⅰ型、先天性甲状腺功能减退症、原发性肉碱缺乏症等鉴别。晚发型患者应注意与肢带型肌营养不良、多发性肌炎、线粒体肌病、达农（Danon）病、强直性肌营养不良、GSD（Ⅲ型、Ⅳ型、Ⅴ型）等鉴别。

4. 高尿酸血症　血尿酸持续高于 600μmol/L 时，口服别嘌醇 10～15mg/(kg·d)。

5. 高乳酸血症　当患儿表现为气促、呕吐、食欲减退、精神萎靡时，需要考虑急性乳酸酸中毒，其急救措施如下。①静脉滴注葡萄糖：浓度为 10%～12.5%，新生儿的速度为 10mg/(kg·min)，婴儿为 8mg/(kg·min)；1 岁幼儿以上为 6mg/(kg·min)，持续至可进食，血糖宜维持在 5～8mmol/L。②胰岛素：血糖＞8mmol/L 时，可加用胰岛素 0.05～IU/(kg·h)，使用胰岛素的同时立即开始补钾，口服枸橼酸钾或静脉补充氯化钾，维持血糖在 5～8mmol/L。③纠正酸中毒：pH＜7.3 时，给予碳酸氢钠 1～2mmol/(kg·d)，需要同时补钾；严重酸中毒可导致心功能不全，对于严重脱水的儿童，补充碳酸氢钠的速度需要减慢，因为快速地补充碳酸氢钠可能导致大量体液转移、脑水肿，甚至死亡。④呼吸支持：氧疗，一旦有呼吸急促的呼吸衰竭倾向，应该积极给予无创/有创呼吸机。⑤肺水肿或肺动脉高压：补液过多、严重乳酸酸中毒容易诱发致命性心力衰竭，需注意液体平衡，监测出入量、血流动力学参数（血压、心率、中心静脉压、心输出量）、BNP 等评估循环血量，升高者给予呋塞米。⑥血液透析：治疗 4～6h 血乳酸下降

不超过 30% 或仍持续＞15～20mmol/L；血乳酸＞20mmol/L，伴患儿精神反应差；肌酐升高，少尿，均需要及时启动血液透析。

6. 肝腺瘤 治疗方法包括随诊观察、手术切除、肝动脉栓塞、肝动脉化疗栓塞、射频消融和肝移植等。

7. 肾病的治疗 肾病包括微量白蛋白尿、蛋白尿、高尿钙、血尿、肾小管和肾损伤等，监测主要针对以上改变而进行，建议在肾脏专科医师指导下治疗。

8. 粒细胞减少 可用粒细胞集落刺激因子每次 1.0μg/kg，隔日 1 次，之后可延长至每 2 周 1 次；对于粒细胞缺陷相关的严重感染和炎症性肠病，最新的研究提示应用 SGLT-2 抑制剂恩格列净 0.35mg/(kg·d)，通过减少肾脏对葡萄糖的重吸收，降低肾脏对 1.5 脱水葡糖醇的重吸收，进而减少血 1.5 脱水葡糖醇和降低中性粒细胞胞质中的 1.5 脱水葡糖醇-6-磷酸（抑制糖酵解及中性粒细胞内呼吸爆发），可改善中性粒细胞减少、贫血及各种类型感染的发生，从而改善患者的预后。

9. 探索性治疗 AAV 基因治疗（目前属于 II 期临床试验阶段）。

（二）GSD II 型治疗

1. 对症治疗

（1）心血管系统：疾病早期表现为左心室流出道梗阻，应避免使用地高辛及其他增加心肌收缩力的药物、利尿药及降低后负荷的药物，如血管紧张素转化酶抑制剂，但在疾病后期出现左心室功能不全时可适当选用。

（2）呼吸系统：应当尽早对患者进行肺功能评估，必要时进行不同体位的肺功能评估或夜间睡眠呼吸监测，如果发现仰卧位低潮气量和低氧血症，建议酌情给予间断或持续使用连续气道正压通气（continuous positive airway pressure，CPAP）或双相气道正压（biphasic positive airway pressure，BIPAP）通气治疗。对于急性重度呼吸衰竭的患者，需要给予机械通气，积极控制呼吸道感染等诱发加重的病因，患者症状可以得到部分缓解。

（3）营养支持：建议高蛋白质、低糖类饮食，并保证足够的能量、维生素及微量元素的摄入。

（4）其他：鼓励患者进行力所能及的适当运动，但应避免剧烈运动。麻醉风险高，应尽量减少全身麻醉，不宜使用异丙酚及氯化琥珀胆碱。

2. 酶替代治疗（enzyme replacement therapy，ERT） 患者可使用重组人类酸性 α- 葡萄糖苷酶（rhGAA）（注射用阿糖苷酶 α），剂量为 20mg/kg，每 2 周 1 次缓慢静脉滴注。婴儿型患者要尽早使用 ERT，可以明显提高生活质量和延长生存时间。晚发型患者出现症状前，应每隔 6 个月评估肌力和肺功能，一旦出现肌无力和（或）呼吸功能减退或 CK 升高，应尽早开始酶替代治疗。

（三）GSD III 型治疗

1. 生玉米淀粉治疗方案基本同 GSD I 型，1 岁后可服用 1 天 4 次的生玉米淀粉，目标血糖在 4～5mmol/L，不宜过量。

2. 就营养来源而言，和 GSD I 型有所区别，儿童总热量中蛋白质占比提高为 20%～25%，可达 3g/(kg·d)。和 GSD I 型仅摄入单糖不同，GSD III 型成人不仅可以使用果糖及乳糖这种双糖，还可以给予复杂的糖类，其膳食比例为蛋白质 20%～30%，糖类为 35%～55%，脂肪为 20%～35%。

3. 青少年和成人养成规律的高蛋白/低复合糖类饮食习惯，避免单糖饮食，避免长时间禁食或饥饿，可以在睡前加餐高蛋白食品，如低脂牛奶或蛋白粉等。避免饮酒等容易诱发低血糖的因素；需要警惕使用 β 受体阻滞剂可能会诱发低血糖；他汀类等调血脂药有可能诱发肌肉损害加重。

4. 适量的运动可能对患者有益，建议定期进行运动评估，根据运动后的血糖情况、心脏功能、骨关节情况等调整运动量和运动方式。

5. 定期复查心电图和超声心动图，及时发现心肌受累情况和进行必要的治疗。

6. 当患者发展为晚期的肝硬化或肝细胞癌，可考虑肝移植，但 IIIa 型病变弥散，很少有患者从中获益。

（罗　磊　郑素军）

参 考 文 献

国家卫生健康委员会罕见病诊疗与保障专家委员会办公室, 2019. 罕见病诊疗指南 (2019 年版).

美国医学遗传学会, 2010. 糖原累积病 III 型防治指南.

美国医学遗传与基因学会, 2014. 糖原累积病 I 型的诊断和治疗: 美国医学遗传学和基因组学协会的实践指南.

中华医学会神经病学分会, 中华医学会神经病学分会神经肌肉病学组, 中华医学会神经病学分会肌电图与临床神经生理学组, 2016. 中国肌病型糖原累积病诊治指南. 中华神经科杂志, 49(1): 8-16.

第六节　半乳糖血症

内容提要

一、定义
二、发病率
三、发病机制
四、分型
五、临床表现
六、辅助检查
七、诊断
八、鉴别诊断
九、治疗
十、小结

一、定　　义

半乳糖血症（galactosemia）是由于半乳糖代谢通路中酶缺陷所引发的血中半乳糖浓度升高，是一种常染色体隐性遗传病。

二、发　病　率

约6万新生儿中会有1例出现半乳糖血症，但是其发病率也随地区不同而异，据报道，欧洲发病率为1/40 000～1/30 000，美国发病率约为1/50 000，日本发病率约为1/1 000 000。目前，我国大陆地区尚未有半乳糖血症发病率的统计报道。

三、发　病　机　制

人体内的半乳糖主要来自乳类食物中所含的乳糖。乳糖进入肠道后被肠乳糖酶水解为半乳糖和葡萄糖，两者经肠黏膜吸收。正常情况下，半乳糖被吸收后会代谢转化为葡萄糖，为机体提供能量，具体代谢过程如下：半乳糖在半乳糖激酶（galactokinase, GALK）的催化下转化为半乳糖-1-磷酸，随后半乳糖-1-磷酸尿苷酰转移酶（galactose-1-phosphate uridylytransferase, GALT）将半乳糖-1-磷酸转化为尿苷二磷酸半乳糖（uridine diphosphate galactose, UDP-半乳糖），最终UDP-半乳糖被尿苷二磷酸-半乳糖-4-差向异构酶（uridine diphosphate galactose-4-epimerase, UDP-GALE）转化为UDP-

葡萄糖。在这一代谢途径中任何一种酶的缺陷都会引起相应的代谢障碍。代谢一旦受阻，随着饮食中乳糖的不断摄入，体内的半乳糖、半乳糖-1-磷酸和UDP-半乳糖水平急剧增高，积聚的半乳糖转而从旁路途径代谢，生成半乳糖醇和半乳糖酸，各种代谢产物在机体各组织、器官中，尤其是在肝脏、脑组织和肾脏等中积聚，通过改变组织细胞的渗透压及能量代谢过程，致使器官功能受损。

半乳糖血症是一种常染色体隐性遗传病，可由 GALT、GALK 和 GALE 基因致病变异所致。最常见的经典型半乳糖血症 GALT 基因突变类型目前已发现超过300种，在欧美地区最常见的突变类型为Q188R、K285N、S135L和N314D。亚洲国家对半乳糖血症患儿基因研究的报道较少，其中印度报道的阳性病例相对较多，韩国、菲律宾及我国都有少数散发病例的报道，韩国学者有项研究筛查了超过15万新生儿均未发现GALT阳性病例，学者们推论该病存在明显的种族差异，在韩国甚至亚洲都极为罕见。

四、分　　型

根据酶缺陷的种类将半乳糖血症分为3型。

（一）GALT缺乏型

最常见且最严重的半乳糖血症由 GALT 缺乏引起，该酶将半乳糖-1-磷酸转化为UDP-半乳糖。GALT 活性完全缺乏引起的半乳糖血症被称为经典型半乳糖血症，未经治疗的患者通常存在生长发育迟滞以及肝、肾功能不全和脓毒症，经治疗者和未经治疗者均可能出现白内障、神经发育异常和卵巢早衰。GALT 活性部分缺乏可发生于多数变异型中，其中最常见的是 Duarte 变异型，这种变异型的患者有一个 Duarte 等位基因和一个典型的致病等位基因（D/G），导致 GALT 的活性为正常值的5%～25%，或者有两个 Duarte 等位基因（D/D），GALT 活性约为正常值的25%。Duarte 变异型的患者即使不接受治疗，也几乎没有新生儿期或远期发病的证据。

（二）GALK缺乏型

GALK 是半乳糖代谢过程中的第一种酶，可将半乳糖转化为半乳糖-1-磷酸。GALK 缺乏的唯一后果是发生白内障。

（三）GALE 缺乏型

UDP-GALE 可将 UDP-半乳糖转化为 UDP-葡萄糖。大多数 GALE 缺乏的患者，此缺陷仅存在于红细胞中，患者的生长和发育通常正常；而红细胞及其他组织中 GALE 广泛缺乏的患者，其临床表现类似经典型半乳糖血症。

五、临床表现

（一）经典型半乳糖血症

患儿常在围产期发病，于摄取母乳或含乳糖配方奶粉数天内出现危及生命的并发症，如喂养问题、腹泻、呕吐、低血糖、肝损伤、出血、黄疸、白内障，如果不及时进行治疗，可能会进展为败血症、休克，甚至死亡。存活至婴儿期的患儿，如果继续摄取乳糖，可能会出现严重的脑损伤。半乳糖代谢的中间产物半乳糖-1-磷酸及半乳糖醇，具有细胞毒性，会引起智力落后、生长发育迟滞、共济失调、失明等远期并发症，女性患者还可能合并卵巢功能障碍。

（二）GALK 缺乏型

GALK 缺乏的一致表型特征为晶状体白内障，通常为双侧，饮食疗法可使其消退。假性脑瘤为其罕见表现，可能由脑脊液中半乳糖醇浓度增高导致的脑脊液胶体渗透压升高引起。GALK 缺乏型患者通常没有典型半乳糖血症的临床特征，如肝、肾及脑损伤，血半乳糖浓度升高为其唯一异常的实验室生化表现，常规实验室检查通常无异常。

（三）GALE 缺乏型

一般认为 UDP-GALE 缺乏仅发生于红细胞中，红细胞中半乳糖-1-磷酸的水平升高，患者通常无症状。GALE 广泛缺乏的病例少有报道。

六、辅助检查

（一）实验室检查

常规实验室检查项目一般缺乏特异性，生化检测可见转氨酶升高、胆红素升高、低血糖、乳酸增高等，可能合并凝血功能障碍，血气分析可见不同程度的代谢性酸中毒。

（二）代谢产物检测

代谢产物检测主要是通过气相色谱-质谱联用（gas chromatography-mass spectrometry，GC-MS）、串联质谱分析法或高效离子交换分析法等检测患儿血液或尿液中是否存在代谢产物，如半乳糖、半乳糖醇或半乳糖酸等的异常堆积，但这种方法受饮食等影响较大，难与病毒性肝炎、氨基酸血症等相鉴别，可作为筛查此病的手段。目前很多国家已将半乳糖血症的筛查纳入新生儿筛查范围，通常是采用荧光定量方法检测新生儿足跟血滤纸片中的半乳糖含量。

（三）酶学检测

可采取患儿外周血红细胞、白细胞、皮肤成纤维细胞或肝活检组织等进行酶活性检测，患者的酶活性显著降低，若受试者在近期接受过输血还会出现假阴性。另外，酶学诊断时需要葡萄糖-6-磷酸脱氢酶（G-6-PD）的参与，在 G-6-PD 缺乏症发病率较高的地区和人群中开展时，检测结果的可靠性可能会受到影响。

（四）基因检测

半乳糖血症的 3 种关键酶分别由 GALT、GALK 和 GALE 基因编码，通过对上述基因进行测序分析获得阳性结果即可以诊断相应的半乳糖血症。

七、诊　　断

半乳糖血症的诊断主要依赖临床表现和上述辅助检查，若基因检测发现致病突变或酶学检测发现酶活性显著下降可确诊。

八、鉴别诊断

由于本病缺乏临床特异性，故需注意与其他引起黄疸、肝大、肝功能异常的疾病相鉴别。

（一）胆汁淤积症

胆汁淤积症临床可表现为黄疸、皮肤瘙痒、肝大，伴粪便颜色变浅，生化检测以胆汁酸升高为主，转氨酶和胆红素轻度升高，肝胆超声检查和胆道造影可鉴别。

（二）尼曼-皮克病 C 型

尼曼-皮克病 C 型是因 *NPC1*（MIM257220）和 *NPC2*（MIM601015）基因突变导致的胆固醇转运障碍，临床上以肝脾大、神经系统受累为主要表现，发病年龄各异，少数可在新生儿期起病，表现为黄疸消退延迟、胆汁淤积等，骨髓检查可发现特征性的泡沫细胞。血 7-酮胆固醇增高及基因检测有助于鉴别。

（三）肝豆状核变性

肝豆状核变性典型表现为肝病、神经系统异常、角膜 K-F 环阳性。此病多在学龄前期以后起病，多在体检时发现肝功能异常而就诊，血中铜蓝蛋白水平明显降低，尿铜排出增多，少数可出现神经系统症状，以锥体外系症状为主。*ATP7B* 基因检测可明确诊断。

（四）其他

以黄疸、肝损伤为主的代谢性疾病，如瓜氨酸血症 I 型、酪氨酸血症 I 型、丙酸血症等，均可通过代谢产物检测及相应基因检测以鉴别。

九、治 疗

（一）经典型半乳糖血症

长期治疗的主要目标是最大限度地减少饮食中半乳糖的摄入。一旦怀疑患有半乳糖血症，应立即停止摄入含有半乳糖的饮食。对于婴儿，应停止喂养母乳或基于牛乳的配方奶粉，可喂养豆基配方奶粉。目前，尚未证实无乳糖的婴儿配方奶粉可安全用于半乳糖血症患者。一旦开始添加辅食，应尽可能减少含乳糖和半乳糖的成分，包括乳、黄油、奶油、奶酪、脱脂奶粉、乳清和酪蛋白等。与内源性产生的半乳糖相比，水果和豆类中的半乳糖含量微不足道，在多数情况下不需要严格限制。

根据患者病情给予其他对症支持治疗，以缓解黄疸、脓毒症，以及肝脏、肾脏和中枢神经系统的异常。支持治疗通常包括静脉补液、应用抗菌药物和治疗凝血病，但相关问题往往在开始饮食治疗后很快得到缓解。

半乳糖血症患者应终身接受随访，以监测半乳糖血症患儿可能出现的问题。应及时发现神经系统发育障碍、白内障、生长延迟和卵巢早衰，以便采取适当的干预措施。

（二）GALK 缺乏型

半乳糖激酶缺乏患者应终生限制半乳糖的摄入，以预防白内障，并且定期监测生化状态、生长情况和进行眼科检查。

（三）GALE 缺乏型

局限于红细胞的差向异构酶缺乏不需要治疗。饮食治疗对广泛性差向异构酶缺乏患者的作用尚不明确。

十、小 结

半乳糖血症是发生于婴儿的一种先天性代谢异常疾病，这种疾病是因为缺乏代谢半乳糖的酶，导致不能代谢来自乳糖的消化产物之一的半乳糖，使半乳糖在血液中的浓度增高，排泄于尿中。此病如不及时加以治疗，可能导致白内障和心智发育障碍等不良影响。

（赵 景 郑素军）

参 考 文 献

Beutler E, Baluda MC, Sturgeon P, et al, 1965. A new genetic abnormality resulting in galactose-1-phosphate uridyltransferase deficiency. Lancet, 1: 353.

Kelley RI, Segal S, 1989. Evaluation of reduced activity galactose-1-phosphate uridyl transferase by combined radioisotopic assay and high-resolution isoelectric focusing. J Lab Clin Med, 114: 152.

Murphy M, McHugh B, Tighe O, et al, 1999. Genetic basis of transferase-deficient galactosaemia in Ireland and the population history of the Irish travellers. Eur J Hum Genet, 7: 549.

第七节 遗传性果糖不耐受症

内容提要

一、定义
二、流行病学
三、发病机制
四、遗传学
五、自然转归及预后
六、临床表现
七、病理
八、辅助检查
九、诊断与鉴别诊断
十、治疗

一、定　义

遗传性果糖不耐受症（hereditary fructose intolerance，HFI）是由果糖二磷酸醛缩酶B（aldolase B，fructose-bisphosphate，ALDOB）缺陷导致的以低血糖为主要症状的常染色体隐性遗传病。1956年，钱伯斯（Chambers）等首次报道该病。1984年，罗特曼（Rottmann）等从人类肝脏组织中克隆出了HFI致病基因——醛缩酶B基因（ALDOB）。

二、流行病学

据估计，HFI的发病率为1/60 000～1/20 000，在不同人种之间有一定差异，英国约为1/22 000、波兰约为1/31 000、欧洲中部约为1/26 100，而我国尚无HFI的流行病学资料。在一般人群中，致病突变的杂合子携带率为1/120～1/55。

三、发病机制

HFI是由于果糖二磷酸醛缩酶B缺乏，引起果糖在肝、肠和肾脏中的不完全代谢，导致底物1-磷酸果糖的积累，肝糖原分解和糖异生受抑制，从而引发一系列的临床表现和代谢障碍。

果糖二磷酸醛缩酶（EC 4.1.2.13）是一种四聚体催化酶，催化底物为1,6-二磷酸果糖和1-磷酸果糖。在脊椎动物中，根据催化活性、免疫特征和组织特异性不同，可将醛缩酶分为3种同工酶，醛缩酶A（ALDOA）在肌肉组织中表达，醛缩酶B（ALDOB）在肝脏、小肠、肾脏组织中表达，醛缩酶C（ALDOC）在脑组织中表达，3种酶C端的同工酶特异性区域决定了其不同功能。在哺乳动物中，ALDOB优先在肝脏中表达，在糖酵解和糖异生中发挥关键作用，该酶具有3种催化活性，分别是1-磷酸果糖裂解、1,6-二磷酸果糖裂解、磷酸二羟基酮与3磷酸甘油醛缩合成1,6-二磷酸果糖。正常情况下，外源性果糖由空肠黏膜吸收进入血液系统，通过肝门静脉进入肝脏；在果糖激酶作用下，果糖磷酸化为1-磷酸果糖；1-磷酸果糖经醛缩酶B裂解为D-甘油醛和磷酸二羟丙酮；在丙糖激酶等作用下D-甘油醛磷酸化为3-磷酸甘油醛；大多数

磷酸二羟丙酮与3-磷酸甘油醛可重新缩合成1,6-二磷酸果糖，进行糖异生或糖酵解，剩余的磷酸二羟丙酮及甘油醛进入糖酵解途径，转化成丙酮酸和乳酸。

醛缩酶B基因（ALDOB）发生突变，可使醛缩酶B的结构和活性发生改变。醛缩酶B活性受突变类型影响，在一些突变类型中醛缩酶B仍保留部分活性，在另一些突变类型中醛缩酶活性完全丧失。突变导致醛缩酶B的四聚体结构受到破坏，而四聚体结构的完整性对保持充分催化活性是非常重要的，突变也可使醛缩酶B对1-磷酸果糖的亲和力降低。患者摄入含果糖成分的物质后，1-磷酸果糖不能转化为D-甘油醛和磷酸二羟基酮，果糖不能进入糖酵解途径，从而使1-磷酸果糖蓄积，这是HFI患者出现各种临床表现的根本原因，导致：①1-磷酸果糖可使肝内部分酶活性受到抑制，包括磷酸化酶、果糖-1,6-二磷酸酶、果糖激酶等，既可抑制糖原转化为1-磷酸葡萄糖，减少糖原分解，又可抑制3-磷酸甘油醛和磷酸二羟基酮缩合为1,6-二磷酸果糖，抑制6-磷酸果糖转化为6-磷酸葡萄糖，减少糖异生，从而使肝糖原分解和糖异生途径均发生障碍，诱发出汗、颤抖、头痛，甚至癫痫发作等餐后低血糖症。②1-磷酸果糖在肝内堆积，消耗细胞内库存的无机磷，使血磷降低，由于磷大量消耗，肝线粒体氧化磷酸化减少，导致三磷酸腺苷（ATP）缺乏。③ATP生成不足可阻碍肝糖原释放1-磷酸葡萄糖，从而使肝糖原分解受到抑制，加重低血糖。④ATP缺乏使肝细胞ATP依赖性离子泵功能障碍，膜内外离子梯度不能维持，细胞肿胀，细胞内容物外溢，引起肝细胞损伤。⑤1-磷酸果糖是磷酸甘露糖异构酶强有力的抑制剂，磷酸甘露糖异构酶与N-糖基化通路相关，因此1-磷酸果糖累积可导致蛋白N-糖基化障碍。⑥其他生化改变：血浆钾离子稍降低、丙酮酸增高、ATP的急剧消耗可引起高尿酸血症、高镁血症、乳酸性酸中毒、蛋白合成障碍和超微结构损伤，进而引起急性肝衰竭和急性近端肾小管功能障碍；在长期摄入少量果糖的情况下，持续性的1-磷酸果糖蓄积和ATP耗竭可抑制脂肪酸氧化，导致肝细胞甘油三酯和游离脂肪酸蓄积，可进展为肝大、黄疸、出血倾向，甚至肝衰竭，同时伴有肾小管酸中毒、生长迟缓和低体重等表现。值得注意

的是，尽管 HFI 杂合子携带者没有明显的代谢缺陷，可以不表现出任何 HFI 症状，但摄入果糖后的血尿酸水平明显高于正常受试者，因而具有较高的痛风发病风险。

四、遗　传　学

HFI 属常染色体隐性遗传，由 *ALDOB* 基因突变导致。*ALDOB* 基因位于 9q21.3～9q22.2，长约 14.4kb，包含 9 个外显子和 8 个内含子，其中第 1 个外显子不转译，成熟 mRNA 长约 1669bp，编码 364 个氨基酸。*ALDOB* 基因缺陷的小鼠同样表现出果糖不耐受表型。目前尚无基因型与表型相关性的报道。

迄今为止，HGMD 数据库（human gene 突变数据库，http://www.hgmd.cf.ac.uk/ac/index.php）共收录了 60 余种 *ALDOB* 基因的突变类型，包括错义、无义、缺失、插入、移码及剪接位点突变等，亦有启动子区域突变的报道。*ALDOB* 基因的热点变异为 A149P、A174D、N334K、A337V、R303W 和 R59X，其中 A149P、A174D 和 A334K 三种错义突变是引起 HFI 最常见的原因，也是欧洲和北美人群的主要变异。

五、自然转归及预后

HFI 的早期诊断和治疗可使患者获益。在发生永久性器官损伤之前诊断和治疗该病，HFI 患者的生活质量和预期寿命不受影响。通常，早期完全限制果糖、蔗糖、山梨醇和（或）三氯蔗糖的摄入并维持良好依从性的 HFI 患者预后良好；相反，HFI 患者若不及时终止摄入该类食物并坚持无果糖饮食，可发生肝、肾损伤及生长发育障碍，甚至导致急性肝衰竭和急性近端肾小管功能障碍等，若不能有效避免低血糖反复发作可能会继发多器官系统异常，严重者可导致死亡。如果患有 HFI 而一直未被发现和诊断，当患者因病需静脉输注含果糖药物时，可在注射过程中引发致命的低血糖而猝死。

六、临　床　表　现

HFI 的临床表现多样且非特异。起病的缓急、临床症状的严重性和器官损伤的程度似乎不依赖于 *ALDOB* 突变的性质，而与年龄、营养环境和饮食习惯密切相关。发病年龄越小，症状越重。对

果糖饮食的耐受性很可能依赖于该酶的残余活性，ALDOB 仍有部分活性的患者可能仅在摄入大量果糖后出现症状。婴儿断奶时果糖被添加到饮食中，故 HFI 的首发症状通常出现在婴儿断奶期。然而，含果糖的成分添加至婴儿配方奶后，临床表现可早于出生后 5～6 个月出现。

HFI 的急性症状包括出汗和颤抖等低血糖症状、严重腹痛和反复呕吐等消化道症状、乳酸酸中毒、急性肝衰竭和急性近端肾小管功能障碍。短期摄入大量果糖可发生急性嗜睡、抽搐和（或）昏迷，有较高的死亡风险。患有 HFI 的新生儿进行微创操作期间给予 24% 蔗糖溶液进行镇痛时，可能发生致死性低血糖。患儿摄入含果糖食物后即可出现恶心、呕吐、腹痛、出汗、震颤、抽搐，甚至昏迷等，血糖降低，注射胰高血糖素不能改善低血糖，每次进食含果糖食物后均可诱发低血糖发作，患者可发展为对含果糖食物的极度厌恶。部分患者在婴儿时期因屡次进食"甜食"后发生不适而自动拒食甜食，低血糖发作可减少或停止，这种保护性行为可使患儿成长至成年期，但在成年后仍可发病。急性发作期间出现低血糖可能导致中枢神经系统功能障碍和智力减退，急性发作期间出现凝血功能异常和酸中毒可能导致多器官功能障碍。

患者长期反复摄入果糖可引起肝大、肝纤维化、黄疸、出血、腹水、水肿及肝、肾衰竭和肾小管性酸中毒，以及儿童体重不增和生长发育迟滞、智力障碍等。肝脏受累时可发生非酒精性脂肪肝、糖缺失性转铁蛋白检测异常，并且长期存在肝脏腺瘤的潜在发生风险，未治疗的青少年和成人发生肝纤维化的同时可能伴随晶状体性白内障。即使患者剔除了饮食中的果糖，减少了 1-磷酸果糖在肝脏中的堆积，但 1,6-二磷酸果糖是糖原分解和糖异生的专一性中间代谢产物，不会因剔除饮食中的果糖而被去除，仍可有进行性肝损伤，甚至发生肝衰竭。肾脏表现包括范科尼综合征和肾钙质沉着。近期研究表明，HFI 患者的肾小球滤过和收缩压高于对照组，说明 HFI 患者的心血管风险更高。另外，HFI 患者发生暴发性大肠埃希菌脓毒症的风险较高。

七、病　　理

HFI 可导致肝脏大泡性脂肪变性。显微镜下可见肝细胞变性、脂肪变性、纤维化和再生结节，肝

大伴脂肪变性和脂质空泡形成。

八、辅助检查

（一）血液生化检查

HFI 的主要生化学特点包括严重低血糖、高镁血症、高尿酸血症、低磷血症和乳酸酸中毒、高丙氨酸血症。在急性症状出现时，患者还可出现低钾血症，同时血清果糖、丙酮酸、游离脂肪酸和甘油三酯升高。患者低血糖时，血胰岛素水平降低，而胰高血糖素、肾上腺素和生长激素等升血糖激素水平升高。慢性病患者表现为肝损伤及血清胆红素、转氨酶升高，以及凝血时间延长等。

（二）尿液生化检测

当血中果糖浓度超过 2mmol/L 时，尿液分析中可出现果糖。多数患者有蛋白尿、非特异性氨基酸尿、肾小管酸中毒和范科尼综合征样肾小管重吸收障碍。

（三）果糖耐受试验

果糖耐受试验是一项有效的诊断方法。本试验有风险，在婴幼儿中可引起致命性低血糖，故需慎重，仅在临床高度疑似，但基因分析未发现致病突变时实施，且需要在有救治经验的代谢病诊治中心，待患者病情稳定数周后进行，试验过程中应密切监测患者反应。具体方法为：20% 果糖溶液，按 200mg/kg，静脉注射，2min 完成，注射前（0min）及注射后 5、10、15、30、45、60 和 90min 分别采集血标本，检测血糖和血磷水平，正常人注射果糖后血糖上升 0～40%，血磷无或仅轻微变化，HFI 患者注射果糖后 10～20min 血糖和血磷下降，血磷较血糖下降更快。

（四）酶学检查

酶学检查是一种确诊方法。存在 HFI 临床和生化学特点的患者，如果分子遗传学检测未发现双等位基因的 ALDOB 致病变异，必要时可考虑行肝脏、小肠或肾脏活组织检查，测定醛缩酶 B 活性。检测原理是先分离、纯化组织中的醛缩酶 B，再测定其对 1-磷酸果糖的代谢，并与正常人的醛缩酶作对照，醛缩酶 B 活性低于 10% 可确诊。该方法创伤较大，在以往使用的过程中存在一定程度的致死风险，且检测过程烦琐，因此难以在临床诊断中

广泛采用。

（五）基因诊断

基因测序特别是高通量测序适用于这类遗传代谢性疾病的诊断。ALDOB 基因的分子遗传学检测是敏感性较高的无创检测手段，是目前 HFI 首选的确诊方法。分子检测方法包括基因靶向检测（单基因序列测定或多基因面板）和全面基因组检测（外显子测序和基因组测序）。ALDOB 基因存在致病纯合突变或复合杂合突变可以明确诊断。

九、诊断与鉴别诊断

（一）诊断标准

1. 临床诊断　HFI 的诊断需要依靠临床表现与实验室检查，目前无统一的临床诊断标准。

（1）摄入果糖、蔗糖、山梨醇和（或）三氯蔗糖后出现以下特征性临床表现、代谢紊乱者，应怀疑 HFI。

（2）特征性临床表现包括恶心、呕吐、低血糖症状和腹部不适（包括腹痛、腹胀等），去除饮食中的果糖后症状、体征几天内消失；长期生长受限/发育不良；体格检查可发现腹水和肝大。

（3）特征性代谢紊乱包括低血糖、乳酸酸中毒、低磷血症、高尿酸血症、高镁血症、高丙氨酸血症。

（4）其他支持性实验室检查包括尿中检测出果糖；果糖耐受试验中血糖和血磷降低；尿电解质改变和（或）氨基酸尿，异常升高的转铁蛋白等电聚焦和（或）多种血浆溶酶体酶升高，尤其是天冬氨酰氨基葡糖苷酶。

2. 确定诊断　怀疑 HFI 的患者符合以下任意一条时可确定诊断。

（1）分子遗传学检测提示 ALDOB 基因存在纯合突变或复合杂合致病突变。

（2）活检提示醛缩酶 B 活性降低。

（二）鉴别诊断

1. 摄入含果糖物质后出现低血糖　需与果糖激酶缺乏症等其他果糖代谢障碍性疾病相鉴别，果糖激酶缺乏症无肝损伤，确诊需要酶活性检测。

2. 其他疾病所致低血糖

（1）其他糖代谢障碍性疾病：如糖原贮积病、

半乳糖血症等，后两者均有低血糖、肝大等症状，但低血糖与摄入果糖无关，须进行特异性酶检测或致病基因分析明确诊断。

（2）氨基酸代谢障碍性疾病：如枫糖尿病、支链氨基酸代谢病等，这些病可有低血糖及肝损伤，但氨基酸及有机酸分析可见特征性代谢产物，酶学检测与基因突变分析是确诊的重要手段。

（3）脂肪酸 β 氧化障碍：表现为长时间禁食或应激状态下的低酮性低血糖，血浆酰基肉碱谱分析可以帮助鉴别诊断。

（4）内分泌激素分泌异常：高胰岛素血症、垂体功能低下、肾上腺皮质功能低下、贝-维综合征（Beckwith-Wiedemann 综合征）等，可检测相关激素水平进行鉴别。

3. 其他病因所致肝病 有黄疸、肝损伤和凝血异常的患者还应与其他病因所致的肝病相鉴别，如急性病毒性肝炎、传染性单核细胞增多症、食物中毒等。HFI 急性发作的表现应与脓毒症、弥散性血管内凝血等相鉴别。

十、治　疗

目前对于 HFI 无根治方法。HFI 的治疗措施包括限制果糖摄入量和避免长时间空腹，并应纠正低血糖及电解质紊乱，辅以饮食、营养及保护肝、肾功能等对症支持治疗。

（一）治疗目标

HFI 患者诊断后应尽早治疗，避免低血糖发生及永久性器官损伤，提高生活质量。

（二）调整饮食结构

HFI 治疗的基础是严格的饮食限制，一旦确诊，应立即去除所有可能的果糖来源，严格限制一切含果糖、蔗糖和山梨醇的食物和药物。为避免无果糖饮食引起维生素 C 缺乏，可增加菠菜、芹菜和黄瓜等蔬菜的摄入量。

（三）治疗方法

1. 一般治疗 由于饮食限制不得不减少水果、蔬菜的摄入，患者容易出现营养不良，推荐每日补充无糖的多种维生素来避免微量营养素缺乏，尤其是水溶性维生素，必要时补充辅料不含果糖的维生素 C。对于肝、肾功能受损的慢性病患者，应根据

需要输入血浆或全血，以改善营养状态，纠正出血倾向并增加机体免疫力。

2. 对症治疗 急性发作时应给予对症治疗，治疗期间应特别注意避免应用含果糖的静脉输液，以及含果糖的婴儿配方奶粉和药物。

（1）在急性低血糖发作时，应静脉注射葡萄糖以纠正低血糖。严重低血糖患者可给予葡萄糖或半乳糖治疗，但不可使用甘油或胰高血糖素。

（2）出现酸碱、电解质紊乱时应给予纠正。

（3）纠正低血糖后仍发生抽搐者可用地西泮、苯巴比妥或苯妥英钠抗惊厥处理。

（4）急性肝衰竭患者应给予积极对症支持治疗，如纠正低蛋白血症，以及治疗腹水、肝性脑病等。

（5）有肝、肾功能受损的慢性病患者除饮食治疗外还应采取措施保护肝脏和肾脏，避免使用影响肝、肾功能的药物。

（6）终末期肝损伤者，可进行肝移植。

（四）监测与随访

一旦诊断 HFI，需要定期由具有 HFI 处理经验的营养学家向患者强调饮食中避免摄入果糖的重要性。应定期评估肝、肾功能和生长发育情况，尤其是在没有完全限制果糖/蔗糖/山梨醇/三氯蔗糖类饮食时。转铁蛋白等电聚焦（isoelectric focusing, IEF）和天冬氨酰氨基葡糖苷酶活性升高的监测可用于 HFI 患者的随访。

十一、预　防

对 HFI 高危家庭产前诊断是优生优育、防止同一遗传病在家庭中重现的重要措施。对有本病家族史的夫妇可进行 DNA 分析，并对其胎儿进行产前诊断。家族成员 DNA 分析也可检出杂合子携带者，进行遗传咨询。避免近亲结婚。

十二、管　理

HFI 涉及多学科的治疗团队，包括儿科医师、肝病医师、肾病医师、眼科医师、临床遗传医师、遗传咨询师；营养学家须定期提醒患者饮食限制的重要性；护士对于家庭教育很重要；药剂师可确保进食不含果糖或分解为果糖的药物。跨专业的团队对于成功管理 HFI 患者是必不可少的。

十三、小　　结

HFI 是不明原因慢性腹痛患儿的主要病因之一，由于该疾病症状严重程度的异质性，实际患病率可能高于目前实际诊断。对于不明原因的呕吐、慢性腹痛患者，应考虑 HFI 的可能。婴幼儿期出现不明原因反复或严重的低血糖、代谢性酸中毒、反复呕吐、肝损伤和（或）肾功能不全时必须高度怀疑 HFI。

（王莉琳　郑素军）

参 考 文 献

Aldámiz-Echevarría L, de Las Heras J, Couce ML, et al, 2020. Non-alco-holic fatty liver in hereditary fructose intolerance. Clin Nutr, 39(2): 455-459.

Chambers RA, Pratt RT, 1956. Idiosyncrasy to fructose. Lancet, 271(6938): 340.

Di Dato F, Spadarella S, Puoti MG, et al, 2019. Daily fructose traces intake and liver injury in children with hereditary fructose intolerance. Nutrients, 11(10).

Ghannem L, Beaufrère A, Zucman-Rossi J, et al, 2020. Liver adenomatosis and NAFLD developed in the context of hereditary fructose intolerance. Liver Int, 40(12): 3125-3126.

Simons N, Debray FG, Schaper NC, et al, 2020. Kidney and vascular function in adult patients with hereditary fructose intolerance. Mol Genet Metab Rep, 23: 100600.

Tran C, 2017. Inborn errors of fructose metabolism. What can we learn from them. Nutrients, 9(4).

第八节　遗传性酪氨酸血症 I 型

内容提要

一、定　　义

遗传性酪氨酸血症 I 型（hereditary tyrosinemia type I，HT-I）是由酪氨酸降解途径中的终末酶 - 延胡索酰乙酰乙酸水解酶（fumarylacetoacetate hydrolase，FAH）基因缺陷，导致酪氨酸代谢障碍而引起的常染色体隐性遗传病。该病可导致肝损伤、肾小管功能损害及神经系统损害，故又称肝 - 肾型酪氨酸血症。

二、分　　型

根据患者发病的年龄将酪氨酸血症 I 型又分为 3 种类型，分别是急性型，亚急性型和慢性型。

（一）急性型

急性型多在新生儿出生后 6 个月之内（但很少在出生后 2 周内）发病，以急性肝衰竭为主要表现，临床表现为肝脾大、黄疸、呕吐、腹胀、厌食、嗜睡、贫血、出血倾向及生长迟缓。患儿可能有"煮白菜"或"烂蘑菇"的特征性气味。肝脏合成凝血因子不足，PT、APTT 明显延长，凝血因子 II、VII、IX 和 XII 水平降低，补充维生素 K 后难以纠正。肝衰竭可继发腹水、黄疸和消化道出血，部分患儿可伴有高胰岛素血症，出现持续低血糖，如果不加以控制病情，患儿多于起病数周或数月内死亡。

（二）亚急性型

亚急性型多出现在患者出生后 6 个月到 1 岁，除肝损伤表现外，肾脏以及神经系统出现一定的损害，常伴有生长发育迟滞。临床上可见肝硬化、肾性糖尿、氨基酸尿（范科尼综合征）、低磷血症性佝偻病、角弓反张等。患儿常会因为身体出现剧烈疼痛而哭闹不止，严重影响患者的生长发育和食欲。如果没有及时治疗，很有可能会发展为肝细胞癌，大大增加患者的死亡率。

（三）慢性型

慢性型 HT-I 多在 1 岁后发病，初期症状不明显，病情进展相对较慢，可有不同程度的肝损伤、肝硬化，肾小管功能障碍及神经精神症状较其他两型更为显著，表现为范科尼综合征、肾小管酸中毒、低磷血症性佝偻病等。病程中会发生急性末梢神经受累危象，表现类似于急性间歇性卟啉病。常有轻微感染、食欲减退和呕吐等前驱症状，患儿活动减少，易激惹，但神志清楚，随即出现严重的疼痛感觉异常，以上、下肢为主，可伴有腹痛，患儿为减轻疼痛而过度伸展躯干与颈部，如角弓反张；同时伴有自主神经异常症状，如血压增高、心动过速、麻痹性肠梗阻等；约1/3的患儿在危象发作时出现肌张力降低，甚至瘫痪，少数患儿可发生呼吸衰竭而需要呼吸机支持，可能会导致死亡，危象发作每次持续1～7天，严重时可危及生命。患儿患肝细胞癌的风险明显升高，且发生肝细胞癌年龄较一般人群显著提前，未经治疗的患儿如早期发生急性肝衰竭后得以幸存，至2岁后发生肝细胞癌的概率约为40%。部分患者可存在肥厚型心肌病。

三、流行病学及发病率

HT-I的全球发病率为1/120 000～1/100 000，发病率有明显的种族和地区差异，加拿大魁北克省萨格奈湖圣让（Saguenay-Lac-St-Jean）地区的加拿大法语人群、芬兰博腾区的芬兰人群及英国伯明翰市的巴基斯坦移民人群高发，其中以Saguenay-Lac-St-Jean地区发病率最高，达1/1846。目前该病在我国的总体发病率尚不清楚，浙江省新生儿疾病筛查中心应用串联质谱法对2 188 784名新生儿进行筛查，共确诊1例HT-I患儿。

四、发病机制

人体中大约1/2的酪氨酸是由苯丙氨酸通过苯丙氨酸羟化酶形成的，另一部分由食物或蛋白质分解。酪氨酸对于甲状腺激素的合成、黑色素的形成以及多巴胺和儿茶酚胺的产生至关重要。FAH作为酪氨酸分解代谢途径中的终末酶，可将酪氨酸代谢生成的延胡索酰乙酰乙酸（fumarylacetoacetic acid，FAA）最终分解为延胡索酸和乙酰乙酸，参与糖和脂肪酸代谢。*FAH*基因定位于常染色体15q23～q25，总长30～35kb，包含14个外显子，主要在肝脏和肾脏表达。*FAH*突变导致FAH缺陷。FAH缺陷导致酪氨酸分解代谢受阻，FAA及其前体物质马来酰乙酰乙酸（4-maleylacetoacetate，MAA）在细胞质中蓄积，蓄积的FAA和MAA可衍生为琥珀酰乙酰乙酸（succinylacetoacetate，SAA），并进一步代谢生成琥珀酰丙酮（succinylacetone，SA）。FAA是FAH的天然底物，但FAH也

以琥珀酰乙酰乙酸SAA为底物，在FAH缺乏症中FAA和SAA都积累。FAA和SA为主要的毒性中间代谢产物。

HT-I中血酪氨酸水平升高是由于酪氨酸降解中近端步骤的抑制。在突变小鼠中，酪氨酸降解中的限速酶酪氨酸氨基转移酶（TAT）的mRNA是缺失的。4-羟基苯丙酮酸双加氧酶（HPD）是酪氨酸降解途径的第二步，在人HT-I肝脏样品中的活性降低。FAA和SA可抑制HPD导致酪氨酸水平进一步升高，血液和尿液中出现4-羟基苯丙酮酸、4-羟基苯乳酸和4-羟基苯乙酸。

临床上，除HT-I以外的酪氨酸降解途径缺陷引起的血浆酪氨酸水平升高的情况，对肝脏或肾脏没有损伤。酪氨酸血症II型患者（TAT缺乏）可引起血酪氨酸水平升高，但仅导致皮肤病、眼科和可能的神经发育问题。酪氨酸血症III型患者（HPD缺乏）的血酪氨酸水平也高度升高，但不表现为肝病或肾小管功能障碍。在未经治疗的HT-I患者中未观察到角膜炎，但是当使用尼替西农（NTBC）治疗时，会产生血酪氨酸升高，产生眼科并发症，包括角膜炎。

FAA在FAH缺陷中积累，具有高度亲电性和强烷基化剂，通过与谷胱甘肽和巯基蛋白质反应而对产生它的细胞造成氧化损伤。FAA似乎仅直接损害产生它的肝细胞和肾近端小管，而不是邻近细胞。由于其快速反应性，FAA本身在HT-I患者的体液中未被发现。

FAA可激活细胞外信号调节激酶信号通路导致有丝分裂异常和基因组不稳定性，并可抑制DNA碱基切除修复，导致DNA氧化损伤积累，增加致突变性病变。SA可激活Nrf2/IGF1R信号轴，激活下游的抗凋亡信号通路，促进肝癌的发生和发展。同时，SA可作为δ-氨基-γ-酮戊酸脱水酶（δ-aminolevulinic acid dehydratase，ALAD）的竞争性抑制剂，抑制δ-氨基-γ-酮戊酸（δ-aminolevulinic acid，ALA）脱水缩合生成卟胆原，导致血红素合成减少，ALA大量蓄积并通过尿液排出，引起急性间歇性卟啉病样改变。SA还可通过改变膜的流动性、破坏正常膜结构导致肾小管功能异常，引起继发性范科尼综合征。FAA和SA可抑制蛋氨酸S-腺苷转移酶导致继发性高蛋氨酸血症，由于*FAH*基因主要在肝脏及肾脏中表达，HT-I主要累及肝脏和肾脏。

五、自然转归

未经治疗的 HT-I 患儿总体预后不佳，急性型患儿 2 年存活率仅为 29%，死因主要为急性肝衰竭及反复出血；亚急性型患儿 2 年存活率约为 74%，5 年存活率约为 30%，死因主要为肝细胞癌及肝衰竭；慢性型患儿病情进展相对较慢，2 年存活率约为 96%，5 年存活率约为 60%，死因主要为肝细胞癌及神经危象。

六、临床表现

（一）肝脏表现

肝脏是酪氨酸血症 I 型影响的主要器官，其受累程度是影响发病率和死亡率的主要原因。肝病可表现为急性肝衰竭、肝硬化或肝细胞癌，所有这 3 种情况都可能发生在同一患者身上。婴儿期表现更严重，常有呕吐、腹泻、出血、肝大、轻度黄疸、低血糖、水肿和腹水。通常，肝脏合成功能受影响最大，特别是与其他肝功能检查相比，凝血显著异常。肝硬化通常是混合的微小和大结节型，具有不同程度的脂肪变性。肝细胞发育不良很常见，恶性转化的风险很高。

（二）肾脏表现

大多数患者在发病时可检测到不同程度的肾功能不全，大多数患者在出生后 6 个月时出现症状，表现为轻度肾小管功能障碍到肾衰竭。近端肾小管疾病非常普遍，在肝衰竭时可能恶化。范科尼综合征是近端肾小管病变的最常见表现，但也可能存在氨基酸尿症、肾小管酸中毒和糖尿病。在应用尼替西农时代之前，有 40% 的人发展为肾钙盐沉着症。

（三）神经系统表现

任何年龄都可能发生急性神经系统危象。通常情况下，危象发生在与食欲减退和呕吐相关的轻微感染之后：持续 1～7d 的活动期，其特征在于异常的疼痛感觉和可能发展为瘫痪的自主神经症状，随后在几天内到几个月进入恢复阶段。并发症包括癫痫发作、极度过度伸展、自残、呼吸麻痹和死亡。

（四）其他

HT-I 患者中有肥厚型心肌病的报道，这种并发症的机制可能是由于抑制心肌胆色素原合酶导致 δ-氨基乙酰丙酸水平升高，造成心脏毒性。胰腺细胞增生可能导致临床上明显的高胰岛素血症。

七、辅助检查

（一）实验室检查

HT-I 患者血清甲胎蛋白浓度显著升高，平均高达 160 000μg/L（正常值：出生后 3 个月以下的婴儿低于 1000μg/L，出生后 3 个月至 18 岁儿童低于 12μg/L）；凝血功能障碍明显，凝血酶原时间及活化部分凝血活酶时间延长；转氨酶和胆红素轻、中度升高或正常。此外，患儿可出现碱性磷酸酶增高、血磷降低、血糖降低；尿常规检查可见糖尿、蛋白尿；血常规检查可见贫血、血小板减少。

（二）血、尿代谢检查

串联质谱法进行血氨基酸、琥珀酰丙酮检测以及气相色谱-质谱联用进行尿有机酸分析和琥珀酰丙酮检测是诊断遗传性酪氨酸血症 I 型最重要的检查方法。血氨基酸分析通常有酪氨酸水平升高，同时可有血蛋氨酸、苯丙氨酸水平升高。尿有机酸分析酪氨酸代谢物 4-羟基苯复合物，如 4-羟基苯丙酮、4-羟基苯乳酸、4-羟基苯乙酸也常升高。尿卟啉谱分析可见尿 ALA 排泄增加。部分患儿可存在继发性高半乳糖血症，可见血半乳糖水平升高、尿液中半乳糖及其代谢产物（如半乳糖醇）等升高。

（三）影像学检查

腹部 B 超可见肝大、肝内密度不均或局灶损害、脾大，如超声发现小结节须进一步行腹部磁共振成像或 CT 检查，有助于进一步区分良、恶性结节。彩色多普勒超声检查可用于评估肝血管和门静脉高压。肾脏超声检查可及时发现肾脏结构改变，如肾小管扩张、回声增强、肾脏增大、肾囊肿及钙质沉着症等。慢性型患者长骨 X 线检查可见典型佝偻病样改变。

（四）基因检测

分子遗传学检测是明确 HT-I 诊断的可靠方法，目前已报道 FAH 基因致病突变有 100 余种，不同种族存在不同的热点突变，包括 45 个错义变异、23 个剪接缺陷、13 个无义变异、10 个缺失和 4 个移码变异，其中，c.1062+5G＞A（IVS12+5G＞A）和 c.554-1G＞T（IVS6-1G＞T）分别广泛分布于法国-加拿大人群及南欧芬兰人群中。目前，国内仅报道 10 例患者基因突变分析结果，c.455G＞A 和 c.1027G＞A 可能为我国 HT-I 患者的热点突变。

（五）肝组织病理检查

肝脏组织学表现为小叶胆汁淤积、假腺泡、巨细胞转化、局灶性脂肪变化、坏死、早期细胞周围纤维化和过度炎症。含铁血黄素在肝细胞中的沉积可能很明显。纤维化可能很早就建立，甚至在出生之前。肝内结节由正常出现的肝细胞组成，其中含有免疫反应性延胡索乙酸酯酶。肝硬化和增生性结节在婴儿晚期或儿童早期发展，发育不良的肝结节难以与肝细胞癌相区分。

（六）细胞培养

对淋巴细胞或培养的皮肤成纤维细胞中的 FAH 活性进行测定，如明显下降或缺失也可以确诊。

（七）产前诊断

1. 测定羊水中琥珀酰丙酮含量　＞60nmol/L 时即为异常，一般在妊娠 12～18 周即可诊断。

2. 基因检测　如果家系中 FAH 基因突变的位点已经确定，则首选基因检测为产前诊断的方法。

八、新生儿筛查

新生儿筛查是早期发现无症状期 HT-I 患儿的最佳方法。以 SA 作为 HT-I 的筛查指标具有较高的敏感度和特异度，其阴性预测值为 100%，阳性预测值为 79.1%，假阳性率由以酪氨酸作为一级筛查指标，并以间接半定量、定量检测 SA 作为二级筛查指标时的 0.01% 下降为 0.0001%。

九、诊断与鉴别诊断

（一）诊断

HT-I 的诊断主要依据临床表现、生化检测和基因突变分析等结果进行综合分析。

1. 临床表现有肝大，伴或不伴有黄疸，甲胎蛋白显著增高，发病较晚的患者可见范科尼综合征、低磷血症性佝偻病。

2. 血酪氨酸增高；尿中多种氨基酸排出增高，4-羟基苯丙酮酸、4-羟基苯乳酸、4-羟基苯乙酸增高。

3. 血、尿琥珀酰丙酮增高。

4. 基因检测发现 FAH 致病性突变。

（二）鉴别诊断

1. 血酪氨酸水平升高的疾病　如遗传性酪氨酸血症 II 型及 III 型、新生儿一过性高酪氨酸血症、高蛋白质饮食或静脉营养引起的暂时性血酪氨酸水平升高等。新生儿一过性高酪氨酸血症是新生儿期出现酪氨酸水平升高最常见的原因，与 HPD 暂时性功能不成熟有关，一般无临床症状亦无须临床干预，酪氨酸水平可自行恢复正常；遗传性酪氨酸血症 II 型、III 型患者血酪氨酸多升高，但不会产生 SA 等毒性代谢产物，因此不伴有血尿 SA 升高，遗传性酪氨酸血症 II 型因酪氨酸沉淀于角膜引起角膜增厚及顽固性树枝状角膜炎、掌跖角化及发育落后，遗传性酪氨酸血症 III 型的临床表现为发育、认知落后和精神症状为主，两者均无肝、肾功能损害，TAT 和 HPD 基因突变分析可辅助鉴别。

2. 血蛋氨酸水平升高的疾病　如高同型半胱氨酸血症、高蛋氨酸血症等。

3. 早期急性肝损伤的疾病　如新生儿肝内胆汁淤积症（NICCD）、半乳糖血症、遗传性果糖不耐受症、线粒体病等其他以早期肝损伤为主要表现的遗传代谢病，以及细菌、病毒感染等导致的肝损伤。

4. 肾小管疾病　如胱氨酸尿、眼脑肾综合征、范科尼综合征、肾小管性酸中毒等。

5. 神经危象　出现神经危象的患儿须与急腹症、急性间歇性卟啉病、急性炎症性脱髓鞘性多发性神经病、中枢神经系统感染、颅内出血、高渗性脱水等鉴别。

6. 佝偻病表现　有佝偻病表现的患者还须与维生素 D 缺乏性佝偻病、原发性低磷性佝偻病、遗传性维生素 D 抵抗性佝偻病等鉴别。

十、治　疗

（一）饮食治疗

饮食治疗原则为通过限制天然蛋白质的摄入维持血氨基酸水平处于适宜范围，同时补充低酪氨酸和低苯丙氨酸特殊医学用途配方食品满足患者生长发育和机体代谢需要，此两种氨基酸的摄入量均应＜25mg/(kg·d)。建议血酪氨酸的理想控制范围为 200～600μmol/L（正常：35～90μmol/L），血浆苯丙氨酸浓度为 20~80μmol/L。患者总蛋白质需求量应根据年龄和体重计算，75%~80% 的蛋白质应来源于特殊医学用途配方食品中的游离氨基酸。因游离氨基酸生物利用率低，故每日蛋白质摄入量应比同年龄膳食营养素参考摄入量高 25%。

2 岁以下儿童的天然蛋白质耐受量为 2~6g/d，2~9 岁儿童的天然蛋白质耐受量为 5~10g/d，10~14 岁青少年的天然蛋白质耐受量为 9~10g/d，15 岁以上的患者天然蛋白质耐受量为 11~25g/d。如血苯丙氨酸水平过低（<20μmol/L），应适当增加天然蛋白质摄入，如血苯丙氨酸仍低可额外补充苯丙氨酸。额外补充苯丙氨酸可导致血酪氨酸水平升高，每日补充 20mg/kg 苯丙氨酸可有效改善血苯丙氨酸水平过低，同时不会使酪氨酸水平超过适宜范围，亦不会使血、尿 SA 水平升高。在持续性严重凝血功能障碍和（或）脑病病例中，当患者临床情况稳定时，可在 36~48h 引入少量的完全蛋白质 0.25~0.5mg/(kg·d)。适当简化的饮食治疗方案，即根据食物蛋白质含量将食物大体上分为无须限制的低蛋白质食物、部分限制的中等蛋白质含量食物及需要严格限制的高蛋白质食物，有利于提高患者治疗的依从性，提高生活质量，提高患者血苯丙氨酸水平。此外，能量、维生素和矿物质摄入须满足同年龄膳食营养素参考摄入量。

（二）尼替西农

尼替西农可通过抑制 HPD 活性阻断近端酪氨酸代谢通路，有效减少 FAA、MAA 及 SA 生成，从而减轻肝、肾功能损伤，使症状得到缓解，明显改善远期预后，提高生存率，并降低肝细胞癌的发生率。

一旦诊断遗传性酪氨酸血症 I 型，应尽快应用尼替西农，常规起始剂量为每天 1mg/kg，分两次服用，一般用于急性严重肝衰竭者的初始治疗，最大剂量为每天 2mg/kg，随后通过尼替西农的血药浓度监测调整用药剂量。在维持血尿 SA 于正常范围的前提下，将血药浓度控制在 40~60μmol/L 可使病情得到有效控制。

开始尼替西农治疗后患儿的临床症状可迅速逆转，大多数患儿的肝功能快速改善，凝血功能障碍迅速恢复，尿和血 SA 分别在数天或数月内降至正常水平；肾功能亦可较快改善，通常 1 个月

内血磷酸盐浓度恢复正常，肾小管功能持续改善；ALAD 活性 1 个月内恢复，尿 ALA 水平降至正常，卟啉症样神经系统症状消失。

由于尼替西农可进一步导致体内酪氨酸浓度升高，可能发生短暂的血小板减少和中性粒细胞减少，可能引起角膜混浊、掌跖角化等类似遗传性酪氨酸血症 II 型症状，因此须联合低酪氨酸饮食以将酪氨酸水平保持在 400μmol/L 以下，以防止酪氨酸蓄积。

短期停用尼替西农（>1 个月）后婴儿和年龄较大的儿童容易出现神经系统危象，治疗上可静脉注射葡萄糖抑制水合酶（δ-氨基乙酰丙酸合酶），对于逆转 HT-I 神经系统危象至关重要。初始治疗是静脉使用 10% 葡萄糖/生理盐水，为正常年龄维持量的 1.5~2 倍，通常联合快速抗高血压药和镇痛药。有时，需要静脉注射 2% 氯化钠注射液来治疗复发性低钠血症。开始（或重新开始）NTBC 治疗至关重要。

所有接受治疗的患儿须密切监测尼替西农的血药浓度、血 SA 水平及血氨基酸水平，定期监测肝功能、白蛋白、凝血功能，评估治疗效果，酌情调整治疗方案；同时须定期评估膳食摄入及生长发育情况，监测维生素 A、维生素 D、叶酸、维生素 B_{12}、铁和铁蛋白等营养指标，监测骨密度等，全面评价营养情况。故应定期进行全血细胞计数、血清甲胎蛋白以及行肝脏影像学等检查。

（三）磷酸盐合剂及维生素 D_3 补充剂

未接受治疗的 HT-I 患者多有不同程度的低磷血症。对于存在低磷血症者，特别是没有条件使用尼替西农治疗的患者，口服复方磷酸盐合剂及维生素 D_3 补充剂可使血磷水平正常化，使佝偻病症状缓解、骨痛减少，提高其生活质量。

（四）肝移植

应用尼替西农治疗后需要进行肝移植的患者数量明显减少。一般出现以下情况时需考虑肝移植：①高度疑似或已确诊肝细胞癌的患者；②急性肝衰竭患者，如开始尼替西农治疗约 1 周后仍无改善；③饮食控制及尼替西农治疗失败时。移植后患者须长期服用免疫抑制药治疗，同时接受小剂量 0.1mg/(kg·d) 尼替西农治疗并接受随访。患者术后尿液中仍有 SA 持久排泄，仍建议术后密切监测

肾功能。

（五）酶替代疗法

苯丙氨酸氨裂解酶（PAL）可将苯丙氨酸直接分解为无毒代谢产物反式肉桂酸和氨，酪氨酸氨裂解酶（TAL）将酪氨酸为底物将其分解为对香豆酸和氨，这种具有双重活性的酶被称为苯丙氨酸/酪氨酸氨裂解酶（PAL/TAL）。目前已有聚乙二醇化重组 PAL 注射剂成功获批应用于苯丙氨酸羟化酶缺乏症患者的临床治疗，利用 PAL 直接将人体内的苯丙氨酸分解为无毒代谢产物并由尿液排泄达到治疗效果。PAL/TAL 有望基于同样原理应用于 HT-I 的治疗。

（六）肝细胞移植

肝细胞移植作为替代原位肝移植的方案不受供体短缺的限制，对于包括 HT-I 在内的以肝脏受累为主的遗传代谢病患者是可行、有效、微创的治疗方案，可在一定时限内纠正代谢缺陷，为患者获得原位肝移植提供机会。

（七）基因治疗

由于 FAH 缺陷的肝细胞中存在毒性代谢物，可导致细胞死亡，而接受基因治疗的细胞存在选择性生长优势，因而 HT-I 较其他遗传代谢病更加适合基因治疗。目前，在 HT-I 小鼠及猪等动物模型上已开展了多项基因治疗相关试验，包括体外基因治疗及在体基因治疗，均获得了良好的治疗效果。CRISPR/Cas9 介导的基因矫正有望成为治疗 HT-I 的新方法。

十一、预 防

应向患儿的父母提供遗传咨询，并应详细讨论未来妊娠中 25% 的患病风险。应在患者兄弟姐妹中排除 HT-I。

十二、管理与护理

NTBC 无法抑制或诱导人细胞色素 P450 酶，它与其他药物没有已知的相互作用，因此与其他药物联合使用应该是安全的。可以进行常规免疫接种。对于接受 NTBC 治疗的妊娠期妇女所生的婴儿（妊娠 C 类药物），应进行随访。正在接受 NTBC 治疗的母亲，禁忌母乳喂养。

十三、小 结

HT-I 通过新生儿筛查干血斑中的酪氨酸和 SA 水平，结合典型生化指标改变及遗传学检测结果可早期诊断患者，通过尼替西农联合饮食治疗可促进患者长期生存。在无法使用尼替西农治疗的情况下，活体肝移植可能是我国患者目前较优的选择，但患者术后须长期服用免疫抑制药并随访，密切监测肾功能。近年来，随着临床管理逐渐精细化，对 HT-I 治疗效果的关注点已从单纯延长患者生存期转变为提高其生活质量。新治疗技术的研发有望进一步提高患者预后。此外进一步推动我国 HT-I 新生儿筛查和尼替西农的临床应用也是未来工作的重点。

（王 征 郑素军）

参 考 文 献

国家卫生健康委员会罕见病诊疗与保障专家委员会办公室，2019. 罕见病诊疗指南 (2019 年版).

Chinsky JM, Singh R, Ficicioglu C, et al, 2017. Diagnosis and treatment of tyrosinemia type I: a US and Canadian consensus group review and recommendations. Genet Med, 19(12): e10.

Tang Y, Kong Y, 2021. Hereditary tyrosinemia type Ⅰ: newborn screening, diagnosis and treatment. Zhejiang Da Xue Xue Bao Yi Xue Ban, 50(4): 514-523.

第九节 希特林缺陷病

内容提要

一、定义

二、遗传学

三、Citrin 蛋白的结构和功能

四、分类

五、发病率

六、高危亲属评估

七、发病机制

八、临床表现

九、实验室检查

十、诊断与鉴别诊断

十一、治疗

十二、预防

一、定 义

希特林缺陷病（Citrin deficiency，CD）是由

希特林（Citrin）蛋白功能缺乏所引起的一种常染色体隐性遗传代谢疾病。Citrin蛋白是一种线粒体内膜天冬氨酸/谷氨酸载体（aspartate/glutamate carrier，AGC）蛋白，其功能是将线粒体内合成的天冬氨酸与肝细胞胞质中的谷氨酸和质子交换，在尿素循环、苹果酸-天冬氨酸穿梭和糖异生中发挥着独特的作用。

二、遗 传 学

CD的致病基因 *SLC25A13* 定位于染色体7q21.3，含18个外显子和17个内含子，全长约200kb。迄今为止，已有超过100个致病突变发生在外显子或内含子，大多数为编码序列突变（包括错义、无义和同义突变以及小片段插入/缺失突变），其次为剪接部位突变，少数突变涉及内含子序列的大片段插入/缺失。我国人群 *SLC25A13* 基因高频突变类型包括c.851_854delGTAT（851del14）、c.1638_1660dup（1638ins23）、c.615+5G＞A（IVS6+5G＞A）、IVS16ins3kb 和 c.1399C＞T（R467X）。在一个264个中国家庭274名CD患者的队列中，4个致病突变（c.851-854del、c.615+5G＞A、c.1750+72_1751-4dup17insNM_138459.3：2667和c.1638_1660dup23）占致病性等位基因的84.47%。在日本CD患者中，两种致病突变（c.1177+1G＞A 和c.851-854del）占致病性等位基因的大多数（≈70%）。仅一种致病突变p.Arg360Ter在日本和北欧人群中均有发现。851del4、IVS16ins3kb几乎在所有东亚患者中都有发现，提示这两种突变遗传学上在东亚地区较早出现。

三、Citrin蛋白的结构和功能

SLC25A13 基因编码Citrin蛋白，分子量约为74 000，含675个氨基酸，在肝脏、肾脏及心脏中均有表达，主要表达于肝细胞线粒体内膜。Citrin蛋白是一种钙调节蛋白，N端含有4个EF手型结构域，可结合钙离子，C端作为线粒体载体活性部位有6个跨膜结构域，其功能是作为天冬氨酸/谷氨酸载体，将线粒体内合成的天冬氨酸转运到细胞质，同时把细胞质中的谷氨酸和质子转运进线粒体内，主要表现为3个方面：①将线粒体中的天冬氨酸转运至细胞质中，参与尿素、蛋白和核酸的合成。②将天冬氨酸转运至细胞质，作为苹果酸/天

冬氨酸穿梭的一个环节，将细胞质中糖酵解生成的NADH还原当量运至线粒体内，参与能量、氨基酸、糖和脂代谢。③在NADH形成及利用的同时促进乳糖糖异生。这一过程与苹果酸穿梭、柠檬酸穿梭、尿素循环、蛋白质合成、糖酵解、糖异生等生化反应相耦联。

四、分 类

CD包含3种不同的临床类型：新生儿或婴儿主要表现为Citrin蛋白缺乏所致的新生儿肝内胆汁淤积症（neonatal intrahepatic cholestasis caused by citrin deficiency，NICCD）；较大儿童表现为Citrin蛋白缺乏引起的发育不良和血脂异常（failure to thrive and dyslipidemia caused by citrin deficiency，FTTDCD）；成人主要表现为成年发作瓜氨酸血症Ⅱ型（citrullinemia type Ⅱ，CTLN2）。

五、发 病 率

CD最初见于日本，近年来在中国、韩国、以色列、捷克、英国和美国等相继发现，不同地区发病率明显不同。研究表明，日本人群NICCD的发病率为1/34 000～1/17 000，男女发病率无明显差异，而CTLN2发病率为1/230 000～1/100 000，男女发病率比为7：3。Kobayashi等报道，*SLC25A13* 基因突变杂合子携带率在东亚各国分别为日本1/69、中国1/79、韩国1/50，其他地区发病率明显降低。中国 *SLC25A13* 基因的携带者以长江为界存在显著的南北差异，中国南方地区基因变异携带者频率高于中国北方。

六、高危亲属评估

CD患者的兄弟姐妹需要进行遗传状态评估，在症状发生之前开始进行适当的饮食管理［停止母乳喂养和使用无乳糖和（或）富含中链甘油三酯MCT配方奶］。由于无症状或症状前的CD患者并不总是显现出生化异常，对高危亲属（如兄弟姐妹）的诊断在很大程度上依赖于先证患者SLC25A13分子遗传学结果。

在先证患者中如果发现了两个SLC25A13致病变异，能够可靠地利用分子基因检测进行诊断。在发病者中如果只确定了一种SLC25A13致病变异，则具有一种致病变异的高危亲属不能排除诊

断，在这种情况下，需要一系列动态的临床和生化评估来确认或排除诊断。如果在先证患者中没有确定的 SLC25A13 致病变异，对高危个体进行分子基因检测不会有帮助，在这种情况下，需要一系列动态的临床和生化评估来确认或排除诊断。

七、发病机制

正常人天冬氨酸与瓜氨酸在精氨酸琥珀酸合成酶（argininosuccinate synthetase，ASS）作用下可生成精氨酸琥珀酸，并通过精氨酸琥珀酸裂解酶生成精氨酸。Citrin 蛋白功能不足或缺乏时，线粒体内产生的天冬氨酸不能转移至细胞质参与尿素循环，机体通过旁路途径在细胞质中产生天冬氨酸以维持尿素循环的正常进行。这一旁路途径就是在天冬氨酸转氨酶催化下，细胞质中的草酰乙酸接受谷氨酸的氨基而生成天冬氨酸，此旁路途径的草酰乙酸是从苹果酸脱氢而来，这一过程伴随着 NADH 的产生。随着尿素循环的不断进行，肝细胞的细胞质内堆积的 NADH 增多，从而影响苹果酸产生草酰乙酸反应的顺利进行，并限制天冬氨酸的产生。因此，Citrin 蛋白功能不足或缺乏时，一方面线粒体内转入的天冬氨酸减少，可使尿素循环受阻，导致瓜氨酸积聚及高氨血症；另一方面天冬氨酸减少将使草酰乙酸生成减少，造成 $NADH/NAD^+$ 升高，引发各种代谢紊乱，抑制了糖酵解、糖异生、UDP-半乳糖差向异构酶，扰乱了蛋白质及核酸合成，同时抑制脂肪酸氧化，促进脂肪合成。

NICCD 患儿甲胎蛋白升高与低蛋白血症同时存在。蛋白质的表达模式反映了肝脏发育的成熟程度，而甲胎蛋白与白蛋白具有极高的同源性和相似的保守序列，从甲胎蛋白到白蛋白的延迟转化过程说明 NICCD 患儿的肝脏发育不够成熟。同时，患儿有低血糖发作和半乳糖血症，低血糖发作主要与 $NADH/NAD^+$ 升高抑制了糖酵解和糖异生有关，升高的 $NADH/NAD^+$ 可抑制 UDP-半乳糖表位酶，引起半乳糖蓄积。患者虽有低血糖发作，但过多食用甜食及谷类将增加细胞质中的 $NADH/NAD^+$，加重其代谢紊乱，因此患者厌食甜食及谷类。

CTLN2 患者多死于脑水肿，脑损伤机制尚不明确，患者发作时高糖治疗会加重其高氨血症，饮酒可诱发 CTLN2 的发作，也与上述发病机制有关。高血氨并非唯一的致病因素，局部缺血、能量耗竭、神经毒性及代谢失调也会引起氧化应激反应，均可加速脑损伤。CTLN2 患者多并发肝脏肿瘤，其中大部分为肝细胞癌。体外研究提示瓜氨酸的积聚对肝细胞的增生有促进作用，游离脂肪酸聚集造成的氧化应激和脂质过氧化反应对肿瘤发生也有重要的作用。

八、临床表现

NICCD、FTTDCD 和 CTLN2 是 CD 的 3 种临床表型。FTTDCD 和 CTLN2 患者多有典型的高蛋白、高脂和低糖饮食偏好。部分 CTLN2 患者既往有 NICCD 或 FTTDCD 病史。

（一）NICCD

NICCD 型发病年龄在 1 岁以内，有低出生体重史。多以迟发、复发或迁延性黄疸就诊。体格检查除不同程度的黄疸外，部分患者有肝（脾）大。实验室检查提示肝功能异常、低蛋白血症、凝血功能下降、低血糖，部分患者可出现棘形红细胞。超声、CT 和 MRI 等影像学检查提示脂肪肝，放射性核素检查可见示踪剂排泄延迟。肝组织活检提示弥漫性脂肪肝、肝细胞炎症和纤维化。NICCD 患者大部分预后良好，仅个别患者因病情严重需要接受肝移植治疗。

（二）FTTDCD

此表型患者介于 NICCD 症状缓解之后和 CTLN2 发病之前的 CD 新表型。发病 1～2 岁，大部分患者有典型的高蛋白、高脂和低糖的饮食偏好。临床表现包括生长发育迟滞、低血糖、胰腺炎、严重疲劳、食欲减退和生活质量受损。实验室异常包括血脂异常、乳酸-丙酮酸比值升高、尿氧化应激标志物水平升高及三羧酸循环代谢物的显著异常。部分 NICCD 或 FTTDCD 患者在 10～20 年后可发展为 CTLN2。

（三）CTLN2

此表型患者表现为反复发作的高氨血症及其相关神经精神症状，症状类似于肝性脑病或遗传性尿素循环障碍，包括行为异常、定向力障碍、记忆障碍和意识障碍等。头颅 CT 可正常，但脑电图显示弥漫性慢波改变。发病年龄在 11～79 岁，大部分患者有明显的饮食偏好，喜好高蛋白和（或）高脂食物（如大豆、花生、牛奶、奶酪、海鲜和肉类等），而厌食高糖的食物（如米饭、果汁和糖果）。初发症状多由摄入酒精、糖类、药物和（或）手术应激引发。大部分患者偏瘦，超过 90% 的患者 BMI 小于 20，接近 40% 的患者 BMI 小于 7。大于10% 的 CTLN2 患者可有以下并发症：①胰腺炎：青少年慢性胰腺炎可先于 CTLN2 主要症状出现；②高脂血症：常见于高糖饮食的 CD 患者；③脂肪肝：CTLN2 患者肝组织病理学类似于非酒精性脂肪肝；④肝癌：可先于 CTLN2 确诊前出现。

九、实验室检查

（一）常规实验室检查

NICCD 患者结合胆红素、总胆汁酸和 GGT 等酶学指标升高，轻度高血氨和高乳酸血症，甲胎蛋白多明显增高，血清总蛋白和白蛋白降低，部分患者凝血功能障碍。FTTDCD 患者血脂异常主要表现为甘油三酯和胆固醇水平异常，包括总胆固醇升高、高密度脂蛋白胆固醇下降和低密度脂蛋白胆固醇上升。血乳酸/丙酮酸比值增高。

（二）血串联质谱或血浆氨基酸分析

瓜氨酸、苏氨酸、蛋氨酸、酪氨酸和精氨酸水平增高，以上异常呈一过性，尤其是治疗奶粉喂养的患者，可在数月甚至数周内各指标迅速恢复正常。

（三）尿气相质谱分析

半乳糖、半乳糖醇和半乳糖酸及 4-羟基苯乳酸、4-羟基苯丙酮酸升高，以上异常呈一过性，尤其是治疗奶粉喂养的患者，可在数月甚至数周内各指标迅速恢复正常。

（四）其他

CTLN2 患者肝脏中胰腺分泌型胰蛋白酶抑制物（PSTI）mRNA 水平可增加 30～140 倍，导致血清 PSTI 水平明显高于对照。Fischer 比值〔血浆游离支链氨基酸（缬氨酸+亮氨酸+异亮氨酸）/芳香族氨基酸（酪氨酸+苯丙氨酸）〕下降。肝脏特异性 ASS 活性下降至正常的 10%，但其基因 ASSI 及其 mRNA 序列无异常。除了个别同时患有肝癌的患者，几乎所有 CTLN2 患者的 AFP 水平在正常范围。

十、诊断与鉴别诊断

（一）诊断

1. NICCD 临床诊断要点　至今仍缺乏公认的 NICCD 生化或临床诊断标准，诊断需要综合分析临床、生化、代谢组学、影像和病理等多种结果，具体可参照以下要点。

（1）新生儿或婴儿期起病，有肝大、黄疸等新生儿肝炎综合征表现，部分患儿可有凝血功能障碍，可有白内障等半乳糖血症表现。

（2）血生化检测显示胆红素（结合胆红素为主）、胆汁酸、酶学指标（如 GGT、ALP、AST、ALT）等升高，而血清白蛋白和总蛋白降低，同时有不同程度的高血氨、高乳酸血症，往往伴甲胎蛋白明显增高。

（3）血氨基酸分析显示瓜氨酸、苏氨酸、蛋氨酸、酪氨酸和精氨酸增高。

（4）尿液中半乳糖、半乳糖醇和半乳糖酸、4-羟基苯乳酸、4-羟基苯丙酮酸增高。

（5）肝脏影像学（MRI、CT 和超声）或者病理学检查提示脂肪肝。SLC25A13 基因分析是确诊 NICCD 的可靠依据。

2. CTLN2 临床诊断要点　发病人群为较大儿童或者成人（10～80 岁）；以反复发作的高氨血症和相关神经精神症状为主要临床表现；实验室检查有瓜氨酸升高、精氨酸上升倾向、苏氨酸/丝氨酸比值上升和 Fischer 比降低等特征性血浆氨基酸变化，血浆 PSTI 水平上升，以及肝脏特异性 ASS 活性低下。

3. FTTDCD 临床诊断要点　发病介于 NICCD 之后和 CTLN2 之前，主要表现为身高和体重等生长发育指标落后和血脂异常（甘油三酯和总胆固醇水平增高，伴高密度脂蛋白胆固醇降低）。

（二）鉴别诊断

1. 与瓜氨酸血症 I 型相鉴别　CTLN2 虽然 ASS 酶活性降低，但 ASS 基因检测无突变，瓜氨酸血症 I 型升高程度较 CTLN2 更明显。

2. 与其他疾病相鉴别　与肝外胆道闭锁、Alagille 综合征和进行性家族性肝内胆汁淤积（progressive familial intrahepatic cholestasis，PFIC）相鉴别。肝外胆道闭锁患者，血清 GGT 和 ALP 明显增高，超声或 MRI 检查肝门区可发现纤维块，肝脏病理特点为小胆管明显增生。Alagille 综合征患者除了胆汁淤积指标（如 GGT、DBIL 和 TBA）增高外，还伴有眼角膜后胚胎环、蝶形椎骨、心脏杂音和特征性面容。PFIC-1 和 PFIC-2 型分别为 *ATP8B1* 或 *ABCB11* 基因突变所导致，患者 GGT 正常或降低。PFIC-3 型由 *ABCB4* 基因突变引起，临床和实验室检查与 NICCD 鉴别困难，但 PFIC-3 型 TBA 升高程度较 GGT 更明显，而且两者致病基因不同，代谢组学特点也有差异，可通过基因突变分析和血 MS-MS/尿 GC-MS 分析等方法鉴别。

十一、治　疗

大部分 NICCD 患者通过补充脂溶性维生素和改用无乳糖配方奶和（或）强化中链甘油三酯（MCT）的治疗奶粉，症状可在 1 岁内缓解。部分患者无须特别治疗症状也能消失，但个别患者预后不良。

FTTDCD 是一种介于 NICCD 和 CTLN2 之间的临床表型，目前尚缺乏成熟、有效的治疗方法。有个案报道，按照饮食偏好进行饮食治疗管理，生长发育迟滞状况可逐渐得到改善，于 3 岁时身高、体重恢复到相应年龄的第 3 百分位以上，血脂也恢复正常。日本一例 13 岁患儿除饮食治疗外，通过口服精氨酸和丙酮酸钠改善了生长发育落后的状况。

CTLN2 目前最有效的治疗措施为肝移植。肝移植可以预防高氨血症导致的相关脑病出现，纠正代谢紊乱及嗜高蛋白质的饮食习惯。日本经验表明，口服精氨酸和提高饮食中蛋白质摄入的同时降低糖类食物摄入，能有效降低 CTLN2 患者的血氨水平，并改善高甘油三酯血症。口服丙酮酸钠可减少 CTLN2 患者高氨血症发作，部分患者甚至不再需要肝移植。

应避免下列因素/环境的影响：低蛋白质高糖饮食、治疗脑水肿的甘油和果糖注射液、酒精、对乙酰氨基酚和雷贝拉唑。

十二、预　防

加强科普教育，开展一级预防，避免近亲结婚。产前羊水细胞提取 DNA 并分析 SLC25A13 突变，已成功用于 CD 高危胎儿的产前诊断。新生儿筛查有助于发现病前 NICCD 患儿，应尽早开始干预，避免出现严重临床表现。FTTDCD 和 CTLN2 患者饮食要顺其自然，避免摄入过量的糖类。避免大量饮酒，解热镇痛药、质子泵抑制药、大量输注高浓度葡萄糖或甘油果糖等制剂，均可诱发 CTLN2。

（鲁俊锋　郑素军）

参考文献

顾学范，2019. 临床遗传代谢病. 北京：人民卫生出版社.

第十节　戈　谢　病

内容提要

一、定　义
二、流行病学
三、发病机制
四、临床表现与分型
五、实验室检查
六、诊断与鉴别诊断
七、治疗
八、遗传咨询与产前诊断

一、定　义

戈谢病（Gaucher disease，GD）是一种常染色体隐性遗传的溶酶体贮积病。GD 是由于葡糖脑苷脂酶基因突变导致机体葡糖脑苷脂酶（glucocerebrosidase，GBA）活性缺乏或降低，造成其底物葡糖脑苷脂（glucocerebroside，GC）在肝、脾、肾、骨骼、肺、脑等器官的巨噬细胞中贮积，形成"戈谢细胞"，主要表现为肝脾大、骨痛、贫血、血小板减少、神经系统症状，也可出现其他系统受累表现，并呈进行性加重。

二、流行病学

GD 的全球患病率为 1/140 000～1/57 000，全球各地区的 GD 发病率不尽相同，其中有德系犹太人血统的人群发病率最高。

三、发病机制

本病为常染色体隐性遗传病。致病基因 *GBA* 定位于 1q21，编码 GBA。该酶可催化 GC 水解为神经酰胺和葡萄糖。GC 是细胞的组成成分之一，生理情况下，来源于衰老的组织细胞的 GC 被单核巨噬细胞系统吞噬后，在溶酶体内被 GBA 水解。*GBA* 基因突变时，GBA 活性降低、水解功能减弱，使其底物 GC 不能被降解而在肝、脾、骨骼、骨髓、肺的巨噬细胞溶酶体中累积，导致机体多器官受损。目前，*GBA* 基因已鉴定出了 400 多种突变，特定人群中主要突变不同，在犹太人群及高加索人群戈谢病患者中，N370S、84GG、L444P、IVS2+1G＞A 这 4 种突变最为常见，而在亚洲人群戈谢病患者中，L444P、F213I、N188S 这 3 种突变最为常见。戈谢病的临床表型与基因型间的关系尚不明确。

GD 的病理生理机制尚未完全阐明，目前已经发现 GBA 在单核巨噬细胞系统的过多积聚可导致组织损伤、病灶血管压迫和巨噬细胞活化，以及血清 IL-1β、IL-6、TNF-α、IL-10 和 M-CSF 升高（提示其参与组织炎症反应和细胞凋亡），但这些都不足以解释疾病的全部表现，推测仍有其他类型细胞参与了其病理过程。

四、临床表现与分型

（一）临床分型

根据是否累及神经系统及疾病进展速度，GD 分为 3 种类型：Ⅰ型，又称非神经病变型，最常见，无原发性中枢神经系统受累表现。Ⅱ型，急性神经病变型，一般于出生后 1 年内发病，患儿大多于 2 岁前死亡。Ⅲ型，慢性神经病变型，其发病率较Ⅱ型高，常于儿童期发病，病情进展相对缓慢。全球统计数据显示，Ⅰ型患者约占 95%，Ⅱ型患者仅占 1%，Ⅲ型患者占 2%～3%。但在东北亚地区，包括中国、日本、韩国，Ⅱ、Ⅲ型患者比例较高。

（二）临床表现

戈谢病多于幼年发病，常有多脏器受累的表现，但轻重程度差异很大，重者可在围产期致死，轻者可无症状，主要取决于受影响的器官，可表现为不明原因的脾大、肝大、贫血、血小板减少、骨痛、神经系统症状等。

1. Ⅰ型　非神经病变型，最常见，无原发性中枢神经系统受累表现，但一些Ⅰ型 GD 患者随着疾病进展可能出现继发性神经系统临床表现。各年龄段均可发病，约 2/3 的患者在儿童期发病。内脏受累主要表现为肝脾大，脾大最为常见，常伴脾功能亢进，甚至出现脾梗死、脾破裂。血液系统受累主要表现为血小板减少和贫血，部分患者白细胞减少，可伴有凝血功能异常。多数患者有骨骼受累，但轻重不一，常有急性或慢性骨痛，部分患者可出现病理性骨折，严重者出现骨危象。部分患者可有肺部受累，主要表现为间质性肺病、肺实变、肺动脉高压等。此外，患者还会出现糖和脂代谢异常、胆石症、免疫系统异常，以及单克隆 M 蛋白血症、多发性骨髓瘤等恶性肿瘤发病风险增高等表现。

2. Ⅱ型　急性神经病变型，发病早，一般在出生后 1 年内发病。Ⅱ型患者除了有与Ⅰ型相似的肝脾大、贫血、血小板减少等表现外，主要为迅速进展的延髓麻痹、动眼障碍、癫痫发作、角弓反张及认知障碍等急性重度神经系统受累表现，伴精神运动发育落后。患儿大多于 2 岁前死亡。

3. Ⅲ型　慢性神经病变型，发病较Ⅱ型晚，患病率高于Ⅱ型。Ⅲ型早期表现与Ⅰ型相似，在未出现神经系统症状前很难与Ⅰ型鉴别。Ⅲ型患者常发病于儿童期，逐渐出现神经系统受累表现，病情进展缓慢，寿命可较长。患者常有动眼神经受侵、眼球运动障碍，并有共济失调、角弓反张、癫痫、肌阵挛，伴发育迟缓、智力落后。

Ⅲ型可分为 3 种亚型。Ⅲa 型：以较快进展的神经系统症状（眼球运动障碍、小脑共济失调、痉挛、肌阵挛及痴呆）及肝脾大为主要表现。Ⅲb 型：以肝脾大及骨骼受累为主要表现，而中枢神经系统症状较少。Ⅲc 型：也称心血管型，以心脏瓣膜钙化及角膜混浊为特殊表现，主要出现在德鲁兹人群，神经系统受累较晚，进展程度不一，表现为核上性凝视麻痹。

五、实验室检查

（一）酶活性检测

GBA 活性检测是 GD 诊断的金标准。一般来说，当患者外周血白细胞或皮肤成纤维细胞中 GBA 活性降低至正常值的 30% 以下时，即可确诊 GD。值得注意的是，少数患者虽然具有 GD 的临床表现，但其 GBA 活性低于正常值低限但又高于正常低限的 30% 时，需参考血中生物学标志物结果（壳三糖酶活性等），进一步作基因突变检测以确诊。

壳三糖酶是由活化的巨噬细胞在特殊环境下产生的，在 GD 患者中其结果通常较正常人增高数百或上千倍。在应用酶替代治疗（enzyme replacement therapy，ERT）后，治疗有效患者的壳三糖酶活性显著下降，能够辅助诊断戈谢病并作为监测治疗效果的生物学标志物。当编码壳三糖酶的基因存在重复突变时，可导致壳三糖酶活性降低或缺失，导致评估结果不准。此外，并非所有戈谢病患者均有该酶活性的异常，所以壳三糖酶活性正常亦不能排除 GD 的可能。

（二）骨髓形态学检查

部分（30% 左右）GD 患者骨髓形态学检查能发现特征性细胞，即"戈谢细胞"，该细胞胞体大，是红细胞的 5～6 倍，卵圆形或多边不规则形，细胞质量丰富，含大量紫蓝色与细胞长轴平行的粗暗的洋葱皮样条纹样结构，交织成网，细胞核偏心，呈圆或椭圆形，1～3 个，染色质粗糙，PAS 染色强阳性，POX 阴性。戈谢细胞在肝、脾、淋巴结活检时也可见到。戈谢细胞亦可见于一些血液系统疾病及感染性疾病，此时称为"类戈谢细胞"，在慢性粒细胞白血病、地中海贫血、骨髓增生异常综合征、多发性骨髓瘤、华氏巨球蛋白血症、霍奇金淋巴瘤、其他淋巴瘤伴单克隆免疫球蛋白血症，甚至非典型分枝杆菌感染中均可能出现这种"类戈谢细胞"。因此，当骨髓中存在戈谢细胞时，虽应高度怀疑 GD，但需进一步行 GBA 活性测定以确诊。

（三）基因检测

GBA 双等位基因致病变异可致常染色体隐性遗传的 GD。*GBA* 基因位于 1 号染色体 1q21，目前已发现 400 多种不同的 *GBA* 基因突变。*GBA* 基因突变类型同样表现出种族差异，并与临床表型相关。目前已发现中国人戈谢病基因突变类型约 40 种，以 c.1448T＞C（L444P）为最常见的突变类型，可出现在有神经系统症状及无神经系统症状的 GD 各型患者中，其次为 F213I、N188S、V375L 和 M416V 突变类型。基因诊断并不能完全代替酶活性测定的生化诊断，但可作为诊断的补充依据，并能明确对杂合子的诊断。c.1226A＞G（N370S）突变的患者不会出现神经系统症状；具有 c.1297G＞

T（V394L）、c.1246G＞A（G377S）和 c.680A＞G（N188S）突变的纯合子患者均为 I 型，临床表现较轻；c.1448T＞c（L444P）突变虽然在各型戈谢病患者中都曾检出，但纯合子患者多表现为慢性神经病变型（III 型）。如果已通过酶学检测确诊戈谢病，可进行基因分子检测，以预测患慢性神经型戈谢病的风险。

（四）其他检查

GD 患者常有多器官受累，因此还应完善影像学检查，包括肝脾超声或 CT/MRI、骨骼系统的 X 线检查/MRI，X 线检查主要用于对骨骼系统的评估，GD 的典型征象是弥漫性骨质疏松和股骨远端膨大，呈"烧瓶形瓶样"改变。脑电图有助于临床分型，有助于早期发现神经系统受累，在神经系统症状出现前即有广泛异常波型，如出现慢波、棘波等。

六、诊断与鉴别诊断

对于不明原因的脾大和（或）血小板减少的患者，需结合临床症状，在排除恶性肿瘤等疾病后，进行葡糖脑苷脂酶活性检测以确诊或排除戈谢病。脾大是戈谢病的主要特征，需引起关注，但并非所有的戈谢病患者都伴有脾大。骨髓检出或未检出"戈谢细胞"都需要通过酶活性测定以确诊。确诊后建议加做脑电图和腹部 MRI，以确定分型，避免 III 型漏诊。本病需与其他引起肝脾大的疾病相鉴别，如尼曼-匹克病、白血病、淋巴瘤、多发性骨髓瘤、免疫性血小板减少症、地中海贫血等。

七、治　疗

（一）特异性治疗

特异性治疗主要包括 ERT、造血干细胞移植、底物抑制疗法（substrate reduction therapy，SRT）。目前仅推荐 ERT 用于 I 型和 III 型戈谢病患者，II 型 GD 患者 ERT 效果差，仅行非特异性治疗。

1. ERT　ERT 可使肝、脾体积回缩，改善贫血、血小板减少，缓解骨痛，但不能透过血脑屏障，无法改善神经系统症状。从胎盘中提取的 GBA（阿糖苷酶）疗效确切，但目前已逐渐被基因重组技术制备的新型 ERT 药物取代。伊米苷酶（Imiglucerase）是以基因重组方法研制的 GBA，于 1994 年被美国 FDA 批准用于 I 型 GD 的 ERT 治疗，2009 年在中国上市，治疗 I 型 GD，并于 2017 年获批 III 型 GD 适应证。

应根据患者疾病的严重程度、病情进展、并发症的发生等情况对患者进行疾病风险评估，并确定伊米苷酶的治疗剂量（表 2-6-2），高风险患者的推荐初始剂量为 60IU/kg，低风险患者的初始剂量为 30～45IU/kg，均为每 2 周 1 次静脉滴注。规律治疗 1～2 年后应达以下治疗目标：血红蛋白＞110g/L（女性），男性为＞120g/L，血小板计数≥100×10⁹/L，无出血现象；无骨危象、无骨痛；脾脏体积≤正常体积的 2～8 倍、无脾功能亢进、脾大症状缓解、避免脾切除（除非出现危及生命的出血事件）；肝脏体积≤正常体积的 1.5 倍；2～3 年内生活质量改善。对病情稳定者可酌情减少伊米苷酶治疗剂量进行维持治疗。病情严重的高风险成人患者，伊米苷酶长期维持剂量不应＜30IU/kg，每 2 周 1 次；低风险成人患者的长期维持剂量不应＜20IU/kg，每 2 周 1 次。除伊米苷酶以外，ERT 药物还包括 FDA

2010 年批准的 Velaglucerase alfa 和 2012 年批准的 Taliglucerase alfa，仅可用于确诊患有 I 型 GD 的成人及 4 岁以上的儿童患者，以上两种药物目前在中国均尚未上市。

2. 造血干细胞移植（hematopoietic stem cell transplantation，HSCT） HSCT 通过移植健康供体的造血干细胞，用产生 GBA 的造血干细胞替代有缺陷的单核细胞，从而纠正患者的酶缺陷，改善血小板减少和贫血，使肝、脾体积缩小，改善骨骼变化。HSCT 对非神经型戈谢病有确切疗效，脾切除术联合 HSCT 的疗法也被用于治疗神经型戈谢病。此外，也有报道 ERT 序贯 HSCT 的方法治疗神经型戈谢病。为提高移植成功率，降低并发症，建议在移植前和过程中使用 ERT。

3. SRT SRT 通过抑制 GBA 活性，降低葡糖脑苷脂合成，少量的葡糖脑苷脂能被突变后残存的活性酶分解，不再在细胞内大量积聚，从而使病情稳定。该疗法适用于有残存酶活性的 GD 患者。美格鲁特（Miglustat）可竞争抑制 GBA，于 2003 年

表 2-6-2　GD 患者风险评估及伊米苷酶替代治疗推荐剂量

内容	高风险患者	低风险患者
推荐治疗量	初始剂量为 60IU/kg，每 2 周 1 次	初始剂量为 30～45IU/kg，每 2 周 1 次
	维持剂量最低为 30IU/kg，每 2 周 1 次	维持剂量最低为 20IU/kg，每 2 周 1 次
成人风险标准	至少有以下一种表现	符合以下所有表现
	有症状的骨骼疾病	心、肺、肝、肾功能正常
	中或重度骨密度减低	生活质量稍下降
	慢性骨痛	无明显和近期疾病快速进展表现
	无血管性坏死	轻度骨密度下降和烧瓶样畸形
	病理性骨折	血红蛋白＞105g/L（女性）或＞115g/L（男性）（不低于同年龄及性别正常值 20g/L）
	关节置换	
	因 GD 导致生活质量严重下降	3 次测血小板计数＞20×10⁹/L
	心肺疾病（包括肺动脉高压）	脾脏体积＜健康人 15 倍
	血小板计数≤20×10⁹/L 或异常出血	肝脏体积＜健康人 2.5 倍
	有症状的贫血或血红蛋白≤60g/L	
	依赖输血	
	严重脾脏疾病	
	脾梗死	
	脾脏体积≥健康人 15 倍	
	严重肝病	
	门静脉高压	
	肝脏体积≥健康人 2.5 倍	

被 FDA 批准上市，作为不能耐受 ERT 的成年 I 型 GD 患者的二线用药。美格鲁特推荐起始剂量为每次 100mg，每日 3 次口服给药。美格鲁特的不良反应包括腹泻、体重减轻、震颤和可疑的周围神经病变。依利格鲁特（Eliglustat）是一种葡糖脑苷脂合成抑制药，于 2014 年被 FDA、2015 年被欧盟批准用于成年 I 型 GD 患者。依利格鲁特主要由 CYP2D6（其次为 CYP3A4）代谢，不适用于 CYP2D6 超快代谢者，因其体内不能达到有效药物治疗浓度。CYP2D6 中、快代谢者的推荐剂量为每次 84mg，每日 2 次；CYP2D6 慢代谢者为每次 84mg，每日 1 次。以上两种 SRT 药物目前在中国均尚未获批用于治疗戈谢病。

（二）对症治疗

可根据患者相应的症状和特征选择。贫血患者可补充铁剂及维生素，必要时输注红细胞或血小板，改善贫血和血小板减少。脾切除术目前主要在其他治疗方法无法控制的威胁生命的血小板降低合并出血风险高的患者中施行，因为脾切除术后使大量葡糖脑苷脂在其他网状内皮系统过量沉积，可加速肝大和骨破坏。对于骨质疏松症患者可用阿仑膦酸钠和其他双膦酸盐治疗。对于合并骨病变，可给予镇痛、理疗、骨折固定术、关节置换术。

八、遗传咨询与产前诊断

如父母一方或双方均有 GBA 基因突变，若双方均为杂合子，后代有 25% 的概率患 GD；若一方为 GD 发病，另一方为杂合子，则后代患戈谢病的概率为 50%。产前诊断可选择早孕期 11～13 周取绒毛，直接检测绒毛组织中的 GBA 活性，亦可选择中孕期 17～20 周取羊水，经羊水细胞培养后，检测经培养的羊水细胞中的 GBA 活性。无论取绒毛还是羊水进行检测，均需同时进行基因分析。

（王晓晓　马丽娜）

参考文献

北京协和医院罕见病多学科协作组, 2020. 戈谢病多学科诊疗专家共识 (2020). 协和医学杂志, 11(6): 682-697.
中华医学会血液学分会红细胞疾病 (贫血) 学组, 2020. 中国成人戈谢病诊治专家共识 (2020). 中华医学杂志, 100(24): 1841-1849.
中华医学会儿科学分会遗传代谢内分泌学组, 中华医学会儿科学分会血液学组, 中华医学会血液学分会红细胞疾病 (贫血) 学组, 2015. 中国戈谢病诊治专家共识 (2015). 中华儿科杂志, 53(4): 256-261.

第十一节　尼曼-皮克病

内容提要

一、定义
二、流行病学
三、分型及发病机制
四、临床表现
五、实验室检查
六、诊断
七、治疗

一、定义

尼曼-皮克病（Niemann-Pick disease，NPD）是一组脂质代谢异常导致不同脂类沉积的溶酶体贮积病，为罕见的常染色体隐性遗传病。根据基因突变、发病机制及临床表现主要分为 A、B、C 三型。鞘磷脂磷酸二酯酶-1（sphingomyelin phosphodiesterase-1，SMPD1）基因突变导致酸性鞘磷脂酶（acid sphingomyelinase，ASM）缺陷，引起尼曼-皮克病 A 型（Niemann-Pick disease type A，NPD-A）、B 型（Niemann-Pick disease type B，NPD-B）表现；而 NPC1 和 NPC2 基因发生突变导致胆固醇转运及吞噬障碍，引起尼曼-皮克病 C 型（Niemann-Pick disease type C，NPD-C）表现。

二、流行病学

NPD 在亚洲人群中发病率低，以 NPD-A 常见，约占 85%，其余类型好发于中东、西欧、北美等地区。据国外数据统计，NPD-A 及 NPD-B 的总发病率为 0.5/100 000～1/100 000。NPD-C 发病率较低，约为 1/100 000，但认为 NPD-C 发病率远远高于 NPD-A 和 NPD-B 的总和。国内目前确诊的病例数有限，缺乏准确的发病率数据。

三、分型及发病机制

NPD-A 及 NPD-B 的致病基因是 SMPD1 基因，该基因定位于 11p15.1～p15.4，包括 6 个外显子，编码的蛋白质为 ASM。由于 SMPD1 基因突变导致 ASM 活性下降或缺失，不能正常降解神经鞘磷脂，导致溶酶体内过多酸性鞘磷脂异常沉积在单核巨噬细胞系统或神经组织，引起肝脾大、中枢神经系统病变。

NPD-C 主要是以下两种基因突变导致，即 *NPC1* 和 *NPC2*，约 95% 的 NPD-C 是由 *NPC1* 突变所致，由 *NPC2* 基因突变引起的 NPD-C 约占 5%。*NPC1* 基因定位于 18 q11～q12，包含 25 个外显子，编码一种位于晚期内涵体的膜糖蛋白。*NPC2* 基因定位于 14q24.3，包含 5 个外显子，编码一种可与胆固醇结合的可溶性溶酶体蛋白质。*NPC1* 或 *NPC2* 基因突变导致溶酶体内 NPC1 或 NPC2 蛋白质功能缺陷，引起细胞内外源胆固醇酯化和运输障碍，使得组织细胞内大量游离（非酯化）胆固醇和糖苷神经鞘酯类在溶酶体贮积，表现为神经干细胞的自我更新能力下降，引起神经病变。

四、临床表现

根据不同类型和年龄，患者的临床表现轻重不一。

（一）NPC-A

NPC-A 最严重，早期即有中枢神经系统退行性病变，在出生后 3～6 个月发病，少数在出生后几周或 1 岁后发病。由于在妊娠期脂质已经沉积在胎儿肝、脑、肾和胎盘组织中，部分患儿出生时即可发现肝、脾大。部分患儿可能会出现生理性黄疸消退延迟，出生后数周内即可因肌力和肌张力低下而发生喂养困难、持续反复呕吐、体重不增、腹泻。出生后 3～6 个月时出现肝脾增大和淋巴结肿大。患儿神经系统症状出现较早，出生后 6 个月时即可出现精神运动发育衰退征象，如肌张力低下、运动发育迟缓。1 岁后运动智力发育倒退明显。50% 的患者可以发现眼底樱桃红斑。由于脂质肺浸润、抵抗力低下，部分患儿会出现反复呼吸道感染。患儿病情进展迅速，大多于 2～4 岁死亡于感染。

（二）NPC-B

NPC-B 进展缓慢，发病较 NPC-A 稍晚，通常先出现脾脏增大，然后出现肝脏增大。常无神经系统表现，肺部因弥漫性浸润而容易发生感染，一般不影响寿命，可存活至成年，少部分可发生肝衰竭。

（三）NPD-C

NPD-C 临床表现多样，且症状出现时间及持续时间不定，发病年龄从围产期至成人期，甚至 70 岁。临床上常将 NPD-C 分为婴儿型、青少年型及成年型，不同年龄患者表现有所不同，主要包括神经、精神症状及内脏系统表现。各时期患者的临床表现见表 2-6-3。诊断 NPD-C 的强烈提示因素有

表 2-6-3 NPD-C 的临床症状和体征总结（按发病年龄分类）

发病年龄	系统表现	神经/精神表现
围产期 （＜出生后 2 个月）	胎儿腹水/水肿 肝脾大 胆汁淤积性黄疸 血小板减少症 肺部疾病 肝衰竭 生长迟缓/发育不良	通常不明显
早期婴儿期 （出生后 2 月至 2 岁以下）	肝脾大或脾大（孤立或有神经系统表现）、长时间的新生儿高胆红素血症	中枢性肌张力减退、发育运动延迟、说话延迟、吞咽困难、肌肉痉挛、VSGP
晚期婴儿期 （2～6 岁）	肝脾大或脾大（孤立或有神经系统表现）、胆汁淤积性黄疸	发育迟缓/倒退、言语迟缓、笨拙、频繁跌倒、进行性共济失调、肌张力障碍、构音障碍、吞咽困难、癫痫发作（部分/全身）、VSGP、猝倒、听力丧失
少年期 （6～15 岁）	肝脾大或脾大（孤立或有神经系统表现，通常不出现）	学习成绩差、学习障碍、丧失语言技能、频繁跌倒、笨拙、进行性共济失调、构音障碍、肌张力障碍、测距不准、运动障碍、吞咽困难、VSGP、痴笑猝倒、癫痫发作、行为问题
青少年至成人 （＞15 岁）	脾大（通常不出现，在极少数情况下出现）	认知能力下降、痴呆、学习能力下降；精神病症状：精神分裂症（精神病）、抑郁症；笨拙、进行性运动症状、震颤、共济失调、肌张力障碍/运动障碍、构音障碍、吞咽困难、VSGP

延迟消退的新生儿高胆红素血症、胆汁淤积、脾大、垂直性核上性咽肌麻痹（vertical supranuclear gaze palsy，VSGP）、痴笑、猝倒和认知能力下降、痴呆等表现。

五、实验室检查

（一）酸性鞘磷脂酶活性检测

NPD-A/B 患者外周血白细胞及皮肤成纤维细胞中的该酶活性减低（可低于正常对照的 10% 以下），为该病的确诊性检查指标。

（二）活组织检查

活组织检查对于诊断该病并不是必需的。骨髓、脾、肝、肺及淋巴结活检在光镜下可以看到富含脂质的巨噬细胞，也称泡沫样细胞。电镜下泡沫细胞的细胞核小并且偏离细胞中心，膜侧因为脂肪蓄积而呈透明状。

（三）Filipin 染色

Filipin 能与骨髓细胞或皮肤成纤维细胞中游离的胆固醇特异性结合，荧光显微镜下可见核周溶酶体强荧光信号（即游离胆固醇），为 NPD-C 阳性细胞，是确诊 NPD-C 的方法。85% 的 NPD-C 病例可以观察到这种典型表现，另有 15% 的病例仅可看到低水平荧光表达，即变异型表达。

（四）基因检查

先通过高通量二代测序检测进行基因检测，然后通过 Sanger 测序法验证变异位点。如 *SMPD1* 基因出现两个等位基因致病突变或缺失，可确诊 NPD，再根据是否出现神经系统症状区分为 NPD-A 还是 NPD-B。如 *NPC1* 和 *NPC2* 基因出现两个等位基因致病突变或缺失，可确诊 NPD-C。

六、诊　　断

目前尼曼-皮克病的诊断主要依据临床表现、酶学检测、Filipin 染色及基因分析。部分患者家族中有类似患者。如患者外周血白细胞及皮肤成纤维细胞中的 ASM 活性减低（可低于正常对照的 10% 以下）或检出 *SMPD1* 基因两个等位基因致病突变或缺失，可确诊 NPD-A/B，再根据是否出现神经系统症状区分为 NPD-A 还是 NPD-B，NPD-B 通常无神经系统病变。Filipin 染色强荧光信号或

NPC1 和 *NPC2* 基因出现两个等位基因致病突变或缺失，可确诊 NPD-C。

七、治　　疗

（一）一般治疗

NPD 目前无特异性治疗，只能采取对症治疗，如保证营养供给、控制肺部感染、使用抗癫痫药物控制癫痫、应用抗胆碱药物改善肌张力障碍等。

（二）减少底物贮积

此治疗方案适用于 NPD-C，该方法采用葡糖苷酰鞘氨醇（miglustat，商品名美格鲁特）合成酶抑制鞘糖脂合成，催化沉积在患者体内的糖苷神经鞘脂类，从而减少溶酶体贮积。该药能透过血脑屏障，可延迟神经症状。该药目前在欧洲、加拿大、美国、日本等国家已应用于临床，于 2017 年在我国上市。

（三）造血干细胞移植

该方法通过大剂量放、化疗对患者进行免疫清除，后输入供体造血干细胞，重建其造血及免疫系统，能有效提高患者体内的 ASM 浓度，缓解肝脾大、改善肺间质病变，但仅能阻止内脏进展和早期死亡，对神经系统病变仅起到延迟发病的作用。

另外，NPD 酶替代疗法仍在研究当中，有望治疗 NPD-A、NPD-B。

（王晓晓　马丽娜）

参 考 文 献

陈姣, 刘小梅, 肖娟, 等, 2021. 异基因造血干细胞移植治疗尼曼匹克病 B 型 1 例. 中国小儿血液与肿瘤杂志, 26(1): 48-50.

胡亚美, 江载芳, 申昆玲, 等, 2015. 褚福棠实用儿科学. 北京: 人民卫生出版社.

唐湘凤, 2019. 尼曼-皮克病诊治进展. 传染病信息, 32(2): 154-157.

Geberhiwot T, Moro A, Dardis A, et al, 2018. Consensus clinical management guidelines for Niemann-Pick disease type C. Orphanet J Rare Dis, 13(1): 50.

第十二节　卟　啉　病

卟啉病是一类代谢性疾病，由血红素生物合成途径中酶活性改变、中间产物蓄积导致。卟啉病大多呈常染色体显性遗传，但外显度较低，易受环境和代谢因素等影响。根据血红素合成途径中间产

物首先在肝脏还是骨髓蓄积，卟啉病可分为肝性或红细胞性；根据急性神经内脏和（或）皮肤表现，临床上将卟啉病分为 3 类，即急性肝性卟啉病、慢性起疱性皮肤卟啉病和急性非起疱性皮肤卟啉病。

急性肝性卟啉病（acute hepatic porphyria，AHP）包括 4 种：急性间歇性卟啉病（acute intermittent porphyria，AIP）、遗传性粪卟啉病（hereditary coproporphyria，HCP）、变异性卟啉病（variegate porphyria，VP）和氨基乙酸丙酮酸脱水酶卟啉病（δ-aminolevulinic acid dehydratase porphyria，ADP）。

慢性起疱性皮肤卟啉病包括 3 种：迟发性皮肤卟啉病（porphyria cutanea tarda，PCT）、先天性红细胞生成性卟啉病（congenital erythropoietic porphyria，CEP）、肝红细胞生成性卟啉病（hepato-erythropoietic porphyria，HEP）。

急性非起疱性皮肤卟啉病包括 2 种：红细胞生成性原卟啉病（erythropoietic protoporphyria，EPP）和 X-连锁原卟啉病（X-linked protoporphyria，XLP）。

3 种最常见的卟啉病 AIP、PCT 和 EPP 可分别代表卟啉病的上述 3 个临床类别，它们在临床表现、诊断和治疗方面完全不同。以下内容将重点介绍 AIP、PCT 和 EPP 这 3 种卟啉病。

急性间歇性卟啉病

内容提要

一、定义
二、流行病学
三、发病机制
四、诱发因素
五、临床表现
六、辅助检查
七、诊断
八、鉴别诊断
九、治疗
十、预后
十一、小结

一、定　　义

急性间歇性卟啉病（acute intermittent porphyria，AIP）又称肝性卟啉病、吡咯卟啉病、间歇性急性卟啉症，是血红素生物合成酶-胆色素原脱氨酶（porphobilinogen deaminase，PBGD）部分缺乏引起的急性神经内脏卟啉症。AIP 是一种低外显率的常染色体显性遗传病，症状的发生受多种诱发因素影响。

二、流行病学

AIP 是最常见的急性卟啉病，属于成人疾病，通常在 20～40 岁发病，青春期之前的急性发作非常罕见。女性较男性多发。AIP 可发生于所有人种，但在北欧最常见。粗略估计 AIP 的患病率（可能纳入了无症状病例）约为 50/100 万。外显子组和基因组数据库调查发现，无明显症状的致病基因突变携带者约为有症状个体的 100 倍。纳入欧洲卟啉症网络（EPNet）的所有成员国家，3 年内症状性 AIP 估计年发病率为 0.13/100 万。假设疾病持续时间为 45 年，估算患病率为 5.9/100 万。

AIP 是一种外显率较低的常染色体显性遗传病，许多携带相关基因型的个体无临床症状，被称为潜伏性 AIP。一般人群中 PBGD/HMBS 突变（即潜伏性 AIP）的携带率不详。潜伏性 AIP 十分常见，许多有 AIP 突变的家系只有 1 名成员存在症状性 AIP。

三、发病机制

（一）基因突变

AIP 由编码 PBGD 基因的杂合性突变所致，PBGD 又称羟甲基胆素（hydroxymethylbilane，HMB）合成酶（HMB synthase，HMBS），过去称为尿卟啉原 I 合成酶，属于低外显率的常染色体显性遗传。PBGD 基因有两个转录本：一种具有红系特异性（只在红系前体细胞中表达）；另一种是管家型，在所有细胞类型中均表达，包括肝细胞，红系细胞也少量表达。在 AIP 中，PBGD 突变主要累及肝脏 PBGD（即管家型酶）。目前 AIP 中已经发现了超过 400 种 PBGD 基因突变，这些突变等位基因导致 PBGD 酶活性严重丧失；几乎所有残余的 PBGD 活性都来源于正常等位基因。罕见的纯合子个体发病更早，症状更严重。但是 PBGD 基因的突变并不能预测疾病的严重程度，即使在具有相同突变的家族中，该病的严重程度也有很大差异，疾病严重程度还受多种环境因素和其他因素的影响。

（二）酶的缺陷

AIP 是由 *PBGD* 基因突变导致肝型（管家型）PBGD/HMBS 酶活性下降引起的。除了 PBGD 活性下降以外，症状性 AIP 的发生还需要血红素生物合成途径中首个酶，即位于 PBGD 上游的 δ-氨基乙酰丙酸（delta-aminolevulinic acid，ALA）合成酶 1（delta-aminolevulinic acid synthase 1，ALAS1）管家型的显著诱导。ALAS1 是肝脏血红素合成的限速酶。显著 ALAS1 诱导可导致 ALA 和胆色素原（porphobilinogen，PBG）合成增多和蓄积，两者均是有潜在毒性的中间产物。

四、诱发因素

即便在多个成员具有相同基因突变的家族中，AIP 发作的频率和严重程度也有很大差异。目前认为 AIP 的严重程度与未知修饰性遗传因素以及诱发因素暴露差异有关。未知修饰性基因和外部加重因素有明显的叠加作用。

（一）药物

药物是 AIP 最重要的诱导因素之一。部分药物（如巴比妥类、苯妥英、大多数抗癫痫药、利福平、类固醇激素等）可以诱导肝脏 ALAS1 和肝脏 CYP。临床医师在考虑 AIP 患者的药物治疗时，应该参考最新的药物安全信息，如美国卟啉病基金会网站（www.porphyriafoundation.com）和欧洲卟啉病网络网站（www.porphyria-europe.com）。值得注意的是，这些药物清单的证据通常有限，有时也有争议，特别是对于频繁发作的患者，应个体化管理。

（二）乙醇和吸烟

酒精和吸烟会加重 AIP。乙醇和其他醇类可诱导 ALAS1 和部分肝脏 CYP。烟草烟雾是已知的肝脏 CYP 诱导物，吸烟与卟啉病反复发作有关。

（三）性激素

性激素（如孕酮）会加重 AIP。孕激素及部分孕酮和睾酮代谢产物，是肝 ALAS1 和 CYP 的强效诱导物。雌激素对肝血红素合成的影响较弱。

（四）营养、葡萄糖代谢和应激

饥饿、热量和（或）糖类的摄入减少会加

重 AIP。热量或糖类摄入减少可导致 ALAS1 表达增加，这是由过氧化物酶体增殖物活化受体-γ 共激活因子 1α（peroxisome proliferator-activated receptor-gamma coactivator 1 alpha，PGC-1α）增加介导的。饥饿和应激也会诱导肝血红素加氧酶，该酶可耗竭肝脏血红素，从而促进对 ALAS1 的诱导。

（五）其他因素

心理应激也可导致 AIP 发作，但具体机制尚不明确。

五、临床表现

AIP 表现多样，症状多为非特异性，往往导致诊断延迟。大多数 PBGD/HMBS 突变携带者为潜伏性，不出现临床症状。当 AIP 症状出现时，通常呈间歇性急性发作，有时会危及生命。最常见的表现在胃肠道和神经系统，包括腹部、胸部、背部和肢体的疼痛，发作间期症状通常消退，但患者可出现慢性症状，尤其是经过了多年的反复发作后。AIP 一般不累及皮肤，极少数是晚期肾衰竭患者，此类患者的血浆卟啉水平可能升高，导致光暴露皮肤区域出现水疱病变。

（一）急性发作

显性（症状性）AIP 的特征是神经内脏症状急性发作，伴尿卟啉前体和卟啉升高。患者会在数小时至数日内发作，然后持续数日至数周，具体视诱发因素和治疗而定。诱发因素往往明显，发作频率有显著的个体差异。

1. 腹痛　腹痛是 AIP 的最常见症状，往往也是最早出现的症状之一，可见于 85%～95% 的急性发作患者。腹痛往往为重度、持续、定位不明，有时伴有痛性痉挛。其他常见症状有便秘、腹胀、恶心、呕吐和肠梗阻征象，如肠鸣音减少，有时出现腹泻和肠鸣音增加。

因为疼痛是神经性，而非感染性或炎症性，所以急性发作时几乎没有腹部压痛、反跳痛、发热或白细胞增多，但存在炎症并不排除 AIP 发作的可能，感染可能是急性发作的诱发因素，抗感染治疗和 AIP 的治疗可能要同步进行。

2. 周围神经病变　急性 AIP 发作中常有感觉和运动神经病变，可能先于腹痛出现。患者可能出现肢体痛，伴有片状分布的麻木感、感觉异常和感觉倒错。周围运动神经病往往是持久发作中的后期表现，患者可能出现肌无力，严重者累及脑神经，导致呼吸肌麻痹和死亡。

3. 自主神经系统和中枢神经系统受累　AIP 患者的自主神经系统通常受累，表现为腹痛和其他胃肠道症状。此外，还可出现心动过速、高血压、出汗、躁动和震颤等。约 50% 的患者出现精神异常，如失眠、精神紊乱、激动、幻听、异常行为和意识改变。中枢神经系统受累还可引起癫痫发作和可逆性后部白质脑病综合征（reversible posterior leuko-encephalopathy syndrome，RPLS）；下丘脑受累可导致抗利尿激素分泌异常综合征（syndrome of inappropriate antidiuretic hormone，SIADH），也会引起低钠血症从而导致癫痫发作。

4. 膀胱功能障碍/红色尿　AIP 发作时的神经源性膀胱功能障碍可能引起尿痛、排尿困难、尿潴留和尿失禁。体格检查可见明显的膀胱扩张。深色或红棕色尿通常是 AIP 发作的早期症状，是由于卟啉和（或）卟吩胆色素在尿液中蓄积。发作间期的异常尿色可能变淡或恢复正常。

（二）慢性症状

大多数患者的 AIP 症状在发作间期可完全缓解，但部分患者会出现慢性症状，尤其是在多次反复发作之后。患者可能出现慢性疼痛，严重的慢性疼痛会导致抑郁和焦虑，AIP 患者还可能出现血清转氨酶持续升高、肝细胞癌的风险增加。

六、辅 助 检 查

（一）实验室检查

AIP 急性发作的特征表现为患者新鲜尿液置于阳光下数小时呈棕红色，尿 PBG、ALA 和卟啉升高。尿 PBG 的排泄量通常为 20～200mg/d，明显高于正常水平（0～4mg/d 或 0～4mg/g 肌酐），随机尿检的 PBG 浓度预计为 20～200mg/L。总尿卟啉排泄量＞1000μg/d。此外，血浆或血清 ALA 和 PBG 也升高，但低于尿液；粪便卟啉水平正常或仅轻微升高。约 90% 的患者可见红细胞 PBGD 活性下降。为避免尿液稀释（如在初始经口服或静脉补液后获取的标本）造成 PBG 假阴性，必须同时测定肌酐，并将 PBG 检测结果表示为每克或每毫

摩尔肌酐对应的含量。

AIP 急性发作期间也可能出现以下结果，但无特异性：血常规基本正常；如有反复慢性发作，可出现转氨酶升高，但其他肝功能检查（如胆红素）无异常；血清淀粉酶和脂肪酶轻度升高；低钠血症较常见，可能出现低镁血症和高钙血症。

（二）影像学检查

AIP 急性发作期，腹部影像学检查可能显示肠梗阻引起的小肠和（或）大肠扩张。

脑部影像学检查可显示可逆性白质密度改变，类似 RPLS，是一种脑血管功能紊乱综合征。

（三）确诊性检查

AIP 的确诊依据检测红细胞 PBGD（AIP 的缺陷酶）活性，或者对 *HMBS* 基因进行 DNA 测序。

七、诊　　断

由于急性卟啉病的临床表现非特异，且有很大差异，所以需要对该病保持高度警惕；早期诊断和治疗有症状的 AIP 可以避免远期及危及生命的并发症。若成人出现其他原因无法解释的神经内脏症状，如腹痛、呕吐、便秘、肌无力、精神症状，或四肢、头、颈或胸部疼痛，则应怀疑 AIP 或其他急性卟啉病。重要的是，无家族史并不能排除AIP。影像学检查对诊断 AIP 并无帮助，但可用于排除其他疾病。

（一）显性 AIP

AIP 的诊断一般是基于症状（神经内脏症状）；尿 PBG 明显升高（＞10mg/L 或＞10mg/g 肌酐足以确诊急性卟啉病），血浆和粪便卟啉几乎不升高；红细胞 PBGD 活性缺乏和（或）PBGD/HMBS 突变。

（二）潜伏性 AIP

潜伏性 AIP 的诊断基于在无 AIP 症状者中检测出影响 PBGD 活性的 DNA 突变。"潜伏"指从未出现过症状或 PBG 升高的杂合子，或过去出现过显性 AIP 但已经多年没有症状、PBG 继续升高或不再升高的个体。

八、鉴别诊断

AIP 的鉴别诊断主要考虑其他原因引起的腹

痛、神经精神症状、肝病/肝功能异常，以及其他卟啉病。与 AIP 不同，非卟啉病患者的尿 PBG 正常。单纯尿卟啉升高［即 ALA 和（或）PBG 不升高］更加提示非卟啉疾病，但不能排除其他类型急性卟啉病（如 HCP 和 VP），需行进一步生化检查。

（一）其他原因导致的腹痛

许多临床疾病均可出现腹痛。初步评估排除了腹痛的其他常见原因后，应考虑急性卟啉病。与 AIP（或其他急性卟啉病）不同，其他引起腹痛的原因不会导致尿 PBG 升高，但其他原因引起的腹痛可能伴有尿卟啉升高（例如肝胆病）或 ALA 和卟啉升高（如铅中毒和遗传性酪氨酸血症 I 型）。

需注意，卟啉病患者可能出现其他原因引起的腹痛（如阑尾炎、憩室炎、炎症性或缺血性肠病、胆结石或肾结石），这些情况可诱发急性卟啉病发作。因此，PBG 升高并不排除其他腹痛原因，而有其他腹痛原因也不能排除 AIP 或其他急性卟啉病。

（二）其他原因导致的神经病变

神经病变可有多种临床表现及病因。与 AIP（或其他急性卟啉病）不同的是，其他原因引起的神经病变（如吉兰-巴雷综合征，表现与 AIP 相仿）不会引起尿 PBG 升高。铅中毒可引起神经病变和尿 ALA、卟啉升高。

（三）其他原因导致的神经精神症状

神经精神症状包括焦虑、激越、失眠、幻觉及癫痫发作，神经退行性变性疾病、酒精和药物使用、感染性、自身免疫性和副肿瘤性脑炎、精神疾病及精神药物等均可导致上述症状。和 AIP 一样，其他疾病可伴有 SIADH 引起的低钠血症，神经影像学也可能异常。与 AIP（或其他急性卟啉症）不同，其他病因引起的神经精神症状不会伴随尿 PBG 升高。

（四）其他原因导致的癫痫发作

癫痫发作可见于很多急性疾病，包括低血糖、低钙血症、尿毒症及摄入药物或酒精。与 AIP（或其他急性卟啉病）不同，其他原因引起的癫痫发作不会发生 PBG 升高。

（五）肝病/肝功能异常

任何原因导致的肝病都可能伴有尿液卟啉排泄量增加，特别是粪卟啉，这是因为粪卟啉通常以胆汁和尿液的形式排出，当肝胆功能受损时，尿液粪卟啉的排泄会增加。肝病患者也可能出现 ALA 轻度升高。与 AIP（或其他急性卟啉病）不同，肝病不会引起尿液 PBG 升高。

（六）其他急性卟啉病

与 AIP 一样，其他急性卟啉病，如 HCP、变异卟啉病（variegate porphyria，VP）和 ADP 也可引起急性神经内脏症状，表现为腹痛、神经精神症状和尿 PBG、ALA 及卟啉增加。

HCP 和 VP 患者的 PBG 升高不如 AIP 明显且持续更短暂，粪卟啉明显升高，以粪卟啉III为主，可有水疱性光敏性病变，不过很罕见。此外 VP 患者血浆卟啉升高，在中性 pH 环境下稀释血浆时，荧光峰值特征性出现在 626nm 处，以此区别于其他类型的卟啉病。

ADP 患者尿液的 ALA 和粪卟啉III水平升高，但 PBG 不升高。ADP 极其罕见，所有报道的病例均为男性。

需注意：在启动治疗前，不必明确具体类型，因为所有急性卟啉病在急性发作期的治疗方式都相同，但为了鉴别不同类型的急性卟啉病，应在开始治疗前采集标本。

（七）皮肤卟啉病

皮肤卟啉病不引起神经内脏症状，但会引起卟啉水平升高。极少数情况下，当患者同时出现与皮肤卟啉病无关的腹痛或神经症状时，可被误诊为 AIP。单纯皮肤卟啉病的尿 PBG 水平可正常。

九、治　　疗

AIP 的治疗原则包括去除诱因、急性发作期的治疗、反复发作的治疗以及并发症的防治。

（一）去除诱因

去除诱因对治疗急性发作和预防发作均很重要，包括及时抗感染治疗、避免过度疲劳及避免吸烟（包括大麻）、饮酒，以及停用已知会加重卟啉病的药物等。常见的可能诱发 AIP 急性发作的药物主要有巴比妥类镇静药以及绝大部分的抗癫痫药。

（二）急性发作

AIP 急性发作时的治疗目标是通过特异性治疗尽快缓解发作，以及提供对症支持治疗直至发作减轻。急性发作通常需要住院治疗，静脉给予高铁血红素，并监测呼吸、电解质和营养状况。

1. 高铁血红素（初始治疗） 一旦诊断为 AIP 或其他急性卟啉病急性发作，应立即给予高铁血红素，但若无法立即获得高铁血红素，可先给予葡萄糖负荷治疗。推荐静脉给予高铁血红素。静脉输注时，血红素主要被肝细胞摄取，通过下调肝脏 ALA 合成酶-1（ALA synthase-1，ALAS-1）活性，继而可显著降低血浆和尿中 ALA、PBG 水平。即使较轻度的发作往往也需要高铁血红素治疗，以避免发作迅速恶化。

现有的高铁血红素制剂有两种：冻干形式的羟高铁血红素 Panhematin（美国有售）、精氨酸血红素浓缩液 Normosang（欧洲和南非有售）。常规给药方案是静脉给予 3～4mg/kg，一日 1 次，连用 4 日。及时给予高铁血红素通常能在 4～5 日迅速缓解发作，若 4 日内未完全缓解，则应延长治疗时间。高铁血红素可用于妊娠期急性发作，且不影响母儿健康。

需注意，高铁血红素易引起输注部位静脉炎，推荐与 25% 人血清白蛋白混合使用，且需选择较大的外周血管或中心静脉；除输注部位静脉炎外，高铁血红素还可能导致发热、疼痛、不适、溶血、全身性过敏反应和循环衰竭；多次给予血红素治疗后可能发生铁过载，建议监测血清铁蛋白，必要时使用铁螯合剂。

2. 碳水化合物负荷（暂时措施） 若不能立即获得高铁血红素，可暂时静脉给予葡萄糖进行碳水化合物负荷治疗。如果患者能耐受，可口服葡萄糖聚合物溶液，剂量至少为 300g/d，但在发作期间，大多数患者会出现恶心、呕吐和肠道运动不良，因此需要静脉给予葡萄糖。常规方案为每 24h 给予 300～400g，以 10% 的溶液形式给药。轻度发作治疗数日可改善病情，严重发作仍应及时给予高铁血红素。需注意，静脉给予葡萄糖会增加低钠血症的风险，引起脑水肿及脱髓鞘病变，同时应监测血糖水平。

3. 对症治疗 对于急性发作期的神经系统和精神表现，可以使用对急性卟啉病患者安全的药物进行对症治疗，直到高铁血红素和（或）葡萄糖特异性治疗缓解发作。

（1）疼痛：对乙酰氨基酚是治疗轻度疼痛的安全备选药物。若疼痛剧烈，可使用阿片类镇痛药，如吗啡、氢吗啡酮或芬太尼，口服或胃肠外给药均可。哌替啶有引起癫痫发作的风险，不推荐使用。慢性疼痛往往需要长期使用阿片类药物，最好在专科医师指导下进行。

（2）自主神经症状：恶心、呕吐可选用氯丙嗪、其他吩噻嗪类或 5-羟色胺 3 受体拮抗药（如昂丹司琼），同时静脉补充液体和能量。焦虑和失眠可使用低剂量的短效苯二氮䓬类药物。

（3）轻瘫和麻痹：任何卟啉病性运动神经病患者都需接受高铁血红素治疗。若在症状出现早期开始治疗，可在数小时或数日内迅速改善；晚期运动神经病患者，恢复速度较慢且预后不佳。重度卟啉病发作患者有发生神经肌肉性呼吸衰竭的风险，应监测肺活量、氧分压和二氧化碳分压，以早期发现呼吸功能损害。

（4）癫痫发作：卟啉病本身或低钠血症均可引起直接的中枢神经系统功能障碍，进而导致癫痫发作。注意纠正低钠血症和低镁血症。几乎所有抗癫痫药都有加重急性卟啉病的风险，加巴喷丁、普瑞巴林和左乙拉西坦相对安全。

（三）反复发作的治疗

1. 促性腺激素释放激素（gonadotropin-releasing hormone，GnRH）类似物 在女性患者中，月经是最常见的诱发因素。促性腺激素释放激素（gonadotropin-releasing hormone，GnRH）类似物通过抑制排卵，可减少与月经有关的 AIP 周期性发作。一般推荐布舍瑞林喷鼻或者曲普瑞林皮下注射。长期使用该类药物可能导致潮热、阴道干燥、骨质疏松等不良反应，因此用药过程中需长期随访骨密度，在妇科医师指导下进行性激素反向添加治疗，评估患者情况，决定是否继续用药。

2. givosiran（Givlaari） givosiran 是针对肝脏 ALAS1 的小干扰 RNA 治疗药物，目前已被美国 FDA 批准用于治疗成人急性卟啉病（AIP、HCP、VP 和 ADP）。givosiran 通过皮下注射给药，一次 2.5mg/kg，每月 1 次。用药期间需每月监测肝、肾功能，持续至少 6 个月。若出现转氨酶大幅升高（正常上限的 5 倍以上）、胆红素升高或肾功能异常，应停药。若 givosiran 用药期间急性发作，仍应采用高铁血红素治疗。

3. 预防性使用高铁血红素　预防性使用高铁血红素也能有效预防频繁、非周期性的急性卟啉病发作，每周使用 1～2 次高铁血红素。应根据患者发作频率和严重程度来决定是否启用预防性高铁血红素治疗。

4. 肝移植　对于频繁发作且血红素治疗无效的重度 AIP 患者，可考虑肝移植。移植正常肝脏对大多数没有晚期运动神经病者非常有效，但四肢瘫患者不太适合接受此类大手术。肝移植的指征包括频繁住院、高铁血红素或 givosiran 治疗无效，以及生存质量差。若存在神经系统表现的患者伴发晚期肾病，则应考虑肝肾联合移植。

▎（四）监测并发症

AIP 患者发生体循环动脉高压、慢性肾衰竭和肝细胞癌的风险增加。患者的铁储备可因月经失血而降低，也可因频繁高铁血红素治疗而增加。

1. 高血压和肾损伤　建议患者充分饮水、规律降压、停用抗炎药及肾毒性药物，监测肾功能。对于已存在肾功能不全的 AIP 患者，在急性发作期应充分补液，必要时行血液净化治疗。

2. 肝细胞癌　对于 50 岁以上的急性卟啉病患者，特别是 ALA 和 PBG 持续升高的患者，应至少每年 1 次肝脏影像学筛查，以便早期发现肝癌。

3. 铁储备减少或增加　监测血清铁蛋白，以确保铁储备充足、早期发现铁过载。必要时可行肝活检以确定有无铁过载，活检也有助于评估肝纤维化。若反复给予高铁血红素后铁蛋白水平显著增加，可静脉放血。

▎（五）妊娠期治疗

虽然妊娠期血液循环中的孕酮水平升高，但 AIP 女性患者一般能良好地耐受妊娠，无须中断妊娠。有些患者在妊娠期可能出现更频繁的发作，而有些患者则在分娩后出现症状。妊娠期和分娩后发作的高铁血红素治疗与非妊娠期相同。妊娠期使用高铁血红素安全、有效。目前缺乏妊娠期使用 givosiran 的经验。

十、预　　后

由于 AIP 和其他急性卟啉病极为少见，有关患者预后的数据极少。有严重临床表现的患者死亡率增加，约为 1/3。如果早期诊断、及时治疗急性发作，且注意预防，患者预后良好，但若不能及时诊断而延误治疗，最后可能导致死亡。

十一、小　　结

AIP 是最常见的急性（神经内脏性）卟啉病，其临床表现由神经功能障碍引起，包括感觉、运动、肠道和自主神经系统异常。AIP 急性发作的特征表现为患者新鲜尿液置于阳光下数小时呈棕红色，尿 PBG、ALA 和卟啉升高。确诊检查包括红细胞 PBGD（AIP 的缺陷酶）活性，或 PBGD/HMBS 突变的 DNA 检测。AIP 的治疗原则包括去除诱因、急性发作期的治疗、反复发作的治疗以及并发症的防治。

迟发性皮肤卟啉病

▎内容提要

一、定　义
二、流行病学
三、发病机制
四、诱发因素
五、分类
六、临床表现
七、辅助检查
八、诊断
九、鉴别诊断
十、治疗
十一、预后
十二、小结

一、定　　义

迟发性皮肤卟啉病（porphyria cutanea tarda, PCT），曾称症状性卟啉病、化学卟啉病、毒性卟啉病，是血红素生物合成酶-肝尿卟啉原脱羧酶（uroporphyrinogen decarboxylase, UROD）活性缺乏导致的慢性皮肤型卟啉病。PCT 的主要临床表现是起疱性皮损，不会累及神经内脏系统。

二、流行病学

PCT 是最常见的卟啉病，通常是成年人发病，一般发生于中老年人，具有 UROD 突变或 HFE 突变的部分患者可能更早发病。PCT 在全球范围都有报道。有症状 PCT 的患病率为 1/25 000～1/5000。PCT 的易感性无性别差异。某些 PCT 易感因素可能更常见于男性，如饮酒、吸烟和 HCV 感染，而使用雌激素则更常见于女性。

三、发病机制

（一）酶的缺陷

PCT 由血红素合成途径中的第 5 种酶，即 UROD 的活性缺乏引起，且一般由 UROD 获得性抑制所致。UROD 是一种胞浆酶，可催化含 8 个羧基的尿卟啉原发生 4 步脱羧反应生成含 4 个羧基的粪卟啉原。UROD 活性降低导致卟啉原累积，后者会自动氧化成 PCT 中的光敏卟啉。光敏卟啉激活后，释放高能量氧，损伤蛋白质、脂质和基膜，导致真表皮分离和水疱形成。当肝脏 UROD 活性降至正常水平的 20% 以下时，患者才会出现 PCT 的临床表现。

在 PCT 中，重要的环境/行为易感因素可通过促进铁蓄积或氧化应激而损害肝细胞的 UROD 活性。

（二）基因突变

不同于其他卟啉病，PCT 的发生不需要 UROD 突变，大部分具有 UROD 杂合突变的患者并不会出现症状。UROD 基因单个突变只能使 UROD 活性降低至正常水平的 50% 左右，而出现症状需要其活性降低至不足 20%。

（三）肝铁蓄积

铁诱发 PCT 的机制可能为促进氧自由基形成，进而通过氧化作用形成 UROD 抑制因子。PCT 中铁蓄积的常见原因可能是肝脏铁调素生成减少（即使是在无 HFE 突变的 PCT 中），无法下调铁吸收。

四、诱发因素

PCT 的大部分诱发因素可降低铁调素的表达（进而增加铁吸收），或增加肝细胞的氧化应激，或兼具这两种作用。

（一）乙醇

饮酒是 PCT 的一种重要且常见的诱发因素。乙醇可能通过不同的机制促进 PCT 的发生，包括增加氧化应激和下调铁调素。

（二）HCV 感染

HCV 感染与 PCT 的发病密切相关，HCV 感染人群中 PCT 的发生率约为 0.5%。HCV 感染导致 PCT 风险升高的确切机制尚不明确，可能与 HCV 增强肝细胞中的氧化应激，使铁调素失调，从而增加铁吸收有关。

（三）HIV 感染

PCT 可在 HIV 感染的早期或后期发生。HIV 感染促进 PCT 发生的机制尚未明确，可能与其常合并 HCV 感染或其他易感因素有关。

（四）使用雌激素

使用外源性雌激素是 PCT 的易感因素之一，包括口服避孕药、激素替代治疗等，但具体机制尚不明确。

（五）吸烟

香烟烟雾含有的多环芳香烃可诱导 CYP1A2 合成，从而抑制 UROD，导致 PCT 发生。

（六）HFE 突变

很多 PCT 患者均存在 HFE 突变。肝细胞中 HFE 的主要功能为正向调节铁调素，进而下调膜铁转运蛋白、减少肠道对铁的吸收。HFE 突变导致肝细胞的铁摄取增加，从而促进 PCT 的发生。

五、分　类

根据有无 UROD 突变可将 PCT 分为"散发型"和"家族型"。家族型患者的发病年龄可能较小，但通常无 PCT 家族史。

1 型 PCT（散发型）：无 UROD 突变，约占 80%。2 型 PCT（家族型）：遗传一个等位基因的 UROD 突变（杂合缺陷），约占 20%。遗传方式是低外显率的常染色体显性遗传，患者通常没有发生 PCT 的亲属。存在其他原因使 UROD 活性从正常水平的 50%（突变所致）降至 20% 以下，从而导致明显的卟啉累积和临床特征。3 型 PCT（家族型）：表现为家族遗传但无 UROD 突变，可能由其他遗传因素（如 HFE 突变）或共同的获得性因素引起。没有 PCT 临床表现的 UROD 突变杂合子被称为无症状携带者，其中部分人可能存在亚临床的血浆/尿卟啉升高。

六、临床表现

PCT 表现为慢性起疱性皮损，常伴肝转氨酶升高。肝脏表现可能与易感因素（如 HCV 感染、大量饮酒）有一定关系。

（一）起疱性皮损和其他皮肤表现

PCT 的特征性皮肤表现包括慢性光敏性伴水疱、皮肤脆性增加、瘢痕形成和身体日照部位的色素增加或减退，手背、前臂、脸、耳、颈和足最常受累，部分患者瘙痒明显。瘢痕形成后可能进展为"假硬皮病"，出现类似硬皮病皮肤表现的皮损收缩和钙化。

（二）肝脏受累

大部分 PCT 患者有肝功能异常，可能是卟啉在肝细胞内大量累积所致。肝损伤在一定程度上还可能与易感因素有关，如饮酒或 HCV 感染。PCT 患者发生肝硬化和肝细胞癌的长期风险升高。

七、辅助检查

（一）实验室检查

PCT 实验室检查的主要异常是血浆和尿液中卟啉增加且具有高度羧基化卟啉（尿卟啉、七羧基卟啉、六羧基卟啉和五羧基卟啉）。卟啉具有光敏性，样本在处理和运输过程中，应注意避光。PCT 患者测定中性 pH（pH 7.4）下血浆荧光峰波长，约 620nm 处可出现特征性血浆荧光峰。PCT 患者红细胞总卟啉正常或仅轻度升高，尿 ALA、PBG 和粪便总卟啉一般正常。此外，PCT 患者几乎都有血清转氨酶水平轻度升高，且 ALT 通常高于 AST，可能是由于肝细胞内存在大量卟啉，以及铁、乙醇（酒精）和（或）HCV 感染对肝脏的毒性作用。血清铁蛋白水平正常或轻度增加，铁蛋白水平显著升高提示同时存在血色病，或存在炎症状态的影响。

（二）皮肤活检

PCT 皮肤活检可能会有以下特征：表皮下水疱；过碘酸希夫（periodic-acid-Schiff，PAS）染色阳性的无定形透明物质（含免疫球蛋白）在血管壁周围沉积；几乎无炎症，除非伴有继发感染。其他皮肤卟啉病和假卟啉病也有类似的组织学表现，诊断 PCT 无须行皮肤活检，但是皮肤活检可排除其他疾病。

八、诊　　断

诊断 PCT 需有相应的卟啉水平升高，包括血浆或尿液中卟啉升高（尿卟啉、七羧基卟啉、六羧基卟啉和五羧基卟啉，特别是前两者）；血浆荧光波峰大约位于 620nm；红细胞总卟啉几乎无增高。有助于确诊的其他表现包括尿 ALA 正常（或轻微增高）、尿 PBG 正常、粪卟啉正常或增高。

UROD 和 HFE 突变的基因检测可辅助评估 PCT 的易感因素，但并不是诊断或启动治疗前的必需检测项目。

九、鉴别诊断

PCT 的鉴别诊断包括其他皮肤卟啉病、起疱性皮损的其他原因，以及尿液、血浆或粪便中卟啉升高的其他原因。

（一）皮肤卟啉病

1. 起疱性皮损　其他起疱性皮肤卟啉病包括肝红细胞生成性卟啉病（hepatoerythropoietic porphyria，HEP）、变异性卟啉病（variegate porphyria，VP）、遗传性粪卟啉病（hereditary coproporphyria，HCP）和先天性红细胞生成性卟啉病（congenital erythropoietic porphyria，CEP）。与 PCT 一样，这些皮肤卟啉病（HEP、VP、HCP、CEP）均可导致日照部位皮肤出现起疱性皮损，以及尿液、血浆和粪便中卟啉增高。HEP 是由双等位基因 *UROD* 突变（纯合突变、复合杂合突变）所致的遗传性 UROD 活性严重缺乏引起的极罕见疾病，其皮肤表现与 PCT 相似，但症状更严重且常在儿童期开始出现。VP 和 HCP 可引起急性神经内脏症状，但也可能仅表现出皮肤症状。CEP 的瘢痕形成通常比 PCT 更严重，但 CEP 的成人轻症患者最初常被误诊为 PCT。VP、HCP 和 CEP 患者的卟啉增高模式有明显的特征。PCT 患者的 ALA 可能轻度增高、PBG 总是正常，而 HCP 和 VP 患者的 ALA 和

PBG 既可能正常，也可能显著升高。

2. 非起疱性皮损 非起疱性皮肤卟啉病包括红细胞生成性原卟啉病（erythropoietic protoporphyria，EPP）和 X- 连锁原卟啉病（X-linked protoporphyria，XLP）。不同于其他皮肤卟啉病，EPP 和 XLP 常可导致皮肤在日照几分钟后即出现疼痛，随后还可能出现肿胀和红斑，但几乎不起疱或遗留瘢痕。与 PCT 不同，EPP 和 XLP 的红细胞原卟啉大幅增加，但尿液中卟啉并不增加。

（二）起疱性皮损的其他原因

多种非卟啉性疾病可以导致日照部位皮肤出现起疱性皮损，包括多形日光疹、大疱性表皮松解症、假卟啉病、光毒性药物反应和发疹等。与 PCT 一样，这些疾病会累及日照部位的皮肤，其中一些可导致瘢痕形成，但不同于 PCT 或其他皮肤卟啉病，这些疾病不伴有血浆或尿液中总卟啉增高。

（三）卟啉增高的其他原因

尿液、血浆（或血清）和（或）粪便中总卟啉增高的原因还包括除了原卟啉病外的其他皮肤卟啉病、神经内脏型卟啉病、肝病和其他疾病。神经内脏型（又称急性肝性）卟啉病包括 ADP、AIP、HCP 和 VP，这些神经内脏型卟啉病可引起尿液、血浆和粪便中卟啉增高，尤其是急性发作时，通过排除急性卟啉病和明确的 PCT 生化证据有助于明确诊断。肝病也可引起尿液中卟啉增高，尤其是粪卟啉，但不出现 PCT 的特征性皮损。部分其他疾病和药物（如晚期肾衰竭、肝细胞肿瘤）可引起非特异性尿卟啉增高，而对血浆/血清中卟啉的影响较小。

十、治 疗

（一）去除诱因

首先是消除一切可能的诱因，如停用雌激素、补铁剂以及其他可加重病情的药物，忌烟酒；做好物理防晒，外出戴帽子和手套。

（二）初始治疗

反复静脉放血和低剂量羟氯喹均可用作 PCT 的初始治疗，几乎都能达到完全缓解。

1. 静脉放血 反复静脉放血对铁过载和铁储备正常的 PCT 患者都非常有效，尤其是铁过载

（血清铁蛋白大于约 600ng/ml 时）或 HFE 纯合/复合杂合突变的患者应首选静脉放血。建议每 2 周放全血约 450ml，并且监测血清铁蛋白和血红蛋白水平。若血清铁蛋白下降至约 20ng/ml（正常低限），应停止放血。大多数患者仅需 6～8 次静脉放血就能达到目标铁蛋白水平，症状逐渐缓解。缓解后通常不需要继续静脉放血。每 6～12 个月监测 1 次血浆或尿液中的卟啉，若卟啉水平再次升高，可再次行静脉放血。

2. 低剂量羟氯喹 羟氯喹可作为初始治疗，在静脉放血难以执行或无法耐受时也可作为替代方法，其主要机制为促进肝脏清除蓄积的卟啉，增加卟啉排泄率。首选方案为羟氯喹 100mg 或氯喹 125mg，口服，一周 2 次，治疗需持续用药至血浆或尿液的卟啉水平恢复正常至少几个月后。若治疗后 PCT 复发，可以采用相同的方式再次治疗。不建议在缓解期继续羟氯喹治疗。

羟氯喹使用简单、价格低廉，使用推荐的低剂量方案时毒性发生率低，但存在一定视网膜病变的风险，需注意眼科监测。禁忌证包括妊娠、哺乳、晚期肝病、定期使用酒精或肝脏毒性药物（如对乙酰氨基酚、异烟肼或丙戊酸）、G6PD 缺乏、银屑病和视网膜疾病。羟氯喹或氯喹不适用于治疗伴终末期肾病的 PCT，因为动员出的卟啉很难被透析出去。

（三）HCV 和 HIV 感染的治疗

对于合并 HCV 的 PCT 患者，应启用 DAA 药物治疗 HCV 感染，但 DAA 能否替代静脉放血或低剂量羟氯喹快速缓解病情，目前尚不明确。如果患者存在 HIV 感染，则应同时治疗 PCT 和 HIV。HIV 感染者几乎都能耐受静脉放血或低剂量羟氯喹。

（四）铁螯合剂

一般不推荐铁螯合剂治疗 PCT，但可用于不能耐受静脉放血或静脉通路不良、合并大量铁过载且低剂量羟氯喹明显禁忌证的患者。螯合剂治疗期间还需要监测肝功能、听力和眼科评估等。

十一、预 后

PCT 容易治疗，一般不易致死。患者的期望寿命与合并疾病有关，如饮酒所致肝病或肝癌、

HCV 感染和吸烟。

十二、小　结

迟发性皮肤卟啉病（PCT）是由肝脏血红素生物合成酶尿卟啉原脱羧酶（UROD）活性降低所致的皮肤卟啉病。约 80% 的 PCT 病例为散发性，其余 20% 为家族性。获得性易感因素与发病有关，包括饮酒、吸烟、HCV 感染、HIV 感染、使用雌激素、脂肪性肝病和某些遗传性状，包括 *UROD* 或 *HFE* 基因突变。

PCT 的典型特征包括慢性起疱性光敏性皮损，尤其好发于手背和其他日照区域，可导致瘢痕形成和（或）皮肤色素沉着和减退。重型患者可继发感染。患者的血清转氨酶水平可能升高，但不会有神经内脏表现。所有伴活动性皮损的 PCT 患者均应接受静脉放血或低剂量羟氯喹治疗。

红细胞生成性原卟啉病

内容提要

一、定义
二、流行病学
三、发病机制
四、临床表现
五、辅助检查
六、诊断与鉴别诊断
七、治疗
八、预后
九、小结

一、定　义

红细胞生成性原卟啉病（erythropoietic protoporphyria，EPP）是一种遗传性皮肤卟啉病，是由亚铁螯合酶（ferrochelatase，FECH）缺陷、原卟啉蓄积导致，其特征为疼痛性、非起疱性光敏性，通常在儿童时发现，日晒后急性发病，但残留皮肤损伤很少。

二、流行病学

EPP 是儿童中最常见的卟啉病，在成人卟啉病中排第 3 位，仅次于 PCT 和 AIP。男性和女性发病率相似。一般人群患病率为 1/200 000～

1/75 000。EPP 在非洲极其罕见，而在东亚国家的患病率则普遍高于欧洲和北美国家。

三、发病机制

EPP 是常染色体隐性遗传病，由 *FECH* 双等位基因发生致病突变，导致其编码血红素生物合成途径的最后一个酶（亚铁螯合酶）活性降低到正常值 30% 以下而引起。FECH 活性不足会导致缺乏铁或其他金属（特别是锌）的原卟啉（不含金属的原卟啉）体内聚集。卟啉类化合物的光反应性可通过脂质过氧化作用、核酸和多肽类的氧化作用、补体激活及肥大细胞脱颗粒作用等多种机制，导致组织损伤。

四、临床表现

（一）皮肤表现

EPP 通常在婴儿期或儿童早期首次发病。患者暴露于日光之后很快（常在数分钟内）会出现剧烈疼痛，表现为烧灼痛、针刺、麻刺感或刺痛感，可伴有皮肤发红、肿胀或变白，持续数分钟至数日。长时间照射可能会形成丘疱疹。症状缓解后，几乎不会留下瘢痕。患者反复暴露于光照后，手背皮肤（特别是指关节）和脸部可能出现鹅卵石样增厚或苔藓样变，或者是皮肤呈蜡状或类似皮革的质地。

（二）肝胆系统表现

EPP 患者胆石症的风险增高，其机制与非水溶性卟啉的过度产生及其只经胆汁排泄有关。少部分 EPP 患者可能出现胆汁淤积性肝病，甚至肝衰竭。

（三）周围神经病变

患者晚期可能出现类似急性卟啉病的周围神经病变，并可能进展至呼吸衰竭。

（四）维生素 D 缺乏和骨质疏松

EPP 患者需要避免日晒，容易出现维生素 D 不足和骨质疏松。维生素 D 缺乏更常见于男性患者，并且与 EPP 的严重程度相关。

（五）贫血

部分 EPP 患者有轻度的小细胞低色素性贫血，伴随血清铁蛋白水平降低以及转铁蛋白饱和度降低。

五、辅助检查

（一）实验室检查

EPP 患者常规实验室检查结果大部分正常，可能有轻度小细胞低色素性贫血，伴血清铁蛋白和转铁蛋白饱和度降低。EPP 的特征性实验室检查是总红细胞原卟啉显著升高，主要是不含金属的原卟啉（85%～100%）。

（二）分子遗传学检查

EPP 患者可以检测到 *FECH* 双等位基因的致病突变，包括纯合突变或复合杂合突变。

（三）组织活检

1. 肝脏活检 评估 EPP 很少需要活检，但在某些原卟啉性肝病的确诊及排除肝病的其他原因时，需行肝脏活检。患者早期肝脏损害较轻。疾病晚期，由于原卟啉和胆红素的明显沉积，肝脏肉眼呈黑色；组织学上，常表现为小结节性肝硬化伴胆汁淤积特征和明显原卟啉沉积。原卟啉明显沉积为深棕色素性包涵体，在偏光显微镜下呈双折射"马耳他十字"现象。电子显微镜下，原卟啉呈晶体状沉积，主要见于肝细胞，亦可见于在库普弗细胞和胆小管，伴内质网、线粒体和细胞膜超微结构的破坏。

2. 皮肤活检 一般没有特异性表现，显微镜下可见急性炎症反应，伴红细胞渗出、PAS 染色阳性物质在血管周围间隙沉积，以及表皮基底膜增生。免疫组化显示免疫球蛋白和补体沉积。EPP 缺乏表皮下水疱，可与其他皮肤卟啉病鉴别。

3. 骨髓活检 可见原卟啉在红系前体细胞中蓄积，可能见到荧光；网织红细胞里的荧光最强。

六、诊断与鉴别诊断

（一）诊断

同时符合以下两点可确诊 EPP

1. 红细胞原卟啉水平升高（通常为 300～8000μg/dl，正常 <80μg/dl）。

2. 无金属红细胞原卟啉（而非锌原卟啉）的百分比增加，占总卟啉类化合物的 85% 以上。

（二）鉴别诊断

EPP 的鉴别诊断范围广泛。诊断往往延迟，在确诊前大部分 EPP 患者被认为是不明原因的日光敏感。

（三）X-连锁原卟啉病

X-连锁原卟啉病（X-linked protoporphyria，XLP）是由红系特异型δ-氨基乙酰丙酸合成酶（delta-aminolevulinic acid synthase 2，ALAS2）基因功能获得性突变、原卟啉蓄积导致的，主要表现为非起疱性皮肤光敏性，与 EPP 都属于原卟啉病。XLP 和 EPP 的红细胞原卟啉水平均升高，可通过无金属红细胞原卟啉（而非锌原卟啉）的百分比增加 50%～85%，与 EPP 鉴别（85% 以上）。

（四）多形日光疹

多形日光疹（polymorphous light eruption，PMLE）有时称为"日光中毒"或"日光过敏"，是一种常见的光感性皮肤病，常在 30 岁以内发病。与 EPP 一样，症状出现在日光暴露区域，家族成员可有相同的症状。与 EPP 不同，PMLE 患者一般有散在的皮损，如瘙痒性丘疹、丘疱疹或斑块，皮损的出现时间晚于 EPP（数小时至数日才出现，而非数分钟），且 PMLE 患者的红细胞原卟啉水平不升高。

（五）日旋光性荨麻疹

日旋光性荨麻疹与 EPP 一样，症状通常在数分钟内出现，但与 EPP 不同的是，日旋光性荨麻疹的症状通常是瘙痒，而非疼痛。此外，日旋光性荨麻疹患者的红细胞原卟啉水平不升高。

（六）药物引起的光敏性

药物引起的光敏性又称光毒性，发生于致光敏性药物摄入或用于皮肤时。与 EPP 一样，患者可能在日晒后很快出现疼痛性红斑，常在数分钟内发生。与 EPP 不同的是，光毒性反应是由致光敏性药物引起的，红细胞原卟啉水平不升高。

（七）日晒伤

日晒伤是皮肤对日光或人工光源中紫外线照射的短暂炎症反应。日晒伤可在无基础皮肤病的情况下发生，其敏感性取决于皮肤色素沉着程度。与 EPP 一样，日晒伤是一种短暂的反应，伴有疼痛及皮肤发红，通常不引起发疱或瘢痕形成，家族成员可能有相同的敏感性。大多数患者在正常的日光暴露下不出现症状。此外，日晒伤患者的红细胞原卟啉水平不升高。

七、治　　疗

目前尚无方法可降低 EPP 患者的循环卟啉类化合物的水平。

（一）光防护

防止日光照射是 EPP 管理的基础，EPP 患者应尽量避免日光和紫外线。使用高防晒系数的广谱遮光剂将有一定的帮助。尽管避免光照非常有助于预防 EPP 症状，但会影响患者的日常生活。

（二）阿法诺肽

阿法诺肽是 α 黑素细胞刺激素的合成类似物，通过增加黑色素生成增加皮肤色素沉着，也可减少自由基形成和细胞因子生成，从而增加 EPP 患者对日光的耐受性。推荐用法为每 2 个月皮下注射 1 次控释型阿法诺肽植入剂 16mg，夏季也可使用。主要的不良反应为恶心和头痛。

（三）β-胡萝卜素

β-胡萝卜素可能通过抑制氧自由基，增加对日光的耐受性。对于大多数 EPP 患者，建议口服β-胡萝卜素，成人患者口服剂量为 30～300mg/d（1～10 粒胶囊），儿童口服剂量为 30～150mg/d（1～5 粒胶囊）。用药期间应注意监测血清胡萝卜素水平，使其维持在 600～800μg/dl。大多数患者在用药 1～3 个月内可见 β-胡萝卜素的防护作用。胡萝卜素副作用较小，可能出现轻微的、剂量相关性橙色皮肤色素沉着，特别是在手掌处。

（四）胆石症和原卟啉性肝病的治疗

EPP 患者胆石症的处理与无 EPP 患者相同，儿童期可能需要行胆囊切除术。对于出现肝硬化或严重原卟啉性肝病的患者，可以考虑肝移植。肝移植可恢复正常肝功能，包括原卟啉的肝脏排泄，但不能纠正骨髓中的代谢异常，骨髓仍继续生成过量的原卟啉。移植肝常发生 EPP 肝病。因此，需密切监测患者情况，以避免贫血、明显的铁缺乏以及其他可导致骨髓产生更多原卟啉的因素。造血干细胞移植能根治 EPP，但不作为常规治疗。肝移植后序贯造血干细胞移植治疗 EPP，可防止复发性 EPP 损伤同种异体移植肝，但该策略的最佳时机尚未确定。

（五）监测

EPP 患者应至少每年监测 1 次红细胞和血浆原卟啉水平、肝功能、全血细胞计数及铁蛋白水平。患者通常需要补充维生素 D，并接种疫苗以预防甲型肝炎和乙型肝炎。

八、预　　后

EPP 患者的预期寿命通常正常，除非出现严重肝病。与其他皮肤卟啉病及其他引起光敏性的疾病相比，EPP 可能对生存质量的影响较大。

九、小　　结

EPP 是儿童中最常见的卟啉病，在成人卟啉病中位居第三。EPP 首要筛查方法是测定红细胞原卟啉。若红细胞原卟啉升高且非金属红细胞原卟啉比例升高大于 85%，即可诊断。避免日晒是 EPP 治疗的基础。对于存在严重肝病的 EPP 患者，可以考虑肝移植或（和）造血干细胞移植。

（白　洁　郑素军）

参 考 文 献

国家卫生健康委罕见病诊疗与保障专家委员会办公室, 2019. 罕见病诊疗指南 (2019 年版).

中华医学会血液学分会红细胞疾病 (贫血) 学组, 2020. 中国卟啉病诊治专家共识 (2020 年). 中华医学会杂志, 100(14): 1051-1056.

Association for Clinical Biochemistry and Laboratory Medicine(ACB), 2017. Best practice guidelines on first-line laboratory testing for porphyria. Annals of Clinical Biochemistry, 54(2): 188-198.

British and Irish Porphyria Network(BIPNET), 2013. Best practice guidelines on clinical management of acute attacks of porphyria and their complications. Annals of Clinical Biochemistry, 50(3): 217-233.

Porphyrias Consortium of the Rare Diseases Clinical Research Network, 2017. Acute hepatic porphyrias: recommendations for evaluation and long term management. Hepatology, 66(4): 1314-1322.

第十三节　遗传性血色病

内容提要

一、定义

二、分类

三、发病机制

四、自然转归

五、临床表现

六、临床分期

七、辅助检查

一、定　义

血色病（hemochromatosis，HC）是指各种原因引起的体内铁过多沉积导致的细胞病变，累及肝脏、内分泌腺（尤其是胰腺）及心脏等组织，从而表现为肝硬化、糖尿病及心脏病等一系列严重的疾病。

二、分　类

血色病根据发病原因分为遗传性血色病（hereditary hemochromatosis，HHC）（又称为原发性血色病）和继发性血色病（secondary hemochromatosis，SHC）。

（一）遗传性血色病（HHC）

由先天性铁代谢异常导致胃肠道对铁的吸收增加以及巨噬细胞铁释放增多，体内过量的铁蓄积，最终引起多个系统的损害。分为 HFE 相关性 HHC（即 1 型 HHC）和非 HFE 相关性 HHC（2～4 型）。

1. 遗传性血色病 1 型　为常染色体隐性遗传，由位于 6p21.3 的 *HFE* 基因突变引起。*HFE* 基因编码由 343 个氨基酸残基组成的 HFE 蛋白。HFE 蛋白主要分布于人体消化道上皮细胞，通过与转铁蛋白受体（TFR）结合形成复合物而抑制细胞对含铁转运蛋白的摄取，在控制小肠铁吸收的过程中起关键作用。基因变异主要包括 C282Y 纯合突变、C282Y/H63D 杂合突变、C282Y/S65C 杂合突变等。

2. 遗传性血色病 2 型　分为 2A 和 2B 两型。2A 型，即青少年血色病，由 *HJV* 基因突变导致，为常染色体隐性遗传。HJV 蛋白是骨形态发生蛋白（bone morphogenetic protein，BMP）的协同受体，能够增强 BMP/SMAD 信号传导通路，参与调解铁调素（hepcidin）的表达，*HJV* 基因突变导致其功能显著下调。2B 型血色病，由编码铁调素的 *HAMP* 基因突变引起，为常染色体隐性遗传。

3. 遗传性血色病 3 型　又称转铁蛋白受体 2（TFR2）血色病，为常染色体隐性遗传，TFR2 主要表达于肝细胞和红细胞，监视血液循环中铁水平以影响铁调素表达。

4. 遗传性血色病 4 型　由编码膜铁转运蛋白（又称运铁素，ferroprotin，FPN）的 *SLC40A1* 基因突变所致，为常染色体显性遗传，分为两类。① 4A 型：功能缺失型，由 *SLC40A1* 基因缺失性突变导致，减少了 FPN 的细胞表面定位，导致其向外运输铁的能力下降，铁沉积主要分布在组织巨噬细胞中，磁共振影像容易出现"黑脾"，血清铁、转铁蛋白饱和度（transferrin saturation，TS）降低。该型的临床特点是在贫血基础上出现铁过量症状，放血治疗效果不佳。② 4B 型：功能获得型，SLC40A1 功能获得性突变，定位于细胞表面的 FPN 不能与铁调素相结合，造成铁调素抵抗，导致高 TS，铁的分布与 1 型血色病相似，主要集中在器官的实质细胞中。

（二）继发性血色病（SHC）

由于其他疾病或治疗措施导致体内铁过度沉积。见于地中海贫血、铁粒幼细胞贫血、再生障碍性贫血、慢性肝病（如慢性病毒性肝炎、酒精性肝病）、代谢障碍性铁过载综合征等，长期透析患者也可存在胃肠外铁过载。

三、发病机制

铁主要来源于外源性小肠吸收和内源性巨噬细胞对衰老红细胞的吞噬后再利用。铁水平受膜铁转运蛋白（FPN）-铁调素轴严苛监控，该系统直接作用于小肠细胞和体内储铁部位，防止过多的铁从肠道细胞、网状内皮系统细胞进入外周血，以确保红细胞的生成及其他重要生理功能，同时预防铁过量带来的毒性。FPN 负责将铁从各储铁部位向外周血转运；铁调素是分泌性蛋白，直接抑制 FPN。当循环中血清铁水平升高时，铁调素分泌相应增多，作用于细胞膜上的 FPN，阻碍内、外源铁向循环铁池中流动。该系统中任何分子异常都会引发铁代谢异常。

HHC 是由于调节铁调素合成和功能的基因发生致病变异，铁调素合成缺乏或功能受损，影响了铁调素信号通路，使得肠道铁吸收增加，巨噬细胞释放铁增加，循环铁池铁吸收持续增加，表现为 TS 增加，使铁沉积在不同组织、器官而使其功能受损，主要影响肝脏，还可以引起糖尿病、心脏病、关节病变、皮肤色素沉着及性功能减退等一系列病变。

四、自然转归

报道显示未经治疗的 HHC 患者 5 年和 10 年生存率仅为 18% 和 6%，治疗后为 93% 和 77%，低于普通人群，最终约 50% 的患者死于肝细胞癌及肝硬化相关并发症。在血色病早期，放血疗法可缓解患者的疲劳症状，延缓或阻止肝纤维化的进展，使患者生存期接近正常，在血色病进展期，放血疗法可能逆转纤维化甚至早期肝硬化。

五、临床表现

临床表现与突变基因、铁超载速度和强度相关。一般男性发病年龄在 40～60 岁，女性因月经推迟了铁的沉积，症状多出现于绝经、子宫切除术或长期连续使用口服避孕药之后。青少年血色病可在 20 岁左右发病。肝硬化、糖尿病、皮肤色素沉着为血色病的"经典三联征"。临床表现多样化，具体如下。

（一）皮肤

约 90% 患者存在皮肤色素沉着，皮肤呈古铜色或金属灰色，多出现在面部、颈部、手背、前臂伸侧、下肢及生殖器等处。

（二）肝脏

患者可有慢性肝病面容，触诊肝大、肝脏质地较硬，肝功能异常，可有门静脉高压的表现。部分患者可出现肝细胞癌。

（三）内分泌系统

患者可出现继发性糖尿病，存在典型的"三多一少"症状，少数有糖尿病周围神经病变。患者也可能出现甲状腺功能减退、性欲减退、男性患者睾丸萎缩、女性患者月经紊乱及停经。

（四）心脏

患者心脏问题可表现为心律失常、顽固性心力衰竭等，严重者可出现心脏性猝死。

（五）关节

部分患者以关节病变为首发表现，可出现关节肿痛、变形等。

六、临床分期

根据欧洲肝病学会专题会议的建议，HHC 的临床病程分为 3 期。

1. 1 期 指存在基因易感性但尚无铁超载的早期阶段。

2. 2 期 指铁过载表型开始显露但尚无组织学损伤。

3. 3 期 指由此引起的铁过载已导致组织或器官损伤。

七、辅助检查

（一）实验室检查

1. 空腹转铁蛋白饱和度（TS） 反应体内铁代谢。女性空腹 TS＞40%，男性空腹 TS＞50%，需怀疑 HC。

2. 血清铁蛋白（SF） 是体内一种贮存铁的可溶性组织蛋白，是铁负荷的标志物。炎症、感染、癌症及代谢综合征等都会导致 SF 升高，其特异性有限。HHC 的 SF 明显升高，如高于 1000ng/ml，需进一步行肝脏穿刺活检评估肝纤维化。

（二）基因检测

基因检测应主要在经血清铁参数评估具有铁超载生化学证据的个体中进行，以确定诊断和指导治疗。

（三）肝活检

肝活检的目的是评估是否存在肝硬化，已经明确诊断为肝硬化的 HC 患者，不推荐进行肝活检，也不推荐通过肝活检诊断肝脏铁过载。HHC 的病理表现包括围绕毛细胆管铁沉积模式、胆管上皮内铁沉积及铁沿汇管区至小叶中心递减。

（四）影像学检查

CT 表现为肝实质密度增高，呈"白肝症"。由于铁具有磁感应性，异常铁沉积在 MRI 有特征性的表现，且 MRI 信号不受脂肪肝的影响，较 CT 更适合于评价肝血色病。肝脏表现为 T_2 相对信号显著降低，称为"黑肝症"。MRI 还可以辅助分析肝内铁沉积的部位，区分实质器官（脾脏信号相对正常而肝、胰腺、心脏信号降低）和间质器官（脾脏、骨髓信号降低）的铁沉积，以及检出不含铁的小的占位性病灶。

八、诊　断

血色病的临床诊断主要基于机体铁储备增加，即经血清铁参数评估具有铁超载，结合肝硬化、皮肤色素沉着、糖尿病等临床表现，典型的影像学特点，应考虑血色病。推荐 *HFE*、*TFR2*、*SLC40A1*、*HAMP*、*HJV* 等基因测序或已知发病关联突变位点检测，指导不同亚型 HHC 的诊断，并为家族血缘关系的成员筛查提供依据和方向。对于反复溶血、长期大量输血、长期酗酒、过量应用铁剂的患者，应警惕继发性血色病。

九、鉴别诊断

血色病要注意遗传性血色病与继发性血色病的鉴别，还应注意与以下疾病进行鉴别。

（一）遗传性铜蓝蛋白缺乏症

遗传性铜蓝蛋白缺乏症肝脏实质结构和肝铜浓度正常，但肝铁贮积增加，血清铁蛋白浓度明显增高，血清铜、铁浓度及尿铜下降。脑部 MRI 可见基底节、丘脑、黑质等区域存在大量铁沉积。

（二）遗传性高铁蛋白血症

遗传性高铁蛋白血症是一种遗传性铁代谢性疾病，其特点为血清铁蛋白水平显著增高和双侧先天性白内障，肝脏等实质脏器无铁负荷增高，也无体内铁负荷增加的其他实验室指标。

（三）遗传性低转铁蛋白血症

遗传性低转铁蛋白血症是人血清转铁蛋白（sTRF）基因缺陷导致患儿血液循环中减少或缺乏TRF 的一种罕见的常染色体隐性遗传病。患者往往存在慢性贫血、肝脾大等临床表现。血清铁和总铁结合力降低，铁蛋白明显升高。

十、现代医学治疗

（一）放血疗法

放血疗法是 HHC 最有效和主要的治疗选择。某些类型的 SHC，如迟发性皮肤卟啉病也可放血治疗。

放血治疗分为诱导期和维持期，推荐诱导期患者每 1～2 周放血 1 次，频率与放血量以能耐受为度，一般为每次 200～400ml。诱导期铁祛除的目标是血清铁蛋白 50μg/L，但不宜过低，以免铁缺乏。维持期血清铁蛋白应维持在 50～100μg/L，达标后可延长放血间隔，铁蛋白仍应维持于该水平以防止铁再度蓄积。

去除红细胞是静脉放血治疗的替代疗法，在诱导治疗阶段具有较好的成本-效益比，个体化去除红细胞可以成为部分患者的首选治疗方法。

（二）铁螯合剂治疗

相比放血治疗而言，患者更易接受螯合剂疗法，适用于存在放血禁忌或不能耐受的患者。可采用祛铁胺口服、静脉给药、肌内注射或皮下注射；可采用植入式微量泵皮下 20～40mg/(kg·d) 持续应用。地拉罗司（Deferasirox，DFX）是一种新型铁螯合剂，DFX 不应用于晚期肝病患者，可能导致胃肠道副作用和肾损伤。

（三）饮食管理

建议多食蔬菜水果、豆类、低脂奶制品；避免补充维生素 C，特别是在铁祛除之前；限制摄入红肉；避免处理或食用含有海水的生的或未煮熟的海鲜，或伤口暴露在海水中，因创伤弧菌以及其他嗜铁性病原体可引起全身细菌感染。糖尿病患者应低盐低脂糖尿病饮食。

（四）肝移植

患者疾病进展至失代偿期肝硬化或发生肝细胞癌，可考虑肝移植治疗。

（五）并发症的治疗

1. 非甾体抗炎药或生物制剂可以改善关节病变症状，病变严重者需行手术治疗。

2. 对饮食疗法效果不佳的糖尿病患者可给予口服降血糖药或者胰岛素皮下注射。雄激素对性腺功能减退者通常有效，但肝纤维化患者应避免使用，有发生肝细胞癌的风险。其他腺垂体功能减退者可应用激素替代疗法。

3. 部分早期心脏并发症使用祛铁治疗后症状可有所改善，不能改善者可给予控制心律，心力衰竭时给予强心、利尿等对症处理。

十一、小　　结

HHC 是常染色体遗传病，我国少见，起病隐匿，一旦出现典型的临床表现，患者的病情就已经因脏器铁过载明显，组织损伤可能已进展到不可逆的阶段，故要加大罕见病宣传力度，早期识别，及早治疗。临床上一些疾病或治疗措施往往会造成铁超载，形成 SHC，要注意鉴别。基因检测为遗传性疾病的发现提供了早期诊断的依据，要重视对先证者直系亲属的筛查，以便及早发现潜在患者。

（张缭云）

参 考 文 献

韩悦, 张欣欣, 2019. 遗传性血色病的基因诊断. 临床肝胆病杂志, 35(8): 1673-1679.

郝坤艳, 汪勇, 于乐成, 2022. 2022 年欧洲肝病学会血色病临床实践指南. 临床肝胆病杂志, 38(9): 1999-2004.

李丽, 贾继东, 王宝恩, 2008. 血色病的欧美诊断治疗规范. 胃肠病学和肝病学杂志, 17(1): 1-3.

刘小花, 郑紫军, 高原, 等, 2022. 转铁蛋白受体 2 基因突变相关血色病 1 例. 中华肝脏病杂志, 30(3): 325-327.

孙磊, 刘红刚, 2016. 原发性血色病临床病理诊断研究进展. 中国肝脏病杂志 (电子版), 8(4): 17-21.

徐文娇, 李昌平, 石蕾, 2019. 血色病的临床特征及诊治进展. 现代临床医学, 45(4): 303-306.

Bruce R Bacon, Paul C Adams, Kris V Kowdley, et al, 2011. Diagnosis and management of hemochromatosis: 2011 practice guideline by the American association for the study of liver diseases. Hepatology, 54(1): 328-343.

Ding H, Chen L, Hong Z, et al, 2021. Network pharmacology-based identification of the key mechanism of quercetin acting on hemochromatosis. Metallomics, 13(6).

European Association for the Study of the Liver, 2010. EASL clinical practice guidelines for HFE hemochromatosis. J Hepatol, (53): 3-22.

European Association for the Study of the Liver, 2022. EASL clinical practice guidelines on hemochromatosis. J Hepatol, 77(2): 479-502.

Tang S, Bai L, Gao Y, et al, 2022. A novel mutation of transferrin receptor 2 in a chinese pedigree with type 3 hemochromatosis: a case report. Frontiers in Genetics, 13: 836431.

第十四节　肝豆状核变性

内容提要

一、定　　义

肝豆状核变性（hepatolenticular degeneration，HLD）又称威尔逊氏症（Wilson disease，WD），是因铜转运 ATP 酶 β（ATPase copper transporting beta，ATP7B）基因突变而导致的铜代谢障碍性疾病。是一种常染色体隐性遗传病，其致病基因 ATP7B 定位于 13 号染色体长臂（13q14.3）。该病临床表现复杂，主要为肝脏和神经系统病变，易漏诊、误诊。

二、流行病学及发病率

WD 可在任何年龄发病，主要以儿童、青少年多见，5～35 岁多发，发病年龄<10 岁的患者多以肝病症状首发。性别方面，男性和女性患病率相当。有研究结果显示，表现为神经精神系统症状的 WD 患者中，男性相对多见，且发病年龄更小；肝脏症状 WD 为主要表现的患者中，女性较为多见。

全球 ATP7B 突变基因携带者为 1/90，WD 患病率为 0.25/10 000～4/10 000。在欧洲近 50 年来估计的患病率从 5/100 万上升到了 142/100 万。韩国人患病率为 38.7/100 万，日本人基于 ATP7B 致病基因突变频率推测的患病率为 1.21/10 000～1.96/10 000。我国尚缺乏全国性流行病学调查资料，国内学者曾在安徽省 3 个县连续进行两次调查，共调查 153 370 人，发现 WD 患者 9 例，推测患病率为 0.587/10 000；香港地区华人患病率约为 17.93/100 万。考虑到一些无症状患者没有临床表现和生化指标异常，推测中国人群实际患病率可能更高。

三、正常铜代谢

铜是生物体内代谢必需的微量元素之一，人体含有 110mg 的铜，主要存在于肌肉（28mg）、骨骼（46mg）和结缔组织中。肌肉骨骼系统中的铜与血浆中的铜不断交换，血浆中铜含量约为

1μg/ml，其中 90%～95% 与铜蓝蛋白结合。铜离子可作为多巴胺-β-羟化酶、抗坏血酸氧化酶、细胞色素氧化酶、超氧化物歧化酶、弹性蛋白酶、赖氨酰氧化酶、酪氨酸酶和铜蓝蛋白等酶类的辅助因子，参与能量代谢、抗氧化、形成神经递质、铁代谢等重要生命活动。

铜存在于包括贝类、肝脏、扁豆、坚果、葵花籽和巧克力在内的多种食物中。正常的膳食铜摄入量为 1.5～5mg/d，其中 50%～60% 未被吸收并从粪便中排出。25%～40% 从胃和十二指肠吸收，然后在 ATP7A（P 型 ATP 酶）的参与下由肠黏膜细胞转运至肝门静脉循环，并通过肝门静脉运输到肝脏。通过铜转运蛋白（hCTR1）转运至肝细胞内的铜，可通过铜伴侣蛋白抗氧化蛋白 1（ATOX1）转运至 ATP7B。ATP7B 定位于肝细胞反高尔基体网络（trans Golgi network，TGN）。细胞质内铜少时，ATP7B 蛋白将铜转运到细胞的反高尔基体，铜离子与前铜蓝蛋白结合形成全铜蓝蛋白，通过基底外侧膜结构性分泌到血液中；细胞质内铜高时，ATP7B 蛋白从 TGN 上解离，向肝细胞的毛细胆管侧移动，使细胞质内铜从胆管系统排出。铜经胆汁排泄是维持其稳态的必要条件。

四、发病机制

WD 是一种常染色体隐性遗传病。由于肝细胞、肾脏和胎盘中表达的 ATP7B 基因（染色体 13q）发生突变，导致该基因编码的铜转运 ATP 酶功能障碍。ATP7B 蛋白在铜向高尔基体的转运和铜向胆汁的排泄中起到了重要作用。肝脏铜从胆汁排泄的减少及与铜蓝蛋白结合的障碍导致铜的蓄积。随着时间的推移，铜会首先在肝脏累积起来。铜在肝脏中的分布并不均匀，在最初阶段，它与金属硫蛋白结合弥漫地存在于肝细胞胞质中，金属硫蛋白是一种富含半胱氨酸的蛋白质，具有结合、储存和解毒重金属的能力。在后期，铜会在溶酶体中积累，可能会被罗丹宁和地衣红等染色检测到。铜的氧化还原活性可以导致氧化应激并对脂质、蛋白质、DNA 和 RNA 分子造成损伤，慢性肝细胞损伤和细胞死亡最终导致炎症改变（肝炎）和肝内细胞外基质的纤维组织增生（纤维化）。线粒体是 WD 患者铜中毒的主要靶点，线粒体损伤可导致肝细胞能量代谢受损和胆固醇生物合成相关基因下

调，这两者都会导致肝脂肪变性。除此之外，铜还可激活肝星状细胞，加速肝脏纤维化过程。过量的铜超过了肝脏存储容量，铜就会以游离铜的形式被运送到血液，并在大脑、眼部、骨骼、肾、心脏等器官、组织沉积，产生肝外铜毒性，从而出现各种临床症状。

另外，也有一些学者认为，WD 的发病与除 ATP7B 基因以外其他的基因相关，如 patatin 样磷脂酶结构域包含蛋白 3（PNPLA3）基因、亚甲基四氢叶酸还原酶（MTHFR）基因等。

五、自然转归

WD 不经治疗可出现严重的肝脏或神经系统损害，病死率比一般人群高 5%～6.1%。如果能够早期诊断，进行长期规范的限铜、抗铜治疗，无症状 WD 患者（含先证者亲属筛查确诊）的生存率与一般人群相似，有临床症状的 WD 患者可延缓甚至避免并发症的发生，促进肝功能和神经系统症状改善，大部分 WD 患者可正常地生活和工作。对于依从性不好，随意停止治疗的患者，可能出现病情进展，甚至发展为肝功能衰竭，或严重的神经系统并发症，影响患者最终结局。

六、临床表现

WD 患者临床表现多样，因受累器官和程度不同而异，主要表现为肝脏和（或）神经系统受累。肝脏受累为主要表现的 WD 发病相对较早（>2 岁就可能发病），神经系统病变常较肝病晚 10 年出现（通常 >15 岁）。此外，还可出现眼部异常、溶血、肾损伤、骨关节异常等多种临床表现。

（一）肝脏表现

肝脏是 WD 最常累及的器官之一，患者在诊断时通常都存在不同程度的肝损伤，轻者可只有组织学损伤。根据轻重程度以及病程长短不同，临床上可表现为无症状、急性肝炎、急性肝衰竭（acute liver failure，ALF）、慢性肝炎、肝硬化等多种形式。

1. 无症状患者 无症状患者，是指常规体检发现转氨酶增高、肝脾大或脂肪肝，或意外发现角膜色素环（Kayser-Fleischer 环，简称 K-F 环）阳性，但无临床症状，经进一步检查后可确

诊。无症状患者也见于 WD 先证者的一级亲属行 *ATP7B* 基因筛查时确诊。应注意的是，儿童或青少年 WD 患者的最早期表现常为轻到中度脂肪肝。研究结果显示，有 3%～40% 患者可无任何明显临床症状。

2. 急性肝炎　WD 导致的急性肝炎与其他病因所致的急性肝炎类似，可表现为转氨酶升高、黄疸和肝区不适等。部分轻症患者的症状可自行消退，一些重症患者的病情可能迅速恶化并发生肝衰竭。

3. 急性肝衰竭　少部分 WD 患者可以在短时间内出现肝功能失代偿，表现为肝脏合成功能受损、黄疸、凝血功能障碍和肝性脑病等，临床上呈现 ALF 过程，病情进展迅速，病死率高，常需肝移植治疗。此外，部分 WD 患者在发生 ALF 时，已有进展期肝纤维化或肝硬化基础，实际是慢加急性肝衰竭。

WD 所致 ALF 大多发生在儿童和青少年，女性多见，也可出现于突然停止螯合剂驱铜治疗的患者。ALF 患者常有以下特点：库姆斯试验（Coombs 试验）阴性的溶血性贫血，常伴有急性血管内溶血的特征，如发热、血红蛋白尿等；对维生素 K 治疗无效的凝血障碍；迅速进展至肾衰竭（血液尿酸正常或降低）。有研究结果显示，血清碱性磷酸酶/总胆红素比值（ALP/TBil）<

4，同时天冬氨酸转氨酶/丙氨酸转氨酶比值（AST/ALT）>2.2，其诊断 WD 所致 ALF 的灵敏度和特异度达 100%，但尚需进一步验证。需注意的是，ALF 时可能不伴有血清铜蓝蛋白降低，早期诊断存在一定困难，此时即使 Leipzig 评分系统（表 2-6-4）<4 分，也不能排除 WD，可进一步完善 *ATP7B* 基因突变等检测。

4. 慢性肝炎、肝硬化　WD 慢性肝炎患者可表现为乏力、食欲减退等症状，查体可见面色晦暗、肝掌等慢性肝病体征，实验室检查提示肝功能异常，如转氨酶、胆红素升高。随着病情发展，逐渐进展至肝纤维化、代偿或失代偿期肝硬化，可出现脾大、脾功能亢进、腹水、食管胃底静脉曲张、肝性脑病等并发症。研究结果显示，不论是以肝损伤为主要表现的患者还是以神经精神症状为主要表现的患者或无症状的患者，35%～45% 的患者在诊断 WD 时已存在肝硬化。该病肝癌的发生率相对较低，一项对 1186 例 WD 患者进行的回顾性研究中，发现该队列中肝胆恶性肿瘤的患病率为 1.2%，每年的发病率为 0.28/1000。

（二）神经精神系统表现

WD 的神经系统表现多种多样，但大多为锥体外系功能障碍，早期症状可轻微，进展缓慢，可有

表 2-6-4　2001 年莱比锡第 8 届 WD 国际会议的诊断标准（Leipzig 评分系统）

临床症状与体征		其他检查	
K-F 环		肝组织铜定量（无胆汁淤积的情况下）	
阳性	2 分	正常<50μg（0.8μmol）/g	−1 分
阴性	0 分	50～249μg（0.8～4μmol）/g	1 分
存在神经系统症状和（或）头颅 MRI 异常		>250μg（>4μmol）/g	2 分
严重损伤	2 分	罗丹宁染色阳性颗粒 *	1 分
轻微损伤	1 分	尿铜定量（无急性肝炎的情况下）	
无异常	0 分	正常	0 分
铜蓝蛋白		（1～2）×ULN	1 分
正常（>0.2g/L）	0 分	>2×ULN	2 分
0.1～0.2g/L	1 分	正常但青霉胺激发试验>5×ULN	2 分
<0.1g/L	2 分	基因检测	
库姆斯试验阴性溶血性贫血		两条染色体均检测到突变	4 分
有	1 分	仅 1 条染色体检测到突变	1 分
无	0 分	未检测到突变	0 分

总分≥4 分可确诊；总分 3 分为疑似诊断，需进一步检查；总分≤2 分基本不考虑诊断。

*. 如不能进行肝铜定量时采用；ULN. 正常值上限

阶段性缓慢缓解或加重，也可快速进展，在数月内导致严重失能，尤其是年轻患者。神经系统的常见表现有肌张力障碍、震颤、肢体僵硬和运动迟缓、精神行为异常及其他少见的神经症状。肝硬化患者的神经精神症状可能被误诊为肝性脑病。多个神经精神症状常同时出现，各个症状的轻重可能不同。以神经系统症状为主WD患者的脑脊液铜浓度可升高，是非WD患者，或WD患者但无神经系统表现者的3～4倍。有中枢神经系统症状的患者大多有肝脏受累表现。

1. 肌张力障碍 肌张力障碍在WD中的发生率为11%～65%，可仅为轻度，早期为局灶性、节段性，逐渐发展至全身性，也可严重影响患者的日常活动能力，通常随着疾病进展而恶化，晚期常并发肢体严重痉挛。局灶性表现包括眼睑痉挛、颈部肌张力障碍（斜颈）、书写痉挛，以及呈现出夸张笑容的肌张力障碍性面部表情（痉笑面容）。声带、发音肌肉或吞咽肌肉的局灶性肌张力障碍可出现发音困难、构音障碍或吞咽困难和流涎。构音障碍是最常见的神经系统症状，发生率为85%～97%。构音障碍的类型可能不同，包括共济失调型构音障碍（不规则的词语间隔和音量），或者出现手足徐动型言语、发声过弱或痉挛型言语。

2. 震颤 震颤可在休息时或活动时发生，表现为特发性震颤、意向性（动作性）震颤或姿势性震颤。严重的姿势性震颤呈"扑翼样震颤"，与肝性脑病等其他神经系统异常难以区分。

3. 肢体僵硬和运动迟缓 部分患者可出现肢体僵硬、运动迟缓或减少、书写困难、写字过小、行走缓慢，易被误诊为帕金森病。青年人出现强直-震颤综合征时应排查有无WD。

4. 精神行为异常 精神行为异常在WD患者中比较常见，甚至可早于肝损伤和神经症状，但容易被忽略、诊断延迟，直到出现肝脏或神经系统症状时才被注意。精神症状可多种多样，情感障碍是最常见的表现，还可有人格改变、抑郁、认知变化和焦虑等表现。青少年患者精神行为异常可表现为学习能力下降、情绪波动等，容易与青春期生理性情绪变化和性格改变相混淆。老年患者可表现为类偏执妄想、精神分裂症样表现、抑郁状态，甚至自杀等精神行为异常。

5. 其他少见的神经症状 少数患者可出现舞蹈样动作、手足徐动、共济失调等神经症状。WD患者也可表现为相对罕见的癫痫。

（三）眼部表现

K-F环是铜沉着于角膜后弹力层而形成的绿褐色或暗棕色环，是WD的典型特征之一，建议由有经验的眼科医师使用裂隙灯进行检查。早期报道中约98%有神经系统表现的患者、约50%有肝病表现的患者，可见K-F环，但很少为WD患者的首发表现。K-F环反映铜在中枢神经系统的蓄积，经驱铜治疗后，可逐渐消散。葵花样白内障是WD的另一个眼部表现，为铜沉积于晶状体所致，较为少见，一般也需裂隙灯检查才能发现。

（四）溶血

WD可因过多的铜离子损伤红细胞膜而发生库姆斯试验阴性的溶血性贫血，溶血性贫血可急性发作，也可呈阵发性或慢性病程。小样本研究结果显示，约1%的WD患者以溶血性贫血为首发表现，有黄疸的WD患者中，溶血性贫血占28%。WD引起的ALF常合并溶血性贫血。

（五）其他表现

WD还可以引起肾脏、骨关节等其他器官、组织损害。肾损伤以肾小管损伤为主，可表现为镜下血尿和肾结石，为近曲小管和远曲小管上皮中的铜沉积损伤肾小管上皮细胞所致；肾小球损伤更多见于螯合剂治疗的并发症。骨关节病并不常见，可表现为骨质疏松症、骨软化症、自发性骨折、佝偻病、剥脱性骨软骨炎、髌骨软骨软化症、过早骨质减少，以及膝盖和手腕的退行性关节炎等，与其他骨关节病在临床表现上难以区分。此外，还可以引起心肌炎、心律失常等心脏损伤，以及女性闭经、流产或男性乳房发育、睾丸萎缩及甲状旁腺功能减退、胰腺炎等内分泌异常，偶见指甲蓝色隆突和黑棘皮病等。

七、辅助检查

（一）实验室检查

1. 血清铜蓝蛋白 铜蓝蛋白主要由肝脏产生，是血液中铜的主要载体，正常人血液循环中90%～95%的铜以铜结合铜蓝蛋白即全铜蓝蛋白的形式存在。新生儿时期铜蓝蛋白很低，出生后逐渐增高，1岁可达成人水平。所以，目前通过测定铜蓝蛋白诊断WD的最小年龄是1岁。血清铜蓝蛋白正常值范围为200～400mg/L，<100mg/L强烈支持WD的诊断；100～200mg/L可见于WD患者和部分*ATP7B*基因杂合突变携带者；约1/3的WD患者无铜蓝蛋白降低。相比于肝损伤为主的WD患者，血清铜蓝蛋白在神经系统损伤为主的WD患者中降低得更为明显。值得注意的是，铜蓝蛋白降低也可见于WD以外的多种疾病，包括肝衰竭、营养不良、肾病综合征、蛋白质丢失性肠病、吸收不良、获得性铜缺乏，以及糖基化障碍、门克斯病、遗传性铜蓝蛋白缺乏症等疾病。此外，铜蓝蛋白是一种急性时相反应蛋白，急性炎症，以及与高雌激素血症相关的状态（如妊娠、补充雌激素和使用某些口服避孕药）会导致血清铜蓝蛋白浓度升高。

2. 24h尿铜　24h尿铜排泄量间接反映了血清游离铜水平，有助于WD的诊断和治疗监测。24h尿铜排泄量>100μg对诊断WD具有重要价值。尿铜越高诊断价值越大，我国学者研究发现，当尿铜>600μg/24h，特异度为98.9%。但是，对于无症状的儿童患者，有研究结果显示，24h尿铜排泄量>40μg是最佳的诊断界值，特异度和灵敏度分别为78.9%和84.5%。需要注意的是仅凭24h尿铜很难将WD与其他肝病鉴别，因为自身免疫性肝炎等慢性活动性肝病、胆汁淤积性肝病，以及其他原因导致的ALF患者的24h尿铜有时也可升高，但是这些肝病患者的24h尿铜通常<200μg。此外，对接受驱铜治疗的WD患者，尿铜也是判断疗效、依从性或调整药物剂量的重要参考指标。

对于经24h尿铜检测仍不能确诊的儿童，如果基础尿铜排泄量<100μg/24h，可进行D-青霉胺激发试验。在24h尿液收集期间，开始时和12h后分别口服500mg D-青霉胺，当尿铜排泄量>1600μg/24h时，对诊断WD有重要意义，灵敏度为88.2%，特异度可达到98.2%。D-青霉胺激发试验对于无症状儿童WD患者诊断的灵敏度仅为12%，特异度高达96.5%，但对于成人诊断WD的意义不明确。

测量24h尿铜排泄量需要使用塑料容器，或酸浸泡、清洗过的玻璃容器完整地收集24h尿液。尿铜排泄量受24h肌酐清除率的影响，合并肾衰竭的患者不建议通过尿铜检测结果诊断和评估WD。

3. 血清铜　血清铜为铜蓝蛋白结合铜和非铜蓝蛋白结合铜（或称为"游离铜"）的总和，为血清总铜。WD患者血清铜通常与铜蓝蛋白水平成比例下降。在ALF时，血清铜浓度可能会因为铜从肝脏储存库中突然释放而显著升高。血清非铜蓝蛋白结合铜浓度（游离铜）（μg/L）=[血清铜（μg/L）–铜蓝蛋白（mg/L）×3.15]。WD患者的游离铜浓度增高，大多数未经治疗者可高至200μg/L以上（正常<150μg/L）。铜蓝蛋白检测方法分为免疫法和铜氧化酶活性测定法。多数实验室应用的免疫比浊测量法，因不能区别铜结合铜蓝蛋白和铜蓝蛋白前体，测出的血清铜蓝蛋白实际上包括铜蓝蛋白前体，导致浓度偏高，所以由此计算出的非铜蓝蛋白结合铜的准确性降低。有学者推荐当铜蓝蛋白<100mg/L时，计算出的非铜蓝蛋白结合铜相对可靠。血清非铜蓝蛋白结合铜更多用于WD疗效监测而非诊断。慢性胆汁淤积症和铜中毒等疾病，也可以出现血清游离铜浓度升高。游离铜水平<50μg/L时提示机体铜缺乏，可见于长期接受抗铜治疗药物过量的WD患者。近年来，有研究者建立了直接测定游离铜的方法，但目前尚未在临床上推广应用。

4. 肝功能　肝损伤时可出现血清转氨酶、胆红素升高和（或）白蛋白降低。

5. 全血细胞计数和尿常规　肝硬化伴脾功能亢进时，可出现血小板、白细胞和（或）红细胞减少，可见镜下血尿、微量蛋白尿等。

6. 溶血　溶血可表现为网织红细胞计数增高，伴或不伴有血红蛋白下降，胆红素升高且以非结合胆红素升高为主，库姆斯试验阴性。

（二）基因检测及家系筛查

1. 基因检测　致病基因*ATP7B*长约80kb，编码区4.3kb，包含21个外显子。截至2020年4月，人类基因数据库（www.hgmd.cf.ac.uk）已免费公开了877个*ATP7B*基因突变位点，其中794个在WD发病中具有明确致病作用。欧洲WD患者人群中最常见的突变为p.His1069Gln，突变频率为13%～61%；亚洲人群的常见突变为p.Arg778Leu，突变频率为34%～38%。我国WD患者有3个高频致病突变p.Arg778Leu、p.Pro992Leu和p.Thr935Met，占所有致病突变的 50%～60%；相对常见的致病突变还有 p.Ala874Val、p.Ile1148Thr、p.Gly943Asp、p.Gln511X、p.Arg919Gly、p.Asn1270Ser、p.Arg778Gln 等。基因突变以错义突变为主，主要为纯合突变以及复合杂合突变，少部分患者只找到单一杂合突变。对于临床表现不典型而又高度疑诊患者，可先行 *ATP7B* 基因的热点突变检测，无阳性发现者应筛查 *ATP7B* 基因全长编码区及其侧翼序列。

2. 家系筛查　*ATP7B* 基因突变检测可用作 WD 先证者一级亲属的一线筛查，WD 先证者的兄弟姐妹患病概率为 1/4。其他评估还包括与肝脏损伤和神经系统受累相关的病史和体格检查；肝功能检查（包括转氨酶、白蛋白、结合/非结合胆红素）、血清铜蓝蛋白以及基础 24h 尿铜；裂隙灯检查角膜 K-F 环。

（三）影像学

1. 脑部影像学　磁共振成像（MRI）对于发现脑部病变较 CT 更为敏感。在未经治疗的情况下，几乎 100% 的神经型 WD 患者、40%～75% 的肝病型患者和 20%～30% 的无症状患者，可发现脑部 MRI 改变。WD 脑部病变主要累及豆状核（壳核及苍白球）与尾状核，其次为丘脑、中脑（红核、黑质）、脑桥、小脑齿状核等，呈双侧对称性分布。常见的 MRI 表现为两侧豆状核对称性 T1WI 低信号、T2WI 高信号，依据受累基底节区神经核团的不同，可分别表现为"啄木鸟""八字""双八字"和"展翅蝴蝶"样改变等征象，MRI 增强扫描病变区无明显强化。如果胼胝体出现异常信号，提示患者可能存在更广泛的脑损伤、更严重的神经功能障碍和精神症状。

2. 肝脏影像学　WD 累及肝脏呈弥漫性损害。部分患者肝脏可出现多发结节，平扫 CT 上多显示为高密度结节，MRI 在 T1WI 上显示高信号，T2WI 上则显示为多发低信号结节分别被高信号间隔包围，呈现相对特征性的"蜂窝状模式"，这些结节多认为是肝再生结节由纤维间隔包绕形成。"蜂窝状模式"影像表现有助于鉴别诊断，但敏感性有限，且不具有 WD 特异性。

（四）肝组织病理检查

当临床怀疑 WD，或需排除合并其他肝病时，可进行肝脏病理检查，有助于 WD 的组织学诊断、病变程度判断以及疗效评估。WD 的病理诊断主要依据肝细胞内铜沉积，其组织学改变依据病变程度、疾病发展的不同阶段，显示为轻重不等的炎症活动以及程度不一的纤维化。早期病变轻微且无特异性，仅见点灶状坏死、凋亡小体以及主要分布于腺泡 1 带的肝细胞气球样变、肝细胞脂肪变、糖原核肝细胞；汇管区轻度炎症，以淋巴细胞浸润为主，罕见界面炎。随着疾病进展，小叶炎症坏死及汇管区炎症加剧。一部分病例显示为与脂肪性肝炎类似的病变，如肝细胞脂肪变、气球样变更为明显，可见马洛里-登克（Mallory-Denk）小体，伴混合性炎症细胞浸润的坏死灶；另一部分病例呈慢性肝炎改变，汇管区间质多数淋巴细胞及少数浆细胞浸润，可见界面炎，伴周边带细胆管反应。WD 的终末阶段可表现为大结节性或大、小结节混合性肝硬化。少数 WD 肝细胞广泛性融合性坏死，呈急性或慢加急性肝衰竭病理改变。

肝组织铜含量>250μg/g 干重对 WD 的诊断有重要意义。因肝铜含量测定所用技术及方法较为复杂，难以常规检测，通常用组织化学方法进行铜染色，染色方法包括罗丹宁、地衣红、红氨酸和 Timm 法等。铜颗粒主要沉积于汇管区周围肝细胞内，肝硬化结节内铜沉积相对较少。由于铜颗粒分布不均或者在疾病早期沉积较少，可能导致假阴性结果。另外，胆汁淤积性肝病时也可出现铜染色阳性，形成假阳性结果，应注意鉴别诊断。

八、诊　　断

对于存在任何原因不明的肝病表现、神经症状（尤其是锥体外系症状）或精神症状的患者，均应考虑 WD 的可能性。由于目前尚无更好的诊断评分系统，本指南 WD 诊断推荐应用 2001 年莱比锡第 8 届 WD 国际会议的诊断标准［莱比锡（Leipzig）评分系统］，总分≥4 分可确诊，3 分为疑似诊断，≤2 分则排除诊断（表 2-6-4）。基于临床实用及便捷性，考虑到基因检测已逐步普及应用，以及肝活检有创、肝组织铜分布的不均一性，推荐按照诊断流程（图 2-6-2）分步骤进行评分，一旦总分≥4 分，即可确诊并启动治疗。

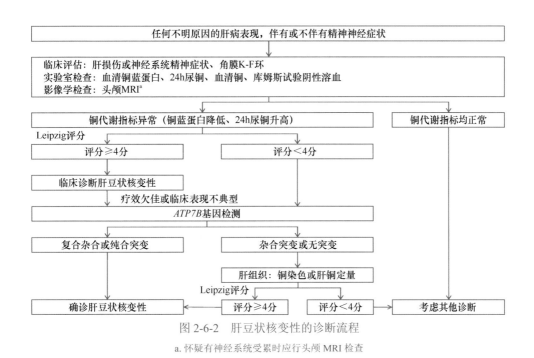

图 2-6-2 肝豆状核变性的诊断流程

a. 怀疑有神经系统受累时应行头颅 MRI 检查

九、鉴别诊断

（一）需根据患者临床表现与相关疾病进行鉴别

1. 以急、慢性肝炎，以及肝衰竭或肝硬化等表现为主的患者 应与其他原因引起的肝炎、肝衰竭和肝硬化进行鉴别，如常见的病毒性肝炎、酒精性肝病、自身免疫性肝病、药物性肝损伤等。

2. 以神经精神系统为主要表现的患者 应与帕金森病或其他原因所致帕金森综合征、各种原因的肌张力障碍、舞蹈症、原发性震颤、其他原因引起的精神异常、癫痫等相鉴别。

3. 以溶血性贫血为主要表现的患者 应与其他原因导致的溶血和贫血进行鉴别，如妊娠期间发生 WD 所致的急性肝炎和溶血，应与溶血、肝酶升高及血小板减少（即溶血肝功能异常血小板减少 HELLP）综合征进行鉴别。

4. 以其他器官系统症状为主要表现的患者 应根据具体情况与相应疾病进行鉴别，如以关节炎为主要表现者应与类风湿关节炎等疾病进行鉴别；以肾损伤为主要表现者应与其他常见原因导致的肾炎或肾病进行鉴别。

（二）与其他遗传代谢性疾病鉴别

慢性胆汁淤积性肝病、铜（锰）代谢紊乱、糖基化障碍疾病可出现肝脏和（或）神经系统症状，可伴血清铜蓝蛋白降低、24h 尿铜升高、肝脏铜沉积等一项或多项铜代谢指标异常，对于不能确诊 WD，或临床诊断 WD 但抗铜治疗效果欠佳者需注意鉴别。

十、现代医学治疗

（一）治疗原则

WD 的治疗原则是尽早治疗、个体化治疗和终身治疗。WD 是可用药物治疗的遗传代谢性疾病，其长期预后取决于治疗的早晚，治疗越早，损害越轻，预后越好。WD 一经确诊，即应尽快开始药物治疗。WD 患者对药物反应个体差异大，目前还没有适合所有 WD 患者的治疗药物，应根据患者情况选择适当的治疗方案。抗铜治疗不能纠正患者的基因缺陷，即使治疗效果良好，也不能终止治疗，停药会导致病情反复、恶化，甚至肝衰竭。近年的研究结果表明，80%～85% 接受治疗的 WD 患者长期预后良好。医师和患者对本病的预后应有足够的信心。病情严重不是抗铜治疗的禁忌证，相反，病情越重，越需要尽快治疗。

WD 患者治疗过程中可能出现各种问题，如不及时发现和处理可以导致严重后果。因此，治疗过程中必须定期监测患者的疗效、不良反应和依从性。

WD 治疗一般分为初始治疗和维持治疗，但两者并无严格定义。一般经过 6～12 个月的初始治疗，患者临床症状和生化指标异常趋于稳定后，即可进入维持治疗。

（二）药物治疗

WD 的治疗药物分为两大类：一是增加尿铜排泄的药物，为铜螯合剂；二是阻止铜吸收的药物。虽然两者的作用机制不同，但是都能减少体内蓄积的铜，实现铜的负平衡。

1. 增加尿铜排泄的药物

（1）D-青霉胺：D-青霉胺为世界上第一个口服治疗 WD 的药物，从 1956 年开始临床应用，目前仍是治疗本病的一线药，在发展中国家则为首选药。D-青霉胺服药后迅速吸收，生物利用度为 40%～70%，大部分在肝脏代谢，80% 以上的药物及其代谢产物经肾脏排泄，半衰期为 1.7～7.0h。D-青霉胺通过巯基螯合铜，促进铜从尿排泄；也可诱导肝细胞金属硫蛋白的产生，与铜结合后可减轻铜的肝毒性。患者对 D-青霉胺的应答及耐受性个体差异性较大，应根据不同患者制订个体化治疗方案。

适应证：适用于各种临床类型的 WD 患者。鉴于其治疗后神经系统症状加重的风险较高，有严重神经症状的患者应谨慎使用。

用法及剂量：青霉素皮试阴性方可服用。小剂量开始可增加患者的耐受性。成人初始剂量为 125～250mg/d，每 4～7 天增加 250mg/d，至最大剂量 1000～1500mg/d，维持剂量为 750～1000mg/d[或 10～15mg/(kg·d)]，分 2～4 次服用。儿童初始剂量可以更低，逐步增加至 20mg/(kg·d)，最大剂量为 750～1000mg/d，维持剂量为 10～20mg/(kg·d)。食物可影响 D-青霉胺的吸收，应餐前 1h 或餐后 2h 服用。D-青霉胺可干扰维生素 B_6 的代谢，治疗同时应补充维生素 B_6 10～30mg/d。

疗效评估：以肝病为主要表现者，治疗 2～6 个月后肝功能常明显好转，完全缓解可能需 1 年以上；以神经系统症状为主要表现者，症状、体征改善较缓慢，常需要更长时间（1～3 年）。治疗期间应定期观察患者的症状、体征、血常规和尿常规、肝肾功能、24h 尿铜变化，开始每月 1～2 次，肝功能好转后每 1～3 个月 1 次，维持治疗期间每年

2～3 次复查。24h 尿铜是观察疗效及其依从性的有用指标，初始治疗 1 个月内 24h 尿铜常达峰值，可高达 1500～8000μg/24h，

随后逐步下降，多数于 6 个月到 1 年达到维持期所追求的尿铜水平，但所需时间个体差异较大。维持治疗期间尿铜追求目标为 200～500μg/24h。停用 D-青霉胺 48h 后检测尿铜＜100μg/24h 提示治疗效果好，＞100μg/24h 提示依从性不佳。

不良反应：不良反应较多，约 30% 的患者因不良反应停药。早期过敏反应多出现在服药开始后 1～3 周，表现为发热、皮疹、淋巴结肿大、中性粒细胞或血小板减少、蛋白尿等，应立即停药。对于发热、皮疹过敏症状较轻者，经抗过敏治疗，如口服小剂量泼尼松 [0.5mg/(kg·d)，持续 2～3d]，症状缓解后也可再从小剂量 D-青霉胺开始 [如 5mg/(kg·d)] 逐渐加量治疗，同时激素可逐步减量、停药。治疗初期有 10%～50% 的患者可出现神经系统症状恶化。

治疗过程中，肾毒性常见，表现为蛋白尿和（或）血尿，偶尔出现急性肾衰竭，发现后必须立即停药。皮肤毒性包括皮肤退行性变、匐行性穿通性弹力纤维病、天疱疮或天疱疮样皮损扁平苔藓、复发性口腔炎等。治疗后如有外周血白细胞和血小板减少，要区分实验室误差、脾功能亢进，还是药物不良反应所致。另外，肝毒性也可见到，因无可靠的诊断标准，发生率尚难以估计。

D-青霉胺的不良反应与病情严重程度并不平行，病情严重不是应用该药的禁忌证。密切观察，尽早发现，及时减量或停药，是防止不良反应造成严重后果的唯一方法。

（2）二巯丙磺酸钠（sodium dimercaptosulphonate，DMPS）：DMPS 是含有 2 个巯基的重金属螯合剂，水溶性好，可显著促进重金属的排泄，我国首先用于治疗 WD，其驱铜作用是 D-青霉胺的 2.6 倍（按本品 750mg，D-青霉胺 1000mg 计算），治疗后神经症状加重等不良反应少于 D-青霉胺。

适应证：适用于 ALF 等重症 WD 患者、神经精神症状的 WD 患者，以及对 D-青霉胺过敏，或 D-青霉胺疗效欠佳需要快速驱铜的患者。可与锌剂联合使用，也可与 D-青霉胺、锌剂交替使用。

用法及剂量：成人剂量为 500～750mg，溶于 5% 葡萄糖注射液 500ml 中缓慢静脉滴注，每天 1

次，连续 5d 为 1 疗程；间隔 2d，可重复多个疗程。儿童剂量为 10～20mg/(kg·d)。

疗效评估：初始治疗 1～2 周 24h 尿铜常达峰值，患者 24h 尿铜可达 2000～10 000μg，然后逐渐降低。

不良反应：静脉滴注过快可有恶心、心动过速、头晕等反应，减慢滴注速度可减少上述不良反应。部分患者可有皮疹、寒战、发热等过敏反应，一般不重，停药后很快消失。应用完本品后立即静脉滴注 2g 葡萄糖酸钙可减少不良反应。月经期、消化道出血时暂停使用。

（3）二巯丁二酸（dimercaptosuccinic acid，DMSA）：DMSA 是我国研制的广谱重金属螯合剂，其作用机制为其分子中的 2 个活性巯基与组织中铜结合，形成稳定的水溶性螯合物由尿中排出。DMSA 驱铜作用较 D-青霉胺弱，但具有脂溶性，能进入血脑屏障，有助于改善神经精神症状，不良反应相对较少。

适应证：可用于有不同程度肝损伤，或神经精神症状的 WD 患者，以及对 D-青霉胺过敏或不耐受者。可与锌剂联合使用，或与 D-青霉胺、锌剂交替使用。

用法及剂量：为口服胶囊制剂，成人 750～1000mg/d，儿童为 10～20mg/(kg·d)，分 2 次口服。可长期维持治疗。

疗效评估：治疗第 1 天，患者尿铜水平较治疗前常增加 100～300μg/24h，在 1 个月内达到峰值，继续治疗，24h 尿铜可缓慢下降。

不良反应：不良反应较少，主要为轻度消化道症状，如恶心、呕吐、腹胀、食欲减退、口臭等。少数可出现皮疹、瘙痒、一过性血小板数量减少、转氨酶升高等。

（4）曲恩汀（trientine）：曲恩汀是具有聚氨样化学结构的金属离子螯合剂，其胃肠道吸收率很低，约 1% 的曲恩汀和 8% 的代谢产物经肾脏排出体外，化学性质不稳定，需在密封 2～8℃条件下保存。在欧美国家已取代 D-青霉胺成为治疗 WD 的首选药，目前国内尚无供应。

适应证：可用于各型 WD 患者，特别是有神经精神症状的 WD 患者，以及对 D-青霉胺过敏或不耐受的患者。

用法和剂量：初始剂量为 750～1500mg/d，

维持剂量为 750～1000mg/d。儿童用量按 20mg/(kg·d) 计算，分 2～3 次给药。应在饭前 1h 或饭后 2h 服用。在曲恩汀治疗期间应避免补充铁剂，因为铜-铁螯合物会产生毒性复合物。

疗效评估：起始治疗 1～2 个月 24h 尿铜达到峰值，随后缓慢下降。

不良反应：最初认为曲恩汀不良反应少见，随着广泛使用后，发现其不良反应以及其发生率和 D-青霉胺并无区别。曲恩汀潜在的不良反应包括全血细胞减少、出血性胃炎、味觉丧失、系统性红斑狼疮和神经系统恶化等，约 26% 的 WD 患者在初始治疗期间出现相应症状。

2. 减少铜吸收的药物

（1）锌剂：锌剂可诱导肠黏膜细胞产生金属硫蛋白，金属硫蛋白对铜的亲和力强，易于与肠黏膜细胞内的铜结合。与金属硫蛋白结合的铜不能被吸收，随脱落的肠黏膜细胞排出体外。体内的铜可经大量胃肠液进入胃肠道，进入胃肠道后不能被重吸收，故锌剂可清除体内储存的铜，实现铜的负平衡。此外，吸收的锌也可诱导肝细胞产生金属硫蛋白，减轻铜的毒性。锌剂的长期疗效可靠，但其作用缓慢，治疗 1～3 个月才能起效。不同锌剂的疗效无显著差异，但其耐受性有所不同，醋酸锌和葡萄糖酸锌的不良反应较少。

适应证：主要用于无症状者的初始治疗或有症状者的维持治疗、妊娠期患者，以及 D-青霉胺治疗不耐受者。WD 急重型患者初始治疗不宜单独应用锌剂，可与其他驱铜药联合或交替应用。

用法和剂量：剂量以元素锌计算，成人及大龄儿童为 150～220mg/d，相当于葡萄糖酸锌 15～21 片（70mg/片，含元素锌 10mg），或硫酸锌 21～31 片（25mg/片，含元素锌 7mg），分 3 次口服。5～15 岁及体重低于 50kg 的儿童，锌剂治疗剂量为 75mg/d，分 3 次口服；5 岁以下锌剂治疗剂量为 50mg/d，分 2 次口服。食物可干扰锌的吸收，应空腹服用，如不能耐受，可餐后 0.5～1.0h 服用，逐渐适应后空腹服用。如与螯合剂联合用药，为了避免螯合剂中和锌的治疗效果，两者须在不同时间给药。

疗效评估：可根据临床症状、体征和生化改善及 24h 尿铜的变化判断疗效，若治疗过程中出现转氨酶升高，应及时应用 D-青霉胺等螯合剂治疗。锌剂治疗后尿铜逐渐减少，维持治疗期应追求<75μg/24h。尿锌测定可检查患者的依从性，治疗期间尿锌常为2000~8000μg/24h，如尿铜>100μg/24h而尿锌<1000μg/24h，表示患者依从性差。

不良反应：锌剂不良反应相对少，主要为恶心、上腹部不适等症状，有的可能影响患者的依从性。如确实不能耐受，可先减量，然后逐渐增加至有效剂量。

（2）四硫代钼酸铵（ammonium tetrathiomolybdate，TTM）：TTM是强效、速效抗铜药，可抑制肠道吸收铜，促进铜的胆汁排泄，并在血液中与铜、白蛋白形成复合物，阻止细胞对铜的摄取，迅速降低血清游离铜。该药目前正在临床试验阶段，初步结果提示TTM很少引起神经系统症状的恶化，是神经型患者初始治疗的理想药物。另外，新一代药物双胆碱四硫代钼酸盐（TTM和ALXN1840，原WTX101）较TTM更稳定，生物利用度更高，目前也尚处于Ⅲ期临床试验阶段，初步研究结果显示可显著清除肝细胞内的铜。

（三）对症治疗

肝损伤患者可适当给予保肝治疗。神经精神症状患者可在神经科医师指导下对症治疗。如肌张力障碍和肢体僵硬者可选用金刚烷胺、苯海索、复方多巴类制剂、巴氯芬等；震颤可选用苯海索、复方多巴类制剂等；舞蹈样动作和手足徐动症可选用氯硝西泮、氟哌啶醇；兴奋躁狂者可选用喹硫平、奥氮平、利培酮和氯氮平等；淡漠、抑郁的患者可应用抗抑郁药物。存在神经精神症状者，根据个体情况可进行康复治疗。

（四）肝移植治疗

肝移植植入的正常肝脏可以为WD患者提供正常的ATP7B蛋白，纠正肝铜代谢缺陷并逐渐逆转肝外铜沉积，使患者肝功能恢复正常，减轻门静脉高压。WD所致ALF患者，以及失代偿期肝硬化经抗铜治疗效果不佳或不耐受患者，可以考虑肝移植治疗。WD儿童和成人肝移植术后近期和远期生存率和移植物存活率都很高。儿童WD患者肝移植术后1年、5年生存率分别为90.1%、89.0%，而成人WD患者肝移植术后1年、5年生存率分别为88.3%、86.0%，二者之间无显著差异。目前，关于肝移植对术前存在严重神经系统症状（伴或不

伴有肝硬化）WD患者的治疗价值或效果仍存在争议。关于活体肝移植，尤其是供肝来自携带杂合子突变的亲属，治疗WD的相应报道较少，有限的经验显示临床效果尚可。建议亲属活体肝移植供者术前完善血清铜蓝蛋白、血清铜和24h尿铜检测。WD患者在肝移植术后仍需定期监测血清铜和24h尿铜，据此决定术后是否需要坚持螯合剂、锌剂治疗以及低铜饮食。建议术前存在神经系统症状的WD患者在肝移植术后继续低铜饮食，并加小剂量锌剂治疗。

（五）饮食

低铜饮食可能会延迟WD症状的出现并控制疾病的进展，但不推荐作为唯一的治疗方法。建议WD患者在治疗初期应避免进食铜含量高的食物（如动物内脏、豆类、贝壳类、坚果、巧克力、鸭鹅肉等），不用铜制的餐具及用具。另外，如果日常饮用的是井水或通过铜管运输的水，应检查其含铜量，如果水的铜含量高，建议使用净水系统。有研究者认为，限制饮食铜不太可能显著减少铜吸收量，若限制过度又易带来患者营养吸收障碍。

十一、管理与监测

WD患者接受药物治疗时，应注意治疗监测。前3个月每月应进行1~2次监测，包括症状、体征和实验室指标（血常规、尿常规、肝功能、肾功能、凝血功能、24h尿铜、血清铜及铜蓝蛋白、血清游离铜等，锌剂治疗患者尚需监测尿锌）变化，来评估治疗的有效性、依从性，并密切观察药物的不良反应。病情好转后每1~3个月监测1次，维持治疗期每年监测2~3次。使用螯合剂治疗维持期应追求24h尿铜在200~500μg，血清游离铜在100~150μg/L；锌剂治疗患者24h尿锌应>2000μg、24h尿铜<75μg，血清游离铜在100~150μg/L。螯合剂停药48h后应检测尿铜，若<100μg/24h表明药物驱铜充分、控制较好，可每年评估1次。K-F环应每年评估。建议每6个月行1次肝（脾）脏超声学检查。以神经系统为主要表现的患者，在治疗前应使用统一威尔逊病评定量表（unified Wilson disease rating scale，UWDRS）及改良Rankin评分（modified Rankin scale，mRS）来评估神经精神症状的严重程度；MRI检查可用于

评估患者脑部器质性病变的严重程度，并且可用于病情监测，以判断症状改善或加重程度。

十二、小　　结

肝豆状核变性是一种遗传代谢性肝病，是少数可以治疗和控制的遗传疾病之一。早期发现并给予有效的药物治疗，多数患者病情可获有效控制，获得接近正常人的生活，且对寿命并无很大影响。因此，强调早发现、早治疗、终身治疗和监测。

（侯　维　郑素军）

参考文献

中华医学会肝病学分会遗传代谢性肝病协作组，2022. 肝豆状核变性诊疗指南(2022 年版). 中华肝脏病杂志，30(1): 12.

中华医学会神经病学分会神经遗传学组，2021. 中国肝豆状核变性诊治指南 2021. 中华神经科杂志，54(4): 10.

European Association for Study of L, 2012. EASL clinical practice guidelines: Wilson's disease. J Hepatol, 56(3): 671-685.

Nagral A, Sarma MS, Matthai J, et al, 2019. Wilson's disease: clinical practice guidelines of the indian national association for study of the liver, the Indian Society of Pediatric Gastroenterology, Hepatology and Nutrition, and the Movement Disorders Society of India. J Clin Exp Hepatol, 9(1): 74-98.

Roberts EA, Schilsky ML, American Association for Study of Liver D, 2008. Diagnosis and treatment of Wilson disease: an update. Hepatology, 47(6): 2089-2111.

第十五节　α_1-抗胰蛋白酶缺乏症

内容提要

一、定义
二、分类
三、流行病学
四、危险因素
五、发病机制
六、临床表现
七、辅助检查
八、诊断
九、治疗
十、预后
十一、小结

一、定　　义

α_1-抗胰蛋白酶缺乏症（α_1-antitrypsin deficiency，AATD）是人类最常见的遗传疾病之一，由于编码基因（*SERPINA1*）突变，导致血液循环中 α_1-抗胰蛋白酶（α_1-antitrypsin，AAT）浓度及活性下降，且错误折叠的 AAT 堆积在肝细胞内质网腔，引起一系列疾病，尤其是慢性肺和（或）肝病，也可引起哮喘、肉芽肿伴多血管炎［胞质型抗中性粒细胞胞质抗体（c-ANCA）阳性血管炎］和脂膜炎等。

二、分　　类

AATD 是一种常染色体共显性遗传疾病。造成 AATD 的 *SERPINA1* 基因位于 14 号染色体长臂（14q32.1），目前为止，已经鉴定了一百余种不同的 *SERPINA1* 等位基因。已知的 AAT 变异型分为正常型（M 型）、缺陷型（最常见的为 Z 型、S 型）、功能障碍和无效型，其中"Z"等位基因引起的病变较为严重，故根据等位基因突变的不同，血浆 AAT 的水平不同。引起 AATD 最常见的基因型有如下几类：

*PI*SS* 型罹患肝病和肺病的风险为无至轻度，约表达 60% 血清 AAT。

*PI*MZ* 型罹患肝病和肺病的风险为轻度，约表达 55% 血清 AAT。

*PI*SZ* 型罹患肝病和肺病的风险为轻度至中度，约表达 40% 血清 AAT。

*PI*ZZ* 型罹患肝病和肺病的风险为重度，约表达 15% 血清 AAT。

多种不同的突变导致无效基因型，该基因型患者血清中检测不到 AAT，无肝病，但是患肺病风险强烈增加。

*PI*MM*、*PI*MS* 型分别约表达 100%、80% 的血清 AAT。

三、流行病学

AATD 是一种相对常见的疾病，在全球范围内都有发生，但欧洲和北美最为流行。据报道，在全球近 70 个国家进行的研究中，几乎所有种族亚群体都出现了 AATD，全球 *PI*MS* 或 *PI*MZ* 基因型个体数量为 1.16 亿，*PI*ZZ*、*PI*SZ* 或 *PI*SS* 基因型个体数量为 340 万。欧洲人群纯合子 AATD 的患病率估计为 0.01%～0.02%。最大的两项 AATD 筛查研究是在瑞典和美国俄勒冈州的新生儿中进行的，估计瑞典的 *PI*ZZ* 患病率为 1/1639，俄勒冈

州的 *PI*ZZ* 患病率为 1/5097。德国的一项研究推断，在研究期间共有 AATD 19 162 例，患病率约为 23.73/100 000，其中≥30 岁年龄组的患病率为 29.36/100 000。西班牙学者根据来自 65 个国家 224 个队列提供的数据，估计全世界共有 253 404 例 *PI*ZZ*：欧洲 119 594 例、美洲和加勒比 91 490 例、非洲 3824 例、亚洲 32 154 例、澳大利亚 4126 例、新西兰 2216 例。还有学者对有特定疾病的患者进行 AATD 患病率的评估，如慢性阻塞性肺疾病患者中严重 AATD 的患病率在 0%～12%，平均值为 3.6%。

四、危险因素

AATD 的临床表型可能是由于遗传基因与环境因素相互作用而出现的。已证实暴露于香烟烟雾对 AATD 患者的临床表型是有害的，它可引起肺功能下降，甚至慢性阻塞性肺疾病（COPD）发生。多项研究报道称，暴露于农用空气污染物、矿尘、气体和烟雾中的 *PI*MZ* 基因型肺功能异常恶化。

五、发病机制

病理性 SERPINA1 变体分为"缺陷"或"无效"。"缺陷"是由于点突变导致异常的 AAT 在肝细胞和其他生产细胞中滞留，而血液循环中水平较低，从而同时出现生产器官（细胞）及靶器官的受损。"无效"突变也就是空突变，是由于终止密码子提前出现，生产器官（细胞）不生产 AAT，血清中也检测不到 AAT，故只出现靶器官受损。最常见的严重缺陷变体是 Z-AAT，它是由于 SERPINA1 中的单核苷酸多态性变异，引起氨基酸残基 342 处的谷氨酸被赖氨酸替换（Glu342Lys、rs28929474）而产生。目前已发现了 34 种"无效"突变，大多数极为罕见。

（一）肝病的发病机制

肝脏产生的 AAT 约为 34mg/(kg·d)，血浆 AAT 水平为 0.9～1.75mg/ml，半衰期为 3～5d。在急性反应期，具有正常 *PI* 基因型（MM）个体的 AAT 水平可以 100% 升高，但具有严重缺陷等位基因者的 AAT 水平升高不明显。AAT 在内质网内合成，严重缺陷 Z 等位基因不影响合成，但大约 70% 的 Z-AAT 在肝细胞内质网中降解，15% 分泌，

15% 以有序聚合物的形式保留在肝细胞内质网中，形成包涵体，该包涵体高碘酸希夫染色呈阳性，对淀粉酶具有抗性，是这个疾病的组织学特征。

在健康细胞中，累积在内质网中的错误折叠蛋白质通过泛素-蛋白酶体系统降解，又称为内质网相关蛋白降解（endoplasmic reticulum-associated degradation，ERAD）或自噬降解。在 AATD 中，内质网中错误折叠蛋白质的负荷增加，超过细胞处理能力时，则会导致氧化应激和细胞死亡，最终结果是肝衰竭。

可溶性的 Z-AAT 在内质网中被监测并转移到 ERAD 途径。糖蛋白（如 AAT）在内质网内需经历 N-聚糖修饰，该过程可以识别在适当时间内无法折叠的蛋白质。内质网甘露糖寡糖-1,2-α-甘露糖苷酶（ER mannosyl-oligosaccharide-1,2-α-mannosidase，ERManI）是一种修剪 N-聚糖甘露糖残基的酶，有研究证明，诱导其过度表达后，可加速体外 Z-AAT 变体的降解，而抑制它的表达可稳定变体。故体内该酶的异常可能导致 Z-AAT 不能被及时清除，引起肝损伤。

Z-AAT 多聚体通过自噬被降解，这一过程涉及到内膜吞噬结构，形成自噬体，自噬体与溶酶体融合，使内容物被水解和降解。体外和小鼠模型都支持自噬在 Z-AAT 降解中的作用。用卡马西平（一种自噬增强药物）治疗 AATD 模型的小鼠可减少肝脏中 Z-AAT 的积累。

（二）肺病的发病机制

中性粒细胞弹性蛋白酶可以切割肺的多种结构蛋白及天然免疫蛋白，足量的 AAT 能够抑制其作用，从而维持肺的正常功能。AATD 患者肺部没有足够水平的 Z-AAT，而且抑制中性粒细胞弹性蛋白酶需要更长时间，故可出现肺泡弹性下降的临床表现。香烟烟雾中的 20 种氧化剂可氧化 Z-AAT 的活性部位蛋氨酸，增加聚合作用，从而使其丧失能力，促进肺部疾病进展。

肺部还存在其他蛋白酶，如蛋白酶-3、金属蛋白酶、半胱氨酸蛋白酶和细菌蛋白酶，它们具有与中性粒细胞弹性蛋白酶相似的水解活性，而且半胱氨酸蛋白酶和金属蛋白酶可被中性粒细胞弹性蛋白酶诱导和激活，抑制后者可降低它们的活性。AAT 也可结合其他多种蛋白酶和脂肪酸，AAT 缺乏时，

可能增加炎症反应。AATD 患者肺内的缺陷 AAT 通过氧化、蛋白水解裂解和聚合的方式而失活，而且，聚合的 Z-AAT 是一种有效的中性粒细胞趋化剂，具有明显的促炎作用。综上所述，在 AATD 患者中，蛋白酶活性和中性粒细胞数量是增加的，这导致肺泡结构和功能受损，肺部容易发生感染、肺气肿。

六、临床表现

（一）肝病

AATD 相关肝病可在婴幼儿、儿童晚期或青年早期发现，可出现转氨酶升高、结合胆红素升高，以及肝脾大、腹水、肝合成功能不全，少数患儿可发生严重的暴发性肝衰竭，还可因皮肤瘙痒和胆汁淤积而发现该病。瑞典的一项尸检研究显示 AAT 缺乏与原发性肝癌密切相关。对于任何原因不明的慢性肝炎、肝硬化、门静脉高压，甚至肝癌的成年患者，鉴别诊断均应考虑 AATD。另外，AATD 还可出现脂肪肝的表现。有学者对 PI*ZZ 型成人肝活检，提示存在脂肪肝，有研究用瞬时弹性成像的肝脏受控衰减参数（controlled attenuation parameter，CAP）发现 PI*ZZ 型患者具有更明显的肝脂肪变性，小鼠实验也证明肝细胞内 Z-AAT 的积累可能导致肝甘油三酯含量增加。

一项队列研究对 127 名 PI*ZZ 基因型和 54 名 PI*SZ 基因型的患者，从出生追踪至 45 岁。在 PI*ZZ 基因型的 AATD 婴儿中，73% 在出生后的前 12 个月内血清谷丙转氨酶（ALT）升高，但到 12 岁时，只有 15% ALT 水平异常；6% 出现无黄疸的肝病临床症状，这些症状通常在出生后第 2 年消失，死于肝病的风险为 2%~3%，所有幸存者在 12 岁时均无肝病临床症状。11% 的 PI*ZZ 型患儿血清胆红素（TBil）水平在出生后的前几个月内升高，出生后 6 个月时恢复正常；10% 的患儿出现胆汁淤积性黄疸，其中 15% 进展为青少年肝硬化。队列研究中有 13 例 PI*ZZ 基因型且有吸烟史的患者在 37~39 岁时患有肺过度充气和肺气肿。

研究显示，20%~36% 的患有 PI*ZZ-AAT 缺乏症的成年人存在临床意义上的肝纤维化。

（二）肺病

早发性全小叶基底肺气肿是 AATD 的典型表现，一般出现在 30~40 岁，30 岁以前并不出现。常见的始发症状是气短、哮鸣、咳嗽、咳痰，以及频繁的肺气肿。

（三）其他系统疾病

有少数 AATD 患者出现中性粒细胞脂膜炎、c-ANCA 相关血管炎、慢性肾脏病、糖尿病和代谢改变，以及血清甘油三酯和极低密度脂蛋白水平下降等。

七、辅助检查

所有肺气肿、慢性阻塞性肺疾病、支气管扩张、肝病、c-ANCA 血管炎、脂膜炎患者均应监测血清 AAT 水平。由于 AAT 是一种急性期反应物，在感染或炎症期间会增加，因此应同时监测 C 反应蛋白的水平，C 反应蛋白水平正常，血清 AAT≥1.1g/L 为 AAT 状态正常，如小于该水平则需进一步完善基因分型或基因测序。AATD 患者的一级亲属也应该进行相应的筛查。

存在肺病的 AATD 可进行肺功能、胸部 CT 等相关专科检查及监测。存在肝病的 AATD 可进行肝功能、瞬时弹性成像、肝脏超声等监测肝脏的形态、功能、并发症等情况。

八、诊　　断

诊断需要根据临床表现、实验室检查以及基因检测综合判断。

九、治　　疗

进行性肝损伤主要是对症支持治疗，如肝硬化门静脉高压、腹水等并发症的处理。除了对晚期肝病患者进行肝移植外，尚无 AATD 相关肝病的药物治疗，还需要控制饮酒、肥胖等因素对肝脏的影响。

戒烟是 AATD 肺病非常重要的治疗措施，其他治疗与非 AATD 者 COPD 的治疗相同。血浆纯化 AAT 的静脉强化治疗是唯一获得美国食品药物管理局（FDA）许可的疾病特异性治疗，最佳剂量尚未确定，该治疗是通过向患者静脉输送血浆纯化的 AAT，提升血清中的 AAT 水平，增加血清和肺上皮表面中性粒细胞弹性蛋白酶的抑制作用。

根据疾病的分子和结构基础，未来可能会出现的新疗法如下。

（一）调节自噬

诱导自噬可改善 AATD 相关的肝损伤，降低肝内 Z-AAT 负荷，甚至可能阻止肝纤维化的发展。美国食品药物管理局批准的诱导自噬的药物，如西罗莫司或卡马西平，可减少肝内 Z-AAT 包涵体的数量，并可改善 Pi*Z 小鼠的肝损伤。

（二）使生产 AAT 的基因"沉默"

RNA 干扰（RNAi）又称转录后基因沉默，其利用短互补 RNA 片段抑制 mRNA 翻译的自然发生过程，构成了短双链 RNA 片段的小干扰 RNA（siRNA）和单链反义寡核苷酸（ASO），两者均可通过触发靶向 mRNA 的降解，中断相应蛋白质的产生。已有制药公司用 siRNA 使肝细胞内 AAT 表达沉默，抑制 Pi*Z 小鼠的 Z-AAT 生成，并且能使健康志愿者的血清 AAT 水平下降 91%。这种疗法对 AATD 引起的肝病具有很大益处，但是由于 AAT 产生减少，可能对肺部产生不良影响。

（三）DNA 修饰和基因转移

由于 AATD 是一种单基因疾病，因此纠正潜在的遗传缺陷将代表其最终治疗。目前已有试验进行相关研究，但用于人体尚具有一定的风险和局限性，需进一步研究。

（四）改善 α_1-抗胰蛋白酶折叠

一些药物可改善 α_1-抗胰蛋白酶的正确折叠，并增加 Z 型 α_1-抗胰蛋白酶的分泌，如 4-苯基丁酸，但只对小鼠模型有效，临床中还未证明其有效性。

十、预　后

不吸烟的 AATD 和 COPD 患者中位死亡年龄为 65 岁，而吸烟的 AATD 和 COPD 患者的中位死亡年龄为 40 岁。

十一、小　结

总之，AATD 的临床表现多种多样，一旦发现可疑症状，应尽可能完善检查排除该病。另外，预防极其重要，应避免接触香烟烟雾、矿物粉尘等促进肺损伤的因素；避免肥胖、控制饮酒量、积极接种病毒性肝炎疫苗等，减少影响肝损伤进展的因素。

（刘　丹　郑素军）

参 考 文 献

Franciosi AN, Carroll TP, McElvaney NG, 2019. Pitfalls and caveats in α 1-antitrypsin deficiency testing: a guide for clinicians. Lancet Respir Med, 7(12): 1059-1067.

Remih K, Amzou S, Strnad P, 2021. Alpha1-antitrypsin deficiency: new therapies on the horizon. Curr Opin Pharmacol, 59: 149-156.

Schiff ER, Maddrey WC, Sorrell MF, 2015. 希夫肝脏病学. 11 版. 王福生, 译. 北京: 北京大学医学出版社.

Sveger T, 1976. Liver disease in alpha1-antitrypsin deficiency detected by screening of 200 000 infants. N Engl J Med, 294(24): 1316-1321.

第十六节　遗传性出血性毛细血管扩张症

内容提要

一、定义
二、流行病学
三、发病机制
四、自然转归
五、临床表现
六、辅助检查
七、诊断
八、治疗
九、筛选建议
十、小结

一、定　义

遗传性出血性毛细血管扩张症（hereditary hemorrhagic telangiectasia，HHT）又称奥斯勒-韦伯-朗迪（Osler-Weber-Rendu）病，是一种罕见的常染色体显性遗传疾病。临床表现主要为鼻出血、皮肤黏膜毛细血管扩张以及脑、肺和肝脏的动静脉畸形等。

二、流行病学

目前的研究表明，HHT 的发病率为 1/100 000～1/50 000，患病率为 10/100 000～10/50 000，临床外显率为 97%。欧洲的患病率最高，以白种人为主，也存在于亚洲人、阿拉伯人和非洲人。国外有关的流行病学调查显示：北美的发病率约为 1/5000；法国的汝拉群岛、丹麦的富南群岛和荷属安的列斯群岛的发病率较高。1 型 HHT 在北美和欧洲更常见，2 型 HHT 在地中海、南美洲更常见。

目前国内尚缺乏 HHT 临床流行病学的相关数

据，只有散发的病例报道。

三、发病机制

HHT 是常染色体显性遗传病，可由多种突变导致血管内皮细胞中转化生长因子 β（TGF-β）介导的信号通路中断，进而导致异常的血管发育、血管脆性增加和动静脉畸形。引起 HHT 的基因突变包括 ENG、ACVRL1（又称 ALK1）、MADH4（又称 SMAD4）及其他位点。ENG 位于染色体 9q34，编码内皮糖蛋白（CD105），可导致 1 型 HHT（HHT-1）。内皮糖蛋白是一种细胞表面糖蛋白，具有 TGF-β 信号复合物的一部分功能，在血管生成和血管重塑中发挥作用。ACVRL1 位于染色体 12q13，编码活化素受体样激酶 1（ALK1），可导致 2 型 HHT（HHT-2）。ALK1 也是一种细胞表面蛋白，是 TGF-β 信号通路的一部分，在血管生成的调控中起着重要作用。MADH4（编码 SMAD4 蛋白，是一种介导 TGF-β 通路信号转导的转录因子）的突变导致幼年息肉病 HHT 综合征（JP-HHT）。

超过 80% 的 HHT 患者有可识别的突变，剩下约 20% 符合临床诊断标准，但没有明确的突变。在有致病性突变的患者中，61% 有 ENG 突变，37% 有 ACVRL1 突变，2% 有 MADH4 突变；少数患者有其他基因的致病性突变。移码突变和无义突变在 ENG 中更常见。在染色体 5q31 和 7q14 上已经发现了其他与 HHT 相关的基因位点，但尚未完全鉴定，被认为分别为 HHT-3 和 HHT-4。骨形态发生蛋白 9（BMP9，又称生长分化因子 2 或 GDF2），由 BMP9 编码，是 ACVRL1 基因产物 ALK1 的配体。BMP9（GDF2）的突变导致了 HHT 的临床表现，被称为 HHT-5。

四、自然转归

儿童期可有鼻出血病史，通常在青春期明显。轻度鼻出血或出血倾向随着年龄的增长而增加，毛细血管扩张可在青春期后出现，通常发生在成年期。贫血的症状可能是胃肠道出血的最初主诉。MADH4 突变的患者可能在儿童早期出现幼年结肠息肉和早期结直肠癌（平均年龄为 28 岁）。

HHT 患者的预期寿命可能会缩短，取决于疾病的严重程度。动静脉畸形的急性并发症是死亡率增加的主要原因。没有内脏器官表现（如肝、脑或肺动静脉畸形）的患者预计会有正常或接近正常的寿命。大脑、胃肠道和肺部的动静脉畸形，可导致危及生命的脑出血、胃肠出血或严重咯血，较少见但临床意义显著的出血部位还包括脾脏、肾、膀胱、肝和脑膜。有研究表明，HHT 患者有两个死亡高峰年龄段，分别为 50 岁以下和 60～79 岁。丹麦的一项人口研究表明，60 岁以下 HHT 的死亡率是普通人群的两倍。

五、临床表现

HHT 的病情严重程度和出血并发症都有所不同。常见的出血和动静脉畸形并发症包括鼻出血、胃肠道出血、缺铁/缺铁性贫血、缺血性和出血性卒中、脑脓肿、高输出量心力衰竭和肝衰竭。

（一）鼻出血

反复自发性鼻出血是 HHT 最常见的症状。约 50% 的患者在 20 岁前出现鼻出血，此种情况随着年龄的增长而增长，鼻出血的终生患病率为 78%～96%。

（二）皮肤毛细血管扩张

90% 的患者可有皮肤毛细血管扩张，指尖、舌头、面部、嘴唇、黏膜和手臂均可见皮肤毛细血管扩张。

（三）胃肠道出血

约有 20% 的患者可有胃肠道出血，胃肠道毛细血管扩张和动静脉畸形可累及从食管到直肠的整个胃肠道，毛细血管扩张主要发现在胃和近端小肠，食管、结肠毛细血管扩张较为少见。

（四）缺铁/缺铁性贫血

缺铁/缺铁性贫血在 HHT 患者很常见。缺铁的根本原因是毛细血管扩张（如鼻黏膜或肠道）导致的慢性失血，导致铁存储消耗。大约 5% 的 HHT 患者可能会有由鼻出血和（或）肠动静脉畸形引起的严重出血，从而导致小细胞性或正细胞性贫血、疲劳症状。

（五）中枢神经系统

10% 的 HHT 患者可有中枢神经系统表现。脑动静脉畸形可有症状，且多发，通常在出生时出现。神经系统受累可出现癫痫、短暂性脑缺血发作、卒中或脊髓出血等。

（六）肺动静脉畸形

至少 50% 的 HHT 患者可出现肺动静脉畸形（PAVM），在 HHT-1 中更常见。偏头痛在肺动静脉畸形患者中相当常见。5%～30% 的肺动静脉畸形的患者，可能无症状或表现为咯血、呼吸困难、低氧血症或杵状指。PAVM 可能会出现脑脓肿和卒中，因为细菌可以通过动静脉畸形从右到左分流绕过肺毛细血管过滤系统。

（七）肝动静脉畸形

多达 70% 的 HHT 患者可出现肝动静脉畸形，HHT-2 似乎与更多的肝脏动静脉畸形相关，临床特征随血管畸形的数量、类型和部位而变化很大。少数患者有症状。由于肝脏的双重血液供应，可导致 3 种类型的分流：动-静脉（肝动脉至肝静脉）、肝动脉-门静脉（肝动脉至肝门静脉）和肝门静脉-肝静脉（肝门静脉至肝静脉）。三个常见的临床特征是高输出量心力衰竭、胆道缺血和门静脉高压。

最常见的是高输出量心力衰竭，定义是：①心力衰竭症状（如呼吸急促、疲劳和运动不耐受）；②心输出量 $>8L/min$ 或心脏指数 $>3.9L/(min \cdot m^2)$；③射血分数（EF）$>50\%$，静脉氧饱和度 $>75\%$。

其次常见的是门静脉高压，表现为腹水，也可有胃和食管静脉曲张出血；通过肝细胞的血流改变会造成灌注异常，导致局灶性结节增生和肝门静脉周围纤维化，易被误诊为肝硬化。

胆道疾病常见于 30 岁的女性，其特征是胆管狭窄/扩张，表现为腹痛、胆汁淤积伴或不伴胆管炎。严重情况下，胆道缺血可导致胆管坏死和肝脏坏死，患者可表现为突然的右上腹疼痛，并发展为胆管炎、败血症和（或）肝出血。

较少的临床表现包括门静脉系统性脑病和腹部绞痛（血液直接从门静脉系统通过肝门静脉-肝静脉分流，流向体循环，可导致脑病；继发于肠系膜动脉"窃血"综合征的腹部心绞痛甚至更为少见）。

（八）幼年息肉病

幼年息肉病最典型的特征是许多错构瘤性息肉，通常是良性的，但仍有一些患者可能发展

为胃癌或结肠直肠癌，部分患者也可能有胸主动脉扩张。

六、辅助检查

（一）实验室检查

血小板计数、各种出血及凝血实验无明显异常，束臂实验可阳性。HHT 在生物化学上，最常见的异常是 ALP 和 GGT 的升高，白蛋白水平多正常。

甲皱毛细血管镜检查可发现高度扩张与扭曲成段的血管袢，且对针刺无收缩反应。

（二）影像学检查

影像学表现可因疾病的表现不同而有所不同。存在不明原因的肺、脑或肝动静脉畸形应考虑是否有 HHT。肺动静脉畸形可通过 CT 或 X 线检测到，并且早在患者青春期就可以发现。螺旋 CT 扫描诊断 PAVM 的敏感性较高。对消化道出血、血尿、咯血等内脏出血的患者，在做相应的内镜检查时，在黏膜表面可见到扩张的毛细血管。肝 HHT 影像学具有雪花样或棉絮样异常灌注及血管畸形的特征性表现。

（三）基因检测

基因检测可以明确 HHT 患病家系的具体突变位点，使得不符合 HHT 临床诊断标准的亲属（通常是儿童和年轻人）也能够及时确诊。家庭中的先证者首先进行基因检测，检测内容至少应包括 *ENG* 基因和 *ALK1* 基因。

七、诊断

HHT 的临床诊断主要是基于库拉索标准。

1. 反复的自发性鼻出血。

2. 多发的皮肤或黏膜毛细血管扩张（特征性部位的毛细血管扩张）。

3. HHT 阳性家族史。

4. 内脏受累（内脏动静脉畸形），如胃肠道毛细血管扩张，以及肝、肺、脑、脾等部位的动静脉畸形）。

符合上述 3 条及其以上者可明确诊断为 HHT；符合 2 条标准者视为"可能或疑似"病例；如果为 0 或 1 条标准符合，则认为 HHT"不可能"。

HHT 累及肝脏的诊断必须在有临床特征的患者中进行，提示患者存在 HHT，如鼻出血、皮肤

或黏膜毛细血管扩张、有 HHT 的家族史、有卒中或脑出血（肺或脑的动静脉畸形）的个人史或家族史。血管造影是 HHT 的金标准，可以确认肝内血管畸形的类型。对于疑似诊断为 HHT 的患者，考虑到可能存在肝内血管畸形，因为肝血管畸形的高发生率，因此应避免进行肝活检。

八、治　疗

本病目前尚无特效药物，以对症治疗为主，包括及时、有效地止血、输血、补充铁剂等；应避免外伤，避免服用阿司匹林类药物，也应避免能引起血压增高、血容量增加及血管扩张的因素和药物；同时，也应加强对并发症的管理，以及对动静脉畸形的早期筛查。

（一）鼻出血

慢性复发性鼻出血非侵入性护理的重点是预防，采取各种措施以维持鼻腔黏膜的完整性。鼻腔湿化有助于防止鼻内结痂，以减少鼻出血。外用药物疗效不一，对于局部保湿治疗无效的患者，鼻出血的手术疗法包括激光治疗、射频消融、电外科手术和硬化治疗等。急性鼻出血时，可以用润滑的低压气囊填塞物止血。对于局部保湿、消融治疗和（或）氨甲环酸治疗无效的鼻出血，可考虑使用全身抗血管生成药物治疗。

（二）胃肠道出血

胃肠道出血的治疗包括治疗铁缺乏、贫血及减少胃肠道出血。贫血及铁缺乏治疗包括补充活性铁，必要时输血治疗，严重病例可考虑经静脉给予铁剂，如蔗糖铁给药。慢性胃肠道出血可应用激素（雌激素、孕酮或达那唑）、抗纤维蛋白溶解药（氨基乙酸或氨甲环酸）等药物，内镜下应用氩离子凝固术（APC）是可用的、有效的内镜治疗手段。轻度 HHT 相关胃肠道出血，可考虑使用口服抗纤溶药物治疗。

（三）脑血管畸形

脑血管畸形闭塞术能有效消除将来出血的风险，但也同时存在手术风险。有效的治疗策略包括栓塞、微创外科和立体定向放射或各种疗法的组合。

（四）肺动静脉畸形

栓塞术是治疗肺动静脉畸形有效且安全的方法，术后并发症少见，也可选用肺叶切除的方法。

（五）肝动静脉畸形

无症状肝脏受累的患者应定期监测，不推荐治疗。对于有症状的 HHT 患者，治疗选择包括针对并发症的治疗、减少分流和肝移植。高输出量心力衰竭应限盐，给予利尿药、β受体阻滞剂、地高辛和血管紧张素转换酶抑制剂，还应注意输血纠正贫血和使用适当的药物纠正心律失常。值得注意的是，具有高输出量心力衰竭的孕妇应接受药物治疗，并尽快分娩。门静脉高压的并发症应根据目前的肝硬化指南进行管理。腹水的治疗包括限制钠和利尿药，如呋塞米和螺内酯；对于难治性腹水，应考虑穿刺治疗，并给予白蛋白 8～10g/L。胃和食管静脉曲张出血的治疗为β受体阻滞剂和内镜治疗。当出现胆管炎时，胆道缺血引起的腹痛可采用镇痛治疗，并给予抗生素治疗。胆道异常的患者不宜进行可引发上行胆管炎的侵入性成像检查，如 ERCP。对于严重的胆道并发症，应避免放置胆道支架。对于活动性胆道缺血/坏死的患者，需要考虑胆道引流和长期使用抗生素。值得注意的是，因经颈静脉肝内门体静脉分流术可能增加循环血容量，加重心力衰竭，故不适用于此类患者。肝动脉栓塞/结扎是一种姑息性的、暂时的治疗操作，主要针对经最大限度给药失败的非肝移植患者；而对于有肝门静脉分流和有胆道症状/体征的患者，应尽量避免进行该手术。肝移植是唯一的根治性治疗方式，主要适应证为顽固性 HOCF、肝动脉栓塞或结扎后的胆道坏死，以及对常规治疗无效的门静脉高压。

（六）全身治疗

贝伐珠单抗（一种针对 VEGF 的血管内皮生长因子的单克隆抗体，可作为抗血管生成的药物）、沙利度胺（可以增加血小板源性生长因子-B 在内皮细胞中的表达和刺激壁细胞产生更多的平滑肌细胞以重塑血管，缓解患者的出血症状）、他克莫司等可能有较好的疗效，但长期使用此类药物可能造成严重的不良反应，主要涉及高血压、严重蛋白尿、出血、神经病变、深静脉血栓等。

九、筛选建议

建议所有 18 岁以上可能或明确 HHT 的无症状成年患者行 MRI 的 CVM 筛查。

建议确诊或可疑 HHT 的儿童患者在 6 月龄前进行 MRI 平扫检查以筛查脑动静脉畸形，因为在此期间发生重大脑血管事件的风险很高。

所有可能或确诊为 HHT 的患者都应进行肺动静脉血管畸形（PAVM）的筛查。可选用经胸腔的超声造影检查对肺动静脉畸形进行初筛。儿童在选择筛查手段时，应注意个体化方案，包括体格检查（发绀、呼吸困难、杵状指）、平卧位和直立式血氧饱和度、X 线胸片和（或）经胸心脏超声造影（TTCE）。无症状的 HHT 或有 HHT 风险的儿童应重复进行肺动静脉畸形筛查，每 5 年 1 次。

HHT 患者肝酶异常和（或）临床影像学异常提示肝动静脉畸形并发症。高输出量心力衰竭、门静脉高压（食管胃底静脉曲张破裂出血、腹水）和胆管系统（黄疸、发热、腹痛）、门静脉系统脑病等的患者应注意排查肝动静脉畸形。

对于怀疑胃肠道出血的 HHT 患者，建议消化道内镜为首选诊断检查。

对于疑似或证实的 SMAD4-HHT，建议从 15 岁时开始进行结肠镜检查，如没有发现息肉，每 3 年复查 1 次，如果发现息肉，每年重复一次胃十二指肠镜检查。

HHT 成人（无论症状如何）以及有复发性出血和（或）贫血症状的儿童均应进行缺铁和贫血的检测。

十、小　　结

HHT 是一种罕见又未被广泛认知的遗传性出血性疾病，需要更多地关注，以制定有针对性和合理的管理策略。在 HHT 治疗的临床试验中，某些药物表现出了令人满意的疗效，如贝伐珠单抗和目前使用的免疫调节药（IMiD），但仍需要进一步的循证医学依据。

（张　维　郑素军）

参 考 文 献

Al-Samkari H, 2021. Hereditary hemorrhagic telangiectasia: systemic therapies, guidelines, and an evolving standard of care. Blood, 137(7): 888-895.

Dupuis-Girod S, Ambrun A, Decullier E, et al, 2016. Effect of bevacizumab nasal spray on epistaxis duration in hereditary hemorrhagic telangectasia: a randomized clinical trial. JAMA, 316(9): 934-942.

Faughnan ME, Mager JJ, Hetts SW, et al, 2021. Second international guidelines for the diagnosis and management of hereditary hemorrhagic telangiectasia. Ann Intern Med, 174(7): 1035-1036.

第十七节　囊性纤维化相关肝病

内容提要

一、定　义
二、分　类
三、发病率
四、危险因素
五、发病机制
六、自然转归
七、临床表现
八、辅助检查
九、诊断与鉴别诊断
十、治　疗
十一、管　理
十二、小　结

一、定　　义

据报道，约 40% 的囊性纤维化（cystic fibrosis，CF）患者出现肝脏受累，其中因胆管上皮顶端 CFTR 缺陷引起的肝脏病变为囊性纤维化相关肝病（cystic fibrosis-related liver disease，CFLD）。CFLD 的定义尚未统一，应用最广泛的有两个定义：一是欧洲囊性纤维化学会于 2011 年提出的定义，即排除可能导致肝病的其他原因后，CF 患者必须至少出现以下两种情况，包括肝大、肝酶异常，通过超声或肝脏活检发现肝脏疾病或门静脉高压。另一个是北美囊性纤维化基金会在 2007 年提出的定义，即基于 CF 相关的肝硬化和门静脉高压，或肝脏受累的证据，表现为 CF 患者出现持续或间歇性肝酶升高、脂肪变性、纤维化、胆管病和（或）超声检查异常。CF 的其他肝胆并发症包括胆石症、胆囊炎和微小胆囊等。

二、分　　类

由于 CFLD 的定义具有多样性，因此北美囊性纤维化基金会于 2007 年提出了 CFLD 分类（表 2-6-5）。

表 2-6-5　囊性纤维化相关肝病表型分类

表型	详细说明
肝硬化［通过影像（超声、CT、MRI）、肝脏活检、可视化或肝脏弹性确诊］	a. 无门静脉高压 b. 伴门静脉高压（通过一个或多个潜在特征描述） i. 脾功能亢进（PLT<150 000×10⁹/L，白细胞<3000×10⁹/L），伴脾大 ii. 食管或胃底静脉曲张（影像学、内镜检查） iii. 腹水 iv. 脑病 c. 伴肝衰竭（INR>1.5 倍正常上限；拮抗维生素 K）
无肝硬化的肝脏受累（通过一个或多个潜在特征描述）	a. ALT 异常（1.5 倍正常上限） i. 持续性（6 个月以上连续测量 2 或 3 次均超过最高上限） ii. 间歇性 b. GGT 异常 i. 持续性（6 个月以上连续测量 2 或 3 次均超过最高上限） ii. 间歇性 c. 影像学异常 i. 超声示肝脏回声不均匀增强 ii. 超声示肝脏回声均匀增强 d. 肝脂肪变性（活检证实） e. 肝纤维化（活检证实） f. 肝大 g. 门静脉高压 i. 脾功能亢进（PLT<150×10⁹/L，白细胞<3000×10⁹/L），伴脾大 ii. 食管或胃底静脉曲张（影像学、内镜检查）
无肝脏受累迹象	影像学、ALT 和 GGT 等检查无异常

三、发病率

CF 是高加索人群中最常见的一种常染色体隐性遗传病。随着诊疗水平的提高，CF 患者的平均预期寿命已经提高到了 36.8 岁，所以，越来越多的学者致力于研究成人 CFLD。CFLD 发病率每年增加约为 1%，25 岁时达到了 32%。5 岁后严重CFLD（即肝硬化或门静脉高压）的发病率增加，30 岁时可达到 10%。尽管 CF 患者的主要死亡原因仍然是肺部疾病并发症，其次为肺移植并发症，但肝脏疾病已被确定为这些患者第三常见和最重要的非肺部死亡原因，占 CF 总死亡率的 2.5%～5%。

四、危险因素

促进 CFLD 发生、发展的危险因素可能包括：营养不良、必需脂肪酸缺乏、摄入酒精、年龄大、男性、西班牙裔等。伴胎粪性肠梗阻的 CF 婴儿长时间肠外营养或行腹部手术可能会导致胆汁淤积，当患儿重新开始接受喂食时可能会消退。此外，在肺部疾病加重、反复感染的情况下，CF 相关肝硬化和门静脉高压可能在年龄很小时就迅速进展。

五、发病机制

几乎所有 CFLD 患者都存在 CFTR 基因的严重致病性变异（Ⅰ～Ⅲ类突变），如 F508del 变异，此类变异可导致 CFTR 蛋白的合成、修饰或调节受损。CFTR 蛋白在肝内和肝外胆管上皮细胞（包括胆囊）中表达，但在肝细胞中不表达。CFTR 可通过增加胆管和胆囊上皮细胞顶端的氯离子分泌，产生氯离子跨膜浓度梯度，从而通过 Cl^-/HCO_3^- 交换器增强胆汁的流动性以及促进胆汁碱化。所以，CFTR 蛋白功能障碍时，胆汁变得黏稠，胆汁流量和 pH 降低，可堵塞胆管，进而导致促炎性细胞因子表达增加、肝星状细胞活化、胆管周围纤维化，从局灶性胆汁性肝硬化发展为多小叶性肝硬化。黏膜下腺体黏蛋白分泌障碍和与甘氨酸结合的胆汁酸增多也可促进 CFLD 的发生。最近有研究发现，CFLD 肝硬化的发病机制涉及肠-肝轴，是指"肠液渗漏"将细菌因子转移到门静脉循环中，从而激活肝脏炎症和纤维化。

另外，CFTR 基因型相同的患者 CFLD 表型常常不同，表明除 CFTR 变异以外的基因变异可能也是 CFLD 发生、发展的重要决定因素。如研究发现，一部分 CFLD 患者的 α₁-抗胰蛋白酶的 PiZ 等位基因（SERPINA1 Z）与晚期 CFLD 风险增加相关。

六、自然转归

CFLD 的临床表现多样，包括肝功能异常、门静脉高压伴或不伴有肝硬化等。胆汁性肝硬化伴门静脉高压的 CFLD 多在 5～15 岁发病，一般到青春期时可进展为有临床意义的门静脉高压。非肝硬化性门静脉高压可在儿童或成人任何阶段发病。

CFLD 的早期征象通常表现为无症状的转氨酶升高。有前瞻性研究纳入了经新生儿筛查识别到的 CF 患儿，并进行了最长达 20 年的随访，发现 95% 的患者至少有 1 次肝功能异常，多达 40% 的患者 AST、ALT 或 GGT 持续处于升高的水平，且有研究发现肝功能异常大多在 12 岁前出现。GGT水平早期和持续≥正常上限与后续发生晚期肝病的风险增加有关。肝脏超声检查结果异常的发生率约为20%。

晚期CFLD（肝硬化伴门静脉高压）是CFLD最具有临床意义的表现，与患者不良结局密切相关。根据CF注册登记数据，7%～10%的CF患者存在CF相关肝硬化。既往数项尸检结果显示，局灶性胆汁性肝纤维化和肝硬化在1岁以内CF患者中的发生率为10%～20%，在CF成人患者中高达80%，其中多数患者肝脏为局灶性受累。近期研究显示，约5%的13岁以下CF儿童存在提示肝硬化的影像学表现。约7%的肝硬化患者在确诊后10年内发生静脉曲张破裂出血。虽然静脉曲张破裂出血可能致命，但CF相关肝硬化伴或不伴有出血者的全因死亡率相近。CF相关肝硬化儿童或成人患者的肝合成功能代偿可存续多年（代偿期肝硬化），但有些患者可能在早年间就出现失代偿。

七、临床表现

CFLD的临床表现多种多样，常见的肝脏表现包括无症状性转氨酶升高（多达45%的CF患者）和肝脂肪变性（多达60%的CF患者），还包括胆汁性肝硬化伴或不伴门静脉高压、非硬化性门静脉高压（肝结节性再生性增生伴门静脉高压）等。约40%的CF患者在儿童期或青春期表现为转氨酶持续升高、肝大和（或）肝脏超声检查异常，其中约20%（5%～10%的CF患者）会继发肝硬化，多在18岁前发病。非肝硬化性门静脉高压和肝内胆管病主要见于CF成人患者，除脾大外，还可能出现脾功能亢进、静脉曲张等门静脉高压的表现。大多数肝硬化患者会持续处于代偿期肝硬化状态数年或数十年，有些患者最终会进展为失代偿期肝硬化，表现为黄疸、腹水、肝衰竭（凝血功能障碍和低白蛋白血症），或肝性脑病等。

另外，不到10%的CF婴儿会在新生儿期出现胆汁淤积性肝病，表现为长期高结合胆红素血症。罕见情况下，CF患儿会出现严重的胆道梗阻，类似于胆道闭锁。随着肠内营养的改善，肝大和胆汁淤积往往会在出生后头几个月内消退，且此表现并不能预测随后是否发生肝硬化。

CF的其他肝胆并发症包括肝内肝外胆石症、胆囊炎和微小胆囊等。

八、辅助检查

（一）实验室检查

CFLD患者血清AST、ALT和GGT异常较常见，但特异性和敏感性较低。PLT计数降低是门静脉高压的征兆，因此，若PLT水平逐渐降低，即使不满足PLT减少的诊断，也应仔细随访。白蛋白水平低、凝血功能出现障碍，是肝合成功能受损的征象，可提示失代偿期肝硬化。AST/PLT比值指数（APRI）是替代肝活检效果较好的无创肝纤维化评分，建议每年常规评估计算APRI评分。

（二）影像学检查

腹部超声、CT和MRI检查可以观察肝脏的大小、形态、回声、血管情况、有无结节或结石等，还可以观察肝脏相邻器官，如胆道系统、脾、肾、胰腺、腹水等情况。当影像学检查示肝脏结节状增生、门静脉血流方向逆转或脐静脉再通等，提示患者可能存在肝硬化、肝硬化或非硬化性门静脉高压，属于晚期CFLD。肝硬化和非硬化性门静脉高压均有明显结节时，可能需进行肝活检和测定门静脉压力以鉴别。另外，晚期CFLD还可能出现脾大、侧支循环建立或腹水。如果患者影像学检查提示存在肝硬化或门静脉高压，瞬时弹性成像可以测量肝硬度值，有助于评估有无纤维化。CF患者肺部疾病导致右心衰竭（肺源性心脏病）的患者可能还会出现肝淤血和肝静脉扩张。

（三）内镜检查

有门静脉高压征象的患者应该行上消化道内镜筛查，以评估是否存在食管胃底静脉曲张，以及有无消化道出血的风险。

（四）肝组织病理检查

肝脂肪变性是CFLD最常见的病理改变，可见于高达60%的CF患者。CF患者肝脂肪变性和肝硬化之间的关系尚不明确。一般认为肝脂肪变性是CF患者的一种良性病变，即使脂肪变性进展为全小叶性或分布更广泛时，也通常不存在脂肪性肝炎。CFLD还可表现为胆管炎、胆汁淤积、胆管扩张伴增生和汇管区纤维化，过碘酸希夫（periodic acid-Schiff，PAS）染色显示胆管内有粉染分泌物蓄积。患病早期，肝脏可能呈斑片状胆汁淤积病变，称为"局灶性胆汁性肝硬化"，随着疾病的进展，晚期发展为多小叶性肝硬化。汇管区纤维化、门静脉闭塞可致非硬化性门静脉高压。门静脉消失或闭塞在显微镜下表现为平滑肌增生或钙化。肝活检结果一般不会影响临床干预决策，并且 CFLD 的病变往往分布不均匀，因此不需要常规进行肝活检评估肝病的严重程度。若合并其他肝病，建议行肝脏活检。

九、诊断与鉴别诊断

（一）诊断标准

CFLD 有多种诊断标准。最常用的是 2011 年欧洲囊性纤维化学会提出的诊断标准，存在下列 ≥2 项表现：超声证实有肝大和（或）脾大；ALT、AST 和 GGT 水平是实验室正常上限值的 1.5～2 倍以上，且持续超过 6 个月，并已排除肝病的其他原因；有肝脏粗糙、结节、回声增强或门静脉高压的超声证据；肝活检证实有局灶性胆汁性肝硬化或多小叶性肝硬化。

CFLD 的诊断标准中，其次常用的是囊性纤维化基金会在 2007 年提出的 CFLD 分类标准，是通过化验检查及影像学、组织学、胃镜等辅助检查发现 CF 相关的肝硬化或门静脉高压。无肝硬化者至少包括以下一项：AST、ALT、GGT 持续或间歇性升高至少 2 倍最高上限值；组织学检查显示脂肪变性或纤维化；影像学检查显示胆管病变或非肝硬化的肝脏超声检查结果。无肝脏疾病检查、放射学或生化证据。

美国国立卫生研究院（NIH）临床中心最近研发了一个新的诊断系统，包括常规实验室检查（ALT、AST、GGT、ALP）、影像学、病理和无创性肝纤维化检查或评分，当至少符合其中 2 个时，则可诊断为 CFLD。

（二）鉴别诊断

应鉴别其他可能造成肝病的原因，包括嗜肝或非嗜肝性病毒感染（如 HBV、HCV、EBV、CMV 感染等）、药物性肝损伤、自身免疫性肝病及 α_1-抗胰蛋白酶缺乏症、肝豆状核变性、血色病等其他遗传代谢性肝病等。

十、治　　疗

（一）治疗目标

CFLD 治疗及监测方案的制订需要多学科根据患者的病情进行个体化制订。CFLD 的治疗目标包括处理各种与疾病相关的症状，尤其是与疾病相关的后遗症。

（二）治疗措施

目前仍缺乏延缓或改善 CFLD 病情进展的药物。

熊去氧胆酸（ursodeoxycholic acid，UDCA）是一种无毒性的亲水性次级胆汁酸，可以增加胆汁的流动性和疏水性，同时抗炎、抗凋亡并保护细胞。理论上，UDCA 对 CFLD 有益处，但是支持使用UDCA 的临床证据较弱，UDCA 在 CFLD 中的作用尚未明确。有证据表明 UDCA 可改善 CFLD 患者的生化指标，尚不确定是否可以阻止 CFLD 向严重的肝病进展。鉴于这些不确定性，关于 UDCA 是应当用于所有 CFLD 患者，还是仅用于有显著胆汁淤积（如正接受或刚停止全胃肠外营养的儿童）和纤维化的患者，专家持不同意见。

无症状的胆石症一般不需要治疗，复发性或重度胆绞痛患者可能需要胆囊切除术。CFLD 可出现硬化性胆管炎或肝内胆管结石，可选择 UDCA 和抗生素等药物治疗、ERCP，以及节段性肝切除术。

确诊为非肝硬化性门静脉高压时，患者可实施颈静脉肝内门体分流术（transjugular intrahepatic portosystemic shunt，TIPS）或远端脾肾分流术。

（三）营养支持

所有 CFLD 患者都需要进行营养支持，通常能量摄入要达到推荐每日摄入量的 150%。因为CFLD 患者除了胰腺外分泌功能受影响外，肠腔胆汁酸也分泌不足或异常，所以脂肪吸收不良在CFLD 中常见。相比其他 CF 患者，CFLD 更应强调补充脂溶性维生素和中链甘油三酯。

（四）并发症处理

1. 门静脉高压　对静脉曲张出血风险较高或之前发生过静脉曲张出血的患者应该应用内镜下套扎术或硬化治疗。若上述方法不可行或无效，可实施 TIPS。由于存在支气管反应的风险，非选择性

β 受体阻滞剂是 CFLD 食管静脉曲张患者的相对禁忌证。

2. 肝肺综合征 CFLD 伴门静脉高压的患者也可能发生肝肺综合征，其临床特征是"直立性低氧血症"，原因是肺毛细血管床扩张，导致右向左功能性分流和低氧血症。有肝肺综合征的 CF 患者应考虑接受肝移植。

3. 门脉性肺动脉高压 门脉性肺动脉高压（或门肺综合征）是指门静脉高压引起的肺动脉高压，可接受治疗肺动脉高压的药物治疗，后续需要进行肝移植。门脉性肺动脉高压非常严重者，需要进行肺-肝移植。

4. 肝衰竭 肝衰竭或终末期肝病患者应考虑接受肝移植。

（五）肝移植

若患者出现肝肺综合征、门肺综合征，或者进展到呼吸衰竭、肝衰竭等终末期阶段，则需要考虑进行器官移植，必要时可行多器官联合移植。

十一、管　　理

所有 CF 患者（尤其是携带 *CFTR* 严重致病性变异基因型，如 F508del 变异）都应每年评估是否出现 CFLD，所有 CFLD 患者也均应定期评估病情是否进展。评估内容包括实验室检查（PLT、AST、ALT、GGT、凝血功能和白蛋白等）、影像学检查（彩超、CT、MRI、肝脏弹性超声）、内镜、肝穿刺等。晚期 CFLD 患者避免应用非甾体抗炎药（non steroidal antiinflammatory drug，NSAID）和水杨酸，以尽量降低门静脉高压性胃病，或者胃或食管静脉曲张所致的出血风险。

十二、小　　结

伴 CF 基础疾病或家族史的患者，发生肝功能异常、肝脂肪变性、肝脾大、肝硬化伴或不伴有门静脉高压、非硬化性门静脉高压时，都要想到 CFLD 的可能。CFLD 治疗及监测需要多学科协作制订个体化方案。一些新型基因药物（ivacaftor、lumacaftor、tezacaftor 及 elexacaftor/tezacaftor）可以直接靶向 CFTR 蛋白，显著改善 CF 患者肺部和胃肠症状，但是尚无研究评估其对 CFLD 的影响，期待能够研发出预防、延缓或改善 CFLD 病情进展的新药。

（梁　晨　郑素军）

参 考 文 献

Koh C, Sakiani S, Surana P, et al, 2017. Adult-onset cystic fibrosis liver disease: diagnosis and characterization of an underappreciated entity. Hepatology, 66(2): 591-601.

Sakiani S, Kleiner DE, Heller T, et al, 2019. Hepatic manifestations of cystic fibrosis. Clin Liver Dis, 23(2): 263-277.

Shteinberg M, Haq IJ, Polineni D, et al, 2021. Cystic fibrosis. Lancet, 397(10290): 2195-2211.

Zielenski J, Markiewicz D, Lin SP, et al, 1995. Skipping of exon 12 as a consequence of a point mutation(1898 + 5G → T)in the cystic fibrosis transmembrane conductance regulator gene found in a consanguineous Chinese family. Clin Gene, 47(3): 125-132.

第十八节　阿拉日耶综合征

内容提要

一、定义

二、病因

三、发病机制

四、临床表现

五、诊断与鉴别诊断

六、治疗

七、预后

八、小结

一、定　　义

阿拉日耶综合征（Alagille syndrome，ALGS）于 1969 年由丹尼尔·阿拉日耶（Daniel Alagille）首次命名，是一种多数由 *JAG1*（Jagged canonical Notch ligand 1）基因突变或缺失引起的常染色体显性遗传病。Alagille 综合征的典型临床特征有：肝内小叶间胆管数量减少或缺乏，慢性胆汁淤积；心脏杂音；角膜后胚胎环；蝴蝶椎体以及特殊面容。ALGS 的临床表现形式高度可变，即使在同一家族中，也可能有所不同，给诊断带来一定困难。

二、病　　因

近年来报道的病例逐渐增多，特定人群患病率可达 1/30 000。94% 的 ALGS 由编码 JAGGED1 的 *JAG1* 基因突变或缺失所引起，约 1.5% 由 *NOTCH2*（NOTCH-receptor2）基因突变导致，但有 4.5% 未检测到基因突变。*JAG1* 和 *NOTCH2* 基因都是 Notch 信号转导通路的重要组成部分，这两个基因的新突变多发，给 ALGS 确诊带来了一定困难。

（一）JAG1 基因

JAG1 基因定位在染色体 20p12，编码细胞膜表面蛋白 JAGGED1。JAGGED1 是 Notch 受体的功能性配体，受体与配体相互作用启动下游信号转录，从而影响细胞的增殖与分化。在生长发育过程中，JAG1 在心血管系统，特别是在全身动脉中表达。在体外，Notch 信号控制细胞增殖和血管内皮细胞的迁移和分化；在体内，Notch 信号通路促进心脏中上皮-间质细胞转型，诱导血管的生成，并且 Notch 信号可通过促进心肌再生、保护缺血心肌和抑制心脏成纤维细胞-肌成纤维细胞转化来修复心肌损伤。

（二）NOTCH2 基因

NOTCH2 基因是人 4 个 NOTCH（NOTCH 1~4）基因之一，该基因定位于 lp11~p13，含 34 个外显子，长约 158kb，开放阅读框长 7413bp。突变为第 33 外显子的剪接受体突变（C.5930.1G＞A），该突变会导致转录过程中第 33 外显子全部 98 个碱基被剪切掉，从而在第 34 外显子产生提早终止密码子（PTC），其结果是导致翻译产物缺失 3 个锚蛋白重复序列及其 3′ 序列，该异常可能会对 Notch 信号途径中 NOTCH 受体的活化和蛋白质相互作用产生影响。NOTCH2 基因在近端肾单位的形成中起重要作用，其突变可导致肾发育不良及蛋白尿。该基因突变的 ALGS 患者多具有胆管稀疏，但很少发现骨骼畸形及面部特征性改变，不完全符合传统诊断标准。

三、发病机制

目前研究发现 Notch 信号在肝内胆管（IHBD）的生成及维持中起重要作用。Notch 信号缺乏可导致肝内胆管生成异常，胆管内皮细胞减少，并导致肝内胆管的主分支及中间支生成异常。Notch 信号在心血管系统发育及稳态维持中起重要作用，JAGGED1 在胚胎期即有表达，特别是在血管内皮细胞。Notch 信号缺失将会导致右心室肥大、肺动脉狭窄、室间隔缺损、冠状动脉异常及瓣膜缺损。

在心内膜垫的形成过程中，JAG1 的缺失将会破坏内皮细胞向间充质转化，影响心内膜垫的形成。另外，Notch 信号缺乏不仅导致骨骼发育障碍和骨质流失，而且在骨肉瘤的发展和乳腺癌的骨转移方面也有促进作用。Notch 信号对近端肾小管上皮细胞以及肾集合管系统的发育起重要作用，并且对损伤修复及组织稳态也起关键作用，此外，胆汁淤积还可以使载脂蛋白 A-I、HDL、VLDL 等合成障碍，引起高脂血症，从而引发肾脏脂质沉积，引发系膜增生性肾小球肾炎、微小病变性肾小球肾炎等。颅面受累机制的报道较少，有研究显示在颅面发育中起重要作用的颅神经嵴细胞（CNS 细胞），发现 Jagged1 敲除的小鼠 CNS 细胞增殖减少，细胞基质减少、分支血管生成减少，从而导致中面部发育不良。眼部受累机制的报道较为罕见，眼睛受累后可表现为视神经乳头水肿。

四、临床表现

ALGS 患者可表现为肝脏、心脏、骨骼、眼部、肾脏等异常，以及特征面容。

（一）肝脏

在出生后 3 个月内甚至新生儿期大部分患儿即开始出现胆汁淤积并逐渐发展，出现黄疸、皮肤瘙痒、白陶土样粪便及高脂血症，尤其以血中胆固醇升高最明显。皮肤瘙痒的症状可能比黄疸更明显，约 33% 的患儿会出现瘙痒。肝病早期仅表现为轻度肝酶水平异常，白/球比倒置较为少见，可进展为进行性黄疸、轻度急性自限性肝炎样疾病、自身免疫性肝炎、暴发性肝衰竭或慢性肝病等，但很少发生肝硬化。肝脾大见于多数 ALGS 患儿。一般血中胆红素会有明显升高，可达正常上限的 10~30 倍，胆汁酸可能会更高。

（二）心脏

ALGS 患者中多数出现心脏杂音，多由肺动脉流出道狭窄所引起。肺动脉病变多单发，也可与其他心脏病变同时出现，其中周围肺动脉和肺动脉瓣狭窄占 67%，法洛四联症占 16%，其他畸形包括室间隔缺损、房间隔缺损、主动脉瓣狭窄和主动脉缩窄等，心血管异常发育的严重程度也与患儿预后有关。

（三）骨骼

ALGS 患者可出现骨骼发育障碍和骨质流失，具体表现为脊柱畸形，X 线检查可见蝶形椎骨，偶尔可见椎体融合、隐性脊柱裂等。蝶形椎骨并非见于每个患者，骨骼异常通常无显性症状，一般在 X 线检查时发现。除脊柱病变外，少数患者可出现四肢骨骼病变，多表现为骨质疏松或骨质缺失，如上下肢缩短、浮肋缺如、股骨病理性骨折等。

（四）面部

典型的 ALGS 面部特征为前额宽阔、眼睛深陷，有时可见眼裂上斜、耳郭突出、鼻梁低平而鼻尖呈蒜头状、尖下巴，使得面部呈倒三角形。面部特征在婴幼儿期可不明显，但随着年龄增大而逐渐显著。

（五）眼部

眼部异常以角膜后胚胎环（Schwalbe 环）最常见，其发生率约占 ALGS 患者的 90%，多发生于角膜内皮和虹膜（葡萄膜）小梁网。

（六）其他

除以上几大主要表现外，一些其他器官的临床表现也与 ALGS 有关，其中肾病备受关注，约 40% 的 ALGS 患者合并肾脏受累，具体表现为肾小管性酸中毒、肾发育不良、蛋白尿、肾囊肿、尿路梗阻等。ALGS 也可导致生长发育障碍、运动迟缓、胰腺功能不全等。此外，口腔健康依赖于肝脏的疾病状态，牙科表现并非 ALGS 的主要特征，但它们可作为长期胆汁淤积的一种并发症，胆汁淤积可致牙釉质混浊、矿质过少和牙齿的色素沉着等。

五、诊断与鉴别诊断

（一）诊断

ALGS 的经典诊断标准为同时具有慢性胆汁淤积、先天性心脏病（肺动脉分支和肺动脉瓣狭窄）、眼部异常（角膜后胚胎环）、脊柱畸形（蝴蝶椎或半椎体）和特殊面容（前额宽阔、眼窝深陷、眼距增宽、尖下巴等）5 个主要临床特征。

为避免漏诊和误诊，ALGS 修订诊断标准纳入了肝脏病理、肾脏表现、家族史和基因突变等诊断依据：①病理证实肝脏小叶间胆管稀疏者，符合 3 个或以上主要临床表现可诊断。②若未进行肝活检，或肝活检未见小叶间胆管数量减少或缺如，符合包括肾脏表现在内的 4 个或以上主要特征，亦可诊断为 ALGS。③若有家族史或检测到 *JAG1* 基因突变，1 个或以上主要临床特征即可确诊。

（二）鉴别诊断

ALGS 因小叶间胆管缺失/减少，常表现为胆汁淤积，其往往临床变异大、轻重不一，常导致漏诊、延迟诊断，甚至误诊。ALGS 的诊断及鉴别诊断上应注意以下要点。

1. 鉴别胆汁淤积的部位 胆汁淤积根据发生部位可分为肝内和肝外胆汁淤积两大类。肝外胆汁淤积主要由胆道肿瘤、结石或狭窄引起胆道梗阻所致，MRCP 等影像学检查常有助于排除诊断。ALGS 属于肝内胆汁淤积，影像学检查胆道未发现异常。

2. 排除肝内胆汁淤积的常见病因 肝内胆汁淤积根据细胞学损害的部位不同可分为胆管细胞性和肝细胞性。胆管细胞性胆汁淤积的常见病因包括 PBC、小胆管 PSC 及合并自身免疫性肝炎，血清中的自身抗体如 ANA、AMA、抗 sp100 抗体等及病理检查有助于诊断；肝细胞性胆汁淤积主要病因有病毒性肝炎、酒精、药物等，经积极询问病史或完善病毒标志物等检查有助于排除。

3. 警惕遗传代谢性肝病等罕见病、少见病 在排除胆汁淤积的常见原因后，特别是青年患者，要想到遗传代谢性肝病等少见病。结合临床表现、影像学检查、病理、基因检测等结果，进行综合判断，必要时可开展多学科会诊，有助于正确诊断。

六、治　　疗

对于 ALGS 目前尚缺乏根治手段，以对症支持治疗为主。补充营养；应用利胆药（如熊去氧胆酸）、降胆固醇药物（如考来希胺）等；严重瘙痒者药物治疗无效时可行胆道分流手术；出现继发性门静脉高压、严重胆汁淤积、难治性瘙痒等可选择肝移植手术。

七、预　　后

几乎所有早期死亡患者的致死原因均为心

脏病变。晚期死亡原因为肝脏病变或颅内出血。JAG1突变导致的ALGS理论上可通过基因分析作产前诊断，但JAG1突变为不全外显遗传，临床表现也有很大差异，即使同一家庭或者同一突变，轻症者生活质量及寿命可不受影响，而重症者则可危及生命。因此，关于通过*JAG1*基因分析进行产前诊断的价值和意义应与患儿家长充分沟通。

八、小 结

ALGS属少见病例，临床上对本病的认知明显不足，无论是临床医师还是病理医师，明确ALGS诊断都是一个挑战。临床上出现胆汁淤积、面部异常以及心脏等多器官受累者，结合*JAG1*基因学检测有助于诊断。

在少见病诊断中，与相关科室的沟通非常重要，如"蝴蝶椎骨"需要与放射科反复沟通。临床医师需熟知疾病临床特征，仔细询问患者病史、体征、临床表现及家族史，临床线索结合实验室检查，必要时行肝穿刺活组织检查、基因分析来明确诊断，方可避免漏诊和误诊。

（任 姗 郑素军）

参考文献

Benabed Y, Chaillou E, Denis MC, et al, 2018. Alagille syndrome: a case report. Ann Biol Clin(Paris), 76(6): 675-680.

Mitchell E, Gilbert M, Loomes KM, 2018. Alagille syndrome. Clin Liver Dis, 22(4): 625-641.

PSS, KPG, 2018. Alagille syndrome and the liver: current insights. Euroasian J Hepatogastroenterol, 8(2): 140-147.

Zhang W, Zhao X, Huang J, et al, 2019. Alagille syndrome: an uncommon cause of intrahepatic cholestasis in adults. Rev Esp Enferm Dig, 111(4): 323-326.

第十九节 进行性家族性肝内胆汁淤积症

内容提要

一、定义
二、分类及发病机制
三、发病率
四、临床表现
五、辅助检查
六、诊断与鉴别诊断
七、治疗

八、预后
九、小结

一、定 义

进行性家族性肝内胆汁淤积症（progressive familial intrahepatic cholestasis，PFIC）是一组常染色体隐性遗传性胆汁淤积性肝病，其特征是早期发作的胆汁淤积（通常在婴儿期），伴有瘙痒和吸收不良，可发展为进行性肝纤维化、肝硬化，甚至肝衰竭。根据突变基因的不同，该病可分为不同的亚型。目前尚无治疗的特效药物，只能减缓疾病进展。

二、分类及发病机制

根据遗传缺陷、临床表现、实验室检查结果和肝脏组织学目前将该疾病分为6个亚组。

（一）PFIC-1

该疾病称拜勒病，与编码家族性肝内胆汁淤积1（FIC1）蛋白的18号染色上的*ATP8B1*基因缺陷有关。FIC1位于肝细胞的小管膜上，它作为氨基磷脂转运的翻转酶，能将磷脂酰丝氨酸和磷脂酰乙醇胺从肝细胞外膜向内膜转移，有助于维持膜双层中磷脂的不对称分布，保护膜免受小管腔中高浓度胆汁盐的影响并保持其完整性。当FIC1活性下降，毛细胆管膜丧失了正常磷脂的不对称分布，进而导致小管膜受到胆汁酸的损伤，从而引起胆汁淤积。

（二）PFIC-2

该疾病以前称为拜勒（Byler）综合征，是由位于2号染色体上编码胆盐输出泵（bile salt export pump，BSEP）*ABCB 11*基因突变引起。BSEP的主要作用是将胆汁酸从肝细胞转运到小管腔，BSEP的缺失会导致胆汁酸在肝细胞中积聚，进而损伤肝细胞，引起胆汁淤积性黄疸。

（三）PFIC-3

PFIC-3是由位于7号染色体上的ATP结合盒亚家族B成员4基因（*ABCB4*）的基因突变引起的，该基因编码多药耐药蛋白3（multidrug resistance protein 3，MDR3），这种蛋白质可将磷脂转运到小管腔中，以中和胆盐并防止损伤胆管上皮细胞和胆小管。MDR3 功能降低或缺乏时，导致胆汁中磷脂减少或缺乏，造成游离胆盐损伤胆管细胞，出现胆汁淤积。

（四）PFIC-4

PFIC-4 是 9q21 号染色体上的 *TJP2* 基因突变引起。TJP2 缺乏症比经典的 PFIC 1～3 型更为罕见。*TJP2* 基因编码紧密连接蛋白 2（tight junction protein，TJP2），是膜相关鸟苷酸环化酶家族的一部分，TJP2 能够在跨膜紧密连接蛋白和肌动蛋白细胞骨架之间形成连接。TJP2 的功能丧失变异体被认为会影响细胞间紧密连接复合物的组成和功能完整性，并导致严重的胆汁淤积性肝病。

（五）PFIC-5

PFIC-5 是由 *NR1H4* 基因突变引起的 FXR 缺陷，进而导致与 FIC1 或 BSEP 缺陷相似的表型。FXR 是一种核激素受体，主要在肝脏和肠道中表达，胆汁酸被认为是内源性配体，FXR 反馈调节肝胆汁酸的合成。FXR 缺乏可引起新生儿胆汁淤积，随后持续存在并迅速发展为终末期肝病。

（六）PFIC-6

PFIC-6 是由 *MYO5B* 基因缺乏引起的遗传性肝内胆汁淤积。正常情况下，MYO5B 和 RAB11A 相互作用可促进 ABC 转运蛋白正常将胆汁酸转至小管膜。在具有肝表型的 MYO5B 缺陷患者中，由于 MYO5B/RAB11A 相互作用受损，从而改变了 BSEP 对肝细胞小管膜的靶向作用，进而导致胆汁淤积。

除了以上提到的 6 种亚型外，最近报道了与 PFIC 相关的基因，包括泛素特异性肽酶 53 基因（*USP53*）、脂解刺激的脂蛋白受体基因（*LSR*）和 WD 重复结构域 83 反向链基因（*WDR83OS*）缺陷。由于该疾病的亚型涉及基因或蛋白质缺陷，所以有研究者提议可通过各自基因产物的缺陷来命名疾病可能更好。

三、发 病 率

随着目前分子及基因检测的进步，该疾病的发病率在逐渐上升。PFIC 的发生率在 1/100 000～1/50 000。目前认为男性和女性之间的发病相同。由 PFIC 引起的儿童胆汁淤积性肝病占到了

10%～15%。此外，大约 10% 的儿童肝移植是由该种遗传疾病造成的。虽然该疾病经常在儿童时期发现，但有些患者在成年时才被诊断出来。

四、临床表现

PFIC 的主要临床特征包括胆汁淤积、黄疸和瘙痒，症状通常出现在婴儿期或儿童早期。大多数患者会出现胆汁淤积的症状和体征，高胆红素血症或黄疸往往在婴儿中发现，其他表现，如体重增加不佳、进食不良、呕吐和肝脾大，也可能成为最初的表现。与脂溶性维生素缺乏相关的体征或症状，如骨折、皮肤干燥、易出血或擦伤，甚至夜间失明偶尔也会出现。瘙痒是由于血清胆汁酸升高，使得无髓神经纤维表皮下游离神经末梢受到刺激引起的，是最突出和最痛苦的症状，瘙痒严重者可影响夜间睡眠，查体皮肤可见抓痕。小于 6 月龄的患儿因神经通路尚未发育完全，尚不能搔抓，瘙痒不易发现，但瘙痒患儿较烦躁，夜间睡眠差。在成年人中，类似上述与胆汁淤积相关的症状通常是这种疾病的潜在表现。PFIC 与一系列可能致命的肝脏并发症相关，包括门静脉高压、肝衰竭、肝硬化、肝细胞癌及肝外表现。有些患者可能以肝硬化和门静脉高压的表现就诊，包括毛细血管扩张、手掌红斑、男性乳房、睾丸萎缩、静脉曲张出血、肝脾大和腹水。不同亚型还表现出其相对特异的特征：例如，PFIC-1 患者表现为身高矮小、耳聋、腹泻、胰腺炎、汗液电解质浓度增加和肝脂肪变性；PFIC-2 及 PFIC-3 可有胆结石且发生肿瘤的风险明显增加；PFIC-4 和 PFIC-6 可伴有耳聋等。

五、辅 助 检 查

（一）实验室检查

PFIC 的共同生化特征为血清胆汁酸和转氨酶升高，多数伴有血清胆红素及碱性磷酸酶水平升高。PFIC-1 和 PFIC-3 通常表现为 ALT 水平轻度升高和甲胎蛋白水平正常，而 PFIC-2 ALT 升高明显，同时伴有 AFP 升高。除了 PFIC-3 的 GGT 水平升高外，其他类型的 PFIC 血清 GGT 水平正常或大致正常。多数 PFIC 患儿因胆汁淤积存在而导致脂溶性维生素缺乏。

（二）影像学检查

超声检查可作为患者接受的首个影像学检查，除了在某些 PFIC-2 或者 PFIC-3 病例中存在胆石症表现，多数超声检查基本正常，另外，超声检查有助于排除肝外胆汁淤积的其他原因。磁共振胆胰管成像（MRCP）有助于排除肝外胆道梗阻和硬化性胆管炎。

（三）肝组织活检

PFIC-1 型患者肝组织活检的特征表现为毛细胆管胆汁淤积、胆道栓子和肝小叶紊乱，可出现门静脉周围肝细胞化生，但无胆管增生、巨细胞和门静脉纤维化，病程的后期可出现肝小叶的纤维化和肝硬化。在 PFIC-2 中，毛细胆管淤积存在，肝细胞紊乱更明显，同时伴有肝小叶和门静脉纤维化，以肝细胞坏死和巨细胞肝炎为主，胆道化生也更明显，没有真正的胆管增生。在 PFIC-3 中，可见到门静脉纤维化和胆管增生，大多数门静脉管道显示小叶间胆管，巨细胞肝炎较轻，在疾病的后期可出现明显的门静脉纤维化和胆汁性肝硬化，在某些情况下也可能出现胆管内胆石症，无胆管周围纤维化和胆管上皮损伤。PFIC-2 中的缺陷型胆盐输出泵蛋白（BSEP）和 PFIC-3 中的多药耐药蛋白3（MDR3）可通过免疫组化染色鉴别。PFIC-4 肝组织可通过免疫组化发现 TJP2 表达缺失，电镜下观察可见紧密连接异常。PFIC-5 的肝脏可见肝细胞巨细胞变、胆汁淤积及胆管增生，免疫组化可见 FXR 及 BSEP 表达缺失。PFIC-6 免疫组化可见 MYO5B 颗粒粗大及 BSEP 表达减少或缺失。

（四）基因检测

由于某些基因可能仍未被识别，少数患者中可能无法阐明遗传缺陷，但基因检测能够进一步地明确 PFIC 的诊断及分型。基因检测可以进行缺失/重复分析、编码区序列分析、靶向变异分析。靶向二代测序（NGS）已成功用于肝内胆汁淤积患者的分子遗传学诊断。

六、诊断与鉴别诊断

（一）诊断

该病需要通过详细的病史、体格检查、实验室检查、放射学、组织学、基因检测等进行全面的评估。对于怀疑有胆汁淤积的儿童，在排除更多常见的胆汁淤积原因后，应考虑 PFIC。最初的检查往往从实验室检查发现胆红素、胆汁酸等指标的升高。超声检查如果观察到胆管扩张，则应排除胆汁淤积的肝外原因。如果胆管结构正常，GGT 水平正常，同时伴有瘙痒，可能是 PFIC-1、PFIC-2、BRIC 或药物毒性肝炎。若 GGT 水平升高，应进行肝活检，以确定是否观察到导管增生。如果存在胆管增生，胆管造影显示胆管正常，可能患有 PFIC-3 或自身免疫性胆管炎。

（二）鉴别诊断

PFIC 是一种罕见病，首先应排除所有其他较常见的肝病和胆道疾病。

1. 良性复发性肝内胆汁淤积（BRIC）　该病与 PFIC 相似，同属于遗传代谢性肝病，发病的原因与 *ATP8B1* 和 *ABCB11* 基因突变有关，不同之处在于，BRIC 突变发生在相对非保守区段，仅可导致 FIC1 蛋白功能部分失活，BRIC 多发生在成人期，临床表现为间断性胆汁淤积发作，预后良好。

2. Alagille 综合征　由位于染色体 20p12 的 *JAG1* 基因突变或缺失引起的常染色体显性遗传病。临床表现为慢性胆汁淤积、心脏杂音、蝴蝶椎体、面部畸形，包括宽鼻梁、三角形脸和眼深凹、眼部后胚胎环。慢性胆汁淤积可伴有血清胆红素、GGT 和碱性磷酸酶升高。

3. 妊娠期肝内胆汁淤积（ICP）　该病与 *ATP8B1* 和 *ABCB11* 基因杂合子突变有关，多于妊娠后半期发病，分娩后可完全缓解，口服避孕药后可发生。

七、治　疗

目前 PFIC 的治疗包括饮食、药物治疗和外科手术治疗。药物治疗旨在缓解症状，减缓疾病进展，改善营养状况，纠正维生素缺乏，治疗晚期肝病的并发症，如腹水和静脉曲张出血。然而，药物治疗经常失败，可能需要手术替代方案和肝移植。

（一）饮食

膳食脂肪主要以中链甘油三酯的形式提供，给予脂溶性维生素补充剂（维生素 A、维生素 D、维生素 E 和维生素 K）以确保适当吸收。钙的摄入量和充足的阳光照射也很重要。

（二）药物治疗

药物治疗是所有 PFIC 患者的一线治疗。药物治疗的目的在于加强胆汁的流动、减少胆汁淤积，降低胆汁重新进入体循环的毒性作用，避免脂肪和脂溶性维生素的吸收不良，预防急性和慢性营养不良，确保儿童生长的连续性。

1. 熊去氧胆酸 UDCA 是所有 PFIC 亚型的初始治疗方法，它是一种无毒的亲水性胆汁酸，可以逆转蓄积内源性胆汁酸的潜在肝毒性，调节胆汁酸分布，降低胆汁中胆固醇的含量，具有利胆、免疫调节、抗氧化、抗凋亡和细胞保护作用。尽管 UDCA 治疗可降低胆盐池的疏水性，是所有类型 PFIC 的首选治疗药物，但治疗的疗效取决于突变的类型，与完全缺陷的患者相比，具有错义突变的患者表现出了更好的治疗效果。UDCA 对 2/3 的 PFIC-3 伴有 ABCB4 改变的患者有效，然而由于 ABCB4 突变导致 MDR3 不表达的 1/3 的患者通常对 UDCA 治疗没有反应。

2. 考来希胺 考来希胺是一种口服胆汁酸结合树脂，可用于缓解瘙痒的症状，它能与肠内的胆汁酸形成不可吸收的胶束，阻止胆汁酸进入肠肝循环。考来希胺应在饭前至少 1h 或饭后 4～6h 服用，该药可诱导肝酶活性并增加胆红素排泄，在血清胆红素水平降低的患者中，瘙痒也会消退。

3. 利福平 利福平通过上调解毒酶和通过法尼醇 X 受体（FXR）依赖机制输出泵起作用。利福平可间接诱导胆盐的羟基化，使胆盐进一步葡萄糖醛酸化并从尿液中排出，还可通过尿苷二磷酸（UDP）-葡醛酸转移酶诱导胆红素结合和排泄，用量为 5～10mg/(kg·d)。

4. 苯巴比妥 苯巴比妥用于诱导 CYP/CYP450 系统治疗新生儿高胆红素血症和低胆红素慢性胆汁淤积，剂量为 3～10mg/(kg·d)。

5. 4-苯基丁酸 在 BSEP 细胞表面表达降低的 PFIC-2 患者中，应用 500mg/(kg·d) 的治疗量，可部分恢复小管膜的 BSEP 表达，显著改善肝脏指标和瘙痒。

（三）手术及肝移植治疗

临床上药物对于 PFIC 的治疗效果往往不佳，需要考虑手术替代方案和肝移植。顽固性瘙痒往往是手术的原因之一，最常见的类型是胆道内或外分流手术，以防止胆汁酸的肠肝循环，并减少胆汁酸的积累，从而减轻患者的瘙痒。鼻胆管引流是通过内窥镜引入鼻胆管引流，是非手术的、临时的胆汁分流，用于暂时缓解症状。外分流手术则是在胆囊和腹部皮肤之间形成永久性的导管。在许多情况下，可将高达 50% 的胆汁流量从肠肝循环中分流，从而减轻许多有害影响。除了缓解患者的症状外，外转移手术甚至有助于改善肝细胞功能，减缓甚至逆转疾病进展，增加移植时间，从而延长患者生命。最常见的并发症是造口脱垂。

最近发现的 PFIC 遗传原因，即 *TJP2*、*FXR* 和 *MYO5B* 缺陷，尚未报道任何治疗方案。缺乏有效的治疗选择会导致所有 PFIC 患者的疾病进展。在达到终末期肝病时，需要进行肝移植以使患者存活。与任何移植一样，排斥反应的风险仍然存在，在一些研究中，特别是在 PFIC-2 患者中，已经注意到疾病复发。肝移植仍然是 PFIC 患者的最佳治疗选择。

八、预　后

大多数 PFIC 患者会在成年时发展为终末期肝病并伴有明显纤维化。鉴于这种情况的进行性，如果患者不接受肝移植，发病率和死亡率会很高。

九、小　结

目前对于该疾病尚无统一的分型，对于诊断标准尚无明确的指南供参考。PFIC 的治疗更是临床的难点，基因治疗可能成为未来治疗的主导，为患者提供个性化的治疗方案。

（任　艳　郑素军）

参 考 文 献

白洁,郑素军,段钟平,2021.进行性家族性肝内胆汁淤积症的临床特征及诊疗思路.中华肝脏病杂志,29: 1128-1131.

李丽婷,王建设,2019.进行性家族性肝内胆汁淤积症研究进展.传染病信息,32: 162-165.

Felzen A, Verkade HJ, 2021. The spectrum of progressive familial intrahepatic cholestasis diseases: update on pathophysiology and emerging treatments. Eur J Med Genet, 64(11): 104317.

第二十节　良性复发性肝内胆汁淤积症

内容提要

一、定　义

一、定　　义

良性复发性肝内胆汁淤积症（benign recurrent intrahepatic cholestasis，BRIC）是一种因 *ATP8B1* 或 *ABCB11* 基因突变导致的常染色体隐性遗传病，其特征是反复发作的自限性胆汁淤积症，临床表现为瘙痒、食欲减退、疲劳、脂肪泻和黄疸等。多于青年发病，发病年龄为 1～59 岁，存在季节性发病的特点，每年冬季和春季是该病的高峰期，发作期可持续几周甚至几个月，无症状期可持续几个月到数年。发作可以是自发的，也可以由感染或妊娠引发。发作期间以结合胆红素升高为主，ALT 及 AST 正常或轻度升高，GGT 可正常，ALP、胆汁酸（TBA）通常会升高。发作间期各肝脏生化指标正常。基于临床表现、实验室检查和肝脏组织学，排除胆汁淤积的其他原因并通过基因检测可确诊。

二、分类及发病机制

根据突变基因的不同将该病分为 BRIC-1 和 BRIC-2 两种类型。

（一）BRIC-1

该类型因编码 *ATP8B1* 基因突变引起。*ATP8B1* 基因位于第 18 号染色体，编码家族性肝内胆汁淤积 1 型转运蛋白（FIC1），这是一种涉及磷脂跨质膜易位的翻转酶，F1C1 功能缺陷会降低质膜稳定性，损害跨膜转运蛋白的功能，导致胆汁盐排泄受损；FIC1 同样也在小肠和胰腺中表达，因此 BRIC-1 患者会伴有腹泻和胰腺炎的肝外表现。

（二）BRIC-2

此型因编码 *ABCB11* 基因突变引起。*ABCB11* 基因位于第 2 号染色体，该基因编码肝细胞胆盐输出泵（BSEP），BSEP 功能缺陷可导致膜生物合成或转运胆汁功能障碍而形成胆汁淤积。BRIC-2 多伴有胆石症的存在。

三、流 行 病 学

BRIC 是在 1959 年由英国首次报道的，随后其他国家和地区，如北欧、地中海、美洲、日本等也相继有报道。BRIC 是一种较为少见的常染色体隐性遗传病，具体发病率尚未有报道。大部分报道病例呈散发性分布，但也有报道该病患者存在胆汁淤积家族史。BRIC 患者首次典型发作通常在 10～30 岁，好发于男性，但也有婴儿期发作的患者。

四、临 床 表 现

该病的主要临床表现为反复发作性肝内胆汁淤积性黄疸及严重的皮肤瘙痒，其他症状包括右上腹疼痛、食欲减退、恶心、呕吐、脂肪泻和体重减轻。首次出现的年龄范围为 1～59 岁，每次发作可持续数周至数月，发作次数可能是十年一次，也可能是一年数次，发作间期可持续数月至数年，期间完全无症状。黄疸发作前，可出现恶心、呕吐、瘙痒、不适和体重减轻等前驱症状，随后进入黄疸期，其特征是结合性高胆红素血症和 ALP 水平升高，GGT、AST 和 ALT 水平正常或轻度升高，黄疸期同时伴有明显的瘙痒症状。之后为恢复阶段，瘙痒首先完全消退，随后升高的胆红素和转氨酶回复至正常水平。由于维生素 K 吸收不良，长时间发作可导致凝血功能障碍和出血倾向。患者的症状因人而异，但在同一个体的发作期间保持一致。BRIC-1 型可出现听力丧失、急性胰腺炎和腹泻等肝外表现；BRIC-2 型可有胆结石的形成。

五、辅 助 检 查

（一）实验室检查

BRIC 患者疾病发作时 ALT 和 AST 水平一般正常或有轻微升高；血清胆红素升高以结合胆红素形式为主；ALP 水平升高 2 倍正常值上限，甚至有达到正常值上限的 40 倍；GGT 水平可保持正常或仅轻度升高。间歇期各临床指标基本正常。

（二）影像学检查

BRIC-2 型患者影像学检查可有胆结石的形成。MRCP、腹部 CT 等检查提示无胆道系统病变和肝外胆道梗阻的表现，可协助同其他引起胆汁淤积的疾病进行鉴别。

（三）肝组织活检

在发作期间进行的肝活检显示，肝小叶中心胆汁淤积伴胆汁沉积在毛细胆管、肝细胞和肝库普弗细胞中，其他可见肝细胞变性、坏死、肝门静脉和实质炎症。电镜可发现微绒毛变钝。缓解期间没有进展为肝硬化，光镜和电镜下的改变可完全消失，肝脏组织学保持正常。

六、诊断与鉴别诊断

（一）诊断

BRIC 的诊断缺少指南推荐意见，目前经典的诊断标准是 2004 年卢凯蒂奇（Luketic）和希夫曼（Shiffman）提出的以下诊断标准：①至少两次黄疸发作，无症状间隔数月至数年；②实验室检查提示肝内胆汁淤积；③胆汁淤积引起的严重瘙痒；④胆管造影显示肝内和肝外胆管正常；⑤肝脏组织学提示肝小叶中心胆汁淤积；⑥没有其他引起胆汁淤积的证据。

（二）鉴别诊断

1. 杜宾-约翰逊综合征 由位于染色体 10q24 区的 ATP 结合盒 C 亚家族转运体 2（ABCC2）基因突变，导致多耐药相关蛋白 2（MRP2）功能障碍或缺失引起的常染色体隐性遗传病。临床表现为慢性间歇性或持续性高胆红素血症，该疾病预后良好，不需特殊治疗。

2. 原发性胆汁性胆管炎（PBC） 该病以中年女性为主，临床表现为乏力、皮肤瘙痒等；生化指标可见 GGT、ALP 升高；免疫学检查有抗线粒体抗体（AMA）阳性，其中以 M2-AMA 最具特异性；肝脏病理表现为小胆管的非化脓性破坏性炎症。

3. 进行性家族性肝内胆汁淤积 该病是一组罕见的异质性常染色体隐性遗传病，依据其基因突变类型不同，分为 PFIC 1～PFIC 6。临床表现以进行性的黄疸和瘙痒、生长发育障碍、脂溶性维生素缺乏为特点。随着疾病的进展，最终发展为肝纤维化、肝硬化和肝衰竭。

七、治　疗

BRIC 的治疗旨在缓解症状、缩短发作时间和预防并发症。瘙痒是 BRIC 治疗首要考虑的，可以参照目前对于胆汁淤积性肝病引起的瘙痒症的治疗方案，包括药物治疗及非药物治疗。

（一）药物治疗

1. 考来希胺 考来希胺是胆汁淤积引起瘙痒的一线疗法，它是口服后不被吸收的阴离子交换树脂，其作用机制是可以结合胆汁酸和潜在的肠道致痒原，阻止其在回肠末端重吸收。推荐剂量为 4～16g/d，服药后瘙痒症状通常在 4～11d 改善，有效率达 85%。主要副作用包括腹胀、便秘和干扰其他药物（如 UDCA）的吸收。因此服用考来希胺和其他药物之间需要间隔 4h。

2. 利福平 如果患者对考来希胺不耐受，推荐应用利福平治疗。利福平作为细胞色素 P450（CYP450）同工酶，特别是细胞色素 P450 单加氧酶 3A4（CYP3A4）的诱导剂，能够刺激胆汁盐的 6α-羟基化，胆汁盐可通过 ABCC4 转运蛋白在基底外侧膜排出，从而促进胆汁酸代谢和增加排泄速率，抑制肝细胞摄取吸收胆汁酸。利福平的推荐剂量为每次 150mg，每日 2 次，剂量可增加至 600mg/d。因利福平使用过程中可引起肝损伤、肾损伤和溶血性贫血等副作用，因此，需监测利福平的副作用。

3. 阿片类拮抗药 阿片类拮抗药可能是通过阻断阿片受体，并影响内源性阿片样肽，从而改变中枢和外周瘙痒的相关信号通路，达到缓解瘙痒的作用。纳洛酮应该从低剂量开始，12.5～25mg/d，每 3～7 天增加 1/4，可以根据临床反应，最多 50mg/d。纳曲酮存在阿片类戒断症状的风险。有一定的肝毒性。长期使用阿片类拮抗药可导致慢性疼痛综合征。因此，使用此药需严格监测相关指标变化。

4. 舍曲林 舍曲林是一种选择性 5-HT 再摄取抑制药，是一种抗抑郁药，其可以通过改变涉及 5-HT 的潜在瘙痒途径而发挥作用。舍曲林在降低胆汁淤积性瘙痒症瘙痒强度方面耐受性良好，且对瘙痒的抑制作用与其抗抑郁作用无关。舍曲林的不良反应包括失眠、腹泻和幻觉、恶心、头晕、腹泻、幻视和疲劳增加。舍曲林的推荐剂量为每天口服 75～100mg。

5. 熊去氧胆酸 熊去氧胆酸（UDCA）已被用

于治疗 BRIC 引起的瘙痒症。BRIC 患者给予 UDCA 治疗后可增加胆汁酸池，同时增加 UDCA 在胆汁酸池中的比例，降低了毒性疏水性胆汁酸在胆汁中的比例。

（二）非药物治疗

非药物治疗适用于对上述药物治疗无反应的患者。血浆置换和鼻胆管引流，分别通过减少胆汁酸、胆红素等潜在致痒原，进而改善瘙痒症，这些治疗效果只能持续几天或几周，通常短期内瘙痒会复发。紫外线光疗是一种耐受性良好的治疗瘙痒方法，其能与真皮表皮连接处的瘙痒受体相互作用，改变或灭活致痒原，从而减少瘙痒的感觉，但光疗也存在相关风险，如诱发皮肤炎症、皮肤癌等。

另外，因胆汁淤积的发生可影响脂溶性维生素的吸收，因此应注重脂溶性维生素的补充。

八、预　后

该病是一种自限性疾病，不会引起慢性肝病。该病的良性结果，有利于减轻患者的精神负担。

（任　艳　郑素军）

参 考 文 献

徐铭益,陆伦根,2015. 良性复发性肝内胆汁淤积诊治进展. 中国医学前沿杂志(电子版), 7: 5-9.

Luketic VA, Shiffman ML, 1999. Benign recurrent intrahepatic cholestasis. Clinics in Liver Disease, 3: 509-528.

第二十一节　多囊肝病

内容提要

一、定　义

多囊肝病（polycystic liver disease，PLD）又称多发性肝囊肿，表现为肝脏的多发性弥漫损害，囊肿间的肝细胞正常，多合并多囊肾，同时在胰腺、脾脏、双肺及女性卵巢可发现囊性病变。PLD 既可以作为孤立性多囊肝病（isolated polycystic liver disease，PCLD）独立存在，也可以作为常染色体显性遗传多囊肾病（autosomal dominant polycystic kidney disease，ADPKD）和常染色体隐性遗传多囊肾病（autosomal recessive polycystic kidney disease，ARPKD）的伴随症状。

二、流行病学及分类

PLD 的流行病学研究将其分为 3 类：常染色体显性遗传多囊肝病（ADPLD）、常染色体显性遗传多囊肾病（ADPKD）合并 PLD 和常染色体隐性遗传多囊肾病（ARPKD）合并 PLD（表 2-6-6）。

表 2-6-6　PLD 分类

疾病	变异基因	肾脏病变
ADPKD	PKD1（16 号染色体） PKD2（6 号染色体）	有
ARPKD	PKHD1（6 号染色体）	有
PCLD	PRKCSH、SEC63、LRP5、GANAB、ALG8、SEC61B、PKHD1	有

（一）ADPKD 合并 PLD

ADPKD 是肾脏最常见的单基因遗传病，全球发病率为 1%～2%，2 种基因（PKD1 和 PKD2）的突变造成了其发生、发展。PKD1 基因定位于染色体 16p13.3 位点，80%～85% 的患者与它有关，而 PKD2 基因定位于染色体 4q21～22，15%～20% 的患者与其突变有关。PLD 是 ADPKD 最常见的肾外症状，94% 的 ADPKD 患者同时伴有 PLD。

（二）ARPKD 合并 PLD

ARPKD 很罕见，常发生于儿童，发生率约为 1/20 000，其中 30% 的新生患儿死于严重的肺发育不良以及继发的呼吸衰竭，其临床主要表现为肾集合管扩张、胆管发育不良和门静脉纤维化。病因为 6 号染色体短臂上编码纤维囊肿蛋白的多囊肾基因和肝病 1 型基因（PKHD1）突变。纤维囊肿蛋白的功能目前尚未完全阐明，但与多囊蛋白 1、多囊蛋白 2 一样参与肝、肾原始纤毛的形成过程，其编码基因的突变可导致囊肿形成。

（三）PCLD

与 ADPKD 和 ARPKD 不同，PCLD 常不累及肾脏。根据 PCLD 患者变异基因的研究，*GANAB* 是第一个被发现与 PCLD 有关的基因，所占比例较小（≤1%），*PRKCSH* 基因突变所占比例最高，约 15%，但仍有大部分 PCLD 患者无法找到发病基因。在少数患者中，已经发现 19 号染色体短臂上编码 PRKCSH 的基因突变和 6 号染色体编码 SEC63 的基因突变，另外 *ALG8*、*SEC61B*、*PKHD1* 三种基因的突变也参与了 PCLD 的发生、发展。PRKCSH 和 SEC63 是胆管上皮细胞内质网发挥作用的重要组成部分，并参与糖类代谢，负责折叠和转运糖蛋白。*ALG8* 基因编码的 α-1,3-糖基转移酶是一种内质网整合膜蛋白，而 *SEC61B* 基因编码产物是内质网上 SEC63 蛋白复合体的重要组成部分，两者均通过在糖蛋白质量调控上发挥重要作用，从而参与疾病发展。

三、危险因素及分级

不同年龄患者多囊肝多囊肾的发生率不同。10～39 岁多囊肝多囊肾的发病率为 1.69%，40～59 岁是多囊肝多囊肾发生率的高峰期，为 4.79%，60 岁以后是发生率较少的年龄段，为 3.35%。另外，86% 的患者为女性，且女性患者的囊肿比男性患者的大而且多。在女性患者中，89% 的患者平均分娩 2 次，92% 的患者平均使用雌激素 12 年。中年女性、多胎妊娠、服用外源性雌激素可能是多囊肝发病的危险因素。多囊肝的分型主要是为了指导临床治疗。

根据影像学检查结果将多囊肝分为 3 型。

Ⅰ型：>10cm 的囊肿少于 10 个；Ⅱ型：肝实质小部分受累，仍有一大半正常肝组织；Ⅲ型：肝实质被小型和中型囊肿弥漫性侵袭，只有少数正常肝组织。

四、发病机制

PLD 的发生机制目前尚不完全清楚。一般认为，PLD 存在多个细胞内信号通路和细胞功能的失调，主要与以下因素有关：①流入囊腔内的液体分泌增加；②胆管上皮细胞增殖增加；③纤毛结构和功能的异常；④细胞内基质间联系异常；⑤细胞周期过程的损伤；⑥中心体形态学上的缺陷；⑦mRNA、microRNA 和蛋白质表达的总体改变；⑧细胞内 cAMP 水平的升高。

肝囊肿起源于肝脏胚胎发展过程中的胆管板畸形，导致肝内胆管的不连续，称之为 Von Meyenburg complexes（VMC），VMC 有进行性扩张的倾向。ADPLD 中，原发性的病变包括脂肪细胞的扩增，而在 ADPKD 伴 PLD 中，原发性损害是细胞间黏附的破坏。在研究 PLD 机制的过程中，必须区分几种多囊蛋白，即 PC1、PC2、肝囊肿蛋白和 SEC63 的重要作用（表 2-6-7），PC1 和 PC2 协同调控肝、肾纤毛细胞间黏附。在 ADPLD，变异的肝囊肿蛋白和 SEC63 可破坏内质网的正常功能，导致肝内胆管的扩张，进而囊肿形成。

囊肿形成有赖于胆管上皮细胞的过度扩增和液体过度分泌，cAMP 是调控此过程的关键蛋白质。肠促胰液素是胆管上皮细胞主要的 cAMP 激活剂，促使将多种转运体和通道嵌入胆管上皮细胞的顶端膜上，促进肝囊肿的液体分泌。在小鼠 ADPKD 模型中用生长抑素类似物抑制 cAMP 引起肝囊肿体积减小 22%～60%，证实了 cAMP 在肝囊肿形成过程中的重要作用。此外 PLD 患者体内血管内皮生长因子（VEGF）、雌激素、胰岛素样生长因子、雷帕霉素靶蛋白（mTOR）的升高，使其有可能成为未来治疗的靶点。

表 2-6-7　多囊肝关键作用蛋白质的分类及其作用

蛋白质	作用
多囊蛋白 1	协调多囊蛋白 2 共同调控纤毛细胞间黏附
多囊蛋白 2	协调多囊蛋白 1 共同调控纤毛细胞间黏附
肝囊肿蛋白和 SEC63	破坏内质网的正常功能进而导致肝内胆管的进一步扩张
cAMP	促使 PLD 胆管上皮细胞增生和囊肿液体的分泌，此过程能被生长抑素类似物抑制
VEGF、雌激素、胰岛素样生长因子、mTOR	在 PLD 中上调，可能参与囊肿的形成和生长，可能成为未来药物治疗的靶点

纤毛疾病是一类新兴的人类疾病，由影响纤毛结构或功能的不同基因缺陷引起，它们可以作为简单的隐性方式遗传，也可以显性方式遗传，不同表型的临床表现受遗传修饰因子数量的控制。纤毛疾病通常导致共同的临床特征，如智力残疾、视网膜缺损和多指畸形，但最常见的表型是囊性肾。ADPKD 中受影响的蛋白质位于纤毛，这导致 ADPKD 被归类为纤毛病。相比之下，与 PCLD 相关的蛋白质并没有定位于纤毛。肝囊肿由胆管细胞排列，因此 PCLD 属于胆管病。

五、临床表现

PLD 患者肝脏的体积每 6～12 个月平均增加 1.8%～3.7%。无论哪个类型的 PLD，大多数患者都没有临床症状，只有少部分患者会出现临床症状，临床症状主要分肝内表现和肝外表现。

（一）肝内表现

1. 囊内并发症

（1）肝囊肿出血：通常表现为急性右上腹痛，可以在最初几天内加重后自发消退。引起肝囊肿出血的原因一般有囊内高压、快速生长、直接创伤。一般超声即可诊断。由于囊腺癌、囊性腺瘤、出血性囊肿采用超声难以鉴别，可以通过腹部加强 CT 或 MRI 对比成像区分出血及恶性肿瘤。

（2）肝囊肿感染：这是 PLD 患者中罕见的并发症，一般认为是由于肠道细菌易位引起的。通常表现为右上腹疼痛、发热、全身不适。影像学检查可显示肝囊肿壁增厚、囊内液体浑浊，但诊断不能仅依靠影像学。诊断的金标准是抽取囊液检查有炎症细胞和细菌阳性。引起肝囊肿感染最常见的细菌是大肠埃希菌和克雷伯菌。治疗一般采用囊肿引流结合使用广谱抗生素治疗。

（3）肝囊肿破裂：这是 PLD 极为罕见的并发症。发病原因是自发或继发于出血的囊肿体积增加。患者临床表现通常是严重的腹痛，影像学检查显示肝脏周围有游离液体及残留的囊肿。治疗多数采用保守治疗和支持治疗。如果存在血流动力学不稳定，则需要引流腹水，或进行肝囊肿引流或手术治疗。

2. 肝体积并发症 约 20% 的患者会因为肝脏体积增加，挤压周围脏器，出现临床表现，包括呼吸困难、早饱、腹胀、腹痛、营养不良、胃食管反流、肝大压迫周围器官引起的背痛或囊肿并发症，以及运动受限，严重影响了生活质量。此外，PLD 患者可能因囊性占位效应而出现肝静脉流出道梗阻（HVOO）、门静脉阻塞（PVO），导致门静脉高压、腹水、静脉曲张出血、脑病或脾大，甚至有的患者由于囊肿体积较大，压迫了下腔静脉，引起下腔静脉阻塞综合征（ICVS），导致双下肢水肿。

3. 黄疸 多发生于晚期，但也可以发生在疾病的任何阶段。

4. 终末期肝病 疾病晚期时可以发生肝衰竭。

（二）肝外表现

1. 肾 ADPKD 合并多囊肾，大多数成人 ADPKD 可以出现肾脏扩大和终末期肾病。PCLD 患者可能存在少量肾囊肿，但不会发生肾衰竭。

2. 心血管疾病 ADPKD 患者可能出现高血压、颅内动脉瘤、心脏瓣膜疾病（二尖瓣脱垂等）。

3. 腹壁疝 多达 15%～45% 的 ADPKD 患者可能出现（旁）脐疝和腹股沟疝，这可能是由于肝脏和肾脏体积大导致的慢性压迫。

六、辅助检查

（一）实验室检查

在大多数 PLD 患者中，由于肝实质未完全被破坏，因此肝功能检查通常是正常的，但在一些严重患者中，有 GGT、ALP、AST 与总胆红素（TBil）升高的报道。其中 GGT 和 ALP 的升高可能是胆管细胞激活的结果，而 TBil 的升高可见于一些囊肿压迫胆管的患者。另外，PLD 患者中糖类抗原 19-9（CA19-9）水平可升高，且其升高程度与多囊肝体积呈正相关。CA19-9 显著升高的患者则需要考虑囊肿合并感染的可能，这种情况下有效的抗感染治疗可以使其水平下降。此外，ADPKD 患者有肾功能不全的体征和肌酐、血尿素氮（BUN）和（或）肾小球滤过率（GFR）水平的变化。

（二）超声检查

超声检查多囊肝以其简便、无创、可多次重复操作等优点，使其成为首选的影像学诊断方法，对于不典型多囊肝需要结合家族史并定期复查，避免漏、误诊。

典型多囊肝的特征为：①肝脏呈不规则明显增大，形态失常。②肝内布满大小不一的无回声区，内径从数毫米至数厘米不等，囊肿间隔较薄。多囊肝合并出血或感染时，超声表现为部分囊肿内有细弱回声及絮状不规则回声沉积，两者的鉴别需紧密结合临床体征。囊肿囊内出血，可出现急性腹痛、恶心、呕吐等症状；如合并感染，则有发热等全身症状。超声定位下穿刺是鉴别的最好方法。

不典型多囊肝常表现为：①肝体积正常或体积略增大。②肝实质内有多个囊性暗区散在分布或聚集在一起，互不相通，同时可见部分"实质"回声。③不典型的多囊肝超声诊断需要详细询问患者有无家族史，患者是否有多囊肾、多囊胰、多囊脾，嘱咐患者定期复查，做好随访工作。

（三）X 线、CT 和 MRI

CT 及 MRI 检查可明确囊肿的大小、部位、形态和数目。大的肝囊肿可因其所在部位不同，X 线检查可显示膈肌抬高或胃肠受压等征象。CT 示正常肝脏实质被大小不等的囊肿代替，囊肿边缘光滑，典型囊肿其内密度均匀，增强扫描后无强化。囊肿在 MRI 上呈长 T1 长 T2 信号，其内信号较均匀。伴有囊内出血者部分囊肿内可见不均匀密度增高影。

（四）肝组织病理检查

肝脏病理检查可见囊肿大小不一，表面充满大小不等的囊肿，囊内充满清亮无色液体，切面亦见多个大小不等的囊腔，未见正常肝脏，部分囊内见部分灰白色液体。镜下观察囊壁衬为单层扁平上皮呈胆管上皮样改变，局部可见片状坏死，并有不同程度的纤维组织结节样增生。

此外，PCLD 患者还应检查肾、肺、胰及其他脏器有无囊肿（多囊病）或先天畸形，并注意与先天性肝内胆管扩张症［卡罗利病（Caroli disease）］相鉴别。

七、诊　断

PCLD 目前尚缺乏统一的诊断标准。在无家族史的患者中，肝囊肿数量＞20 个时可予以 PLD 的诊断，但在有家族史的 PCLD 患者中，囊肿数量＞4 个即可诊断。如无多囊肾需考虑 PCLD，若多囊肾则需考虑 ADPKD 及 ARPKD，而如前所述，绝大部分成年患者为 ADPKD。需要注意的是，因 PCLD 患者可有肾囊肿且 ADPKD 患者可以肝囊肿为主要临床表现，所以 PCLD 与无家族史的 ADPKD 的鉴别仍很困难，需要进行基因分析。基因分析中相关基因变异可从基因水平明确 PLD 疾病分类。

目前对 PLD 有两种分型，即吉戈（Gigot）分型（表 2-6-8）与施内尔多费尔（Schnelldorfer）分型（表 2-6-9），两者都以囊肿数量、大小以及剩余肝实质体积作为分型的标准，而后者增加了对预保留肝脏血供的评估，更有利于对不同情况的患者选择合适的治疗方式。虽然 Gigot 型肝脏因为其肝囊肿数量较少不属于多囊肝，但是 Gigot 标准对于粗略确定 PLD 的严重程度是有用的。

表 2-6-8　Gigot 分型

分型	囊肿数量	囊肿大小	剩余肝实质体积
Gigot Ⅰ型	＜10 个	大（＞10cm）	大量
Gigot Ⅱ型	大量	中小	大量
Gigot Ⅲ型	大量	中小	少量

八、鉴别诊断

PCLD 是一种先天性肝囊肿，应与寄生虫性（如肝棘球蚴病）、创伤性、炎症性和肿瘤性囊肿等相鉴别。

（一）肝棘球蚴病

肝包虫病患者常有流行病地区居住史，以及犬、羊、牛等接触史，除超声、X 线、CT 及 MRI

表 2-6-9　Schnelldorfer 分型

分型	症状	囊肿特征	正常肝实质	预保留肝叶的肝门静脉或肝静脉阻塞
A 型	无或轻度	任何	任何	任何
B 型	中等或严重	数量少且体积大	＞2 个肝叶	无
C 型	严重（或中等）	任何	＞1 个肝叶	无
D 型	严重（或中等）	任何	＜1 个肝叶	有

外，包虫皮内试验（Casoni test）阳性及补体结合试验阳性有助于诊断。

（二）肝海绵状血管瘤

根据临床表现，以及超声、CT、MRI 及必要时肝动脉造影等检查，不难诊断。

（三）原发性肝癌

根据肝病病史、甲胎蛋白（AFP）≥400ng/ml，超声、CT 或 MRI 检查发现肝实质性肿块，且具有肝细胞癌典型影像学表现者，即可做出临床诊断。

（四）先天性肝内胆管扩张

肝内胆管的位置在肝门静脉前方，两者关系较恒定，再结合临床特征作出鉴别诊断并不困难。

九、治　　疗

目前对于 PLD 的治疗主要分为药物治疗与外科治疗。目前对于 PLD 的治疗以采用外科治疗减少肝脏体积以控制症状为主，然而随着针对 PLD 发病机制研究的进一步深入，药物治疗及新药物靶点的开发已逐渐成为热点。需要注意的是，近年来临床上 PLD 的诊疗仍未有重大突破。

无临床症状的 PLD 患者不需要任何治疗，对于这类患者，最好避免不必要的影像学检查，以避免积累辐射暴露和不必要的紧张情绪。只有当部分 PLD 患者因肝体积增大引起器官衰竭或出现囊肿破裂、感染、出血等并发症时才需要考虑干预。目前对于 PLD 的治疗分为药物治疗和外科治疗两大类。

（一）药物治疗

1. 生长抑素类似物（somatostatin analogues） 生长抑素是一种神经激素，作用十分广泛。虽然目前没有公认的 PLD 药物治疗方案，但近年来生长抑素类似物治疗 PLD 的研究也已经有所进展。生长抑素受体（somatostatin receptor，SSTR）一共有 5 种亚型，分别是 SSTR-1 至 SSTR-5，在人体许多组织中均有表达。奥曲肽、兰瑞肽、帕瑞肽等生长抑素类似物，能通过与囊壁表面的 SSTR 相互作用从而降低胆管上皮细胞的 cAMP 水平、抑制囊液分泌及胆管细胞增生，从而抑制肝囊肿的生长，显著减小肝体积。

帕瑞肽是比奥曲肽更稳定的生长抑素类似物，其半衰期为 12h，目前常用于治疗库欣综合征，与奥曲肽和兰瑞肽不同的是，它可以与除了 SSTR-4 之外的所有 SSTR 亚型结合以发挥作用。

2. 雷帕霉素靶蛋白（mTOR）抑制药 mTOR 抑制药西罗莫司已被证明可以阻断多囊上皮细胞的无序、不受调节的增殖反应。有研究显示，西罗莫司与多囊肝体积减小相关，但目前没有实质性证据表明在 PLD 患者中常规使用西罗莫司，这些需要在更大的随机对照试验中得到证实。

3. 熊去氧胆酸（UDCA） UDCA 是肝细胞和胆管上皮细胞中的 Ca^{2+} 激动药，并且已在 PLD 动物模型实验中证实其具有延缓肝囊肿生长的作用。作用机制为通过抑制囊性胆管上皮增殖和抑制肝内细胞毒性胆汁酸水平，通过 PI3K/AKT/MEK/ERK1/2 通路抑制胆管上皮细胞囊性增生。

4. 血管升压素 2 受体（vasopressin 2 receptor，V2R）拮抗药 V2R 定位在肾小管上皮，可以通过上调 cAMP 从而促进囊液分泌与细胞增殖。研究表明在 PCK 小鼠模型中通过拮抗肾脏中 V2R 可以延缓肾囊肿增长并改善肾功能。同时，即使是在晚期的 ADPKD 患者中，托伐普坦也表现出了保护肾功能的作用。虽然目前认为 V2R 在胆管上皮细胞中不表达，所以 V2R 拮抗药对多囊肝无效，但近年来也有用 V2R 治疗方案成功使 PLD 患者肝体积减小的报道。

5. 药物新靶点 有研究发现，在 PLD 患者中胆管上皮细胞的自噬增加，进而激活了 cAMP-PKA-CREB 信号通路，导致肝囊肿生成，这可以成为未来新药开发的方向。

（二）外科治疗

1. 囊肿穿刺抽液及硬化治疗（cyst aspiration and sclerosis） 常用于单个巨大囊肿，即 Gigot Ⅰ 型患者，直径＞5cm 的单个囊肿也是其指征。使用这种治疗方案时，在把囊肿内容物抽吸干净后会将硬化剂注入囊腔内，通过破坏囊壁上皮细胞而抑制囊液的产生，使囊腔逐渐闭合。最常用的硬化剂为乙醇，其次为乙醇胺油酸酯、米诺环素、四环素等。此类治疗临床复发率高达 80%，症状复发率高达 50%。常需要多次引流。最常见的并发症是注入乙醇过程中产生的腹部疼痛，可能是由于腹膜刺激引起。导管、穿刺针类型和接触乙醇的时间不会影响治疗结果。因 PLD 患者被诊断时常为多发囊肿，故囊肿穿刺抽液及硬化治疗在PLD患者中应用较少。

2. 开窗去顶术（fenestration） 与囊肿穿刺抽液及硬化治疗不同，开窗去顶术常用于多发囊肿的治疗，即Gigot Ⅰ、Ⅱ型患者，此外，该术式也可应用于囊肿穿刺抽液及硬化治疗失败的患者。随着腹腔镜技术的发展，该术式常在腔镜下完成，但有时也因无法控制的出血、腔镜盲区、技术等原因在开腹下完成。92%的患者在去顶术后症状可得到极大程度的缓解，但有24%的患者在随访中发现囊肿复发，22%的患者症状复发，且有多个直径>5cm囊肿的患者较囊肿体积小的患者复发率更高。此手术合并了引流术与去顶术，其优势在于能够一次性处理多发性囊肿。随着腹腔镜技术的兴起和逐渐成熟，腹腔镜下肝囊肿开窗去顶术既可以达到彻底开窗引流的目的，又可避免剖腹手术和反复穿刺带来的并发症，且具有手术创伤小、出血少、恢复快、住院时间短及对肝功能影响小等优点，已成为目前国内外治疗肝囊肿最常用的手术方式。主要并发症是腹水、胸膜漏、动静脉出血和胆瘘。禁忌证是深部囊肿、弥漫性囊肿等。

3. 肝动脉插管化疗栓塞术（transcatheter arterial embolization，TACE） TACE是使用栓塞剂选择性地栓塞给予囊肿供血的动脉分支，从而达到破坏囊壁细胞，切断囊液来源，控制疾病进展的目的。这种治疗方案主要得益于近年来研究发现PLD中囊肿主要由肝动脉供血。TACE虽然可以显著减少肝体积，但其失败率高达69.6%，其中包括死亡、术后肝衰竭和症状未得到控制的患者。目前虽有证据证明PLD患者可从TACE获益，但在广泛推广之前仍需要设计精良的多中心大型研究证明其安全性与有效性。

4. 肝切除术（hepatic resection） 在PLD中，肝切除术常应用于严重的Gigot Ⅱ型患者，且患者肝脏必须有至少1个未被囊肿影响的肝段，切除范围由囊肿大小及分布情况而定，最大可行肝三叶切除术。由于囊肿的压迫，扭曲变形的肝内格林森氏系统以及肝静脉系统在一定程度上增加了手术难度。此术式常与开窗去顶术合用以处理无法切除的囊肿。由于上述原因，PLD患者行肝切除术时出血与胆瘘发生率相对较高，约为51%，包括腹水、胸水、胆瘘、出血和伤口感染等，而病死率约为3%，死因多为脑内出血、感染性休克。与通常的肝脏手术一样，临床建议至少保留25%～30%的肝实质。术后86%的患者症状能得到较大缓解，34%的患者囊肿复发，又由于其潜在的腹腔粘连将导致未来肝移植难以实施，故临床上不主张将其列为一线治疗方案。同时，肝切除术后应用生长抑素类似物可抑制剩余囊肿生长并预防新囊肿的发生。总之，肝切除术治疗PLD尚有争议，虽其短期疗效可观，但长期疗效与安全性仍需更高质量的证据。

5. 肝移植（liver transplantation） 对于严重的多囊肝患者，肝移植是目前唯一能治愈PLD的方法，其指征为患者出现影响生活质量的严重症状，以及出现门静脉高压、营养不良等不可治疗的并发症。在PLD患者中，肝移植治疗效果良好，与肝细胞癌和慢性肝衰竭相比，PLD的移植后生存率明显高于前两者，3、5年生存率分别为88.8%、85.1%，91%的患者在移植后健康相关生命质量评价有显著的提升。术后并发症发病率为41%，病死率为17%。由于缺乏供肝、PLD患者优先级不高等因素，临床选择肝移植时需谨慎评估病情。ADPKD患者应考虑对肝脏和肾脏移植进行评估。接受肝移植的患者5年移植物存活率为87.5%，总存活率为92.3%。

（三）基因治疗

基因编辑是通过使目的DNA双链断裂后刺激内源性细胞修复机制，从而转运DNA达到扩增内源性基因表达的目的。为了纠正各种不同的PLD相关基因变异，基因编辑系统必须要有足够的特异性以避免对其余的基因组造成伤害。需要注意的是，因PLD患者基因变异的差异性，纠正这些变异就需要个性化基因治疗方案，这就要求综合的基因变异分析和指导RNA的个性化定制。同时，疾病基因的异质性也对个性化基因治疗造成了很大的阻碍，但随着致病基因*GANAB*在PCLD和ADPKD患者中均被发现，表明PCLD和ADPKD各自的肝囊肿产生机制之间可能有共同的通路，这为PLD的基因治疗提供了基础。限于目前知识的局限与技术的不成熟，基因治疗进入临床仍有待时日。

十、预　　防

1. 家族成员中有人患多囊肾、肾囊肿者。由于多囊肾常伴有多囊肝、肝囊肿、脾囊肿、胰腺囊肿、脑动脉瘤、腹主动脉瘤、消化道憩室等疾病发生，所以，当自己或家族成员中发现有以上疾病者应特别注意多囊肾、肾囊肿的发生。

2. 长期在严重污染的环境中生活者，或接触有毒化学物质（包括服用肾毒性药物）或射线者。

3. 情志的异常变化，特别是长期过度抑郁或惊恐者。

4. 血尿周期发作或有轻度蛋白尿（须与肾炎相鉴别）者。

5. 过度劳累，包括体力劳动过度、脑力劳动过度而又缺乏体育锻炼或锻炼方法、强度不当者、房劳过度者等。

6. 腰、腹部出现局部不适者及出现不明原因高血压或肾功能异常者等。

十一、饮食原则

1. 饮食对于多囊肾多囊肝患者后天的养护非常重要，一般不可过食高盐高脂食品，注意勿过饥过饱、过冷过热，以免伤及脾气。如血尿酸高、血压高者要进低嘌呤、低脂饮食，忌食动物内脏及高脂肪饮食。后期慢性肾衰竭者要注意控制食物中蛋白质的摄入量。

2. 多囊肾多囊肝患者日常生活活动应避免剧烈运动、穿吊带裤，不要使用环绕腹部的汽车安全带，如此可预防肾脏因碰撞或挤压而受伤。

3. 多囊肾多囊肝患者应避免肾感染，避免泡浴及憋尿，性交后立刻排尿，尽量避免尿道插管，万一有囊内感染需请肾脏专科医师治疗，并延长抗生素使用时间（4～6周）。

4. 多囊肾多囊肝并发肾结石患者每日应饮用足量的水，使尿量达到每日 2L，如仍无法排出可考虑手术。

十二、小　　结

目前多囊肝的病因和发病机制还不明确，临床上也没有彻底的治愈方法。对于有症状的患者，治疗方案可根据症状的严重程度进行选择，目前肝移植是 Gigot Ⅲ 型多囊肝最有效的治疗。药物治疗虽然可以减少肝体积，延缓疾病的进展，但疗效仍不确切，需要扩大样本量进行大量的临床随机对照研究来验证。随着研究的不断进展，一些新的治疗方法也会不断出现，肝囊肿的治愈也将成为可能。

（黄春洋　韩　莹）

参考文献

中国医师协会外科医师分会肝脏外科医师委员会, 中国研究型医院学会肝胆胰外科专业委员会, 2016. 肝脏良性占位性病变的诊断与治疗专家共识 (2016 版). 中华消化外科杂志, 16(1): 1-5.

Cornec-Le Gall E, Alam A, Perrone RD, 2019. Autosomal dominant polycystic kidney disease. Lancet, 393(10174): 919-935.

van Aerts RMM, van de Laarschot LFM, 2018. Clinical management of polycystic liver disease. J Hepatol, 68(4): 827-837.

第七章 肝纤维化及肝硬化

第一节 肝纤维化

一、定　义

肝纤维化是指肝脏细胞外基质（即胶原、糖蛋白和蛋白多糖等）的弥漫性过度沉积与异常分布过程，是肝脏对慢性损伤的病理性修复反应，是各种慢性肝病向肝硬化发展过程中的关键步骤和影响慢性肝病预后的重要环节。肝纤维化经过积极治疗组织学可逆，但多数肝纤维化患者无特异临床症状和体征，血液生物化学指标异常也缺乏特异性。所以，及时发现、准确评估、积极治疗肝纤维化是延缓慢性肝病进展、改善预后、提高患者生活质量的重要手段。

二、病　因

在全球范围内，肝纤维化的最常见病因是病毒感染（慢性乙型肝炎和慢性丙型肝炎）及酒精性肝损伤，近年来代谢相关脂肪肝也随着全球肥胖率的增加而提高了肝损伤的风险；其他慢性肝损伤的病因还包括自身免疫性肝病、胆汁淤积性肝病、代谢紊乱（脂质、糖原和金属元素存储紊乱）及遗传性肝病、药物不良反应、其他肝脏感染（血吸虫），均可以导致肝纤维化。

三、发病机制

参与肝纤维化过程的细胞中，活化的肝星状细胞（hepatic stellate cell，HSC）是生成纤维组织的关键细胞。不同的病因刺激可以造成肝脏慢性损伤，肝细胞发生凋亡、坏死或坏死性凋亡，导致肝脏炎症。肝细胞、库普弗细胞、肝窦内皮细胞和淋巴细胞可以通过释放细胞内容物、细胞因子和活性

氧簇等，刺激位于窦间隙内静止期的 HSC，使之活化成为肌成纤维细胞（myofibroblast，MFB）样表型。这种表型具有收缩、增殖和纤维化的特点，对损伤具有多种表型反应，一方面产生大量细胞外基质（extracellular matrix，ECM），形成纤维间隔和肝窦的毛细血管化，造成肝纤维化，并伴有纤维间隔内的血管增生；另一方面，它们促进了生长因子的合成，从而促进了纤维化的形成。

慢性肝损伤时自由基的活化导致肝内氧化应激和抗过氧化防御机制效能降低，参与组织重构和肝纤维化的发生，该机制在酒精性肝炎和非酒精性脂肪性肝炎时尤其重要。还有一些已知的血管生成介质，包括血小板衍生生长因子（platelet derived growth factor，PDGF）、血管内皮生长因子（vascular endothelial growth factor，VEGF）及其同源受体等，以及一氧化氮、一氧化碳等血管活性物质也参与了肝纤维化的发生与发展。此外，肠道微生物作用、肝纤维化进展调控的修饰作用和肝纤维化发展过程中组织硬度等也都影响肝纤维化的进展。

四、检查方法及诊断

（一）侵入性检查

1. 肝穿刺活组织检查　肝穿刺活组织检查仍是目前诊断肝纤维化的"金标准"，但其存在取样误差、阅片者的经验不同，可能导致重复性差、价格昂贵，以及肝纤维化不均匀性分布常导致组织学评估错误等缺点，且其为有创操作，超过30%的患者在术中感到明显疼痛，小于1%的患者并发严重的出血，2%~3%的患者在术后需要住院进一步治疗，甚至有0.33%的致死率。肝脏炎症坏死分级和纤维化程度分期推荐采用国际上常用的 METAVIR 评分系统，也可参照克内德尔（Knodell）、伊沙克（Ishak）、朔伊尔（Scheuer）、北京标准等评分系统了解肝脏纤维化程。

适应证：肝功能异常明确病因、评估肝脏炎症及纤维化分级、判定药物疗效。

禁忌证：①不能配合穿刺活组织检查者；②有

出血倾向者：PT>4s 和（或）INR>1.5 和（或）血小板计数<60×10⁹/L；③无法输血液制品者；④高度怀疑棘球绦虫病者；⑤考虑血管瘤或其他血管肿瘤患者；⑥腹水患者；⑦存在右侧胸膜腔和（或）右侧膈下感染者。

注意事项：对于所有需要进行经皮肝穿刺活组织检查操作的患者，都需要谨慎评估停用抗凝血药物的潜在风险。术前停用抗凝血药物：华法林需要在术前停用至少 5d，并可在术后 48～72h 后恢复使用；抗血小板凝集药物和非甾体抗炎药应在术前 7～10d 停用并在术后 48～72h 后恢复使用。

2. 经颈静脉穿刺活组织检查　经颈静脉穿刺活组织检查主要用于弥漫性肝损伤、不能行经皮肝穿刺活组织检查的患者。

3. 外科手术或腹腔镜肝活组织检查　具备专业技能的外科医师可在外科手术或腹腔镜手术中行细针肝活组织检查或切除肝活组织检查。

4. 肝静脉压力梯度（hepatic venous pressure gradient，HVPG）　HVPG 和肝纤维化分期显著相关，是肝硬化门静脉高压诊断和危险分层的"金标准"。HVPG 对操作技术水平有一定的要求，且属于创伤性检查，肝窦前不同部位、性质的病变对其测定也有影响，因此其标准化检测及无创替代技术在肝硬化治疗目标评估中具有重要价值。

（二）非侵入性检查

1. 肝纤维化的血清学指标

（1）肝纤维化血清学标志物：在诊断或排除显著的肝纤维化和肝硬化方面可以参考，应为有助于预测或监测肝脏内炎症和纤维化、肝脏纤维合成或降解反应的相关参数。目前认为，反映细胞外间质（ECM）成分的透明质酸（HA）、Ⅲ型前胶原肽或其代谢片段（包括 PⅢP、PⅢNP、PⅢCP）、Ⅳ型胶原或其代谢片段（包括 PⅣNP、PⅣ-NC1、PⅣ）及层粘连蛋白（LN）；反映 ECM 改变相关酶的基质蛋白酶抑制因子-1（TIMP-1）和反映纤维化形成的相关细胞因子转化生长因子 β_1（TGF-β_1）进行联合检测较有意义。上述 6 项指标中有 2 项或以上异常者对肝纤维化诊断具有提示意义，但目前认为这些指标对纤维化分期无直接指导意义。这些标志物在肝炎不同的发展时期有不同的变化，其动态观察的临床意义远远大于单次的检测结果。

（2）天冬氨酸转氨酶（AST）和血小板（PLT）比值指数（AST/PLT ratio index，APRI）：APRI=AST(ULN)/PLT(10⁹/L)×100。APRI 指数的构建源于慢性乙型肝炎患者，成人 APRI≥2 预示发生肝硬化，APRI<1 用于排除肝硬化。

（3）FIB-4 指数：FIB-4=[年龄 (岁)×AST(IU/L)]÷[PLT(10⁹/L)×ALT(IU/L) 的平方根]。FIB-4 指数可用于进展性肝纤维化（相当于 Metavir≥F3）的诊断和分期。FIB-4 指数>3.25，预示患者已经发生进展性肝纤维化。FIB-4<1.45 用于排除 Metavir≥F3 的诊断效能较高。

2. 影像学检查　影像学诊断因无创、重复性高等优势，逐渐用于评估肝纤维化程度。常规超声、CT、MRI 对于早期肝纤维化常无特征性发现，因此，对肝纤维化的早期诊断意义不大。瞬时弹性成像和磁共振弹性成像已成为目前无创性诊断和评估肝纤维化推广应用的方法。

（1）肝脏瞬时弹性成像（TE）技术：是一种相对成熟的无创性诊断肝纤维化的技术，可以对显著的肝纤维化和肝硬化作出初步评估。通过测定肝脏的弹性评估肝纤维化程度，目前已临床应用的是 FibroScan 和 FibroTouch。基本原理为利用特殊探头震动产生一个瞬时低频脉冲激励，使肝组织产生瞬间位移和剪切波，跟踪并采集剪切波可获得组织弹性模量，通过肝硬度值（LSM）测定评估肝纤维化程度。

优点：①具有可移动性，能够实现快速的床旁操作；②检查值具有较广的参考范围（2.5～75kPa），能够实现在同一观察者和不同观察者间重复操作；③在大量的肝病患者中得到有效验证。

缺点：可能导致结果升高的因素包括表现为谷丙转氨酶或总胆红素升高的肝脏炎症活动、高 BMI、肝外胆汁淤积、肝静脉淤血、酒精摄入过量和进食（进食 2～3h 后恢复至基线）。

中华医学会《肝纤维化诊断及治疗共识（2019 年）》最新推荐参考值：①在慢性乙型肝炎患者中，胆红素正常、ALT<5×ULN 的 CHB 患者 LSM≥17.0kPa 时考虑肝硬化，LSM≥12.4kPa（1×ULN<ALT<2×ULN 时 10.6kPa）考虑进展期肝纤维化；LSM<10.6kPa 排除肝硬化可能；LSM≥9.4kPa 考虑显著肝纤维化；LSM<7.4kPa 排除进

展期肝纤维化；LSM 在 7.4～9.4kPa 的患者如无法确定临床决策，考虑肝活检；胆红素异常患者应进行动态评估。胆红素、ALT 正常的 CHB 患者 LSM≥12.0kPa 考虑肝硬化，LSM≥9.0kPa 考虑进展期肝纤维化，LSM<9.0kPa 时排除肝硬化，LSM<6.0kPa 时排除进展期肝纤维化，LSM 在 6.0～9.0kPa 者如无法决定临床决策，考虑肝活检。②慢性丙型肝炎患者中，LSM≥14.6kPa 考虑肝硬化，LSM<10.0kPa 可排除肝硬化；LSM<7.3kPa 排除进展期肝纤维化，目前缺乏进展期肝纤维化、显著肝纤维化的可靠诊断界值。③成人非酒精性脂肪性肝病中，LSM≥15.0kPa 考虑肝硬化，LSM≥11.0kPa 考虑进展期肝纤维化，LSM<10.0kPa 考虑排除肝硬化。LSM<8.0kPa 考虑排除进展期纤维化；LSM 处于 8.0～11.0kPa 的患者需接受肝活检以明确肝纤维化状态。④酒精性肝病患者 LSM≥20.0kPa 考虑肝硬化，LSM<12.5kPa 排除肝硬化，LSM<9.5kPa 排除进展期肝纤维化。⑤自身免疫性肝炎肝纤维化诊断界值参照 ALT<2×ULN 的慢性乙型肝炎的标准；目前对于 PBC 尚缺乏可靠诊断界值。

（2）磁共振弹性成像（MRE）：是在磁共振技术基础上再加入应变声波（波长）检测系统，从而将组织弹性程度和图像 MR 相结合的一门新的成像技术。MRE 用来诊断肝纤维化的界值为 2.93kPa，预测的敏感度为 98%，特异度为 99%，是目前对肝纤维化分期诊断效能较高的无创性评估方法，其总体诊断效能优于 TE，但尚未建立统一的不同病因肝纤维化 MRE 肝弹性值。

与 TE 技术相比，MRE 有其独特的优点：首先，它不受采集声窗和检查路径的限制，可扫描整个肝脏，对其进行全面评估，避免了抽样误差；其次，实施 MRE 时还可添加其他 MRI 技术对腹部脏器进行全方位、一站式检查；再次，MRE 相对不受患者腹水和肥胖等因素的影响，对操作者依赖性也较低。缺点是 MRE 的实施需要配备额外的硬件、检查相对耗时、检查费用也较超声高和尚未有统一的不同病因肝纤维化 MRE 的肝弹性值等，限制了 MRE 的普及与临床应用。

五、治 疗

（一）治疗目标

抗肝纤维化治疗的近期目标在于抑制肝纤维化进一步发展；远期目标在于逆转肝纤维化，改善患者的肝脏功能与结构，延缓肝硬化失代偿期的出现，减少肝癌的发生，改善生活质量，延长患者生存期。

（二）治疗原则

推荐病因治疗和抗肝纤维化治疗并重的原则，在治疗原发病的同时需及时治疗肝纤维化。原则上肝纤维化/肝硬化的任何阶段都适合抗肝纤维化治疗，抗肝纤维化治疗被推荐用于防治肝硬化门静脉高压食管胃底静脉曲张出血。

（三）治疗策略

虽然肝纤维化的机制已经确定，但目前几乎没有可用的治疗方法来直接预防或逆转纤维化。因此，需要进一步研究确定新的、有效的靶点来治疗这种疾病。

1. 病因治疗 病因治疗是肝纤维化治疗的基础，或可使肝纤维化逆转，但存在一定的局限性，并不能完全抑制炎症。肝纤维化的机制一旦启动往往呈进行性进展，因此针对纤维组织增生与降解的抗肝纤维化治疗十分必要，是慢性肝病重要的治疗措施。对于缺乏特异性病因治疗或不能进行特异性病因治疗的肝纤维化患者，应积极采取抗肝纤维化的治疗措施。

2. 抗炎、保肝治疗 肝纤维化发生的早期阶段应以病因治疗及抗炎、保肝治疗为主。炎症反应是纤维化形成的前提及进展的驱动力，因此抑制肝脏炎症、肝细胞保护和抗氧化是抗肝纤维化的重要措施。目前，尚无有效和公认的抗肝纤维化化学药物或生物制剂，肝细胞保护、抗炎、抗氧化及利胆类药可能有一定的治疗作用。

3. 抗纤维化治疗 进展期和显著肝纤维化期以及肝硬化期时需要进行抗肝纤维化治疗。中医中药在抗肝纤维化治疗方面有其独特的功效，临床上广泛使用的主要有扶正化瘀胶囊（片）、安络化纤丸、复方鳖甲软肝片等，加强中药质量控制并开展多中心大型临床研究，有助于进一步确认其疗效和安全性。肝纤维化的发生、发展是一个缓慢的过程，其逆转也同样需要较长时间，因此，抗肝纤维化药物治疗给药周期及观察疗程应不少于 6～12 个月，或者更长的时间。

4. 中医辨证治疗　肝纤维化的基本证候病机为虚损生积、正虚血瘀，"血瘀为积之体（标）、虚损为积之根（本）"。正虚主要表现为气阴两虚，血瘀则主要表现为瘀血阻络。基本证型为气阴虚损、瘀血阻络。在肝纤维化病变的不同阶段，依患者感受病邪不同或体质差异，可表现为不同的证候类型，常见有肝胆湿热、肝郁脾虚、肝肾阴虚等主要证型。在辨证治疗时，基本治法应与辨证论治结合灵活运用。

（四）疗效评估的基本原则

肝纤维化治疗前、后的肝活组织病理学检查是判定疗效的最佳方法，TE 和血清学标志物模型均可用于监测、动态评估治疗期间肝纤维化的改善情况。根据治疗目标和患者的具体病情个体化设定疗程，疗效评估包括治疗终止时效果及停药 3 个月或更长时间随访的持续效果。推荐如果 LSM 下降到正常值范围后，1 年期间至少连续 2 次以上检查均正常且其血清酶学指标及影像学指标稳定，相关证候消失，可考虑停止肝纤维化治疗，并作长期随访。

评估慢性肝病患者肝纤维化程度是临床治疗中的重要一环，需要仔细结合患者病史、体格检查、实验室和影像学结果。虽然肝穿刺活组织检查仍是急、慢性肝功能不全诊断的重要手段，但需要更多的循证医学证据来指导临床医师在临床实践中更好地运用非侵入性检查对肝纤维化进行评估。荟萃分析研究表明，TE 检查能够在可接受的范围内诊断慢性肝病患者肝纤维化程度，特别是对慢性乙型肝炎和慢性丙肝炎患者。现阶段还有一些以新技术为基础的无创诊断评价手段，如声脉冲辐射力成像技术（ARFI）、2D-SWE 等，也已初步显示出很好的应用前景，可为临床医师作出合理决策提供依据。

（陈　煜　丁惠国）

参 考 文 献

中国中西医结合学会肝病专业委员会, 2019. 肝纤维化中西医结合诊疗指南 (2019 年版). 临床肝胆病杂志, 35(7): 1444-1449.

中华医学会, 肝病学分会, 中华医学会消化病学分会, 中华医学会感染病学分会, 2019. 肝纤维化诊断及治疗共识 (2019 年). 中华肝脏病杂志, 27(9): 657-667.

Gamal S, 2017. Asian-Pacific Association for the Study of the Liver (APASL) consensus guidelines on invasive and non-invasive assessment of hepatic fibrosis: a 2016 update. Hepatol Int, 11(1): 1-30.

Joseph KL, 2017. American Gastroenterological Association Institute Guideline on the Role of Elastography in the Evaluation of Liver Fibrosis. Gastroenterology, 152(6): 1536-1543.

第二节　门静脉高压

内容提要

一、定义

二、分类

三、流行病学及发病率

四、病因

五、发病机制

六、自然转归

七、临床表现

八、辅助检查

九、诊断与鉴别诊断

十、现代医学治疗

十一、中医中药治疗

十二、预防

十三、管理

一、定　义

门静脉高压（portal hypertension）是指各种原因导致门静脉系统中静脉压异常升高。门静脉高压是由肝内血管阻力增加和高动力循环状态引起的，与慢性肝病最严重的并发症有关，如腹水、食管静脉曲张出血和肝性脑病。门静脉高压和胃与食管静脉曲张出血是继病因之后推动肝功能减退的重要病理生理环节，是肝硬化患者发病和死亡的主要原因。

目前认为，门静脉高压定义为肝静脉压力梯度（HVPG）大于 5mmHg，在 10mmHg 时具有临床意义，或门静脉压力梯度（PPG）大于 6mmHg。这种压力梯度可以预测静脉曲张的发展、肝硬化失代偿和肝细胞癌。本节主要讨论肝硬化性门静脉高压。

二、分　类

门静脉高压最初的发生机制是血管阻力增加，这可以发生在门静脉系统内的任何水平，因此，门静脉高压可根据解剖位置分为肝前（肝门静脉或脾静脉血栓形成等）、肝内（肝硬化等）和肝后（巴德-吉亚利综合征等）。

本文主要讨论肝内型。肝内门静脉高压是由窦前、窦后或窦状毛细血管的高血管阻力驱动的。窦前病变的主要原因：门静脉高压包括结节性再生性增生、血吸虫病、结节病、原发性胆道胆管炎、自身免疫性胆管病、先天性肝纤维化和成人多囊性疾病，肝硬化是窦性门静脉高压最常见的原因，也可由浸润性疾病，如淀粉样变、肥大细胞增多症和代谢病引起。最后，窦后性门静脉高压通常由静脉闭塞性疾病或窦性梗阻综合征引起。

三、流行病学及发病率

大约50%的肝硬化患者存在胃和食管静脉曲张，其发生率取决于肝病的严重程度。静脉曲张的每年发生率为7%～8%，从小静脉曲张向大静脉曲张的发生率相同，在Child-Pugh评分B/C级肝硬化患者中更常见。静脉曲张出血的每年发生率为5%～15%，这取决于是否存在危险因素、静脉曲张大小、静脉曲张上的红色标记，以及晚期肝病（Child-Pugh评分B/C级）确定静脉曲张出血的高风险患者。每次发生静脉曲张出血的6周死亡率仍在15%～25%，这也取决于肝病的严重程度。

四、病　因

任何干扰门静脉系统血流量或血管阻力的情况均可导致门静脉高压。肝硬化是迄今为止门静脉高压最常见的原因，占西方病例的90%，占亚洲和非洲病例的80%。少数病例是由于非肝硬化原因引起的，其中大多数是血管性质的，包括内皮细胞病变、内膜增厚、血栓闭塞、肝内或门静脉血管瘢痕。非肝硬化的原因往往出现在较年轻的患者，在发展中国家和较低的社会经济阶层更为常见，并且预后较好。

在肝硬化中，阻力的增加主要是由肝脏结构病变（纤维化和再生结节）引起的，但约有1/3阻力的增加是由肝内血管收缩引起的，可用血管扩张剂处理。这是由于肝星状细胞的激活，肌成纤维细胞和血管平滑肌细胞主动收缩，造成如内皮素和一氧化氮生物利用度降低及内源性血管收缩剂增加。

五、发病机制

在解剖学上，肝脏接受双重血液供应，其中75%来自肝门静脉（携带部分缺氧血液），25%来自肝动脉（携带含氧血液），这种流入通过血窦并聚集在中央静脉，然后流入肝静脉，而肝静脉又流入下腔静脉。

肝门静脉是由肠系膜上静脉和脾静脉结合形成的，肠系膜静脉从内脏循环中收集血液，因此，肝门静脉流入是由内脏小动脉收缩或扩张状态决定的。

肝门静脉阻力增加，门静脉高压是流出阻力增加的产物。随着时间的推移，肝脏能够承受肝门静脉血流量的增加，从而导致门静脉压的增加。流出阻力的增加主要由肝结构改变相关的机械因素引起（占70%），包括肝窦毛细血管化导致肝窦顺应性减少、胶原在窦周隙沉着使肝窦变狭窄，以及再生结节压迫肝窦和肝静脉系统，导致肝窦及其流出道受阻，均引起肝门静脉血管阻力的增加。另有30%是可调控的因素，如肝窦内内皮素增加和一氧化氮（NO）减少引起肝星状细胞收缩、5-羟色胺（5-HT）等血管紧张素作用于肝门静脉上受体，导致对α肾上腺素能刺激反应性增强和血管阻力增加。

肝门静脉血流量增加，肝门静脉流入增加是内脏动脉血管扩张和高动力循环的结果，这是一种低血管阻力和平均动脉压和高心输出量的状态。

肝硬化时肝脏对去甲肾上腺素等物质清除能力降低，交感神经兴奋，使心率加快，心输出量增加，又由于胰高血糖素和NO增加，其扩血管作用，以及对缩血管物质G蛋白依赖的传导途径损害，造成了血管对缩血管物质的低反应性，导致内脏小动脉扩张，形成肝硬化患者的内脏高动力循环。此时内脏血管充血，肝门静脉血流量增加，静脉压力持续升高，形成门静脉高压。

大量的研究表明参与肝纤维化发生、发展和血管重塑的分子和细胞机制是肝门静脉增生的主要驱动因素。如肝星状细胞在慢性肝细胞损伤中被激活并获得肌成纤维细胞的表型，这些复杂的过程由多种细胞外信号调节，如肝细胞、窦内细胞和胶质细胞，以及参与炎症进程的细胞，包括巨噬细胞、淋巴细胞和血小板等。总之，门脉高压症的发生机制仍未完全阐明。

六、自然转归

门静脉高压一般很少会发生逆转，一旦诊断明确，会随着时间和原发疾病的加重而逐渐加重。门脉高压最直接的后果是胃和食管静脉曲张的发展，最终导致破裂出血。60%～70% 未经治疗的患者可发生晚期再出血，通常是在初次出血后的 1～2 年。门静脉高压的后果还包括侧支循环形成、腹水形成、脾大、肝门静脉血栓等。

七、临床表现

门静脉高压一般无症状，直到出现肝硬化的体征才提示可能存在门静脉高压，包括肌肉萎缩、蜘蛛痣、黄疸、腹水、侧支循环形成和精神状态的改变，或者与失代偿期肝病有关的并发症，即食管和胃底静脉曲张、静脉曲张出血、腹水、自发性细菌性腹膜炎、脾大和肝性脑病（见相关章节）。

门静脉高压导致食管、胃底和直肠黏膜下层静脉曲张、淤血，进而破裂而大量出血。胃黏膜血管扩张、充血形成门静脉高压性胃病。肝硬化合并消化性溃疡者，并不少见。肠道也可以有异位静脉曲张，导致出血。

八、辅助检查

（一）肝门静脉压力测量

肝门静脉压对于评价不同肝门静脉降压药物治疗的疗效具有重要意义。评估肝门静脉压力最常用的方法是通过球囊导管插入肝静脉，测定肝静脉压力梯度（HVPG），即楔入（或闭塞）肝静脉压力与游离肝静脉压力之间的差异。正常的 HVPG 为 3～5mmHg。在代偿性肝硬化患者中，HVPG≥10mmHg 不仅预示着静脉曲张的发展，也标志着代偿性肝硬化向失代偿性肝硬化转变。即使在调整了 MELD 评分、失代偿事件和年龄的模型后，HVPG 仍然是一个独立的预后变量，每 1mmHg 梯度增加了约 3% 的死亡风险。同时因为它具有侵入性，可能不适宜大范围地普及。

（二）内镜检查

上消化道内镜检查中的红色征（RC 征）是食管和胃静脉曲张出血的危险因素之一。具体可参照中华医学会消化内镜学分会食管胃静脉曲张学组《消化道静脉曲张及出血的内镜诊断和治疗规范试行方案（2009 年）》。

食管静脉曲张也可按静脉曲张形态、是否有红色征及出血危险程度简分为轻、中、重 3 度。轻度（G₁）：食管静脉曲张呈直线形或略有迂曲，无红色征；中度（G₂）：食管静脉曲张呈直线形或略有迂曲，有红色征或食管静脉曲张呈蛇形迂曲隆起但无红色征；重度（G₃）：食管静脉曲张呈蛇形迂曲隆起且有红色征，或食管静脉曲张呈串珠状、结节状或瘤状（不论是否有红色征）。

（三）影像学检查

影像学检查包括腹部超声检查、腹部增强计算机断层扫描（CE-CT）和磁共振成像（MRI）等，对于评估门静脉高压的严重程度具有一定价值。

腹部超声检查支持肝硬化诊断的影像包括结节性肝脏，回声增加。在较晚期的肝硬化和门静脉高压的患者中，可发现腹水、脾大和腹内静脉曲张。但超声检查受到操作者间差异性的限制，诊断准确率为 85%～91%。增加肝门静脉和肝静脉血流多普勒图像可以评估肝硬化时发生的血流动力学变化。

计算机断层扫描和磁共振成像在检测与早期肝硬化相关变化方面的能力有限，但是可以准确地显示病变后肝脏结构、腹水和静脉曲张变化。断层血管造影和磁共振血管造影可以评估肝门静脉的通畅情况。

肝纤维化扫描瞬时弹性成像与纤维化的严重程度和门静脉高压的存在有良好的相关性。

（四）实验室检查

实验室检查可提示高胆红素血症、低白蛋白血症、血小板减少和凝血酶原时间延长，其他可能并存的异常包括贫血、肌酐水平升高和低钠血症。虽然这些异常可能表明存在门静脉高压，但这些结果在代偿性或早期肝硬化患者中通常保持正常。

九、诊断与鉴别诊断

（一）诊断标准

HVPG 是门静脉高压诊断的金标准，但却是一种侵入性的方法。腹水、胃和食管静脉曲张、脾大、脾功能亢进相关血小板减少、门体脑病和肝肺综合征是门静脉高压的常见表现。

1. 门静脉高压的确定要点

（1）侧支循环形成：发现腹壁静脉曲张、食管胃底静脉曲张均反映侧支循环形成，腹部超声可探及肝门静脉主干内径>13mm，脾静脉内径8mm。腹部增强 CT 及肝门静脉成像可清晰、灵敏、准确、全面地显示多种肝门静脉属支形态改变、肝门静脉血栓、海绵样变及动静脉瘘等征象，有利于对门静脉高压状况进行较全面的评估。

（2）脾大及腹水：采用超声、CT 及 MRI 证实，更敏感而准确，血小板计数降低是较早反映门静脉高压的信号。

2. 血清-腹水白蛋白梯度（serum-ascites albumin gradient，SAAG） SAAG≥11g/L 时，提示门静脉高压性腹水；SAAG<11g/L 时，提示结核、肿瘤等非门静脉高压性腹水。

（二）鉴别诊断

肝硬化门静脉高压应与非肝硬化门静脉高压相鉴别，如特发性非肝硬化门静脉高压、肝外门静脉血栓、巴德-基亚里（Budd-Chiari）综合征、肝小静脉闭塞病、脾大性疾病（淋巴瘤）等。

1. 特发性非肝硬化门静脉高压 疾病名称尚未统一，表现为与已知血液病和其他疾病无关的伴有脾大的贫血，故称班蒂（Banti）综合征，其病因和发病机制迄今仍不明确，可能与接触毒物、感染、免疫、遗传等因素有关。本病确诊需肝组织病理学检查发现没有弥漫性再生结节，并排除各种原因的肝硬化、血吸虫性肝纤维化和肝外门静脉阻塞等。

2. 肝小静脉闭塞病 是由于野百合碱、化疗药物、毒物、放疗等因素导致肝内中央静脉和小叶下静脉内皮肿胀或纤维化，引起管腔狭窄，甚至闭塞。临床表现非常类似于巴德-吉亚利综合征，由于肝静脉流出道梗阻出现肝大、腹水和水肿，患者多急剧起病，上腹剧痛、腹胀，迅速出现腹水、肝

大、压痛等，多数患者可在发病前有呼吸道、胃肠道或全身出现前驱期症状，也可伴随发热、食欲减退、恶心、呕吐、腹泻等症状，但黄疸，脾大和下肢水肿较少见，急性期多伴有明显肝功能异常。本病约50% 于 2～6 周恢复，20% 死于肝衰竭，少数可发展为肝硬化门静脉高压。本病的诊断主要依靠肝活检，腹腔镜直视下活检最具诊断意义。

十、现代医学治疗

（一）治疗目标

门静脉高压的目标和选择治疗包括旨在降低肝门静脉压的药物管理和旨在消除食管静脉曲张的内镜治疗。当内镜治疗失败时，可以使用分流术来降低高门静脉压力，延缓疾病及并发症的进展。

（二）药物治疗

1. 通过减少肝门静脉血流量而起作用的药物 由内脏血管扩张引起的肝门静脉流入增加可以通过使用内脏血管收缩药进行药物学纠正，这些药物已被证明可以降低肝门静脉压力。在慢性治疗门静脉高压中有效的血管收缩药是非选择性 β 肾上腺素受体阻滞剂（NSBB）；在急性静脉曲张出血的治疗中有效的血管收缩药是血管升压素和生长抑素及其各自的合成类似物。

（1）NSBB：这些药物是在慢性治疗门静脉高压（即预防静脉曲张出血）中最被广泛评估和使用的药物，它们的作用机制是通过阻滞 β_1 和 β_2 受体。β_1 肾上腺素受体阻滞药通过减少心输出量来减少肝门静脉血流量，β_1 肾上腺素受体阻滞药通过无对抗的 α 肾上腺素能活性通过内脏血管收缩来减少肝门静脉血流量。与选择性 β_1 肾上腺素受体阻滞药（阿替洛尔、美托洛尔）相比，NSBB（普萘洛尔、纳多洛尔、卡维地洛）更能降低 HVPG，是首选的治疗方法，其中最广泛使用的 NSBB 是普萘洛尔、卡维地洛和纳多洛尔。

虽然普萘洛尔治疗非肝硬化患者的动脉高血压的推荐剂量是每天 4 次，但在肝硬化患者中，由于药物代谢较慢，每天 2 次的剂量就足够了，起始剂量为 20～40mg，每日 2 次口服，并逐渐增加到最多 160mg，每日 2 次。较低的起始剂量（20mg）保留给基线平均动脉压较低的患者。在调整用药剂量的随机对照试验中，可以观察到心率的下降，然

而由于心率的变化并不能预测肝门静脉压的下降，最近的指南建议将 NSBB 调整到最高耐受剂量或心率为每分钟 50～55 次。卡维地洛、纳多洛尔的半衰期更长，可以每天使用 1 次，这可能会增加患者的依从性，初始剂量为 10～20mg，每日 1 次口服，并调整为最多 40mg。纳多洛尔可能比普萘洛尔的副作用更少，因为它不能穿过血脑屏障。肝硬化中与 NSBB 相关的最常见的副作用是头晕、疲劳和呼吸短促，其中一些会随着时间的推移或剂量的减少而消失。

（2）抗利尿激素和类似物：抗利尿激素，即血管升压素，是目前最有效的内脏血管收缩药，但由于其众多的副作用，它已被放弃用于治疗门静脉高压，它是一种内源性多肽，通过作用于动脉平滑肌内的 V1 受体，导致血管收缩（内脏和全身）。血管升压素的半衰期较短，只能连续静脉注射，因此只能用于急性情况下（即治疗急性静脉曲张出血），它的持续静脉输注通常以 0.4U/min 的剂量开始，可以根据治疗反应（止血）滴定，根据副作用的发展，最大为 0.8～1.0IU/min。副作用可导致多达 25% 的患者停药，包括动脉高血压、心肌缺血、心律失常、缺血性腹痛和肢体坏疽。抗利尿激素应与硝酸盐联合使用，以减少副作用。

特利加压素是一种合成的长效抗利尿激素类似物，在 3 个甘氨酸残基被内源性蛋白酶裂解后释放其活性形式，即赖氨酸抗利尿激素，因为这是一个渐进的过程，激素会缓慢地、持续地释放出来，所以可最大限度地减少副作用的发生率和严重程度。它的半衰期比抗利尿激素更长，因此可以静脉注射。特利加压素在最初的 48h 内通过静脉注射，每 4 小时静脉注射 2mg，可维持 5d，以防止早期再出血。特利加压素最常见的副作用是腹痛，严重的副作用包括和心肌缺血，发生在不到 3% 的患者。

（3）生长抑素和类似物：生长抑素和类似物（奥曲肽）不仅通过抑制血管扩张药和胰高血糖素的释放，还通过局部肠系膜血管收缩作用而引起内脏血管收缩。静脉注射生长抑素和奥曲肽可导致门静脉压显著、短暂的降低。然而，尽管持续输注生长抑素后维持了肝门静脉压力的轻度降低，但持续输注奥曲肽并不会导致肝门静脉压力的持续降低。生长抑素和类似物最重要的作用之一是减弱餐后充血，这对胃肠道出血是有用的。这些药物的半衰期较短，可用于急性静脉曲张，也有研究认为该药物可用于门静脉高压的慢性治疗。

生长抑素开始于单次 250mg 静脉注射，然后持续静脉输注 250mg/h，维持 5d。更高剂量的生长抑素（500mg/h）已被证明可以进一步降低 HVPG，并降低一部分难以控制的内镜下出血患者的死亡率。奥曲肽最初都是静脉注射 50mg，然后持续输注 25～50mg/h。与生长抑素一样，治疗可以维持 3～5d。

与其他血管收缩药物相比，生长抑素和类似物没有主要的副作用是一个重要的优势。轻微的副作用包括恶心、呕吐和高血糖，可发生在高达 30% 的患者，是通过降低血流阻力而起作用的药物。

2. 扩张血管的药物 血管扩张药（如硝酸盐、哌唑嗪）、血管紧张素受体 II 阻滞药（ARB）和血管紧张素转换酶抑制剂可导致 HVPG 显著降低，在这些药物使用 7d 以上的研究中，HVPG 中位数降低约为 17%。然而，这些药物不仅作用于肝内循环，还对体循环产生血管舒张作用，导致经常出现有症状的动脉低血压。在其中一些研究中，动脉压的降低与 HVPG 的降低有直接的相关关系，这表明血管扩张药降低肝门静脉压主要是通过动脉低血压引起的反射性内脏血管收缩而引起的降低肝门静脉血流。

血管舒张功能的恶化也可导致有效动脉血容量的进一步减少，进而加重钠潴留和肾血管收缩。慢性服用哌唑嗪与盐潴留、腹水和水肿的发展有关，而服用 ARB 厄贝沙坦与肌酐清除率的降低有关。此外，一项单硝酸异山梨酯（ISMN）与安慰剂预防首次静脉曲张出血的试验显示，随机接受 ISMN 治疗的患者有更高的出血率和晚期死亡率的趋势。目前不建议单独使用血管扩张药。未来的研究应确定这些药物作为代偿性肝硬化患者中 NSBB 的替代治疗或辅助治疗的潜力。

3. 通过减少流量和阻力来起作用的药物 肝内血管扩张药和内脏血管收缩药的联合使用可产生附加的肝门静脉减压作用，一项血流动力学研究显示，肝硬化患者联合使用硝酸甘油和血管升压素在降低 HVPG 的同时没有伴随门静脉流量的进一步减少。这个观察表明，引起额外减少 HVPG 的硝酸盐可导致肝内阻力减少。

卡维地洛是一种 NSBB，具有较弱的抗 α_1 肾上腺素受体（血管扩张药）活性，因此可作为NSBB和血管扩张药的组合用药。指南显示非选择性受体阻滞药、单硝酸异山梨酯（ISMN）或两种药物的联合使用可用于预防食管和胃静脉曲张出血。NSBB和ISMN联合治疗被推荐为预防食管和胃静脉曲张再出血的最佳治疗方法。

（三）三腔双囊管压迫止血

三腔双囊管压迫止血为在降肝门静脉压药物治疗无效，且不具备内镜和TIPS治疗条件时的门静脉高压静脉曲张大出血的挽救治疗，可为后续有效止血措施起"桥梁"作用。三腔双囊管经鼻腔插入，注气入胃囊（囊内压50～70mmHg），向外加压牵引，用于压迫胃底；若未能止血，再注气入食管囊（囊压为35～45mmHg，压迫食管曲张静脉。为防止黏膜糜烂，一般持续压迫时间不应超过24h，放气解除压一段时间后，必要时可重复应用。气囊压迫短暂止血效果肯定，但患者痛苦大、并发症较多，不宜长期使用，停用后早期再出血率高。

（四）球囊闭塞逆行经静脉闭塞

球囊闭塞逆行经静脉闭塞（BRTO）由神奈川等于1994年首次提出，是通过闭塞球囊直接将硬化剂注射到静脉曲张处以预防孤立性胃和食管静脉曲张再出血的一种治疗方法。BRTO也有增加肝门静脉压、加重并发症、引起其他部位静脉曲张出血或腹水等事件的风险。防止硬化剂渗漏到周围循环系统及预防球囊的破裂是减少严重并发症的关键。近年来发展了多种改进的BRTO技术，包括血管塞辅助逆行经静脉闭塞（PARTO）和线圈辅助逆行经静脉闭塞（CARTO），其优点是可以减少术后监测的需求和使用明胶海绵替代了风险高的硬化剂，但也有复发率升高的报道，原因可能在于这种材质主要起暂时的栓塞作用，而没有像硬化剂那样有破坏内皮细胞的效果。

十一、中医中药治疗

门静脉高压是由门静脉系统压力升高所引起的临床综合征，并非单一的一种病症，病理基础在于肝脏血液循环的障碍。中医治疗在改善血液循环上有着自己独特的优势，常根据不同阶段临床表现的不同，在强调补虚扶正，祛邪外出的总治疗原则上，发挥中医辨病辨证论治的特色。

（一）血虚

肝硬化门静脉高压时的脾大伴发脾功能亢进，会导致脾亢三项（白细胞、血小板、红细胞）减少，引起贫血、感染、免疫力低下等。根据其临床表现，可将其归入中医"血虚"范畴，此阶段气血亏虚为主要病机，故治疗以益气健脾，活血软坚为主。有研究发现益气和血方（当归15g，泽兰12g，黄芪25g，鸡内金16g，醋鳖甲10g，麦芽10g，川芎12g，茯苓15g，陈皮6g，丹参10g）治疗有积极疗效。复方鳖甲软肝片，缩脾丸治疗经研究认定也具有积极效果。

（二）呕血、便血

当门静脉高压并发的食管胃底静脉曲张达到一定程度，即可破裂引起上消化道出血，是导致患者死亡的主要原因，以此为主的可以归属于中医"呕血""便血"的范畴。有专家认为肝硬化的基本病机为正虚血瘀，当其进展至食管静脉曲张，其病机为正虚瘀热，临床上以扶正清热、活血化瘀为基本法治疗肝硬化食管静脉曲张具有一定的疗效。

（三）中医特色外治

随着广大医者对中医药的探索与认识，外治理论逐渐成熟，治疗方式不断丰富，应用方法的简便、灵活及其安全、有效性也使其在诸多疾病的治疗上越来越受到医家和患者的青睐。针灸、中药外敷、穴位贴敷等技术都在门静脉高压的治疗上取得了一定的成效和认可。

十二、预　防

门静脉高压的疾病进展，也受到原发肝硬化疾病转归及病因治疗的影响，本文单纯从门静脉高压的疾病进程上进行预防措施的说明。

初级预防（静脉曲张预防）：一项大型多中心随机对照试验对肝硬化和门静脉高压患者使用噻吗洛尔与安慰剂相比，显示两组静脉曲张发生率相似，噻吗洛尔组的不良事件发生率更高。因此，不推荐NSBB用于静脉曲张的预防。

一级预防（预防首次静脉曲张出血）：中/大静脉曲张患者发生静脉曲张出血的风险较高，是既往无出血发作肝硬化患者的主要亚组，建议进行预防性治疗。在这种情况下，NSBB已被证明可以显著降低首次静脉曲张出血的风险，在中位随访 2 年中，从 24% 降低到 15%。

二级预防（预防复发性静脉曲张出血）：最近的一项荟萃分析显示，内镜联合 NSBB 药物治疗可减少静脉曲张出血恢复后肝硬化患者的整体胃肠出血和复发性静脉曲张出血。然而，其中一项研究的长期（82 个月）随访显示，与内镜下食管静脉曲张套扎术（EVL）治疗相比，联合药物治疗（NSBB 与 ISMN）与更好的生存率相关。然而，本试验并没有探索 EVL 与 NSBB 的联合使用。目前二级预防的标准治疗是 EVL 和 NSBB 的结合。对于不候选或拒绝 EVL 的患者，应尝试 NSBB+ISMN 联合。

十三、管 理

为规范肝硬化门静脉高压食管和胃静脉曲张的预防、诊断和治疗，中华医学会肝病学分会、消化病学分会和内镜学分会于 2008 年组织国内有关专家制订了《肝硬化门静脉高压食管胃静脉曲张出血的防治共识》，2016 年又联合发布了《肝硬化门静脉高压食管胃静脉曲张出血的防治指南》，该指南在临床诊疗决策的制定上起到了指导作用，同时应该注意肝硬化病因的诊疗（见相关章节）。

（姚 佳 丁惠国）

参 考 文 献

曹爽, 2020. 中医治疗肝硬化门脉高压症的研究概况. 实用中医内科杂志, 34(5): 91-94.

中华医学会肝病学分会, 中华医学会消化病学分会, 中华医学会内镜学分会, 2016. 肝硬化门静脉高压食管胃静脉曲张出血的防治指南. 实用肝脏病杂志, 19(5): 641-656.

Dhiraj T, 2015. UK guidelines on the management of variceal haemorrhage in cirrhotic patients. Gut, 64(11): 1680-1704.

第三节 消化道出血

内容提要

一、定 义

消化道出血（gastrointestinal hemorrhage）是指口腔至肛门任何部位的消化道出血，是临床常见的消化系统危急重症的综合征，是多种疾病所致。

二、分 类

一般以屈氏（Treitz）韧带为界，将消化道出血分成上消化道、中消化道和下消化道，前者包括口、食管、胃、十二指肠和胆/胰等病变引起的出血，后者包括结、直肠等疾病引起的出血，空肠、回肠为中消化道。上消化道出血临床常见，约占消化道出血病例的 50% 以上；下消化道出血占消化道出血的 20%～30%。

三、流行病学及发病率

上消化道出血比下消化道出血要常见。上消化道出血每年每十万人发生 50～150 次，它占胃肠道出血病例的 50% 以上。下消化道出血则是每年每十万人发生 20～30 次。消化道出血致死率为 5%～30%。消化道出血的风险在男性较高，也随年龄而上升。

四、病 因

消化道出血的原因一般可分为上消化道出血和下消化道出血。

（一）引起上消化道出血的原因

1. 食管疾病 食管静脉曲张、食管炎、食道癌、食道溃疡、贲门黏膜撕裂综合征。

2. 胃疾病 胃溃疡、胃癌、胃炎、胃静脉曲张、胃窦血管扩张、黏膜下恒径动脉破裂出血（Dieulafoy disease）病变。

3. 十二指肠疾病 十二指肠溃疡；血管畸形，包括主动脉-肠血管瘘。瘘通常先于先前的血管外科手术继发，通常发生在十二指肠第三或第四部分的近端吻合处，在十二指肠的腹膜后并靠近主动脉。血吸虫病或胆道出血；胰出血或胰管出血；严重的肠系膜上动脉综合征。

（二）引起中、下消化道出血的原因

1. 肛管疾病 痔疮、肛裂、肛瘘。

2. 直肠疾病 溃疡性直肠炎、肿瘤（息肉）、类癌、邻近恶性肿瘤或脓肿侵入直肠、感染（细菌性、结核性、真菌性、病毒性、寄生虫）、缺血等。

3. 结肠疾病 感染（细菌性、结核性、真菌性、病毒性、寄生虫）、溃疡性结肠炎、憩室、肿瘤（息肉）、缺血和血管畸形、肠套叠等。

4. 小肠疾病 急性出血性坏死性肠炎、肠结核、克罗恩病、憩室炎或溃疡、肠套叠、肿瘤（息肉）、血管瘤、血管畸形、缺血等。

五、临床表现

消化道出血的表现方式与出血部位、出血量大小、出血缓急和血液在消化道内停留时间长短等因素密切相关。呕血几乎均见于上消化道出血；血丝便（blood-streaked stool）几乎均见于下消化道出血。粪便隐血试验阳性可见于上消化道出血或下消化道出血，其概率无显著差异。黑便多见于上消化道出血，但出血量不是很大和（或）血液在肠道内停留时间较长时，小肠乃至升结肠出血也可表现为黑便。便血多见于下消化道出血，但上消化道出血如出血量大、出血急骤和（或）血液在消化道内停留时间短时，也可表现为便血，因此诊断下消化道出血时应注意除外上消化道出血。

据研究，成人每日上消化道出血量为 5～10ml，粪便隐血试验可呈阳性；每日出血量 50～100ml，可出现黑便。一次出血量超过 400～500ml，可出现全身症状，如头晕、心悸、乏力等。短时间内出血量超过 1000ml，可出现周围循环衰竭的表现，如平卧突然起立时发生晕厥、肢体发冷、心率加快、血压偏低等，严重者可呈休克状态。急性大出血或长期慢性出血均可发生失血性贫血。急性大出血早期因有周围血管收缩和红细胞重新分布等调节，血红蛋白浓度等可无明显变化。出血后，组织液渗入血管内以补充失去的血容量，使血液稀释，一般需经 3～4h 后才出现贫血，出血后 24～72h 血液稀释达到最大程度。急性出血患者为正细胞正色素性贫血，慢性失血者则呈小细胞低色素性贫血。根据原发疾病的不同，也可伴有其他相应的临床表现，如腹痛、发热、肠梗阻、呕血、便血、柏油便、腹部包块、蜘蛛痣、腹壁静脉曲张、黄疸等。

六、辅助检查

消化道出血的检查包括实验室检查，如血、尿、便常规及粪便隐血试验、凝血功能等；CT 血管造影（CT angiography，CTA）；数字减影血管造影（digital substraction angiography，DSA）；内镜检查根据原发病及出血部位的不同，可选择胃镜、十二指肠镜、电子结直肠镜、小肠镜、胶囊内镜等。其中，内镜是最有效的一种检查方法，也是消化道出血病因诊断的主要方法。内镜检查可以于直视下观察病变，并对病灶进行活检、止血处理，因此，对于血流动力学稳定的患者均应首选内镜作为检查手段。

七、诊 断

（一）上消化道出血

有呕血记录时，可诊断为上消化道出血。在没有呕血的情况下，如果存在以下至少两个因素/症状，则可能是导致胃肠道出血的原因：黑便（粪便隐血）、年龄<50 岁和血液尿素氮/肌酐比值≥30。在没有这些发现的情况下，可使用鼻胃吸出液来确定出血的来源。如果抽吸物为阳性，则上消化道出血的可能性大于 50%；如果抽吸物为阴性，则胃肠道出血的可能性较低。

（二）中、下消化道出血

1. 小肠出血的诊断 小肠出血曾称不明原因消化道出血（obscure gastrointestinal bleeding，OGIB），指经常规内镜（包括胃镜与结肠镜）检查不能明确病因的持续或反复发作的消化道出血。小肠出血包括显性出血及隐性出血：显性出血以黑便、便血为主要症状，同时通过检查手段可明确出血部位；隐性出血表现为存在反复发作的缺铁性贫血，粪便隐血试验阳性，同时通过检查手段可明确出血部位。由于小肠出血症状通常较隐匿，缺乏特异性，且小肠具有长度较长、排列复杂、腹腔内活动度较大等解剖学特点，胃镜及结肠镜检查难以全面探及，导致小肠出血的诊断仍十分困难，漏诊、误诊率较高。

2. 结直肠出血的诊断 典型临床表现为突然

发作的便血，即暗红色或鲜红色血液通过直肠排出，出血量较大时可以伴有头晕、黑蒙、面色苍白、心率增快、血压下降等周围循环衰竭征象。然而，在少数情况下，来自右半结肠的出血患者可表现为黑便。痔疮、肛裂等肛门疾病引起的出血在临床上也非常常见，诊断急性下消化道出血（结直肠）时须除外肛门疾病引起的出血。结肠恶性肿瘤常有乏力、消瘦、粪便习惯改变等表现；药物相关的结直肠出血患者多有明确的用药史；缺血性结肠炎患者在便血前多有突发的痉挛性腹痛。CT 检查有助于发现结肠占位性病变以及肠壁增厚、水肿等炎症性改变，并能提示可能的出血部位。结肠镜检查是明确结直肠出血原因和部位的最重要手段，并且可以在内镜直视下进行止血治疗。

八、治　　疗

（一）急救措施

一旦确诊患者出现消化道出血，要确保患者的呼吸通道畅通，必要的情况下，要给予及时吸氧。对于活动性出血问题，患者在治疗期间应当禁食，且严密地对患者的生命体征进行监管。如果患者出现了低血压休克问题，要及时补充血容量。为患者留置导尿管，观察患者尿液量、性状与颜色。同时，对患者的血压进行测量，并根据血压、脉搏以及出血点，优化调整输血量和补液的速度。

（二）内镜止血治疗

内镜止血治疗方法具体可以分为局部注射药物止血方法、动脉内灌注血管收缩药、内镜下金属钛夹钳夹止血术、高频电凝止血技术和激光止血技术等多种不同的类型。在实际的应用中，内镜下注射组织黏合剂止血治疗方法可以有效地治疗食管胃底静脉曲张破裂出血三腔双囊管压迫治疗无效的患者。特别是在内镜技术持续不断发展的背景下，此种治疗方法的应用范围得到了不断的扩大，就目前而言，在治疗非静脉曲张上消化道出血中，内镜治疗方法是一种治疗新举措。在具体的操作中，医护人员可以使用内镜进行观察，将硬化剂注射到曲张静脉部位，并将患者曲张的静脉使用橡皮圈套住，此时可以观察到局部穿孔出血等疾病的具体问题。

（三）介入治疗

为了增加局部效应且降低肝门静脉的压力，可以使用介入治疗的方法。此种方法对于内脏血管床的作用较为明显，可以有效地提高药物的浓度，确保高效药物的药理作用发挥。血管介入治疗具有用药量小并且止血快的特征，在实际的应用中，还能够减少药物对于全身的作用。消化道静脉出血和食管胃底静脉曲张破裂产生的出血问题较为常见，在对此类疾病进行治疗的过程中，主要采用的方法为经皮经肝食管胃底静脉曲张栓塞术、脾动脉栓塞术、经皮经静脉肝内门分流术等治疗方法。

（四）药物治疗

如果患者的疾病类型为胃底-静脉曲张破裂出血问题，则可以为患者提供降肝门静脉压药物止血的治疗方法，较为常见的一种药物为生长抑素及其类似物。

九、预　　后

上消化道出血根据出血严重程度，死亡风险估计为 11%。由于药物治疗和内窥镜出血控制的改善，生存率提高了约 2%。下列因素可能与下消化道出血患者预后不良有关，包括血流动力学不稳定、持续性出血、年龄大于 60 岁、合并症多、血肌酐升高和严重贫血等。

（姚　佳　丁惠国）

参 考 文 献

中国医师协会内镜医师分会消化内镜专业委员会, 中华消化内镜杂志, 2018. 急性非静脉曲张性上消化道出血诊治指南 (2018 年, 杭州). 中华内科杂志, 58(3): 173-180.

中华医学会肝病学分会, 2019. 肝硬化诊治指南. 中华肝脏病杂志, 27(11): 846-865.

中华医学会消化内镜学分会结直肠学组, 中国医师协会消化医师分会结直肠学组, 国家消化系统疾病临床医学研究中心, 2020. 下消化道出血诊治指南 (2020). 中国医刊, 55(10): 1068-1076.

Loren L, Alan N, Barkun JR, et al, 2021. ACG Clinical Guideline: upper gastrointestinal and ulcer bleeding. The American College of Gastroenterology, 116(5): 899-917.

第四节　脾功能亢进

内容提要

一、定义

二、分类

三、发病机制
四、临床表现
五、诊断
六、治疗
七、小结

一、定　义

脾功能亢进（hypersplenism）简称脾亢，是指脾大，伴有一种或多种血细胞减少而骨髓造血细胞增生的综合征。脾功能亢进是肝硬化门静脉高压严重且常见的并发症。

二、分　类

肝硬化门静脉高压脾亢的病理组织学改变，可大体分为 4 型：脾炎型、细胞增生型、腺纤维化型和纤维形成型。

（一）脾炎型

脾炎型主要以炎症细胞浸润为主要病理改变，同时伴随脾小梁和脾索内网状纤维组织溶解。

（二）细胞增生型

细胞增生型主要是脾索形态结构变化，表现为脾索内组织细胞数目增多和脾索增厚。

（三）腺纤维化型

腺纤维化型表现为脾髓索小动脉周围纤维组织增生、脾窦壁增生及脾髓索变细样改变。

（四）纤维形成型

纤维形成型表现为脾髓索小动脉周围纤维组织增生显著，窦壁内皮细胞变得更为细长，脾髓索成纤维细胞增生。

三、发病机制

目前关于肝硬化脾功能亢进的发病机制尚未阐明，普遍认为是由多种病理生理过程共同导致的结果。主要包括高动力循环，脾动脉血流量增加，导致脾脏淤血、肿胀，血细胞滞留、破坏增多引起外周血细胞一系或多系减少。门静脉高压导致肝门静脉主干及脾静脉血流速度变缓，阻力增加，导致或加重脾脏淤血、肿胀。肝硬化常见病因，如乙型、丙型肝炎病毒，以及自身免疫因素及酒精等均

可引起患者的免疫损伤，脾脏可能参与了其中一些免疫反应，导致血细胞破坏增加，进一步加重肝硬化门静脉高压，进而加重脾脏淤血、肿胀。

四、临床表现

肝硬化门静脉高压患者常继发脾亢，其发生率为 11%～55%，主要表现为脾大伴血细胞一系或多系下降。当血小板减少（＜10×10^9/L），凝血功能紊乱时，可能出现自发性出血。红细胞减少会导致贫血，白细胞减少可影响免疫功能，易发生感染。患者还容易发生胃和食管静脉曲张破裂出血而危及生命。

五、诊　断

脾功能亢进的临床诊断较简单，患者常伴有血细胞减少，白细胞数量、血小板数量单独或同时减少。腹部 B 超、CT 可见脾大的影像，但脾大与脾亢的程度不一定成比例。

六、治　疗

肝硬化门静脉高压患者常继发脾功能亢进，是否需要积极干预仍存在争议。目前比较普遍的观点认为，轻度至中度脾亢无须特殊治疗，但严重脾亢（血小板计数＜50×10^9/L、白细胞计数＜2×10^3/mm^3），尤其具有潜在自发出血风险或需要侵袭性操作的患者，则需进行干预。

（一）脾切除术

全脾切除术是治疗脾功能亢进的传统方法，而全脾切除术会产生许多负面后果，如急性门静脉血栓，可严重威胁患者生命健康。研究发现，部分脾切除术后 IL-1、IL-2、IL-6、TNF-α、TGF-β、CD4$^+$ 及 CD4$^+$/CD8$^+$ 均高于全脾切除术，表明部分脾切除对机体免疫功能更有益。

（二）部分脾动脉栓塞术（ partial splenic arterial embolization，PSAE ）

PSAE 主要对脾亢区（脾实质）进行栓塞，将栓塞物注入脾动脉，引起相应栓塞区域组织缺血坏死，继而被纤维组织替代，使脾吞噬及破坏能力显著削弱，从而纠正脾亢患者的临床症状，且保留一定具有免疫功能的脾脏组织。

PSAE 应用相对较成熟，疗效确切，具有微

创、安全、住院时间短、适应证相对较广等优点，已逐渐取代了传统外科脾切除术，成为脾亢治疗的手段之一。

目前相关研究报道，对于肝硬化门静脉高压并发症患者，若有经颈静脉肝内门体静脉分流术（TIPS）指征，同时继发严重脾功能亢进，TIPS 联合 PSAE 治疗是比较理想的方式。二者联合治疗可同时缓解肝硬化患者的门静脉高压及脾功能亢进，效果优于 PSAE 联合其他介入手术。

（三）热消融治疗

1. 射频消融术 射频消融术的工作原理是利用射频热能的作用使脾脏局部凝固性坏死，以及坏死周围射频所产生的"旁观者效应"使部分脾脏发生不可逆的功能损害，进而降低脾功能，纠正脾功能亢进。不论从技术还是患者的术后临床观察研究均表明脾脏射频消融术是一个成熟、微创、安全性高的治疗方法，也是治疗肝硬化门静脉高压性脾功能亢进的一个备选方法。但是这项技术也存在着对脾脏周围脏器的热损伤、栓塞面积无法精确控制的难题。

2. 微波消融术 微波消融近年来有开腹直视下及 B 超、腹腔镜引导下 3 种入路。微波消融术的机制主要是利用微波磁场使周围的分子高速旋转运动摩擦产热，升温至 54℃或 60℃以上，直接造成组织细胞的凝固性坏死。微波消融除了能缓解脾功能亢进症症状，增加肝动脉血流量，改善肝功能，还能激活和提高机体免疫功能。

（四）药物治疗

有明确原因的脾功能亢进，应早期积极治疗其原发病，除此之外，以对症治疗为主。包括选择血小板、红细胞等成分输血来纠正外周血细胞减少，以及注射粒/单核细胞集落刺激因子、重组人血小板生成素或血小板生成素受体激动药（阿伐曲泊帕）等来促进白细胞或血小板的生成。但这些药物只可短暂提升一种或数种血细胞，同时费用昂贵，部分药物副作用大，患者无法长期使用，故多适应于手术等侵袭性操作前的过渡性治疗及血细胞重度减少的患者。

七、小 结

肝硬化患者合并脾功能亢进时，常会出现白

细胞、血小板减少，凝血因子减少、凝血功能障碍，使出血倾向增加，因此，肝硬化门静脉高压患者，手术等侵袭性操作需要及时进行干预。需要根据实际情况来制订个体化治疗方案。

（姚　佳　丁惠国）

参考文献

侯钰, 孙广新, 2009. 门脉高压症脾功能亢进的诊断分级标准及临床意义. 现代中西医结合杂志, (29): 3603-3603.

梁彦, 伊文静, 贾战生, 等, 2015. 肝硬化患者脾功能亢进治疗研究进展. 临床肝胆病杂志, 31(11): 1924-1927.

刘雪莲, 杨见权, 2013. 脾功能亢进症治疗进展. 实用肝脏病杂志, 16(4): 382-384.

第五节 胸腔积液与腹水

内容提要

一、定义
二、分级与分型
三、发病率
四、发病机制
五、自然转归
六、临床表现
七、辅助检查
八、诊断
九、鉴别诊断
十、现代医学治疗
十一、中医中药治疗
十二、预防
十三、管理

一、定 义

肝性胸腔积液（hepatic hydrothorax，HH）是指没有任何心、肺和胸膜疾病，与肝硬化和门静脉高压相关的胸腔积液，通常大于 500ml。患者积液量大时表现为憋气、呼吸短促和端坐呼吸。HH 与肝肺综合征和肺动脉高压一起，近年来被认为是慢性肝病和肝硬化的主要肺部表现。

腹水是指在病理状态下腹腔内液体量增加超过 200ml 时，称为腹水（ascites）。本文主要讨论肝源性腹水，腹水是肝硬化病程进展的重要标志。腹水出现后 1 年病死率约为 15%，5 年病死率为 44%～85%。

二、分级与分型

肝性胸腔积液的形成按横膈缺损可分为 4 种类型。Ⅰ 型，无明显缺陷（9.1%～31.7%）；Ⅱ 型，横膈有水泡（36.4%～41.3%）；Ⅲ 型，横膈有断裂缺陷或穿孔（20.6%～72.7%）；Ⅳ 型，横膈有多个间隙（1.6%～9.1%），可单独或联合存在。左侧膈肌相较右侧更发达、更厚，HH 病例多数为右侧（59%～80%），左侧（12%～17%）和双侧（8%～24%）HH 较少见。

腹水根据量的多少可分为 1 级（少量）、2 级（中量）、3 级（大量）。1 级或少量腹水：只有通过超声检查才能发现的腹水，患者一般无腹胀的表现，查体移动性浊音阴性；超声下腹水位于各个间隙，深度<3cm。2 级或中量腹水：患者常有中度腹胀和对称性腹部隆起，查体移动性浊音阴/阳性；超声下腹水淹没肠管，但尚未跨过中腹，深度为 3～10cm。3 级或大量腹水：患者腹胀明显，查体移动性浊音阳性，可有腹部膨隆甚至脐疝形成；超声下腹水占据全腹腔，中腹部被腹水填满，深度>10cm。临床上也有根据腹水量、对利尿药物治疗应答反应、肾功能及伴随全身疾病的情况，将腹水分为普通型肝硬化腹水和顽固（难治）型或复发型肝硬化腹水。

三、发 病 率

肝性胸腔积液是门静脉高压的少见并发症，在肝硬化患者中的发病率为 5%～10%。腹水是肝硬化常见的主要并发症，表现为腹腔内液体量异常积聚，约 60% 的代偿性肝硬化患者在确诊后 10 年内发生。

四、发 病 机 制

（一）胸腔积液

HH 发展的确切机制尚不完全清楚，最被广泛接受的理论是腹水通过许多横膈缺损从腹膜直接通过腹膜腔到胸膜腔。这些缺陷被称为胸膜腹膜瘘，通常是<1cm 并且往往发生在右侧。这种右侧优势可能与膈肌的胚胎发育有关，膈肌左侧肌肉更发达，右侧肌更紧张，这与肝脏裸露区域有密切的解剖关系。在显微镜检查中，这些缺陷显示为构成横膈肌腱部分的胶原蛋白束中的不连续性。

在腹水患者中，由肝硬化患者营养不良引起的腹压增加和横膈变薄扩大了这些缺陷。腹膜突出的水泡可以通过这些缺陷突出，如果水泡破裂，腹膜腔和胸膜腔之间就会形成通路。液体从腹部到胸膜腔的运动是单向的，这可能是由于在呼吸周期中胸膜腔内负压和腹内正压而导致的永久性梯度压力。如果腹水在胸膜腔内的积聚量超过了胸膜的吸收能力，就会发生肝性胸腔积液。

（二）腹水

肝硬化时腹水的形成常是几个因素联合作用的结果，门静脉高压是腹水形成的主要原因及始动因素，肾素-血管紧张素-醛固酮系统（RAAS）失衡以及低蛋白血症也在腹水的形成中发挥作用。

1. 门静脉高压 门静脉高压是肝硬化发展到一定程度的必然结果。肝硬化导致肝内血管变形、阻塞，肝门静脉血回流受阻，门静脉系统血管内压增高，毛细血管静脉端静水压增高，水分漏入腹腔。当肝门静脉压力<12mmHg 时，很少形成腹水。

2. RAAS 活性增强 门静脉高压引起脾脏和全身循环改变，致使 RAAS 活性增强，导致水钠潴留，是腹水形成与不易消退的主要原因。

3. 其他血管活性物质分泌增多或活性增强 肝硬化时，其他血管活性物质，如心房肽、前列腺素、血管活性肽等分泌增多及活性增强，使脾脏小动脉广泛扩张，促使静脉流入量增加，同时引起小肠毛细血管压力增大和淋巴流量增加，可产生钠潴留效应。

4. 低白蛋白血症 肝硬化时，白蛋白合成功能明显减低，引起血浆胶体渗透压降低，促使液体从血浆中漏入腹腔，形成腹水。

5. 淋巴回流受阻 肝硬化时肝内血管阻塞，肝淋巴液生成增多，当回流的淋巴液超过胸导管的引流能力时，可引起腹水。如有乳糜管梗阻及破裂，形成乳糜性腹水。

五、自 然 转 归

发生 HH 的肝硬化患者更容易发生急性肾损伤（AKI）、肝性脑病（HE）、脓毒症休克从而有较高的死亡率。

腹水出现较为迅速时，常有明显诱因，预后较好，如与门静脉高压有关，则对治疗反应较好。

腹水发生的原因如为肝衰竭所致，临床表现黄疸及肝性脑病，则预后差。出现肾衰竭，表现为少尿或氮质血症，3个月病死率为50%～70%。失代偿期肝硬化是肝癌发生的极高危人群。

六、临床表现

HH的患者可无症状或出现肺部症状，如呼吸短促、咳嗽、低氧血症或伴有大量胸腔积液的呼吸衰竭。自发性细菌性脓胸是HH的严重并发症，表现为胸膜液中性粒细胞增多或细菌培养阳性，需要抗生素治疗。虽然HH通常与腹水合并出现，但HH可以出现在没有腹水的一小部分患者。HH患者只有1～2L液体在胸膜腔积聚时，就会出现呼吸困难、呼吸短促和（或）缺氧等症状。

腹水患者常诉腹胀，腹腔大量积液，腹部呈膨隆、状如蛙腹，甚至肚脐突出，形成脐疝，横膈上移，运动受限，致呼吸困难和心悸。

七、辅助检查

（一）肝性胸腔积液的检查

诊断性胸腔穿刺术及胸腔积液分析：胸腔积液分析应常规包括血清和液体蛋白、白蛋白和乳酸脱氢酶（LDH）水平、细胞计数、革兰氏染色和血培养瓶中的培养；其他根据临床怀疑可能有用的检测，包括甘油三酯、pH、腺苷脱氨酶和聚合酶链反应（PCR）；检测分枝杆菌、淀粉酶和细胞学，可分别排除乳糜胸、脓胸、结核、胰腺炎和恶性肿瘤；HH的成分在本质上是渗出性的，然而HH中的总蛋白质和白蛋白可能略高于腹水中的水平，因为胸膜表面的水吸收更有效。

（二）腹水的检查

1. 腹腔穿刺 腹腔穿刺抽取适量腹水是操作简单、安全的措施。通过腹水理化性质、微生物学和细胞学等分析，可明确腹水性质，早期发现潜在的感染。腹腔穿刺术的禁忌证较少，应由培训后的医师进行操作。腹腔穿刺术的并发症有腹壁血肿、穿刺点液体漏出、肠穿孔等。

2. 腹水实验室检查和分析 腹水外观可无色透明、浑浊、脓性、血性、乳糜样等。腹水实验室常规检查包括细胞计数、分类、白蛋白、总蛋白定量等。腹水细胞计数及分类是腹水检测的首要指标，无并发症的肝硬化腹水细胞总数<500×10^6/L。如腹水的中性粒细胞（PMN）计数>0.25×10^9/L，即使患者无任何症状，也应考虑自发性细菌性腹膜炎（SBP）。此时PMN比例>腹水白细胞总数的50%，如并发结核性腹膜炎或肿瘤，其血象改变则以淋巴细胞增高为主。腹水细菌培养阳性率较低，一般在20%～40%。为了提高阳性率，应以血培养瓶在床旁取得腹水立即注入10～20ml，不可先沉淀腹水，以沉淀物培养，这会增加PMN吞噬细菌的机会，反而不易得到阳性结果。如已明确是肝硬化腹水，且考虑为单纯性的，只需对首次样本进行常规检查。若患者有发热、腹部疼痛、不明原因的肝性脑病等，临床怀疑腹腔感染时可使用血培养瓶在床旁行腹水细菌培养和厌氧菌培养，应在使用抗菌药物治疗之前留取标本，立刻送检，严格无菌操作，以免污染。

血清-腹水白蛋白梯度（SAAG）是诊断肝硬化腹水的有用指标，SAAG≥11g/L提示门静脉高压性腹水。

八、诊断

（一）肝性胸腔积液的诊断

HH的临床诊断是通过排除心肺疾病后发现浆液渗出液，必要时通过放射性核素成像显示腹膜和胸膜腔之间的通路。对于大量胸腔积液的患者，当积液显著减少（利尿或治疗性胸腔穿刺术后）应重复X线片检查，以评估被积液掩盖的肺或胸腔病理。CT将有助于排除纵隔、肺部或胸膜病变或恶性肿瘤。应进行超声心动图检查，以评估心功能，并排除引起胸腔积液的任何心脏原因。

在HH的诊断有疑问的情况下，特别是当左侧胸腔积液和（或）腹水缺失时，当确定腹膜和胸腔之间的沟通时，可以确认HH的诊断。腹腔灌注锝（99mTc）-人血清白蛋白或99mTc-硫胶体的闪烁图研究最常用，因为它简单、安全，这些放射性标记的颗粒，测量值在3～100m，不被腹膜吸收，因此它们的胸膜内通道只能通过横膈的解剖缺陷发生。已经证明，即使在没有腹水的情况下，放射性示踪剂也能有效地证明存在胸膜腹膜瘘，该技术的敏感性和特异性分别为71%和100%。

（二）腹水的诊断

肝硬化患者出现腹胀、双下肢水肿、少尿等表现，查体见腹壁静脉曲张及腹部膨隆等，移动性浊音阳性提示患者腹腔内液体＞1000ml。超声可确定腹水、腹水量及穿刺位点。诊断腹水后要对腹水的性质和量以及是否合并SBP进行评估。

指南中提出，对新出现的腹水和2、3级以上腹水患者行腹腔穿刺腹水常规检查，包括腹水细胞计数和分类、腹水总蛋白、白蛋白。与腹穿同日检测血清白蛋白，计算SAAG≥11g/L的腹水为门静脉高压性；疑似腹腔感染时可使用血培养瓶在床旁行腹水细菌培养和厌氧菌培养，尽可能在使用抗菌药物前留取标本，严格无菌操作，在床旁取得腹水立即注入血培养瓶10～20ml，并即刻送检。

（三）顽固型腹水的诊断

利尿药物（螺内酯160mg/d、呋塞米80mg/d）治疗至少1周或治疗性间断放腹水（每次4000～5000ml）联合人血清白蛋白（每日1次，每次20～40g）治疗2周，腹水治疗无应答反应；出现难以控制的利尿药物相关并发症或不良反应；排除恶性腹水及窦前性门静脉高压引起的腹水。

九、鉴别诊断

（一）肝性胸腔积液的鉴别诊断

1. 类肺炎性胸腔积液 患者多有发热、咳嗽、咳痰、胸痛等症状，血象、PCT等感染指标升高，胸部X线检查先有肺实质浸润影或肺脓肿、支气管扩张等表现，然后出现胸腔积液，积液量一般不多，呈渗出液，常见病原体为金黄色葡萄球菌、肺炎链球菌、化脓性链球菌、大肠埃希菌、肺炎克雷伯菌等，且多合并厌氧菌感染，胸腔积液涂片、培养等有助于查见病原体。

2. 结核性胸膜炎 是我国渗出液最常见的病因，多见于青壮年，胸痛、气短，常伴有结核中毒症状，胸腔积液以淋巴细胞为主，间皮细胞＜5%，蛋白质多大于40g/L，ADA及IFN-γ增高，胸腔积液查结核分枝杆菌可阳性，结核菌素纯蛋白衍生物（PPD）强阳性，胸膜活检可提高诊断率。

3. 恶性胸腔积液 多继发于肺癌、乳腺癌、淋巴瘤等直接侵犯或转移至胸膜，以及恶性胸膜间皮瘤，以中老年人多见，患者有胸部钝痛、咯血、消瘦等症状，胸腔积液多呈血性、量大、增长迅速，癌胚抗原（CEA）＞20μg/L或胸腔积液/血清CEA＞1，乳酸脱氢酶（LDH）＞500IU/L，脱落细胞学、胸膜活检等有助于诊断。

4. 充血性心力衰竭 是漏出液的常见病因，患者多有高血压、冠状动脉粥样硬化性心脏病（冠心病）、风湿性心脏病（风心病）等心脏基础疾病，可合并心界扩大、心脏杂音等体征，胸部X线检查可见心脏增大、肺淤血等征象，胸腔积液多为双侧，右侧常多于左侧，血清NT-proBNP、心脏彩超、无创心功能等可辅助诊断。

（二）腹水的鉴别诊断

诊断肝硬化性腹水，应始终考虑心力衰竭、肺结核、恶性肿瘤相关的腹水和其他不太常见的原因，如罕见的威尔逊氏症及糖尿病和关节炎的家族史，这可能是铁储存疾病的指示。同样，应以简短的病史排除甲状腺异常、胰腺炎、盆腔炎（衣原体）和结缔组织病的可能性，因为这些情况有时也会导致腹水的发展。

应确定腹水的程度和性质，与其他原因引起的腹水鉴别。肝硬化腹水为漏出液，SAAG＞11gL，腹水的总蛋白＜25g/L。合并自发性腹膜炎时腹水为渗出液，中性粒细胞增多，但SAAG仍＞11g/L。心源性腹水SAAG＞11g/L，但是腹水的总蛋白＞25g/L。结核性和肿瘤性腹水SAAG＜11g/L。结核性腹膜炎为渗出液伴ADA增高。肿瘤性腹水比重介于渗出液和漏出液之间，腹水LDH/血LDH＞1，可找到肿瘤细胞。腹水检查不能明确诊断时，可作腹腔镜检查，常可明确诊断。

十、现代医学治疗

（一）肝性胸腔积液的治疗

HH的主要治疗方法是限制钠含量和使用利尿药。当药物治疗失败时，唯一确定的治疗方法是肝移植。治疗性胸腔穿刺术、留置隧道胸膜导管、经颈静脉肝内门静脉系统分流术和胸腔镜修复胸膜缺损可缓解症状，但这些急症患者的发病率和死亡率较高。

1. 难治性肝性胸腔积液 尽管使用利尿药和限钠的药物治疗，但许多患者仍因持续性胸腔积液而出现顽固性呼吸困难和呼吸损害。此外，在许多患者中，利尿药引起的电解质紊乱、肾脏异常，或脑病的前沉淀可能妨碍胸腔积液的成功症状控制。对难治性 HH 唯一确定的治疗方法是肝移植。对于等待肝移植和非移植候选者的患者，难治性 HH 的治疗目的是缓解症状和预防肺部并发症。可用的治疗方案是治疗性胸腔穿刺术放液、留置胸膜导管、经 TIPS 和手术干预。

2. 胸管放置和留置隧道胸膜导管 不应在该患者群体中放置胸管，因为它可能导致蛋白质丢失、继发性感染、气胸、血胸、肝肾综合征和电解质紊乱，摘除胸管也很困难，因为液体往往会迅速重新积聚。留置隧道胸膜导管（ITPC，又称 PleurX 或 Denver 导管）最初用于复发性恶性胸腔积液和腹水的姑息性门诊治疗，现在已成为治疗症状性恶性胸腔积液的常用治疗方法。

3. TIPS 是一种非手术减压门静脉系统，从而解决了腹部和（或）胸部液体聚积的机制。在具有适应证的人群中，TIPS 可显著改善与门静脉高压相关的并发症，它现在是难治性 HH 患者的标准护理。然而，TIPS 并不能改善终末期肝病患者的整体预后。平均 30d 死亡率为 18%，1 年生存率为 52%，TIPS 治疗 HH 后死亡的危险因素包括 Child-Pugh 评分≥10、MELD 评分>15 和肌酐升高。此外，TIPS 放置后胸腔水缺乏反应与死亡率增加相关。由于 TIPS 将血液从肝脏分流，减少了对肝脏的门静脉有效灌注，它可导致已经有严重肝功能障碍的患者发生肝衰竭。理想情况下，TIPS 术后失代偿可能性高的患者也应该开始肝移植评估，而 TIPS 只是作为一个桥梁。

4. 手术干预 手术方法包括化学胸膜固定术（通过开胸管或 VATS），以及腹膜静脉分流或胸膜静脉分流。

（二）腹水的治疗

1. 低钠限盐饮食 具体每日摄入量始终没有一个通用的标准。适度的盐限制饮食（5～6.5g/d）在依从性好的前提下与更快的腹水消失及不良反应的减少有着良性关系。相对地，长期限钠会导致患者食欲减退及热量摄入的减少，因而难以遵循，同时低钠血症、肝性脑病、肝肾综合征等不良反应也更容易出现。除了难治性腹水需要严格的限盐教育外，通常仍然以保证热量及蛋白质等营养的充足摄

入为主。具体的营养供给方案应遵循相关指南。

2. 利尿药的使用 醛固酮拮抗药（如螺内酯）和袢利尿药（如呋塞米）虽然有不良反应，但仍被认为是常用而有效的。据指南推荐，螺内酯起始剂量为 40～80mg/d，以 3～5d 阶梯式递增剂量，常规用量上限为 100mg/d。呋塞米推荐起始剂量为 20～40mg/d，3～5d 可递增 20～40mg，不良反应包括高钾血症、男性乳房发育胀痛、女性月经失调、行走不协调等。呋塞米常规用量上限为 80mg/d，每日最大剂量可达 160mg。不良反应：直立性低血压、低钾、低钠、心律失常等。据报道呋塞米起效较快，螺内酯需要 3～4d 来逐渐发挥效果，而两种药物也常在根据患者每日出入量变化动态调整剂量的同时联合用于利尿治疗。治疗的同时也应监测肾功能，避免严重的肾血管抑制及肾损伤。其他药物，如血管升压素 V2 受体拮抗药（如托伐普坦）也可根据情况择期使用。

3. 难治性腹水的治疗 患者往往预后较差，因此应该考虑其他策略。其中肝移植对患者生存的改善是最显著的，Child-Pugh 评分 C 级以上的有难治性腹水的肝硬化患者符合肝移植指征。移植前应尽可能控制急慢性肾损伤及感染，通过血管活性药物等治疗尽可能延长在队列中等待移植的时间。即便如此，受限于客观条件肝移植也难以成为所有难治性腹水患者的首选方案。其他的治疗包括以下几种。

（1）TIPS：TIPS 除了治疗 HH，也是治疗顽固性腹水的有效方法之一，可以作为需要频繁进行腹穿放腹水或频繁住院患者（≥3 次/月）或肝移植的过度治疗，但肝性脑病、心肺负荷的加重等不良反应也很大程度地限制了其使用范围。2012 年 AASLD 治疗指南中，还将 70 岁以上高龄患者 Child-Pugh 评分≥12 分作为 TIPS 的禁忌证。

（2）腹腔穿刺放液：腹腔穿刺放腹水仍然是顽固性腹水的有效治疗方法，也是快速、有效缓解患者腹胀的方法。大量腹腔穿刺放液后的常见并发症是低血容量、肾损伤及大量放腹水后可能导致休克等循环功能障碍。

（3）其他治疗：包括腹水超滤浓缩回输及肾脏替代治疗等，临床上在肝硬化患者的应用较少。其中无细胞腹水浓缩回输（cell free and concentrated ascites reinfusion therapy，CART）因可改善部分患

者的症状且对肾功能无明显影响，在指南中也被推荐作为一种有效的姑息性治疗方法。

十一、中医中药治疗

目前未有明确的肝性腹水的病机病理，中医在肝性胸腔积液的治疗上基本与治疗腹水协同。腹水是肝硬化最常见的并发症，肝门静脉压力的增高，使进入肝窦内的携带营养物质及氧气的血液量减少，肝脏营养性供血流失，肝组织缺氧，引起腹水。肝硬化腹水就其证候来说最符合中医"水鼓"之名，发展至此阶段时气、血、水互结积于腹中，病机特点为气虚血瘀水停，故多以益气活血、健脾利水为治法。中医在治疗肝硬化腹水方面独树一帜，坚持辨证论治的治疗原则。根据虚实的不同选择不同的治疗方法。若是标实为主，则根据气、血、水的偏盛，分别采用行气、活血、祛湿利水或攻逐之法（暂用），同时配合疏肝健脾。若以本虚为主，则根据阴阳的不同，分别采取补脾肾或养肝肾，同时兼以行气活血利水。必要时可辅以中药治疗，如安络化纤丸、扶正化瘀胶囊和鳖甲软肝片等，对改善肝硬化、肝纤维化有一定疗效。

有研究证明，用实脾饮加味治疗，借健脾燥湿、利水消肿的功效，辨治脾虚水停证臌胀患者，可有效改善其临床指征。其他研究中，五苓散加减治疗可改善腹胀；三味小方（商陆、葶苈子、车前子）可使腹水迅速消退，缓解患者病情；益气舒肝方可调节血管活性物质水平，延缓疾病进展。其他大量研究也证明了中医在腹水诊治中取得的成果，中医外治法，如中药外敷、针灸、中药贴剂；中医内治法联合外治法等都在临床实践中取得了一定的成效与认可。

十二、预 防

肝性胸腔积液一旦发病，则难以治愈，预防可以减少腹水的产生，以控制肝硬化病情进展为主。腹水的病因包括病毒、酒精、胆汁淤积、免疫、遗传代谢、药物及寄生虫等，应重视对原发疾病的治疗。乙型肝炎、丙型肝炎相关肝硬化失代偿期患者给予抗病毒、抗炎、抗纤维化等治疗，可达到肝硬化再代偿。病情稳定的肝硬化合并腹水患者每3个月复查生化、血常规、凝血功能、甲胎蛋白及腹部超声等，每12个月复查胃镜评估静脉曲张程度。

十三、管 理

肝性胸腔积液尚没有明确的诊疗指南。吉林大学第一医院于2022年发表了《肝性胸水临床研究进展与挑战》，对胸腔积液的诊疗流程有了一个完整的介绍与指导，弗吉尼亚联邦大学也发表了《2020年肝性胸水液的多学科管理：循证回顾与指导》，在肝性胸腔积液的诊疗上也起到了指导作用。

2013年国际腹水俱乐部（ICA）制定了《腹水管理共识》，2018年中华医学会肝病学分会制定了《肝硬化腹水及相关并发症的诊疗指南》，在指导我国肝硬化患者腹水的诊疗决策上起到了支持作用。

（姚 佳 丁惠国）

参 考 文 献

马博，尚天玲，黄剑洁，等，2022. 肝性胸水临床研究进展与挑战. 临床肝胆病杂志，38(2): 452-456.

李瑛，胡振斌，徐昆，等，2022. 中医药治疗肝硬化腹水临床研究概述. 中西医结合肝病杂志，32(2): 185-188.

中华医学会肝病学分会，2018. 肝硬化腹水及相关并发症的诊疗指南. 实用肝脏病杂志，21(1): 21-31.

Bubu A, Banini, Yahya, et al, 2020. Multidisciplinary management of hepatic hydrothorax in 2020: An Evidence-Based Review and Guidance. Hepatology, 72(5): 1851-1863.

第六节 自发性细菌性腹膜炎

内容提要

一、定义

二、发病率

三、病因

四、发病机制

五、临床表现

六、诊断

七、治疗

八、预防

九、管理

十、小结

一、定 义

自发性细菌性腹膜炎（spontaneous bacterial peritonitis，SBP）是在肝硬化基础上无明确腹腔内病变来源（如消化道穿孔）的情况下发生的腹膜炎，是肠道病原微生物侵入腹腔，造成明显腹膜炎症的感染性疾病，是肝硬化等终末期肝病患者常见并发症（40%～70%）。目前，临床上肝硬化腹水患者诊断 SBP 主要依赖于典型临床表现及腹水多核细胞计数＞$0.25×10^9$/L 或腹水细菌培养阳性。

二、发病率

肝硬化腹水患者住院即行腹腔穿刺检测，SBP 的发生率约为 27%，有 SBP 病史的肝硬化患者 12 个月内的 SBP 复发率高达 40%～70%。SBP 可迅速发展为肝、肾衰竭，致使病情进一步恶化，是肝硬化等终末期肝病患者死亡的主要原因。近年来随着早期诊断和安全、有效抗菌药物的临床应用，使 SBP 感染相关的病死率由 70 年代的 90% 降低至目前的 20%～60%，但未经及时治疗 SBP 患者或院内感染 SBP 患者的病死率接近（50%～60%）。鉴于 SBP 的高患病率和高病死率，早期诊断并及时治疗尤其重要。

三、病　因

引起肝硬化并发 SBP 患者感染的常见病原体是大肠埃希菌、肺炎克雷伯菌等革兰氏阴性杆菌，而革兰氏阳性球菌主要有链球菌属和葡萄球菌，感染病原体的种类和比例在不同的报道中存在一定的差异。近年来，肝硬化并发 SBP 患者感染革兰氏阳性球菌比例在逐渐增加，感染葡萄球菌的比例达到了 35.7%。一方面，是由于患者免疫力低下和肝功能受损严重，更容易诱发感染；另一方面是在治疗过程中采用了介入诊治，如腹腔穿刺和静脉输液等操作。

四、发病机制

肠道微生态是肠道菌群与其宿主相互作用的统一体，由肠道、肠上皮细胞、肠道分泌物、肠道中的食物和营养物质以及肠道菌群构成。"肠-肝轴"在肝脏疾病的病理生理过程中起到了重要作用。肠道和肝脏通过肝门静脉相互关联，大约80% 供养肝脏的血液来自肝门静脉，而肝门静脉的血液则主要来自于肠道血液回流。经肠道吸收的毒素和肠道菌群产物大多依赖肝脏的分解代谢。肝脏巨噬细胞扮演"清道夫"的角色，通过吞噬作用清除肝门静脉血流中危险的相关分子模式、病原

体相关分子模式、细菌和真菌等有害物质。肝硬化失代偿期患者肝门静脉压力增高，胃肠道处于淤血状态，蠕动能力减弱，肠道黏膜内皮细胞间连接对细菌的阻挡及冲刷能力相对受损；同时肝血窦壁上附着的库普弗细胞吞噬功能下降，部分炎症因子释放，刺激免疫反应，刺激肠黏膜导致屏障功能异常，使肠壁通透性增加，肠内的有害物质，如细菌毒素等穿过肠黏膜进入机体组织、器官及血液循环，导致菌群易位。

在免疫防御方面，肠道来源的淋巴细胞或细胞因子可以通过肝门静脉进入肝脏，肠道菌群可辅助消化、吸收，提供维生素 K 等促进肝脏凝血因子的合成，提升肠道免疫功能，刺激肝脏库普弗细胞的增加。肝脏可以通过分泌免疫球蛋白 A、胆汁酸等进一步通过"肠-肝轴"发挥肠道微生态平衡功能。因"肠-肝轴"的连接作用，肝组织破坏后，胆汁酸分泌减少，抑制肠道内有害细菌过度增殖的能力减弱，另外肝硬化患者肠道内溶菌酶以及抑制细菌增殖的分泌型蛋白等都有一定程度的减少，诸多机制共同作用导致肠道微生态失衡进而继发感染，进一步出现细菌易位。

五、临床表现

SBP 的临床表现各不相同，约 1/3 的患者具有典型腹膜炎的症状与体征，表现为发热、腹痛或腹泻、腹水迅速增加和腹肌紧张等。临床实践中发现有相当一部分 SBP 患者症状不明显，可能因为腹水过多，将炎性渗出物进行稀释之后缓解了腹膜刺激症状。如出现尿少和高度腹胀，病情进展加快，可伴有黄疸加深、肾衰竭或出现肝性脑病，如果治疗不及时，则容易发生肝、肾衰竭及感染性休克等严重并发症，进而出现多脏器功能衰竭（multiple organ dysfunction syndrome，MODS）。文献报道，因 SBP 导致的多脏器功能衰竭占 25%，是导致死亡的重要原因。国外文献报道 SBP 导致的死亡约为 22%，1 年后病死率为 65%。所以，应尽早发现 SBP，根据病原学药敏试验结果，积极抗感染，对改善预后具有非常重要的意义。

SBP 高危人群包括曾发生 SBP、老年人（＞65 岁）、伴糖尿病、伴肝癌或其他肿瘤、使用免疫抑制药、肝功能严重受损（Child-Pugh B/C 级、肝衰竭）、有食管胃底静脉曲张出血的患者。对可疑

细菌感染经抗菌治疗无效的发热、脓毒血症、长时间低血压（收缩压<80mmHg，且持续时间>2h）并且对扩容复苏无反应的腹水患者，也要警惕SBP。

六、诊　断

（一）诊断标准

SBP的诊断标准仍参考2010年欧洲肝病学会制定的《肝硬化腹水临床诊疗规范指南》，腹水培养为诊断的金标准，但由于肝硬化病情的复杂性和患者的前期用药，腹水培养阳性患者仅占少数。以下几项也可作为诊断SBP的标准。

1. 腹水检查　腹水外观可作为SBP的诊断标准之一，当腹水外观为血性、乳糜性、浑浊时，在排除肿瘤、结核的前提下应高度怀疑SBP，如腹水外观清亮、透明则可基本明确排除SBP。

腹水检查发现：①腹水中性粒细胞（PMN）计数≥0.25×10^9/L；②腹水细菌培养阳性；③PCT>0.5ng/ml，排除其他部位感染。国内报道，体温、腹部压痛、外周血中性粒细胞百分比、总胆红素、腹水PMN计数5个指标联合对早期筛查无症状SBP具有一定的应用价值。

2. 肝素结合蛋白（heparin-binding protein，HBP）　HBP由中性粒细胞分泌，大部分储存于嗜苯胺蓝颗粒中，小部分在分泌小泡中和细胞膜上，正常情况下浓度较低，当机体受到相关刺激后会引起HBP的大量释放。有研究通过对腹水HBP与血清PCT两者的相关性分析发现，两者具有高度相关性，这与两者都与机体炎症反应相关有一定的关系，当机体被细菌感染后，抗感染机制被激活，PMN释放大量的HBP，多器官释放PCT入血，导致相应浓度升高，两者联合检测可提高SBP的诊断效能。

3. 腹水钙卫蛋白　钙卫蛋白是一种钙锌结合蛋白，主要存在于中性粒细胞胞质中，其浓度与中性粒细胞在体液中的数量有关。钙卫蛋白由感染部位的中性粒细胞死亡或破坏后释放，具有调节、抗菌和抗增殖等功能。近年来研究发现钙卫蛋白也可以作为诊断SBP的生物学标志物。

4. 高敏C反应蛋白（hs-CRP）　腹水中高敏C反应蛋白是肝脏合成的炎性指标，广泛用于脓毒症的诊断，是菌血症患者一个独立的死亡预测指标。

国外学者指出在自发性细菌性腹膜炎中可将其作为一种替代性的预测指标。

5. PCR法　16S rRNA存在于所有细菌的染色体基因上，PCR法检测腹水中细菌16S rRNA基因具有省时、敏感度高等优点。许多研究均表明，用16S rRNA基因检测自发性腹膜炎腹水病原体，PCR法较传统的腹水培养法阳性率更高。

6. 试纸条法　试纸条法检测腹水中淋巴细胞脂酶活动性作为一种快速及便宜的选择被提出。有实验证实，试纸条诊断SBP的精确性与腹水中多形核细胞计数方法相当，它的灵敏性虽然不高，但是阴性预测值可达到100%，此法便宜、简便、快捷，可以用于排除SBP。腹水穿刺后如果试纸条法显示阴性结果，可不必再行多形核细胞技术及腹水细菌培养，减少了患者额外的检查费用。

7. 脂多糖结合蛋白（LBP）检测　腹水中LBP是一种由肝细胞产生的可溶性急性时相蛋白，与细菌LPS结合，可以增强细菌LPS与CD4分子及TOLL样受体结合，促发细胞因子产生的瀑布效应，从而产生免疫应答。其半衰期长，在失代偿期的肝硬化患者中与细菌易位及肠壁通透性改变密切相关，对于诊断SBP有很高的阴性预测值，它的升高对于排外SBP有很大帮助，但是其检测费用较高，目前尚未广泛应用于临床。

（二）SBP的临床特殊类型

1. 腹水培养阴性的中性粒细胞增多性腹水（culture negative neutrocytic ascites，CNNA）　其诊断标准为：①腹水细菌培养阴性；②腹水PMN计数≥0.25×10^9/L；③排除继发性腹膜炎；④30d内未使用抗菌药物治疗。CNNA与培养阳性的SBP比较，在临床症状、体征、腹水分析、病死率及对抗菌药物治疗的反应性方面均无明显差异，因此认为，CNNA和SBP是同一个疾病。

2. 中性粒细胞不增高单株细菌性腹水（monomicrobial nonneutrocytic bacterascites，MNB）　或称细菌性腹水（bacterascite，BA），其诊断标准为：①腹水细菌培养阳性；②腹水PMN计数<0.25×10^9/L；③无明显腹腔内感染灶。过去认为细菌性腹水大多无症状，无须治疗，不会发展为SBP或CNNA。但一些研究发现，相当量的细菌性腹水患者是有症状的，且其临床表现、实验室指标、腹水检查

指标及住院病死率等均与 SBP 及 CNNA 相似。现认为有症状的细菌性腹水是 SBP 的一种变型，其长期预后与腹水细菌培养阳性患者相似，因此需要采取与 SBP 同样的治疗方法；无症状的细菌性腹水患者与无菌性腹水相似，故认为仅是短暂的细菌定植。

SBP 患者出现以下任何 2 条临床表现或实验室异常，认为是重症感染：①高热、寒战，体温＞39.5℃；②感染性休克；③急性呼吸窘迫综合征；④不明原因的急性肾损伤 3 期；⑤外周血白细胞＞$10×10^9$ 个/μl；⑥ PCT＞2ng/ml。

七、治　　疗

（一）抗菌治疗

目前第三代头孢菌素仍是 SBP 患者治疗的首选抗生素。对于耐药的患者应根据患者对药物的敏感性，使用美罗培南、达托霉素或糖肽类抗生素等。

（二）调节肠道菌群平衡

利福昔明是利福霉素的衍生物，作用于肠道，可广谱、强效抑制肠道内细菌生长，具有杀菌/抑菌、免疫调节和抗炎活性，它不改变肠道微生态的成分，在肠道菌群紊乱的情况下可抵消上调的炎症应答从而起到抗炎的作用，可以作为 SBP 的一级预防措施。利福昔明-α 晶型已被美国 FDA 批准治疗肝性脑病，同时可减少内毒素血症和改善肝硬化患者的血流动力学。

（三）微生态制剂

微生态制剂辅助治疗 SBP，可降低血中 PCT、CD64、CRP 水平，抑制炎症反应，具有一定的临床辅助治疗作用，可提高 SBP 患者的治愈率。益生菌是一种有效的综合治疗，可以增强肠道屏障功能，防止细菌易位，改变肠道菌群结构。肝硬化患者使用益生菌可以保护肠道微生态平衡、调节菌群生长、稳定肠黏膜屏障、刺激宿主对感染的抵抗、改善门静脉高压导致的局部和全身的血流动力学异常。

（四）补充白蛋白

建议 SBP 患者常规给予白蛋白（第 1 天 1.5g/kg，第 3 天 1g/kg）治疗。许多研究表明，腹水蛋白低于 10g/L 的 SBP 患者病死率明显升高。另有文献报道与单纯抗感染治疗相比，抗感染联合输注白蛋白治疗预后更好。

（五）腹腔灌洗

医用臭氧腹腔灌洗术，可使腹腔内抗生素快速达到有效浓度，但会增加患者感染、肝性脑病、电解质紊乱的风险。

（六）慎用 NSBB

研究表明，肝硬化患者使用 NSBB 会增加患者血流动力学受损的比例、住院时间、肝肾综合征和急性肾损伤的风险，也减少了肝移植的存活率。因此，NSBB 使用时机仍存在争议。

（七）慎用质子泵抑制药

有学者表明，质子泵抑制药能降低胃酸浓度，使胃肠反应减弱，肠道 pH 增加，可促进小肠细菌及霉菌的增长，从而增加发生 SBP 的风险。

（八）补充维生素 D_3

维生素 D_3 可通过 VD-VDR-LL-37 通路上调巨噬细胞等固有免疫细胞的 LL-37 表达水平，促进巨噬细胞的成熟，增加抗菌小分子的产生，从而参与 SBP 的抗菌免疫过程。SBP 患者血清和腹水中维生素 D_3 水平显著降低，导致维生素 D_3 参与的抗菌免疫调节功能下降。因此，补充维生素 D_3 能促进 SBP 患者的预防和治疗。

八、预　　防

对于 Child-Pugh 评分≥9 分且血清总胆红素≥51.3μmol/L，或存在肾损伤、低钠血症、腹水总蛋白低于 15g/L 的患者，应使用诺氟沙星（400mg/d）预防性治疗，待临床状况长期改善和腹水消失后停止应用诺氟沙星。肝硬化腹水患者并发急性胃肠出血、既往无 SBP 但腹水蛋白＜15g/L、既往有 SBP 都应长期应用抗生素预防 SBP。

失代偿期 HBV-LC 患者短期内发生 SBP 患者的能量代谢指标呼吸商（respiratory quotient，RQ）和碳水化合物 CHO 显著降低，结合 PTA、CRP 和 CHO/RQ 比值等指标，有助于临床医师早期判断 SBP 的高风险患者，并加强对高风险患者的营养支持。

九、管　理

SBP 预后差，死亡率达 20%。一旦诊断 SBP 就应开始经验性静脉使用抗生素治疗。环境因素（院内与社区获得性感染）以及当地细菌耐药谱和感染严重程度可指导抗生素的经验性选择。在低细菌耐药率的国家，第三代头孢菌素为社区获得性 SBP 的一线治疗用药。在细菌耐药率较高的国家则应考虑使用哌拉西林/他唑巴坦或碳青霉烯类药物。医院获得性 SBP 更易对抗生素存在耐药性，在多重耐药率较低的地区应使用哌拉西林/他唑巴坦，而在产超广谱 β-内酰胺酶（ESBL）的肠球菌的高发地区则应使用碳青霉烯类药物抗感染治疗。在革兰氏阳性耐多药细菌高发区，建议联合应用碳青霉烯类与糖肽/达托霉素/利奈唑胺进行治疗。在肝硬化患者中，广泛耐药菌细菌所致严重感染可能需要使用万古霉素或氨基糖苷类等高度肾毒性的抗生素，应根据当地的阈值监测患者的血浆药物浓度。建议根据阳性培养物的细菌敏感性进行药物降级治疗以最大限度地减少细菌耐药。应在开始治疗 48h 后进行第二次腹腔穿刺检查以评估抗生素的疗效，若临床体征和症状恶化和（或）48h 内腹水白细胞计数增加或无显著减少（至少 25%），则应怀疑一线抗生素治疗失败。抗生素疗程应至少 5～7d。

既往有 SBP 患者在 SBP 恢复期，推荐预防性使用诺氟沙星（400mg/d，口服）治疗。利福昔明目前仍未被指南推荐作为 SBP 的二级预防。有 SBP 史的患者长期生存率较差，应考虑肝移植。有人认为质子泵抑制药可能增加 SBP 发生的风险，故其使用应有明确的适应证。

在肝硬化合并自发性腹膜炎患者的临床治疗期间，给予有效的护理干预，可对患者的临床治疗产生积极的作用，并可促进患者的身体恢复，提高抗生素的治疗效果，因此，提出对患者实施精细护理。此外，通过饮食调整，可进一步提升治疗效果。运动护理也是精细护理的一个关键步骤，以患者病情为基础，制订适合的运动计划，科学合理，防止运动过量，对患者身体体质可起到进一步改善的作用。

十、小　结

自发性细菌性腹膜炎是肝硬化患者失代偿期

最主要、最常见的感染并发症，预后差，误诊或诊断不及时都会引起不良结局，使患者的死亡率升高。临床医师应充分了解 SBP 的相关发病机制、检测手段、治疗方法，早期诊断 SBP，积极治疗，降低其临床并发症及病死率。

（姚　佳　丁惠国）

参 考 文 献

徐小元, 丁惠国, 李文刚, 等, 2018. 肝硬化腹水及相关并发症的诊疗指南. 实用肝脏病杂志, 21(1): 21-31.

European Association for the Study of the Liver, 2018. EASL Clinical Practice Guidelines for the management of patients with decompensated cirrhosis. J Hepatol, S0168-8278(18): 31966-31974.

European Association for the Study of the Liver, Ginès P, Angeli P, et al, 2010. EASL clinical practice guidelines on the management of ascites, spontaneous bacterial peritonitis, and hepatorenal syndrome in cirrhosis. J Hepatol, 53(3): 397-417.

第七节　肝肾综合征与急性肾损伤

内容提要

一、定义
二、分类
三、发病率
四、病因
五、发病机制
六、临床表现
七、诊断
八、鉴别诊断
九、治疗
十、预防
十一、小结

一、定　义

肝肾综合征（hepatorenal syndrome，HRS）是严重肝病患者病程后期出现的功能性肾衰竭，肾脏无明显器质性病变，是以肾损伤、血流动力学改变和内源性血管活性物质明显异常为特征的一种综合征。HRS 是急性肾损伤（AKI）的一种特殊形式，由极度血管舒张引起，且对扩容治疗无反应。通常认为，HRS 的本质是功能性病变，但尚不能完全排除没有潜在的肾脏病变，特别是肾小管和肾间质病变。HRS 也可发生于慢性肾脏病（CKD）或器质性肾损伤的肝硬化腹水患者。

二、分　类

包括肝肾综合征-急性肾损伤（HRS-AKI）和肝肾综合征-非急性肾损伤（HRS-NAKI）。

HRS-AKI 为快速进展性肾损伤，定义为两周内基础血肌酐（Scr）上升至＞221μmol/L，或24h肌酐清除率减少50%。

HRS-NAKI 为缓慢进展性肾损伤，符合 HRS 但并非 AKI 标准，常伴有顽固性腹水。

三、发 病 率

大约10%因腹水收入院治疗的患者有肝肾综合征。一项研究表明，20%的无肝硬化酒精性肝炎患者也可以发展为肝肾综合征。

四、病　因

肝硬化及急性肝衰竭患者发生肝肾综合征的一些高危因素已经被确认，包括细菌感染、急性酒精性肝炎以及上消化道出血。自发性细菌性腹膜炎是肝硬化患者发生肝肾综合征最常见的因素。一些医源性的高危因素包括使用大剂量利尿药，或大量抽取腹水的同时未补充足够的静脉液体。

五、发 病 机 制

肝硬化 HRS 的发病机制目前尚未完全清楚。一般认为主要是由于严重的肝功能障碍导致的血流动力学改变进而影响到肾功能。

严重的肝功能障碍使得血管活性介质灭活减少，如半胱氨酰白三烯、血栓素 A2 等，在门静脉高压时经门体分流进入体循环，使内脏血管舒张导致有效动脉血容量减少和平均动脉压下降。有效血容量减少，通过神经、体液系统反射性地引起肾内血管收缩和水钠潴留。交感神经系统和 RAAS 激活，导致肾血管收缩和肾血管自动调节功能改变，致使肾血流对平均动脉压变化更加敏感。此外，内毒素血症也是严重肝病患者发生 HRS 的重要因素，严重肝病时由于肝细胞解毒功能降低，由肠道吸收的内毒素可通过肝脏或侧支循环大量进入体循环，内毒素可引起肾内血管的强烈收缩，使肾血流量减少，肾小球滤过率（GFR）降低，导致少尿和氮质血症。

近年来，临床上发现并不是所有肝功能严重异常的患者均会发展成 HRS。因此，有学者提出了"二次打击"学说，认为窦性门静脉高压和肝功能失代偿作为"第一次打击"，引起全身外周血管扩张，有效循环血量减少，在此基础上，任何加重血流动力学异常的诱因（如上消化道出血、过度利尿、SBP、大量抽取腹水等），即"第二次打击"，可促进 HRS 的形成。

六、临床表现

病理生理学改变在进行到终末期之前可能不会表现出明显的症状，晚期肾衰竭时可能出现少尿，但仍有些肝肾综合征患者有正常的尿量。

七、诊　断

（一）HRS-AKI 的诊断标准

HRS-AKI 包括：①有肝硬化、腹水；②符合 ICA 对 AKI 的诊断标准；③停用利尿药并按 1g/kg 体重补充白蛋白扩充血容量治疗 48h 无应答；④无休克；⑤目前或近期没有使用肾毒性药物；⑥没有肾脏结构性损伤迹象，如无蛋白尿（＜500mg/d）；无微量血尿（每高倍视野＜50个红细胞）；肾脏超声检查正常。

（二）HRS-NAKI

HRS-NAKI 包括了肝肾综合征-急性肾病（HRS-AKD）和肝肾综合征-慢性肾病（HRS-CKD）。HRS-AKD 指：①除了 HRS-AKI 以外，肝硬化伴或不伴有腹水；②3个月内估计肾小球滤过率（estimated glomerular filtration rate，eGFR）＜60ml/(min·1.73m²)，没有其他器质性病变；或③3个月内 Scr 的最后可用值作为基线值，Scr＜50%的百分比增加。与 HRS-AKD 不同，HRS-CKD 的诊断需要 eGFR＜60ml/(min·1.73m²) 超过3个月。

与 HRS-AKI 相比，HRS-NAKI 患者的器官功能衰竭评分更高，白蛋白和血管活性药物的疗效不如 HRS-AKI。二者亦可能存在重叠。

八、鉴别诊断

许多其他肾脏疾病与肝脏疾病具有相关性，因此在诊断肝肾综合征时必须予以排除。

（一）肾前性肾衰竭

肾前性肾衰竭的肾脏并未受到损伤，与肝肾综合征类似，都是由于肾血流灌注不足引起的，且两者的尿钠含量都很低。与肝肾综合征不同的是，肾前性肾衰通常对补液疗法有反应，会使得血清肌酸酐下降以及尿钠升高。

（二）急性肾小管坏死

急性肾小管坏死（ATN）是各种原因造成的肾小管的损伤，肝硬化患者可能在治疗过程中使用了肾毒性药物或因为低血压而造成ATN。由于肾小管的损坏，肾脏无法再吸收原尿中的钠，导致尿钠比肝肾综合征高出很多，以此可鉴别肝肾综合征与ATN。ATN患者在尿沉渣镜检中还能发现透明管型和棕色混浊管型，而肝肾综合征的尿沉渣镜检中则难以见到细胞管型或其他细胞成分，因为肝肾综合征患者的肾实质并未受损。

（三）假性肝肾综合征

毒物中毒、严重败血症或弥散性血管内凝血，可同时损害肝及肾，引起"假性肝肾综合征"，但它并非由重症肝病引起。

九、治　疗

HRS预后差，一旦确诊，应尽早开始治疗，防止肾衰竭进一步恶化。

（一）一般治疗

卧床休息，给予高热量、易消化饮食，密切监测血压、尿量，保持液体平衡。监测肝、肾功能及临床评估伴随的肝硬化并发症状况。避免过量摄入液体，防止液体超负荷和稀释性低钠血症发生。

（二）药物治疗

根据HRS发生的病理生理特征，药物治疗的机制是通过收缩明显扩张的内脏血管床和升高动脉压，改善循环功能。应用血管收缩药物，此类药物主要通过收缩已显著扩张的内脏血管床，改善高动力循环，增加外周动脉压力，从而增加肾血流量和GFR。目前主要有血管升压素及其类似物（特利加压素）、α肾上腺素能受体激动药（米多君和去甲肾上腺素）和生长抑素类似物（奥曲肽）等。特利加压素联合白蛋白在逆转HRS-AKI和HRS-NAKI、改善肾功能方面，优于安慰剂、单用白蛋白、奥曲肽或米多君+奥曲肽+白蛋白。特利加压素（每4～6小时1mg）联合白蛋白（20～40g/d）治疗3d，Scr下降约25%，特利加压素可逐步增加至2mg/4h。若有效（Scr下降至<133μmol/L，且动脉压、尿量和血钠浓度增加），疗程7～14d；若无效，停用特利加压素；也可试用去甲肾上腺素（0.5～3.0mg/h）联合白蛋白（10～20g/L）。

（三）TIPS

经颈静脉肝内门体静脉分流术（TIPS）可改善HRS-AKI和HRS-NAKI患者的肾功能。初期，TIPS可能加重外周动脉血管的扩张，但在4～6周内，TIPS可以改善患者的有效血容量和肾功能，导致肾脏排钠增加，TIPS还可能对患者的氮平衡、营养及生活质量产生有益的影响。但TIPS在临床的适应性比较有限，由于出现HRS-AKI患者一般病情较重，多有TIPS治疗的禁忌证。所以，对于血管收缩药物治疗无应答且伴大量腹水的HRS-NAKI可行TIPS治疗。不推荐HRS-AKI行TIPS治疗。

（四）肾脏替代疗法

肾脏替代疗法（RRT）在肝硬化患者中，开始RRT的最佳时机尚未被研究。启动RRT应基于临床状况，包括肾功能恶化、电解质紊乱（如严重酸中毒、低钠血症或高钾血症）药物治疗未改善、利尿药不耐受或容量超负荷增加。血流动力学不稳定的患者，相较于间歇性透析，首选连续性RRT。

HRS患者启动RRT仍存有争议，通常保留作为移植候选者拟行肝移植（LT）的过渡治疗。未列入LT名单的患者，接受RRT的死亡率非常高，不论AKI的原因是HRS还是ATN引起。根据其他器官衰竭的可逆情况，在选定的部分非移植候选患者，可考虑进行有限的RRT试验。

（五）肝移植（LT）和同步肝肾移植（SLK）

通过LT恢复肝功能是HRS-AKI的终极治疗。然而，由于众多因素，例如先前存在合并症（如CKD或糖尿病）、未被识别的固有肾脏疾病、意外的术中事件和移植后免疫抑制，LT后肾功能恢复并不总是可以预测。目前，肝肾联合移植的适应证仍存在争议。对于严重CKD或持续AKI（包括HRS-AKI）且对药物治疗无反应的患者，应考虑采用此方法。

十、预　　防

在肝硬化腹水患者中，细菌感染、过度使用利尿药、大量放腹水、上消化道出血、胆汁淤积性黄疸等二次打击都可以诱发 HRS。

（一）预防感染

肝硬化腹水患者尤其是静脉曲张出血者易发生细菌感染，预防性使用抗菌药物可以提高生存率。约 30% 的肝硬化腹水伴 SBP 可以进展为 HRS，而预防性使用抗菌药物联合人血清白蛋白可将 HRS 的发生率降为 10%。2009 年 AASLD 指南、2010 年 EASL 指南均推荐 SBP 输注人血清白蛋白联合抗菌药物，减少 HRS 的发生，提高生存率。

（二）慎用大剂量利尿药和大量放腹水

一般肝硬化腹水治疗为限钠饮食和合理应用利尿药。研究显示，对血钠降低的肝硬化腹水患者在慎用利尿药的同时，不限钠饮食，而对血钠基本正常者可先适当限钠饮食，避免因低钠血症引起的肾损伤。

（三）慎用 NSBB

NSBB 能降低肝门静脉压力，可减少肝硬化患者静脉曲张破裂出血的风险。然而，肝硬化腹水患者合并 SBP、动脉收缩压＜90mmHg、血清钠＜130mmol/L 或肾功能障碍时，NSBB 的使用可增加血流动力学紊乱。因此，正在使用 NSBB 预防食管胃底静脉曲张破裂出血的患者出现 HRS 时，应暂时停用 NSBB，待循环功能和肾功能改善后再恢复正常应用。

十一、小　　结

肝肾综合征（HRS）是晚期肝硬化的常见并发症之一。HRS 预后差，一旦进展为 HRS，肝病患者的生存期将显著缩短，而未经治疗的患者其生存期将进一步缩短。所以，HRS 的早诊早治十分关键，可防止患者肾衰竭进一步恶化。

（姚　佳　丁惠国）

参考文献

中华医学会肝病学分会, 2018. 肝硬化腹水及相关并发症的诊疗指南. 实用肝脏病杂志, 21(1): 21-31.

中华医学会肝病学分会, 2019. 肝硬化诊治指南. 中华肝脏病杂志,

27(11): 846-865.

Paolo A, Guadalupe GT, Mitra KN, et al, 2019. News in pathophysiology, definition and classification of hepatorenal syndrome: A step beyond the International Club of Ascites(ICA)consensus document. Journal of Hepatology, 71(4): 811-822.

Scott WB, Paolo A, Guadalupe GT, et al, 2021. Diagnosis, Evaluation, and Management of Ascites, Spontaneous Bacterial Peritonitis and Hepatorenal Syndrome: 2021 Practice Guidance by the American Association for the Study of Liver Diseases. Hepatology(Baltimore, Md.), 74(2): 1014-1048.

第八节　肝肺综合征

内容提要

一、定义
二、病因及发病率
三、发病机制
四、自然转归
五、临床表现
六、辅助检查
七、诊断及分级
八、鉴别诊断
九、治疗
十、预防
十一、管理与护理
十二、小结

一、定　　义

肝肺综合征（hepato-pulmonary syndrome，HPS）是指在慢性肝病和（或）门静脉高压的基础上出现肺内血管扩张（intrapulmonary vascular dilatation，IPVD）、动脉血氧合作用异常导致的低氧血症及一系列病理生理变化和临床表现。简称慢性肝病、IPVD、低氧血症三联征。

二、病因及发病率

HPS 主要发生于肝硬化患者，但在急性肝衰竭、缺血性肝炎、慢性病毒性肝炎等肝病患者中亦见 HPS 报道。研究认为，HPS 的发生、发展是多种因素作用的结果，门静脉高压可能是肝肺综合征的主要发病因素。终末期肝病成人患者 HPS 的发病率为 4%～47%，儿童患者的发病率为 9%～20%。HPS 在准备接受肝移植的肝硬化患者中的发病率为 20%～30%，在所有肝硬化人群中发病率为 10%～17%。

三、发病机制

目前 HPS 的发病机制尚未完全明确,多数学者研究认为 IPVD 及肺血管生成是导致 HPS 的主要病理机制。部分学者则认为,肝硬化患者的高血流动力学状态可能是 HPS 的发生原因。

(一) IPVD

本病主要表现为弥漫性毛细血管扩张,动静脉交通支形成,正常的肺毛细血管径由 8~15μm 扩张至 15~500μm。门静脉高压及肝功能障碍时,病变肝脏对血液循环中肺血管扩张因子(主要为 NO)的清除功能丧失,肺内缩血管及扩血管物质比例失调,或肺血管对其敏感性发生改变;肺内巨噬细胞、单核细胞等炎症细胞积聚释放炎症因子增多,进而促进 NO 产生。以上因素均可引起肺内血管扩张/分流、肺通气/血流比值(V/Q)失调及弥散障碍,从而导致低氧血症。

(二) 肺血管生成

肠道细菌易位、肝功能障碍所致内毒素血症募集单核细胞和活化的巨噬细胞到肺,与 TNF-α 等炎症因子共同激活血管内皮生长因子(VEGF)信号通路,促进肺血管生成。另有研究表明,肝细胞来源的外泌体 miR-194 可促进肺血管内皮细胞(PMVEC)增殖、迁移及管的形成,进而促进血管新生。

(三) 高血流动力学状态

在高容量、低血管阻力状态下,动脉压力感受器激活导致交感神经系统、肾素-血管紧张素-醛固酮系统、内皮素系统激活,可导致包括 HPS 在内的一系列变化。

四、自然转归

HPS 的发生、发展为伴随基础肝病的渐进式过程,大部分患者虽然无明显氧合异常但已有肺部血管改变。HPS 患者的预后较差,研究表明,HPS 是影响肝硬化患者预后的独立危险因素,且患者死亡率与 HPS 的严重程度相关。与无 HPS 的患者相比,HPS 的患者接受原位肝移植(OLT)手术后的死亡率更高。

五、临床表现

HPS 起病较隐匿,早期多无明显症状,绝大部分患者因肝病本身的症状和体征就诊,在诊治肝病过程中才发现存在 HPS。轻、中度 HPS 患者可无明显症状、体征,随着疾病进展,可出现发绀、呼吸困难、杵状指(趾)。直立性呼吸困难是 HPS 特有的临床特征,表现为患者直立位呼吸困难,而转为卧位后症状缓解,可能是由于肺血管扩张主要位于双肺基底部所致。

六、辅助检查

(一) 动脉血气分析

$PaO_2 < 70mmHg$、氧合指数$< 300mmHg$、肺泡-动脉血氧分压差($P_{A-a}O_2$)$\geq 15mmHg$,提示 HPS 诊断。脉搏血氧测定仰卧位和直立位氧饱和度的差异是判断肺氧合障碍简单、无创的方法。对于 $PaO_2 < 70mmHg$ 的肝硬化患者,脉搏氧饱和度(SaO_2)$< 96\%$ 可以作为筛查 HPS 的阈值,同时具有高敏感度(100%)和高特异度(88%)。

(二) 肺功能检查

HPS 患者的肺弥散能力正常到严重障碍,可检查肺功能协助诊断。

(三) 胸部 CT 检查

胸部 CT 检查如有广泛的肺内血管扩张,提示 HPS 诊断,但无特异性。

(四) 肺动脉造影

肺动脉造影为有创检查,主要适用于 HPS 分型或鉴别肺动脉高压及肺栓塞的患者。通过血管造影肺血管扩张状态和患者纯氧治疗把 HPS 分为两种类型:Ⅰ 型较为多见,表现为弥漫性"蜘蛛样"或"海绵状"肺血管扩张,肺内功能性分流,吸入纯氧低氧血症可明显缓解,肝移植预后较好;Ⅱ 型少见,表现为散在的血管畸形或交通支,孤立的动静脉分流,常伴严重的低氧血症,吸入纯氧低氧血症不能缓解。

(五) ^{99}锝白蛋白大聚体($^{99m}Tc-MAA$)动态肺灌注显像

正常情况下静脉注射的 $^{99m}Tc-MAA$(直径$> 20μm$)积聚在肺毛细血管床(直径$< 8~15μm$)

处，HPS 时放射性核素检测到 ^{99m}Tc-MAA 通过扩张的肺毛细血管床聚积于肺外器官，如脑、肾、肝等。为侵入性检查，可对肺内分流进行量化，但不能区分心内血流。

（六）对比增强-经胸超声心动图（CE-TTE）

CE-TTE 是诊断肺内血管扩张的金标准，能分辨心脏和肺内血管分流，也可判断肺动脉高压。把生理盐水或吲哚氰绿震荡形成的微泡沫（直径＞10μm）注射到外周静脉。正常人体内这种微泡沫由体循环回流右心进入肺循环时在肺毛细血管床（直径＜8～15μm）被肺泡所吸收而不进入左心。HPS 患者体内，微泡沫通过扩张的肺毛细血管床或动静脉分流回流入右心房后经过 3～6 个心脏周期即出现在左心房，超声心动图显示云雾状阴影。如微泡沫进入右心房后立即显现在左心则提示房间隔缺损。此法比 PaO_2 更灵敏可靠，可早期发现肺血管扩张。

七、诊断及分级

2016 年国际肝移植学会实践指南中提出的 HPS 诊断标准：①患有肝脏疾病（通常是肝硬化合并门静脉高压）；② CE-TTE 阳性；③动脉血气结果异常，如 $P_{A-a}O_2$≥15mmHg（1mmHg=0.133kPa，若年龄＞64 岁，则≥20mmHg）。

HPS 的严重程度分级是由低氧血症程度决定的，根据欧洲呼吸学会（ERS）的标准：动脉血氧分压（PaO_2）≥80mmHg 为轻度；60～79mmHg 为中度；50～59mmHg 为重度；＜50mmHg 则为极重度。

八、鉴别诊断

诊断 HPS 首先要排除原发性心肺疾病，如肺动脉高压、间质性肺疾病、慢性阻塞性肺疾病等。此外，应注意和伴有肝脏异常的肺血管病鉴别，如门静脉性肺动脉高压、遗传性出血性毛细血管扩张症等。

（一）门静脉性肺动脉高压（portopulmonary hypertension，POPH）

POPH 是在门静脉高压（伴或不伴慢性肝病）基础上出现平均肺动脉压力升高和肺血管阻力增加，而肺毛细血管楔压正常，并除外其他原因造成

的肺动脉高压。右心导管法是 POPH 诊断的金标准，经胸多普勒超声心动图是 POPH 首选的非侵袭性检查手段。患者早期症状不明显，随着病情的发展逐渐出现劳力性呼吸困难、乏力、外周性水肿，重者可出现右心衰竭症状。

（二）遗传性出血性毛细血管扩张症（Osler-Weber-Rendu 病）

本病为常染色体显性遗传病，是一种以出血和血管畸形为特征的疾病。最突出的表现是毛细血管扩张及同一部位反复出血，扩张的毛细血管最易见于皮肤和黏膜。出血若以内脏为主，且无皮肤毛细血管扩张症存在，亦无阳性家族史者，诊断较困难。

九、治　疗

（一）基础治疗

基础治疗指针对原发病及并发症的治疗，如改善肝功能、降低肝门静脉压力、预防和控制感染等。

（二）吸氧及高压氧舱

此治疗方案适用于轻型、早期 HPS。

（三）药物治疗

目前尚无确切、有效的药物推荐治疗 HPS。研究表明，吸入 NO 可显著改善 HPS 患者氧合，但仍需大规模随机对照研究验证。

（四）介入治疗

有研究报道 TIPS 可有助于改善 HPS 患者近期的氧合功能，但疗效不一致，目前尚未成为常规推荐的治疗手段。

（五）栓塞治疗

栓塞治疗适用于 HPS Ⅱ型患者，通过"圈状栓塞术"治疗孤立的肺动静脉交通支。

（六）肝移植

肝移植是迄今唯一有效治疗 HPS 的措施。研究表明，80% 的 HPS 患者接受肝移植后症状可完全缓解，但氧合恢复缓慢，一般需要 6～12 个月，甚至更久，低氧血症的缓解与肝移植前疾病的严重程度相关。

十、预　防

各种急、慢性肝病均可伴有肺血管异常和动脉低氧血症，最主要的是慢性肝病导致的肝硬化患者，特别是酒精性肝硬化、原发性胆汁性胆管炎及隐源性肝硬化。故本病的预防应针对病因进行，积极有效地治疗肝病，减少对肺内血管的损失，则可避免HPS的出现。

十一、管理与护理

目前国内尚缺乏HPS管理相关的指南及专家共识，2016年国际肝移植学会实践指南推荐对肝病患者尤其是等待肝移植的患者进行HPS筛查，建议使用脉搏血氧仪对HPS患者进行连续血氧监测。

HPS患者的护理包括：①休息：HPS患者应卧床休息，患者卧床应经常变换体位，改善肺局部的血流分布及气体交换。②吸氧：对HPS患者应尽早实施氧气吸入，旨在改善低氧血症。③预防感染：低氧血症会造成细胞内低能量状态，导致患者抵抗力降低，易合并感染。④加强营养：HPS患者病程长，抵抗力低，应重视饮食指导，给予高蛋白、富含维生素、低钠易消化的饮食。⑤心理护理：HPS患者活动后易出现呼吸困难，影响生活质量，易产生烦躁、焦虑的情绪反应，应耐心疏导。

十二、小　结

HPS严重影响患者预后，其早期临床表现多隐匿，容易被忽视，因此有必要提高对HPS的认识，做好筛查及管理。目前尚缺乏疗效确切的有效药物，肝移植仍是HPS唯一有效的治疗手段，未来将需要进一步加强临床与基础研究，阐明HPS的发病机制，研发新型诊断与治疗方法。

（马迎民　段钟平）

参考文献

刘以俊, 2016.《2016年国际肝移植学会实践指南：肝肺综合征与门脉性肺动脉高压的诊断与管理》摘译. 临床肝胆病杂志, 32(10): 1838-1842.

第九节　肝性脑病

内容提要

一、定　义

肝性脑病（hepatic encephalopathy，HE）是由急、慢性肝功能严重障碍或各种门静脉-体循环分流（以下简称门体分流）异常所致的，以代谢紊乱为基础，轻重程度不同的神经精神异常综合征。

轻微型肝性脑病（minimal hepatic encephalopathy，MHE）是HE发病过程中的一个非常隐匿的阶段，其定义为肝硬化患者出现神经心理学/神经生理学异常，而无明显临床症状，无定向力、计算力障碍等，即认知功能正常。

二、分　型

依据基础肝病的类型，HE分为A、B、C 3型。A型HE发生在急性肝衰竭基础上，进展较为迅速，其重要的病理生理学特征之一是脑水肿和颅内压增高；B型HE是门体分流所致，无明显肝功能障碍，肝活组织检查提示肝组织学结构正常；C型则是指发生于肝硬化等慢性肝损伤基础上的HE。

三、流行病学及发病率

肝硬化HE的发生率国内外报道不一，可能是因为临床医师对HE诊断标准不统一及对MHE的认知存在差异。多数肝硬化患者在病程的某一时期会发生一定程度的MHE，其在整个肝硬化病程中的发生率为30%～84%。

近年来我国学者对HE包括MHE的流行病学进行的多中心研究显示，在住院的肝硬化患者中约40%有MHE；30%～45%的肝硬化患者和

10%～50% TIPS 后患者发生过显性 HE（overt hepatic encephalopathy，OHE）。据国外资料报道，肝硬化患者中 HE 的发生率为 30%～45%，在疾病进展期发生率可能更高。在临床随访中，MHE 3 年累计发生 OHE 占 56%，且其他并发症发生率和病死率显著增加。

四、发病机制

肝硬化门静脉高压时肝细胞功能障碍，对氨等毒性物质的解毒功能降低，同时门体分流（即门静脉与腔静脉间侧支循环形成），使大量肠道吸收入血的氨等有毒性物质经肝门静脉，绕过肝脏直接流入体循环并进入脑组织，这是肝硬化 HE 的主要病理生理特点。HE 的发病机制至今尚未完全阐明，目前仍以氨中毒学说为核心，同时炎症介质学说及其他毒性物质的作用也日益受到重视。

（一）氨中毒学说

氨中毒学说是 HE 的主要发病机制之一。饮食中的蛋白质在肠道经细菌分解使产氨增加，以及肠壁通透性增加可导致进入肝门静脉的氨量增多，肝功能不全导致血氨不能经鸟氨酸循环有效解毒，同时门体分流致含有血氨的肝门静血流直接进入体循环。血氨进入脑组织使星形胶质细胞合成谷氨酰胺增加，导致细胞变性、肿胀及退行性变，引发急性神经认知功能障碍。氨还可直接导致兴奋性和抑制性神经递质比例失调，产生临床症状，并损伤颅内血流的自动调节功能。

（二）炎症反应损伤

目前认为，高氨血症与炎症介质相互作用可促进 HE 的发生、发展。炎症可导致血脑屏障破坏，从而使氨等有毒物质及炎性细胞因子进入脑组织，引起脑实质改变和脑功能障碍；同时，高血氨能够诱导中性粒细胞功能障碍，释放活性氧，促进机体产生氧化应激和炎症反应，造成恶性循环；此外，炎症过程所产生的细胞因子又反过来加重肝损伤，增加 HE 发生率。此外，HE 发生还与机体发生感染有关。研究结果显示，肝硬化患者最为常见的感染为腹膜炎、尿路感染、肺炎等。

（三）其他学说

1. 氨基酸失衡学说和假性神经递质学说 肝硬化伴肝功能障碍时，降解芳香族氨基酸的能力降低，使血中苯丙氨酸和酪氨酸增多，从而抑制正常神经递质生成。增多的苯丙氨酸和酪氨酸生成苯乙醇胺和羟苯乙醇胺，即假性递质，大量假性神经递质代替正常神经递质，导致 HE 的发生。

2. γ-氨基丁酸/苯二氮䓬复合受体假说 γ-氨基丁酸是中枢神经系统特有的、最主要的抑制性递质，在脑内与苯二氮䓬类受体以复合受体的形式存在。HE 时血 γ-氨基丁酸含量升高，且通过血脑屏障量增加，脑内内源性苯二氮䓬水平升高。实验研究证实，给肝硬化动物服用可激活 γ-氨基丁酸/苯二氮䓬复合受体的药物，如苯巴比妥、地西泮，可诱导或加重 HE，而给予苯二氮䓬类受体拮抗药，如氟马西尼，可减少 HE 的发作。

3. 锰中毒学说 有研究发现，部分肝硬化患者血和脑中锰含量比正常人高 2～7 倍。当锰进入神经细胞后，低价锰离子被氧化成高价锰离子，通过锰对线粒体特有的亲和力，蓄积在线粒体内。同时，锰离子在价态转变过程中可产生大量自由基，进一步导致脑黑质和纹状体中脑细胞线粒体呼吸链关键酶的活性降低，从而影响脑细胞的功能。

4. 脑干网状系统功能紊乱 严重肝硬化患者脑干网状系统及黑质纹状体系统的神经元活性可受到不同程度的损伤，导致 HE 发生，产生扑翼样震颤、肌张力改变，且脑干网状系统受损程度与 HE 病情严重程度一致。

五、诱发因素

HE 最常见的诱发因素是感染（包括腹腔、肠道、尿路和呼吸道等感染，尤以腹腔感染最为重要）；其次是消化道出血、电解质和酸碱平衡紊乱、大量放腹水、高蛋白饮食、低血容量、利尿、腹泻、呕吐、便秘，以及使用苯二氮䓬类药物和麻醉药等。TIPS 后 HE 的发生率增加，TIPS 后 HE 的发生与术前肝功能储备状态、有无 HE 病史，以及支架类型及直径等因素有关。研究发现，质子泵抑制药可能导致小肠细菌过度生长，从而增加肝硬化患者发生 HE 的风险，且风险随用药量和疗程增加而增加。

六、临床表现

HE 是一个从认知功能正常、意识完整到昏迷的连续性表现。目前国内外应用最广泛的仍是 West-Haven HE 分级标准，将 HE 分为 0~4 级。该分类标准的主要缺陷为对于 0 级（可能是 MHE）及 1 级判别的主观性很强。MHE 为没有能觉察的人格或行为异常变化，神经系统体征正常，但神经心理测试异常；1 级 HE 临床表现中，欣快、抑郁或注意时间缩短等征象难以识别，只有了解患者性格的细心亲属才能洞悉患者轻度认知功能异常变化，在临床实践及多中心研究中重复性和可操作性较差。

MHE 尽管无明显的临床症状和体征，但其临床预后及生活质量均较肝硬化神经心理测试正常者差。OHE 恢复后，MHE 可能持续存在。这些患者中与健康相关的整体生活质量、驾驶安全性、工作效率及社会经济地位显著降低，如果没有得到有效治疗，部分患者可进展成为 OHE。因此，临床的重点是在肝硬化等终末期肝病患者中筛查 MHE，故我国最新的指南应用的是 MHE 和 HE 1~4 级修订的分级标准（表 2-7-1）。对于意识显著改变的患者可进一步采用格拉斯哥（Glasgow）昏迷量表评分进行评估和描述患者的意识状态。

表 2-7-1　HE 的分级及症状、体征

修订的 HE 分级标准	神经精神学症状（即认知功能表现））	神经系统体征
无 HE	正常	神经系统体征正常、神经心理测试正常
MHE	潜在 HE，没有能觉察的人格或行为变化	神经系统体征正常，但神经心理测试异常
HE 1 级	存在琐碎轻微临床征象，如轻微认知障碍、注意力减弱、睡眠障碍（失眠、睡眠倒错）、欣快或抑郁	扑翼样震颤可引出、神经心理测试异常
HE 2 级	明显的行为和性格变化；嗜睡或冷漠、轻微的定向力异常（时间、定向）、计算力下降、运动障碍、言语不清	扑翼样震颤易引出，不需要做神经心理测试
HE 3 级	明显定向力障碍（时间、空间定向）、行为引出、半昏迷到昏迷、有应答	扑翼样震颤通常无法引出、踝阵挛、肌张力增高、腱反射亢进，不需要做神经心理测试
HE 4 级	昏迷（对言语和外界刺激无反应）	肌张力增高或中枢神经系统阳性体征，不需要做神经心理测试

七、辅助检查

（一）血液检查

1. 生化学指标　检测患者的肝生化学指标，如胆红素、ALT、AST、ALB、PTA 等以明确是否有明显异常。肾功能和血常规在疑诊 HE 时均作为常规检查。

2. 血氨　血氨升高对 HE 的诊断有较高的价值。多个研究表明，HE 特别是门体分流性 HE 患者血氨多数增高，但血氨的升高水平与病情的严重程度不完全一致。血氨正常的患者亦不能排除HE。止血带压迫时间过长、采血后较长时间才检测、高温下运送，均可能引起血氨假性升高。应在室温下采静脉血后立即低温送检，30min 内完成测定，或离心后 4℃冷藏，2h 内完成检测。

3. 其他　血清壳多糖酶 3 样蛋白 1（chitinase-3-like protein l，CHI3L1）为糖基水解酶家族成员之一，它可以结合壳多糖，但没有壳多糖酶的活性，在炎症和组织重塑中起重要作用，是肝脏分泌到细胞外基质的蛋白质，在肝硬化、肝纤维化时表达明显增高。CHI3L1 表达水平反映了肝硬化、肝纤维化的程度。

高尔基体蛋白 73（Golgi protein 73，GP73）是一种位于高尔基体的跨膜糖蛋白。GP73 主要在胆管上皮细胞中表达，很少在肝细胞中表达，但在各种原因引起的进展期肝病中，GP73 在肝细胞中的表达水平升高。最近研究发现，肝细胞癌（HCC）患者中 GP73 水平升高，主要与肝硬化有关，而与 HCC 本身无关。

（二）神经心理学测试

神经心理学测试是临床筛查及早期诊断 MHE 及 1 级 HE 最简便的方法，神经心理学测试方法被多国 HE 指南推荐作为 MHE 筛查或早期诊断的重要方法，每个试验均需结合其他检查。

1. 传统纸-笔神经心理学测试　HE 心理学评分（psychometric hepatic encephalopathy score，PHES），包括数字连接试验-A（number connection test A，

NCT-A）和数字连接试验-B（number connection test B，NCT-B）、数字符号试验（digit symbol test，DST）、轨迹描绘试验、系列打点试验5个子测试试验。目前常用NCT-A、DST均阳性，或5个子试验中任何2项异常，即可诊断为MHE。值得注意的是，尽管PHES的灵敏度和特异度较高，但结果可受患者的年龄、教育程度、合作程度、学习效果等多种因素影响。

近年来，开发了电子数字连接试验（eNCT）等计算机软件辅助的工具，用于肝硬化患者自身认知功能障碍的监测与筛查，具有更好的重复性和可靠性。

2. 可重复性成套神经心理状态测验（repeatable battery for the assessment of neuropsychological status，RBANS） RBANS是ISHEN指南推荐的两个神经心理测查工具之一，测查内容包括即时记忆、延迟记忆、注意力、视觉空间能力和语言能力，已用于阿尔茨海默病、精神分裂症和创伤性脑损伤，并有部分研究用于等待肝移植患者，但不是专门用于HE的检测工具。

3. Stroop及Encephal APP测试 Stroop是通过记录识别彩色字段和书写颜色名称之间的干扰反应时间来评估精神运动速度和认知灵活性，被认为是反映认知调控和干扰控制效应最有效、最直接的测试工具。近期，开发出了基于该测试的移动应用软件工具Encephal APP，已显示出较好的区分肝硬化认知功能障碍的辨别能力和应用前景。需要注意的是，有色盲的患者无法使用该项测试工具。

4. 控制抑制试验（inhibitory control test，ICT） 在肝硬化相关的神经功能障碍中，低级别的认知功能障碍，如警惕性和注意力改变是最敏感的指标。ICT通过计算机技术在50ms周期内显示一些字母，测试患者的反应抑制、注意力和工作记忆，可以用于MHE的检测。有研究证明，ICT诊断MHE的灵敏度可达88%，是诊断MHE的简易方法。

5. 临界闪烁频率（critical flicker frequency，CFF）检测 CFF是引起闪光融合感觉的最小刺激频率，可以反映大脑神经传导功能障碍，研究显示其在诊断MHE时灵敏度适中、特异度较高，且易于解读，可作为辅助检查手段。当阈值在39Hz时，MHE患者和正常人并无差异，而2级HE与1级以下差异较大，故该检测更适用于区分2级

HE。CFF<39Hz的肝硬化患者达到5年生存期比例显著小于CFF>39Hz者，高龄、CFF<39Hz和终末期肝病模型（MELD）评分均与随访期内生存独立相关。

6. 扫描测试（SCAN） 是一种计算机化的测试，可以测量速度和准确度，用以完成复杂性增加的数字识别记忆任务。SCAN已被证明具有预后的预测价值，但其临床应用受教育背景影响较大。

7. 新的神经心理学测试方法 包括动物命名测试（animal naming test，ANT）、姿势控制及稳定性测试、多感官整合（multi-sensory integration）测试。

（三）神经生理学检查

1. 脑电图检查 脑电图可以反映大脑皮质功能，不需要患者的合作，也没有学习效应的风险。虽然脑电图早已被临床广泛研究和应用，但只有在严重HE患者中才能检测出典型的脑电图改变，故临床上基本不用于HE的早期诊断，仅用于儿童HE的辅助诊断。脑电图的异常主要表现为节律变慢，而该变化并非HE的特异性改变，亦可见于低钠血症、尿毒症性脑病等其他代谢性脑病。

2. 诱发电位检测 诱发电位包括视觉诱发电位、听觉诱发电位和躯体诱发电位，以内源性时间相关诱发电位P300诊断的灵敏性最好。MHE患者可表现为潜伏期延长、振幅降低。

（四）影像学检查

1. 肝脏及颅脑CT 肝脏增强CT血管重建可以观察是否存在明显的门体分流。颅脑CT检测本身不能用于HE的诊断或分级，但可发现脑水肿，并排除脑血管意外及颅内肿瘤。

2. 磁共振成像（MRI）

（1）脑结构损伤或改变：弥散张量成像，是一种描述大脑结构的新方法，可以显示脑白质结构损伤程度及范围。研究显示，肝硬化及HE患者MRI表现正常的脑白质区，平均扩散率（mean diffusivity，MD）仍可显著增加，且与HE分期、血氨及神经生理、神经心理改变程度相关。

（2）血流灌注改变：动脉自旋标记（arterial spin labeling，ASL）采用磁化标记的水质子作示踪剂，通过获取脑血容量、脑血流量、氧代谢率等多个灌注参数，可无创检测脑血流灌注变化。有研究

显示，MHE 患者比无 MHE 的患者脑灰质脑血流灌注增加，且这种改变与神经心理学评分有一定的相关性。但对于是否可作为 MHE 的诊断标志物之一，尚需大规模临床验证。

3. 功能性磁共振成像（fMRI） 近年来，国内外在应用 fMRI 技术研究大脑认知、感觉等功能定位及病理生理机制方面取得了很大进步。多位学者采用静息态 fMRI 研究显示，HE 患者的基底节-丘脑-皮质回路受损，功能连接的改变与 HE 患者认知功能的改变有关。采用局部一致性（regional homogeneity，ReHo）分析的静息态 fMRI 可作为一种无创性检查方法，对用于揭示有关肝硬化患者认知改变具有重要价值。

八、诊　断

（一）OHE 诊断要点

1. 有引起 HE 的基础疾病，严重肝病和（或）广泛门体侧支循环分流。

2. 有临床可识别的神经精神症状及体征。

3. 排除其他导致神经精神异常的疾病，如代谢性脑病、中毒性脑病、神经系统疾病（如颅内出血、颅内感染及颅内占位）、精神疾病等情况。

4. 特别注意寻找引起 HE（C 型、B 型）的诱因，如感染、上消化道出血、大量放腹水等。

5. 血氨升高。

（二）MHE 的诊断

由于患者无明显的认知功能异常表现，因此常需要借助特殊检查才能明确诊断，是临床关注的重点。符合以下主要诊断要点 1、2 及 3～6 中任意一条或以上，即可诊断为 MHE。主要诊断要点如下。

1. 有引起 HE 的基础疾病，严重肝病和（或）广泛门体侧支循环分流。

2. 传统神经心理学测试指标中的至少 2 项异常。

3. 新的神经心理学测试方法中（ANT、姿势控制及稳定性测试、多感官整合测试）至少 1 项异常。

4. 临界闪烁频率检测异常。

5. 脑电图、视觉诱发电位、脑干听觉诱发电位异常。

6. fMRI 异常。

九、鉴别诊断

1. 精神障碍 以精神症状，如性格改变或行为异常、失眠等为唯一突出表现的 HE 易被误诊为精神障碍。因此，凡遇有严重肝脏疾病或有门体分流病史的患者出现神经、精神异常，应警惕 HE 的可能。

2. 颅内病变 颅内病变包括蛛网膜下腔、硬膜外或脑内出血，以及脑梗死、脑肿瘤、颅内感染、癫痫等。通过检查神经系统定位体征或脑膜刺激等体检，结合 CT、腰穿、动脉造影、脑电图、病毒学检测等可作出相应诊断。

3. 其他代谢性脑病 包括酮症酸中毒、低血糖症、低钠血症、肾性脑病、肺性脑病等。可通过相应的原发疾病及其血液生化分析特点，作出鉴别诊断。

4. 韦尼克脑病 多见于严重酒精性肝病患者，由维生素 B_1 缺乏导致，补充维生素 B_1 后患者症状可显著改善。

5. 中毒性脑病 包括酒精性脑病、急性中毒、戒断综合征、重金属（汞、锰等）脑病，以及精神药物或水杨酸盐药物毒性反应等。通过追寻相应病史和（或）相应毒理学检测可进行鉴别诊断。

6. 肝硬化相关帕金森病

7. 肝性脊髓病 多发生在肝硬化基础上，以皮质脊髓侧束对称性脱髓鞘为特征性病理改变，临床表现为肢体缓慢进行性对称性痉挛性瘫痪、肌力减退、肌张力增高、痉挛性强直、腱反射亢进，常有病理反射阳性，部分患者有血氨升高。

8. 获得性肝脑变性 少见，且大部分为不可逆性神经功能损伤，是慢性肝病引起的一种不可逆性锥体外系综合征。表现为帕金森综合征、共济失调、意向性震颤、舞蹈症等运动障碍以及精神行为异常和智能障碍等神经心理学改变，fMRI 有较好的鉴别价值。

十、现代医学治疗

HE 是终末期肝病患者的主要死因之一，早期识别、及时治疗是改善 HE 预后的关键。HE 的治疗依赖于其严重程度分层管理。治疗原则包括及时清除诱因、尽快将急性神经精神异常恢复到基线状态、一级预防及二级预防。

（一）去除 MHE/HE 的诱因

临床上 90% 以上的 MHE/HE 存在诱发因素，去除 MHE/HE 的诱因是治疗的重要措施。

对于肝硬化 HE 患者，感染是最常见的诱发因素，应积极寻找感染源，即使没有明显感染灶，但由于肠道细菌易位、内毒素水平等升高，以及存在潜在的炎症状态，而抗菌药物治疗可减少这种炎症状态。因此，应尽早开始经验性抗菌药物治疗。

消化道出血也是 HE 的常见诱发因素，出血当天或其后几天，均易诱发 HE，隐匿性消化道出血也可诱发 HE。应尽快止血，并清除胃肠道内积血。

过度利尿引起的血容量不足性碱中毒和电解质紊乱会诱发 HE，此时应暂停利尿药，补充液体及白蛋白，并纠正电解质紊乱（低钾或高钾血症、低钠或高钠血症）。低血容量性低钠血症（特别是血钠 <110 mmol/L）应静脉补充生理盐水，而对于高血容量或等容量低钠血症患者，可使用选择性血管升压素 2 型受体（V2）拮抗药。对于 3~4 级 HE 患者，应积极控制脑水肿，可给予 20% 甘露醇（250~1000ml/d，每天 2~6 次）或联合呋塞米（40~80mg/d）治疗。

（二）药物治疗

1. 降氨治疗

（1）乳果糖：是由半乳糖与果糖组成的二糖，在自然界中并不存在，其不良反应少，对于有糖尿病或乳糖不耐受的患者也可以应用。乳果糖在结肠中被消化道菌群转化成低分子量有机酸，导致肠道内 pH 下降；并通过保留水分，增加粪便体积，刺激结肠蠕动，保持粪便通畅，缓解便秘，发挥导泻作用，同时恢复结肠的生理节律。在 HE 时，乳果糖可促进肠道嗜酸菌（如乳酸杆菌）的生长，抑制蛋白分解菌，使氨转变为离子状态；乳果糖还减少肠道细菌易位，防治自发性细菌性腹膜炎。多项随机对照试验结果显示，乳果糖不仅可以改善 MHE 患者神经心理测验结果，提高生活质量，还可以阻止 MHE 进展，预防 HE 复发。常用剂量为每次口服 15~30ml，每天 2~3 次（根据患者反应调整剂量），以每天 2~3 次软便为宜。必要时可配合保留灌肠治疗。对乳果糖不耐受的患者可应用乳糖醇或其他降血氨药物，乳糖醇和乳果糖在灌肠时疗效相似。

（2）拉克替醇：为肠道不吸收的双糖，能清洁、酸化肠道，减少氨的吸收，调节肠道微生态，有效降低内毒素。拉克替醇治疗 HE 的疗效与乳果糖相当，同时起效速度快，腹胀发生率低，甜度较低，糖尿病患者可正常应用。对行 TIPS 的肝硬化患者临床随机对照研究发现，拉克替醇组和乳果糖组，在治疗期间，两组 HE 的发生率及相关参数（精神状态、脑电图、扑翼样震颤、数字连接试验和血氨）改变差异无统计学意义，提示拉克替醇可有效、长期预防 TIPS 后肝硬化患者 HE 的发作。推荐的初始剂量为 0.6g/kg，分 3 次于餐时服用。以每日排软便 2 次为标准来增减服用剂量。

（3）L-鸟氨酸 L-门冬氨酸（L-ornithine L-aspartate, LOLA）：可作为替代治疗或用于常规治疗无反应的患者。剂量为 10~40g/d，静脉滴注，对 OHE 和 MHE 均有治疗作用，LOLA 可单药或联合乳果糖，亦有口服制剂。LOLA 通过促进肝脏鸟氨酸循环和谷氨酰胺合成减少氨的水平，可明显降低患者空腹血氨和餐后血氨，改善 HE 的分级及神经心理测试结果，缩短住院时间，提高生活质量。

（4）α 晶型利福昔明：是利福霉素的合成衍生物，吸收率低。理论上讲，口服肠道不吸收抗菌药物，可以抑制肠道细菌过度繁殖，减少产氨细菌的数量，减少肠道 NH_3 的产生与吸收，从而减轻 HE 症状，预防 HE 的发生，但对 B 型 HE 无明显效果。常用剂量为 800~1200mg/d，分 3~4 次口服，疗程有待进一步研究。

（5）其他抗菌药物：新霉素、甲硝唑、万古霉素、巴龙霉素等，过去曾采用上述药物治疗，因副作用及疗效不佳目前较少应用。

（6）微生态制剂：包括益生菌、益生元和合生元等。可以促进对宿主有益的细菌菌株的生长，并抑制有害菌群，如产脲酶菌的繁殖；改善肠上皮细胞的营养状态、降低肠黏膜通透性，减少细菌易位，减轻内毒素血症并改善高动力循环；还可减轻肝细胞的炎症和氧化应激，从而增加肝脏的氨清除。多项随机对照试验结果显示，益生菌和乳果糖在改善 MHE 试验的结果方面疗效相似。

（7）其他治疗药物：①精氨酸。应用盐酸精氨酸，因含有盐酸，偏酸性，所以可用于治疗伴代谢性碱中毒的 HE。在应用过程中应注意检测血气分析，警惕过量引起酸中毒。盐酸精氨酸在 HE 治疗中的效果有限，临床不常规应用。②谷氨酰胺。近年来认为，谷氨酸盐只能暂时降低血氨，不能透过血脑屏障，不能降低脑组织中的氨，且可诱发代谢性碱中毒，反而加重 HE；另外，脑内过多的谷氨酰胺可产生高渗效应，参与脑水肿的形成，不利于 HE 的恢复，目前临床上已不常规应用。③阿卡波糖。最初用于治疗糖尿病，在 HE 中的确切机制不明，可能与抑制小肠刷状缘的 α 葡糖苷酶有关。阿卡波糖应用剂量为 300mg/d，可降低伴有 2 型糖尿病和 1～2 级 HE 患者的临床症状。副作用有腹痛、胀气和腹泻。④清除幽门螺杆菌（Hp）。研究发现，肝硬化患者中伴有 HE 或 MHE 与不伴有 HE 患者的 Hp 感染率存在差异，Hp 感染与肝硬化 HE 可能有关，根除 Hp 可有利于临床预防及治疗肝硬化 HE。

2. 镇静药物的应用 HE 与 γ-氨基丁酸神经抑制受体和 N-甲基-D-天门冬氨酸-谷氨酸兴奋性受体的上调有关，导致抑制性和兴奋性信号的失衡。理论上应用氟马西尼、溴隐亭、左旋多巴和乙酰胆碱酯酶抑制药均是可行的。对于有苯二氮䓬类或阿片类药物诱因的 HE 昏迷患者，可试用氟马西尼或纳洛酮。溴隐亭、左旋多巴治疗 HE 有效的证据较少，还需进行仔细评估，一般不推荐使用。

（1）纳洛酮：血浆 β 内啡肽（β-EP）与 HE 的发生关系密切。一方面 β-EP 可干扰脑细胞 ATP 的代谢过程，导致细胞膜稳定性下降及功能障碍；另一方面，β-EP 可与大脑内阿片受体结合，抑制大脑皮质血液循环，使脑组织血供不足，进一步加重脑细胞功能障碍。Meta 分析发现，LOLA 联合纳洛酮治疗 HE，治疗后血氨、总胆红素水平低于对照组，意识转清醒时间缩短，NCT、DST 显著改善，无明显不良反应发生。有研究显示，纳洛酮单用或与乳果糖等药物联合，具有促进患者清醒的作用，但这些研究样本量均较小，且设计上存在一定缺陷。

（2）丙泊酚：有研究比较了丙泊酚在 40 例有狂躁症 HE 患者的临床疗效及不良反应，与地西泮比较，丙泊酚能更安全、更有效控制 HE 的狂躁症状。与咪达唑仑相比，丙泊酚组恢复时间更短，认知功能恢复更快。

（3）苯二氮䓬类镇静药：由于肝硬化患者焦虑、抑郁、疼痛性疾病的发生率较高，扰乱睡眠觉醒周期，因此这些患者常有镇静催眠或镇痛药物使用史，这些药物可以诱发 HE。氟马西尼是一种苯二氮䓬拮抗药，一项随机双盲对照试验显示氟马西尼疗效优于安慰剂，且没有受试者死亡。对于严重精神异常，如躁狂、危及他人安全且不能配合医师诊疗者，向患者家属告知风险后，可使用苯二氮䓬类镇静药首先控制症状，药物应减量，缓慢静脉注射。

（三）营养支持治疗

传统观点对于 HE 患者采取的是严格的限蛋白质饮食。近年来发现，约 80.3% 的肝硬化患者普遍存在营养不良，且长时间过度限制蛋白质饮食可造成肌肉群减少，更容易出现 HE。正确评估患者的营养状态，早期进行营养干预，可提高患者生活质量、降低并发症的发生率、延长患者生存时间。

1. 能量摄入及模式 肝糖原的合成和储存减少，导致静息能量消耗增加，使机体产生类似于健康人体极度饥饿情况下发生的禁食反应。目前认为，每日理想的能量摄入为 35～40kcal/kg（1kcal=4.184kJ）。应鼓励患者少食多餐，每日均匀分配小餐，睡前加餐（至少包含复合糖类 50g），白天禁食时间不应超过 3～6h。进食早餐可提高 MHE 患者的注意力及操作能力。

2. 蛋白质 欧洲肠外营养学会指南推荐，每日蛋白质摄入量为 1.2～1.5g/kg 来维持氮平衡，肥胖或超重的肝硬化患者日常膳食蛋白质摄入量维持在 2g/kg，对于 HE 患者是安全的。因为植物蛋白含硫氨基酸的蛋氨酸和半胱氨酸少，不易诱发 HE，含鸟氨酸和精氨酸较多，可通过尿素循环促进氨的清除。故复发性/持久性 HE 患者可以每日摄入 30～40g 植物蛋白。

HE 患者蛋白质补充遵循以下原则：3～4 级 HE 患者应禁止从肠道补充蛋白质；MHE、1～2 级 HE 患者开始数日应限制蛋白质，控制在 20g/d，随着症状的改善，每 2～3 天可增加 10～20g 蛋白质；植物蛋白优于动物蛋白；静脉补充白蛋白安全；慢性 HE 患者，鼓励少食多餐，摄入蛋白质量宜个体化，逐渐增加蛋白质总量。

3. 支链氨基酸（BCAA） 3～4 级 HE 患者应补充富含 BCAA（缬氨酸、亮氨酸和异亮氨酸）的肠外营养制剂。尽管多项研究显示，BCAA 不能降低 HE 患者的病死率，但可耐受正常蛋白质饮食或长期补充 BCAA 的患者，可从营养状态改善中长期获益。另外，BCAA 不仅支持大脑和肌肉合成谷氨酰胺，促进氨的解毒代谢，而且还可以减少过多的芳香族氨基酸进入大脑。

4. 其他微量营养素　HE 所致的精神症状可能与缺乏微量元素、水溶性维生素，特别是维生素 B_1 有关，低锌可导致氨水平升高。对失代偿期肝硬化或有营养不良风险的应给予复合维生素或锌补充剂治疗。

（四）人工肝治疗

肝衰竭合并 HE 时，在内科治疗的基础上，可针对 HE 采用一些可改善 HE 的人工肝模式，能在一定程度上清除部分炎症因子、内毒素、血氨、胆红素等。常用于改善 HE 的人工肝模式有血液灌流、血液滤过、血浆滤过透析、分子吸附再循环系统（MARS）、双重血浆分子吸附系统（DPMAS）或血浆置换联合血液灌流等。

（五）肝移植

对内科治疗效果不理想，反复发作的难治性 HE 患者，且伴有肝衰竭，是肝移植的指征。

（六）HE 护理

三防三护："三防"指防走失、防伤人、防自残；"三护"指床挡、约束带（家属签知情同意后）、乒乓球手套。应密切观察 HE 患者的性格和行为、意识和神志、神经精神症状及体征的改变；观察患者饮食结构，尤其是每日蛋白质摄入量，并认真记录出入量，观察大小便颜色、性状、次数；观察生命体征、昏迷患者瞳孔大小变化、对光反射情况，痰液情况；观察静脉输液通路是否通畅、有无外渗、穿刺点及周围皮肤情况等。

十一、中医中药治疗

中医认为，HE 是由于肝肾亏虚、感受湿热疫毒之邪，加之内伤七情，或饮食不节、嗜酒无度等，导致热毒炽盛、热入心包、痰浊内盛、痰迷心窍而发病。故急则治标，采用醒脑开窍法进行治疗，可选用安宫牛黄丸等中成药或汤剂辨证施治，予以开窍醒脑、化痰清热解毒。另外，针对 HE 的氨中毒学说和肠源性内毒素学说，中医的"通腑开窍"理论亦被广泛应用于 HE 的防治，其中最具代表性的是中药煎剂保留灌肠，如承气汤类、含大黄煎剂、生地黄制剂等。多个临床研究显示使用含大黄煎剂保留灌肠治疗 HE 均取得了良好效果，在通便、促进肠道毒性物质排出、降低血氨水平、缩短昏迷时间等方面均有一定的作用。

病缓则治本，扶正化瘀片（胶囊）、安络化纤丸和复方鳖甲软肝片等因其扶正补虚、活血化瘀等功效，具有抗肝纤维/肝硬化、改善肝功能、改善免疫功能、减轻肝脏血液循环障碍降低门静脉高压等作用，对于肝硬化 HE 的预防可能有一定价值。

十二、预　　防

（一）一级预防

HE 的一级预防是指患者有发生 HE 的风险，但尚未发生 HE，其目标是预防 MHE/OHE 发生、减少 OHE 相关的住院、改善生活质量、提高生存率。对肝硬化、肝衰竭、TIPS 术后患者，除了密切观察患者病情变化外，还应定期对患者进行神经生理学、神经心理学、影像学等 MHE 筛查，一旦诊断 MHE，需要立即治疗，以免进展至 OHE。

一级预防的重点是治疗肝脏原发疾病及营养干预。病因治疗可减轻肝脏炎症损伤及肝纤维化，降低肝门静脉压力，阻止或逆转肝硬化的进展，对预防和控制 HE 及其他并发症的发生有重要意义。积极预防及治疗感染、消化道出血、电解质紊乱、酸碱平衡失调、便秘等 HE 的诱发因素，避免大量放腹水或利尿，少食多餐，避免摄入过量高蛋白饮食。

（二）二级预防

在第一次 OHE 发作后，患者反复发生 HE 的风险高，为了提高患者生活质量、提高生存率，推荐二级预防。二级预防的重点是患者及其家属的健康教育、控制血氨升高及调节肠道微生态。加强对患者及家属的健康教育，告知其 HE 特别是 MHE 的潜在危害，并使其了解 HE 的诱因。患者应在医师指导下根据肝损伤的情况，合理调整饮食结构，HE 发作期间避免一次性摄入大量高蛋白质饮食。乳果糖、拉克替醇等可作为预防用药。逐步引导患者自我健康管理，并指导家属注意观察患者的行为、性格变化，观察患者有无注意力、记忆力、定向力的减退，尽可能做到 HE 得早发现、早诊断、早治疗。

（张世斌　丁惠国）

参考文献

中华医学会肝病学分会, 2018. 肝硬化肝性脑病诊疗指南 (2018 年版). 临床肝胆病杂志, 34(10): 2076-2089.

第十节　肝性脊髓病

内容提要

一、定义

二、流行病学及发病率

三、发病机制

四、病理改变

五、临床表现

六、辅助检查

七、诊断

八、鉴别诊断

九、现代医学治疗

十、预防

一、定　　义

肝性脊髓病（hepatic myelopathy，HM）是多种肝脏疾病引起的少见神经系统并发症，通常在反复发作肝性脑病的基础上发病，以慢性进展的双下肢痉挛性瘫痪为主要临床表现，一般无明显感觉及括约肌功能障碍。

二、流行病学及发病率

HM 发病男女比例为 7.6∶1，发病年龄在 10～74 岁，中位年龄为 44.7 岁，文献报道本病占肝病的 2%～4%，平均为 2.5%。国内 HM 的病因以乙型病毒性肝炎为主，约占 44.7%；酒精性肝炎排在第 2 位，约占 11.4%；丙型病毒性肝炎占 9.1%；其他，如肝豆状核变性、自身免疫性肝炎等病因则很少见。

三、发病机制

HM 的发病机制尚不清楚，考虑为多种因素共同作用的结果，目前主要有以下几种学说。

（一）中毒学说

肝硬化时肝脏对有毒物质的灭活能力下降，另外自发或人为的门体分流后，大量的有毒物质绕过肝脏的解毒作用直接进入血液循环，使毒性物质，如血氨、硫醇、尿素及部分重金属（如铁、铜、锰等）在体内聚积。透过血脑屏障的毒性物质可干扰神经细胞的电活动及能量代谢，使脊髓对氧利用障碍继而发生脱髓鞘病变，最终引发 HM。

（二）营养缺乏学说

由于肝功能不全及门体分流造成的物质吸收和合成障碍，使体内缺乏对脊髓神经具有保护和营养作用的必需物质（如维生素、磷脂等），特别是 B 族维生素缺乏，引起脊髓神经损害。另外部分病理研究认为巨型锥体神经元细胞［贝兹（Betz）细胞］是皮质脊髓束的营养中心，血氨的升高可以导致大脑中央前回 Betz 细胞变性。营养物质的缺乏及毒性物质的增多，都会导致皮质脊髓束缺乏蛋白质和酶，使神经递质合成或更新障碍，导致远离神经元胞体的脊髓神经营养缺乏，致使脊髓变性和脱髓鞘病变，最终引发 HM。

（三）血流动力学改变学说

长期的门静脉高压可以导致胸、腰段的椎静脉丛淤血，门体分流后，使胸腰段的脊髓发生慢性缺血、缺氧及营养代谢障碍，最终发生变性、坏死。另一方面，脊髓的血供存在节段性供血的特点，当两个不同来源供血的移行地带（分水岭区）出现血供不足（如低灌注）时，该部位的脊髓可受到损伤。尸检发现 HM 患者脊髓轴索脱髓鞘主要发生于胸、腰段脊髓侧索，与分水岭区的范围基本一致。

（四）免疫损伤学说

我国绝大多数的肝脏疾病是由肝炎病毒引起的，它可能通过直接或间接的免疫损伤导致 HM。

四、病理改变

本病以皮质脊髓侧索对称性脱髓鞘为特征性病理改变，脊髓全长均可受累，并且由颈膨大向下端逐渐加重，以胸、腰段最为明显，少数可见到皮质脊髓前束、后索和脊髓小脑束脱髓鞘改变。

五、临床表现

（一）原发肝脏疾病的临床表现

原发肝脏疾病的临床表现包括乏力、食欲减退、皮肤巩膜黄染、腹胀、双下肢水肿等，以及门静脉高压的表现，如脾大、腹水、上消化道出血、肝性脑病等。

（二）神经系统表现

1. 运动障碍　双下肢无力、步态不稳、肌力减退、肌张力增高、进行性痉挛性肌强直。

2. 反射异常　腱反射亢进、常有阵挛、病理反射阳性。

3. 感觉及括约肌功能不受累　肢体感觉一般无明显异常，通常无大小便失禁。

（三）临床分期

由于 HM 与肝性脑病关系密切，有学者将它们结合起来对 HM 进行分期。

1. 神经症状前期　慢性肝病表现。

2. 亚临床肝性脑病期　计算能力差，以及数字连接试验、视觉诱发电位检查结果阳性。

3. 肝性脑病期　反复出现肝性脑病症状。

4. 脊髓病期　进行性加重的脊髓病表现。

六、辅助检查

（一）实验室检查

1. 常规检查项目　检测患者的血、尿、便常规及凝血指标、肝脏生化学指标（包括胆红素、ALT、AST、Alb、PTA 等）。

2. 血氨　部分患者出现血氨升高，但研究表明血氨水平与临床表现并不是平行的。

3. 其他指标　可有氨基酸代谢异常，血清锰水平可有升高，脑脊液检查结果一般正常。

（二）肌电图、脑电图

肌电图检查正常或呈上运动神经元性损害。脑电图可见轻、中度弥漫性慢波，可表现为弥漫性低波幅 θ 波。

（三）诱发电位检查

躯体感觉诱发电位显示神经传导速度潜伏期延长。有研究报道运动诱发电位（motor evoked potential，MEP）和躯体感觉诱发电位（somatosen-sory evoked potential，SEP）可以作为监测病情发展及评估预后的指标之一。

（四）头颅 MRI

头部 MRI 可显示双侧基底节区 T1WI 高信号、T2WI 高信号，均可能与血锰代谢过程异常增多沉积有关。极少脊髓 MRI 显示长条状长 T1、长 T2 异常信号，增强扫描无强化。HM 患者头、脊髓 MRI 检查也可完全正常。

七、诊　　断

目前尚无统一标准，需结合病史、临床表现及排除其他原因的脊髓疾病后方可做出临床诊断。包括患者有慢性肝病病史和临床表现，可伴有 HE 的反复发作；起病时出现进行性双下肢对称性痉挛性瘫痪，伴有双下肢肌力减退、肌张力增高、病理征阳性、腱反射亢进、踝阵挛阳性等；诱发动作电位异常、血氨升高、脑电图异常、肌电图呈现上运动神经元损害，脑脊液检查无明显异常，大脑基底或脊髓内磁共振成像可有异常高信号；排除脊髓压迫症、急性脊髓炎、原发性脊髓萎缩侧索硬化症、脊髓多发性硬化症、遗传性痉挛性截瘫、运动神经元病、肝豆状核变性等。

八、鉴别诊断

（一）肝豆状核变性（Wilson 症）

Wilson 症是一种常染色体隐性遗传的铜代谢障碍引起的疾病，HM 的典型临床表现与之相似，因此鉴别主要依靠实验室检查。Wilson 症患者血清铜蓝蛋白和总铜量减少，血清游离铜和尿铜增加，常见角膜色素环（K-F 环）形成。HM 患者上述检查则无明显异常。

（二）获得性肝脑变性

获得性肝脑变性少见且大部分为不可逆性神经功能损伤，是慢性肝病引起的一种不可逆性锥体外系综合征。表现为帕金森综合征、共济失调、意向性震颤、舞蹈症等运动障碍，以及精神行为异常和智能障碍等神经心理学改变，fMRI 有较好的鉴别价值。

（三）原发性肌萎缩侧索硬化

该病好发于中老年，两者都表现为缓慢起病，进行性发展。双下肢常为痉挛性瘫痪，一般无感觉障碍，但原发性侧索硬化与本病的区别主要为前者多伴有双上肢肌萎缩、肌束震颤、吞咽困难、舌肌萎缩及无力、上肢呈周围性瘫痪、下肢呈中枢性瘫痪，以上、下神经元混合受累的症状并存为特点，一般无明显诱因及慢性肝病史。

（四）脊髓亚急性联合变性

该病多中年以后发病，隐匿起病，逐渐缓慢进展，都可表现为双下肢不完全痉挛性瘫痪、肌张力增高、腱反射亢进、病理征阳性，并有深感觉障碍、脊髓性共济失调等后索症状，有的还可伴有周围神经损伤症状。血清中维生素 B_{12} 含量降低，脊髓亚急性联合变性与本病的主要区别在于前者往往合并有巨幼细胞贫血，早期伴有感觉障碍，可以累及括约肌，补充维生素 B_{12} 治疗后病情好转，患者一般常有胃肠道疾病。

（五）脊髓型多发性硬化

脊髓型多发性硬化多在 40 岁以前发病，两者都可表现为双下肢痉挛性瘫痪，但是脊髓型多发性硬化常有感觉及括约肌功能障碍，有复发缓解病史，脑脊液可出现寡克隆带，T2WI 呈高信号，边缘欠清晰，T1WI 为等或低信号，活动期可有斑片状强化，激素治疗有效。

（六）急性脊髓炎

急性脊髓炎为各种感染后引起自身免疫反应所致的急性横贯性脊髓炎症病变，多累及颈及上胸段脊髓或全部，MRI 显示病变部位脊髓增粗，T2WI 呈多发片状或较弥散的高信号，增强扫描示脊髓病灶有轻度斑片状强化，激素治疗有效。

九、现代医学治疗

目前对于 HM 并无确切、有效的预防和内科治疗手段，可针对原发肝脏疾病和并发症进行相应的治疗，但对于已出现的脊髓病变无逆转可能。公认的可逆转肝性脊髓病变的治疗手段就是在疾病早期出现神经症状、体征时就接受肝移植。

十、预防

HM 是肝硬化的一种罕见并发症，患者通常（>80%）伴有广泛的门体分流。一旦患者出现特

征性的痉挛性截瘫，则对肝性脑病的标准治疗无效。因此，对于 HM 的预防，重在对于基础肝病的早期发现、规范地治疗。针对肝硬化各种病因的治疗可阻止或逆转肝硬化的进展，对预防 HM 的发生有重要意义。

（张世斌　丁惠国）

参 考 文 献

陈志惠, 陈东风, 2016. 肝性脊髓病研究进展. 胃肠病学和肝病学杂志, 25(7): 832-834.

邵娜, 杨宇, 马芮, 等, 2017. 肝性脊髓病的研究进展. 中风与神经疾病杂志, 34(11): 1054-1056.

European Association for the Study of the Liver, 2022. EASL Clinical Practice Guidelines on the management of hepatic encephalopathy. Journal of Hepatology, 77(3): 807-824.

Sana BA, Mohamed ZS, Mohamed S, et al, 2014. Hepatic myelopathy with spastic paraparesis: report of two cases and review of the literature. Eur Spine J, 23 Suppl 2: 167-171.

第十一节　肝硬化心肌病

内容提要

一、定义
二、发病机制
三、心脏功能及电生理特点
四、临床表现
五、诊断标准
六、辅助检查
七、鉴别诊断
八、治疗
九、预后
十、心功能障碍与肝硬化并发症的关系
十一、小结

一、定义

肝硬化心肌病（cirrhotic cardiomyopathy，CCM）是肝硬化的严重并发症之一，在肝硬化患者中发病率为40%～50%。2005 年，世界胃肠病学大会将 CCM 定义为在无已知其他心脏疾病的肝硬化患者中出现的一种以收缩功能障碍和（或）舒张松弛受损、等容舒张期延长和电生理紊乱为特征的综合征。这种心功能不全往往是隐匿性的，缺乏典型临床表现，容易为临床所忽视。

二、发病机制

CCM 发病机制复杂，至今尚未完全了解，目前认为可能与体液循环因素有关。肝硬化后，由于肝血窦的压力升高，体内缩血管物质增多，扩血管物质减少，导致肝内血管阻力增加，进而出现门静脉高压。但脾血管和内脏循环血管具备内生性血管低反应性，抵抗作用强烈的缩血管物质。故与肝内血管收缩物质增加相比，肝外血管主要受到血管扩张因子的影响，血管收缩性降低，脾血管及内脏血管广泛扩张，增加入肝血流量，造成内脏高血流动力循环，加重门静脉高压。

一氧化氮、一氧化碳和前列环素等血管活性物质的释放，可导致内脏血管的扩张，进而导致内脏血流量增加，中心循环血容量相应的减少，引起压力感受器失活以及交感神经的兴奋，从而增加了患者的心率和心输出量，最终导致肝硬化患者的循环系统亦处于高动力循环状态。在疾病早期，肝硬化的高动力循环表现可对外周血管扩张引起的血容量再分布进行代偿，但随着疾病的发展，血容量通过肾素-血管紧张素-醛固酮系统（RAAS）、交感神经系统的激活和抗利尿激素的释放而进一步增加，并且尽管血容量总体增加，但中心循环和非中心循环（内脏）血管区之间的分布仍然不均匀，使得心、肺及主动脉的有效血容量仍处于较低水平。这种再分配形成了一个恶性循环，导致患者出现心脏收缩和舒张功能障碍以及电生理异常。

此外，心脏 β 肾上腺素受体表达下调、细胞抑制物质的活性及水平增加、细胞凋亡等机制也可能参与其中。

三、心脏功能及电生理特点

CCM 患者可能出现如下心脏功能表现。

（一）收缩功能障碍

肝硬化患者的左心室收缩功能在静息状态下往往是正常的，有时甚至因为高动力循环状态而高于正常值，但是在应激情况下，如感染、脾切除及门体静脉分流术、TIPS 或原位肝移植患者可出现心功能不全症状。关于收缩功能下降的原因，目前有肾上腺素受体信号传导障碍、内源性大麻素的增加以及负性肌力物质等多种假说。血容量的再分布以及机体的低血压可通过感知血容量的压力感受器激活交感神经系统，导致交感神经过度活跃和去甲肾上腺素水平升高，这种机体的异常反应可损伤心肌细胞；此外，有动物实验表明，肝硬化可增加机体内源性大麻素的表达，并通过大麻素-1 受体导致心脏低反应性；同时，一氧化氮和一氧化碳等负性肌力物质在 CCM 中也起着至关重要的作用。所有的这些病理生理改变都会导致心脏对容量、体位变化、运动或药物刺激的反应迟钝，引起收缩功能障碍。

（二）舒张功能障碍

舒张功能障碍在 CCM 患者中也相当常见，与肝硬化的死亡率增加密切相关。既往研究已证实，心肌纤维化和心肌质量增加会导致心肌壁僵硬，继而导致心室充盈受损和舒张功能障碍。异常的左心室舒张阻碍了通过心室的血流，增加了左心室舒张末期压力以及心房对心室的充盈，这种血流动力学参数的改变加剧了机体的水钠潴留，而水钠潴留可增加醛固酮的产生，后者可导致心肌肥厚，进一步降低舒张功能。多普勒超声心动图上舒张功能不全的典型表现是 E/A 比值（舒张早期二尖瓣 E 峰流速/舒张晚期二尖瓣 A 峰流速）降低（<1），但 E/e′（舒张早期二尖瓣 E 峰流速/室间隔和侧位二尖瓣环舒张早期平均速度）比值的增加已被证实是评估舒张功能不全更敏感的测量方法。

（三）心肌电机械不同步及 QT 间期延长

QT 间期延长是最常见的电生理改变，在肝硬化患者中发病率为 40%～50%。QT 间期延长可导致心肌电机械不同步引起室性快速心律失常，甚至心室颤动（室颤），但导致心源性猝死的少见，其病理生理机制尚未完全阐明，可能与肝硬化患者的自主神经功能障碍、高水平的去甲肾上腺素导致交感肾上腺素能过度放电、窦房结中 β 肾上腺素受体的失敏和下调等有关，而且这种电生理异常也与肝硬化的严重程度成正比。

四、临床表现

肝硬化患者心肌收缩力和心肌对刺激的反应能力减弱，静息时可能无明显的表现，在一些应激状态下，如不恰当地运动、使用某些药物、手术、出血等，即可诱发心功能的改变，甚至出现心力衰竭。急性左心功能不全的早期表现为心功能正常者出现乏力、运动耐力减低、心率增加 15~20 次/min，继而出现劳力性呼吸困难、夜间阵发性呼吸困难、高枕睡眠等。检查可见左心室增大、舒张早期或中期奔马律、两肺底部可闻及干湿啰音和哮鸣音。病情继续进展可出现肺水肿，表现为呼吸困难、喘憋、端坐呼吸、烦躁不安，呼吸频率可达 30~50 次/min。频繁咳嗽伴大量粉红色泡沫样痰，心率快，心尖部常可闻及奔马律，两肺满布湿啰音和哮鸣音。严重者可出现心源性休克及猝死。

造成静息状态下临床表现不明显的原因有两个方面：一是由于肝硬化患者全身血管张力下降、动脉压下降，在一定程度上减轻了心脏的后负荷，从而掩盖了潜在的左心功能不全，一旦用药物或其他方法恢复正常的心脏后负荷，潜在的左心功能不全便会表现出来；二是由于肝硬化时拮抗 β 肾上腺素能系统的毒蕈碱胆碱能系统代偿性下调，减轻了对心脏的抑制作用，但是当心脏处于应激状态，如肝移植、感染以及进行某些如经颈静脉肝内门体静脉分流术（TIPS）等操作治疗时，就会诱发肝硬化患者发生心力衰竭。

五、诊断标准

目前 CCM 尚缺乏统一的诊断标准，2020 年初，肝硬化心肌病联合会（CCMC）公布了修订后的 CCM 标准。

（一）收缩功能障碍诊断标准（满足以下任意 1 项即可）

1. 静息状态下左心室射血分数（LVEF）<50%。

2. 整体纵向变应（global longitudinal strain，GLS）绝对值<18% 或>22%。

（二）舒张功能障碍标准（至少符合以下 3 项）

1. 间隔舒张早期二尖瓣环流速（e′）<7cm/s。

2. 舒张早期二尖瓣血流速度与间隔舒张早期二尖瓣环流速比值（E/e′）>15。

3. 左心房容积指数>34ml/m²。

4. 无肺动脉高压时三尖瓣反流最大流速>2.8m/s。

当诊断为舒张功能障碍时，可用舒张早期二尖瓣 E 峰流速/舒张晚期二尖瓣 A 峰流速（E/A）比值来判断病情严重程度。对于 4 项标准中只符合 2 项的患者需要进一步的超声心动图评估来确

定舒张功能障碍分级。这项额外的评估需要评估 Valsalva 期间 E/A 比值的变化、肺静脉血流速度、GLS、左心房应变和等容舒张时间。

六、辅助检查

（一）心脏多普勒超声

心脏多普勒超声作为一种无创性检查技术，在 CCM 的诊断中有着重要地位。在 CCM 患者中，E/A<1 是公认的舒张功能障碍的指标，但其敏感度及特异度均不高，因此不应将其作为唯一或绝对的 CCM 检测指标。在 2020 年新的诊断标准中，心脏超声部分引入了新技术斑点追踪超声心动图（STE）及组织多普勒成像（TDI）的应用，可以更好地辅助 CCM 的诊断。二维斑点追踪超声心动图（2D-STE）是近年来发展起来的一项新技术，可以对心肌组织的斑点回声进行追踪，有助于理解心肌的生理及机械变形，用于评价整体和局部的左心室功能。目前尚未建立应变评价的金标准，多数超声心动图研究均采用整体纵向应变（GLS）作为评价左心室应变的常规指标。由于 GLS 较其他参数重复性更高，变异更小，证实有临床价值，因此可能是识别和随诊患者最重要的参数。在正常人中，GLS 的绝对值往往>20%，并且通过 GLS 评估心脏收缩功能时不会受到舒张功能障碍的干扰，因此对于 LVEF 正常但 GLS 下降的肝硬化患者，需考虑存在收缩功能障碍的可能。TDI 技术可直接获取心肌组织运动的速度、位移等，由于它的检测与心脏容量负荷状态无关，只测量组织动力学，因此在评估舒张功能障碍方面优于二维超声心动图。目前 TDI 在 CCM 诊断方面的应用主要为检测 E/e′ 比值，即脉冲多普勒二尖瓣口血流频谱 E 峰与组织多普勒二尖瓣瓣环运动速度 e′ 的比值，E/e′ 比值的升高意味着患者左心室充盈压力升高，可用于辅助舒张功能障碍的诊断。

（二）心电图

在 CCM 患者中，QT 间期延长是最常见的心电图表现，在 40%~50% 的肝硬化终末期患者中可存在 QT 间期延长，且与肝病严重程度呈正相关。

（三）心脏磁共振（CMRI）

CMRI 是一种无创性评估左心室功能及心肌改

变的检查。T1 加权像可评估心肌组织纤维化的程度，而 T2 加权像则是心肌组织水肿和炎症的评价指标，利用 CMRI 还可以通过检测患者心肌细胞外体积（ECV）来进行 CCM 的诊断和预后评估。在腹水患者、Child-Pugh 评分较高的患者以及移植或接受 TIPS 的患者中，心肌 ECV 的检测值均较高。此外，较高的心肌 ECV 与肝病严重程度、炎症和生存期的进展有关。这些变化很可能也反映了心肌纤维化作为 CCM 的一个重要结构性因素。

（四）血清心肌标志物

诊断左心室功能不全的两个主要心肌标志物是心房钠尿肽（ANP）和脑钠肽（BNP），它们分别是由于心房壁和室壁受损后释放的。心房钠尿肽是血管内容量增加和左心室肥大的征兆，在超声心动图或高级成像上可显示为增大的左心房。已发现 BNP 和氨基端脑钠肽前体（NT-proBNP）水平在肝硬化患者中升高，并且与肝病的严重程度、舒张功能障碍和 QTc 间期延长有关。这些生物标志物是否能特异性反映心脏功能障碍，或是否可能由于终末期肝病容量过载导致的心腔扩张引起尚未确定。由于肝病患者体内已经有很高的儿茶酚胺水平，因此一些代谢物的确切界值可能不同，如 NT-proBNP、肌钙蛋白 I、肌酸激酶-MB 和血浆肾素活性等。一些新的生物标志物，如心脏型脂肪酸结合蛋白（h-FABP）、半乳糖凝集素-3（galectin-3）和髓过氧化物酶在诊断 CCM 中的作用仍需要更多的研究证实。

七、鉴别诊断

（一）肥厚型心肌病

肥厚型心肌病常有明显的家族史，目前被认为是常染色体显性遗传病，患者常有心悸、胸痛、劳力性呼吸困难；超声心动图主要表现为室间隔的非对称性肥厚，舒张期室间隔的厚度与后壁之比≥1.3，室间隔运动低下。综合病史、临床表现与辅助检查可与 CCM 鉴别。

（二）酒精性心肌病

本病患者有长期大量饮酒史，临床表现与扩张型心肌病相似，超声心动图显示心室腔扩大，射血分数降低。如能排除其他心脏病，且有大量饮酒史，持续 10 年以上，可考虑本病，易与 CCM 鉴别。

（三）药物性心肌病

因目前使用多柔比星等蒽环类抗癌药物、锂制剂等药物的增多，发生药物性心肌病者日益增多。临床表现为心律失常、室内传导阻滞、ST-T 改变、慢性心功能不全，类似扩张型心肌病的症状和体征。可根据病史、用药史、临床表现等与 CCM 鉴别。

（四）冠心病

冠心病是心力衰竭最常见的原因。急性起病时多有胸痛、呼吸困难、濒死感等；慢性起病多有心肌梗死病史，逐渐出现胸闷、气短等，有心电图及超声心动图证据支持。急性起病和慢性起病大多有较特异的临床表现，较易与 CCM 区别。

（五）糖尿病性心肌病

肝硬化与糖尿病密切相关，而糖尿病性心肌病是糖尿病微血管并发症之一，其心肌功能改变的特征是舒张功能受损而收缩功能受损不明显，心室壁弹性减弱，与 CCM 相似。但其治疗策略的侧重点不同，糖尿病性心肌病治疗重在积极控制血糖、降血脂、用 ACEI 降压等。因此，应注重糖尿病性心肌病与 CCM 原发病的早期诊断，若肝硬化与糖尿病同时存在，两者均应积极处理。

八、治疗

目前 CCM 的治疗缺乏非常有效的方法，治疗重点应放在充血性心力衰竭的对症治疗上。综合国内外的文献报道，治疗方法主要有以下几方面。

（一）一般治疗

CCM 发病早期对机体影响较小，通常不需要特殊治疗，但应密切观察患者的病情变化，主要针对肝硬化相关的心功能不全给予治疗，其治疗措施包括卧床休息、限制钠盐的摄入、氧疗等。

（二）药物治疗

1. β 受体阻滞剂 NSBB（如普萘洛尔）及同时阻断 α_1 和 β 受体的卡维地洛，在改善 QT 间期延长和高动力循环方面显示出了良好的效果，但其同时可降低患者的心输出量，存在收缩功能障碍和晚期舒张功能障碍的 CCM 患者很少能耐受长期的 β 受体阻滞剂治疗。因此监测患者的耐受程度有利于临床医师调整治疗方案，目前监测耐受程度最简单的参数是动态血压评估。此外评估 NSBB 疗效的最终方法是观察肝静脉压力梯度（HVPG），若 HVPG 在治疗后下降 10%，意味着 NSBB 的治疗达到了预期效果，但若过度地追求降低 HVPG，可能会产生药物的不良反应。也有研究显示，β 受体阻滞剂因可减少心输出量而使应激状态下心功能恶化、也可能与合并难治性腹水的肝硬化患者的不良预后相关。目前 β 受体阻滞剂能否用于治疗 CCM 还有待更进一步的研究，特别是在感染、顽固性腹水等情况下使用 NSBB 可能会对心脏造成损害，降低患者的长期生存率，在这些患者中应避免使用。

2. 利尿药 利尿药是治疗心力衰竭较常用的药物，然而在治疗 CCM 方面却作用有限，可能与其同时存在扩张动脉降低后负荷的作用有关。有研究发现在 CCM 患者中长期使用醛固酮受体拮抗药，如螺内酯等，能够显著降低肝门静脉压力，改善心脏的纤维化和左心室肥大，并能缩短 QTc 间期。

3. 其他药物 伊伐布雷定是一种新型的降心率药物，其可延长舒张期除极，降低窦房结的放电率，在舒张期改善心输出量时能更好地舒张左心室，而对心肌收缩性、血压或心内传导无不良影响。其以剂量依赖的方式有效地控制心率，能改善慢性心力衰竭（心衰）患者的死亡和住院风险。其次，阿片受体阻滞药，如纳曲酮能够明显减少大鼠心肌细胞的凋亡，但是心脏的功能并未明显改善。由于 CCM 的致病基础为低血压，因此降低后负荷治疗应慎重选择，禁用血管扩张药，如血管紧张素转换酶抑制剂（ACEI）。

（三）肝移植

终末期肝病的最佳治疗方法是肝移植，其可能对治疗 CCM 有效。围手术期间，患者的心输出量减少、心率降低、肺动脉压力降低，以及动脉血压、血管阻力增加，因此，门静脉高压和高动力循环得以纠正。有研究显示，肝移植后 6～12 个月，心室壁厚度、运动耐量、运动后收缩反应、舒张功能完全恢复，伴有心肌质量减小，移植后约 50% 患者的 QT 间期得以恢复。肝移植后 CCM 逆转的机制目前还不明确，有待进一步的研究，然而有研究发现 CCM 患者肝移植术后，约有 50%

的患者出现了心功能不全，7%～21% 的患者死于心力衰竭。所以，关于 CCM 患者是否应接受肝移植，仍需大规模的临床研究。临床中应充分评估利弊，合理选择治疗方案，有利于减少并发症，延长生存期。

九、预　后

一般认为肝硬化性心肌病的预后与肝功能障碍的程度相关。有报道经颈静脉肝内门体静脉分流术后有发生心力衰竭及急性肺水肿的可能，这与加重高动力循环，造成心脏前负荷增加及肺动脉高压有关，甚至会增加死亡率，因此 TIPS 术前严格评估肝硬化患者心功能状况是非常重要的。肝移植后继发的心血管事件已经成为排斥反应和感染之后导致肝移植患者死亡的第三大原因，研究表明 QT 间期延长提示肝移植预后差。尽管也有报道心脏性猝死与 QT 间期延长有关，但认为肝硬化患者发生心脏性猝死非常罕见。为提高认识，早期发现、积极防治肝硬化导致的心肌及心功能损害这一"潜在"并发症已成为临床肝病防治工作者重要的研究课题。

十、心功能障碍与肝硬化并发症的关系

（一）心功能障碍与肝肾综合征（hepatorenal syndrome，HRS）及腹水

晚期肝硬化时，由于内脏动脉血管扩张、全身血管阻力和动脉血压降低，有效循环血容量减少，造成循环功能障碍和全身及肾脏神经激素调节异常激活，是导致 HRS 的主要因素。在晚期肝硬化患者中发病率约占 20%，预后较差。一些研究表明，终末期肝硬化患者潜在的心功能不全是 HRS 发病机制的重要原因，且潜在的心功能不全先于 HRS 的发生。与此同时，血管收缩系统的异常激活，如交感神经系统、肾素-血管紧张素-醛固酮系统和血管升压素的释放，共同导致高动力循环，心率和心输出量明显增加。

与无肾衰竭的肝硬化患者相比，自发性细菌性腹膜炎期间发生肾衰竭的肝硬化患者心输出量较低，在感染控制后，合并肾衰竭患者的心输出量更低。此外，心功能受损的患者在 3 个月内发生 HRS 1 型的概率更高。这些数据支持肝硬化患者心

功能不全与肾衰竭之间的关系，即所谓的"心肾综合征"。其次，各种研究表明腹水患者经穿刺后舒张功能障碍有所改善。

（二）心功能障碍与食管和胃静脉曲张破裂出血

食管和胃静脉曲张破裂出血是肝硬化门静脉高压最严重的并发症之一，多突然发病，出血量较大，病死率高，一直是临床研究热点及难点。食管静脉曲张的程度可能与高动力循环及心功能受损有关。目前国内外研究多聚焦于内镜下治疗术后门静脉系统血流动力学的改变，多数研究表明内镜治疗后，肝门静脉血流速度、血流量均明显高于术前，而对于内镜下治疗后心脏结构与功能、心脏血流动力学的变化特点少见报道。

十一、小 结

肝硬化心肌病是肝硬化一系列心脏并发症中的一种，以收缩和舒张功能不全以及心电图改变为特征，然而它更多见于 NASH 相关的肝硬化患者。心电图、组织多普勒二维超声心动图或斑点追踪是诊断 CCM 的常规诊断方法。心血管磁共振作为检测心室和心房大小、心肌细胞水肿和纤维化的新方法，在 CCM 诊断中的作用需要更多研究证实。

虽然早期 CCM 无症状，但药物应激、脓毒症、外科危重疾病或运动都能引起心功能障碍的出现。CCM 的存在往往会影响肝移植和 TIPS 术后患者的预后。适当使用 β 受体阻滞剂和伊伐布雷定等药物可改善患者预后，但仍需进一步的研究证实。

肝硬化及其并发症的治疗仍然具有挑战性，早期识别同时发生的心脏和肝损伤临床体征和症状在降低发病率和死亡率方面带来了重要的益处，这就需要对患者采取多学科的方法，以便在疾病早期对患者进行管理。未来的研究将揭示心、肝相互作用的分子机制，以进一步提高这些疾病的诊断和治疗水平。

（张世斌 丁惠国）

参 考 文 献

王永刚，李克，2013. 晚期肝病的血流动力学变化. 中华临床医师杂志（电子版），7(10): 158-161.

Carvalho MVH, Kroll PC, Kroll RTM, et al, 2019. Cirrhotic cardiomyopathy: the liver affects the heart. Brazilian Journal of medical and biological research Revista brasileira de pesquisas medicas e biologicas,

52(2): 7809.

Gracia-Sancho J, Marrone G, Fernández-Iglesias A, 2019. Hepatic microcirculation and mechanisms of portal hypertension. Nat Rev Gastroenterol Hepatol, 16(4): 221-234.

Izzy M, VanWagner LB, Lin G, et al, 2020. Redefining cirrhotic cardiomyopathy for the modern era. Hepatology, 71: 334-345.

第十二节　肝硬化电解质紊乱

内容提要

一、概 述

肝脏是人体的代谢调节器官，对水、电解质和酸碱平衡起重要的调节作用。肝硬化可引起水、电解质和酸碱平衡失调，导致内环境紊乱，包括低钠血症、低钾血症、低氯血症、低钙血症等，是肝硬化较常见的并发症之一，尤其在肝功能失代偿期，电解质紊乱程度与肝硬化严重程度、治疗效果以及预后关系密切。

二、低钠血症

（一）定义

低钠血症是指血清钠＜135mmol/L 的一种病理生理状态，与体内总钠量无关。

（二）病因及发病机制

1. 摄入不足 当患者长期食欲欠佳、消化吸收功能下降，或由于合并消化道出血等原因需要禁食时，会严重影响机体对钠离子的摄入；其次，伴有腹水的患者，常采用低盐饮食，以避免腹水增长，限制了钠离子的摄入。

2. 排泄增多 肝硬化患者由于合并代谢功能紊乱，常出现恶心、呕吐、食欲减退、腹泻等症状，使大量含钠的胃肠液丢失，从而产生低钠血症；伴有大量腹水的患者，需反复利尿、引流腹水，又导致钠离子大量流失。

3. 稀释性低钠 肝硬化合并腹水的患者常存

在血容量不足，继而激活了肾素-血管紧张素-醛固酮系统（RAAS）系统，导致醛固酮增多；同时肝细胞功能损伤导致机体对激素灭活不足，发生水钠潴留，体内总体液量增加，体液中钠含量相对减少引起低钠血症。

4. 代谢性碱中毒 由于患者呕吐、腹泻引起低钾、低氯性碱中毒，细胞外钾离子降低，使细胞内钾向细胞外移动，细胞外钠向细胞内移动，导致细胞外钠减少。

5. 钠钾 ATP 酶功能障碍 肝硬化晚期的患者其钠钾 ATP 酶的功能发生障碍，使细胞内的 Na^+ 不能泵出细胞外，导致细胞内高 Na^+，细胞外低 Na^+，发生低钠血症等。

（三）分类

1. 缺钠性低钠血症 体内的总钠量及细胞内钠减少，血清钠浓度降低。主要原因是由于过度利尿或胃肠道丢失造成血容量减少，肾脏血流灌注不足，进而发展为肾前性急性肾损伤。临床上通过输注生理盐水，低钠血症即可得到改善。

2. 稀释性低钠血症 亦称高容量性低钠血症，肝损伤及门静脉高压可引起内脏动脉血管扩张、体内有效循环血量减少，除了导致肾血流量减少及肾小球滤过率减少外，还激活了神经体液反应，如 RAAS，从而使肾钠排泄受损和水潴留，故高容量性低钠血症是肝硬化中最常见的低钠血症类型。尽管有效血容量降低，但体内的总血容量是增加的，高容量性低钠血症在腹水患者中的患病率接近 50%。

3. 转移性低钠血症 机体缺钠时，钠从细胞外移入细胞内，总体钠正常，细胞内液钠增多，血清钠减少，较少见，临床上主要表现为低钾血症。

4. 特发性低钠血症 多见于肝硬化晚期、恶性肿瘤、营养不良及老年患者，亦称消耗性低钠血症。可能由细胞内蛋白质分解消耗，细胞内渗透压降低，水由细胞内移向细胞外所致。

（四）临床表现

临床表现与低钠的原因、血钠的下降幅度及速率有关。

急性低钠血症可表现为头晕、头痛、恶心、呕吐、反射活动减弱、记忆力减退，严重者可发生脑疝，表现为抽搐、昏迷、永久性脑损伤、呼吸暂停，甚至死亡。慢性低钠血症可有疲劳、呃逆、肌肉痛性痉挛、神志错乱、步履蹒跚等非特异性症状，且与低钠血症的严重程度无关。

大多数低钠血症都是缓慢发展而来的。中枢神经系统对低钠血症有一个适应性变化的过程，当细胞外液处于低张状态时，细胞内适应性渗透压降低，这一代偿性变化在慢性低钠血症患者中易导致大脑功能持续的弥漫性损害，从而造成大脑功能损伤。有研究认为，高氨血症和低钠血症之间存在一种不良的协同作用，因此通常很难确定脑功能障碍的临床表现在多大程度上是由于血清钠浓度降低还是肝性脑病所致。肝硬化失代偿期患者可同时存在低渗性脑病和肝性脑病。

合并肝肾综合征时表现为自发性少尿或无尿、氮质血症、稀释性低钠血症和低尿钠，但肾脏无严重病理改变。当血钠≤115mmol/L 时，临床症状较明显，表现为乏力、头痛、肌肉痉挛，以及表情淡漠、嗜睡，精神失常、谵妄、惊厥或昏迷，甚至因低钠性脑病而呼吸、心脏骤停。

当血清钠在 24h 内增加>12mmol/L 时，将会有发生中心性脑桥髓鞘溶解（CPM）的风险，也有学者称之为渗透性脱髓鞘综合征（ODS），其因素包括营养不良、缺钾、酗酒和体温过低，而这些危险因素易发生在肝硬化失代偿期患者中，可表现为四肢麻痹、假性延髓性麻痹、精神异常（如抑郁、癫痫、昏迷），甚至死亡。

需要指出的是上述临床表现均缺乏特异性，而且低钠血症多发生于伴有众多复杂临床表现的肝病终末期，所以低钠血症的临床表现往往被原发病症状所掩盖。

（五）治疗

目前纠正低钠血症有 3 种治疗措施：输注白蛋白；"适度"限盐饮食；使用利尿药。欧洲肾脏最佳临床实践指南推荐纠正低钠血症时应掌握如下原则：24h 内血清钠升高幅度≤8～10mmol/L，前 48h 血清钠升高幅度≤18mmol/L，否则有发生 CPM 的风险。伴有严重的营养不良、酒精中毒或进行性肝病者更易发生渗透性脱髓鞘综合征。

1. 输注白蛋白 由于门静脉高压导致内脏动脉血管舒张和释放内源性血管舒张物质，使有效动脉血容量下降，刺激颈动脉受体，降低肾灌注，从而触发各种代偿机制，包括 RAAS、交感神经系统、抗利尿激素（ADH），与低钠血症关系密切，增加钠和水的潴留以维持有效循环血容量。静脉注射白蛋白可增加循环血量并改善肾灌注从而减少 RAAS 的激活、ADH 的非渗透分泌以及降低对钠和水的潴留。大容量腹腔穿刺术结束后，输注 8g/L 人白蛋白，可预防腹腔穿刺术后引起的循环功能障碍，减少循环障碍所致的低钠血症、肾功能不全，甚至死亡的发生。

2. "适度"限盐饮食　由于肝硬化门静脉高压引起体循环血流量明显减少，而且大量腹水造成腹腔内压升高，从而减少肾脏血流量并降低肾小球滤过率，导致水钠潴留，同时肾脏排泄钠离子的功能受损，增加了体内的钠离子总量，因此，限制盐的摄入是治疗腹水的基础，贯穿始终。虽然限盐饮食益处良多，但由于限盐饮食后食物味道的缺失导致食欲减退及产生低蛋白营养不良的风险增加，营养不良可导致肌萎缩或肌少症，并增加死亡率、降低生活质量。有数据显示，50%～90% 的肝硬化患者存在蛋白质、热量营养不良，且营养不良的肝硬化患者更易出现腹水和感染。世界卫生组织推荐肝硬化腹水患者每天 5～6g 盐才符合健康的饮食习惯。据统计，我国大部分地区人均每天盐摄入量在 12～15g 或以上。低于健康饮食建议的盐摄入量，即每天低于 5～6g 氯化钠，对于肝硬化腹水患者而言是不推荐的。

3. 合理使用利尿药　利尿药是治疗肝硬化腹水的主要药物，可增加钠和水的排泄。由于肝硬化腹水的水潴留超过了钠潴留，当单纯限盐已经不能缓解钠的高负荷时，有必要使用利尿药。螺内酯和呋塞米是治疗腹水最常用的利尿药，可作为肝硬化腹水的一线治疗药物。

4. V2 受体拮抗药（V2 receptor antagonist）　为低钠治疗开辟了新的道路，如果持续出现严重的、无症状的低钠血症，可考虑使用该类药物，如托伐普坦、利希普坦、沙特普坦等口服药或静脉注射考尼伐坦，在用药 4～30d 被证明是有效和安全的。

5. 3%NaCl 溶液　若血钠小于 120mmol/L，应限制水的摄入，考虑静脉补钠，并暂停使用利尿药。治疗稀释性低钠血症时，常规利尿药可能加剧体内电解质流失，进而加重低钠血症或造成其他电解质紊乱。

三、低钾血症

（一）定义

低钾血症是指各种原因影响钾的摄入、吸收、代谢和排泄所导致一系列临床综合征。当血清钾浓度<3.5mmol/L 时诊断为低钾血症。血清钾降低，并不一定表示体内缺钾，只能表示细胞外液中钾的浓度降低，而全身缺钾时，血清钾不一定降低。临床上应结合病史和临床表现分析判断。

（二）病因及发病机制

1. 摄入不足　肝硬化患者由于食欲较差，或者禁食等原因，可造成机体钾摄入不足，而肾脏排钾功能正常，从而造成低钾。

2. 排泄增多　肝硬化腹水患者呕吐、腹泻、上消化道出血时，大量钾从消化液丢失；其次，大量排钾利尿药的应用，以及放腹水的治疗也使大量钾经腹水或尿液排出。

3. 体内分布异常　碱中毒、过量胰岛素应用时，钾由细胞外进入细胞内，导致血液中钾离子降低。

（三）临床表现

钾的主要生理作用是维持细胞的正常代谢、细胞膜的应激性、心肌的正常功能及机体的酸碱平衡。轻度低钾血症患者多无显著症状，随着血清钾浓度进一步下降，可能出现全身乏力、腹胀等症状；血钾<2.5mmol/L 时，可能出现肌肉疼痛；<2.0mmol/L 时，可出现上行性肌麻痹，甚至心律失常、呼吸肌麻痹等。

1. 神经肌肉症状　肌无力为最早表现，一般先出现四肢肌肉软弱无力，继而可发生弛缓性瘫痪。虽然其症状与血浆钾离子水平有关，但与细胞内外钾离子梯度的关系更为密切，梯度越大则静息电位与阈电位差值越大，导致肌肉兴奋性减低，在血浆钾离子升高时也可发生瘫痪，受累肌肉以四肢最常见，严重者可发生呼吸肌麻痹，可出现吞咽困难、饮水呛咳、软瘫，腱反射减弱或消失。

2. 心血管系统症状　低钾可使心肌细胞应激性减低并出现各种心律失常和传导阻滞，轻者可出现窦性心动过速、房性或室性期前收缩、房室传导阻滞，重者可发生阵发性房性或室性心动过速，甚至心室颤动。患者周围末梢血管扩张，血压下降；心肌张力减低可致心脏扩大，重者发生心衰。心电图改变早期出现 T 波降低、变宽、双相或倒置，随后出现 ST 段降低，QT 间期延长和 U 波。

3. 消化道症状 缺钾可使肠蠕动减慢，轻度缺钾者只有食欲减退、腹胀、恶心和便秘；严重缺钾者可引起麻痹性肠梗阻。

4. 肾功能异常 长期低钾可引起缺钾性肾病和肾功能障碍，使肾浓缩功能下降，出现多尿且比重低，夜尿增多。这可能与远曲肾小管细胞受损，对抗利尿激素反应降低，水重吸收能力降低所致。另外，缺钾后膀胱平滑肌张力减退，可出现尿潴留，患者常易合并肾盂肾炎。

5. 神经症状 出现倦怠、烦躁、嗜睡、定向力差，可诱发肝性脑病。

（四）预防与治疗

1. 预防诱发因素 低钾血症重在预防。应监测患者的钾摄入量、钾排泄量、胸腔积液、腹水和利尿药使用情况，分析患者有无长期少食、禁食、呕吐、腹泻、使用利尿药等情况，评估患者出现低钾血症的风险，及时进行补钾治疗。

2. 加强血钾监测 低钾血症患者应该重点给予尿量监测，尤其是伴有腹水的患者，应每小时监测尿量 1 次，对于出现四肢弛缓性瘫痪、腱反射减弱或消失、无感觉障碍、肌力减退等典型低钾血症的患者，及时采取有效措施，做到早发现、早处理。

3. 重视饮食补钾 人体钾的主要来源是食物，通过进食补钾是最安全最可靠的方法。可鼓励患者多吃富钾食物，如荞麦、玉米、红薯等粮食；菠菜、油菜、土豆、山药等蔬菜；紫菜、海带等海产品；香蕉、西红柿、桃子等水果。

4. 口服补钾 是最直接、方便且简单易行的办法。成人预防剂量为 10% 氯化钾 30～40ml/d（1g 氯化钾含 13.4mmol）。氯化钾口服易有胃肠道反应，可改用枸橼酸钾口服（1g 枸橼酸钾含钾 4.5mmol）。

5. 加强静脉补钾 在不能口服或缺钾严重的患者中，常静脉输注氯化钾。常用浓度为 5% 葡萄糖液 1000ml 中加入 10% 氯化钾 10～20ml，每克氯化钾必须均匀滴注 30～40min 以上，不可静脉注射。补钾量视病情而定，作为预防，通常成人补充氯化钾 3～4g/d；作为治疗，则为 4～6g 或更多。采用微量泵静脉输注高浓度钾时，需为患者建立中

心静脉置管，可以避免常规静脉补钾增加心脏负荷导致心力衰竭、静脉炎及疼痛发生的风险，也可避免大量突然输入高浓度钾导致高钾血症的危险。高浓度补钾速度一般不超过 40mmol/h，通常采用 10～20mmol/h 的输注速度，补钾过程中必须给予持续心电监护，密切观察心电图变化，出现高血钾征兆时，立即停止补钾，对症处理。

6. 补钾注意点

（1）尿量必须在 30ml/h 以上时，方考虑补钾，否则可引起血钾过高。

（2）伴有酸中毒、血氯过高或肝损伤者，可考虑应用谷氨酸钾，每支含钾 34mmol，可加入 500ml 葡萄糖液内静脉滴注。

（3）静脉滴注的氯化钾浓度太高可刺激静脉引起疼痛，甚至静脉痉挛和血栓形成。

（4）血清钾浓度突然增高可导致心搏骤停，应缓慢静脉滴注。

（5）钾离子进入细胞内的速度很慢，约 15h 才达到细胞内、外平衡，而在细胞功能不全如缺氧、酸中毒等情况下，钾的平衡时间约需 1 周或更长，所以纠正缺钾需历时数日，勿操之过急或中途停止补给。

（6）缺钾同时有低血钙时，应注意补钙，因为低血钙症状往往被低血钾所掩盖，低血钾纠正后，可出现低血钙性手足搐搦。

（7）短期内大量补钾或长期补钾时，需定期观察，测定血清钾及心电图，以免发生高血钾。

（8）引起低钾血症的原因中，有不少可以同时引起水和其他电解质，如钠、镁等的丧失，因此应当及时检查，一经发现就必须积极处理。如前所述，如果低钾血症是由缺镁引起，则单纯补钾是无效的。

四、低钙血症

（一）定义

成人体内总钙量为 1000～1300g，99% 以骨盐形式存在于骨骼和牙齿中，其余存在于各种软组织中，细胞外液钙仅占总钙量的 0.1%。成人血钙水平为 2.2～2.7mmol/L，主要以 3 种形式存在：游离钙（50%），也称离子钙；蛋白结合钙（40%）；可扩散结合钙（10%）。当血清白蛋白浓度在正常范围时，血钙低于 2.2mmol/L 时称为低钙血症。酸中

毒或低蛋白血症时仅有蛋白结合钙降低，此时血钙低于正常，但离子钙不低，不发生临床症状。反之，碱中毒或高蛋白血症时，游离钙降低，但蛋白结合钙增高，故血清钙仍可正常，也会发生低血钙临床症状，低蛋白血症时需要计算校正的钙浓度后再诊断低钙血症。

（二）病因

肝硬化低钙血症的发生与肝损伤有关，肝损伤越重，血钙浓度则越低，其发生机制考虑为以下几方面。

1. 肝硬化患者消化道功能紊乱，常存在进食减少、呕吐、腹泻等，并发上消化道出血时需禁食，使维生素 D 及钙的吸收减少。

2. 肝硬化常伴腹水，长期使用利尿药抑制了钙的重吸收。

3. 肝硬化时肝脏活化维生素 D 的功能障碍，肝功能的减退会影响维生素 D 的 25 位羟化，且常因合并肝肾综合征致肾损伤而影响维生素 D 的 1 位羟化，使体内活化维生素 D 大量减少，因而肠黏膜对钙的吸收减少。

4. 肝硬化患者户外活动少，日照时间较少，致使内源性维生素 D 合成减少。

5. 肝硬化导致低蛋白血症，而血清钙中以蛋白结合钙为主，由于低蛋白血症而致血钙浓度下降。

6. 肝硬化继发甲状旁腺功能亢进、继发醛固酮增高、降钙素增高等均可导致低钙血症的发生。

7. 肝硬化失代偿期时，体内各种有害因子大量堆积，作用于肝细胞，损害肝细胞膜的正常结构，使肝细胞膜失去了对 Ca^{2+} 的正常调节功能，细胞外大量 Ca^{2+} 堆积于细胞内，造成肝细胞钙过负荷，引起肝细胞线粒体高度肿胀，膜感受器破坏，细胞内 ATP 生成减少，从而导致肝细胞的凋亡和坏死。肝细胞钙过负荷还可激活蛋白激酶和内切核酸酶从而引发自由基的产生而进一步加重肝细胞的损害。

（三）临床表现

Ca^{2+} 参与机体细胞的多种生理活动，它能降低毛细血管及细胞膜的通透性，调节平滑肌细胞的收缩功能。低钙血症会导致心肌生理特性的改变，出现心肌收缩力下降，甚至出现心律失常或心搏骤停，还会引起神经系统病变，使脑功能普遍降低及自主神经功能异常。

肝硬化低钙血症可导致降钙素基因相关肽浓度增高，常引起骨质疏松、骨软化等骨疾病。肝硬化患者出现低钙血症时，临床症状常并不明显，低钙所致手足抽搐发生率较低，原因一方面考虑为低钙引起的乏力、手足麻木、腰腿痛及全身肌肉酸痛等为非特异性症状，且又容易被原发病的症状所掩盖。另外，肝硬化患者蛋白质合成功能下降，这时尽管测得的血清总钙浓度下降，但血清游离钙浓度无明显降低，这可能是低钙性抽搐发生率较低的原因。

当血钙低于 0.88mmol/L 时，可发生严重的平滑肌痉挛，导致惊厥、癫痫发作，以及严重哮喘，症状严重时可引起喉痉挛致窒息、心衰及心搏骤停，称低血钙危象。

（四）治疗

急性低钙血症需要升高血钙至正常或接近正常范围，消除手足搐搦、喉痉挛、癫痫发作等症状。慢性低钙血症的治疗原则是纠正低钙血症，避免治疗后继发的高尿钙、高血钙，预防因长期低钙血症造成的慢性并发症。

1. 静脉注射钙剂 低钙血症患者伴有神经肌肉症状，如搐搦等，需紧急处理，可立即用 10% 葡萄糖酸钙缓慢静脉注射，若 30min 后发作仍未缓解，可重复一次。症状缓解后可按需要静脉滴注葡萄糖酸钙或氯化钙。静脉滴注钙剂时浓度不应过大，防止外渗后造成对静脉和软组织的刺激。同时要经常查血中钙离子浓度，使血钙维持在 2.25mmol/L 左右，待病情稳定后改为口服钙剂。

2. 口服钙剂 对于慢性低钙血症及低钙血症症状不明显者可给予口服钙盐，常用的有乳酸钙、葡萄糖酸钙，并口服氢氧化铝凝胶，可使肠管内磷固定，抑制肠道对磷的再吸收。

3. 维生素 D 存在维生素 D 缺乏引起的低钙血症，或其他原因的低钙血症，经用钙盐补充未能纠正者，可给活性维生素 D 或普通维生素 D。维生素 D 的剂量因人而异，并需观察血钙水平，以避免造成高钙血症及肾损伤。此外，可加用结合磷的抗酸药，如氢氧化铝凝胶。

4. 骨化三醇 对于合并有肾衰竭、甲状旁腺功能减退的低钙血症患者，需注意补充骨化三醇。

5. 其他 大量输血者，每输血 600～1000ml

后静脉注射 10% 葡萄糖酸钙，以防低血钙的发生；伴有血清白蛋白降低的低血钙者并不需要补充钙剂，仅需要纠正低蛋白血症；酸中毒可掩盖低钙血症，纠正后应及时补钙。

五、低氯血症

（一）定义

血清氯的含量<96mmol/L，称为低氯血症。血氯的测定主要是用于诊断酸碱平衡紊乱、水钠平衡紊乱，重症的患者通过血氯的监测，可以及时了解病情变化。

（二）病因

1. 来源减少 肝硬化患者为预防及治疗食管胃底静脉曲张破裂出血，常服用质子泵抑制药以减少胃酸分泌，是导致低氯血症的原因之一。

2. 丢失增加 继发性醛固酮增多及长期应用利尿药，导致尿氯排出增多；呕吐时丢失胃液，均可导致血清氯浓度降低。

（三）临床表现

氯化物主要来源于食盐，氯的作用在体内与钠基本相近，用于维持细胞内外液的容量、维持渗透压和酸碱平衡，胃液中的氯还有助于激活胃蛋白酶的活性。

低氯血症的临床表现主要为疲倦、周身不适、表情淡漠、恶心、食欲减退、头痛、嗜睡、谵妄等。常合并低钠、低钾血症，引起低钠、低钾、低氯性碱中毒，诱发肝性脑病。低氯血症还可加重红细胞内的碱中毒，加重组织缺氧，诱发肝性脑病，不利于肝功能恢复。

（四）治疗

应积极去除低氯血症的可能诱因，及时纠正低钾及低钠血症，必要时可静脉给予盐酸精氨酸。

六、其他电解质紊乱

肝硬化患者常伴有电解质及酸碱平衡紊乱，目前对低钠、低钾、低氯、低钙与肝硬化相关的研究相对较多，而对于其他相关电解质研究较少。

有研究表明，镁离子浓度与肝硬化关系密切。肝硬化可导致细胞内外的镁浓度出现差异，而镁离子缺乏又会加重肝硬化的进展。肝硬化导致镁离子

缺乏主要由于是饮食摄入量低、血清白蛋白浓度降低、激素失活及肾小管重吸收减低造成尿镁排泄增加导致。镁离子缺乏可造成肝硬化进一步进展，可能与炎症反应及氧化应激导致线粒体的损伤、氧化还原信号失调导致的炎症持续存在等因素有关。补充镁可以减慢肝硬化进展并降低死亡率。在该领域仍需大量基础与临床研究，以证实镁离子变化与肝硬化之间的关系。

七、小 结

肝硬化患者发生肝功能失代偿后常伴发电解质紊乱，如果电解质紊乱不能及时纠正，可能诱发肝性脑病、肾功能障碍，甚至威胁生命。电解质紊乱的程度也严重影响着肝硬化患者的预后，故密切观察电解质的水平对肝病情况的评估、治疗方法的确定、疗效的观察、预后的判断等均有着重要意义。

（张世斌　丁惠国）

参 考 文 献

陈炫，孔金艳，于湘澧，等，2017. 肝硬化食管胃底静脉曲张患者伴发低钾血症的原因分析. 胃肠病学和肝病学杂志，26(5): 536-538.
葛均波，徐永健，王辰，2018. 内科学. 9 版. 北京: 人民卫生出版社.
王燕，顾锋，2010. 2007 年低钠血症治疗指南. 中国实用内科杂志，30(9): 793-796.

第十三节　失代偿期肝硬化姑息治疗及管理

内容提要

一、失代偿期肝硬化定义
二、失代偿期肝硬化姑息治疗
三、小结

一、失代偿期肝硬化定义

肝硬化患者出现腹水、食管胃底静脉曲张破裂出血或肝性脑病等任一并发症的表现，临床主要表现为肝功能减退和门静脉高压所致的两大综合征，多数患者 Child-Pugh 评分为 B/C 级。

二、失代偿期肝硬化姑息治疗

（一）姑息治疗定义

姑息治疗是指多学科、专业化的医疗护理，旨在满足严重疾病患者及其家属和陪护人员的身

体、精神和社会心理需求。专业姑息治疗是指由具备高级姑息治疗技能的专家提供的医疗护理，如通过专科资格认证的姑息治疗医师或姑息治疗认证护士、社会工作者、药剂师等。初级姑息治疗是指可由任何医疗专业人员提供的符合姑息治疗原则（如以人为本、以沟通为中心的症状管理）的医疗护理。初级姑息治疗和专业姑息治疗、临终关怀和预先医疗护理计划的主要异同见表 2-7-2。

表 2-7-2 初级姑息治疗、专业姑息治疗、临终关怀和预先医疗护理计划的主要异同

项目	初级姑息治疗	专业姑息治疗	临终关怀	预先医疗护理计划
要点	生活质量、症状、社会心理和精神支持	生活质量、症状、社会心理和精神支持	生活质量、症状、社会心理和精神支持	讨论和记录患者医疗护理价值取向和偏好的纵向过程（如生命终结）；确定代理决策者
参与者	初级或专业治疗团队	姑息治疗临床医师或团队（指导或参与治疗护理）	通常是私人临终关怀机构（或退伍军人管理系统）	任何临床医师，也可自己完成一些文件
时间	任何时候发现需求	任何时候发现需求	预期寿命≤6 个月	病程早期、定期调整、病情出现重大变化时
地点	治疗团队管理下的任何场所	住院、门诊、社区（家庭、养老院）	家庭、养老院、住院（因症状失控致时间有限）	任何场所
赔付	常规医疗保险和医疗补助服务中心计费	常规 CMS 计费	通过医保 A 部分按人付费模式	可以使用预先医疗护理计划计费

（二）姑息治疗计划

姑息治疗计划即预先医疗护理计划，是一个积极、持续、协作的决策过程，是在疾病生命有限期内就医疗保健偏好、目标和价值取向作出决策。确定生命维持治疗的方案、完成预先指示和确定代理决策者都是其中的一部分，是对患者个人价值取向、偏好和家属及陪护人员意见的持续评估和记录。预先医疗护理计划是一个反复的过程，应从诊断肝硬化开始，最好在肝脏失代偿和患者丧失决策能力之前进行。书面文件（如预先指示）有助于确保临床团队和医疗保健机构尊重他们的价值取向和偏好。预先医疗护理计划还与协调患者偏好和医疗护理服务、完成预先指示以及改进临终管理有关。故推行预先医疗护理计划是治疗肝硬化失代偿患者的一个重要组成部分，其定义的要点见表 2-7-3。

表 2-7-3 预先医疗护理计划

条款	定义
预先指示	当患者无法参与决策时可以指导医疗护理的法律文件
生前遗嘱	如患者在生命结束时无法沟通，则提前说明其可接受或不可接受的医疗护理类型
医疗护理委托书	患者对医疗保健代理人的确认和记录
维持生命治疗的医嘱	医师签署的记录患者对特定治疗偏好的医嘱

（三）姑息治疗的社会心理、精神和文化

实施姑息治疗时应评估患者的经济状况，因为这会加重患者和家属及陪护人员的负担。应尽可能地为社会心理需求未得到满足的患者及家属提供社会工作推荐。医院或社区的医师帮助解决患者及家属的精神或生存困境。

（四）姑息治疗症状管理

肝硬化失代偿期患者会同时出现多种症状，解决这些症状是高质量肝硬化治疗的关键组成部分。症状管理应遵循姑息治疗的一般原则，系统评估各种症状存在与否及严重程度，着重解决对患者最为重要的症状。首先确定和处理症状的根本原因，首选非药物治疗方法，如行为干预、物理治疗或其他缓解各种症状的方式，同时应考虑最佳方案、疾病阶段及患者的目标和偏好。症状的评估和管理应尽可能多学科参与，包括医疗、护理、社会工作者等。

1. 疼痛的管理 疼痛管理的理想方式为多模式疼痛管理方法，包括以人为本的整体以及多学科

方法结合多个专业领域的专业知识（如姑息治疗、精神病学、疼痛管理、药学、物理和职业治疗或社会工作）。肝硬化失代偿期患者的疼痛管理需要一种以评估和治疗疼痛可逆性原因为起始的系统方法（如腹水、局部感染、肌肉骨骼损伤）。肝硬化患者应尽可能避免使用全身性非甾体抗炎药，局部疼痛（如膝关节骨关节炎）首选采用局部治疗。肝硬化疼痛首选的一线用药为对乙酰氨基酚，用法为每次500mg，每6小时1次，最大剂量为2g/d。尽可能避免使用阿片类药物治疗慢性疼痛，必须使用时应谨慎用药，并与患者和家属及陪护人员详细沟通。低剂量羟考酮或氢吗啡酮可在特殊病例中使用，通常在疼痛管理专家的指导下，根据需要从小剂量开始直至有效。

2. 难治性腹水引起的腹胀 对无条件进行肝移植手术的患者和经颈静脉肝内门体静脉分流术（TIPS）的难治性腹水患者，为缓解腹胀，可选择腹腔穿刺术，持续大量腹腔积液引流。但这需要更多的疗效对比研究进一步证实。

3. 呼吸困难 常规评估患者是否有呼吸困难，并评估呼吸困难对患者生活质量和功能以及家属与陪护人员的影响。尽可能地使用非药物治疗控制呼吸困难，包括吸氧（即使是不缺氧的患者）和专注力练习等。呼吸困难的药物治疗包括阿片类药物和抗焦虑药，需在仔细考虑风险、患者预期及预后的情况下使用。

4. 肝性脑病 肝性脑病的发作可以作为提供宣教、调整治疗方案、拟定肝病全程预先医疗护理计划的契机。评估肝性脑病可逆原因并控制肝性脑病，可提高患者和家属及陪护人员的生活质量。肝性脑病的治疗方法可能会违背临终期的治疗规范，以符合患者的目标和意愿。

5. 肌肉痉挛 检测血清电解质水平并及时补充钾、镁和锌是管理肝硬化失代偿期患者肌肉痉挛的首要步骤。初步研究证实，牛磺酸（2～3g/d）、维生素E（每次200mg，每天3次）和巴氯芬（每次5～10mg，每天3次）可用于肝硬化伴有明显肌肉痉挛的患者。

6. 睡眠障碍 临床医师应首先评估和治疗失眠的根本原因，如肝性脑病、瘙痒、阻塞性睡眠呼吸暂停和不宁腿综合征，对体力活动、饮食和药物治疗的时间进行全面评估，以促进良好的睡眠习

惯。正念减压疗法和认知行为疗法可用于肝硬化睡眠障碍的患者。Child-Pugh A级和B级肝硬化患者短期每晚使用褪黑激素（3mg）或安泰乐（25mg）可改善患者的睡眠质量，但长期使用这些药物的研究数据有限。失代偿期患者一般应避免长期使用苯二氮䓬类药物，但在特定的临床情况下可能需要使用，如以舒适为优先考虑的临终焦虑。

7. 疲劳 解决疲劳的多学科方法包括评估和治疗导致疲劳的因素（如脑病、甲状腺功能减退、肾上腺功能不全、抑郁和药物治疗）、行为教育和体力活动。

8. 瘙痒 肝硬化失代偿期患者瘙痒的控制从非药物治疗开始，使用保湿霜、避免热水浴和使用刺激性强的肥皂，以及穿宽松的衣服和保持凉爽湿润的空气。瘙痒的一线治疗药物为考来烯胺（4～16g/d）；替代药物包括低剂量纳曲酮、利福平（用于无黄疸患者）和舍曲林，但肝硬化失代偿期患者使用时需严格控制药物剂量。

9. 焦虑和抑郁 抑郁可影响肝硬化患者的生活质量且使病死率增加，临床医师应定期评估肝硬化患者的情绪，查找导致抑郁的发病因素，虽然心理健康症状的评估属于肝病学治疗的范畴，但肝硬化患者的医护人员将其转诊至相关心理健康专业人员时应有较低的门槛，特别是当考虑需要药物治疗时。

10. 恶心和呕吐 伴有恶心和或呕吐的肝硬化患者，应评估患者的电解质水平、是否存在肾上腺功能不全和药物因素，以及对胃食管反流病的治疗。恶心和呕吐的一线治疗药物是昂丹司琼（最大剂量8mg/d），考虑到对便秘的影响，应谨慎使用，大多数镇吐药需要监测OTC是否延长。

三、小 结

姑息治疗的好处已逐渐受到各种疾病状态以及肝硬化失代偿期患者的认可，肝硬化的各个阶段均可行姑息治疗。

肝硬化患者以及家属和陪护人员对姑息治疗往往有相当多不足且未知的需求，包括心理、身体、社会、经济和精神健康负担，肝硬化患者以及家属和陪护人员均应行需求评估和专业的姑息治疗咨询。针对肝硬化失代偿期患者疾病本身的治疗过程中，如移植评估和列表，也需要姑息治疗或

专业的姑息治疗咨询。鉴于专业姑息治疗人员的紧缺，临床肝病医师应在肝硬化患者初级姑息治疗服务中发挥核心作用，包括症状的评估和管理、初步的预先医疗护理计划（如确定代理决策者）、提供咨询及转诊患者。

（郭会敏　张莉莉　丁惠国）

参 考 文 献

关富, 王胜炳, 张鸣青, 2022. 2022 年美国肝病学会实践指南: 肝硬化失代偿期的症状管理和姑息性治疗摘译. 临床肝胆病杂志, 38(4): 784-787.

中华医学会肝病学分会, 2019. 肝硬化诊治指南. 中华肝脏病杂志, 27(11): 846-865.

Rogal SS, Hansen L, Patel A, et al, 2022. AASLD Practice Guidance: Palliative care and symptom-based management in decompensated cirrhosis. Hepatology, 76(3): 819-853.

第十四节　终末期肝病的营养诊断和治疗

内容提要

一、定义

二、营养筛查方法

三、营养评定方法

四、肝硬化患者的营养治疗

五、肝衰竭患者的营养治疗

六、肝癌患者的营养治疗

七、特殊人群的营养治疗

八、小结

肝脏是人体最重要的消化和代谢器官，肝损伤和功能下降会导致糖类、脂肪、蛋白质三大营养物质及维生素和微量元素等多种物质消化和代谢异常，因此终末期肝病患者普遍存在营养不良，营养不良是影响终末期肝病患者包括肝移植术后存活率的独立危险因素，也是和腹水、肝性脑病等同样重要的常见并发症。

一、定　　义

（一）终末期肝病（end-stage liver disease，ESLD）

终末期肝病泛指各种肝损伤所导致的肝病晚期阶段，如各种原因导致的肝硬化、肝衰竭和肝癌等。

（二）营养不良（malnutrition）

营养不良指因能量、蛋白质或其他营养素缺乏或过量，对机体功能乃至临床结局造成不良影响的现象。包括营养不足和营养过剩两种情况。

（三）营养风险（nutritional risk）

营养风险是指有关营养因素对患者临床结局（如感染相关并发症、理想和实际住院日、质量调整寿命年、生存期等）造成不利影响的风险。

（四）营养不良风险（risk of malnutrition）

营养不良风险是指发生/出现营养不良的风险。

（五）肠内营养（enteral nutrition，EN）

肠内营养是指经胃肠道给予代谢需要营养素的营养支持方式。肠内营养制剂根据配方构成不同，可分为 3 类：全营养配方（可作为单一营养来源满足目标人群的营养需求）、特定全营养配方（可作为单一营养来源满足目标人群在特定疾病或医学状况下的营养需求）和非全营养配方（可满足目标人群的部分营养需求）。根据给予途径不同分为经口营养补充（Oral nutritional supplement，ONS）和管饲营养补充。

（六）肠外营养（parenteral nutrition，PN）

肠外营养又称"静脉营养"，是经静脉为无法经胃肠道摄取或摄取营养物不能满足需要的患者提供营养素的方法。所有营养素完全经肠外获得的营养支持方式称为全肠外营养（total parenteral nutrition，TPN）。

二、营养筛查方法

营养筛查（nutritional screen）是应用量表等工具初步判断患者营养状态，发现潜在的、隐性的、早期的营养不良风险或营养风险的过程。营养筛查是临床营养不良诊断的第一步，临床常用的营养筛查包括了营养风险筛查和营养不良风险筛查。

近年来多个营养不良风险筛查工具在临床上已进行了应用。英国皇家自由医院营养优先工具（the royal free hospital-nutritional prioritizing tool，RFH-NPT）设计简单、易操作，通过 3 个步骤可以在 3min 内将患者分为低风险、中等风险和高风险 3 个等级。肝病营养不良筛查工具（the liver disease undernutrition screening tool，LDUST）由 6 个针对患者的主观问题构成，包括进食情况、非自主体重减轻、脂肪和肌肉减少、水肿及活动能力下降。患者根据自身情况严重程度由轻到重分别选择 A、B 或 C，汇总得到 5 个或以上 A 认为目前无明确营养不良风险，若得到 2 个或以上 B 或 C，则认为有营养不良风险，应进行营养评定。该工具优点在于设计简单，医师、护士或患者及家属均可操作，对肝硬化营养不良有较好的预测价值，但因为缺乏客观指标，阴性预测价值较低，建议判断结果无风险的患者在一定时期内进行复测。

2002 年丹麦学者延斯·孔德吕佩（Jens Kondrup）教授牵头的 ESPEN 专家组提出了营养风险的概念，并制订了营养风险筛查 2002（nutritional risk screening 2002，NRS 2002），该评分包括营养状态评分、疾病严重程度评分及年龄评分 3 部分，总分≥3 分认为有营养风险，建议进行营养支持以改善临床结局。近年来，在肝硬化、肝癌等肝病患者中得到了较为广泛的应用，是终末期肝病患者营养筛查可供选择的工具之一。

三、营养评定方法

营养评定也称营养评估，指对有营养不良风险或营养风险的患者，通过相应方法判断患者营养不良类型和程度的过程。经筛查存在营养不良风险或营养风险的患者、肝衰竭或 Child-Pugh 评分 C 级肝硬化的患者应进行营养评定以确定营养不良的类型和程度，从而为制定有针对性的营养支持方案提供依据，并且应在营养支持过程中动态评定，以评价营养支持疗效并判断预后。

营养不良的评定主要包含以下内容：人体成分评定、能量代谢检测、综合评分工具及膳食摄入评定等。

（一）人体成分评定指标

1. 体重指数（BMI） 亦称体质量指数，是人体成分及营养状态的基本参数，是判断营养状态的最基本指标之一。我国 BMI 的评定标准是：BMI≥28.0 为肥胖；24.0≤BMI<28.0 为超重；18.5≤BMI<24.0 为正常；BMI<18.5 为体重过低（营养不良）。终末期肝病患者常存在水肿、胸腔积液、腹水等体液潴留，使得 BMI 在应用中受到了

一定限制。对于存在体液潴留的终末期肝病患者可以计算干体重 BMI（干体重/身高的平方，kg/m²）。干体重（dry weight，DW）可以通过以下几种方法进行评估或计算：①出现体液潴留前的体重；②穿刺引流之后的体重；③校正体重，即根据临床判断的腹水严重程度减去一定量体重进行校正（轻度 5%、中度 10%、重度 15%，如果存在外周水肿再减 5%）。

2. 人体测量学指标 包括上臂围（arm circumference，AC）、三头肌皮褶厚度（triceps skinfold thickness，TSF）和上臂肌围（arm muscle circumference，AMC）。AC 指上臂中点处周长，可通过软尺直接测量；TSF 应用皮脂测量仪直接测量。AMC 由 AC 和 TSF 计算得出：AMC（cm）=AC（cm）–3.14×TSF（cm）。TSF 正常参考值：男性为 8.3mm，女性为 15.3mm。AMC 正常参考值：男性为 24.8cm，女性为 21.0cm。实测值/正常值>90% 为正常；80%～90% 为轻度营养不良；60%～80% 为中度营养不良；<60% 为重度营养不良。上述指标不受胸腔积液、腹水和下肢水肿的影响，测量方法简单、易操作、经济便捷，是人体成分评估的基本指标，也是国内外指南推荐的慢性肝病营养评估方法之一。主要的局限性在于测量者之间和多次测量的系统误差，因此，应用时建议对测量者统一培训并制订规范化操作流程。

3. 实验室检测指标 白蛋白、前白蛋白、视黄醇结合蛋白等水平可以反映肝脏的合成能力，同时也是营养状态的敏感指标。虽然在终末期肝病患者输注氨基酸、白蛋白等制剂后会对相应指标产生影响，但是结合其他指标或观察动态变化，仍然对营养状态有较好的提示作用。

4. 肌量和肌肉功能评定 肌肉减少症（sarcopenia）简称肌少症，是指全身性肌肉质量降低和力量减退，机体生理功能障碍，并导致生活质量下降，甚至死亡的综合征。肌少症可分为年龄相关的原发性肌少症和由于营养不良和慢性疾病等导致的继发性肌少症。肌少症是终末期肝病患者营养不良的重要表现，甚至有时可作为营养不良的同义词。肌少症包含肌量减少和肌肉功能减退两方面内涵。目前常用的检测骨骼肌肌量的方法是通过 CT 或磁共振扫描，选择第 3 腰椎（L₃）水平肌肉面积总和与身高平方的比值计算 L₃ 骨骼肌指数（skeletal muscle index，SMI，cm²/m²）。肌量受年龄、性别、种族等多种因素的影响，我国北方正常成年人（20～60岁）男性 SMI＜40cm²/m²，女性 SMI＜31.3cm²/m²为营养不良（肌量减少）。

握力测定是评价肌肉功能的常用方法，仅需握力计即可完成，简单、经济、实用。研究显示，握力对肝硬化主要并发症和病死率有良好预测价值。我国 2016 年中华医学会骨质疏松和骨矿盐疾病分会发布的《肌少症共识》建议：静息状态下，优势手握力男性＞25kg，女性＞18kg 为正常，可排除肌少症。临床应用中需充分考虑性别、职业、年龄等多种因素对握力测定值的影响，在评定营养状态时注意动态观察，可提高其诊断价值。

机体功能中肌肉功能减退导致的衰弱状态被认为是营养不良的一种临床表现形式。终末期肝病患者常用衰弱的诊断方法有肝衰弱指数（liver frailty index，LFI），评估项目包括握力、5 次坐起测试、平衡测试，LFI＞4.5、3.2～4.5、＜3.2 的患者被划分为衰弱、衰弱前期和强壮。Fried 衰弱表型（the fried frailty phonotype）是另一常用的评估方法，包括非自主体重下降、自觉劳累、握力减退、步速降低和生活能力下降 5 个方面内容，有 3 个或 3 个以上情况被认为存在衰弱状态。

5. 生物电阻抗分析法（bioelectrical impedance analysis，BIA）　BIA 是用于测量人体成分的常用方法，其原理是生物组织在不同电流频率下具有不同的阻抗特性，通过测量人体不同部位的生物电阻抗可以推断人体的成分构成。该方法具有易操作、无辐射、客观、可重复性好等优点。一般可以测量体细胞数量（body cell mass，BCM）、体内总水分（total body water，TBW）、细胞外水分（extracellular water，ECW）、体脂肪（total body fat，TBF）等指标，其中 BCM 是机体代谢活跃的参数，主要反映肌体肌肉成分，TBF 主要反映能量贮存。这些指标相对客观、精确，是终末期肝病患者，尤其是没有体液潴留患者评定人体成分的较好指标。相位角是采用原始数据电阻和容抗通过固定公式直接导出的一项评估营养状况的指标，受机体液体分布影响小。相位角越大，表示完整细胞膜越多，细胞功能越强。

6. 双能 X 射线吸收法（DEXA）　也是人体成分检测的经典方法之一，可以通过检测骨密度、脂肪组织和去脂肪组织等人体成分，从而判断营养状态。该方法准确性高、可重复性好，但是由于射线暴露、仪器设备精细昂贵等因素，临床营养评定应用尚未广泛开展。

（二）能量代谢检测

人体总能量消耗（total energy expenditure，TEE）包括基础能量消耗（basal energy expenditure，BEE）、食物特殊动力作用消耗和体力活动能量消耗。疾病状态下的能量消耗还包括应激对代谢的影响。

BEE 是在餐后 12～15h（一般在清晨睡醒时）、全身肌肉放松、情绪和心理平静、周围环境舒适安静、温度在 22℃ 左右的特定条件下测定的能量消耗。静息能量消耗（resting energy expenditure，REE）是指在温度适宜和安静休息状态下的能量消耗，约占总能量消耗的 60%～75%。REE 测得的能量消耗比 BEE 稍大，但是两者之值相差一般小于 10%，而 REE 相对容易测定，因此，这两个概念常相互替代。

能量代谢情况可以通过间接测热法（代谢车）进行测量。不能进行代谢车检测时，可以应用哈里斯-本尼迪克特（Harris-Benedict，HB）等公式计算 BEE，再根据活动情况和应激状态计算总能量需求。

HB 计算公式：男性 BEE（kcal/d）=66.473 0+13.751W+5.003 3H–6.755 0A；女性 BEE（kcal/d）=655.095 5+9.463W+1.849 6H–4.675 6A。其中，W=体重（kg）；H=身高（cm）；A=年龄（岁）。

代谢检测还可以检测呼吸商（respiratory quotient，RQ），RQ 是各种营养物质在体内氧化时，在同一时间内二氧化碳产生量与耗氧量的比值（CO₂/O₂）。RQ 反映了三大营养物质代谢供能情况。三大营养素的 RQ 值分别是：糖类为 1.0，蛋白质为 0.80～0.82，脂肪为 0.70～0.71，摄取混合食物时，呼吸商常在 0.85 左右。有研究显示，基线呼吸商低经营养干预后呼吸商升高的患者预后较好。

（三）综合评分工具

主观全面评定（subjective global assessment，SGA）是在临床营养评定中被广泛应用的评分工具，通过收集体重改变、饮食改变、胃肠道症状、活动能力、应激反应、肌肉消耗、TSF 及踝部水肿等 8 方面内容，确定患者营养状态，该方法简单易操作、重复性良好，是临床最常用的综合全面评分工具之一。英国皇家自由医院于 2006 年对 SGA 进行了改良，提出了皇家自由医院-全面评估（Royal Free Hospital-Global Assessment，RFH-GA），增加了 BMI、AMC 和进食变化量情况，使评价结果更加客观。验证研究结果显示，经 RFH-GA 诊断的严重营养不良，与肝移植术后感染发生、机械通气时间、ICU 时间及总住院时间均有相关性，故 RFH-GA 可用于终末期肝病预后判断及肝移植分配参考条件。

■（四）膳食摄入评定

膳食摄入评定即通过对进餐次数、摄入食物的种类和数量等调查，计算能量和其他营养素摄入情况。膳食评定可以直接评定患者摄入营养素是否满足生理及疾病需求，是评定营养摄入状态、制订营养干预方案及评估营养干预疗效的直接参数。

临床营养膳食调查常用的方法是 24h 膳食回顾法，饮食称重法是更为准确的膳食调查方法。24h 一般是指从最后一餐开始向前推 24h。食物量通常用家用量具、食物模型或食物图谱进行估计。具体询问获得信息的方式可以通过面对面询问、使用开放式表格或事先编码好的调查表、通过电话、录音机或计算机程序等进行。这种方法操作简单，更容易在临床中推广应用。肝硬化患者尤其是失代偿期肝硬化患者能量及营养素摄入量普遍不足。

临床医师在膳食摄入评定时，可根据收集的膳食摄入信息，查询《中国食物成分表》或应用相关软件计算能量及营养素摄入。有条件的单位可组建由临床医师、营养师、主管护师，甚至临床药师参与的营养支持团队（nutrition support team，NST），评定患者营养状态并制订个体化营养支持方案。

四、肝硬化患者的营养治疗

■（一）肝硬化患者营养支持治疗

1. 肝硬化患者营养支持治疗目的及目标　营养支持治疗指经肠内或肠外途径为患者提供适宜营养素的方法，其目的是使人体获得营养素保证新陈代谢正常进行，抵抗疾病侵袭进而改善患者的临床结局，包括降低感染性并发症发生率、减少住院时间等，使患者受益。

对评定营养不良的肝硬化患者应给予营养支持治疗。肝硬化患者营养不良主要是蛋白质、能量营养不良，营养支持治疗的首要目标是达到能量和蛋白质的目标摄入量。

2. 肝硬化患者能量和蛋白质摄入　营养不良的肝硬化患者每日建议摄入 30～35kcal/(kg·d) 或 1.3 倍 REE，以满足代谢需求。

蛋白质摄入不足是肝硬化营养不良的重要因素。充足的蛋白质摄入避免了负氮平衡，对肝硬化患者预后有益。建议肝硬化患者摄入蛋白质 1.2～1.5g/(kg·d) 以维持氮平衡，降低肌肉减少发生率。

低蛋白质饮食及由此导致或加重的肌少症是肝硬化患者，包括经颈静脉肝内门体静脉分流术（TIPS）术后患者发生肝性脑病的独立危险因素，因此，轻度肝性脑病患者无须减少蛋白质摄入，对于严重肝性脑病患者，可根据肝功能及肝性脑病等情况综合判断，酌情减少或短暂限制蛋白质摄入，并尽早根据患者耐受情况逐渐增加蛋白质摄入至目标量。建议肝性脑病患者将每日蛋白质摄入总量分散到多次进餐（4～6 次小餐），以改善耐受性。

超重或肥胖的肝硬化患者，可能掩盖肌肉减少的营养不良。建议肥胖的肝硬化患者（干体重 BMI＞30kg/m²）能量摄入可减少至 25kcal/(kg·d)，同时应注意在减重过程中防止肌肉丢失，建议代偿期肥胖肝硬化患者可增加蛋白质摄入＞1.5g/(kg·d)，失代偿期患者可根据血氨和肝性脑病等情况酌情调整蛋白质摄入量。

3. 支链氨基酸制剂的应用　肝硬化患者的氨基酸失衡主要表现在支链氨基酸（branched chain amino acid，BCAA）水平降低、芳香族氨基酸（aromatic amino acids，AAA）水平升高、BCAA/AAA 比值下降。这种氨基酸失衡可能导致肝性脑病或其他神经系统并发症，与肝硬化不良预后相关。对经口摄入蛋白质不能耐受的患者可酌情给予植物蛋白或 BCAA 制剂，可以改善肝性脑病症状。

4. 关于维生素和微量元素　终末期肝病患者，由于肝损伤导致食物摄入减少、吸收不良、储备减少等原因，常存在维生素缺乏，如 B 族维生素、维生素 D、锌、硒等。建议进食不足的肝硬化患者，在有经验的营养师或医师的指导下，应用复合维生素制剂，同时注意补充多种微量元素。

5. 肝硬化患者营养支持治疗途径选择 营养支持治疗途径选择的原则是：在胃肠功能允许的情况下，患者获取能量和营养素的首要途径是经口饮食，经口饮食摄入的能量和营养素不能满足需求时，可给予口服营养补充剂，不宜经口进食或经口进食及口服营养补充仍不能满足需求时，可在充分评估消化道出血等风险情况下，经鼻胃管或鼻空肠管给予管饲肠内营养。经口摄入和肠内营养仍不能满足营养需求时，应给予肠外营养。

营养支持团队（NST）制订肝硬化患者个体化营养支持治疗方案，并通过患者宣教等方式，对营养支持治疗方案进行督导实施，可以提高患者的存活率，改善生活质量。

由于肝糖原储备能力下降，肝硬化患者长时间饥饿且肝糖原储备不足时，肌糖原动员和脂肪酸氧化增加，进而导致肌肉减少，因此，避免长时间空腹可以减少肝硬化患者肌肉消耗。夜间加餐-日间加餐-少食多餐，将每日摄入能量和蛋白质等营养素分至4～6次小餐，避免长时间饥饿状态，可以促进蛋白质和能量吸收，防止肌肉减少。

住院期间不可避免地会有一些检查或治疗需要较长时间空腹，在预计空腹需要10h以上时，可给予静脉输入葡萄糖以维持代谢需求。预计长时间不能进食者，应给予全肠外营养支持。

轻度肝性脑病患者可耐受正常进食者建议首选经口进食摄入能量和其他营养素。严重肝性脑病不宜或不能经口进食者，可给予管饲肠内营养进行营养支持治疗。食管胃底静脉曲张不是经鼻胃管或空肠管管饲的禁忌证，但亦应充分评估患者的凝血情况、消化道出血等风险。

当肠内营养仍不能满足营养需求时，应给予肠外营养。全肠外营养时应同时补充宏量和微量营养素。葡萄糖供能占非蛋白能量不低于50%～60%，由于长链脂肪乳长期输注可能导致肝损伤和胆汁淤积，建议终末期肝病患者肠外营养应用结构脂肪乳（含有人体必需脂肪酸，且对肝功能影响小）或中/长链脂肪乳。密切监测肝肾功能、血糖、电解质等指标。

（二）肝硬化患者营养随访管理

住院肝硬化患者经筛查有营养不良风险或营养风险者应进行营养评定，以确定营养不良的类型

及程度；诊断营养不良的患者应给予营养支持治疗；营养干预期间应定期监测营养状态以评估营养干预疗效。对于营养筛查无风险的患者，住院期间建议定期复测。出院后门诊随访期间，建议肝硬化患者尤其是失代偿期患者注意监测营养状态，筛查营养不良风险或营养风险。

加强对肝硬化患者及家属的营养宣教：对大多数肝病患者，除酒精外，没有食物是绝对禁忌的，食物多样化、摄入充足的能量和蛋白质等多种营养素是非常重要的；食物的外观、口味、质地、温度，以及进食时情绪等均可影响经口摄入量，鼓励患者家属根据患者个体饮食习惯调整，以促进饮食摄入和营养素的吸收；建议分餐至4～6餐，含夜间加餐，可酌情多摄入新鲜蔬菜和水果，在保证食物适口性的基础上注意食盐摄入量；注意监测血糖、肝肾功能、电解质等指标；有食管和胃静脉曲张及肝性脑病患者进食的注意事项应具体咨询医师或营养师。

五、肝衰竭患者的营养治疗

（一）肝衰竭患者营养支持治疗目标

对评定有营养不良的肝衰竭患者应给予营养支持治疗，肝衰竭患者营养支持治疗的基本目标是能量和蛋白质的摄入达到目标量。肝衰竭患者病情复杂危重，变化快，不同病因、不同病情阶段患者能量及营养代谢差异很大，因此，建议有条件的单位尽可能应用代谢车进行代谢监测，无法进行代谢车测定的患者可应用 HB 公示计算 BEE，推算总能量需求。能量摄入目标是 1.3 倍 REE，或 30～35kcal/(kg·d)，每日蛋白质摄入 1.2～1.5g/(kg·d)，应根据患者耐受情况，逐步增加能量和蛋白质摄入至目标值。

（二）肝衰竭患者营养支持治疗途径及方式

进展期肝衰竭患者由于肝功能严重异常、极度乏力、消化道症状明显、胃肠道功能不全、肝性脑病、腹水等多种原因，经口摄入能量和营养素通常难以达到目标量。有条件的单位应用代谢车进行代谢测定，结合 REE 和 RQ 情况、疾病严重程度、膳食摄入情况、饮食习惯等，由营养支持团队制订个体化营养支持方案并督导实施，根据患者接受和耐受情况酌情调整治疗方案，使更多患者达到营养

摄入目标。

肝衰竭患者营养支持治疗首选途径是经口进食，首先给予患者饮食指导，包括分餐及夜间加餐、补充维生素和微量元素等，监测患者能量及蛋白质等营养素摄入，必要时可以给予经口或经鼻胃管/空肠管管饲肠内营养，在肠内营养不能满足需求时，应给予肠外营养。

肝衰竭患者普遍经口摄入营养素不足，可常规给予口服或静脉补充多种维生素和微量元素。

急性肝衰竭或慢加急性肝衰竭进展期，由于肝细胞大量坏死，病情进展迅猛，常合并多脏器功能衰竭，治疗最重要的是稳定新陈代谢和生命体征，促进肝脏再生，预防或治疗脑水肿。急性肝衰竭时糖类、脂肪和蛋白质代谢严重紊乱，蛋白质分解增多导致低蛋白血症和高氨血症，糖代谢受损常导致血糖异常和高乳酸血症。经评定有营养不良的急性肝衰竭患者应给予营养支持治疗，在发病早期没有明显营养不良表现的患者，应根据疾病情况及膳食摄入情况进行评估，预计在短期内可能出现营养不良的患者也应给予营养支持治疗。营养支持治疗时应根据患者的耐受情况，从低剂量开始，逐步增加能量和蛋白质摄入，密切监测血糖、血氨、乳酸、凝血等指标。

（三）肝衰竭患者营养随访管理

血糖紊乱在肝衰竭患者中常见并且与预后相关，因此，肝衰竭患者应密切监测血糖水平，积极防治低血糖或高血糖。肝衰竭患者住院期间，建议定期评定患者营养状态，评价营养支持效果，酌情调整营养支持方案。应注意的是，在疾病病情出现变化时，需再次评定患者营养状态，以确定营养因素在病情变化中的作用，必要时调整营养干预方案。出院后肝功能恢复患者随访管理可参照肝硬化患者随访管理方案。

六、肝癌患者的营养治疗

（一）肝癌患者营养支持目的和目标

肝癌患者营养支持治疗的目的是通过恰当、有效的营养干预，改善患者营养状态和肝功能，增强对手术或其他治疗的耐受能力，减少治疗过程中的并发症，提高生活质量，延长存活时间。营养支持首要的基本目标仍然是摄入目标量的能量

和蛋白质等营养素。稳定期肝癌患者建议能量摄入 30～35kcal/(kg·d) 或 1.3 倍 REE，蛋白质摄入 1.2～1.5g/(kg·d) 以满足代谢需求。进展期肝癌患者酌情调整。

（二）肝癌患者接受治疗期间营养支持要点

肿瘤进展及肿瘤相关治疗常导致肝功能进一步恶化，进而出现或加重营养不良，营养不良进一步影响肝癌患者预后从而形成恶性循环。

拟接受肝癌切除术治疗、介入微创治疗或靶向、免疫治疗、化疗等患者的肝癌营养支持，治疗前应评定营养状态，有营养不良的患者或胃肠道反应明显的患者，应给予营养支持治疗。治疗过程中密切监测营养状态，及时调整方案。

肝癌终末期患者，尤其是临终前患者，常处于极度低代谢状态，正常能量和液体等物质的输入有可能进一步加重代谢负担，患者在生活质量和疾病转归获益均非常有限，因此，营养支持的目标是在充分考虑患者疾病状态、治疗意愿及家属理解的情况下，选择患者在生理和心理上最为舒适的进食或干预方式。

（三）肝癌患者营养随访管理

住院接受各种治疗的肝癌患者，住院期间建议在治疗前进行营养筛查，对有营养不良风险或营养风险的患者进行详细营养评定，判断营养不良的类型及程度，有营养不良的患者应给予营养支持治疗。进行营养干预的患者应监测营养状态以评估营养干预疗效。肝癌治疗后应动态观察营养状态。

出院后门诊随访期间，建议定期筛查营养风险，根据营养不良类型和程度、肝癌进展情况、肝功能、下一步治疗计划等综合因素制订包括营养支持在内的治疗方案。

七、特殊人群的营养治疗

（一）肝硬化腹水限盐患者的营养支持

肝硬化腹水的治疗包括限制钠盐摄入，应注意限盐可能导致食物口味改变等引起患者饮食摄入减少，导致能量及多种营养素摄入减少。因此，建议限盐过程中定期监测患者营养状态，若膳食摄入减少或出现营养不良，应酌情给予口服营养补充剂或肠内营养制剂，必要时给予肠外营养补充。

（二）肝硬化消化道出血患者的营养支持

食管胃底静脉曲张破裂导致的消化道出血是肝硬化患者常见的危重并发症。由于经口进食会增加消化液分泌、促进胃蠕动、增加脾脏及肝门静脉血流等，从而加重消化道出血，因此活动性消化道出血期间常需要禁食禁水，但最后一次出血24～48h后应根据粪便颜色等情况，逐渐恢复经口饮食：流食—半流食—软食。禁食期间建议给予肠外营养，注意热量和多种营养素补充，密切监测血糖、电解质、肝肾功能、血常规、粪便隐血等。在逐渐恢复饮食过程中，能量及营养素摄入不能满足需求时，可根据个体情况给予肠内营养制剂或肠外营养补充。

（三）酒精性肝硬化患者营养支持

酒精性肝硬化的营养问题在临床上较其他病因更为常见且突出，其主要原因是不健康的生活方式、对治疗依从性差等。酒精性肝硬化患者具体营养支持目标及方法，可根据病情参考肝硬化或肝衰竭患者推荐意见。应特别注意加强对这部分患者及家属的宣教工作。遵从医嘱、严格戒酒、进行饮食和作息等生活方式调整，是改善患者营养状态和疾病预后、提高生活质量的基础。

（四）终末期肝病接受肝移植患者的营养支持

肝移植术前营养不良的患者，术后病死率及并发症发生率均增高，摄入能量和蛋白质不足可增加移植等待期间的病死率。建议对等待肝移植的终末期肝病患者进行营养筛查和评定，有营养不良的患者应给予营养支持治疗。营养支持的目标可根据患者具体情况，酌情摄入能量30～35kcal/(kg·d)，蛋白质摄入1.2～1.5g/(kg·d)。

肝移植术后早期（12～24h）酌情从低剂量开始给予经口饮食/管饲给予肠内营养，可以减少感染等并发症发生。给予肠外营养支持期间，应密切监测血糖、血氨、肝肾功能等。肝移植术后患者应定期监测营养风险，评估营养状态，无论体重是否降低均应注意评估有无肌肉减少，必要时酌情给予营养支持和生活方式干预。

八、小　　结

终末期肝病患者病情危重，变化快，营养问题和肝功能不全常相互影响，因此终末期肝病患者营养不良的诊断、治疗和管理更为复杂，需要临床医师、护士、营养师、药剂师、运动医学等学科共同参与，根据患者和诊疗机构的具体情况，选择适宜的方法和途径制订个体化营养干预方案并进行长期系统随访管理，可进一步改善终末期肝病患者的生活质量，提高整体治疗效果。

（孔　明　孟庆华）

参考文献

中华医学会肝病学分会, 中华医学会消化病学分会, 2019. 终末期肝病临床营养指南. 中华肝脏病杂志, 27(5): 330-342.

European Association for The Study of The Liver, 2019. Electronic Address EEE, European Association for the Study of the L. EASL Clinical Practice Guidelines on nutrition in chronic liver disease. J Hepatol, 70(1): 172-193.

Kong M, Geng N, Zhou Y, et al, 2022. Defining reference values for low skeletal muscle index at the L3 vertebra level based on computed tomography in healthy adults: a multicentre study. Clin Nutr, 41(2): 396-404.

Plauth M, Bernal W, Dasarathy S, et al, 2019. ESPEN guideline on clinical nutrition in liver disease. Clin Nutr, 38(2): 485-521.

第八章　肝脏血管疾病

第一节　巴德-基亚里综合征

一、定　义

巴德-基亚里综合征（Budd-Chiari syndrome，BCS）是由各种原因所致肝静脉和（或）其开口下段下腔静脉阻塞性病变引起的常伴有下腔静脉高压为特点的一种肝后门静脉高压。急性期患者有发热、右上腹痛、迅速出现大量腹水、黄疸、肝大、肝区有触痛、少尿。1945 年和 1899 年巴德（Budd）和基亚里（Chiari）分别描述了本病，故称其为巴德-基亚里综合征。

二、分　型

BCS 病情复杂多变、类型繁多，按病变部位分为 3 型。A 型为局限性下腔静脉阻塞：AⅠ型为下腔静脉膜性阻塞；AⅡ型为下腔静脉局限性狭窄，伴肝静脉入口处闭塞；AⅢ型为下腔静脉局限性阻塞，伴肝静脉主干闭塞。B 型为下腔静脉长段狭窄或阻塞：BⅠ型为下腔静脉长段狭窄；BⅡ型为下腔静脉长段闭塞。C 型为肝静脉阻塞：CⅠ型为肝静脉入口处闭塞；CⅡ型为肝静脉长段闭塞。

我国 Budd-Chiari 综合征以下腔静脉病变多见，占 68.89%，其中隔膜性阻塞占 40.59%，肝静脉病变占 19.67%，混合性病变占 13.32%，下腔静脉隔膜为主要病因。国外约 2/3 的患者为 3 支肝静脉病变，10% 为单独下腔静脉病变，约 1/3 为联合病变。50% 的慢性患者肥大的肝尾状叶可进一步压迫下腔静脉。

三、流行病学及发病率

从全球范围来看，中国、日本、印度、尼泊尔、南非为 BCS 的高发国家，西方国家发病较少，其患病率很大程度上受地区差异的影响。全球发病率约为 1/10 万，国内山东、河南、安徽、江苏北部为高发区，主要为黄河流域下游省份，发病率约为 6.4/10 万，我国已发现 BCS 超过 2 万例。男女比例为 1.98∶1，年龄以 20～40 岁为多见，病程为 3d 至 26 年。

四、病因及发病机制

本病病因大多不明，仅约 30% 可找到病因，大致归纳为 3 类：①先天性血管发育异常（隔膜形成、狭窄、闭锁等）。②血液凝固异常或血栓形成（如真性红细胞增多症、阵发性睡眠性血红蛋白尿、长期口服避孕药等）。③占位病变阻塞或压迫侵犯血管（如肝癌、肾癌、胰头癌及各种癌栓等）。关于本病的发病机制研究较少，主要考虑以下几个方面。

（一）遗传因素

1. 凝血因子Ⅴ基因突变　BCS 患者中凝血因子（blood coagulation factor，F）Ⅴ，凝血因子Ⅴ基因突变（FV leiden，FVL）已成为 BCS 形成和发生机制的一个重要遗传因素。FV 与 BCS 的风险相关性高达 19.41%。FVL 的发病率因种族和地域的不同而不同，其在中东、南欧、地中海、印度等地区的人群中多见，而在中国、日本及韩国等地较为罕见。欧洲人群 FVL 纯合子的发病率为 21.1%，而在我国，FVL 的发病率仅为 0.15%。FVL 导致血液处于高凝状态，是 BCS 形成的一个高危因素。鉴于我国 FVL 发病率极低，我国 BCS 患者 FVL 关键的致病基因还有待进一步地研究。

2. FⅡG20210A 基因突变　凝血酶原是肝脏产生的一种维生素 K 依赖性单链糖蛋白，作为凝血酶的前体存在于血液中。当凝血过程启动后，凝血酶原转变为凝血酶参与凝血过程。凝血酶原 G20210A（FⅡG20210A）突变是指该基因的第 2021 位点上的鸟嘌呤被腺嘌呤取代。与 FVL 相似，G20210A 突变的分布亦存在明显的种族和地域特征，白种人的突变率高于非洲、亚洲及美洲印第安人。欧洲的健康高加索人中 G20210A 突变率为 1%～8%，在与之相邻的中东及北非亦有较高的发生率，在中国，该突变率极低且在不同民族人群的分布不一，中国人的 FⅡG20210A 分布频率为 0.15%。FⅡG20210A 突变与 BCS 的发生有一定的关系，但该突变在我国人群中极其罕见。

（二）药物因素

口服避孕药致血栓作用已得到广泛肯定，血栓可以形成于全身任何部位，包括肝静脉流出道。使用复合口服避孕药妇女的血栓形成风险比不使用该药的妇女高 4 倍，而单药应用时，其致血栓风险比不使用该药的风险高 2 倍。口服避孕药致血栓的机制，目前主要倾向于其改变了凝血系统的成分，口服避孕药能增加促凝血蛋白质，降低抗凝血酶水平。孕激素是导致这一改变的主要因素，它可以提高凝血因子及凝血酶的水平，尤其是 FVⅡ 和 FX，其浓度可较基础水平高 17%。雌激素可增加凝血酶原肽片段 1+2（F1+2）的含量，而 F1+2 作为凝血酶原 N 端的重要标记物，其含量升高预示着凝血酶水平的增高。另一方面，雌激素虽然可激活纤溶系统，但是亦可增加血浆中 α_2-抗纤溶酶、α_2-抗胰蛋白酶及 α_2 巨球蛋白的含量，加上在凝血系统激活的时候，体内纤溶抑制物的活性增强，因此其综合作用可促使血液高凝状态的形成。最后，使用口服避孕药人群血液激素结合球蛋白的水平明显高于其他人群，表明该蛋白质可能与 APC 抵抗有关。虽然避孕药与 APC 抵抗的关系尚未明确，但避孕药使用者机体存在蛋白质 C 抵抗现象，而 APC 抵抗是静脉血栓形成的重要独立危险因素。因此，口服避孕药可能是血栓性 BCS 的重要致病因素，但其致病机制尚待研究。

（三）白塞综合征

白塞综合征与 BCS 之间存在明显的关联，白塞综合征可使 BCS 的发生率提高 13.0%。白塞综合征是一类累及多系统的炎性性疾病，主要表现为口腔溃疡、生殖器溃疡及眼虹膜炎。血栓形成是白塞综合征的重要并发症之一。内皮损伤、血流减慢及血液高凝状态是静脉血栓形成的 3 个要素，结合白塞综合征的特征，目前有 3 种血栓形成的机制。第一，白塞综合征作为一种慢性炎症性疾病，可导致全身血管炎症，约有 1/3 的白塞综合征会累及血管。炎症直接损害血管内皮细胞，激活凝血系统，并且反复的炎症反应可导致血管壁纤维性增厚，引起血管腔狭窄，最终造成血流减慢。白塞综合征的炎症反应目前被认为与血管性血友病因子（von Willebrand factor，vWF）有关。第二，白塞综合征患者的血液中蛋白质 S 和蛋白质 C 的含量及功能均会相应下降，并且白塞综合征患者蛋白质 C 含量明显低于正常组。第三，白塞综合征患者血液中的纤溶酶原激活剂抑制物水平明显高于非白塞综合征人群，而组织型纤溶酶原激活物水平明显下降。纤溶系统的功能下降，促进高凝状态出现。白塞综合征作为 BCS 的重要病因正逐渐被认识，明确白塞综合征与 BCS 之间的具体机制将是今后研究努力的方向。

（四）环境因素

环境因素，尤其是水中的碘含量与 BCS 的关系极为密切。我国 BCS 患者主要分布于河南、河北、山东、安徽等地。饮用水中的高碘及高氟与 BCS 的形成密切相关，BCS 患者尿液中碘含量较正常人明显增高，碘含量高的地区 BCS 患者人数也相对较多。碘是人体维持正常生理功能的必要元素，然而高碘的摄入会影响凝血系统及血管的正常形态，高碘可通过改变血液中的成分，增加血栓形成风险。在血管形态方面，高碘可使 vWF 水平增高，vWF 是血管内皮细胞活化的重要标记物，其含量的增高可反映血管内皮细胞的活化及增殖水平上升，当增殖的血管内皮细胞逐渐向管腔迁移时，即会导致血管内隔膜的形成。

五、临床表现

单纯肝静脉血栓形成患者，在急性期有发热、右上腹痛、迅速出现的大量腹水、黄疸、肝大、肝区有触痛、少尿，数日或数周内可因循环衰竭、肝衰竭或消化道出血死亡。非急性期则表现为门静脉高压、肝脾大、顽固性腹水、食管静脉曲张破裂出血。单纯下腔静脉阻塞的患者，表现为胸腹壁及背部浅表静脉曲张（静脉血流由下而上）及下肢静脉曲张、水肿、色素沉着和溃疡。因肝静脉和下腔静脉阻塞，心脏回血减少，患者可有气促。根据血管受累多少、受累程度和阻塞病变的性质和状态等，可分为隐匿型、急性型、亚急性型和慢性型。

（一）隐匿型

该型仅有一支肝静脉阻塞或建立了肝内及门体分流侧支循环，可无任何临床表现。随着现代医学的发展，越来越多的隐匿型患者被发现，这些患者预后较好。

（二）急性型

急性型患者病程在 1 个月之内，此型较少见，多为肝静脉完全阻塞而引起，阻塞病变多为血栓形成。多始于肝静脉出口部，血栓可急剧扩展到下腔静脉。起病急骤，突发上腹部胀痛，伴恶心、呕吐、腹胀、腹泻，酷似急性重型肝炎，肝脏进行性肿大，压痛，多伴有黄疸、脾大，腹水迅速增长，同时可有胸腔积液。暴发性患者可迅速出现肝性脑病，黄疸进行性加重，出现少尿或无尿，可并发弥散性血管内凝血（DIC）、多器官功能衰竭（MOSF）、自发性细菌性腹膜炎（SBP）等，多数在数日或数周内可以因循环衰竭（休克）、肝衰竭或消化道出血而死亡。

（三）亚急性型

亚急性型患者病程在 1 年之内，占 1/3～1/2。多为肝静脉和下腔静脉同时或相继受累，顽固性腹水、肝大和下肢水肿多同时存在，继而出现腹壁、腰背部及胸部浅表静脉曲张，其血流方向向上，为布-加综合征区别于其他疾病的重要特征。黄疸和肝脾大仅见于 1/3 的患者，且多为轻或中度。不少病例腹水形成急剧而持久，腹压升高，膈肌上抬，严重者可出现腹腔间室综合征（ACS），引起全身性生理紊乱，出现少尿和无尿、胸腔容积及肺顺应性下降、心排血量减少、肺血管阻力增加、出现低氧血症和酸中毒。

（四）慢性型

慢性型患者病程可长达数年以上，多见于隔膜型阻塞的患者，病情多较轻，但体征明显，如胸腹壁粗大的蜿蜒的曲张静脉，色素沉着见于足靴区，

有的出现慢性溃疡。虽可有不同程度的腹水，但多数趋于相对稳定。尚可有颈静脉怒张、精索静脉曲张及巨大的腹股沟疝、脐疝、痔核等。此型易与肝硬化混淆。晚期患者由于营养不良、蛋白质丢失、腹水增多、消瘦，可出现典型的"蜘蛛人"体态。

六、辅 助 检 查

（一）实验室检查

血液学检查，急性期病例可有血细胞比容和血红蛋白增高等表现，血常规检查可有白细胞计数增高，但不具特征性。慢性型的晚期病例，若有上消化道出血或脾大、脾功能亢进者，可有贫血或血小板、白细胞计数减少。急性型者可有血清胆红素增加，ALT、AST、ALP 升高，凝血酶原时间延长和血清白蛋白减少，慢性型病例肝功能检查多无明显变化。若不伴有自发性细菌性腹膜炎，腹水蛋白质常低于 30g/L，细胞数亦不增加。血清 IgA、IgM、IgG、IgE 和 C3 等无明显特征性变化。

（二）超声检查

腹部 B 超是 Budd-Chiari 综合征的首选检查方法，对定性、定位诊断有较大诊断价值，定性诊断率为 97%，定位诊断率为 100%。B 超可提示病变部位，下腔静脉及肝静脉等受累状况；多普勒超声不仅显示血管消失、狭窄或迂曲扩张，还可显示无血流、血液呈平流、稳流或逆向血流，基本上可使全部 Budd-Chiari 综合征患者明确诊断。

（三）下腔静脉和肝静脉造影

血管造影是确定 BCS 诊断最有价值的方法，常用的造影有：①下腔静脉造影及测压；②经皮肝穿刺肝静脉造影（PTHV）；③经皮肝穿刺门静脉造影（PLPPV）；④动脉造影。造影不仅能明确诊断，对决定手术适应证和选择术式也必不可少。导管法兼可测压，可显示阻塞部位、程度、范围、侧支循环情况，有无外来压迫，肝静脉主干及开口部位是否通畅，并可推测阻塞的性质。如导管能插入肝静脉的狭窄部，肝内静脉的狭窄范围亦能显示。穿刺法肝静脉造影仅能见肝内静脉呈蜘蛛网状，无法了解其阻塞部位，对有腹水及出血倾向者亦以导管法为宜。另外，肠系膜上动脉造影的门静脉相可了解肝门静脉是否通畅及冠状静脉-奇静脉间侧支循环的情况。

（四）CT

CT 对本病有定位、定性的诊断意义，属无创伤性检查方法。在急性期 CT 平扫见肝脏呈弥漫性低密度球形增大伴有腹水，此为肝淤血的间接征象。特异性表现是下腔静脉和肝静脉内出现高度衰减的腔内充盈缺损（CT 值 60～70HU）。增强扫描时肝实质呈中心性斑片状低密度影，周边部无明显增强，表明存在离肝的门静脉血流。在亚急性期或慢性期，CT 扫描均可见肝右叶缩小、肝尾叶肥大、腹水等，最具特征性的是肝静脉不显影（见于 75% 的患者）或表现为肝静脉扩张或充盈缺损，有时还可见肝静脉侧支通路。另一特征性变化是注射造影剂后 45～60s 肝呈斑点状改变，提示肝静脉血流缓慢，造影剂滞留。

（五）MRI

对本病的分型及阻塞部位的定位、定性方面有明显优势。可显示肝实质的低强度信号，提示肝脏淤血组织内自由水增加，可清晰显示肝静脉和下腔静脉开放状态，甚至可区分血管内的新鲜血栓与机化血栓或瘤栓，同样可显示肝内和肝外的侧支循环，下腔静脉内的隔膜也可被显示。MRI 对本病的诊断价值显著优于超声和 CT，对肝内血管结构的显示还优于选择性肝静脉造影，对于选择治疗方案和制订介入或手术方案有较大帮助。

（六）肝脏核素扫描

目前用得较多的为 ^{99m}Tc 核素扫描。早期 Budd-Chiari 综合征呈肝大，肝实质内放射性分布不均匀，晚期肝周边呈稀疏不规整，斑点状分布放射性缺损区，而尾叶及右内叶侧中央区呈放射性密集区。这样的图像与肝硬化颇为相似，但后者多倾向于放射性浓集在肝门周围，但这种征象少见，目前已为超声和 CT 取代。

（七）腹腔镜检查

腹腔镜检查对诊断 Budd-Chiari 综合征具有重要价值。镜下肝脏明显淤血肿大，呈紫蓝色，边缘钝圆，表面光滑，包膜下淋巴管显著扩张，血管迂曲，肝淋巴液外溢。晚期患者的肝脏表面不平、结节状，体积仍饱满，色泽暗红或棕红。如见明显硬化结节，且色泽不变淡、体积不缩小者高度提示 Budd-Chiari 综合征，直视下活检可明确诊断。胃镜检查可检出食管和胃静脉曲张及其出血，能协助 Budd-Chiari 综合征的诊断，但没有确诊价值。

（八）肝组织病理检查

肝组织病理检查为最可靠的诊断方法。组织学表现为小叶中央区肝静脉周围有充血及肝窦淤血扩张，有的有中央静脉周围肝细胞坏死。慢性病例肝小叶中的肝细胞被红细胞取代被认为是特征性改变，晚期形成肝硬化时也可见血窦扩张。高度肝淤血或淤血性肝硬化时，若其病因非心脏病，则首先考虑本病。肝穿刺活检有评估病变范围与鉴别诊断价值，但有严重出血倾向，大量腹水时肝穿刺有一定危险性，故不宜作为手术前常规检查项目。

七、诊　断

年轻人若有突发性腹痛、顽固性腹水、进行性肝大，伴有胸腹壁特别是腰背部及双侧下肢静脉曲张，轻微的肝功能异常，在排除心脏病等其他原因时应考虑本病的可能，进一步检查可确诊。B 超、多普勒超声和 CT 扫描可提示 85% 的诊断，但确诊有赖于下腔静脉、肝静脉造影和肝活检。肝脾大、大量腹水、肝静脉扩张、肝静脉之间交通支形成、尾叶增大，增强扫描早期肝实质内不均匀强化是肝静脉阻塞的间接征象；肝静脉主干管腔消失为肝静脉闭塞的直接征象。下腔静脉断面影像消失或扩张、奇静脉扩张，尾叶增大、肝脾大，增强扫描早期肝实质不均匀强化，下腔静脉内血栓形成，下腔静脉内钙化是下腔静脉阻塞的间接征象；肝静脉开口处和肝静脉开口上方下腔静脉显示膜样或节段性闭塞是下腔静脉闭塞的直接征象。

八、鉴别诊断

（一）肝硬化

慢性型 Budd-Chiari 综合征可形成肝硬化，但与其他原因导致的肝硬化比较有其特点：①一般无病毒性肝炎、长期嗜酒等病史，肝炎病毒标志物大多阴性，肝功能基本正常。②体检时可见胸腹和腰背部静脉曲张、下肢水肿、色素沉着或静脉曲张等下腔静脉阻塞的表现。③肝静脉和（或）下腔静脉造影和肝活检可以明确诊断。

（二）肝门静脉血栓形成

肝门静脉血栓形成在临床上少见。肝门静脉

血栓形成可使肝门静脉血流受阻，形成窦前性门静脉高压。临床表现多样，主要为腹痛、腹胀、恶心、呕吐、腹泻和消化不良等消化道淤血的表现。本病具有以下特点：①无特异性症状。②肝功能多正常。③肝脏及肝内门静脉、肝静脉结构正常。④肝门静脉内可见血栓或癌栓，其远侧的静脉扩张。

（三）急性肝炎

急性 Budd-Chiari 综合征需与急性肝炎相鉴别，其要点是：①急性 Budd-Chiari 综合征时腹痛较剧烈，肝大且有明显压痛，颈静脉充盈，肝-颈静脉回流征阴性。②腹水增长迅速，伴下肢水肿，但肝损伤较轻。③无病毒性肝炎史，亦无毒物和损肝药物接触史，肝炎病毒标志物大多阴性。④肝活检不是气球样变、嗜酸性变和点状坏死，而是小叶中央带的出血性坏死伴肝窦明显扩张，各级肝静脉血栓形成。⑤肝静脉、下腔静脉造影可鉴别。

（四）急性重型肝炎

急性重型肝炎是暴发性肝衰竭的原因之一，其特点为：①肝不缩小或缩小不明显，并伴脾脏迅速增大和颈静脉明显充盈。②转氨酶和血清胆红素均明显升高，但无胆酶分离现象。③肝炎病毒标志物大多阴性。④肝活检为大片出血性坏死，累及肝腺泡各带，各级肝静脉多见附壁血栓。⑤及时血管造影可明确诊断。

（五）肝小叶静脉闭塞病

本病主要见于经过大剂量化疗和（或）放疗的患者，尤其是接受过骨髓移植者，其次是长期摄入含有毒性生物碱的草药所引起的中央静脉、小叶下静脉等肝内细小静脉阻塞。主要特征为：①有上述病史；②无躯干浅静脉曲张、下肢水肿等下腔静脉阻塞的表现；③肝静脉、下腔静脉造影无异常发现；④肝活检显示肝小静脉狭窄或阻塞，小叶中心性坏死、肝窦纤维化。

（六）缩窄性心包炎

缩窄性心包炎一般有急性心包炎的病史，有呼吸急促、发绀明显、颈静脉怒张、肝-颈静脉回流征阳性、静脉压升高、脉压变小、心率较快、心音遥远、奇脉等，无静脉曲张，胸部 X 线检查呈典型的三角形心影、心脏不大、搏动弱或无搏动、

心包钙化，B 超或 CT 检查可发现心包增厚等。

（七）右心功能不全

存在右心功能不全的病因，可出现肝大、腹水、肝-颈静脉回流征阳性、心界扩大等，无静脉曲张。心功能不全纠正后，肝大可回缩，腹水减少或消失。

（八）胰源性区域性门静脉高压症

由于慢性胰腺炎、胰腺囊肿、胰腺癌等胰腺疾病压迫脾静脉或血栓形成，引起脾静脉回流受阻，导致门静脉系统的脾胃区局部静脉内压力升高，又称左侧门静脉高压症。本病具有以下特点：①胰腺疾病伴脾大和（或）消化道出血；②无肝硬化的表现；③脾胃区静脉高压的表现。

九、治　疗

（一）治疗原则

首先解除肝静脉梗阻和降低肝门静脉压（PVP），这是防止肝硬化进行性发展和肝损伤、消除或减轻食管静脉曲张、防止食管静脉曲张破裂出血和防止后期肝、肾衰竭等最关键的问题。对于抗凝和门静脉高压并发症等保守治疗无效的肝静脉狭窄或闭塞，应尝试血管再通以缓解肝静脉流出道阻塞，如经皮腔内血管成形术（percutaneous transluminal angioplasty，PTA）、血管内支架植入术（endovascular stent implantation，ESI）。许多 BCS 患者病情继续恶化，此时，建议积极采取三线治疗，如外科分流、经颈静脉肝内门体静脉分流术（transjugular intrahepatic portosystemic shunt，TIPS）或原位肝移植（orthotopic liver transplantation，OLT）。该治疗策略的 5 年生存率接近 85%。随着介入技术日新月异地发展，目前介入已成为 BCS 的优选治疗策略。

（二）内科治疗

内科治疗包括抗凝治疗、低盐饮食、利尿、营养支持、自体腹水回输等。BCS 一旦诊断明确，抗凝治疗应当贯穿在整个治疗过程中，无论术前、术后及有无合并血栓均可抗凝治疗。抗凝治疗 BCS 疗效确切，不仅能预防及减少血栓形成和复发、改善肝功能，还有抗肝纤维化作用，且并发症发生率低。同时联合其他治疗方法，能显著提

高预后，但抗凝治疗的具体实施需要衡量患者的受益-风险比。对于大多数病例，保守治疗虽可以赢得侧支循环形成的时间，但患者最后仍需手术治疗。布加综合征患者，特别是晚期患者，常有顽固性腹水、严重营养不良。作为手术前的支持疗法，内科治疗可以改善患者全身情况，减少手术死亡率，有利于患者术后康复。

（三）介入治疗

1. PTA 术 是介入治疗 BCS 的常用方式，其主要采取经皮穿刺途径，将带导管的球囊置于血管狭窄处反复扩张，最终使血管再通，可用于隔膜型、节段狭窄型和完全闭塞型 BCS。然而，伴有肝静脉弥漫性血栓形成或门静脉高压合并严重并发症（顽固性腹水和复发性静脉曲张出血）的患者不适宜行 PTA 术。球囊扩张可通过经颈静脉或经股动脉途径进行，在一些特定的病例中，需要颈静脉和股动脉联合入路。首先用导丝穿过闭塞段，然后用球囊导管对狭窄段进行连续扩张。球囊扩张足以打开闭塞段狭窄的血管时，不需要植入支架。如果球囊扩张后血管仍反复出现狭窄，且球囊的大小与相邻正常节段的管腔直径相同，则需要进一步行 ESI 术。

2. ESI 术 是指利用经皮穿刺和金属支架植入等技术再通狭窄和闭塞的血管。ESI 术在 20 世纪 80 年代中期被首次报道，是继 PTA 术之后另一项治疗 BCS 的新兴技术，适用于下腔静脉/肝静脉节段性闭塞、下腔静脉/肝静脉膜性闭塞多次球囊扩张后再狭窄、下腔静脉闭塞合并血栓形成以及下腔静脉支架引起的肝静脉或副肝静脉阻塞。ESI 术可明显改善血流状态，支架植入后近期血管通畅率较高。ESI 术治疗 PTA 术后血管内膜撕裂等引起的血管闭塞、血管壁弹性回缩或 PTA 术后再狭窄也取得了良好效果。单纯采取 PTA 治疗的患者再次闭塞的比例明显高于接受 PTA 联合 ESI 的患者，再次闭塞率是行经皮再通术患者病死率的独立预测因素，因此建议行 PTA 联合 ESI，以减少再闭塞的发生率及其相关死亡率。经皮再通术可使中国 BCS 患者的 10 年生存率达到 73%，10 年继发通畅率为 86%，具有良好的临床效果。

3. TIPS 是一种通过肝实质形成非选择性门静脉分流的经皮介入放射学手术。TIPS 对 BCS 患者的疗效已被广泛认可，可有效降低肝门静脉压力，治疗因长期肝静脉阻塞引起的门静脉高压。目前国内外对何时行 TIPS 治疗尚无统一明确的标准。研究表明，当内科保守治疗和经皮血管再通失败时，将 TIPS 用于 BCS 治疗是安全可行的。在 TIPS 治疗 BCS 之前，这些治疗失败的患者通常有两种选择：手术分流或 OLT。手术分流并不能改善 BCS 患者的生存状况，这与分流管内狭窄或血栓形成的高发生率以及围手术期高死亡率有关，尤其是肝硬化失代偿期患者，而 OLT 需要合适的供体肝，并带有免疫抑制的风险，因此，TIPS 成为 BCS 患者更合适的治疗选择。

（四）外科治疗

BCS 大致分为根治性矫治术、各种分流减压性手术（门腔静脉侧侧分流术、肠腔静脉分流术、下腔静脉-右心房分流术、肠系膜上静脉-右心房分流术等）、各种促进侧支循环的手术、断流术（包括经食管镜硬化剂治疗食道静脉曲张及出血）、肝移植术等。根治性手术创伤大、风险高，较少采用。各种分流减压性手术应用较多，肠系膜上静脉-右心房分流术 1、3、5 年通畅率分别为 90.7%、77.1%、61.1%，下腔静脉-右心房分流术 1、3、5 年通畅率分别为 97.2%、86.0%、79.8%。回顾性分析多个中心的数据，各种转流手术的围手术期病死率为 0%～50%，外科开放性手术分流减轻肝脏淤血带来的益处可能被较高的围手术期死亡率抵消。

肝移植被作为 BCS 患者最后的治疗手段。BCS 为良性病变，故对其晚期患者进行肝移植是合理的。对于急性肝衰竭、继发严重肝硬化、肝性脑病病例，肝移植可能是唯一有效的治疗途径，在合并肝脏合成能力缺陷，如抗凝血酶Ⅲ、蛋白 C、蛋白 S 的患者，肝移植可以治愈这些遗传缺陷。需要注意的是，据报道肝移植术后 BCS 复发率达到了 27%，而且大多数需要再次移植，对这些患者建议终身服用抗凝药物，其出血发生率为 11%～44%。对于骨髓增殖异常的患者，单纯抗凝并不能纠正其病理生理变化，建议应用羟基脲、阿司匹林代替传统抗凝治疗，对于蛋白 C、蛋白 S 缺乏等肝脏合成功能缺陷的患者，肝移植后不需要抗凝治疗。

十、管理与护理

BCS 介入治疗并发症并不少见，相关病死率为 0.2%。心脏压塞是介入治疗中较为严重的并发症，也是死亡的主要原因之一。采用经颈静脉途径由上而下开通穿刺可避免心脏压塞的发生，一旦发生即刻行心包穿刺引流。血管破裂出血是 BCS 患者介入治疗死亡的另一主要原因，多见于穿刺通道经过细小的交通支并球囊扩张后，确诊后即刻应用球囊封堵破裂口，再行腹膜支架置入或手术治疗。肺动脉栓塞见于下腔静脉阻塞合并血栓形成的 BCS 患者，积极溶栓可降低其发生率，一旦发生即刻溶栓治疗。BCS 术后再狭窄常与球囊对阻塞部位扩张不充分、支架直径大小或长度不够、术后抗凝治疗不规范血栓形成有关，规范操作可以避免。

有效的护理是确保介入治疗手术成功的一个重要环节。在常规护理的基础上需要加强对患者的身心护理，从认知行为、心理护理和预防术后并发症 3 个维度出发，目的在于减少手术应激，增加围手术期健康知识，提高手术的舒适度，减少术后并发症和促进术后康复。运用多种手段帮助患者释放心理压力，可使其精神放松，情绪稳定，减弱因手术应激引起的神经内分泌反应和紧张、焦虑的情绪，提高了手术耐受性。术后护理中以循证医学理念为指导，结合临床工作经验和患者的愿望，制定预防术后并发症的护理措施，可以有效避免术后并发症的发生，提高术后舒适度，加快患者康复速度，减少住院时间。

十一、小　　结

BCS 是一种病因及临床表现复杂的疾病，多个学科协作有利于 BCS 的诊断和治疗。目前的资料主要来源于各个中心治疗经验的回顾性分析，治疗方案的选择取决于发病原因、病变解剖部位、血栓范围、肝功能状况、全身总体状况等，且各个中心的治疗经验对方案的选择影响也很大，对于 BCS 的病因学研究、介入治疗的适应范围、介入治疗器械的改进，介入和手术联合治疗的适用范围和注意事项、肝移植手术患者的选择及长期临床效果等还有待深入研究。

（魏琳琳　胡中杰）

参 考 文 献

李素新, 李路豪, 党晓卫, 2018. 布-加综合征与抗凝治疗. 中华普通外科学文献 (电子版), 12(5): 363-366.

刘亚男, 王桂珍, 张新颖, 等, 2016. 综合护理干预在 Budd-Chiari 综合征介入治疗患者中的应用. 齐鲁护理杂志, 22(3): 39-40.

史青苗, 袁新, 李娟, 等, 2019. 布加综合征的介入治疗研究进展. 中华介入放射学电子杂志, 7(3): 251-254.

王瑞华, 孟庆义, 2012. Budd-Chiari 综合征诊治进展. 中国普通外科杂志, 21(6): 725-729.

王雪莹, 许文涛, 2021. 2021 年亚太肝病学会共识指导: 布-加综合征. 临床肝胆病杂志, 37(11): 2555-2557.

薛挥, 李伟之, 马富权, 等, 2020. 布加综合征诊治现状. 临床外科杂志, 28(6): 593-595.

第二节　肝窦阻塞综合征

内容提要

一、定义

二、分类

三、流行病学及患病率

四、发病机制

五、临床表现

六、辅助检查

七、诊断

八、鉴别诊断

九、现代医学治疗

十、预防

十一、小结

一、定　　义

肝窦阻塞综合征（hepatic sinusoidal obstruction syndrome，HSOS）又称肝小静脉闭塞病（hepatic venular occlusive disease，HVOD），是由各种原因导致的肝血窦、肝小静脉和小叶间静脉内皮细胞水肿、坏死、脱落进而形成微血栓，引起肝内淤血、肝损伤和门静脉高压的一种肝脏血管性疾病，其临床表现主要为肝区疼痛、黄疸、腹水和肝大。在近年发表的文献中上述两种名称均有使用。因此，我国《吡咯生物碱相关肝窦阻塞综合征诊断和治疗专家共识意见（2017 年，南京）》认为 HSOS 和 HVOD 可以相互替换。

二、分　　类

HSOS 病因复杂，而我国以食用含吡咯生物碱（pyrrolizidine alkaloid，PA）的中草药最为常见，主要为服用土（菊）三七引起。西方国家的 HSOS 患者绝大多数发生在造血干细胞移植（hematopoietic stem cell transplantation，HSCT）后。根据病因将 HSOS 分为 3 类。

（一）吡咯生物碱相关 HSOS（PA-HSOS）

我国中草药一直被广泛使用。一些含 PA 的植物，如菊科的土三七、千里光，以及豆科的猪屎豆、紫草科的天芥菜等，因同样具有止血、止痛等功效，容易与主要产自云南的五加科三七（亦称参三七）相混淆，服用后可能导致严重的 HSOS。其中以土三七最常见，五加科三七不含 PA，不会引起 HSOS。

（二）造血干细胞移植相关 HSOS（HSCT-HSOS）

西方国家的 HSOS 患者绝大多数发生在造血干细胞移植后，与大剂量化学治疗药物预处理等因素有关；其次还有实体瘤化学治疗、肝移植术后应用免疫抑制药相关的 HSOS。

（三）其他病因不明的 HSOS

除了以上两种常见的类型，还有一些病因尚不明确的 HSOS，大多与化疗药物的使用有关。常见与 HSOS 相关的药物有 6- 巯基嘌呤、环磷酰胺、6-硫鸟嘌呤、达卡巴嗪、放线菌素 D、吉妥单抗、硫唑嘌呤、马法兰、奥沙利铂、阿糖胞苷乌拉坦。除了导致 HSOS 之外，这些药物还可导致骨髓抑制。

三、流行病学及患病率

1920 年在南非人们首次发现了这种疾病，认为是千里光中毒引起的肝硬化。1953 年，希尔（Hill）等在牙买加发现，100 余名儿童因食用狗舌草（又称千里光）而发生"浆液性肝病"。1954 年，布拉斯（Bras）首次提出了 HVOD 的概念，后来证实千里光含有 PA 成分，随后因食用含有 PA 的植物而导致的 HVOD 逐渐被人们所认识。1999 年德勒沃（DeLeve）等发现该病肝损伤的最早期、最根本表现是肝窦内皮细胞损伤、脱落，后续出现一系列继发损伤，因此，2002 年德勒韦（Deleve）等建议以肝窦阻塞综合征作为该疾病的诊断名称。

我国鲜有 HSCT-HSOS 报道，而以 PA-HSOS 为主，其中因服用土三七导致的 HSOS 占 50.0%～88.6%。西方国家的 HSOS 患者绝大多数发生在造血干细胞移植后，1979 年雅各布（Jacobs）等首次报道了 HSCT 后出现的 1 例 HVOD 病例。此后，HSCT 被认为是西方国家发生 HVOD 的主要病因。HSOS 是造血干细胞移植相关的最常见、最危及生命的早期并发症之一，平均发病率约为 14%（0～60%），严重影响着移植后患者的生存率。

四、发病机制

（一）PA-HSOS 的发病机制

目前，对于 PA-HSOS 的发病机制尚不完全清楚。PA 属于双环氨基醇衍生物，可分为饱和型和不饱和型，其中饱和型无明显毒性或具有低毒性，不饱和型则具有极强的肝毒性。此外，部分种类 PA 还可导致肺损伤引起肺动脉高压。不饱和型 PA 进入肝脏后，在细胞色素 P450 酶（CYP3A）的催化下，生成有反应活性的中间代谢物脱氢吡咯，再被水解为脱氢倒千里光裂碱（6,7-dihydro-7-hydroxy-hydroxymethyl-5H-pyrrolizidine，DHR），易与蛋白质结合形成吡咯蛋白加合物（pyrrole protein adduct，PPA），从而损伤肝窦内皮细胞。CYP3A 的基因多态性、诱导药和抑制药均会影响 PA 的细胞毒性。

肝窦内皮细胞谷胱甘肽耗竭在 PA-HSOS 发病中起着重要作用。野百合碱、脱氢吡咯和 DHR 对体外培养的肝窦内皮细胞均具有毒性作用，机制是下调谷胱甘肽和形成 PPA。动物模型中肝窦内皮细胞谷胱甘肽的降低与内皮细胞死亡相关，经肝门静脉补充谷胱甘肽具有预防作用。PA-HSOS 以肝腺泡Ⅲ区病变为主，可能与该区富含 CYP3A 和谷胱甘肽 S 转移酶而谷胱甘肽水平较低相关。另外，基质金属蛋白酶（matrix metalloproteinase，MMP）-9 和 MMP-2 表达上调、一氧化氮减少，以及凝血相关信号通路激活等也参与了 PA-HSOS 的发生。在早期 PA-HSOS 大鼠体内有 48 种蛋白质水平改变，其中氨基甲酰磷酸合成酶 1（carbamyl phosphate synthetase 1，CPS1）和 ATP5β 与发病有密切关系，具体机制有待阐明。骨髓来源的祖细胞能够替代肝窦和中央静脉内皮细胞从而修复损伤，而野百合碱能够抑制骨髓和循环中的内皮祖细胞。由此可见，PA-HSOS 的发病机制应包括两方面：① PA 对肝窦和中央静脉内皮细胞的直接损伤；② PA 对骨髓祖细胞损伤，从而阻止内皮细胞修复。

（二）HSCT-HSOS 的发病机制

造血干细胞移植前预处理方案中应用大剂量化疗药物及放疗通常是导致 HSCT-HSOS 的直接原因。另外，年龄、移植类型、二次移植、受损组织产生的细胞因子、受损黏膜屏障易位的内源性微生物也是疾病发生的危险因素。除此以外，免疫因素、既往肝病史（血清转氨酶活性升高）、全身照射、局部促凝状态的表达和血小板黏附等，也参与了 HSCT-HSOS 的发生。

五、临床表现

HSOS 的临床表现是疼痛性肝大、黄疸、体重增加和腹水，伴有血小板减少、肝功能异常，部分患者还有发热、恶心、呕吐等非特异性症状，约50% 的患者可出现肾功能异常。严重患者可发展成肝衰竭及多器官功能衰竭，病死率高（＞80%）。根据病程进展可分为 3 期。①急性期：多有明显的肝损伤，黄疸和脾大较少见或轻度脾大。②亚急性期：以肝大和腹水为主要表现，可时轻时重或急性发作。有时经过隐匿，病程可达数月以上。肝损伤亦时轻时重。③慢性期：以门静脉高压为主，肝脏出现硬化，脾大明显，并伴有顽固性腹水。少数HSOS 患者可出现食管胃底静脉曲张，甚至破裂出血，以及肝性脑病、肝肾综合征等。

六、辅助检查

（一）实验室检查

大多数患者的血常规没有明显异常，合并感染时有白细胞计数升高，病情严重患者可表现为血小板计数进行性降低。肝功能异常主要表现为血清 TBil 升高，范围多在 $17.1 \sim 85.5 \mu mol/L$，还可有 ALT、AST 和（或）ALP、GGT 的升高，少部分重度患者或并发肝门静脉血栓导致肝功能恶化时，血清胆红素显著升高。凝血功能大都正常或仅有 PT 和活化部分凝血活酶时间（activated partial thromboplastin time，APTT）的轻度延长，但 D-二聚体升高较常见。腹水性质符合典型的门静脉高

压性腹水表现，血清-腹水白蛋白梯度（血清白蛋白与同日内测的腹水白蛋白之间的差值）＞11g/L。血清学和腹水糖链抗原 12-5 均升高。用超高效液相色谱-质谱技术可检测血液吡咯-蛋白质加合物（pyrrole-protein adduct，PPA），PPA 是一种诊断和预后指标，其浓度与 PA 所致 HSOS 的严重程度和临床转归相关。HSCT 7d 后，凝血参数蛋白 C 和抗凝血酶降低，纤溶酶原激活物抑制剂 1 早期即可升高，被认为是 HSCT 后 HSOS 的诊断标记，能预测 HSOS 的严重性。

（二）影像学检查

B 超检查或 CT 诊断 HSOS 均不具有高度特异性，但与临床诊断标准一起对疾病的危险分层、严重程度分级及治疗反应的评估有益。HSOS 早期阶段，超声检查没有任何特征性表现，随着病情的进展，肝静脉及其相关分支的声像图可能会有改变。HSOS 较特异的超声表现包括变细或逆转的肝静脉血流、肝门静脉异常波形、腹水及形态学变化，如胆囊壁增厚和肝大、肝动脉阻力指数升高等。

CT 诊断 HSOS 的价值较高，CT 平扫可见肝大、密度减低、腹水。增强 CT 可见特征性改变，增强期肝动脉增粗扭曲，肝脏可有轻度不均匀强化。肝门静脉期可见"地图状"改变、肝静脉显示不清、下腔静脉肝段明显变扁，以及下腔静脉、肝门静脉周围"晕征"或"轨道征"。延迟期，肝内仍可见斑片影及地图样低密度区。CT 检查与肝组织学变化密切相关，CT 低密度区与活组织病理检查肝实质坏死区一致。

MRI 在诊断 HSOS 方面亦具有一定的价值，MRI 检查可表现为肝实质片状信号增强，与肝窦淤血相一致。MRI 的典型表现包括：①平扫表现为肝脏体积增大和大量腹水，肝脏信号不均，3 支肝静脉纤细或显示不清；② T2 加权像（T2 weighted imaging）表现为片状高信号，呈"云絮"状。MRI 动态增强扫描表现为动静脉期不均匀强化，呈"花斑"状，延迟期强化更明显。

（三）肝静脉压力梯度（hepatic venous pressure gradient，HVPG）检测

经颈静脉测量 HVPG，超过 10mmHg 对 HSOS 有特殊性诊断意义，其特异性为 91%，阳性预测值为 86%。然而，该操作具有侵袭性，有出血的

风险，临床应用受限。

（四）肝活组织检查

肝活组织（经皮或经颈静脉）检查是确诊 HSOS 的金标准。HSOS 典型的病理表现为肝组织淤血、肝窦扩张，尤其是肝小静脉壁增厚、纤维化、管腔狭窄甚至闭塞。但肝活组织检查为有创检查，禁忌证多，经常被推迟检查，而且部分患者病变不均匀，容易导致假阴性结果，从而影响诊断。

七、诊　断

（一）PA-HSOS

临床上以腹胀、肝区疼痛、腹水、黄疸、肝大等表现就诊的患者，应考虑 PA-HSOS 的可能性，须详尽采集既往用药史，必要时反复多次询问。有明确服用含 PA 植物史是 PA-HSOS 诊断的基础。疑诊患者需完善超声检查，至少包括肝脏、脾脏、肝门静脉、腹水等项目。超声检查对 PA-HSOS 的诊断有价值，但过于依赖超声医师的经验和水平，因此，超声仅作为初筛检查，所有患者都应进一步完善腹部增强 CT 和（或）MRI 检查，发现典型征象者，即可确诊为 PA-HSOS。同时，需排除其他已知病因引起相似肝损伤的疾病，如 BCS、失代偿期肝硬化、感染、酒精性肝损伤及其他药物性肝损伤等。其他如超声剪切波弹性成像技术、超声造影等检查的诊断价值仍需要探索。

2017 年中华医学会颁布了《吡咯生物碱相关肝窦阻塞综合征诊断和治疗专家共识意见（2017 年，南京）》，提出了用于诊断 PA-HSOS 的"南京标准"，主要包括以下几个方面：有明确服用含 PA 植物用药史，且符合以下 3 项或通过病理确诊，同时排除其他已知病因所致肝损伤：①腹胀和（或）肝区疼痛、肝大和腹水；②血清 TBil 升高或其他肝功能异常；③典型的增强 CT 或 MRI 表现。通过病理确诊需要有以下几种典型病理表现：肝腺泡Ⅲ区肝窦内皮细胞肿胀、损伤、脱落，肝窦显著扩张、充血。

（二）HSCT-HSOS

HSOS 的临床诊断多依赖改良西雅图（Seattle）标准或巴尔的摩（Baltimore）标准。2016 年欧洲骨髓移植学会（EBMT）提出的 HSOS 标准具有较好的实用性，《造血干细胞移植后肝窦隙阻塞综合

征诊断与治疗中国专家共识（2022 年版）》推荐使用该标准，也可与前述 2 个标准并行使用。同时，还需要考虑其他因素以提高鉴别诊断，例如综合影像学检查、进一步血清学检测等。

1. 改良 Seattle 标准　HSCT 后 20d 内出现至少 2 条下述表现：①胆红素＞34.2μmol/L；②肝大伴右上腹痛；③液体潴留致体重增加≥2% 基线体重。

2. Baltimore 标准　HSCT 后 21d 内胆红素＞34.2μmol/L，同时至少符合 2 条下述表现：①痛性肝大；②体重增加≥5%；③腹水。

3. EBMT 标准　经典型 HSOS：HSCT 后 21d 内胆红素＞34.2μmol/L，同时至少符合 2 条下述表现：①痛性肝大；②体重增加≥5%；③腹水。迟发型 HSOS：HSCT 21d 后出现经典型 HSOS 或病理学证实的 HSOS，或≥2 条经典型标准且同时具备超声或血流动力学证据。

4. 儿童 HSOS 的 EBMT 诊断标准　无发生时间限定，至少满足 2 条下述表现：①难以解释的消耗性血小板减少和无效输注。②即使应用利尿剂，仍有难以解释的连续 3d 体重增加或体重增加＞5% 基线值。③高于基线值的肝大（建议影像学确认）。④高于基线值的腹水（建议影像学确认）。⑤连续 3d 胆红素高于基线值，或 72h 内胆红素≥34.2μmol/L。值得注意的是，16%～20% 的儿童 HSOS 为迟发型，近 30% 无黄疸表现。

八、鉴别诊断

本病主要应与 BCS 相鉴别，尤其是单纯的肝静脉阻塞型 BCS，两者容易混淆；另外，PA-HSOS 也较容易被误诊为肝硬化并发腹水、急性重型肝炎等。

（一）Budd-Chiari 综合征

BCS 是由各种原因的肝静脉和肝后段下腔静脉阻塞，导致肝静脉血流受阻而继发的一类疾病。急性期患者主要表现为肝区疼痛、肝大、黄疸、顽固性腹水和（或）双下肢水肿等。临床上诊断 BCS 主要依赖影像学检查，超声可见下腔静脉近心端和（或）肝静脉有狭窄或闭塞，常伴有尾状叶肿大、肝静脉间交通支形成、第三肝门开放等特征性表现。病理学在光学显微镜下主要表现为梗阻性淤血性改变，缺少内皮细胞损伤、窦周和小叶间静

脉纤维化和胶原蛋白沉积。PA-HSOS 时，肝大压迫下腔静脉造成其狭窄，但肝静脉变细且不具备肝静脉间交通支是其与 BCS 的主要区别。对于一些诊断困难或者疑似病例还可以通过下腔静脉造影或 HVPG 测定来进一步明确诊断。

（二）急性重型肝炎

急性重型肝炎是指因大量肝细胞坏死而在起病数天内患者出现肝性脑病、腹水和凝血功能障碍的一种严重肝病，具有起病急、预后差、病死率高等特点。当 PA-HSOS 肝损伤严重时，临床表现类似，容易误诊，但急性重型肝炎多有明确病因，包括肝炎病毒感染、药物诱导、代谢和自身免疫等原因。另外，急性肝炎较少出现大量腹水，当重型肝炎出现腹水时肝脏体积多已缩小，而 PA-HSOS 多以腹水为突出表现。重型肝炎患者凝血功能严重障碍，而 PA-HSOS 患者凝血功能大多正常或轻度异常。肝组织病理检查和 HVPG 测定有重要鉴别诊断价值。

（三）肝硬化

PA-HSOS 多以腹水为突出表现，但与其他原因导致的肝硬化比较有其特点：①一般无病毒性肝炎、长期嗜酒等病史，肝炎病毒标志物大多阴性，肝功能基本正常。②下腔静脉造影、HVPG 测定、肝活检可以明确诊断。

（四）门静脉血栓形成

门静脉血栓形成临床上少见。门静脉血栓形成可使肝门静脉血流受阻，形成窦前性门静脉高压。临床表现多样化，主要为腹痛、腹胀、恶心、呕吐、腹泻和消化不良等消化道淤血的表现。本病具有以下特点：①无特异性症状；②肝功能多正常；③肝脏及肝内门静脉、肝静脉结构正常；④肝门静脉内可见血栓或癌栓，其远侧的静脉扩张。

九、现代医学治疗

（一）PA-HSOS 的治疗

1. 治疗原则 所有疑诊患者均应停止服用含 PA 的植物。对症支持治疗是 PA-HSOS 的基础治疗方案，包括保肝、利尿、改善微循环等，应尽早开始。腹水严重且药物治疗无效时可考虑腹腔置管引流，当液体潴留和严重肾功能下降时，需要

进行血液透析或血液滤过。合并多脏器功能衰竭的患者应当入住监护病房。急性期/亚急性期患者在排除禁忌情况下，建议给予抗凝治疗。内科治疗效果不佳者，可行经颈静脉肝内门体静脉分流术（transjugular intrahepatic portosystemic shunt，TIPS）控制顽固性腹水和门静脉高压。对于合并肝衰竭内科治疗不佳的患者，可考虑行肝移植术。

2. 对症支持治疗 对症支持治疗对于急性期/亚急性期患者尤为重要。保肝治疗可以改善肝脏淤血缺氧对肝细胞造成的损伤，为肝细胞的再生和肝功能的恢复提供有利的内环境。目前临床常用的保肝药物主要有多烯磷脂酰胆碱、异甘草酸镁、谷胱甘肽等药物，合并肝内胆汁淤积或高胆红素血症时，可以选择熊去氧胆酸和（或）S-腺苷蛋氨酸治疗。利尿治疗首选口服呋塞米和螺内酯联合应用。如利尿药无效，可以在超声定位下进行腹腔穿刺，同时配合大量白蛋白输注。对于改善微循环的药物如前列腺素 E_1、活血化瘀类中药等在 PA-HSOS 治疗中的作用尚不确切。综合国内各大型医院相关病例报告（以 PA-HSOS 为主）结果显示，仅给予以对症支持治疗为主的内科治疗，PA-HSOS 的病死率为 12.2%～78.6%，由于各单位报道病例数量、病情轻重程度、病程时间、具体治疗方案均不同，故病死率差异较大，但大多数报道病死率在 40% 以上。对症支持治疗虽然无法从根本上逆转 PA-HSOS 患者的病理、生理学改变，但是可能通过相关治疗减轻水钠潴留，修复受损的肝细胞，进而促进肝功能早日恢复。

3. 糖皮质激素治疗 糖皮质激素对 PA-HSOS 的疗效仍存在争议。糖皮质激素在 PA-HSOS 中应用的证据主要来自于国内几个单位的基础研究和小样本临床病例报道，疗效尚不能确定。国外在 HSCT-HSOS 中的相关糖皮质激素应用研究提示其可能有效。

4. 抗凝治疗 存在腹水、黄疸等表现的急性期/亚急性期患者是抗凝治疗的主要人群，并应尽早开始。禁忌证主要是合并严重出血疾病或出血倾向。抗凝药物首选低分子肝素，亦可联合或序贯口服维生素 K 拮抗药（华法林）。低分子肝素安全性较普通肝素高，出血不良反应少，大多数患者使用时无须监测，建议剂量为 100IU/kg，每 12 小时 1 次皮下注射，肾功能不全者慎用。华法林是长

期抗凝治疗的主要口服药物，疗效评估需监测凝血酶原 INR，治疗剂量范围窄，个体差异大，药效易受多种食物和药物影响。抗凝强度：建议 INR 为 2.0～3.0，这一强度可既能满足较佳的抗凝强度，也有较好的安全性。初始剂量：建议口服起始剂量为 1.25～3.00mg/d（即 0.5～1.0 片，国内主要规格为 2.5mg 和 3.0mg），高龄、肝功能严重受损等患者初始剂量可适当降低。剂量调整：口服 2～3d 后开始测定 INR，并定期监测，剂量调整应谨慎，如连续两次测得 INR 不达标，再考虑调整剂量（一般为加或减 1/4 片），待剂量稳定后每 4 周监测 1 次。抗凝治疗的主要不良反应是出血，包括轻微出血和严重出血。抗凝治疗 2 周后通过临床表现、肝功能、影像学检查结果评估效果，如治疗有效，继续抗凝至 3 个月以上；如治疗无效，停止抗凝，考虑其他治疗措施。其他抗凝药物缺乏经验。

国内部分单位在 PA-HSOS 的治疗中有使用肝素或低分子肝素抗凝的小样本报告，治愈和好转率达 70.0%～88.9%。一项单中心回顾性研究中总结了连续 85 例 PA-HSOS 患者不同治疗方案的中长期随访结果：22 例未抗凝患者中，14 例（63.6%）死亡；63 例采用低分子肝素联合口服华法林抗凝治疗的患者中，6 例（9.5%）死亡，36 例（57.1%）治愈，21 例因抗凝 2 周未见改善，行 TIPS 治疗后，20 例症状明显改善。两组疗效差异有统计学意义。同时，所有采用抗凝治疗的患者均未发生因联合使用低分子肝素和华法林导致的并发症（如严重大出血）。基于以上结果，建议急性期/亚急性期的 PA-HSOS 患者应尽早给予抗凝治疗。

5. TIPS　PA-HSOS 患者一般不合并致命性基础疾病。王轶等报道了 23 例 PA-HSOS 患者，在对症支持或联合抗凝治疗无效后行 TIPS 治疗，1 例死于手术并发症，大部分患者在术后 1 周左右腹水明显消退，随访期内 22 例均存活，仅 2 例（9.1%）术后发生肝性脑病，肝性脑病发生率显著低于因肝硬化行 TIPS 的患者。因此，TIPS 能够明显改善内科治疗无效 PA-HSOS 患者的腹水和门静脉高压。TIPS 能否改善远期预后还需要更长时间的随访观察。

6. 肝移植　肝移植是治疗多种终末期肝病的有效方法。目前有个别报道表明肝移植可以改善 HSCT-HSOS 患者的预后，但限于器官供应短缺，尚无足够证据支持。迄今国内尚无 PA-HSOS 患者行肝移植的研究文献报道。对于合并肝衰竭经内科治疗无效的患者，可考虑行肝移植。

（二）HSCT-HSOS 的治疗

1. 治疗原则　进行严重程度分级有利于分层治疗。约 70% 的轻症患者经暂停钙调神经磷酸酶抑制药（CNI）等可疑药物并给予利尿、液体平衡管理等支持治疗即可恢复。暂停 CNI 时应审慎评估移植物抗宿主病（GVHD）风险，必要时给予糖皮质激素、霉酚酸酯、CD25 单抗等药物替代。重度及极重度患者应立即启动特异性治疗。轻、中度患者接受支持治疗，严密观察并根据病情变化及时调整治疗方案，以防病情恶化。

2. 支持治疗　每日监测患者体重、腹围、尿量、出入量等，评估病情及治疗反应；去除可疑诱因，严格管理水钠摄入，利尿，输注白蛋白、血浆或成分血，维持循环血量和肾灌注；胸/腹腔大量积液时，可适度抽液以减轻压迫；低氧状态时给予氧疗或机械通气；必要时镇痛治疗，合并肾衰竭时进行血液透析或滤过治疗；重症患者建议转重症监护病房（ICU）或进行多学科会诊（MDT）。

3. 特异性治疗　常用药物包括 DF、重组人组织型纤溶酶原激活物（rh-tPA）、糖皮质激素等。

（1）DF：是欧美国家唯一批准的重度 HSOS 治疗药物，疗效和安全性已被多个较高质量的临床研究证实。完全缓解（CR）率为 25.5%～55.0%，100d 生存率为 38.2%～58.9%（不伴 MOF 者达 71.0%），儿童疗效优于成人，主要不良事件为出血（肺、消化道）。一项纳入 140 例 HSOS 患者的上市后Ⅳ期研究结果显示，DF 治疗后 100d 生存率为 58%，其中、重度病例生存率为 79%，极重度病例为 34%。推荐用法：6.25mg/(kg·h)（12h 静脉滴注），依据治疗反应用药 2～3 周。有出血风险患者，可根据经验酌情减量。获得 CR 或发生严重出血时，可停药观察。

（2）rh-tPA：属丝氨酸蛋白酶，与纤维蛋白结合后，可诱导纤溶酶原转化为纤溶酶，降解纤维蛋白，发挥溶栓活性。较早期的国外指南将其列为不能获得 DF 时的可选药物之一，后基于较高的严重出血风险（近 30%）而不再推荐。近年来国内陈峰等以低剂量 rh-tPA（10mg/d）为主方案治疗

16 例 HSCT 后重度/极重度 HSOS，CR 率及 100d 生存率均达到 75%，无严重出血相关死亡。

（3）糖皮质激素：2013 年，英国指南推荐大剂量糖皮质激素冲击可以用于 HSCT-HSOS 的治疗，但需关注感染的风险，且证据等级偏低。我国《造血干细胞移植后肝窦隙阻塞综合征诊断与治疗中国专家共识（2022 年版）》提出，糖皮质激素在 HSCT-HSOS 早期应用有一定疗效。甲泼尼龙（MP）0.5mg/kg，每日 2 次，反应率为 63%，100d 生存率为 58%。迈尔斯（Myers）等应用 MP 治疗儿童 HSOS（500mg/m²，每日 2 次），反应率为 66.7%。应用时应警惕增加感染的风险。

4. TIPS 治疗　目前有几篇小样本研究报道了 TIPS 治疗急性期 HSCT-HSOS 的效果，疗效各异。一篇包括 10 例重度 HSCT-HSOS 的病例报道显示，5 例 TIPS 术后 10d 内死亡，而另外 5 例显著好转。2011 年意大利推荐意见指出，行 TIPS 治疗的 HSCT-HSOS 患者存活率为 20%。如果患者已经合并多器官功能衰竭，则 TIPS 为时已晚，这可能是由于大部分 HSCT-HSOS 患者合并有严重的血液系统疾病，基础情况差，从而影响 TIPS 治疗的效果。

5. 其他　对治疗无反应、进展的 HSCT-HSOS 患者，如有条件，可尝试 TIPS、肝移植等挽救治疗。共识建议采取分层治疗策略，需特异性治疗的患者在支持治疗的基础上可加用 DF。目前 DF 尚未在国内上市，各中心可根据各自经验选择低剂量 rh-tPA、糖皮质激素等治疗，鼓励开展相关的临床试验研究。

十、预　　防

（一）一般原则

对于 PA-HSOS，首先要加强宣传，引导人们在医师或药师指导下正规使用含 PA 的植物，切勿私自口服。同时，应该通过基层社会管理的力量教育群众认识含 PA 植物的巨大危害，甄别参三七和土三七。避免 HSCT-HSOS 的危险因素，包括祛铁治疗、避免肝炎活动期进行 HSCT、预处理方案调整（减低强度、药动学指导 BU 用药、分次 TBI 等）、避免合用肝毒性药物、警惕某些药物应用（CD33/CD22 单抗等）增加 HSOS 风险；液体平衡管理（避免超负荷，同时维持有效血容量、避免肾灌注不足）；HSCT 后早期应监测体重、腹围等变化。

（二）预防药物

1. 熊去氧胆酸（UDCA）　随机对照临床试验（RCT）及荟萃分析显示 UDCA 可降低 HSCT-HSOS 的发生率。部分研究未能观察到上述结果，但发现 Ⅲ/Ⅳ 度肝脏急性 GVHD 发生率明显下降，1 年总生存（OS）率更优。目前，UDCA 在国内外已得到普遍应用。推荐用法：UDCA 12～15mg/(kg·d)，移植前开始服用，移植后 100d 停药。

2. 普通肝素或低分子量肝素　临床应用和试验研究较多，RCT 及荟萃分析（包括儿童及成人）结论不一，国内应用较多。前列腺素 E_1（PGE_1）：相关 RCT 研究缺少一致性结论，国内应用较多。

3. 中成药物　复方丹参、复方川芎嗪等，国内部分移植中心有应用经验。

4. 去纤苷（DF）　提取自猪肠黏膜的一种单链多聚脱氧核苷酸复合物，机制尚未完全阐明。初步发现具有保护内皮、恢复血栓-纤溶平衡、抗凝及调节血小板活性等作用，不显著增加出血风险。DF 是目前国外唯一获批的 HSOS 治疗药物，尚未批准用于预防，但多个预防的 RCT 研究结果令人鼓舞。荟萃分析显示，DF 预防组 HSCT-HSOS 发生率显著低于对照组。除降低 HSCT-HSOS 发生率外，DF 还可降低 HSOS 相关死亡率及急性 GVHD 发生率。推荐用法：DF 6.25mg/kg，每 6 小时 1 次，每次维持 2h 静脉给药，自预处理开始用药，移植后 30d 停药。

十一、小　　结

近些年来，国内报道的因服用含 PA 植物罹患 HSOS 的病例数量呈现上升趋势，其中相当一部分患者没有得到及时诊断和恰当的治疗，导致预后不佳。HSCT-HSOS 高危患者，如有条件可选用 DF 预防，常规预防可选用 UDCA、普通或低分子肝素、PGE_1 及中成药等，也可联合用药，建议各中心根据各自经验选用。鼓励积极开展相关的临床试验研究。

（魏琳琳　胡中杰）

参考文献

刘璐, 张玮, 诸葛宇征, 2020. 肝窦阻塞综合征诊断标准综述. 中华肝脏病杂志, 28(12): 1064-1068.

刘贞利, 范作鹏, 勾钰淞, 等, 2019. 不同类型肝窦阻塞综合征的临床特征、发病机制与诊治. 临床肝胆病杂志, 35(1): 208-212.

中华医学会消化病学分会肝胆病协作组, 2017. 吡咯生物碱相关肝窦阻塞综合征诊断和治疗专家共识意见 (2017 年, 南京). 临床肝胆病杂志, 33(9): 1627-1637.

中华医学会血液学分会, 2022. 造血干细胞移植后肝窦隙阻塞综合征诊断与治疗中国专家共识 (2022 年版). 中华血液学杂志, 43(3): 177-183.

第三节　门静脉血栓形成

内容提要

一、定义
二、临床分型
三、流行病学及患病率
四、病因及发病机制
五、临床表现
六、辅助检查
七、诊断
八、鉴别诊断
九、治疗
十、管理与护理
十一、小结

一、定　　义

门静脉血栓形成（portal vein thrombosis，PVT）是指发生于肝门静脉主干、肠系膜上静脉、肠系膜下静脉或脾静脉的血栓。门静脉血栓可造成肝门静脉阻塞，导致门静脉系血流完全或部分阻塞，引起肝门静脉压力增高、肠管淤血，是导致肝前门静脉高压的一个重要原因，是临床上较为少见的一种深部血管阻塞性疾病。

二、临床分型

（一）急性型

急性型 PVT 较少见，主要发生于：①脾切除术后；②门-腔静脉吻合术吻合口处血栓形成；③脾静脉血栓形成的延续；④化脓性门静脉炎；⑤腹部外伤。肠梗阻和缺血是急性型 PVT 的典型临床表现，患者可出现腹痛、腹胀、腹泻、血便、恶心、呕吐、食欲减退、发热、乳酸酸中毒及脾大等症状。如果梗阻和缺血不能及时解除，就会因出现肠穿孔、腹膜炎、休克、多器官功能衰竭而死亡。

（二）慢性型

慢性型 PVT 较常见，多数继发于凝血异常及肝门静脉血流淤滞。最常见于男性肝硬化患者，肝细胞癌常为促发因素。脾功能亢进，全血细胞减少是慢性型 PVT 最常见的临床表现。偶有局部皮肤静脉曲张，多数患者会向食管静脉曲张发展。对于肝硬化门静脉栓塞的患者，其食管静脉曲张出血的风险比无肝病患者高 80～120 倍。由于代偿性侧支循环形成，患者腹痛、腹胀一般不明显，大多数因门静脉高压、胃肠道淤血、静脉曲张破裂出血而就诊。也可出现间歇性腹痛、腹胀、腹泻以及顽固性腹水等症状。80% 的慢性型 PVT 患者有不同程度的肝外胆道改变，这可能与血管海绵样变导致胆囊壁缺血、纤维化有关。

三、流行病学及患病率

根据地区分布及不同病因而定。日本在 247 728 例尸检中发现 PVT 的发病率占 0.05%。在瑞典，一般人群中的发生率为 1%。在发展中国家有的可高达 40%。门静脉血栓形成在不同疾病中的患病率也有所不同。肝硬化患者 PVT 的患病率为 5%～20%，年发病率为 3%～17%。由于不同研究纳入肝硬化患者的性别、年龄、病因、临床表现、肝功能严重程度和诊断方法各异，报道的患病率和发病率差异也较大。在 2 项以 Child-Pugh 评分 A 级患者为主的队列研究中，PVT 的 1 年、3 年累积发病率分别为 4.6%、8.2% 及 3.7%、7.6%。在另外 2 项以 Child-Pugh 评分 B/C 级患者为主的队列研究中，PVT 的 1 年累积发病率分别为 16.4% 及 17.9%。国内多中心、回顾性研究表明，伴有急性失代偿事件肝硬化患者的 PVT 患病率高于无急性失代偿事件的肝硬化患者（9.36%∶5.24%）。这些研究结果均表明 PVT 是肝硬化患者的常见并发症，且与肝损伤严重程度相关。在肝移植患者中 PVT 的发生率达到 2.1%～26%。对于肝硬化门静脉高压行脾切除断流术患者，PVT 的发生率可高达 22.2%～37.5%。肝细胞癌患者中的发生率为 44%，若合并肝硬化比例则会更高。

四、病因及发病机制

（一）PVT 的病因

PVT 病因复杂，往往是多重因素共同作用的结果。在儿童中感染因素多见，在成人中肝硬化以及肝胆恶性肿瘤是常见因素。门静脉血栓形成相对于其他静脉血栓的特点具有不同的诱发因素，可为局部因素（占70%）及全身因素（30%）。局部因素包括4个方面：①肝硬化门静脉高压，是 PVT 形成的主要因素。②腹部创伤及手术，如门静脉系统局部损伤、门静脉高压脾切除术后、胆肠吻术、经颈静脉肝内门体静脉分流术及肝移植术。此外，不恰当地应用止血药物、补液不足致血液呈高凝状态；术后长期卧床，活动量小，导致全身血流缓慢，尤其是老年患者，并发症多也可引发 PVT。③腹腔内感染，如各种原因导致的腹膜炎、阑尾炎、憩室炎、胰腺炎等。各种致病菌产生的内毒素可导致凝血功能异常、血管内皮损伤从而发生 PVT。④恶性肿瘤，如肝癌、胰腺癌等肿瘤直接侵犯血管致血管内皮损伤，或压迫血管致血流缓慢，以及肝癌的肝内转移致 PVT，这些都可致血液出现高凝状态、肿瘤压迫肝门静脉等。

全身因素包括两方面：①遗传因素，如凝血因子 Ⅱ、Ⅴ 突变及蛋白 C、蛋白 S 缺乏，以及抗凝血酶缺乏等。②后天性因素，如骨髓及外骨髓增殖紊乱、抗磷脂综合征、夜间阵发性血红蛋白尿、口服避孕药、妊娠期以及产褥期、高半胱氨酸血症等。③其他因素，如肥胖、原发性小静脉硬化、脾静脉或肠系膜静脉血栓蔓延、充血性心力衰竭，红细胞增多症、NSBB 的使用、硬化剂治疗等。

（二）PVT 的发病机制

1. 血液系统成分及功能变化 ①血小板数量减少及功能障碍，使得血小板在正常止血过程中无法发挥作用，引起止血功能异常。②血浆中血管性血友病因子（von Willebrand factor，vWF）及血浆金属蛋白酶（a disintegrin-like and metalloprotease with thrombospondin type 1 motif 13，ADAMTS-13）水平改变。在慢性肝病及肝硬化患者中，激活的肝星状细胞导致 ADAMTS-13 生成逐渐减少，ADAMTS-13 也可通过限制体内 vWF 作用于血小板，导致血管内大量 vWF 多聚体的增多，这些多聚体可使局部血小板黏附和血浆凝血因子激活，从

而促进 PVT 形成。③Ⅴ因子发生突变导致活性蛋白酶 C 抵抗而发生血栓。④凝血酶原基因突变导致凝血酶活性增强。⑤抗凝血酶Ⅲ缺乏、蛋白 C 缺乏、蛋白 S 缺乏等使患者处于高凝状态，促进 PVT 形成。⑥骨髓及外骨髓增殖紊乱（血小板增多症、红细胞增多症、各种血红蛋白病及骨髓纤维化化生）所致的体内高凝状态。

2. 肝脏实质及门静脉系统变化 炎症、乙醇、脂肪、药物、寄生虫、自身免疫病及遗传相关因素等促使肝脏结构和功能的改变，引起肝星状细胞的激活以及细胞外基质的堆积、纤维瘢痕组织聚集和血管扭曲变形等，进一步引起肝窦血流动力学的异常，肝窦压力增高引起血流阻力的增加，进而影响肝门静脉的压力与血流。在肝硬化患者中由于 NSBB 的使用，导致肝门静脉血流速度减少及血流量的降低，同样会加重 PVT 的形成。各种因素引起肝门静脉血流动力学变化，导致血液涡流，内皮细胞受损暴露胶原，都可促进 PVT 形成。此外，血管内皮细胞损伤也是肝硬化 PVT 的重要危险因素之一。自发性细菌性腹膜炎或其他全身性感染，以及食管和胃静脉曲张硬化/套扎治疗、肝切除术、脾切除术、经颈静脉肝内门体静脉分流术（TIPS）等，都可能造成血管内皮损伤，导致 PVT。

五、临床表现

PVT 的临床表现主要与肝门静脉阻塞程度以及血栓蔓延范围和形成快慢相关。大部分患者无任何症状与表现，多在肝移植术前影像学评估中偶然发现，并且 PVT 的临床症状缺乏特异性，与门静脉高压所引起的症状难以区分。慢性型 PVT 往往导致胃肠道淤血、水肿，进而出现食欲减退、乏力、腹胀，甚至便血等症状。此时，由于肝动脉的代偿作用，肝损伤往往不会马上表现出来，但门静脉高压引起的腹水需要进一步与肝硬化失代偿引起的腹水相鉴别。慢性型 PVT 会逐渐增加肝门静脉血流入肝的阻力，在原有肝硬化的基础上进一步加重门静脉高压的症状，严重者可致食管胃底静脉曲张、破裂出血。此外，当血栓累及到肠系膜上静脉或肠系膜弓时，就有可能出现肠系膜缺血梗死而危及生命。急性型 PVT 常首先累及肠系膜上静脉及其分支，导致急性发作，出现发热、严重腹痛、腹泻、腹水等非特异性症状，病情继续进展可出现肠

坏死、穿孔，继而发生腹膜炎，出现腹膜刺激征和肠鸣音消失等，腹腔穿刺可见血性腹水，此时病情较为凶险，患者病死率可达 50%。

六、辅助检查

（一）影像学检查

影像学检查是诊断 PVT 的主要手段，包括超声检查、血管造影、X 线检查、增强 CT 和 MRI。超声检查通常作为首选，敏感度和特异性为 60%～100%，可清楚地显示肝门静脉内血流变化情况，诊断准确率较高，但对肝门静脉部分阻塞的患者易造成误诊。超声内镜对肝门静脉小血栓和不完全阻塞的诊断率为 81%～93%，但对远端肠系膜上静脉、门静脉肝内部分则存在盲区，且易受到腹部脂肪及肠道气体的影响。增强 CT 或 MRI 可避免上述影响，其对于评估 PVT 严重程度以及肝门静脉分流情况具有非常良好的效果。门静脉血栓形成的 CT 典型征象是肝门静脉腔内出现不强化低密度条状或块状病灶，并可见侧支静脉及异常肠段，正确率超过 90%，同时可发现脾大或脾厚，同时对血栓形成潜在的并发症，如肠缺血和穿孔有鉴定作用。增强后的 MRI 可鉴别慢血流与血栓，清楚地显示侧支循环和自发分流特征，可评估肝门静脉血流方向和再通情况。但 CT 和 MRI 无法检测血液流速，且存在造影剂过敏的风险。此外，血管造影可直接或间接门静脉造影，可显示血栓形成的位置、范围，诊断率为 63%～91%。合并肠坏死或麻痹性肠梗阻时，腹部 X 线平片可见肠管扩张增粗伴气液平面。

（二）实验室检查

一些 PVT 患者中会出现轻到中度转氨酶、碱性磷酸酶及胆红素水平升高，以及白蛋白水平下降的情况。慢性型 PVT 伴发门静脉高压、脾大患者可三系降低。原发性 PVT 患者可有抗凝血酶Ⅲ因子、蛋白 C、蛋白 S 缺乏等，但 D-二聚体水平通常增高。当肠坏死合并细菌感染时，白细胞计数增多、粪便隐血阳性、肌酸磷酸激酶明显增高，甚至出现电解质紊乱和代谢性酸中毒；当合并消化道大出血时，可有贫血。

（三）腹腔穿刺

合并肠坏死时，可抽出血性腹水，镜检可见红细胞，粪便隐血阳性。

七、诊　　断

在临床诊治肝硬化门静脉高压的过程中，对于急性起病，不明原因的腹痛、腹胀、血样便、无明显原因的上消化道大出血或脾大，以及不明原因的麻痹性肠梗阻，合并有血液高凝状态，特别对于 TIPS 术后的患者，应警惕并发门静脉系统血栓形成的可能，但确诊还要依靠彩色多普勒超声或 CT 检查。诊断困难者行磁共振血管成像、门静脉造影可作出诊断。

八、鉴别诊断

（一）急性肠梗阻

急性肠梗阻表现为腹部膨隆，腹痛剧烈呈阵发性加剧，体检可见肠型或逆蠕动波，肠鸣音亢进呈气过水声或金属音调。麻痹性肠梗阻时，则肠鸣音减弱或消失。腹部 X 线透视或平片检查可见肠腔内有多个阶梯状液平，少数患者既往有腹部手术史。

（二）慢性胆囊炎

慢性胆囊炎疼痛部位多位于右上腹，可放射至右侧背部和肩胛区，疼痛常在进食油腻食物后加重。B 超或 CT 等检查可确立诊断，有时可发现与胆囊结石并存，而胰腺的形态正常、胰管无扩张表现。必须指出，少数患者慢性胆囊炎、胆囊结石与慢性胰腺炎可同时存在。

（三）慢性胰腺炎

胰腺癌患者临床上所表现的上腹饱胀、隐痛、腹泻及消瘦等症状并非其特有，慢性胰腺炎患者同样存在上述症状，并且后者也可出现黄疸和肿块而酷似胰腺癌，故两者鉴别十分困难，但慢性胰腺炎一般病史较长，且有反复发作史，腹泻和消瘦症状仅在经历较长病程后才显著。胰腺癌病程较短，无反复发作史，消瘦则较早出现。胰腺炎时腹部 X 线平片可发现胰腺钙化点。B 超、CT 检查或胰腺肿块组织细胞学检查可确定诊断。必须指出，慢性胰腺炎可演变为胰腺癌。

（四）门静脉癌栓

门静脉癌栓常表现为肝门静脉扩张、血栓强化、新生血管、邻近血栓的肿瘤形成，或血清甲胎蛋白水平＞10μg/L。若满足以上 3 个或 3 个以上表现，则考虑为门静脉癌栓，灵敏度为100%，特异度为94%，阳性预测值为80%，阴性预测值为100%。

九、治　疗

（一）抗凝治疗

抗凝治疗为主要的治疗措施，采用抗凝血药治疗急性PVT 6个月后，血管再通率达50%，相关并发症发生率较低；相反，若出现肠系膜栓塞、肠缺血，抗凝治疗血管再通率仅10%。目前，业内主张早期利用低分子肝素，如依诺肝素、达肝素抗凝治疗，症状缓解后再给予口服华法林维持。如发生肠梗死，在实施手术前给予抗凝治疗有益于生存期。总之，一旦确诊急性PVT，抗凝治疗越早越好，第1周血管再通率约69%，第2周约25%。慢性PVT抗凝治疗目前尚有争议，应实施抗凝治疗的患者只有30%，主要是并发胃和食管静脉曲张、血小板计数低、凝血功能障碍。一项长期随访研究报道显示，抗凝治疗可防止新的血栓形成，降低病死率。如果诊断血栓是近期形成的，没有陈旧性血栓，抗凝治疗一般为3～6个月。有学者提出，抗凝治疗在易栓症或家族性遗传的PVT患者中应用，可减少胃肠道出血事件的风险，提高生存率。抗凝治疗达到肝门静脉再通后，仍可再发血栓。有研究报道，停用抗凝药物后PVT的复发率分别为27%、38%，中位随访时间分别为1.3、4个月。抗凝治疗后3个月内仍需再次监测肝门静脉通畅性，以决定是否继续应用抗凝药物。

（二）溶栓与取栓

溶栓疗法对急性型PVT的血管再通是有效的，有全身静脉溶栓药物（尿激酶）的应用可使肝门静脉主干再通，但该法的疗效普遍较低，病死率较高。尽管溶栓治疗不良反应较大，但在抗凝治疗无效或失败时还应首选溶栓治疗。近年来，由于介入水平的提高，局部用药更多，早期的门静脉血栓形成采用经皮经股静脉插管至肠系膜上动脉后置管，用微量泵进行尿激酶早期持续溶栓等对急性及新近发生的PVT有效。通常不建议手术取栓，相关并发症主要是血管损伤、继发血栓形成等。

（三）介入治疗

随着介入放射学技术的迅猛发展及各种新器材的不断涌现，局部机械性碎栓及药物性溶栓再配合全身性抗凝治疗，能部分甚至完全逆转PVT后的局部及全身性血流动力学，从而达到减轻症状、延缓病程、改善预后的目的。适应证：有症状的急性型PVT，同时无明确的肠坏死、穿孔及腹膜炎证据；手术治疗后血栓复发，无再次手术指征；局部因素，如肿瘤、术后造成肝门静脉阻塞并发血栓，无外科治疗指征；区域性门静脉高压并发静脉曲张破裂出血。局部溶栓可灌注高浓度溶栓药。目前常用溶栓药有尿激酶和重组组织型纤溶酶原激活物（rt-PA）。尿激酶因其不具有抗原性，价格较便宜，目前已被临床广泛应用；rt-PA对血栓的纤维蛋白具有更高的选择性，且对全身纤溶系统影响小，因而具有更好的溶栓效果。机械碎栓（MT）包括球囊扩张、栓子切除术、栓子抽吸术、网篮取栓术等。MT的优势包括可以迅速清除血栓而无需持续长时间溶栓灌注，从而减少潜在的溶栓治疗并发症；缺点是造成门静脉系统血管内膜损伤，从而可能促进血栓的再发生。局部溶栓联合机械碎栓及支架植入可进一步减少溶栓时间和减小全身溶栓的危险性。常用介入治疗方法包括间接法及直接法。间接法为经肠系膜上动脉插管，灌注溶栓药物随血流至门静脉系统，达到治疗目的；直接法为经多种入路在门静脉系统内实施机械性碎栓及药物性溶栓。进入肝门静脉的途径包括经皮穿肝、经门腔分流途径等。而对临床表现轻微，侧支建立良好，或无临床症状的PVT系统血栓，宜选全身抗凝治疗。

（四）手术治疗

手术治疗应作为PVT患者的最后选择。王茂强等报道，手术治疗后的并发症为30%～70%，病死率为20%～76%，单纯切开取栓后复发率为22%～38%。临床确有肠梗阻、肠缺血坏死或穿孔、急性腹膜炎，或肠道出血的证据，应积极手术治疗，挽救其生命。

十、管理与护理

早期识别肝硬化PVT的高风险人群有助于尽早启动预防措施，但目前尚缺少可以准确预测肝硬化PVT风险的模型。旋转式血栓弹力测定、血栓弹力图和凝血酶生成测定等可全面检测凝血功能，其在预测肝硬化PVT风险方面的价值应进一步探讨。及早启动治疗可增加 PVT 的再通率，但一部分患者可能无需任何抗凝治疗即可达到肝门静脉再通，因此，应进一步明确肝硬化 PVT 启动治疗的最佳时机。抗凝治疗是 PVT 最重要的治疗手段之一，但抗凝药物的种类、剂量、疗程都可能影响治疗结局。因此，应进一步优化 PVT 抗凝治疗方案。出血是抗凝治疗期间最常见的不良反应之一，肝硬化患者存在消化道出血的风险，且伴有血小板减少症。早期预测、有效监测可降低或规避出血风险，但尚缺乏特异的方法。未来研究应明确严重血小板减少的界值以预判启动抗凝治疗的出血风险，也需探讨如何监测 PVT 患者抗凝治疗过程中的出血风险。溶栓治疗所致的出血风险高，PVT 患者溶栓治疗期间如何规避出血相关事件值得深入探究。

十一、小　　结

门静脉血栓是肝硬化患者常见的并发症之一，其形成受多种因素影响，如肝功能分级、血凝状态、肝门静脉压力及血流速度等。合并 PVT 患者的治疗较无 PVT 患者有着更大的难度，且预后不佳。但 PVT 起病往往隐匿，不易察觉，因此早期识别至关重要。

在 PVT 治疗上，应全面评估患者的凝血状态，合理使用抗凝药物。对于效果不佳者，可考虑添加溶栓治疗和 TIPS 治疗，以缓解症状和使肝门静脉再通。

（魏琳琳　胡中杰）

参考文献

丁靖诺, 赵卫峰, 2021. 肝硬化门静脉血栓形成机制及诊治的探讨. 世界华人消化杂志, 29(12): 670-676.

辜嘉宇, 唐勇, 孙释然, 等, 2021. 脾切断流术后门静脉血栓形成防治的研究进展. 中华肝胆外科杂志, 27(10): 797-800.

刘曼, 张红霞, 王邦茂, 等, 2021. 肝硬化患者门静脉血栓形成的自然病程和抗凝治疗. 中华消化杂志, 41(4): 280-282.

张红阳, 曾于珍, 罗忠光, 等, 2020. 肝硬化伴门静脉血栓形成诊治研究进展. 上海医药, 41(19): 7-11.

中华医学会消化病学分会肝胆病学组, 2020. 肝硬化门静脉血栓管理专家共识 (2020 年, 上海). 临床肝胆病杂志, 36(12): 2667-2674.

第四节　特发性门静脉高压

内容提要

一、定　　义

1889 年 Banti 描述了一种有脾大、贫血，无任何已知血液学疾病的疾病，他认为脾脏是这种疾病的最初发病部位，并导致了贫血、继发性肝硬化，以及脾静脉和肝门静脉的硬化。在 20 世纪 60 年代早期，印度学者观察到了一组反复发生出血，无脑病发生的非硬化门静脉高压患者，称之为非硬化性门静脉纤维化（non-cirrhotic portal fibrosis，NCPF），美国学者在 1965 年明确了无肝硬化门脉高压患者肝门静脉及其末梢向心性增厚、硬化，称为肝门脉硬化（hepatoportal sclerosis，HPS），在日本则称为特发性门静脉高压（idiopathic portal hypertension，IPH）。这是门静脉高压的一种少见情况，最早报告于 1960～1970 年，表现为无肝脏组织学病变和门静脉梗阻的门静脉高压，其临床特点主要为门静脉高压引发的症状和体征，多数患者肝功能正常，黄疸、腹水和肝性脑病少见。因其肝功能较好，受消化道出血影响不大，预后多良好。

二、病因及发病机制

IPH 的病因和发病机制尚未完全明确。目前认为，肝窦和肝门小静脉的损伤是 IPH 的始动机制，凝血的活化是可能的介导因素，IPH 的发病可伴或不伴自身免疫过程。另外，有些 IPH 患者可能具有多项致病因素。

（一）慢性感染

慢性感染为亚洲患者 IPH 的常见致病因素。反复的肠道细菌感染可能在肝门静脉小分支形成细菌栓子继发梗阻，最终导致门静脉高压。动物实验中，向门静脉内注射大肠埃希菌可引起动物出现与 IPH 类似的临床和病理表现。在印度等地，随着卫生条件好转，IPH 发病率有下降趋势。此外，HIV 感染者中 IPH 的发生率可达 0.45%～1%，据推测也与病毒的直接作用和反复的肠道机会感染有关。

（二）毒物或药物

毒物或药物可广泛损伤肝门静脉小静脉的血管内皮，造成窦周纤维化，影响血流动力学，最终导致门静脉高压。文献中报告可引起 IPH 的药物主要是嘌呤类似物，包括治疗白血病、炎症性肠病的药物，如 6-巯基嘌呤、硫唑嘌呤等。此外，长期使用砷剂、甲氨蝶呤、吸入氯乙烯、地达诺新、硫酸铜等药物均可造成 IPH。印度环境中砷暴露的风险较高，可能是印度 IPH 相对高发的原因之一。

（三）血栓形成倾向

血栓为西方 IPH 患者的常见致病因素，可占 50%。肝脏活组织检查提示 IPH 患者合并门静脉血栓形成较多见，患者通常无急性期表现，支持血栓形成倾向与 IPH 发病有关。系统性红斑狼疮抗心磷脂综合征合并 IPH 也较常见，可能与狼疮抗凝物质引起的微栓塞有关。

（四）免疫异常

对于免疫异常是 IPH 的原因还是结果，目前仍有争议。有研究认为，免疫复合物在肝窦周围的沉积引起血管纤维化可能是 IPH 的致病因素之一。IPH 患者的免疫异常表现为外周血 T 细胞数、抑制性/细胞毒性 T 细胞数量减少，T4/T8 细胞比值显著增加；血管细胞黏附因子（vascular cell adhesion molecule，VACM）-1 和可溶性 TNF 受体 Ⅰ 和 Ⅱ 水平增加，但 TNF 水平不增加；内皮素（endothelin，ET）-1 水平在脾脏 B 细胞、门静脉周围肝细胞、门静脉小静脉和肝窦内增加；血管内皮生长因子活性增高，蛋白 C、蛋白 S 缺乏。目前已知 IPH 与多种免疫系统异常关系密切，包括自身免疫性甲状腺疾病、肾小球肾炎、系统性红斑狼疮、系统性硬化、原发性低丙种球蛋白血症和器官移植后的排斥反应等。体外实验显示，IPH 患者血清可以诱导人真皮微血管内皮细胞弹力蛋白的表达，还可以诱导人真皮微血管内皮细胞的凋亡，30% 的 IPH 患者血清中可检出 IgG、IgA 或 IgM 型的抗内皮细胞抗体（anti-endothelial cell antibodies，AECA）。AECA 还可能介导了部分 IPH 患者外周门静脉血管内皮细胞弹力蛋白的表达，参与了门静脉高压的发生。

（五）基因异常

IPH 有一定家族聚集现象，在部分遗传病（例如亚当斯·奥利弗综合征、特纳综合征）中可见类似 IPH 的组织学表现，提示基因异常参与了 IPH 的发病。上述家族中人白细胞抗原（HLA）-DR3 的阳性率显著高于普通人群。此外，部分 IPH 患者表现为显著的 ADAMTS 13（一种含有血小板反应素 Ⅰ 的解离素和金属蛋白酶）缺乏，并且与肝病的严重程度无相关性，该因子的缺乏可导致血小板聚集，vWF 多聚体出现，微血栓形成。还有研究发现，HIV 感染经去羟肌苷治疗后出现 IPH 的患者存在 5′-核苷酶、黄嘌呤氧化酶的单核苷酸多态基因（SNP），基因的多态性可影响嘌呤代谢通路相关的酶，使得口服嘌呤类似物后，药物在门静脉系统代谢的产物增加，肝毒性增加。

（六）淋巴循环异常

IPH 患者可出现胸导管扩张、胸导管内压升高、淋巴液流速显著增加、血性淋巴液，经皮肝血管造影可见肝内淋巴管扭曲和增宽等，提示 IPH 存在淋巴液负荷过重，IPH 淋巴液形成增多。此外，IPH 胸导管内压增高与肝门静脉压增高不一致，机制和意义不明。有学者认为上述现象是由淋巴管分化前的胚胎发育异常引起的。

（七）营养状态

早期的研究发现，锌缺乏与 IPH 有关，补充锌剂有助于 IPH 治疗，这可能是由于组织内锌浓度影响了白细胞的趋化功能，以及含锌的金属蛋白酶 ADAMTS 13 活性降低，阻碍了 vWF 的清除。IPH 患者的血清维生素 B_{12} 水平显著低于正常人，有学者认为血清维生素 B_{12} 水平有一定的鉴别意义，维生素 $B_{12} > 1000pg/ml$ 可除外 IPH。

三、病理改变

IPH 的病理改变呈异质性，甚至同一患者的同一标本上可有不同表现，其中被认为有诊断意义的 4 种病理改变为肝内门静脉硬化、门静脉周围纤维化、肝窦周围纤维化、肝结节再生性增生。研究发现，IPH 的肝脏病理改变和血流动力学无相关性。

肝窦周围纤维化是 IPH 相对特异的病理改变，与肝门静脉压升高关系密切。肝窦周围纤维化可能由药物、感染或免疫反应引起，早期只能通过电子显微镜发现，表现为弹力纤维沉积，后期能通过光学显微镜发现。肝窦周围纤维化和肝内门静脉硬化分布较一致。肝结节再生性增生（NRH）是 IPH 另一种相对特异的病理改变，NRH 表现为肝实质转变为肝细胞增生结节，结节之间无纤维分隔，与肝硬化明显不同。NRH 是肝细胞的一种适应性增生反应，可能继发于药物损伤、小血管损伤或肝内门静脉血流紊乱。尽管 IPH 患者的肝门静脉血管造影常显示肝内门静脉小静脉的血流中断，但多数 IPH 患者的肝活组织检查无法发现肝内小静脉的梗阻。此外，肝移植术中的大块肝组织标本以及部分患者的尸检标本中可见到肝内门静脉小静脉的血栓形成。

四、分　　期

2001 年纳卡努玛（Nakanuma）等提出了 IPH 分期系统，这一分期系统对理解 IPH 肝脏的形态学变化有较大的帮助。IPH 患者可以从 I 期直接进展为 III 期，而 IV 期患者往往预后差，这种分期尤其适合于无组织学证据的临床病例。分期系统的评价可以通过影像学手段实施，特别是 CT 和 MRI。门静脉血栓及肝门静脉血流的变化可以通过多普勒超声完成。I 期：整个肝脏无萎缩，切面见肝包膜下也无实质萎缩；II 期：肝脏无萎缩，肝包膜下实质可见萎缩；III 期：肝脏萎缩，肝包膜下实质也可见萎缩；IV 期：肝门静脉内出现阻塞性血栓。

五、临床表现

IPH 的首发表现是门静脉高压的症状和体征，伴反复上消化道出血、贫血、脾大及脾功能亢进。多数患者在确诊 IPH 前至少有 1 次食管静脉曲张破裂出血，30% 患者可出现呕血。可伴有轻重不一的腹壁浅表静脉曲张及腹水。一般无蜘蛛痣、男性乳房发育和皮肤色素沉着等慢性肝病征象，仅有极少数演变为肝衰竭。出现上述表现时一般肝功能正常。脾大往往与脾功能亢进相继发生或相伴存在。表现为贫血及其相关症状（如头晕、心悸、乏力等）者占 32%，腹痛者占 5.3%，水肿者占 5.3%，部分患者肝脏可触及，但无明显肿大。IPH 患者的肝功能可在较长时间内维持正常或仅有轻度异常，IPH 出现腹水的患者常为较轻及一过性；黄疸、肝肺综合征和肝性脑病较少见，门静脉血栓形成相对高发。IPH 所致食管静脉曲张破裂出血有潜在的致命危险，但病死率显著低于肝硬化静脉出血。确诊时已有腹水形成、肝性脑病或肝功能失代偿的 IPH 患者预后不良，病程中出现门静脉血栓形成可能是预后不良最重要的预测因子。

六、辅助检查

（一）血常规

通常有因出血和脾功能亢进引起的贫血、血小板减少或白细胞减少。红细胞计数及血红蛋白浓度均下降，多为正细胞正色素或正细胞低色素性贫血，伴铁缺乏者可呈现小细胞低色素性贫血，并可见白细胞、血小板计数减少。

（二）肝功能检查

肝功能指标多为正常或轻度异常，偶有 ALT、AST 或血清总胆红素升高。

（三）凝血功能

约 80% 的 IPH 患者出现凝血功能异常，包括凝血酶原时间延长、纤维蛋白原含量降低和血小板聚集减少。

（四）影像学检查

B 超、CT 及 MRI 表现为肝门静脉主干及其分支显著扩张，大量门-腔侧支循环开放，脾呈不同程度肿大，脾静脉增粗、血流量增加，无明显肝硬化征象。

（五）内镜检查

内镜检查可见中到重度食管胃底静脉曲张。

（六）肝穿刺活检

肝穿刺活检可见肝汇管区周围纤维化，肝门静脉分支有不同程度的纤维化及硬化，部分肝门静脉分支可见有机化血栓及再通，但没有肝脏弥漫性再生结节。

七、诊　　断

IPH 属于排除性诊断，尚无金标准。诊断依据主要包括：①门静脉高压表现（食管静脉曲张、脾大、腹水、肝静脉压力梯度增加）；②多普勒超声提示肝门静脉、肝静脉血流通畅；③肝活组织检查无肝硬化；④除外其他引起门静脉高压的疾病。

不同学者曾提出多种 IPH 的诊断标准。日本的 IPH 诊断标准为无明确病因的脾大、贫血和门静脉高压，除外肝硬化、血液系统疾病、肝胆管系统寄生虫病及肝静脉、肝门静脉血管闭塞。附加标准（不一定全部满足）：①肝功能正常或接近正常；②内镜或影像学提示静脉曲张；③ 1 种或 1 种以上血液成分降低；④影像学不符合肝硬化表现；⑤肝门静脉通畅，肝静脉楔压（WHVP）正常或轻度升高；⑥肝脏表面符合非硬化表现；⑦肝活组织检查不支持肝硬化；⑧肝外门静脉通畅，常伴侧支循环形成；⑨肝门静脉压力升高。

亚太肝脏研究协会（APASL）的 IPH 诊断标准为：①中至重度的脾大；②门静脉高压表现，静脉曲张和（或）侧支循环形成；③多普勒超声提示脾-门静脉轴及肝静脉血流通畅；④肝功能正常或接近正常；⑤肝静脉压力梯度（HVPG）正常或接近正常；⑥肝活组织检查无肝硬化或肝实质受损证据。其他特征：①无慢性肝病表现；②静脉曲张出血后可有一过性腹水，无肝功能失代偿表现；③除外 HBV、HCV 感染；④无已知病因的肝病；⑤超声或其他影像学提示肝门静脉扩张或增粗，外周门静脉截断征，门静脉周围高回声区。

2015 年欧洲肝脏研究协会提出的诊断标准为：①门静脉高压的临床表现［以下之一：脾大、脾功能亢进、食管静脉曲张、腹水（除外恶性）、HVPG 增加、门静脉侧支循环形成］；②肝活组织检查除外肝硬化；③除外引起硬化或非硬化性门静脉高压的慢性肝病（HBV、HCV 慢性感染及非酒精性脂肪性肝炎、酒精性脂肪性肝炎、自身免疫性肝炎、血色病、Wilson 症、原发性胆汁性胆管炎）；④除外其他引起非硬化性门静脉高压的常见原因，如遗传性肝纤维化、结节病、血吸虫病；⑤肝门静脉、肝静脉血流通畅（通过多普勒超声或 CT 检查明确）。

八、鉴别诊断

（一）各种原因所致肝硬化门静脉高压

在我国多为肝炎肝硬化，临床常有慢性病毒性肝炎病史，血清学病毒标志物阳性、肝功能持续异常及脾大、脾功能亢进、门静脉高压表现；其他原因，如脂肪性肝病、自身免疫性肝病、原发性胆

汁性胆管炎、Wilson 症，其终末期均可表现为肝硬化门静脉高压，但其临床过程均有其各自的特点；肝穿组织学表现为假小叶形成，病变活动时汇管区及肝小叶炎症及纤维化明显。IPH 无慢性肝炎史，血清学病毒标志物阴性，肝功能多正常或接近正常，其组织学无假小叶形成及活动性炎症，汇管区纤维组织增生，围绕胆管形成同心板层状纤维化；门静脉末支管壁纤维化及不全闭塞，此种改变被认为是 IPH 的特征性改变。

（二）肝静脉阻塞症

慢性患者的表现与其他原因引起的肝硬化相似，其组织学主要表现为肝细胞变性、肿胀、脂肪变性，中央静脉周围纤维化明显，有不同程度的狭窄，中央区肝窦扩张及周围广泛纤维组织增生，汇管区结构相对完整；急性期时常有明显的肝窦充血，但少有肝实质萎缩。

（三）肝窦阻塞综合征

本病是由于肝窦内皮细胞损伤致肝窦流出道阻塞引起的肝内窦性门静脉高压。临床表现以突出的门静脉高压为特点伴疼痛性肝大及高胆红素血症。组织病理学显示肝窦扩张、淤血，肝细胞萎缩、变性、坏死，可见肝细胞内外淤胆，还可见中央静脉或汇管区小静脉管腔狭窄，管壁显著增厚伴纤维组织增生。临床表现有一定的特点，影像学表现具有诊断价值。

（四）热带巨脾综合征（tropical splenomegaly syndrome，TSS）

TSS 发生于热带地区，表现为巨脾，然而门静脉高压并不常见于 TSS，WHVP 也在正常范围内，而且 TSS 患者的血清 IgM 水平及疟疾抗体滴度大多升高。

（五）其他

IPH 除了需要与上述诊断标准中提及的其他引起门静脉高压的疾病相鉴别外，因 IPH 常出现 NRH，需注意与局灶性结节增生、肝腺瘤等相鉴别。NRH 的病理特点表现为增生的肝脏细胞排列在一起，周围的实质被挤压萎缩。同时在诊断时需要与局灶性结节增生、肝腺瘤等相鉴别。局灶性结节增生多为孤立性病灶，组织学可见中心瘢痕卫星灶或纤维条索，CT 和 MRI 表现为血供丰富、具有

星状疤痕等。肝腺瘤病灶多单发，组织学表现为排列紊乱的肝细胞，无肝小叶结构，无特征性星状瘢痕，其内不包括门静脉系统及胆管。

九、治　疗

IPH 的发病机制及血流动力学改变与肝硬化有所不同，因此治疗上与肝硬化既有相同之处，又有不同之处。

（一）静脉曲张出血的预防和治疗

药物治疗使用的主要是血管活性药物，如生长抑素、奥曲肽、特利加压素等，应尽早应用。内镜下硬化治疗和套扎术对于治疗急性出血的有效率为 80%～95%，与血管活性药物联用对于减少再出血更加有效。套扎术与硬化治疗的效果大致相当，但前者并发症和再出血率较低，静脉曲张的复发率较高。仅有 5% 的 IPH 合并食管静脉曲张出血，患者内镜和药物治疗均无效，需要急诊手术止血。

（二）手术治疗

IPH 的发病与脾脏血流量增加及高灌注有一定关系，脾切除对于改善部分患者的门静脉高压有效，特别是对因脾大出现腹部不适症状的患者，脾切除术是应考虑的干预方法之一。对于降低肝门静脉压，多数文献支持分流术（特别是经颈静脉门体静脉分流术或远端脾肾分流），认为 IPH 患者术后出现门体分流性脑病并发症十分罕见，远期预后优于断流术。

（三）抗凝治疗

鉴于 IPH 的发病机制可能与凝血异常有关，并且门静脉血栓形成的 IPH 患者预后不良，因此部分患者需要进行抗凝治疗。由于抗凝与防治出血存在一定的矛盾，因此应谨慎选择适应证。目前认为，对伴有门静脉血栓形成和易栓因素的 IPH 患者应考虑抗凝。

（四）肝移植

多数 IPH 患者的肝损伤相对较轻，消化道出血等并发症可经药物或内镜治疗有效控制，因此不需要进行肝移植。肝移植只用于治疗常规处理无效的门静脉高压、肝肺综合征、肝性脑病、进行性肝衰竭患者。在考虑行肝移植术前应先行分流术。小

规模的队列研究显示，接受肝移植的 IPH 患者远期预后较好，IPH 无复发倾向。

十、预　后

IPH 患者存活曲线几乎与相同年龄及同性别的普通人口类似。急性出血后死亡率明显低于肝硬化患者。在成功处理胃食管静脉曲张后，2 年及 5 年存活率接近 100%。如果选择外科分流术，分流道阻塞和分流术后脑病会引起一些患者死亡，但控制蛋白质摄入可以在很大程度上改善症状。IPH 女性患者可妊娠及生育，妊娠后最常见的并发症是曲张静脉破裂出血，可通过内镜下硬化治疗有效地处理，对母婴均很安全。部分患者在接受以上治疗 3～10 年后可能会出现进行性肝衰竭，此时原位肝移植术将是唯一选择。

十一、小　结

特发性门静脉高压是门静脉高压的罕见情况，以门静脉高压的相关表现为主，同时肝功能正常，不伴肝静脉或肝门静脉梗阻。感染和血栓形成倾向分别是东方和西方 IPH 患者的首要致病因素。肝静脉压力梯度、脾脏/肝硬度值比及肝活组织检查对鉴别特发性门静脉高压与肝硬化门静脉高压价值较大。IPH 总体预后良好，门静脉血栓形成可能提示预后不良。临床处理以防治静脉曲张出血为主，其原则大致与防治肝硬化门静脉高压的静脉曲张出血相同。部分 IPH 患者需考虑手术分流及抗凝治疗。

（魏琳琳　胡中杰）

参考文献

暴文春, 祁兴顺, 2017.《2017 年日本特发性门静脉高压研究组门静脉血流动力学异常相关疾病诊治指南》摘译. 临床肝胆病杂志, 33(3): 432-434.

兰孟东, 王笑梅, 石晓燕, 等, 2008. 特发性门脉高压症的临床病理学特点. 胃肠病学和肝病学杂志, 17(1): 65-68.

任艳, 郑素军, 2019. 特发性门脉高压研究现状. 胃肠病学和肝病学杂志, 28(6): 708-710.

Sarin SK, Kumiar A, Chawla YK, et al, 2007. Noncirrhotic portal fibrosis/idiopathic portal hypertension: APASL recommendations for diagnosis and treatment. Hepatology International, 1(3): 398-413.

Schouten JNL, Garcia-Pagan JC, Valla DC, et al, 2011. Idiopathic noncirrhotic portal hypertension. Hepatology, 54: 1071-1081.

第九章　肝脏良性病变

第一节　肝　腺　瘤

一、定　义

肝腺瘤（adenoma of liver）是极罕见的一种肝脏良性肿瘤，其发病可能与性激素内分泌紊乱有关，目前多认为与口服避孕药有密切关系。

二、分　类

肝腺瘤按细胞来源不同可分为：①肝细胞腺瘤（肝腺瘤），来自肝细胞；②胆管腺瘤和胆管囊腺瘤，来自胆管上皮；③混合型腺瘤，由肝细胞和胆管细胞构成。肝细胞腺瘤多为孤立结节，而胆管腺瘤可以单个或多个，直径大小不等。

（一）肝细胞腺瘤（hepatocellular adenoma, HCA）

HCA多见于肝右叶，70%为孤立结节，直径常为5~15cm，常有大血管横跨于肿瘤表面，偶尔肿瘤可呈多个结节。肿瘤边界清楚，常有不完整的纤维包膜。切面上肿瘤稍隆起，轮廓清楚，有时被包裹，肉质外观颜色从白色到棕色不等。HCA可表现为不均匀的坏死区和（或）出血区。组织学上，肝细胞癌由良性肝细胞的增殖组成，呈小梁状排列，肿瘤内通常可见细小的血管。

（二）胆管腺瘤（cholangioadenoma）

胆管腺瘤又可分为管状腺瘤和囊腺瘤两种，后者较为少见。胆管腺瘤常为单发，多位于肝包膜下，直径多小于1cm，偶尔可大至2cm。镜下肿瘤无包膜，但境界清楚，肿瘤位于汇管区，由小胆管样的腺瘤样细胞组成，瘤细胞大小一致，细胞质丰富，细胞核较深染，核分裂象罕见。胆管囊腺瘤少见，常为多房性，内含澄清液体或黏液，多发生于肝右叶，肿瘤边界清楚，囊腔内衬单层立方上皮或无纤毛的柱状上皮。细胞质呈细颗粒状、淡染，胞核的大小和形状相当，位于细胞中央。

（三）混合型腺瘤

混合型腺瘤是肝腺瘤和胆管腺瘤两者同时存在一体的腺瘤。一般多见于儿童，发展较快。

三、发　病　率

肝腺瘤占肝脏所有肿瘤的0.6%，肝良性肿瘤的10%，来自上海地区的流行病学调查结果显示肝腺瘤占所有肝脏肿瘤的1.6%，主要见于育龄妇女，常见于年龄在35~40岁的女性，据报道男女比例为10:1。

在世界范围内，20世纪60年代前关于该病的文献报道很少，但之后相关报道逐渐增多，肝腺瘤患者患病率的增加是由于广泛使用基于雌激素的口服避孕药，以及由于各种不相关的原因增加了腹部影像学检查的使用。据报道，口服避孕药与其他口服雌激素和肝腺瘤之间的因果关系与激素药物的剂量和持续时间成正比。使用口服避孕药超过2年的30岁以上女性的发病率最高。据推测，长期使用口服避孕药的人群患肝腺瘤的概率会增加30~40倍。

四、危险因素

肝腺瘤的形成除了与遗传（易感基因）、表观遗传、性别、年龄、种族等因素有关外，主要与以下因素有关。

（一）口服避孕药

超过 90% 的肝腺瘤患者发生于年轻女性，且至少有 75% 的患者有服用避孕药史，超过 30 岁服用避孕药的妇女患病的危险性增高；肝腺瘤的发病率与服用避孕药的时间和剂量有直接关系；患者在停服避孕药后可见瘤体萎缩。一些研究已经支持性激素在 HCA 发展中的潜在作用。

（二）妊娠

妊娠期女性体内性激素释放水平增高，可有瘤体增大的风险。

（三）合成代谢类固醇

由于与运动相关的合成代谢类固醇的使用增加，或者在健美运动员使用合成代谢雄激素之后，男性的肝腺瘤发病率增加。此外，其与再生障碍性贫血或阵发性睡眠性血红蛋白尿使用的雄激素治疗有关。

（四）肥胖和代谢综合征

肝腺瘤患病率的增加与肥胖症和代谢综合征患病率的上升明显相关，尤其是在男性中。

（五）其他因素

其他因素包括青年人中成年发病型糖尿病（MODY3）、β-地中海贫血或血色素沉着病相关的铁超载、多发性骨纤维发育不良伴性早熟综合征麦丘恩-奥尔布赖特（McCune-Albright）综合征，以及Ⅰ、Ⅲ和Ⅳ型糖原储存疾病等。

五、发病机制

肝腺瘤的发病机制尚不完全清楚。目前认为，肝腺瘤可能来源于胚胎发育期的孤立性肝胚胎细胞团，其在组织与功能上与正常肝组织几乎完全隔离，处于孤立状态，多见于婴幼儿患者。亨森（Henson）等提出肝腺瘤与继发性肝硬化或其他损害，如梅毒、感染、静脉充血所致的代偿性肝细胞结节增生密切相关。大多数学者认为长期口服复方炔诺酮及避孕药可诱发肝细胞腺瘤的发生，避孕药服用时间与用药剂量在肝细胞腺瘤的发展中有一定作用，但其引起的确切机制还不清楚。

六、自然转归

与其他良性肝脏病变不同，肝腺瘤具有出血和恶变的可能性。在几乎所有自发性破裂或出血病例中，病变通常≥5cm。恶性转化相对罕见，但在具有 *CTNNB1* 基因突变的肝腺瘤中更为常见，而肝细胞核因子-1α（HNF-1α）突变的肝腺瘤很少发生恶性转化。据统计，女性确诊的肝腺瘤病程多为良性，而男性确诊的肝腺瘤恶变发生率明显较高，这可能与男性和女性分子亚型的差异有一定关系。

七、临床表现

肝腺瘤的临床表现随肿瘤大小、部位及有无并发症而不同。早期常无症状，多在查体或上腹部其他手术中被发现。肿瘤较大，压迫邻近器官时，可出现上腹胀满、食欲减退、恶心或隐痛。瘤内出血时，出现发作性右上腹痛，伴有发热，偶见黄疸或寒战、恶心、呕吐，以及右上腹肌紧张，压痛。肿瘤破裂出血时，出现突发性右上腹剧痛、腹膜刺激症状，严重者可出现休克。

八、辅助检查

（一）实验室检查

肝功能多正常或表现为轻度 GGT 或 ALP 升高，AFP 阴性，如果 AFP 升高多提示肝腺瘤恶变。

（二）超声检查

B 超检查对判断肿瘤部位、大小及内容物有一定帮助，显示病灶边界清楚，回声依周围肝组织不同而不同，为低回声肿块，如果内有出血和坏死则呈混合回声，边界清楚，无声晕。

（三）CT

CT 平扫肝腺瘤呈低密度区，增强 CT 示腺瘤一般为等密度或轻度低密度，因腺瘤富含血管，在造影的动脉期获得 CT 影像更容易发现腺瘤。伴有糖原贮积病或其他致脂肪浸润的患者，肿瘤可以表现为高密度。中心坏死、钙化偶尔也很明显。肿瘤内出血在非增强 CT 检查上表现为高密度，静脉造影后肿瘤增强多不均一。

（四）肝动脉血管造影

肝动脉血管造影很敏感，可提示肿瘤内血管增多。肿瘤表现为血运丰富并且呈向心性供血，也可见中央为低血运区，这表明有肿瘤内出血。

（五）MRI

MRI 优于所有其他成像手段，由于其固有的检测脂肪和血管间隙的特性，它提供了高达 80% 的鉴别肝腺瘤亚型的机会。MRI 上腺瘤在 T1 加权像上有均一增强的信号和边界清楚的低密度包膜，这种影像表现也可见于局灶性结节性增生及肝细胞癌。病灶也可在 T1 加权像上表现得比正常实质密度低，这种情况下很难与肝转移癌区分。如亚急性出血发生，在 T1、T2 加权像上为增强的局灶区域。

九、诊　断

肝腺瘤术前诊断较难，误诊率高。对于右上腹出现肿块，缓慢增大，平时无症状，或仅轻微隐痛、上腹胀痛、恶心等，全身情况较好，查体时肿块呈大小不等的结节，其表面光滑、质硬、无压痛，随呼吸上下活动，应考虑本病的可能。对右上腹有长期肿块的患者，突然发生右上腹剧痛或有腹内出血征象时，应考虑腺瘤破裂的可能。若出现上述表现的为已婚女患者，且有长期口服避孕药史，则对肝腺瘤的诊断有参考价值。

十、鉴别诊断

（一）与肝癌鉴别

肝腺瘤应与原发性和继发性肝癌相鉴别。一般根据病史、病程、病情进展、AFP 及 B 超动态观察有助于鉴别。肝腺瘤主要应与原发性肝癌相鉴别，因肝腺瘤易误诊为肝癌，特别是低度恶性的肝癌，肉眼亦很难区别，需病理多处切片，反复仔细镜检。原发性肝癌多有慢性乙型肝炎、肝硬化的病史，有肝功能异常和 AFP 升高。如有口服避孕药病史应怀疑肝腺瘤。

（二）与局灶性结节性增生鉴别

局灶性结节性增生，彩色多普勒超声可提示血流增强，可显示从中心动脉放射向周围的血管。病理肉眼可见中心星状瘢痕。

十一、现代医学治疗

（一）改变生活方式

对于确诊的肝腺瘤患者，应建议改变生活方式，例如建议女性停用口服避孕药、减轻体重、停用合成代谢类固醇等，其中育龄期女性停用口服避孕药是治疗肝腺瘤及其并发症最为重要的治疗措施之一。

（二）手术治疗

推荐的一线治疗方法是切除较大的（≥5cm）或正在生长的病变部位，旨在切除整个肿瘤和降低恶变风险。对于较大病变的栓塞术或较小病变的消融术，可以作为切除的替代方案，但这只是全身状况较差的无法耐受肿瘤切除患者的首选治疗方法。对于较小的不确定病变，不建议在未确认诊断的情况下进行消融，在这种情况下，应该考虑活组织检查。男性患者无论其体型大小，以及任何已证实的 *CTNNB1* 基因突变情况，都建议进行肝腺瘤切除术。对于女性患者，建议在改变生活方式后进行为期 6 个月的观察，对于 ≥5cm 的结节以及继续生长的结节，建议进行切除，而 <5cm 的病灶应在 1 年后重新评估，此后每年进行一次影像学检查。因栓塞伴有血流动力学不稳定的出血性肝腺瘤，若在随访过程中通过影像学检查发现残留的活病灶，则应及时进行手术切除。

孕妇肝腺瘤患者需要密切随访，频繁使用超声检查（每 6~12 周）以监测肿瘤大小。如果有证据表明病变的大小增加，同时伴随着破裂风险的增加，可以考虑进行栓塞术。对于 <5cm 的非外生性或生长型腺瘤，目前尚无数据支持选择性剖宫产和阴道分娩。孕妇肝腺瘤患者若妊娠期小于 24 周可首选手术切除，尤其是病灶位于肝脏解剖边缘且体积较小，因为电离辐射暴露和使用与放射引导下经动脉栓塞术相关的静脉造影剂可能对胎儿有害。

十二、预　防

现认为肝腺瘤女性与口服避孕药有着密切的关系，男性则与糖尿病、糖原贮积病及使用雄性激素等有关。因此，针对明确的病因进行预防是目前肝腺瘤预防的关键。对青壮年育龄妇女，经常口服避孕药者，应定期检查肝脏，动态观察肝脏形态变化。一旦发现肝占位病变，首先停服避孕药，密切观察肿瘤的变化，若肿瘤继续增大，仍应争取手术治疗。

十三、小　　结

肝腺瘤的发病率较低，临床症状不典型，因此在诊断该病时需慎之又慎，明确与其他疾病的区别，最重要的是结合影像学表现诊断该病。

（陈思思　刘　梅　闫　军）

参考文献

欧洲肝脏研究协会，2016. 欧洲肝脏研究协会良性肿瘤治疗临床实践指南.

第二节　肝脏炎性假瘤

内容提要

一、定义
二、分类
三、发病率
四、危险因素
五、发病机制
六、自然转归
七、临床表现
八、辅助检查
九、诊断
十、鉴别诊断
十一、现代医学治疗
十二、预防
十三、小结

一、定　　义

肝脏炎性假瘤（inflammatory pseudotumor，IPT）是一种由各种导致炎症的因素引起肝脏局部炎症细胞坏死，形成瘢痕组织的良性肿瘤样病变。本病可能与创伤、感染及免疫、变态反应等因素有关。该病患者多为单发病灶，部分为多发。

二、分　　类

根据细胞成分组织的不同，本病可分为 3 种类型：以纤维增生为主的硬化性假瘤；以组织细胞为主的黄色肉芽肿型；以浆细胞为主的浆细胞肉芽肿型。

三、发　病　率

本病较为少见，可发生于任何年龄段，男性发病率略高于女性。

四、危　险　因　素

肝脏 IPT 的形成主要与以下因素有关：①感染因素：感染的病毒（如 EBV 病毒等）或细菌（如肠球菌），通过门静脉循环进入肝脏，引起肝内炎症刺激，导致正常肝组织出现增生性病变。②自身因素：患者机体对各种内源性、外源性因素作出免疫应答，发生反应性增生，形成病灶。③作息不规律、长期压力过大、体质较差的人群，容易遭受致病菌侵袭，引发或促进炎症。④创伤因素：创伤导致肝细胞增生，容易诱导本病发生。⑤疾病因素：肝脏 IPT 与 IgG4 相关性硬化性胆管炎密切相关。

五、发　病　机　制

肝脏 IPT 的发病机制目前尚不完全清楚。一般认为，在上述病因的基础上，肝组织出现炎性增生，如果没有得到有效控制，部分患者会逐步向下发展，最终可能出现严重的后果。

（一）感染学说

肝脏 IPT 可有发热、白细胞升高、红细胞沉降率加快、血浆 C 反应蛋白增高等炎症反应的表现。有报道，复发性胆管炎伴有 IPT，可推测胆管上行性感染所致的化脓性炎症过程与上述表现有关。

（二）免疫反应学说

肝脏 IPT 组织学上有大量浆细胞出现，从而考虑可能是一种内源性或外源性因素所致的免疫病理反应。许多学者认为，闭塞性静脉炎变化与本样甲状腺炎、特发性腹膜后纤维化和纵隔纤维化血管改变的性质相同，是一种自身免疫病。

六、自　然　转　归

肝脏 IPT 是肝脏良性肿瘤，一般无严重并发症，无恶变倾向，预后良好。

七、临　床　表　现

肝脏 IPT 初期症状不明显，可能会出现上腹部疼痛、肝区肿块、间歇性发热、食欲减退、恶心、呕吐、消瘦等症状。若病灶位于肝门区，压迫胆总管，还可有黄疸表现。

八、辅 助 检 查

（一）实验室检查

肝脏 IPT 初期肝功能生化指标基本正常，可排查患者血常规和进行血清肿瘤标志物的检测，部分患者有贫血、白细胞总数轻度或中度升高、红细胞沉降率加快、血浆 C 反应蛋白增高，少数可有 ALP、ALT、GGT、LDH 升高，HBsAg 阴性，AFP 多为正常。

（二）超声检查

超声检查可见肝脏肿瘤为圆形或椭圆形肿块，边界清晰，多普勒超声提示有少量血液。如果肿块位于肝脏表面与腹壁有炎性粘连，常可在声像图上发现。

（三）CT 和 MRI

CT 扫描肝脏无硬化表现，脾脏不肿大，病变部位呈低密度影，边界清晰，小的炎性假瘤很难与肝癌相鉴别，但注射造影剂后与血管瘤鉴别较易。MRI 显示肝脏炎性假瘤的肝脏表面光滑，肝门静脉不扩张，脾脏不肿大，肿瘤在 T1 加权像上表现为低信号，病灶附近血管无受压、变窄、移位，T2 加权像上表现为高信号且边界清晰。选择性肝脏血管造影对于通过上述检查不能诊断者具有重要意义，炎性假瘤表现为无血供或无血管增生像，这一点可与肝癌相鉴别。

（四）肝组织病理检查

肝穿刺活检目的是判断疾病性质及程度，为本病确诊提供依据。

九、诊 断

该病无明确临床症状，多为 B 超检查时偶然发现。肝脏 IPT 的最后诊断仍需病理学的诊断，手术前通过超声引导下细针穿刺活检可明确诊断。

十、鉴 别 诊 断

肝脏 IPT 除与肝血管瘤、肝腺瘤和局灶性增生性相鉴别外，主要应与肝细胞癌进行鉴别。以下几点有助于肝脏 IPT 的诊断：①病程较长，症状较轻，全身情况好，或有不明原因发热的肝脏占位病变。②无肝炎病史，HBsAg 阴性，无肝硬化，肝功能正常。③AFP 阴性。④B 超、CT 等影像学检查为肝占位病变，但血管造影有助于区别。⑤ B超或 CT 引导下穿刺活检为多种慢性炎症细胞，而无肿瘤细胞。

十一、现代医学治疗

（一）药物治疗

1. 抗感染治疗 使用广谱抗生素，如青霉素、头孢克肟。

2. 对症治疗 退热药（氨基水杨酸类）、镇吐药（多潘立酮）等药物。

3. 抗炎治疗 非甾体消炎药（柳氮磺胺吡啶）、类固醇类（氢化可的松、地塞米松）。

4. 抗菌药物 当患者合并感染的时候，医师可能会使用一些抗菌药物，用以控制感染。

5. 保肝治疗 抗炎保肝药（甘草酸类药物）、解毒保肝药（谷胱甘肽）、利胆保肝药（熊去氧胆酸）、修复和保护肝细胞膜类（多烯磷脂酰胆碱）、抗氧化类（双环醇）及中草药等。

（二）手术治疗

绝大多数肝脏 IPT 因误诊或不能排除肝癌而施行剖腹手术，故手术治疗是肝脏 IPT 的主要治疗方法。手术的目的是明确诊断，切除病灶。但手术方式报道多样，原则上应根据病灶位置及范围而定。

（三）放射治疗

对于肝脏 IPT 复发的患者，进行手术切除的同时需要进行放射治疗，用以控制病情。

十二、预 防

虽然没有针对性强的预防措施，但建立良好的生活习惯，对预防疾病发生或避免疾病进一步加重有益处。保持精神愉快，心情舒畅；注意休息和适当的体育运动；避免诱发因素，预防不必要的感染、创伤的发生；适当选用中药，如丹参、茯苓、香附等预防性的治疗。

十三、小 结

肝脏 IPT 发病机制复杂，诱因多，临床表现缺乏特异性，定性诊断较为困难。因此，有右上腹不适、发热、恶心、呕吐等症状的患者，在排除常见疾病而又不能确定病因时，应考虑本病的可能。

随着影像诊断技术的发展，本病的诊断准确率不断提高，为及时诊治提供了便利。

（陈思思　刘　梅　闫　军）

参考文献

欧洲肝脏研究协会，2016. 欧洲肝脏研究协会良性肿瘤治疗临床实践指南.

第三节　肝脏局灶性结节增生

内容提要

一、定　义

肝脏局灶性结节增生（hepatic focal nodular hyperplasia，HFNH）是肝脏一种少见的良性病变，是仅次于肝血管瘤的肝脏良性肿瘤之一，常为单发，多见于青壮年。

二、发　病　率

肝脏局灶性结节增生是仅次于肝血管瘤的肝脏良性肿瘤之一，约占所有肝脏原发肿瘤的8%，在人群中的发病率约为0.9%，男女发病率之比为1∶8～1∶6，常见于生育期的女性。

三、发　病　机　制

目前认为HFNH是肝实质对先天存在动脉血管畸形的增生性反应，或与炎症、创伤等引起的局限性血供减少有关，而非真正意义上的肿瘤。临床上HFNH偶与血管瘤等血管异常病变伴发，也支持先天性血管异常病变学说。也有研究者认为HFNH的发病可能与雌激素有关。

四、自　然　转　归

HFNH系肝脏良性肿瘤，无恶变倾向，也很少出血。

五、临　床　表　现

绝大多数HFNH患者无临床症状、只有不到1/3的患者因为轻微的上腹疼痛不适或腹部肿块等就诊。通常情况下HFNH是在剖腹手术或体检时偶然发生。

有症状的患者可表现为右上腹疼痛不适、肝大或右上腹包块。体检可发现肝脏位于右肋缘下或右上腹有一质硬肿块，有压痛、表面光滑，随呼吸上下移动。

六、辅　助　检　查

（一）实验室检查

肝功能及AFP等多在正常范围。

（二）超声检查

HFNH通常表现为轻微的低回声或等回声，很少为高回声，经常可见到分叶状轮廓及低回声声晕，而肿块内部回声分布均匀，可有点线状增强，边缘清晰，无包膜，星状瘢痕为轻微的高回声。彩色多普勒超声显示病灶中央有粗大的动脉向四周呈放射状，动脉血流速高而阻力低为HFNH的特征性表现。

（三）CT检查

平扫为低密度或等密度占位，有1/3的患者在肿块中央可见低密度星状瘢痕；89%～100%的病变增强后动脉期即出现快速、显著、均匀的强化，中央瘢痕为低密度或轻微高密度，延迟期多数病灶为等密度，中央瘢痕可呈等密度或高密度。

（四）MRI检查

瘢痕信号均匀，T1WI为等信号或稍低信号，T2WI为等或稍高信号。注射Gd-DTPA后有两种典型的动态增强方式：①无瘢痕的HFNH在动脉期明显增强、门静脉期和延迟期轻至中度增强或呈等或稍低信号；②有瘢痕的HFNH在动脉期明显增强（瘢痕无增强）、门静脉期轻至中度增强或呈等或稍低信号、门静脉和延迟期瘢痕逐渐增强。HFNH不典型影像表现有多发病灶、存在假包膜及无瘢痕、出血和不均匀增强等。

（五）血管造影

HFNH 显示为多血管肿块，表现为中央动脉供血并向周边放射性灌注，肝实质期染色均匀，门静脉期呈现充盈缺损，病变不侵犯肝门静脉，无血管渗漏及动静脉瘘。

七、诊　　断

HFNH 的诊断目前主要依据影像学检查；结合临床表现及实验室检查可以初步诊断。最终诊断需要手术切除病变，经病理组织学确定诊断。

八、鉴别诊断

HFNH 需要与肝细胞癌及肝腺瘤进行鉴别，鉴别依赖于影像学检查，必要时可作肝穿刺活检鉴别。

（一）肝细胞癌（HCC）

HCC 与 HFNH 均为富血供肿块，常易误诊。增强扫描特征：HCC 为"快进快出"，即动脉期强化，门脉期和延迟期多迅速降低为低密度；HFNH 为"快进稍慢出"，即动脉期强化明显，门静脉期和延迟期为等密度。从病灶中心密度看，HCC 可因病灶中央坏死，强化后明显低密度，CT 值多数是液性密度，而 HFNH 中间瘢痕呈"车辙状"或"星状"，其 CT 值多为实质性，延迟期强化是其特征。

（二）肝血管瘤

典型肝血管瘤强化特点是"慢进慢出"，强化从边缘开始，随着延迟强化向中央扩散，与 HFNH 有明显区别。

（三）肝腺瘤

肝腺瘤比 HFNH 更少见，好发于育龄期女性长期口服避孕药者，但无肿块内中央瘢痕在延迟期强化的特征。因肝腺瘤有出血和恶变倾向，肿块内有出血，结合临床病史可提示诊断，放射性核素扫描有助于两者的鉴别。

九、现代医学治疗

HFNH 是没有恶变倾向的良性病变，并且并发症少见，对于其处理已形成以下共识：HFNH 的观察随访是安全的，一旦诊断明确应避免手术；只有在肿瘤生长或组织诊断不明确的情况下才行手术切除。

对诊断明确并有临床症状的 HFNH 可采用动脉栓塞、射频消融、高强度聚焦超声等在内的微创治疗方法。对少数肿块巨大或多灶性 HFNH 引起肝衰竭者，可考虑肝移植。

对于剖腹探查中偶然发现的 HFNH，应根据肿块的大小、部位、患者病情及术者的经验来决定是否同时采取手术。对无症状的 HFNH，最好仅做简单的肝组织活检。有关妊娠与 HFNH 并发症发生的危险性尚无定论，对于希望妊娠的妇女无必要行预防性切除。

十、预　　防

HFNH 虽无恶变倾向，大部分患者无临床症状，但是生活习惯的改变等仍能在一定程度上预防其发生。注意养成良好的生活习惯，注意休息，避免熬夜；进行适当的运动，增强体质，提高免疫力。

十一、小　　结

HFNH 为较为常见、病因尚不明确的肝脏良性疾病，患者多为体检时发现，影像学检查是首选诊断方法。无明显症状且存在典型影像学表现的患者可选择临床观察；影像学表现不典型、体积较大、症状明显或增长迅速的病变应施行手术切除。

（陈思思　刘　梅　阎　军）

参考文献

欧洲肝脏研究协会, 2016. 欧洲肝脏研究协会良性肿瘤治疗临床实践指南.

第四节　肝血管瘤

内容提要

一、定义
二、分类
三、发病率
四、危险因素
五、发病机制
六、自然转归
七、临床表现
八、辅助检查
九、诊断
十、鉴别诊断
十一、现代医学治疗

一、定　义

成人肝血管瘤（hepatic hemangioma）是最常见的肝脏良性肿瘤，是一种肝脏内大量的动静脉畸形构成的团状结构。

二、分　类

肝血管瘤共两种分类方法，一种是临床分型，另一种为病理分型。

（一）临床分型

肝血管瘤相关研究结果显示肝血管瘤直径及数目是其临床分型的最主要依据。国外多推荐以肿瘤直径 4cm 作为分型分界点，而国内多以肿瘤直径 5cm 作为分型分界点。根据肿瘤直径，建议将肝血管瘤分为 3 级：小血管瘤（直径≤4.9cm）、大血管瘤（直径为 5.0～9.9cm）和巨大血管瘤（直径≥10.0cm）。

（二）病理分型

根据其含纤维组织的多少，可分为硬化型血管瘤、血管内皮细胞瘤、毛细血管瘤和海绵状血管瘤等亚型，其中以海绵状血管瘤最多见。

三、发 病 率

肝血管瘤由于临床症状不明显，最初仅从尸检标本中检出，近年来通常在健康体检时被偶然发现。普通人群中肝血管瘤的发病率为 0.4%～20%。基于 670 000 健康体检人群的统计分析结果表明，肝血管瘤的发病率约为 1.5%，男女比例约为 1.3∶1，高发年龄段为 40～60 岁，约占 58%。

四、危 险 因 素

一般认为肝血管瘤的形成除了与先天性发育异常有关外，主要与激素水平有关。女性青春期、妊娠、口服避孕药及接受雌激素孕激素治疗的人群可能易发肝血管瘤。

五、发 病 机 制

肝血管瘤通常被认为系胚胎发育过程中血管过度发育或分化异常导致的血管畸形，其中以肝海绵状血管瘤最常见。既往研究结果显示，性激素可以促使血管内皮细胞的增生、移行，乃至形成毛细血管样结构。如妊娠和口服避孕药可使体内雌激素、孕激素水平升高，导致血管瘤生长，这可能与女性发病相关。

六、自 然 转 归

肝血管瘤属肝脏良性病变，无明显恶变表现及倾向。绝大部分肝血管瘤因无恶变倾向，可终身与瘤共存，但仍有部分患者因血管瘤进展，出现腹痛等症状或并发自发破裂出血，存在一定的致命风险而需进行治疗。

七、临 床 表 现

肝血管瘤通常无症状，以单发病灶最为常见（61%），生长较慢，病程较长，且患者肝功能无明显异常。临床表现与肿瘤直径、部位相关。若肿瘤直径＞5cm，可因对邻近组织和脏器的压迫导致产生临床症状。腹部症状主要表现为右季肋区不适感或胀痛，偶有因左肝巨大血管瘤压迫胃肠道产生消化不良、恶心、呕吐等，极少数因自发破裂或外伤情况下破裂而并发腹腔出血，出现严重腹部症状。也有少数患者因为巨大血管瘤或肝门部血管瘤对胆道的压迫引起胆道梗阻，出现黄疸，或压迫肝静脉和（或）下腔静脉导致布-加综合征。肿瘤内若有血栓形成或坏死可致发热及全身消耗性凝血等严重并发症。

八、辅 助 检 查

（一）实验室检查

肝功能正常或表现为转氨酶轻度升高。本病尚可合并血小板减少症或低纤维蛋白原血症，但发生率低，血常规及凝血功能筛查可以起到排查作用。

（二）超声检查

腹部超声检查诊断肝血管瘤有很高的灵敏度和特异度，是首选的影像学检查方法。超声检查表现为：圆形或椭圆形，边界清晰的高回声，加压变形，呈低回声者多有网状结构，较大的血管瘤呈混合回声，内部回声仍以高回声为主，可呈管网状或出现不规则的结节状或条块状低回声区，有时可出现钙化强回声及后方声影，系血管腔内血栓形成、机化或钙化所致。彩色多普勒超声检查通常为周边型血流信号，大血管瘤内部以低速静脉血流为主，很少见动脉频谱，即使偶见，血流阻力指数均低下。对影像学表现不典型的患者，可考虑选择肝脏超声造影检查。典型的血管瘤超声造影表现为动脉期周边结节状或环状强化，随时间延长，增强范围逐渐向中心扩展，病灶在门静脉期及延迟期仍处于增强状态，回声≥邻近正常肝组织，这种"快进慢出"的增强特点与CT检查增强表现类似。有部分非典型肝血管瘤在超声造影上表现为低回声。

（三）CT 检查

常规采用平扫+增强扫描方式（常用对比剂为碘），其检出和诊断肝血管瘤的灵敏度和特异度略逊于MRI检查。CT检查表现为：①平扫呈圆形或类圆形低密度影，边界清晰，密度均匀。②增强扫描动脉期病灶边缘点状、斑点状、半环状、环状强化，密度与主动脉接近。③随后的门静脉期对比剂向心性扩展，强度逐渐降低。④延迟扫描病灶呈等密度完全充填，与肝脏密度相同，病灶越大等密度充填的时间越长，一般>3min，"快进慢出"是其特征。⑤少数动脉期整体高密度强化，多见于<3cm的病灶。⑥部分病变中央由于血栓形成、瘢痕组织或出血而出现更低密度区，对比剂始终不能填充。

（四）MRI 检查

常规采用平扫+增强扫描方式（常用对比剂为二乙烯三胺五乙酸钆），其在肝血管瘤的诊断上灵敏度和特异度最高。T1加权像呈低信号，T2加权像呈高信号，且强度均匀，边界清晰，随回波时间延长，信号强度递增，在重T2加权像其信号更高，称为"灯泡征"；瘤内的血栓、瘢痕组织在T1、T2加权像均呈更低信号。MRI检查动态扫描的增强模式与CT检查相似，呈"快进慢出"。肝细胞特异性造影剂钆塞酸二钠增强MRI检查在肝胆期可发现直径<1cm的血管瘤，并能提高其诊断准确率。T2加权像时间的延长是成人肝血管瘤的特征。T1加权像弱信号、T2加权像高强度信号是与肝癌鉴别的重要特征。

（五）DSA 检查

较少用于肝血管瘤诊断，若瘤体巨大则出现"树上挂果征"。动脉期早期出现，持续时间长，可达20s甚至更长，呈现颇有特征的"早出晚归"。在鉴别肿瘤性质（良性、恶性）或并行栓塞治疗时有较好的应用价值。

九、诊　　断

肝血管瘤的诊断目前主要依赖于影像学检查。多种检查手段的联合应用，可极大提高肝血管瘤诊断的准确率，其中常规首选超声检查，再结合CT、MRI及DSA检查等综合判断。肝血管瘤可有典型和不典型的影像学表现。超声、CT和MRI检查的肝血管瘤诊断准确率分别为61%、77%和92%。对疑似患者常规进行多普勒超声加超声造影、MRI或CT检查可提高诊断准确率。无症状患者应结合2～3种影像学检查综合判定，如不能确诊，可考虑影像引导、腔镜下活组织检查或手术切除以确诊。经皮活组织检查不推荐，因其可致出血风险且较难获得具诊断价值的病理学结果。有症状患者结合临床表现及2～3种影像学检查，一般均可诊断，但应常规行MRI或CT增强扫描检查，以区别小血管瘤与小肝癌，以及多发血管瘤与肝转移肿瘤。

十、鉴别诊断

肝血管瘤需要与肝脏其他占位性病变相鉴别。

（一）肝细胞癌

肝细胞癌多有肝炎、肝硬化病史，伴消瘦、黄疸等症状，AFP值升高，增强CT或增强MRI有助于鉴别，组织学是鉴别两者的金标准。

（二）肝转移瘤

肝转移瘤有其他肿瘤病史，部分肝转移瘤其增强CT和增强MRI也可出现边缘强化，但延时扫描呈低浓度可与肝血管瘤相鉴别。

十一、现代医学治疗

（一）治疗目标

肝血管瘤作为一种良性肿瘤，大多无症状，且无恶变倾向，原则上以随访观察为主。当血管瘤较大且合并以下危险因素时，建议酌情治疗：伴发症状或者出现严重并发症的肝血管瘤；进行性增大的肝血管瘤；诊断不明确的肝血管瘤；肝血管瘤导致的严重焦虑等精神症状；需预防性治疗的肝血管瘤。鉴于肝血管瘤的临床生物学特征，应严格把握治疗指征，在伴有以上危险因素的情况下，应该以最小的创伤达到最满意的治疗效果为原则。

（二）手术治疗

1. 手术切除　手术切除肝血管瘤是目前认为最确切的治疗手段，但应严格把握切除指征，对于无症状，但强烈要求手术治疗的患者不推荐手术。手术切除目前有开腹切除和腹腔镜下切除两种，可根据肝血管瘤的位置和直径大小及各医院的技术熟练情况选择，以尽量降低创伤、达到治疗目的、确保患者安全、有效。手术方式包括血管瘤剥除、不规则肝切除、肝段或半肝以及扩大的半肝切除。肿瘤直径和位置、肝组织切除量、术中出血量及输血情况等是影响肝血管瘤术后并发症的危险因素，但手术风险主要与术中出血量有关。

2. 局部消融术　超声内镜引导射频消融术（EUS-RFA）是目前应用较多的肝血管瘤微创治疗方法，其疗效确切，并发症发生率低，但应把握好指征。治疗方式包括经皮肝血管瘤 EUS-RFA、腹腔镜下或开腹肝血管瘤 EUS-RFA。治疗中应采用预先毁损血管瘤主要动脉供血区的方法，尽可能彻底毁损血管瘤，减少病灶残留。

3. 肝动脉介入栓塞术　介入治疗具有创伤小、花费少、术后恢复快等优点，但复发率相对较高。目前常用的方法是碘油联合平阳（或博莱）霉素。平阳霉素是一种抗肿瘤抗生素，同时也是血管硬化剂，具有破坏血管内皮细胞，抑制内皮细胞再生并产生纤维化的作用。碘化油是碘与植物油的合成产物，黏稠度大，可沉积在肝血管瘤体内，并且其在瘤体内的清除速度较正常肝细胞慢，可作为良好的载体将平阳霉素送达瘤体内，持续发挥作用。

（三）药物治疗

肝血管瘤虽然是良性疾病，但研究表明抑制血管生成的靶向药物，如索拉菲尼、贝伐单抗，可以使瘤体缩小，但此方法尚需广泛临床验证。

十二、预　　防

肝血管瘤虽然是肝脏良性肿瘤，恶变概率甚

微，但注重日常生活管理仍然能够在一定程度上预防此病的发生。保持轻松愉悦的心情，建立规律的生活作息习惯；避免过度劳累；戒烟、避免摄入酒精等刺激性因素；适当进食肉、蛋、奶等优质蛋白质，增加新鲜蔬菜、水果摄入量，避免过度油腻食物。

十三、小　　结

肝血管瘤大多无明显症状，缺乏特异性，且肝血管瘤患者的肝功能和肿瘤标志物指标往往在正常范围内，因此诊断肝血管瘤还是要依靠影像学检查，最常用的为超声检查。即使是明确诊断肝血管瘤的患者，也需要每 $0.5 \sim 1$ 年进行 1 次随访，及时关注肝血管瘤变化或及时发现被误诊的恶性肿瘤。由于肝血管瘤目前认为无恶变倾向，且大多数无症状，可随访观察，但少数特殊情况的患者（如出现并发症、特殊类型肝血管瘤等）仍需要手术治疗。

（陈思思　刘　梅　阎　军）

参 考 文 献

国际肝胆胰协会中国分会肝血管瘤专业委员会, 2019. 肝血管瘤诊断和治疗多学科专家共识(2019版). 中华消化外科杂志, 18(8): 705-710.
中国医师协会外科医师分会肝脏外科医师委员会, 中华肝胆外科杂志编辑委员会, 2021. 肝血管瘤热消融治疗专家共识(2021版). 中华肝胆外科杂志, 27(12): 881-888.

第五节　肝　囊　肿

内容提要

一、定　义

非寄生虫性肝囊肿（nonparasitic hepatic cysts）是常见的肝脏良性肿瘤，又可分为先天性、炎症性、创伤性和肿瘤性肝囊肿，临床上先天性肝囊肿比较多见。囊肿一般为圆形或椭圆形，可能有分隔。囊壁较薄，囊液多为清亮无色或者淡黄色，合并出血时则呈咖啡色，大小差别很大，直径几毫米到几十厘米不等。

二、分　类

（一）根据囊肿数目分类

根据囊肿数目肝囊肿可分为单纯性肝囊肿和多囊性肝病，前者又可分为单发性和多发性肝囊肿，后者也可称为多囊肝。

（二）根据病因分类

根据病因肝囊肿可分为先天性（真性囊肿、单发性囊肿、多发性囊肿、多囊性肝病）、创伤性、炎症性、肿瘤性肝囊肿。

（三）根据来源分类

根据来源肝囊肿可分为先天性和获得性肝囊肿。

三、发　病　率

单纯性囊肿是最常见的囊肿之一，占人群的2.5%～18%。据临床研究评估，肝囊肿的大致发病率为5%，以20～50岁年龄段患者多见，男女发病率为1:4。

四、危　险　因　素

一般认为肝囊肿的形成与环境因素、疾病因素（肝脏结石或胆囊结石人群）有关。

五、发　病　机　制

（一）先天性肝囊肿

囊性病变的发生与胎儿导管板发育异常有关。胆管板是一个由肝母细胞组成的双圆柱体，环绕肝门静脉分支，为胆管发育提供支架。当胆管板与胆管树分离并发展为囊性结构时，由于胆管板畸形而产生囊性病变。囊中的上皮细胞保持分泌功能，产生的液体产生正腔压力，这有助于囊的结构。囊液由水和电解质组成，其成分与胆汁相似，但不含胆汁酸或胆红素。

（二）创伤性肝囊肿

肝脏外伤后的血肿或组织坏死液化形成的囊腔。

（三）炎症性肝囊肿

炎症性肝囊肿是由胆管发炎或结石梗阻引起的胆管囊性扩张，内容物是胆汁，也叫胆汁潴留性囊肿。

（四）肿瘤性肝囊肿

肿瘤性肝囊肿主要包括生长在肝脏的畸胎瘤、囊状淋巴管瘤、囊腺瘤等。

六、自　然　转　归

大部分先天性囊肿的患者无需特殊治疗，对生活质量以及寿命无影响。小部分先天性囊肿持续增大的患者可能会出现消化不良、腹胀等症状。囊肿过大时，可能因为压迫周围的脏器而引起脏器功能紊乱。其他原因引起的肝囊肿的患者若不及时治疗病因，则可能出现继发感染、腹膜炎等并发症，影响生活质量，严重者甚至危及生命。

七、临　床　表　现

肝囊肿因生长缓慢可长期或终身无症状，常在B超检查时偶然发现。当囊肿体积不断增大，压迫周围组织时会出现症状，主要表现随囊肿位置、大小、数目、有无压迫邻近器官和有无并发症而异。囊肿过大后，可出现肝大、右上腹不适、腹胀、腹部钝痛及腹部包块等临床症状。合并感染者可出现发热、疼痛。如囊肿出血或扭转出现急性腹部剧痛。

八、辅　助　检　查

（一）实验室检查

本病的实验室检查常无明显异常，部分会有轻度肝功能异常，如碱性磷酸酶（ALP）和γ-谷氨酰转移酶（GGT）升高，但无特异性。

（二）超声检查

超声因其无创、简便、经济而成为诊断肝囊肿的首选方法，超声检查囊肿呈圆形或椭圆形无回声区，囊壁菲薄，边缘光滑，与周围组织边界清晰，其后回声增强。

（三）CT 和 MRI

二者敏感度更高，能更准确地显示囊肿的大小、形态、部位和数目，以及囊肿与周围脏器或大血管的相互关系。可见囊肿呈圆形，边缘清楚，密度均匀，增强扫描囊肿不强化。

（四）腹腔镜检查

腹腔镜检查适用于疑难杂症病例，可在直视下观察病变，并穿刺行细胞学检查及穿刺抽液，但是腹腔镜检查属于创伤性检查，应慎重选择使用。

九、诊　　断

根据临床表现和超声检查、CT 检查、MRI 检查等结果可明确诊断。

十、鉴别诊断

肝囊肿应与包虫病、细菌性肝脓肿、肝癌及其他超声检查提示腹部囊性积液的疾病进行鉴别。

（一）包虫病

包虫病常见于畜牧业地区，是人畜共患性寄生虫病。临床表现常有压迫综合征和一系列并发症。影像学表现有"双层壁"囊肿结构，包虫免疫试验阳性。

（二）细菌性肝脓肿

细菌性肝脓肿起病急骤，有寒战、高热等感染症状，全身中毒症状较重。影像学上脓肿壁薄，有"双层壁"的特征性影像。

（三）肝癌

肝癌的临床表现为肝区疼痛，全身及消化道症状，晚期可出现恶病质。影像学表现为肝实性占位，肝癌内部回声不均匀，有包膜，预后差。

十一、现代医学治疗

（一）手术治疗

囊肿较大压迫症状明显者，主要行囊肿开窗术治疗。对于并发感染、囊内出血、囊液有胆汁者可行开窗术后置管引流。若病情局限在肝的 1 个叶，可考虑做肝叶切除。广泛的多囊肝可做肝移植。年老体弱或重要器官功能不全者不宜手术。

（二）药物治疗

单纯性囊肿无需药物治疗。多囊性肝病可选择的药物包括生长抑素类似物、熊去氧胆酸、mTOR 抑制药、血管升压素-2 受体拮抗药等，应根据患者具体情况选择。

十二、管理与护理

如果体检发现肝囊肿，应由医师评估是否需要治疗。暂时不需要治疗的肝囊肿应定期复查，复诊遵循医嘱。如出现相关症状及并发症应及时就医。

十三、小　　结

肝囊肿常是患者在体检时"意外"发现的。体检发现肝囊肿时，不必恐慌，可根据肝囊肿的大小、部位及症状进行整体评估，通常单个肝囊肿无明显临床不适，也不会导致肝功能异常，选择肝病门诊随访。在日常生活中应注意避免剧烈运动，以免发生肝囊肿破裂出血。

（陈思思　刘　梅　闫　军）

参考文献

欧洲肝脏研究协会, 2022. 欧洲肝脏研究协会囊性肝病临床实践指南(2022 年版).

第十章　肝脏恶性肿瘤

第一节　原发性肝癌

一、定　　义

原发性肝癌主要包括肝细胞癌（hepatocellular carcinoma，HCC）、肝内胆管癌（intrahepatic cholangiocarcinoma，ICC）和混合型肝细胞癌-胆管癌（combined hepatocellular-cholangiocarcinoma，cHCC-CCA）3 种病理学类型，其中 HCC 占 75%～85%、ICC 占 10%～15%。

HCC 是从肝细胞分化而来的肝脏原发恶性肿瘤，是成年人肝癌中最常见的类型，并且是肝硬化患者最常见的死亡原因。

胆管细胞癌（cholangiocarcinoma，CCA）是起源于胆道上皮的腺癌。多数 ICC 患者在就诊时已为局部晚期，故该疾病致死率很高。患者较少出现黄疸，而是常有右上腹部钝痛、体重减轻的病史。患者的碱性磷酸酶水平通常异常，而血清胆红素水平通常正常或仅有轻度升高。ICC 的生长模式包括肿块型、伴肝内胆管扩张的管周浸润型及混合型。单纯肿块型最为常见，在 ICC 中占比 60%，单纯管周浸润型和混合型各约 20%。CA19-9 和 CEA 是 ICC 研究最充分的两种标志物，但其结果受良性疾病及其他恶性肿瘤的影响，并且对早期患者的敏感性较低，故诊断效用有限。AFP 有助于鉴别 ICC 与 HCC。

2019 年 WHO 肿瘤分类系统将 cHCC-CCA 定义为在同一肿瘤中同时存在明确的肝细胞和胆管细胞分化的原发性肝癌，它被认为是共同的肝前体细胞发生了恶性转化并向两个不同细胞系分化的结果。cHCC-CCA 在有无肝硬化的患者中均可发生，该肿瘤与发生于同一肝叶内的独立或多灶性 HCC 和 ICC 不同，因为在后者 HCC 与 ICC 是彼此分离的或者是相互混合的碰撞瘤，这类肿瘤在所有原发性肝癌中占比不到 1%，其分期与治疗与 ICC 相同。

二、流行病学

（一）发病率和死亡率

原发性肝癌是全球第七常见的癌症，2020 年全球的新增病例约为 95 万例，也是全球癌症相关死亡的第 3 位原因，2020 年全球的死亡病例超过 83 万人。肝癌的 5 年生存率为 18%，是仅次于胰腺癌的第二大致死性肿瘤。

原发性肝癌的发病率和死亡率在全球多个地区不断上升，包括北美洲、拉丁美洲和欧洲中部。一篇来自美国全国癌症登记的数据分析表明，在 2007～2016 年，肝癌发病率每年增长 2%～3%。虽然肺癌、乳腺癌等其他常见肿瘤的死亡率正在降低，而肝癌的死亡率在 2013～2017 年增长了 0.6%，不过其死亡率的增长速度较之前似乎有所放缓。

（二）地理差异

全球不同地区的 HCC 发病率各有差异。据估计，全球 72% 的 HCC 病例发生在亚洲，欧洲、非洲、北美洲和拉丁美洲的病例分别占 10%、8%、5% 和 5%。我国是原发性肝癌的高发区域之一。HCC 流行程度的差异很可能归因于肝炎病毒和环境病原体暴露的地域差异。例如，相比 HCC 低发病率地区，HCC 高发病率地区的 HBV 携带者比例相对较高。

（三）性别与种族

HCC 好发于男性，男女比例约为 3∶1。尽管尚不完全明确性别分布差异的原因，但目前认为原因可能包括：肝炎病毒携带状态的差异、环境毒素的暴露以及雌激素通过抑制 IL-6 而发挥的潜在保护作用。

三、危险因素

目前已发现 HCC 的多项危险因素，肝实质损伤导致肝硬化是大多数危险因素的共性。已知的风险因素包括以下几种。

（一）肝硬化

任何病因所致肝硬化患者都有发生 HCC 的风险。据长期随访研究估计，高达 1/3 的肝硬化患者会发生 HCC，年发病率为 1%~8%。

（二）病毒性肝炎

慢性 HBV 感染与 HCC 风险增加相关。虽然没有肝硬化的慢性 HBV 感染者也会发生 HCC，但大多数 HBV 相关的 HCC 患者存在肝硬化。同样地，有肝硬化的 HBV 感染者的 HCC 年发病率高于无肝硬化的 HBV 感染者，为 3.2 例/100 人年对比 0.1 例/100 人年。

HCV 感染与 HCC 发病风险相关。HCV 相关的 HCC 几乎都发生在有晚期肝纤维化或肝硬化的感染者中。一旦 HCV 患者发生肝硬化，HCC 的发病率为每年 1%~4%。成功治疗 HCV 可降低但不能完全消除 HCC 风险。

（三）环境毒素

环境毒素可能对 HCC 的发病有一定作用，但可能不是独立的危险因素，而是与其他更常见的危险因素（例如 HBV 感染）协同发挥作用。与 HCC 相关的常见环境毒素包括以下几种。

1. 黄曲霉毒素 B_1 是一种污染粮食的真菌毒素，通过饮食摄入该物质可能诱发 HCC。

2. 咀嚼槟榔 广泛流行于亚洲某些地区的咀嚼槟榔行为可能是发生肝硬化和 HCC 的独立危险因素，该行为也与发生食管癌及头颈部鳞状细胞癌有关联。

3. 受污染的饮用水 在中国农村进行的若干研究发现，饮用沟塘水的人中 HCC 死亡率高于饮用井水的人。这些水塘常受到蓝绿色藻毒素-微囊藻毒素的污染，该毒素可能是 HCC 的强力促进因素。

（四）酒精

饮酒与肝硬化和 HCC 的相关性已得到共识，但尚不清楚酒精的致病阈剂量和持续摄入时间。酒精导致 HCC 可能是直接的毒性效应，也可能是间接效应，因为酒精是肝硬化的重要危险因素，而肝硬化是 HCC 的易感因素。酒精可与病毒性肝炎、糖尿病和肥胖等 HCC 的其他危险因素存在协同作用。

（五）代谢因素

非酒精性脂肪性肝病：非酒精性脂肪性肝病（nonalcoholic fatty liver disease，NAFLD）与 HCC 相关，特别是其中的非酒精性脂肪性肝炎（nonalcoholic steatohepatitis，NASH）相关肝硬化。NAFLD 在西方国家是一个重要的 HCC 危险因素，在我国也越来越常见。据估计，NASH 相关肝硬化患者的 HCC 年发病率为 1%~2%。

流行病学研究显示，糖尿病与 HCC 可能相关，多篇系统评价和荟萃分析也发现了这种关联。但应谨慎解读糖尿病与 HCC 之间的关系。很多情况下，发生葡萄糖耐受不良是因为出现了肝硬化，所以在这种情况下糖尿病的诊断可能意味着存在肝硬化，而肝硬化能增加 HCC 的风险。此外，很多糖尿病患者也有 NAFLD，该情况也与 HCC 的风险增加相关。

（六）遗传易感性

一些遗传疾病与 HCC 的发生相关，例如铁过载、α_1-抗胰蛋白酶缺乏症和急性间歇性卟啉病等。

四、临床表现

除与慢性肝病相关的症状外，发生 HCC 的患者通常无其他症状。若之前为代偿性肝硬化的患者出现失代偿表现时，如腹水、脑病、黄疸或静脉曲张破裂出血，则应增加对 HCC 的怀疑，这些并发症通常与肿瘤扩散至肝静脉或肝门静脉，或肿瘤引起的动静脉分流有关。部分患者可能存在轻度至中度的上腹疼痛、体重减轻、早饱或上腹部可触及的肿块，这些症状通常提示进展期病变。其他少见的表现包括腹泻、骨痛、呼吸困难、发热及皮肌炎和落叶型天疱疮等皮肤特征。

血清 AFP 是目前诊断肝癌和疗效监测常用

且重要的指标。在排除妊娠、慢性或活动性肝病、生殖腺胚胎源性肿瘤及消化道肿瘤后，血清 AFP≥400μg/L 高度提示肝癌；血清 AFP 轻度升高者，应结合影像学检查或进行动态观察，并与肝功能变化对比分析。异常凝血酶原、血浆游离微小核糖核酸（microRNA，miRNA）和血清 AFP 异质体亦可作为肝癌早期诊断的标志物，特别是对于血清 AFP 阴性人群。基于性别、年龄、AFP、PIVKA Ⅱ 和 AFP-L3 构建的 GALAD 模型诊断早期肝癌的灵敏度和特异度分别为 85.6% 和 93.3%，有助于 AFP 阴性肝癌的早期诊断。目前已有基于中国人群大样本数据的优化类 GALAD 模型用于肝癌中的早期诊断。基于 7 个微 RNA（miRNA）的检测试剂盒诊断肝癌的灵敏度和特异度分别为 86.1% 和 76.8%，诊断 AFP 阴性肝癌的灵敏度和特异度分别为 77.7% 和 84.5%。

五、实验室检查

（一）影像学检查

各种影像学检查手段各有特点，应强调综合应用、优势互补、全面评估。

1. 超声显像 超声显像具有便捷、实时、无创和无放射辐射等优势，是临床最常用的肝脏影像学检查方法。常规灰阶超声显像可早期、灵敏地检出肝内占位性病变，鉴别其是囊性还是实质性，初步判断良性或恶性。同时，灰阶超声显像可全面筛查肝内或腹腔其他器官是否有转移灶、肝内血管及胆管侵犯情况等。彩色多普勒血流成像可观察病灶血供状况，辅助判断病灶良、恶性，显示病灶与肝内重要血管的毗邻关系及有无肝内血管侵犯。超声造影检查可实时动态观察肝脏肿瘤血流灌注的变化、鉴别诊断不同性质的肝脏肿瘤、术中可灵敏地检出隐匿性的小病灶、实时引导局部治疗、术后评估肝癌局部治疗的效果等。

2. CT 和 MRI 动态增强 CT 和多参数 MRI 扫描是肝脏超声和（或）血清 AFP 筛查异常者明确诊断的首选影像学检查方法。CT 和 MRI（钆喷酸葡胺/钆贝葡胺）动态增强 3 期扫描包括动脉晚期（门静脉开始强化；通常注射对比剂后 35s 左右扫描）、门静脉期（门静脉已完全强化；肝静脉可见对比剂充盈；肝实质通常达到强化峰值；通常注射对比剂后 60～90s 扫描）、延迟期（肝门静脉、

肝静脉均有强化但低于门静脉期；肝实质可见强化但低于门静脉期；通常注射对比剂后 3min 扫描）。肝癌影像学诊断的主要依据为动态增强扫描的"快进快出"强化方式。动态增强 CT 和多参数 MRI 动脉期（主要在动脉晚期）肝脏肿瘤呈均匀或不均匀明显强化，门静脉期和（或）延迟期肝脏肿瘤强化低于肝实质。"快进"在动脉晚期观察，为非环形强化；"快出"在门静脉期及延迟期观察，为非周边廓清。

肝细胞特异性磁共振对比剂［钆塞酸二钠（Gd-EOB-DTPA）］动态增强 4 期扫描包括：动脉晚期、门静脉期、移行期（肝脏血管和肝实质信号强度相同；肝脏强化是由细胞内及细胞外协同作用产生；通常在注射 Gd-EOB-DTPA 后 2～5min 扫描）、肝胆特异期（肝脏实质信号高于肝血管；对比剂经由胆管系统排泄；通常在注射 Gd-EOB-DTPA 后 20min 扫描）。Gd-EOB-DTPA 仅能在门静脉期观察"快出"征象，移行期及肝胆特异期"快出"征象可作为辅助诊断恶性征象。Gd-EOB-DTPA 增强 MRI 检查结果显示肝脏肿瘤动脉期明显强化，门静脉期强化低于肝实质，肝胆特异期常呈明显低信号。5%～12% 分化较好的小肝癌，肝胆特异期可呈吸收对比剂的稍高信号。

目前肝脏 CT 平扫及动态增强扫描除常应用于肝癌的临床诊断及分期外，也应用于肝癌局部治疗的效果评价，特别是对于观察 TACE 后碘油沉积状况有优势。基于术前 CT 的影像组学技术亦可用于预测首次 TACE 治疗的效果。同时，借助 CT 后处理技术可进行三维血管重建、肝脏体积和肝脏肿瘤体积测量、肺脏和骨骼等其他器官组织转移评价，已广泛应用于临床。

肝脏多参数 MRI 具有无辐射影响、组织分辨率高、可多方位多序列多参数成像等优势，且具有形态结合功能（包括弥散加权成像等）综合成像技术能力，已成为肝癌临床检出、诊断、分期和疗效评价的优选影像学技术。多参数 MRI 扫描尤其适用于诊断肿瘤最大径≤2.0cm 的肝癌，强调尚需结合其他征象（如包膜样强化、T2WI 中等信号和弥散受限等）及超阈值增长（6 个月病灶最大径增大 50%）进行综合判断。多参数 MRI 在评价肝癌是否侵犯肝门静脉、肝静脉主干及其分支和腹腔或腹膜后间隙淋巴结转移等方面，较动态增

强 CT 具有优势。采用多参数 MRI 扫描评价肝癌局部治疗效果时，推荐使用改良实体肿瘤反应评估标准（modified response evaluation criteria in solid tumors，mRECIST）加 T2WI 及弥散加权成像进行综合判断。

Gd-EOB-DTPA 增强 MRI 检查联合肝胆特异期低信号、动脉期强化和弥散受限征象，可提高最大径<1.0cm 肝癌的诊断灵敏度，尤其对于肝硬化患者，强烈推荐采用该方法，同时有助于鉴别高度异型增生结节等癌前病变。

基于肝癌 CT 和（或）MRI 临床数据挖掘建立的融合模型有助于选择治疗方案、评估和预测治疗效果、帮助改善临床决策。影像学征象在术前预测肝癌微血管侵犯（microvascular invasion，MVI）的特异度高但灵敏度较低，列线图及影像组学模型是术前预测 MVI 的可能突破点。

3. 数字减影血管造影（digital subtraction angiography，DSA） DSA 是一种微创性检查，经选择性或超选择性肝动脉进行 DSA 检查，该技术更多地被用于肝癌局部治疗或肝癌自发破裂出血的治疗等。DSA 检查可显示肝脏肿瘤血管及肝脏肿瘤染色，还可明确显示肝脏肿瘤数目、大小及其血供情况。

4. 核医学影像学检查 正电子发射计算机断层成像（positron emission tomography-CT，PET-CT）对肝癌的诊断灵敏度和特异度有限，可作为其他影像学检查的辅助和补充。但它在肝癌的分期和疗效评价等方面有优势，包括：①对肿瘤进行分期，通过一次检查能够全面评价有无淋巴结转移及远处器官的转移。②再分期，因 PET-CT 功能影像不受解剖结构的影响，可准确显示解剖结构发生变化后或解剖结构复杂部位的复发转移灶。③对抑制肿瘤活性靶向药物的疗效评价更加灵敏、准确。④指导放疗生物靶区的勾画、确定穿刺活检部位。⑤评价肿瘤的恶性程度和预后。

单光子发射计算机断层成像（single photon emission computed tomography-CT，SPECT-CT）已逐渐替代 SPECT 成为核医学单光子显像的主流设备，选择全身平面显像所发现的病灶，再进行局部 SPECT-CT 融合影像检查，可同时获得病灶部位的 SPECT 和诊断 CT 图像，诊断准确性得以显著提高。

5. 正电子发射计算机断层磁共振成像（posi- tron emission tomography-MRI，PET-MRI） 一次 PET-MRI 检查可同时获得疾病解剖与功能信息，从而提高肝癌诊断的灵敏度。

（二）肝组织病理检查

具有典型肝癌影像学特征的肝脏占位性病变，符合肝癌临床诊断标准的患者，通常不需要以诊断为目的的肝病灶穿刺活检，特别是对于具有外科手术指征的肝癌患者。能够手术切除或准备肝移植的肝癌患者，不建议术前行肝病灶穿刺活检，以减少肝肿瘤破裂出血、播散的风险。对于缺乏典型肝癌影像学特征的肝脏占位性病变，肝病灶穿刺活检可获得明确的病理学诊断。肝病灶穿刺活检可明确病灶性质及肝癌分子分型，为了给明确肝病病因、指导治疗、判断预后和进行研究提供有价值的信息，应根据肝病灶穿刺活检的患者受益、潜在风险及医师操作经验综合评估穿刺活检的必要性。

肝病灶穿刺活检通常在超声或 CT 引导下进行，可采用 18G 或 16G 肝穿刺空芯针获得病灶组织，其主要风险是可能引起出血和肿瘤针道种植转移。因此，术前应检查血小板和出凝血功能，对于有严重出血倾向的患者，应避免肝病灶穿刺活检。穿刺路径应尽可能经过正常肝组织，避免直接穿刺肝脏表面结节。穿刺部位应选择影像学检查显示肿瘤活跃的肿瘤内和肿瘤旁，取材后肉眼观察取材的完整性，以提高诊断准确率。另外，受病灶大小、部位深浅等多种因素影响，肝病灶穿刺病理学诊断存在一定的假阴性率，特别是对于最大径≤2cm 的病灶，假阴性率较高。因此，肝病灶穿刺活检阴性结果并不能完全排除肝癌的可能，仍需观察和定期随访。对于活检组织取样过少、病理学检查结果阴性但临床上高度怀疑肝癌的患者，可重复进行肝病灶穿刺活检或密切随访。

六、临床诊断标准及路线图

结合肝癌发生的高危因素、影像学特征及血清学分子标志物，依照路线图的步骤对肝癌进行临床诊断（图 2-10-1）。

有 HBV 或 HCV 感染或由任何原因引起肝硬化者，至少每隔 6 个月进行 1 次超声检查及血清 AFP 检测；发现肝内最大径≤2cm 结节后，应行多参数 MRI、动态增强 CT、超声造影或肝细胞

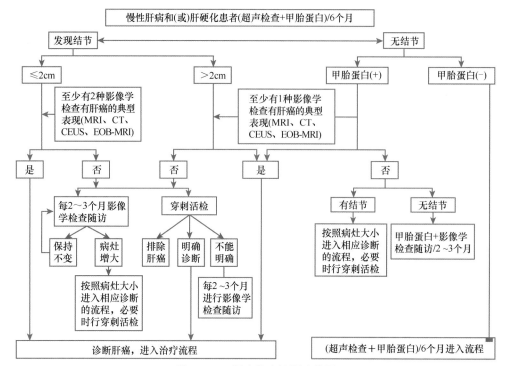

图 2-10-1　肝癌临床诊断路线图

特异性对比剂 Gd-EOB-DTPA 增强 MRI 4 项检查，其中至少有 2 项显示动脉期病灶明显强化、门静脉期和（或）延迟期肝内病灶强化低于肝实质即"快进快出"的肝癌典型特征，则可作出肝癌的临床诊断；发现肝内最大径＞2cm 结节后，则上述 4 种影像学检查中只要有 1 项典型的肝癌特征，即可临床诊断为肝癌。

有 HBV 或 HCV 感染或任何原因引起的肝硬化者，随访发现肝内最大径≤2cm 的结节，若上述 4 种影像学检查中无或仅有 1 项检查有典型的肝癌特征，可行肝病灶穿刺活检或每 2～3 个月 1 次的影像学检查随访，并结合血清 AFP 水平以明确诊断；对于发现肝内最大径＞2cm 的结节，上述 4 种影像学检查无典型的肝癌特征者，则需进行肝病灶穿刺活检或每 2～3 个月 1 次的影像学检查随访并结合血清 AFP 水平以明确诊断。

有 HBV 或 HCV 感染或任何原因引起的肝硬化者，如血清 AFP 升高，特别是持续升高，应行影像学检查以明确肝癌诊断，上述 4 种影像学检查中只要有 1 项检查有典型的肝癌特征，即可临床诊断为肝癌；如未发现肝内结节，在排除妊娠、慢性或活动性肝病、生殖腺胚胎源性肿瘤及消化道肿瘤的前提下，应密切随访血清 AFP 水平及每 2～3 个月进行 1 次影像学复查。

七、鉴别诊断

发现肝癌有时需与下列疾病相鉴别。

（一）肝转移癌

肝转移癌大多为多发性结节，影像学上多无肝硬化的表现；血清 AFP 多呈阴性，但其他血清标志物，如癌胚抗原、糖类抗原 CA19-9 可阳性；胸腹部 CT、胃镜、肠镜等检查可能发现原发肿瘤；必要时可应用 PET-CT 发现原发癌；肝穿刺活检有助于鉴别原发性肝癌和转移性肝癌。

（二）肝硬化、慢性肝炎

需要鉴别的主要有两种情况：① AFP 升高。慢性肝炎活动可引起 AFP 升高，但多伴有血清转氨酶升高，随着肝炎活动的恢复，转氨酶恢复正常，AFP 可逐渐下降，并恢复正常；肝癌引起的 AFP 升高，血清 AFP 水平会逐步升高，不随肝功能的恢复而下降。通过同期检测 AFP 和肝功能多可鉴别。②肝硬化结节。肝硬化结节有时和小肝癌难以鉴别，如超声检查可表现肝内低回声结节或高回声结节；CT 表现为低密度占位。通过增强 CT 或 MRI，以及超声造影，根据结节的血供情况可资鉴别。

（三）肝脓肿

肝脓肿临床表现为发热、肝区疼痛和压痛明显，白细胞总数及中性粒细胞增高，超声检查常可发现脓肿的液性暗区，四周多有较厚的炎症反应区，增强 CT 可见到肿块周边的炎症反应带。在超声导引下诊断性肝穿刺或抗菌药物试验性治疗有助于确诊。

（四）肝脏良恶性肿瘤或病变

肝脏良恶性肿瘤或病变如肝海绵状血管瘤、肝细胞腺瘤、炎性假瘤、局灶性结节样增生等良性病变，或邻近肝脏部位的肿瘤，如胆囊癌、结肠肝曲癌、胃癌、肾上腺肿瘤等和肝癌相鉴别。鉴别主要依赖影像学，如超声造影、增强 CT 或 MRI 检查。有时需要穿刺活检或剖腹探查方能确诊。详见肝良性肿瘤节。

八、分　　期

肿瘤的分期对于预后评估和治疗选择非常关键。ICC 的分期主要为 TNM 分期系统。相比之下，HCC 目前已有多种分期系统，包括 TNM 分期、巴塞罗那临床肝癌分期（Barcelona Clinic Liver Cancer，BCLC）、意大利肝癌项目（Cancer of the Liver Italian Program，CLIP）评分等，但尚未有一种得到普遍应用。肝癌大小、肿瘤侵袭范围、是否存在转移以及患者基础肝病的严重程度被认为是肝癌患者预后的重要决定因素，上述分期或评分系统以不同方式纳入了这些因素。2017 年第 8 版肝癌 TNM 分期系统根据肿瘤大小和微血管侵犯情况细分原发性肿瘤，其区分不同分期肿瘤预后的潜能已在接受切除术的患者中得到验证。BCLC 分期系统包含 5 个期别，根据原发灶的范围、患者体能状态、血管侵犯情况和肝外扩散情况进行划分。CLIP 评分结合了肝癌相关特征（肿瘤的肉眼形态、AFP 水平及是否存在门静脉血栓）与肝硬化严重程度指数。中国肝癌分期方案（China Liver Cancer Staging，CNLC）以患者体力活动状态、肝肿瘤和肝功能情况为依据，分为 Ⅰa 期、Ⅰb 期、Ⅱa 期、Ⅱb 期、Ⅲa 期、Ⅲb 期、Ⅳ 期。

九、治　　疗

肝癌治疗领域的特点是多学科参与、多种治疗方法共存，常见治疗方法包括肝切除术、肝移植术、消融治疗、TACE、放疗、系统抗肿瘤治疗等多种手段，针对不同分期的肝癌患者，选择合理的治疗方法可使疗效最大化。

（一）外科治疗

肝癌的外科治疗是肝癌患者获得长期生存的重要手段，主要包括肝切除术和肝移植术。

肝切除术是肝癌患者获得长期生存的重要手段。肝切除术的原则是完整切除肿瘤并保留足够体积且有功能的肝脏组织，因此完善的术前肝脏储备功能评估与肿瘤学评估非常重要。一般认为肝功能 Child-Pugh 评分 A 级、ICGR15＜30% 是实施手术切除的必要条件；余肝体积需占标准肝脏体积的 40% 以上（伴有慢性肝病、肝实质损伤或肝硬化者）或 30% 以上（无肝纤维化或肝硬化者），亦是实施手术切除的必要条件。有肝功能损害者，则需保留更多的余肝体积。术前评估还包括肝硬度值、门静脉高压程度的测定等。肝脏储备功能良好的 CNLCⅠa、Ⅰb 和 Ⅱa 期肝癌的首选治疗方式为手术切除。CNLCⅡb 期和Ⅲa 期肝癌患者不宜首选手术切除，但部分患者经谨慎的术前多学科评估后，仍有机会从手术切除中获益。肝切除时常采用入肝（肝动脉和肝门静脉）和出肝（肝静脉）血流控制技术；术前三维可视化技术有助于提高肝切除的准确性；腹腔镜技术有助于减少手术创伤，但对于巨大肝癌、多发肝癌、位于困难部位及中央区紧邻重要管道的肝癌和肝癌合并重度肝硬化者，建议经严格选择后由经验丰富的医师实施手术。对于潜在可切除的肝癌，建议采用多模式、高强度的治疗策略促其转化。对于余肝体积较小的患者，可采用 ALPPS 或 PVE，使余肝代偿性增生，提高切除率。肝癌术后辅助治疗以减少复发为主要目标，TACE 可使具有术后高复发风险的患者减少复发、延长生存。此外，术后使用核苷（酸）类似物抗-HBV 治疗和 IFN-α 等亦有抑制复发、延长生存的作用。围手术期单独或联合使用系统抗肿瘤治疗和局部治疗的应用策略正在积极探索中。

肝移植是肝癌根治性治疗手段之一，尤其适用于肝功能失代偿、不适合手术切除及消融治疗的小肝癌患者。推荐 UCSF 标准作为中国肝癌肝移植适应证标准。肝癌肝移植术后早期撤除或无激素方案、减少肝移植后早期钙调磷酸酶抑制药的用量、采用以 mTOR 抑制药（如雷帕霉素、依维莫司）为主的免疫抑制方案等，有助于减少肿瘤复发，提高生存率。肝癌肝移植术后一旦肿瘤复发、转移，病情进展迅速，在多学科诊疗基础上的综合治疗，可能延长患者的生存时间。

（二）消融治疗

消融治疗适用于 CNLC I a 期及部分 I b 期肝癌（即单个肿瘤、最大径≤5cm，或 2～3 个肿瘤、最大径≤3cm），可以获得根治性的治疗效果。对于能手术切除的最大径为 3～7cm 的单发肿瘤或多发肿瘤，可联合 TACE 治疗。对于最大径≤3cm 的肝癌患者，消融治疗的无瘤生存率和总体生存率类似或稍低于手术切除，但并发症发生率、住院时间低于手术切除。对于单个最大径≤2cm 的肝癌，消融治疗的疗效类似于手术切除，特别是中央型肝癌。射频消融与 MWA 在局部疗效、并发症发生率以及远期生存方面，两者无显著差异，可以根据肿瘤的大小、位置来选择。PEI 对最大径≤2cm 的肝癌远期疗效与 RFA 类似。PEI 的优点是安全，特别适用于癌灶贴近肝门、胆囊及胃肠道组织等高危部位，但需要多次、多点穿刺以实现药物在瘤内弥散。消融治疗后应定期复查动态增强 CT、多参数 MRI 扫描、超声造影和血清学肿瘤标志物，以评价消融效果。

（三）TACE

TACE 是肝癌常用的非手术治疗方法，主要适用于 CNLC II b、III a 和部分 III b 期肝癌患者。提倡精细 TACE，以减少因肿瘤异质性导致 TACE 疗效的差异。TACE（包括 cTACE 和 DEB-TACE）必须遵循规范化和个体化的方案。提倡 TACE 联合消融治疗、放疗、外科手术、分子靶向药、免疫治疗和抗病毒治疗等综合治疗，以进一步提高 TACE 疗效。对于肝癌伴肝门静脉主干或一级分支的癌栓，可以在 TACE 基础上联合使用肝门静脉内支架置入术联合 ^{125}I 粒子治疗或直接穿刺植入 ^{125}I 粒子进行治疗。

（四）放疗

CNLC III a 期肝癌患者，合并可切除肝门静脉癌栓时，可行术前新辅助放疗或术后辅助放疗，延长生存期；对于不能手术切除者，可行姑息性放疗，或放疗与 TACE 等联合治疗，延长患者生存期。CNLC III b 期肝癌患者，合并部分寡转移灶时，可行 SBRT 放疗，延长生存期；外放疗亦可减轻淋巴结、肺、骨、脑或肾上腺转移所致疼痛、梗阻或出血等症状。部分患者可通过放疗转化获得手术切除的机会。肝脏肿瘤照射剂量：立体定向放疗一般推荐≥45～60Gy/3～10Fx，常规分割放疗一般为 50～75Gy，照射剂量与患者生存密切相关。部分肝内病灶或肝外转移灶可行低分割放疗，以提高单次剂量、缩短放疗时间。正常组织的耐受剂量必须考虑放疗分割方式、肝功能 Child-Pugh 分级、正常肝（肝脏-肿瘤）体积、胃肠道淤血和凝血功能状况等。IGRT 优于三维适形放疗或调强放疗，立体定向放疗必须在 IGRT 下进行。内放疗是肝癌局部治疗的一种方法。

（五）系统抗肿瘤治疗

系统抗肿瘤治疗的适应证：CNLC III a、III b 期肝癌患者；不适合手术切除或 TACE 治疗的 CNLC II b 期肝癌患者；TACE 治疗抵抗或 TACE 治疗失败的肝癌患者。一线抗肿瘤治疗方案可以选择阿替利珠单抗联合贝伐珠单抗、信迪利单抗联合贝伐珠单抗类似物、多纳非尼、仑伐替尼、索拉非尼或含奥沙利铂的系统化疗。二线抗肿瘤治疗方案，在我国可以选择瑞戈非尼、阿帕替尼、帕博利珠单抗、卡瑞利珠单抗或替雷利珠单抗。根据病情需要，可应用中医中药，如淫羊藿素软胶囊、槐耳颗粒等。在抗肿瘤治疗的同时，抗病毒治疗应贯穿治疗全过程，同时酌情进行保肝利胆、支持对症治疗等。

（魏乔欣 刘 梅 段钟平）

参 考 文 献

中华人民共和国国家卫生健康委员会医政医管局, 2022. 原发性肝癌诊疗指南 (2022 年版). 中华消化外科杂志, 21(2): 143-168.

Forner A, Llovet JM, Bruix J, 2012. Hepatocellular carcinoma. Lancet, 379(9822): 1245-1255.

McGlynn KA, Petrick JL, El-Serag HB, 2021. Epidemiology of hepatocellular carcinoma. Hepatology, 73 Suppl 1(Suppl 1): 4-13.

Sugano S, Miyoshi K, Suzuki T, et al, 1994. Intrahepatic arteriovenous shunting due to hepatocellular carcinoma and cirrhosis, and its change by transcatheter arterial embolization. Am J Gastroenterol, 89(2): 184-188.

第二节　继发性肝癌

一、定　　义

肝脏是转移性癌症扩散的常见部位,仅次于淋巴结。继发性肝癌指全身其他部位的恶性肿瘤,通过血液转移至肝脏,或邻近器官肿瘤直接侵犯肝脏,在肝脏形成单发或多个病灶,以腹部内脏癌肿,如结直肠癌、胃癌、胰胆管癌、肾癌、卵巢癌多见;腹部外脏器,如乳腺、肺、鼻咽等部位癌肿也可转移至肝脏。此外,胆囊(管)、胃、肾上腺与肝脏毗邻,癌症容易直接侵犯肝脏,形成浸润转移。

二、临床表现

大多数患者有原发癌肿引起的症状,而肝脏本身的症状并不明显。也有部分患者以肝区疼痛、上腹肿块,甚至黄疸、腹水等继发性肝癌的症状起病。少部分患者原发病灶来源不明。

三、辅助检查

(一)肿瘤标志物检查

血清肿瘤标志物有助于继发性肝癌的诊断,甲胎蛋白(AFP)多为阴性,部分胃肠道癌生殖腺癌肿瘤肝转移可伴有 AFP 升高。

(二)影像学检查

1. 超声　肝内单发或多发结节,可为低回声、强回声或不均匀回声,呈"牛眼征"改变。

2. CT

(1)平扫:肝内单发或多发圆形或分叶状肿块,大多表现为低密度,多在低密度病变内存在更低密度区域,从而显示为同心圆状或等高线状双重轮廓为其特征,边界多为模糊不清。

(2)增强:肿瘤强化,境界清楚,中央密度多低于周围部,肿瘤边缘可显示环形不规则强化,部分可见"牛眼征",表现为病灶中心为低密度,边缘为高密度强化,最外层密度又低于肝实质。

(3)少数如宫颈癌、食管癌等肝转移性肿瘤内部几乎全部坏死,液化表现为囊性密度,壁较厚或有不规则强化。此外,如大肠癌、卵巢癌等的肝转移性肿瘤也可合并有钙化,表现为点状、斑块状、羽毛状的高密度灶。

3. MRI　对较小的转移癌也比较敏感,T_2 加权像多表现为高信号。诊断关键在于明确原发病灶。大多数患者有原发癌肿的病史。首次发现继发性肝癌患者通过影像学和内镜检查多可以查明原发病灶;对原发灶不明者,可行 PET-CT 全身扫描检查,以提供原发病灶线索。

四、诊　　断

大多数患者根据肝外原发性癌肿的病史,结合肿瘤标志物、典型的影像学特征可作出诊断。诊断不明的患者,肝肿瘤组织病理活检及免疫组化结果,有助于发现原发癌肿的来源。

五、治　　疗

如仅为孤立的转移灶或者多发转移结节局限于肝脏一叶,原发癌灶又可切除者,可与原发性癌肿同期或二期手术切除。如原发灶切除后出现肝转移的患者,局部病灶符合切除条件,无其他部位转移,首选手术切除。继发性肝癌患者肝脏一般无基础疾病,可耐受较大范围的肝切除。肝切除后剩余肝脏体积不足的患者,术前门静脉栓塞(PVE),可使剩余肝叶代偿性增生,使原先无法耐受肝切除术的患者能接受手术切除,或者采用联合肝实质分割和肝门静脉分支结扎的分阶段肝切除术。手术无法切除的局限性肝转移灶(病灶<3cm,数目≤3),可行局部消融治疗。

手术无法切除,不能局部消融治疗的患者,根据患者情况及原发癌的病理性质,选用全身化疗、分子靶向治疗、经肝动脉介入治疗、放疗等治疗。部分患者肝转移灶经过"转化治疗",可再次切除。

六、预　　后

出现肝转移,提示原发病灶的扩散,预后不

佳。随着医学技术的发展，尤其是外科技术进步、局部消融、新的化疗药物、靶向治疗、多学科诊治的出现，继发性肝癌患者预后较以前已大为改善。

（魏乔欣　刘　梅　段钟平）

参考文献

林果为，王吉耀，葛均波，2017. 实用内科学. 15 版. 北京：人民卫生出版社.

Rashidian N, Alseidi A, Kirks RC, 2020. Cancers metastatic to the liver. Surg Clin North Am, 100(3): 551-563.

第三节　肝脏其他恶性肿瘤

肝母细胞瘤

内容提要

- 一、定义
- 二、流行病学
- 三、病因及发病机制
- 四、临床表现
- 五、辅助检查
- 六、诊断
- 七、鉴别诊断
- 八、危险度分层
- 九、治疗
- 十、随访

一、定　　义

肝母细胞瘤（hepatoblastoma，HB）是一种少见的肝脏恶性肿瘤，占所有儿童恶性肿瘤的 0.8%～2.0%。HB 发病隐匿，临床症状多不典型，通常以腹部包块为主要临床表现。相对于其他恶性实体瘤，HB 预后相对较好，早期可切除的 HB 患者无瘤生存率可超过 90%。

二、流行病学

HB 是儿童时期最常见的原发性肝脏恶性肿瘤，年发病率为（1.2～1.5）/100 万。HB 好发于 5 岁以下的儿童，男童发病率略高于女童。据美国国立癌症研究所的肿瘤监测、流行病学和结果数据库显示，1 岁以下儿童 HB 的年发病率为 11.0/百万，1～4 岁儿童为 5.3/百万，5 岁以上儿童患病率明显下降。

三、病因及发病机制

肝母细胞瘤的病因及发病机制尚不明确。肝母细胞瘤是胚胎性肿瘤，起源于原始肝细胞前体细胞，该细胞具有多向分化潜力。有些遗传疾病和先天因素与肝母细胞瘤的发生风险有关，如贝-维综合征、家族性腺瘤性息肉病等。

四、临床表现

在儿童中，肝母细胞瘤没有特异性表现，通常表现为肝脏中的无症状肿块，但可能伴有非特异性症状，如腹痛、恶心或呕吐。肝母细胞瘤通常出现在健康的肝脏中，不受潜在疾病的影响，大肿瘤可能并发破裂和出血。患者肝功能通常正常，很少出现黄疸和凝血异常。

五、辅 助 检 查

（一）实验室检查

实验室检查结果通常无特异性，肝功能指标通常正常或仅轻度升高，其他常见的实验室异常包括贫血和血小板增多。少数患者异位产生促肾上腺皮质激素和甲状旁腺激素相关蛋白，导致电解质紊乱和高钙血症。

（二）肿瘤标志物检查

AFP 是 HB 重要的肿瘤标志物。AFP 在 HB 的早期诊断、手术效果评估和术后复发预测等方面有重要价值。90% 的患儿诊断时 AFP 水平升高，肿瘤完全切除后 AFP 降至正常，肿瘤复发时 AFP 水平升高，但约 5% 的患儿 AFP 无明显升高，甚至低于正常。

（三）影像学检查

CT 平扫时表现为低密度或等密度病变，多数边界清晰光滑，少数边界模糊，具有"十多、一低、一少"的特点。"十多"即病灶发生于右叶者多、单发者多、外生性生长者多、病灶有假包膜者多、发生坏死出血者多、病灶出现钙化者多、病灶发生囊变者多、男性发病多及混合型多；"一低"即 CT 平扫或增强时病灶密度始终低于肝实质；"一少"即本病合并肝硬化者少见，肿瘤周围肝组织多正常，本组病理均无合并肝硬化表现。由于无电离辐射及更高的空间分辨率，MRI 相对 CT 在 HB 的分期诊断上更加准确，在其他很多方面也优于CT，如无组织损伤、成像多方位等。MRI平扫病灶表现为肝内实性或混杂包块，呈类圆形或分叶状，包块边界清晰者多见，T1WI低-等信号，较大的病灶因为内部多出现出血、坏死而表现为混杂信号。T2WI等-高信号，可见瘤体内多个细小囊变状高信号，周围信号较低或等信号。增强后包块内部不均匀强化，有时瘤体内可因血窦扩张而出现类似"石榴样"改变，及T2WI瘤内出现多发小囊状高信号影。部分病灶伴周围晕环状强化，这些晕环状强化的强化方式有时与肝血管瘤类似，但后者强化时间长且出血常见，随弛豫时间的延长呈逐渐增强的"灯泡征"表现，而前者消散较快。

（四）病理检查

上皮细胞的分化和有无间叶成分是HB分型的两大关键因素。根据2010年消化系统肿瘤WHO分类，将HB分为2大类6亚型。

一类为完全上皮型，分4个亚型。①单纯胎儿型：此组织类型预后良好，属极低危型。②混合胎儿及胚胎型：胚胎型细胞经常与胎儿型细胞混合出现，此类型预后中等。③粗梁型：肿瘤细胞呈粗梁状排列，与肝细胞癌的粗梁型类似，但含有HB的胎儿或胚胎细胞。④小细胞未分化型：以新生儿及小婴儿多见，此类型患者血清AFP可以不升高，预后更差。

另一类为混合上皮及间叶型，分为2个亚型。①不伴畸胎间叶成分的混合型，最常见的间叶成分有骨样组织、软骨、横纹肌及神经组织等。②伴有畸胎瘤特征的混合型，指HB中出现经典混合型看不到的非肝来源的上皮成分，如原始外胚层、神经管、鳞状上皮等异源性成分。

六、诊 断

肝母细胞瘤早期症状不明显，通常有明显的症状时肿瘤体积已经较大。诊断标准如下：儿童伴有腹部包块，存在典型的肝母细胞瘤影像学表现及血清甲胎蛋白异常升高；腹部CT典型影像学表现为肝内单发或多发的以实性为主的软组织包块，血供丰富，可侵犯重要血管，可见钙化灶及囊性坏死；腹部超声显示单发实质性包块，少数病例为多发病灶，病灶边缘清晰，回声轻度增强。

依据切除肿瘤或穿刺取样后的病理检查结果可确诊肝母细胞瘤。

七、鉴别诊断

（一）婴儿型肝脏血管内皮瘤

婴儿型肝脏血管内皮瘤是儿童中常见的肝脏良性肿瘤，多发于出生后6个月以下的婴儿。医师可通过CT平扫来鉴别，血清AFP水平也可作为鉴别诊断的辅助依据。

（二）肝脏生殖细胞肿瘤

原发的儿童肝脏生殖细胞肿瘤非常罕见。有的患者可能会出现血清甲胎蛋白水平升高，可能与肝母细胞瘤混淆。医师需要通过病理学检查来鉴别。

（三）肝间叶性错构瘤

肝间叶性错构瘤是一种罕见的肝脏良性肿瘤，多发生于5岁以下的儿童，大多数患儿的确诊年龄在2岁以下。肝间叶性错构瘤通常不伴有血清AFP水平升高，组织病理学也和肝母细胞瘤非常不同，可据此鉴别。

（四）胆管细胞癌

胆管细胞癌在儿童中很罕见，其组织往往表现为典型的腺癌结构，促纤维增生明显。根据病理学检查较易与胆管母细胞型肝母细胞瘤区分。

（五）其他恶性肿瘤的肝转移

有些恶性肿瘤的肝转移容易与小细胞未分化型肝母细胞瘤混淆，如神经母细胞瘤、淋巴瘤、尤因肉瘤、胚胎性横纹肌肉瘤和促结缔组织增生性小圆细胞肿瘤等。可以通过以下几个方面来鉴别。

1. 肿瘤发生部位。如果影像学检查可明确肿瘤位于肝脏内，则肝母细胞瘤的可能性大。

2. 肝细胞分化痕迹。如果样本里能找到少量胞质内糖原、脂质空泡或胆色素，则肝母细胞瘤的可能性大。

3. 如果能找到髓外造血细胞，则肝母细胞瘤的可能性大。

4. 通过免疫组织化学、电镜检查等检查来协助诊断。

八、危险度分层

PRETEXT分期（详见《儿童肝母细胞瘤多

学科诊疗专家共识》)、Evans 分期（详见《儿童肝母细胞瘤多学科诊疗专家共识》）、诊断时 AFP 水平、病理亚型、是否存在远处转移等因素是评估 HB 预后的重要因素。综合 SIOPEL 及 COG 协作组的危险度分层标准（详见《儿童肝母细胞瘤多学科诊疗专家共识》），并结合我国实际情况，将初诊 HB 患儿分为极低危组、低危组、中危组和高危组（表 2-10-1）。

表 2-10-1　HB 危险度分组

分组	AFP（ng/ml）	PRETEXT	COG 分期	病理分型	P+/V+/M+/E+/H+/N+	备注
极低危组			I 期	分化良好的单纯胎儿型		须同时满足 2 个条件
低危组①	≥100	I 或 II 期			均未累及	须 3 者同时满足
②		I 或 II 期		非单纯胎儿型和非 SUC 型		须 2 者同时满足
中危组①		III 期				
②			I 或 II 期	SUC 型		须 2 者同时满足
③		III 期				
高危组①	<100					满足任何一条即可
②		IV 期				
③			IV 期			
④					P+/V+	

九、治　疗

肝母细胞瘤的治疗主要是手术结合化疗。若可直接手术则可先手术后根据需要化疗，不可直接手术的可先进行化疗后进行延期手术。少数情况下需要肝移植或介入等手段干预。肝母细胞瘤在治疗前，一定要综合评估，如果患儿有远处转移，需要先给予化疗。

（一）手术治疗

如果患儿病情满足初诊手术切除指征，则可先手术，再根据需要进行化疗。如果不满足初诊手术切除指征，则先进行新辅助化疗，待肿瘤满足延期手术指征后，再进行手术。

1. 初诊手术切除治疗　肝母细胞瘤初诊手术切除指征如下：经影像学评估，残存肝脏组织大于原体积的 35%，功能能够满足代谢需要；PRETEXT I、II 期的单发肿瘤病灶，距离重要血管有足够间隙（≥1cm）；预计镜下残留（COG II 期）无需二次手术。

2. 延期手术治疗　肝母细胞瘤延期手术指征如下：PRETEXT III 期、IV 期的患儿，在活组织检查明确诊断先行新辅助化疗后，再行延期手术；化疗后评估为 POST-TEXT I 期、II 期，或没有肝门静脉或下腔静脉等重要血管受累的 POST-TEXT III 期患儿，可行肝叶切除或分段切除；对 PRETEXT IV 期和化疗后评估为 POST-TEXT III 期并伴有下腔静脉或肝门静脉累及的患儿，应该尽早转入具有复杂肝段切除或肝移植能力的医院治疗；化疗后仍残留肺或脑单发转移病灶者，可行残留病灶手术切除。

（二）化疗

按照不同危险度给予分组治疗，定期进行疗效评估，必要时调整治疗方案。极低危组患儿术后不化疗，密切随访；低危组 C5V 方案（顺铂+5-氟尿嘧啶+长春新碱），每 21 天为 1 个化疗周期，总疗程为 4～6 个周期；中危组 C5VD 方案（顺铂+5 氟尿嘧啶+长春新碱+多柔比星），每 21 天为 1 个化疗周期，化疗 2～4 个周期后择期手术，总疗程为 6～8 个周期；高危组每 21 天为 1 个化疗周期，顺铂+多柔比星化疗 3 个周期后评估，可行手术切除者，术后应用卡铂+多柔比星方案继续化疗，总疗程为 6～10 个周期。

上述化疗方案治疗后应进行评估，未能手术切除者改为异环磷酰胺+卡铂+依托泊苷方案，化疗 2 个周期后继续评估手术，总疗程为 8～10 个周期。

治疗中，需注意化疗副作用，例如脱发、疲劳、呕吐等，同时应关注患儿的生长发育情况。

（三）肝移植

如果患儿新辅助化疗后评估为 POST-TEXT Ⅳ 期或 POST-TEXT Ⅲ 期，且伴有肝静脉或下腔静脉等重要血管受累，无法手术，则可考虑进行肝移植。

（四）介入治疗

介入治疗（TACE）是通过动脉将化疗药物注射到肝部，使肿瘤局部药物浓度更高、杀伤效果更强。最适于介入治疗的患儿，是 PRETEXT Ⅲ 期及以上和（或）肺部转移，经规范治疗后仍无法手术切除的患儿。

（五）射频消融治疗

对于多发且化疗后仍无法手术的肝母细胞瘤患儿可试用射频消融治疗（RFA）。

（六）高强度超声聚焦刀治疗

难治性的多灶性、未能进行肝移植、手术后残留的患儿，也可选择高强度超声聚焦刀治疗。

十、随　　访

接受治疗后第 1 年，每月体检并检测血清 AFP 水平，每 3 个月行 X 线胸片、腹部 B 超或 MRI。治疗后第 2~3 年，每 6 个月复查，检测血清 AFP 水平，行 X 线胸片、腹部 B 超或 MRI。治疗后第 4~5 年，每 12 个月复查上述项目。如果患儿治疗时存在肺转移，需进行胸 CT 检查，第 1 年每 3 个月 1 次，第 2 年每 4 个月 1 次，此后每 6 个月 1 次。患儿需规律接受心电图和心脏超声检查至停药后 2 年。此外，应用铂类者需进行听力检查至停药后 2 年。

（魏乔欣　刘　梅　段钟平）

参考文献

儿童肝母细胞瘤诊疗规范 (2019 年版) 编写审定专家组, 2019. 儿童肝母细胞瘤诊疗规范 (2019 年版). 临床肝胆病杂志, 35(11): 2431-2434.

中国抗癌协会小儿肿瘤专业委员会, 中华医学会小儿外科分会肿瘤专业组, 2017. 儿童肝母细胞瘤多学科诊疗专家共识 (CCCG-HB-2016). 中华小儿科杂志, 38(10): 733-738.

中华医学会病理学分会儿科病理学组, 福棠儿童医学发展研究中心病理专业委员会, 2019. 肝母细胞瘤病理学专家共识. 中华病理学杂志, 48(3): 176-181.

血管肉瘤

内容提要

一、定义
二、流行病学
三、病因
四、临床表现
五、辅助检查
六、诊断
七、鉴别诊断
八、治疗
九、管理

一、定　　义

肝血管肉瘤（hepatic angiosarcoma，HAS）又称血管内皮细胞肉瘤或恶性血管内皮瘤，是由肝血窦内皮细胞异常增生所形成的原发性恶性肿瘤，是一种高级别恶性血管肿瘤，也是肝脏最常见的肉瘤。西方国家较常见，国内偶有发现。本病患者多为老年人，男性居多。肝血管肉瘤具体病因以及发病机制尚不明确，它可由氯乙烯、砷、同化类固醇、辐射和二氧化钍暴露引起。患者会出现腹痛、乏力、食欲减退、体重减轻、发热等症状，晚期患者会有黄疸、腹水等表现。由于肝血管肉瘤发现时一般均已扩散，因此预后较差，采用化疗等手段可延长患者生命。

二、流行病学

HAS 是一种起源于内皮和成纤维细胞组织的肝脏肿瘤，占所有原发性肝脏恶性肿瘤的 0.1%~2.0%，肝血管肉瘤是最常见的肝脏恶性间质肿瘤，较为罕见。HAS 通常发生在 60~70 岁，主要见于男性，男女比例为（2~4）:1。最新的欧洲调查结果显示，肝血管肉瘤的年发病率为 0.1/100 万人，即一年中 100 万人约有 0.1 个发病病例，本病占肝原发肿瘤的比例小于 1%。此病在西方国家较常见，在国内少见。

三、病　　因

肝血管肉瘤发生的病因不明确，可能与环境中的致癌物质、服用部分药物、射线、血色病及酒精性肝硬化有关，部分患者找不到特殊病因。有近 50% 的肝血管肉瘤与化学致癌物质接触史相关，如氯乙烯、砷等。虽然化学致癌物导致此病的确切发病率未知，但是有氯乙烯接触史人的发病风险是正常人的 400 倍。药物相关肝血管肉瘤的发生与雄激素代谢合成的类固醇、雌激素、口服避孕药、苯乙肼和酮酸有关。遗传因素与氯乙烯单体暴露相关的肝血管肉瘤患者被发现具有 TP53 基因突变，25KRAS-2 基因突变可能与散发性以及诱导肝血管肉瘤的发生有关。据报道，25% 的 HAS 与血管造影术中造影剂的应用有关，从暴露到发病的平均潜伏期约为 20 年。

四、临床表现

HAS 患者常表现为非特异性症状，如体重减轻、疲劳、腹痛和发烧，大多数患者在晚期被诊断。HAS 早期无明显症状，病变进展可有腹痛、食欲减退、体重减轻、发热等症状，晚期可出现肝脾大、腹水、黄疸、肝功能异常，甚至肝衰竭等表现，可并发腹腔积血和弥散性血管内凝血。有报道在卡萨巴赫-梅里特综合征（Kasabach-Merritt 综合征）引起的急性肝衰竭、高排血量心力衰竭、食管静脉曲张、胸腔积血和弥散性血管内凝血的患者中也发现了 HAS。肝衰竭和肝脏破裂引起的腹腔内出血是常见的死亡原因。

五、辅助检查

（一）血常规

有报道显示 HAS 患者常有 ALT 和 AST 升高。常见的血液学表现为血小板减少和贫血，可出现局部或全身性凝血障碍。

（二）肿瘤标志物检测

肿瘤标志物 AFP、CEA、CA19-9、CA125 均在正常范围或略有升高，未来仍需进一步探索诊断 HAS 的特异性分子。

（三）影像学检查

1. **超声检查** 利用彩超检查可发现病变部位，结果常显示为肝内单个或数个形态不规则、囊实性病变部位，病变囊内可见点状回声且囊壁较厚，由于内部出血等原因，病变部位回声多样化。

2. **CT** CT 平扫与增强扫描偶尔可见病变部位中央或周围环状强化，平扫及增强扫描一般显示为低密度区。

3. **MRI** 病变部位在 T2WI 表现为高信号，T1WI 上表现为低信号背景下局部高信号的不均质信号表现，增强扫描动脉期及门静脉期显示为不均质性。

4. **血管造影** 对肝脏进行血管造影，可观察到异常血管排列，血液由中央流向小血管湖，可见正常大小的肝动脉以及富含血管的肿瘤。

（四）病理检查

可用细针吸取细胞学检查（FNAC）或经皮及开放性活检，但由于肿瘤易破碎出血，因此临床上多采用经皮及开放性活检。肝血管肉瘤可表现为一个大的单发肿块或是多结节病变部位。肿瘤可以扩散到整个肝脏，可以观察到多个充满血的囊，直径可达几个厘米，肿瘤细胞染色后细胞核颜色深，明显与正常细胞不同。免疫组化检测波形蛋白（vimentin）、人早期生长应答蛋白（EGR）、蛋白聚糖物（GPC-3）、凝血因子Ⅷ（F-Ⅷ）、高度糖基化的Ⅰ型跨膜糖蛋白（CD34）、结蛋白（desmin）、甲胎蛋白（AFP）、癌胚抗原（CEA）等物质，可为鉴别诊治提供依据。

六、诊　　断

依据患者病史、体格检查、CT、MRI、血管造影、病理学检查、免疫组化等结果诊断疾病。本病多需依据病理检查和免疫组化检查结果进行鉴别诊断，在诊断过程中，应与原发性肝癌、肝血管瘤等相似疾病进行鉴别。当患者出现下列情况时，应考虑肝血管肉瘤的可能：既往有氯乙烯、二氯化钍、砷等化学致癌物质接触史，有雄激素代谢合成的类固醇、雌激素、口服避孕药、苯乙肼和酮酸等药物服用史；不明原因的肝大、腹部隆起、腹痛、乏力、食欲减退、体重减轻、发热、黄疸，腹水等，部分患者可能有出血。

若怀疑肝血管肉瘤，应做相应的辅助检查，实验室检查可发现红细胞和血红蛋白下降、白细胞增多、血小板减少等改变，约 50% 以上的患者血清胆红素增高，AEP、CEA、乙肝表面抗原（HBsAg）均为阴性，Ⅷ因子相关抗原（一种内皮细胞标志物）可能为阳性。血管造影可观察到异常血管排列，血液由中央流向小血管湖，可见正常大小的肝动脉以及富含血管的肿瘤。CT 检查结果偶尔可见病变部位中央或周围环状强化，平扫及增强扫描一般显示为低密度区；MRI 显示病变部位在 T2WI 表现为高信号，T1WI 上表现为低信号背景下局部高信号的不均质信号表现，增强扫描动脉期及门静脉期显示为不均质性。病理学检查可见肿瘤细胞染色后核着色深，与正常细胞明显不同，免疫组化显示 AFP、CEA 及 HBsAg 阴性，Ⅷ因子阳性。

七、鉴别诊断

在诊断时应注意与原发性肝癌、转移性肝癌和肝血管瘤等肝脏肿瘤相鉴别，也需与各种肉瘤和肝卵黄囊瘤等进行区分。

肝血管肉瘤多中心生长，多发结节，边缘不清晰，可扩散到整个肝脏，肿瘤细胞为梭形或不规则，癌细胞沿肝细胞索表面生长，排列成索状或乳头状。肝血管肉瘤周围组织内肝细胞萎缩或消失，血窦明显扩增淤血，可见异常的薄壁血管，细胞呈扁平状，成纤维细胞出现玻璃样变性，可见有血栓形成。可通过以上特征进行鉴别。

肝转移瘤常表现有原发病变部位，CT 检测可见"牛眼征"，边缘结节强化不多见，结节强化程度不超过肝实质，可进行鉴别。

原发性肝癌血管肉瘤可表现为腹部膨隆和腹痛。体格检查可发现有肝大、腹水及黄疸。通常甲胎蛋白和肝炎血清学为阴性，约 50% 以上的患者可表现为血小板减少。就具体指标而言，肝血管肉瘤血清 AFP、CEA 阴性，而原发性肝癌这些指标通常为阳性。

八、治　　疗

手术切除是本病的首选治疗方案，但是由于就诊时肿瘤多已扩散，化疗等可适当延长患者的寿命。治疗周期受病情严重程度、治疗方案、治疗时机、年龄体质等因素影响，可存在个体差异。

（一）肝切除术

肝部分切除术切除肿瘤组织是目前治疗肝血管肉瘤的首选方案。采用手术切除方式将肿瘤部分及周围部分肝组织切除，但是手术切除只适用于肿瘤组织边缘清晰，可以完整切除肿瘤组织的患者，

医师会在手术前通过影像学检查、血常规等明确患者是否符合手术要求。

（二）肝移植

肝移植是目前进行终末期肝病治疗的唯一有效手段，治疗方案多样化，医师会依据患者的身体状况选择合适的手术方式。但是肝移植手术对患者身体具有一定的要求，应根据患者体征以及各项检查结果确定患者能否进行肝移植治疗。

（三）化疗

全身性多柔比星加环磷酰胺化疗可用于治疗肝血管肉瘤。多柔比星化疗期间应注意查看是否有口腔溃疡、腹泻等症状，患者应多喝水，必要时检测血尿酸或肾功能；化疗前后应监测心功能、心电图、超声心动图、血清酶学等；随访时定期检测血常规（每周最少 1 次）和肝功能。

九、管　　理

患者要保持良好的心态，积极配合治疗，注意均衡饮食，定期复查。因肿瘤易于破溃出血，导致腹腔出血，患者应避免剧烈运动。

（魏乔欣　刘　梅　段钟平）

参 考 文 献

王学栋，张宗利，郑立杰，等，2009. 肝脏血管肉瘤 1 例. 中国实用外科杂志，29(9): 781-782.

Rujeerapaiboon N, Wetwittayakhlang P, 2020. Primary hepatic angiosarcoma: a rare liver malignancy-varying manifestations but grave prognosis. Case Rep Gastroenterol, 14(1): 137-149.

Tsunematsu S, Muto S, Oi H, et al, 2018. Surgically diagnosed primary hepatic angiosarcoma. Intern Med, 57(5): 687-691.

Zeng D, Cheng J, Gong Z, et al, 2020. A pooled analysis of primary hepatic angiosarcoma. Jpn J Clin Oncol, 50(5): 556-567.

未分化肉瘤

内容提要

一、定义

二、流行病学

三、病因及发病机制

四、临床表现

五、辅助检查

六、诊断与鉴别诊断

七、治疗及预后

一、定义

肝未分化肉瘤又称胚胎性肉瘤、恶性间叶瘤、未分化间叶肉瘤，是一种高度恶性的少见肿瘤，多数发生于儿童。该病病因不清，其诊断应与其他多种肝脏肿瘤相鉴别，预后不良，平均存活期≤1年。

二、流行病学

肝未分化肉瘤多见于6～10岁的儿童，占儿童肝脏肿瘤的9%～13%，居儿童肝原发性恶性肿瘤的第3位，仅次于肝母细胞瘤和肝细胞癌。

三、病因及发病机制

该病病因不明，有学者认为其与肝间叶性错构瘤有一定相关性，也可能与基因变异相关。

四、临床表现

临床表现为右上腹不适、疼痛及腹部肿块，可伴有发热等，除此之外，还有因肿瘤巨大导致的周围压迫症状，如腹胀、食欲减退等。患者很少出现黄疸。

五、辅助检查

（一）实验室检查

肿瘤标志物一般均为阴性，无原发性肝癌特有的AFP升高和肠道来源肿瘤的CA19-9、CEA升高等特点。

（二）影像学检查

肝未分化肉瘤的病理解剖学变化范围较大，因此在影像学检查上也有较大的差异。肿瘤若为少血供型或由于生长速度快致血供不足而出现坏死囊变，在B超和CT上则表现为囊性为主；肿瘤若为富血供型，则在B超和CT上表现为实性为主。B超和CT检查均呈囊实性混杂表现，MRI T1加权像多表现为低信号、等信号，当瘤内出血时，内部为高信号灶，T2加权像多表现为混杂高信号。

（三）病理检查

肝未分化肉瘤的临床表现及辅助检查缺乏特异性，确诊主要依赖于病理学检查，镜下可见疏松的黏液样基质中有梭形及星网状未分化细胞，其间可见散在分布的瘤巨细胞，单核或多核，核大畸形，深染，核分裂象多见。瘤细胞排列疏密不一，部分区域细胞稀少，部分区域细胞致密，形成类似于恶性纤维组织细胞瘤样、横纹肌瘤样、纤维肉瘤样的结构。免疫组化多表现为波形蛋白（vimentin）、AAT、ACT及α-SMA肿瘤细胞常呈阳性，而cytokeratin、S-100蛋白及NSE为阴性。S-100阴性排除神经来源肿瘤，CK19阴性排除胆管来源肿瘤，CD34阴性排除血管源性肿瘤，vimentin阳性支持肿瘤起源于间质。

六、诊断与鉴别诊断

（一）诊断

该病术前诊断非常困难，临床表现及辅助检查缺乏特异性，误诊率极高，确诊主要依赖于病理学检查。

（二）鉴别诊断

1. 原发性肝癌 常有明确的乙型肝炎病史，AFP升高，CT平扫可见肿块呈低密度，增强后造影剂可有典型的"快进快出"表现，内部分隔及液性区域少见，常伴有明显的肝硬化。

2. 肝囊腺癌 较少见，肝左、右叶均可有发生，体积一般较大，乙型肝炎检查阴性，CA19-9可增高，CT表现为肝内低密度囊性肿块，单囊或多囊改变，囊内可有分隔和壁结节，动脉期明显强化，延迟期减退。

3. 肝母细胞瘤 主要发生于3岁以下的婴幼儿，偶见于成年人。组织学上有上皮型及上皮间叶混合型。在80%的混合型肝母细胞瘤中，间叶成分为不成熟的纤维组织、骨样组织或软骨，另20%混有畸胎样成分。CT多表现为实性巨大肿块，常有坏死、出血，约50%的患者可见瘤内不规则钙化。免疫组化瘤细胞检查AFP、EMA和CEA等可阳性。

4. 间叶错构瘤 好发于2岁以下的幼儿。起源于肝良性间叶组织，为肝脏发育异常所致，大体上也可形成巨大的囊性肿块，组织学形态为含有丰富血管的成熟结缔组织混以拉长的分支状胆管共同构成，CT表现为边界清晰的多囊性病变，手术切除可治愈。

5. 恶性纤维组织细胞瘤 发病年龄较大，主要发生于软组织内，原发于肝脏者罕见，临床表现无特异性，主要依靠病理学检查鉴别。显微镜下检查；一般由梭形细胞构成，编织状或漩涡样排列，核分裂象多见，无嗜酸性小体。

6. 肝横纹肌肉瘤 主要累及 6 岁以下的婴幼儿，男性好发。病变位于肝胆管周围，临床表现为肝内阻塞性黄疸，影像学发现胆管内肿物致管腔狭窄和近端胆管扩张。肉眼观察肝胆管腔内有透明息肉状肿物，似葡萄簇肉瘤样改变；显微镜下检查：疏松的黏液背景中漂浮有梭形或星芒状间叶细胞，形态温和，核分裂并不多见，但胆管黏膜下可见一层密集排列的细胞"生发层"，强烈提示胚胎性横纹肌肉瘤的诊断。免疫组织化学 AAT 阴性。

七、治疗及预后

手术切除仍是肝未分化肉瘤最好的治疗方法。手术前、后辅助性治疗也是必要的，如术前发现肿瘤太大，一次性切除有困难，可先行肿瘤化疗栓塞或单纯化疗待肿瘤缩小后再行手术切除。若条件许可，术前与术后均可行化疗。即使肿瘤肝内复发，只要病灶比较局限且无远处转移，仍可再次手术治疗。比索尼奥（Bisogno）等报道的一组病例中，12 例儿童肝未分化肉瘤患者经完全手术切除及辅助化疗等治疗后，生存期可长达 2.4～20 年。目前国内外化疗方案不统一，主要为以治疗肉瘤为基础的化疗方案，常用的化疗药物有 VCR、ACD、CTX、DDP、ADM、IFO 等。

肝未分化肉瘤常易复发，术后 2～3 个月即可发现肿块，有时可经血液转移，最常见的转移部位有肺、骨等器官，较少经淋巴转移。转移后平均存活时间不超过 1 年。

（魏乔欣 刘 梅 段钟平）

参考文献

寇凯, 孙大伟, 刘欢, 等. 2017. 成人肝巨大未分化肉瘤 1 例报告. 临床肝胆病杂志, 33(7): 1342-1343.

Bisogno G, Pilz T, Perilongo G, et al, 2002. Undifferentiated sarcoma of the liver in childhood: a curable disease. Cancer, 94(1): 252-257.

Mortele KJ, Ross PR, 2001. Cystic foal liver lesions in the adult: differential CT and MR imaging features. Radiographics, 21(4): 895-910.

Shehata BM, Gupta NA, Katzenstein HM, et al, 2011. Undifferentiated embryonal sarcoma of the liver is associated with mesenchymal hamartoma a multiple chromosomal abnormalities: a review of eleven cases. Ped Develop Pathol, 14(2): 111-116.

肝上皮样血管内皮细胞瘤

内容提要

一、定义
二、流行病学
三、病因
四、临床表现
五、辅助检查
六、病理检查
七、诊断
八、鉴别诊断
九、治疗

一、定 义

肝上皮样血管内皮细胞瘤（hepatic epithelioid hemangioendothelioma）是一种罕见的、低度恶性的血管源性肿瘤。目前病因尚不明确，可能与病毒性肝炎、饮酒、口服避孕药及长期接触石棉、氯乙烯和二氧化钍等因素有关。本病临床表现不典型，大部分患者无症状，部分患者可出现腹胀、腹痛、乏力、体重下降等，少数患者可见皮肤、巩膜黄染。肝上皮样血管内皮细胞瘤的预后差异性较大，与病灶数目、大小、发生部位、有无浸润、是否发生转移、肿瘤细胞分化程度、治疗方案等均有关，但与肝脏其他恶性肿瘤相比，其预后较好。

二、流行病学

肝上皮样血管内皮细胞瘤是一种由上皮样内皮细胞组成的低度恶性血管瘤，是肝血管瘤和肝血管肉瘤间的过渡类型。本病极为少见，好发于中年人群，女性稍高于男性，男女性别比例约为 2∶3。发病年龄为 20～80 岁，很少发生于儿童。

三、病 因

肝上皮样血管内皮细胞瘤的根本病因尚不明确，肝移植术后长期使用免疫抑制药及长期接触石棉、氯乙烯和二氧化钍等因素有关。以下因素可增大发病风险：①病毒性肝炎、饮酒，可能增加肝上皮样血管内皮细胞瘤的发病风险。②口服避孕药，可能增加肝上皮样血管内皮细胞瘤的发病风险。③肝移植术后长期使用免疫抑制药。④长期接触石棉、氯乙烯和二氧化钍。

四、临床表现

临床表现不典型，多为体检时发现。大部分患者无症状，部分患者可出现腹胀、腹痛、乏力、恶心、体重下降等，少数患者可出现皮肤、巩膜黄染。个别患者因血液高凝状态可引起脑血管栓塞。由于肝脏血窦丰富及肿瘤细胞的侵袭性，会引起一些患者肝上皮样血管内皮细胞瘤自发性破裂，导致腹腔内大出血。

五、辅助检查

肝功能检查部分患者会有血清转氨酶、血清碱性磷酸酶、血清胆红素水平升高。本病患者血清甲胎蛋白水平一般在正常范围内。超声检查可以观察肝脏的大小、形态、质地、边缘、是否有结节及结节的大小、性质等。肝上皮样血管内皮细胞瘤的影像学特征无特异性，在 MRI 或 CT 上的主要成像特征是结节位于被膜下、肝被膜的收缩和多个病灶融合的特征。

六、病理检查

肝上皮样血管内皮细胞瘤通常是质硬的棕褐色肿瘤。细胞呈区域排列；外周（肿瘤前沿）比中央区具有更多的细胞，中央区的细胞少，出现硬化或钙化；过渡区呈现黏液样或软骨样。下方的肝小叶结构仍保留，且残留有汇管区结构。肿瘤细胞呈现出树突状和上皮样外观。树突状细胞呈现梭形或星状；上皮样细胞形似印戒细胞，细胞内形成血管样管腔，可能含有红细胞。免疫组化染色显示肿瘤表达血管标志物，如 ERG 转录因子、CD31、CD34 和凝血因子Ⅷ抗原。

由于肝上皮样血管内皮细胞瘤呈上皮样外观且生长方式为硬化型，所以可能被误诊为胆管细胞癌。应注意的是，胆管细胞癌的管腔不含红细胞，胆管细胞癌也不表达内皮细胞的标志物，例如 ERG 转录因子、凝血因子Ⅷ相关抗原、CD31 抗原和 CD34 抗原。

七、诊　　断

需根据患者病史，以及实验室检查结果和影像学表现进行综合诊断。活检是诊断本病的关键，因手术切除取活组织创伤大，临床上多行肝穿刺活组织检查，但肝穿刺活组织检查诊断本病难度较大，特别是取材不足的情况下更容易误诊和漏诊。

八、鉴别诊断

（一）原发性肝癌

患者有慢性病史，常伴腹部不适或疼痛、体重减轻，原发性肝癌患者的甲胎蛋白有明显升高，而肝上皮样血管内皮细胞瘤患者的甲胎蛋白一般在正常范围内。

（二）肝转移瘤

当肝上皮样血管内皮细胞瘤表现为多发结节时，易被误诊为肝转移瘤。在影像学上，肝转移瘤表现为多发结节，其强化方式可多样，但最常见的为环状强化，较少出现延迟强化。对于有明确病史或肿瘤标志物有明显升高的患者应首先考虑肝转移瘤，对于没有明确病史和相关检查结果的患者可通过肝穿刺活检鉴别。

九、治　　疗

肝上皮样血管内皮细胞瘤的治疗目的为延长患者生存时间，提高患者生活质量。本病目前并无标准治疗方案，治疗方法包括手术切除、肝移植、放化疗、介入治疗、抗血管生成治疗等，应根据肿瘤的生长方式、患者的体质等给予个体化的治疗方案。

（一）药物治疗

沙利度胺和来那度胺可通过抑制恶性血管内皮细胞的增殖而对肝上皮样血管内皮细胞瘤产生持久的疗效。

（二）手术治疗

手术切除适用于局限于单叶的肿瘤，通过切除病变部位及其周围达到根治性切除，从而获得较好的效果。肝移植：对于肝内有多个病变部位的患者，可选择肝移植术，术后存活率较高，但肝移植术费用昂贵，且术后需长期服用免疫抑制药，经济负担重。

（三）放化疗

肝上皮样血管内皮细胞瘤对放化疗不敏感，多用于辅助治疗。

（魏乔欣　刘　梅　段钟平）

参考文献

Gan LU, Chang R, Jin H, et al, 2016. Typical CT and MRI signs of hepatic epithelioid hemangioendothelioma. Oncol Lett, 11(3): 1699-1706.

Mamone G, Miraglia R, 2019. The "Target sign" and the "Lollipop sign" in hepatic epithelioid hemangioendothelioma. Abdom Radiol(NY), 44(4): 1617-1620.

Yang JW, Li Y, Xie K, et al, 2017. Spontaneous rupture of hepatic epithelioid hemangioendothelioma: A case report. World J Gastroenterol, 23(1): 185-190.

原发性肝鳞状细胞癌

内容提要

一、定义
二、流行病学
三、病因及发病机制
四、临床表现
五、实验室检查
六、诊断
七、鉴别诊断
八、治疗

一、定　　义

原发性肝鳞状细胞癌（primary squamous cell carcinoma of liver，PSCCL）是一种非常罕见的肝脏恶性肿瘤，其发生可能经历了从鳞状上皮化生到异型增生再到鳞状细胞癌（SCC）的复杂过程。PSCCL 的临床表现缺乏特异性，CT 等影像学检查有助于初步诊断，但明确诊断主要依靠病理检查。手术治疗或非手术治疗均有助于延长患者的生存时间，近年来应用更加广泛的综合治疗是最有利于改善患者预后的治疗方式，且治疗方式是患者预后的唯一独立预测因子。

二、流行病学

鳞状细胞癌（SCC）是一种起源于鳞状上皮细胞的恶性肿瘤。肝脏并无鳞状上皮，因此 PSCCL 极少发生，仅占原发性肝恶性肿瘤的 0.2%。

三、病因及发病机制

目前，PSCCL 的病因和发病机制尚未明确。有研究发现，多数患者的病史中包括肝囊肿、胆石症或肝脓肿，因此，推断 PSCCL 的发生可能与这些疾病密切相关。肝囊肿、胆石症和肝脓肿均

为临床常见的肝脏良性疾病，从这些疾病发展为 PSCCL 需经历较长时间和复杂的过程，具体机制尚需进一步研究。此外有学者认为，PSCCL 与肝多能干细胞或肝癌干细胞的多向分化有关，这些干细胞通常分化为 HCC，在某些特殊情况下可分化为诸如 PSCCL 的罕见类型肝肿瘤。

四、临床表现

患者最常见的主诉为腹痛，多位于上腹部，尤其是右上腹，其他主诉包括发热、食欲减退、发现腹部肿物、乏力等。患者体格检查常见腹部压痛、腹部肿块或肝大、体温升高、体重减轻、黄疸等。

五、实验室检查

（一）甲胎蛋白

多数 PSCCL 患者甲胎蛋白（AFP）水平正常，但有较多患者的糖类抗原 19-9（CA19-9）、糖类抗原 12-5（CA12-5）、癌胚抗原（CEA）和 SCC 相关抗原水平升高。

（二）病毒学检查

大部分患者乙型肝炎表面抗原（HBsAg）、丙型肝炎病毒（HCV）检测结果均正常。

（三）血生化检查

患者可出现白细胞、胆红素、转氨酶、碱性磷酸酶、γ-谷氨酰转移酶水平升高。

（四）病理学检查

与所有恶性肿瘤一样，PSCCL 的确诊也需病理学检查。免疫组化是确定肿瘤起源的重要方法，CK14、CK56、CK5/6、CK8、CK18、CK903 和 p63 阳性表明角化鳞状上皮基底细胞是癌细胞的起源，而 CK19、CK7 阳性和 Hep-Par1 阴性支持肿瘤细胞的胆管起源。

（五）影像学检查

超声检查有助于发现肝脏肿块，通常表现为肝内各种回声信号的病变。CT 检查是最有价值的检查方法，约 50% 的患者表现为低密度肿块，其中又有约 50% 的患者增强扫描时典型表现为边缘强化或环形强化者。另外，CT 检查可以确定肿瘤位置、数量和大小，MRI 检查和 PET/CT 检查也可在 PSCCL 诊断中发挥作用。

六、诊　　断

PSCCL 是临床罕见的高度恶性的肿瘤，以中老年为主，男性较多见，其临床表现、体征、实验室检查、影像学表现均缺乏特异性，主要依靠病理诊断并排除转移性鳞状细胞癌后才能确诊。

七、鉴别诊断

PSCCL 首先要与肝原发的低分化肝细胞癌、胆管癌及未分化癌相鉴别。肝未分化癌仅广谱上皮细胞标记阳性，用免疫组化检查不能进一步分类，肝原发或转移性淋巴上皮瘤样癌的特征是多形性的肿瘤细胞间伴有显著的淋巴细胞浸润，肿瘤细胞 EB 病毒检测阳性。PSCCL 还需要与子宫颈、头颈部、呼吸、消化、泌尿等系统的转移性鳞状细胞癌和其他少见类型的肿瘤相鉴别。通过影像学 PET/CT 可以排查其他部位的原发病灶，再辅以免疫组化和原位杂交检测可逐一排除特殊类型的转移性鳞状细胞癌。

八、治　　疗

目前，PSCCL 的治疗尚无临床指南或专家共识。手术治疗和非手术治疗都可应用于 PSCCL 的治疗中。外科手术是改善患者预后最常见、最重要的治疗方法，应尽可能考虑手术治疗。对于那些失去手术机会或拒绝手术的患者，接受非手术治疗也至关重要，其效果与仅手术治疗相比差异无统计学意义。此外，手术与非手术联合治疗似乎可以起到协同作用，能更加显著地改善患者预后，有报道显示，在 TACE 和门静脉栓塞后，患者的肿瘤较之前缩小，为肝切除术提供了必要的肝残余。

（魏乔欣　刘　梅　段钟平）

参 考 文 献

Arase Y, Endo Y, Hara M, et al, 1988. Hepatic squamous cell carcinoma with hypercalcemia in liver cirrhosis. Acta Pathol Jpn, 38(5): 643-650.

Charles AR, Gupta AK, Bhatnagar V, 2001. Giant congenital solitary cyst of the liver: report of a case. Surg Today, 31(8): 732-734.

Clements D, Newman P. Etherington R. et al, 1990. Squamous carcinoma in the liver. Gut, 31(11): 1333-1334.

Hsieh CB, Chen CJ, Yu JC, 2005. Primary squamous cell carcinoma of the liver arising from a complex liver cyst: report of a case. Surg Today, 4(35): 328-331.

Reisner D, Braheed D, PatelS, et al, 2015. A case of desmoplastie small round cell tumor. Radiol Case Rep, 9(8): 1-7.

Saito T, Harada K, Tsuneyama K, et al, 2002. Primary squamous cell carcinoma of the liver producing parathyroid hormone-related protein. J Gastroenterol, 37(2): 138-142.

Song E, Kew MC, Grieve T. et al, 1984. Primary squamous cell carcinoma of the liver occurring in association with hepatolithiasis. Cancer, 53(3): 542-546.

第十一章 肉芽肿性肝病

一、定 义

肉芽肿性肝病（granulomatous liver disease）又称肝脏肉芽肿或肉芽肿性肝炎，是一组局灶性肝病。肉芽肿由炎症细胞（例如活化的巨噬细胞、淋巴细胞、组织细胞和浆细胞）局灶性积聚组成。本病并非为一种独立的疾病，它是由多种因素所致或是某些疾病伴发的组织学改变，是肝脏对不同刺激的非特异性反应。病毒、细菌、真菌、寄生虫、螺旋体、立克次体感染，以及肿瘤、药物、化学物品、肝胆病及其他因素均可引起肝脏肉芽肿形成，其中结核病和结节病发生肝脏肉芽肿最多见。本病亦见于布鲁菌病、梅毒、放射菌病、土拉菌病等。

二、流行病学及发病率

根据相关临床研究，肝脏肉芽肿约占所有肝活检病例的 2.4%～15%，其中 66% 的肝脏肉芽肿继发于全身性疾病，28% 为原发性肝病所致，6% 为特发性。肝脏肉芽肿在特定人群中发生率更高，例如不明原因发热或感染 HIV 的患者，肉芽肿的发生率为 16%～75%。在美国，75% 的肝脏肉芽肿由结节病、分枝杆菌感染、原发性胆汁性胆管炎和药物性肝损伤所致。在印度，结核病是最常见的病因（55%）。其他重要原因是麻风病、结节病、组织胞浆菌病、布鲁菌病、阿米巴肝脓肿、淋巴瘤和恶性肉芽肿。

三、分 类

肉芽肿是由活化的类上皮细胞聚集形成的紧凑球形肿块，呈圆形，大小为 1～2mm，大的肉芽肿通常由较小的肉芽肿聚集形成，是机体对外来或未消化抗原的应答，或是由于药物、胆管损伤或其他因素激发的不良免疫反应。形成肉芽肿的免疫细胞及其分泌的细胞因子受病因影响，如分枝杆菌肉芽肿中以 I 型辅助性 T 淋巴细胞（Th1 细胞）及其细胞因子为主，而血吸虫病性肉芽肿中以 II 型辅助性 T 淋巴细胞（Th2 细胞）及其细胞因子为主。

肝脏内肉芽肿主要包括 4 种类型。第一种是异物肉芽肿，由细胞质空泡内的颗粒物质包涵体组成，如机体难以消化的颗粒物质矿物油、淀粉和硅树脂等。第二种类型是脂肪肉芽肿，它与肝脂肪变性有关。组织细胞和巨噬细胞围绕甘油三酯液泡，继发于矿物质油或其他脂质物质摄入后，这些物质在油红 O 染色后呈阳性。在尸检标本中，48% 的病例存在肝脂肪肉芽肿。这些脂肪肉芽肿不会引起胆管损伤或胆汁淤积，可能偶然被发现，其医学意义尚不确定。第三种肉芽肿是上皮样肉芽肿，其中活化的巨噬细胞合成和分泌大量细胞因子。由于这些细胞内没有包涵体，因此细胞质外观均匀，这就是这种肉芽肿获得其上皮样名称的原因，多为迟发型过敏反应。这些细胞类型的质膜可以融合导致巨细胞或朗格汉斯细胞的形成。胶原或纤维蛋白的沉积可发生在外周，导致纤维蛋白环（甜甜圈）肉芽肿，如 Q 热中所见。第四种肉芽肿即淋巴组织细胞肉芽肿，在临床上类似于上皮样肉芽肿，不同的是，在巨噬细胞和淋巴细胞的堆积中没有发现上皮样细胞。

尽管肉芽肿的形态不足以确定病因，但其可以帮助进行鉴别诊断。例如，坏死或干酪化的肉芽肿表明结核分枝杆菌感染；没有坏死的形成不良的肉芽肿反应在免疫系统缺陷的患者（例如艾滋病患者）中是典型的，这些肉芽肿通常含有大量抗酸微生物；肉芽肿内大量嗜酸性粒细胞浸润提示药物过敏或寄生虫病；纤维蛋白环的存在提示 Q 热。

四、发生部位

肝脏肉芽肿可见于肝脏的任何部位，可单发或多发。例如发生在肝小叶内的肉芽肿可能是结核分枝杆菌、结节病、药物等所致；发生在汇管区及其周围的肉芽肿提示结节病可能性大；原发性胆汁性胆管炎（PBC）所致肉芽肿一般在胆管周围；发生在静脉周围的肉芽肿可能是矿物油性脂肪肉芽肿；苯妥英钠所致的肝脏肉芽肿大多发生在动脉及其周围。

五、病　　因

肝脏肉芽肿有感染性和非感染性病因，但有些患者经过包括实验室检查及肝脏组织学检查在内的诊断性评估后，也无法明确病因。一项研究中，442 例肝活检查见肉芽肿性病变，最常见的病因是 PBC（215 例，49%）和结节病（37 例，8%），而仅有 15 例（3%）发现了感染性病原体（如结核分枝杆菌）。

（一）感染性病因

肝脏肉芽肿的感染性病因包括细菌、真菌、寄生虫及病毒感染等。细菌感染，如结核分枝杆菌和其他分枝杆菌感染、土拉菌病、布鲁菌病、麻风病等；真菌感染，如球孢子菌病、组织胞浆菌病等；寄生虫感染，如阿米巴病、贾弟虫病、华支睾吸虫病等；病毒感染，如传染性单核细胞增多症、巨细胞病毒感染、水痘、流感 B、性病性淋巴肉芽肿；其他感染，如立克次体病、梅毒等。

分枝杆菌感染发生血行播散者，如粟粒性肺结核可有肝脏肉芽肿，见于整个肝实质；另外，有局限性肺外结核和（或）肺结核的患者也可能存在肝脏受累。患者表现为发热、乏力、食欲减退、肝大和右上腹疼痛，或者无症状。肝脏生化检查血清转氨酶轻微升高，但黄疸罕见。肉芽肿见于汇管区是其特征，呈干酪样。若肉芽肿穿破胆管可导致结核性胆管炎。肝活检样本对肉芽肿进行特殊染色，偶见抗酸杆菌。真菌感染时肝脏受累通常见于免疫功能受损者发生播散性真菌感染。感染者可能

有腹痛、肝大和肝脏生化检查异常。如假丝酵母菌病：肝假丝酵母菌病患者的肝活检样本通常显示肉芽肿性炎症反应伴中央坏死。Q 热是由贝纳柯克斯体（Coxiella burnetii）感染奶牛、山羊和绵羊引起的高度传染性立克次体病，人类暴露于这种病原体后可发生 Q 热。贝纳柯克斯体可通过吸入、摄入或蜱虫叮咬的方式感染人体。急性感染的表现包括流感样症状，如发热、头痛、肺炎和肝炎，肝脏受累者可能出现肝大和血清转氨酶升高，肝活检可见纤维蛋白环肉芽肿，特征为纤维蛋白样坏死环，周围包绕着淋巴细胞及组织细胞。布鲁菌病又称波状热、地中海热或马耳他热，是一种人畜共患病，人类通过摄入源自牛、绵羊、山羊、猪等感染动物的食品（如未经巴氏消毒的乳制品）或通过职业暴露而发生感染。症状包括发热、不适、发汗和关节痛。布鲁菌病可突然起病，或经过数日至数周隐匿起病。症状可持续数月，在此期间患者有感觉相对较好的时期（因而得名波状热）。体格检查通常仅有轻微淋巴结肿大，偶见肝脾大。流产布鲁氏菌（Brucella abortus）和羊布鲁氏菌（Brucella melitensis）感染者的肝活检可能显示非干酪样肉芽肿。HIV 感染，未经治疗的 HIV 感染者可能会发生一些可引起肝肉芽肿的机会性感染。细胞免疫功能降低者可能发生的机会性感染包括结核分枝杆菌感染、鸟分枝杆菌复合体（Mycobacterium avium complex，MAC）感染和弓形虫病。其他感染，可引起肝肉芽肿的寄生虫感染包括血吸虫病、内脏利什曼病，以及偶见蠕形住肠线虫（蛲虫）感染或弓形虫病。血吸虫病（曼氏血吸虫、日本血吸虫、湄公河血吸虫）是因接触疫水而被寄生虫卵感染而获得，大多数虫卵随血流进入门静脉系统而滞留在多个器官中，主要是肝。虫卵的长期沉积导致 $CD4^+T$ 细胞介导产生针对虫卵抗原的免疫应答，形成肉芽肿。晚期血吸虫病可见致密的肝门静脉周围纤维化，称为干线型肝纤维化。血吸虫卵到达肝门静脉分支，可形成肉芽肿，周围有嗜酸性粒细胞浸润。显微镜下，在肉芽肿、汇管区和窦状隙内的巨噬细胞中可见细小的黑色血红素颗粒。EB 病毒、巨细胞病毒、慢性乙型肝炎病毒和丙型肝炎病毒感染也可引起肝脏肉芽肿。

（二）非感染性病因

1. 结节病 是一种病因不明的全身性肉芽肿性疾病，是美国肝脏肉芽肿最常见的病因。肝脏是除了肺和淋巴系统以外最易被累及的器官。特征为形成非坏死性（即非干酪样）肉芽肿，由大量上皮细胞、多核巨细胞以及周围的淋巴细胞和吞噬细胞组成的紧密集合体。肉芽肿在肝内广泛分布，最常位于汇管区和汇管区周围，并与透明纤维化有关。巨细胞内的包涵体（和星形小体）是本病的特征，但并非本病独有。结节病肉芽肿的形成主要由来自血液循环单核细胞的组织巨噬细胞转化而成。集落刺激因子和维生素 D_3 可能促进了肉芽肿的增殖。肉芽肿的形成经历了 3 个步骤：最初肉芽肿很小，随后变为卵圆形并伴有肝巨噬细胞增生，最后形成纤维蛋白样结节。肉芽肿融合导致广泛的、不规则的瘢痕。诊断结节病的条件为：非干酪性肉芽肿累及至少两个器官，抗酸杆菌染色阴性，并且除外其他原因。可出现发热、乏力、体重下降等全身症状而无肺部疾病。肝脏受累时大多数患者无症状，仅有肝生化异常，例如碱性磷酸酶和 γ-谷氨酰转移酶升高，但转氨酶和胆红素水平一般在正常范围。有肝脏肉芽肿的结节病患者很少出现慢性肝病，如慢性胆汁淤积、肝硬化和（或）门静脉高压，而位于肝门处较大的结节可引起胆道梗阻。虽然结节病肉芽肿常位于汇管区，但没有特异性的实验室检查结果或组织病理学表现可确诊肝结节病，因此，对于疑似结节病患者，通常还要评估感染等肝脏肉芽肿的其他可能病因。

2. 自身免疫病 可引起肝脏肉芽肿的自身免疫病包括 PBC，特点是免疫系统持续攻击肝小叶内胆管，导致胆汁淤积，最终可能造成肝硬化和肝衰竭。PBC 罕见，患者多为女性，诊断年龄一般为 30～65 岁，碱性磷酸酶升高、抗线粒体抗体呈阳性。肉芽肿在 PBC 患者中的发生率约为 25%。肉芽肿通常见于 PBC 的早期阶段，疾病早期肉芽肿发生率高，见于汇管区附近或损伤的胆管周围，呈非干酪样，中心沉积的基质较常见的结节病肉芽肿少。PBC 进展时，肉芽肿则减少。现认为肉芽肿的形成是免疫介导胆管损伤的部分表现，胆管损伤后胆酸和磷酸酯的释放有利于肉芽肿的生长。此外，肝脏肉芽肿在肉芽肿性多血管炎患者中也有报道。

3. 药物性肝损伤 最常见的临床表现为急性发热，伴有或不伴有皮疹和外周血嗜酸细胞增多综合征，随后出现肝损伤及黄疸。肝活检通常可见肝细胞损伤和（或）胆汁淤积性改变。最常见的导致肝脏肉芽肿的药物是别嘌醇、磺胺类药物和奎尼丁。药物引起肝脏肉芽肿的潜伏期为 1～16 周。某些药物反应也可能出现纤维蛋白环肉芽肿，包括别嘌醇和免疫检查点抑制药。药物相关肉芽肿通常可治愈且无后遗症。药物原因导致的肉芽肿有如下组织学特点：肉芽肿出现时间相对一致，伴有嗜酸细胞、凋亡小体、急性胆管炎和血管炎。

4. 特发性 一些有症状的肝脏肉芽肿患者经过诊断性评估后，病因仍然不明确。特发性肉芽肿性肝炎是指肝脏肉芽肿患者中一种不明原因的综合征，表现为非急性发热、肌痛、肝脾大和关节痛。使用一些临床参数可鉴别特发性肉芽肿和继发于淋巴瘤及其他恶性肿瘤的肉芽肿，其特点为脾较小、肝较小（肋缘下<4cm）、嗜酸细胞较少（4%）以及发热持续时间不足 4 周。实验室检查结果是非特异性的，可能包括 C 反应蛋白等炎症标志物升高。

5. 其他病因 肝脏肉芽肿的其他病因（包括恶性肿瘤，如霍奇金淋巴瘤）可引起肝脏肉芽肿，非霍奇金淋巴瘤偶尔也可引起肝内肉芽肿。肝脏肉芽肿的形成部位不一定有淋巴瘤。肉芽肿存在与否并不影响霍奇金淋巴瘤的分期。异物肉芽肿病：由滑石粉（水合硅酸镁）引起肺肉芽肿病的患者也可能有肝脏受累。

六、发病机制

肉芽肿形成的机制尚未完全阐明，但这种病变被认为是宿主对一些可溶性较差的外源性及内源性刺激物的保护性反应。当体液或细胞免疫反应未能消除有害物质时，就会形成肉芽肿，是通过免疫机制活化巨噬细胞，转化为与上皮细胞类似的上皮样细胞，特征为细胞质丰富、淡染，相邻的巨噬细胞可融合形成多核巨细胞。

肉芽肿反应主要有两种类型：①对免疫惰性、大异物的反应；②对免疫活性抗原、难降解颗粒的反应。这两种类型的发病机制也不同。发生的免疫反应类型取决于致病物质是来自细胞内还是细胞外。Th1 反应通常针对细胞内导致各种细胞因子分泌（如 IFN-γ、IL-2 和 IL-12）的病原体；细胞外病原体通过分泌 IL-4、IL-5、IL-6 和 IL-10 引起 Th2 反应。

七、临床表现

在肝脏，肉芽肿几乎不引起肝细胞反应，仅为诊断一些潜在的系统性疾病提供线索，因此，临床上一般没有明显的肝病表现，肝功能也保持正常。但是，当肉芽肿引起肝脏广泛的炎症反应时，往往会出现肝细胞功能紊乱的临床和生化异常的表现。

肝脏肉芽肿的症状取决于基础疾病。患者通常无症状，甚至可能没有肝功能障碍的实验室证据。当确实出现临床症状时，通常是由于活化的巨噬细胞和淋巴细胞释放细胞因子导致肝损伤。发热、体重减轻、食欲减退、盗汗和淋巴结肿大等症状可能出现在全身性疾病病例中。60% 的肝脏肉芽肿病例存在炎症的实验室证据，以及碱性磷酸酶升高和肝大。除非有胆管损伤，黄疸一般很少见。有时肉芽肿周围会出现过分强烈的炎症反应，导致进行性肝硬化和门静脉高压（如血吸虫病）。此外，即使没有胆道损伤，一些患者也可能出现右上腹剧烈疼痛的表现。

八、诊　　断

（一）病史

患者的旅居史、药物服用史、职业、野生动物接触史或暴露史等有助于诊断。如有矿物油摄入史的患者可能与肝内脂肪肉芽肿相关；屠宰场工人、兽医可能存在布鲁菌病所致的肝肉芽肿。

（二）症状与体征

一些患者可能存在腹痛、乏力、体重下降、寒战及肝、脾、淋巴结肿大，以及不明原因的发热。

（三）实验室检查

目前尚未发现与肝脏肉芽肿有关的特异性生化标志物。ALP 或 GGT 升高可能提示肉芽肿性疾病。高球蛋白血症可见于结节病和结核病。血清血管紧张素转换酶水平在结节病、PBC、硅沉着病、石棉沉着病中升高。外周嗜酸性粒细胞增多可见于药物或寄生虫相关的肉芽肿。疑诊 PBC 时可检测抗线粒体抗体。血清学检测可协助诊断 Q 热、巨细胞病毒、布鲁氏菌、梅毒等。

（四）影像学检查

常规影像学检查常难以发现太小的肉芽肿，但是放射学检查在寻找肉芽肿病因时可能会提供线索。磁共振成像检查可显示直径为 0.5～4.5cm 的肉芽肿结节。非干酪样肉芽肿图像显示动脉期强化并持续到延迟期，而干酪样肉芽肿则表现为 T2 加权像高信号和 T1 加权像低信号。在超声检查中，可见低回声区内混有 3～5mm 大小的复杂回声病变。诊断性腹腔镜检查可能为多种肝包膜病变的诊断提供线索。

（五）组织病理学检查

通过特殊染色可检查抗酸杆菌和真菌。异物肉芽肿通常在正常光或偏振光显微镜下显示可检测到的异物。肉芽肿中嗜酸性粒细胞浸润提示药物反应或寄生虫感染。

九、治疗与管理

（一）病因治疗

病因明确时应针对病因治疗，包括微生物感染时应用抗生素；药物相关肝脏肉芽肿应停用相关药物；无症状、偶然或特发性肉芽肿可通过定期随访评估和（或）肝功能检查进行监测。

大多数症状性特发性肉芽肿性肝炎患者对皮质类固醇反应良好，然而在开始用皮质类固醇进行免疫抑制之前，必须排除肺结核。糖皮质激素治疗为每日 20～40mg 的泼尼松，并在 4～8 周逐渐减少剂量。甲氨蝶呤和英夫利昔单抗可作为非首选或禁忌使用皮质类固醇患者的替代药物。对于皮质类固醇无效者，应进一步评估是否存在非典型感染、淋巴瘤或其他恶性肿瘤。

肝结节病的治疗是因人而异的，因为一些患者可能不需要特殊的治疗，而另一些患者可能需要终身治疗。皮质类固醇是主要的治疗药物，可显著抑制结节病肉芽肿性炎症通路中的细胞因子，如 IFN-γ、TNF-α 等，产生强大的抗炎作用。甲氨蝶呤、氯喹、硫唑嘌呤和熊去氧胆酸是治疗结节病或特发性肉芽肿性肝炎的二线药物。只有当患者因肉芽肿性肝炎或胆汁淤积性肝病出现全身症状，或其他器官受累出现症状时，肝肉芽肿才需要住院治疗。进展至伴有门静脉高压的胆汁性肝硬化需要肝移植治疗者是罕见的，因为大多数人对全身治疗反应良好。需要注意的是，未经治疗的丙型肝炎患者可伴有结节病，使用干扰素治疗可能导致肉芽肿病的发展或恶化，这可能与Th1免疫应答反应相关。

熊去氧胆酸可以帮助缓解由胆汁淤积性黄疸引起的结节病和PBC的瘙痒症状。熊去氧胆酸治疗已被证明可以抑制PBC进展，并引起组织学改善，它提高了整体和无移植存活率。对于那些在PBC中接受肝移植的患者，结果很好，1年生存率超过90%。

感染相关肝脏肉芽肿依赖于适当的抗生素治疗。结核合并肉芽肿应使用利福平、异烟肼（INH）、吡嗪酰胺和乙胺丁醇治疗。两性霉素或氟胞嘧啶可治疗组织胞浆菌病和球虫菌病引起的肉芽肿。重要的是，INH与肝损伤有关，因此应定期监测肝功能和肾功能。INH联合吡哆醇治疗，可防止周围神经病变的发展。

（二）管理

肝脏肉芽肿的管理应了解潜在的病因。肉芽肿经适当治疗后可消退，特别是药物或感染所致的肝脏肉芽肿。结节病的肉芽肿可以自行消退，也可以持续数年，它们可能长期无症状或进展为肝纤维化、门静脉高压或肝硬化。

十、并　发　症

肝脏肉芽肿可发展为肝纤维化、门静脉高压或肝硬化，这取决于其严重程度和潜在的病因。需要及时和适当的治疗，以防止进展为严重的肝功能障碍或致命感染，在某些情况下，可能需要终身治疗。

十一、预　　后

熊去氧胆酸治疗已被证明可以减少PBC的进展，并可导致组织学改善，明显提高了整体和无移植存活率。对于那些接受肝移植的PBC患者，1年生存率超过90%，预后良好。

十二、小　　结

肝脏肉芽肿是指肝脏中存在肉芽肿。肝脏肉芽肿很常见，是对多种有害刺激炎症反应的结果，它们可能是无症状地偶然发现或被发现与潜在的系统性疾病有关。通过适当的治疗，肉芽肿可能会消退或持续数年仍可能无症状。肝脏肉芽肿具有广泛的病因，可能是感染性或非感染性的。肝脏肉芽肿最常见的原因包括结节病、原发性胆汁性胆管炎、肺结核和药物性肝损伤。然而10%～36%的肝脏肉芽肿是特发性的。对于病因不明的症状性肝脏肉芽肿患者，需要咨询肝病专家。对于有结核病但未确诊的患者，传染病咨询对于适当的抗结核治疗和抗生素管理至关重要。一些患者最初可能被诊断为特发性肉芽肿性肝炎，随后可能被诊断为潜在的全身性疾病或感染，导致治疗延迟，因此，越早发现预后越好。

（徐　斌　高冀蓉）

参考文献

曹国丽, 汤绍辉, 2015. 特发性肝肉芽肿病1例. 广东医学, 36(15): 2315.

张琳程, 钟华, 2022. 结节病的发病机制与临床治疗研究进展. 上海交通大学学报(医学版): 1-8.

中华医学会肝病学分会, 2022. 原发性胆汁性胆管炎的诊断和治疗指南(2021). 中华肝脏病杂志, 30(3): 264-275.

Coash M, Forouhar F, Wu CH, et al, 2012. Granulomatous liver diseases: a review. J Formos Med Assoc, 111(1): 3-13.

Culver EL, Watkins J, Westbrook RH, 2016. Granulomas of the liver. Clin Liver Dis(Hoboken), 7(4): 92-96.

Matheus T, Munmos S, 2004. Granulomatous liver disease and cholestasis. Clin Liver Dis, 8: 229-246.

第十二章　妊娠相关肝病

第一节　妊娠期肝内胆汁淤积

一、定　　义

妊娠期肝内胆汁淤积（intrahepatic cholestasis of pregnancy，ICP）是由激素、遗传、环境等多因素导致的妊娠期并发症，主要特征表现为孕晚期皮肤瘙痒和血清胆汁酸升高，是妊娠期间发生的特异性肝病。目前普遍认为高浓度胆汁酸的毒性作用会引起围产儿发生各种并发症，是导致围产儿病死率升高的主要原因之一。ICP 曾有过许多命名，如妊娠期黄疸、妊娠期复发性黄疸、妊娠期肝功能障碍或妊娠期肝损伤、妊娠期良性胆汁淤积、特发性妊娠期黄疸、妊娠瘙痒、产科胆汁淤积症、妊娠合并肝内胆汁淤积等，引起了诊断和治疗的混乱。自我国 2011 年《妊娠期肝内胆汁淤积症诊疗指南》发表后，国内教科书和文献已基本一致采用了其 ICP 诊疗指南中的命名。2022 年英国皇家妇产科医师学会（Royal College of Obstetricians and Gynaecologists，RCOG）在《妊娠期肝内胆汁淤积症（2011 版）》的基础上回顾了最新的文献，再次总结了相关循证医学证据，发布了新版指南。

ICP 常发生于妊娠中、晚期，以不明原因的皮肤瘙痒、肝功能异常，产后迅速消失或恢复正常为临床特点，是一种可逆性胆汁淤积症。ICP 的主要危害是在妊娠或分娩期危及胎儿，容易引发胎儿宫内缺氧、生长发育受限、早产、新生儿呼吸窘迫等并发症，严重者可造成胎死宫内或死产。ICP 的发病具有特发性、地域性、遗传性和复发性的特点。

二、流行病学及发病率

据报道，妊娠期 ICP 的发病率为 0.2%～2%。ICP 发病有明显的地域性和种族差异，因种族和地理位置的不同而有很大差异，ICP 多见于南美和北欧的一些国家和地区，其中，智利的发病率为 3%～5%，欧洲的发病率为 0.5%～1.5%，但以瑞典为代表的北欧四国，ICP 发病率相对高一些，为 0.5%～1.8%，美国的发病率为 0.3%～1.0%。我国 ICP 的发病率为 1.2%，以四川、重庆等长江流域发病率最高，发病率为 2.3%～6.0%。ICP 容易复发，再次妊娠复发率高达 40%～70%，并且患者远期罹患胆囊结石、胰腺炎、肝硬化或其他肝胆病的风险也会增加。

三、高危因素

流行病学调查显示，影响 ICP 发病的危险因素主要包括产妇高龄（＞35 岁）、口服避孕药史、个人或家族性 ICP 病史、多胎妊娠和高雌激素生育治疗史等。若 ICP 孕妇同时罹患产科并发症，如合并子痫、妊娠高血压综合征、妊娠糖尿病等，则更容易发生不良妊娠结局。在具有 ICP 危险因素的人群中，其发病率明显升高。加强识别 ICP 危险因素对提高该病的诊断具有临床价值，ICP 的高危因素包括：①有慢性肝病基础疾病，如丙型肝炎、非酒精性肝硬化、胆结石或胆囊炎、非酒精性胰腺炎，以及有口服避孕药诱导的肝内胆汁淤积症病史。②有 ICP 家族史者。③前次妊娠有 ICP 病史，再次妊娠其 ICP 复发率在 40%～70%。④双胎妊娠孕妇 ICP 发病率较单胎妊娠显著升高，ICP 患者中多胎妊娠高达 35%。⑤人工授精妊娠的孕妇，ICP 发病危险度也相对增加。

四、病因与发病机制

虽然 ICP 首次报道至今已有 100 余年，对本病研究也在不断深入，但其确切病因和发病机制至今仍未完全清楚，目前认为主要与遗传、激素和环境等因素有关。

（一）遗传因素

ICP 发病的家族聚集性、种族和地理差异及 ICP 孕妇肝胆转运蛋白编码基因突变的发现，表明 ICP 具有遗传易感性。目前认为 ICP 可能与 *ATP8B1*、*ABCB11*、*ABCB4*、*ABCC2*、*NRIH4* 等基因关系密切，这些基因主要是通过调节胆汁酸转运而影响肝内胆汁淤积。与 ICP 相关的基因位于人 2 号染色体的 p23 区。在 ICP 孕妇中发现肝磷脂转运蛋白 MDR3 的编码基因 *ABCB4*、磷脂酰丝氨酸翻转酶 FIC1 的编码基因 *ATP8B1* 以及胆盐输出泵（BSEP）的编码基因 *ABCB11* 都发生了突变。HLA-DR6 等位基因可能是 ICP 发病的易感基因之一；雌激素受体 2 和雌激素受体、*CYP1A1* 和 *CYPIBI* 基因多态性与 ICP 的发生均有一定的关系。在不同的个体可能发现一个或几个致病基因，且不同的人群中基因突变呈现的形式也不一致，可能与种族和地域差异引起的基因突变热点不同相关，无特定的遗传方式，且具有一定的遗传异质性。

（二）激素因素

研究已证实，雌激素在 ICP 的发病机制中起重要作用。在雌激素水平较高时，本病更为常见，如在妊娠晚期、多胎妊娠及口服高雌激素含量避孕药等情况下，妇女体内雌激素处于高水平状态，发生肝内胆汁淤积症的频率也较高。雌激素导致肝内胆汁淤积可能是由于孕产妇高水平的雌激素有损害肝脏硫酸盐化的作用，进而影响胆汁酸的正常转运。当胎儿娩出后，孕产妇雌激素水平下降，ICP 患者皮肤瘙痒、黄疸等症状随之消失，血清胆汁酸水平也逐渐降低至正常水平。部分代谢物还可作为 FXR 的激动剂，通过抑制 FXR 调控通路而引起孕妇肝内胆汁淤积症。

（三）环境等其他因素

1. 地理因素与硒缺乏　流行病学调查显示，ICP 在不同国家和地区的发病率显著不同，最常见于南美和北欧地区，证明地理位置可能也是影响 ICP 发病的因素。此外，在火山活动频繁的地区，如智利和芬兰，土壤和食物中严重缺硒，可导致当地妇女硒的摄入长期不足，也可能是导致 ICP 多发的原因之一。ICP 冬季发生率高于其他季节，这种季节性变化被认为与孕妇的低硒饮食有关。调查显示，智利冬季 ICP 的发生率最高，此时孕妇血清硒水平最低，1990～2000 年，随着智利非妊娠妇女血清硒水平的不断提高，这一发生率有所下降。孕妇低硒饮食可引起机体血清硒水平降低，使谷胱甘肽过氧化物酶活性减低，导致自由基形成，破坏肝细胞膜，使排泄胆汁的能力降低。

2. 免疫功能失调　免疫功能失调可能是 ICP 发病的一个重要原因。ICP 孕妇体内细胞免疫平衡由 Th0 向 Th1 偏移，Th1 相关和 Th17 相关的细胞因子明显升高，Th2 相关细胞因子则下降。

3. 代谢因素　近年来越来越多的人认识到 ICP 还可能与患病妇女的代谢异常有关，包括葡萄糖耐量受损、血脂异常等。马蒂诺（Martineau）等的回顾性病例对照研究显示，ICP 可增加妊娠妇女患妊娠糖尿病（GDM）的风险，在所有合并 ICP 的病例中，ICP 未发病时 GDM 的发生率为 13.4%，ICP 发病后 GDM 的发生率上升至 30%，提示 ICP 与 GDM 之间存在一定的相关性。一项人群调查研究显示，妊娠中期高甘油三酯（TG）与 ICP 的发生率显著相关，高甘油三酯血症可被认为是 ICP 重要的预测因素。

4. 应激因素　内质网应激介导的滋养细胞凋亡在 ICP 的发病机制中可能起重要作用。内质网应激是细胞对自身的一种自我保护反应，但长期或过度的内质网应激则会造成细胞损伤，甚至导致细胞凋亡。研究表明，高浓度的胆酸可以引起 ICP 患者胎盘组织凋亡相关蛋白表达增加以及绒毛滋养细胞过度凋亡，这些变化可导致胎儿窘迫、呼吸窘迫等不良妊娠结局的发生。脱氧胆酸是 ICP 患者升高的血清总胆汁酸的主要成分，对促进滋养细胞内质网应激相关基因信使 RNA（mRNA）和蛋白质的表达有一定的浓度依赖性。高浓度的脱氧胆酸可引起 ICP 患者胎盘滋养细胞内质网应激激活及滋养细胞过度凋亡，导致母体与胎儿间胆汁酸的正常转运受到干扰，进而对胎儿产生不利影响。因此，可能内质网应激介导的滋养细胞凋亡与 ICP 的发病密切相关。

五、临床表现

皮肤瘙痒及黄疸为 ICP 常见的临床表现，在妊娠中、晚期可出现皮肤瘙痒，或瘙痒与黄疸共存，分娩后迅速消失。

（一）瘙痒

皮肤瘙痒是 ICP 最常见的首发症状，在妊娠早期少见，超过 78% 的患者在妊娠 30 周后出现。瘙痒初起为手掌、足底或脐周瘙痒，可逐渐加剧而延及四肢、躯干、颜面部；瘙痒程度不一，可以从轻度偶尔的瘙痒直到严重的全身瘙痒，夜间加重，个别甚至发展到无法入眠而需终止妊娠。瘙痒常呈持续性，昼轻夜重。瘙痒大多在分娩后 24～48h 缓解，少数在 48h 以上。

（二）黄疸

14%～25% 的患者可出现黄疸，多于瘙痒 2～4 周后发生，表现为轻度黄疸，于分娩后 1～2 周消退。部分患者的尿液呈深色，粪便呈浅色。

（三）皮肤抓痕

ICP 不存在原发皮损，但因瘙痒抓挠皮肤可出现条状抓痕，皮肤活组织检查无异常发现。尽管 ICP 不存在原发皮损，但由于该病的特殊性和对胎儿造成的风险，有学者提出将 ICP 的皮肤表现归属于妊娠期皮肤病的一种，但未得到公认。ICP 引起的瘙痒多无皮疹或其他特异性皮损，仅少数患者可见搔抓所致的伤痕。

（四）其他表现

少数孕妇可有恶心、呕吐、食欲减退、乏力、腹痛、腹泻、体重减轻、上腹部不适等非特异性症状，以及脂肪吸收不良所致的脂肪泻、脂溶性维生素吸收不良等，其中维生素 K 相关凝血因子缺乏有可能增加产后出血的风险。

六、辅 助 检 查

（一）实验室检查

1. 血清胆汁酸 血清总胆汁酸（total bile acid, TBA）是目前临床上最常用诊断 ICP 的指标，总胆汁酸水平升高，伴或不伴有 ALT 和 AST 升高，就足以支持 ICP 的诊断和严重程度的判断。

胆汁酸是胆汁中胆烷酸的总称，甘胆酸是由初级胆酸与甘氨酸结合而成的，妊娠妇女血中胆汁酸升高以甘胆酸为主。血浆甘胆酸（cholyglycine, CG）由胆酸和甘氨酸结合而成，是主要的胆汁酸之一。当肝细胞受损或胆汁淤积时，胆汁的摄取和排泄功能就会下降，CG 水平就会升高。CG 在诊断 ICP 具有较高的灵敏度和特异性，CG、TBA 的水平检测可用于 ICP 的临床诊断，可以有效反映疾病进展变化，对围产儿预后也具有预测作用。

2. 肝功能检查 血清 ALT、AST 在 ICP 表现为正常或轻度升高，波动在正常值的 2～10 倍，其变化与血清胆汁酸、胆红素变化不平行；分娩后 10d 转为正常，不遗留肝损伤。部分 ICP 患者 GGT 水平升高，且更常见于存在编码胆汁转运 *ABCB4* 基因突变的 ICP 患者中。血清胆红素正常或轻度升高，平均为 30～40μmol/L，以结合胆红素为主。不明原因的 ALT、GGT 和（或）胆汁酸水平异常，足以支持 ICP 的诊断。

3. 病毒学检查 诊断单纯性 ICP 应首先排除肝炎病毒、EB 病毒、巨细胞病毒感染。

（二）超声检查

ICP 肝脏无特征性改变，应常规进行肝胆超声检查，以排除孕妇肝胆系统基础性疾病。

（三）ICP 胎盘光镜及电镜检查

胎盘绒毛板及羊膜均有胆盐沉积；合体滋养细胞肿胀、增生、合体芽增多，血管合体膜减少，绒毛间质水肿、绒毛间隙狭窄、新生绒毛较多，有的绒毛内无血管生长，绒毛小叶间新绒毛互相粘连，使绒毛间隙更加狭窄；胎盘重量、容积及厚度与正常妊娠胎盘无差异。

（四）病理学检查

1. 光镜检查 肝结构完整，肝细胞无明显炎症或变性表现，仅在肝小叶中央区部分胆小管内可见毛细胆管内胆汁淤积（胆栓），胆小管直径正常或有轻度扩张；肝小叶中央区的肝细胞含有色素，并可见嗜碱性颗粒聚集。

2. 电镜检查 肝细胞一般结构完整，线粒体大小、电子密度及其分布均正常，粗面内质网、核糖体及糖原的外形和分布亦属正常；滑面内质网轻度扩张，其主要病理表现在肝细胞的胆管极，溶酶体数量轻度增加，围绕毛细胆管的外胞质区增宽，毛细胆管有不同程度的扩张，微绒毛扭曲、水肿或消失，管腔内充满颗粒状的致密电子物质。

无 ICP 典型临床表现，且诊断尚不明确的孕妇，如出现转氨酶明显升高、孕早期和孕中期的早发型 ICP、生化指标迅速升高、肝衰竭、急性感染和产后没有恢复正常等情况，才进行其他额外的辅助学检查。

七、诊　断

依据典型的临床症状和实验室检查，ICP 的诊断难度不大。

（一）妊娠期筛查

1. ICP 高发地区　由于 ICP 在部分地区发病率较高，临床无特征性表现，因此有筛查的必要。筛查内容具体推荐：①产前检查应常规询问有无皮肤瘙痒，有瘙痒者即测定并动态跟踪监测胆汁酸水平变化。②有 ICP 高危因素者，妊娠 28～30 周时测定总胆汁酸水平和肝酶水平，测定结果正常者于 3～4 周后复查。总胆汁酸水平正常，但存在无法解释的肝功能异常也应密切随访，每 1～2 周复查 1 次。③无瘙痒症状者及非 ICP 高危孕妇，妊娠 32～34 周常规测定总胆汁酸水平和肝酶水平。

2. 非 ICP 高发区孕妇　如出现皮肤瘙痒、黄疸、肝酶和胆红素水平升高，应测定血清胆汁酸水平。

（二）诊断要点

1. 空腹血总胆汁酸水平升高是诊断的可靠指标，TBA≥10μmol/L 时可诊断为 ICP。

2. 出现其他原因无法解释的皮肤瘙痒：瘙痒涉及手掌和足底具有 ICP 提示性，尤其需鉴别 ICP 皮肤瘙痒严重导致的皮肤抓痕与其他妊娠期皮肤疾病。

3. 胆汁酸水平正常者，即使胆汁酸水平正常，但有其他原因无法解释的肝功能异常，主要是血清 ALT 和 AST 水平轻、中度升高，也可诊断为 ICP。GGT 水平也可升高，可伴血清总胆红素水平升高，以结合胆红素为主。

4. 皮肤瘙痒和肝功能异常在产后恢复正常。皮肤瘙痒多在产后 24～48h 消退，肝功能在分娩后 4～6 周恢复正常。

（三）判断 ICP 的严重程度

ICP 的分度有助于临床监护和管理，常用的指标包括瘙痒程度和起病时间、血清总胆汁酸、肝酶、胆红素水平。比较一致的观点认为，总胆汁酸水平与围产结局密切相关。

1. 轻度　① 10≤血清总胆汁酸<40μmol/L；

②临床症状以皮肤瘙痒为主，无其他明显症状。

2. 重度　①血清总胆汁酸≥40μmol/L；②临床症状表现为瘙痒严重；③伴有其他情况，如多胎妊娠、妊娠高血压、复发性 ICP、曾因 ICP 致围产儿死亡者；④早发型 ICP，目前尚无基于发病时间的 ICP 分度，但早期发病者其围产儿结局更差，也应归类于重度 ICP。

（四）孕产妇及围产儿风险

ICP 孕产妇罹患子痫前期和妊娠糖尿病的风险更高。围产儿风险：死胎是 ICP 患者面对的最主要问题，其发生的病理生理机制尚不清楚，ICP 孕妇血液中过多的胆汁酸，通过胎盘途径可能与胎儿宫内死亡有关。高浓度的胆汁酸可减少胎盘血流灌注量，刺激胎盘绒毛血管及脐血管收缩，绒毛间隙狭窄，导致胎儿急性缺氧或胎盘血管痉挛，从而诱导了胎盘的氧化应激并损害了胎儿的心肌细胞功能。

八、治　疗

（一）治疗目标

缓解瘙痒症状，降低血胆汁酸水平，改善肝功能，延长孕周，改善妊娠结局。

（二）病情监测

1. 孕妇生化指标监测　主要筛查监测项目是总胆汁酸和肝功能，不论病情程度，每 1～2 周复查 1 次直至分娩。对程度特别严重者可适度缩短检测间隔。

2. 胎儿的宫内状况监测　对于 ICP 孕妇的胎儿缺乏特异性监测指标，指南建议通过胎动、胎儿电子监护及超声密切监测胎儿宫内情况。

（1）胎动：评估胎儿宫内状态最简便、客观、及时的方法。

（2）无应激试验（NST）：与 ICP 的研究结果不一致。推荐妊娠 32 周后，每周 1 次，重度者每周 2 次；注意 NST 具有局限性；产程初期催产素激惹试验（OCT）对围产儿预后不良有良好的预测价值。

（3）脐动脉血流分析：对预测围产儿预后可能有意义。

（4）B 超生物物理评分：临床难以作出确切判断时选用，为瞬间指标，敏感性、特异性有限。

（三）门诊治疗管理

患者妊娠<39周、轻度ICP，且无规律子宫收缩者，口服降胆酸药物，7～10d为1个疗程。治疗后根据症状是否缓解及实验室检查结果综合评估，如治疗有效，则继续治疗直至总胆汁酸水平接近正常。根据疾病程度和孕周适当缩短产前检查间隔，重点监测血总胆汁酸水平和肝功能，加强胎儿监护，如病情加重或伴有产科其他并发症，则需住院治疗。

（四）住院治疗标准

对于妊娠≥39周的轻度ICP、妊娠>36周的重度ICP、ICP伴有先兆早产、伴有产科并发症或有其他情况，需立即终止妊娠者。

（五）一般处理

一般处理包括：①低脂、易消化饮食；②适当休息，以左侧卧位为主，从而增加胎盘血流量，计数胎动；③重视对其他不良产科因素的治疗，如妊娠高血压、妊娠糖尿病的治疗。

（六）药物治疗

尽可能遵循安全、有效、经济和简便的原则。至今尚无一种药物能治愈ICP，故临床以合理延长孕周为目的。无论选用何种治疗方案，治疗前必须检查胆汁酸、肝酶、胆红素及凝血功能，治疗中及治疗后需密切监测治疗效果、观察药物不良反应，及时调整用药。

1. 熊去氧胆酸（UDCA） 推荐作为ICP治疗的一线药物。在缓解皮肤瘙痒、改善血清学指标、延长孕周、改善母儿预后方面有效，但停药后可出现反跳。建议按照10～15mg/(kg·d)的剂量分3～4次口服；当常规剂量疗效不佳且未出现明显不良反应时，可将剂量增至每日1.5～2.0g。尚无UDCA对胎儿的不良反应和造成围产儿远期不良影响的报道，妊娠中、晚期使用安全性良好。

2. S-腺苷蛋氨酸（SAMe） 可以改善某些妊娠结局，如降低剖宫率、延长孕周等，停药后可出现反跳，建议作为ICP临床二线用药或联合治疗。静脉滴注每日1g，疗程为12～14d；口服500mg，每日2次。尚未发现S-腺苷蛋氨酸存在对胎儿的不良反应和对新生儿远期影响的不良影响。

3. 降胆酸药物的联合治疗 目前比较常用的联合方案是：UDCA 250mg，每日3次，口服，联合SAMe 500mg，每日2次，静脉滴注。建议对于重度、进展性、难治性ICP患者可考虑两者联合治疗。

4. 辅助治疗 肝酶升高而其他指标无异常者，可加用护肝药物，需在降胆酸的基础上使用，不宜同时应用多种护肝药物。产前使用维生素K可减少出血风险。血浆置换不列入常规治疗。

（七）产科处理

ICP孕妇会发生无任何临床先兆的胎儿死亡，对ICP妊娠期管理的最终目的是选择最佳的分娩时机和方式，获得良好的围产结局。终止妊娠的时机及方法需综合考虑孕周、病情严重程度及治疗后的变化趋势，遵循个体化评估的原则而实施。

1. 终止妊娠时需考虑下列因素

（1）孕周：孕周是ICP孕妇终止妊娠时必须考虑的主要指标，应根据患者具体情况、有无其他妊娠合并症等情况综合评估。孕37周前终止妊娠未能改善ICP孕妇的不良围产结局，故不建议过早终止妊娠。对于早期发病、病程迁延的重度病例，期待治疗不宜过久，终止妊娠的孕周应适当提早。

（2）病情严重程度：病情程度的判断包括起病孕周、病程、瘙痒程度、生化指标（特别是总胆汁酸、肝酶、胆红素）最高值和治疗后变化等。例如产前总胆汁酸水平≥40μmol/L是预测围产结局不良的良好指标。

（3）胎儿监护指标：无证据证明胎儿宫内死亡与胎儿监护指标异常之间有相关性。

2. 终止妊娠的时机

（1）轻度ICP：孕38～39周可终止妊娠。

（2）重度ICP：孕34～37周终止妊娠，根据治疗反应、有无胎儿窘迫、双胎或合并其他母体并发症等因素综合考虑。

重度既往有ICP死胎史者：孕34～37周视具体情况而定；重度ICP伴先兆早产且保胎无效，或合并胎儿宫内窘迫或伴有双胎、子痫前期者，视孕周权衡而定。

（3）阴道分娩指征：①轻度ICP；②无其他产科剖宫产指征者；③孕周<40周。

（4）剖宫产指征：①重度ICP；②既往有ICP

病史并存在与之相关的死胎、死产、新生儿窒息或死亡史；③胎盘功能严重下降或高度怀疑胎儿窘迫；④合并双胎或多胎、重度子痫前期等；⑤存在其他阴道分娩禁忌者。

九、小　结

ICP 是最常见的妊娠相关性肝病，对胎儿危害极大，是引起包括死产在内的胎儿或新生儿不良结局的重要原因。减轻孕产妇瘙痒症状、预防产前和产时出血、提供密切的母胎监测及避免胎儿不良结局是 ICP 管理的主要内容，及时、准确的诊断和适当的医疗干预，积极进行降低 TBA 等治疗，可最大程度改善母胎预后，减少母婴不良妊娠结局的发生。

（邹怀宾　张　华）

参 考 文 献

熊霞鹏，朱云霞，魏宏，等，2022. 妊娠期肝内胆汁淤积症对 HBV 感染孕妇妊娠不良结局的影响. 临床肝胆病杂志，38(8): 1763-1767.

曾帅，刘倚君，刘兴会，2022. 英国皇家妇产科医师学会《妊娠期肝内胆汁淤积症 (2022)》指南要点解读. 实用妇产科杂志，38(12): 909-913.

中华医学会妇产科学分会产科学组，2015. 妊娠期肝内胆汁淤积症诊疗指南 (2015). 临床肝胆病杂志，31(10): 15751578.

Girling J, Knight CL, Chappell L, et al, 2022. Intrahepatic cholestasis of pregnancy: Green-top Guideline No. 43 June 2022. BJOG, 129(13): e95-e114.

Lin QX, Huang WW, Shen W, et al, 2022. Intrahepatic cholestasis of pregnancy increases inflammatory susceptibility in neonatal offspring by modulating gut microbiota. Front Immunol, 13: 889646.

Marschall HU, 2019. Ursodeoxycholic acid for intrahepatic cholestasis in pregnancy. Lancet, 394(10201): 810-812.

Palmer KR, Xiaohua L, Mol BW, et al, 2019. Management of intrahepatic cholestasis in pregnancy. Lancet, 393(10174): 853-854.

Piechota J, Jelski W, 2020. Intrahepatic cholestasis in pregnancy: review of the literature. J Clin Med, 99(5): 1361.

Sahoo SM, Mahapatra SJ, 2021. Intrahepatic cholestasis of pregnancy: are we expecting too much from ursodeoxycholicacid?Lancet Gastroenterol Hepatol, 6(11): 886.

Yang Z, Yao M, Zhang C, et al, 2022. Application of metabolomics in intrahepatic cholestasis of pregnancy: a systematic review. J Eur J Med Res, 27(1): 178.

第二节　HELLP 综合征

内容提要

一、定　义

HELLP 综合征是以溶血（haemolysis，H）、肝酶升高（elevated liver enzymes，EL）和血小板计数减少（low platelets，LP）为特点的一组临床综合征，取其相应病症表现的首字母，命名为 HELLP 综合征。HELLP 综合征系妊娠期严重的多系统疾病，多为妊娠高血压的严重并发症，可导致胎盘早剥、弥散性血管内凝血、肾衰竭、肝包膜下血肿、肝脏破裂、胎儿生长受限、胎死宫内、死产等，常危及母儿生命。

二、流行病学及发病率

HELLP 综合征 1954 年由普里查德（Pritchard）发现并报道，到 1982 年才由温斯坦单丝（Weinstein）首次正式命名并详细、系统地描述。妊娠女性发病率为 0.5%～0.9%，在重度子痫前期中发病率为 10%～20%。HELLP 综合征中约 70% 发生在妊娠期（妊娠 27～37 周最常见），20%～30% 发生在产后（产后 7d 内，多数 48h 内），也有少数发生在妊娠 27 周之前。HELLP 综合征孕妇死亡率为 0～24%，围产期死亡率高达 37%。

三、病因与发病机制

HELLP 综合征的确切病因和发病机制尚未完全阐明，高龄、产次（多次妊娠）、白种人是 HELLP 综合征的危险因素，最近有研究报道妊娠期感染 SARS-CoV-2 也增加 HELLP 综合征概率。研究认为，HELLP 综合征的发病机制可能是多系统-多因素-多机制的相互作用，如胎盘源性、自身免疫、凝血因子 V 基因突变、脂肪酸氧化代谢缺陷等，目前认为与妊娠高血压疾病病理生理相似。

（一）血管内皮受损

血管内皮受损是 HELLP 综合征目前较为公认

的可能发病机制之一。血管内皮受损造成内皮下胶原暴露，血小板与之接触、黏附并被激活，血小板被激活后，释放内源性二磷酸腺苷和血栓素A2，使血小板不断黏着于血管内皮并积聚形成血栓，血小板数量下降。活化后的血小板能够释放血栓素A2及5-羟色胺等造成血管痉挛，红细胞通过痉挛狭窄的血管和纤维蛋白网时变形裂解而造成微血管溶血。肝脏血管痉挛、血管内皮损伤和纤维素沉积使肝窦内血流受阻，肝细胞肿胀和缺血性坏死，肝细胞内酶释放至血液循环，导致肝酶升高。

（二）免疫因素

HELLP综合征的发生也可能与胎盘局部和全身性免疫炎症过度激活有关，HELLP综合征患者中核因子-κB（nuclear factor kappa-B，NF-κB）、血清髓过氧化物酶等促炎性细胞因子水平明显升高，其发生和发展涉及多种先天性及获得性免疫机制，但各因素之间的相互作用仍需进一步探索。人类白细胞抗原G（HLA-G）是近几年发现的与HELLP综合征有关的免疫分子，HLA-G特异性表达于胎盘滋养细胞，可诱导母体$CD8^+T$细胞凋亡，获得母胎免疫耐受，其表达下降使母体免疫受到攻击，胎盘小血管重塑障碍，诱发HELLP综合征。

（三）氧化应激异常

氧化应激被认为是子痫前期发病机制中的关键因素，同时在HELLP综合征的发生中也发挥着重要作用。子痫前期中滋养细胞侵入子宫肌层受限而侵入子宫壁过浅，从而子宫螺旋动脉血管重铸不足，导致胎盘缺血、缺氧，引起妊娠期的氧化应激水平增加和高浓度氧自由基生成。氧化应激和氧自由基产生可激活下游应激和促炎信号通路，导致炎症介质、抗血管生成因子、凋亡碎片和其他介质的释放，刺激炎症反应，导致疾病发生。

（四）脂质代谢异常

HELLP综合征患者体内长链3-羟酰基CoA脱氢酶缺乏，导致体内长链脂肪酸代谢中间产物堆积，产生大量脂质过氧化物，引起内皮细胞损伤，作用于肝脏引起HELLP综合征。HELLP综合征孕妇脂肪酸氧化抑制剂沉默调节蛋白4（SIRT4）升高，进一步证明脂肪酸氧化参与HELLP综合征的病理生理过程。

（五）遗传

遗传因素在子痫前期和HELLP综合征的发展中起到了一定作用。目前已发现多种与子痫前期或HELLP综合征有关的基因，其中Toll样受体4、糖皮质激素受体基因Bcl-1多态性和亚甲基四氢叶酸还原酶（MTHFRC677T）基因多态性在HELLP综合征的发病机制中起着更重要的作用。

四、临床表现

HELLP综合征的临床表现无特异，常呈多样化、多系统损害，临床典型症状为全身不适、右上腹疼痛、恶心、呕吐、体重骤增、脉压差增大、高血压及蛋白尿等，部分患者可有神经系统和眼部症状，如头痛、头晕、视物模糊等。体格检查多数患者有右上腹或上腹部肌紧张、轻压痛，水肿。少数患者体格检查可以没有任何阳性体征，有15%～20%的患者可无高血压或蛋白尿。严重患者可合并有心力衰竭、呼吸衰竭、肾衰竭等多脏器功能衰竭。

五、并发症

HELLP综合征孕产妇的严重并发症与重度子痫前期的严重并发症有重叠，包括：①心肺并发症，如肺水肿、胸腔或心包积液、充血性心力衰竭、心肌梗死或心搏骤停。②血液系统并发症，如DIC。③中枢神经系统并发症，如卒中、脑水肿、高血压脑病、视力丧失、PRES。④肝脏并发症，如肝包膜下血肿或破裂。⑤肾脏并发症，在血清肌酐超过106.1μmol/L（即1.2mg/dl）时，伴有急性肾小管坏死或急性肾衰竭。⑥胎盘早剥等。在诊断HELLP综合征的同时应注意评估有无严重并发症的发生。注意临床上可见在子痫抽搐后HELLP综合征的临床表现随即就显现。

六、辅助检查

（一）实验室指标

HELLP综合征的诊断主要依靠实验室指标。最新研究发现一些其他实验室指标及影像学检查可用于HELLP综合征的辅助诊断。

1. 血常规和尿常规　常有血小板计数下降，溶血时可有血红蛋白下降，可作为溶血的首要指标。网织红细胞升高是诊断 HELLP 综合征的敏感指标之一，红细胞形态检查可见变形红细胞。约 85% 的患者有蛋白尿。

2. 血生化检查 丙氨酸转氨酶（ALT）或天冬氨酸转氨酶（AST）升高，总胆红素和非结合胆红素升高，乳酸脱氢酶（LDH）明显升高、血清结合珠蛋白降低是诊断 HELLP 综合征的敏感指标，LDH＞600IU/L 可作为 HELLP 综合征的前兆，也可作为治疗效果的监测指标。伴有急性肾小管坏死或急性肾衰竭时可有肌酐升高。

3. 凝血功能 在后期常发生 DIC，伴有纤维蛋白降解产物、D-二聚体和凝血酶-抗凝血酶复合物升高。

（二）影像学检查

影像学检查对于 HELLP 综合征病情危重的评估，尤其是对于其并发症的诊断极其重要。由于存在电离辐射的因素，CT 对于妊娠期妇女不是首选的影像学检查方法，一般仅用在产后的妇女，或者急危症患者，如出现严重的肝脏或者颅内出血。超声和 MRI 检查是妊娠期妇女主要的影像学检查方法，尤其是经腹部超声。如不出现明显的并发症，HELLP 综合征的肝脏影像学检查并没有太多的特征，可能表现为正常，或者仅表现为肝脏体积的增大。

七、诊 断

HELLP 综合征的临床表现可以不典型，且受个体差异影响使临床表现复杂多样，缺乏明显的特异性，易漏诊、误诊，目前诊断主要依据实验室检查。HELLP 综合征的诊断主要参照田纳西（Tennessee）分类和密西西比（Mississippi）分类。

（一）诊断标准

1. Tennessee 分类

（1）微血管内溶血：外周血涂片见破碎红细胞、球形红细胞等异形细胞，LDH＞600IU/L，总胆红素≥20.5μmol/L。

（2）AST 或 ALT≥70IU/L。

（3）血小板减少：血小板计数＜$100×10^9$/L。

符合上述全部 3 项指标者为完全性 HELLP 综合征，符合上述全部 3 项指标中的 1 项或 2 项者，未符合者为部分性 HELLP 综合征。完全性 HELLP

综合征患者预后更差，部分性 HELLP 综合征有进展为完全性的可能。

2. Mississippi 分类 根据血小板计数分为 3 型。

（1）Ⅰ型：血小板计数≤$50×10^9$/L。

（2）Ⅱ型：$50×10^9$/L＜血小板计数≤$100×10^9$/L。

（3）Ⅲ型：$100×10^9$/L＜血小板计数≤$150×10^9$/L。

这种强调血小板的 HELLP 综合征孕妇分类，有利于评估孕产妇严重并发症的发生风险；注意进展性变化，有利于对疾病严重程度分层和给予积极的监控处理，避免向严重方向发展。

因此，对于重度子痫前期和部分性的 HELLP 综合征，注意动态实验室指标的监测非常重要，应注意监测血小板的动态下降趋势。

（二）诊断注意事项

1. 血小板计数＜$100×10^9$/L 是目前较普遍采用的诊断标准，但要注意妊娠期血小板计数下降趋势，对存在血小板计数下降趋势且＜$150×10^9$/L 的孕妇应进行严密随访。

2. LDH 水平升高是诊断 HELLP 综合征微血管内溶血的敏感指标，常在血清非结合胆红素水平升高和血红蛋白降低前出现。

八、鉴 别 诊 断

HELLP 综合征的临床症状不典型，临床表现多样。在疾病初期极易误诊为胆囊炎、胆囊结石、胃肠炎及特发性血小板减少症，在诊断时应注意鉴别；与腹痛有关的疾病，如胃肠炎、胆囊炎、肾结石和肾盂肾炎等；与血小板减少有关的疾病有血栓性血小板减少性紫癜（thrombotic thrombocytopenic purpura，TTP）、溶血性尿毒症性综合征（hemolytic uremic syndrome，HUS）和系统性红斑狼疮等；与黄疸有关的疾病，如妊娠期急性脂肪肝（acute fatty liver of pregnancy，AFLP）、妊娠病毒性肝炎、妊娠胆汁淤积症等应注意鉴别。

（一）原发性血小板减少性紫癜

本病是一种自身免疫病，患者在妊娠前即有血小板减少，皮肤、黏膜往往有出血史，实验室检查可发现血小板减少，抗血小板抗体可呈阳性。ADAMTS13 活性非常低或无法检测，肝酶无升高，无溶血表现。

（二）溶血性尿毒症性综合征

本病是一种罕见的、起病急、易反复发作、病死率极高的疾病，临床特征性表现是血小板减少、微血管病性溶血性贫血和微血管内血小板聚集，以急性微血管病性溶血性贫血、血小板减少和急性肾衰竭为特征，血肌酐明显增高。诊断要点为肾衰竭、微血管性溶血性贫血和血小板减少三联征。

（三）妊娠期急性脂肪肝

本病多在妊娠晚期发病，起病急骤，黄疸进行性加重，消化道症状重，凝血功能异常，可有出血倾向，血胆红素明显升高，可达 171μmol/L 以上，而尿胆红素阴性，白细胞显著升高达，可达 $(20\sim30)\times10^9/L$，持续低血糖，肾功能异常（肌酐、尿酸水平升高）、通常无高血压和蛋白尿，彩色多普勒可见脂肪肝波形，肝脏密度增加。

（四）急性重型肝炎

本病主要表现有极度乏力、食欲极度减退、上腹部不适、黄疸迅速加深，常伴精神、神经症状，临床上可引起出血、感染、水及电解质紊乱、酸碱平衡失调和肝肾综合征等。血清中能检出肝炎病毒抗原、抗体。

（五）系统性红斑狼疮

本病临床表现可有蛋白尿、溶血性贫血及血小板减少，类似 HELLP 综合征，但实验室抗核抗体阳性。

（六）妊娠合并胆囊炎、胆石症

本病临床上可出现右上腹痛，实验室检查转氨酶、血小板一般正常，彩色多普勒超声呈现胆石症或炎症表现。

九、治　疗

HELLP 综合征一旦确诊，必须住院治疗。应按照重度子痫前期的一般治疗，包括解痉、降压、利尿、镇静、扩容等，需要密切监测母体血流动力学情况，加强对重要器官系统的监测、保护和治疗，在此基础上联合其他治疗措施。

（一）评估和监测

妊娠高血压疾病的病情复杂、变化快，分娩和产后的生理变化及各种不良刺激等均可导致病情加重，因此对产前、产时和产后的病情进行密切监测和评估十分重要，目的在于了解病情轻重和进展情况，及时合理干预，早防早治，避免不良妊娠结局的发生。

1. 基本监测　注意孕妇头痛、眼花、胸闷、上腹部不适或疼痛，以及其他消化系统症状、下肢和（或）外阴明显水肿；检查血压的动态变化、体重、尿量变化和血尿常规；注意胎动、胎心和胎儿生长趋势等。

2. 孕妇的特殊检查　包括眼底、重要器官的功能、凝血功能、血脂、血尿酸水平，以及尿蛋白定量和电解质水平等的检查。有条件的医疗机构应检查自身免疫病的相关指标，如果为早发子痫前期或重度子痫前期或存在 HELLP 综合征表现更要及时排查自身免疫病的相关指标，有条件时作 TTP、溶血性尿毒症综合征等鉴别指标的检查，注意与妊娠期急性脂肪肝鉴别。

3. 胎儿的特殊检查　包括胎儿电子监护、超声监测胎儿生长发育、羊水量，如可疑胎儿生长受限或存在胎儿生长受限趋势，须严密动态监测；有条件的机构应注意检测脐动脉和胎儿大脑中动脉血流阻力等。

（二）一般治疗

1. 治疗地点　HELLP 综合征一旦确诊应急诊收住院监测和治疗。

2. 休息和饮食　应注意休息，以侧卧位为宜，保证充足的睡眠；保证摄入充足的蛋白质和热量；适度限制食盐摄入。为保证充足睡眠，必要时可睡前口服地西泮 2.5～5.0mg。

（三）糖皮质激素的应用

众所周知，糖皮质激素可用于促胎肺成熟，但 HELLP 综合征是否可应用糖皮质激素治疗一直存在争议。支持使用者认为糖皮质激素可减轻血管内皮损伤、降低血管通透性、阻止血小板消耗、抑制自身免疫力。反对者认为目前并无足够的证据支持糖皮质激素的使用，大型前瞻性随机对照试验显示，糖皮质激素并不能改善 HELLP 综合征孕产妇的发病率和死亡率，唯一明显的效果是改善血小板计数，但 HELLP 综合征孕妇的血小板计数会在分娩后自发改善。目前更多的研究和学者认为应用糖皮质激素可以使肝酶及血小板水平更快恢复，降低产妇病死率，获益高于风险。目前指南推荐在血小板<$50×10^9$/L时可考虑糖皮质激素治疗，可能改善血小板计数、乳酸脱氢酶、肝功能等各项指标，使尿量增加，平均动脉压下降，并可促进胎儿肺成熟。

（四）血液制品的应用

血小板是治疗HELLP综合征最常用的血液制品，以血小板低于$20×10^9$/L或持续性、自发性出血为输注指征。预防性输注常用于分娩时或手术时，以减少产时、产后出血，改善凝血功能。如果患者发生弥散性血管内凝血，应输注新鲜冰冻血浆补充凝血因子；产后持续性溶血则需要输入红细胞；对大量输血无效的患者，可有指征地输注血小板和使用肾上腺皮质激素。

妊娠期高血压疾病诊治指南（2020）建议需根据病情有指征地输注血小板。血小板计数>$50×10^9$/L，且不存在过度失血或血小板功能异常时，不建议预防性输注血小板或剖宫产术前输注血小板；血小板计数<$50×10^9$/L可考虑糖皮质激素治疗；血小板计数<$50×10^9$/L且迅速下降或者存在凝血功能障碍时应考虑备血，包括血小板；血小板计数<$20×10^9$/L时，阴道分娩前强烈建议输注血小板，剖宫产术前建议输注血小板。

（五）终止妊娠

终止妊娠的时机应考虑的因素包括孕周、孕妇病情及胎儿情况等多方面。绝大多数HELLP综合征孕妇应在积极治疗后终止妊娠；目前不推荐期待治疗；HELLP综合征存在严重并发症时多学科管理和治疗，孕妇情况稳定后积极终止妊娠。只有当胎儿不成熟且母儿病情稳定的情况下方可在三级医疗机构进行期待治疗，HELLP综合征的预防重在积极治疗妊娠高血压，及时终止妊娠，阻断病情进展。对发生于妊娠34周以后的HELLP综合征，建议立即终止妊娠，而对发生于34周以前的HELLP综合征却没有达成共识。

HELLP综合征孕妇可酌情放宽剖宫产术的指征。一项队列研究显示，对发生于妊娠34周以前的HELLP综合征，若母体和胎儿状况稳定，可期待治疗至48h以上再终止妊娠，以降低产后出血、ARDS等风险。

（六）并发症治疗

HELLP综合征可并发胎盘早剥、弥散性血管内凝血、休克、肺水肿、脑水肿、肾衰竭、肝包膜下血肿、肝脏破裂等内外科并发症，严重威胁母儿生命。应对孕妇状况全面评估和病因鉴别，及时治疗和多学科管理，强化危重症管理。

十、小　结

HELLP综合征是妊娠高血压的严重并发症，可以发生在无血压升高或血压升高不明显，或者没有蛋白尿的情况下，也可以发生在子痫前期临床症状出现时，早期诊断有时候较为困难。因而，在临床工作中应仔细辨别患者的症状、体征及其变化，及时作出正确诊断，防治并发症并阻止病情的快速进展。HELLP综合征的确诊主要依靠实验室检查，因而血常规、LDH水平和肝、肾功能是诊断及监测HELLP综合征变化的重要指标，此外，动态监测上述指标的变化也是评估HELLP综合征孕妇预后及管理的主要依据。

（邹怀宾　孟　君）

参 考 文 献

赫英东，陈倩，2022. 子痫前期并发症之外的HELLP综合征. 中国实用妇科与产科杂志，38(2): 145-149.

中华医学会妇产科学分会产科学组中华医学会妇产科学分会妊娠期高血压疾病学组，2020. 妊娠期高血压疾病诊治指南(2020). 中华妇产科杂志，55(4): 227-238.

Adorno M, Maher-Griffiths C, Grush Abadie HR, 2022. HELLP syndrome. Crit Care Nurs Clin North Am, 34(3): 277-288.

Cadoret F, Guerby P, Cavaignac-Vitalis M, et al, 2021. Expectant management in HELLP syndrome: predictive factors of disease evolution. J Matern Fetal Neonatal Med, 34(24): 4029-4034.

Chen S, Li Z, He Y, et al, 2021. Dysregulation of complement system in HELLP syndrome. Hypertens Pregnancy, 40(4): 303-311.

Petca A, Miron BC, Pacu I, et al, 2022. HELLP syndrome-holistic insight into pathophysiology. Medicina(Kaunas), 58(2): 326.

Yanque-Robles O, Becerra-Chauca N, Nieto-Gutiérrez W, et al, 2022. Clinical practice guideline for the prevention and management of hypertensive disorders of pregnancy. Rev Colomb Obstet Ginecol, 73(1): 48-141.

第三节　妊娠期急性脂肪肝

内容提要

一、概述

二、发病率

一、概　述

妊娠期急性脂肪肝（acute fatty liver of pregnancy，AFLP）又称"产科急性假黄肝萎缩""妊娠期特发性脂肪肝""妊娠期肝脂肪变性"等，多发生在妊娠晚期，以肝脏微泡性脂肪变性为病理特征，以明显的消化道症状、肝功能异常和凝血功能障碍为主要临床表现，起病急、病情重、进展快的一种妊娠期特发性肝脏疾病，常合并急性肝衰竭、急性肾损伤及产后出血等严重并发症，严重危及母体及围产儿生命。

二、发病率

妊娠期急性脂肪肝是妊娠期最常见的导致急性肝衰竭的疾病，是一种少见、危重的妊娠期特有疾病，其一般发生于妊娠晚期，多发生在30～38周，以妊娠35周左右的初产妇居多。发病率低（1/20 000～1/7000），近年来由于轻症病例不断被发现，发病率可能上升且可能存在种族和地理位置的差异。

三、危险因素

初产妇、先兆子痫、多胎妊娠、男性胎儿、体重指数低、既往妊娠期脂肪肝病史合并存在其他妊娠期肝病（如 HELLP 综合征、妊娠期肝内胆汁淤积等）等是该病的主要危险因素。

四、病因与发病机制

妊娠期急性脂肪肝的确切病因与发病机制目前尚未完全清楚，可能与以下因素和机制有关。

（一）线粒体脂肪酸氧化障碍

胎儿线粒体脂肪酸氧化障碍（fetal fatty acid oxidation defect，FAOD）被认为是 AFLP 的主要发病原因之一，其与胎儿线粒体脂肪酸氧化过程中特定的酶发生功能障碍相关。FAOD 会导致严重的母体脏器损伤，如脑病、心肌病、肝衰竭及骨骼肌病变等，并使其易患 AFLP。AFLP 患者长链脂肪酸（如花生四烯酸、棕榈酸、肉豆蔻酸、油酸）的循环水平增加，另外长链 3-羟酰基 CoA 脱氢酶（long-chain 3-hydroxyacyl CoA dehydrogenase，LCHAD）缺陷导致循环长链 3-羟酰基脂肪酸的生成增多，诱导线粒体功能障碍和肝脂肪细胞凋亡，导致 AFLP。具有 LCHAD 突变的胎儿胎盘也存在长链脂肪酸的代谢缺陷，导致脂肪酸累积，其进入母体血液循环后，进一步导致 AFLP。在上述病因的基础上，肝脏从脂肪沉积开始，如果没有得到有效控制，部分患者会逐步向前发展，最终可能出现严重的后果。同时，AFLP 的发生也可能与脂肪酸氧化过程中其他酶的缺乏相关，发生 AFLP 时，脂肪酸氧化、甘油三酯合成及脂蛋白的合成和释放受阻，其中脂肪酸有毒性，可影响线粒体功能，减少肝内蛋白质的合成，从而影响脂蛋白的合成和脂肪的运转。

（二）激素影响

妊娠过程中，母体脂肪酸水平明显上升，可能原因：①妊娠期的生理代谢变化使母体需要更多的脂肪酸用于代谢。②妊娠期间，母体内激素敏感性脂肪酶活性增加，胰岛素抵抗，大量甘油三酯分解成游离脂肪酸。③胎盘中含有脂蛋白脂肪酶，能将甘油三酯分解为游离脂肪酸用于胚胎的生长发育，同时胎儿自身也合成大量游离脂肪酸，它们均可经由胎盘直接转运至母体。由于雌激素等妊娠相关激素水平的升高，孕妇出现生理性中、长链脂肪酸氧化减少。脂肪酸合成的增加及代谢的减少，导致脂肪酸大量堆积，从而使母体血液中活性氧增加。活性氧可通过激活免疫通路或细胞凋亡机制对肝细胞造成损伤，从而导致急性肝衰竭，并诱发 AFLP 的发生。

（三）其他因素

感染、药物、遗传、高龄、免疫缺陷等其他因素也参与了 AFLP 的发病，如一些药物和毒素作用于细胞，也会对线粒体的脂肪酸氧化过程造成损害，从而诱发 AFLP。

五、临床表现

AFLP 的临床表现多样而缺乏特异性，并且临床的生化特征与子痫前期、病毒性肝炎等疾病的表现相类似，早期、准确诊断较为困难。本病主要发生于妊娠晚期，绝大多数发生于初产妇，但亦可见于经产妇。起病急，疾病前驱症状可持续几天到几周，主要表现为突然出现恶心、呕吐、厌油，伴明显乏力、上腹部疼痛、腹胀等。继消化道症状后，出现黄疸并迅速加深，表现为巩膜、皮肤黄染，尿色加深，通常不伴有瘙痒是 AFLP 的典型临床特征。重症患者发病前或发病过程中可出现高血压、蛋白尿及水肿等妊娠高血压综合征表现，两者互相影响，使病情加重。

重症 AFLP 患者很快可表现出肝衰竭，并伴发低血糖、凝血功能障碍、肾衰竭、感染、胰腺炎等多器官损伤等表现。继发弥散性血管内凝血（DIC）时可出现皮肤、黏膜等多部位出血，特别是产后大出血、上消化道出血；常伴有不同程度的意识障碍，继黄疸加深后，出现性格和神志的改变，如情绪激动、精神错乱、狂躁、嗜睡、昏迷等；常出现低血糖，重度低血糖有时也成为昏迷的原因，故必须严密观察血糖变化，警惕低血糖性昏迷；肝肾综合征，表现为少尿、无尿及急性氮质血症；AFLP 时可出现胎儿窘迫、早产，甚至死胎。

体格检查可发现皮肤、巩膜黄染，肝浊音界缩小，肝区轻度叩痛，腹部移动性浊音阳性、扑翼样震颤阳性等阳性体征。

六、辅助检查

（一）血常规

白细胞计数均明显升高，常在 $20×10^9/L$ 以上，以中性粒细胞为主，合并细菌感染时则更明显；合并 DIC 时，血小板降低。

（二）生化学指标

血清丙氨酸转氨酶（ALT）和天冬氨酸转氨酶（AST）轻或中度升高，通常为 300～500IU/L，超过 1000IU/L 者少见，但血清碱性磷酸酶（ALP）及胆红素明显升高（30～615μmol/L），从而出现胆酶分离现象。血糖常低于正常。血氨明显升高。血尿酸较早期即升高，提示肾小管功能失常；晚期则血尿素氮及肌酐明显升高，提示肾衰竭。合并胰腺炎者血淀粉酶和脂肪酶升高。

（三）凝血功能

凝血酶原时间和部分凝血活酶时间延长，可能与肝合成功能下降及 DIC 均有关。血中抗凝血酶 I 常下降，可能为 DIC 的诱因之一。其他凝血因子，如纤维蛋白原及凝血因子 V、VI 均降低，3P 试验可阳性。

（四）影像学检查

超声可显示肝脏弥漫性密度增高区，呈雪花状，强弱不均；CT 检查肝实质呈均匀一致的密度降低。

（五）肝组织病理检查

肝组织活检病理检查被认为是诊断 AFLP 的金标准，活检标本应做脂肪染色，以油红"O"染色最好，可识别微囊泡脂肪滴，其典型病理变化为肝细胞弥漫性微滴性脂肪变性，肝小叶结构完整，炎症坏死不明显。该检查具有创伤性且需患者一般状况良好。临床实际中，大部分患者因病情危重，如伴随 DIC 等合并症、PT 显著延长、血小板计数明显降低等而无法进行肝组织活检病理检查，故此检查在实际临床中的作用有限。

七、诊　断

AFLP 的诊断主要依据病史、临床表现和实验室检查结果。对于妊娠晚期突然出现的恶心、呕吐、食欲减退、上腹疼痛和进行性黄疸，且排除其他肝病引起者，应高度怀疑 AFLP 的可能。

当今国际较为公认的 AFLP 诊断标准是斯旺西（Swansea）标准（表 2-12-1），此标准可用于替代肝组织活检进行 AFLP 的诊断。

诊断注意事项：①诊断 AFLP 时需要注意和其他妊娠期肝病，如子痫前期、HELLP 综合征、妊娠期肝内胆汁淤积、病毒性肝炎等疾病的鉴别。②Swansea 诊断标准与国内诊断 AFLP 的诊断标准一致性较好，诊断标准的条目清晰，已被世界各国接受，因此，此标准可在临床中推广应用。在临床上使用该诊断标准时，要注意 Swansea 诊断标准中生化指标给出的数值均为异常界值判断的标准，国内使用时需根据检测单位确定的异常界值而定。

表 2-12-1 Swansea 诊断标准

类别	诊断标准
临床症状	呕吐
	腹痛
	烦渴或多尿
	肝性脑病
生化指标	胆红素＞14μmol/L（0.8mg/dl）
	血糖＜4mmol/L（72mg/dl）
	尿酸＞340μmol/L（5.7mg/dl）
	白细胞计数＞11×10⁹/L
	转氨酶（ALT 或 AST）＞42U/L
	血氨＞47μmol/L（27.5mg/dl）
	血清肌酐＞150μmol/L（1.7mg/dl）
	PT＞14s 或 APTT＞34s
超声检查	腹水或明亮肝
肝组织活检	微泡性脂肪变性

表中所有指标的异常以检测实验室所定标准进行界定；AFLP 表示妊娠期急性脂肪肝；PT 表示凝血酶原时间；APTT 表示部分凝血活酶时间。上述指标≥6 项符合即可诊断 AFLP

③因为疑似 AFLP 孕妇早期无临床特异性，所以对于疑似 AFLP 孕妇，建议间隔 24h 复查凝血功能和肝功能以协助诊断。④肝组织活检是诊断 AFLP 的"金标准"，但由于穿刺的有创性，在临床实践中很少使用。现有研究表明，无肝组织活检的 Swansea 标准诊断 AFLP 的敏感度可达 100%。因此，临床管理中不推荐肝组织活检作为 AFLP 诊断的必要条件。

八、鉴 别 诊 断

妊娠期急性脂肪肝主要需与妊娠期肝内胆汁淤积、HELLP 综合征、病毒性肝炎、妊娠合并子痫前期等相鉴别。

（一）妊娠期肝内胆汁淤积

本病多为孕晚期发病，主要表现为瘙痒及胆汁酸升高，通常消化道症状较轻，而且产后症状及异常的检验结果很快恢复。

（二）HELLP 综合征

HELLP 综合征导致的胆红素、肌酐及白细胞等升高没有妊娠期急性脂肪肝所致的明显，但转氨酶升高更明显并存在溶血表现，通常没有低血糖表现。

（三）急性病毒性肝炎

急性病毒性肝炎早期转氨酶可明显升高，严重者可出现胆酶分离表现及凝血功能下降，但检测血清学病毒标志物阳性，白细胞多数正常。

（四）子痫前期

虽然 AFLP 可以合并子痫前期，但是子痫前期存在高血压表现，严重时出现抽搐及昏迷，而且子痫前期通常很少表现严重凝血功能异常及低血糖。

九、治 疗

近年来，AFLP 的早期诊断和及时终止妊娠，明显改善了 AFLP 孕产妇和围产儿的预后。准确诊断、适时终止妊娠、多学科支持治疗在 AFLP 患者的治疗中发挥了重要作用。一旦患者高度疑似或得到确诊，应尽快选择合适的方式终止妊娠。

（一）及早明确诊断、及时终止妊娠

AFLP 进展迅速，早期准确诊断对于疾病的预后有重要影响。有研究显示，AFLP 的患者如在发病 1 周内终止妊娠，存活率可达 100%；如发病≥2 周才终止妊娠，30% 的患者会在终止妊娠当天或次日死亡。基于本病产后的自限性特点且目前尚无产前得以治愈的报道，所以一旦 AFLP 诊断明确，不论病情轻重、病期早晚，都应尽快终止妊娠。本病多发生于妊娠晚期，及时终止妊娠可使新生儿存活率提高。

关于本病最佳的终止妊娠方式仍存在争议。经阴道分娩恢复较快，阴道试产条件：病情稳定、产妇子宫颈条件成熟、已临产、胎儿较小、无胎儿窘迫征象者，估计短时间内能结束分娩的可在严密监护下尝试阴道分娩。分娩过程中尽量避免产妇体力消耗，避免不必要的会阴侧切及手术助产。若估计短时间内无法经阴道分娩，应尽快剖宫产终止妊娠。剖宫产虽然不能完全避免产后出血，但是相对产程短，术中可有效止血，并可避免胎儿对阴道分娩的不耐受，可以很大程度地改善母儿预后。目前多数指南建议：剖宫产术分娩可获得更好的母儿结局，是 AFLP 孕妇的主要分娩方式。

（二）注意监测及一般治疗

AFLP 患者要注意监测血常规、肝功能、肾功能、凝血功能等指标；一般治疗包括卧床休息，给

予低脂肪、高糖饮食，保证足够的热量；静脉滴注葡萄糖纠正低血糖，注意水、电解质平衡，以及纠正酸中毒等。

（三）加强对症支持治疗

AFLP 患者最好在重症监护室监护并给予及时的生命支持疗法，维持内环境稳定，对症治疗包括补充能量及蛋白质，保护肝脏，预防消化道出血，及时纠正 DIC、肝性脑病、低血糖等。

（四）输入血液成分或血液制品

凝血因子的主要合成部位为肝脏，AFLP 患者因其肝功能受损严重常导致凝血功能受损，导致术中、术后出血风险较高。尽管尚无大型临床试验证实输注血液制品能改善 AFLP 患者的凝血功能，但建议临床上根据患者病情积极给予输注红细胞、血小板、白蛋白、新鲜冰冻血浆和冷沉淀等血液制品。在剖宫产术前，可考虑预防性补充血小板、纤维蛋白原等。

（五）人工肝治疗

对于重症 AFLP，因其多合并有严重的肝衰竭，肝脏的替代治疗是缓解肝衰竭疾病进展的常用且必要的手段之一。人工肝治疗对重症 AFLP 孕妇具有明确的治疗效果。因此，对于重症 AFLP 孕妇，及时、合理地使用人工肝治疗手段，是有效改善临床结局的重要措施。人工肝治疗包括血浆置换（plasma exchange，PE）、血液灌流（hemoperfusion，HP）/血浆灌注（plasma perfusion，PP）、血液滤过（hemofiltration，HF）/血液透析（hemodialysis，HD）、血浆透析滤过（plasma dialysis filtration，PDF）等多种方法。

重症 AFLP 孕妇人工肝治疗的应用指征：①中枢神经系统障碍加重，如出现感知异常或者昏迷。②持续的凝血功能障碍，需要持续输注大量的血浆、红细胞或者冷沉淀。③严重的肾功能障碍导致水、电解质紊乱。④心、肺功能进行性下降。⑤持续的体液紊乱，包括大量腹水、水肿、少尿或无尿和（或）体液超负荷。达到以上一项情况时，即应立即开始人工肝治疗。

（六）肝移植

肝移植是 AFLP 治疗的最终选择。经及时治疗，大部分 AFLP 患者在终止妊娠后 1 周左右即可恢复正常。病情需要、条件适合的重症 AFLP 者可进行肝移植治疗，但目前尚无指南明确指出 AFLP 患者肝移植的适应证，因此肝移植在 AFLP 患者中的使用仍存争议。

十、小　　结

AFLP 作为一种妊娠特有的疾病，会造成肝脏、肾脏、凝血等多系统严重损伤。由于临床表现复杂且诊断方法特异性较低，早期诊断极为困难，再加上并发症众多且进展迅速，AFLP 对母儿的生命安全造成了巨大威胁。动态监测血常规、肝肾功能及凝血功能指标的变化，是评估 AFLP 孕妇预后及疗效管理的主要依据。因而，在临床工作中应及时识别患者，正确诊断，一旦确诊 AFLP，应采取最快的分娩方式终止妊娠。

（邹怀宾　刘　青）

参 考 文 献

郝文静, 邹丽颖, 2022. 妊娠期急性脂肪肝 34 例临床分析. 中华妇产科杂志, 57(3): 172-178.

李雪艳, 刘晓巍, 2021. 妊娠期急性脂肪肝的研究进展. 中国妇产科临床杂志, 22(5): 559-560.

宋明宇, 王蓉, 2021. 妊娠期急性脂肪肝的研究进展. 华中科技大学学报(医学版), 50(3): 387-391.

中华医学会妇产科学分会产科学组, 2022. 妊娠期急性脂肪肝临床管理指南 (2022). 临床肝胆病杂志, 38(4): 776-783.

Ademiluyi A, Amakye DO, Jackson N, et al, 2021. Acute fatty liver of pregnancy. Am J Case Rep, 22: e933252.

Azzaroli F, Mazzella G, Marchesini G, et al, 2020. Fatty liver in pregnancy: a narrative review of two distinct conditions. Expert Rev Gastroenterol Hepatol, 14(2): 127-135.

Byrne JJ, Seasely A, Nelson DB, et al, 2022. Comparing acute fatty liver of pregnancy from hemolysis, elevated liver enzymes, and low platelets syndrome. J Matern Fetal Neonatal Med, 35(7): 1352-1362.

Johnson KD, Perisetti A, Goyal H, et al, 2021. Liver biopsy in pregnancy: two case reports and review of the literature. Dig Dis Sci, 66(12): 4090-4098.

Katarey D, Westbrook RH, 2020. Pregnancy-specific liver diseases, Best Pract Res Clin ObstetGynaecol, 68: 12-22.

Lim E, Mouyis M, MacKillop L, 2021. Liver diseases in pregnancy. Clin Med(Lond), 21(5): e441-e445.

Ma K, Berger D, Reau N, 2019. Liver Diseases During Pregnancy. Clin Liver Dis, 23(2): 345-361.

Martin JN Jr, Tucker JM, 2022. Missing or making the timely diagnosis of acute fatty liver of pregnancy(AFLP): lessons learned. J Matern Fetal Neonatal Med, 35(18): 3595-3601.

Nelson DB, Byrne JJ, Cunningham FG, 2021. Acute fatty liver of pregnancy. Obstet Gynecol, 137(3): 535-546.

Sarkar M, Grab J, Dodge JL, et al, 2020. Non-alcoholic fatty liver disease in pregnancy is associated with adverse maternal and perinatal outcomes. J Hepatol, 73(3): 516-522.

第四节　妊娠合并病毒性肝炎

内容提要

一、概述

二、妊娠合并 HAV 感染

三、妊娠合并 HBV 感染

四、妊娠合并 HCV 感染

五、妊娠合并 HDV 感染

六、妊娠合并 HEV 感染

七、小结

一、概　述

病毒性肝炎是常见的传染病和肝病，也是常见的妊娠合并症，造成病毒性肝炎的嗜肝病毒主要有 HAV、HBV、HCV、HDV 及 HEV 等。妊娠与病毒性肝炎相互影响，病毒性肝炎可影响妊娠过程，对母婴产生不良后果。妊娠合并肝炎病毒感染可使早孕反应加重，影响孕妇全身状况，使肝病加重；导致流产、早产、妊娠高血压、产后出血等，以及胎儿窘迫、胎儿生长受限、死胎、新生儿死亡的发生率增高。妊娠并不增加对肝炎病毒的易感性，但由于其生理变化特点，肝脏负担加重，一旦感染肝炎病毒则容易导致病情加重，使妊娠期重型肝炎及肝性脑病的发生率显著增高，治疗难度增加。根据流行病学资料，以及患者症状、体征及病毒病原学和血清学检测结果，临床诊断妊娠期合并病毒性肝炎比较容易。妊娠期合并病毒性肝炎，主要治疗以一般治疗、对症支持治疗和酌情保肝治疗为主，合并 HBV 感染可给予抗病毒治疗，发展至重型肝炎肝衰竭时按照重型肝炎肝衰竭的治疗原则。

二、妊娠合并 HAV 感染

甲型肝炎是一种急性、自限性疾病，主要经粪-口途径传播。HAV 感染的妊娠结局一般较好，不会导致慢性感染。近些年，由于居住环境、卫生条件和生活条件的改善以及青少年甲型肝炎疫苗的接种，我国甲型肝炎的暴发已鲜有报道，以散发为主。成人甲型肝炎并不多见，妊娠期感染甲型肝炎病毒更为少见。国内的研究报道多见于二十世纪

八九十年代的病例。目前妊娠期发生 HAV 感染的概率极低，目前还没有关于 HAV 经母体-胎儿传播的报道。

甲型肝炎与妊娠是相互影响的。一般情况下因甲型肝炎病毒在母血中存在短暂，病情易恢复，预后良好，不会演变成慢性肝炎或病毒携带状态，对胎儿不具有严重影响，尚未见甲型肝炎病毒致胎儿畸形。妊娠期感染 HAV 多为急性发病，起病初即有消化道症状、乏力及尿黄，部分病例隐匿起病，血清转氨酶及胆红素升高，多数临床预后良好。

妊娠合并甲型肝炎的内科处理与非妊娠期相同：一般处理建议卧床休息，清淡易消化饮食，供给充足维生素，有食欲减退、恶心、不能进食时应补液，避免应用对肝有损害的药物。可以酌情使用保肝药物，不需要使用特殊的抗病毒药物。妊娠期接种甲肝疫苗非常安全。HAV 感染并非阴道分娩的禁忌证。虽然 HAV RNA 存在于母乳中，但目前尚无有关经母乳传播的病例报道，因此母乳喂养并非禁忌证。

三、妊娠合并 HBV 感染

目前，我国约有 8600 万 HBV 携带者，约 2000 万慢性乙型肝炎（CHB）患者，每年死于 HBV 感染相关的肝硬化、肝细胞癌和肝衰竭者有 30 万～50 万人。因而，HBV 感染仍是我国现阶段最突出的公共卫生问题之一。研究显示，我国 HBV 感染的女性约占 HBV 感染者的 41.6%～47.6%，育龄期女性 HBsAg 阳性率为 5.5% 左右。妊娠合并肝炎发生率较高，而且对母婴健康均有严重影响。研究报道，慢性 HBV 感染孕妇于妊娠晚期及产后血清 ALT 升高的发生率分别为 6%～14% 和 10%～16%，而且慢性 HBV 感染孕妇在妊娠期间，由于 HBV 干扰体内雌激素的肝脏代谢，过多雌激素使子宫肌对内源性缩宫素敏感性增加，出现子宫肌收缩，易致早产。同时，内源性激素分泌增加，肝脏负担加重、功能减退，易出现胆汁沉积于胎盘绒毛血管，引起胎盘血液循环下降，造成胎儿宫内缺血、缺氧；维生素 K 的吸收、利用障碍，肝内维生素 K 依赖凝血因子合成减少，凝血酶原、抗凝血物质 AT-m、蛋白 C 及纤维蛋白原等合成不同程度地减少，导致凝血功能障碍和产后出血。

妊娠期合并急性 HBV 感染的报告病例比较少见，通常为良性过程，表现为肝炎发作者很罕见，并未导致死亡或致畸风险明显增加。合并慢性 HBV 感染通常不会影响妊娠结局，但如果母亲患有肝硬化或严重肝病，则会影响预后。在妊娠期间，应定期监测母亲血清 HBV DNA、肝功能和腹部彩超等。

对于妊娠期间有 HBV DNA 复制且肝功能异常（转氨酶升高）的 HBeAg 阳性或阴性的慢性乙型肝炎患者，在充分解释沟通利弊并签署知情同意书的情况下，可按我国《慢性乙型肝炎防治指南》（2022 年版）的抗病毒治疗适应证和疗程给予抗病毒治疗。应首选替诺福韦酯（TDF），患有肾病或严重骨质疏松的孕产妇，也可应用丙酚替诺福韦（TAF）或替比夫定（LdT）等妊娠期安全性较好的药物给予治疗。产后需要继续抗病毒治疗，可根据患者抗病毒治疗的应答情况、是否母乳喂养及长期抗病毒治疗的药物选择意愿，决定是继续原药物治疗还是调整为其他抗病毒治疗方案。

对于妊娠期间仍处于免疫耐受状态（HBV 高病毒载量、HBeAg 阳性，但肝功能正常）者，其妊娠期抗病毒的主要目标是预防垂直传播。对于血液 HBV DNA≥$2×10^5$IU/ml 的肝功能正常孕妇，在妊娠中、晚期（妊娠 24 周以后）开始服用抗病毒药物可进一步降低母亲血清 HBV DNA 水平、提高预防 HBV 垂直传播成功率，使垂直传播率下降到 1% 及以下，且未增加母婴风险及出生缺陷。因此，可在充分沟通、权衡利弊并签署知情同意书的情况下，在妊娠中、晚期（妊娠 24～28 周）开始抗病毒治疗。对于有乙肝相关肝硬化/肝癌家族史或年龄大于 30 岁但妊娠期仍处于免疫耐受状态者，产后立即停药还是继续抗病毒治疗，可根据患者妊娠期抗病毒治疗后分娩时的应答情况、是否进行母乳喂养、是否接受长期抗病毒治疗等情况综合分析。产后立即停药需要加强随访和监测，对于产后出现肝脏疾病活动者，可按《慢性乙型肝炎防治指南》推荐的治疗方案执行。

重组乙型肝炎疫苗（乙肝疫苗，HepB）联合乙肝免疫球蛋白（hepatitis B immunoglobulin, HBIG）免疫是目前公认的预防乙肝病毒垂直传播最主要、最有效的措施，已被我国多个指南或专家共识所推荐。对于 HBsAg 阳性母亲所生的新生儿，在出生 12h 内尽早注射 100IU 乙肝免疫球蛋白，同时在不同部位接种 10μg 重组酵母乙型肝炎疫苗，并在出生后 1 个月和出生后 6 个月时分别接种第 2 针和第 3 针乙肝疫苗；若新生儿为早产儿、低体重儿（体重<2500g），也应在出生后 12h 内尽早接种 HBIG 和第 1 剂乙肝疫苗，并在婴儿满出生后 1 个月、出生后 2 个月、出生后 7 个月时按程序再完成 3 剂次乙肝疫苗接种，于接种最后一剂乙肝疫苗后 1～2 个月时进行 HBsAg 和抗-HBs 检测。

四、妊娠合并 HCV 感染

HCV 感染呈全球性流行，全球大约有 7100 万慢性 HCV 感染者，我国共约有 1000 万 HCV 感染者。妊娠期间发生急性 HCV 感染的报道很少，大多数为慢性 HCV 感染者。HCV 感染通常无症状，多在筛选高危患者或评估持续升高的转氨酶水平时发现。2022 年发表的一项纳入 2170 例曾有 HCV RNA 阳性病史的母亲队列（其中 1780 例妊娠前/妊娠期 HCV RNA 阳性、390 例妊娠期 HCV RNA 阴性）的研究结果显示，与已清除的丙型肝炎病毒感染者（既往 RNA 阳性但产前或妊娠期 RNA 阴性）相比，妊娠期 HCV RNA 阳性者更易发生早产、妊娠期肝内胆汁淤积、产后出血，而不易发生妊娠糖尿病。抗-HCV 阳性母亲将 HCV 传播给新生儿的危险性约为 2%，若母亲在分娩时 HCV RNA 阳性，则传播的危险性可高达 3%～7%，HCV RNA 高载量可增加传播的危险性。妊娠期 HCV RNA 水平>6.0lg10IU/ml 与垂直传播显著相关。

抗-HCV 检测可用于 HCV 感染者的筛查，抗-HCV 阳性提示存在过 HCV 感染，并不代表一定存在病毒复制。所以，对于抗-HCV 阳性者，应进一步检测 HCV RNA，以确定是否为现症感染。母亲的抗-HCV 可以通过胎盘传递给胎儿，即使新生儿没有感染 HCV，也会呈抗-HCV 阳性，因此新生儿时期血清抗-HCV 检测对于诊断 HCV 感染并无意义，感染 HCV 母亲所生的新生儿诊断 HCV 感染依赖于 HCV RNA 检测。还要注意：一些自身免疫病患者可出现抗-HCV 假阳性；血液透析和免疫功能缺陷或合并 HIV 感染者可出现抗-HCV 假阴性。急性 HCV 感染时可因为处于窗口期出现抗-HCV 阴性，因而，当怀疑 HCV 急性感染时，即使抗-HCV 阴性，也需要检测 HCV RNA。

目前尚无有效的丙型肝炎疫苗用于预防 HCV 感染。为了降低垂直传播的风险，对 HCV RNA 阳性的孕妇，应避免延迟破膜，尽量缩短分娩时间，保证胎盘的完整性，避免羊膜腔穿刺，减少新生儿暴露于母血的机会。有结果显示，经阴道分娩与剖宫产（包括择期剖宫产与急诊剖宫产）的 HCV 传播风险并无统计学意义。

HCV 感染不应是母乳喂养的禁忌证。科雷特尔（Cottrell）等的系统性综述中 14 个队列研究均未发现母乳喂养与 HCV 传播的相关性，国内也有相关研究提示喂养方式不影响 HCV 的垂直传播。因此，HCV 感染者给予其婴儿母乳喂养是安全的，但如果产妇出现乳头出血或皲裂，建议暂缓母乳喂养。

关于妊娠期能否口服直接抗病毒药物（DAA）治疗，目前所有指南推荐的治疗药物均不适用于妊娠期患者。虽然目前常用的 DAA 未在动物试验中显示出胎儿毒性，但由于缺乏人类相关数据，故美国 FDA 仍未批准其用于妊娠期患者。尽管目前偶有个案报道妊娠期服用 DAA 未增加婴儿的出生缺陷或致畸性，但尚缺乏人类大样本的相关研究数据，故目前未推荐 DAA 用于妊娠期患者。如果患者口服 DAA 期间意外妊娠，应该告知患者可能的风险。

五、妊娠合并 HDV 感染

HDV 是一种有缺陷的 RNA 病毒，需要 HBV 的存在才能复制和感染肝细胞，所以 HDV 在某地区的分布与流行情况与当地 HBV 感染及分布情况密切相关。与单独感染 HBV 患者相比，合并 HDV 感染的乙肝病毒感染者临床表现较重，表现为肝硬化的比例显著高于单独 HBV 感染者；同时，合并 HDV 感染者疾病进展也更快，约 15% 的合并感染者在 1～2 年会发展至肝硬化，高达 70%～80% 的患者在 5～10 年会发展至肝硬化；同时合并 HDV 感染可增加疾病的死亡率及终末期肝病（失代偿肝硬化、肝细胞癌）的发生率，大约 18% 的乙型肝炎肝硬化和 20% 的乙型肝炎肝癌与合并 HDV 感染相关，合并 HDV 感染发生肝细胞癌和肝功能失代偿的风险增加了 2～9 倍。

妊娠期合并 HDV 感染的报道非常少见，HDV

传播途径与 HBV 相同，但垂直传播较少见。主要通过预防 HBV 感染来预防 HDV 感染。针对慢性 HDV 感染患者，可采用 Peg-IFN，但妊娠期间是禁忌的。在急性肝衰竭和终末期肝病患者中，肝移植可以挽救生命。目前 Myrcludex B（bulevirtide）已被欧盟委员会和美国 FDA 有条件上市批准用于治疗代偿期的慢性 HDV 感染，但该药在中国尚未批准上市，也尚缺乏孕妇的治疗数据与资料。

六、合并 HEV 感染

不同国家和地区的 HEV 感染率及基因型均有所不同，发展中国家感染率高，以基因 1 型和 2 型多见。我国抗-HEV IgG 和抗-HEV IgM 阳性率在孕妇中分别为 16.2% 和 2.6%。孕妇感染 HEV 与年龄有一定的关系，感染高峰在 26～35 岁；对于妊娠期妇女，感染率在孕晚期较孕早期和中期高。

孕妇感染 HEV 为急性感染，感染后可表现为无症状，也可主要表现为急性病毒性肝炎的表现，如起病时可有畏寒、发热、头痛、咽痛等上呼吸道感染症状及倦怠乏力，继之出现食欲减退、上腹不适、腹胀、恶心、呕吐、肝区痛、腹泻等消化道症状，以及黄疸迅速加深、尿色深如浓茶、粪便色浅、皮肤瘙痒等，感染严重者可进展至重型肝炎、肝衰竭，甚至死亡。孕妇中约 1/3 的急性肝炎和 80% 的暴发性肝衰竭是由 HEV 感染所致的。在孕晚期的 HEV 感染亚临床特征表现为低水平的丙氨酸转氨酶和胆红素升高、快速消失的抗-HEV IgM 和抗-HEV IgG。

妊娠期感染 HEV，除了导致肝脏病变、肝衰竭外，还会发生流产、早产、死胎、死产及胎儿窘迫、新生儿窒息，围产儿的患病率及死亡率也明显增加。孕妇感染 HEV 后，可能会导致新生儿也感染 HEV。因此，对于妊娠期 HEV 感染应高度关注，有急性肝炎表现的孕妇均应接受抗-HEV IgM 检测，以提高预见性，警惕进展为肝衰竭。

戊型肝炎是急性自限性疾病。然而，2008 年法国卡马尔（Kamar）等首次报道在器官移植者中发生慢性戊型肝炎，后续报道亦主要在免疫抑制人群，孕妇感染 HEV 后是否容易出现慢性倾向目前尚无相关报道。

目前尚无针对孕妇感染 HEV 的特殊治疗方法，可按照常规病毒性肝炎治疗。应定期复查肝脏生化和凝血功能，如病情严重，应及时终止妊娠。对于 HEV 感染高危人群，孕前最好接受戊肝疫苗接种。

七、小　结

病毒性肝炎是常见的传染病和肝病，也是常见的妊娠合并症，临床上除了关注妊娠期合并病毒性肝炎对母婴的不良影响外，还需要关注一些病毒的垂直传播等问题。基于抗病毒药物研发的飞速发展，病毒性肝炎新的抗病毒药物不断上市，可用于妊娠期的抗病毒药物可能会不断增多。

（邹怀宾　朱云霞）

参 考 文 献

中华医学会肝病学分会, 中华医学会感染病学分会, 2022. 丙型肝炎防治指南 (2022 年版). 中华肝脏病杂志, 30(12): 1332-1348.

中华医学会肝病学分会, 中华医学会感染病学分会, 2022. 慢性乙型肝炎防治指南 (2022 年版). 中华肝脏病杂志, 30(12): 1309-1331.

中华医学会感染病学分会肝衰竭与人工肝学组, 中华医学会肝病学分会重型肝病与人工肝学组, 2019. 肝衰竭诊治指南 (2018 年版). 中华肝脏病杂志, 27(1): 18-26.

Aftab M, Naz S, Aftab B, et al, 2019. Characterization of hepatitis delta virus among pregnant women of Pakistan. Viral Immunol, 32(8): 335-340.

Chilaka VN, Konje JC, 2021. Viral hepatitis in pregnancy. Eur J Obstet Gynecol Reprod Biol, 256: 287-296.

Dionne-Odom J, Cozzi GD, Franco RA, et al, 2022. Treatment and prevention of viral hepatitis in pregnancy. Am J Obstet Gynecol, 226(3): 335-346.

European Association for the Study of the Liver,2023.EASL clinical practice guidelines on the management of liver diseases in pregnancy. Journal of hepatology,79(3):768-828.

Kumar M, Abbas Z, Azami M, et al, 2022. Asian Pacific association for the study of liver(APASL)guidelines: hepatitis B virus in pregnancy. Hepatol Int, 16(2): 211-253.

Kushner T, Djerboua M, Biondi MJ, et al, 2022. Influence of hepatitis C viral parameters on pregnancy complications and risk of mother-to-child transmission. J Hepatol, 77(5): 1256-1264.

Shata MTM, Hetta HF, Sharma Y, et al, 2022. Viral hepatitis in pregnancy. J Viral Hepat, 29(10): 844-861.

Terrault NA, Levy MT, Cheung KW, et al, 2021. Viral hepatitis and pregnancy. Nat Rev Gastroenterol Hepatol, 18(2): 117-130.

The American Colleage of Obstetricians and Gynecologists,2023.Viral hepatitis in pregnancy: ACOE Clinical Practice Guidelines NO.6.Obstet Gynecol,142(3):745-759.

第十三章　肝　衰　竭

一、定　　义

肝功能衰竭简称肝衰竭（liver failure，LF），是多种因素引起的严重肝损伤，导致其合成、解毒、排泄和生物转化等功能发生严重阻碍或失代偿，出现以凝血机制障碍、黄疸、肝性脑病、腹水等为主要表现的一组临床综合征。

2006 年以前，肝衰竭在我国常被称为"重型肝炎"或"重症肝炎"，但在国外习惯上将不同病因引起的严重肝损伤统称为"肝衰竭"，由于这两种概念之间不是简单的对应关系，使得我们在这一领域进行国际学术交流时存在较大障碍。

2006 年中华医学会感染病学分会肝衰竭与人工肝学组、中华医学会肝病学分会重型肝病与人工肝学组组织国内专家，联合制定了我国第一部《肝衰竭诊疗指南》，规范了我国肝衰竭的概念、病因、分类、诊断及治疗，在与国际接轨的同时，又体现了我国肝衰竭的特色，对我国该领域的相关研究起到了巨大推动作用。随着国内外肝衰竭研究的逐步深入，2018 年对该指南又进行了更新。

二、病　　因

肝衰竭的病因颇为复杂，不同国家和地区之间存在着很大差异。在我国，引起肝衰竭的主要病因是肝炎病毒（主要是乙型肝炎病毒），其次是药物及其他肝毒性物质（如乙醇、化学药品等）。在欧美国家，药物是引起急性、亚急性肝衰竭的主要原因。酒精性肝损伤常导致慢加急性肝衰竭或慢性

肝衰竭。儿童肝衰竭还可见于遗传代谢性疾病。肝衰竭的具体病因见表。

三、流行病学

在我国引起肝衰竭的主要病因是乙型肝炎病毒感染，其次是药物及其他肝毒性物质（如乙醇、化学制剂等）导致的肝衰竭。根据 2014 年全国流行病学调查结果推算，我国慢性 HBV 感染者约 7000 万人，其中慢性乙型肝炎患者约 2000 万例，是我国最常见的肝病死亡原因。

HBV 相关肝衰竭病情严重，并发症多，治疗困难，病死率高。发病人群以男性青壮年为主，这可能与男性更容易发生重型肝炎有关，也可能与饮酒因素有关。患者职业以农民、工人所占比例为最多，可能与该人群的生活方式、工作环境、医疗条件及文化水平导致其对疾病认识不足或未能及时诊治有关。

在我国，因抗病毒治疗的逐渐普及，有效阻断了慢性乙型肝炎的重症化过程，急性肝衰竭和亚急性肝衰竭呈减少趋势。与此同时，因现有慢性肝病患者常因各种诱因（重叠其他嗜肝病毒感染、饮酒、合并其他感染、不合理停药等）发生急慢性肝功能失代偿、慢加急性肝衰竭和慢性肝衰竭仍然较常见。

四、分　　类

我国《肝衰竭诊治指南》根据病理组织学特征和病情发展速度，将肝衰竭分为 4 类：急性肝衰竭（acute liver failure，ALF）、亚急性肝衰竭（subacute liver failure，SALF）、慢加急性（亚急性）肝衰竭（acute-on-chronic liver failure，ACLF）和慢性肝衰竭（chronic liver failure，CLF）。

五、诊断标准

（一）临床诊断

肝衰竭的临床诊断需要依据病史、临床表现和辅助检查等综合分析而确定。

1. 急性肝衰竭　急性起病，2 周内出现 Ⅱ 度及

以上肝性脑病（按Ⅳ度分类法）并有以下表现者：①极度乏力，并有明显厌食、腹胀、恶心、呕吐等严重消化道症状。②短期内黄疸进行性加深。③出血倾向明显，血浆凝血酶原活动度（PTA）≤40%（或INR≥1.5），且排除其他原因。④肝脏进行性缩小。

2. 亚急性肝衰竭　起病较急，2～26周出现以下表现者：①极度乏力，有明显的消化道症状；②黄疸迅速加深，血清总胆红素（TBil）大于正常值上限10倍或每日上升≥17.1μmol/L；③伴或不伴有肝性脑病；④出血倾向明显，PTA≤40%（或INR≥1.5），并排除其他原因者。

3. 慢加急性（亚急性）肝衰竭　2014年亚太肝病学会（Asian Pacific Association for Study of the Liver，APASL）更新的指南，将ACLF定义为"在既往已知或者未知慢性肝病/肝硬化基础上，出现以黄疸和凝血功能障碍为主要表现的急性肝功能损伤，并在4周内出现腹水和（或）肝性脑病"。诊断标准为：血清总胆红素≥85μmol/L（5mg/dl），并且有明显凝血功能障碍（INR≥1.5或PTA≤40%）；伴有腹水和（或）肝性脑病。

2011年美国肝病学会更新的ALF指南中未明确提及ACLF，2017年欧洲肝病学会更新的ALF指南中将ACLF描述为"在既往存在的慢性肝病基础上出现急性肝功能恶化"，但未给予具体定义。2013年欧洲肝病学会慢性肝衰竭协作组（European Association for the Study of the Liver-Chronic Liver Failure，EASL-CLIF）基于一项多中心、前瞻性、随机对照研究，根据器官衰竭的类型和数目提出慢性肝衰竭-序贯器官衰竭评分系统（Chronic Liver Failure-Sequential Organ Failure Assessment，CLIF-SOFA）来定义ACLF：对存在急性失代偿肝硬化者出现肝、肾、血液、神经、心血管及呼吸6个主要脏器（或系统）中两个或两个以上的器官衰竭、肾脏单器官衰竭或其他单脏器衰竭合并肾脏/神经损害的患者即可诊断为ACLF。根据器官衰竭的情况将ACLF分为Ⅰ级（肾脏单器官衰竭、神经系统衰竭合并肾损伤或其他单器官衰竭合并肾脏/神经损害）、Ⅱ级（两个器官衰竭）和Ⅲ级（3个及以上器官衰竭）。

总体看来，APASL共识强调慢性肝病基础不限于肝硬化，临床表现主要侧重于肝衰竭的表现，强调早期诊断、及时治疗；欧美标准强调有明确肝硬化基础，且强调多器官衰竭，而并非侧重于肝衰竭，目的是尽早通过评分系统预测患者预后。在2014年世界胃肠病大会（World Congress of Gastroenterology，WCOG）上贾兰（Jalan）等学者建议将ACLF根据患者有无肝硬化分为3型：Ⅰ型，患者在发展为ACLF之前无肝硬化；Ⅱ型，代偿期肝硬化患者在病毒、药物、酒精性、感染或手术等促发因素下出现肝功能急剧恶化；Ⅲ型，失代偿期肝硬化患者出现肝衰竭。这种分型将ACLF的慢性肝病基础定义得更为全面。

EASL-CLIF的ACLF定义与诊断标准基于多中心前瞻性酒精性肝硬化患者临床观察队列研究，其有效性也在HBV相关肝硬化患者中得到了初步验证。但是，其诊断标准也存在一些问题：①尽管最新的定义从酒精性肝硬化患者扩展至无肝硬化的慢性肝病患者，但是否适用于非肝硬化的慢性肝病患者，尤其是亚太地区的慢性乙型肝炎患者，尚需大样本临床研究验证。②将肝外器官衰竭也定义为ACLF，增加了疾病异质性。③ EASL-CLIF的ACLF定义强调多器官衰竭，多发生于疾病中晚期，不利于疾病的早期识别及干预。

APASL的ACLF诊断标准更符合亚太地区肝衰竭患者的实际情况（分为腹水型和脑病型），立足于肝源性诱因和对肝衰竭本身进行定义，有利于慢加急性肝衰竭的早期识别和早期干预。存在的问题：①主要基于专家共识，尚缺乏亚太地区大样本前瞻性多中心队列研究数据支持。②要求发病4周内的时间范围，可能会漏掉一部分急性发作的患者。③以前就存在肝硬化失代偿表现，如肝性脑病、腹水者，被排除在本病以外，诊断偏于保守。

我国关于ACLF的定义是基于国内临床经验形成的共识，更贴近我国患者人群和临床实践，比较接近APASL定义的标准。肝衰竭诊治指南（2018年版）中ACLF定义为：在慢性肝病基础上，短期内发生急性或亚急性肝功能失代偿的临床综合征：①极度乏力，有明显消化道症状。②黄疸迅速加深，血清TBil大于正常值上限10倍或每日上升≥17.1μmol/L。③出血倾向，PTA≤40%（或INR≥1.5），并排除其他原因者。④失代偿表现，如腹水。⑤伴或不伴有肝性脑病。但也存在一定的问题：①没有对"慢性肝病基础"进行具体阐述，如 HBV 无症状携带者是否算慢性肝病？其实从病理上看部分患者更接近急性或亚急性肝衰竭，而非慢加急性肝衰竭。②尚缺乏前瞻性多中心临床队列的研究数据作为支撑。③受过去"慢性重型肝炎"概念的影响，常把"慢性重型肝炎"与"慢加急性肝衰竭"完全等同或完全割裂。

2022 年美国胃肠病学会发布最新的《慢加急性肝衰竭临床指南》，对以往的 ACLF 诊断标准给予了肯定，并提出了新的 ACLF 定义，即发生在慢性肝病伴或不伴有肝硬化患者中的一种潜在可逆性疾病，在缺乏基础肝病治疗、肝脏支持治疗或肝移植的情况下，可能导致多器官衰竭和患者 3 个月内死亡。ACLF 是通过慢性肝病、血清总胆红素升高和 INR 延长来识别的，肾脏、呼吸、循环或脑功能衰竭的出现支持了诊断的建立，与我国定义基本相同。

4. 慢性肝衰竭　在肝硬化基础上，肝功能进行性减退和失代偿：①血清 TBil 明显升高。②白蛋白明显降低。③出血倾向，PTA≤40% 或 INR≥1.5，并排除其他原因者。④顽固性腹水或其他门静脉高压的表现。⑤肝性脑病。

（二）组织病理学表现

组织病理学检查在肝衰竭的诊断、分类及预后判定中具有重要价值，但由于肝衰竭时患者凝血功能严重低下，肝穿刺具有一定的出血风险，在临床工作中应特别注意。

发生肝衰竭时（慢性肝衰竭除外），肝组织学可观察到广泛的肝细胞坏死，其部位和范围因病因和病程不同而异。根据坏死范围和程度，可分为大块性坏死（坏死范围超过肝实质的 2/3）、亚大块坏死（占肝实质的 1/2～2/3）、融合性坏死（相邻成片的肝细胞坏死）及桥接坏死（较广泛的融合性坏死并破坏肝实质结构）。在不同病程肝衰竭肝组织中，可观察到一次性或多次性新旧不一的肝细胞坏死病变。目前对肝衰竭的病因、分类及分期与肝组织学改变的关联性尚未取得共识。鉴于 HBV 感染所致肝衰竭在我国极为常见，现以 HBV 相关肝衰竭为例，介绍各类肝衰竭的典型病理表现。

1. 急性肝衰竭　肝细胞呈一次性坏死，可呈大块或亚大块坏死，或桥接坏死，伴有存活肝细胞的严重变性、肝窦网状支架塌陷或部分塌陷。

2. 亚急性肝衰竭　肝组织呈新旧不等的亚大块坏死或桥接坏死；较陈旧的坏死区网状纤维塌陷，或有胶原纤维沉积；残留肝细胞有程度不等的再生，并可见细小胆管增生和胆汁淤积。

3. 慢加急性（亚急性）肝衰竭　在慢性肝损伤的基础上，发生新的程度不等的肝细胞坏死。

4. 慢性肝衰竭　主要为弥漫性肝纤维化及再生结节形成，可伴有分布不均的肝细胞坏死。

（三）分期

根据临床表现的严重程度，亚急性肝衰竭和慢加急性（亚急性）肝衰竭可分为早期、中期和晚期。

1. 早期　极度乏力，并有明显厌食、呕吐和腹胀等严重消化道症状；黄疸进行性加深（血清 TBil≥171μmol/L 或每日上升≥17.1μmol/L）；有出血倾向，30%＜PTA≤40%，（或 1.5≤INR≤1.9）；无并发症及其他肝外器官衰竭。

2. 中期　在肝衰竭早期表现的基础上，病情进一步发展，ALT 和（或）AST 快速下降，TBil 持续上升，出血表现明显（出血点或瘀斑），20%＜PTA≤30%（或 1.9＜INR＜2.6），伴有 1 项并发症和（或）1 个肝外器官功能衰竭。

3. 晚期　在肝衰竭中期表现的基础上，病情进一步加重，有严重出血倾向（注射部位瘀斑等），PTA≤20%（或 INR≥2.6），并出现 2 个以上并发症和（或）2 个以上肝外器官功能衰竭。

考虑到一旦发生肝衰竭治疗极其困难，死亡率高，故对于出现以下肝衰竭前期临床特征的患者应高度重视，及时给予有效处理：极度乏力，并有明显厌食、呕吐和腹胀等严重消化道症状；黄疸加深（血清 51μmol/L≤TBil≤171μmol/L）；有出血倾向，40%＜PTA≤50%（或 INR＜1.5）。

（四）诊断格式

肝衰竭不是一个独立的临床疾病，而是一种功能性诊断，在临床实际应用中，完整的诊断应包括病因、临床类型及分期，建议按照以下格式书写。

例如：

（1）药物性肝炎

急性肝衰竭

（2）病毒性肝炎，急性，戊型

亚急性肝衰竭（中期）

（3）病毒性肝炎，慢性，乙型

病毒性肝炎，急性，戊型

慢加急性（亚急性）肝衰竭（早期）

（4）亚急性肝衰竭（早期）

原因待查（入院诊断）

原因未明（出院诊断）（对可疑原因写出并打问号）

六、治　疗

肝衰竭属于临床危重症，病情凶险，并发症多，预后极差。肝衰竭的内科治疗尚缺乏特效药物及手段，目前仍强调综合治疗的重要性，主要包括内科综合治疗、人工肝支持治疗和肝移植手术。需掌握以下几个原则：①早期发现，早期诊断，早期治疗。②重视病因及基础治疗，抓住重点，精选药物。③积极防治肝性脑病、肝肾综合征、感染、出血等危及生命的并发症。④及时、动态评估病情及预后，不失时机地实施人工肝治疗和肝移植。

（一）内科综合治疗

1. 一般支持治疗

（1）卧床休息，减少体力消耗，减轻肝脏负担。临床实践证明，肝衰竭早期严格休息十分重要，不少患者正是因为疾病初期没有得到及时休息而导致病情进一步发展。

（2）加强病情监测：患者入院后应进行基础生命体征监测，进行全面的实验室指标分析，完善PTA/INR、血氨及血液生化的监测，进行动脉血乳酸、内毒素、嗜肝病毒标志物、铜蓝蛋白、自身免疫性肝病相关抗体等检测，以及腹部影像（超声/CT等）、胸部影像（X线检查/CT等）及心电图等相关检查。如果存在低血压，需使用血管活性药物，建议监测中心静脉压、有创动脉压，必要时可置入肺动脉漂浮导管，或者选择脉搏轮廓连续心排量测定技术（pulse indicator continuous cardiac output monitoring，PICCO）。如条件允许，可对Ⅲ/Ⅳ度肝性脑病患者放置颅内压监护仪，以早期发现脑水肿。

（3）积极纠正低蛋白血症，补充白蛋白或新鲜血浆，酌情补充凝血因子。

（4）注意纠正水、电解质及酸碱平衡紊乱，特别注意低钠、低氯、低镁、低钾血症。

（5）注意消毒隔离，加强口腔护理及肠道管理，预防医院内感染发生。

2. 营养支持治疗　肝衰竭患者由于营养物质摄入量减少、消化吸收不良、人为限制蛋白质摄入、营养丢失过多，以及肝脏代谢异常、体内炎症反应导致高分解代谢等原因，多存在营养不良及代谢紊乱，而营养状况逐步恶化反过来又成为影响肝衰竭患者病情进展、生存率的重要危险因素。理想的营养支持不仅可以满足机体能量的需求、改善患者的营养状况，而且有助于肝细胞的修复再生，从而改善肝功能，减少并发症的发生。因此，对肝衰竭患者进行合理、全面的营养支持至关重要，是治疗过程中不可缺少的部分。

营养支持途径首选肠内营养，从而在保证机体营养的同时，有助于保持肠道的生理功能、维持肠道黏膜的完整性，预防肠道菌群易位所致的感染、缓解肠胀气，进而维持肝功能的稳定。因此，对仍存在部分或全部胃肠道吸收功能的患者，肠内营养是首选的营养支持方法。鼓励患者口服以保证营养支持，有误吸风险或胃排空欠佳者，可放置鼻胃管/鼻空肠管管饲。在肠内营养不能提供足够营养时，可选择胃肠外营养加以辅助。

（1）肠内营养：成年肝衰竭患者，以高糖、低脂、适量蛋白质作为营养提供基础，建议以糖类供能占55%～70%、脂肪供能占20%～30%、蛋白质供能占10%～15%，提供20～35kcal/(kg·d)的基础热量，根据患者自身状况，采用热量总量递增方式，更有利于满足肝衰竭患者的病情需要，同时注意补给足够的维生素。对于肝性脑病患者，需适当限制肠道蛋白质摄入，但不主张过度限制，否则会引起蛋白质的分解增加、肌肉减少，反而更易出现肝性脑病，应制订个体化的蛋白质摄入方案。进食差者可口服由营养师专门配制的要素膳、匀浆膳。考虑肝衰竭患者常存在腹胀、食欲减退等临床特点，并参考美国肠外肠内营养学会及欧洲肠外肠内营养学会的推荐，为保证热量的平稳供应，可建议患者改变饮食摄入模式，每日进食4～6餐，包括睡前进餐及夜间加餐。需要鼻饲的患者，应采取半卧位，主张连续输注法，开始25～50ml/h，以后每12～24小时增加25ml，逐渐增加到最大125ml/h，注意监测胃内残留量，大于200ml时需暂停。

（2）肠外营养：实施肠外营养应给予的营养

物质共七大类，包括葡萄糖、脂肪乳、氨基酸、维生素、微量元素、电解质及水。应以葡萄糖作为患者糖类的主要来源（50%～60% 非蛋白质需求），并严密监测血糖变化。目前，脂肪乳是较为理想的一种提供热量和必需脂肪酸的静脉制剂，推荐使用中长链脂肪乳。有研究表明，长期应用长链脂肪乳，可使肝巨噬细胞发生脂肪变性，影响网状内皮系统功能，从而导致胆汁淤积等。因此，目前不主张给予患者单用长链脂肪乳。肠外营养唯一的氮源是复方氨基酸液，尽管理论上认为富含支链氨基酸的制剂更适宜肝衰竭患者，但目前尚无确切临床研究证据表明支链氨基酸比普通氨基酸对肝衰竭患者更有利。对于需要实施肠外营养的肝衰竭患者，应根据不同病程阶段，建议采取完全肠外营养、部分肠外营养+部分肠内营养，再逐步向完全肠内营养过渡的营养支持疗法。

欧洲肠外肠内营养学会关于肝病的肠外营养指南推荐：肝衰竭患者每天能量需求总和是静息能量消耗的 1.3 倍。因此，我们推荐对于进行了代谢监测的患者，热量摄入目标是 1.3×静息能量消耗。有条件的单位可通过间接能量测定仪（代谢车）测定患者的静息能量消耗，从而确定精确的能量需求，并根据患者营养状态进行个体化治疗。

3. 病因治疗 明确肝衰竭的病因（包括发病及诱因）对于指导治疗及判断预后具有重要价值。对于病因尚不明确者，也应积极寻找病因以期达到及时正确处理的目的。

（1）病毒性肝炎：关于病毒性肝炎肝衰竭的病因学治疗，对 HBV DNA 阳性的肝衰竭患者，不论所检测到的 HBV DNA 滴度高低，均建议立即抗病毒治疗。干扰素治疗肝衰竭会加重肝功能失代偿，属于禁忌用药。核苷（酸）类似物，如恩替卡韦、替诺福韦酯等具有很强的抑制病毒作用和良好的安全性，使用核苷（酸）类似物应注意后续治疗中病毒出现变异和停药后病情加重的可能。

单纯丙型病毒性肝炎所致急性、亚急性、慢加急性肝衰竭不常见。甲型、戊型病毒性肝炎引起的急性肝衰竭，目前尚未证明抗病毒治疗有效。对确诊或疑似疱疹病毒或水痘-带状疱疹病毒引发的急性肝衰竭患者，可使用阿昔洛韦治疗。

（2）药物性肝损伤所致急性/亚急性肝衰竭：停用可能导致肝损伤的药物是处理药物性肝衰竭的首要措施。追溯过去 6 个月应用的处方药、非处方药，包括中草药、营养保健品及膳食补充剂等的详细信息（包括服用时间、数量和最后一次服用时间），并尽可能明确其成分。对乙酰氨基酚中毒所致肝衰竭的患者，应早期给予 N-乙酰半胱氨酸治疗。

（3）除药物外，日常生活和职业性接触有毒物质（如乙醇、染发剂、装修建材中的甲醛、苯等）也有可能导致肝衰竭，一经确诊或疑似，应严格避免再次接触。

（4）确诊或疑似毒蕈中毒（误食有毒菇类）的肝衰竭患者，可应用静脉注射青霉素 G 和水飞蓟素制剂。

（5）妊娠期急性脂肪肝/HELLP 综合征所导致的肝衰竭，建议立即终止妊娠，并严密监测病情变化，必要时考虑人工肝及肝移植治疗。

4. 其他治疗

（1）激素治疗：糖皮质激素治疗肝衰竭目前尚存在争议。非病毒感染性肝衰竭，如自身免疫性肝炎所致肝衰竭是其主要适应证；针对酒精性肝衰竭患者，我国酒精性肝病诊疗指南建议，经评估凝血酶原时间-胆红素判别函数［Maddrey 判别函数：4.6×PT（s）差值+TBil（mg/dl）］>32 或存在肝性脑病，给予激素治疗可提高患者生存率。有研究针对 HBV 相关肝衰竭早期患者，发现糖皮质激素联合核苷（酸）类似物治疗可能有助于改善预后。其他原因所致肝衰竭前期或早期，观察病情发展迅速且无严重感染、出血等并发症，也可酌情试用。国内一项临床随机对照研究指出，地塞米松治疗并不能改善 HBV 相关 ACLF 患者的肝功能和 12 周存活率，因该研究对象并非针对早期肝衰竭患者，故考虑此结论可能与治疗时机的选择不同有关。应注意激素使用过程中可出现一过性白细胞增高、感染（尤其是真菌感染）。部分专家的经验表明，早期、适量、勤评估、及时停是需要遵循的一般原则。

（2）肠道微生态调节治疗：肝衰竭与肠道微生态失衡、胃肠屏障功能障碍关系密切。肝衰竭患者肠道益生菌减少、有害菌增加，导致肠道有害物质不能有效分解代谢，以及内毒素、氨类、酚类等大量产生和吸收，甚至肠道菌群易位，这又反过来加重肝脏负荷，促进肝衰竭的进展。有研究表明，应用肠道微生态调节剂可改善肝衰竭患者的预后。

可应用肠道微生态调节剂、乳果糖或拉克替醇等，以降低内毒素血症，减少肠道细菌易位及肝性脑病的发生。

（3）粒细胞集落刺激因子（granulocyte colony-stimulating factor，G-CSF）：近年来，有关 G-CSF 治疗肝衰竭的动物模型及临床研究，已成为肝衰竭临床及相关基础研究的热点之一。目前认为其可能机制为：① G-CSF 能动员并募集骨髓造血干细胞（hematopoietic stem cell，HSC）定植于损伤肝脏。一方面 HSC 可直接分化为肝细胞参与组织修复；另一方面 HSC 可能通过旁分泌作用提供某些因子或信号分子，改变肝脏微环境，刺激并强化内源性肝卵圆细胞（肝干细胞）的反应性增生，启动内源性修复程序。② G-CSF 可能通过抑制肝细胞凋亡/坏死及调节免疫，起到保护肝脏的作用。有研究观察结果显示，G-CSF 治疗能显著提高中、晚期乙肝相关肝衰竭患者的生存率。2014 年亚太肝病研究协会发布的《慢加急性肝衰竭共识》中指出，G-CSF 治疗慢加急性肝衰竭是一项具有前景的方法。有必要开展多中心随机对照研究确认 G-CSF 治疗肝衰竭的疗效及安全性，为其推广应用提供高级别的循证医学依据。另外，与激素类似，应用 G-CSF 可引起外周血白细胞升高，应注意早期与并发感染相鉴别。

（4）干细胞移植治疗：肝衰竭的组织病理学表现为大量肝细胞坏死。正常情况下，如肝部分切除术后，肝内源性干细胞可主导肝组织的修复，但在肝衰竭状态下，肝细胞坏死与干细胞修复之间失衡。理论上，外源性干细胞的补充有助于肝细胞的再生，改善肝衰竭病情，而且目前越来越多的研究表明干细胞治疗肝衰竭具有一定的效果且安全性良好。

目前研究显示，多种干细胞在肝损伤修复中发挥作用，可能用于治疗肝病，主要包括肝干细胞、胚胎干细胞（embryonic stem cell，ESC）、诱导性多能干细胞（induced pluripotent stem cell，iPSC）、间充质干细胞（mesenchymal stem cell，MSC）及外周血干细胞（peripheral blood stem cell，PBSC）等。

在肝衰竭治疗中，干细胞移植治疗已受到越来越多的关注。国内外学者报道，人肝干细胞、iPS-HLC 及 BM-MSC 对小鼠及大动物急性肝衰竭有一定的治疗作用。在 ACLF 中干细胞治疗研究相对偏少，2012 年一项研究评估了 HBV 相关 ACLF 患者的 UC-MSC 治疗安全性和初始疗效，以 4 周间隔给予 UC-MSC 治疗 3 次，在 48 周或 72 周评估发现 UC-MSC 可改善 ACLF 患者病情，显著增加生存率，并验证其治疗具有一定的安全性。2017 年我国学者报道的随机对照研究显示，同种异体 BM-MSC 治疗可提高 HBV 相关 ACLF 患者的存活率。总结目前研究，干细胞移植治疗肝衰竭的主要机制在于免疫调节或产生相关细胞因子及生长因子抑制炎症，促进残存肝细胞增殖、组织修复等，但干细胞发育分化调控机制、在肝病治疗中临床转化及作用的具体机制尚不明确，其有效性及安全性虽然得到了初步证明，但有关远期疗效及安全性尚待确认。随着干细胞相关领域，如干细胞分离、基因重组、培养、移植、示踪、构建生物人工肝、组织工程化肝脏等研究的不断突破，以及相关法规的不断完善，干细胞移植这一技术终会真正应用于肝衰竭的临床治疗。

5. 防治并发症 肝衰竭很容易出现一种或多种并发症，继发其他脏器功能损伤，相应脏器损伤又会促进肝衰竭病情进展，形成恶性循环。因此，及早识别、诊断及防治并发症尤为重要。

（1）感染：肝衰竭患者极易合并或并发感染，常见原因是机体免疫功能低下、肠道微生态失衡、肠黏膜屏障作用降低及侵袭性操作等。肝衰竭患者常见感染包括自发性腹膜炎、肺部感染和败血症等。感染的常见病原体为大肠埃希菌等革兰氏阴性杆菌、葡萄球菌、肺炎链球菌、厌氧菌、肠球菌等细菌，以及假丝酵母菌等真菌。一旦出现感染，应首先给予经验性治疗，选用强效抗生素或联合应用抗生素，同时可加服微生态调节剂。尽可能在应用抗生素前进行病原体分离及药敏试验，并根据药敏试验结果调整用药。应避免长期、大量、重复使用抗生素，并注意防治二重感染。

（2）肝性脑病（hepatic encephalopathy，HE）：是一种由于急、慢性肝功能严重障碍或各种门静脉-体循环分流（简称门体分流）异常所致的、以代谢紊乱为基础的、轻重程度不同的神经精神异常综合征，是肝衰竭患者严重而常见的并发症之一，其严重程度与预后密切相关。为除外颅内病变，应酌情进行头颅 CT 检查。

治疗过程中应：①积极去除诱因，如预防和

控制各种感染、出血及电解质紊乱等，避免大量放腹水、过度利尿，适度限制蛋白质摄入。②减少来自肠道有害物质，如氨等的吸收。应用乳果糖或拉克替醇，口服或高位灌肠，可酸化肠道，促进氨的排出，减少肠源性毒素吸收；微生态制剂的使用，改善肠道菌群失衡，减少血氨生成；口服抗生素减少肠道产氨菌群，非氨基糖苷类抗生素利福昔明在肠道几乎不吸收，可广谱、强效地抑制肠道内细菌生长，具有一定的安全性及有效性。③视患者的电解质及酸碱平衡情况酌情选用精氨酸、门冬氨酸-鸟氨酸等降氨药物。④酌情使用支链氨基酸纠正氨基酸失衡。⑤对Ⅲ度以上肝性脑病要保持呼吸道畅通，必要时气管插管。⑥抽搐患者，在保证气道通畅的前提下，可酌情使用半衰期短的苯二氮䓬类镇静药物，但不推荐预防性用药。⑦持续低流量吸氧，改善肝脏及脑组织供氧。⑧酌情使用人工肝治疗技术，如血液透析滤过技术，协助控制顽固性水钠潴留和脑水肿。

（3）脑水肿：急性肝衰竭所致肝性脑病常伴有颅内压增高，可给予高渗性脱水药甘露醇 $0.5\sim1.0g/kg$，但肝肾综合征患者慎用；袢利尿药一般选用呋塞米，可与渗透性脱水药交替使用；酌情使用人工肝和血液净化治疗；低温疗法有助于预防及治疗脑水肿，降低颅内压。

（4）低钠血症及顽固性腹水：是肝衰竭常见并发症，也是肝衰竭患者的独立预后因素。从源头上处理低钠血症是预防后续并发症的关键措施。水钠潴留所致稀释性低钠血症是其常见原因，而现有的利尿药均导致血钠排出，且临床上传统的补钠方法，易加重水钠潴留，甚至导致脑桥髓鞘溶解症。托伐普坦是精氨酸加压素 V_2 受体阻滞药，可通过选择性阻断集合管主细胞 V_2 受体，促进自由水的排泄，为治疗低钠血症及顽固性腹水开辟了新的新途径。

（5）肝肾综合征（hepatorenal syndrome，HRS）：是肝衰竭常见的特征性表现之一，主要发病机制为外周及内脏动脉舒张、心排血量下降及肾脏动脉收缩，导致肾小球滤过率下降。一旦发生 HRS，预后极差，所以做到早判断、早干预极为重要，积极预防感染及避免使用肾毒性药物等有助于减少 HRS 的发生。目前血管收缩药联合白蛋白为标准治疗方案，国内外常用的血管收缩药主要有特利加压素、去甲肾上腺素、奥曲肽、米多君、垂体后叶素和鸟氨加压素等，其中特利加压素、去甲肾上腺素疗效最为确切，但去甲肾上腺素需在 ICU 中严密监护下使用。肝移植或肝肾联合移植是目前彻底治愈 HRS 的最有效办法。等待移植治疗期间，可采用连续肾脏替代疗法（continuous renal replacement therapy，CRRT）作为过渡手段。

（6）出血：推荐使用 H_2 受体阻滞药或质子泵抑制药作为预防消化道出血的常规用药；对门静脉高压性出血患者，为降低肝门静脉压力，首选生长抑素类似物，也可使用垂体后叶素；食管胃底静脉曲张出血者可用三腔双囊管压迫止血，或行内镜下硬化剂注射或套扎治疗止血，内科保守治疗无效时，可行急诊介入或手术治疗；对弥散性血管内凝血患者，可给予新鲜血浆、凝血酶原复合物和纤维蛋白原等补充凝血因子，血小板显著减少者可输注血小板，可酌情给予小剂量低分子肝素或普通肝素，对有纤溶亢进证据者可应用氨甲环酸或氨甲苯酸等抗纤溶药物。

（7）肝肺综合征（hepato-pulmonary syndrome，HPS）：是因肝功能不全引起肺内血管异常扩张、气体交换障碍，导致严重低氧血症和一系列病理生理变化及临床表现。对于 HPS 需采取卧床休息，避免快速起床，以防直立性脱氧的发生；$PaO_2<80mmHg$ 时应给予氧疗，必要时可行加压面罩给氧或行气管插管呼吸机辅助通气。必要时考虑肝移植治疗。

（二）人工肝支持治疗

1. 治疗机制　目前所称的人工肝是指通过体外的机械、理化或生物装置，清除各种有害物质，补充必需物质，改善内环境，暂时替代衰竭肝脏部分功能的治疗方法。治疗目的是为肝细胞再生及肝功能自发恢复创造条件，从而提高患者的生存率。对于肝细胞再生不良的晚期肝病患者，人工肝治疗有助于改善短期生存率和内环境，作为等待肝移植的"桥梁"。目前人工肝已成为临床上治疗肝衰竭最常用和重要的手段之一。

2. 治疗方法　人工肝支持系统分为非生物型、生物型和混合生物型 3 种。

（1）非生物型人工肝：已在临床广泛应用，并被证明确有一定的疗效。目前应用的主要包括血浆置换（plasma exchange，PE）、血浆灌流（plasma perfusion，PP）、血液滤过（hemofiltration，HF）、血液透析（hemodialysis，HD）、胆红素吸附（bilirubin absorption，BA）等。近年来，将不同非生物人工肝进行有效组合，利用其各自优势取长补短已成为新趋势。如伴有肾功能不全，可选用 PE 联合 HD 或 HF；伴有高胆红素血症时，可选用 PE 联合 BA；合并肝性脑病时，可选用 PE 联合 PP 或 HF。分子吸附再循环系统（molecular absorbent recirculating system，MARS）、普罗米修斯系统（Prometheus system）、连续白蛋白净化系统（continue albumin purification system，CAPS）、血浆滤过透析（plasma dialysis filtration，PDF）、双重免疫吸附系统（double plasma molecular absorption system，DPMAS）等非生物型人工肝，其本身就是组合型人工肝系统。

尽管人工肝在肝衰竭患者的治疗中取得了显著成绩，但以 PE 为代表的国内常用的非生物型人工肝技术面临着严峻的血浆来源受限问题，如何应对血浆紧缺情况也日益受到重视。因此，人们正在积极探索开展人工肝治疗新模式：①在 PE 治疗初始采用血浆代用品（如人血清白蛋白、羟乙基淀粉、右旋糖酐及晶体溶液等），可节约血浆并在一定程度提高疗效。②联合吸附、透析、滤过等不使用血浆的方法。③不同人工肝组合应用，如 PDF、半量血浆 PE 序贯 DPMAS 等。④开展无血浆模式 PE 治疗。⑤基于基线生化指标的可调节、个体化人工肝治疗组合等。这些新的人工肝治疗模式，在目前临床研究及实际应用中，均发现具有一定的节约血浆并保证疗效的优势，为解决血浆资源紧缺问题提供了切实、可行的方法。

（2）生物型人工肝：是指以人工培养肝细胞为基础的体外生物反应装置，主要由肝细胞、生物反应器及体外循环装置 3 部分组成。原理是通过体外循环装置将肝衰竭患者的血液或血浆引入生物反应器内，与其中包含的肝细胞进行物质交换以发挥解毒、合成、分泌及代谢等作用。目前临床研究显示，生物人工肝在一定程度上可改善肝衰竭患者的病情，但缺乏大样本临床研究，仍存在诸多需要解决的问题。

（3）混合生物型人工肝：是指将非生物型人工肝与生物型人工肝相结合的系统，通过非生物型

人工肝有效清除毒素，使生物型人工肝的肝细胞发挥更大的作用。目前也尚处于研究探索中。

3. 治疗适应证

（1）各种原因引起的肝衰竭前、早、中期，PTA 20%～40% 的患者为宜；晚期肝衰竭患者也可进行治疗，但并发症多见，治疗风险大，临床医师应权衡利弊，慎重进行治疗，同时积极寻求肝移植机会。

（2）终末期肝病肝移植术前等待肝源、肝移植术后排斥反应、移植肝无功能期的患者。

4. 治疗相对禁忌证　治疗相对禁忌证有严重活动性出血或弥散性血管内凝血；对治疗过程中所用血液制品或药品，如血浆、肝素和鱼精蛋白等高度过敏；循环功能衰竭；心、脑梗死非稳定期；妊娠晚期。

5. 并发症　人工肝治疗的并发症有过敏反应、低血压、继发感染、出血、血栓、失衡综合征、溶血、空气栓塞、高枸橼酸盐血症、水和电解质及酸碱平衡紊乱等。随着人工肝技术的发展，目前严重并发症发生率已经显著下降，一旦出现，可根据具体情况及时给予相应处理。

（三）肝移植治疗

肝移植是治疗各种原因所致的中、晚期肝衰竭的最有效方法之一，适用于经积极内科综合治疗和（或）人工肝治疗疗效欠佳，不能通过上述方法好转或恢复者。由于供肝短缺，手术费用高昂，应避免给那些有可能通过内科手段治愈患者进行不必要的肝移植，因此选择手术时机非常重要。目前国际上较常用的肝衰竭肝移植选择标准包括：国王学院医院标准（King's College Hospital criteria，KCH criteria）、终末期肝病模型（model for end-stage liver disease，MELD）评分、MELD-Na 评分、蔡尔德-皮尤改良（CTP）评分、加拿大肝移植等待名单评分标准（Canadian wait listing algorithm in transplantation，CanWAIT）等。此外，序贯器官衰竭估计评分（sequential organ failure assessment，SOFA）、急性生理和慢性健康评分（acute physiology and chronic health evaluation，APACHE Ⅱ）等也被联合用于预测肝移植治疗肝衰竭的预后。

适应证：①对于急性/亚急性肝衰竭、慢性肝衰竭患者，MELD 评分是评估肝移植的主要参考

指标，MELD 评分在 15～40 分是肝移植的最佳适应证。②对于慢加急性肝衰竭，经过积极的内科综合治疗及人工肝治疗后分级为 2～3 级的患者，如 CLID-C 评分＜64 分，建议 28d 内尽早行肝移植。③对于合并肝癌患者，应符合肿瘤无大血管侵犯，肿瘤累计直径≤8cm 或肿瘤累计直径＞8cm、术前 AFP＜400ng/ml 且组织学分级为高/中分化。

禁忌证：①4 个及以上器官功能衰竭（肝、肾、肺、循环、脑）。②脑水肿并发脑疝。③循环功能衰竭，需要 2 种及以上血管活性药维持，且对血管活性药剂量增加无明显反应。④肺动脉高压，平均肺动脉压（mPAP）＞50mmHg。⑤严重的呼吸功能衰竭，需要最大程度的通气支持［吸入氧浓度（FiO$_2$）≥0.8，高呼气末正压通气（PEEP）］或者需要体外膜肺氧合（ECMO）支持。⑥持续严重的感染、细菌或真菌引起的败血症、感染性休克、严重的细菌或真菌性腹膜炎、组织侵袭性真菌感染、活动性肺结核。⑦持续的重症胰腺炎或坏死性胰腺炎。⑧营养不良及肌肉萎缩引起的严重的虚弱状态，需谨慎评估肝移植。

七、预　后

肝衰竭患者病情重、进展快、并发症多，预后差、病死率高，尽管目前的诊治技术在不断进步，但肝衰竭内科保守治疗病死率仍高达 50%～70%。年龄较小、治疗及时、无并发症者病死率相对较低；急性肝衰竭存活者，远期预后较好，多不发展为慢性肝炎、肝硬化；亚急性肝衰竭和慢加急性肝衰竭存活者部分可完全恢复，部分患者发展为坏死后肝硬化；慢性肝衰竭患者病情易反复，最终需要肝移植治疗。

近年来研究发现，外周血甲胎蛋白（AFP）、肝脏再生增强因子（augmenter of liver regeneration，ALR）分别与急性肝衰竭、慢加急性肝衰竭预后存在一定的相关性，提示肝脏再生在肝衰竭中的重要作用。

八、预　防

肝衰竭治疗较为棘手，病死率高，因此应尽量避免其发生及发展，但迄今为止关于肝衰竭的发病机制尚未完全阐明，因此也难以完全预防。

一级预防——病因预防。①病毒性肝炎是我国肝衰竭的主要原因，因此第一道防线就是避免发生病毒性肝炎。应积极推广乙肝疫苗，规范实行乙型肝炎母婴阻断，降低乙型肝炎的发病率。②避免不洁注射，避免不必要的输血，养成良好的行为习惯。③注意饮食卫生习惯，推广甲肝和戊肝疫苗，防止患甲型和戊型肝炎。④在应用可能导致肝损伤的药物，如抗结核、抗甲状腺药物过程中，应密切监测肝功能。⑤加强对中草药肝毒性的监测，避免滥用药物和保健品。⑥避免长期大量饮酒或一次过量饮酒。

二级预防——防止重症化。①应该对病毒性肝炎患者进行定期检查，以便及时发现肝功能异常，及时选择合适的抗病毒药物和规范的疗程，并避免随意停药，从而预防肝炎发作或进展为肝硬化。②肝硬化患者应避免或积极治疗感染和出血，加强肝功能及相关指标监测，防止发生肝衰竭。③肝硬化患者只有在肝功能较好的情况下才能耐受手术，一般要求 Child-Pugh 评分 A 级肝功能。④大多数肝细胞癌发生在肝硬化的基础上，这类患者行肝部分切除术或者介入治疗时也应充分考虑肿瘤的大小和肝功能状态，避免因手术导致残余肝脏功能不全进而发生肝衰竭。⑤失代偿期肝硬化应注意休息，避免劳累、饮酒、肝毒性药物、感染等诱发疾病重症化的因素。

三级预防——防止终末化。①早期诊断、早期治疗，以争取治疗时机、阻遏肝衰竭病情发展，同时应积极防治各种并发症。②早期应用人工肝治疗，有可能促进肝脏自发恢复或为肝移植创造条件。

（陈　煜　段钟平）

参 考 文 献

中华医学会感染病学分会肝衰竭与人工肝学组，中华医学会肝病学分会重型肝病与人工肝学组，2019. 肝衰竭诊治指南 (2018 年版). 临床肝胆病杂志，35: 38-44.

Bajaj JS, O'Leary JG, Lai JC, et al, 2022. Acute-on-Chronic Liver Failure Clinical Guidelines. Am J Gastroenterol, 117(2): 225-252.

Jalan R, Yurdaydin C, Bajaj JS, et al, 2014. Toward an improved definition of acute-on-chronic liver failure. Gastroenterology, 147: 4-10.

Sarin SK, Kedarisetty CK, Abbas Z, et al, 2014. Acute-on-chronic liver failure: consensus recommendations of the Asian Pacific Association for the study of the liver(APASL). Hepatol Int, 8: 453-471.

第十四章 感染性肝病

第一节 肝脓肿

一、定　义

肝脓肿是由阿米巴原虫或细菌引起的肝脏感染性疾病，主要临床表现为发热、肝区疼痛、肝大伴压痛。

二、分　类

（一）阿米巴肝脓肿

阿米巴肝脓肿是由阿米巴原虫引起的肝脏感染性疾病，主要表现为高热、肝区痛、肝大及压痛。由于并发症较多，临床表现复杂多变，易造成误诊。

（二）细菌性肝脓肿

细菌性肝脓肿是由于肝脏受到各种细菌入侵而形成的化脓性感染，主要临床特征为寒战、高热、肝区疼痛、肝大伴压痛，有时可致胸、肺部等的并发症。

三、病因与发病机制

（一）阿米巴肝脓肿

溶组织内阿米巴是引起人体阿米巴病的病原体，它以包囊及滋养体的形式存在于结肠腔及肠壁组织中。溶组织内阿米巴的四核包囊属感染阶段，

当它由宿主经粪便排出而又经口进入肠道后，在小肠下段受碱性消化液作用，囊壁变薄，虫体活动，使具有四核的阿米巴脱囊而出，随即分裂为4个小滋养体，并从小肠移行到大肠，以二分裂法进行繁殖。一部分小滋养体随宿主肠内容物向下移动，因肠内环境改变，水分被吸收，小滋养体逐渐停止活动，并排出未消化的食物，使虫卵团缩，并分泌出一层较厚的囊壁形成包囊，最后成为含4个细胞核的成熟包囊，包囊随宿主粪便排出体外污染食物、水源而再感染新宿主。若人体生理功能发生变化，如发热、过劳、肠道功能紊乱等，肠腔内的小滋养体可借其伪足的机械作用和溶组织酶的化学作用而侵入肠壁组织，在组织内以二分裂法进行大量繁殖，吞噬红细胞和组织细胞而变成大滋养体，破坏组织，引起肠壁溃疡，肠壁组织内的大滋养体可随肠壁病变的崩溃物又进入肠腔，部分随宿主粪便排出体外并很快死亡。由此可见，引起人体阿米巴病的病原体溶组织内阿米巴，其成熟包囊由于对外界环境有较强的抵抗力，且不被胃液破坏，当被人吞服时即可感染阿米巴病，而滋养体既不能抵抗胃酸的破坏又在排出体外后很快死亡，故一般不起传播疾病的作用，但当它停留在人体内时，即可引起肠道或各脏器的阿米巴病变。

存在于肠腔内的滋养体，不论其是否产生阿米巴病的症状，均可借其溶解破坏能力随血流进入门静脉系统，首先至肝脏，因肝小微静脉有过滤作用而停留在微静脉末端。如果侵入肝脏的原虫数量不多，且人体抵抗力强，可将原虫消灭而不造成损害。若机体抵抗力下降，或肝脏内环境发生改变，侵入肝脏的阿米巴滋养体可引起微静脉及其周围组织的炎症反应，滋养体迅速繁殖，形成微静脉栓塞，导致该处肝组织缺氧、缺血，滋养体从被破坏的血管内逸出，引起肝组织的灶性坏死、液化而成为微小脓肿，相邻脓肿互相融合，最后形成临床上的大脓肿。肠道内的阿米巴滋养体除主要经肝门静脉侵入肝脏外，还可以直接透过肠壁或经淋巴系统侵入肝脏形成脓肿。

实验表明，仅有肝脏内阿米巴滋养体的存在

并不能引起肝脓肿，只有当肝脏由于某些原因（如细菌感染、酒精损害、食物不当、肝损伤等）发生肝内局部环境改变而适合阿米巴滋养体生存、繁殖时，才会逐渐形成脓肿。

（二）细菌性肝脓肿

本病可由各种细菌感染所致。由于肝脏受肝动脉及肝门静脉的双重血供，且又通过胆管及肠道与外界相通，细菌常经这些途径抵达肝脏致使炎症发生，最后导致脓肿形成。其中细菌经由胆道进入者占大部分，其次为经肝动脉和肝门静脉进入，部分原发病灶不明为隐源性。

一项 2016 年的荟萃分析发现，细菌性肝脓肿常见病原体检出构成如下：革兰氏阴性菌，包括肠杆菌科细菌（克雷伯菌约占 54%、埃希菌属约占 29%）、变形杆菌属及假单胞菌属；革兰氏阳性菌中以葡萄球菌属最常见，其余包括链球菌及肠球菌属。大肠埃希菌及链球菌是欧美地区细菌性肝脓肿的主要致病菌；在中国乃至整个亚太地区，细菌性肝脓肿最主要的致病菌为克雷伯菌（如肺炎克雷伯菌）。少数患者属混合性细菌感染。

值得注意的是，近年来糖尿病并发细菌性肝脓肿者日益增多，有研究显示，肝脓肿在糖尿病患者中的发病率为健康人群的 3 倍以上。原因包括：一方面高血糖利于组织中细菌的生长；另一方面糖尿病患者免疫功能低下，中性粒细胞趋化功能下降，单核吞噬细胞及调理素活力减弱，抗体生成减少而导致抵抗力降低，同时代谢紊乱使肝、胆、胰、胃肠功能失调，进而诱发胆道感染，引起肝脓肿。

细菌进入肝脏的途径有以下几种。

胆源性是引起肝脓肿的主要途径。当各种因素引起胆总管狭窄时，如胆石症、胆道蛔虫病、壶腹部狭窄等，胆汁引流不畅而容易引起胆道感染，细菌可沿胆道进入肝脏引发肝脏感染，最终导致脓肿形成。我国农村胆道蛔虫病引起细菌性肝脓肿仍时有发生，此时不仅蛔虫进入使胆管狭窄、胆汁引流不畅，蛔虫自身也可将细菌带入，最终导致肝脓肿的发生。

如体内存在各种器官的化脓性感染，如全身性感染（败血症等）或局灶性感染（皮肤化脓性病灶、外伤性感染、骨髓炎、细菌性心内膜炎、中耳炎、肾周围脓肿等），当人体抵抗力低下时，细菌可经肝动脉进入肝脏最终导致肝脓肿的形成。

若经由肝门静脉引流器官或邻近器官存在感染，细菌均有可能由肝门静脉抵达肝脏，常见者为胃肠道和盆腔的化脓性感染，如化脓性阑尾炎、腹腔感染、肠道感染、痔疮感染、胰腺炎等。此时细菌可致化脓性门静脉炎，脱落的脓毒栓子进入肝脏，导致炎症及脓肿的发生。

和肝脏相邻器官的化脓性感染，如膈下脓肿、脓胸、肺脓肿、胰腺脓肿等破溃时，细菌可直接蔓延至肝脏致脓肿产生。

其他，如肝外伤、肝穿刺或肝肿瘤行手术治疗或介入性检查治疗时，也可引起致病菌入侵肝脏致使脓肿发生。

近年来隐源性肝脓肿发病率呈明显上升趋势，占比从 4% 上升到 40%，已成为细菌性肝脓肿最常见的感染方式。

四、病　　理

（一）阿米巴肝脓肿

本病早期多为数个小脓肿，有时小到仅在病理检查时发现，数个小脓肿可逐渐融合形成大脓肿，特别巨大者可破坏肝脏的大部。

由于肠阿米巴病多居于盲肠及升结肠，其血液经肠系膜上静脉汇入肝门静脉，而肝门静脉右支的血管较粗且直，加之肝门静脉内的血液呈线形流动而非湍流，故肠系膜上静脉血液在未与肠系膜下静脉及脾静脉血液充分混合时，即经肝门静脉右支而进入肝右叶，且肝右叶体积较左叶大 3～4 倍，故阿米巴肝脓肿多发生于肝右叶而左叶较少。

肝内脓肿数目不等、大小不一，但以单个大脓肿多见。典型者脓肿内含有由阿米巴溶组织酶所引起的组织液化坏死形成的坏死物及陈旧性血液，两者混合成为类似巧克力色的果酱样脓液，脓肿壁上附着有尚未彻底液化坏死的组织、血管和胆管等。脓液中一般很难检出阿米巴滋养体，但在脓肿边缘的组织中有时可检出滋养体。若脓液发生继发细菌感染，可呈黄色、黄白色或黄绿色，甚至有恶臭。

病情的发展可使肝内脓肿增大而浅表，并累及周围组织和器官。由于肝脏淋巴管和胸淋巴管之间相通，且肝脏与膈肌相贴，故同侧的反应性胸膜炎十分常见，甚至可引起穿孔而累及相应的器官。若肝右叶上方脓肿向上穿破时，可致膈下脓肿；若在穿孔之前已发生肝脏与膈肌的粘连，则可通过膈肌穿破至右侧胸腔、肺及支气管，形成阿米巴肺脓胸、肺脓肿或肝-胸膜-肺-支气管瘘；左叶肝脓肿如向上穿孔可破入纵隔、左侧胸腔及心包；若脓肿向下或向前穿破时，可穿入腹腔或腹腔脏器，如胃、胆囊、肠、肾等。由于肝脏血流丰富，肝脓肿中滋养体比肠道中滋养体更易侵入血液循环而并发肺、脑、皮肤等处的阿米巴病。

（二）细菌性肝脓肿

细菌性肝脓肿的病理改变和病程进展有关。早期经急性炎症期后形成多个小的脓肿，常在 1cm 左右。随着病情的进展，多个小脓肿可逐渐融合成一个或几个较大的脓腔。一般而言，细菌性肝脓肿时，多发性肝脓肿多见，单发者少见，偶见单发巨大脓腔者。脓腔的脓液主要由坏死的肝细胞碎屑、脓细胞、少量浆液及细菌组成。

来自胆管的肝脓肿常与胆管分布一致，呈节段性，多与胆管相通，脓液被胆汁染成绿色。由于反复感染，炎性纤维组织增生，导致脓腔壁增厚。来自肝门静脉者，常伴有化脓性血栓性门静脉炎，脓肿多位于肝右叶、肝门静脉附近。来自肝动脉者肝内可产生数目众多的细小脓肿，且分布广泛。当脓肿侵入包膜时，可产生局部隆起，导致肝周围炎或粘连。若发生脓肿穿破则可致化脓性腹膜炎、脓胸或肺脓肿等。

五、临床表现

（一）阿米巴肝脓肿

本病可发生于任何年龄，多在 20～40 岁，男性多见，男∶女为（5.6～17.2）∶1。本病虽多继发于阿米巴痢疾，但有阿米巴痢疾或腹泻史者仅占少数。

本病起病多缓慢，急性者少见。常因酗酒、暴饮暴食、营养不良或其他疾病使人体抵抗力下降而诱发。临床上以发热、肝区疼痛、肝大和（或）肝脏压痛为主要表现。

1. 症状

（1）发热：多见，甚至有以发热为首发症状者。发热时可伴有寒战，此时应高度注意合并细菌

感染的可能，还可伴有盗汗。患者体温多在 39℃以下，有时可为低热，但也有高达 40℃者。湖北地区报告的 1078 例中 92.8%（996 例）有发热，其中 38℃以下者占 26.7%，38～39℃者占 47.7%，39℃以上者占 22.6%。据其中 818 例发热患者统计，弛张热型占 49.9%，不规则热型占 37.4%，低热及稽留热型分别为 7.4% 及 5.3%。

（2）肝区痛：为本病重要的症状，有重要的诊断价值。疼痛性质和程度不一，可呈钝痛、胀痛或刺痛，有时可仅为胀感或肝区沉重感，偶有剧痛者。此与脓肿距肝包膜的远近、脓肿发展的急缓以及患者的痛阈有关。疼痛多局限于肝区局部，也可放射至其他部位，如上腹部、右下胸部、背部或右肩部等。

（3）其他：可有乏力、恶心、呕吐、食欲减退等，10%～20% 的患者可有腹泻，伴胸膜-肺合并症时可有咳嗽等。

2. 体征　患者多呈慢性病容、面色苍白、消瘦，有时可出现下肢水肿，可能与进食过少及发热消耗所致低蛋白血症有关，也可能与肿大的肝脏压迫下腔静脉或肝功能受损等有关，严重者可表现为全身水肿，甚至出现轻度腹水。

（1）肝大：阿米巴肝脓肿常有不同程度的肝大，多在右肋缘下 3～5cm，少数可达 10cm 以上，肿大之肝脏表面多柔软光滑，但有时也可质地较硬且表面不平而酷似肝癌。若脓肿位于肝左叶，则以肝左叶肿大为主。有时脓肿位于肝右叶偏上的位置，则肿大的肝脏可向上推挤膈肌，使肝上界抬高而下界无明显变化。一般肿大的肝脏均伴有轻重不一的压痛。有时右下胸部或右上腹部出现局限性隆起，一般隆起处多为脓肿所在部位或脓肿接近体表之处，此处压痛尤为明显，同时该处软组织可有局部凹陷性水肿。

（2）黄疸：少数患者由于脓肿压迫胆管或肝组织受损范围过大而出现黄疸，黄疸多为轻度。

发热、肝区痛及肝大伴压痛为阿米巴肝脓肿的主要表现，有时可以其中一项或两项为主要表现，有时也可表现为三者均很轻微而不典型，造成诊断上的困难。

（二）细菌性肝脓肿

1. 发热　本病多急骤起病，多有发热，体温

呈弛张热或间歇热，常表现为寒热交替，体温多在38～40℃，高热时常伴有寒战。

2. 肝大及肝区痛 绝大多数患者肝大，多为中等度肿大，为肋下2～6cm，少数肿大不明显，偶有明显肿大者。患者绝大多数有肝区痛和肝脏压痛，肝区痛初期多为持续性钝痛、胀痛等，有时也可呈明显剧痛。疼痛常可因呼吸、体位改变等加剧。与此同时，患者往往可伴有食欲减退、恶心及呕吐等。

3. 黄疸 患者可出现黄疸，多为轻度；若肝细胞广泛坏死或脓肿因胆道疾病所致者则黄疸较深。

应注意，部分患者起病时缺乏右上腹痛、肝脏压痛等典型症状及体征，仅表现为发热，所以对因发热就诊的患者，在进行充分的问诊、体格检查及胸部影像学评估后仍不能明确感染病灶时，应考虑肝脓肿的可能性，特别是合并糖尿病者。

六、实验室检查

（一）阿米巴肝脓肿

1. 血常规 大部分患者有轻到中度贫血，急性期时白细胞总数增高，多为$(10×10^9)$～$(20×10^9)$/L，中性粒细胞比例升高至75%～80%，慢性期两者大多可恢复正常，但仍有贫血。慢性期如有继发细菌感染，则白细胞总数及中性粒细胞比例仍可增高，有时甚至比原来更为显著。

2. 肝功能 一般变化不大，有时可出现轻度胆红素升高、白蛋白下降或丙氨酸转氨酶（ALT）轻度升高，但均非特异性。有报道指出，约85%的患者血清胆碱酯酶活力下降，且脓肿越大其降低越明显，治疗好转后，其活力又回升至正常，故认为此酶的测定对本病的诊断、疗效观察及预后均有一定的参考价值。

3. 粪便检查 本病常继发于肠道阿米巴病，粪便中理应找到病原体，但临床上却发现，此时粪便中找到病原体者仅占30%左右，甚至更低，因为送检的粪便必须新鲜、容器须加温，且必须及时检查，当排出脓血便时溶组织内阿米巴的检出概率较大。一次检查结果为阴性不能轻易否定病原体的存在，多次送检有助于提高阳性率。

4. 脓液检查 脓腔中抽出脓液多呈较黏稠巧克力色，且有肝腥气味，从穿刺所得脓液检出阿米巴滋养体的阳性率不高。有报道在413例脓液标本中作病原体检查，阳性者仅30例（7.3%），故阴性结果不能除外本病，这主要是由于阿米巴滋养体须寄生于组织中才能存活，一旦到脓液中则很快死亡。在脓腔中，阿米巴滋养体多附着于脓腔壁上，故若抽脓后稍拔出针头、待针头抵脓腔壁而不能抽出脓液时，再稍加用力抽吸片刻，拔出后将尖头部抽出物立即涂片，有望提高阳性率。脓液原虫培养可提高滋养体阳性率。若脓液呈棕色、黄绿，或棕色中带有白色且有臭味，则提示可能合并细菌感染。若脓肿穿破形成肝-肺-支气管瘘时，痰液亦可呈巧克力色，有时可从痰液中检出阿米巴滋养体。

5. 血清免疫学检查

（1）阿米巴抗体的检查：阿米巴感染后可诱发多种抗体产生，如沉淀抗体、凝集抗体和补体结合抗体等。常用检测方法很多，其中敏感度较高者有间接血凝试验（IHA）、免疫荧光试验（TFT）、补体结合试验（CFT）、酶联免疫吸附试验（ELISA）等，阿米巴肝脓肿时阳性率在99%以上。国内报道间接荧光抗体实验（IFAT）对阿米巴肝脓肿的阳性率为97%～100%；帕特森（Patterson）等以IHA检测阳性率为94%，故对本病也有很高的敏感性。由于抗体阳性持续时间往往很长，如IHA阳性最长可达20年，故单以抗体的检测不能区分活动性感染或恢复期病例，仅有抗体阳性而无阿米巴脓肿的临床表现，不是阿米巴持续感染和再治疗的指征。

（2）阿米巴抗原的检查：应用对流免疫电泳法检测脓腔内脓液、肝活检组织或血清中的阿米巴抗原，也有助于阿米巴肝脓肿的诊断。有报告在125例阿米巴肝脓肿中，抗原阳性者达92%，13例肝活检标本中12例抗原阳性，血清中抗原阳性率较低，仅25.8%。血清抗原阳性常提示病情较重、预后较差。抗原检测具有以下优点：①它较检测阿米巴抗体更为迅速、敏感。②由于抗原仅存在数十天，故有利于疗效评价和预后判断。

（二）细菌性肝脓肿

1. 血常规 白细胞总数及中性粒细胞明显增高，可有核左移、中毒颗粒。约50%的患者有轻重不等的贫血。

2. 肝功能 肝功能可有轻重不一的受损，多为碱性磷酸酶、γ-谷氨酰转移酶增高，少数患者出现程度不等的胆红素、转氨酶增高。

3. 病原学检测 应尽可能在抗菌药物使用前完善病原学检测，如血培养，有条件的情况下尽早完善脓液培养。既往研究发现，高达 50% 的细菌性肝脓肿患者血培养可呈阳性，而实际临床上血培养阳性率低于 50%，这可能与抗菌药物的早期使用有关。穿刺抽取的脓液样本应送至实验室进行革兰氏染色并同时行需氧菌和厌氧菌培养，其培养阳性率可明显高于血培养。

4. 宏基因组测序 可以快速、精确地检出致病微生物，尤其对于血培养及脓液培养阴性的细菌性肝脓肿患者，该技术可协助临床医师更早期、准确地实施抗感染治疗。

5. 降钙素原 有研究显示，大部分细菌性肝脓肿患者血降钙素原升高，而血培养阳性者降钙素原水平升高更明显；还有研究发现，大部分细菌性肝脓肿患者经抗感染治疗后降钙素原下降明显。因此，动态监测血清降钙素原水平对指导细菌性肝脓肿的抗感染治疗有一定价值。

七、辅助检查

（一）超声检查

超声检查由于无损伤性、可多次重复检查，还可准确定位并引导穿刺引流，因此超声检查是目前诊断及治疗肝脓肿的重要一线手段。典型的肝脓肿超声检查可于肝内出现典型的液性暗区，其诊断率可高达 85%～96%。超声检查的表现常和肝脓肿的部位、病程及脓液液化程度有关。脓肿初期可呈分布不均匀的低至中等回声；脓肿开始液化时，超声可呈蜂窝状结构；液化广泛而脓液稀薄时，可呈大片无回声区或间有稀疏低回声等。若脓液黏稠常呈不规则的低回声，周围因纤维组织包裹呈一圈较清晰的回声增强带，易误诊为肝内实质性占位性病变，甚至肝脏肿瘤。

（二）CT 和 MRI 检查

CT 和 MRI 检查因不受肠道气体及体位影响，故检出率较超声检查更高。

CT 检查主要表现为圆形或卵圆形的低密度灶，其边界多较清晰，密度多不均匀，可呈单发或多发，病灶经增强后较平扫更清楚，表现为脓腔壁的环形增强。"靶征"的出现提示脓肿已形成；若其内含有气体，则诊断更为可靠；但若病灶边缘不清、增强后病灶边缘也无强化，则诊断较为困难。

MRI 检查的 T1 加权像上呈现低信号，T2 加权像上呈现高信号，肝脓肿愈合后，其边缘可形成薄的钙化环。

（三）X 线检查

由于其他影像学检查的开展，常规 X 线检查的重要性已不如从前，但若有阳性发现，对诊断也有一定价值。肝脓肿若在肝右叶时，右侧膈肌可有抬高及活动受限；脓肿若位于肝左叶，则可出现左侧胸腔积液或左下肺相应改变，偶可见心包积液者，此时应注意有穿破的可能；脓肿位于顶部时可见膈肌局限性隆起；若影响到胸膜或肺部时，则可出现胸腔积液或肺部阴影；若已和支气管相通则脓肿内可出现气液平面。

八、诊　　断

（一）阿米巴肝脓肿

理论上，本病的确诊应从脓液中查得病原体，但由于各种原因，检出病原体十分困难，故临床上本病的诊断多用综合分析而得出。结合感染导致的全身症状（发热、盗汗）、白细胞总数及中性粒细胞增加、肝脏方面的表现（肝大、疼痛，肝区压痛及叩击痛）、有痢疾史或腹泻史、影像学检查显示有肝脏占位性病变、特征性的肝穿刺引流液，可作出诊断。

在诊断时需要注意以下几点：①抗生素对发热无效时应考虑本病，但若病程处于慢性阶段时发热可不明显。②有阿米巴痢疾病史有助于诊断，但无既往史者也不能排除本病。③从脓液中找到病原体的机会不多，为 3.7%～40%，故脓液中找不到阿米巴滋养体不能排除本病。穿刺脓液最好在超声波引导下，或在压痛最明显处或局部隆起处进行。对于肝左叶脓肿，穿刺应慎重，以免伤及胃、肠、胆囊。④血清免疫学检查对阿米巴肝脓肿具有重要诊断价值，尤其是为局部症状和体征不明显的肝脓肿、肝外的肺脓肿、心包炎、脑脓肿等提供了诊断依据。检查结果阴性时几乎可以排除本病。应注意血清免疫学检测的阳性结果不能区分是现症感染还是既往曾患阿米巴病，因此必须结合临床表现、影像学检查结果等才能作出最后诊断。⑤诊断性治疗，当临床高度怀疑本病而又不能确诊时，可用甲硝唑、替硝唑等行诊断性治疗，若明显有效，则有助于明确诊断。

（二）细菌性肝脓肿

凡起病急骤，高热、寒战、肝大伴压痛及肝区叩击痛，以及白细胞及中性粒细胞明显增高者，再辅以超声或其他影像学检查，诊断多无困难。若从脓液和（或）血液中培养出致病菌，可明确诊断。对农村地区胆道蛔虫病并发胆道感染者，更应注意本病的可能性。近年来，糖尿病患者日益增多，当血糖控制不理想，加之机体抵抗力下降，机体发生局限性感染病灶时，若出现发热、肝大、肝区压痛等表现时应考虑并发本病的可能。艾滋病患者如出现前述表现，也要警惕本病的可能。在某些患者，如脓肿为单发性且发病缓慢，仅有长期低热伴乏力、消瘦，肝大明显而质地较硬时，易产生误诊。总之，若临床有感染征象、肝大者，均应考虑本病存在的可能性，再结合必要的影像学检查，尤其是肝穿刺抽得脓液且细菌培养阳性时，可明确诊断。

九、鉴别诊断

典型者诊断较易明确，但以下情况容易漏诊或误诊：病变早期症状及体征均不典型且辅助检查又无特征性改变，或脓肿位置特殊（如位于肝后上方、后下方，或左外膈面等）使临床征象无特殊发现，或脓肿发生穿破而使临床征象变化多端。

（一）阿米巴肝脓肿与细菌性肝脓肿的鉴别

二者的临床表现可极为相似，下列各项有助于鉴别（表 2-14-1）。

表 2-14-1　阿米巴肝脓肿与细菌性肝脓肿的鉴别

	阿米巴肝脓肿	细菌性肝脓肿
病史	阿米巴痢疾或腹泻史	常有败血症、胆道感染、阑尾炎病史
起病	较缓慢	多较急促
发热	多见，常为低、中热	均有发热，伴畏寒，呈弛张热或稽留热
白细胞	多中度升高（15×10^9/L 左右）	明显升高（20×10^9/L 左右）
肝内脓肿	多为单个较大脓肿	多为多发较小脓肿
脓液性质	巧克力色，有时可找到阿米巴滋养体	黄绿色或黄白色，涂片及培养可发现细菌
治疗	抗阿米巴药物有效	抗生素有效

（二）阿米巴肝脓肿及细菌性肝脓肿和其他疾病的鉴别

1. 原发性肝癌　尚没有完全液化的肝脓肿，其影像学表现与肝癌相似，继发感染的肝癌也可出现肝脓肿的表现，临床上需要结合病史、实验室检查及影像资料综合鉴别。原发性肝癌患者多有慢性肝病史，发病较缓慢，甲胎蛋白可有明显升高，有肝硬化基础者可有白细胞及血小板减少，肝血管造影、腹部增强 CT 或 MRI、肝穿刺活检等可协助确诊。临床上如遇肝脓肿与肝癌鉴别困难时，应先按感染进行治疗。

2. 右膈下脓肿　多继发于腹腔感染、溃疡病穿孔、急性阑尾炎穿孔或腹部手术之后。患者可有高热、寒战及右季肋区痛和叩痛，但肝脏无明显肿大，肝区无明显压痛，肋弓下所及肝脏实为肝脏下移所致，腹部超声或 CT 检查可协助鉴别。必要时可行剖腹探查确认。值得注意的是，有时膈下脓肿可以是肝脓肿穿破所致肝-膈下-胸腔脓肿的一部分。

3. 胆道感染　临床表现与肝脓肿相似，有发热伴肝区痛，但常伴有黄疸，而肝大及触痛不明显，超声或 CT 检查有助于诊断。

4. 结核性肝脓肿　为结核分枝杆菌所致，可有长期不明原因的发热，但多为低至中度。有肝外结核病史，肝脾大伴上腹胀痛、消瘦、贫血，白细胞计数不高，不能解释的 γ 球蛋白增高等，均应考虑结核性肝脓肿的可能。当局限性大结节型肝结核病灶中心液化后形成的结核性脓肿常和本病相似，应仔细鉴别。肝外发现结核病灶及抗结核治疗有效有助于诊断及鉴别。一般而言，结核性肝脓肿使用抗结核药物治疗后两个月体温可降至正常，6～9个月可使病灶消失。有时需靠经皮肝穿刺活检或经腹腔镜肝活检才能确诊。

5. 卡罗利病（Caroli 病）　为常染色体隐性遗传的先天性疾病，肝内胆管节段性囊状扩张为其特征。肝穿刺时抽出液为胆汁。大多数 Caroli 病常合并其他的先天性异常，如多囊肾、肾小管扩张、肝外胆道异常等，这些先天性异常的存在也有利于本病的鉴别。Caroli 病如反复发作胆管炎可引起细菌性肝脓肿、膈下脓肿等。CT 检查可显示不规则的囊性病灶与胆管相通，可资鉴别。

6. 肝囊肿、肝包虫病等合并感染　临床表现也可和本病相似，可动态观察或行相关检查，如超声、CT 或包虫病补体结合试验，对鉴别有帮助。

十、并　发　症

（一）阿米巴肝脓肿

可产生 3 类并发症，即继发性细菌感染、脓肿穿破及血源播散。

1. 继发性细菌感染　发生率为 4.1%～23.3%，阿米巴肝脓肿发生细菌感染后常高热不退，中毒症状明显，单纯用抗阿米巴药物治疗无效，必须加用有效抗生素方可见效。此时脓液可呈黄色或黄绿色且伴恶臭，脓液细菌培养可得阳性结果。大肠埃希菌和金黄色葡萄球菌为最常见的致病菌，其次为变形杆菌、产气杆菌、产碱杆菌等。有报道指出，有时即使合并了细菌感染，脓液仍可呈巧克力色，故是否发生了继发性细菌感染不能仅以脓液颜色判断，而应在第 1 次抽脓时，不论颜色如何，均作细菌培养以明确有无细菌感染。

2. 脓肿穿破　发生率为 23%～30.9%，也有高达 50.6% 者。脓肿穿破与病程较长、脓肿居肝脏边缘、脓肿较大、抽脓次数较多及腹压增高等因素有关。

若脓肿穿破横膈进入胸腔，则可形成脓胸；穿破入肺可形成肺脓肿，如和支气管相通时，则形成肝-胸膜-肺-支气管瘘；若脓肿向腹腔穿破，可致急性腹膜炎，有时可穿破至胃、肠、胆、肾等处；肝左叶脓肿尚可向心包及纵隔穿破。脓肿穿破并发症的发生，使临床征象复杂多变，常易致误诊，且使得治疗困难而预后较差，其中以穿破至心包及腹腔者预后最为严重。

3. 血源播散　罕见，阿米巴原虫偶可侵入肝内血管，经肝静脉回流至右心，并随血流播散至全身而形成肺、脑、胰、肾等处阿米巴病。

（二）细菌性肝脓肿

1. 肝脓肿破裂　此并发症罕见。细菌性肝脓肿若得不到及时、有效的治疗，脓肿可明显扩大并向邻近器官破溃导致严重并发症。右侧顶部病变可累及右侧肺部及胸膜形成脓胸、肺脓肿或支气管-胸膜瘘，出现咳嗽、胸痛、咯血或呼吸困难等症状，查体时可有肺部呼吸音减低或消失、出现啰音；极少数可破溃至心包，引起心脏压塞的症状。脓肿直径＞6cm 及合并肝硬化是脓肿破裂的主要危险因素，破裂大多发生在肝脏周围或破溃入胸膜腔。

2. 严重的革兰氏阴性菌感染　可引起中毒性休克；脓毒血症时，可致中毒性心肌炎及肝、肾功能损害。

3. 肝外侵袭综合征　肺炎克雷伯菌感染所致细菌性肝脓肿患者易出现肝外侵袭综合征，如脑膜炎、眼内炎、骨髓炎及其他部位脓肿形成（如肺脓肿）。眼内炎虽发病率低，但危害严重，患者多会出现视力严重下降，甚至失明，需高度警惕。眼内炎多见于中老年男性，常单眼受累，右眼为主，约 20% 的患者可双眼受累。由于早期缺乏特异性症状，眼内炎极易漏诊、误诊，误诊率高达 16%～50%，因此肺炎克雷伯菌肝脓肿患者早期行眼底镜检查十分关键。

十一、治　　疗

（一）阿米巴肝脓肿

本病原则上应行内科治疗，治疗的关键在于合理而及时地应用抗阿米巴药物，酌情辅以肝穿刺抽脓，必要时行外科治疗。

1. 支持治疗　患者应卧床休息，摄取高蛋白、高热量饮食，补充维生素。病程迁延而致营养不良时应加强支持疗法，注意水、电解质平衡。

2. 抗阿米巴药物治疗

（1）甲硝唑/替硝唑加二氯尼特/巴龙霉素：对肠内、外阿米巴滋养体及肠内的包囊均有杀灭作用，具有使用方便、疗效高及毒性小的优点，是目前治疗阿米巴肝脓肿的首选药物。成人每次 0.8g，每日 3 次，7～10d 为 1 个疗程。一般用药后 2d 内开始见效，3～4d 临床症状好转，6～9d 体温可达正常，脓腔缩小约需 4 个月。如经 1 个疗程治疗病情有好转但未痊愈者，可继续服用 1 个疗程。妊娠 3 个月内的孕妇、哺乳期的妇女或有中枢神经系统疾病者禁用。可用替硝唑代替甲硝唑，每日 1 次，每次 2g，连服 3～5d。有报道，以替硝唑一日 2g，共用 5d，疗效和甲硝唑组相似，且较甲硝唑组脓腔缩小时间短，肝区疼痛消失较早。其禁忌证同甲硝唑。

少数患者对甲硝唑治疗效果不满意，此时可

采用多种抗阿米巴药物交替使用，以减少药物不良反应并提高疗效。

甲硝唑/替硝唑疗程后继续用二氯尼特或巴龙霉素有利于减少复发。

（2）喹诺酮类：对少数甲硝唑治疗后无效或疗效欠佳者，可用喹诺酮类。以第三代喹诺酮应用较多，如诺氟沙星、氧氟沙星、环丙沙星等。诺氟沙星口服，每次 0.2～0.3g，每日 3 次，15d 为 1 个疗程，其治疗有效率、体温恢复正常时间等较甲硝唑组为优。重者可静脉注射，不良反应低。孕妇及哺乳期禁用。

（3）氯喹：本药口服后在近端小肠几乎完全吸收，与组织蛋白及核酸有高度结合力，在肝内的浓度比血液中高数百倍，故适于阿米巴肝脓肿的治疗。前 2 天每日 1 次，每次用本品基质 0.6g；以后每日 1 次，每次 0.3g，共用 2～3 周。

本药对阿米巴肝脓肿疗效较甲硝唑稍差，单独使用治愈率为 60%～70%，不良反应较多，除恶心、呕吐、头晕、皮肤瘙痒等外，尚可发生心血管不良反应，如心肌受损、期前收缩等，严重时可致心搏骤停而危及生命，故目前本药多用于对甲硝唑治疗无效者，或与甲硝唑/替硝唑交替应用以巩固疗效。

（4）依米丁：对阿米巴滋养体有直接杀灭作用，为至今抗阿米巴药中作用最强、效果最快者。主要是干扰其分裂繁殖，能使滋养体细胞核中的染色质、核仁、核网等呈颗粒变性，细胞质成为网状，最终使细胞体分解消失。由于其不良反应大，仅对甲硝唑疗效不满意者才考虑使用。

（5）肠内阿米巴药：由于阿米巴肝脓肿多源于肠腔内阿米巴病，故治疗时除要杀灭侵入肝组织中的阿米巴原虫外，尚需消除肠内阿米巴原虫，以杜绝脓肿再发。由于依米丁对包囊无效，甲硝唑虽能消灭肠内阿米巴，但有 13%～19% 的患者在疗程结束时仍有包囊存在，故治疗时应配合使用抗肠内阿米巴药物。一般用双碘喹啉每次 0.6g，每日 3 次，连服 10～14d。

（6）药物的选择：虽有数种药物可治疗本病，但从疗效及安全性方面考虑，一般首选甲硝唑，药效高而安全，对肠内、肠外阿米巴感染均有效，且兼有抗厌氧菌作用。第三代喹诺酮等药物抗阿米巴作用不亚于甲硝唑，且兼有广谱抗菌作用，对甲硝唑疗效不佳者或合并有细菌感染者可选用。抗阿米巴药物不宜同时应用，以免增加不良反应，但可轮换使用。

3. 肝穿刺排脓　轻症患者、对阿米巴药物有效、脓腔＜3cm 者，一般经积极抗阿米巴治疗即可治愈。对于脓肿局部疼痛及压痛明显而即将有穿破危险者，或经足量药物治疗 3～7d 后临床征象仍无改善者，或有继发性细菌感染者，或脓腔较大脓液难于吸收者，可行穿刺排脓，以减少脓液的毒性刺激，促进退热，改善全身情况以促痊愈，并预防脓肿向邻近器官穿破。穿刺部位应选择压痛最明显处或在超声、CT 指引下进行。若脓腔过深、进针超过 8cm，或损伤血管、胆管风险较高时不宜穿刺抽脓。反复穿刺可增加继发感染的机会。少数患者脓肿压力过高，穿刺排脓后脓液可能沿穿刺孔道外溢而造成腹膜炎，反而使病情加重，故穿刺排脓一定要有明确适应证，并在严格消毒下慎重进行。

穿刺排脓一般应在服抗阿米巴药物 3～5d 后进行。若脓量较多、在 200～300ml 以上者，可于 3～7d 后重复抽吸，每次应尽量将脓液抽尽，也可行穿刺置管引流。

4. 外科治疗　阿米巴肝脓肿虽以内科治疗为主，但仍有 5% 左右的患者内科治疗效果不佳，需手术治疗。

手术适应证如下。

（1）脓肿穿破引起外科并发症，尤其是腹膜炎、心包炎者。

（2）脓肿位置过深，内科疗效不佳，且又不宜穿刺者。

（3）合并细菌感染且脓液黏稠不易抽出者。

（4）肝左叶肝脓肿有向心包穿破的危险，或穿刺时有污染腹腔可能者。

（5）多次穿刺但引流不畅者。

（6）脓肿过大者。

（7）脓肿呈多发性而难以穿刺者。

手术方法：①闭式引流；②切开引流；③肝叶切除或肝部分切除。

值得注意的是，阿米巴肝脓肿的手术治疗，仅对脓肿进行了处理，在外科处理的同时，必须进行有效的抗阿米巴药物治疗，才能取得满意效果。

（二）细菌性肝脓肿

抗菌药物治疗、介入穿刺引流治疗是治疗本

病的基本手段，需根据临床实际情况采用个体化治疗策略。对于巨大肝脓肿、穿刺引流效果不理想的患者，可考虑外科手术治疗。

1. 支持治疗 感染较重者，多有贫血、水电解质平衡失调、低蛋白血症，若出现各脏器功能衰竭则病情更加凶险，因此应加强全身的支持治疗，包括加强营养、补充液体、纠正水和电解质紊乱、输注白蛋白等，积极保护各脏器功能。如出现器官功能不全则应进行有针对性的对症支持治疗，如机械通气辅助呼吸、人工肝治疗、床旁连续性肾脏替代治疗等。对于合并休克的患者，应积极给予充分补液扩容，必要时可使用血管活性药物。

2. 抗菌药物治疗 抗菌药物的选择主要是根据肝脓肿的原发病因、脓液的细菌培养及药敏试验结果，并以当地的细菌耐药情况作为参考。一般而言，腹腔内感染、胆道感染和由肝门静脉入侵而引起的肝脓肿多以大肠埃希菌等革兰氏阴性菌为主，经肝动脉入侵者多以革兰氏阳性菌，尤其是金黄色葡萄球菌为主。

在获得病原学证据之前，早期积极应用广谱抗菌药治疗对尚未液化的肝脓肿患者可以延缓病情进展，并改善患者的预后。早期经验性应用抗菌药物应尽可能全面覆盖常见致病菌群，如肠杆菌（肺炎克雷伯菌-大肠埃希菌和其他肠杆菌）、葡萄球菌、厌氧菌。经验性抗菌药物治疗首选三代头孢+甲硝唑，或β-内酰胺类/β-内酰胺酶抑制药联合甲硝唑。在得到细菌培养结果和药敏试验结果后应重新评估经验性抗菌药物方案，进行必要的调整。脓肿难以引流或引流不完全的患者通常需要较长的抗菌药物疗程。

肝脓肿伴脓毒症休克/MODS 者，初始经验性抗菌治疗方案可选择碳青霉烯类（如亚胺培南-西司他汀、美罗培南、比阿培南等）或广谱青霉素/β-内酰胺酶抑制药组合，也可使用三代或四代头孢菌素联合甲硝唑。对于脓毒症休克患者，若初始应用联合抗菌药物治疗后临床症状得以改善或感染好转，推荐降阶梯治疗。

怀疑导管相关感染时，需考虑金黄色葡萄球菌感染的可能，经验性治疗药物包括万古霉素或者达托霉素。

当宿主存在免疫抑制时，需警惕真菌感染的风险，经验性治疗药物包括卡泊芬净、米卡芬净、氟康唑等。

对于直径<3cm 的肝脓肿，可单独使用抗菌药物治疗，若行穿刺抽吸可直接找到病原菌，则可以增强治疗效果。对于较大的肝脓肿，抗菌药物应与其他治疗方式相结合。

3. 穿刺引流 超声或 CT 引导下经皮肝脓肿穿刺置管引流是细菌性肝脓肿治疗的重要方法，应尽早实现引流。若患者合并凝血功能异常，应在补充凝血因子、血小板的基础上尽早完善穿刺引流。穿刺或置管引流的适应证包括：①液化成熟的细菌性肝脓肿；②药物保守治疗效果不明显，持续高热的细菌性肝脓肿；③直径≥3cm 的细菌性脓肿首选置管引流。

在穿刺或置管引流的过程中，应保证充分、彻底地引流。待患者实验室检查及症状明显缓解后，引流量持续数日<10ml，脓腔直径<2cm 即可拔管。

4. 手术治疗

（1）手术治疗指征：①脓肿有高度破溃风险，或已经破溃至胸腔、腹腔、胆道；②合并其他胆道疾病需手术；③经规范的药物及介入治疗（经皮穿刺引流 7d）病情无明显改善者；④脓肿内容物黏稠致引流不畅或堵塞引流管；⑤多房性及多发性细菌性肝脓肿。

（2）手术方法：①脓肿切开引流术；②脓肿切开引流后带蒂大网膜脓腔填塞；③肝叶切除术。细菌性肝脓肿若行急性肝叶切除术时，因有使炎症扩散的危险，因此应严格掌握手术适应证。肝叶切除术仅用于：①病程长的厚壁脓肿，切开引流不易使脓腔闭合者；②切开引流后留有无效腔或窦道引流不畅长期不愈者；③合并某肝段胆管结石，肝内因反复感染，组织破坏萎缩，失去正常生理功能者；④肝左外叶多发脓肿使肝组织严重破坏者。

（周 莉 孟庆华）

参考文献

宏基因组分析和诊断技术在急危重症感染应用专家共识组, 2019. 宏基因组分析和诊断技术在急危重症感染应用的专家共识. 中华急诊医学杂志, 28(2): 151-155.

胡跃峰, 黄强, 李惠, 2014. 血清降钙素原在细菌性肝脓肿经皮引流治疗中的价值. 中华介入放射学电子杂志, 2(1): 42-44.

唐旭园, 童剑萍, 2017. 内源性肺炎克雷伯菌性眼内炎的研究现状. 中华眼视光学与视觉科学杂志, 19(5): 317-320.

王水线, 朱婉, 王慧, 等, 2014. 降钙素原在细菌性肝脓肿诊治中的临床价值. 中华医院感染学杂志, (8): 2072-2074.

王宇明, 李梦东, 2017. 实用传染病学. 4版. 北京: 人民卫生出版社.

张自然, 孟凡征, 尹大龙, 等, 2017. 肺炎克雷伯菌性肝脓肿伴内源性眼内炎的诊断及治疗. 中华肝脏外科手术学电子杂志, 6(6): 433-436.

中国医师协会急诊医师分会, 中国研究型医院学会休克与脓毒症专业委员会, 2018. 中国脓毒症/脓毒性休克急诊治疗指南(2018). 中国急救医学, 38(9): 741-756.

中华医学会急诊医学分会, 2022. 细菌性肝脓肿诊治急诊专家共识. 中华急诊医学杂志, 31(3): 273-280.

Du ZQ, Zhang LN, Lu Q, et al, 2016. Clinical charateristics and outcome of pyogenic liver abscess with different size: 15-year experience from a single center. Sci Rep, 6: 35890.

Lardière-Deguelte S, Ragot E, Amroun K, et al, 2015. Hepatic abscess: Diagnosis and management. J Visc Surg, 152(4): 231-243.

Liao WI, Sheu WHH, Chang WC, et al, 2013. An elevated gap between admission and A1C-derived average glucose levels is associated with adverse outcomes in diabetic patients with pyogenic liver abscess. PLoS One, 8(5): e64476.

Luo M, Yang XX, Tan B, et al, 2016. Distribution of common pathogens in patients with pyogenic liver abscess in China: a meta-analysis. Eur J Clin Microbiol Infect Dis, 35(10): 1557-1565.

Mukthinuthalapati VVPK, Attar BM, Parra-Rodriguez L, et al, 2020. Risk factors, management, and outcomes of pyogenic liver abscess in a US safety net hospital. Dig Dis Sci, 65(5): 1529-1538.

Rismiller K, Haaga J, Siegel C, et al, 2017. Pyogenic liver abscesses: a contemporary analysis of management strategies at a tertiary institution. HPB(Oxford), 19(10): 889-893.

Tian LT, Yao K, Zhang XY, et al, 2012. Liver abscesses in adult patients with and without diabetes mellitus: an analysis of the clinical characteristics, features of the causative pathogens, outcomes and predictors of fatality: a report based on a large population, retrospective study in China. Clin Microbiol Infect, 18(9): E314-330.

第二节　肝　结　核

内容提要

一、定义

二、感染途径

三、病理

四、临床表现

五、实验室检查

六、辅助检查

七、诊断

八、鉴别诊断

九、治疗

十、预后

一、定　　义

肝结核是指结核分枝杆菌感染肝脏所致的肝脏结核病变。由于肝结核缺乏特征性临床表现，常易漏诊或误诊。在活动性结核尸检中占2.7%，粟粒性结核中占76%～100%。

肝结核可作为全身系统器官结核的组成部分，当肝外脏器有明显的结核病灶（如肺结核、肠结核等）时，临床上以肝外结核病症状为主要表现，此时一般无明显的肝病表现。即使出现肝病表现，其症状亦较轻，常被肝外结核的主要症状所掩盖。在有效地抗结核治疗后，肝内结核病变亦随之痊愈。此类患者因其临床意义较小，不能作为严格意义上的肝结核。肝结核还可以作为一个独立的疾病，其临床表现以肝脏结核病变为主，可同时伴有结核病的全身表现，身体其他部位未见结核病灶或仅有轻微的非活动性结核病，此类患者具有重要的临床意义，即严格意义上的肝结核。

二、感　染　途　径

（一）肝动脉播散

肝脏血运丰富，是全身血行播散性结核病最容易侵及的部位。结核分枝杆菌从肝动脉进入肝脏，在肝内形成广泛的粟粒性结核结节或孤立性结核结节，部分患者可同时累及胆道。此种感染途径最为常见。

（二）肝门静脉播散

门静脉系统所属的器官和组织中有结核病变时（如肠结核或肠系膜淋巴结结核等），结核分枝杆菌可经肝门静脉侵入肝脏产生肝结核病。

（三）淋巴管播散和邻近病灶直接蔓延

胸、腹腔内任何器官的结核或其他部位的淋巴结结核均可经淋巴循坏进入肝脏，如脾、肾、肠系膜淋巴结结核或脊柱结核等可能通过淋巴管入肝，腹膜结核可直接蔓延到肝脏。

（四）脐静脉途径

胎儿期胎盘结核可经脐静脉进入胎儿肝脏。

三、病　　理

肝脏感染结核分枝杆菌后，随疾病发展演变和机体免疫力的不同可表现出多种形式。肝结核的基本病理变化为结核性肉芽肿。肝结核性肉芽肿可表现为干酪样坏死、液化坏死、纤维组织增生及钙化等，并可同时伴有其他肝脏病变，如脂肪变性、纤维化、肝硬化、淀粉样变性、病毒性肝炎、药物性肝炎的表现。

肝结核的病理分型尚无统一标准，按发病部位及类型可分为肝浆膜结核及肝实质结核。肝浆膜结核即结核性肝浆膜炎，为结核性腹膜炎的一部分，结核分枝杆菌侵犯肝包膜后发生粟粒性结核灶或包膜增生肥厚形成"糖衣肝"。肝实质结核一般可分为粟粒性结核、结核瘤、结核性肝脓肿、结核性胆管炎等，上述各种病理类型可同时存在，并可互相转化。

粟粒性结核最常见，是全身性结核血行播散的一部分。粟粒结节 0.6～2.0cm 大小，广泛分布。粟粒性结核结节可弥散至全肝，结节呈白色、灰色或略带黄色，由类上皮细胞、郎格汉斯细胞和淋巴细胞围绕干酪坏死灶构成。结核结节相互融合形成单个或多个大结节时称为肝结核瘤。结核瘤为结核性肉芽肿和（或）干酪样物质，大结节酷似肿瘤，多为单发，肉眼为圆形或类圆形，淡黄色或黄白相间的肿物，形态较规则，质地柔韧或坚硬，与肝实质分界清楚。结核瘤中央可发生干酪坏死、液化而形成结核性肝脓肿，常位于汇管区。由于汇管区含氧量相对高，有利于结核分枝杆菌生长，所以促使结核结节融合，病灶中心液化成脓肿。肝结核还可累及胆管引起结核性胆管炎，多由干酪样结核灶或结核性肝脓肿破溃入胆道所致。病变局限于肝内胆管及其周围的肝实质，肝外胆管受累较少。病变可为局限性或弥漫性，胆管扩张，管壁增厚、变硬及形成结核性小空洞。

四、临床表现

由于肝脏具有丰富的单核吞噬细胞系统及强大的再生修复能力，且胆汁可抑制结核分枝杆菌生长，因此结核分枝杆菌即使侵入肝脏也不易在肝内形成病灶。只有当机体免疫力低下，大量结核分枝杆菌和毒素进入肝脏，或结核分枝杆菌耐药性和毒力较强时才会发病。

肝结核无特异的症状和体征，好发于青年，常缓慢起病，多数患者伴有肝外结核，也可能当发现肝结核时，原发结核灶已吸收或纤维化、钙化。

（一）肝结核的全身症状

1. 发热最常见，约占 88%。低热或弛张型高热，少数患者可出现寒战，酷似败血症。

2. 乏力与食欲减退约占 75%。

3. 盗汗与消瘦约占 42%。

（二）肝结核的局部表现

1. 腹痛　多位于右上腹，可为右上腹轻微隐痛和不适感，或右上腹剧烈刺痛并向右肩放射，类似胆绞痛发作。结核性肝脓肿形成时可出现明显的肝区疼痛，脓肿破裂时可出现剧烈腹痛、休克和腹膜炎表现。

2. 肝脾大　肝大约占 88%，大多数在肋缘下 2～6cm，边缘钝，中等硬度，有轻或中等压痛。脾大约占 45%，大多数在肋缘下 2～3cm，约 50% 有触痛。

3. 黄疸　约占 10%，一般为轻度或中度，多呈持续性，少数可有波动。导致黄疸的原因主要包括以下几个方面：①结核淋巴结压迫肝外胆管；②肝内结核性肉芽肿破坏肝实质或破入胆管；③肝内胆小管受阻；④肝细胞受损及脂肪变性。

（三）肝结核的其他表现

部分患者可出现腹水及腹部包块，病变严重者可出现胆汁性肝硬化、肝衰竭和消化道出血。

五、实验室检查

肝结核患者外周血白细胞总数多正常或偏低，少数患者可增高，绝大多数患者有不同程度的贫血，红细胞沉降率增快。合并脾大时可出现全血细胞减少，极个别患者可出现类白血病反应。肝功能常有轻至中度异常，常出现 ALT 增高、血白蛋白降低、球蛋白升高、白蛋白/球蛋白比例倒置、血胆红素及碱性磷酸酶增高等。结核相关检查可出现阳性结果：血抗结核抗体阳性、血清腺苷脱氨酶（ADA）增高、结核菌素试验阳性/强阳性、结核菌素 IFN-γ 释放试验阳性、穿刺抽出物涂片可找到抗酸杆菌、结核分枝杆菌培养可为阳性。

六、辅　助　检　查

（一）腹平片检查

腹平片检查可发现肝脏增大及肝内斑片状或

簇状分布、密集不均匀的钙化灶。腹部平片检查简便易行、阳性率较高，在肝结核的诊断中具有一定的临床价值。

（二）超声检查

超声检查能发现肝内病变的部位、大小、数目、形态、实性或囊性改变。肝结核患者肝内可见散在的回声不均的光团，不伴声影，并可见不规则液性暗区。粟粒性肝结核可见肝内弥漫性回声增强，肝脾大；结核瘤和结核性脓肿者肝内可见占位性病变、单房及多房性脓腔。在病变的不同时期其声像图表现不同，以液化坏死、稀薄脓液为主的病灶超声下表现为无回声区，其内有细小光点，其后方回声增强；干酪样坏死灶超声下表现为低回声区，其内回声均匀边界清楚；以纤维组织增生、钙化为主的病灶超声下表现为强回声，形态不规则。在明确肝内病变部位后，超声引导下经皮肝穿刺活检有助于确诊。

（三）CT 检查

CT 检查能发现较小的肝结核病灶。肝结核 CT 表现为散在粟粒性、小结节、大小不等结节和散在低密度区，少数表现为孤立的低密度区，或伴有钙化。CT 影像学上的低密度实性、囊实性或囊性病变分别提示肝结核的不同病理阶段，实性及囊实性病灶提示增生性或干酪性病变，囊性病灶提示液化的干酪坏死灶。增强 CT 扫描动脉期可出现不均匀强化，门静脉期及延迟期可见环形强化影。钙化病灶是肝结核的一个重要的 CT 征象。

（四）MRI 检查

肝结核早、中期病灶在 T1WI 上表现为低信号，T2WI 表现为高信号；肝结核晚期在 T1WI 上表现为低信号，T2WI 表现为低等信号，增强后病灶边缘显示环形强化。

（五）超声造影

肝结核在超声造影检查动脉期表现为整体不完全性增强，门静脉期表现为等增强，延迟期表现为等/低增强，总体表现为"慢进慢出"。

（六）肝动脉造影检查

肝动脉造影可显示肝大和肝内占位性病变，同时可显示病变部位的血管异常。

（七）腹腔镜检查

腹腔镜下可见肝包膜与周围组织粘连，肝脏表面散在孤立性黄白色结节或多发性粟粒性结节。腹腔镜直视下取病变处分泌物检查或肝活检对肝结核的诊断具有确诊价值。

（八）经皮肝穿刺活检

超声或 CT 引导下行经皮肝穿刺取病变组织及分泌物行病理组织学及细菌学检查对肝结核的诊断具有确诊价值。

七、诊　断

由于肝结核的临床表现及相关辅助检查缺乏特异性，故临床诊断颇为困难，多数患者通过肝穿刺活检、腹腔镜检查或剖腹探查后方能确诊。患者出现下列情况者提示本病可能：①长期原因不明的发热，尤其是弛张热和高热者。②持续性右上腹痛、食欲减退、盗汗、乏力及消瘦。③肝大、肝区压痛、脾大、腹水、黄疸等。④进行性贫血、外周血白细胞数正常或偏低、红细胞沉降率增快、肝功能异常、结核菌素试验强阳性。⑤既往有结核病史或发现有活动性肝外结核病，特别是年轻患者。⑥抗结核治疗有效。

确诊肝结核的唯一方法是肝组织活检，包括超声/CT 引导下肝穿刺活检、腹腔镜下肝活检或开腹肝活检，可同时行组织培养及抗酸染色检查，在病理切片上找到抗酸染色阳性杆菌是诊断结核的绝对证据。病理学检查不一定能够发现结核的特异性病变，有时仅为非特异性的慢性炎症。对于临床可疑但不能确诊者，可给予试验性抗结核治疗，有明显疗效者亦可确诊。

八、鉴别诊断

肝结核应注意与其他疾病相鉴别：合并黄疸者应注意与病毒性肝炎、肝硬化、钩端螺旋体病、败血症等鉴别；对于肝大、发热、贫血、恶病质者应与肝癌、肝脓肿相鉴别；对于肝脾大、发热、黄疸、贫血、恶病质者应注意与淋巴瘤、急性白血病、恶性组织细胞病相鉴别；肝内钙化者应注意与肝包虫病及肝内胆管结石相鉴别；肝结核还应与阿米巴肝脓肿、胆囊疾病、肝梅毒、伤寒等其他疾病相鉴别。

九、治　　疗

（一）内科治疗

肝结核以内科治疗为主，包括休息、加强营养支持、护肝及增强机体免疫力等基础治疗和抗结核治疗。抗结核治疗的原则同结核病治疗原则，应注意早期、联合、适量、规律、全程用药。常用抗结核药物包括异烟肼、利福平、利福布汀、利福喷丁、乙胺丁醇、吡嗪酰胺、丙硫异烟胺、左氧氟沙星、链霉素、对氨基水杨酸、利奈唑胺等。

由于肝结核患者均存在肝损伤，在选择抗结核药物时应非常谨慎，用药期间应严密监测肝功能。抗结核药物性肝损伤的发生率在 $2\% \sim 28\%$，其高危因素包括：①宿主因素，如 N-乙酰转移酶慢乙酰化基因型、高龄、合并其他急慢性肝病基础、HIV 感染、营养不良。②药物因素，如异烟肼、利福平、吡嗪酰胺、丙硫异烟胺、对氨基水杨酸、利福布汀、利福喷丁发生药物性肝损伤的频率较高。③其他因素，如过量饮酒。对于有高危因素者，开始抗结核治疗的前 2 个月内建议每 $1 \sim 2$ 周检测肝功能 1 次，此后若肝功能正常可每 $2 \sim 4$ 周检测肝功能 1 次；对于无高危因素者，开始抗结核治疗后建议每月检测肝功能 1 次。发生抗结核药物性肝损伤后，建议根据肝功能损伤程度，每周检测肝功能相关指标 $1 \sim 2$ 次。对于有高危因素者还可给予预防性保肝治疗。

对于敏感结核病患者中使用异烟肼、利福平者，以及耐药结核病患者，如果有条件，建议进行治疗药物监测。治疗药物监测通过测定患者体内的药物暴露、药理标志物或药效指标，利用定量药理模型，以药物治疗窗为基准，制订适合患者的个体化给药方案。

（二）穿刺抽脓

结核性肝脓肿患者除进行正规抗结核治疗外还可行肝穿刺抽脓，并可局部应用链霉素及异烟肼治疗。

（三）外科手术治疗

多数肝结核患者经积极抗结核治疗后症状可以得到控制或完全治愈，少数患者仍需外科手术治疗，其适应证包括以下几种。

1. 肝内较大的孤立性结核瘤及结核性肝脓肿经内科积极治疗效果不佳者。

2. 肝内结核病灶压迫肝门部引起阻塞性黄疸者。

3. 并发胆道大出血者。

4. 并发门静脉高压食管胃底静脉曲张出血、脾功能亢进者。

5. 肝内占位性质不明确、不能排除恶性病变者。

手术方式包括肝部分切除、剖腹探查加肝组织活检、结核性肝脓肿切开引流加脓肿壁活检。有条件者行经腹腔镜手术可减少创伤。手术后均应继续正规抗结核治疗。

十、预　　后

肝结核如能早期诊断并给予及时、正规的抗结核治疗，多可治愈，预后佳；但若延误诊断和治疗则死亡率较高，预后差。病程中出现黄疸者提示肝损伤严重，预后不良。结核性肝脓肿向胸腔穿破者预后差。

（周　莉　孟庆华）

参 考 文 献

龙新, 张磊, 赵健萍, 等, 2020. 原发性肝结核外科治疗体会. 腹部外科, 33(4): 278-281.

陆良其, 李旭文, 2019. 实质型肝结核的 CT 表现. 中国中西医结合影像学杂志, 17(3): 292-294.

潘文彬, 姜慧杰, 2018. 肝脏环形强化病变的影像诊断. 中华医学杂志, 98(25): 2049-2051.

首都医科大学附属北京胸科医院,《中国防痨杂志》编辑委员会, 2021. 抗结核药物治疗药物监测临床应用专家共识. 中国防痨杂志, 43(9): 867-873.

王波涌, 张中林, 刘志苏, 等, 2008. 肝结核的临床及病理特点. 临床外科杂志, 16(9): 592-593.

张莲莲, 2018. 超声造影在不同类型肝脏局灶性病变中的诊断价值. 影像研究与医学应用, 2(19): 243-245.

中华医学会结核病学分会, 2019. 抗结核药物性肝损伤诊治指南 (2019 年版). 中华结核和呼吸杂志, 42(5): 343-356.

周康荣, 严福华, 曾蒙苏, 2011. 腹部 CT 诊断学. 上海: 复旦大学出版社.

Chong VH, 2008. Hepatobiliary tuberculosis: a review of presentations and outcomes. South Med J, 101(4): 356-361.

Chong VH, Lim Ks, 2010. Hepatobiliary tuberculosis. Singapore Med J, 51(9): 744-751.

Evans RP, Mourad MM, Dvorkin L, et al, 2016. Hepatic and intra-abdominal tuberculosis: 2016 update. Curr Infect Dis Rep, 18(12): 45.

Gupta G, Nijhawan S, Katiyar P, et al, 2011. Primary tubercular liver abscess rupture leading to parietal wall abscess: a rare disease with a rare complication. J Postgrad Med, 57(4): 350-352.

Kakkar C, Polnaya AM, Koteshwara P, et al, 2015. Hepatic tuberculosis: a multimodality imaging review. Insights Imaging, 6: 647-658.

Kumar V, Pandey D, 2008. Isolated hepatosplenic tuberculosis. Hepatobiliary Pancreat Dis Int, 7(3): 328-330.

Liao JR, Zhang D, Wu XL, 2015. Pulmonary tuberculosis combined with hepatic tuberculosis: a case report and literature review. Clin Respir J, 9(4): 501-505.

Singh S, Jain P, Aggarwal G, et al, 2012. Primary hepatic tuberculosis: a rare but fatal clinical entity if undiagnosed. Asian Pac J Trop Med, 5(6): 498-499.

第三节 血吸虫病

内容提要

一、概述

二、病原学

三、流行病学

四、发病机制

五、病理

六、临床表现

七、实验室与辅助检查

八、诊断

九、鉴别诊断

十、治疗

十一、预防

一、概　述

血吸虫病是严重危害发展中国家、以农民为主要感染对象的寄生虫病,广泛流行于亚洲、非洲及南美洲。寄生人体的血吸虫主要有日本血吸虫、曼氏血吸虫(两者临床表现为肝脾型)及埃及血吸虫(临床表现为尿路型)3 种。本文阐述流行于我国的日本血吸虫病(下称血吸虫病),主要叙述急性期及慢性期的肝脏表现。

二、病　原　学

日本血吸虫按其生活史分为成虫、虫卵、毛蚴、尾蚴及童虫 5 个发育阶段。钉螺是其唯一必需的中间宿主。除人以外,储存宿主尚有牛、羊、犬、猪等哺乳动物,其中牛在血吸虫病传播中的作用高达 75%。成虫一般在人体内存活 2～3 年,个别报道有在人体内存活 30 年以上者。

三、流　行　病　学

本病主要分布于长江流域及其以南的 12 个省、自治区、直辖市。截至 2020 年底,全国共有 450 个县(市、区)、3352 个乡(镇)、28 376 个村流行血吸虫病,流行村总人口数为 7137.04 万人。

全国晚期血吸虫病患者 29 517 人,主要分布在江西、安徽、湖北、湖南、江苏、四川、云南和浙江 8 个流行省份。

从 1950 年至今,经过 70 余年持续不懈的努力,我国血吸虫病防治工作取得了巨大进展。从全国总体情况和国家监测点情况来看,当前我国血吸虫病疫情已进入低度流行阶段,现有病例以晚期患者为主,急性病例呈偶发、散发状态,全国疫情得到了有效控制,但部分流行区仍能发现血吸虫核酸阳性钉螺或孵化出血吸虫毛蚴的阳性野粪,提示血吸虫病传播风险依然存在。

四、发　病　机　制

(一)尾蚴和童虫

漂浮水面的尾蚴由吸盘及腺体分泌胶水样的糖类物质黏附于宿主皮肤。尾蚴借助于头部倾斜和体尾摆动、腺体分泌的组织溶解酶等,在水分将干未干时迅速钻入表皮角化层,将尾留于皮外,羁留该处约 1h。虫体钻入皮肤可引起瘙痒性皮炎,实验动物局部可找到类反应素的皮肤过敏抗体。随后出现炎症渗出性丘疹,主要是细胞介导的超敏反应所致。但初次感染很少出现皮炎。童虫随血流于 1～3d 至肺,穿过肺组织随血流至肝。童虫在肝内停留时间最长(8～10d),并迅速发育成长。童虫表面有 C3 激活剂,能促使补体旁路激活,产生趋化因子和免疫黏附,吸引肥大细胞和嗜酸性粒细胞,并诱导 T 细胞与 B 细胞活化,引起局部炎症,这种炎症反应兼有速发与迟发两型变态反应成分。童虫移行过程中,其体表的抗原表位逐渐向宿主抗原转化,以逃避宿主的免疫攻击,因此不引起严重的组织损伤或炎症。动态观察童虫期有一过性肝窦和汇管区炎症细胞浸润及肝细胞核增大、空泡及有丝分裂等病变。血管炎、血管周围炎及出血亦可见于肺部及其他脏器。

(二)成虫

动物实验表明,贫血、嗜酸性粒细胞增多、静脉内膜炎与成虫有关。成虫虫体表膜蛋白具有抗原性,可激发宿主产生相应抗体,直接作用于新侵入的童虫,发挥一定保护作用。

成虫肠道及器官的分泌物和代谢产物作为循环抗原,可与相应抗体结合形成免疫复合物,出现于血液或沉积于器官，引起免疫复合物病变。

成虫的皮层可伪装成宿主的组织逃避宿主的"识别"，或是与宿主的抗体结合后脱落，或是虫体表膜的更新，使表面抗原的表达缺失，这些保护可使成虫继续生存和产卵。成虫导致宿主产生的免疫能有效地减轻和（或）抑制再次感染，这称为伴随免疫。

（三）虫卵

虫卵是引起宿主免疫反应的主要因素。血吸虫卵内毛蚴分泌的可溶性抗原通过卵壳上的微孔释放，可使 T 细胞致敏，释放各种淋巴因子，吸引大量大单核细胞、嗜酸性粒细胞等，形成虫卵肉芽肿。

（四）循环免疫复合物

血吸虫病各期的各种抗原（包括虫卵）和血液内各种相应特异性抗体结合为循环免疫复合物，致病作用取决于循环免疫复合物的可溶性和被消除的程度：①血液内大量抗原过剩时，形成不易被清除的可溶性循环免疫复合物，导致免疫复合物综合征。急性血吸虫病的临床表现即与循环免疫复合物有关，血液内突然出现虫卵抗原，与抗童虫及成虫的抗体存在交叉反应，在大量抗原过剩的情况下，形成大量不易被清除的循环免疫复合物。②大量抗体存在时，能形成可被清除的大分子不溶性循环免疫复合物。这类循环免疫复合物的作用较复杂，但易和免疫细胞及体液的受体结合，出现免疫抑制，并迅速清除抗原，导致急性期自限性结束。③血内抗原过剩时形成低溶性循环免疫复合物，可沉积于肾小球内出现免疫复合物肾病。酶标定位表明，肾小球基底膜有虫卵抗原、成虫表膜、肠相关抗原及特异性 IgG 参与复合物的形成。

五、病　　理

（一）肝脏

肝脏是受累的主要脏器。约有 1/4 的虫卵沉积于肝内，以肝左叶为主，并呈窦前性分布。虫卵肉芽肿是本病的基本病变，包括急性虫卵结节（嗜酸性脓肿）、假结核结节（虫卵内毛蚴死亡后渐成），最终形成纤维性结节而终于纤维化。急性严重感染时出现肝大，病理检查除肝表面和切面可见密集的粟粒至黄豆大的急性虫卵结节外，还可见由血管炎和血管周围炎引起的出血和水肿。轻型或慢性期者仅见散在的嗜酸性脓肿和假结核结节。之后，病变逐渐被吸收和被成纤维细胞代替，晚期出现环绕肝门静脉分布的纤维组织，形成特征性的干线状纤维化和肝脏变形。进入肝窦的肝门静脉血流受阻，导致肝细胞萎缩，形成肝硬化。由于肝门静脉血管壁增厚，肝门静脉细支可发生窦前阻塞，引起门静脉高压。肝血吸虫病的另一特点是肝小叶完整，肝细胞受损很轻，因为肝动脉血仍可进入肝窦，维持肝小叶的血液供应和营养，也因此不易出现癌变。

（二）肠道

在肠道沉积的虫卵约占总量的 1/2，严重感染者，虫卵可分布于整个胃肠道，包括胃和阑尾，但以直肠、乙状结肠及降结肠最为严重。虫卵沉积于血管丰富、组织疏松的黏膜下层，病变可分早期和晚期两类。

1. 早期　肠镜检查可见黏膜水肿、充血、片状出血、表面有砂粒状颗粒或浅表溃疡。病理检查可见嗜酸性脓肿和假结核结节，脓肿破裂处虫卵可排入肠腔随粪便排出。

2. 晚期　肠镜检查可见黏膜苍白、萎缩或肠壁皱褶明显，可发现绿豆大的息肉或溃疡。病理检查可见很多纤维结节和广泛纤维化，肠壁增厚。溃疡边缘黏膜腺体增生，重者即形成息肉。纤维组织增生还可引起结肠狭窄。肠系膜增厚与缩短，可发生肠梗阻。虫卵沉积于阑尾则易诱发阑尾炎。

严重病例肠系膜及淋巴结、腹膜后组织可出现巨大纤维性肿块，易引起临床误诊。

（三）异位损害

虫卵和（或）成虫寄生于门静脉系统以外的器官可产生异位损害，以肺与脑较为多见。肺部病变为间质性虫卵肉芽肿伴周围肺泡炎症浸润。脑部病变以颞叶与顶叶的虫卵肉芽肿为多，多发生在感染后 6 个月至 1 年。

六、临床表现

由于感染程度、时间、部位和病程不同，血吸虫病临床表现各异，我国现将血吸虫病分以下 4 型。

（一）急性血吸虫病

急性血吸虫病发生于夏秋季，男性青壮年与儿童居多。患者常有明确疫水接触史，如捕鱼、摸蟹、游泳等，常为初次重度感染。约50%的患者在尾蚴侵入部位出现蚤咬样红色皮损，2～3d自行消退。从尾蚴侵入至出现临床症状的潜伏期长短不一，平均为40d。感染重者潜伏期短，感染轻者潜伏期长。

1. 发热 患者均有发热，热度高低及期限与感染程度成正比。发热时间一般为2～3周，轻症发热数天，重症可迁延数月。热型以间歇型、弛张型多见，发热前寒战少见。高热时偶有烦躁不安等中毒症状。重症者可有缓脉。

2. 过敏反应 除皮炎外还可出现荨麻疹、血管神经性水肿、淋巴结肿大、出血性支气管哮喘等。

3. 消化系统症状 发热期间，多伴有食欲减退、轻微腹痛、腹泻、呕吐等。腹泻一般每日3～5次，个别可达10余次，初为稀水便，继而可出现脓血、黏液便。热退后腹泻次数减少。危重患者可出现高度腹胀、腹水、腹膜刺激征。经治疗退热后6～8周，上述症状可显著改善或消失。

4. 肝脾大 90%以上的患者有肝大伴压痛，左叶肝大较显著。约50%的患者可出现轻度脾大。

5. 其他 约50%以上的患者有咳嗽、气喘、胸痛。危重患者咳嗽较重，可有咳血痰，并有胸闷、气促等。呼吸系统症状多在感染后2周内出现。重症患者可出现神志淡漠、心肌受损、重度贫血、消瘦及恶病质等，亦可迅速发展为肝硬化。

（二）慢性血吸虫病

在流行区占绝大多数。在急性症状消退而未经治疗或疫区反复轻度感染而获得部分免疫力者，病程在6个月以上，称为慢性血吸虫病。临床表现以隐匿型间质性肝炎或慢性血吸虫性结肠炎为主。

1. 无症状型 轻型感染者大多无症状，仅粪便检查中发现虫卵，或体检时发现肝大，B超检查肝可呈网络样改变。

2. 有症状型 主要表现为血吸虫性肉芽肿肝病和结肠炎，两者可同时出现，也可只以一种表现为主。最常见的症状为慢性腹泻、脓血黏液便，症状时轻时重，病程长者可出现肠梗阻、贫血、消瘦、体力下降等，严重者可有内分泌紊乱等。早期

肝大、表面光滑、质中等，随病程延长进入肝硬化阶段则肝大、质硬、表面不平有结节。脾脏逐渐增大，可超过肝脏。下腹部可触及大小不等的包块，系增厚的结肠系膜、大网膜和肿大的淋巴结，以及因虫卵沉积引起纤维化及粘连所致的结节。

（三）晚期血吸虫病

反复或大量感染血吸虫尾蚴后，如未及时治疗，虫卵损害肝脏较重，则易发展成肝硬化，有门静脉高压、脾大和临床并发症。病程多在5～15年以上。儿童患者常有生长发育障碍。根据患者受累脏器病变程度不同，又可分为以下4型。同一患者可具有2～3个型的主要表现。

1. 巨脾型 是晚期血吸虫病肝硬化门静脉高压的主要表现。脾脏进行性增大，下缘可达盆腔，表面光滑，质地坚硬，可有压痛，常伴有脾功能亢进。肝脏因硬化而逐渐缩小，有时尚可触及。因门静脉高压，可发生上消化道出血，且易发生腹水。

2. 腹水型 腹水是严重肝硬化的重要标志，约占25%。一部分患者腹水可长期停留在中等量以下，但大多数患者腹水会进行性加剧，以致腹部极度膨隆，同时可伴有下肢高度水肿、呼吸困难、难以进食、腹壁静脉怒张、脐疝和巨脾。易发生上消化道出血，继而可诱发肝衰竭、肝性脑病或败血症而致死亡。

3. 结肠肉芽肿型 以结肠病变为突出表现。病程3～6年或更长。患者常有腹痛、腹泻、便秘，有时水样便、血便、黏液脓血便，有时出现腹胀、肠梗阻。左下腹可触及肿块，有压痛，纤维结肠镜下可见黏膜苍白、增厚、充血水肿、溃疡或息肉，还可有肠狭窄，较易癌变。

4. 侏儒型 极少见。为幼年慢性反复感染引起的体内各内分泌腺出现不同程度的萎缩，功能减退。以垂体前叶和性腺功能不全最常见。患者除有慢性或晚期血吸虫病的其他表现外，还表现为身材矮小、面容苍老、生长发育低于同龄人、无第二性征，但智力正常，X线检查见骨骼生长成熟迟缓等为其主要特征。

（四）异位血吸虫病

血吸虫虫卵肉芽肿亦可引起肝、肠以外器官或组织的损害，统称为异位损害或异位血吸虫病。异位血吸虫病较常见于急性期和重度感染者，比较

常见的异位损害部位是肺、脑，其次是皮肤、肾、胃及阑尾。眼结膜、腮腺、腰大肌、膀胱、前列腺、输尿管、鞘膜囊壁、阴囊、睾丸、附睾、输卵管、子宫颈等处也曾有血吸虫卵沉着的报道，但均比较罕见。

七、实验室与辅助检查

（一）血常规

急性血吸虫病患者白细胞总数增高，多在（10×10^9）～（30×10^9/L），嗜酸性粒细胞显著增高，一般占 20%～40%，最多者可高达 90% 以上。部分极重型急性血吸虫病患者血中嗜酸性粒细胞正常，甚至消失，代之以中性粒细胞增多。慢性血吸虫病患者嗜酸性粒细胞一般轻度增高，在 20% 以内。晚期血吸虫病患者常因脾功能亢进引起白细胞、红细胞及血小板减少。

（二）粪便检查

粪便检查发现虫卵和孵出毛蚴是确诊血吸虫病的直接依据。一般急性期检出率较高，而慢性和晚期患者的阳性率不高。常用改良加藤厚涂片法、虫卵透明法、集卵孵化法检查虫卵。

（三）直肠、乙状结肠黏膜活检

此类检查适用于粪检阴性的疑诊患者，尤其是慢性或晚期患者。用直肠或乙状结肠镜从病变处取材，光镜下压片检查有无虫卵。

（四）肝功能试验

急性患者常有血清球蛋白升高，血清 ALT、AST 可轻度增高。晚期血吸虫病患者由于肝纤维化，出现血清白蛋白降低，球蛋白升高，白/球比倒置。

（五）免疫学检查

免疫学检查具有依从性高、操作方便、适合大规模调查的优点，在血吸虫病诊断方面具有一定的价值。急性患者血中 IgM 抗体显著增高，IgG 抗体可正常。血中免疫复合物的阳性率也很高；血中嗜异性凝集试验常呈强阳性。

1. 皮内试验　可作为普查与初筛的简便方法，用于流行病学调查，但有假阴性和假阳性，与其他吸虫有交叉反应。

2. 环卵沉淀试验　有较高的敏感性和特异性，但仍有上述缺点，可用作诊断及考核疗效。

3. 间接血凝试验　操作简便，但稳定性较差。在流行地区可作为过筛或综合查病的方法。

4. 酶联免疫吸附试验　本试验检测抗体阳性率达 95%，可用作诊断及考核疗效。

5. 循环抗原酶免疫法　循环抗原是血吸虫在终宿主体内各发育阶段的虫体释放至宿主血液或体液中的抗原分子。循环抗原的检出表明宿主体内有活虫存在，可反映现症或活动性感染。目前多采用单克隆抗体酶免疫法，具有敏感、特异、简便、快速等优点。该项检测对血吸虫病的诊断、疗效考核和防治效果的评定都具有重要价值，但对轻度感染阳性率仅 70% 左右。

（六）肝影像学检查

1. 超声检查　可判断肝纤维化程度；可见肝、脾体积大小改变，肝表面结节、肝门静脉血管增粗，呈网织样改变；并可定位进行肝穿刺活组织检查。

2. CT 扫描　晚期血吸虫病患者肝包膜与肝内门静脉区常有钙化现象，CT 扫描可见肝包膜增厚、钙化等特异图像。重度肝纤维化可表现为龟背样图像。血吸虫病性肝硬化者 CT 扫描可见肝叶比例失调、轮廓不规则和肝裂增宽，呈地图样表现，肝实质密度呈弥漫性降低，肝内、肝门静脉和肠系膜静脉内可见高密度血吸虫钙化结节，并可见肝门静脉扩张。

八、诊　　断

（一）流行病学史

有血吸虫疫水接触史是诊断的必要条件，要仔细追问。在急性期特别要注意发病前 2 周至 3 个月有无疫水接触史。

（二）临床特点

本病具有急性或慢性、晚期血吸虫病的症状及体征，如发热、皮炎、荨麻疹、咳嗽、腹痛、腹泻、肝脾大等。

（三）免疫学检查

符合以上流行病学史和临床特点，再加上免疫学检查抗体阳性，即为临床诊断病例。

（四）寄生虫学检查

符合以上流行病学史、临床特点、免疫学检查抗体阳性，再加上粪便检查或直肠黏膜活检找到血吸虫卵，即为确诊病例。

九、鉴别诊断

急性血吸虫病可误诊为伤寒、阿米巴肝脓肿、粟粒性结核、败血症等，血象中嗜酸性粒细胞显著增多有重要鉴别价值。

慢性血吸虫病肝脾大型应与无黄疸型病毒性肝炎相鉴别，后者食欲减退、乏力，肝区疼痛与肝功能损害均较明显。

晚期血吸虫病应与门静脉性及坏死后肝硬化相鉴别，前者常有慢性腹泻、便血史，门静脉高压引起巨脾与食管下段静脉曲张较多见，肝功能损害较轻，黄疸、蜘蛛痣与肝掌较少见，但仍需多次病原学检查与免疫学检查才能鉴别。

此外，在流行区的癫痫患者均应排除脑血吸虫病的可能。

十、治 疗

（一）病原治疗

1. 吡喹酮

（1）原理：吡喹酮是治疗血吸虫病的首选药物，口服后迅速吸收，血药浓度 1～2h 达高峰，半衰期为 1～1.5h，肝门静脉血药浓度较外周血高数倍至数十倍以上。本药主要在肝脏内代谢，代谢产物 24h 内大部分从肾脏排泄，在体内无蓄积作用，毒性作用较低。吡喹酮对血吸虫各个发育阶段均有不同程度的杀虫作用，对刚进入皮内的童虫杀死效果与成虫相仿，但对虫龄稍长的童虫作用较差；对尾蚴的杀伤作用很强，相当于对成虫杀伤作用的数百倍。作用机制包括：①虫体与吡喹酮接触后，立即引起虫体兴奋和挛缩，致发生肌肉痉挛性麻痹；②药物迅速损伤虫体表层，使表皮肿胀出现空泡并形成糜烂、溃破，致虫体体表抗原暴露后失去其免疫伪装，后白细胞黏附与侵入使虫体死亡。

（2）剂量与用法：①急性血吸虫病：成人总量为 120mg/kg（如体重＞60kg 仍按 60kg 计），分 4～6 天口服，应在前 2 日服完至少 50% 总剂量。每日剂量等分成 2～3 次服用。②慢性血吸虫病：

成人总量为 60mg/kg，分 2～3 天口服，每日 2～3 次；儿童体重在 30kg 以内者总量为 70mg/kg、分 1～2 天口服，体重 30kg 以上者与成人相同剂量及服法。③晚期血吸虫病：由于药物首过效应及侧支循环开放，门静脉系统药物通过短路直接进入体循环，使血药浓度急剧升高，药物半衰期明显延长，故应适当减少总剂量或延长疗程，以免引起中毒反应。一般总量为 40～60mg/kg，2 天分次服完，每日剂量等分成 2～3 次服用。年老、体弱或有其他并发症者可按总量 60mg/kg，分 3 天服完。感染严重者可按总量 90mg/kg，分 6 天服完。要注意，如肝功能严重失代偿，一般不推荐吡喹酮治疗。④脑型血吸虫病：由于本药通过血脑屏障较少，在脑组织与脑脊液内浓度更低，故需适当增加总量和延长疗程。一般总量为 140mg/kg，分 5～6 天口服，每日 3 次，一般需用 2 个疗程。⑤预防用药：在下疫水前 1～2h 和接触疫水后 4～5 周内，每次服药总量按 40mg/kg，1 日内顿服或分 2 次服完。

（3）不良反应：本药不良反应发生率虽然较高，但反应轻而短暂，多在服药后 0.5～1h 出现，多无须处理，数小时内便可消失，常见反应有头晕、头痛、恶心、呕吐、食欲减退、腹痛、腹泻、乏力、四肢酸痛。少数患者可出现期前收缩，偶有室上性心动过速、心房颤动（房颤）等，心电图可见短暂的 T 波改变、ST 段压低等。偶有药物性皮炎和低热。晚期患者如剂量偏大，可引起 ALT 升高。对合并病毒性肝炎、心脏病者，或晚期血吸虫病肝功能失代偿期者应慎用。

2. 青蒿素及其衍生物 蒿甲醚及青蒿琥酯是抗疟药青蒿素的衍生物，均具有抗血吸虫作用，能杀灭 5～10 天的血吸虫童虫，可作为预防用药。雌虫比雄虫对青蒿素类衍生物更为敏感。

青蒿素类药物抗血吸虫活性基团是过氧桥。蒿甲醚能改变血吸虫糖原的含量，且能使虫体发生形态学改变。蒿甲醚对 7 日童虫敏感性较大，对短期接触疫水人群亦能起预防保护作用。青蒿琥酯是还原青蒿素的琥珀酸单酯，对日本血吸虫童虫的能量代谢和肠壁对红细胞的消化有抑制作用，对童虫的皮层、肌层和肠壁上皮均有直接损害作用，其杀虫作用优于吡喹酮。

预防用药方案：于接触疫水后 7 天内开始口服青蒿琥酯，剂量为 6mg/kg，顿服，体重超过

50kg 者按 50kg 计算，以后每周 1 次，离开疫区后再加服 1 次。或在接触疫水后 15 日内口服蒿甲醚，剂量为 6mg/kg，以后每 15 天口服一次，连续 4～10 次。

口服青蒿琥酯后一般不良反应轻微，发热、头痛、恶心、呕吐、食欲减退、腹胀、腹痛、皮疹及瘙痒等不良反应发生率一般在 1% 以下。

（二）对症治疗

1. 急性血吸虫病 高热、中毒症状严重者应给予补液、维持水电解质平衡，加强营养及全身支持疗法。合并其他寄生虫感染者应先行驱虫治疗，合并伤寒、细菌性痢疾、败血症、脑膜炎者均应先抗感染后再用吡喹酮治疗。

2. 慢性和晚期血吸虫病 除一般治疗外，应及时治疗并发症，改善体质、加强营养。非甾体抗炎药和抗氧化剂也可作为治疗血吸虫病的辅助药物。巨脾型血吸虫病、门静脉高压、上消化道出血等患者可选择适当时机考虑手术治疗。有侏儒症时可给予生长激素治疗，并短期、间隙、小量给予性激素和甲状腺激素制剂。

十一、预 防

2015 年全国达到血吸虫病传播控制标准后，我国血吸虫病疫情处于历史最低水平，流行程度进一步降低，进入以全面阻断血吸虫病传播为新目标、开展监测预警为主要干预措施的新时期。

目前我国血吸虫病防治策略是以控制传染源为主的综合防治策略，包括控制传染源（普查与普治患者、普查与普治病牛）、切断传播途径（查螺灭螺、加强有螺地带禁牧工作、粪便管理、水源管理等）、保护易感人群（加强健康宣教、做好个人防护、预防用药等）三方面措施。

（周 莉 孟庆华）

参考文献

操治国, 2022. 我国血吸虫病防治的进展、挑战与对策. 热带病与寄生虫学, 20(3): 130-135.

党辉, 李银龙, 郭婧怡, 等, 2021. 2015—2019 年全国血吸虫病监测点病情监测结果分析. 中国血吸虫病防治杂志, 33(2): 120-126, 176.

邓维成, 杨镇, 谢慧群, 等, 2015. 日本血吸虫病的诊治——湘鄂赣专家共识. 中国血吸虫病防治杂志, 27(5): 451-456.

郭苏影, 祝红庆, 曹淳力, 等, 2021. 2020 年长江中下游地区洪涝灾害后血吸虫病传播风险评估. 中国寄生虫学与寄生虫病杂志, 39(6): 753-759.

刘蓉, 闻礼永, 2021. 晚期血吸虫病基础和临床研究新进展. 中国寄生虫学与寄生虫病杂志, 39(4): 429-436.

吕山, 吕超, 李银龙, 等, 2021. 阻断血吸虫病传播策略与措施专家共识. 中国血吸虫病防治杂志, 33(1): 10-14.

宋兰桂, 吴忠道, 2021. 血吸虫病诊断技术研究进展. 中国血吸虫病防治杂志, 33(6): 660-663.

王宇明, 李梦东, 2017. 实用传染病学. 4 版. 北京: 人民卫生出版社.

叶莉, 吴晨颖, 宋斌, 2021. 血吸虫病性肝硬化患者腹部 CT 表现和 CT 定量参数特征观察. 实用肝脏病杂志, 24(5): 645-648.

俞瑞芳, 朱永佳, 宋灿磊, 等, 2021. 上海市金山区晚期血吸虫病患者死因分析. 热带病与寄生虫学, 19(2): 89-92.

张利娟, 徐志敏, 杨帆, 等, 2021. 2020 年全国血吸虫病疫情通报. 中国血吸虫病防治杂志, 33(3): 225-233.

赵晋英, 刘鹏, 李艳伟, 等, 2020. 血吸虫病联合用药的研究进展. 中国寄生虫学与寄生虫病杂志, 38(3): 370-377.

de Paula Aguiar D, Brunetto Moreira Moscardini M, Rezende Morais E, et al, 2016. Curcumin Generates Oxidative Stress and Induces Apoptosis in Adult Schistosoma mansoni Worms. PLoS One, 11(11): e0167135.

Pérez del Villar L, Burguillo FJ, López-Abán J, et al, 2012. Systematic review and meta-analysis of artemisinin based therapies for the treatment and prevention of schistosomiasis. PLoS One, 7(9): e45867.

第四节 华支睾吸虫病

内容提要

一、概述

二、病原学

三、流行病学

四、发病机制

五、病理

六、临床表现

七、并发症

八、实验室检查

九、辅助检查

十、诊断

十一、鉴别诊断

十二、治疗

十三、预后

十四、预防

一、概 述

华支睾吸虫病是由华支睾吸虫寄生于人体肝内胆管中所引起的以肝胆病变为主的一种人兽共患寄生虫病。人类常因食用未经煮熟的含有华支睾吸虫囊蚴的淡水鱼或虾而被感染，可引起急、慢性胆囊炎及梗阻性黄疸和胆结石等疾病；严重者可导致肝硬化、肝内胆管细胞癌和儿童发育不良等。华支睾吸虫病是当前我国最严重的食源性寄生虫病之一，对人体健康危害较大。

二、病　原　学

华支睾吸虫雌雄同体，成虫的虫体狭长，扁平，前端尖细，后端钝圆，长 10～25mm，宽 3～5mm。有口吸盘及腹吸盘，消化器官包括口、咽、短的食管及两肠支，排泄孔开口于虫体末端。华支睾吸虫的虫卵甚小，长 27～35μm，宽 12～20μm，呈黄褐色，形似芝麻，一端较小，有盖，一端较大，有逗点状突起。从粪便中排出时，卵内已含有毛蚴。

华支睾吸虫的生活史需要两个中间宿主，第一中间宿主为淡水螺（长角涵螺、纹沼螺），第二中间宿主为淡水鱼（白鲩、黑鲩、麦穗鱼等）和淡水虾（米虾和沼虾）。虫卵随人及其他动物的粪便进入水中，被淡水螺吞食，在其消化道内孵出毛蚴，经胞蚴、雷蚴的无性增殖产出许多尾蚴，尾蚴逸出水中；尾蚴遇有机会即侵入淡水鱼、虾的体内，发育为囊蚴。未煮熟的受染鱼、虾被人吞食后，囊蚴在十二指肠内脱囊逸出成为童虫，继而从胆总管沿胆汁逆流移行至肝内胆管寄生，并发育为成虫后产卵，虫卵又经胆管入肠，随粪便排出。从感染囊蚴至成虫排卵约需 1 个月；成虫寿命为 20～30 年，主要寄生在人或动物的肝内胆管，虫数多时亦可移居至较大的胆管，甚至胆囊内，偶尔在胰管内亦可发现成虫。

三、流　行　病　学

华支睾吸虫于 1874 年首次在印度加尔各答 1 例华侨的胆管内发现。1908 年国内继广州发现华支睾吸虫病例后，陆续在汉口、北京、沈阳、香港和上海等地发现华支睾吸虫病例。1975 年在湖北省江陵县西汉古尸和战国墓古尸体内发现华支睾吸虫虫卵，证实华支睾吸虫病在中国流行至少 2300 多年。华支睾吸虫病几乎遍及世界各地，主要分布于中国、日本、朝鲜、韩国、越南等亚洲国家。中国有 26 个省、自治区、直辖市、特别行政区有华支睾吸虫病发生或流行。基于 2001～2004 年全国人体重要寄生虫病现状调查结果，估算中国华支睾吸虫感染者达 1249 万。近年来，随着人口流动的增加、水产养殖业的发展和人群饮食习惯的改变，华支睾吸虫感染人数可能还在上升。

（一）传染源

本病传染源主要是被华支睾吸虫感染的人和哺乳动物，如猫、狗、鼠、猪等。人感染华支睾吸虫后，虫体寿命很长，可长期经粪便排卵，粪便散布于自然界的河沟和鱼塘，如有合适的第一和第二中间宿主存在，即可完成生活史。当地人群如有食用未煮熟鱼的习惯，即可造成本病流行。家畜中猫、狗、猪，野生动物如鼠、獾、獭、貂等，都有可能因进食生鱼或虾被感染，成为本病的传染源。

（二）传播途径

人因进食未煮熟的含有华支睾吸虫囊蚴的淡水鱼或虾而受感染。感染方式因生活习惯、饮食嗜好而有所不同，但多因生食鱼肉、虾，也有由于烤、烧、炒、煎小型鱼类不熟而感染。此外，用切生鱼肉的刀及砧板切熟食、用盛生鱼的器皿盛熟食，甚至饮用被囊蚴污染的生水也可被感染。

淡水螺受感染的原因是吞食了人或保虫宿主动物排出的华支睾吸虫卵。由于粪便管理不当，用新鲜粪便施肥或随地排便，粪便污染了水塘、河沟，可使淡水螺受感染。有些人工养鱼地区，还有用粪便喂鱼的习惯，如把粪便倒入鱼塘，或在鱼塘上修建厕所，使粪便直接落入塘中，粪便中的虫卵可先后感染螺和鱼。

（三）人群易感性

人群对本病普遍易感，无年龄、性别、种族之分，凡进食含有囊蚴而未经煮熟的鱼或虾，均可被感染。感染率高低与居民的生活卫生习惯、饮食嗜好有密切关系，流行区人群感染率为 0.08%～57%，广东省的个别地区可高达 88.6%。一般说来，成年男性的感染率较高，在广东省佛山地区华支睾吸虫病者 6222 例中，男女的比例为 1.88∶1。广东省感染者年龄最小的为出生后 3 个月，最大者为 87 岁，以 20～50 岁为多。原因是广东省男性多喜食生鱼，而妇女及小孩比较少食，故感染者较少。在广东省曲江县的流行区调查发现，在 83 例患者中，15 岁以下占 93.9%，这与当地小孩喜欢在田沟捕捉鱼虾、生食或进食未烧烤熟透的鱼虾有关。相似的情况在河南、四川、湖北、江苏等省亦有报道。

（四）流行特征

华支睾吸虫病流行特征：①南北两端感染率高，原因是广东、广西和湖南等省、自治区的一些地区以及吉林省朝鲜族居民喜食生鱼，而其他地区的感染主要是食鱼的方法不当或儿童喜食小鱼所致。②在有进食生鱼习惯的地区，感染率随年龄的增加而增高，如广东和广西；喜食型方式感染在儿童和青少年中感染率较高，如北京、山东、河南、安徽、江苏、湖北，以及广东省的少部分地区。③华支睾吸虫病流行呈点片状分布，不同地区、不同县乡，甚至同一乡内的不同村庄感染率差别也很大，除人们饮食习惯的因素外，地理和水流因素也起着重要作用。

四、发病机制

华支睾吸虫主要寄生在人肝内小的或中等大的胆管内，但也可在胆总管、胆囊、十二指肠或胃内发现。成虫在胆管内寄生可引起机械性损伤，虫体分泌和排泄的代谢产物可刺激胆管发生病变，进而累及肝实质，使肝功能受损，影响消化功能，并可引起全身症状。发病与否和病变程度与寄生虫数有密切关系。感染轻者，虫数自十余条至数十条，无临床症状，亦无肉眼可见病变。感染严重者，虫数可达数千条，甚至上万条，使肝内胆管及其分支均充满虫体和虫卵，可导致胆管阻塞、胆汁淤积等病变。由于左肝管较平直，幼虫易于入侵，故肝左叶被华支睾吸虫寄生的机会较多，病变也常较重。

五、病　　理

本病的病理变化由虫体与虫卵及其毒性分泌物所产生的阻塞与刺激形成的损害所致。当胆管内有较多成虫寄生且持续时间较长时，虫体及虫卵的机械刺激及其代谢产物的作用使胆管上皮细胞发生脱落，以后呈腺瘤样增生，胆管壁增厚而逐渐狭窄，加上虫体与虫卵堵塞，导致胆汁淤积，胆管呈圆柱状或囊状扩张。扩张的胆管压迫周围肝组织，在虫体与虫卵的作用下，肝脏可发生脂肪变性，甚至坏死。胆管周围与肝门静脉周围均可见纤维组织增生、淋巴细胞与嗜酸性粒细胞浸润，并向肝实质扩散。

本病引起肝硬化者不多见。然而，已在多个

地区发现重度感染儿童病例，由于同时存在营养不良等原因，肝实质细胞可发生脂肪变性、萎缩、门静脉性肝硬化。偶尔由于长期胆汁淤积，可演变成胆汁性肝硬化。

虫体与虫卵可顺流至胆总管或胆囊内，造成机械性阻塞并常继发细菌感染，发生胆管炎、胆囊炎、阻塞性黄疸。成虫也可寄生在胰管内，发生胰管炎和胰腺分泌不良的症状。虫卵、死亡的虫体、脱落的胆管上皮、炎症渗出物、细菌等均可构成结石的核心，导致胆石症。有人认为华支睾吸虫感染可能与原发性肝癌的发生有关，亦有学者认为少数病例可在胆管上皮腺瘤样增生的基础上发生癌变，导致胆管癌。

六、临床表现

潜伏期为1～2个月。轻度感染华支睾吸虫者常无症状，较重或慢性重复感染者可出现疲乏、上腹不适、消化不良、腹痛、腹泻、肝区隐痛、头晕、体重减轻、肝大和脾大等。严重感染者在晚期可造成肝硬化腹水，甚至死亡。重度感染并经过相当长时间后，可引起胆管阻塞、胆汁淤积，还可引起胆管炎、胆囊炎和胆结石。此外，华支睾吸虫感染还与胆管上皮癌、肝细胞癌的发生有一定关系。感染较重者多为重复感染，缓慢起病，但非流行区感染者可以急性起病。少数病例因一次大量感染，出现寒战、高热、肝区疼痛及轻度黄疸，血转氨酶升高、血嗜酸性粒细胞显著增高等急性华支睾吸虫病症状，数周后急性症状消失而进入慢性期。儿童和青少年感染华支睾吸虫后，临床表现往往较重，死亡率较高，除消化道症状外，常有营养不良、贫血、低蛋白血症、水肿、肝大和发育障碍，终至肝硬化，极少数患者甚至可致侏儒症。

本病临床表现多种多样，根据临床的突出症状，可归纳为8个临床类型。①无症状型：无自觉症状，仅在粪便检查或十二指肠引流液检查时发现虫卵而诊断，占16.9%～40.13%。②肝炎型：最常见，表现为食欲减退、疲乏、肝区隐痛、肝大、轻度压痛，占36.38%～40.16%。③胆囊胆管炎型：表现为右上腹痛，可为阵发性，有时有不规则低热或高热，常并发胆囊炎或胆石症，占6.83%～11.3%。④胃肠炎型：亦常见，表现为腹胀、腹痛和腹泻，排便每日3～4次，无脓血，可有不消化食物，占 13.76%～31.7%。⑤神经衰弱型：表现为头晕、头痛、心悸、失眠、多梦、性情急躁、记忆力差等，占 2.06%～2.3%。⑥肝硬化型：表现有食欲减退、肝脾大、腹水、贫血、脾功能亢进、肝功能明显损害，多见于重度感染的儿童患者，占 0.58%～1.4%。⑦营养不良型：表现为水肿、贫血、血浆蛋白减少，亦多见于重度感染的儿童患者，约占 2.1%。⑧侏儒型：表现为发育障碍，身高、体重与年龄极不相称，缺乏第二性征，此型少见，可见于幼年期反复较重感染者。同一患者可有上述临床类型中几种同时存在。

七、并 发 症

（一）慢性或急性胆囊炎

虫体本身及胆管上皮的损害，容易引起胆道梗阻及细菌感染。在广东珠江三角洲流行区内因胆道疾病住院治疗者合并华支睾吸虫感染率达 75%。临床表现为腹痛、胆囊肿大、寒战、发热，大量虫体引起梗阻性黄疸。

（二）胆道结石

华支睾吸虫引起的结石多为肝内胆管多发性色素结石，这与虫体多寄生在中小胆管有关。

（三）胆管炎性狭窄

华支睾吸虫寄生的胆管发生腺瘤样或息肉状增生，反复发作的胆管炎、胆管壁纤维增厚均可导致胆管狭窄梗阻。这种狭窄多见于中等大小的肝内胆管。在对吸虫引起的胆道梗阻行 ERCP 检查时发现乳头插管均遇到不同程度的困难，良性乳头括约肌狭窄占 57.2%（8/14 例），说明吸虫可以引起胆道远端狭窄。

（四）胆管癌

华支睾吸虫感染后胆管癌发生率明显高于无感染者，其特点是：①肿瘤包绕的胆管内或与肿瘤相连的胆管内，常可发现华支睾吸虫成虫或虫卵；②组织学检查见胆管周围纤维化，胆管上皮黏液分泌增多，呈腺瘤样增生。一组 45 例确诊感染者，发现 5 例胆管癌、1 例十二指肠乳头癌。在香港胆管癌的发生也与吸虫感染有密切关系。

（五）胰腺炎

华支睾吸虫成虫阻塞胰管引起。

八、实验室检查

（一）血液检查

1. 血象 急性患者白细胞计数增高［(15×10^9)～(25×10^9) L］，嗜酸性粒细胞比例增多（10%～40%）。严重感染者可出现类白血病反应，白细胞可达 50×10^9/L，嗜酸性粒细胞可达 60% 以上。慢性患者可呈轻度贫血，白细胞总数正常或轻度增加，多数病例嗜酸性粒细胞轻度增加（5%～10%）。

2. 肝功能检查 轻度感染者肝功能无明显变化；重度感染者主要表现为血清总蛋白和白蛋白减少，白蛋白/球蛋白比例可倒置；血清碱性磷酸酶（ALP）及 γ-谷氨酰转移酶（GGT）升高；血清 ALT 正常或轻度升高。

（二）病原学检测

1. 虫卵检测 粪便找到华支睾吸虫卵是确诊本病最主要的证据，一般在感染后 1 个月可在粪便中发现华支睾吸虫卵，检出率约为 50%。常用的方法有直接涂片法、水洗沉淀法、改良加藤厚膜涂片法及醛醚法，后两种方法检出率较高。应用十二指肠引流术取出十二指肠液，直接从十二指肠引流液中检查虫卵，检出率接近 100%，但因操作麻烦，增加患者痛苦，不宜常规使用。此外，亦有在胆道手术中发现成虫、胆道引流管中发现成虫或虫卵，或在肝穿刺术的穿刺针管内或组织块中发现成虫或虫卵，均有助于明确诊断。

2. 免疫学检查 常用的方法有皮内试验（IDT）、间接血凝试验（IHA）、间接荧光抗体试验（IFAT）、酶联免疫吸附试验（ELISA）。ELISA 既能检测血清中抗体，又能检测血液中的循环抗原，具有简便、快速、敏感性高、特异性强等优点，是目前用于诊断华支睾吸虫患者，以及进行流行病学调查较为理想的方法。ELISA 检测抗体的敏感性为 90%～95%，有一定的假阳性，以及与血吸虫、并殖吸虫有一定的交叉反应。

九、辅 助 检 查

（一）超声检查

本病的超声检查可见肝内光点粗密欠均，有小斑片或团块状回声，中、小胆管弥漫性不同程度的扩张，胆管壁粗糙、增厚、回声增强，以及脾大等。尽管声像图无特异性，但仍具有一定的参考价值。

（二）CT 检查

本病的 CT 检查可见肝内胆管从肝门向周围均匀扩张，肝外胆管无明显扩张；肝内胆管管状扩张，胆管直径与长度比多小于 1∶10；囊样扩张的胆小管以肝周边分布为主，管径大小相近。少数病例胆囊内可见不规则组织块影。

十、诊　　断

本病的诊断主要依据患者的流行病学、临床表现和有关的实验室检查结果三方面的资料。居住或到过流行区，有进食生的或半生不熟的淡水鱼、虾史。当出现腹胀、腹泻等消化不良症状，及头晕、失眠等神经衰弱的症状，并伴有肝脾大或其他肝胆系统表现时，应考虑本病的可能。确诊有赖于病原学检查，即粪便或十二指肠引流液中找到虫卵。ELISA 等免疫学诊断方法及 B 超、CT 检查可作辅助诊断。

十一、鉴别诊断

（一）病毒性肝炎

病毒性肝炎需与华支睾吸虫感染早期表现相鉴别。病毒性肝炎早期即可有黄疸、肝大、肝功能损害等，肝功能检查、血清免疫学检查、粪虫卵检查可达到明确诊断目的。

（二）单纯消化不良

华支睾吸虫病和单纯消化不良均有消化不良的症状。可根据病史、粪虫卵检查、免疫学检查排除有无华支睾吸虫感染。

（三）阿米巴肝脓肿

阿米巴肝脓肿发病前有痢疾或腹泻史，然后有发热、肝区痛，粪便检查可找到阿米巴滋养体，B 超或 CT 检查显示肝内有液性占位，肝穿刺见典型的巧克力样脓液。

（四）肝片吸虫病

肝片吸虫寄生在草食性动物和野生动物的肝脏内，主要终宿主为牛、羊、猪，人偶尔感染，主要是食用了含该虫囊蚴的水生植物（如水芹菜），或饮用被囊蚴污染的生水。临床表现与华支睾吸虫病相似，但病情较重，梗阻性黄疸较常见，易并发胆道出血。粪便检查发现虫卵可确诊。

（五）异形吸虫病

华支睾吸虫与异形吸虫的混合感染，或异形吸虫单独感染的病例在中国已有报道。异形吸虫的生活史与华支睾吸虫相似，但此虫主要寄生于肠黏膜深处，可随血流侵入人体其他脏器造成局部栓塞与异位损害。异形吸虫虫卵与华支睾吸虫虫卵的形态、大小极为相似，在粪便检查时应注意鉴别。

（六）胆囊炎

华支睾吸虫所引起的胆囊炎应与胆石症及合并细菌感染引起的胆囊炎相鉴别，两者临床症状相似，血清免疫学检测及粪便虫卵检查阳性可明确诊断。

（七）原发性肝癌

原发性肝癌患者年龄较大，肝区痛较明显，肝脏进行性肿大，表面可触及结节及肿块，全身消瘦，甲胎蛋白明显增高。超声波、CT 或 MRI 均可辅助诊断。肝活体组织检查可明确诊断。

（八）侏儒症

华支睾吸虫病引起的发育停滞者应与其他原因引起的侏儒症相鉴别。华支睾吸虫病患儿全身呈均匀性矮小，并伴有程度不等的水肿、肝大、贫血等症状，但智力发育无明显障碍。X 线骨龄检查大都在正常范围。

十二、治　　疗

（一）病原治疗

1. 吡喹酮　是治疗本病的首选药物，具有疗程短、疗效高、毒性低、反应轻，以及在体内吸收、代谢、排泄快等优点。用法是每次 25mg/kg，每天 3 次，连服 2d，即总剂量为 150mg/kg。治疗后 3 个月粪便虫卵阴转率达 90% 以上。少数病例在服用时出现头晕、头痛、乏力、恶心、腹痛、腹泻等不良反应，24h 后可减轻或消失。一般治疗量对肝、肾无明显损害，个别患者可有期前收缩、心律失常等。当肝胆管内华支睾吸虫被大量驱出时，有时可引起胆绞痛。

2. 阿苯达唑 是一种广谱高效驱虫新药，近年来临床上应用阿苯达唑治疗本病，效果满意。用量为每天20mg/kg，分2次服，连续7d，总剂量为140mg/kg。粪便虫卵阴转率几乎为100%。此药不良反应轻微，一般仅少数出现口干、乏力、嗜睡、头晕、头痛，或食欲减退、恶心、呕吐、腹痛等消化道反应，且多数于数小时后自行缓解，少数头晕、乏力可持续2~3d。

（二）对症治疗

重度感染并有较重营养不良或肝硬化者，应加强营养，纠正贫血，保护肝脏，以改善全身状况，并及时进行驱虫治疗。并发胆囊炎、胆管炎者，除驱虫外应加用抗菌药物。对急性胆囊炎、胆石症、胆总管梗阻时应给予手术治疗，术后应继续给予病原治疗。合并病毒性肝炎时，除积极保护肝脏外，应在病情改善的基础上尽早进行驱虫治疗。

十三、预　　后

影响预后的主要因素有：①感染的虫数；②重复感染情况；③治疗情况。轻型患者如不再重复感染，经治疗后预后良好。反复感染的重型感染者，甚至已发展至肝硬化者，经积极治疗后，一般情况和肝脏病变也可好转。并发胆囊胆管炎、胆管阻塞者，如及时治疗，预后亦良好。合并病毒性肝炎者，能加重肝炎病情，病程迁延，易导致肝衰竭，治疗较困难，预后较差。

十四、预　　防

（一）针对传染源的措施

1. 普查普治传染源 在流行地区，必须加强普查工作，可先用皮肤试验进行筛选，阳性者再作粪检。粪便检查虫卵阳性者，均应给予药物治疗。

2. 动物传染源的管理 不能用生鱼虾或鱼内脏等喂猫、犬、猪等，以免引起感染；对这些家畜的粪便亦要加以管理，不让粪便入水沟和池塘；家畜若有感染，有条件的亦给予驱虫。

（二）针对传播途径的措施

1. 不吃未经煮熟的鱼虾 加强卫生宣传教育工作，使流行区居民家喻户晓，人人了解本病的危害性及其传播途径；不吃未经煮熟的鱼或虾，是预防本病最有效措施；要注意厨房菜刀和砧板必须生熟食分开。

2. 加强粪便管理 不让经无害化处理的粪便下鱼塘；不要在鱼塘上建厕所或把未经处理的粪便作养鱼的饲料。

（周　莉　孟庆华）

参 考 文 献

陈颖丹, 诸廷俊, 许隆祺, 等, 2017.《华支睾吸虫病诊断标准》解读. 中国血吸虫病防治杂志, 29(5): 538-540.

陆力坚, 黄璐, 2018. 华支睾吸虫病CT表现的研究现状. 广西医学, 40(6): 685-686, 691.

钱门宝, 朱慧慧, 陈颖丹, 等, 2018. 中国华支睾吸虫病药物治疗现状分析. 中国血吸虫病防治杂志, 30(5): 513-517.

孙青松, 于妮娜, 尚信池, 等, 2019. 华支睾吸虫病在我国的流行及诊断方法研究进展. 动物医学进展, 40(8): 84-88.

姚甲凯, 戴建荣, 2020. 华支睾吸虫病的流行及治疗现状. 中国病原生物学杂志, 15(3): 364-370.

钟彬, 吴健林, 万孝玲, 等, 2019. 瞬时弹性成像探测仪FibroScan在华支睾吸虫病中的临床应用. 中国血吸虫病防治杂志, 31(3): 319-322.

Lai DH, Hong XK, Su BX, et al, 2016. Current status of Clonorchis sinensis and clonorchiasis in China. Trans R Soc Trop Med Hyg, 110(1): 21-27.

Li HM, Qian MB, Yang YC, et al, 2018. Performance evaluation of existing immunoassays for Clonorchis sinensis infection in China. Parasit Vectors, 11(1): 35.

Qian MB, Chen YD, Liang S, et al, 2012. The global epidemiology of clonorchiasis and its relation with cholangiocarcinoma. Infect Dis Poverty, 1(1): 4.

Qian MB, Patel C, Palmeirim MS, et al, 2022. Efficacy of drugs against clonorchiasis and opisthorchiasis: a systematic review and network meta-analysis. Lancet Microbe, 3(8): e616-e624.

第五节　肝片吸虫病

内容提要

一、概述

二、病原学

三、流行病学

四、发病机制

五、病理

六、临床表现

七、实验室及辅助检查

八、诊断与鉴别诊断

九、治疗

十、预防

一、概　　述

肝片吸虫病是由肝片吸虫引起的人畜共患寄生虫病，是羊、牛等草食性动物的常见病，人体偶可因生食水生植物或饮用生水而被感染。童虫在肝实质内移行和成长，引起以肝损伤为主的急性症状，如高热、腹痛及肝大；童虫侵入肝内胆管后发育为成虫，引起慢性胆道病变，可出现梗阻性黄疸，并发胆道出血，长期重复感染会导致胆汁性肝硬化。此病在亚洲、南美洲及非洲等地区仍然是重要的公共卫生问题。

二、病　原　学

肝片吸虫又称肝蛭、肝瓜子仁虫，属吸虫纲，复殖目，片虫科，为雌雄同体的大型吸虫。虫体扁平呈树叶形，长 2～3cm，宽 0.8～1.3cm。虫卵长 130～150μm，宽 63～90μm，呈黄褐色，卵圆形，壳薄而透明，虫卵在水中经 10～15d 发育孵化为毛蚴。毛蚴钻入椎体螺内经胞蚴、雷蚴发育为尾蚴，约 4 周后逸出。我国证实有 4 种椎体螺为肝片吸虫中间宿主，即截口土蜗、小土蜗、耳萝卜螺、斯氏萝卜螺。尾蚴在水生植物上结囊成囊蚴，羊、牛等动物和人体由于吃进附有囊蚴的水生植物而感染。囊蚴在终宿主的十二指肠内脱囊成蚴虫，蚴虫穿过肠壁经腹腔的肝包膜进入肝实质，需 3～4 个月才至胆管内发育为成虫并产卵，虫卵随胆汁排出体外。穿过肠壁的蚴虫，也可直接侵入肠系膜静脉或淋巴管随血流或淋巴液至全身器官和组织，引起异位损害。

三、流行病学

（一）传染源

本病传染源主要为草食性动物，尤其是家畜中的羊、牛，带虫者和患本病的患者亦可为传染源。

（二）传播途径

经口吞食囊蚴而被感染，生食或食入半生不熟带有囊蚴的水生植物在我国是常见的传播途径。在中东地区也有因半生食含有未被杀死的童虫和（或）成虫的羊肝而直接感染者。

（三）流行特征

肝片吸虫广泛分布于温带，但亦见于澳大利亚、南美、北非和非洲、亚洲的热带高原地区。肝片吸虫虫卵对环境抵抗力颇强，此虫多在羊、牛体内寄生，并引起流行。羊、牛群的流行及感染发生率与中间宿主椎体螺的生态、气温及雨量分布密切相关。在我国，人群感染率为 0.002%～0.171%，散发于 18 个省、市，其中以甘肃省感染率最高，全国感染人数估计为 12 万左右。

四、发病机制

肝片吸虫引起的损害主要表现在两个方面：①童虫移行期对各脏器特别是肝组织的破坏，引起肝的炎症反应及肝脓疡，出现急性症状，如高热、腹痛、荨麻疹、肝大及血液中嗜酸性粒细胞增多等。②成虫对胆管的机械性刺激和代谢物的化学性刺激引起胆管炎症、胆管上皮增生及胆管周围的纤维化。胆管上皮增生与虫体产生大量脯氨酸有关。胆管纤维化可引起梗阻性黄疸，肝损伤可引起血浆蛋白的改变（白蛋白降低及球蛋白升高），胆管增生扩大可压迫肝实质组织引起萎缩、坏死以至肝硬化，还可累及胆囊引起相应病变。

五、病　　理

肝脏因感染的轻重不同而有不同程度肿大，表面呈灰褐色。肝实质主要病变有 2 种表现：其一为曲折条索状出血坏死性隧道，可能是童虫穿行时对组织破坏所致；其二是嗜酸性脓肿，可能是虫体潜伏之处，虫体代谢产物、崩解产物造成组织破坏，吸引大量嗜酸性粒细胞浸润。由于虫体不时停留、移动，形成新旧杂交的病灶。

急性期肝内胆管可见迂曲、扩张、淤胆、管壁破坏，慢性期胆管壁上皮细胞呈乳头样增生，管壁纤维性增厚可达正常的 2～3 倍，胆管呈囊性扩张。肝内胆管壁增厚，可使周围肝细胞萎缩，严重者可致胆汁性肝硬化。肝轻、中度增大，表面有小结节和条索状瘢痕。肝组织活检可见汇管区有嗜酸性粒细胞为主的炎症细胞浸润。可见肝细胞内胆汁淤留、小胆管内胆栓形成等淤胆现象。

六、临床表现

白囊蚴经口感染至出现临床症状为潜伏期。潜伏期长短与感染囊蚴的数量及宿主反应有关，一般在数日至 2～3 个月。肝片吸虫感染者的临床表现可分为急性、潜隐及慢性3个时期。亦有少数为无症状带虫者。

（一）急性期

本病急性期相当于童虫在组织中的移行过程，亦称侵袭期。发生在感染后2～12周。

1. 全身症状 高热为起病最常见的症状，发生于感染后5～7d，多呈稽留热型，体温波动于38～40℃，持续时间为1～2周，长者可达8周以上。可伴有头痛、全身肌痛、极度乏力、出汗，或出现荨麻疹等变态反应症状。重症患者高热时面色苍白、表情痛苦，并极度消瘦。

2. 消化道症状 通常有食欲减退，伴有轻度恶心、呕吐。最早出现突出的局部症状为持续性腹痛，轻重不一，以右上腹痛为主，并可因咳嗽或活动加剧，常放射至肩部。可伴有腹胀、呕吐、腹泻或便秘。3/4的患者有肝大，1/4有脾大。可有腹部压痛，腹壁有似结核性腹膜炎的柔韧感或腹水征。可有轻度黄疸。

3. 呼吸道症状 有些病例在早期童虫移行阶段有咳嗽、胸痛及肺部湿啰音、胸膜摩擦音。

（二）潜隐期

本病潜隐期通常在感染后4个月左右，相当于虫体已进入胆管的阶段。患者的急性症状减退或消失，在数月或数年内无明显不适，或稍有胃肠道不适症状，而病变在发展之中。

（三）慢性期

本病慢性期相当于成虫在胆管内的机械性刺激及其代谢产物的作用引起胆管炎症和胆管上皮细胞增生的阶段，亦称阻塞期。以成虫阻塞胆管、摄取宿主营养及虫体分泌物对胆管上皮的刺激引起的症状为主，主要有乏力、右上腹疼痛或胆绞痛、恶心、厌油腻、贫血、梗阻性黄疸和肝大伴触痛等表现。慢性期患者最常见的体征之一是贫血，其原因与成虫吸血及寄生过程对胆管上皮损伤引起出血有关，成虫的毒素亦有溶血作用，粪便隐血实验常为阳性。

（四）异位损害

异位损害又称肝外肝片形吸虫病。当童虫在体内移行时，可穿入或随血流到达肝外脏器和组织，如肺、胃、脑、眼眶及皮下等处，尤以肺部侵害为重。可在肝脏症状出现之前形成童虫移行症，成为本病的早期症状。常在手术后才得以确诊。在有生食牛、羊肝习惯的地方，虫体可寄生于人的咽喉部，引起局部水肿、充血致吞咽及呼吸困难，甚至窒息，称为咽部肝片吸虫病。

七、实验室及辅助检查

（一）病原学检查

粪便和十二指肠引流液镜检获虫卵是确诊肝片吸虫病的根据，但应与姜片虫卵、棘口吸虫卵相鉴别。

（二）免疫学检查

对急性期胆管阻塞的患者及异位寄生的病例，采用免疫学检测有助于本病的诊断，如酶联免疫吸附试验、间接血凝试验及间接荧光抗体试验等方法检测患者血清中的特异性抗体均有较高的敏感性。须注意免疫实验中与其他蠕虫抗原可能的交叉反应。

（三）血常规和肝功能等检查

血红蛋白水平降低，血中白细胞总数及嗜酸性粒细胞增多，尤以急性期明显；红细胞沉降率较快，ALT、AST升高；胆管阻塞期则可见血清胆红素显著增高；慢性患者有明显血浆蛋白改变，总蛋白可在正常范围内，但表现为低白蛋白和高免疫球蛋白血症，后者以IgG为主，亦可见IgM及IgE升高。

（四）影像学检查

经内镜逆行胆胰管成像可见肝内造影剂异常牵拉像。超声、CT或MRI检查可见肝人、肝内占位性病变。

八、诊断与鉴别诊断

需注意询问患者相关生活史，尤其是饮食史；在本病流行区，有生吃或半生吃植物及饮用污染的生水史，有发热、腹痛、肝大，外周血中嗜酸性粒细胞明显增多者应怀疑本病的可能；十二指肠引流液或粪便中发现肝片吸虫卵是本病的确诊依据。免疫学检查及超声、CT或MRI检查可作为辅助诊断。

本病在临床上应与华支睾吸虫病、细菌性胆

管炎、胆道结石、肝脓肿及败血症鉴别。异位损害者当童虫移行至肺时应与肺结核、肺炎鉴别，累及腹膜时应与腹膜炎鉴别，咽部肝片吸虫病应与咽炎及咽部异物等鉴别。

九、治　疗

（一）驱虫治疗

1. 硫双二氯酚　能阻止虫体三磷酸腺苷的合成，使其能量代谢障碍，虫体麻痹。用量每日30～50mg/kg，连用10～15次。重症患者在第5治疗日方见效果，第7治疗日见明显疗效。本药胃肠道不良反应较多。

2. 吡喹酮　为广谱抗蠕虫药物，轻度感染者75mg/kg（分1～2d服用），中度感染者100mg/kg（分1～2d服用），重度感染者120mg/kg（分1～2d服用）。必要时可再重复一疗程。

3. 硝唑尼特　口服，每次剂量为7.5mg/kg，每天2次，7d为一疗程。

4. 三氯苯哒唑　剂量为10mg/kg，对急性期感染有效率达90%以上。有报道对吡喹酮治疗无效者用三氯苯哒唑仍然有效。

目前已有上述药物的耐药现象，还有其他药物，如天然青蒿衍生物（蒿甲醚、青蒿琥酯）、苦瓜提取物、生姜提取物等处在体外研究阶段。

（二）对症治疗

高热者物理降温，发热一般对皮质激素敏感，抗生素无明显疗效。进食明显减少者给予营养支持治疗。

十、预　防

流行区须加强畜牧业管理，注意其生活环境，改善畜舍卫生及饲养条件，对家畜患有肝片吸虫者行驱虫治疗，每年定期进行畜群粪检，及时发现及时治疗。强调在疫区禁食生菜生水，禁食半生不熟的水生植物，严禁饮用污染的水源。

（周　莉　孟庆华）

参 考 文 献

范洪波, 蒋艳, 刘玉芬, 等, 2017. 经内镜逆行性胰胆管造影术中发现肝脏片形吸虫病一例. 中华消化杂志, 37(11): 780-781.

贾骁晔, 常凡凡, 张西臣, 等, 2020. 肝片吸虫诊断候选抗原的筛选. 中国兽医科学, 50(6): 769-776.

李宁宁, 李红蕊, 羊冬梅, 2017. 肝巨片吸虫病患者临床、病理和影像学表现特点及其诊断价值分析. 中国地方病防治杂志, 32(2): 226.

涂奎, 赵礼金, 顾进, 2021. 人胆总管肝片形吸虫病1例. 中国寄生虫学与寄生虫病杂志, 39(1): 封3.

王超, 宋正己, 2019. 肝片吸虫病药物治疗的研究进展. 中国热带医学, 19(3): 279-285.

向征, 申丽洁, 贾雪梅, 2021. 云南省片形吸虫和片形吸虫病研究进展. 中国血吸虫病防治杂志, 33(3): 317-319.

杨盼, 焦建明, 陆君君, 等, 2017. 暴发型肝大片形吸虫病影像学、临床特点及诊断价值. 实用放射学杂志, 33(11): 1696-1698, 1702.

张宝月, 宋正己, 2021. 肝片形吸虫感染宿主细胞免疫的研究进展. 中国寄生虫学与寄生虫病杂志, 39(1): 107-112.

Ai L, Chen JX, Cai YC, et al, 2019. Prevalence and risk factors of Fascioliasis in China. Acta Trop, 196: 180-188.

Flores-Ramos M, Ibarra-Velarde F, Jung-Cook H, et al, 2017. Novel triclabendazole prodrug: A highly watersoluble alternative for the treatment of fasciolosis. Bioorg Med Chem Lett, 27(3): 616-619.

Graham-Brown J, Hartley C, Clough H, et al, 2017. Dairy heifers naturally exposed to fasciola hepatica develop a type 2 immune response and concomitant suppression of leukocyte proliferation. Infect Immun, 86(1): e00607-e00617.

Moazeni M, Khademolhoseini AA, 2016. Ovicidal effect of the methanolic extract of ginger(Zingiber officinale)on Fasciola hepatica eggs: an in vitro study. J Parasit Dis, 40(3): 662-666.

O'Neill JF, Johnston RC, Halferty L, et al, 2017. Disruption of spermatogenesis in the liver fluke, Fasciola hepatica by two artemisinin derivatives, artemether and artesunate. J Helminthol, 91(1): 55-71.

第六节　棘 球 蚴 病

内容提要

一、概述

二、病原学

三、流行病学

四、发病机制及病理

五、临床表现

六、诊断

七、鉴别诊断

八、治疗

九、预防

一、概　述

棘球蚴病俗称包虫病，是由棘球绦虫的幼虫棘球蚴寄生于人体引起的人畜共患寄生虫病。棘球绦虫隶属于带科，赖球亚科，棘球属。棘球属绦虫目前公认的有4个种，即细粒棘球绦虫、多房棘球绦虫、少节棘球绦虫和福氏棘球绦虫。引起人类棘球蚴病的主要病原有两种：细粒棘球绦虫呈全球性分布，其幼虫细粒棘球蚴引起囊型棘球蚴病；多房棘球绦虫仅分布于北半球,其幼虫多房棘球蚴(又称泡球蚴)引起泡型棘球蚴病。棘球蚴在人体内可寄生于几乎所有部位,以肝脏最为常见,占所有寄生部位的53%~75%,其次是肺、腹腔。本文主要叙述肝棘球蚴病。

二、病 原 学

(一)成虫

棘球蚴成虫虫体细小,头节具顶突和4个吸盘,另有幼节、成节及孕节。

(二)虫卵

细粒棘球绦虫和多房棘球绦虫的虫卵均呈圆形或椭圆形。两种虫卵形态均与带绦虫虫卵相似,难以区别。大部分虫卵排出体外时卵壳已脱落,但有胚膜包绕,内含六钩蚴,对严寒潮湿有较强抵抗力。在室温水中可生存7~16d,2℃水中能生存2年,-26℃下能存活360d,但对高温、日照抵抗力很弱。

(三)幼虫

细粒棘球蚴和泡球蚴均具有角皮层、生发层、育囊、原头节及囊液,但具明显差异。

1. 细粒棘球蚴 为圆形或近圆形的囊状体,直径可由不足1cm至数厘米。角皮层厚约1mm,脆弱易破,生发层向囊内长出许多原头节和生发囊。从囊壁脱落的原头节、生发囊及小的子囊,悬浮于棘球蚴中,统称为棘球蚴砂。原头节在终宿主体内可发育为成虫,而在中间宿主体内则形成新的棘球蚴。故在摘除囊肿或用针穿吸囊液时要十分谨慎,防止引起棘球蚴种植。

2. 泡球蚴 由无数小囊泡组成,呈外殖性芽生,似癌浸润扩散,不能与健康组织完整剥离。因角皮层不完整,致囊液可漏入宿主组织,发生肉芽性炎症或凝固性坏死。

(四)生活史

细粒棘球绦虫的终宿主是犬科动物,中间宿主有羊、牛、猪及人等。多房棘球绦虫主要在野生动物中循环,其终宿主为狐,其次为野狗、狼、獾和猫等,中间宿主为啮齿类和兔形目动物,主要为鼠、兔及青海田鼠,人偶尔成为中间宿主而患病。

细粒棘球绦虫和多房棘球绦虫的成虫寄生于终宿主小肠腔内,其孕节或虫卵随粪便排出,被中间宿主吞食后,至十二指肠后六钩蚴破壳而出,钻进肠壁末梢静脉,随门静脉血流入肝,发育成细粒棘球蚴或泡球蚴。人因误食虫卵而感染。中间宿主内脏的细粒棘球蚴或泡球蚴被终宿主吞食后,原头节进入小肠壁隐窝内,又发育为成虫而完成生活史。

三、流 行 病 学

(一)地理分布

棘球蚴病呈全球性分布,地方性流行,重要流行国家有东亚的中国、蒙古国,中亚的土耳其、土库曼斯坦,西亚的伊拉克、叙利亚、黎巴嫩,南美的阿根廷、巴西、智利,大洋洲的澳大利亚、新西兰,非洲北部、东部和南部的一些国家。

在我国以囊型棘球蚴病为主,主要流行于西北的牧区和半农半牧区,其中以新疆、西藏、宁夏、甘肃、青海、内蒙古和四川最严重。各地应用B超进行普查的囊型包虫病患病率:新疆为0.6%~3.2%(局部地区达5.4%);青海果洛5.5%;西藏察隅4.5%;宁夏西吉2.3%。我国泡型棘球蚴病的分布范围稍小,多见于青海、西藏、甘肃、四川、新疆、宁夏的部分地区。

(二)传染源

家犬是最主要的传染源。寄生在犬小肠中的成虫每7~14日虫卵成熟、孕节脱落1次,但在感染犬的粪便中有持续虫卵排出。犬粪中虫卵或孕节污染犬全身被毛,人与其接触极易遭到感染。

(三)传播途径

1. 直接经口感染 人与犬密切接触,犬皮毛上的虫卵污染手指后经口感染。

2. 间接经口感染 虫卵污染蔬菜、水源等,人生食污染的蔬菜或饮生水而间接感染。牧区养犬防狼,犬羊集居,羊皮毛也可被虫卵污染,接羊羔、剪羊毛、屠宰活动等均可间接感染。

3. 其他感染途径 在干旱多风地区,虫卵随风飘扬,有经呼吸道感染的可能。

(四)易感人群

人群普遍易感。感染与否与接触虫卵机会和卫生习惯密切相关。因此,牧区生活者感染率高,与民族无关；儿童喜爱玩犬，感染较成人高；牧区女性感染率高，与其从事家务劳动及接触犬、羊机会多有关。

四、发病机制及病理

当人误食棘球绦虫卵后，六钩蚴在十二指肠孵出，钻入肠壁，经肝门静脉血流至肝，少数可侵入其他器官。肠黏膜的分泌型 IgA 有阻止六钩蚴入侵的作用。六钩蚴若未被其周围的巨噬细胞杀灭，第 3 天即发育出现囊肿。逐渐增大的囊肿可压迫寄生脏器邻近组织引起各种症状，亦可出现感染，或出现破裂导致严重后果，如诱发过敏性休克。在肝内未被消灭的六钩蚴少数也可通过肝血窦到肝静脉回流至肺，甚至脑和全身其他部位。

在棘球蚴感染过程中，宿主免疫应答机制十分复杂，包括炎症反应、特异性体液免疫和细胞免疫、过敏反应以及免疫逃避等方面问题。宿主感染棘球蚴后可产生一定的免疫保护力，表现为伴随免疫，即棘球蚴逃避宿主的免疫作用而维持本身生存的同时，刺激宿主产生对不同类型感染的免疫排斥，即这种免疫效应对已成功寄生的棘球蚴囊不起作用，但可控制后来的感染，其效应机制是在作用于六钩蚴表面组分的抗体介导下补体依赖性溶解作用。主要抗体亚类是 IgG，在与中性粒细胞表面 Fc 受体结合后，中性粒细胞发挥主要的效应细胞作用。在感染棘球蚴患者血清中，IgG、IgM、IgA、IgE 的浓度均高于正常人，其中主要的特异性抗棘球蚴的免疫球蛋白为 IgG 类。寄生于不同组织、器官的棘球蚴诱导宿主所产生的抗体类型不同，肝棘球蚴主要产生的是 IgG 抗体，肺棘球蚴主要是 IgM 抗体。抗棘球蚴特异性 IgM 抗体的检测不仅可作为感染早期诊断的指征，也可作为手术疗效预后观察的指标。临床病例研究提示，患者的抗体免疫应答程度不仅与棘球蚴生活状态和寄生部位有关，而且与其大小、数量呈正相关。

细粒棘球蚴在人体寄生时大体病理形态呈现类圆形、椭圆形或不规则形的囊状物，病理形态随寄生时间、寄生部位和宿主免疫力的不同而异，其大小从小于 1cm 至数十厘米不等，其由囊壁（外囊和内囊）和内含物（原头蚴生发囊、子囊、囊液）组成，囊内液体具有抗原性。肝棘球蚴病囊肿可分为育囊和不育囊，育囊的原头蚴、生发囊和子

囊可从胚层上脱落，悬浮在囊液中，称为棘球蚴囊砂，不育囊囊内无囊砂存在。随着机体对囊肿的免疫排斥反应，囊肿周围巨噬细胞性肉芽肿的变性、纤维化，外力作用下内外囊分离导致营养障碍，胆漏后胆汁对棘球蚴囊内容物产生破坏作用，生发层细胞可发生变性、坏死脱落，角质层发生板层状结构的分离、断裂、萎缩、变薄，囊液生成减少、浓缩，或由于囊液经胆漏孔流失，囊内压降低，内外囊分离，内囊壁破裂、塌陷。这些内环境的改变可使囊内的头节活性降低，最终导致坏死。棘球蚴外囊中无血管，但胆管或支气管可以存在于外囊中，形成外囊腔与胆管或支气管之间相通，明显时形成胆瘘和支气管瘘，易引起继发性细菌感染。肝棘球蚴囊因机械性或化学性（胆汁）损伤而退化或年老衰亡，外囊逐渐增厚并钙化，但其子囊、孙囊仍存活，如囊泡破裂，内含的原头节脱落移植至另一组织又可发育为继发性棘球蚴囊。

泡球蚴是由许多小囊泡组成的，小囊泡固定在结缔组织形成的纤维基质中，为蜂窝状或海绵状。每个小囊泡的直径为 0.1~3mm，囊壁由角质层和生发层构成，生发层在囊壁外层。囊泡内充满胶状物质。由角质层和生发层组成的育囊内含有原头节。每个囊泡的生发层细胞呈丝状向囊外延伸，不断形成新的囊泡。在人体内常表现为囊泡群或团块物，含少量胶状物，质地较硬，表面凹凸不平，无纤维组织被膜，与周围组织界线不清。泡球蚴以外生性出芽增殖，不断以浸润方式长入周围组织，1~2 年即可全部占据所寄生的器官，并可蔓延至体腔内，犹如恶性肿瘤，又称为"虫癌"。外生性子囊可经血液及淋巴液迁移到其他部位，发育为继发性的泡球蚴。

五、临床表现

（一）肝囊型棘球蚴病

通常囊型棘球蚴病的病程缓慢，潜伏期为 1~30 年。多数患者早期可无任何症状，多在体检中发现。主要的临床表现是棘球蚴囊在寄生部位的占位性压迫、刺激症状以及囊破裂所致的过敏症状。临床上依据棘球蚴寄生的脏器，而命名为相应的棘球蚴病。本文仅叙述肝囊型棘球蚴病的临床表现。

1. 棘球蚴囊占位性表现 可有肝区隐痛或持续性钝痛、上腹饱胀、食欲减退、消化不良、消

瘦、贫血、门静脉高压等表现。主要体征为肝大、右上腹包块、肝区叩痛。肝顶部近膈肌的棘球蚴囊压迫刺激可致右侧胸腔积液。巨大棘球蚴囊压迫胆总管时可致梗阻性黄疸。外伤或穿刺可引起棘球蚴囊合并细菌感染，酷似肝脓肿。

2. 棘球蚴囊破裂引起的表现 破入腹腔最为常见，患者突然出现上腹部疼痛，类似消化道穿孔的表现，但数十分钟后可自行缓解，多数患者伴随严重的过敏反应，表现为皮肤红斑、荨麻疹、瘙痒、恶心、胸闷等现象，少数人会发生过敏性休克，后者常为棘球蚴囊破裂的严重后果，是患者死亡的主要原因。若破入胆管，可致胆绞痛、梗阻性黄疸。若破入胸腔可引起肺支气管瘘。若破入泌尿道，则可发生腰痛、排尿不畅或肾绞痛。需要注意的是棘球蚴囊破裂，可造成原头节播散、移植，引起继发性棘球蚴病，如腹腔继发性棘球蚴病。

（二）肝泡型棘球蚴病

本病潜伏期亦较长，患者感染后可以多年不出现明显的临床症状。当肿块增大至一定程度时，可触及肿大的肝脏内有质地坚硬、表面不平的肿块。患者主要表现为上腹部隐痛，可有食欲减退、腹胀等消化道症状，有时伴腹部绞痛和寒战、高热等感染症状；有不同程度的梗阻性黄疸和门静脉高压表现。泡球蚴具有"类肝癌"样浸润性生长的特点，可发生转移并出现转移病灶所在脏器的症状。主要并发症是胆道阻塞、感染而致的脓毒症或中毒性休克，肝功能损害，直至肝衰竭，甚至多器官功能衰竭而死亡。

六、诊　断

诊断原则是根据流行病学史、临床表现、影像学特征和实验室检查结果综合诊断。

（一）流行病学史

本病患者有在流行区的居住、工作、旅游或狩猎史，或与犬、牛、羊等家养动物或狐、狼等野生动物及其皮毛的接触史；在非流行区有从事对来自流行区的家畜运输、宰杀、畜产品和皮毛产品加工等接触史。

（二）临床表现

本病患者早期可无任何临床症状，多在体检中发现。主要临床表现为棘球蚴囊占位所致压迫、刺激或破裂引起的一系列症状。可发生在全身多个脏器，以肝、肺多见。

（三）实验室检查

1. 血常规 嗜酸性粒细胞增多，一般为 4%～12%，亦可高达 20%～30%。

2. 免疫学检查 酶联免疫吸附试验、间接血凝试验、PVC 薄膜快速酶联免疫吸附试验、斑点免疫胶体金渗滤法、免疫印迹技术等检测出棘球蚴病相关的特异性抗体或循环抗原或免疫复合物。

（四）影像学特征

1. 超声检查 超声检查既可以作为肝棘球蚴病的首选筛查方法，又可以作为术后随访或药物治疗后判定疗效的主要检查方法。

（1）肝囊型棘球蚴病：肝囊型棘球蚴病的 B 超影像分为 6 型。①囊型病灶：囊壁不清晰，含回声均匀内容物，一般呈圆形或椭圆形。②单囊型：棘球蚴囊内充满水样囊液，呈现圆形或卵圆形的液性暗区，可见界线分明的囊壁。内、外囊壁间有潜在的间隙界面，可出现"双壁征"。棘球蚴囊后壁呈明显的增强效应，用探头震动囊肿时，在暗区内可见浮动的小光点，称为"囊沙"影像特征。③多子囊型：在母囊暗区内可呈现多个较小的球形暗影及光环，形成"囊中囊"特征性影像。B 超影像呈现花瓣形分隔的"车轮征"或者"蜂房征"。④破裂型/内囊塌陷型：若内囊破裂，囊液进入内、外囊壁间，出现"套囊征"；若部分囊壁由外囊壁脱落，则显示"天幕征"，继而囊壁塌陷、收缩、卷曲皱折，漂游于囊液中，出现"飘带征"。⑤实变型：棘球蚴囊退化，囊液吸收，囊壁折叠收缩，坏死溶解呈干酪样变，B 超检查显示密度强弱相间的"脑回征"。⑥钙化型：棘球蚴囊密度增高且不均匀，囊壁呈絮状肥厚，并伴宽大声影及侧壁声影。

（2）肝泡型棘球蚴病：肝泡型棘球蚴病在 B 超影像上分为 3 型。①浸润型：肝脏增大，探及低密度与高密度共存的回声光团，周围边界模糊，后方声束衰减。②病灶钙化型：肝内探及低、中密度占位病变，内有散在钙化点或不规整的大片钙化强回声光团伴声影。③病灶液化空洞型：在不均质强回声光团内出现形态不规则、无回声的大块液性暗区，后方回声增强，呈"空腔征"。

2. CT 检查　推荐 CT 作为肝棘球蚴病的首选检查方法，其优势在于全面显示棘球蚴病灶的特点，尤其是对钙化显示敏感。

（1）肝囊型棘球蚴病：CT 扫描肝实质内显示大小不等的类圆形囊状占位阴影。内囊壁光滑，CT 值 30～40HU。囊内呈水样密度，CT 值 10～20HU。外囊壁可呈双壁征，CT 值 30～50HU，界线清楚。增强扫描时棘球蚴囊密度不增加，边界清楚，可与肝癌及肝血管瘤鉴别。子囊液的密度低于母囊，含有子囊时，显示有密度略低的多个较小的圆形低密度影。过多的子囊可充满母囊，相互挤压呈方形、菱形，呈蜂房状。钙化的外囊呈不规则的"蛋壳"状结构，CT 值＞60HU。内囊破裂后，可形成不规则的图像。棘球蚴死亡后，表现为实质性肿瘤影像，但 CT 增强扫描时不出现强化。

（2）肝泡型棘球蚴病：CT 扫描对肝泡型棘球蚴病诊断具有重要价值，可见形态不规整、不均匀低密度阴影，增强扫描病灶无强化效应；可见泡球蚴向周边扩张而形成的低密度"浸润带"，退行性病变伴钙盐沉积，呈现"钙化带"；高密度钙化病灶内出现低密度积液腔，大小不一，形态不规整，液化区周围是钙化壁，形成"岩洞征"，液化区边缘大钙化影伸入液化区内则呈现"半岛征"。泡球蚴外生性出芽增殖，形成"小泡征"，增强扫描病灶无强化效应，提示为新鲜病灶。病灶内出现多个同心圆状细颗粒钙化影是泡型棘球蚴病的特征性 CT 表现。

3. MRI 检查　推荐 MRI 作为肝棘球蚴病的必要补充检查方法。推荐检查设备场强为 1.5 或 3.0T，因为高场强设备扫描时间短、成像速度快、图像质量高。与 CT 相比，MRI 对囊壁的显示更加清晰可靠；同时，MRI 可提供更清楚的解剖学定位关系。T1、T2WI 均呈低信号的不规则病灶，病灶周边的新生小囊扩展、侵蚀肝组织，呈现"晕带征"。T1WI 和 T2WI 棘球蚴腔壁均呈较低信号而外周浸润带呈低信号，呈"地图征"。

（五）病原学检测

活检、手术切除的病灶或排出物中发现棘球蚴囊壁、子囊、原头节或头钩。

七、鉴别诊断

肝棘球蚴病需要与非寄生虫性肝囊肿、肝脓肿、原发性肝癌、肝脏良性肿瘤、胆总管囊肿、肝硬化门静脉高压等疾病鉴别。

八、治　疗

肝囊型棘球蚴病的治疗原则是以手术治疗为主，以药物治疗为辅。肝泡型棘球蚴病的治疗原则上是通过手术、介入、药物联合治疗，以根治、延长患者寿命及提高生命质量。

（一）手术治疗

1. 肝囊型棘球蚴病　手术方式选择要遵循根治性原则，即外囊完整剥除术或肝叶段切除术作为根治性治疗的首选手术方式，外囊次全切除术作为次选手术方式，改良式内囊摘除术作为第三选择；而腹腔镜肝囊型棘球蚴病棘球蚴摘除术、经皮细针穿刺引囊液术，尤其是肝移植术，要严格把握手术指征和术者资质。

2. 肝泡型棘球蚴病　常用手术方式包括根治性切除术、姑息性手术、局部消融治疗、肝移植、离体肝切除和自体肝移植。晚期合并严重并发症的肝泡型棘球蚴病患者应进行多学科合作、个体化药物、介入、分阶段手术等综合治疗。

（二）药物治疗

阿苯达唑是首选的有效抗棘球蚴病药物。具体剂量为 10～15mg/(kg·d)，分两次（早、晚餐后）服用。疗程分为以下几类：①术前预防性用药：服用 3～7d。②术后预防用药：囊型肝棘球蚴病的单囊型、多子囊型、内囊塌陷型 3 型行内囊摘除术者，须在术后服用阿苯达唑 3～12 个月，再行评估；泡型肝棘球蚴病行根治性切除术者，术后服用阿苯达唑至少 1 年以巩固治疗效果。③治疗性用药：患者不同意手术或不能耐受手术者，建议长期口服阿苯达唑治疗，定期复查血尿常规、肝肾功能、B 超或 CT，以判定疗效及用药时间。

九、预　防

我国对棘球蚴病的防治策略为健康教育、传染源管理、中间宿主的防治、发现和治疗患者的综合性防治措施。

对流行区农牧民要广泛进行卫生宣教，并鼓励其参加卫生普查活动；工作时戴口罩、手套，尽量避免手直接接触羊或犬；注意饮食卫生，饭前洗手、洗脸；餐具清洗前最好用开水浸泡，使用前再次清洗；蔬菜要洗干净；不要喝生水、生乳，更不要人畜共饮一条河流的水，提倡饮用自来水或深井水。

对牧区的犬类应定期驱虫；如有条件时，对犬类逐一进行粪便检查，虫卵检查阳性者，单独圈养，并对其进行预防性皮下包埋药物驱虫；禁止犬进入人类起居室；对羊也要进行棘球蚴病预防；杀灭野犬，在泡型棘球蚴病疫区，尚需灭狐、灭鼠；加强屠宰场管理，严格检查家畜内脏，一旦查见棘球蚴应予以焚烧或挖坑深埋，切忌乱掷喂犬；屠宰场附近禁止养犬。

（周　莉　孟庆华）

参 考 文 献

陈思霭, 赵玉华, 费雯, 等, 2022. 西藏地区 1172 例包虫病患者临床流行病学分析. 解放军医学院学报, 43(3): 247-252.

李明皓, 杨志琦, 刘晶, 等, 2020. 复杂囊型肝包虫病的外科治疗. 中国普外基础与临床杂志, 27(1): 4-6.

四川省包虫病临床医学研究中心, 四川省医师协会包虫病专业委员会, 2020. 复杂肝泡型包虫病诊疗专家共识 (2020 版). 中国普外基础与临床杂志, 27(1): 18-23.

谭琴, 母齐鸣, 杨娟, 等, 2020. 腹腔镜下不同术式治疗肝包虫病的临床疗效对比研究. 中华普外科手术学杂志 (电子版), 14(2): 186-188.

田青山, 冯少培, 郭亚民, 等, 2021. 高原地区体外肝切除联合自体肝移植术治疗晚期肝泡型包虫病的术后并发症及其防治策略. 临床肝胆病杂志, 37(9): 2153-2160.

王茂林, 邵英梅, 2021. 肝包虫病合并门静脉海绵样变性的研究进展. 临床肝胆病杂志, 37(4): 965-968.

魏耕富, 杨康明, 史屹洋, 等, 2020. 高海拔地区 17 例晚期肝泡型包虫病行自体肝移植的临床研究. 中国普外基础与临床杂志, 27(1): 24-29.

肖玲, 字金荣, 吴方伟, 等, 2021. 人体包虫病免疫学诊断研究进展. 中国热带医学, 21(6): 600-606.

杨令鹏, 邱逸闻, 杨先伟, 等, 2022. 泡型肝包虫病手术安全切除距离的初步研究. 中国普外基础与临床杂志, 29(4): 512-516.

玉苏甫·阿克木, 阿布都赛米·阿布都热衣木, 秦双利, 等, 2020. 急诊腹腔镜手术治疗儿童肝囊型包虫病破裂的应用价值. 中华肝脏外科手术学电子杂志, 9(6): 571-575.

张佳斌, 李丽昕, 王增蕾, 等, 2020. 5 例误诊为包虫病患者的临床资料分析. 传染病信息, 33(5): 465-469.

张杰, 齐宝文, 宋巍, 等, 2020. 新疆地区肝包虫病患者临床特征和诊疗模式及预后的十年回顾性分析: 一项单中心研究. 中国全科医学, 23(36): 4573-4577.

中国医师协会外科医师分会包虫病外科专业委员会, 2019. 肝两型包虫病诊断与治疗专家共识 (2019 版). 中华消化外科杂志, 18(8): 711-721.

中华医学会放射学分会传染病影像学组, 中国医师协会放射医师分会感染影像专委会, 2021. 肝包虫病影像学诊断专家共识. 中华放射学杂志, 55(1): 5-11.

钟锴, 鲁发顺, 穆热艾合买提江·穆塔里夫, 等, 2021. 基于荟萃分析的腹腔镜手术治疗肝囊型包虫病的疗效评价. 中华肝胆外科杂志, 27(1): 55-60.

Baumann S, Shi R, Liu W, et al, 2019. Interdisciplinary Echinococcosis Working Group Ulm. Worldwide literature on epidemiology of human alveolar echinococcosis: a systematic review of research published in the twenty-first century. Infection, 47(5): 703-727.

Yang C, He J, Yang X, et al, 2019. Surgical approaches for definitive treatment of hepatic alveolar echinococcosis: results of a survey in 178 patients. Parasitology, 146(11): 1414-1420.

第七节　重症肝病合并细菌感染诊治

内容提要

一、定义

二、流行病学及常见病原体

三、发病机制

四、高危因素

五、临床表现

六、辅助检查

七、诊断

八、治疗

九、预防及管理

十、小结

一、定　　义

重症肝病（svere liver disease，SLB）是指肝脏在某些致病因素作用下，由于肝细胞坏死导致肝脏合成及储备功能下降，不能满足机体代谢需求，常表现为重度黄疸、凝血障碍及合并腹水、肝性脑病、感染等并发症，临床表现肝功能严重损害，至今尚无统一标准和严格定义。临床重症肝病泛指肝硬化失代偿期、肝衰竭、肝癌等肝脏受损严重的肝病。SLB 合并感染的病原体多以细菌和真菌为主，感染可以诱发或加重 SLB，也是 SLB 最常见的并发症之一，严重影响着患者预后。

二、流行病学及常见病原体

SLB 合并细菌感染的类型有腹腔感染、呼吸道感染、血流感染、胆道感染、尿路感染、胃肠道感染及皮肤软组织感染等，并且都可从局部感染发展为血流感染，SLB 患者一旦发生血流感染，容易进展为脓毒血症，预后极差。常见的细菌病原体有大肠埃希菌、肺炎克雷伯菌、葡萄球菌、肠球菌、厌氧菌等（表2-14-2）。SLB合并细菌感染以自发性细菌性腹膜炎（spontaneous bacterial peritonitis，SBP）最多见，其次为肺部感染。SBP是SLB患者的常见并发症，占40%~70%，住院肝硬化腹水患者发生SBP约占27%，是SLB患者死亡的主要原因之一。SLB患者发生院内感染的耐药率相对较高，自发性腹膜炎继发的血流感染患者更容易发生多重耐药菌感染，特别是耐碳青霉烯类的肺炎克雷伯菌和鲍曼不动杆菌感染，严重威胁着患者生命，给临床治疗带来了挑战。

表 2-14-2 重症肝病合并细菌感染的常见病原体

感染部位	常见病原体
腹腔	大肠埃希菌、肺炎克雷伯菌、肠球菌、厌氧菌、白念珠菌
呼吸道	肺炎链球菌、流感嗜血杆菌、肺炎克雷伯菌、大肠埃希菌、铜绿假单胞菌、金黄色葡萄球菌
泌尿道	大肠埃希菌、肺炎克雷伯菌、粪肠球菌、屎肠球菌
胃肠道	大肠埃希菌、肺炎克雷伯菌、金黄色葡萄球菌、屎肠球菌、粪肠球菌
胆道	大肠埃希菌、肺炎克雷伯菌、肠球菌
皮肤软组织	葡萄球菌、链球菌、肠杆菌
血流	大肠埃希菌、肺炎克雷伯菌、金黄色葡萄球菌、屎肠球菌、粪肠球菌

三、发病机制

SLB患者肝功能损伤严重，肝脏微循环障碍、肝脏局部以及全身性炎症反应，中性粒细胞数量显著减少，补体成分缺失，使得机体免疫防御功能显著下降，门静脉高压导致IgA分泌减少，肠道菌群失调，以及糖皮质激素、广谱抗菌药物、侵入性操作等诊治手段的应用，明显增加了感染机会。全身炎症反应、代偿性抗炎症反应综合征和混合性拮抗反应综合征在ESLD合并感染的发生、发展中发挥了关键作用。细菌感染可通过细菌及其代谢产物、炎症和血管扩张等机制，造成肝脏和肝外器官衰竭，导致多器官衰竭及慢加急性肝衰竭（ACLF），增加了患者死亡的风险。

四、高危因素

SLB合并感染的高危因素包括老龄、严重肝损伤（Child-Pugh分级B/C级、肝衰竭）、伴有糖尿病、伴肝癌或其他肿瘤、使用免疫抑制药、食管胃底静脉曲张出血、反复因SBP住院的患者、肝性脑病、结构性肺病（如COPD）、反复肺部感染史、反复尿路感染史、免疫功能障碍、遗传易感因素、广谱抗生素的应用后菌群失衡、肠道细菌异位以及医源性因素等，侵入性操作也是感染的高危因素。

五、临床表现

（一）SLB合并腹腔感染

SBP是SLB合并感染最常见的腹腔感染类型，SBP多数起病隐匿，临床表现缺乏特异性，易漏诊。约1/3的SBP患者具有典型腹膜炎的症状与体征，表现为发热、腹痛或腹泻，腹部压痛和（或）反跳痛。据2017年《肝硬化腹水及相关并发症的诊疗指南》，具有以下症状或体征之一考虑SBP早期诊断。①急性腹膜炎：腹痛、腹部压痛或反跳痛，腹肌张力增大，呕吐、腹泻或肠梗阻；②全身炎症反应综合征的表现：发热或体温不升、寒战、心动过速、呼吸急促；③无明显诱因的肝功能恶化；④肝性脑病；⑤休克；⑥顽固性腹水或对利尿药突发无反应或肾衰竭；⑦急性胃肠道出血。临床还要关注结核性腹膜炎，其特征性表现为腹壁柔韧感，合并腹水的临床表现不典型。对腹腔或肠道感染的患者若出现发热、腹胀、腹痛、恶心、呕吐、肠鸣音减弱应行立位腹平片排查是否存在肠梗阻。

（二）SLB合并肺部感染

肺部感染是SLB患者常见感染并发症之一。SLB合并肺部感染起病可急可缓，患者以发热、咳嗽、咳痰为主要表现，少数有胸膜痛、呼吸困难等。部分患者可能缺乏肺部感染的典型表现，如发热、咳嗽、咳痰等，而仅表现为原发病加重，听诊肺部也无阳性发现，要及早进行胸部高分辨率CT检查明确诊断。若患者发热，伴咳嗽、咳痰2周以上、痰中带血需要考虑是否合并肺结核，应行结核相关检查进一步明确。

（三）SLB合并胆道感染

胆道感染是SLB合并感染的另一类常见感染类型，SLB合并胆道感染起病可急可缓，部分隐匿，临床表现不典型，可伴发热、中上腹或右上腹隐痛、黄疸，恶心、呕吐等消化道症状，易被原发肝病掩盖。SLB 患者在黄疸消退过程中又出现黄疸加深，或血清胆红素升高、上腹隐痛或血清胆红素消退困难且有炎症指标升高等表现，结合胆道影像学变化，要考虑合并胆道感染的可能。胆道感染常因胆汁取材困难，不易得到病原学证实而漏诊。

（四）SLB 合并胃肠道感染

SLB 合并胃肠道感染较为常见，主要表现为腹泻、腹痛，或仅表现为水样便或排便次数增多。致病病原体种类繁多，病情轻重不一，临床表现多样。

（五）SLB 合并尿路感染

SLB 合并尿路感染可无明显症状或出现无症状细菌尿。患者可伴有发热、寒战、腰痛，肾区叩击痛，尿路刺激症状，如尿频、尿急、尿痛、排尿困难等表现。尿液性质常会有改变，如浑浊、有异味、肉眼血尿等。

（六）SLB 合并血流感染（含导管相关血流感染）

SLB 合并血流感染以高热、畏寒、寒战等为主要表现，分为原发性和继发性血流感染，继发性血流感染最常见于腹腔感染、肺部感染、尿路感染、皮肤软组织感染等。血管内导管留置超过 72h 而出现血流感染相关症状时应警惕导管相关血流感染的可能。

（七）SLB 合并其他感染

软组织感染常表现为发热伴蜂窝组织炎症，可有皮肤瘙痒、局部红肿、皮肤破损和压疮表现；SLB 合并感染性心内膜炎时，起病隐匿，可有低热、乏力、食欲减退、体重减轻等症状，致病菌与普通感染性心内膜炎者不同，听诊常可闻及新出现的心脏杂音；SLB 合并颅内感染较为少见，可表现为细菌性脑膜炎表现；SLB 合并胫腓骨骨膜炎、眼内炎较为少见。

六、辅 助 检 查

（一）实验室检查

1. 白细胞、中性粒细胞计数　白细胞、中性粒细胞比例是诊断细菌感染的基础指标，脾功能亢进可导致部分患者白细胞的基础值明显降低，要注意与其基础值对比，较原基础值升高即可判断具有临床意义。SLB 合并细菌感染时白细胞、中性粒细胞计数增多，严重感染时可降低。

2. PCT、C 反应蛋白　血小板压积（PCT）、C 反应蛋白（CRP）是两种急性期血清蛋白，CRP 可反映全身的炎症水平，PCT 是提示细菌感染的一种更特异的标志物。虽然 PCT 与细菌感染的严重程度高度相关，有助于区分细菌感染与病毒感染或其他非感染原因，但肝脏是细菌感染后产生 PCT 的器官之一，因此 SLB 患者 PCT 水平可影响对细菌感染的准确判断。血清总胆红素可影响 PCT 阈值，鉴别肝病患者细菌感染良好特异性和敏感性的血清 PCT 阈值是 0.53ng/ml，PCT 联合 CRP 对于 ESLD 合并细菌感染具有诊断价值，且 PCT 动态变化对抗生素的疗效评价具有指导价值。

3. 尿、便常规及粪便菌群比例异常　SLB 合并尿路感染时，尿常规异常，清洁中段尿培养白细胞>15 个/HPF，部分患者尿培养找到致病菌。SLB 合并胃肠道感染时，便常规白细胞增多，急性肠道感染时白细胞≥10 个/HPF，粪便菌群球/杆比例失衡，部分患者粪便培养可找到致病菌。

4. 胸腔积液、腹水常规检查　SLB 合并胸腔积液、腹水患者需行胸腔积液、腹水常规及培养检查，对明确感染性或非感染性胸腔积液、腹水具有诊断意义，部分患者可培养出致病菌。

5. 其他感染指标　红细胞沉降率、IFN-γ 释放试验（IGRA）、腹水腺苷脱氨酶活性增高可用于排查结核分枝杆菌、细胞因子水平（如 IL-6、TNF-α），有望应用于 ESLD 合并感染的诊断。

（二）影像学检查

常用的辅助影像学检查包括超声检查、X 线平片、CT、MRI 等。通过检查可发现肺部斑片状、片状新增的浸润影、团块、空洞等；胸腹腔包块或包裹性积液；胆道扩张；肠梗阻等征象。

（三）病原微生物检测、培养与鉴定

SLB 患者应及时采集各种分泌物、组织、体液（胸腔积液、腹水、关节液）、血液、骨髓等标本进行病原检测以便明确病原体，对 SLB 合并细菌感染确诊具有重要价值。血培养在使用抗菌药

物前，寒战或发热初起时（2h内）采集效果最佳，成人应采集含需氧菌和厌氧菌培养瓶2～3套/次。由于腹水培养阳性率低，建议在使用抗菌药物前采用血培养瓶增菌，同时送需氧及厌氧培养，接种腹水至少10ml。对于SBP患者，具有以下实验检查异常之一：①腹水PMN计数≥$0.25×10^9$/L；②腹水细菌培养阳性；③PCT＞0.5ng/ml，排除其他部位感染，考虑SBP诊断成立。SBP还包括一些临床特殊类型，如腹水培养阴性的中性粒细胞增多性腹水和中性粒细胞不增高单株细菌性腹水等。近年来从组织、拭子、抽吸物中提取DNA进行宏基因二代测序检测，可筛查鉴别多种细菌，对病原学诊断具有一定的参考价值。

七、诊　　断

SLB合并细菌感染的诊断需综合评估患者高危因素，根据患者症状和体征分析可能的感染部位，及时、按标准采集各种组织、体液、血液等标本送检明确病原体，结合血清学和影像学检查结果，尽早明确感染类型和病原体，选择适宜的治疗方案，从而提高患者生存率。

八、治　　疗

（一）对症支持治疗

1. 营养支持治疗　对所有SLB患者均应进行营养筛查，并对有营养风险的患者进行详细的营养评定，参照《终末期肝病临床营养指南》建议，对于不能主动进食的患者推荐入院后24～48h开始肠内营养，对于经口摄入不能达到目标能量或营养素摄入不够全面时，建议给予口服营养补充剂或管饲肠内营养。肠内营养无法接受或达不到目标量60%时，应给予肠外营养。鼓励少量多餐，包括睡前加餐（late evening snake，LES），每日4～6餐，LES应补充100～200kcal富含糖类和支链氨基酸的食物。能量供应量：25～35kcal/(kg·d)；蛋白质或氨基酸的供给量：1.2～1.5kcal/(kg·d)；肝性脑病患者蛋白质的摄入量为0.5～1.2kcal/(kg·d)。酌情补充结构脂肪乳，预防和治疗低血糖，适当补充复合维生素及多种微量元素。

2. 内科治疗　抗炎保肝药物常使用抗炎类药物（甘草酸类制剂）、解毒类药物（谷胱甘肽、N-乙酰半胱氨酸）、肝细胞膜修复保护药（多烯磷脂酰胆碱）、抗氧化类药物（水飞蓟素）、利胆类药物（S-腺苷蛋氨酸、熊去氧胆酸）。原则上一般可选用1～2种机制不同的药物联用，以降低ESLD患者发生感染的风险，促进SLB患者肝脏功能恢复。

（二）病因治疗

对于HBV相关SLB，无论HBV DNA是否可以检测到，应尽早给予强效、低耐药的核苷（酸）类似物，如恩替卡韦（ETV）、丙酚替诺福韦（TAF），降低HBV DNA载量，从而减轻肝脏炎症反应，降低病死率。对于HCV相关SLB应权衡肝、肾功能状况和药物之间的相互作用，选择合适的直接抗病毒药物治疗方案，如索磷布韦维帕他韦片等。酒精性肝病相关SLB，可给予美他多辛治疗，并严格戒酒。

（三）抗感染治疗

SLB合并细菌感染尽早诊断和快速启动适当的抗菌治疗对患者预后至关重要。在未获知病原体及药敏试验结果前，可根据患者的肝病基础情况、感染部位、病原体来源（医院感染或社区感染）、临床表现、既往抗菌药物用药史及其治疗反应等推测可能的病原体，并结合院内细菌耐药性监测数据，给予经验性抗菌药物治疗。在开始经验性抗菌药物治疗前需积极寻找病原体，送检合格的标本，抗感染治疗3～5d后进行抗感染疗效评估，及时据疾病进展、临床疗效调整抗菌治疗方案。获得病原学依据后，将经验性抗感染治疗转化为目标性抗感染治疗，据病原学、药敏试验结果和临床疗效调整抗菌治疗方案。

1. SLB合并SBP　SBP患者应尽早行腹腔穿刺，送检腹水进行常规及细菌培养。根据患者疾病基础、感染起源、感染部位、实验室感染指标、既往是否反复感染及抗感染治疗效果、当地细菌耐药情况，区分社区获得SBP与院内感染SBP，尽早经验性选择覆盖常见SBP相关病原体（大肠埃希菌、肺炎克雷伯菌和肠球菌）的抗菌药物治疗。若是SLB合并社区相关性SBP（coummunity-associated SBP，CA-SBP），可经验性选择β-内酰胺类/β-内酰胺酶抑制药复合制剂、头霉素类、氧头孢烯类覆盖产ESBL菌株，有耐药菌感染危险因素者可选择碳青霉烯类。ESLD合并医疗机构相关性SBP （healthcare-associated SBP，HA-SBP），医院感染革兰氏阳性菌和多重耐药菌明显增多，抗感染治疗需覆盖产 ESBL 肠杆菌目细菌，警惕碳青霉烯类耐药肠杆菌感染，考虑革兰氏阳性菌（肠球菌、葡萄球菌），必要时联合万古霉素或利奈唑胺或替考拉宁。ESLD 合并结核性腹膜炎应酌情选择肝功能损伤小的抗结核药物方案治疗，并进行严密监测，建议参考 2003 年美国胸科协会推荐方案。

2. SLB 合并胆道感染与胃肠道感染 SLB 合并胆道感染经验性抗感染治疗应以革兰氏阴性菌为主，兼顾革兰氏阳性球菌和厌氧菌。首选抗革兰氏阴性菌覆盖大肠埃希菌、肺炎克雷伯菌的药物，如哌拉西林/他唑巴坦、头孢哌酮/舒巴坦，低耐药风险患者也可选用第二、三代头孢菌素等药物，重症感染者推荐碳青霉烯类，可酌情加用甲硝唑或替硝唑覆盖厌氧菌。若抗感染治疗 3～5d 后，评估临床疗效欠佳，应警惕合并有革兰氏阳性菌感染，可换用或联合使用抗革兰氏阳性菌的抗菌药物。胆道感染部位局部清除和引流十分重要，必要时可考虑介入科、外科及时干预。SLB 患者合并胃肠道感染，经验性治疗可选用广谱抗菌药物，首选抗革兰氏阴性菌药物，严重感染者联合应用抗菌药，同时注意革兰氏阳性菌感染。

3. SLB 合并呼吸道感染 SLB 患者明确肺部感染后应及时启动治疗，在启动经验性抗感染治疗前，留取合格痰、血液标本，区分社区获得性肺炎（community-acquired pneumonia，CAP）和医院获得性肺炎（hospital-acquired pneumonia，HAP），根据患者疾病基础、肝肾功能、年龄、临床特征、实验室感染指标及影像学检查、既往用药和药物敏感性情况分析、结合近期医疗机构细菌耐药情况，实施初始经验性抗感染治疗。

（1）SLB 合并 CAP 推荐使用：①青霉素类/β-内酰胺酶抑制药复合物；②第三代头孢菌素或其酶抑制药复方制剂、头霉素类；③氟喹诺酮类。

（2）SLB 合并轻、中症 HAP：常见病原体为肠杆菌科细菌、流感嗜血杆菌、肺炎链球菌、甲氧西林敏感金黄色葡萄球菌。抗菌药物可选择：①β-内酰胺类/β-内酰胺酶抑制药复方制剂；②青霉素类过敏者选用碳青霉烯类。

（3）SLB 合并重症 HAP：常见病原体为铜绿假单胞菌、耐甲氧西林金黄色葡萄球菌（MRSA）、

不动杆菌、肠杆菌属细菌、厌氧菌。抗菌药物可选择：①假单胞 β-内酰胺类（头孢他啶、头孢吡肟）；②广谱 β-内酰胺类/β-内酰胺酶抑制药复方制剂，如头孢哌酮/舒巴坦、哌拉西林/他唑巴坦；③碳青霉烯类；④必要时联合糖肽类或利奈唑胺（针对 MRSA）。

4. SLB 合并尿路感染 SLB 合并尿路感染需要区分单纯性尿路感染和复杂性尿路感染，区分是社区获得性，还是医院获得性尿路感染。①单纯性尿路感染：致病菌为大肠埃希菌。社区获得性尿路感染经验性抗感染药物可选择氟喹诺酮类，医院获得性泌尿路感染可选择呋喃妥因、复方新诺明、第三代头孢菌素或阿莫西林/克拉维酸。②复杂性或上尿路感染或合并脓毒血症：社区获得性尿路感染可选用哌拉西林/他唑巴坦、三代头孢菌素、厄他培南；医院获得性尿路感染可选用碳青霉烯类联合或不联合替考拉宁或万古霉素。对于轻、中度 SLB 合并尿路感染患者或初始经验治疗可选择氟喹诺酮类、第三代头孢菌素。对于重症患者或初始经验性治疗失败患者可选择氟喹诺酮类（如果未被用于初始治疗）、哌拉西林/他唑巴坦、碳青霉烯类，必要时联合糖肽类。

5. SLB 合并血流感染 多数起病急骤，进展迅猛，需区分继发性血流感染和原发性血流感染，尽早开始经验性抗菌治疗。继发性血流感染需评估患者原发病灶、免疫功能状况、病原体来源及其他流行病学资料，综合分析其可能的病原体，经验性选择单用或联合使用抗菌药物治疗，疗程为体温恢复正常后 7～10d。有迁徙病灶者需延长疗程，直至病灶消失，必要时需配合外科引流或清创等措施。有研究发现持续/延长输注抗菌药物比间断输注抗菌药物可降低 30d 死亡率。对于导管相关血流感染，须积极进行导管相关病原体培养检测，尽早去除导管，根据导管所在部位确定经验性抗感染方案。如考虑心内膜炎在获得微生物检查结果前可先经验性给予广泛覆盖所有可能的微生物，通常包括敏感和耐药葡萄球菌，链球菌和肠球菌。

6. SLB 合并皮肤软组织感染 SLB 合并皮肤软组织感染常见病原体为金黄色葡萄球菌、化脓性链球菌、铜绿假单胞菌、肠杆菌科、厌氧菌等，可经验性选择抗感染治疗方案。

（1）非化脓性（蜂窝织炎/丹毒）：①轻度采

取外用药物（莫匹罗星、夫西地酸乳膏）、口服治疗（青霉素V、第一至三代头孢菌素、喹诺酮类）；②中重度采取静脉注射治疗（青霉素G、第三代头孢菌素、喹诺酮类）。

（2）化脓性（疖/痈/脓肿）：①轻中度采用外科处理、口服复方磺胺甲基异噁唑、口服耐酶青霉素；②重度非MRSA感染采用头孢唑林、头孢呋辛、耐酶青霉素等；重度MRSA感染采用万古霉素或达托霉素或利奈唑胺，静脉滴注治疗。

7. SLB合并细菌感染抗菌药物选择　抗菌药物部分可导致肝细胞损害，造成胆汁淤积，有剂量相关型或剂量无关型。部分对肾脏有损害。对于SLB患者，应尽量选择对肝、肾脏毒性小的药物，如选择有肝、肾损伤的药物，需要调整给药剂量。可优先选用对肝脏损伤小的抗菌药物，如β-内酰胺类（青霉素类、大部分头孢菌素、碳青霉烯类）、氨基糖苷类、部分喹诺酮类（左氧氟沙星、环丙沙星）、糖肽类抗菌药物。

（四）其他治疗

1. 免疫调节治疗　SLB合并严重感染患者应积极纠正低白蛋白血症，并可酌情使用丙种球蛋白和胸腺肽 α_1。SLB合并感染原则上不建议应用糖皮质激素，除非有过度炎症反应的明确证据，在充分抗感染的前提下，权衡利弊，谨慎使用。

2. SLB合并感染的微生态治疗　SLB患者肝功能障碍与肠道微生态之间相互影响，可形成恶性循环。肠道益生菌数量减少，不能很好地分解代谢肠道有害物质，使得氨类、酚类、内毒素等大量产生和吸收，从而加重肝脏解毒负荷，同时也促进肝衰竭的发展。益生菌、合生元是SLB合并腹腔感染的有效辅助治疗方法，粪菌移植、使用窄谱抗菌药物和非吸收性广谱抗菌药物利福昔明可降低SBP发生风险。

3. 血液净化治疗　如胆红素吸附、血浆置换等有助于清除SLB合并感染患者的炎症介质、细胞因子和内毒素，稳定内环境，促进免疫功能重建，对SLB患者，在感染已经药物控制良好的情况下，可酌情选择人工肝血液净化系统治疗，能够改善肝功能，协同抗感染治疗，为肝细胞再生及等待肝移植创造条件。

九、预防及管理

SLB合并细菌感染的预防措施包括积极治疗原发肝病、稳定内环境、维护肠道正常菌群、改善机体免疫状态、慎重使用糖皮质激素、加强营养支持治疗。应尽早明确诊断，合理选择抗感染药物；严格掌握抗感染药物使用和停药的指征、剂量及疗程，应尽可能根据药敏试验结果或医院感染监控结果选用抗菌药物；预防性及联合应用抗菌药物应严格掌握适应证，加强控制医院感染管理。

十、小　　结

SLB患者机体免疫功能下降，发生细菌感染后常难以表现出典型的症状和体征，较难快速明确感染部位、病原体，肝脏炎症本身可伴随全身炎症反应，导致生物标志物指标无法及时准确反映感染情况，这就需要临床医师综合评估患者高危因素，分析患者症状、体征、血清学和影像学检查结果，尽早送检合格的标本寻找病原体，结合院内细菌耐药性监测数据，在无法及时获得病原学时采取经验性抗感染治疗，力争快速、有效地控制感染；及时据疾病进展、临床疗效和病原学、药敏试验结果调整抗菌治疗方案；同时要注重基础疾病治疗，加强患者免疫功能的调控，维护肠道正常菌群和营养支持等治疗，提高患者生存率。

（陈　煜　孟庆华）

参考文献

段钟平, 杨云生, 2019. 终末期肝病临床营养指南. 实用肝脏病杂志, 22(5): 624-635.

徐小元, 丁惠国, 李文刚, 等, 2018. 肝硬化腹水及相关并发症的诊疗指南 (2017, 北京). 中华胃肠内镜电子杂志, 5(1): 1-17.

中华医学会感染病学分会, 2022. 终末期肝病合并感染诊治专家共识 (2021 年版). 中华肝脏病杂志, 30(2): 147-158.

Bartoletti M, Giannella M, Caraceni P, et al, 2014. Epidemiology and outcomes of bloodstream infection in patients with cirrhosis. J Hepatol, 61(1): 51-58.

Bartoletti M, Giannella M, Lewis RE, et al, 2019. Extended infusion of β-lactams for bloodstream infection in patients with liver cirrhosis: an observational multicenter study. Clin Infect Dis, 69(10): 1731-1739.

Beijing Medical Association, Committee of Parenteral and Enteral Nutrition; Expert Panel on Consensus on the parenteral and Enteral Nutritional and the Dietary Intervention for Patients with Chronic Liver Diseases, 2017. Consensus on the clinical nutritional intervention for patients with chronic liver diseases. J Clin Hepatol, 33(7): 1236-1245.

Besser J, Carleton HA, Gerner-smidt P, et al, 2018. Next-generation sequencing technologies and their application to the study and control of bacterial infections. Clin Microbiol Infect, 24(4): 335-341.

Blumberg HM, Burman WJ, Chaisson RE, et al, 2003. American Thoracic Society/Centers for Disease Control and Prevention/Infectious Diseases Society of America: Treatment of tuberculosis. Am J Respir Crit Care Med, 167(4): 603-662.

Bunchorntavakul C, Reddy KR, 2020. Review article: malnutrition/sarcopenia and frailty in patients with cirrhosis. Aliment PharmacolTher, 51(1): 64-77.

Casulleras M, Zhang IW, Lpez-vicario C, et al, 2020. Leukocytes, systemic inflammation and immunopathology in acute-on-chronic liver failure. Cells, 9(12): 2632.

Claria J, Stauber RE, Coenraad MJ, et al, 2016. Systemic inflammation in decompensated cirrhosis: characterization and role in acute-on-chroni-cliver failure. Hepatology, 64(4): 1249-1264.

Cruz-jentoft AJ, Bahat G, Bauer J, et al, 2019. Sarcopenia: Revised European consensus on definition and diagnosis. Age Ageing, 48(1): 16-31.

Dever JB, Sheikh MY, 2015. Review article: spontaneous bacterial peritonitis—bacteriology, diagnosis, treatment, risk factors and prevention. Aliment PharmacolTher, 41(11): 1116-1131.

Ding SN, Du N, Yang WM, et al, 2014. The current status of bacterial infections and management in decompensated cirrhosis. Chin J Hepatol, 22(11): 863-865.

DionigiElena, GarcovichMatteo, Borzio Mauro, et al, 2017. Bacterial infections change natural history of cirrhosis irrespective of liver disease severity. Am J Gastroenterol, 112: 588-596.

Dong Y, Li Y, Zhang Y, et al, 2020. Clinical efficacy and cost-effectiveness of β-lactam/β-lactamase inhibitor combinations and carbapenems in liver cirrhosis patients with gram-negative bacteria bloodstream infection. Infect Drug Resist, 13: 1327-1338.

Ekpanyapong S, Reddy KR, 2019. Infections in cirrhosis. Curr Treat Options Gastroenterol, 17(2): 254-270.

El aggan HA, El-aggan HA, Abou seif helmy M, et al, 1993. Selective intestinal decontamination in patients with schistosomal hepatic fibrosis and low-protein ascites. J Egypt Soc Parasitol, 23(3): 649-657.

Fernndez J, Acevedo J, Wiest R, et al, 2018. Bacterial and fungal infections in acute-on-chronic liver failure: Prevalence, characteristics and impact on prognosis. Gut, 67(10): 1870-1880.

Grgurevic I, Trkulja V, Bozin T, et al, 2019. Infection as a predictor of mortality in decompensated liver cirrhosis: exploring the relationship to severity of liver failure. Eur J Gastroenterol Hepatol, 1458-1465.

Kalil AC, Metersky ML, Klompas M, et al, 2016. Management of adults with hospital-acquired and ventilator-associated pneumonia: 2016 Clinical Practice Guidelines by the Infectious Diseases Society of America and the American Thoracic Society. Clin Infect Dis, 63(5): e61-e111.

Klein RD, Hultgren SJ, 2020. Urinary tract infections: microbial pathogenesis, host-pathogen interactions and new treatment strategies. Nat Rev Microbiol, 18(4): 211-226.

Li P, Liang X, Xu S, et al, 2021. A non-bioartificial liver support system combined with transplantation in HBV-related acute-on-chronic liver failure. Sci Rep, 11(1): 2975.

Liang LF, Zhou ZG, Lei Y, et al, 2016. Clinical analysis of 154 blood stream infection patients with decompensated liver cirrhosis. Chin J Infect Chemoth, 16(3): 262-266.

Liver Failure and Artificial Liver Group, Chinese Society of In fectious

Diseases, Chinese Medical Association; Severe Liver Disease and Artificial Liver Group, Chinese Society of Hepatology, Chinese Medical Association, 2019. Guideline for diagnosis and treatment of liver failure(2018). J Clin Hepatol, 5(1): 38-44.

Luo WQ, Zhzng DZ, 2018. Diagnosis and treatment of bacterial infection in patients with end-stage liver disease. Chin J Hepatol, 26(1): 10-12.

Piano S, Brocca A, Mareso S, et al, 2018. Infections complicating cirrhosis. Liver Int, 38 Suppl 1: 126-133.

Piano S, Singh V, Caraceni P, et al, 2019. Epidemiology and effects of bacterial infections in patients with cirrhosis worldwide. Gastroenterology, 156(5): 1368-1380.

Prina E, Ranzani OT, Torres A, 2015. Community-acquired pneumonia. Lancet, 386(9998): 1097-1108.

Qu J, Feng P, Luo Y, et al, 2016. Impact of hepatic function on serum procalcitonin for the diagnosis of bacterial infections in patients with chronic liver disease: a retrospective analysis of 324 cases. Medicine(Baltimore), 95(30): e4270.

Saigal S, Agarwal SR, Nandeesh HP, et al, 2001. Safety of an ofloxacin-based antitubercular regimen for the treatment of tuberculosis in patients with underlying chronic liver disease: a preliminary report. J Gastroenterol Hepatol, 16(9): 1028-1032.

Salerno F, Borzio M, Pedicino C, et al, 2017. The impact of infection by multidrug-resistant agents in patients with cirrhosis. a multicenter prospective study. Liver Int, 37(1): 71-79.

Sanai FM, Bzeizi KI, 2005. Systematic review: tuberculous peritonitis—presenting features, diagnostic strategies and treatment. Aliment PharmacolTher, 22(8): 685-700.

Sartelli M, Viale P, Catena F, et al, 2013. 2013 WSES guidelines for management of intra-abdominal infections. World J Emerg Surg, 8(1): 3.

Shi L, Wu D, Wei L, et al, 2017. Nosocomial and community-acquired spontaneous bacterial peritonitis in patients with liver cirrhosis in China: comparative microbiology and therapeutic implications. Sci Rep, 7: 46025.

Sood A, Midha V, Goyal O, et al, 2014. Skin and soft tissue infections in cirrhotics: a prospective analysis of clinical presentation and factors affecting outcome. Indian J Gastroenterol, 33(3): 281-284.

Stevens DL, Bisno AL, Chambers HF, et al, 2014. Practice guidelines for the diagnosis and management of skin and soft tissue infections: 2014 update by the Infectious Diseases Society of America. Clin Infect Dis, 59(2): e10-e52.

Terrault NA, Bzowej NH, Chang K-M, et al, 2016. AASLD guidelines for treatment of chronic hepatitis B. Hepatology, 63: 261-283.

Vivas R, Barbosa A, Dolabela SS, et al, 2019. Multidrug-resistant bacteria and alternative methods to control them: an overview. Microb Drug Resist, 25(6): 890-908.

Xie Y, Tu B, Xu Z, et al, 2017. Bacterial distributions and prognosis of bloodstream infections in patients with liver cirrhosis. Sci Rep, 7(1): 11482.

Xie Y, Tu B, Zhang X, et al, 2018. Investigation on outcomes and bacterial distributions of liver cirrhosis patients with gramnegative bacterial bloodstream infection. Oncotarget, 9(3): 3980-3995.

Yang L, Wu T, Li J, et al, 2018. Bacterial infections in acute-on-chronic liver failure. Semin Liver Dis, 38(2): 121-133.

Zhao H, Gu X, Zhao R, et al, 2017. Evaluation of prognostic scoring systems in liver cirrhosis patients with bloodstream infection. Medicine(Baltimore), 96(50): e8844.

Zhou F, Peng Z, Murugan R, et al, 2013. Blood purification and mortality in sepsis: a meta-analysis of randomized trials. Crit Care Med, 41: 2209-2220.

第八节　终末期肝病合并真菌感染

内容提要

一、定义

二、病原体及流行病学

三、高危因素

四、临床表现

五、辅助检查

六、诊断

七、治疗

八、预防及管理

九、小结

一、定　义

终末期肝病（end stage of liver disease，ESLD）泛指各种慢性肝损伤所致的肝病晚期阶段，主要特征为肝脏功能不能满足人体的生理需求，包括各种慢性肝病的终末期阶段，如肝硬化急性失代偿、慢加急性肝衰竭、慢性肝衰竭和肝细胞癌等，至今无统一定义。ESLD 患者由于机体免疫功能调节失衡、长期住院及广谱抗生素、糖皮质激素使用，以及各种侵入性操作等诊治手段的应用导致真菌感染发生率增加。ESLD 合并真菌感染以侵袭性真菌感染（invasive fungal infection，IFI）为常见，IFI 是指真菌侵入人体深部组织、血液、器官，并在其中生长繁殖，导致组织损害、器官功能障碍和炎症反应等病理改变及病理生理过程。IFI 是 ESLD 患者的严重并发症之一，严重影响着患者预后。

二、病原体及流行病学

真菌大多以孢子的形式存于人体与外界相通的部位，不会损伤正常组织或出现症状，称之为真菌定植，当机体免疫力下降或定植的真菌数量过多时，真菌的定植可能转变为真菌感染，即真菌在人体内或体表生长繁殖引起机体损害。真菌按生长形态特性分为酵母菌类（隐球菌属）、酵母样菌（念珠菌属）、双向菌属（组织胞浆菌、球状孢子菌等）、霉菌（曲霉、镰刀霉、毛霉）和细菌样菌类

（放线菌、奴卡菌）。按致病性分为两类：真性致病菌和条件致病菌。真性致病菌较少见，主要是组织胞浆菌和球孢子菌，可以感染正常人或免疫力低下的人群，感染真性致病菌常危及患者生命；条件致病菌主要是念珠菌和曲霉菌。ESLD 合并 IFI 主要是条件致病菌，包括念珠菌和曲霉菌。念珠菌属主要以白念珠菌为主，占 50% 以上，是肠道、血流、腹腔和泌尿道等的主要致病菌，但近年非白念珠菌的感染比例也有逐渐增高的趋势。曲霉属是肺部 IFI 的主要致病菌，其中烟曲霉最常见，其次为黄曲霉和黑曲霉，焦曲霉和土曲霉较少见。

肝硬化患者发生真菌感染的概率在 1%～15%，机体真菌定植率为 23%，肝衰竭合并真菌感染的概率在 2%～15%。目前大多数报道 ESLD 合并真菌感染率约在 15%，且有增多趋势。ESLD 合并 IFI 多为单一部位感染，也可表现为≥2 个部位的感染，最常见的部位是肺部真菌感染，占 37%～56%，肺部感染的主要病原体为曲霉菌、肺隐球菌病、肺毛霉病、肺孢子菌，原发性念珠菌肺炎较为少见；消化道真菌感染以口咽部多见，其次为食道、肠道真菌感染，占 1.14%～20.29%，主要为念珠菌，曲霉和毛霉少见；泌尿道真菌感染占 4.34%～15.94%，主要为念珠菌感染；腹腔真菌感染占 2.97%～14.49%，主要为白念珠菌，部分为克柔念珠菌、光滑念珠菌和新型隐球菌；血流真菌感染占 0.68%～5.80%，主要为念珠菌（白念珠菌、光滑念珠菌、近平滑念珠菌、热带念珠菌、克柔念珠菌等）；胆道系统、胸腔和中枢神经系统真菌感染率低，中枢神经系统 IFI 多为隐球菌。

三、高危因素

终末期肝病患者肝病严重，免疫功能处于失衡状态，长期使用广谱抗细菌药物导致菌群失调、肠道屏障受损导致菌群易位、肠道真菌过量繁殖，肝脏单核巨噬细胞系统严重破坏，清除微生物能力下降，各种真菌感染风险显著增加。ESLD 患者 IFI 的高危因素包括患者基础疾病重，合并营养不良、慢性阻塞性肺疾病、糖尿病、免疫缺陷及肾功能不全接受肾脏替代治疗等；近期使用广谱抗菌药物、使用糖皮质激素等免疫抑制药；长期住或入住重症监护病房；接受侵入性诊疗操作。

四、临床表现

ESLD 合并 IFI 的临床表现缺乏特异性，易被原发疾病掩盖而误诊或漏诊，因此，在肝病治疗过程中恢复不佳或出现反复，伴发热或其他感染症状、体征，抗细菌治疗无效的患者，要积极行胸部 CT 检查及 IFI 相关实验室检查，高度警惕 IFI。ESLD 合并 IFI 因伴随感染部位不同而临床表现有所侧重。

肺部 IFI 表现为不同程度的寒战、发热、咳嗽、咳白色黏痰或痰中带血，少数咯血，严重者伴有气促、胸痛、精神症状等。肺部 IFI 以侵袭性肺曲霉病（invasive pulmonary aspergillosis，IPA）最常见，可表现为进行性加重的呼吸困难，继发气胸；肺孢子菌肺炎常表现为气促及低热、进行性呼吸困难，症状重而体征轻，肺部听诊与临床表现不对称，罕见胸痛。胸腔真菌感染较为少见。

消化道真菌感染以口腔、食管和肠道念珠菌感染多见，口腔真菌感染可见咽后壁白色点状或膜状物，部分可见"鹅口疮"表现，胃镜下可见明显"霉菌性食管炎"表现，肠道念珠菌感染较常见，常表现为顽固性腹泻，粪便呈泡沫样、黏液样或"豆渣"样便。

泌尿道真菌感染多为念珠菌所致，可表现为尿频、尿急、尿痛等膀胱刺激征，出现尿道口有水样或白色分泌物，部分患者可出现耻骨上疼痛和血尿、尿道瘙痒；念珠菌引起上尿路感染，如肾盂肾炎，患者可出现发热、肋脊角触痛、外周血白细胞总数升高；肾脏念珠菌病常可导致肾功能下降。

腹腔真菌感染常合并细菌感染，可有腹胀、腹痛、腹部柔韧感，腹膜刺激征多不典型，可有淡红色血性腹水，抗细菌治疗效果不好，在排查真菌感染的同时，必要时可给予经验性抗真菌治疗。

血流真菌感染以念珠菌血症为常见，是侵袭性念珠菌感染最常见的表现形式，临床表现为畏寒、寒战、高热、弛张热或稽留热等，患者 1～2d 高热不退伴全身症状进行性加重，黄疸加深，皮肤黏膜可见瘀点、瘀斑，感染性休克比例高，严重影响预后。部分患者可出现休克表现。有静脉导管的 ESLD 患者出现发热或疾病进展应常规监测、筛查真菌感染，静脉导管念珠菌生物膜的形成是持续感染的重要因素。

ESLD 合并 IFI 少见于胆道和中枢神经系统。胆道真菌感染，可表现为发热、上腹痛、黄疸进行性升高，由于难以获得病原学证据，临床诊断较为困难。在中枢神经系统真菌感染以隐球菌性脑膜炎多见，偶见其他真菌播散性感染，临床表现为不同程度的发热、头痛，可伴有恶心、呕吐，部分患者出现视力下降、复视、精神异常等。

五、辅助检查

（一）影像学特点

肺真菌病肺部影像学表现具有多样性，可表现为双肺散在多发的片状、点片状、斑片状、絮状阴影，也可表现为结节状、团块状，可为孤立性或多发性结节，还可能是磨玻璃样结节。ESLD 合并 IFI 表现常不典型，有时仅有非特异性浸润。不同病原学影像学特征有所不同，肺曲霉感染表现为胸膜下密度增高的实变结节（＞1cm）或楔形坏死病灶，伴或不伴有晕征，典型表现有"空气新月征"和（或）空洞；侵袭气道时表现为支气管周围实变影、支气管扩张症、小叶中心型微小结节影、"树芽征"和毛玻璃样改变等。肺毛霉病除上述影像学改变外，还可见反晕征。肺孢子菌病表现为双侧磨玻璃样变、实变、小结节或单侧浸润、大叶浸润、伴或不伴空洞的结节性浸润、多灶性浸润、粟粒样变等。可疑合并肺部 IFI 的患者，应尽早行胸部 CT 检查，同时反复多次留取深部痰液行真菌涂片和培养，支气管镜肺泡灌洗液真菌微生物学检查、G/GM 试验是重要参考指标。中枢神经系统隐球菌性脑膜炎影像学检查可见颅内局灶性病变，MRI 或 CT 显示脑膜强化。播散性念珠菌病，腹部影像可见肝和脾的"牛眼征"，眼科检查可见进展性视网膜渗出、眼内炎体征。

（二）真菌微生物学检测

目前还没有快速准确确诊真菌的有效方法。病原学检查仍是诊断真菌的金标准，但是真菌微生物学的诊断价值取决于标本的来源和检测方法，在正常无菌部位或感染灶，通过无菌技术获取的标本真菌微生物学阳性具有真菌感染确诊价值，但实际上临床采集到无菌标本较难。其他的微生物学检查不能作为确诊证据，但可作为临床诊断依据之一。

1. 来源于正常无菌部位，通过无菌技术获取的活检或针吸标本组织病理学、细胞病理学或直接镜检发现真菌证据，并伴有组织损伤可作为确诊IFI的依据。

（1）形态学检查：包括直接镜检和分离培养。采取患者生物标本行涂片镜检、染色和组织病理检查寻找真菌孢子及菌丝是目前发现真菌感染最快捷、简便且较为可靠的办法，可为临床发现真菌定植、感染提供重要线索，目前已广泛应用于临床的真菌荧光染色可以提高检测阳性率，但是直接镜检阴性，不可轻易否定真菌感染。

（2）真菌培养及鉴定：常规真菌培养需要3～4周，常用沙保弱培养基，阳性标本挑取菌落，若为丝状真菌，根据真菌生长速度、菌落形态与颜色、表面质地及镜检形态特征等进行判定，若为酵母样真菌接种科玛嘉念珠菌显色培养基或 VITEK2 细菌鉴定仪进行鉴定。与传统的检测微生物表型和生理生化学方法相比，飞行质谱技术（MALDI TOF MS）具有快速、准确、高通量和低成本的优势，可在几分钟之内完成对微生物种、属水平的鉴定。

（3）分子检测诊断技术：主要是通过分子生物学技术检测核酸，用于真菌的鉴定、分型。如实时荧光 PCR 扩增技术可用于正常无菌部位标本（包括组织）检测真菌 DNA，并经 DNA 序列鉴定到种、属水平，为 ESLD 合并 IFI 临床确诊提供依据。宏基因组二代测序技术可对病因不明的感染提供病原学帮助，但因相关技术尚未标准化，尚未得到临床上的广泛应用。

（4）血清学检查技术：主要指真菌的抗原检测，主要包括 1,3-β-D-葡聚糖试验（1,3-β-D-glucan，G 试验）、曲霉半乳甘露聚糖（galactomannan，GM）试验、隐球菌荚膜多糖抗原检测。G/GM 试验被推荐用于早期 IFI 诊断的重要筛查指标。

1）G 试验：是检测真菌细胞壁成分 1,3-β-D-葡聚糖的试验。G 试验适用于除隐球菌和毛霉菌以外的所有深部真菌感染的早期诊断，尤其是念珠菌和曲霉菌，但不能确定菌种。临床研究提示有较好的敏感性和特异性，假阳性率低，能将念珠菌定植与感染区别开，可用于真菌诊断与疗效评价。

2）GM 试验：是曲霉特异性抗原（半乳甘露聚糖）检测试验，是侵袭性曲霉菌病的早期诊断指标。GM 试验只针对曲霉菌，可用于区别肺部曲霉菌是定植还是侵袭性生长，对其他真菌检测无效。对于侵袭性肺曲霉病，肺泡灌洗液比血清的 GM 试验诊断具有更高灵敏度，二者特异度相似。

临床实践中虽然 G/GM 试验联合检测可提高 IFI 的诊断敏感性和特异性，但是多种因素可影响 G/GM 试验出现假阳性：如人血清白蛋白、血液透析、脂肪乳、凝血因子、某些抗肿瘤药物、磺胺类药物以及某些细菌性脓毒血症均可导致 G 试验假阳性；阿莫西林-克拉维酸、哌拉西林/他唑巴坦钠等半合成青霉素、食用以乳或乳制品为主的婴幼儿、肠道中定植的曲霉菌等也会导致 GM 试验呈假阳性。高危人群每周检测 1～2 次 G/GM 试验，2 次或 2 次以上阳性可降低假阳性率，我国侵袭性真菌指南将连续 2 次 GM 试验阳性作为微生物感染的标准。因此，G/GM 试验阳性需结合临床进行综合判断。

3）隐球菌荚膜多糖抗原检测（乳胶凝集试验）：是以高效价抗隐球菌多糖抗体吸附于标准大小的乳胶上作为抗体以检测患者血清或脑脊液标本中的隐球菌荚膜多糖抗原。由于患者血清中可测到的抗体不多，因此阳性率不高，特异性不强，但脑脊液乳胶凝集试验与传统的墨汁染色和真菌培养方法比较具有更高的灵敏度。脑脊液乳胶凝集试验可作为隐球菌性脑膜炎的早期快速诊断方法，同时也可用于疗效和预后判断。临床上血清和脑脊液隐球菌荚膜多糖抗原检测（乳胶凝集试验）阳性可用于隐球菌感染的确诊。

2.临床诊断 ESLD 合并 IFI 真菌微生物学证据。

（1）霉菌：任何从痰、支气管肺泡灌洗液、支气管刷取物或吸出标本、鼻窦吸取物涂片发现真菌成分或培养提示霉菌。

（2）曲霉菌：①血浆、血清、支气管肺泡灌洗液或脑脊液曲霉半乳甘露聚糖试验（GM 试验）阳性。②曲霉 PCR 检测阳性：血浆、血清或全血连续 2 次以上 PCR 阳性；支气管肺泡灌洗液 2 次以上重复 PCR 阳性；血清、血浆或全血至少 1 次，且支气管肺泡灌洗液也存在至少 1 次曲霉 PCR 阳性。

（3）念珠菌：①血清 1,3-β-D-葡聚糖试验（G 试验）连续 2 次阳性且排除其他原因；②对于非无菌标本，同一部位多次培养阳性或多个部位同时分离出同一种念珠菌。

（4）肺孢子菌：血清 G 试验连续 2 次阳性且排除其他原因；呼吸道标本实时荧光定量 PCR 检测出耶氏肺孢子菌 DNA。

（5）隐球菌：任何非无菌部位所获标本培养出隐球菌或经直接镜检/细胞学检查发现隐球菌，如脑脊液真菌微生物学检查可确诊隐球菌性脑膜炎。

六、诊　断

ESLD 合并 IFI 的诊断需结合宿主高危因素、临床表现、典型影像学改变、微生物学（真菌）检查等多方面证据综合分析。参考 2022 年《重症肝病合并侵袭性真菌感染诊治专家共识》，ESLD 合并 IFI 诊断分为确诊、临床诊断、拟诊 3 个层次。①确诊：重症肝病患者具备可能感染部位的临床特征或具备典型影像学特征性改变；同时存在可用于确诊 IFI 的真菌微生物学检查证据。②临床诊断：重症肝病患者具备可能感染部位的临床特征或具备典型影像学特征性改变；同时具备至少一项可用于临床诊断 IFI 的真菌微生物学检查证据。③拟诊：重症肝病患者具备可能感染部位的临床特征或具备典型影像学特征性改变。

七、治　疗

（一）抗真菌药物治疗时机

ESLD 合并 IFI 治疗采用分层治疗模式，临床诊断 IFI 患者采用经验性治疗或抢先治疗，确诊 IFI 患者采用目标治疗。如 ESLD 合并 IFI 患者，应根据临床诊断进行抢先治疗；若 ESLD 患者具有感染的临床表现和特征、经规范的抗细菌治疗无效，病情进一步恶化，可考虑开始抗真菌经验性治疗；确诊 IFI 采用目标治疗，可根据真菌药物敏感试验为精准抗真菌治疗及后期降阶梯或提供可靠依据。临床医师选择抗真菌药物治疗时既要考虑真菌菌种、感染部位、严重程度，又要兼顾肝肾脏等重要脏器功能状态、药物是否足剂量足疗程应用、药物组织分布浓度、药物相互作用及食物药物作用等相关因素。真菌药物敏感试验能为后期降阶梯或精准抗真菌治疗提供可靠依据。

（二）抗真菌药物作用特点

临床常用抗真菌药物有多烯类、唑类、棘白菌素类、氟胞嘧啶等：①多烯类为两性霉素 B 及其衍生物，为广谱抗真菌药物，抗真菌谱包括除土曲霉及癣菌外的多数致病真菌，如曲霉、念珠菌、隐球菌、球孢子菌、组织胞浆菌等。两性霉素 B 作用于细胞膜的麦角固醇，无法很好地鉴别区分人体细胞膜上胆固醇与真菌固醇，因此不良反应较多，如发热、消化道症状、肝损伤等，最主要是具有严重的肾毒性，易诱发低钾血症，临床常选择应用可降低两性霉素 B 毒性的两性霉素 B 脂质体。②唑类作用于细胞壁，主要通过抑制细胞色素 P450 依赖性麦角固醇 14α 去甲基化酶，阻止麦角固醇合成，抑制真菌生长繁殖。三唑类药物常导致肝损伤，包括伏立康唑、氟康唑、伊曲康唑、泊沙康唑和艾莎康唑。③棘白菌素类包括卡泊芬净、米卡芬净和阿尼芬净。棘白菌素类主要通过特异性抑制真菌细胞壁 1,3-β-D-葡聚糖合成，破坏真菌细胞壁完整性，起到抗真菌作用。人体无 1,3-β-D-葡聚糖合成酶，因此不良反应少。棘白菌素类对耐药念珠菌和曲霉菌疗效好，可引发短暂的转氨酶升高，停药后即可恢复，尤其是米卡芬净和阿尼芬净，可用于有肝脏基础疾病的患者。④氟胞嘧啶类主要用于念珠菌和隐球菌感染。氟胞嘧啶原发耐药或继发耐药很普遍，单用效果不如两性霉素 B，可与两性霉素 B 合用以增强疗效（协同作用）。5-氟胞嘧啶（5-FC）可抑制胸腺嘧啶核苷合成酶，阻止 DNA 的合成，并通过其代谢物掺入 RNA 影响蛋白质合成，从而抑制真菌细胞的生长。须警惕肝功能异常、胃肠道症状、肾功能损害等不良反应。

（三）常见抗真菌药物选择

ESLD 合并真菌感染治疗以抗真菌药物治疗为主，要考虑真菌菌种、感染部位、严重程度，也要兼顾肝、肾等重要脏器功能状态，促使 ESLD 患者供选择的药物也相对较少。目前，棘白菌素和部分三唑类药物，如氟康唑、伏立康唑的肝毒性相对较小，可以用于 ESLD 患者的抗真菌治疗（表 2-14-3）。

1. 侵袭性念珠菌感染　棘白菌素被推荐为危重症患者侵袭性念珠菌感染的一线治疗药物，氟康唑可作为敏感菌株的降阶梯治疗选择。光滑念珠菌部分对棘白菌素耐药，棘白菌素总体耐药率较低。卡泊芬净的清除不受肝硬化严重程度的影响，对于

表 2-14-3　终末期肝病合并侵袭性真菌感染的治疗药物选择

真菌感染性疾病	一线治疗	挽救治疗	疗程	说明
侵袭性念珠菌感染	卡泊芬净 　Child-Pugh 评分 A 级：负荷剂量 70mg/d，1d；维持剂量 50mg/d； 　Child-Pugh 评分 B 级：负荷剂量同上，维持剂量 35mg/d； 　Child-Pugh 评分 C 级：参考 B 级患者 　米卡芬净：100～150mg/d 氟康唑 　负荷剂量 800mg/d[12mg/(kg·d)]，1d；维持剂量 400mg/d[6mg/(kg·d)]	L-AmB：3～5mg/(kg·d)	首次血培养阴性后 14d	氟康唑可作为敏感菌株的序贯或降阶梯治疗
侵袭性曲霉病	伏立康唑 　Child-Pugh 评分 A/B 级：负荷剂量 6mg/kg，q12h，1d；维持剂量 2mg/kg，q12h。建议行血药浓度监测调整剂量，维持血药物浓度 1～5μg/ml。无条件者可采用负荷剂量 200mg，q12h，1d；维持剂量 100mg，qd L-AmB：用法同侵袭性念珠菌感染 　艾沙康唑：第 1、2 天负荷剂量 200mg，q8h 1 次；维持剂量 100mg，qd（可根据血药浓度监测结果调整剂量）	棘白菌素（如卡泊芬净、米卡芬净）：使用方法同侵袭性念珠菌感染 泊沙康唑：首次 200mg，q6h；病情稳定后，400mg，口服，q12h	通常治疗疗程 12 周，至少应用至临床和影像学改变恢复正常，曲霉相关微生物学检查阴性	对于单药治疗失败的危重患者，可采用联合用药方案
其他				
肺孢子菌肺炎	复方磺胺甲噁唑：SMZco 18.75～25mg/kg 及 TMP 3.75～5mg/kg，q6h	卡泊芬净：用法同侵袭性念珠菌感染	3 周	
侵袭性毛霉菌病、组织胞浆菌病及球孢子菌病	L-AmB，用法同侵袭性念珠菌感染	泊沙康唑、艾沙康唑		可改用氟康唑

L-AmB. 两性霉素 B 脂质体；SMZco. 磺胺甲噁唑；TMP. 甲氧苄啶

Child-Pugh 评分 C 级患者，棘白菌素维持剂量可参考 B 级患者的剂量，密切监测不良反应。米卡芬净、阿尼芬净在肝功能不全者的药动学无明显变化，无须调整剂量。氟康唑仍是 ESLD 合并 IFI 序贯或降阶梯治疗的首选药物，但不推荐用于克柔念珠菌和光滑念珠菌。对唑类以及棘白菌素均耐药的念珠菌感染，可选用两性霉素 B 脂质体（liposome amphotericin B，L-AmB）。研究表明 ESLD 合并侵袭性念珠菌感染患者，一线选择不论是棘白菌素、伏立康唑，还是两性霉素 B 制剂，抗真菌疗效及生存率并无明显差异。念珠菌血症的疗程为抗真菌治疗首次血培养阴性后 14d。

2. 侵袭性曲霉菌感染　首选伏立康唑治疗 IPA。ESLD 患者肝功能障碍，伏立康唑应调整用药剂量，并进行治疗药物浓度监测，确保治疗安全性和有效性。如无条件，可采用伏立康唑负荷剂量减半，每次 200mg，每 12 小时 1 次、维持剂量为每次 100mg，每天 1 次的治疗方案。ESLD 合并 IPA 患者，L-AmB 也是一线选择方案之一。虽

然 2017 欧洲曲霉菌感染诊治指南推荐艾沙康唑为治疗 IPA 的一线用药，但是艾沙康唑缺乏在 ESLD 患者中使用的相关研究数据。单药抗真菌治疗失败的高危病例，可采用联合用药方案扩大抗真菌谱覆盖范围及增强疗效，棘白菌素或联合用药方案可用于 ESLD 合并 IPA 的挽救治疗药物，但联合用药在 ESLD 患者中缺乏相关研究报道。临床上应个性化制订 ESLD 合并 IPA 患者的合理疗程，包括患者的基础疾病及免疫状态、对治疗的反应，持续治疗直到所有的临床和影像学改变恢复正常，曲霉生物标志物和培养物阴性，通常约持续 12 周。

3. 其他侵袭性真菌感染　肺孢子菌肺炎首选复方磺胺甲噁唑（trimethoprim-sulfamethoxazole，SMZco）。SMZco 不良反应较多且耐药率有上升趋势，联合卡泊芬净可能获得更好疗效。毛霉病、组织胞浆菌病及球孢子菌病首选 L-AmB，临床应用时应严密监测不良反应。泊沙康唑、艾沙康唑治疗毛霉临床效果较好。组织胞浆菌病和球孢子菌病在病情显著改善后，可应用伊曲康唑或氟康唑序贯治

疗。隐球菌性脑膜炎治疗，参考非艾滋病患者的用药方案，诱导期首选 L-AmB，无禁忌证者联合氟胞嘧啶，或联合氟康唑治疗。需制订个体化治疗方案，疗程较长，应结合患者临床症状、体征消失，以及脑脊液常规、生化指标恢复正常，并且脑脊液涂片、培养阴性，方可停药。

4. 其他治疗 高效价免疫球蛋白可提高患者免疫力，可能提高抗真菌疗效。其他免疫疗法用于预防及抗真菌治疗仍需更多临床循证医学证据。部分中药及调节肠道菌群药物在相关研究中显示出一定的抗真菌作用。

八、预防及管理

ESLD 合并真菌感染患者，基础肝病严重，抗真菌治疗受限，近期病死率显著增加，其中以侵袭性曲霉菌感染预后最差，影响预后因素包括年龄、患者肝功能状态、抗真菌治疗疗效等。目前不推荐 ESLD 患者给予常规预防性抗真菌药物治疗，在积极治疗原发病基础上，尽量避免真菌发生高危因素，如长期使用广谱抗菌药物、较大剂量和较长时间使用糖皮质激素、肠道菌群紊乱等，对于极高危人群可给予 2%～5% 碳酸氢钠漱口，每天 4 次，以减少口咽部念珠菌感染。

九、小　　结

ESLD 合并真菌感染临床并不少见，但临床表现缺乏特异性，有可能与细菌混淆。虽然病原学检查仍是诊断真菌的金标准，但是目前还没有快速、准确确诊真菌的有效方法。尽早发现真菌感染并采取适宜的抗真菌治疗方案是 ESLD 患者预后的关键点。ESLD 患者合并感染需辨析细菌与真菌感染或者二者混合感染，尽早明确感染类型，采取积极、恰当的抗感染治疗，从而提高 ESLD 患者的生存率。

（陈　煜　孟庆华）

参 考 文 献

范文瀚, 罗怡平, 廖威, 等, 2020. 肝衰竭合并真菌感染的易感因素及临床特点. 肝脏, 25(4): 438-440.

刘晨瑞, 李亚萍, 冯丹丹, 等, 2020. 终末期肝病合并真菌感染诊治的热点与难点. 世界华人消化杂志, 28(6): 203-209.

刘正印, 朱利平, 吕晓菊, 等, 2018. 隐球菌性脑膜炎诊治专家共识. 中华传染病杂志, 36(4): 193-199.

乔锦昌, 2005. 卡氏肺孢子虫病一例误诊报告. 临床误诊误治, 18(4): 240-241.

苏海滨, 王慧芬, 闫涛, 等, 2010. 肝衰竭合并曲霉菌感染的临床特征分析. 中华肝脏病杂志, 18(7): 520-522.

王蓉, 张缭云, 2020. 重症肝病合并真菌感染. 中华肝脏病杂志, 28(7): 548-552.

王宇, 胡瑾华, 2019. 肝衰竭合并真菌感染发病特点及预后影响因素. 临床肝胆病杂志, 35(2): 419-423.

夏小学, 朱彪, 程进, 等, 2013. 艾滋病合并卡氏肺孢菌性肺炎临床探讨. 中国微生态学杂志, 25(4): 412-425.

中国研究型医院学会肝病专业委员会重症肝病学组, 中华医学会肝病学分会重型肝病与人工肝学组, 2022. 重症肝病合并侵袭性真菌感染诊治专家共识. 中华肝脏病杂志, 30(2): 159-168.

Bassetti M, Peghin M, Carnelutti A, et al, 2017. Clinical characteristics and predictors of mortality in cirrhotic patients with candidemia and intra-abdominal candidiasis: a multicenter study. Intensive Care Med, 43(4): 509-518.

Boch T, Reinwald M, Spiess B, et al, 2018. Detection of invasive pulmonary aspergillosis in critically ill patients by combined use of conventional culture, galactomannan, 1-3-beta-D-glucan and aspergillus specific nested polymerase chain reaction in a prospective pilot study. J Crit Care, 47: 198-203.

Chatelon J, Cortegiani A, Hammad E, et al, 2019. Choosing the right antifungal agent in ICU patients. Adv Ther, 36(12): 3308-3320.

Chen J, Yang Q, Huang J, et al, 2013. Risk factors for invasive pulmonary aspergillosis and hospital mortality in acute-on-chronic liver failure patients: a retrospective-cohort study. Int J Med Sci, 10(12): 1625-1631.

Chen T, Ning Q, 2017. Highlights of diagnosis and treatment for end stage of liver disease with infection. Chin J Clin Infect Dis, 10(5): 389-393.

Desai A, Schmitt-Hoffmann AH, Mujais S, et al, 2016. Population pharmacokinetics of isavuconazole in subjects with mild or moderate hepatic impairment. Antimicrob Agents Chemother, 60(5): 3025-3031.

Donnelly JP, Chen SC, Kauffman CA, et al, 2020. Revision and update of the consensus definitions of invasive fungal disease from the European Organization for Research and Treatment of Cancer and the Mycoses Study Group Education and Research Consortium. Clin Infect Dis, 71(6): 1367-1376.

Dowell James A, Stogniew Martin, Krause David, et al, 2007. Anidulafungin does not require dosage adjustment in subjects with varying degrees of hepatic or renal impairment. J Clin Pharmacol, 47(4): 461-470.

Galar A, Yuste JR, Espinosa M, et al, 2012. Clinical and economic impact of rapid reporting of bacterial identification and antimicrobial susceptibility results of the most frequently processed specimen types. Eur J Clin Microbiol Infect Dis, 31(9): 2445-2452.

Hassan EA, Abd El-Rehim AS, Hassany SM, et al, 2014. Fungal infection in patients with end-stage liver disease: low frequency or low index of suspicion. Int J Infect Dis, 23: 69-74.

Hebert Mary F, Smith Helen E, Marbury Thomas C, et al, 2005. Pharmacokinetics of micafungin in healthy volunteers, volunteers with moderate liver disease, and volunteers with renal dysfunction. J Clin Pharmacol, 45(10): 1145-1152.

Keane S, Geoghegan P, Povoa P, et al, 2018. Systematic review on the first line treatment of amphotericin B in critically ill adults with candidemia or invasive candidiasis. Expert Rev Anti Infect Ther, 16(11): 839-847.

Li B, He Q, Rui Y, et al, 2022. Rapid detection for infected ascites in cirrhosis using metagenome next-generation sequencing: a case series. Liver Int, 42(1): 173-179.

Martial LC, Brüggemann RJ, Schouten JA, et al, 2016. Dose reduction of caspofungin in intensive care unit patients with child pugh B will result in suboptimal exposure. Clin pharmacokinet, 55(6): 723-733.

Mu XD, Que CL, He B, et al, 2009. Caspofungin in salvage treatment of severe pneumocystis pneumonia: case report and literature review. Chin Medl J, 122(8): 996-999.

Schmiedel Y, Zimmerli S, 2016. Common invasive fungal diseases: an overview of invasive candidiasis, aspergillosis, cryptococcosis, and Pneumocystis pneumonia. Swiss Med Wkly, 146: w14281.

Shields RK, Nguyen MH, Clancy CJ, 2015. Clinical perspectives on echinocandin resistance among Candida species. CurrOpin Infect Dis, 28(6): 514-522.

Terrero-Salcedo D, Powers-Fletcher MV, 2020. Updates in laboratory diagnostics for invasive fungal infections. J Clin Microbiol, 58(6): e01487-e014119.

Theocharidou E, Agarwal B, Jeffrey G, et al, 2016. Early invasive fungal infections and colonization in patients with cirrhosis admitted to the intensive care unit. Clin Microbiol Infect, 22(2): 189e1-189e7.

Ullmann AJ, Aguado JM, Arikan-Akdagli S, et al, 2018. Diagnosis and management of aspergillus diseases: executive summary of the 2017 ESCMID-ECMM-ERS guideline. Clin Microbiol Infect, 24 Suppl 1: e1-38.

Ullmann AJ, Cornely OA, Donnelly JP, et al, 2012. ESCMID guideline for the diagnosis and management of Candida diseases 2012: developing European guidelines in clinical microbiology and infectious diseases. Clin Microbiol Infect, 18 Suppl 7: 1-8.

Zhang X, Yang M, Hu J, et al, 2018. Epidemiology of invasive pulmonary aspergillosis in patients with liver failure: clinical presentation, risk factors, and outcomes. J Int Med Res, 46(2): 819-827.

第十五章　其他系统疾病肝损伤

第一节　炎症性肠病与肝损伤

炎症性肠病（IBD）是一种慢性免疫介导的胃肠道疾病，克罗恩病（CD）和溃疡性结肠炎（UC）是 IBD 的两种主要形式。溃疡性结肠炎影响大肠，而克罗恩病可能影响胃肠道（GIT）的任何部分。IBD 还是一种多系统疾病，除胃肠道外主要影响肌肉骨骼、眼部和皮肤系统，IBD 肠道炎症外的症状称为 IBD 的肠外表现（EIM）。EIM 见于 5%～50% 的 IBD 患者。据报道，UC 和 CD 中都存在不同的肝脏和胆道疾病，最常见的肝胆病是原发性硬化性胆管炎（PSC），尤其是在溃疡性结肠炎中。其他不太常见的 IBD 相关肝胆病包括胆石症、肝脂肪变性、肝淀粉样变性、肉芽肿性肝炎、门静脉血栓形成、肝脓肿和原发性胆汁性胆管炎（PBC）。此外，可能有 IBD 治疗的药物性肝损伤。

一、原发性硬化性胆管炎

原发性硬化性胆管炎（primary sclerosing cholangitis，PSC）是一种罕见的特发性慢性胆汁淤积综合征，病因不明，其特征是慢性炎症、纤维化，最后是肝内和（或）肝外胆管的破坏。PSC 是一种进行性疾病，可导致肝胆性肝硬化和门静脉高压。PSC 与 IBD 密切相关，见于 8% 的 IBD 患者，在 UC 中更常见。对于肝脏标志物异常的 IBD 患者，尤其是 UC 患者，应考虑 PSC。

大多数 PSC 患者在诊断时无症状。在有症状的患者中，右上腹不适、瘙痒、疲劳和体重减轻很常见，约 50% 的患者表现有肝大、脾大和黄疸。血生化检查碱性磷酸酶（ALP）升高，为最常见的异常指标，伴有 γ-谷氨酰转移酶（GGT）升高，提示有胆汁淤积，但 ALP 正常也不能排除 PSC。血清转氨酶水平升高。胆管造影显示特征性胆管改变，肝内、肝外胆管狭窄和扩张。ERCP 比 MRCP 诊断方法更准确，但 MRCP 的使用频率更高，因为 ERCP 可能与严重并发症有关，如胰腺炎和细菌性胆管炎。

此外，在 PSC 中也能检测到多种自身抗体，如抗核抗体（ANA）、平滑肌抗体（SMA）和抗中性粒细胞胞浆抗体（pANCA），分别在 24%～53%、13%～20% 和 65%～88% 的患者中。在 IBD 患者中已有 AIH/PSC 重叠综合征的报道，尤其是 UC 患者。对于肝活检中存在自身抗体、ALP 相对低和界面肝炎的 PSC 患者，应高度怀疑。

二、小胆管 PSC

小胆管 PSC（small duct PSC）的特征是 PSC 的典型胆汁淤积和组织学特征（胆管周围同心性纤维化，呈"洋葱皮样"），而胆管造影显示胆管正常。据报道，88% 的小胆管 PSC 患者合并 IBD，主要是 UC。小胆管 PSC 在 CD 患者中更常见（22% 的 PSC-CD 患者对比 6% 的 PSC-UC 患者），与大胆管 PSC 相比，其远期预后更好。推荐肝活检诊断小胆管 PSC。此外，22% 的小胆管 PSC 可能在 8 年内进展为大胆管 PSC，小胆管 PSC 患者似乎不会发展为胆管癌（CCA）。

三、胆石症

胆石症（cholelithiasis）是 IBD 患者的另一种表现。CD 患者胆石症的发病率为 11%～34%，一般人群的胆石症患病率为 5.5%~15%，UC 患者的风险没有增加。在所有评估 CD 和 UC 的研究中，与 UC 相比，CD 的胆结石患病率更高。在危险因素中，回肠疾病位置、既往回肠切除术和长期疾病最常与胆石症相关。胆结石主要是由于回肠末端胆盐吸收不良，导致总胆汁酸池减少，胆囊胆盐水平升高，易形成胆结石。

四、非酒精性脂肪性肝病

非酒精性脂肪性肝病（non-alcoholic fatty liver disease，NAFLD）是一种临床和病理综合征，包括从良性肝脂肪变性到非酒精性脂肪性肝炎的一系列组织学表现，其诊断需要影像学或肝组织学有肝脂肪变性，并排除脂肪变性的继发病因，如使用脂肪变性药物，包括胺碘酮、甲氨蝶呤和皮质类固醇或过量饮酒等。据报道，多达 50% 的 IBD 患者肝活检均有脂肪变性或脂肪肝。肥胖、2 型糖尿病、IBD 持续时间较长和既往手术是与 NAFLD 发展相关的主要危险因素。另一项专门针对 IBD 治疗对 NAFLD 风险作用的 Meta 分析发现，所有类型的药物（即类固醇、生物制剂、免疫调节药、甲氨蝶呤）与 NAFLD 发生风险之间没有显著关联。在 NAFLD 动物模型实验中，TNF 抗体治疗可改善肝脏组织学并降低血清 ALT。类似的实验表明，英夫利昔单抗不仅可以减少脂肪变性和纤维化，还可以改善胰岛素抵抗。

五、化脓性肝脓肿

化脓性肝脓肿（pyogenic liver abscess）是 IBD 罕见的肠外并发症，主要见于 CD。CD 患者肝脓肿发病率显著高于一般人群 [（114~297）/100 000：（8~16）/100 000]。此外，与一般人群肝脓肿患者相比，CD 并发肝脓肿患者更年轻，多发性肝脓肿比孤立性肝脓肿更常见，临床表现包括发热、寒战、食欲减退、体重减轻和腹痛伴右上腹压痛，可与 IBD 发作相似并导致诊断延迟。此外，在一些病例中，肝脓肿是 CD 的首发表现。IBD 易患肝脓肿的危险因素包括糖尿病、胆管引流术、腹部手术、瘘管疾病、腹腔内脓肿、营养不良和皮质类固醇治疗等。治疗方法是给予抗生素，必要时进行手术或经皮引流（CT 或超声引导）。肝脓肿的发病机制尚不清楚，可能是腹腔内脓肿经由门静脉系统或直接扩散至肝脏所致。

六、肉芽肿性肝炎

肉芽肿性肝炎（granulomatous hepatitis）是 CD 的另一种罕见肝脏表现。临床表现包括发热、肝大和胆汁淤积酶增加，尽管患者可能完全无症状。主要为影像学发现不明原因的肝脏肿物或胆汁淤积酶无症状升高。肝活检病理可明确诊断。IBD 患者肝脏组织学上出现肉芽肿的发生率不到 1%。美色拉嗪和柳氮磺吡啶可诱发肉芽肿性肝炎，英夫利昔单抗治疗后继发于荚膜组织胞浆菌感染的肉芽肿性肝炎病例已有报道。对皮质类固醇治疗的反应通常良好；甲氨蝶呤可考虑作为类固醇后复发患者的二线治疗。预后良好。

七、肝淀粉样变性

继发性系统性淀粉样变性是慢性炎症性疾病的一种并发症，IBD 患者的发生率不到 1%，CD 的发生率高于 UC [（0.9%~3%）：0.07%]。在 IBD 中，淀粉样变性在男性中更常见，平均诊断年龄为 40 岁。CD 患者中，淀粉样变性与结肠克罗恩病的相关性是单纯小肠疾病的 4.4 倍，并且肠外表现与淀粉样蛋白的发生无关联。肝淀粉样变性（hepatic amyloidosis）表现为无症状肝大。这些患者的治疗是控制潜在的 IBD，从而减少急性期反应物血清淀粉样蛋白 A 的释放。在系统性淀粉样变性合并 UC 病例中，使用秋水仙碱治疗有快速和长期获益的效果。CD 患者接受抗 TNF 治疗其淀粉样变性有临床改善，提示抗 TNF 因子不仅可以减少淀粉样蛋白前体的合成，还可以减少淀粉样蛋白沉积的形成。

八、原发性胆汁性胆管炎

IBD，尤其是 UC，可以伴有原发性胆汁性胆管炎（PBC）。PBC 是一种慢性自身免疫性肝病，病因不明，UC 患者中 PBC 的患病率高于一般人群。当存在以下 3 个标准中的两项时，可以确定 PBC 的诊断：①胆汁淤积的生化证据；②存在抗线粒体抗体（AMA）；③非化脓性破坏性胆管炎和小叶间胆管破坏的组织学证据。PBC 与多种自身免疫病有关，如干燥综合征、慢性甲状腺炎和类风湿关节炎，但很少与 IBD 相关。与经典 PBC 相比，PBC 和 UC 患者更年轻，男性更常见。此外，UC 通常表现为轻度且位于左侧。

九、门静脉血栓形成

已有 IBD 患者发生动脉和静脉血栓栓塞等血管并发症的报道。梅奥诊所的一项研究显示，1.3% 的 IBD 患者发生血栓栓塞并发症，死亡率为 50%。IBD 发作期间和手术后的血栓发病率较高，欧洲克罗恩病和结肠炎组织（ECCO）指南建议在重度活动性疾病中使用低分子量肝素进行预防性治疗，以降低血栓栓塞的风险。门-肠系膜静脉系统是 IBD 血栓形成的常见部位，可导致肠缺血或梗死以及急性或慢性门静脉高压，死亡率在 3%～25%。一项回顾性研究显示，30%～50% 的血栓形成发生在 IBD 缓解期，表明炎症状态以外的因素可参与血栓事件的发病机制。门静脉血栓形成（portal vein thrombosis）的高危因素多种多样，包括炎症、制动、广泛性结肠疾病、手术、中心导管、皮质类固醇和吸烟等。IBD 也可能是血栓栓塞独立特异性的危险因素。此外，IBD 患者还伴有凝血异常，如 V 因子和 Ⅷ 因子水平、血小板计数和纤维蛋白原水平升高，和（或）抗凝血酶 Ⅲ 水平降低。

十、药物性肝损伤

IBD 治疗中使用的许多药物可引起肝脏不良反应。

皮质类固醇用于诱导 CD 和 UC 的缓解，但可引起肝脏并发症，包括肝大、肝脂肪变性、诱发或恶化非酒精性脂肪性肝炎。此外长期使用可激活 HBV 或导致肝炎恶化。

甲氨蝶呤通过累积剂量依赖性机制与肝毒性相关，并可导致肝脂肪变性、肝纤维化和肝硬化。

硫唑嘌呤（AZA）及其代谢物 6-巯基嘌呤（6-MP）是 IBD 中常用的免疫抑制药。AZA 和 6-MP 可诱发肝损伤，肝毒性有 3 种可能的机制：超敏反应、特异质反应和内皮细胞损伤。肝毒性包括血清转氨酶水平轻度无症状升高、治疗第一年发生急性胆汁淤积型肝炎，以及以紫癜病和静脉闭塞性疾病为特征的慢性肝病，通常在开始治疗后 1～5 年发生。另一种非常罕见的副作用是肝结节性再生性增生（NRH），其特征是肝实质广泛转化为良性、小的再生结节，没有环状纤维化，可导致非肝硬化性门静脉高压。

抗 TNF-α 类药物可引起轻度转氨酶升高至急性肝炎。大多数情况下，肝炎具有自身免疫特征，伴有抗核抗体、抗平滑肌和抗双链 DNA 抗体升高。肝毒性的机制尚不清楚。

十一、HBV 感染与 IBD

乙型肝炎病毒（HBV）感染是一个全球性的健康问题。一项多中心研究显示，包括 2076 名 IBD 患者，IBD 患者中 HBV 感染患病率与一般人群相似。目前和（或）既往 HBV 感染分别见于 8% 和 7.1% 的 UC 和 CD 患者。一项多中心研究评估了接受免疫抑制药治疗 IBD 患者 HBV 再激活的风险，使用两种或多种免疫抑制药是 HBV 再激活的独立预测因素，此外，观察到 HBV DNA 检测呈阳性和（或）未接受预防性治疗的患者再激活的风险更大。因此，接受免疫抑制治疗的患者应采取预防措施，建议使用核苷酸/核苷类似物进行预防性抗病毒治疗。抗-HBc 阳性的 HBsAg 阴性患者应监测肝功能。欧洲克罗恩病和结肠炎组织（ECCO）建议：①血清阴性患者（HBsAg 和抗-HBc 阴性）应接种疫苗；②血清阳性患者（HBsAg 阳性）给予核苷/核苷酸类似物预防性治疗；③血清 HBsAg 阴性、抗-HBc 阳性患者，应监测肝功能。

十二、HCV 感染与 IBD

IBD 患者同时感染丙型肝炎病毒（HCV）似乎并不常见。一项多中心研究显示，纳入 2076 例 IBD 患者，IBD 患者当前或既往 HCV 感染的患病率较低，UC 或 CD 患者的患病率分别为 1.3% 和 2.3%。抗-HCV 小分子药物的使用可最大限度地减少了对 IBD 病程的影响。建议通过抗病毒治疗完全治愈慢性丙型肝炎，以免患者将来出现问题。

十三、小　　结

肝胆病和肝脏功能异常可在 30% 的 IBD 患者中发生，表现形式多种多样，从轻度疾病到严重的进行性危及生命的疾病。因此，IBD 患者应定期进行肝功能监测，当发现肝酶升高时，需要进行全面的诊断性检查。同时应注意避免发生药物性肝损伤，在大多数药物导致的肝损伤中，剂量调整或停药可改善肝功能。在使用免疫抑制药期间有 HBV

再激活的风险，有必要在治疗前进行筛查，并在需要时进行疫苗接种和化学预防治疗。最后，疾病诊断治疗的复杂性需要涉及胃肠病学家和肝病学家的多学科管理。

（段钟平 马迎民）

参 考 文 献

Bjornsson E, Boberg KM, Cullen S, et al, 2002. Patients with small duct primary sclerosing cholangitis have a favourable long term prognosis. Gut, 51(5): 731-735.

Chapman MH, Thorburn D, Hirschfield GM, et al, 2019. British Society of Gastroenterology and UK-PSC guidelines for the diagnosis and management of primary sclerosing cholangitis. Gut, 68: 1356-1378.

Dave M, Elmunzer BJ, Dwamena BA, et al, 2010. Primary sclerosing cholangitis: meta-analysis of diagnostic performance of MR cholangiopancreatography. Radiology, 256: 387-396.

Enns R, 2008. The Use of ERCP Versus MRCP in Primary Sclerosing Cholangitis. Gastroenterol Hepatol(NY), 4(12): 852-854.

Fagagnini S, Heinrich H, Rossel JB, et al, 2017. Risk factors for gallstones and kidney stones in a cohort of patients with inflammatory bowel diseases. PLoS One, 12: e0185193.

Gupta S, Hidalgo J, Singh B, et al, 2021. Usage of direct acting oral anticoagulants in cirrhotic and non-cirrhotic portal vein thrombosis: a systematic review. Cureus, 13: e16922.

Harbord M, Eliakim R, Bettenworth D, et al, 2017. Third european evidence-based consensus on diagnosis and management of ulcerative colitis. part 2: current management. J Crohns Colitis, 11: 769-784.

Lamb CA, Kennedy NA, Raine T, et al, 2019. British Society of Gastroenterology consensus guidelines on the management of inflammatory bowel disease in adults. Gut, 68: s1-s106.

Likhitsup A, Dundulis J, Ansari S, et al, 2019. High prevalence of non-alcoholic fatty liver disease in patients with inflammatory bowel disease receiving anti-tumor necrosis factor therapy. Ann Gastroenterol, 32: 463-468.

Lin JN, Lin CL, Lin MC, et al, 2016. Pyogenic liver abscess in patients with inflammatory bowel disease: a nationwide cohort study. Liver Int, 36(1): 136-144.

Lindor KD, Gershwin ME, Poupon R, et al, 2009. Primary biliary cirrhosis. Hepatology, 50(1): 291-308.

Lleo A, de Boer YS, Liberal R, et al, 2019. The risk of liver cancer in autoimmune liver diseases. Ther Adv Med Oncol, 11: 1758835919861914.

Navot-Mintzer D, Koren A, Shahbari A, et al, 2006. Liver abscesses as the presenting manifestation of Crohn's disease in an adolescent. Inflamm Bowel Dis, 12: 666-667.

Ott C, Scholmerich J, 2013. Extraintestinal manifestations and complications in IBD. Nat Rev Gastroenterol Hepatol, 10(10): 585-595.

Patedakis Litvinov BI, Pathak AP, 2017. Granulomatous hepatitis in a patient with Crohn's disease and cholestasis. BMJ Case Rep, 2017.

Serra I, Oller B, Manosa M, et al, 2010. Systemic amyloidosis in inflammatory bowel disease: retrospective study on its prevalence, clinical presentation, and outcome. J Crohns Colitis, 4(3): 269-274.

Sleutjes JAM, van Lennep JER, van der Woude CJ, et al, 2021. Thromboembolic and atherosclerotic cardiovascular events in inflammatory bowel disease: epidemiology, pathogenesis and clinical management. Therap Adv Gastroenterol, 14: 17562848211032126.

Talbot RW, Heppell J, Dozois RR, et al, 1986. Vascular complications of inflammatory bowel disease. Mayo Clin Proc, 61(2): 140-145.

Uko V, Thangada S, Radhakrishnan K, 2012. Liver disorders in inflammatory bowel disease. Gastroenterol Res Pract, 2012: 642923.

Yarur AJ, Czul F, Levy C, 2014. Hepatobiliary manifestations of inflammatory bowel disease. Inflamm Bowel Dis, 20(9): 1655-1667.

Yen HH, Su PY, Huang SP, et al, 2021. Evaluation of non-alcoholic fatty liver disease in patients with inflammatory bowel disease using controlled attenuation parameter technology: A Taiwanese retrospective cohort study. PLoS One, 16: e0252286.

第二节　血液系统疾病与肝损伤

内容提要

一、红细胞疾病

二、凝血障碍

三、冷球蛋白血症

四、血液肿瘤

五、血色病

六、卟啉病

在血液系统疾病中常可见肝脏受累，导致肝功能异常，包括转氨酶升高、胆红素升高、球蛋白特别是免疫球蛋白升高等，出现肝脏影像学异常或复杂多样的临床表现，包括有黄疸、肝脾大、肝占位、门静脉或肝静脉血栓形成等，严重者可进展至肝衰竭。常见累及肝脏的血液系统疾病有溶血性疾病、血液肿瘤（如白血病、淋巴瘤、多发性骨髓瘤）等血液系统疾病。

一、红细胞疾病

（一）溶血性贫血（hemolytic anemia，HA）

当红细胞膜严重受损时可产生溶血，溶血可分为血管内（红细胞在血管中破坏，多为急性溶血）或血管外溶血（红细胞在单核巨噬细胞系统中破坏，多为慢性溶血），主要病因包括遗传性红细胞膜异常（如球形、椭圆形、棘形或口形红细胞增多症等）、血红蛋白异常（地中海贫血、镰状细胞贫血等）、红细胞酶的异常（葡萄糖-6-磷酸脱氢酶缺乏等）。

溶血性贫血的临床表现常见有贫血快速发作、黄疸、色素沉着（胆红素）、胆结石病史和脾大，或有轻度肝大。溶血性黄疸的实验室检查特点为非结合胆红素升高，伴外周血网织红细胞升高和 LDH 升高，多不伴有 ALT、ALP 或 GGT 异常，LDH/AST＞30，总胆红素水平一般不超过 85.5μmol/L。

溶血性黄疸需要与以非结合胆红素升高为主的先天性非溶血性黄疸相鉴别，如吉尔伯特综合征（Gilbert 综合征）和 Crigler-Najjar 综合征，其特点是非结合胆红素增高，无贫血表现、不伴网织红细胞增高、无红细胞形态及功能异常。另外，暴发性肝豆状核变性患者常出现库姆斯试验阴性的溶血性贫血，其肝脏生化特点是 AST：ALT＞2.2，总胆红素（TBil）：ALP＞4，伴有凝血酶原时间明显延长。

（二）阵发性睡眠性血红蛋白尿（paroxysmal nocturnal hemoglobinuria，PNH）

PNH 是一种由造血干细胞中 X 连锁 PIG-A 基因体细胞突变引起的获得性克隆性遗传病，是一种不常见的获得性红细胞膜异常溶血类型。多发生在中年人，主要临床表现与造血功能异常、溶血性贫血、高凝状态、骨髓发育不全或进展为骨髓增生异常综合征或急性白血病有关。PNH 的严重并发症是发展为高凝状态和血栓形成。血栓形成通常发生在颅内、肝或肝门静脉血管中。PNH 是新发门静脉血栓形成的最常见病因之一，也是布-加综合征的罕见病因。

（三）自身免疫性溶血性贫血（autoimmune hemolytic anemia，AIHA）

AIHA 的特征是自身抗体伴或不伴补体激活导致的红细胞破坏增加，又分为 IgG 抗体（温型）介导的自身免疫性溶血（原发性自身免疫性溶血等）、IgM 抗体（冷型）介导的自身免疫性溶血（冷凝集素病）。AIHA 的诊断包括红细胞溶血的临床和实验室特征，以及通过直接抗球蛋白试验（也称为直接库姆斯试验）检测红细胞上的自身抗体和（或）补体沉积。肝功能结果与其他溶血原因的结果没有区别，即血清结合珠蛋白减少、非结合胆红素血症，以及血清 LDH（Ⅰ型＞Ⅱ型为主）和 AST 水平升高（LDH/AST＞30）。血清总胆红素很少超过 85.5μmol/L，常见多克隆高丙种球蛋白血症。

已有 16 例原发性 AIHA 表现为急性肝衰竭的死亡病例报道。患者反复出现血管内溶血。尽管接受了皮质类固醇治疗、脾切除术和多次输血，患者最终还是死于肝衰竭。温反应 IgM 抗体可能通过体内自凝导致肝衰竭。

二、凝血障碍

（一）弥散性血管内凝血（disseminated intravascular coagulation，DIC）

DIC 是引起血栓形成和出血的全身性病理过程，最常见的病因是败血症、创伤和组织破坏、癌症和产科并发症，主要的发病机制是由于凝血酶过量产生，导致广泛和全身的血管内血栓形成。

DIC 的肝脏表现：黄疸在 DIC 患者中很常见，可能是由于继发于溶血的肝损伤和胆红素生成增加。除出血外，急性 DIC 常见表现包括血栓栓塞及肾、肝、肺和中枢神经系统功能障碍。一项病例系列研究纳入了 118 例急性 DIC 患者，发现 19% 的患者存在肝功能障碍。重度肝病患者有凝血因子和抑制剂合成减少、纤维蛋白溶解、纤维蛋白原溶解和纤维蛋白降解产物水平升高。血小板减少可能由继发于门静脉高压的脾功能亢进引起。

（二）抗磷脂综合征（antiphospholipid syndrome，APS）

APS 是一种以反复血管性血栓事件、复发性自然流产、血小板减少等为主要临床表现，伴有抗磷脂抗体（antiphospholipid antibody，APA）持续中、高滴度阳性的自身免疫病。临床表现复杂多样，可见静脉或动脉血栓形成。APS 肝脏受累表现包括肝门静脉或肝静脉血栓形成，这可能导致布-加综合征、肝小静脉闭塞病、肝梗死、门静脉高压和肝硬化。

（三）HELLP 综合征

HELLP 综合征是指妊娠高血压综合征伴有溶血、肝酶升高以及血小板减少的一组临床综合征，为妊娠期严重并发症。在重度先兆子痫/子痫女性中的发生率为 10%～20%。常见的临床表现为腹痛、恶心、呕吐和全身不适，尤其是血清 AST 和 LDH 有明显升高时，类似急性肝炎。高血压和蛋白尿见于 85% 的患者。肝脏可能发生梗死、出血和破裂。HELLP 综合征需与急性妊娠脂肪肝（AFLP）相鉴别，活化部分凝血活酶时间（APTT）

延长、低血糖和血肌酐升高在 AFLP 病例中比 HELLP 综合征更常见。

三、冷球蛋白血症

冷球蛋白血症（cryoglobulinemia）是指患者血清中持续存在异常免疫球蛋白，在低于 37℃ 时形成沉淀物，升温后再次溶解，这种沉淀物称为冷球蛋白（CG），CG 是由免疫球蛋白（Ig）和补体成分组成的。根据布鲁埃（Brouet）分类，基于 Ig 的克隆性 CG 可分为 3 种类型。Ⅰ型 CG 仅由单克隆 Ig 组成，常见于血液系统恶性肿瘤，例如华氏巨球蛋白血症或多发性骨髓瘤。Ⅱ型 CG 由多克隆和单克隆 Ig 混合组成，常见于慢性感染，如 HCV 或 HIV 感染、自身免疫或淋巴增生性疾病。Ⅲ型 CG 由多株多克隆 Ig 组成复合物，常继发于全身性风湿性疾病和 HCV 感染。

据报道，冷球蛋白血症相关肝脏表现为肝大、肝功能异常和肝活检异常。慢性 HCV 感染中冷球蛋白血症发病机制可能是 HCV 通过细胞表面蛋白 CD81 进入 B 细胞，形成慢性非特异性的抗原刺激，使得 B 细胞产生大量免疫球蛋白，形成冷球蛋白血症。

四、血液肿瘤

（一）白血病（leukemia）

白血病时肿瘤细胞常浸润肝脏并引起肝大和肝功能异常，但临床上通常无相关症状或症状轻微。一项尸检研究显示，95% 以上的急性淋巴细胞白血病（ALL）患者和 75% 的急性髓系白血病（AML）患者存在肝脏浸润，且肿瘤细胞浸润多局限于汇管区。大量白血病细胞浸润肝脏时，可导致急性肝衰竭。在急性白血病患者中，药物和细菌或真菌感染也可能影响肝脏。

在慢性淋巴细胞白血病（CLL），15%~25% 的患者初诊时常有轻至中度肝大，可出现全身淋巴结肿大、肝脾大和骨髓衰竭，晚期可有肝功能受损明显。

（二）淋巴瘤（lymphoma）

淋巴瘤是一类起源于淋巴造血系统的恶性肿瘤，可发生在身体的任何部位，其临床表现多样，主要包括无痛性淋巴结肿大、肝脾大、全身各组织器官均可受累，可伴发热、盗汗及消瘦等全身表现。淋巴瘤引起的继发性肝脏受累较为常见，可发生于约 50% 非霍奇金淋巴瘤和 20% 霍奇金淋巴瘤患者，临床表现为淋巴结肿大、肝大、转氨酶和 ALP 中度升高。约 90% 肝脏的淋巴瘤属于非霍奇金淋巴瘤。霍奇金淋巴瘤和非霍奇金淋巴瘤的肝脏受累也可表现为急性肝衰竭，预后不良。

原发性肝淋巴瘤是指局限于肝脏和肝周淋巴结的淋巴瘤，在非霍奇金淋巴瘤中所占比例小于 1%。原发性肝淋巴瘤是一种罕见病，2/3 的病例发生在大约 50 岁的男性中，首发症状包括腹痛、发热、肝大和肝功能异常，常有 ALP、胆红素和 LDH 升高，LDH 升高高于 ALT。影像学上多表现为孤立性肝脏结节和弥漫性肝门静脉浸润。肝活检及免疫组织化学染色可明确诊断，最常见的组织学类型是弥漫大 B 细胞淋巴瘤，占病例的 80%~90%。

肝、脾 T 细胞淋巴瘤是一种特殊的侵袭性外周 T 细胞淋巴瘤，淋巴结肿大主要见于脾门周围，伴有三系细胞减少。临床特征包括肝脾大、发热、体重减轻、盗汗、全血细胞减少和外周淋巴细胞增多。大约 50% 的病例肝功能 ALT、AST 或 ALP 轻度升高，约 50% 患者的血清 LDH 也升高，范围从轻度到极高水平不等。

（三）多发性骨髓瘤（multiple myeloma，MM）

MM 是一种来自生发中心的克隆性 B 细胞肿瘤之一，导致单克隆性免疫球蛋白异常增高，并出现高钙血症、贫血、骨痛和肾损伤等一系列异常表现。血清蛋白电泳可见 M 蛋白，血、尿中可见游离轻链异常增高，免疫固定电泳可见异常的单克隆免疫球蛋白；骨髓中可见大量异常增殖的浆细胞；影像学检查可见明显骨质破坏呈穿凿样。约 58% MM 患者在病程中可出现肝脾大，并伴有腹水、门静脉高压等表现。

五、血色病

血色病（hemochromatosis，HC）主要指原发性血色病，是引起肝脏过度铁沉积的血液系统疾病。该病是由铁代谢相关基因突变导致的遗传疾病，由于铁负荷过重而蓄积在肝脏、心脏、胰腺及其他器官，并导致其损伤的全身性疾病。在白种人群中，HC 的主要遗传缺陷是血色病基因（*HFE*）发生 C282Y 纯合突变，进而引起食物中铁被过度吸收。在亚洲人群中，基因突变类型明显不同。

铁过载首先累及肝脏，磁共振成像主要表现为 T_2 加权像上的"黑肝征"，然后累及胰腺、心肌，最后累及关节，因而其临床表现多样。血清铁蛋白明显升高、转铁蛋白饱和度升高、磁共振成像显示肝脏铁过载、肝脏病理显示肝细胞内铁染色阳性，是诊断本病的重要依据。基因诊断对于在确诊病例的亲属中早期发现本病具有重要意义。

继发性血色病主要是由于长期大量输血所致，通常认为输血累计超过 10 000ml 即可导致继发性血色病。以无效造血为表现的地中海贫血、骨髓增生异常综合征、铁粒幼细胞性贫血等疾病，均可导致铁过载。

六、卟啉病

卟啉病（porphyria）是血红素合成途径中任一种酶活性缺陷引起的以卟啉代谢异常为主要表现的血液系统疾病。卟啉病大多呈常染色体显性遗传，但外显度较低，很多人携带变异的基因但不发病。根据发生突变酶的种类，可将卟啉病分为迟发性皮肤卟啉病（porphyria cutanea tarda，PCT）、红细胞生成性原卟啉病（erythropoietic protoporphyria，EPP）等 8 种类型，基因突变多为杂合型突变，也可为复合杂合型、纯合型和基因联合变异。

肝细胞是血红素的主要合成场所之一，血红素合成过程异常可导致卟啉和（或）其前体物质在肝脏沉积，导致肝损伤、胆汁淤积、胆管结石，重者可出现肝硬化，故卟啉病患者发生肝癌、胆管癌的风险较普通人群显著升高。骨髓和肝脏是血红素合成的主要部位，因此卟啉病可分为红细胞性和肝性。

肝性卟啉病可分为急性肝卟啉病和慢性肝卟啉病。急性肝卟啉病以急性间歇性卟啉病最常见，由于肝脏中的毒性血红素前体生成过多，而导致急性剧烈腹痛发作及一系列神经精神症状，长期可进展为肝细胞癌、高血压和肾衰竭。慢性肝卟啉病又可分为迟发性皮肤卟啉病和红细胞生成性卟啉病。迟发性皮肤卟啉病是最常见的类型，由于尿卟啉原脱羧酶功能缺陷所致。肝组织中常有铁沉积、脂肪变性、肝门静脉和（或）肝小叶炎症和肝门静脉周围纤维化等非特异性改变，肝脏生化学检测常有轻度异常，但有部分患者可进展为肝硬化和肝细胞癌。

红细胞性卟啉病主要包括先天性红细胞生成性卟啉病、红细胞生成性原卟啉病及 X-连锁原卟啉病。红细胞生成性原卟啉病和 X-连锁原卟啉病是罕见的遗传性光皮肤病，前者是由亚铁螯合酶缺陷所致，后者是红细胞氨基乙酰丙酸合成酶-2 突变所致，这两种缺陷都可导致红细胞原卟啉生成增多，并被肝脏和血管内皮摄取。在阳光照射下，原卟啉被激活并产生单线态氧自由基反应，从而导致组织损伤和剧痛。约 27% 的患者出现血清转氨酶异常，有 2%～5% 的患者可有明显肝功能异常，出现胆汁淤积，甚至肝衰竭。

（段钟平　马迎民）

参 考 文 献

赵久良，沈海丽，柴克霞，等，2022. 抗磷脂综合征诊疗规范. 中华内科杂志，61(9): 1000-1007.

Baravelli CM, Sandberg S, Aarsand AK, et al, 2019. Porphyria cutanea tarda increases risk of hepatocellular carcinoma and premature death: a nationwide cohort study. Orphanet J Rare Dis, 14(1): 77.

Baumhoer D, Tzankov A, Dirnhofer S, et al, 2008. Patterns of liver infiltration in lymphoproliferative disease. Histopathology, 53: 81-90.

De Latour RP, Mary JY, Salanoubat C, et al, 2008. Paroxysmal nocturnal hemoglobinuria: natural history of disease subcategories. Blood, 112(8): 3099-3106.

Gardikioti A, Venou TM, Gavriilaki E, et al, 2022. Molecular Advances in Preeclampsia and HELLP syndrome. Int J Mol Sci, 23: 3851.

Han JH, Kwak JY, Lee SS, et al, 2023. Markedly elevated aspartate aminotransferase from non-hepatic causes. J Clin Med, 12: 310.

Murakami J, Shimizu Y, 2013. Hepatic manifestations in hematological disorders. Int J Hepatol, 2013, 484903.

Ramos-Casals M, Stone JH, Cid MC, et al, 2012. The cryoglobulinaemias. The Lancet, 379(9813): 348-360.

Stölzel U, Doss MO, Schuppan D, 2019. Clinical guide and update on porphyrias. Gastroenterology, 157(2): 365-381.

第三节　循环系统疾病与肝损伤

内容提要

一、肝脏血流的生理特性
二、淤血性肝病
三、缺血性肝炎

一、肝脏血流的生理特性

循环系统的主要功能是为全身组织、器官运输血液，通过血液将氧、营养物质等供给全身组织、器官，并将组织代谢产物运走，以保证人体正常新陈代谢的进行。循环系统功能异常会导致全身器官的血液运输障碍。肝脏是人体最大的代谢器官，拥有独特的供血方式——通过肝动脉和肝门静脉双重供血，肝脏是血供丰富的器官。虽然肝脏仅占全身体重的 2.5%，但接受了心脏心输出量 25% 的血流。2/3 的肝脏血流来自肝门静脉，肝门静脉血含有丰富的基础营养物质，包括葡萄糖、氨基酸和甘油三酯，但却相对缺乏氧。仅占全肝血流量 1/3 的肝动脉是含氧丰富的血流，提供了大于 50% 的肝脏供氧量，它同时也是主要胆管血供的唯一来源。这种独特的供血方式增强了肝脏应对缺血损伤的能力。另外，肝血窦的高通透性使肝细胞对氧的利用率可高达 90%，进一步增强了肝脏对缺血损伤的防御能力。不同于肝脏对缺血的较强代偿能力，肝脏对于淤血几乎没有保护能力，这主要是因为肝静脉没有静脉瓣，且肝血窦之间高度联通，升高的静脉压力可几乎没有任何损耗地传导至肝小叶，造成肝损伤。

二、淤血性肝病

（一）病因

淤血性肝病是指因心功能不全或其他心脏疾病所致的以肝静脉流出道受阻，肝脏被动性充血形成淤血性肝大为特征的肝脏疾病。在严重心功能不全患者中，淤血性肝病的发病率为 15%~65%，但由于缺乏确诊方法，其准确患病率尚不清楚。

肝淤血发生的多见于有右心功能不全的疾病，这类疾病包括二尖瓣狭窄、三尖瓣狭窄或关闭不全、心肌病、缩窄性心包炎、肺动脉高压、肺源性心脏病、甲亢性心肌病等。当右心功能不全导致中心静脉压力升高、肝静脉流出受阻和压力升高、肝小叶中央静脉及肝血窦扩张时，可形成肝淤血，并且血窦内皮细胞受损，造成氧气和营养物质扩散障碍；血流淤滞促进窦内微血栓形成，进而导致肝实质萎缩和肝星状细胞活化，最终形成肝纤维化或肝硬化。

（二）病理

充血性心功能不全对肝脏的影响主要源于 3 个致病因素：肝脏血流量减少、肝静脉压力升高及动脉血氧饱和度下降。淤血性肝病的病理病变主要位于肝小叶内，主要病理表现为肝小叶中央静脉及血窦扩张，窦周隙内可见从血窦溢出的红细胞。腺泡 3 带（中央静脉周围）可见肝细胞脂肪变性、坏死及肝板萎缩。在窦周隙及中央静脉周围可见胶原沉积，形成窦周纤维化及桥接纤维化。中央静脉与中央静脉之间形成的桥接纤维化，将汇管区包围在中央，形成"小叶反转"。在肝静脉流出受阻及继发性肝门静脉流入受阻的区域，肝细胞主要依靠肝动脉供血，可形成肝结节性再生性增生（hepatic nodular regeneration hyperplasia，HNRH）或肝脏局灶性结节增生（hepatic focal nodular hyperplasia，HFNH）。在肝脏的整体外观上，中央静脉周围的淤血及渗出的红细胞被周围正常或脂肪变性的肝细胞包绕，形成"槟榔肝"。

（三）临床表现

大多数的淤血性肝病患者早期无明显临床表现，偶有饱胀不适、恶心、轻度黄疸、腹水或因肝大导致的右上腹钝痛，查体可有颈静脉扩张、肝-颈静脉回流征、肝脏搏动、外周水肿和腹水，但肝掌、蜘蛛痣、脾大及门体静脉分流等相对少见。实验室检查天冬氨酸转氨酶（AST）2~3 倍升高，胆红素轻度升高（通常 <51.3μmol/L，且以非结合胆红素为主）。由于充血的肝窦压迫小胆管（毛细胆管），故碱性磷酸酶（ALP）和 γ-谷氨酰转移酶（GGT）常同时升高。肝脏合成功能在疾病早期基本正常，但营养不良、水肿及蛋白丢失性肠病可造成低白蛋白血症，从而进一步加重下肢水肿和腹水产生。

需要注意的是，右心功能不全或淤血性肝病本身可引起外周水肿和腹水等表现，而并不是因肝功能障碍或已发生肝硬化导致。二者间的鉴别要点如下：①血清-腹水白蛋白梯度（serum-ascites albumin gradient，SAAG）≥11g/L 且腹水总蛋白浓度 >25g/L 提示心源性腹水，而 SAAG≥11g/L 但腹水总蛋白浓度 <25g/L 则提示可能存在肝硬化。②B 型利钠肽（B-type natriuretic peptide，BNP）>364pg/ml 时，诊断心源性腹水的敏感性为 98%，特异性为 99%，诊断准确率约为 99%，阳性似然比为 168.1。相反，血清 BNP 临界值 ≤182pg/ml，可排除心源性腹水。氨基端脑钠肽前体（NT-proBNP）水平对诊断心源性腹水也有辅助价值，Sheer 等报道，血清和腹水 NT-proBNP 水平在诊断心源性腹水上有较高的敏感性和特异性。③淤血性肝病时，肝静脉压力梯度（hepatic venous pressure gradient，HVPG）通常在正常范围内，但当发生心源性肝硬化时，肝静脉楔压也升高，可导致HVPG＞6mmHg。

（四）肝脏血流动力学检查

HVPG 的测量是评估肝门静脉压的金标准，它广泛用于诊断慢性肝病、评估肝切除术后肝衰竭的风险、指导静脉曲张出血的一级和二级预防、评估新的治疗药物及提供预后信息。HVPG 是一种侵入性诊断检查技术，临床普遍应用受到了一些技术条件的限制。

HVPG 是表示肝静脉楔压（WHVP）和肝静脉自由压（FHVP）之间的差值。WHVP 通常是通过球囊充气阻塞右肝静脉时测量得到的，而 FHVP 是在不阻塞的情况下测量的。WHVP 反映了肝门静脉压力，FHVP 替代反映了下腔静脉压力。正常的 HVPG 值为 1～5mmHg，大于此范围表明门静脉高压。门静脉高压可分为两大类：轻度或亚临床（6～9mmHg）和临床显著的门静脉高压（≥10mmHg）。

在淤血性肝病患者中，HVPG 测量的诊断和预后价值尚未得到充分评估，在这种情况下，FHVP 和 WHPV 均升高，并且 HVPG 在正常范围内。一旦确定心源性肝硬化，HVPG 预计将增加至6mmHg 及以上。因此，HVPG 理论上可以提供淤血性肝病的相关信息。

（五）治疗

尚无针对淤血性肝病的特异性治疗。基础心脏病的管理是治疗的主要手段。一些专家推荐使用 N-乙酰半胱氨酸，避免过度血管充盈以尽量减少肝脏被动充血。多巴酚丁胺有正性肌力作用和血管舒张作用，建议在心脏指数低的患者中可使用多巴酚丁胺，但数据有限。

三、缺血性肝炎

（一）病因

缺血性肝炎（ischemic hepatitis，IH）又称低氧性肝病或休克肝，属于急性心源性肝损伤（acute cardiogenic liver injury，ACLI），是由于心输出量急速下降、肝脏血流灌注明显不足所导致的

急性肝损伤。临床上以血清转氨酶快速而短暂地显著升高为临床特点，偶可发生急性肝衰竭。ACLI 多见于急性心肌梗死、慢性心功能不全急性发作、急性肺栓塞、恶性心律失常及短暂的严重低血压等所导致的急性心力衰竭或心源性休克；其他病因还包括脓毒症、慢性呼吸衰竭、肝移植术后肝动脉血栓形成和原有的门静脉血栓形成等。研究发现，IH 在普通病房的发病率约为 0.2%，在 ICU 的发病率为 0.6%～25%，IH 的院内病死率为 25%～73%，因此早期诊断、及时治疗至关重要。

（二）发病机制及病理

拜纳姆（Bynum）等于 1979 年首次提出了缺血性肝炎（IH）的概念。缺血性肝炎的发病原因主要是心脏的低排血量或感染性休克。肝脏缺血、缺氧导致肝细胞损伤释放 DAMP，其与细胞表面，如 TLR-4 等受体结合，激活炎症小体，使细胞释放 IL-1β、IL-18 等炎症因子。当肝脏恢复血液供应时，则会发生缺血再灌注损伤而造成二次损伤。目前广泛认可的是 IH 的"二次打击"学说，具体机制是：第一次打击是由于血液的流动性差造成肝内血管压力升高，常见于右心衰竭，这种状态增加了肝脏发生低氧损伤的风险。第二次打击发生在急性心脏、循环系统或呼吸衰竭所引起的全身性低血压和肝脏缺血的病程中。在心力衰竭或其他心脏疾病的病程中，升高的中心静脉压将压力传递给肝静脉，导致肝静脉压升高，从而降低了肝门静脉与肝静脉之间的压力梯度。肝静脉压的升高最终会导致充血性肝病，从而出现肝小叶中央区中心静脉充血和肝细胞损伤的病理学表现，这一改变降低了机体对于急症病程中全身性低血压保护性缓冲反应的有效性。

缺血性肝炎的组织学特点是腺泡 3 带（中央静脉周围）的肝细胞凝固性坏死。少数病例可以肝腺泡 2 带坏死为主，可能与缺血再灌注损伤有关。肝血窦内皮细胞缺血受损，可致窦内出血。在最初 24 小时内，病变区域很少出现炎症，几天后可见中性粒细胞聚集。由于肝小叶的网状结构并未受损，在病因解除后肝细胞会再生，并常能恢复至正常小叶结构。若持续的严重肝脏缺血，会导致肝脏大块坏死或急性肝衰竭。大多数 ACLI 是在肝淤血的基础上，发生急性缺血及再灌注损伤即"二次打

击"的结果。中央静脉周围发生结构塌陷的程度依赖于缺血持续的时间，伴随着长时间严重的缺血，坏死可能延伸到中间区域的肝细胞。

（三）临床表现

各种原因的休克或血流动力学的不稳定均可导致肝脏缺血性损伤。除基础疾病表现外，在初期阶段，特别是 24h 以内，患者多无明显症状，之后可能出现乏力、虚弱等全身症状，少数患者可出现意识障碍、扑翼样震颤、少尿、黄疸及肝性脑病等急性肝衰竭的表现。需要注意的是，循环衰竭特别是合并休克、多器官功能衰竭和脓毒症等影响脑血流量时，也可引起意识改变，因此应与急性肝衰竭所致肝性脑病相鉴别。研究显示，在 51 例缺血性肝炎所致急性肝衰竭患者中，仅 39% 有 3～4 级肝性脑病。因此，IH 患者的精神状态改变更可能是伴发疾病［特别是休克、多器官衰竭和（或）败血症］所导致脑血流量的改变引起的。

（四）实验室检查特点

血清转氨酶水平急剧上升，峰值能够达到正常上限的 25～250 倍水平，通常在缺血 24～48h 出现，在给予基础疾病纠正治疗后，转氨酶水平会立即得到改善，通常会在 7～10d 恢复到正常水平。天冬氨酸转氨酶（AST）在肝小叶中央区的浓度较高，因此，IH 的 AST 水平比丙氨酸转氨酶（ALT）水平升高更加明显。转氨酶水平的升高对 IH 的诊断更具有特异性，当检测水平达到正常上限的 75 倍要高度怀疑 IH。由于 ALT 半衰期长于 AST［分别为（47±10）h 和（17±5）h］，随着肝损伤的恢复，ALT 水平逐渐超过 AST。

血清胆红素通常只表现轻度升高，总血清胆红素水平在 51.3～102.6μmol/L。如明显升高，应警惕急性肝衰竭的可能。

碱性磷酸酶往往表现为正常。凝血酶原时间通常会轻度升高。

（五）诊断与鉴别诊断

IH 的诊断要点为：①具有心源性休克或呼吸衰竭等基础原发病。②血清转氨酶快速、显著增高达正常值上限的 20 倍以上，并具有可逆性，于 7～10d 恢复至接近正常。③排除其他原因引起的肝细胞坏死，尤其是病毒性肝炎或药物性肝炎等。

由于 IH 患者病情较重，常不能耐受肝脏活组织学检查。因此，当上述 3 个标准同时满足时，可不需肝组织学检查明确诊断。

有学者提出：血清转氨酶水平达到正常值上限的 20～25 倍时即可诊断，不必行肝组织学检查，但如果转氨酶低于正常值上限，则必须经肝组织学检查确诊。

IH 具有转氨酶迅速增加后又迅速下降的特点，因此需要与急性病毒性肝炎、中毒性肝损伤、胆结石脱落导致的一过性急性胆道梗阻等具有类似转氨酶变化特点的疾病相鉴别。

（六）治疗

IH 的治疗主要是针对原发疾病的相关治疗，如积极纠正心衰及抗休克，维持适当的心输出量和平均动脉压，改善肝脏的微循环和缺血、缺氧状态，同时还要注意保护其他重要脏器在灌注不足中的损伤。常使用的药物包括利尿药、强心药及血管扩张药等。尚无绝对理想的治疗药物。

目前研究证实某些药物能够使特定的患者获益。如多巴胺被证实能够改善血压正常的心源性休克和肾损伤患者的存活率；多巴酚丁胺能够用来增加心脏指数低下患者的内脏血流量。但目前只是基于小规模的临床研究，尚未得到广泛共识。

他汀类药物可能通过改善肝内微循环和内皮功能、减轻血小板聚集、减轻血管及全身炎症反应、减轻肝脏缺血和再灌注损伤来抑制 IH 的发生。一项纳入 851 例 ICU 患者的临床研究表明，87 例在入院 48h 内出现了 IH，没有使用他汀类药物治疗的患者发生 IH 的概率为 11%，而入院前服用他汀类药物的患者发生 IH 的比例仅为 5%。但是，他汀类药物的总体生存率是否受益尚未得到证实。

（七）小结

IH 现已成为引起临床血清转氨酶显著增高的最为常见且致命的临床综合征，尤其是重症监护病房的患者。目前，IH 唯一得到公认的治疗原则是纠正潜在的血流动力学障碍，从而能够完全和快速地改善肝功能。IH 的预后不佳往往与伴发疾病相关，而其与急性肝衰竭的相关性仍存在争议，因此，需要进一步的临床研究来阐明其发病机制和临床转归。鉴于其高致死率，对于合并潜在诱发危险因素的危重患者应得到足够重视和高度警惕，一经确诊，尽早干预，以期改善不良预后。

（段钟平　马迎民）

参 考 文 献

Ford RM, Book W, Spivey JR, 2015. Liver disease related to the heart. Transpl Rev, 29: 33-37.

Hilscher M, Sanchez W, 2016. Congestive hepatopathy. Clin Liver Dis, 8: 68-71.

Hirao H, Nakamura K, Kupiec-Weglinski JW, 2022. Liver ischaemia-reperfusion injury: a new understanding of the role of innate immunity. Nat Rev. Gastro & Hepatol, 19: 239-256.

José IF, Ángela P, Antonio C, et al, 2020. Congestive Hepatopathy. Int J Mol Sci, 21: 9420-9442.

Machado IF, Palmeira CM, Rolo AP, 2023. Preservation of mitochondrial health in liver ischemia/reperfusion injury. Biomedicines, 11: 948-969.

Morio B, Panthu B, Bassot A, et al, 2021. Role of mitochondria in liver metabolic health and diseases. Cell Calcium, 94: 102336.

第四节　内分泌代谢疾病与肝损伤

内容提要

一、下丘脑和垂体功能障碍

二、甲状腺功能障碍

三、肾上腺疾病

四、生殖系统功能障碍

五、钙磷代谢紊乱

六、胰腺与肝损伤

内分泌系统是一个器官网络系统，包括下丘脑、垂体、甲状腺、肾上腺、胰腺和性腺（卵巢或睾丸）等固有内分泌腺，其主要功能是分泌激素，依赖于机体各系统间的相互配合和调控，使全身各器官系统的活动协调一致，共同担负起机体的代谢、生长、发育、生殖、衰老和病态等生命现象。经典的内分泌轴包括下丘脑-垂体-甲状腺/肾上腺/性腺/胰腺等靶腺体。

肝脏具有极大的生物化学多样性和复杂性，是激素作用和代谢的主要位点，肝脏在维持内分泌/代谢的内环境平衡方面起着关键作用。肝脏可以调控肽类、类固醇和甲状腺激素的代谢，也是血浆结合蛋白的合成部位，后者与类固醇和甲状腺激素结合进入血液循环。肝脏对维持葡萄糖动态平衡起着重要作用。禁食期间，肝脏通过贮存的肝糖原分解释放葡萄糖，同时合成新的葡萄糖。在非禁食状态下，胰岛素刺激葡萄糖的利用和贮存，抑制肝糖原分解产生葡萄糖。因此，肝脏亦被称为次级内分泌器官，调控各种激素介导的糖代谢、血压、生长和血流动力学稳态等生命活动。肝脏可以合成胰岛素样生长因子（IGF）和胰岛素样生长因子结合蛋白（IGFBP），血管紧张素原血清水平也由肝脏分泌调控。由于肝脏与内分泌代谢之间有着很多的生物学联系，因此，内分泌代谢疾病可以显著影响肝脏，反之亦然。

一、下丘脑和垂体功能障碍

（一）生长激素（growth hormone，GH）

1. 成人生长激素缺乏症（adult growth hormone deficiency） 是一种临床综合征，主要由垂体肿瘤或此类肿瘤的治疗（手术或放疗）引起。GH 在儿童期对线性生长至关重要，但在成人中，它能够促进脂肪分解，特别是内脏脂肪组织，促进蛋白质合成，并减少外周胰岛素敏感性和葡萄糖摄取。无论是何种病因所致，生长激素缺乏与多种代谢改变有关，包括内脏脂肪组织增加、血脂异常，以及低密度脂蛋白胆固醇（LDL-C）、甘油三酯（TG）升高及血压升高。GH 对胰岛素作用有拮抗作用，但 GH 缺乏会导致胰岛素抵抗和糖耐量受损，可能是由于脂肪分布的特定变化所致，如内脏脂肪组织增加和异位脂肪堆积，这些变化常导致未经治疗的 GH 缺乏症患者出现代谢综合征（MS）。MS 与非酒精性脂肪性肝病（NAFLD）之间存在着错综复杂的关联，因此，GH 在 NAFLD 发病机制中的作用已得到了长期关注。几项横断面研究报道，垂体功能减退患者的肝功能障碍和 NAFLD 的患病率增加，尤其是 GH 缺乏症患者。此外，GH 缺乏合并 NAFLD 患者的肝病进展加速。

动物和细胞培养研究进一步支持了 GH/胰岛素样生长因子-1（IGF-1）轴在 NAFLD 病理生理学及进展为非酒精性脂肪性肝炎（NASH）和肝纤维化中的作用。有 GH 受体或下游信号通路（JAK2/STAT5）肝脏特异性突变的动物模型，可发展为代谢综合征、肝脂肪变性、脂肪性肝炎和肝纤维化。成人 GH 缺乏症患者若 GH 水平恢复正常，则体内脂肪减少，血脂水平改善，总胆固醇和 LDL-C 降低，高密度脂蛋白胆固醇（HDL-C）增加。一些小型研究表明，GH 替代治疗可改善肝损伤，表现为肝脏转氨酶和 γ-谷氨酰转移酶（GGT）水平迅速下降，肝组织脂肪变性、肝小叶炎症、肝细胞气球样变性和纤维化均有减轻。此外，GH 缺乏症儿童患者补充 GH 也可改善 NAFLD，因为它可减少内脏脂肪堆积和脂质沉积，并增强线粒体功能。此外，GH 降低、IGF-1 降低还可能是导致肌肉质量变化的原因，肌少症也可见于 NAFLD 患者。

2. 肢端肥大症（acromegaly） 是指人体在骨骺闭合之后生长激素（GH）持续过度分泌引起的临床综合征，最常见于分泌生长激素的垂体腺瘤，常伴有 IGF-1 增高。GH 水平升高可使脂肪分解增加、内脏和皮下脂肪组织减少。然而，肢端肥大症常致代谢紊乱，促进胰岛素抵抗，导致高血糖、高胰岛素血症、高甘油三酯血症和显性糖尿病风险增加。一项横断面研究纳入了既往接受肢端肥大症治疗的患者，研究发现，与健康对照组相比，即使在成功治疗数年后，通过磁共振波谱法测量肝脂肪变性也会增加。

（二）高催乳素血症（hyperprolactinemia）

催乳素（prolactin）是由垂体前叶催乳素细胞产生的多肽激素，其主要功能是参与妊娠和哺乳的生理活动。此外，催乳素还参与调节免疫系统、食物摄入和骨骼的形成。实验动物研究发现，催乳素可刺激胰腺 β 细胞增殖和胰岛素基因转录，调节脂肪组织中脂质代谢，并诱导脂肪生成。尽管催乳素对代谢稳态有着有益的作用，但催乳素水平的病理性升高常与代谢紊乱有关，即体重增加、肥胖、高胰岛素血症和胰岛素敏感性降低，这些都被认为是 NAFLD 发病机制的重要因素。

肝细胞中存在功能性催乳素受体，但催乳素对肝功能和肝组织的影响知之甚少。在啮齿动物中，催乳素可参与肝脏胰岛素敏感性的调节。在糖尿病小鼠模型中，肝脏中的甘油三酯含量随着给予高剂量催乳素而增加。人体研究发现，肝脂肪变性严重的患者血浆催乳素水平降低，提示催乳素可能与该病的进展有关。

（三）血管升压素紊乱（vasopressin disturbance）

血管升压素（vasopressin，V）又称抗利尿激素（antidiuretic hormone，ADH），在调节水平衡、血管张力和内分泌应激反应方面起着至关重要的作用。ADH 在调节糖和脂代谢中的作用也被一些流行病学和实验研究证实。几项体外和体内研究表明，ADH 通过激活 V1a 受体来增强肝糖异生和糖原分解，加剧高血糖症。ADH 还可诱导血管收缩，导致肝脏微环境缺氧，进一步刺激糖原分解升高血糖。ADH 通过 V1b 受体刺激垂体促肾上腺皮质激素的释放，增加皮质醇的分泌，皮质醇分泌增加也是 ADH 诱导产生高血糖和胰岛素抵抗的重要机制。研究报道，与健康受试者相比，糖尿病患者的 ADH 水平显著升高。此外，ADH 通过 V1a 受体促进肝组织中的脂肪生成，并抑制脂肪细胞的分解。近期的研究表明，血管升压素前体高水平与 NAFLD 和 NASH 的患病率和疾病的严重程度存在很大的关联。

二、甲状腺功能障碍

（一）甲状腺功能减退症

甲状腺激素（thyroid hormone，TH）在调节控制体重、脂质和糖代谢、产热等过程中起着至关重要的作用。甲状腺激素对肝脏的影响形成了甲状腺-肝轴，甲状腺激素可以调控肝脏和脂肪组织中的脂质代谢，如胆固醇和脂质代谢、循环脂蛋白水平、体重和胰岛素抵抗等。甲状腺激素受体 α（THR-α）主要存在于心脏和棕色脂肪组织中，THR-β 存在于肝脏、大脑和肾脏中。2018 年一项大型荟萃分析共纳入了 15 项研究和 44 140 例个体，研究表明甲状腺功能减退症与 NAFLD 的发生和严重程度有显著相关性。研究发现，人类和动物中均有 NAFLD 的肝脏中 TH 水平降低，NAFLD 肝脏中的脂肪酸可能会损害 THR 活性。研究表明，甲状腺功能减退会降低肝脏脂肪酶活性，从而促进甘油三酯在肝脏蓄积导致 NAFLD，进一步产生肝胰岛素抵抗，还可使得胆固醇在肠道中的吸收增加，低密度脂蛋白胆固醇清除率降低，导致低密度脂蛋白胆固醇血浆水平升高。MS 和 NAFLD 动物模型研究显示，同时给予 TH 和 TH 激动药可改善肝脂肪变性。人类的研究数据也显示，低剂量 TH 治疗 NAFLD 患者可以产生安全、有效的结果，同时避免了甲状腺功能亢进的不良影响，如心律失常，以及骨和肌肉损失。一项使用选择性 THR-β 激动药的随机、双盲、安慰剂对照试验结果报告，

NASH 患者的肝脏脂肪含量显著降低。另一项荟萃分析提示，TSH 水平可能与 NAFLD 呈正相关，与 TH 水平无关，TSH 水平随 NAFLD 的进展而增加，相关结果仍需要进一步研究证实。甲状腺功能减退已被确定为 NAFLD 潜在的可改变的危险因素。

（二）甲状腺功能亢进症

甲状腺功能亢进症简称甲亢，是甲状腺毒症（thyrotoxicosis）的一种类型。甲亢是由于血液循环中甲状腺激素过多，引起以神经、循环、消化等系统兴奋性增高和代谢亢进为主要表现的一组临床综合征，包括甲亢和非甲亢两种类型。甲亢型是指甲状腺腺体本身产生甲状腺激素过多，包括弥漫性毒性甲状腺肿（Graves disease，GD）、结节性毒性甲状腺肿、甲状腺自主高功能腺瘤等。非甲亢型是由于甲状腺滤泡被炎症破坏，其内储存的甲状腺激素过量进入血液循环引起甲状腺毒症，包括亚急性甲状腺炎、桥本甲状腺炎等。甲亢患者常出现不同程度的肝功能异常，合并肝损伤的原因有甲亢中毒性肝损伤、抗甲亢药物导致的药物性肝损伤等。

据报道，初诊甲亢的患者中有 15%～76% 伴有肝损伤，年龄是其独立预测因素，与性别无关。甲亢肝损伤多见于甲亢病程长、年龄大而病情较重又长期未得到合理治疗的患者。发生甲亢肝损伤时，以碱性磷酸酶（ALP）升高最为常见，发生率为 64%，丙氨酸转氨酶（ALT）、天冬氨酸转氨酶（AST）升高发生率分别为 37%、27%，62% 的 γ-谷氨酰转移酶（GGT）升高，较少发生胆红素升高，个别病例发生肝衰竭。甲亢导致肝损伤的主要原因及机制包括：①甲状腺激素过量引起的肝脏毒性作用。②甲亢高代谢状态引起肝脏缺氧和营养不良，肝小静脉周围区域乏氧，导致肝细胞凋亡和氧化应激。③甲亢性心力衰竭可能加重肝淤血导致肝损伤，甚至肝衰竭。④自身免疫性甲状腺炎引起的甲亢，通常合并自身免疫性肝病，如原发性胆汁性胆管炎、自身免疫性肝炎等。与甲状腺功能减退症已有的大量证据相反，甲状腺功能亢进症对 NAFLD 的影响研究得相当少。

此外，抗甲亢治疗药物也可导致肝损伤。据报道，ATD 引起肝损伤的比例不高于 0.5%。目前，临床常用甲巯咪唑（methimazole，MMI）及丙基硫氧嘧啶（propylthiouracil，PTU），PTU 比 MMI 更容易导致肝损伤。PTU 于 20 世纪 40 年代开始应用，2010 年美国 FDA 对 PTU 发出重点警告。PTU 导致肝损伤，多发生在开始治疗的 3 个月内，且与剂量不相关。PTU 导致成人肝损伤的比例为 1/10 000，儿童为 1/20 000。PTU 引起相关的自身免疫性肝炎易导致肝衰竭。PTU 是导致肝衰竭致肝移植的第三位药物，其引起的肝损伤病死率约为 25%。欧洲指南建议 PTU 作为二线 ATD，仅在妊娠前 3 个月使用，等待放射治疗或手术治疗时的短期治疗，并尽量避免给儿童使用。MMI 引起的肝损伤通常较轻，目前尚未有 MMI 治疗甲亢引起肝损伤致死的病例报道，MMI 引起的肝损伤通常比 PTU 更早，平均为 17d，且多与剂量相关。

三、肾上腺疾病

（一）库欣综合征

糖皮质激素（glucocorticoid，GC）是肾上腺在垂体分泌 ACTH 的调节下释放产生的。计算机体层成像扫描中发现 20% 的库欣综合征患者有肝脂肪变性。一项纳入 50 例患者的小型研究报道，20% 的库欣综合征患者存在 NAFLD，与一项回顾性研究相似，NAFLD 的患病率为 26%～33%。GC 与肝脏脂肪蓄积之间的关联已在基础和临床研究中证实。GC 对脂质代谢、脂肪蓄积和 NAFLD 发展的影响很复杂，GC 可能通过其对脂肪组织的脂解作用，从而更容易获得用于肝脏摄取的游离脂肪酸，从而促进 NAFLD 的发展。此外，肝功能障碍亦可能损害 GC 代谢并改变肾上腺轴。

另据研究发现，在禁食期间，胰岛素水平降低，皮质醇则刺激脂肪分解，当胰岛素水平升高时，皮质醇又会刺激脂肪生成。皮质醇对脂肪组织的影响可能还取决于胰岛素水平状态。

（二）肾素-血管紧张素-醛固酮系统（renin-angiotensin-aldosterone system，RAAS）

研究者通过 10 年随访发现，醛固酮增多症会导致既往胰岛素代谢正常的患者出现胰岛素抵抗。研究发现，肾素-血管紧张素-醛固酮系统（RAAS）激活可导致肝脏等多个组织胰岛素/IGF-1 信号通路改变，形成胰岛素抵抗，最终发展为 NAFLD。越来越多的证据表明，与醛固酮密切相关的其他激素可能在 NAFLD 的发展中具有重要且可能独立的作用。RAAS 介导的活性氧（reactive oxygen species，ROS）形成不仅在胰岛素信号传导异常障碍中起至关重要的作用，还可引起血管内皮功能障碍，形成高血压、动脉粥样硬化、慢性肾脏病和心血管疾病等。将血管紧张素原的作用与血管紧张素 Ⅱ 和肾素的作用分离开来，它也有助于体重增加和肝脂肪变性。这些研究结果需要更大样本、不同种族的进一步探索。法洛（Fallo）等发现原发性醛固酮增多症和低钾血症患者发生代谢性疾病和肝病的风险更高，与血钾正常患者相比，低钾血症患者亚组 NAFLD 和胰岛素抵抗的患病率更高。

波利佐斯（Polyzos）等的初步研究报道，螺内酯可改善 NAFLD 患者的胰岛素抵抗，可能对肝脏有抗炎和抗纤维化作用。其他类似研究表明，在 NASH 小鼠模型中使用依普利酮能有效改善肝组织脂肪变性和肝纤维化。因此，螺内酯可能是 NAFLD 的廉价和有效的治疗靶点，但仍需要进一步大规模的人体试验结果证实。

血管紧张素 Ⅱ 受体阻滞药通常没有显著的代谢作用。然而实验和临床证据表明，替米沙坦除了阻断血管紧张素 Ⅱ -1 型受体外，还是一种选择性 PPARγ 调节剂。替米沙坦的选择性 PPARγ 调节作用可改善肝脏脂肪沉积，在脂质和糖代谢的治疗中获益，却没有常见的 PPARγ 激活剂不良反应，如水钠潴留、体重增加和水肿。常规治疗高血压剂量即可获得上述治疗效果。因此，替米沙坦可能成为 NAFLD 潜在的新的治疗药物。约科哈马（Yokohama）等研究发现，氯沙坦不仅可降低 NASH 患者的血清肝酶水平，同时还能改善肝脏炎症坏死和纤维化，其作用机制可能是降低了血浆转化生长因子 β_1（TGF-β_1）的水平。

（三）嗜铬细胞瘤（pheochromocytoma）

过量儿茶酚胺会引起持续性或阵发性高血压和多个器官的功能及代谢紊乱，然而人原代肝星状细胞的存活和纤维化作用依赖于儿茶酚胺。西加拉（Sigala）等研究了这些细胞，在已有肝硬化的 NAFLD 患者中纤维化 α/β-肾上腺素受体和神经肽 Y 受体可上调表达。据此推测嗜铬细胞瘤患者患 NAFLD 的风险可能更高。儿茶酚胺及其相关疾病在肝脏的作用尚需要更多的研究进一步阐明。

四、生殖系统功能障碍

（一）性腺功能减退症（hypogonadism）

性腺功能减退症的定义是性激素减少，其病理生理机制多样各不相同，但这些患者普遍合并 NAFLD。性腺功能减退症与 NAFLD 关联可能是双向的，很难确定因果关系。

研究表明，性激素降低的雄性大鼠血清和肝脏的甘油三酯、胆固醇和低密度脂蛋白水平较高，参与肝脂肪变性的酶水平升高，如甾醇调节组件结合转录因子 1（SREBP-1）和 2（SREBP-2）。雄激素受体敲除的雄性小鼠获得迟发性肥胖，NAFLD 发生和进展的风险增加。经肝活检确定 NASH 的男性患者脱氢表雄酮（DHEA）水平降低，且与肝纤维化的严重程度平行。临床研究表明，长期睾酮替代治疗可改善性腺功能减退男性患者的 MS 组分和肝酶水平。

对女性患者来讲，原发性性腺功能减退症最常见的病因是特纳综合征，该综合征的特征是卵巢功能早衰，导致雌激素缺乏，雌激素低水平在这些患者最常见的合并症中起着重要作用，如骨矿化障碍、肝功能障碍和肝酶升高等。人和动物研究都证明激素替代治疗（hormone replacement therapy，HRT）对改善肝功能和代谢功能组分有益。

（二）更年期对肝脏的影响

更年期是雌激素缺乏的一种生理状况，对女性健康有重要影响。一项流行病学研究证实，绝经后女性 NAFLD 的患病率约为 60%，而绝经前的患病率为 32%。NAFLD 患病风险增加主要也是由雌激素缺乏引起的，与卵巢切除术或卵巢早衰的女性相似。随着年龄的增长，女性 NAFLD 患者发生肝纤维化进展的风险更高。此外，绝经期相关的脂肪再分布会增加胰岛素抵抗、血脂异常、高血压和糖尿病的风险，并增加罹患 NAFLD 的风险。绝经后女性给予 HRT 似乎可以预防 NAFLD 的发展，但是否影响纤维化进展尚不清楚，需要进一步的研究来评估 HRT 对绝经后女性肝纤维化的潜在影响，包括给药剂量、给药途径、持续时间和开始治疗年龄等。

（三）多囊卵巢综合征（polycystic ovary syndrome，PCOS）

多囊卵巢综合征是遗传和环境因素共同导致

的常见生殖内分泌疾病之一，在育龄期女性中发病率高达 5%～10%。临床特征主要表现为月经紊乱、不孕症及多毛、痤疮等高雄激素体征表现，胰岛素抵抗（IR）和高雄激素血症（HA）是其核心病理生理表现。有证据表明，PCOS 患者常合并肥胖、血糖异常、脂质代谢紊乱和 MS 等。PCOS 患者合并 NAFLD 的患病率为 35%～70%，而经年龄和 BMI 匹配的对照组 NAFLD 的患病率则为 20%～30%。PCOS 增加 NAFLD 发生风险的病理生理机制是多因素的，包括遗传因素、获得性因素、腹型肥胖、胰岛素抵抗、慢性炎症和高雄激素血症等。一项荟萃分析显示，有的 POCS 患者没有雄激素过多，也没有增加 NAFLD 的患病率。女性睾酮水平升高可以增强肝细胞中的成脂基因表达和新生脂肪生成，因此，NAFLD 的肝损伤也可能由脂毒性引起，这种毒性常见于 POCS。

初步研究结果显示，利拉鲁肽和其他胰高血糖素样肽-1 受体激动药可降低 PCOS 肥胖患者的肝内脂肪含量和内脏脂肪。接受利拉鲁肽治疗的 PCOS 肥胖患者，NAFLD 的患病率减少了 2/3。经肝活检确定，NASH 患者在利拉鲁肽治疗期间，肝组织炎症减轻，NASH 患病率降低。然而，尚需要更多足够的证据支持使用这些药物的有力证据，也需要更多的研究来评估抗雄激素药物是否可降低 PCOS 罹患 NAFLD 的风险。

五、钙磷代谢紊乱

（一）维生素 D 缺乏（vitamin D deficiency）

维生素 D 是一种脂溶性维生素，它是一种由胆固醇合成的类固醇激素，其经典作用为维持血钙、磷代谢正常、保持骨骼健康和神经肌肉功能正常。肝脏是类固醇激素降解的主要场所，维生素 D 与维生素 D 结合蛋白（DBP）结合形成维生素 D-DBP 复合物，在肝脏形成 25-羟维生素 D_3，在肾脏进一步羟基化形成 1,25-二羟维生素 D_3，这是维生素 D 的生物活性形式。维生素 D 受体（VDR）分布在各个器官和组织系统中并与多种效应有关。

基础研究表明，维生素 D 和 VDR 参与了肝脏的抗增殖、抗炎和抗纤维化作用，因此维生素 D/VDR 轴可能成为多种肝病发展和严重程度的关键调节因子。这种保护作用可能部分是通过肝星状细胞介导抑制肝纤维化；通过维生素 D 配体激活巨噬细胞的维生素 D 受体，改善肝脏炎症和脂肪肝。此外，维生素 D 缺乏的肥胖动物可表现出更严重的 NAFLD 进展，补充维生素 D 改善了肝脏形态和功能。

体内和体外研究表明，维生素 D 缺乏与某些代谢紊乱有关，如肥胖、2 型糖尿病及 NAFLD 等。经肝活检确诊 NAFLD 的患者血浆维生素 D 水平低于对照组。来自国家健康和营养检查调查 Ⅲ（NHANES Ⅲ）的数据分析表明，维生素 D 水平与 NAFLD 的严重程度成反比，作用机制尚不清楚。提出的机制可能是：补充维生素 D 可导致脂肪细胞中葡萄糖转运蛋白 4（GLUT4）的转录调节和易位增加，从而增强葡萄糖的摄取和利用，改善胰岛素抵抗；维生素 D 与 VDR 结合可使 Toll 样受体-4（TLR-4）/核因子-κB（NF-κB）和促炎基因的表达抑制，从而减轻炎症反应。研究还发现，维生素 D 与 VDR 结合可减少肝星状细胞（HSC）的增殖，有助于缓解肝纤维化。VDR 和肝细胞核因子 4α（HNF4α）在细胞核中相互作用和共定位也可改善代谢异常。然而人体研究中也有相反的结果，在一项孟德尔随机化分析中，研究者在超过 9000 名受试者的中国人群中发现，维生素 D 与 NAFLD 之间没有因果关联。巴尔凯塔（Barchetta）等进行了一项随机、双盲、安慰剂对照试验（RCT），得出结论，为期 24 周口服高剂量维生素 D 补充剂并不能改善 2 型糖尿病合并 NAFLD 患者的肝脂肪变性。另一项针对 NAFLD 患者的 RCT 显示，将补充维生素 D、骨化三醇与安慰剂组进行比较，未发现对肝功能改善获益。因此，尚需要更多地研究评估补充维生素 D 在 NAFLD 中的潜在作用。

（二）维生素 D/VDR 与原发性胆汁性胆管炎（PBC）

遗传学研究表明，存在将维生素 D 与 PBC 病理学联系起来的潜在蛋白质，如主要组织兼容性复合物 Ⅱ 类（MHC Ⅱ）、VDR、TLR、载脂蛋白 E 和细胞毒性 T 细胞抗原-4。维生素 D 对 PBC 的影响可能是通过基质金属蛋白酶、前列腺素、活性氧（ROS）和 TGF-β 细胞信号传导通路等分子机制。维生素 D/VDR 抗炎的分子机制可能是通过影响 miRNA155-SOCS1（细胞因子信号传导抑制因

子 1）轴来减轻炎症。VDR/miRNA155 调节
SOCS1 在 PBC 患者中表达降低，可导致细胞因子
信号传导调节受损。欧洲肝脏病协会（EASL）指
南推荐 PBC 患者应补充钙和维生素 D。一项研究分
析了补充骨化三醇对 PBC 患者的影响，与未补充骨
化三醇的 PBC 患者相比，补充骨化三醇的 PBC 患
者 25-羟维生素 D_3 水平显著升高，预后更好。

（三）维生素 D/VDR 与自身免疫性肝炎（AIH）

研究证据表明，低水平维生素 D 与自身免疫
存在联系。在 AIH 中，缺乏 25-羟维生素 D_3（小
于 10ng/ml）与肝脏重度炎症活动或界面炎、进
行性肝纤维化和治疗失败有关。另一项研究报道，
VDR 信号传导使 ROS 迅速增加，可能会对自身免
疫性肝炎患者的肝脏产生不利影响。

AIH 患者一直提倡补充维生素 D，已经证明，
大多数 AIH 患者循环 25-羟维生素 D_3 水平较低，
与健康人相比，对类固醇的无应答率更高。维生素
D 作为抗氧化剂，补充维生素 D 可减轻 AIH 患者的
肝脏炎症，减轻肝损伤。维生素 D 在改善糖皮质激
素应答反应、减少诱导剂量上也有很大的潜力。

（四）骨代谢紊乱

骨稳态的恶化与肝脏病理生理学关联的机制
仍有待阐明。一项对中国人群的观察性研究显示，
肝脏脂肪含量与中老年男性的骨密度（BMD）呈
负相关，女性则不相关。另一项 40 岁或以上的中
国参与者队列研究显示，骨质疏松性骨折的患病率
在 NAFLD 患者中男性明显高于女性。此外，一项
基于韩国人群的研究表明，NAFLD 对男性 BMD
有不利影响，对绝经后女性则有积极影响，但其他
研究表明，其对男、女性（特别是绝经后女性）都
有类似的有害效应。巴特（Bhatt）等指出，甲状
旁腺激素（PTH）升高、25-羟维生素 D_3 低水平与
亚洲印度人的 NAFLD 独立相关。一项荟萃分析表
明，BMD 与 NAFLD 不存在相关性。

值得注意的是，上述研究都是在亚洲人群中
进行的，因此，钙-磷代谢轴对肝脏的影响可能存
在种族差异。尽管 BMD 与 NAFLD 仍是一个有争
议的话题，但在未来的前瞻性研究中，对 NAFLD
患者常规筛查 BMD 可能成为管理这些复杂患者的
重要补充。

六、胰腺与肝损伤

（一）糖原性肝病（glycogenic hepatopathy，GlyH）

糖原性肝病（GlyH）是糖尿病控制不佳的一
种罕见并发症，其特征是肝功能障碍伴一过性肝酶
升高和肝细胞中过量糖原可逆积累引起的相关肝
大，主要见于 1 型糖尿病（T1DM）患者，很少报
告与 2 型糖尿病（T2DM）相关。T1DM 是由于产
生胰岛素的胰腺 β 细胞的自身免疫性破坏，导致
慢性高血糖和终身外源性胰岛素依赖。GlyH 是一
种良性可逆性疾病，临床表现为肝大、血清转氨
酶（ALT 和 AST）轻度至中度升高，重度升高也
有报告，肝脏合成功能正常，HbA1c 常升高，反
映了血糖控制不佳。乳酸持续升高可见于糖尿病酮
症酸中毒（DKA）的 GlyH 患者。GlyH 的诊断需
排除其他病因的肝损伤，包括病毒性肝炎、自身免
疫性肝炎、代谢性肝病（血色病、肝豆状核变性和
α_1-抗胰蛋白酶缺乏症等）及药物性肝损伤。

肝糖原贮积症是一种遗传疾病，是由于调节
糖原代谢的酶缺乏，导致糖原在肝脏中过度累积
所致。GlyH 和肝糖原贮积症可能表现有相似之处，
但在治疗管理上却存在很大差异，需要通过基因检
测鉴别区分。

NAFLD 是另一种在影像学上表现与 GlyH 相
似的疾病，肝脏超声检查显示两者均有肝大，肝活
检是诊断 GlyH 及其与 NAFLD 鉴别的金标准。苏
木精和伊红染色显示 GlyH 肝小叶结构正常，肝细
胞苍白、肿胀、充满糖原，过碘酸希夫染色可见糖
原染色阳性，而没有或仅有轻微的肝脂肪变性、肝
门静脉炎症或纤维化，也有报告程度不同的肝纤维
化，但是否发展为肝硬化尚未得到研究证实。

（二）代谢性脂肪性肝病（metabolic associated fatty Liver disease，MAFLD）

2020 年，世界专家小组将非酒精性脂肪性肝
病（nonalcoholic fatty liver disease，NAFLD）更名
为 MAFLD。MAFLD 是由多种复杂病因促成的一
组综合征，其主要病理特征为弥漫性肝细胞大泡
性脂肪变性、炎症坏死及纤维化等。MAFLD 的病
程包括单纯性脂肪肝（simple fatty liver）、代谢相
关脂肪性肝炎（metabolic associated steatohepatitis，

MASH）及肝硬化等阶段。单纯性脂肪肝是一种良性、非进展性的临床过程；MASH 伴有炎症阶段，可进展为纤维化、肝硬化、肝细胞癌及终末期肝病。MAFLD 可以与病毒性肝炎、酒精性肝病等其他肝病合并存在。当成年人存在肝活检、影像学或血清标志物检测提示肝脂肪变性时，如有下列情况可诊断为 MAFLD：①存在超重或肥胖；②或存在 T2DM；③或存在至少两个风险因素，包括代谢综合征、根据稳态模型（HOMA-IR）胰岛素抵抗或 C 反应蛋白＞2mg/L。不同于 NAFLD 的诊断为排除性诊断，MAFLD 的诊断是肯定性诊断。

2 型糖尿病与 MAFLD 紧密伴随，一项纳入 65 岁以下 2 型糖尿病患者的横断面研究发现，超声提示脂肪肝的患病率为 69%，其他研究的患病率为 30%～70%。队列研究报道，204 例 2 型糖尿病患者经多普勒超声检查显示，127 人有脂肪肝并经肝活检确定合并 NAFLD 达 87%。2 型糖尿病患者合并 NAFLD 发生糖脂代谢紊乱、糖尿病并发症以及肝纤维化进展均较单纯 2 型糖尿病或单纯 MAFLD 风险更高，病情更严重。

近年来，MAFLD 的发病率不断攀升且有低龄化趋势，已成为世界范围内最常见的慢性肝病之一。MAFLD 的不同致病因素导致脂肪肝的异质性，需要肝病科、消化科及内分泌科医师紧密协作，从多病因、多角度干预疾病，实现 MAFLD 治疗的个体化和疗效最大化。

（段钟平　马迎民）

参 考 文 献

Armstrong MJ, Gaunt P, Aithal GP, et al, 2016. Liraglutide safety and efficacy in patients with non-alcoholic steatohepatitis(LEAN): a multicentre, double-blind, randomised, placebo-controlled phase 2 study. Lancet, 387: 679-690.

Barchetta I, Enhorning S, Cimini FA, et al, 2019. Elevated plasma copeptin levels identify the presence and severity of non-alcoholic fatty liver disease in obesity. BMC Med, 17: 85.

Bernard V, Young J, Binart N, 2019. Prolactin—a pleiotropic factor in health and disease. Nat Rev Endocrinol, 15: 356-365.

Bruinstroop E, Dalan R, Cao Y, et al, 2018. Low-dose levothyroxine reduces intrahepatic lipid content in patients with type 2 diabetes mellitus and NAFLD. J Clin Endocrinol Metab, 103: 2698-2706.

Chambliss KL, Barrera J, Umetani M, et al, 2016. Nonnuclear estrogen receptor activation improves hepatic steatosis in female mice. Endocrinology, 157: 3731-3741.

Christ-Crain M, 2019. Vasopressin and copeptin in health and disease. Rev Endocr Metab Disord, 20: 283-294.

Czaja AJ, Montano-Loza AJ, 2019. Evolving role of vitamin D in immune-mediated disease and its implications in autoimmune hepatitis. Dig Dis Sci, 64: 324-344.

Dabbaghmanesh MH, Danafar F, Eshraghian A, et al, 2018. Vitamin D supplementation for the treatment of non-alcoholic fatty liver disease: A randomized double blind placebo controlled trial. Diabetes Metab Syndr, 12: 513-517.

Eslam M, Newsome PN, Sarin SK, et al, 2020. A new definition for metabolic dysfunctionassociated fatty liver disease: an international expert consensus statement. J Hepatol, 73(1): 202-209.

Fallo F, Dalla Pozza A, Tecchio M, et al, 2010. Nonalcoholic fatty liver disease in primary aldosteronism: a pilot study. Am J Hypertens, 23: 2-5.

Frossing S, Nylander M, Chabanova E, et al, 2018. Effect of liraglutide on ectopic fat in polycystic ovary syndrome: a randomized clinical trial. Diabetes Obes Metab, 20: 215-218.

Geisler CE, Renquist BJ, 2017. Hepatic lipid accumulation: cause and consequence of dysregulated glucoregulatory hormones. J Endocrinol, 234: R1-R21.

Guichelaar MM, Charlton MR, 2014. Decreased muscle mass in nonalcoholic fatty liver disease: new evidence of a link between growth hormone and fatty liver disease? Hepatology, 59: 1668-1670.

Guo Z, Li M, Han B, et al, 2018. Association of non-alcoholic fatty liver disease with thyroid function: a systematic review and meta-analysis. Dig Liver Dis, 50: 1153-1162.

Gutierrez-Grobe Y, Ponciano-Rodriguez G, Ramos MH, et al, 2010. Prevalence of non alcoholic fatty liver disease in premenopausal, posmenopausal and polycystic ovary syndrome women. the role of estrogens. Ann Hepatol, 9: 402-409.

Harrison SA, Bashir MR, Guy CD, et al, 2019. Resmetirom(MGL-3196) for the treatment of non-alcoholic steatohepatitis: A multicentre, randomised, double-blind, placebo-controlled, phase 2 trial. Lancet, 394: 2012-2024.

Hirata T, Tomita K, Kawai T, et al, 2013. Effect of telmisartan or losartan for treatment of nonalcoholic fatty liver disease: fatty liver protection trial by telmisartan or losartan study(FANTASY). Int J Endocrinol, 2013: 587140.

Ji H, Yue F, Song J, et al, 2017. A rare case of methimazole-induced cholestatic jaundice in an elderly man of Asian ethnicity with hyperthyroidism: a case report. Medicine(Baltimore), 96(49): e9093.

Kargi AY, Merriam GR, 2013. Diagnosis and treatment of growth hormone deficiency in adults. Nat Rev Endocrinol, 9: 335-345.

Kim JJ, Kim D, Yim JY, et al, 2017. Polycystic ovary syndrome with hyperandrogenism as a risk factor for non-obese non-alcoholic fatty liver disease. Aliment. Pharmacol Ther, 45: 1403-1412.

Klair JS, Yang JD, Abdelmalek MF, et al, 2016. A longer duration of estrogen deficiency increases fibrosis risk among postmenopausal women with nonalcoholic fatty liver disease. Hepatology, 64: 85-91.

Kumagai E, Adachi H, Jacobs DR, et al, 2011. Plasma aldosterone levels and development of insulin resistance: Prospective study in a general population. Hypertension, 58: 1043-1048.

Liu S, Liu Y, Wan B, et al, 2019. Association between vitamin D status and non-alcoholic fatty liver disease: a population-based study. J Nutr Sci Vitaminol(Tokyo), 65: 303-308.

Lu H, Wu C, Howatt DA, et al, 2016. Angiotensinogen exerts effects independent of angiotensin II Arter. Thromb Vasc Biol, 36: 256-265.

Macotela Y, Triebel J, Clapp C, 2020. Time for a new perspective on prolactin in metabolism. Trends Endocrinol Metab, 31: 276-286.

Mantovani A, Nascimbeni F, Lonardo A, et al, 2018. Association between primary hypothyroidism and nonalcoholic fatty liver disease: a systematic review and meta-analysis. Thyroid, 28: 1270-1284.

Mertens J, De Block C, Spinhoven M, et al, 2021. Hepatopathy associated with type 1 diabetes: distinguishing non-alcoholic fatty liver disease from glycogenic hepatopathy. Front Pharmacol, 10(12): 768576.

Mintziori G, Poulakos P, Tsametis C, et al, 2017. Hypogonadism and non-alcoholic fatty liver disease. Minerva Endocrinol, 42: 145-150.

Miranda-Lora AL, Zamora-Nava LE, Marin-Rosas DL, et al, 2019. Resolution of fatty liver disease after growth hormone replacement in a pediatric survivor of thyroid cancer. Bol Med Hosp Infant Mex, 76: 138-145.

Moller N, Jorgensen JO, 2009. Effects of growth hormone on glucose, lipid, and protein metabolism in human subjects. Endocr Rev, 30: 152-177.

Nakamura K, Velho G, Bouby N, 2017. Vasopressin and metabolic disorders: translation from experimental models to clinical use. J Intern Med, 282: 298-309.

Newman CB, Carmichael JD, Kleinberg DL, 2015. Effects of low dose versus high dose human growth hormone on body composition and lipids in adults with GH deficiency: a meta-analysis of placebo-controlled randomized trials. Pituitary, 18: 297-305.

Nguyen A, Ricolfi F, Lemogne B, et al, 2018. Liver fat content in people with pituitary diseases: influence of serum IGF1 levels. Horm Metab Res, 50: 303-307.

Nishizawa H, Iguchi G, Murawaki A, et al, 2012. Nonalcoholic fatty liver disease in adult hypopituitary patients with GH deficiency and the impact of GH replacement therapy. Eur J Endocrinol, 167: 67-74.

Polyzos SA, Kountouras J, Zafeiriadou E, et al, 2011. Effect of spironolactone and vitamin E on serum metabolic parameters and insulin resistance in patients with nonalcoholic fatty liver disease. J Renin-Angiotensin-Aldosterone Syst, 12: 498-503.

Sakr HF, Hussein AM, Eid EA, et al, 2018. Possible mechanisms underlying fatty liver in a rat model of male hypogonadism: a protective role for testosterone. Steroids, 135: 21-30.

Seo NK, Koo HS, Haam JH, et al, 2015. Prediction of prevalent but not incident non-alcoholic fatty liver disease by levels of serum testosterone. J Gastroenterol Hepatol, 30: 1211-1216.

Sergi CM, 2022. Vitamin D supplementation for autoimmune hepatitis: a need for further investigation. World J Hepatol, 14: 295-299.

Shao S, Yao Z, Lu J, et al, 2018. Ablation of prolactin receptor increases hepatic triglyceride accumulation. Biochem Biophys Res Commun, 498: 693-699.

Sigala B, McKee C, Soeda J, et al, 2013. Sympathetic nervous system catecholamines and neuropeptide Y neurotransmitters are upregulated in human NAFLD and modulate the fibrogenic function of hepatic stellate cells. PLoS ONE, 8: e72928.

Singeap AM, Stanciu C, Huiban L, et al, 2021. Association between non-alcoholic fatty liver disease and endocrinopathies: clinical implications. Can J Gastroenterol Hepatol, 2021: 6678142.

Sos BC, Harris C, Nordstrom SM, et al, 2011. Abrogation of growth hormone secretion rescues fatty liver in mice with hepatocyte-specific deletion of JAK2. J Clin Investig, 121: 1412-1423.

Szendroedi J, Zwettler E, Schmid AI, et al, 2008. Reduced basal ATP synthetic flux of skeletal muscle in patients with previous acromegaly. PLoS ONE, 3: e3958.

Takahashi Y, 2017. The role of growth hormone and insulin-like growth factor-I in the liver. Int J Mol Sci, 18: 1447.

Targher G, Rossini M, Lonardo A, 2016. Evidence that non-alcoholic fatty liver disease and polycystic ovary syndrome are associated by necessity rather than chance: a novel hepato-ovarian axis? Endocrine, 51: 211-221.

Traish AM, Haider A, Doros G, et al, 2014. Long-term testosterone therapy in hypogonadal men ameliorates elements of the metabolic syndrome: an observational, long-term registry study. Int J Clin Pract, 68: 314-329.

Upala S, Jaruvongvanich V, Wijarnpreecha K, et al, 2017. Nonalcoholic fatty liver disease and osteoporosis: a systematic review and meta-analysis. J Bone Miner Metab, 35: 685-693.

Wang N, Chen C, Zhao L, et al, 2018. Vitamin D and nonalcoholic fatty liver disease: bi-directional mendelian randomization analysis. EBioMedicine, 28: 187-193.

Wang Z, Peng C, Wang P, et al, 2020. Serum vitamin D level is related to disease progression in primary biliary cholangitis. Scand J Gastroenterol, 55: 1333-1340.

Wimalawansa SJ, 2018. Associations of vitamin D with insulin resistance, obesity, type 2 diabetes, and metabolic syndrome. J. Steroid Biochem Mol Biol, 175: 177-189.

Xia MF, Lin HD, Yan HM, et al, 2016. The association of liver fat content and serum alanine aminotransferase with bone mineral density in middle-aged and elderly Chinese men and postmenopausal women. J Transl Med, 14: 11.

Yokohama S, Yoneda M, Haneda M, et al, 2004. Therapeutic efficacy of an angiotensin II receptor antagonist in patients with nonalcoholic steatohepatitis. Hepatology, 40: 1222-1225.

Zhou J, Zhang M, Bai X, et al, 2019. Demographic characteristics, etiology, and comorbidities of patients with cushing's syndrome: a 10-year retrospective study at a large general hospital in china. Int J Endocrinol, 2019: 7159696.

第五节 结缔组织病与肝损伤

内容提要

一、肝脏免疫功能的特性

二、系统性红斑狼疮

三、原发性干燥综合征

四、抗磷脂综合征

五、类风湿关节炎

六、系统性硬化病

七、成人斯蒂尔病

八、小结

一、肝脏免疫功能的特性

肝脏作为免疫器官在先天性和获得性免疫应答中起着重要作用,既参与先天性免疫应答,又参与获得性免疫应答,同时也是免疫损伤的靶器官。

支持肝脏作为免疫器官的功能包括：①高血流灌注（＞1500ml/min）和体循环、门静脉循环双重供血，使其最大限度地暴露于病原体和外来抗原。②具有多孔内皮，促进了抗原加工和细胞间相互作用。③存在大量的巨噬细胞（库普弗细胞）。④含特殊的淋巴细胞群，如NK细胞、NKT细胞及T淋巴细胞。大量研究表明，肝窦内皮细胞、库普弗细胞、树突状细胞和NK细胞参与免疫耐受的形成，肝脏在形成免疫耐受中起作用，这种针对外来抗原产生的免疫耐受也是肝脏免受潜在免疫损伤的一种保护性机制。当肝脏微环境的免疫稳定和对抗原的免疫耐受被打破，会促使免疫介导性肝病的发生，肝脏也成为免疫介导打击的靶器官。

肝脏免疫介导性疾病一方面是自身免疫性肝病（autoimmune liver disease，AILD），常见的自身免疫性肝病主要有自身免疫性肝炎（autoimmune hepatitis，AIH）、原发性胆汁性胆管炎（primary biliary cholangitis，PBC）、原发性硬化性胆管炎（primary sclerosing cholangitis，PSC）、IgG4相关性胆管炎（IgG4-related cholangitis，IRC）和重叠综合征（overlap syndrome）等。另一方面是肝脏经常参与结缔组织病（connective tissue disease，CTD），最常见的形式是肝功能检查异常，主要为胆汁淤积或肝细胞模式。通常累及肝脏的CTD包括系统性红斑狼疮（systemic lupus erythematosus，SLE）、原发性干燥综合征（primary Sjögren's syndrome，pSS）、抗磷脂综合征（antiphospholipid syndrome，APS）、类风湿关节炎（rheumatoid arthritis，RA）、系统性硬化病（systemic sclerosis，SS）及成人斯蒂尔病（adult onset Still disease，AOSD）等，也可有ALD和CTD之间的重叠综合征。虽然肝硬化和肝衰竭在CTD患者中极为罕见，但据报道，CTD患者中不寻常的肝病（如结节性再生增生或布-加综合征）的发生率越来越高。

二、系统性红斑狼疮

系统性红斑狼疮（SLE）是我国最常见的自身免疫病之一，是一种原因未明的累及全身多个器官系统的自身免疫病，临床表现多样化，从皮疹、关节痛到浆膜腔积液及肾脏、血液系统受累，以及中枢神经系统病变等。SLE的病因复杂，与遗传、性激素、环境（如病毒与细菌感染）等因素有关。

SLE好发于育龄期女性，85%的患者年龄≤55岁，其主要的临床特点为全身多系统多脏器受累、反复复发与缓解、体内存在大量的自身抗体，如不及时治疗，会造成受累脏器的不可逆损害，最终导致患者死亡。

SLE累及肝脏与肾脏、血液系统、中枢神经系统等相比并不少见，25%～65%的SLE患者会出现肝功能障碍。SLE患者肝脏受累情况表现可从肝功能异常到暴发性肝衰竭，晚期肝病伴肝硬化则极为罕见。鲁尼恩（Runyon）等在1980年首先报道了SLE患者因肝脏严重受累的肝脏病变死亡。然而，肝脏不是SLE的靶器官，肝脏受累并不包括在美国风湿病学会SLE分类或诊断标准中。

狼疮肝炎（lupus hepatitis，LH）是由免疫复合物沉积引起的反应性肝损伤，与狼疮样肝炎不同，狼疮样肝炎是在20世纪50年代首次提出，用来定义后来被称为自身免疫性肝炎（AIH）的术语。狼疮肝炎与AIH是两种不同的免疫性肝病，具有相似的临床、实验室和全身表现，给诊断带来了难度，但肝组织病理特点有助于鉴别这两种不同的免疫性肝病。AIH肝组织病理特点包括肝小叶界面炎、小叶内玫瑰花环样小体、汇管区及周围淋巴细胞-浆细胞浸润、桥接纤维化等。文献研究报道，SLE患者中LH的发生率为5.8%～9.3%，AIH的发生率仅为2.3%。LH主要发生在SLE活动期，肝损伤的轻重程度与SLE病情活动程度无明显相关。LH发病机制尚不明确，研究发现70%狼疮肝炎患者的肝组织中有补体（C1q）沉积，可能由血管炎、局部免疫复合物及补体沉积引起。约30.7%的患者以LH作为SLE的首发临床症状。通常表现为无症状的肝大和（或）肝功能异常，乏力、食欲减退、尿黄等症状较少出现，易被临床忽视。LH的实验室相关自身抗体除ANA外，其他检出阳性率高的抗体包括抗-dsDNA（70%）、抗-SSA（59.7%）、抗-核糖体P蛋白（51.4%）及抗-RNP（48.1%）。肝穿刺活检组织病理显示肝细胞肿胀、脂肪变性，未见肝细胞坏死及炎症细胞浸润。病理改变与大多数患者肝功能轻度损害一致。LH对皮质类固醇治疗应答反应好。早期诊断和适当治疗可以防止病情进展为晚期肝病。LH的死亡率为1.75%。

值得注意的是，SLE相关肝损伤除LH外，文献报道还包括 SLE 治疗药物导致的药物性肝损伤，以及并发的自身免疫性肝炎、原发性胆汁性胆管炎、原发性硬化性胆管炎及脂肪肝等。SLE 中抗磷脂抗体（APL）的存在导致易栓症的可能性增加，导致伴有血管血栓形成的抗磷脂综合征（APS）。由肝静脉流出阻塞引起的布-加综合征（BCS）可能是 SLE 相关 APS 患者的初始表现。此外还有文献报道 SLE 患者合并 HBV 感染，使病情更复杂，可因肝脏病情严重而影响预后。

三、原发性干燥综合征

原发性干燥综合征（pSS）是一种常见的全身性自身免疫病，其特征是外分泌腺，尤其是唾液腺和泪腺的慢性淋巴细胞浸润，几乎影响了任何内脏器官。典型症状为眼、口干涩，pSS 的干眼症和口干症治疗是使用人工泪液和唾液制剂的适应证。

高达 50% 的 pSS 患者发现肝功能异常，通常呈轻度胆汁淤积或肝细胞模式。肝脏受累是 pSS 最常见的腺外特征，与涉及其他器官 pSS 的疾病活动相关。一项纳入 475 例肝病患者的大样本调查显示，在排除药物性肝损伤（DILI）、病毒性肝炎（VH）和其他肝脏合并症后，肝功能障碍的主要原因是约 20% 的患者出现 ALD。一些研究证实，pSS 中 ALD 的患病率更高，主要是 PBC（3.4%～8.9%），其次是 AIH（0.4%～4.4%）。pSS 和 PBC 具有相似的致病机制和遗传易感性背景。丙酮酸脱氢酶复合物 E2 亚基是一种 PBC 自身抗原，也存在于 pSS 患者的唾液上皮细胞表面，而 HLA-DR2 和 HLA-DR3 已被报道为两种疾病的常见易感基因。值得注意的是，几乎所有报道 pSS 和 PSC 重叠患者都患有慢性胰腺炎，表现出查科三联征。对有 pSS-PSC 重叠疾病伴自身免疫性胰腺炎（AIP）表现的患者，应考虑合并 IgG4 相关疾病的可能。

四、抗磷脂综合征

抗磷脂综合征（APS）是一种全身性自身免疫病，其特征是反复血栓形成和（或）病理妊娠，以及持续性抗磷脂抗体（APLA），包括狼疮抗凝物（LA）、抗 β2-糖蛋白 1（抗 β2GP1）和（或）抗心磷脂（aCL）抗体。APS 是最常见的获得性易栓症之一。下肢深静脉和脑动脉循环分别是最常见的

受累静脉和动脉部位。APS 影响肝循环，可引起肝动脉血栓形成、门静脉血栓形成和布-加综合征（BCS），以及罕见的肝梗死和肝静脉闭塞性疾病。特别是，据报道 aPL 可参与肝结节性再生性增生（NRH）的发病机制。虽然在 ALD 中可检测到更高浓度的 aPL，但与 ALD 在此类患者中的存在没有明确的临床或组织学相关性。

五、类风湿关节炎

类风湿关节炎（RA）是一种常见的自身免疫病，主要累及关节并引起软骨和骨损伤，伴有关节外表现，存在类风湿因子（RF）和抗环瓜氨酸肽（CCP）自身抗体。在慢性炎症性关节疾病患者中，尽管没有明显的关节外表现，但 RA 患者已发现肝脏受累。在甲氨蝶呤广泛用于 RA 前，尸检肝组织病理学最常见的是轻度门静脉炎，很少晚期弥漫性纤维化。50% 的 RA 患者中有肝酶升高。据报道，类风湿性血管炎和费尔蒂综合征（Felty 综合征）这两种罕见的关节外表现分别可引起坏死性肝动脉炎伴肝破裂和 NRH 伴门静脉高压。

RA 中最常见共存的 ALD 是 PBC，患病率为 3.8%～6.3%。据报道 PBC 中 RA 的发生率为 1.8%～13%。约 50% 的 PBC 患者 RF 阳性。重叠疾病患者通常在 PBC 之前诊断为 RA，因此在有胆汁淤积和肝酶升高的 RA 中，应筛查 AMA。遗传研究表明，RA 具有与 PBC 共有的 HLA-DQB1、STAT4、IRF5、MMEL1 和 CTLA4 基因。需要注意的是，RA-PBC 重叠疾病患者应避免使用用于 RA 的潜在肝毒性药物。DILI 在 RA 中并不少见，特别是非甾体抗炎药和 SDMARD（包括来氟米特、甲氨蝶呤、青霉胺和柳氮磺吡啶）均有肝毒性。有慢性炎症和使用皮质类固醇（CS）的 RA 患者还有发生 NAFLD 的可能。与一般人群相比，RA 中 HBV 和 HCV 感染的患病率没有差异。然而，RA 免疫抑制治疗可能会显著激活 HBV，影响临床病程和疾病预后，应在开始治疗前进行病毒标志物检测。

六、系统性硬化病

系统性硬化病（SS）是一种自身免疫性结缔组织病（CTD），其特征是皮肤和内脏器官纤维化。SS 的病理生理学很复杂，活化的白细胞和巨噬细胞产生并释放促纤维化细胞因子，刺激成纤维细

胞，最终导致纤维化。临床特征是内脏器官（如肺、心脏、肾脏和胃肠道）的局限性纤维化改变（lcSS）和弥漫性皮肤 SS（dcSS），导致器官功能障碍。在 SS 中很少观察到肝脏受累，SS 肝脏受累程度尚不明确。高达 90% 的 SS 患者胃肠道受到影响，尸检时发现肝纤维化。有多种 ALD 在 SS 患者及其家庭成员中可同时发生，文献报道在 SS 中观察到 PBC 的患病率增加，为 0.8%～3.3%。还有 SS-AIH、SS-PSC 重叠综合征的报道，表明 SS 中结缔组织的广泛干扰可导致 PSC 胆管上皮中的异常胶原沉积。偶有与 SS 相关的肝结节性再生性增生的报道。

七、成人斯蒂尔病

成人斯蒂尔病（AOSD）是一种病因不明的多基因多因素自身免疫性炎症性疾病。AOSD 在 20 世纪 70 年代由埃里克·拜沃特斯（Eric Bywaters）首次描述为一种独特的临床疾病，它的典型特征是高热、关节炎或关节痛、皮疹三联征，与儿童期发病的斯蒂尔病非常相似，又称全身性幼年型特发性关节炎（SJIA）。乔治·斯蒂尔于 1897 年首次描述了斯蒂尔病。研究证据表明，AOSD 和 SJIA 是同一疾病连续体的一部分，发病年龄不同。该病确切的发病机制尚不清楚，发病率为 0.16/10 万～0.62/10 万，年轻女性多见。AOSD 有两个发病高峰年龄，第一个是 16～25 岁年龄组，第二个 36～46 岁年龄组，45%～80% 的 AOSD 患者发病年龄在 16～35 岁，60 岁以上的 AOSD 患者占 7%～10%。

根据临床表现，AOSD 可分为两个亚型：一种是以全身临床特征为主，如发热、皮疹、淋巴结肿大、肝脾大、白细胞升高和肝功能受损等；另一种是以关节受累为主，类似于 RA 典型特征。肝脏肿大见于 6.6%～71% 的 AOSD 患者，通常观察到肝酶水平轻度、短暂升高。AOSD 患者肝功能受损比例可达 60% 以上，ALT、AST、GGT 均可升高，多为轻度异常，胆红素升高者高达 80%，胆汁淤积者可占 40%。疾病一旦消退，肝功能异常通常是可逆的。

AOSD 危及生命的严重并发症包括心脏压塞、弥散性血管内凝血、成人呼吸窘迫综合征、暴发性肝衰竭及巨噬细胞活化综合征等。巨噬细胞活化综合征（MAS）又称噬血细胞综合征，表现为持续高热、淋巴结肿大、肝脾大、肝功能不全、血清铁蛋白显著升高、甘油三酯升高、血小板或中性粒细胞数量减少等，据报道死亡率为 20%～42%。因此，临床医师对 AOSD 的严重并发症早期识别、早期发现和正确管理至关重要。

八、小　　结

结缔组织病是一组系统性、慢性炎症性免疫病，存在可能影响任何器官或系统的自身抗体。CTD 可累及肝脏，但大多数患者仅肝酶异常，组织病理学无显著改变。在考虑肝脏受累之前需要排除其他合并疾病。CTD 患者的肝功能障碍可能与共存的 ALD、药物、HBV 感染和其他肝脏合并症有关。重叠疾病的模式主要取决于遗传决定因素，这两种疾病中广泛分布共同的易感位点。由于疾病并发症和治疗方法不同，必须区分 SLE 肝脏受累和 SLE-AIH 重叠疾病。在 CTD-ALD 重叠疾病中有肝脏自身免疫和风湿表现的共存状况，需要肝病学家和风湿病学家在临床实践中合作管理这种复杂情况，以提供理想的个性化治疗方案。

（段钟平　马迎民）

参考文献

Asherson RA, Cervera R, de Groot PG, et al, 2003. Catastrophic antiphospholipid syndrome: international consensus statement on classification criteria and treatment guidelines. Lupus, 12: 530-534.

Calich AL, Viana VST, Cancado E, et al, 2013. Anti-ribosomal P protein: a novel antibody in autoimmune hepatitis. Liver Int, 33: 909-913.

Chrong-Reen Wang, Hung-Wen Tsai, 2022. Autoimmune liver diseases in systemic rheumatic diseases. World J Gastroenterol, 28(23): 2527-2545.

Denton CP, Khanna D, 2007. Systemic sclerosis. Lancet, 390: 1685-1699.

González-Regueiro JA, Cruz-Contreras M, Merayo-Chalico J, et al, 2020. Hepatic manifestations in systemic lupus erythematosus. Lupus, 29. 813-824.

Graf L, Dobrota R, Jordan S, et al, 2018. Nodular regenerative hyperplasia of the liver: a rare vascular complication in systemic sclerosis. J. Rheumatol, 45: 103-106.

Li Z, Xu D, Wang Z, et al, 2017. Gastrointestinal system involvement in systemic lupus ery-thematosus. Lupus, 26: 1127-1138.

Maria Lorena, Mattia Bellan, Maia Lepore. et al, 2022. Clinical relevance of liver involvement in the clinical course of systemic sclerosis. J Clin Med, 11: 966-973.

Marí-Alfonso B, Simeón-Aznar CP, Guillén-Del Castillo A, et al, 2018. Hepatobiliary involvement in systemic sclerosis and the cutaneous subsets: characteristics and survival of patients from the Spanish RESCLE Registry. Semin Arthritis Rheum, 47: 849-857.

Miyakis S, Lockshin MD, Atsumi T, et al, 2006. International consensus statement on an update of the classification criteria for definite antiphospholipid syndrome(APS). J Thromb Haemost, 4: 295-306.

Petros Efthimioua, Apostolos Kontziasb, Peter Hurc, et al, 2021. Adult-on-set Still's disease in focus: Clinical manifestations, diagnosis, treatment, and unmet needs in the era of targeted therapies. Seminars in Arthritis and Rheumatism, 51: 858-874.

Piga M, Vacca A, Porru G, et al, 2010. Liver involvement in systemic lupus erythematosus: incidence, clinical course and outcome of lupus hepatitis. Clin Exp Rheumatol, 28: 504-510.

Shiboski CH, Shiboski SC, Seror R, et al, 2017. 2016 American College of Rheumatology/European League Against Rheumatism Classification Criteria for Primary Sjögren's Syndrome: a Consensus and Data-Driven Methodology Involving Three International Patient Cohorts. Arthritis Rheumatol, 69(1): 35-45.

Shruti Chaturvedi, Keith R McCrae, 2017. Diagnosis and management of the antiphospholipid syndrome. Blood Rev, 31(6): 406-417.

Tani C, Elefante E, Arnaud L, et al, 2022. Rare clinical manifestations in systemic lupus erythematosus: a review on frequency and clinical presentation. Clinical and Experimental Rheumatology, S93-S102.

Theodoros Androutsakos, Theodoros A Voulgaris, Athanasios-Dimitrios Bakasis, et al, 2022. Liver fibrosis in primary Sjögren's syndrome. Frontiers in Immunology, 13(6)889021.

Wang CR, Tsai HW, 2022. Autoimmune liver diseases in systemic rheumatic diseases. World J Gastroenterol, 8(23): 2527-2545.

Zheng RH, Wang JH, Wang SB, et al, 2013. Clinical and immunopathological features of patients with lupus hepatitis. Chin Med J(Engl), 126: 260-266.

第六节　肝淀粉样变性

内容提要

一、概述

二、定义

三、临床表现

四、病理

五、确定淀粉样变性的检查

六、确定淀粉样变性受累器官或组织的范围及严重程度

七、治疗

八、疗效评估标准

九、随访

一、概　　述

淀粉样变性（amyloidosis）是一种由淀粉样蛋白沉积引起、累及多系统的疾病，发病机制不清楚，国外报道其发病率为住院患者的 0.09%～0.80%，而国内仅为 0.03%。淀粉样蛋白有多种来源，β_2-微球蛋白来源的淀粉样蛋白易沉积在关节部位；甲状腺结合蛋白来源的淀粉样蛋白易沉积在周围神经；载脂蛋白来源的淀粉样蛋白易沉积在肾脏或心脏；角蛋白变性来源的淀粉样蛋白只沉积在皮肤组织；免疫球蛋白轻链可沉积在几乎所有的组织、器官。淀粉样蛋白沉积部位具有严格的选择性，不同种类的淀粉样蛋白沉积在特定的组织、器官，沉积部位决定了病情和预后，产生这种选择性的原因仍不清楚。100 多年前罗基坦斯基（Rokitansky）就已经阐明了淀粉样变性的病理组织学表现是淀粉样蛋白在组织中聚集，这种淀粉样蛋白在组织中被刚果红染成砖红色。

系统性淀粉样变性最常见的类型是系统性轻链（AL）型淀粉样变性，其临床表现多样，诊断治疗困难。AL 型淀粉样变性是一种罕见病，欧美国家报道的发病率为 8～10 例/百万人年，我国尚无确切的发病率数据，依据肾活检数据，约占继发性肾病患者的 4%。AL 型淀粉样变性多见于老年人，诊断中位年龄在 60 岁左右，男性患者比例略高于女性。AL 型淀粉样变性预后具有较大的异质性，严重心脏受累的患者中位生存期不足 1 年。

二、定　　义

AL 型淀粉样变性是指由单克隆免疫球蛋白轻链错误折叠形成淀粉样蛋白，沉积于组织、器官，造成组织结构破坏、器官功能障碍并进行性进展的疾病，主要与克隆性浆细胞异常增殖有关，少部分与淋巴细胞增殖性疾病有关。肾脏及心脏为最常见受累器官，其次是肝脏、自主或外周神经、消化道、皮肤软组织等组织、器官，其临床表现及检查特点见表 2-15-1，大部分临床表现无特异性，但舌体肥大和眶周紫癜是 AL 型淀粉样变性较为特异的临床表现。

肝淀粉样变性是系统性淀粉样变性的一部分，是由肝血管壁和组织中的细胞外淀粉样蛋白沉积引起的代谢性疾病。虽然原发性肝淀粉样变性的病因尚不清楚，但继发性淀粉样变性通常由慢性疾病诱发。肝淀粉样变性因症状隐匿，进展较缓慢，一般发现较晚。以肝淀粉样变性首发确诊的概率较低，住院人群发生率仅为 0.7%，一旦确诊，疾病均为较晚期，预后不佳。在淀粉样变性的尸体检查中统计，肝脏累及率高达 70%。

表 2-15-1　AL 型淀粉样变性器官受累的临床表现

受累器官	临床表现	辅助检查/表现
肾脏	外周性水肿、泡沫尿	白蛋白尿、肾病综合征、肾功能不全
心脏	胸闷气促、端坐呼吸、阵发性夜间呼吸困难、颈静脉怒张、水肿、心悸、心律不齐	心衰标志物或心肌损伤标志物升高 心电图：肢导联低电压，胸导联 R 波递增不良，可出现各种类型的心律失常 心脏超声：左右心室壁增厚、室间隔增厚、左右心房扩大、舒张功能降低、射血分数保留 心脏磁共振：弥漫性心内膜下延迟强化、细胞外容积增加
肝脏	肝区不适或疼痛、肝肿大、早饱、体重减轻	碱性磷酸酶升高、凝血功能异常、晚期出现胆红素升高影像学检查提示肝脏肿大
神经系统	周围神经：表现为对称性感觉异常和麻木，逐渐出现疼痛和运动障碍 自主神经：体位性低血压、尿潴留、假性肠梗阻、排便不规律、勃起功能障碍	神经肌电图提示神经传导速率下降
胃肠道	胃轻瘫、早饱、吞咽困难、慢性腹泻、排便不规律、腹泻与便秘交替、胃肠道出血、体重减轻	低蛋白血症、贫血、胃镜和（或）肠镜无特异性改变
软组织及皮肤	舌体肥大、齿痕、口干、吞咽困难、厌食、阻塞性睡眠呼吸暂停、构音障碍、唾液腺肥大、关节炎、眶周紫癜、腕管综合征、垫肩征、皮肤紫癜及皮肤增厚粗糙	无特异性检查
血液系统	出血倾向、获得性血管性血友病	凝血功能异常、X 因子缺乏
脾脏	腹胀、早饱、极少数患者出现自发性脾破裂	影像学检查提示脾大
肺部	气短、干咳	CT 提示肺部间质性改变，纤维支气管镜提示支气管壁增厚或管腔狭窄

三、临床表现

肝淀粉样变性临床表现缺乏特异性，乏力、体重减轻为早期最常见症状，患者可有肝区不适、肝大、早饱及腹胀等，肝大程度与肝功能损害程度不平行，可能为本病特征之一。晚期合并肝衰竭者可出现高胆红素血症、凝血功能障碍、腹水等终末期肝病表现。实验室检查可见 AST 轻度升高在 ULN 5 倍以内，72% 的患者 ALT 轻度升高为 ULN 的 1.15～7.25 倍；胆管酶 ALP、GGT 明显升高，GGT 最高可达 ULN51 倍，ALP 为 ULN 的 1.05～9.24 倍，ALP、GGT 升高为本病肝功能异常的特征性表现。高分辨率 CT、MRI 发现肝大等肝脏病变，或作为辅助诊断依据，但缺乏特征性。

其他肝外表现包括累及肾、心及神经系统等表现。肾脏主要表现为蛋白尿、双下肢水肿、肾功能不全；心脏受累表现为心悸、充血性心力衰竭、心包积液；呼吸系统受累表现为咳嗽、咳痰、胸闷、气短、胸腔积液；神经系统主要表现为四肢麻木、腕管综合征。

文献报道，肝淀粉样变性与肝窦阻塞综合征的病变组织均涉及肝窦周隙，影像学表现相似。肝窦阻塞综合征患者有服土三七病史。超声肝弹性成像检查肝淀粉样变性肝硬度值极高（≥75kPa），显著高于肝窦阻塞综合征肝硬度值 [（44.65±19.01）kPa]。MRI 肝淀粉样变性 T2WI 肝实质信号均匀、细腻，肝纹理"减少"，增强扫描肝实质强化程度减低且强化峰值延迟，静脉期肝实质呈"窗凌花"样改变，可同时伴有肾脏或脾脏的低血流灌注征象；肝窦阻塞综合征 T2WI 肝实质信号不均匀增高，可见不规则片状或呈"云絮"状稍高信号影，增强扫描门静脉期肝实质呈现地图样强化及环绕三支肝静脉的"三叶草"样强化，延迟期肝实质强化范围较门静脉期进一步增大。肝淀粉样变性的肝动脉及肝门静脉主干管径大于肝窦阻塞综合征。可利用这些影像差别进行肝淀粉样变性与肝窦阻塞综合征的鉴别。肝淀粉样变性患者没有服用含吡咯生物碱（pyrrolidine alkaloid，PA）的植物，其中以土三七（或称菊三七）最常见。还有其他病例个案报道肝淀粉样变性合并肝小静脉闭塞病（HVOD）和布-加综合征，这种病况在临床上相对罕见，迄今为止尚未报告任何研究。

四、病　　理

肝穿刺活组织检查是诊断的金标准。肝淀粉样变性经皮肝穿刺有肝脏破裂出血的风险，选用经肝门静脉肝脏活组织检查，出血风险可减小。肝淀粉样变性表现为透明且无定形的细胞外沉积，主要见于动脉和小动脉壁，较少见于肝门静脉和肝静脉。淀粉样蛋白具有如下病理特点：光镜下苏木精-伊红（HE）染色呈嗜伊红均质状，过碘酸希夫（PAS）染色呈弱阳性或阴性，马森（Masson）染色呈嗜亮绿；刚果红染色呈砖红色，偏振光显微镜下呈苹果绿色双折光；电镜下表现为直径8~14nm、无分支、排列紊乱的纤维丝状结构；X线衍射显微镜下可见β片层结构。有文献报道54.5%的患者动脉壁及36.4%的患者肝门静脉均可见明显的淀粉样物沉积，肝门静脉壁的损伤可进一步加重门静脉高压的进展。

超微结构观察到沉着在肝细胞间的淀粉样物质压迫肝细胞，导致肝细胞逐渐萎缩，肝细胞表面微绒毛减少，之后细胞膜破裂，肝细胞崩解，线粒体、糖原颗粒等膜性细胞器游离乃至消失，出现裸核。文献报道肝组织中还可观察到55%的患者发生小胆管损伤，表现为小胆管上皮不整或部分边缘胆管扩张，可见毛细胆管内胆汁淤积形成，胆汁排泄受阻。患者的总胆红素水平，尤其是DBil可升高达正常值上限的1.09~23.16倍。未见胆管上皮细胞发生淀粉样变。因此淀粉样物质对肝细胞造成的损伤可能是累及细胞外紧密连接的毛细胆管，引起胆汁排泄障碍，造成淤胆，而非直接损伤胆管上皮细胞。除了累及胆道系统，肝细胞的损伤最终导致门静脉高压、低白蛋白血症。大量淀粉样物质的沉积，导致肝脏肿大。

需要指出的是，刚果红染色阳性并不等于淀粉样变性，纤维样肾小球肾炎患者刚果红染色也可以阳性。因此受累组织行免疫荧光或质谱分析鉴定淀粉样变性的类型至关重要。

五、确诊淀粉样变性的检查

（一）组织活检部位

推荐选择淀粉样变性可能累及（临床症状或者实验室检查证实）的器官或组织进行活检，并结合临床易操作性和安全性。

（二）淀粉样变性分型检查

淀粉样变性物质的分型检测包括免疫病理染色、免疫电镜和质谱分析，怀疑遗传性淀粉样变性者行相关基因检测。对受累器官/组织进行κ、λ轻链的免疫组化或免疫荧光染色，如呈现单一轻链阳性，即可明确诊断为AL型淀粉样变性，如在单一轻链之外出现单一重链沉积则诊断AHL淀粉样变性。

六、确定淀粉样变性受累器官或组织的范围及严重程度

AL型淀粉样变性在诊断后还需要评估器官/组织受累及情况，可综合临床、组织学和影像学特征判断患者全身各器官/系统受累情况，患者器官受累/系统的判断标准推荐见表2-15-2。一般来说一旦经过一个部位的病理活检证实为淀粉样变性后，其他器官/组织是否受累不需要再行病理活检，而是通过影像学、实验室检查以及相关的临床表现来证实（表2-15-3）。

七、治　疗

AL型淀粉样变性的患者一经确诊，应按照预后分期、受累脏器功能、体能状况及可获得的药物尽早开始治疗。治疗目标是降低体内单克隆免疫球蛋白轻链的水平，阻止淀粉样蛋白在重要脏器的进一步沉积，减轻或逆转淀粉样蛋白沉积导致的器官

表 2-15-2　AL 型淀粉样变性受累器官/系统判断标准

受累器官/系统	诊断标准
肾脏	尿蛋白定量＞0.5g/d，以白蛋白为主
心脏	心脏超声平均心室壁厚度＞12mm，排除其他心脏疾病；或在没有肾功能不全及房颤时 NT-proBNP＞332ng/L
肝脏	无心衰时肝总界（肝叩诊时锁骨中线上测量肝上界到肝下界的距离）＞15cm，或碱性磷酸酶大于正常值上限的 1.5 倍
神经系统	外周神经：临床出现对称性的双下肢感觉运动神经病变 自主神经：胃排空障碍，假性肠梗阻，非器官浸润导致的排泄功能紊乱
胃肠道	直接活检证实并有相关症状
肺	直接活检证实并有相关症状；影像学检查提示肺间质病变
软组织	舌增大、关节病变、跛行、皮肤病变、肌病（活检证实或假性肥大）、淋巴结肿大、腕管综合征

NT-proBNP 为氨基端脑钠肽前体

表 2-15-3　AL 型淀粉样变性的检查项目

项目	具体内容
血液检查	血常规 肝功能：白蛋白、球蛋白、乳酸脱氢酶、碱性磷酸酶、丙氨酸转氨酶、天冬氨酸转氨酶、胆红素 肾功能和电解质：血清肌酐、尿素氮、尿酸、钾、钠、氯、钙、磷 心肌损伤标志物：cTnT、cTnI、NT-proBNP、BNP 凝血功能 体液免疫检测：IgG、IgA、IgM、κ 轻链、λ 轻链 血清蛋白电泳、血清免疫固定电泳、血清游离轻链 补体 C3/C4
尿液检查	尿常规、尿蛋白电泳、尿免疫固定电泳、尿本周蛋白检测、24h 尿蛋白定量、24h 尿轻链检测
影像学检查	全身骨骼低剂量 CT 胸部 CT 有条件行全身 PET-CT 或全身核磁类 PET 成像 超声心动图，心脏 MRI（有条件下进行） 腹部超声 必要时胃肠道钡餐、胃肠道内镜检查
其他	心电图、24h 动态心电图、神经肌电图、内分泌功能（性腺、肾上腺、甲状腺）、VEGF、骨髓 FISH 等

功能障碍。实现上述治疗目标的主要方法是清除产生异常轻链的浆细胞或 B 细胞克隆。建议治疗过程中遵循以下原则：①符合自体造血干细胞移植条件的患者应首选移植，特别是浆细胞比例＞10% 的患者应积极选用自体造血干细胞移植治疗，并在未获得微小残留病灶（MRD）阴性的患者中加用维持治疗，拒绝移植的患者也可选择糖皮质激素、烷化剂、免疫调节药、蛋白酶体抑制药以及抗 CD38 单抗等药物的联合方案治疗。②不符合移植条件的患者，推荐含硼替佐米的联合治疗方案，每 2 个疗程后再次评估是否符合移植条件。③三药联合方案疗效优于两药，但需综合考虑患者耐受性和药物不良反应等因素选择联合治疗方案。④血液学不能达到非常好的部分缓解（VGPR）及以上疗效的患者应考虑进行巩固治疗；达到 VGPR 及以上疗效的患者，可考虑停药观察。⑤对于复发难治的 AL 型淀粉样变性的患者，若条件符合，推荐优先参加临床试验。

目前 AL 型淀粉样变性的主要治疗方案都是针对克隆性浆细胞的治疗，初治患者推荐的治疗方案见表 2-15-4。

表 2-15-4　初治 AL 型淀粉样变性患者的可选方案

方案	适合移植的患者	不适合移植的患者
首选方案	硼替佐米/环磷酰胺/地塞米松（CyBorD） DARA/硼替佐米/环磷酰胺/地塞米松（D-CyBorD）	硼替佐米/环磷酰胺/地塞米松 DARA/硼替佐米/环磷酰胺/地塞米松 硼替佐米/美法仑/地塞米松
其他推荐方案	硼替佐米/地塞米松（BD） 硼替佐米/来那度胺/地塞米松（BRD） 硼替佐米/美法仑/地塞米松（BMD）[a] 来那度胺/环磷酰胺/地塞米松（RCD） 来那度胺/地塞米松（RD） 美法仑/地塞米松（MD）[a]	硼替佐米/地塞米松 硼替佐米/来那度胺/地塞米松 美法仑/地塞米松 来那度胺/环磷酰胺/地塞米松 来那度胺/地塞米松

DARA. 达雷妥尤单抗；a. 符合移植条件的患者，如患者拒绝接受移植，也可选择含美法仑的方案

八、疗效评估标准

应对 AL 型淀粉样变性的疗效进行评估，包括血液学缓解进展和器官缓解进展。所有接受抗浆细胞治疗的患者应定期进行血液学和器官疗效评估。

（一）血液学缓解和进展标准

血液学评估需根据患者基线血清游离轻链差值（dFLC）水平选择合适的标准，dFLC＞50mg/L 的患者所有血液学反应均可评估，dFLC 水平在 20～50mg/L 的患者可评估完全缓解（CR）和部分

缓解（PR），dFLC＜20mg/L 的患者目前仍无法评估血液学疗效（表 2-15-5）。

（二）器官缓解和进展标准

器官反应中可评估的疾病标准包括心脏：NT-proBNP＞650ng/L 或 BNP＞150ng/L；肾脏：尿蛋白定量＞0.5g/24h；肝脏：ALP＞1.5 倍正常值上限（表 2-15-6）。

九、随　访

建议治疗期间每个疗程后评估血液学疗效，对于完成治疗后的患者则建议规律随访，每 3～6 个月评估血液学疗效 1 次。所有患者首先评估血清游离轻链定量。建议治疗期间每 3 个月评估器官功能缓解情况，治疗结束后每 3～6 个月评估 1 次。最低随访要求：心脏淀粉样变性每 3～6 个月必须

表 2-15-5　AL 型淀粉样变性的血液学缓解和进展标准

定义	标准
严格意义的完全缓解（sCR）	符号 CR，并且 iFLC≤20mg/L 和 dFLC≤10mg/L
完全缓解（CR）	血液/尿液免疫固定电泳阴性，并且血清游离轻链水平和比值正常
非常好的部分缓解（VGPR）	dFLC 下降至＜40mg/L
部分缓解（PR）	dFLC＞50mg/L 的患者：dFLC 下降＞50% dFLC 在 20～50mg/L 的患者：dFLC＜10mg/L
疾病稳定（SD）	未达到 PR，也不符合 PD 标准
疾病进展（PD）	（1）若达到 CR，可检测到 M 蛋白或轻链比值异常（iFLC 水平必须翻倍）； （2）若达到 PR，血 M 蛋白增加≥50% 并＞5g/L；或尿 M 蛋白增加≥50% 并＞200mg/d； （3）iFLC 水平增加≥50% 并＞100mg/L

iFLC. 血清受累游离轻链；dFLC. 血清游离轻链差值

表 2-15-6　AL 型淀粉样变性的器官缓解和进展标准

器官	缓解	进展
心脏	CR：NT-proBNP≤350ng/L 同时 BNP＜80ng/L VGPR：NT-proBNP 下降＞60% PR：NT-proBNP 下降 31%～60%	NT-proBNP 升高＞30% 且升高＞300ng/L 或肌钙蛋白升高≥33% 或射血分数下降≥100%[a]
肾脏	CR：尿蛋白定量≤200mg/24h；同时 eGFR 下降≤25% VGPR：尿蛋白减少＞60% PR：尿蛋白减少 31%～60%	尿蛋白定量增加 50%（至少增加 1g/d）；或 eGFR 较基线下降＞25%
肝脏	ALP 下降超过 50%，和（或）肝脏体积减小≥2cm	ALP 升高 50% 以上
外周神经	肌电图提示神经传导速率改善	肌电图或神经传导速率提示病变进展

a. 肾功能进行性恶化的患者无法评估 NT-proBNP 进展；CR. 完全缓解；NT-proBNP. 氨基端脑钠肽前体；BNP. 脑钠肽；VGPR. 非常好的部分缓解；PR. 部分缓解；eGFR. 估算的肾小球滤过率；ALP. 碱性磷酸酶

要随访 NT-proBNP 水平变化；肾脏淀粉样变性每 3～6 个月定期随访 24h 蛋白尿变化；肝脏淀粉样变性则需要每 3～6 个月随访碱性磷酸酶变化。

AL 型淀粉样变性是一种典型的多学科诊疗模式病种，诊断和治疗均有其特殊之处。诊断上应重视早期症状的甄别和 M 蛋白的筛查，及早发现疑似病例，并通过组织活检明确诊断。肝淀粉样变性因症状不特异，临床证据仍较少，往往确诊较晚，缺乏有效治疗。因此在持续出现转氨酶、胆管酶升高，尤其是伴有肝大，病因未明时，应考虑本病的可能。

（段钟平　马迎民）

参 考 文 献

王伟, 李雪芹, 张海英, 等, 2021. 肝淀粉样变性与肝窦阻塞综合征临床及影像特征的鉴别分析. 磁共振成像, 12(2): 74-78.

中国系统性轻链型淀粉样变性协作组, 国家肾脏疾病临床医学研究中心, 国家血液系统疾病临床医学研究中心, 2021. 系统性轻链型淀粉样变性诊断和治疗指南 (2021 年修订). 中华医学杂志, 101(22): 1646-1656.

中华医学会消化病学分会肝胆病协作组, 2017. 吡咯生物碱相关肝窦阻塞综合征诊断和治疗专家共识意见 (2017 年, 南京). 中华消化杂志, 37(8): 513-522.

Li TT, Wu YF, Liu FQ, et al, 2019. Hepatic amyloidosis leading to hepatic venular occlusive disease and Budd-Chiari syndrome: a case report. World J Clin Cases, 7(20): 3282-3288.

Ren Yuanyuan, Shao Chen, Zhang Ming, et al, 2022. Clinicopathological analysis of 11 cases of hepatic amyloidosis. Chin J Hepatol, 11(30): 1207-1210.

第十六章　小儿肝胆病

第一节　新生儿高胆红素血症

内容提要

一、定义

二、病因及发病机制

三、临床表现

四、辅助检查

五、诊断与鉴别诊断

六、治疗

七、预后及预防

八、小结

一、定　　义

新生儿高胆红素血症（hyperbilirubinemia of newborn）是新生儿胆红素代谢失衡引起的血清胆红素（TSB）水平升高，临床上表现为黄疸，是一种普遍存在的代谢状态。它可以在新生儿正常发育过程中出现，也可以由某些疾病引起，严重时可引起中枢神经系统后遗症。目前比较公认的定义为新生儿血清胆红素浓度超过同龄（按出生后小时计算）新生儿的第95百分位数参考范围。

二、病因及发病机制

新生儿高胆红素血症的病因多样，部分由于新生儿胆红素代谢特点所决定，属于正常生理机制引起的高胆红素血症，另一部分则是由于某些病理因素所致，需明确病因。

（一）新生儿胆红素代谢特点

1. 红素生成相对较多　新生儿红细胞具有数量多、寿命短、破坏多、血红蛋白分解速度快等生理特点，可导致胆红素生成过多。

2. 肝细胞摄取和结合胆红素能力不足　新生儿血浆白蛋白结合胆红素的能力较差，且肝细胞对胆红素的摄取、形成结合胆红素等能力不足，未结合胆红素会相对增多。

3. 胆红素排泄能力较差　新生儿，尤其是早产儿，胆红素排泄至肠道的能力较差，因此导致暂时性肝内胆汁淤积。

4. 肠肝循环特点　新生儿肠肝循环增加，排泄延迟，均可使血清胆红素水平增高。

（二）病理性因素相关的高胆红素血症

1. 未结合胆红素升高

（1）胆红素生成过多：母婴血型不合引起的新生儿溶血病、出血、血红蛋白病、感染及药物等因素可导致血管内或外溶血，使胆红素产生过多。葡萄糖-6-磷酸脱氢酶（G6PD）缺乏、细胞膜或结构异常、新生儿红细胞增多症等可引起红细胞破坏增多，增加胆红素生成。

（2）肝细胞摄取和结合胆红素能力下降：新生儿低体温、低蛋白、窒息、缺氧、感染、药物等均可影响肝酶活性或干扰胆红素的结合，导致未结合胆红素升高。先天性非溶血性高胆红素血症、家族性暂时性新生儿高胆红素血症、先天性甲状腺功能减退、肠梗阻、先天愚型等疾病也可使新生儿出现高未结合胆红素血症。

（3）胆红素排泄异常：肝细胞对胆红素排泄功能障碍，如新生儿肝炎、先天性代谢缺陷病、先天性遗传性疾病等，胆管排泄障碍，如先天性胆道闭锁、先天性胆总管囊肿、肝胆肿瘤等。

（4）肝肠循环增加：先天性肠道闭锁、巨结肠、喂养延迟、药物等均可引起胎粪排出延迟，导致胆红素吸收增多。母乳喂养不足或相关原因引起的肝肠循环增加，也可致新生儿胆红素血症。

2. 结合胆红素升高　新生儿结合胆红素升高的情况并不多见，但病因复杂，可由感染、代谢性疾病、遗传性疾病等多种因素引起，包括肝细胞摄取、结合、排泄功能障碍及胆道排泄障碍等，如新生儿肝炎、药物、遗传代谢紊乱、严重营养不良、染色体病、肝内外胆管梗阻、先天性胆道闭锁及杜宾-约翰逊综合征等。

三、临床表现

（一）新生儿高胆红素血症的临床特点

由于新生儿胆红素代谢特点，一定范围内的血清未结合胆红素增高是生理性的、一过性的。新生儿由于毛细血管丰富，TSB>85umol/L（5mg/dl）时方在皮肤上察觉黄染。约半数足月儿和80%早产儿可有肉眼可见的皮肤黄染。临床特点上，足月儿通常在出生后2～3d，开始逐渐出现皮肤黄染，4～5d达到高峰，大部分在5～7d逐渐消退，一般不超过2周，通常表现为面颈部浅黄色，而且新生儿的精神状态、进食和排便正常。早产儿多于出生后3～5d出现，5～7d达到高峰，可延迟到2～4周消退。

此外，血清胆红素升高也可能由病理性因素引起，目前国际上已不再强调生理性或病理性黄疸，更关注是否干预的标准，临床上，需要特别关注的情况包括：出生后24h内出现，TSB水平>102μmol/L（6mg/dl）；足月儿TSB水平>221μmol/L（12.9mg/dl），早产儿TSB水平>255μmol/L（14.9mg/dl）；或每日升高>85μmol/L（5mg/dl）；血清结合胆红素>34μmol/L（2mg/dl）；黄疸持续时间，足月儿>2周，早产儿>4周，或黄疸退而复现。

（二）常见病因的临床特点

1. 围产因素与高胆红素血症　母亲有基础疾病、药物使用、高龄、生产及助产方式、新生儿疾病均为高胆红素血症的高发因素，临床以高未结合胆红素血症为主，精神食欲稍差，皮肤黄染，粪、尿色正常，黄疸特点为出现时间较早，以轻、中度为主，治疗上多采用光疗，可通过加强围产保健及管理预防。

2. 母乳喂养及新生儿高胆红素血症　临床上多见于母乳喂养的新生儿，足月儿多见，出现在一定的时间范围内，峰值升高，消退时间延迟，但一般情况良好，无肝病及溶血的表现。早发型发生在母乳喂养儿生后1周以内，由母乳喂养不足、胎便排除延迟所致，迟发型临床出现时间稍晚，发生常在出生1周以后（7～14d），可能为肠道β-葡萄糖苷酸酶含量及活性升高所致，TSB超过正常范围，其峰值可在生后2～3周，可延长到2～3个月，黄疸以轻到中度为主，停喂母乳或改喂配方乳48～72h后，黄疸可明显减轻，如改用人工喂养后黄疸消退不明显，需排除基因缺陷可能。

3. 先天性非溶血性高未结合胆红素血症　本病是由于先天性胆红素-尿苷二磷酸葡萄糖醛酸转移酶（bilirubin-uridine diphosphateglucuronosyl-transferase，B-UGT）缺陷或活性低下引起的，由位于染色体2q37位点上 *UGT* 发生突变所致，可分为，吉尔伯特综合征（Gilbert综合征）、克-纳综合征（Crigler-Najjar综合征）Ⅰ型和Ⅱ型。Gilbert综合征主要是UGT活性减低（正常人的30%～50%），起病隐匿，多数无明显症状，仅表现为黄疸，可服用苯巴比妥治疗。Crigler-Najar综合征Ⅰ型为UGT1A1活性完全缺乏，可出现严重的高未结合胆红素血症，出生后2～3d出现明显黄疸，苯巴比妥治疗无效，需要进一步换血及综合治疗。Crigler-Najar综合征Ⅱ型病情较轻，UGT1A1酶活性约为正常的10%，苯巴比妥治疗有效，2～4周后血清胆红素可下降。

4. 高结合胆红素血症　病因复杂，导致高结合胆红素的原因包括肝、胆道阻塞、遗传代谢性疾病等，最常见原因是新生儿肝炎和先天性胆道闭锁，表现为阻塞性黄疸，即黄疸、大便陶土色、尿色深黄、肝脾大及肝功能损害等。病程往往可以延续至婴儿期，治疗主要针对病因，预后与病因密切相关。

5. 胆红素脑病　胆红素脑病主要出现在TSB>342μmol/L（20mg/dl），或每小时上升速度>8.5μmol/L（0.5mg/dl）、胎龄<35周新生儿。有高危因素或低出生体重的新生儿，在TSB 171～239μmol/L（10～14mg/dl）即可发生胆红素脑病。症状通常在出生后4～7d出现，如嗜睡、反应低下、吮吸无力等，游离胆红素水平过高可导致中枢神经系统功能障碍，如不及时干预治疗，可能造成永久性损害，包括眼球运动障碍、耳聋、智力落后，甚至死亡。

四、辅助检查

（一）体格检查

体格检查需注意患儿精神、反应，以及皮肤黄染的程度及原始反射等情况。

（二）实验室检查

1. 经皮胆红素（TcB）　作为无创性的检查，可动态观察胆红素水平的变化，但易受新生儿皮肤色素等的影响，必要时建议测定血清总胆红素。

2. 血清总胆红素（TSB）　目前在新生儿高胆红素血症风险评估及处理中均按照TSB作为计算值，TSB是诊断高胆红素血症的金标准。

3. 呼气末一氧化碳（ETCO） 血红素在形成胆红素的过程中会释放出 CO，因此测定呼出气中 CO 的含量可反映胆红素的生成速度，可用来预测重度高胆红素血症的程度。

4. 病因方面的检测 血型检测可判断是否存在新生儿溶血病；Coombs 试验可检测自身免疫性溶血性贫血；血常规等常规检查可筛查新生儿溶血病；高铁血红蛋白还原试验可初步判断是否存在葡萄糖-6-磷酸脱氢酶（G6PD）缺乏症；乙肝表面抗原和抗体检测明确有无乙肝病毒感染；怀疑感染时进行血、尿、脑脊液培养；血和尿先天代谢疾病筛查可发现先天代谢疾病；基因检测可明确先天胆红素代谢异常或其他基因病。

（三）影像学检查

超声检查对于判断有无胆道闭锁、胆管扩张、胆囊缺如等胆道系统疾病具有重要意义。

对于可疑胆红素脑病的患儿，应进一步完善头颅 MRI 及听觉诱发电位等检测。

五、诊断与鉴别诊断

（一）诊断

新生儿出生后胆红素水平是一个动态变化的过程，同时受个体差异、种族、地区、遗传、喂养方式、疾病因素等影响，因此在诊断高胆红素血症时需考虑其胎龄、日龄和是否存在高危因素。

对于胎龄≥35 周的新生儿，目前各国多采用美国布塔尼（Bhutani）等制作的新生儿小时胆红素列线图（图 2-16-1）或美国儿科学会推荐的光疗和换血参考曲线（图 2-16-2、图 2-16-3）作为诊断或干预标准。当总胆红素值大于相应小时龄的第 95 百分位值（或称为小时胆红素值），定义为高胆红素血症。根据胆红素水平升高程度的不同，将胎龄≥35 周的新生儿高胆红素血症分为：重度高胆红素血症，TSB 峰值超过 342μmol/L（20mg/dl）；极重度高胆红素血症，TSB 峰值超过 427μmol/L（25mg/dl），危险性高胆红素血症，TSB 峰值超过 510μmol/L（30mg/dl）。

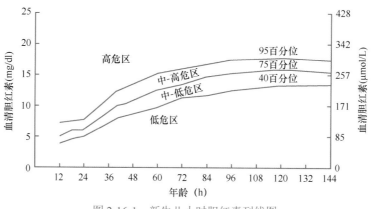

图 2-16-1　新生儿小时胆红素列线图

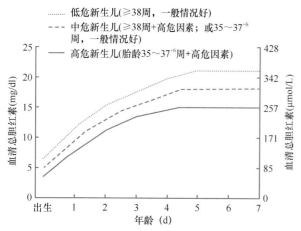

图 2-16-2　胎龄 35 周以上的早产儿及足月儿光疗参考标准

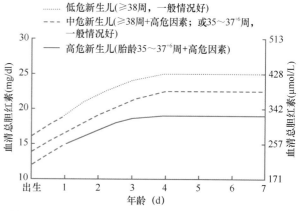

图 2-16-3　胎龄 35 周以上早产儿及足月儿换血参考标准

（二）鉴别诊断

新生儿高胆红素血症的病因复杂多样，目前主要是进行病因鉴别。

六、治 疗

新生儿胆红素增多大于排泄，大多会出现暂时性总胆红素增高，但游离胆红素增加过高过快会造成急性胆红素脑病，多数足月健康新生儿高胆红素血症无需干预，但应密切观察，如需干预，光照疗法为首选方法，严重时需进行换血疗法，药物治疗可起辅助作用。

（一）新生儿高胆红素血症干预标准

1. 新生儿胆红素水平处于动态变化过程中，因此在诊断或者干预新生儿黄疸时需参考其胎龄、日龄和是否存在高危因素。目前对于胎龄≥35周的新生儿，多采用 Bhutani 列线图（图2-16-1），当新生儿胆红素水平超过95百分位时定义为高胆红素血症，应进行干预。早产儿由于生理功能不成熟，对胆红素毒性更敏感，干预标准较足月儿低。

2. 高危因素指的是临床上常与重度高胆红素血症并存的因素，高危因素越多，发生重度高胆红素血症的可能性越大。2001年《新生儿高胆红素血症干预推荐方案》指出新生儿溶血、窒息、缺氧、酸中毒、脓毒血症、高热、低体温、低蛋白血症、低血糖等，易形成胆红素脑病，如有上述一个或多个的高危因素应尽早干预。2004年美国儿科学会提出≥35周新生儿重症高胆红素血症的高危因素，包括①主要危险因素：出院前总胆红素值处高危区、生后24小时内发现黄疸、血型不合伴 Coomb's 试验阳性、胎龄35～36周、以前同胞接受光疗、头颅血肿或明显淤斑、单纯母乳喂养（尤其喂养不当）及东亚种族后裔；②次要危险因素：出院前总胆红素值处于中等危险区上部、胎龄37～38周、出院前有黄疸、之前同胞有黄疸、糖尿病母亲所生的巨大儿、母亲年龄≥25岁及男性；③危险性降低的因素：总胆红素值或经皮胆红素值处于低危区、胎龄≥41周、纯人工喂养、非洲种族后裔及生后72h出院。

（二）新生儿高胆红素血症干预方法

1. 光照疗法

（1）光疗的指征：不同胎龄、日龄的新生儿光疗指征不同，还需结合是否存在高危因素。出生胎龄35周以上的晚期早产儿和足月儿可参考2004年美国儿科学会推荐的光疗参考标准（图2-16-2）或将 TSB 超过 Bhutani 列线图第95百分位数作为干预标准，如 TSB 动态监测困难，可适当放宽光疗标准。由于早产儿生理功能不成熟，对胆红素毒性更敏感，光疗标准较足月儿低。体重＜2500g的早产儿可参考图2-16-2。存在主要危险因素的新生儿可适当预防性光疗。体重＜1000g的早产儿过度光疗具有潜在危害。结合胆红素增高的患儿光疗可引起青铜症。

（2）光疗的方法：我国多使用的是荧光管（蓝光或白光）作为光源的双面光疗。标准光疗强度为8～10μW/(cm²·nm)，强光疗为30μW/(cm²·nm)。光照时非结合胆红素结构发生变化后由胆汁和肾脏排出。影响光疗效果的因素为光源性质与强度、单面光源或多面光源、光源-光照对象距离、暴露在光照下的体表面积及光照时间。

（3）光疗注意事项：①光疗过程中注意适当增加补液量，保持合适尿量，以防光疗中体液丢失过多；②注意监测体温，光疗特别是荧光灯管光疗时可因环境温度升高引起发热；③光疗中注意保护患儿的双眼和会阴部；④密切监测胆红素水平，一般每6～12小时监测1次，对于溶血病或 TSB 接近换血水平的患儿应每4～6小时监测1次，光疗结束后仍应监测12～18h，防止反弹。

（4）停止光疗指征：对于＞35周的新生儿，一般当 TSB＜222μmol/L（13mg/dl），则可停止光疗。

2. 换血疗法

（1）换血指征：①出生胎龄≥35周以上的晚期早产儿和足月儿可参考2004年美国儿科学会推荐的换血参考标准（图2-16-3）；出生体重＜2500g的早产儿可参考图2-16-3。在准备换血的同时先给予患儿强光疗4～6h，如 TSB 水平不降或持续上升，立即给予换血治疗，严重免疫性溶血的患儿光疗后 TSB 下降幅度未达到34～50μmol/L（2～3mg/dl）也应立即换血。②严重溶血患儿，出生时脐血胆红素＞76μmol/L（4.5mg/dl），血红蛋白<110g/L，且伴有水肿、肝脾大和心衰等。③严重急性胆红素脑病的患儿，无论胆红素水平是否达到标准都应换血治疗，另外胆红素/白蛋白值达6.8，也可作为换血的附加依据。

（2）换血疗法：①血源的选择，Rh血型溶血可选择Rh血型同母亲，ABO血型同患儿，紧急时也可选择O型血。ABO溶血时，母亲O型血，子为A型或B型，可选O型红细胞与AB型血浆的混合血，紧急情况下可选O型血和同型血。红细胞与血浆以（2～3）∶1混合。②换血量，为新生儿血容量的2倍（150～160ml/kg）。③换血的途径，可选用脐静脉或其他直径较粗的静脉等换血。

（3）注意事项：①监测生命体征，做好记录；②监测血常规、血气分析、电解质、血糖、血钙等；③匀速换血，一般全程在90～120min；④换血后应继续光疗，防止反弹，监测TSB 4h，必要时再次换血。

3. 药物治疗

（1）减低胆红素产生：静脉注射丙种球蛋白（IVIG），可阻断溶血过程，减少胆红素形成。

（2）减少游离未结合胆红素：白蛋白可与未结合胆红素联结，减少血液游离胆红素，适用于胆红素/白蛋白比值增高时、早产儿低白蛋白血症（<25g/L）的患儿，如存在酸中毒，应先纠正。

（3）诱导肝酶增加胆红素的结合和排泄，如氯贝丁酯、苯巴比妥等，可提高UGT1A1活性，从而增加胆红素的排泄，但氯贝丁酯长期使用可能与非心血管原因的死亡率增加有关，应用前需考虑其安全性。

（4）降低肝肠循环的治疗：消胆胺、活性炭锌盐等可在一定程度上降低血清胆红素水平。

4. 其他原发病的治疗　新生儿高胆红素血症的病因多样且复杂，如为病理因素所致，需依据原发疾病及时给予积极治疗。

七、预后及预防

（一）新生儿高胆红素血症的预后

新生儿高胆红素血症一般预后良好，通过加强喂养，日光浴等，多在2～4周消退。由疾病所致的高胆红素血症，如早发现、早治疗，同时积极治疗原发病，通常预后良好，但严重时可能引起胆红素脑病，造成神经系统损害，留下后遗症，甚至

引起死亡，因此需引起重视。

（二）新生儿高胆红素血症预防

1. 避免新生儿高胆红素血症的高危因素，每个新生儿出生前、后都应进行全面评估，避免孕妇原疾病对新生儿的影响，在新生儿出生后，应及时对其进行全面的护理，积极母乳喂养，监测胆红素水平及变化趋势，必要时进行干预，适当延长住院时间。

2. 制订随访计划，若出院前胆红素水平处于Bhutani列线图的第75百分位以上，建议延长住院时间，动态监测；正常新生儿出院后也应根据日龄和胆红素水平制订随访计划。

3. 出院时应向家长进行书面和口头宣教，包括对病理性黄疸的解释、黄疸监测的必要性以及如何监测，出生后7d内尤其是3d内黄疸监测尤为重要，可遵医嘱到医院随诊或远程监测黄疸情况，大于7d的晚期新生儿及小婴儿黄疸监测也同样重要，观察黄疸的同时要监测体重，注意有无粪便色浅及尿色加深，如有异常需到医院就诊，出院及随访时间将取决于出生后日龄、是否存在高胆红素血症的高危因素及有否新生儿的其他疾病。

八、小　结

绝大多数新生儿高胆红素血症预后良好，但新生儿病理性黄疸严重时仍可导致中枢神经系统损害，甚至死亡，因此须引起重视。目前新生儿高胆红素血症的院内监测及诊治水平已有了很大的进步，随访计划的制订及宣教的普及也日趋完善，但出院后社区随访及家庭黄疸的监测仍需加强，包括社区医师随访、无创监测器材的普及等方面，争取减少黄疸对新生儿健康的威胁。

（王　婷　段钟平　胡中杰）

参考文献

江载芳,申昆玲,沈颖,等,2017.实用儿科学.8版上册.北京:人民卫生出版社,12.

邵肖梅,叶鸿瑁,丘小汕,2019.实用新生儿学.5版.北京:人民卫生出版社.

王卫平,孙锟,常立文,2018.儿科学.9版.北京:人民卫生出版社,111-116,120-121.

中华医学会儿科学分会新生儿学组,《中华儿科杂志》编辑委员会,2014.新生儿高胆红素血症诊断和治疗专家共识.中华儿科杂志,52(10):745-748.

《中华儿科杂志》编辑委员会, 中华医学会儿科学分会新生儿学组, 2010. 新生儿黄疸诊疗原则的专家共识. 中华儿科杂志, 48(9): 685-686.

American Academy of Pediatrics Subcommittee on Hyperbilirubinemia, 2004. Management of hyperbilirubinemia in the newborn infant 35 or more weeks of gestation. Pediatrics, 114(1): 297-316.

Okumura A, Kidokoro H, Shoji H, et al, 2009. Kernicterus in preterm infants. Pediatrics, 123: e1052-1058.

第二节　新生儿肝炎综合征

内容提要

一、定义

二、病因及发病机制

三、临床表现

四、辅助检查

五、诊断与鉴别诊断

六、治疗

七、预后及预防

八、小结

一、定　义

新生儿肝炎综合征（neonatal hepatitis syndrome, IHS）简称婴肝征，是指1岁以内的婴儿（包括新生儿）出现不明原因的黄疸、肝大和肝功能异常的临床综合征。该综合征病因复杂，主要有感染、遗传代谢性疾病、肝内胆管发育异常等原因，临床表现及预后差异较大，以原发病诊断为主。

二、病因及发病机制

（一）感染因素

1. 病毒感染　以巨细胞病毒（cytomegalovirus, CMV）感染占首位，占40%~80%，还有肝炎病毒、EB病毒、腺病毒等。病毒感染可直接损伤或免疫损伤肝细胞，导致肝损伤。

2. 细菌感染　包括金黄色葡萄球菌、大肠埃希菌、沙门菌属等，主要通过菌血症、败血症等引起中毒性肝炎。

3. TORCH感染　是指先天性宫内感染及围产期感染而引起围产儿畸形的病原体，包括了弓形虫（toxoplasma）、风疹病毒（rubella virus, RV）、巨细胞病毒（CMV）、单纯疱疹病毒（herpes simplex virus）及梅毒、细小病毒B19、带状疱疹病毒、柯萨奇病毒等其他病毒。

4. 其他　如弓形虫、真菌、螺旋体等。

（二）遗传代谢性疾病

1. 糖类代谢障碍　主要有半乳糖血症、果糖不耐受、糖原贮积病等。

2. 氨基酸代谢障碍　酪氨酸血症。

3. 脂类代谢障碍　尼曼-皮克病等。

4. 其他代谢障碍及基因突变所致的疾病　α-抗胰蛋白酶缺乏症、肝豆状核变性、过氧化物酶体病、家族性高胆红素血症、进行性家族性肝内胆汁淤积症、阿拉日耶综合征（Alagille综合征）等。

（三）肝内胆道异常

肝内胆道异常如先天性胆道闭锁、肝内胆管发育不良等。肝内胆管疾病先引起胆汁淤积，再影响肝细胞代谢而产生病变。

（四）其他

其他病因如药物、化学物中毒、母乳性黄疸、原发性硬化性胆管炎、朗格汉斯细胞组织细胞增生症。

三、临床表现

新生儿肝炎综合征对婴儿仍是比较严重的疾病，早发现、早诊断及早治疗才能有效减轻对婴儿的危害。主要的临床表现如下。

（一）肝细胞型

新生儿多为肝细胞型，主要以胃肠道症状为主，可有食欲减退、恶心、呕吐、腹胀、腹泻等表现。粪便正常或偏黄，黄疸轻度至中度，肝大较轻，质地为轻到中度硬度。少数患儿可表现为急性重型或亚急性重型肝炎，引起多器官功能衰竭，预后差。

（二）胆汁淤积型

此型以严重的胆汁淤积为主，粪便呈浅黄或白陶土色，肝脏进行性肿大，质地中到重度坚硬，进一步恶化，可导致胆汁淤积性肝硬化。此类型常因肠道胆汁减少，伴有脂肪泻、脂溶性维生素缺乏、生长停滞及出血等表现。

（三）伴随疾病

1. 先天性畸形　如先天性心脏病、腭裂、小头畸形等，可见于TORCH感染。神经系统损害，如智力低下、惊厥、肌张力低下等，可见于先天性TORCH感染、半乳糖血症等。白内障、视网膜病变可见于先天性风疹综合征、半乳糖血症。

2. 感染和代谢紊乱 如支气管炎或肺炎，可见于CMV感染、败血症等；代谢性酸中毒、乳酸中毒、低血糖等，可见于遗传代谢性疾病；营养障碍、脂溶性维生素缺乏、营养不良、佝偻病、贫血等，可见于胆汁淤积性肝病。

（四）常见病因的临床特点

1. CMV感染 目前为IHS的主要病因，感染率高达80%，垂直传播是其重要途径，10%~20%先天性感染的患儿出生后即可出现高胆红素血症、肝脾大、脑畸形等。先天性CMV感染可致肝胆系统受损，引起胆管炎症反应，导致胆汁淤积或胆道闭锁。围产期和出生后感染，多以隐性感染为主，大部分无明显症状，可自限性地缓解，仅少数发生重型肝炎和肝衰竭。

2. 肝炎病毒感染 最常见的为乙型肝炎病毒，垂直传播为主，一般在新生儿阶段无症状。近年来，抗乙肝核苷（酸）类似物、乙肝免疫球蛋白（hepatitis B immunoglobulin，HBIG）联合乙肝疫苗有效地阻断了高危人群的垂直传播，大大减少了婴儿HBV感染。HCV感染也较为常见，但垂直传播率仅为3%~5%，合并HIV感染时，传播率可达19%。

3. 先天性胆道闭锁 多于出生后2~3周出现黄疸，且进行性加重，粪便颜色变浅，甚至为白陶土色，胆红素升高，以结合胆红素为主，3个月内可进展为胆汁性肝硬化，需尽快手术治疗。

4. 半乳糖血症 多表现为开奶后数天出现呕吐、拒奶、低血糖等表现，同时出现黄疸、肝脾大，甚至进展为肝硬化，常伴有白内障等，如继续喂养，2~5周可出现肝衰竭，检测血半乳糖升高，尿还原糖试验阳性，血糖降低，酶学检测可确诊。

5. 先天性胆管扩张症 又称先天性胆总管囊肿，多因素致病，可表现为黄疸、腹部肿块等，起病稍晚，较隐匿，早期治疗具有重要意义。

四、辅助检查

（一）肝功能检查

ALT、AST均不同程度升高，GGT、碱性磷酸

酶升高，胆汁酸在胆汁淤积时显著升高；结合胆红素和非结合胆红素均升高，以结合胆红素升高为主。

（二）病原学检查

1. 病毒学检查 血清特异性抗体的检测、病毒的分离等。

2. 细菌学检查 血培养、尿培养等以判断有无败血症和尿路感染。

3. 其他 抗弓形虫抗体、梅毒螺旋体抗原、抗体检测等。

（三）遗传代谢病筛查

初筛包括血糖、血气分析、血清铜蓝蛋白、血清白蛋白电泳等。新生儿可进行遗传代谢性疾病的血、尿筛查。必要时进一步行基因检测。

（四）影像学检查

超声、CT检查、MRCP、胆道造影等检查可发现肝内、外胆管疾病。

（五）^{99m}Tc同位素检查

用^{99m}Tc标记各种亚甘氨酸（IDA）衍生物肝胆闪烁显像有助于肝内、外胆道疾病的诊断。

（六）肝组织病理检查

可从组织病理改变查找病因。

五、诊断与鉴别诊断

（一）诊断

根据病史、临床表现、各种实验室检查的诊断流程见图2-16-4。

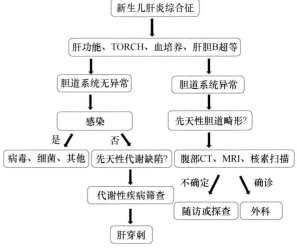

图2-16-4 新生儿肝炎综合征诊断流程

（二）鉴别诊断

本病应注意与胆道闭锁相鉴别。胆道闭锁需在3个月内尽早手术治疗，避免发展为不可逆性的胆汁性肝硬化，造成严重危害。

六、治　　疗

新生儿肝炎综合征的病因不明确，目前尚无特效的治疗方法。明确病因后应按原发病积极治疗，同时采取综合措施治疗。病因未明者，尽快查找原因，积极对症治疗。

（一）一般治疗

1. 保肝退黄治疗　可选用肌苷、腺苷蛋氨酸（思美泰）、维生素C、阿拓莫兰、激素、白蛋白、血浆、茵栀黄等。

2. 营养及支持疗法　宜给予适量糖、蛋白质、脂溶性维生素D、维生素E、维生素K等。

3. 改善肝脏微循环治疗

（二）病因治疗

1. 抗病毒治疗　积极给予干扰素、胸腺肽等免疫调节治疗，以及更昔洛韦抗病毒治疗。

2. 抗生素应用　据细菌培养及药敏试验结果选用敏感的抗生素。

3. 代谢性疾病　如酪氨酸血症，应给予低苯丙氨酸、酪氨酸饮食；半乳糖血症需停用奶类和奶制品。

4. 先天性胆道畸形　尽早进行手术治疗，解除胆道梗阻。

（三）中医中药

中医中药对改善症状有一定的效果。

（四）肝移植

对于发展为肝硬化、肝衰竭的部分患儿，可根据肝功能程度选择肝移植手术。

七、预后及预防

本病的预后与病情的严重程度有关，轻症患儿预后良好，重症患儿可能出现肝功能障碍、肝硬化、肝衰竭等严重并发症，甚至危及生命。

新生儿肝炎综合征的病因不明确，目前尚无特效的预防方法。预防该病的关键在于提高人们的卫生意识和生活习惯，避免感染各类病毒、细菌等

病原体。对于高危人群，如妊娠妇女、新生儿、免疫力低下者等，应尽可能接受医师的建议进行病毒学筛查、疫苗接种等预防措施。对于有家族遗传史或其他风险因素的婴儿，应定期进行肝功能和肝酶检查，早发现、早治疗，以预防并发症的发生。

八、小　　结

本病的病因极其复杂，是一种临床综合征，病因多样化，临床症状及预后差异较大，通过一系列的诊疗措施可减轻此病的症状，但同时应加强本病的科普，积极的预防、早期的诊断和治疗，才能使患儿更大的获益。

（王　婷　段钟平　胡中杰）

参 考 文 献

董梅, 2011. 遗传代谢病类婴儿肝炎综合征. 实用儿科临床杂志, 26(7): 469-471.

官灵宏, 2019. 新生儿肝炎综合征的症状有哪些. 养生保健指南, (38): 296.

江载芳, 申昆玲, 沈颖, 等, 2017. 实用儿科学. 8版. 北京: 人民卫生出版社.

郑佳佳, 许红梅, 2012. 婴儿肝炎综合征临床分型及病因探讨. 中华肝脏病杂志, 20(7): 558-560.

Arshad M, EI-Kamary SS, Jhaveri R, 2011. Hepatitis C virus infection during pregnancy and the new born period—are they opportunities for treatment? J Viral Hepat, 18: 229-236.

第三节　瑞氏综合征

内容提要

一、定义

二、发病率

三、病因

四、发病机制

五、临床表现

六、诊断与鉴别诊断

七、治疗

八、预后及预防

九、小结

一、定　　义

瑞氏综合征（Reye syndrome，RS）又称脑病合并内脏脂肪变性，是急性进行性脑病，1963年由瑞耶（Reye）等首先报道，曾一度被称为肝脑肾综合征。其主要的病理特点为急性脑水肿和肝、

肾、心肌等脂肪变性。RS 临床表现为前驱感染后出现急性非炎症性脑病、肝功能异常和代谢紊乱等。

二、发病率

RS 常见于 4～12 岁的儿童，平均年龄为 6 岁，成年人罕见，秋冬季发病，多发生于呼吸道等前驱感染后，如流感、水痘等。临床上发病率较低，为（0.5～2）/100 000，但起病快，病死率高，易被误诊为脑炎、中毒性脑病等。近年来，随着对本病的认识及诊疗水平的提升，阿司匹林使用的逐渐减少，其发病率仍在逐年下降。

三、病　　因

目前 RS 病因尚不完全清楚，考虑与病毒、药物、黄曲霉素、遗传代谢性疾病等有关。

（一）感染因素

普遍认为本病与病毒感染关系密切，如流感病毒、水痘病毒、乙型脑炎病毒、EB 病毒等，常于病毒感染流行后出现本病的暴发。细菌感染也可能引起。

（二）药物及毒素

阿司匹林等水杨酸类药物可能会诱发本病，一般是病毒感染服用此类药物后发病，因此阿司匹林也被呼吁避免用于儿童退热治疗。其他，如黄曲霉素、有机磷农药等也会引起本病。

（三）遗传代谢性疾病

中链乙酰辅酶 A 脱氢酶缺乏、全身性肉毒碱缺乏病、糖原贮积病 Ia 型等遗传代谢性疾病可出现瑞氏综合征样的表现。

（四）高温缺氧

婴儿捂热综合征等疾病时，体温超过 40℃以上时可出现高温缺氧，引起细胞线粒体损伤。

（五）营养不良

某些研究表明，营养不良可能与瑞氏综合征的发生有关，但这种关系尚未得到充分证实。

四、发病机制

本病的病理改变主要是急性脑水肿及肝、肾、心脏等器官脂肪变性，主要的超微结构改变是线粒体异常。发病机制目前尚未完全阐明，但是有一些假说和理论可以解释它的发病过程。

（一）能量代谢紊乱

阿司匹林和其他药物可能影响线粒体的功能，导致线粒体不能有效地产生 ATP，从而影响细胞的能量代谢，这种能量代谢紊乱可能会导致细胞死亡和组织损伤。

（二）脂肪酸代谢紊乱

研究表明，阿司匹林和其他药物可能导致脂肪酸在肝脏中积累，从而导致肝细胞死亡和肝损伤。

（三）氧化应激

阿司匹林和其他药物可能导致细胞内的自由基和氧化剂产生过多，从而损伤细胞膜和其他细胞结构，这种氧化应激可能会导致肝细胞死亡和肝损伤。

（四）免疫反应

研究表明，瑞氏综合征患者的血液中可能存在免疫反应，包括白细胞浸润和炎症反应。这些免疫反应可能会导致肝细胞死亡和组织损伤。

五、临床表现

本病的临床表现可分为前驱病毒感染和急性非炎症性脑病两个阶段。

（一）前驱病毒感染

一般为发病前 1 周左右，可出现呼吸道、消化道等病毒感染症状，主要考虑与流感、乙脑及水痘等有关。

（二）急性非炎症性脑病

前驱期后病情快速进展，可出现频繁呕吐、剧烈头痛，进而出现意识障碍。意识障碍可从嗜睡、昏睡到浅昏迷，并迅速进入深昏迷状态，同时出现惊厥、呼吸节律不规整、瞳孔对光反射减弱或消失、瞳孔固定，甚至呼吸停止、心律失常等。脑膜刺激征常不明显。

（三）肝病症状

一般无明显症状，肝脏可肿大或不大，质地多较韧，无明显黄疸和脾大。

（四）其他

可有发热等急性感染表现，同时可伴有水、电解质、酸碱平衡紊乱及低血压、低血糖、心律失常、呼吸功能不全，甚至中枢性呼吸衰竭或脑疝等。

六、诊断与鉴别诊断

（一）诊断

目前诊断瑞氏综合征缺乏金标准，有前驱呼吸道、消化道等感染史，临床考虑诊断瑞氏综合征时应首先除外中枢神经系统疾病（如脑膜炎、脑炎）、代谢性疾病及中毒等瑞氏综合征样表现的疾病。诊断主要参照美国疾病控制中心的诊断标准：

①急性非炎症性脑病，临床诊断包括两个方面：意识改变；脑脊液白细胞数≤8×10⁶/L 或脑组织学样本显示脑水肿而无脑膜及脑血管周围炎表现。②急性肝病，临床包括肝活检提示瑞氏综合征，或 ALT、AST 或血氨水平升高 3 倍以上。③无其他可解释的脑及肝脏异常的原因。本标准对典型瑞氏综合征非常敏感，但对瑞氏综合征样表现的疾病缺乏特异性，因此戈捷（Gauthier）和霍尔（Hall）等分别提出了新改进的评分标准（表 2-16-1），提高了诊断的特异性。

表 2-16-1　改良 Hall RS 评分

临床表现	分数
明确的前驱症状	存在=2，无记录=1，无=0
呕吐	中～重度=2，轻或无记录=1，无=0
血清 ALT/AST	>3 倍=3，<3 倍～未升高=2，未测=1
血氨	>3 倍=3，<3 倍=2，未测=1，未高=0
脑脊液白细胞	<8×10⁶/L=2，未测、血污染或未记录=1，>8×10⁶/L=0
肝脏病理学	肉眼脂肪变性、无病理=1，全小叶型微多孔脂肪变性=3，提示或典型 Rs 病理=2，无病理=0
排除其他疾病的检查	已进行=2，未进行=0
具有不典型表现之一（家族史、反复发作、猝死等不常见表现）	存在=-2

评分标准：14～17 分=RS；11～13 分=可能感染；9～10 分=不像 RS；0～8 分排除 RS

（二）鉴别诊断

1. 遗传性代谢性疾病　如尿素循环酶的缺陷、全身性肉碱缺乏症、中链和 LCHAD 缺乏症等，多在新生儿和婴儿期发病，因临床表现多与瑞氏综合征相似，故需注意鉴别。

2. 与其他疾病的鉴别诊断　如流行性乙型脑炎、病毒性脑炎等中枢神经系统感染，以及中毒性休克脑病综合征、出血性休克脑病综合征、婴儿捂热综合征等疾病，需注意鉴别。

七、治　　疗

（一）一般治疗

严密监测生命体征的变化，同时注意血生化、电解质、血气分析、凝血酶原时间及血氨等变化，重点监测中心静脉压、颅内压变化。

（二）脑水肿治疗

积极控制脑水肿、降低颅内压、防止脑疝发生，可明显降低患者的病死率。甘露醇、呋塞米、糖皮质激素、高渗葡萄糖注射液均可减轻脑水肿、降低颅内压，输液可酌情按"慢补快脱"的方案，必要时还可通过过度通气降低 $PaCO_2$，收缩脑血管，减少脑容积的办法降低颅内压，高糖还可纠正低血糖、降低脂肪酸等。此外，对于难以控制的颅内压增高，文献指出可给予 3% 高渗盐水持续静脉滴注、采取亚低温疗法或苯巴比妥疗法等措施。

（三）保肝、降氨等治疗

积极保肝、降氨等治疗，同时保证能量供给及加强护理。严重肝损伤导致黄疸、凝血功能障碍时，可补充维生素 K、新鲜冷冻血浆及血小板治疗。此外血液透析、血浆置换等措施治疗也具有一定的疗效。

（四）其他

瑞氏综合征患者病情轻重不一，可能会出现不同脏器、不同程度的受损，应视具体情况对症治疗，如保证呼吸通畅，必要时进行无创、有创机械通气维持呼吸功能。

八、预后及预防

如果及时诊断和治疗，患者预后通常是良好的。如果未及时诊断和治疗，患者可能会出现严重的并发症，甚至死亡。发病年龄越小、早期昏迷、反复惊厥、血氨在 176μmol/L 以上、空腹血糖在 2.2mmol/L 以下、高血钾者，提示预后不良。恢复期康复治疗可能对减轻神经系统症状及语言障碍、智力低下、癫痫等后遗症有一定的意义。

预防方面，避免给儿童及青少年服用阿司匹林等水杨酸类药物，尤其是在患有病毒性感冒、流感或其他病毒感染时，预防药物性因素引起的瑞氏综合征。此外，加强对新生儿遗传代谢性疾病的筛查，排除一些瑞氏综合征样表现的疾病。医务工作者，应加强对瑞氏综合征的学习及临床判断，尽力做到早诊断、早治疗，争取改善患儿预后。

九、小　结

瑞氏综合征发病率虽不高，且为自限性疾病，但病情进展迅速，并发症重，一旦出现则病死率、致残率均非常高。因此，临床出现以发热、呕吐及抽搐等症状为首发表现，且病程中出现意识障碍进行性加重，伴有肝功能严重损害时，需警惕瑞氏综合征的可能。若怀疑此病时，一定积极采取综合诊疗措施及全面的护理，避免严重并发症的出现，减轻对患儿生命及生活质量的危害。

（王　婷　段钟平　胡中杰）

参 考 文 献

何颜霞, 杨卫国, 2011. 瑞氏综合征诊治进展. 实用儿科临床杂志, 26(18): 1395-1396.

胡亚美, 江载芳, 2005. 实用儿科学. 7 版, 北京: 人民卫生出版社.

徐灵敏, 2009. 瑞氏综合征的临床诊断与治疗. 中国临床医生, 37(t3): 9-11.

张伟, 付仲霞, 王卫凯, 2014. Reye 综合征并肠套叠误诊为脓毒血症一例. 临床误诊误治, 27(12): 59-60.

Chornomydz I, Boyarchuk O, Chornomydz A, 2017. Reye(ray's)syndrome: a problem everyone should remember. Georgian Med News, (272): 110-118.

Gauthier M, Guay J, Lacroix J, 1989. Reye's syndrome. a reappraisal of diagnosis in 49 presumptive cases. American journal of diseases of children(1960), 143(10): 1181-1185.

Hall SM, Plaster PA, Glasgow JF, 1988. Preadmission antipyretics in Reye's syndrome. Archives of disease in childhood, 63(7): 857-866.

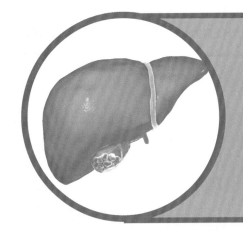

第三篇

胆道疾病各论

第一章　胆　囊　炎

第一节　急性非结石性胆囊炎

一、定　义

急性胆囊炎是指胆囊管梗阻或胆囊排空障碍所引起的急性胆囊炎症，是临床常见急腹症之一。90%～95%的急性胆囊炎由结石相关的胆囊管梗阻所致，而5%～10%的患者不伴有结石，称非结石性胆囊炎。急性非结石性胆囊炎是一种特殊类型的急性胆囊炎，通常起病严重，预后比急性结石性胆囊炎差，总病死率为15%，多见于男性、老年患者，平均年龄在60岁左右。

二、危险因素

急性非结石性胆囊炎的危险因素主要有大手术、严重创伤、烧伤、肠外营养、肿瘤、感染、糖尿病等，以及某些尚不确定的发病因素。

三、发病机制

本病主要的病理改变为胆囊供血不足、胆囊胆汁淤积，胆囊增大，逐渐出现胆囊壁纤维化及慢性炎症细胞浸润，是慢性非结石性胆囊炎的重要病因。各种原因引起的胆汁黏稠度增加，导致胆囊管功能性梗阻，胆汁淤积，胆囊膨胀，容易影响黏膜血运，造成黏膜水肿、坏死。因为胆囊动脉为末梢动脉，在慢性炎症或急性低血容量状态下，胆囊动脉可能会出现痉挛、闭塞和缺血。

四、临床表现

急性非结石性胆囊炎的临床表现与急性结石性胆囊炎相似，最显著的特点是右上腹可扪及肿大、张力高、触痛明显的胆囊。由于老年患者对疼痛反应较为迟钝，症状常不典型，易致延迟诊断或误诊为上消化道穿孔、急性化脓性阑尾炎、肠梗阻等，术前误诊率可达10%以上。如病情发展，可为持续性疼痛且阵发性加剧，常伴轻至中度发热，通常无寒战，可有畏寒。10%～20%的患者可出现轻度黄疸。

五、体　征

查体患者可有右上腹压痛、反跳痛及腹肌紧张，或有墨菲（Murphy）征阳性。相当一部分患者可扪及肿大的胆囊并有触痛。墨菲征阳性对急性胆囊炎的特异性为79%～96%。

六、辅助检查

（一）实验室检查

入院后所有患者应常规进行血常规、尿常规、粪便常规、肝肾功能、电解质、血淀粉酶、尿淀粉酶、凝血功能、血清炎症因子CRP、PCT和ESR等检查。当病情危重时应查血气分析，同时查血清肿瘤标志物CEA、AFP、CA19-9和CA125，以除外合并恶性肿瘤的可能。必要时采血送检细菌培养。在能获得胆汁的情况下，所有急性胆囊炎患者，尤其是重度感染患者应进行细菌学培养。

（二）影像学检查

急性非结石性胆囊炎的影像学检查方法主要为腹部超声和CT，但诊断困难，确诊率低。超声检查首选，超声下急性非结石性胆囊炎的典型表现为胆囊肿大（横径≥4cm）、胆囊壁增厚（≥3mm）、胆囊周围积液、胆囊内无结石征象、墨菲征阳性。超声诊断急性非结石性胆囊炎的敏感性可达92%，特异性可达96%。若胆囊腔内出现稀疏或密集的分布不均的细小或粗大回声斑点，呈云雾状,则考虑胆囊积脓;若胆囊壁局部膨出或缺损,以及胆囊周围出现局限性积液,则考虑胆囊坏疽穿孔。若患者伴有黄疸,怀疑有米里齐综合征(Mirizzi综合征)或合并胆囊消化道瘘等特殊情况,则应采用MRI+MRCP,以进一步明确诊断。

急诊入院患者无法明确腹痛病因时,可采用腹部CT检查,以获取更全面信息。如果怀疑有胆囊穿孔和坏疽性胆囊炎,也应及时行腹部CT检查。肝胆系统核素扫描有一定的特异性,必要时可用于诊断。

七、诊 断

急性胆囊炎的诊断包括临床表现、实验室检查和影像学检查。①局部炎症表现:右上腹可触及肿块、压痛和反跳痛,墨菲征阳性;②全身炎症反应:发热、CRP水平升高、WBC计数升高;③影像学检查:提示为急性胆囊炎的特征。

若①中任意一项+②中任意一项,应高度怀疑急性胆囊炎,在此基础上,若③进一步支持,则可明确诊断。

八、严重程度评价

急性胆囊炎的严重程度不同,治疗方案亦不同,预后也不同。根据患者的病情严重程度可将急性胆囊炎分为轻、中、重度3级。

(一)轻度急性胆囊炎

胆囊炎症较轻,未达到中、重度评估标准。

(二)中度急性胆囊炎

患者伴有以下情况之一时,应考虑病情较重:① WBC升高,计数>18×10⁹/L;②可触及右上腹肿块;③病程超过3d;④已出现明显局部炎症,如坏疽性胆囊炎、胆囊周围脓肿、肝脓肿、胆源性腹膜炎或胆囊穿孔。

(三)重度急性胆囊炎

患者出现以下任何一个器官或系统功能障碍时,则提示病情危重。①心血管系统:需要使用多巴胺(5μg/kg以上)或者去甲肾上腺素维持血压;②神经系统:出现意识障碍,表现为嗜睡、昏睡或昏迷;③呼吸系统:$PaO_2/FiO_2 < 300mmHg$(1mmHg=0.133kPa);④肾功能:少尿、肌酐>

176.8μmol/L;⑤凝血功能:INR>1.5;⑥血液系统:血小板低于100×10⁹/L。

九、鉴别诊断

(一)急性阑尾炎

急性胆囊炎与急性阑尾炎均有发热、腹痛、外周血白细胞计数升高。急性阑尾炎多表现为转移性右下腹部疼痛,有麦氏点压痛、反跳痛,故可与急性胆囊炎相鉴别。

(二)急性胰腺炎

急性胰腺炎可继发于急性胆囊炎,腹痛较急性胆囊炎剧烈并偏向左侧,呈持续性,范围较广,血、尿淀粉酶均升高,故可鉴别。

(三)溃疡病穿孔

患者多有胃、十二指肠溃疡史,腹痛发作突然,呈持续性,较急性胆囊炎剧烈,并很快波及整个腹部,腹肌强直,但很少有呕吐现象,故可鉴别。

十、现代医学治疗

(一)治疗原则

急性非结石性胆囊炎的治疗原则是尽早行胆囊切除或引流治疗。

(二)非手术治疗

1. 一般对症治疗 早期治疗包括禁食、稳定内环境和对症支持治疗等,并给予抗感染和镇痛处理,必要时监测生命体征。当临床症状和体征进一步加重,出现其他脏器功能不全或衰竭时,应给予适当的器官支持治疗,进行呼吸和循环管理,同时积极准备急诊胆囊切除术或经皮胆囊穿刺引流。对老年患者,应监测血糖及心、肺、肾等器官功能,治疗并存的基础疾病。治疗期间密切注意病情变化,随时调整治疗方案,如病情加重,应及时手术治疗。

2. 抗感染治疗

(1)抗生素疗程:①社区获得性轻、中度急性胆囊炎。胆囊切除术后24h内可停用抗生素。若存在气肿改变和手术中探查到有胆囊坏死征象者,抗生素推荐使用4~7d。②社区获得性重度急性胆囊炎。若感染源已被控制,抗生素使用疗程推荐为

4～7d；若为革兰氏阳性球菌感染，如肠球菌、链球菌等，抗生素至少使用 2 周。③医疗机构获得性急性胆囊炎。若为革兰氏阳性球菌感染，如肠球菌、链球菌等，抗生素至少使用 2 周。

（2）抗生素选择：①社区获得性轻度急性胆囊炎。头孢菌素类：头孢唑林或头孢替安或头孢呋辛或头孢曲松或头孢噻肟±甲硝唑、头孢美唑、头孢西丁、氧氟头孢、头孢哌酮/舒巴坦；碳青霉烯类：厄他培南；氟喹诺酮类：环丙沙星、左氧氟沙星、莫西沙星。②社区获得性中度急性胆囊炎。头孢菌素类：头孢曲松或头孢噻肟或头孢唑兰或头孢他啶±甲硝唑、头孢哌酮/舒巴坦；碳青霉烯类：厄他培南；氟喹诺酮类：环丙沙星、左氧氟沙星、莫西沙星。③社区获得性重度急性胆囊炎。青霉素类：哌拉西林/舒巴坦；头孢菌素类：头孢吡肟或头孢他啶或头孢唑兰±甲硝唑；碳青霉烯类：亚胺培南/西司他汀、美罗培南、厄他培南；单环 β-内酰胺类：氨曲南±甲硝唑。④医疗机构获得性急性胆囊炎。青霉素类：哌拉西林/舒巴坦；头孢菌素类：头孢吡肟或头孢他啶或头孢唑兰±甲硝唑；碳青霉烯类：亚胺培南/西司他汀、美罗培南、厄他培南；单环 β-内酰胺类：氨曲南±甲硝唑。⑤对于社区获得性重度急性胆囊炎和医疗机构获得性急性胆囊炎，推荐使用万古霉素，若万古霉素耐药者或治疗效果不佳者，可使用利奈唑胺和达托霉素。抗生素治疗过程中，应进行致病微生物和药敏检测，根据结果调整抗生素使用方案。

3. 解痉镇痛 建议应在早期阶段开始使用镇痛药，但强调在严密监测病情变化的基础上使用。临床常用阿托品、山莨菪碱（654-2）或间苯三酚肌内注射或静脉注射，同时可给予异丙嗪、哌替啶肌内注射，以增强镇痛疗效。阿片类镇痛药，如盐酸吗啡和其他类似类型的药物（如非阿片类镇痛药和戊唑嗪）会导致 Oddi 括约肌收缩，这可能会提高胆管压力，因此必须谨慎使用。

4. 预防治疗 非甾体抗炎药（NSAID）对于预防急性胆囊炎是有效的，因此也常用于早期治疗。NSAID 可预防慢性胆囊炎发展为急性胆囊炎，减轻疼痛。在使用前，应注意患者是否存在潜在的相关心血管、哮喘和消化道出血风险。虽然 NSAID 对改善慢性胆囊炎患者的胆囊功能有效，但没有报告显示其对缩短胆囊炎急性发作后的病程

有帮助。

（三）手术治疗

1. 手术时机 无论病程长短，一旦诊断明确，且患者一般状况稳定，建议应尽早手术处理。手术最佳时机为出现症状的 7d 内，尽可能在 72h 以内。对于非手术治疗有效的患者，可延期手术，一般在 6 周之后进行。

2. 手术方式

（1）轻度急性胆囊炎：根据 CCI［查尔森（Charlson）共病指数］和 ASA-PS（美国麻醉师学会身体状况分类）评分表明患者能够承受手术，最好在发病后立即进行腹腔镜胆囊切除术。如果确定患者无法承受手术，应首先进行保守治疗。一旦治疗有效，应考虑延迟手术。

（2）中度急性胆囊炎：根据 CCI 和 ASA-PS 评分表明患者能够承受手术，则最好在发病后立即进行腹腔镜胆囊切除术。术中应特别注意避免医源性损伤，必要时可改用开腹或次全胆囊切除术，或胆囊造口术。若患者无法耐受手术，则应考虑保守治疗。当抗感染治疗及对症支持治疗无效时，应行经皮经肝穿刺胆道引流术。

（3）重度急性胆囊炎：应确定器官功能不全的程度，并尝试通过器官支持来恢复功能，同时使用抗菌药物。应认真评估预后因素，即在开始治疗且循环功能障碍或肾功能不全迅速恢复以后，进行 CCI 或 ASA-PS 评分。如果确定患者可耐受手术，可进行早期腹腔镜胆囊切除术，术后进入 ICU 进行监护管理。如果确定患者无法耐受手术，应采取保守治疗，同时尽早考虑行经皮经肝穿刺胆道引流术，以减轻严重的局部炎症反应。

（四）并发症处理

急性非结石性胆囊炎易坏疽穿孔，一经诊断，应及早手术治疗，手术方式包括胆囊切除术与胆囊造口术。对于病情较轻或者未能确诊者，应在严密观察下行积极的非手术治疗，一旦病情恶化，及时施行手术。

十一、中医中药治疗

中医虽无急性胆囊炎的病名，但早在《内经》便有相关论述。《灵枢·五邪》曰："邪在肝，则两胁中痛。"《素问·缪刺论》曰："邪客于足少阳之

络，令人胁痛不得息。"根据急性胆囊炎右上腹疼痛的主要临床表现，归属于中医"胁痛""黄疸"的范畴。

（一）中药汤剂治疗

1. 胆腑郁热证　症见：上腹持续灼痛或绞痛，胁痛阵发性加剧，甚则痛引肩背，晨起口苦，时有恶心，饭后呕吐，身目黄染，持续低热，小便短赤，大便秘结，舌质红，苔黄或厚腻，脉滑数。治法：清热利湿，行气利胆。可使用大柴胡汤（柴胡15～30g、黄芩9g、芍药10～30g、法半夏9g、生姜6g、枳实9g、大枣12g、生大黄6～12g），该方出自东汉《伤寒论》。加减：身目黄染者，加茵陈、栀子；心烦失眠者，加合欢皮、栀子、淡豆豉；恶心呕吐者，加竹茹、旋覆花、代赭石；壮热者，可加石膏、蒲公英、虎杖。水煎服，日一剂，分两次口服。7d 为 1 个疗程，连服 1～2 个疗程。

2. 热毒炽盛证　症见：持续高热，右胁疼痛剧烈、拒按，身目发黄，黄色鲜明，大便秘结，小便短赤，烦躁不安，舌质红绛，舌苔黄燥，脉弦数。治法：清热解毒，通腑泻火。可使用茵陈蒿汤（东汉·《伤寒论》）合黄连解毒汤（唐代·《外台秘要》），药物组成：茵陈15～30g、栀子10～15g、生大黄6～12g、黄连9g、黄柏9g、黄芩10g。加减：小便黄赤者，加滑石、车前草；大便干结者，加麻仁、芒硝；身目黄染重者，加金钱草。水煎服，日一剂，分两次口服。

3. 肝阴不足证　症见：右胁隐痛，五心烦热，双目干涩，口燥咽干，少寐梦多，急躁易怒，头晕目眩，舌红或有裂纹或见光剥苔，脉弦细数或沉细数。治法：滋阴清热、利胆排石。可使用一贯煎（北沙参15g、麦冬10g、当归10g、生地黄15g、枸杞子15g、川楝子10g），该方出自清代《续名医类案》。加减：咽干口燥、舌红少津者，加天花粉、玄参；阴虚火旺者，加知母、黄柏；低热者，加青蒿、地骨皮。水煎服，日一剂，分两次口服。

4. 瘀血阻滞证　症见：右胁部刺痛，痛有定处拒按，入夜痛甚，胸闷纳呆，大便干结，面色晦暗，舌质紫暗或舌边有瘀斑、瘀点，脉弦涩或沉细。治法：疏肝利胆、活血化瘀。可使用膈下逐瘀汤加减（五灵脂15g、当归10g、川芎10g、桃仁15g、丹皮10g、赤芍10g、乌药10g、延胡索10g、甘草6g、香附10g、红花15g、枳壳10g），该方出自清代《医林改错》。加减：瘀血较重者，可加三棱、莪术、虻虫；疼痛明显者，加乳香、没药、丹参。水煎服，日一剂，分两次口服。

（二）针刺疗法

1. 常用穴　阳陵泉、太冲、胆俞、至阳。

2. 操作　用提插泻法施术 3min，得气后留针 30min。

3. 辨证配穴　发热加大椎、曲池；胆绞痛加章门、阴陵泉。

第二节　慢性胆囊炎

内容提要

一、定义
二、分类
三、发病率
四、病因
五、危险因素
六、临床表现
七、辅助检查
八、诊断
九、鉴别诊断
十、现代医学治疗
十一、中医中药治疗
十二、康复调摄

一、定　义

慢性胆囊炎一般是由长期存在的胆囊结石所致的胆囊慢性炎症，或急性胆囊炎反复发作迁延而来，其临床表现差异较大，可表现为无症状、反复右上腹不适或腹痛，也可出现急性发作。典型腹部超声检查表现为胆囊壁增厚（壁厚≥3mm）、毛糙，合并胆囊结石可表现为胆囊内强回声及后方声影。

二、分　类

慢性胆囊炎可分为慢性结石性胆囊炎、慢性非结石性胆囊炎。

三、发　病　率

目前尚无慢性胆囊炎全国性流行病学资料，国内报道成人慢性胆囊炎的发病率为 0.78%～3.91%，胆囊结石发病率为 2.3%～6.5%。女性胆囊结石发病率高于男性，男女比为 1∶(1.07～1.69)。随着我国人民生活水平逐渐提高，慢性胆囊炎和胆囊结石发病率近年来呈上升趋势，且胆囊结石发病率随年龄增长而升高，女性发病率高于男性，发病高峰期为 50 岁以后。

四、病　　因

（一）慢性结石性胆囊炎

慢性结石性胆囊炎病因是胆囊结石，当合并细菌感染时更易导致慢性胆囊炎。

（二）慢性非结石性胆囊炎

慢性非结石性胆囊炎病因包括各种病原体（细菌、寄生虫和病毒）感染、胆囊排空障碍和胆囊缺血等。

五、危险因素

我国胆囊结石主要的发病危险因素包括油腻饮食、肥胖、脂肪肝、糖尿病、高血压、高脂血症、缺乏运动、不吃早餐和胆囊结石家族史等。

六、临床表现

多数慢性胆囊炎和胆囊结石患者无明显症状，无症状者约占 70%。较为常见的症状是反复发作的右上腹不适或右上腹痛，发作常与进食油腻食物和高蛋白饮食有关。少数患者可能会发生胆绞痛，多在饱食或进食油腻食物后发作，表现为右上腹或上腹部持续疼痛伴阵发性加剧，可向右肩及后背放射，如嵌顿结石因体位变动或药物解痉等因素而解除梗阻，则绞痛即可缓解。慢性胆囊炎和胆囊结石患者常伴有胆源性消化不良，表现为嗳气、饭后饱胀、腹胀和恶心等症状。慢性胆囊炎急性发作时表现为急性胆囊炎相应的症状和体征，并发胆源性胰腺炎时，可出现急性胰腺炎相应的症状和体征。

七、辅助检查

（一）腹部超声

常规腹部超声是诊断慢性胆囊炎、胆囊结石最常用、最有价值的检查方法，对胆囊结石诊断准确率高达 95% 以上。Meta 分析显示，腹部超声检查诊断胆囊结石的灵敏度为 97%，特异度为 95%。腹部超声检查慢性胆囊炎，其主要表现为胆囊壁增厚（壁厚≥3mm）、毛糙，如合并胆囊结石，则出现胆囊内强回声及后方声影。内镜超声对常规腹部超声检查未发现的胆囊微小结石有较高的检出率，对常规腹部超声检查阴性的胆绞痛患者再行内镜超声检查，52.4% 的患者可发现胆囊结石。

（二）CT 检查

CT 检查能良好地显示胆囊壁增厚和 X 线检查阳性结石，但不能显示 X 线检查阴性的结石。CT 检查对慢性胆囊炎的诊断价值与腹部超声相似，但对胆囊结石的诊断不具优势，Meta 分析显示，CT 诊断胆囊结石的准确率为 89%。

（三）MRI 检查

MRI 检查在评估胆囊壁纤维化、胆囊壁缺血、胆囊周围组织水肿、胆囊周围脂肪堆积等方面均优于 CT 检查，主要用于鉴别急性和慢性胆囊炎。磁共振胆胰管成像（MRCP）可发现腹部超声和 CT 检查不易检出的胆囊和胆总管小结石。

（四）肝胆管胆囊收缩素刺激闪烁显像（CCK-HIDA）

CCK-HIDA 是评估胆囊排空首选影像学检查，可鉴别是否存在胆囊排空障碍。如果无结石患者 CCK-HIDA 检查胆囊喷射指数降低（＜35%），则高度提示慢性非结石性胆囊炎。国内尚未开展 CCK-HIDA。

八、诊　　断

临床症状常不典型，大多数患者有胆绞痛病史，而后有厌油、腹痛、嗳气等消化不良的症状，也可有右上腹隐痛，很少有发热。体检发现右上腹胆囊区有轻压痛或者不适。B 超发现胆囊缩小、壁厚，内存结石或者充满结石。胆囊收缩功能很差。

九、鉴别诊断

（一）慢性胃炎

慢性胆囊炎除了表现为典型的胆道系统症状外，也可表现为上腹隐痛、腹胀、反酸、嗳气等消化系统的症状，通过症状不易鉴别，但通过腹部 B 超、胃镜检查不难鉴别。

（二）胆囊癌

早期胆囊癌比较难以与慢性胆囊炎鉴别，有时是在手术中意外发现。对于比较晚期的胆囊癌，除了临床表现（如右季肋区疼痛、包块、黄疸等）和实验室检查以外，其临床诊断主要依赖于影像学检查。彩色多普勒超声检查常作为胆囊癌的首选筛查手段。CT和（或）MRI、超声内镜检查可进一步判断肿瘤浸润程度和肝脏、血管受累情况，以及是否有淋巴结转移及远处转移，可用于鉴别。

十、现代医学治疗

（一）治疗目标

治疗目标为祛除病因、缓解症状、预防复发、防治并发症。对于慢性胆囊炎、胆囊结石患者，应按是否有症状、是否有并发症分别进行个体化治疗。

（二）饮食调整

胆囊结石及慢性结石性胆囊炎的发病多与饮食及肥胖有关。建议规律、低脂、低热量膳食，并提倡定量、定时的规律饮食方式。

（三）口服药物溶石治疗

无症状的胆囊结石患者可不治疗。对于症状不重且急性发作并不频繁的患者，如果经腹部超声检查评估胆囊功能正常，而X线检查显示阴性的胆固醇结石，可考虑口服溶石治疗。常用的药物有熊去氧胆酸（UDCA），对胆囊功能正常且X线检查阴性的胆固醇结石有一定的溶石作用。推荐UDCA剂量≥10mg/(kg·d)，应连续服用6个月以上。

（四）缓解胆源性消化不良症状

慢性胆囊炎、胆囊结石患者嗳气、腹胀、脂肪餐不耐受等消化功能紊乱症状常见。对胆源性消化不良症状宜补充促进胆汁合成和分泌的消化酶类药物，如复方阿嗪米特肠溶片及米曲菌胰酶片等。在应用消化酶类药物治疗的同时，可结合茴三硫等利胆药物促进胆汁分泌。

对于合并有不同程度上腹部疼痛的患者，可加用钙通道阻滞药缓解症状。匹维溴铵为临床常用的消化道钙通道阻滞药，可用于治疗胆道功能紊乱有关的疼痛，其机制是直接作用于奥狄（Oddi）括约肌表面的钙通道，缓解奥狄括约肌痉挛，改善胆道系统的压力梯度。

（五）缓解胆绞痛症状

对于胆绞痛急性发作的患者，国内临床上常用解痉药缓解胆绞痛症状，国外推荐选择NSAID、镇痛药缓解症状，但目前国内尚缺乏相关的临床研究。

（六）外科手术

对于有症状且反复发作的慢性胆囊炎，无论是否伴有结石，都应行胆囊切除，首选腹腔镜胆囊切除。对于有癌变风险的患者可采取预防性胆囊切除。对不能耐受手术的胆囊结石患者可选择非手术治疗，方法包括口服溶石药物、有机溶石剂直接穿刺胆囊溶石、体外震波碎石等。

十一、中医中药治疗

慢性胆囊炎在古代医籍并无此病名，根据临床特点，可归属于"胆胀"范畴，《灵枢·本藏》记载"胆胀者，胁下满而痛引小腹"。

（一）中医中药治疗本病的优势

中医理论认为情志不遂、饮食失节、感受外邪、虫石阻滞及劳伤过度是胆囊炎发病的主要诱因，病位在胆腑，与肝、脾、胃等脏腑功能失调相关。

本病的主要病机是胆失通降，不通则痛；胆络失和、不荣则痛。情志不遂、饮食失节、感受外邪、虫石阻滞，均致肝胆疏泄失职。腑气不通，发病多为实证。久病体虚，劳欲过度，使得阴血亏虚，脉络失养，脉络拘急，胆失通降，发为虚证。

中医药治疗慢性胆囊炎与常规西药治疗慢性胆囊炎相比，在治愈率、总有效率、疼痛积分和缩短住院时间方面可能存在优势。

（二）中医汤剂治疗

1. 肝胆气滞证 症见：右胁胀痛，心烦易怒，厌油腻，时有恶心，饭后呕吐，脘腹满闷，嗳气，舌质淡红，舌苔薄白或腻，脉弦。治法：疏肝利胆，理气解郁。可使用柴胡疏肝散（柴胡15～30g、川芎10g、香附10g、陈皮10g、枳壳10g、芍药15g、炙甘草6g），该方出自明代的《景岳全书》。加减：疼痛明显者，加延胡索、郁金、木香；腹部胀满者，加厚朴、草豆蔻；口苦心烦，加黄芩、栀子；恶心呕吐者，加代赭石、莱菔子；

伴胆石者，加鸡内金、金钱草、海金沙。水煎服，日一剂，分两次口服。

2. 肝胆湿热证 症见：胁肋胀痛，晨起口苦，口干欲饮，身目发黄，身重困倦，脘腹胀满，咽喉干涩，小便短黄，大便不爽或秘结，舌质红，苔黄或厚腻，脉弦滑数。治法：清热利湿，利胆通腑。可使用龙胆泻肝汤（龙胆草10～15g、黄芩10～15g、山栀子10g、泽泻10g、木通6g、车前子10g、当归10g、生地黄15g、柴胡15g、甘草6g），该方出自清代的《医方集解》。加减：伴胆石者，加鸡内金、金钱草、海金沙；小便黄赤者，加滑石、通草；大便干结者，加大黄、芒硝、莱菔子、六神曲。水煎服，日一剂，分两次口服。

3. 寒热错杂证 症见：胁肋胀痛，恶寒喜暖，口干不欲饮，晨起口苦，恶心欲呕，腹部胀满，大便溏泄，肢体疼痛，遇寒加重，舌质淡红，苔薄白腻，脉弦滑。治法：疏肝利胆，温脾通阳。可使用柴胡桂枝干姜汤（柴胡15～30g、桂枝10g、干姜9g、瓜蒌根12g、黄芩10g、生牡蛎15～30g、炙甘草6g），该方出自东汉《伤寒论》。加减：腹痛较甚者，加川楝子、延胡索、赤芍；久泄，完谷不化者，加补骨脂、赤石脂、马兰草；恶心、呕吐甚者，加姜半夏、姜竹茹、紫苏叶。水煎服，日一剂，分两次口服。

4. 气滞血瘀证 症见：右胁胀痛或刺痛，胸部满闷，喜善太息，晨起口苦，咽喉干涩，右胁疼痛夜间加重，大便不爽或秘结，舌质紫暗，苔厚腻，脉弦或弦涩。治法：理气活血，利胆止痛。可使用血府逐瘀汤（桃仁15g、红花15g、当归10g、生地黄15g、牛膝15g、川芎10g、桔梗10g、赤芍10g、枳壳10g、炙甘草6g、柴胡6g），该方出自清代《医林改错》。加减：胁痛明显者，加郁金、延胡索、川楝子；口苦者，加龙胆草、黄芩、栀子；脘腹胀甚者，加厚朴、木香、莱菔子。水煎服，日一剂，分两次口服。

5. 肝郁脾虚证 症见：右胁胀痛，腹痛欲泻，体倦乏力，腹部胀满，大便溏薄，喜善太息，情志不舒加重，纳食减少，舌质淡胖，苔白，脉弦或弦细。治法：疏肝健脾，柔肝利胆。可使用逍遥散（柴胡15g、当归10g、白芍15g、炒白术10g、茯苓10g、炙甘草6g、薄荷3g、煨姜3g），该方出自宋代《太平惠民和剂局方》。加减：右胁胀痛者，加郁金、川楝子、青皮；急躁易怒者，加香附、钩藤；腹胀明显者，加厚朴、枳实。水煎服，日一剂，分两次口服。

6. 肝阴不足证 症见：右胁部隐痛，两目干涩，头晕目眩，心烦易怒，肢体困倦，纳食减少，失眠多梦，舌质红，苔少，脉弦细。治法：养阴柔肝，清热利胆。可使用一贯煎（北沙参15g、麦冬10g、当归10g、生地黄15g、枸杞子15g、川楝子10g），该方出自清代《续名医类案》。加减：心烦失眠者，加柏子仁、夜交藤、炒酸枣仁；急躁易怒者，加栀子、青皮、珍珠母；右胁胀痛者，加佛手、香橼；头目眩晕者，加钩藤、菊花、白蒺藜。水煎服，日一剂，分两次口服。

7. 脾胃气虚证 症见：右胁隐痛，体倦乏力，胃脘胀闷，纳食减少，肢体困倦，舌质淡白，苔薄白，脉缓无力。治法：理气和中，健脾和胃。可使用香砂六君子汤[党参15g、炒白术10g、茯苓10g、法半夏9g、陈皮10g、木香10g、砂仁（后下）10g、炙甘草6g]，该方出自清代《古今名医方论》。加减：脘腹胀甚者，加枳实、厚朴、槟榔；纳食减少者，加神曲、鸡内金。水煎服，日一剂，分两次口服。

（三）针刺疗法

1. 常用穴 阳陵泉、胆囊、肩井、日月、丘墟。

2. 操作 采用捻转强刺激手法，每隔3～5min行针1次，每次留针时间为20～30min。也可采用电刺激。

3. 辨证配穴 肝郁气滞者加太冲，疏肝理气；瘀血阻络者加膈俞，化瘀止痛；肝胆湿热者加行间，疏泄肝胆；肝阴不足者加肝俞、肾俞，补益肝肾。

（四）按摩法

1. 常用穴 膈俞、肝俞、胆俞、心俞、督俞、巨阙、胆囊、中脘、建里。

2. 操作 以拇指指腹及大、小鱼际，或掌根部在相应取穴处按揉，以腕关节转动回旋来带动前臂进行操作，每分钟80～100次。

（五）穴位埋线疗法

1. 常用穴 阳陵泉、中脘、胆俞、足三里、肝俞、期门、胆囊。

2. 器具 埋植用羊肠线。

3. 操作 标记预计埋线穴位后，以一次性的 7 号注射针头前端内装入 00 号 1～1.5cm 羊肠线，后接针芯（0.35mm×40mm 的 1.5 寸针灸针），右手持针刺入皮下至所需要的深度，当出现针感后，边推针芯边退针管，将羊肠线埋植在穴位皮下组织或肌层内，外敷无菌敷料，胶布固定 24h。

（六）耳穴治疗

1. 常用穴 胰胆、肝、胆、十二指肠、内分泌、神门、三焦、交感、耳迷根、皮质下。

2. 配穴 腹胀，加脾、胃、三焦；腹泻，加大肠、小肠；恶寒、发热，加耳尖；疼痛向右肩放射，加肩穴。

3. 操作 主穴选取 3～5 个，并结合兼症选取 1～2 个配穴。采用王不留行籽常规消毒后，以胶布将其固定于相应耳穴上，每日按 5～7 遍，每次每穴按压 15～20 次，强度以患者能够耐受为宜。每次贴压单侧耳穴，每次贴 3 日，两侧交替使用。

十二、康复调摄

（一）规律进食

有规律地进食（一日三餐，定时定量）是预防结石的最好方法；少食高脂肪类饮食，适当摄取优质蛋白质，大量饮水，多食用蔬菜、水果；做到"四忌"：忌食高胆固醇类的食物、忌食高脂肪性食物、忌暴饮暴食、忌烟酒咖啡。

（二）生活起居

养成良好的生活规律，避免劳累及精神高度紧张，保证充足的睡眠，避免寒冷刺激；加强体育锻炼，如快走、慢跑、游泳等，防止过度的肥胖，因为肥胖是胆囊炎或胆囊结石的高危因素。

（勾春燕 王孟龙）

参考文献

李军祥, 陈誩, 杨胜兰, 2018. 急性胆囊炎中西医结合诊疗共识意见. 中国中西医结合消化杂志, 26(10): 805-811.

时昭红, 任顺平, 唐旭东, 等, 2020. 消化系统常见病慢性胆囊、胆石症中医诊疗指南 (基层医生版). 中华中医药杂志, 35(2): 793-800.

张声生, 赵文霞, 2017. 胆囊炎中医诊疗专家共识意见 (2017). 中国中西医结合消化杂志, 25(4): 241-246.

中华消化杂志编辑委员会, 中华医学会消化病学分会肝胆病协作组, 2019. 中国慢性胆囊炎、胆囊结石内科诊疗共识意见 (2018 年). 中华消化杂志, (2): 73-79.

中华医学会外科学分会胆道外科学组, 2021. 急性胆道系统感染的诊断和治疗指南 (2021 版). 中华外科杂志, 59(6): 422-429.

第三节 黄色肉芽肿性胆囊炎

内容提要

一、定 义

黄色肉芽肿性胆囊炎（xanthogranulomatous cholecystitis，XGC）是一种罕见的慢性胆囊炎变种，以胆囊慢性炎症为基础并伴有黄色肉芽肿形成的破坏性炎症病变。特征为胆囊的黄色肉芽肿性炎症，无论在影像还是病理上都很难与恶性肿瘤鉴别。载脂巨噬细胞和急、慢性炎症细胞的壁内积聚是该病的标志。胆囊的黄色肉芽肿性炎症可以非常严重，并可能溢出到邻近的结构，如肝、肠和胃等，导致密集粘连、穿孔或脓肿形成，与邻近的肠瘘沟通。

二、流行病学及发病率

XGC 发病率低，女性多于男性，以中年妇女多见，临床表现无特异性。XGC 主要见于 60～80 岁的女性患者，通常年龄在 60～70 岁，儿童和年轻人很少，通常与胆结石相关。

三、病 因

XGC 病因多为胆囊结石，但尚不完全清楚。

四、发病机制

XGC 病因尚不完全清楚，绝大部分患者伴有胆石症。目前多数学者认为胆道梗阻合并细菌感染是导致 XGC 发生的关键因素。胆汁与黏液经破裂的罗-阿窦和溃疡病灶，浸润至胆囊壁及周围组织引起炎症反应，巨噬细胞聚集吞噬胆汁中的胆固醇、磷脂及胆色素等形成特有的泡沫细胞。随着病程的进展，纤维组织增生，逐渐形成炎性肉芽肿性结构，进而胆囊壁出现局灶或弥漫性增厚，形成 XGC。发病机制与慢性黄色肉芽肿性肾盂肾炎类似。

五、自然转归

疾病的自然转归或称为疾病的自然史，是指疾病在没有人为因素的干预和影响下，随着时间推移，其发展的最终结局情况。20 世纪 80 年代以来 XGC 逐渐受到重视，其本质是胆囊炎症病变，即为良性病变，预后良好。临床手术方案为胆囊切除，与胆囊癌大不相同，后者常预后不良。

六、临床表现

男女均可发病，女性多于男性，60～70 岁多见，临床表现并无特异性，与一般慢性胆囊炎、胆石症及胆囊癌相似，如反复发作的慢性右上腹隐痛等，急性发作时可有恶心、呕吐，腰背部放射痛及发热等。当胆囊壁肉芽肿合并结石时可出现黄疸，包块巨大时右上腹可触及。另外，当胆囊与周围脏器之间形成内瘘时，也可见到胆囊壁坏疽、穿孔等。

虽然临床表现并无特异性，但就诊时患者的症状各有不同，可表现为急性胆囊炎（22%）、慢性胆囊炎（88%）、疼痛（95%）、梗阻性黄疸（22%）、胆管炎（2%）和可扪及的肿块（5%）。腹部体检时，右上腹可触及肿大的包块或局部墨菲征阳性。然而，这些临床特征并不是 XGC 所特有的，通常 XGC 患者与早期的胆囊癌患者无临床差异。

七、辅助检查

（一）实验室检查

虽然没有特异性的生化检查或肝功能紊乱可以诊断为 XGC，但有白细胞增多。32% 的病例出现并发症，包括穿孔、脓肿形成、十二指肠或皮肤瘘管，以及炎症过程蔓延到肝脏、结肠或周围软组织，血常规、肝功能及凝血功能均可能异常。

（二）超声检查

腹部超声检查可观察到胆囊壁弥漫性或局灶性增厚，增厚的胆囊壁内呈结节状低回声或不规则低回声带。胆囊内可见边界尚清晰的团块，形态较规则，呈中等强度回声。更有甚者，胆囊液性腔消失，代之以实质性团块状回声。

（三）CT 检查

1. 局限性增厚型　病变范围不超过胆囊总体的 60%。胆囊壁局限性增厚，其内可见低密度结节，单发或多发，小至数毫米，大至数十毫米。

2. 弥漫性增厚型　病变范围超过胆囊总体的 60%。胆囊明显增大，壁呈均匀性、弥漫性增厚或团块样增厚，增强动脉期胆囊壁的黏膜层、浆膜层强化明显，中间肌层强化相对较弱，呈"夹心饼干"样改变。门静脉期肌层逐渐强化。

（四）磁共振检查

磁共振检查可见胆囊增大，壁不规则增厚，胆囊腔内可见多发结石影。增厚的胆囊壁内可见单发或多发、大小不一的圆形或类圆形异常信号影，为黄色结节，个别直径达 2cm，部分可融合成团，黄色结节可位于壁间，也可向黏膜下或浆膜下突出。

（五）肝组织病理检查

肉眼可见一个界线不清的黄色结节性肿块浸润胆囊壁。胆囊壁增厚，可直接浸润到邻近软组织、肝脏、十二指肠或结肠。组织学诊断是基于胆囊壁出现弥漫性或局灶性黄色肉芽肿结节，显微镜下发现成片的黄色瘤细胞（含脂质和胆色素的泡沫组织细胞）、载脂巨噬细胞和急、慢性炎症细胞在胆囊壁内积聚，组成特征性肉芽肿性结构。组织细胞免疫组化 CD68 阳性，胆囊壁也容易形成微脓肿，最终炎症反应愈合形成纤维和瘢痕（图 3-1-1、图 3-1-2）。

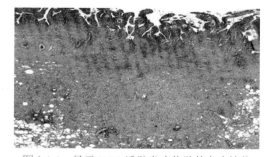

图 3-1-1　显示 XGC 透壁炎症伴壁外炎症结节

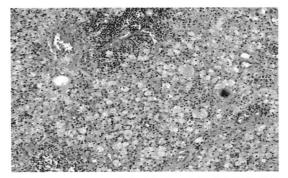

图 3-1-2 显示 XGC 黄色瘤细胞（含脂质和胆色素的泡沫组织细胞）

八、诊 断

根据慢性胆囊炎的症状和体征，结合影像学表现为胆囊壁弥漫性或结节状增厚、胆囊壁边界清楚或不清、胆囊周围积液等，可提示 XGC 的诊断，但最终确诊需手术或穿刺活检组织病理检查。

由于 XGC 的临床表现和实验室检测没有特异性，所以细针抽吸细胞学在术前鉴别癌与 XGC 或同时存在病变时起着重要作用。经皮及内镜下穿刺活检可用于可疑恶性肿瘤的患者。大多数与 XGC 相关的胆囊癌发生在胆囊颈区，这是胆囊内压力增加所致。因此，内镜超声仔细观察胆囊颈及胆囊管区域，并在该区域充分采样，可大大降低合并胆囊癌假阴性诊断的发生率。

手术时，XGC 可能表现为晚期胆囊癌，因胆囊癌壁增厚和炎症的局部破坏性扩散，严重的炎症可能掩盖癌。建议术中冰冻切片检查或细针穿刺活检以确定诊断。

九、鉴别诊断

（一）胆囊腺肌瘤

胆囊腺肌瘤是一个弥漫性上皮和平滑肌增生的过程，可能是对慢性胆囊阻塞的反应。扩张的罗-阿窦（Rokitansky-Aschoff 窦）有助于形成可能含有胆汁、胆固醇、污泥或结石的壁内憩室。在超声检查中，胆固醇晶体显示特有的混响或 V 形彗星尾伪影。T2 加权像 MRI 可见特征性"珍珠项链征"，腺肌瘤病的壁内病灶通常较小，呈线性排列，而 XGC 的胆囊壁大面积增厚，壁内存在较大的结节，具有一定的特征性。胆囊外炎症改变应怀疑 XGC 而非腺肌瘤病。

（二）胆囊癌

尽管术前单纯根据放射学和临床特征对 XGC 和胆囊癌进行准确鉴别可能存在困难，但一些影像学上的发现提示是有帮助的。研究显示，XGC 与胆囊癌的 CT 表现有显著性差异，这些表现包括：①胆囊壁弥漫性增厚；②连续的黏膜衬里；③增厚壁内有低密度结节；④肉眼无肝侵犯；⑤无肝内胆管扩张。当出现上述 3 种或 3 种以上表现时，XGC 诊断的准确性就比较高。此外，与 XGC 相比，局部淋巴结病变在胆囊癌中更为普遍，58.9% 的胆囊癌患者有腹膜后淋巴结肿大，只有 10.2% 的 XGC 患者淋巴结轻度肿大。胆囊腺癌伴印章环细胞特征：细胞角蛋白染色有助于二者的鉴别。

（三）胆囊放线菌病

胆囊放线菌病在超声和 CT 上表现为广泛浸润周围结构的肿块，很难与胆囊癌和 XGC 相鉴别，因为影像学特征与 XGC 相当重叠。在无法正确诊断的情况下，密切的临床和放射随访或影像学引导下的抽吸或活检可能有用。病理组织学上胆囊放线菌病胆囊壁上具有软斑病小体（Michaelis-Gutmann 小体）的组织细胞，PAS 和冯·科萨（Von Kossa）染色阳性。

十、现代医学治疗

在进行胆囊切除术时，若发现炎症已侵及邻近肝组织或不能除外胆囊癌时，可切除包括胆囊床的部分肝组织，但应注意避免损伤周围脏器，彻底止血并放置引流管。XGC 为良性疾病，切除后不复发。腹腔镜胆囊切除术治疗 XGC 是可行的，但由于严重的炎症粘连，通常游离很困难。因此 XGC 患者中转开腹手术的频率高于其他形式的胆囊炎患者。XGC 的影像学诊断与胆囊癌类似，术中有必要进行冰冻切片分析，以避免不必要地扩大手术范围。

十一、预 防

经常做一些体力活动，维持理想体重，防止便秘，使全身代谢活跃起来，特别是脑力劳动久坐不动的中年人，更要有意识地多做体力劳动，避免过于疲劳和长时间以坐姿从事工作，防止过度的肥胖，因为肥胖是胆囊炎或胆结石的重要诱因。

注意定时饮食和少食多餐，切忌暴饮暴食，不宜过饱或空腹过久。食物温度应适当，勿过冷、过热，多饮水，每日饮水 1500～2000ml。适当节制脂肪食物。特别是怀疑有慢性胆囊炎的人更要忌油腻，因为吃带脂肪的食物以后，会反射性地使胆囊收缩，一旦收缩过于强烈便导致胆绞痛的急性发作。

进食富含优质蛋白质及糖类的食物，以保证热量的需要，有促进肝糖原的形成和保护肝脏的作用。禁食辣椒、咖喱、芥菜、胡椒等具有强烈刺激性的食物；酸性的果汁、咖啡、可可等；脂肪含量多的高汤；烟酒、浓茶；动物心、肝、脑、肠以及蛋黄、松花蛋、鱼子、巧克力、蟹黄、鱿鱼、虾皮等富含胆固醇的食物；马铃薯、甘薯、洋葱、萝卜、汽水、芋头、大蒜、韭菜等易产气体的食物。

（王海燕　王孟龙）

参 考 文 献

Singh VP, Rajesh S, Bihari C, et al, 2016. Xanthogranulomatous cholecystitis: what every radiologist should know. World J Radiol, 8(2): 183-191.

第四节　胆囊结核

内容提要

一、定　　义

胆囊结核（cholecystic tuberculosis，GBTB）是由结核分枝杆菌引起的胆囊特异性炎症，常伴有胆囊结石，是肺外结核的一种。临床上主要为进行性加重的梗阻性黄疸。原发性肝胆结核是一种罕见的腹腔结核，在男性中更为常见，男女比例为 2∶1。患者年龄在 11～50 岁。

二、分　　类

目前国内外对胆囊结核的病理分型尚无统一的标准。胆囊结核的病理可分为两型：①慢性溃疡型，来源于腹腔其他部位隐性感染灶经淋巴播散而致。②急性型，由血行播散而致，常伴有全身或粟粒性结核。胆囊结核根据结核分枝杆菌感染胆囊的同时是否伴有胆囊外结核分为原发性胆囊结核和继发性胆囊结核。原发性胆囊结核极为少见，大多由体内其他部位的结核分枝杆菌经血液循环侵及胆囊壁黏膜层形成干酪样坏死病灶，破溃后形成结核性溃疡，引起胆囊周围结核性脓肿及网膜包裹粘连，下行侵及胆总管、胰腺、十二指肠等，逆行导致肝结核。继发性胆囊结核则多由肠管自行吸收结核分枝杆菌引起感染。当表现为淋巴结结核时，主要在肠系膜、小网膜及腹膜后以上区域引起淋巴结肿大。

三、流行病学及发病率

经全国结核流行病学调查，结核病的死亡居各种死因的第 9 位。胆囊结核是指胆囊壁存在结核病变或引流胆囊的淋巴结同时受累者。在肺外结核中，胆囊结核在临床上极为罕见，该病常继发于身体其他部位的结核病变，尤其是肺结核和淋巴结结核。目前国外报道不超过 50 例，国内报道甚少，小儿也有发病，均为个案报道。

四、危　险　因　素

并发胆石症引起的慢性黏膜损伤可能是形成结核性胆囊炎的先决条件。已有文献报道了 4 种不同的胆囊结核：①作为儿童和成人粟粒性结核的组成部分；②作为播散性腹腔结核的组成部分；③孤立性胆囊结核（在身体其他任何地方没有任何感染）；④在免疫缺陷状态中并发胆囊结核。

五、发　病　机　制

胆囊结核在临床中罕见，常与胆囊结石并存，提示胆囊结石及其导致的胆囊炎症在胆囊结核的发生中具有重要作用，个别与肝结核并存。大多是由体内其他部位结核病灶的结核分枝杆菌通过血液传播侵入胆囊，在黏膜层形成干酪样病灶，可多年不发病。在碱性的胆汁环境中，结核分枝杆菌不易生长，原因在于含高浓度胆酸的胆汁具有抑制其生长的作用。当胆囊结石及胆囊炎症对胆囊黏膜和胆囊壁造成损伤，胆囊的抑菌能力下降时，局部结核病灶再度活动进展引起胆囊结核。免疫系统功能良好的人群，一般不会发生胆囊结核。相对来说，有免疫系统功能障碍者，患胆囊结核的概率会增加。综合国内外文献，胆囊结核的发生可能是由于原发结核病灶早期血行播散、原发阶段早期血行播散灶因机体抵抗力降低而再度活动、后期血行播散或局部病灶的直接感染。其发病初期黏膜充血、水肿，形成结核结节，继之发生结核性溃疡、肉芽肿、纤维化，严重时侵及肌层，并发生广泛纤维组织增生和瘢痕形成。

六、临床表现

胆囊结核的表现缺乏特异性，大多数患者表现为腹部疼痛，上腹部呈阵发性隐痛或绞痛，伴恶心、呕吐，多有结核中毒症状，如发热、盗汗、乏力、食欲减退等。查体可扪及腹部包块、黄疸，可有轻微右上腹压痛、反跳痛、墨菲征阳性。原发性胆囊结核具有不同的临床表现，包括全身不适、体重减轻和低热、胆囊穿孔和胆管瘤、梗阻性黄疸、胆囊穿孔，以及前腹壁脓肿和窦道形成。

七、辅助检查

（一）实验室检查

胆囊结核患者的血液学检查基本正常。术前红细胞沉降率增高和结核菌素试验阳性可能有助于高度可疑病例。在某些肝胆结核的病例中，肝酶可能升高。血清学检测抗体，即 IgG、IgA 和 IgM 升高。如拉贾（Raja）和考斯托瓦（Kaustova）等的研究所述，这些试验的敏感性分别为 62%、52% 和 11%，而特异性分别为 100%、97% 和 95%。抗酸杆菌（AFB）很少在 ERCP 抽吸的胆汁中发现。

（二）超声检查

在超声检查中，胆囊被一个嵌入结石的肿块所取代。超声很难区分胆囊癌和原发性胆囊癌。一般认为，肠系膜淋巴结肿大和网膜增厚的存在提示

结核病，而肝脏浸润和肝转移的存在提示胆囊癌。

（三）CT

CT 增强扫描（CECT）有 3 种征象，即胆囊壁小结节性病变、胆囊壁增厚和胆囊肿块。小结节病变可能类似息肉或乳头状胆囊肿瘤。胆囊息肉和胆囊癌结节通常＞1cm，而胆囊结核的胆囊壁增厚较小。其他两种 CT 征象与恶性肿瘤难以区分。其他征象如淋巴结肿大伴大网膜增厚或胸壁浸润可能是结核病的标志。

（四）肝组织病理检查

本病的肝组织典型的病理改变为干酪样肉芽肿伴朗格汉斯巨细胞。术后对每个标本进行组织病理学检查有助于将胆囊结核与其他疾病鉴别。经典的结核肉芽肿可能很难与其他胆囊肉芽肿疾病鉴别，如黄色肉芽肿性胆囊炎在组织病理学上也表现为肉芽肿，但以非干酪样肉芽肿和泡沫细胞为主。克罗恩病也是非干酪样肉芽肿病变。

八、诊　断

胆囊结核的主要特点是：①好发于青年女性，临床表现与急、慢性胆囊炎相似，体征为右上腹部痛性肿块，可合并结核中毒症状。②有结核病史，实验室检查有贫血，红细胞沉降率快，纯蛋白衍生物（purified protein derivative，PPD）皮试阳性。③ CT 发现胆囊病变的同时能见特征性结核性淋巴结肿大。④胆囊有慢性炎症改变，既往或现在体内其他部位存在结核病灶。⑤术前难以确诊，术后通过组织学检查得以诊断。⑥术后抗结核治疗效果好。

临床上胆囊结核、黄色肉芽肿性胆囊炎和胆囊癌难以鉴别，当出现下列情况时应想到胆囊结核的可能：①临床上出现结核中毒症状，当其他部位确诊为结核时，同时发现胆囊病变。②虽无明显结核中毒症状，但患者贫血，查 PPD 阳性、红细胞沉降率（ESR）异常，同时合并胆囊病变和胆囊壁增厚。③年龄大，存在糖尿病等基础病，影像学上发现胆囊壁增厚或局部隆起性病变，难以与胆囊癌鉴别，且临床恶性肿瘤表现不典型时。④影像学上怀疑胆囊癌而无癌症体征且肿瘤标志物正常时，如临床上有类似急性化脓性胆囊炎表现，应考虑怀疑胆囊结核可能。

可选用超声引导下经皮胆囊穿刺活检或经腹

腔镜直视下胆囊穿刺活检，以提高确诊率。术中冰冻检查可初步确认病变的良性或恶性。

胆囊切除术后病理学检查仍是诊断胆囊结核的金标准，可发现特征性的结核病理变化和抗酸杆菌。

九、鉴别诊断

本病主要应与胆囊癌、黄色肉芽肿性胆囊炎等具有相似影像学特征的疾病鉴别。胆囊结核早期声像图可无明显异常，也可仅为胆囊壁轻度增厚、毛糙。当胆囊壁发生结核性溃疡、纤维组织增生后，表现为囊内新生物，胆囊壁不均匀性增厚，回声增强，内膜不光整，如出现肉芽肿时，可见胆囊壁呈占位性病变，对诊断尚有帮助，但难以做到定性诊断，往往被误诊为胆囊癌。

CT检查对以上3种胆囊疾病的鉴别至关重要。胆囊结核在CT上表现为胆囊壁增厚或局部隆起性病变，呈均匀或略低密度影，有粘连倾向。合并淋巴结内干酪样坏死时，增强CT扫描病灶可见多环状不均匀强化，腹膜后淋巴结可肿大。

胆囊癌早期无特殊症状和体征，CT检查仅能发现一些晚期的征象，表现为胆囊壁不均匀增厚，呈低密度影。增强CT扫描病灶可见不均匀强化，腹膜后淋巴结可肿大。恶性程度高，较早就发生肝内转移，且肿瘤芯片检查大多异常。

黄色肉芽肿性胆囊炎是胆囊结石导致胆囊管梗阻造成胆囊黏膜溃疡形成、罗-阿窦破裂，胆汁渗入胆囊壁引起组织细胞的增生性反应。CT检查可见增厚的胆囊壁内低密度结节，增强扫描为典型的"夹心饼干征"，完整的胆囊黏膜线是提示黄色肉芽肿性胆囊炎诊断的重要征象，一般无腹膜后淋巴结肿大。

十、现代医学治疗

（一）药物治疗

应用抗结核药物治疗本病。

（二）手术治疗

胆囊结核是肺外结核的一种，其治疗原则为胆囊切除及全身抗结核药物治疗。胆囊结核一经确诊，均应采用标准化的抗结核治疗。对临床高度怀疑胆囊结核的病例，如无并存胆囊其他病变，可先行诊断性抗结核治疗。

如合并有胆囊结石，其临床症状轻重决定手术与抗结核治疗的先后。无论有无胆囊结石，一旦在影像学上难以与胆囊癌相鉴别时，只要没有手术禁忌就应立即进行手术治疗。术后常规送病理检查，诊断明确后再进行规范的抗结核治疗。

胆囊结核的手术方式为胆囊切除术，在切除胆囊的同时应将周围肿大的淋巴结清扫干净，目的是尽量切除病灶，避免复发。

治疗期间应密切随诊，定期监测肝、肾功能和红细胞沉降率，及时调整治疗方案；同时复查B超、X线胸片等了解本病是否彻底治愈及其他脏器有无发病情况，以期获得良好的临床效果。

十一、预防及管理

（一）肺外结核尚未纳入国家结核病防治规划

我国系统性的结核病防治工作以1991年"世界银行贷款结核病防治项目"和1993年"卫生部加强与促进结核病防治项目"为基础，逐步推广应用到全国，但限于当时的资源配置情况和结核病防治服务体系能力，国家结核病防治规划主要针对肺结核进行制定和实施。2005年，我国启用了《结核病管理信息系统》，以收集登记管理的结核病患者信息和规划活动信息，虽然也包含了肺外结核患者的发病信息，但未进行治疗管理及转归情况的跟踪随访。

（二）肺外结核的诊断治疗和管理需要进一步规范

肺外结核常累及多系统和多器官，病变部位分布广，临床表现复杂多样，隐蔽性强，无特异性，且样本获取困难或获取的样本含菌量少，相关实验室诊断技术较落后，不能为其快速诊断提供有效方法。这使得其早期诊断较为困难，误诊率和漏诊率较高。目前，尚缺乏系统的肺外结核诊疗和管理规范。

（三）我国肺外结核的整体流行状况不清

我国既往的5次全国结核病流行病学抽样调查均以获得肺结核的患病率为目的进行样本量的计算、抽样和调查。除局部地区开展过肺外结核调查外，尚无全国性的肺外结核相关数据。因此，目前还难以准确把握我国肺外结核的流行状况及总体疾

（四）防治对策和技术建议

1. 将肺外结核纳入结核病防治规划管理 对肺外结核患者进行系统性登记、治疗和管理；检查血行播散型肺结核患者其他脏器累及情况；对确诊的肺外结核患者行抗结核治疗，并排查是否并发肺结核。进一步确立新型结核病防治服务体系中各方的职责，强化疾病预防控制机构在结核病防治中的牵头和引领作用，发挥疾病预防控制机构对综合医疗机构和基层医疗卫生机构在结核病防治工作中的技术指导和技术考核职能，充分开展结核病防治综合质量控制工作，进一步提高肺外结核和肺结核的早期发现和治疗水平，将肺外结核纳入规划管理。

2. 实行结核病免费诊疗，推广应用新型诊断工具 将全部抗结核药品纳入国家医保甲类目录管理，实行"医保先行、财政兜底"的结核病免费诊疗政策。推广应用新型诊断技术对疑似肺外结核患者进行相关检查，提高病原学及耐药检测阳性率，早期发现肺外结核和耐药患者。

3. 加强肺外结核的科学研究，有效促进科技支撑 发挥科技在结核病防治中的支撑作用，设立以结核病防治问题导向和需求导向的研究课题，加强应用性和基础性研究，开展肺外结核和肺结核的流行与传播机制、耐药机制、治疗方案及效果评价等研究。重视和加强肺外结核的实验室诊断和新技术研究，积极研发快速、敏感、特异的实验室诊断技术，同时建立和开展肺外结核实验室检验质量控制，以提高检验结果的准确性。

4. 开展多学科、多部门协作，规范肺外结核的诊治和管理 开展医学多学科协作，提高肺外结核和肺结核患者在诊断、预防、治疗、管理和宣传教育等技术方面的水平。开展多中心研究，摸清我国肺外结核的负担，对肺外结核进行综合评价研究。根据各地具体情况，对传染期的肺外结核和肺结核患者采取住院和（或）居家隔离治疗措施，落实全程管理和全过程患者关怀措施；倡导肺结核患者在公共场所或人群聚集地佩戴医用外科口罩。

综上，实现终结结核病流行的目标，需要在落实肺结核防治策略和各项技术措施的基础上，进一步加强肺外结核的防治，并落实以患者为中心、全过程和全流程关怀的综合结核病防治措施。

十二、护 理

1. 心理疏导。由于对结核病缺乏了解，治疗过程又较长，患者常表现为急躁或抑郁。应对患者进行心理疏导，帮助患者了解此病的相关知识，正确认识疾病及其特点，增强其治愈的信心，积极、主动地配合临床治疗。

2. 监测药物不良反应。

3. 切口换药及护理。

4. 全身营养支持。结核病为消耗性疾病，慢性消耗导致患者营养状态较差、体重减轻、体质减弱，需长期加强营养，增强抵抗力。

5. 做好基础护理，预防感染。

十三、小 结

胆囊结核的发病机制较为复杂，临床上并无特殊的症状和体征，目前尚无明确的诊断标准和治疗指南。为了避免误诊、漏诊，临床医师应对每位患者行胸部 X 线检查，以确定有无陈旧性肺结核。了解患者有无结核中毒症状，同时结合影像学观察有无胆道梗阻及胆囊壁结节情况对胆囊结核的诊断至关重要。定期体检及病因治疗是预防胆囊结核发生的关键，在手术切除和病理诊断明确的情况下，重视结核的全面正规治疗可在临床上获得良好效果。

（王海燕 王孟龙）

参 考 文 献

刘尧, 兑丹华, 彭慈军, 2012. 胆囊结石合并胆囊结核 1 例报告. 中国实用外科杂志, 32(6): 515-516.

舒德军, 彭慈军, 张乔, 等, 2015. 胆囊结核的研究进展. 世界华人消化杂志, , 23(2): 210-213.

宋戈萍, 崔玉敏, 高兴琳, 2001. 胆囊结核的超声表现. 中国超声医学杂志, 17(5): 387.

吴文芳, 鲍岩, 杨冬艳, 2013. 胆囊结核误诊 1 例分析. 长春中医药大学学报, 29(1): 158.

余日胜, 刘奕青, 章士正, 2003. 胆囊结核一例. 中华结核和呼吸杂志, 26(2): 66.

张鸿文, 郭桂生, 2003. 以黄疸为主要表现的肝、胆囊结核一例. 中华肝胆外科杂志, 9(9): 539.

Gupta A, Gupta A, Anjum R, et al, 2018. A comprehensive review on primary gallbladder tuberculosis. Polski Przegląd Chirurgiczny, 90(2): 10-12.

第二章 胆 石 症

第一节 胆囊结石

一、定 义

胆囊结石是指在胆囊内形成的结石，是最常见的一种胆囊良性疾病。造成胆囊结石的因素很多，一般来说，只要是能影响胆囊内胆固醇和胆汁酸浓度比例的因素都可能会引发胆囊结石。胆囊结石生长在胆囊内，可以是单发，也可以是多发，多数无症状，具有症状或并发症的胆囊结石被定义为胆石症。

二、分 类

胆囊内的结石根据成分主要分为胆固醇结石、以胆固醇为主的混合型结石及胆色素（"色素"）结石这三类。当胆囊结石内胆固醇的含量＞70%，称为胆固醇型胆囊结石；当结石内的胆固醇含量为30%～70%时，为混合型结石；当结石内的胆固醇含量＜30%时，为胆色素型结石。胆囊结石以胆固醇结石和混合型结石为多见。

胆固醇结石多呈球形或椭圆形，常为单发，直径较大（0.5～5cm）；混合型结石常为多发，颗粒较小，一般不到1cm；单纯胆色素型结石多呈泥沙样细小颗粒，在胆囊结石中较少见。胆囊结石往往合并胆囊炎且互为因果，最终导致胆囊缩小，囊壁增厚，腔内可充满结石。

胆色素型结石以胆红素钙为主要成分，可进一步分为黑色和棕色胆色素结石。黑色胆色素结石可能与溶血和非结合胆红素升高有关，如肝硬化、球形细胞增多症、镰状细胞贫血、地中海贫血和疟疾等，发展中国家和亚洲人口黑色素结石发生率更高。棕色胆色素结石常在肝管中发现，与胆汁淤积和胆管感染有关，如厌氧和需氧细菌感染、寄生虫感染，它们比黑色胆色素结石含有更多的胆固醇和脂肪酸，棕色胆色素结石在亚洲患病率较高，西方国家不常见。

三、流行病学及发病率

胆囊结石一般在成人中比较常见，儿童少见。2017年一项覆盖中国大陆除西藏自治区以外省份健康中心共 10 937 993 名成人超声检查数据分析表明，依据 2010 年人口普查数据进行直接标准化，胆石症的年龄-性别-标准化发病率（age-gender-standardized prevalence，AGS-prevalence）为 5.13%（95% 置信区间：5.11%～5.14%），女性高于男性（5.41% ：4.85%），其中胆囊结石的标准化发病率为 4.09%。胆囊结石的发病率随年龄增加而上升，从 1.05%（18～30 岁）升至 11.6%（年龄≥70岁）。体重指数（BMI）、空腹血糖或血清甘油三酯水平较高与胆囊结石发病率较高有关（OR＞1）。随着我国人民生活水平逐渐提高，胆囊结石的发病率近年来呈上升趋势。

四、病 因

胆囊结石的危险因素包括女性、年龄大于40岁、妊娠、缺乏运动、肥胖和营养过剩。低纤维、高能量饮食可增加胆汁中胆固醇的饱和度，有利于结石形成。某些药物可导致胆囊结石形成，如头孢曲松、避孕药等；减肥方法不当可导致体重快速减少（每周＞1.5kg），也容易导致胆囊结石形成。代谢综合征相关因素增加了胆结石的风险，这也是通过改变生活方式进行一级预防的基础。

胆囊结石具有一定的遗传特性。肝胆固醇转运体 *ABCG8* 常见突变是发生胆结石的遗传因素，其导致的患病风险可高达 25%。

五、发病机制

自 20 世纪 60 年代以来，国内外研究者对胆囊结石发病机制的认识主要有以下 3 个方面：①胆汁中胆固醇过饱和，是胆囊结石发生的必要条件与胆结石形成的基础。②胆汁中促/抗成核因子平衡的破坏，导致胆固醇单水结晶的形成。③胆囊动力功能的障碍，参与并促进胆囊结石的发生。

胆汁胆固醇及其结晶是所有这些理论的核心。胆汁的化学性质和胆囊黏膜的运输功能受到了广泛关注。胆汁盐和磷脂对于保持胆固醇可溶非常重要，高胆固醇饮食与动物模型中胆固醇结石形成密切相关。

胆汁酸的肠肝循环也是涉及导致胆固醇结石形成的重要机制。正常情况下初级胆酸（如胆酸和鹅去氧胆酸）由肝细胞中的胆固醇合成；次级胆酸，如脱氧胆酸和石胆酸，由含有酶 7α-脱氢酶的肠道微生物群降解肝胆盐产生，并通过肠肝循环再吸收到胆汁池中。与初级胆酸相比，次级胆酸表现为疏水性，可增加胆汁中胆固醇的饱和度，增加囊泡中的胆固醇，从而促进胆固醇胆囊胆汁结晶。

胆囊运动功能受损有助于胆固醇结石的形成。在正常生理条件下，胆囊收缩受到胆囊收缩素的刺激，胆囊收缩素是十二指肠对食物摄入的反应而释放的一种激素。胆囊运动功能受损是否会导致胆汁淤积和胆固醇结晶，或者是胆囊壁胆固醇结晶的次要过程，这一点尚值得商榷。

对胆结石患者肝脏基因表达的检测显示，胆小管侧膜胆固醇转运蛋白 ABCG5/G8 的表达增加，两者与胆汁中胆固醇含量以及胆固醇饱和指数存在显著的正相关。这些研究结果提示，ABCG5/G8 表达增加具有促进肝细胞向胆汁中分泌胆固醇的作用，进而形成胆固醇过饱和胆汁。

六、自然转归

对胆囊结石自然病程的流行病学调查显示，20% 以上的胆囊结石患者有症状或出现并发症，其中 10%～20% 同时存在胆总管结石。无症状胆囊结石患者出现相关症状的年发生率为 0.7%～2.5%，出现并发症（如急性胆囊炎、急性胰腺炎和梗阻性黄疸等）的年发生率为 0.1%～0.3%。

七、临床表现

（一）症状

本病多发于中年较胖的女性，多数胆囊结石患者无明显症状，无症状者约占所有患者的 70%。随着腹部超声检查的广泛应用，患者多于常规健康体格检查时发现胆囊结石，部分患者未来可能会出现症状。胆囊结石患者较为常见的症状是反复发作的右上腹不适或右上腹痛，其发作常与油腻饮食、高蛋白饮食有关。少数患者可能会发生胆绞痛，系由结石嵌顿于胆囊颈部或胆囊管诱发胆囊、胆道平滑肌及奥狄括约肌痉挛收缩而引起的绞痛，表现为右上腹或上腹部持续疼痛伴阵发性加剧，持续至少 15～30min，可向右肩背部放射，伴恶心、呕吐，疼痛程度属于"严重"（疼痛评分大于 5 分），需应用镇痛药，疼痛突然发生或强度逐渐增加，如嵌顿结石因体位变动或解痉等药物解除梗阻，绞痛可缓解。胆囊结石患者常伴有胆源性消化不良，表现为嗳气、饭后饱胀、腹胀和恶心等症状。

（二）体格检查

多数胆囊结石患者可无任何阳性体征，少数患者体格检查可发现右上腹压痛或叩痛。

（三）并发症

胆囊结石可并发急、慢性胆囊炎，表现为胆囊炎相应的症状和体征，严重时可导致化脓性胆囊炎，甚至胆囊穿孔；合并胆管结石或胆囊结石脱落进入胆管可继发胆管炎；胆源性胰腺炎时，可出现急性胰腺炎相应的症状和体征；Mirizzi 综合征是指由于胆囊颈部或胆囊管结石嵌顿和（或）其他良性疾病压迫或炎症引起肝总管或胆总管梗阻，导致以胆管炎、梗阻性黄疸为特征的一系列综合征，其表现与胆总管结石类似；胆石性肠梗阻则以肠梗阻表现为主；胆囊癌早期一般无明显临床表现，晚期可出现黄疸、右上腹或上腹部包块，侵犯十二指肠可引起肠梗阻等临床表现。

八、辅 助 检 查

（一）实验室检查

实验室检查无助于诊断没有并发症的症状性胆囊结石，多数患者的检测值正常。

（二）影像学检查

1. 腹部超声 常规腹部超声检查是诊断胆囊结石最常用、最有价值的检查方法，对胆囊结石诊断的准确率可达 95% 以上。Meta 分析显示，腹部超声检查诊断胆囊结石的灵敏度为 97%，特异度为 95%。内镜超声对常规腹部超声检查未发现的胆囊微小结石有较高的检出率。研究报道，常规腹部超声检查阴性的胆绞痛患者再行内镜超声检查，52.4% 可发现胆囊结石。

2. CT 和磁共振胆胰管成像（MRCP） 对胆囊结石的诊断不具优势，准确率为 89%。MRCP 可发现腹部超声和 CT 检查不易检出的胆囊和胆总管小结石。

3. 内镜超声与 MRCP 比较 内镜超声可在有颅内金属夹、心脏起搏器、机械心脏瓣膜、幽闭恐惧症和病态肥胖下进行，MRCP 对胃、十二指肠术后或其他因素导致解剖学改变的患者更适用，且MRCP 的图像可存储，有利于其他医师跟踪复诊。

九、诊 　 断

常规腹部超声检查是诊断胆囊结石的首选检查方法。如临床高度怀疑胆囊结石而腹部超声检查阴性者，建议行 MRCP、内镜超声或 CT 检查以明确诊断。

十、鉴 别 诊 断

胆绞痛发作时需要与其他常见急腹症病因相鉴别，如胰腺炎、胆囊炎、冠心病、主动脉夹层动脉瘤、胸膜炎等。合并消化不良症状时需要与慢性胃炎、消化性溃疡等相鉴别。

十一、现代医学治疗

（一）胆石症的药物治疗

1. 胆汁酸溶石治疗 不推荐单独应用胆汁酸溶石或联合体外冲击波碎石技术治疗胆囊结石。

2. 胆绞痛治疗

（1）应选用非类固醇类抗炎药物（如双氯芬酸、吲哚美辛）治疗胆绞痛。

（2）可用解痉药（如丁基东莨菪碱），若症状严重，也可用阿片类药物（如叔丁啡）。

3. 抗生素治疗 合并胆道感染者可根据《急性胆道系统感染的诊断和治疗指南（2021 版）》选用抗生素治疗。轻度和中度急性胆道感染可给予第二、三代头孢菌素，如头孢呋辛、头孢曲松等，同时联合硝基咪唑类药物；或直接选择头孢哌酮/舒巴坦、哌拉西林/他唑巴坦；合并基础疾病、高龄、既往有腹腔感染或胆道手术病史等复杂情况时，可使用 β- 内酰胺酶抑制药复合制剂或碳青霉烯类，如头孢哌酮/舒巴坦、哌拉西林/他唑巴坦、亚胺培南、厄他培南等。重度急性胆道感染可给予第三、四代头孢类，如头孢他啶、头孢吡肟等，同时联合硝基咪唑类药物；或直接使用 β- 内酰胺酶抑制药复合制剂或碳青霉烯类或替加环素，如头孢哌酮/舒巴坦、哌拉西林/他唑巴坦、亚胺培南、美罗培南、厄他培南等。

（二）胆囊结石的外科治疗

胆囊切除术是胆囊良性疾病的唯一治愈性手段。对于有手术指征的胆囊良性疾病，推荐实施胆囊切除术。

1. 胆囊切除术 胆囊结石患者无论有无症状，均推荐实施胆囊切除术。对于暂不接受手术治疗的无症状胆囊结石患者，应密切随访，如出现症状和（或）胆囊结石相关并发症时，如继发性胆总管结石、胆管炎、胆源性胰腺炎等，或具有胆囊癌危险因素，如胆囊萎缩、充满型结石、瓷化胆囊、胆囊壁增厚（>3mm）、胆囊肿瘤性息肉等，以及合并先天性胰胆管汇合异常、原发性硬化性胆管炎、肥胖与糖尿病等、胆囊畸形等，应及时实施胆囊切除术。

腹腔镜胆囊切除术已成为胆囊良性疾病首选的手术方式。开腹胆囊切除术和小切口胆囊切除术已逐渐被腹腔镜手术所替代，目前不推荐机器人胆囊切除术、经自然腔道内镜胆囊切除术。

由于保胆术后结石复发率高，且保胆术后的胆囊是发生胆囊癌的高危因素，因此，不推荐"保胆取石"、胆囊部分切除术等治疗。药物溶石、排石治疗、体外冲击波碎石治疗、经皮胆囊碎石溶石等，因危险性大，已被临床研究证明基本无效，不作推荐。

2. 胆囊引流术 胆囊结石继发严重急性感染或高危人群无法耐受胆囊切除手术时可将胆囊引流术作为临时替代治疗手段。胆囊引流术包括经皮经肝穿刺胆道引流术、胆囊造口术等。

十二、中医中药治疗

（一）中医辨证论治

中医学认为，胆附于肝，有经脉相互络属，肝胆互为表里，肝和胆疏泄功能失常是胆结石的基本病机，湿热煎熬和脏气郁滞是结石内生的基本病理。本病在中医学中属"胁痛""腹痛""黄疸""胆胀"等范畴，中医临床大多采用辨病与辨证相结合的方法诊治胆结石，根据《中药新药临床研究指导原则》，胆石症的主要证型规范为肝胆气郁证、肝阴不足证。

1. 肝胆气郁证 主证：右胁胀痛或心下痞满，脉弦。次证：疼痛、闷胀因情志变化而增减，胸闷不舒，纳食减少，嗳气频作，大便干结或艰难。

2. 肝阴不足证 主症：胁肋疼痛、悠悠不休，遇劳加重，舌红尖刺，中有裂纹或见光剥或脉细弦带数。次症：头晕目眩，五心烦热，口干咽燥。

可根据患者具体症候辨证治疗。

（二）中成药

胆宁片是根据中医"胆病从肝论治"的理论，结合现代药理和临床研究而研发成功的中成药制剂。组方由大黄、虎杖、青皮、陈皮、郁金、山楂、白茅根七味药组成，具有疏肝利胆、清热通下的作用。用于肝郁气滞、湿热未清所致的右上腹隐痛、食入作胀、胃纳不佳、嗳气、胆石症见上述证候者。

十三、预 防

健康的生活方式与饮食结构、定期的体育活动和理想体质量的保持可能对胆固醇结石和有症状胆石症有预防作用。不推荐药物预防。

十四、管理与护理

对于无症状暂未接受手术治疗的患者，需要定期进行复查，每6～12个月复查1次，发现胆囊缩小、瓷化胆囊时，建议手术治疗。

十五、小 结

胆囊结石是较为常见的胆道良性病变，胆囊切除术是首选的治疗方式。长期以来一直有人尝试摘除病灶、保留胆囊的"保胆手术"，但经过近30余年的临床实践，其有效性越来越受到质疑。2021年最新指南明确提出反对意见。"保胆手术"由于其高复发率，部分患者需要长期口服药物预防结石复发，复发的患者往往需要再次行胆囊切除术，长期的经济效益没有显示任何优势。强调的"保胆"是保护胆囊功能，防止胆囊疾病的发生、发展，而不是解剖意义上的"保留胆囊"。

（李 丽 武聚山）

参 考 文 献

蒋兆彦, 韩天权, 张圣道, 2010. 胆囊结石发病机制的当前认识. 腹部外科, 23(5): 264-265.

苏文博, 董晨光, 王世明, 2015. 胆囊结石分类研究的新进展. 中国当代医药, (10): 18-20.

吴泰璜, 2013. 实用肝胆外科学. 北京: 世界图书出版公司北京公司.

中国医师协会内镜医师分会微创保胆委员会, 2016. 中药在内镜微创保胆手术治疗胆囊结石中应用专家共识. 中药在内镜微创保胆手术治疗胆囊结石中应用专家共识 (2016 版). 中国内镜杂志, 22(10): 111-113.

中华消化杂志编辑委员会, 中华医学会消化病学分会肝胆病协作组, 2019. 中国慢性胆囊炎、胆囊结石内科诊疗共识意见 (2018 年). 临床肝胆病杂志, 35(6): 1231-1236.

中华医学会外科学分会胆道外科学组, 2021. 急性胆道系统感染的诊断和治疗指南 (2021 版). 中华外科杂志, 59(6): 422-429.

中华医学会外科学分会胆道外科学组, 中国医师协会外科医师分会胆道外科医师委员会, 2022. 胆囊良性疾病外科治疗的专家共识 (2021 版). 中华外科杂志, 60(1): 4-9.

European Association for the Study of the Liver(EASL), 2016. Clinical Practice Guidelines on the prevention, diagnosis and treatment of gallstones. J Hepatol, 65(1): 146-181.

Lammert F, Gurusamy K, Ko CW, et al, 2016. Gallstones. Nat Rev Dis Primers, 2: 16024.

Song Y, Ma Y, Xie FC, et al, 2022. Age, gender, geographic and clinical differences for gallstones in China: a nationwide study. Ann Transl Med, 10(13): 735.

第二节 胆囊胆固醇沉着症

内容提要

一、定义

二、流行病学及发病率

三、病因和发病机制

四、临床表现

五、辅助检查

一、定　义

胆囊胆固醇沉着症属于胆囊良性疾病，发病率占胆囊病变的 5%～10%。本病是由于胆固醇代谢局部紊乱，造成胆汁中胆固醇含量增高，沉积于胆囊黏膜固有层的巨噬细胞内，逐渐形成了向黏膜表面突出的黄色小结节，称为胆固醇沉着症。结节分布有弥漫型和局限型两种，以后者多见，呈息肉样改变，是最常见的胆囊息肉样病变之一，又称为胆囊胆固醇息肉，本病没有恶变倾向。

二、流行病学及发病率

近年来，由于超声和 CT 检查的普及，胆囊胆固醇沉着症的发病率有明显增加。对健康体检人群的研究发现，胆囊胆固醇沉着症发生率为6.26%～8.07%，其发生与血清胆固醇和低密度脂蛋白水平升高有一定的相关性。脂肪肝患者检出胆囊胆固醇沉着症的比例高于非脂肪肝患者。胆囊胆固醇沉着症在胆囊息肉样病变中的比例为46%～70%，是最常见的胆囊息肉样病变。

三、病因和发病机制

目前普遍认为胆囊胆固醇沉着症是胆囊局部胆固醇代谢失衡的结果。胆囊胆汁中胆固醇过饱和，使得胆囊黏膜吸收胆固醇增多，黏膜上皮细胞在内质网酰基辅酶 A 胆固醇酰基转移酶的作用下将过多的胆固醇酯化生成胆固醇酯，胆固醇酯聚集成脂滴后分泌至细胞间隙被巨噬细胞吞噬形成泡沫细胞。局部大量堆积的泡沫细胞使得胆囊黏膜绒毛肿胀，呈隆起而突入胆囊腔内，形成胆固醇性息肉，表面呈桑葚状，色黄，有时较大，但不超过 1cm。

四、临床表现

一般无明显自觉症状，部分患者因伴有胆囊炎、胆囊结石而出现右上腹不适或疼痛，临床表现往往与慢性胆囊炎和胆囊结石相似。个别患者可因结节脱落排出胆道时有胆绞痛症状。

五、辅助检查

B 超是主要的检查手段，胆囊胆固醇沉着症的声像图特征表现为：胆囊形态、大小一般正常，囊壁可轻度增厚；可见附于胆囊壁的单发或多发结节，为自囊壁向腔内突起的乳头状或桑葚状强回声结节，体积较小，直径一般为 2～5mm，小的仅呈现为强回声点，大的通常不超过 1cm，常有较细的蒂与胆囊壁相连，连接不紧密（手术切除标本经水冲洗结节即可脱落），胆囊内可合并有结石。

口服胆囊造影、CT 检查也是发现胆固醇沉着症的影像检查方法，但 B 超是极简便、准确的方法。

六、诊　断

本病诊断主要依据临床症状和影像学检查。值得注意的是，如果病灶过小，或胆汁过于黏稠、胆囊积脓、萎缩性小胆囊，或胆囊内充满结石，B 超难以确诊。

七、鉴别诊断

（一）胆囊腺瘤息肉

一般来说，结节型胆囊胆固醇沉着症体积较小，超声检查提示回声强而均匀，轮廓分明，而腺瘤息肉体积较前者大，直径 10～15mm，回声强度、均匀程度及边缘清晰度均略低于前者。

（二）胆囊腺肌增生症

附壁型胆囊胆固醇沉着症需与胆囊腺肌增生症相鉴别，两者超声声象图的后方均伴有彗星尾征，胆囊腺肌增生症的囊壁明显增厚，B 超不难鉴别。

（三）早期胆囊癌

早期胆囊癌病变常＞15mm，基底宽，增强CT 检查是主要诊断方法之一，对胆囊癌总体确诊率高于 B 超，可对胆囊癌进行鉴别。

八、治　疗

绝大多数患者无临床症状，而且胆囊功能良好，不会恶变，一般不需治疗。目前对该类病变的治疗趋势是：以非手术治疗为主，定期复查 B 超

（每 3～6 个月复查 1 次），动态观察病情变化。如果合并胆囊炎、胆囊结石或出现相关症状，需根据合并症的情况进行治疗。

九、预　　防

目前尚无药物可使胆固醇结节消失或预防其发生。

十、小　　结

胆囊胆固醇沉着症归于胆囊息肉样病变，但与腺瘤样息肉不同，不会恶变，需定期观察，合并其他胆囊病变时需要根据合并症情况进行治疗。

（李　丽　武聚山）

参考文献

解瑞谦，孟庆峰，1996. 实用超声医学. 北京：中医古籍出版社.

徐延田，2016. 现代肝胆外科诊疗策略. 长春：吉林科学技术出版社.

杨东昌，2019. 实用肝胆外科学. 长春：吉林科学技术出版社.

Koga A, 1985. Fine structure of the human gallbladder with cholesterosis with special reference to the mechanism of lipid accumulation. Br J Exp Pathol, 66(5): 605-611.

第三节　肝内胆管结石

内容提要

一、定义

二、分型

三、流行病学及发病率

四、病因

五、发病机制

六、自然转归

七、临床表现

八、辅助检查

九、诊断

十、鉴别诊断

十一、现代医学治疗

十二、中医中药治疗

十三、预防

十四、管理与护理

十五、小结

一、定　　义

肝内胆管结石（intrahepatic biliary stone）又称肝胆管结石病（hepatolithiasis），是指始发于肝内胆道系统的结石，不包括胆囊内排出并上行至肝内胆管的结石，也不包括继发于损伤性胆管狭窄、胆管囊肿、胆道结构变异等其他胆道系统所致胆汁淤滞和胆道炎症后形成的肝内胆管结石。

二、分　　型

肝内胆管结石分型应该具有易于实施和指导临床治疗策略的作用，基于这一理念肝内胆管结石的分型也经历了由简单的成分分型到对临床治疗具有指导意义的解剖病理分型的转变。

（一）成分分型

肝内胆管结石根据成分组成可分为 3 类，即胆色素结石、胆固醇结石和混合性结石。胆色素结石以胆色素为主，多表现为棕黄色或绿色，质软不成形而呈现泥沙状或薄片状。胆固醇结石以胆固醇为主，多呈现为灰白色或淡黄色，质硬，表面光滑，外形呈圆形或椭圆形。混合性结石由胆红素、胆固醇、钙盐等混合而成，质地偏硬，表现为棕黄色，形态不固定。一项日本 40 多年间的 7 次流行病学调查研究发现，肝内胆管结石以胆色素结石为主，胆固醇结石仅占 5.7%～13.1%。

（二）解剖病理分型

为进一步科学指导肝内胆管结石的治疗，中华医学会外科学分会胆道外科学组于 2007 年根据结石在肝内的分布、受累肝管和肝脏的病变程度将肝内胆管结石分为 3 个主要类型和 1 个附加型。

1. Ⅰ型　结石局限于某一肝段或亚肝段胆管内，受累肝脏及胆管病变轻微，临床表现多属于静止型。

2. Ⅱ型　结石沿肝内胆管树呈区域性分布，充满一个或几个肝段内，常合并病变区段胆管的狭窄及受累肝段的萎缩，临床表现可为梗阻型或胆管炎型。

3. Ⅲ型　结石遍布双侧肝叶胆管内。根据肝实质病变情况，又分为 3 种亚型。Ⅲa 型：弥漫型不伴有明显的肝实质纤维化和萎缩；Ⅲb 型：弥漫型伴有区域性肝实质纤维化和萎缩，通常合并萎缩肝脏区段主肝管的狭窄；Ⅲc 型：弥漫型伴有肝实质广泛性纤维化而形成继发性胆汁性肝硬化和门静脉高压，通常伴有左、右肝管或汇合部以下胆管的严重狭窄。

4. E 型　附加型，指合并肝外胆管结石，根据胆管下端奥狄括约肌功能状态，又分为 3 个亚型：Ea，胆管下端正常；Eb，胆管下端松弛；Ec，胆管下端狭窄。

三、流行病学及发病率

肝内胆管结石的人群患病率存在明显的地区差异，该疾病在西方国家的发生率仅为 0.6%～1.3%。此病多发于东亚地区，如朝鲜、韩国、日本及马来西亚等，在这些地区，肝内胆管结石的人群发病率可达 2%～25%。我国也是肝内胆管结石的高发地区，其中以西南、华南、长江流域尤为多见，该病占我国胆石症病例的 15%～20%。

四、病　　因

肝内胆管结石形成的病因复杂，尚未完全清楚。目前普遍认为可能与胆道细菌感染、寄生虫、营养不良、甲状腺功能减退、遗传等因素有关。

（一）细菌感染

研究报道，肝内胆管结石患者胆汁及结石中均可检测到细菌，并且经过扫描及透射电镜亦观察到结石内存在细菌，提示细菌感染与结石形成之间存在密切的关联。肠道细菌的感染主要是通过松弛的奥狄括约肌逆行感染，或经肝门静脉血流入肝而感染，其中以大肠埃希菌最为常见。胆道中的细菌可产生 β-葡萄糖醛酸酶，水解葡萄糖醛酸胆红素（结合胆红素）成为游离胆红素，游离胆红素再与离子钙结合形成胆红素钙沉淀。

（二）胆道寄生虫

肝内胆管结石伴胆道寄生虫感染的概率较高，有研究报道在结石核心中发现蛔虫残体或虫卵的比例为 36.5%～65.5%，另外华支睾吸虫或血吸虫的残体和虫卵也可在部分患者结石中检测到，表明胆道寄生虫可作为肝内胆管结石的始动因素，引发胆管损伤、胆管炎症和胆管上皮黏液分泌增多，导致胆汁成分改变并形成结石病灶。

（三）胆管本身的改变

胆管本身的改变包括胆管扩张、胆管狭窄、胆管硬化等。按发生的原因可以分为先天性因素和后天性因素。先天性因素包括：①解剖异常，如胆管狭窄伴硬化性胆管炎、胆总管囊肿或 Caroli 病引

起的肝外胆管异常。②遗传性疾病，如溶血性疾病。后天性因素包括胆囊切除术后胆管狭窄、肝部分切除术、肝移植术、医源性胆管狭窄。继发于手术导致的胆管狭窄基础上形成的肝内胆管结石临床少见。肝内结石发生于左肝的频率较右肝为高，这可能与左、右肝管的解剖学差异有关，因为左肝管与胆总管的汇合处为锐角，在胆管狭窄的基础上往往容易引起胆汁淤积；此外，生理性解剖变异，如肝右叶部分肝管开口于左肝管，可能也与左肝管内结石形成有关。另外，产生过多胆红素的溶血性疾病可引起任何部位的结石，肝内胆管、肝外胆管、胆总管和胆囊均可受累。

此外，肝内胆管结石的发病还与饮食习惯、卫生条件、生活水平、人种等因素相关。

五、发病机制

肝内胆管结石的典型病理特点为扩张的胆管伴有慢性增生性胆管炎、胆管壁纤维化和胆管周围腺体增生。与肝内结石形成有关的因素包括生活条件、营养状况、不良生活卫生习惯、先天胆道畸形、后天胆道损伤、胆红素钙盐的沉积、肝内胆汁中胆固醇的溶解度、基因突变及种族差异等，但具体机制有待进一步研究。

（一）慢性增生性胆管炎和胆汁淤滞

胆管结石及其继发的感染可刺激胆管壁组织持续性过度增生，即胆管周围腺体增殖和上皮显著增生。慢性炎症导致胆管狭窄和（或）扩张，引起胆汁流动性改变，如胆汁淤积。腺体和胆管上皮产生大量的黏蛋白，为结石的生成提供了合适的微环境，可启动以钙盐和脂质为核心的结石形成和增长的过程。因而即使取尽结石，由结石引发的慢性增生性胆管炎仍将持续并广泛存在，成为术后结石复发的隐患。此外，胆汁中酸性黏蛋白，如硫黏蛋白和唾液黏蛋白的含量增加，降低了胆汁中的 pH 值，可进一步降低胆红素钙的溶解度并促进沉淀形成。

反复排石损伤引起奥狄括约肌肌纤维变细、活动障碍，最终奥狄括约肌对胆汁排泄的单向阀门障碍，导致肠液向胆道反流增加，进一步加重胆道梗阻，造成胆汁淤滞，胆道感染，促进胆汁成分沉淀，最终形成结石。此外慢性增生性胆管炎还可能

诱发胆管癌变。

（二）胆固醇结石的代谢因素

肝内胆管结石相比于肝外胆管结石胆固醇含量更高，其发病机制可能与肝脏中胆固醇增加和胆汁酸减少、多药耐药蛋白3（MDR3）减少和磷脂分泌缺陷有关。在肝内胆管结石病例的肝组织中：①不论结石类型或胆管是否含有结石，由HMG-CoA还原酶所决定的胆固醇合成均显著增加；②不论胆管是否含有结石，由胆固醇7α-羟化酶所决定的胆汁酸合成均明显减少，而胆汁酸与胆固醇的分解代谢密切相关。肝内胆固醇的产生增多和胆汁酸的合成减少是形成胆汁中胆固醇过饱和的基础。此外，肝内磷脂（磷脂酰胆碱）的运输和分泌缺陷也在胆固醇产生增加和胆汁酸合成减少中起了相应的作用。胆汁中的磷脂浓度显著降低可能是多药耐药蛋白3的mRNA和蛋白质表达降低所致。另外，胆汁中的磷脂酰胆碱还可以防止游离胆汁酸损伤胆管上皮。

（三）基因突变及缺陷

目前基因研究的焦点主要是围绕能够影响胆固醇、胆汁酸、磷脂和胆红素代谢的基因，如法尼醇x受体（FxR）基因、三磷酸腺苷结合转运蛋白b4（ABcB4）基因，通过调控这些基因的表达可影响胆汁的成分，最终诱发肝内胆管结石的生成。

六、自然转归

肝内胆管结石一般不会自行排出，常伴有不同程度的胆道系统和肝细胞损伤，严重时可引起胆源性脓毒症、肝脓肿、膈下脓肿、胆道出血、肝脏萎缩、胆汁性肝硬化、肝内胆管癌等严重并发症，其引发癌变的风险为2%～9%，该疾病是我国良性胆道疾病死亡的重要原因。

七、临床表现

根据患者的临床表现，肝内胆管结石可分为三大类型：静止型、梗阻型、胆管炎型。此外，如引起肝脓肿、肝硬化或者肝内胆管癌等并发症时可合并相应临床表现。

（一）静止型

这类单纯肝内胆管结石的患者多是体检时偶然发现，常无典型症状或仅有上腹和胸背部胀痛不适。

（二）梗阻型

可有间歇性或持续性黄疸，但无明显的发热、腹痛、寒战等胆管炎表现。长期梗阻甚至可导致肝硬化，表现为黄疸、腹水、门静脉高压和上消化道出血、肝衰竭。

（三）胆管炎型

主要表现为反复发作的上腹部疼痛、发热、寒战以及黄疸。反复胆管炎可导致肝脓肿；若结石局限于一侧肝叶内可无黄疸，若两侧肝叶均有结石，可因结石位置不同导致其症状也不尽相同，通常结石位于左、右肝管汇合部或者左、右肝管主干时黄疸表现明显。

八、辅助检查

（一）实验室检查

肝内胆管结石患者可能合并肝功能及凝血功能异常，常见ALT、AST、胆红素、GGT升高，以及PT、APTT延长，如合并胆管炎时可出现白细胞计数升高，中性粒细胞比例升高。

（二）影像学检查

影像学诊断方法主要有超声、CT、磁共振胆胰管成像（MRCP）等，往往需要多种检查方法联用来明确诊断。

1. B超检查 一般作为筛查的首选方法，安全、便宜，对于明确结石部位及术中引导等方面具有重要的参考意义，含钙的结石在彩超探查时表现为高回声，后部有声影，彩超能观察到结石远端胆管扩张的改变。可以通过彩色血流的观察判断肝内胆管结石与肝内门静脉和肝静脉的关系，从而为进一步的治疗提供有价值的信息，但对于明确胆道树整体影响、判断狭窄及可能合并的肝外胆管结石方面存在局限。

2. CT检查 CT平扫可显示高密度结石，表现为肝内胆管走行区条状、类圆形、结节状高密度影。根据结石成分不同，其CT值也不同，含钙多的结石CT值较高，但CT平扫难以发现等密度的结石。CT增强扫描诊断肝内胆管结石可以作为平扫的补充，可以进一步观察结石的位置、邻近胆管壁有无增厚、结石以远的肝内胆管有无扩张。

3. MR 检查 MRI 平扫 T1 加权像和 T2 加权像可以显示肝内胆管结石，多为条状、类圆形、结节状的低信号、无信号影。根据结石成分不同，T1 加权像可为低信号、等信号或高信号影，含钙多的结石信号值较低。MRI 增强扫描的价值和意义不在于诊断肝内胆管结石，而在于诊断肝内胆管结石的并发症。MRI 增强扫描，结石无强化，由于动脉、肝门静脉及肝实质分别在各期强化，此时无强化的胆管结石往往难以观察。MRCP 可以包括整个肝内胆管的扫描范围，通过对原始资源图像的观察可以观察到肝内胆管结石，结石在 MRCP 上显示为低信号或无信号。MRCP 可显示肝内胆管的狭窄部位及程度，但不能准确判断狭窄的原因。

4. ERCP、PTC、术中/术后胆道造影等 均是诊断肝内胆管结石的重要方法，能清晰显示结石在肝内的分布、狭窄的部位及胆道变异等，但这些检查均属于侵入性操作，可根据患者的实际情况进行选择。

九、诊　　断

肝内胆管结石的诊断需要结合临床表现及辅助检查进行，从外科治疗的角度，综合分析结石的分布、胆道系统及肝脏的病变，运用 B 超联合 CT、MR 等检查方法可对肝内胆管结石及并发症进行全面诊断。

十、鉴别诊断

无症状的肝内胆管结石需要与肝内钙化灶、肝血管瘤、肝内胆管积气等疾病鉴别。肝内钙化灶是指在超声或 CT 图像上肝脏内出现的类似于结石一样的强回声光团，一般为单个钙化灶，右肝多于左肝，以 20～50 岁多见。单纯的钙化灶无明显症状，一般不会引起疼痛，对身体没有明显伤害，也无需治疗。

合并胆管炎、黄疸等并发症时，需要结合临床表现、辅助检查等与胆管炎症、胆道肿瘤等疾病进行鉴别。

十一、现代医学治疗

对于无症状的肝内胆管结石，处理原则是病情随访和观察。对于有症状的肝内胆管结石病的治疗，在 2007 年，中华医学会外科学分会胆道外科学组提出了"去除病灶、取尽结石、矫正狭窄、通畅引流、防止复发"20 字治疗方针。该疾病的治疗模式已从既往的对症性治疗向当前的根治性治疗转变，防止结石复发和严重并发症已成为当前肝内胆管结石病治疗的重点。治疗分为手术治疗和非手术治疗两部分。

（一）手术治疗

传统手术术式包括肝切除术、胆总管切开取石术、保留奥狄括约肌的肝门部胆管成形、胆肠吻合术及肝移植术。近年来随着腹腔镜手术的发展，腹腔镜下肝切除术、腹腔镜下胆肠吻合术、腹腔镜下胆总管切开取石术的应用也越来越广泛。

（二）非手术治疗

本病的非手术治疗主要包括内镜治疗、介入治疗和药物治疗 3 部分。

1. 内镜治疗

（1）ERCP、内镜十二指肠乳头括约肌切开术（endoscopic sphincterotomy，EST）、内镜十二指肠乳头括约肌球囊扩张术（endoscopic papillary balloon dilatation，EPBD）。

（2）经口胆道镜（peroral choledochoscopy，PDCS）检查是一种新型胆道内镜检查技术，能从口、食管、胃进入十二指肠，然后切开十二指肠乳头插入胆胰管，直视管腔内部的诊疗技术，可对胆管、胰管结构进行动态清晰的观察和灵活的取石操作。而行内镜十二指肠乳头括约肌切开术（EST），奥狄括约肌会被切开，在结构上破坏了奥狄括约肌的部分功能，从而会出现急性胆管炎、急性胰腺炎、出血、穿孔等并发症。

2. 介入治疗 经皮经肝胆道镜取石术（percutaneous transhepatic cholangioscopic lithotripsy，PTCSL）为有创治疗，此术式的实施基础是经皮经肝穿刺胆道引流术，穿刺后携带引流管，通过穿刺道在肝内胆管与皮肤之间形成人工窦道，胆道镜利用此窦道进入肝内胆管，然后在胆道镜的直视下取石，或利用机械、激光等手段取石，此术式可以直观地看到肝内胆管的结石形态及病变的狭窄胆管。PTCSL 的特点是创伤小、安全性高，可反复多次操作，所以成为治疗肝内胆管结石的替代方法之一。

3. 药物治疗 部分有明确手术禁忌，或无法耐受以上任何术式的患者，可以考虑在风险可控的情况下进行药物辅助治疗。部分药物（如鹅去氧胆酸、熊去氧胆酸及一些中药冲剂等）有溶石排石的作用，同时可以改善患者的肝功能。

十二、中医中药治疗

静止型肝内胆管结石患者往往症状很轻或无自觉症状，通常不愿意进行手术治疗，但若此类早期病变未得到处理，持续发展加重，将会造成胆管梗阻、感染的典型症状和肝脏的广泛损害。因此对于肝内胆管结石早期治疗与术后防复发，发挥中医药特色，运用中医整体观念进行辨证论治，具有广阔的发展前景。

（一）病因病机

中医学认为肝内胆管结石属"胁痛""黄疸"范畴，本病与肝、胆、脾关系密切，以肝气郁结，脾失健运为本，热、湿、痰、瘀相互作用而致病。

（二）分型

肝内胆管结石属于胆石症的一种，目前中医临床大多采用辨病与辨证相结合的方法诊治胆结石。临床上按各自的经验对胆石症进行辨证分型治疗，辨证种类繁多。虽然辨证分型不尽相同，但都与湿热痰瘀关系密切，责之于肝、胆、脾。故本文将肝内胆管结石分为以下4型：肝郁气滞型、肝郁脾虚型、肝胆湿热型、瘀血阻络型。

（三）辨证分型

1. 肝郁气滞型 症状：胁肋部胀痛，甚则牵引胸背肩臂，疼痛每因情志变化而增减，胸闷腹胀，善太息，嗳气频，多不伴发热或微热，纳差、口苦，舌淡红，舌苔薄白或薄黄，脉弦。可选用柴郁排石汤（柴胡、郁金、白芍、枳壳、金钱草、茵陈等）治疗。

2. 肝郁脾虚型 症状：胁肋部胀痛或隐痛，胸闷腹胀，遇劳加重，多伴神疲乏力，纳少便溏，舌淡胖，苔白腻或薄白，脉弦滑或沉细。可用运用管石通方治疗肝内胆管结石，方以四君子汤为君健脾益气实肝，柴胡疏肝散为臣疏肝解郁理气。

3. 肝胆湿热型 症状：胁肋部胀痛或绞痛，或牵引胸背肩臂，口苦口黏，小便黄赤，心烦易怒，可出现恶寒发热，恶心呕吐，身目发黄，舌

红、苔黄腻，脉多弦滑数，可以三金利胆汤治疗。

4. 瘀血阻络型 症状：胁肋部刺痛拒按，痛有定处，入夜尤甚，或伴发热，面色晦暗，舌有紫斑或紫点，脉涩。运用加味失笑散（大黄、川楝子、五灵脂、蒲黄、木香、枳壳各10g，金钱草30g，鸡内金15g，鸡苦胆1个，陈醋适量）治疗。

此外，在肝内胆管结石的治疗中，电针，耳针、外敷中药排石膏药等方法，近年来也被广泛应用于临床，为症状较轻或者术后易复发的患者提供了一种新的治疗选择。

十三、预　　防

肝内胆管结石的发病机制复杂，日常预防重点在于健康的饮食和作息习惯。饮食上应避免高热能、高糖、高胆固醇的饮食，充分供应必需的脂肪量、维生素C和蛋白质食物，限制脂肪，合理安排餐次，保证饮食规律，防止热量超标和发胖的现象；同时要科学、合理地安排作息，避免长时间的伏案静坐；多喝水，多运动；积极防治胆囊炎、糖尿病疾病和寄生虫感染，合理使用激素和降脂物，尽量避免诱发因素；肝内胆管结石的患者可以适当服用消炎利胆药物，促进胆汁分泌，保持胆汁引流通畅，预防胆道感染，降低β-葡萄糖醛酸酶的活力，改善胆汁淤滞所致胆汁酸等成分异常，有利于预防结石的发生和增大。

十四、管理与护理

对于肝内胆管结石，建议普通群众每年进行常规体检，有结石家族史的患者可以增加体检的频率，每年1～2次；肝内胆管结石患者，注意关注自身症状的变化，定期复查血常规、肝功能及肝胆B超，必要时复查肝脏CT和磁共振胰管成像（MRCP）。对于需要手术治疗的患者，在术前对肝内胆管结石病应做到精确分型及全面评估，并制订最适宜的个体化治疗方案，积极预防术后并发症的发生，提高患者术后的生存质量。

十五、小　　结

我国是肝内胆管结石的高发国家之一，其具有起病隐匿、病情复杂、术后易复发等特点，严重者可能出现重症胆管炎、肝脏萎缩、肝硬化、肝内胆

管癌等并发症，因此提高肝内胆管结石的早期诊断率和治疗技术对于提高国民健康水平具有重要意义。

（王振顺　林栋栋　武聚山）

参 考 文 献

顾宏刚, 钟逸斐, 方邦江, 2005. 胆石病中医辨证论治进展. 湖北中医学院学报, 7(2): 3.

李连举, 陈浩, 龚建平, 2018. 肝胆管结石病的诊治进展. 中国现代普通外科进展, 21(1): 4.

刘奔程, 2002. 辨证分型治疗胆石症 52 例. 河北中医, 24(4): 1.

王子威, 马云飞, 张桂信, 2017. 中医药治疗肝内胆管结石研究进展. 中国中医药现代远程教育, 15(15): 3.

赵海明, 2002. 辨证治疗胆石症 136 例临床体会. 浙江中医药大学学报, 26(2): 33-34.

中国研究型医院学会肝胆胰外科专家委员会, 国家卫生健康委员会公益性行业科研专项专家委员会, 2019. 肝胆管结石病微创手术治疗指南 (2019 版). 中华消化外科杂志, 18(5): 7.

祝石华, 2008. 辨证治疗胆石症 130 例. 湖南中医杂志, 24(3): 2.

卓惠昂, 陈春雷, 2020. 肝内胆管结石微创手术治疗的研究进展. 健康必读, 33(297).

第四节　肝外胆管结石

内容提要

一、定　　义

肝外胆管结石是指肝总管结石和胆总管结石（calculus of common bile duct），临床上也将肝外胆管结石统称为胆总管结石，包括原发于胆管系统的原发性胆总管结石和从胆囊或肝内胆管移位于胆总管的继发性胆总管结石。

二、流行病学及发病率

原发性胆总管结石在亚洲人群中最普遍，可引起复发性化脓性胆管炎。继发性胆总管结石起源于胆囊，并通过胆囊管进入胆管，这在欧洲患者中占大多数。数据表明，有症状的胆结石患者，胆总管结石患病率在 10%～20%；术前没有怀疑胆总管结石的患者中，发病率明显较低，文献报道 <5%。2%～44% 的胆囊结石患者将在 1 年内出现症状。

三、病　　因

原发性胆总管结石的形成是多因素共同作用的结果，与其相关的因素有胆道感染、胆汁淤积、先天性胆道变异、年龄、十二指肠乳头旁憩室、奥狄括约肌、胆道蛔虫、甲状腺功能减退、胃肠功能紊乱、胃动素及生长抑素等。

继发性胆管结石主要是胆囊结石排进胆管并停留在胆管内，故多为胆固醇类结石或黑色素结石。此外少数可能来源于肝内胆管结石。

四、发病机制

本病可能引起的病理变化基本上取决于两个因素：①胆道梗阻，视结石的大小和部位而有所不同，亦与胆总管括约肌的功能状态有关；②胆道感染，常因结石的成因和性质而异，其炎症的范围和严重性亦有很大差别。

结石阻塞胆总管后，胆汁的排出受阻，已经通过肝细胞排泄的胆红素将重新回到血液中，形成梗阻性黄疸。如阻塞是属完全性或长期性，则由于胆道内的压力增高，不仅胆总管有增厚、扩大，并将进一步影响胆汁分泌，造成肝细胞损害。长时间的胆道阻塞也可以使肝内的毛细胆管发生扩张，肝细胞发生坏死，胆管周围有纤维组织增生，形成胆汁性肝硬化。

胆总管阻塞后由于胆汁滞留，极易发生继发性感染，结石的成分与感染相关，如继发于胆道寄生虫病的结石多数含有细菌，感染的范围和严重性亦有很大差别，根据梗阻部位可形成毛细胆管炎、肝炎，甚至肝脓肿；如结石嵌顿在壶腹部，由于共同通路的阻塞可继发急性胰腺炎。

五、自然转归

一些微小、未被诊断的胆总管结石可以具有

良好的自然史。长时间胆总管内结石，会完全堵塞胆道，阻碍胆汁的排泄，引起胆汁淤积，造成梗阻性黄疸和肝功能损害，胆总管扩张可影响胰管胰液的排泄，还会出现胆源性胰腺炎，如果淤积的胆汁受到感染，将出现急性梗阻性化脓性胆管炎，更严重时会出现急性肝衰竭、胆汁淤积性肝硬化、重症胰腺炎、中毒性休克、多器官衰竭、全身凝血功能障碍等，如不及时治疗，往往会危及生命。

六、临床表现

肝外胆管结石的临床表现取决于有无感染及梗阻。一般平时可无症状，但当结石阻塞胆管并继发感染时，其典型的临床表现为沙尔科三联征（Charcot triad），即腹痛、寒战高热和黄疸，严重者可合并血压下降和神经精神症状，为雷诺（Reynolds）五联征。

七、辅助检查

肝功能检测和 B 超检查是首先推荐的检查方法。肝功能常表现为转氨酶升高、胆红素异常及碱性磷酸酶的变化，B 超可发现上段胆管结石，因为肠道气体的影响常不能发现下段结石，但是仍然可以发现胆管增宽、胆囊增大等间接表现。MRCP 安全、无创伤、准确率高，可清晰显示胆管、胰管病变和结石大小，对制订总体治疗策略和 ERCP 治疗方案有不可替代的作用，在一定程度上可以替代诊断性 ERCP，是目前诊断胆总管结石的首选影像学检查方法。

B 超、MRCP 作为非侵入性检查，方便、安全，常为首选。由于存在接触放射线、不能发现阴性结石等原因，CT 不作为首选检查方法，但仍然可以发现胆管增宽等表现。对于不能进行 MRCP 检查的患者，如体内金属存留、幽闭恐惧症、不能良好呼吸配合的患者，尤其对于怀疑有恶性肿瘤可能的患者 CT 优势更明显。

EUS 作为近年来发展起来的新技术，可以避免传统超声的缺点，能近距离观察胆胰管结构，发现常规检查不能发现的结石和胆胰管壁内病变，在胆胰疾病中应用广泛。

ERCP 在诊断胆总管结石时不受结石大小的影响，并具有良好的治疗作用，具有较大的临床优势。但由于其具有一定创伤和潜在的风险，因此不宜作为单纯的诊断项目使用。

八、诊 断

上腹部或右上腹痛，尤其与黄疸和（或）发热相关的症状，需警惕胆总管结石，急性胰腺炎患者也应考虑胆总管结石的存在，尤其是既往有胆囊结石病史的患者。针对这类患者建议行血清生化学检查及腹部 B 超、MRCP 等以进一步明确诊断。

九、鉴别诊断

原发性胆总管结石是以胆色素为主要成分的混合性结石，棕色、易碎，由不定性颗粒物聚集在胆管内形成，发病年龄轻，一部分患者有胆道蛔虫病病史。

继发性胆总管结石是来源于胆囊结石，多并发胆囊结石、胆囊炎等疾病，结石成分与胆囊内结石成分一致。

胆管炎症：由急性胆管炎反复发作形成或一开始就为慢性，常合并胆管结石，表现为胆管壁增厚，可呈跳跃性，胆管狭窄，一般无截断，狭窄近段扩张，增强 CT 或 MR 可见增厚的胆管壁明显强化。

胆道肿瘤：60 岁以上、男性多见，进行性黄疸、皮肤瘙痒，管壁局限偏心性增厚或软组织肿块，增厚常大于 5mm，梗阻以上胆管扩张，可伴有肿瘤标志物升高或肿大的淋巴结。

十、现代医学治疗

国内外指南推荐无论胆总管结石有无症状，都应取石治疗，当手术或者内镜治疗风险高，或年老体弱不能耐受手术时才考虑保守治疗。急性发作期：抗菌和解痉镇痛仍是常规的治疗方法，同时积极准备取石治疗，目前的取石治疗方式主要包括手术治疗、内镜治疗等。然而，治疗胆总管结石的最佳处理方法仍存在争议。

（一）手术治疗

本病的手术治疗主要包括开腹手术和腹腔镜手术两种。腹腔镜/开腹胆囊切除术+胆总管切开取石，在治疗胆总管结石的同时处理胆囊结石及相关疾病。腹腔镜手术是目前处理肝外胆管结石的主流术式。在处理胆总管结石以后留置 T 形管可以减轻奥狄括约肌水肿痉挛，降低胆道内压力，将胆瘘、胆管狭窄等并发症的发生率降到最低，而且 T 形管还可用于术后胆管造影，发现残余结石，并可经 T 形管取出残余结石。尽管有这些优点，但 T 管置入后，胆汁大量流失，易引起水、电解质紊乱及逆行感染、脱落移位、局部疼痛等并发症，拔除 T 形管时还可能导致胆道出血、持续胆漏、胆汁性腹膜炎及管周局部疼痛不适等并发症。胆总管探查后一期缝合胆总管有助于保留胆总管的完整性和术后正常的生理功能，与 T 形管减压术相比，能减少并发症，缩短住院时间，提高生活质量。

（二）内镜治疗

国内外很多指南认为经内镜逆行胆胰管成像（ERCP）联合内镜十二指肠乳头括约肌切开术（EST）是应用最广泛的治疗胆总管结石的方法，特别是对于一些急性化脓性梗阻性胆管炎或者老年、心肺功能较差、无法耐受全麻手术，需要胆道取石减轻胆道压力的患者。这项技术避免了腹腔镜胆总管切开术的复杂性和潜在的 T 形管引流问题，但其也有短期和长期的并发症，除了出血、穿孔、胆管炎和胰腺炎等早期并发症之外，晚期并发症还包括：由于它会破坏奥狄括约肌的完整性，使胆道括约肌功能永久性丧失，十二指肠-胆道反流，导致胆总管结石复发；同时十二指肠-胆道反流可导致慢性胆管炎和可能与胆管癌相关的长期炎症过程；而且 ERCP 和 EST 需要术后再次行腹腔镜下胆囊切除术，患者在行 ERCP 和 EST 术后至行腹腔镜下胆囊切除术期间，可能有结石再次掉入胆总管内的风险，有可能需要二次取石，这意味着住院时间和费用的增加。随着内窥镜技术的发展，内镜括约肌切开术后使用内镜十二指肠乳头球囊扩张（EPBD）治疗难治性胆总管结石已广泛应用，在安全性方面，EPBD 和 EST 在短期并发症方面没有显著差异，但术后发生胰腺炎的概率较高。

十一、中医中药治疗

中医界一般认为，胆囊功能好、胆总管下端无狭窄的肝外胆管结石及胆管术后残留结石可用中药排石或溶石。

（一）病因病机

胆石症病位在胆，与肝脾相关。中医临床多将胆总管结石的病理因素归纳为气滞、痰湿、湿热、瘀血，病性为虚实两端。

（二）辨证分型

胆总管结石属胆石症，虽有胆石症的诊疗共识，但目前尚未形成针对于胆总管结石的辨证分型的统一认识。相关研究发现，结石部位与主要证型间存在差异，气郁型胆石症以胆囊结石居多，湿热型以胆总管结石居多，热毒炽盛型以多部位同时发生结石居多。由此可见，胆总管结石的发病及证型有其特异性，胆总管结石的诊疗共识也值得进一步探索。

（三）中医药治疗

韩臣子治疗肝胆气郁型胆总管结石，认为其病机在于肝胆气机不畅，气滞血停，脾失健运，痰湿内生，阻于中焦化热煎熬成石。因此，其以自创调中溶石汤益气健脾和胃、通腑泄浊、疏肝行气活血。胆总管结石的中医药治疗以辨证论治为主，并逐渐关注脏腑的相关性及联系，其不仅局限于关注肝胆实证，且整体观念贯穿始终；中医药治疗胆总管结石具有多靶点、多层次作用。整体而言，中医药在临床中对胆总管结石干预的相关文献研究报道相对较少，仍需进一步探索。

十二、预 防

据临床观察，胆管结石及胆囊结石的临床发作与不良饮食习惯有很大的关系，常见于油腻饮食或饱餐后诱发，因此饮食调控很重要。饮食治疗原则：①限制脂肪类食物的摄入。由于结石的形成与体内胆固醇过高密切相关，因此不要过多地摄入脂肪和胆固醇含量高的食物，如肥肉、动物内脏、蛋黄、鱼子酱等。②饮食规律，重视早餐。胆管结石的形成与胆汁的分泌、排泄密切相关，储存在胆囊中的胆汁如果得不到及时排泄会诱导结石形成，尤其是肝脏整夜地分泌后，没有早餐饮食的刺激排泄，不利于预防控制胆总管结石。③避免酒等刺激食物和过饱的饮食。味道浓烈的食物会刺激胆道的运动，容易诱发胆总管结石及胆囊结石的发作，如酒、煎、炸食物等。过饱饮食会刺激奥狄括约肌的运动，加重胆、胰的工作量，诱发胆管结石的发作。④多吃一些利胆和富含维生素 A 的食物。例如菠菜、青笋、南瓜、莲藕、番茄、胡萝卜等，维生素 A 丰富且有一定的利胆溶石作用。

此外为了预防继发性胆总管结石的发生，应该及时监测和治疗胆囊结石及肝内胆管结石。

十三、管理与护理

注意饮食规律及饮食结构，重视早餐，食物以清淡为宜，要摄取含丰富纤维的糙米、胚芽米、蔬菜、海藻等，少食油腻和炸、烤食物，高脂肪食物的摄入要适量；注意饮食卫生，养成良好的卫生习惯，预防蛔虫感染，保持排便畅通；加强日常体育锻炼，适时减肥。

无症状胆总管结石患者应定期到医院复查，如出现腹痛、发热、黄疸的情况及时就诊。术后带T形管患者应该着宽松衣物，避免引流管受压，沐浴时避免术区沾水感染，恢复期避免牵拉T形管，严密监测引流管及引流液情况。

十四、小　　结

肝外胆管结石是胆道梗阻最常见的原因，当出现胆道梗阻后，可能会引起胆源性胰腺炎、脓毒血症、中毒性休克、急性梗阻性化脓性胆管炎等急危重症，可能危及生命，因此无论是否有症状，都建议及早行取石治疗。

（王振顺　林栋栋　武聚山）

参 考 文 献

陈圣雄, 王文斌, 2021. 中国 ERCP 指南 (2018 版) 解读. 河北医科大学学报, 42(4): 373-375.

戴红卫, 2015. 胆石症中医辨证分型与 B 超图像的相关性分析. 中国中医药现代远程教育, 13(3): 51-52.

韩丽霞, 王晴, 董秀敏, 2012. 调中溶石汤治疗肝胆气郁型胆总管结石 76 例疗效观察. 北京中医药, 31(1): 2.

李军祥, 2018. 胆石症中西医结合诊疗共识意见 (2017 年). 中国中西医结合消化杂志, 26(2): 7.

刘芳, 陕大艳, 陈启明, 等, 2014. 胆石症中医辨证分型与 B 超特征关系的探讨. 中医学报, (7): 1045-1046.

刘贺, 陈金明, 2017. 腹腔镜下胆总管结石的治疗进展. 中国保健营养, 27(24): 366-367.

尹大龙, 赵冬梅, 刘连新, 2017. 肝内外胆管结石的外科治疗策略. 医学与哲学, 38(11): 3.

张立平, 赵玉清, 2019. 中医药治疗胆总管结石的研究进展. 中国医药导报, 16(15): 4.

张中文, 蒋兆彦, 韩天权, 等, 2011. 胆石病的流行病学和危险因素. 外科理论与实践, 16(4): 5.

第三章　胆囊息肉

一、定　　义

超声检查提示的胆囊息肉（gallbladder polyp）是指胆囊壁凸向腔内的隆起，不移动，后方不伴有声影（否则结石可能性大）；无蒂或有蒂。根据息肉性质可分为真性息肉和假性息肉，但是超声无法鉴别，故现将凸向腔内的胆囊壁隆起性病变，统称为胆囊息肉样病变，本文中仍沿用"胆囊息肉"这一名称。

二、分　　类

胆囊息肉分为假性息肉与真性息肉，前者比后者更常见，70%的疑似胆囊息肉为假性息肉。最常见的假性息肉是胆固醇假性息肉，此外还包括局灶性腺肌症和炎性假性息肉。假性息肉自身不具有恶变潜能，而真性胆囊息肉则可以是良性或恶性的。最常见的良性息肉是腺瘤，而恶性息肉通常为腺癌；其他罕见的良性和恶性的真性胆囊息肉类型包括间质肿瘤、淋巴瘤和转移癌。不同于结肠息肉的腺瘤—癌进展顺序已经明确，胆囊息肉的腺瘤—癌顺序目前仍有待研究探讨。目前有证据表明，某些胆囊腺癌是由原发性胆囊腺瘤发展而来的，因此至少在某些病例中很可能存在类似的腺瘤—癌进展顺序。

肿瘤性息肉根据病理学组织形态可分为胆囊内乳头状肿瘤（ICPN）和幽门腺腺瘤。2019年WHO消化系统肿瘤分类（第5版）中将ICPN定义为起源于胆囊黏膜并突入胆囊腔内的10mm或以上的肿块，为非侵袭性上皮肿瘤，可分为4种类型：胆管型、胃型、肠型、嗜酸性细胞型。约有6%的胆囊癌与ICPN相关，与非息肉样变的胆囊癌相比，ICPN相关胆囊癌预后较好，3年生存率为60%～90%。幽门腺腺瘤是由紧密排列的腺体与幽门型低立方上皮组成的光滑的息肉样病变，0.2%～0.5%的胆囊切除标本中可发现幽门腺腺瘤。幽门腺腺瘤可能与家族性息肉病或黑斑息肉（Peutz-Jeghers）综合征有关。

三、发　病　率

目前关于胆囊息肉发病率的统计并不一致，综合相关文献报道，成人胆囊息肉的发病率为0.3%～9.5%。大多数是良性的胆固醇性息肉或炎性息肉，但少部分可为肿瘤性息肉，具有恶变倾向。约6%的胆囊癌源于息肉癌变，绝大多数由扁平上皮异型增生发展而来。

四、危险因素

一些危险因素与真正的胆囊息肉形成有关。一些研究表明，家族性息肉病、黑斑息肉综合征、加德纳（Gardner）综合征和乙型肝炎可能是息肉形成的相关因素。当胆汁中胆固醇或胆盐含量高时，可能会发生假性息肉或胆固醇息肉，这些胆固醇凝集物会附着在胆囊壁上，这种情况可能是胆结石形成的前兆，有时也可与胆结石同时出现。与胆囊疾病相关的其他因素，如肥胖、性别、体重减轻和糖尿病，尚未显示会促进胆囊息肉的形成。

五、发病机制

胆囊息肉最常见的类型是假性或胆固醇息肉，占所有胆囊息肉的60%～90%，它们不是真正的肿瘤生长，而是胆固醇沉积形成于胆囊壁内腔的投影，它们是由胆固醇或胆盐沉淀形成的。胆固醇息肉的存在可能预示着病理性胆囊疾病，如慢性胆囊炎。炎性息肉占所有胆囊息肉的 5%～10%，它们与胆囊黏膜和胆囊壁的炎症有关，通常，这种类型与反复发作的胆囊炎和急性胆绞痛有关。假性息肉和炎性息肉发展为胆囊癌的风险几乎为零，这些息肉直径很少超过 1cm，通常是多发性的。真正的腺瘤性胆囊息肉被认为是肿瘤性的，它们很少见，通常与胆结石有关，息肉的大小为 5～20mm，一旦息肉大于 1cm，就需要考虑胆囊切除术。腺肌瘤病是一种更常见的真正多发性疾病，它通常被认为是胆囊底部的良性病变，然而最近的研究结果表明，这些病变确实具有癌变潜能。恶性息肉往往是单发的，直径超过 2cm。

六、临床表现

大多数胆囊息肉无症状。与胆囊功能减退、胆固醇中毒或淤滞相关的胆固醇结石患者可能会出现慢性胆囊炎的症状，表现为右上腹部疼痛、食物不耐受、腹胀和恶心，通常出现墨菲征阳性，即右上腹部深部触诊疼痛。腺瘤性病变较大的患者可能会出现更严重和持续的右上腹部疼痛。进展性息肉恶化为恶性肿瘤的病例可能会出现黄疸，右上腹部也可能触及肿块。绝大多数胆囊息肉属于良性病变，仅有 5% 左右的胆囊息肉可能演变为胆囊癌。

七、辅助检查

（一）超声造影

超声造影具有较高的空间和时间分辨率，在息肉定性上比 CT 和磁共振更具优势。超声造影可优化息肉的可视化特征，且根据强化的时间特征，可鉴别非肿瘤性和肿瘤性息肉及胆囊癌。非肿瘤性息肉表现为晚期增强，且相较于肝脏呈低增强；肿瘤性病变表现为明显的早期增强；腺瘤性息肉多表现为偏心性增强或持续均匀增强；恶性息肉则表现为早期强化后逐渐廓清。超声造影有微血管成像模式，蒂中央强化增强多见于胆固醇性息肉，病灶内有分支血管多为腺瘤性息肉，恶性息肉常见病灶内血管分支。对于直径>10mm 的胆囊病变，如果有条件可行超声造影，如当地未能开展超声造影可行MRI 复查。

（二）其他辅助检查

CT 对于胆囊息肉的诊断准确性劣于超声造影和 MRI。另外，超声内镜相较于常规彩超探头虽能更接近胆囊以及更适用高频探头，但考虑到超声内镜的有创性，不建议将超声内镜作为胆囊息肉风险评估的常规检查。

八、诊　断

胆囊息肉通常于影像学检查（如腹部 CT 或腹部超声）中发现。在因胆囊疾病而接受治疗的患者中，息肉通常在腹部超声上可见，它们可能表现为单个病变，也可能是多发性病变。息肉可与胆结石同时发生，但通常在没有结石的情况下出现。必须区分胆囊结石和胆囊息肉，胆囊结石通常是可移动的，息肉固定在胆囊腔壁上。大多数息肉呈低密度，直径<1cm，它们可以表现为息肉状或无柄。具有组织密度且直径≥1cm 的单发息肉具有较高的恶性潜能。

九、鉴别诊断

非肿瘤性和肿瘤性息肉的鉴别较为困难。既往对于息肉的研究多聚焦在肿瘤性息肉与非肿瘤性息肉，但胆囊癌中因息肉癌变仅占比约 6%。考虑到息肉的多发性，现实中肿瘤性息肉的癌变率也可能极低，因此，共识中提出鉴别恶性息肉与非恶性息肉要比鉴别肿瘤性息肉与非肿瘤性息肉更具现实意义。

基于循证医学证据，根据胆囊息肉的形态学特征将胆囊息肉分为"极低风险""低风险"与"不确定风险" 3 个类别，"极低风险"表现为球-壁相连或有细蒂，"低风险"表现为宽蒂、宽基底或无蒂，"不确定风险"类别为息肉连接胆囊壁局灶增厚（≥4mm）（表 3-3-1）。

十、治　疗

无症状患者出现伪息肉或胆固醇息肉，可每年进行胆囊超声检查，这些患者的恶性风险很低，如果连续超声检查显示息肉正在扩大或患者出现症状，则建议进行胆囊切除术。有慢性胆囊炎症状的患者通常最好采用腹腔镜或开腹胆囊切除术治疗。≥1cm 的息肉患胆囊癌的风险增加，应进行胆囊切除术。早期干预是首选，因为早期胆囊肿瘤的治

表 3-3-1   美国超声放射医师协会胆囊息肉风险分层

风险分层	超声图像	息肉形态	胆囊息肉直径（mm）	随访
极低风险		蒂呈球-壁相连 细蒂	≤9 10～14 ≥15	无须随访 第 6、12、24 个月进行超声随访 外科会诊
低风险		宽蒂 无蒂或宽基底	≤6 7～9 10～14 ≥15	无须随访 第 12 个月随访彩超 第 6、12、24、36 个月复查彩超或者外科会诊 外科会诊
不确定风险		息肉连接处胆囊壁局部增厚	≤6 ≤7	第 6、12、24、36 个月复查彩超或者外科会诊 外科会诊

①息肉直径以毫米为单位。②随访：12 个月内直径增大 4mm 或者达到直径到相应风险界定阈值，则需外科会诊；如果随访过程中息肉直径缩减 4mm 以上则停止随访。③对于胆囊癌高危种族或者胆囊癌高发病率地区，将极低风险类别升级为低风险类别。④对无法判定形态类别的按低风险处理

愈率远高于晚期病变。事实上，0 期胆囊癌的 5 年生存率约为 80%，而 1 期的生存率不到 50%。在所有胆囊癌中，只有不到 10% 诊断为 1 期或以下。分期较晚的胆囊癌需要开腹胆囊切除术，同时切除肝脏胆囊窝和局部淋巴结。

十一、预   防

胆囊息肉的病因目前尚未完全清楚，因此，从下列几方面可降低患病的风险。规律饮食有利于胆汁的分泌和胆囊的收缩更有节律性，减少胆汁淤积；低脂、低胆固醇饮食，戒酒、戒烟；患有高血脂、糖尿病、肝炎等疾病的人群应积极治疗，定期体检，有利于及早发现胆囊息肉；规律作息，避免熬夜和劳累，积极运动，保持良好的心态，也有利于疾病预防。

十二、管理与护理

大多数真正的胆囊息肉不是恶性的，通常情况下，它们甚至不是真正的息肉，不需要手术干预。初级保健医师和外科医师需要全面了解胆囊息肉的成因和病程，即使它们可能没有表现出任何恶性肿瘤或癌前病变的迹象，也必须进行随访。超声是无创检查，如果胆囊息肉明显增大，则需要行胆囊切除术。如果没有及时发现息肉增大，可能导致错过新发癌症。早期发现，肿瘤可治愈；晚期发现，预后不良。

十三、小   结

胆囊息肉在体检中的检出率较高，现阶段对于胆囊息肉的临床处置指南尚有争议。切除的胆囊息肉中仅极少数被诊断为肿瘤性息肉，依据现行手

术切除指征，存在较多不必要的胆囊切除。因此，如何更好地对胆囊息肉进行鉴别诊断，区分肿瘤性息肉与非肿瘤性息肉至关重要，这将直接决定接下来的处理方式。目前的影像学手段对于胆囊息肉的性质判定还有一定的局限性，因此胆囊息肉的长期随访更为重要。

（段斌炜　栗光明　武聚山）

参 考 文 献

卢昊, 刘全达, 2017. 2017 年欧洲多学会联合指南: 胆囊息肉管理和随访. 临床肝胆病杂志, 33(6): 1051-1055.

阮祥, 陈俊杰, 王向, 等, 2022. 美国超声放射医师学会胆囊息肉管理共识 (2022). 中国实用外科杂志, 42(9): 1005-1009.

Foley KG, Lahaye MJ, Thoeni RF, et al, 2022. Management and follow up of gallbladder polyps: updated joint guidelines between the ESGAR, EAES, EFISDS and ESGE. Eur Radiol, 32(5): 3358-3368.

第四章 胆 囊 癌

一、定义及发病率

胆囊癌（gallbladder carcinoma）指发生于胆囊（包括胆囊底部、体部、颈部及胆囊管）的恶性肿瘤。我国胆囊癌发病率占同期胆道疾病的0.4%~3.8%，居消化道肿瘤第6位，胆囊癌患者5年总体生存率仅为5%。

二、危险因素

目前人们对胆囊癌的发病机制尚未完全了解，多认为与环境、遗传因素相关。流行病学调查结果、临床大样本研究结果及专家经验显示，胆囊癌的发生与以下危险因素相关。

（一）胆囊结石

约85%的胆囊癌患者合并胆囊结石，胆囊结石患者患胆囊癌的风险是无胆囊结石人群的13.7倍。胆囊结石直径和数目与胆囊癌的发生呈正相关。胆固醇和混合胆固醇类胆囊结石危险度更高。

（二）胆囊息肉样病变

具有恶变倾向的胆囊息肉有以下特征：①直径≥10mm。②合并胆囊结石、胆囊炎。③单发息肉或无蒂息肉，息肉生长速度快（生长速度每6个月＞3mm）。④腺瘤样息肉。

（三）胆囊慢性炎症

胆囊慢性炎症伴有黏膜腺体内的不均匀钙化或点状钙化被认为是癌前病变。胆囊壁钙化可形成瓷性胆囊，约25%的瓷性胆囊与胆囊癌发生高度相关。

（四）"保胆取石"术后胆囊

"保胆取石"术后导致结石形成的危险因素和胆囊炎症未消除。

（五）其他可能的危险因素

1. 先天性胰胆管汇合异常 胰胆管汇合异常是一种先天畸形，胰液反流入胆囊，长期慢性炎症刺激引起黏膜反复再生和修复，最终导致胆囊恶变。约10%的胆囊癌患者合并胰胆管汇合变异。

2. 胆囊腺肌症 约6%的胆囊腺肌症患者合并胆囊癌。胆囊腺肌症合并胆囊结石时，或当术前影像学检查不能确定胆囊腺肌症是否癌变时，特别是胆囊壁厚度＞10mm时，建议尽早手术。

3. 胆道感染 胆道系统慢性感染会增加胆囊癌发生的风险。常见致病菌有沙门菌和幽门螺杆菌，发病机制可能与细菌导致的持续炎症诱导胆汁酸和代谢物降解有关。

4. 肥胖与糖尿病 肥胖症引起的代谢综合征可增加胆囊癌的发生风险。糖尿病是形成胆囊结石的危险因素，糖尿病与结石协同作用会促进胆囊癌的发生。

5. 年龄和性别 胆囊癌的发病率随年龄增长呈上升趋势。女性胆囊癌发病率是男性的2~6倍。月经初潮早、更年期晚、多胎怀孕和生育的女性，胆囊癌的发生风险增加，可能与雌激素促进胆汁淤积、结石形成有关。

6. 原发性硬化性胆管炎 原发性硬化性胆管炎合并胆囊结石、胆囊炎、胆囊息肉的患者，胆囊癌的发生风险增加。

7. 遗传学和基因突变 有胆囊癌家族史者，其发病风险增加；有胆囊结石家族史者，胆囊癌发病风险亦增加。

8. 吸烟 吸烟是胆囊癌的独立危险因素，与剂量、吸烟时间呈正相关。

9. 化学暴露 胆囊癌患者外周血中黄曲霉毒

素、重金属（镍、镉、铬等）水平高于健康人群，可能与细菌释放 β-葡萄糖醛酸酶或化学性游离毒素直接接触胆囊黏膜，诱导癌变发生有关。

对伴有胆囊癌危险因素的胆囊良性疾病患者，应择期行胆囊切除术，"保胆取石"是不规范的治疗方法。若不手术者，应每 3 个月到大型医院肝胆胰外科或普通外科就诊，行超声和肿瘤标志物等检查，进行密切随访。

三、胆囊癌病理学类型及临床分型

（一）胆囊癌大体和组织病理学分型

1. 大体类型

（1）浸润型：最多见，占 75%～80%，可分为局部浸润型和弥漫浸润型。局部浸润型：又称内生型，表现为胆囊壁局限性增厚和僵硬；弥漫浸润型：表现为胆囊壁弥漫性增厚和僵硬，呈浸润性灰白色肿块，生长迅速，易侵犯周围组织及器官，如肝脏、胆管及结肠肝曲等。

（2）腔内生长型：又称外生型，约占 15%，肿瘤可呈息肉状、菜花样或结节状突入胆囊腔内，外周浸润少。

（3）混合型：表现为胆囊壁增厚、僵硬及萎缩，可侵犯周围组织及器官，同时向胆囊腔内生长形成肿块。

2. 胆囊癌组织病理学分型 根据 WHO 2010 年版胆囊癌病理学类型，最常见的病理学类型为腺癌，其他还包括腺鳞癌、鳞状细胞癌、未分化癌、神经内分泌来源肿瘤及间叶组织来源肿瘤等。部分肿瘤虽属良性病变，但其生物学行为介于良性和恶性之间，术后需密切随访。

（二）胆囊癌的临床分型

胆囊癌起源于胆囊底部、体部、颈部的比例分别为 60%、30%、10%。不同部位的进展期胆囊癌，其肿瘤侵犯的器官及组织结构存在差异，预后也存在差异，手术方式和范围应根据肿瘤部位进行相应的调整。一项国际多中心的研究结果表明，T2 期肝脏侧的肿瘤（T2h）较腹腔侧的肿瘤（T2p）更易发生血管侵犯（51%：19%）、神经浸润（33%：8%）及淋巴结转移（40%：17%），3 年和 5 年累积生存率分别为 52.1%、73.7% 和 42.6%、64.7%。

中华医学会外科学分会胆道外科学组提出的胆囊癌临床分型中，建议 T2 期及以上胆囊癌根据肿瘤起源部位及侵犯方向分为 4 型。

1. Ⅰ型 即腹腔型。T2 期肿瘤位于腹腔游离侧，未浸透浆膜；T3 期及以上肿瘤穿透浆膜，可侵犯邻近器官或结构。

2. Ⅱ型 即肝脏型。T2 期肿瘤位于肝脏侧；T3 期穿透浆膜，侵犯肝脏，未侵犯邻近器官或结构。

3. Ⅲ型 即肝门型。T2 期包括颈部及胆囊管癌；T3 期及以上肿瘤穿透浆膜，可侵犯胆管和（或）肝门血管结构。

4. Ⅳ型 即混合型。T2 期肿瘤为弥漫性浸润，未浸透浆膜；T3 期及以上肿瘤穿透浆膜，既可侵犯肝脏，同时可侵犯一个或以上邻近器官或结构。

全国多中心回顾性研究结果显示，胆囊癌的不同临床分型与肿瘤分期、血管侵犯及神经浸润等肿瘤生物学行为相关；不同临床分型患者根治性切除术后中位生存时间的差异有统计学意义。在 1059 例根治性切除患者中，腹腔型患者的中位生存时间为 48 个月，肝脏型为 21 个月，肝门型为 16 个月，混合型为 11 个月。

（三）胆囊癌的 TNM 分型

美国癌症联合委员会（AJCC）和国际抗癌联盟（UICC）联合发布的肿瘤-淋巴结-转移（TNM）分期系统提供了胆囊癌临床病理学诊断的统一标准，对胆囊癌的局部浸润深度、邻近器官侵犯程度、肝门静脉和肝动脉受累情况、淋巴结转移及远处转移等临床病理学因素给予了全面评估，有助于评估胆囊癌的可切除性、选择治疗方法及判断预后。

四、临床表现

胆囊癌无特异性临床症状，常被胆囊炎、胆囊结石及其并发症所掩盖，如腹部不适、食欲减退或体重减轻。一旦出现明显的临床症状，多已属中、晚期，可表现为黄疸、发热及腹痛等。体检可发现黄疸及右上腹包块等。

五、实验室检查

（一）肿瘤标志物检查

血清 CA19-9 和（或）癌胚抗原升高是最常

用的诊断胆囊癌的肿瘤标志物，其他还有 CA125、CA724、CA153 等。合并梗阻性黄疸时 CA19-9 的诊断特异性低。

（二）影像学检查

1. 超声检查 是胆囊疾病初步筛查及动态随访观察的首选检查方法。

2. 内镜超声 可精确显示胆囊腔内肿块、浸润囊壁结构及深度，以及肝脏、胆道受侵犯的情况。内镜超声引导下细胞学穿刺病理活检可鉴别病变性质。

3. 多层螺旋 CT 检查 诊断准确率为 83.0%～93.3%，可显示胆囊壁被侵犯程度、毗邻器官是否受累及淋巴结转移情况。

4. MRI 检查 准确率为 84.9%～90.4%。磁共振胆胰管成像可清晰显示胰胆管解剖关系，显示胆管梗阻的灵敏度为 91%～100%，准确度＞90%。动态增强 MRI 联合血管成像可明确肿瘤大小、肝脏侵犯程度、血管侵犯、腹腔淋巴结转移及远处转移等。

5. 正电子发射型计算机断层显像（positron emission computed tomography，PET）检查 PET 检查对胆囊癌灵敏度高，可发现胆囊癌早期病变，检出最大径＜1.0cm 的转移淋巴结和转移病灶。当 CT 或 MRI 检查有可疑发现时，建议行 PET-CT 检查。

六、鉴别诊断

胆囊癌需与黄色肉芽肿性胆囊炎、肝癌侵犯胆囊、肝门胆管癌与萎缩性胆囊炎等疾病相鉴别。

七、胆囊癌的术前评估

（一）术前评估

1. T 分期评估 T1 期胆囊癌通过术前影像学分期较困难，其分期主要依靠术中快速冰冻切片及术后病理学检查；T2、T3 和 T4 期胆囊癌可通过多层螺旋 CT 和 MRI 等术前影像学检查进行临床分期。三维可视化技术有助于准确地评估胆囊癌的可切除性、制订合理的手术计划。

2. 淋巴结转移评估 超声检查，尤其是 CT、MRI 检查，可较好地显示肝门区、胰头周围、腹膜后、肠系膜根部的淋巴结。淋巴结转移影像学特

征：淋巴结最小径＞5mm、强化、融合分叶或毛刺状、淋巴结内部坏死等。

3. 远处转移评估 进展期胆囊癌易出现腹腔种植和远处转移，术前可结合增强 CT、MRI 或 PET-CT 等检查进行评估。

（二）术中再次分期评估

可根据术中超声、诊断性腹腔镜探查、剖腹探查结合可疑转移结节快速冰冻切片、淋巴结活检等进行评估。术中应常规行腹主动脉旁（16 组）淋巴结的病理学检查，16 组淋巴结阳性可作为放弃根治术的依据。对于术前评估为 T3 期及以上分期的胆囊癌，因有较高概率存在腹膜和肝脏远处转移，建议先行腹腔镜探查，以避免不必要的开腹手术。

（三）胆囊癌可切除性评估

应根据患者的一般状况、肝脏和其他重要器官功能及肿瘤分期等情况进行综合评估：需要联合大范围肝切除者，术前应量化评估肝脏储备功能和肝体积，进而确定患者必需功能性肝体积和安全肝切除量。合并黄疸的患者，手术预留肝脏体积需＞标准肝容积的 40%。

胆囊癌根治性切除的条件包括：① R0 切除为目标的胆囊及邻近器官癌灶切除和区域性淋巴结清扫；②剩余肝脏功能可代偿，可保存或重建其脉管结构；③患者可耐受手术创伤。

八、胆囊癌外科治疗

根治性切除手术是唯一可能治愈胆囊癌的方法。胆囊癌的外科治疗建议在具有丰富经验的肝胆胰外科医师和病理科医师的医疗中心完成。

（一）肝脏切除范围

Tis 或 T1a 期：可行单纯胆囊切除术。无证据表明联合肝切除可改善预后。T1b 和 T2a 期：联合肝脏切除是否获益尚不明确。鉴于肝脏楔形切除未明显增加手术难度及并发症，在获得确切循证医学证据之前推荐联合距胆囊床 2cm 以上的肝组织楔形切除。T2b 期：T2b 期胆囊癌合并血管、神经侵犯及淋巴结转移的比例高，联合肝切除可延长总体生存时间。肝切除的手术切除范围可为肝楔形切除或肝脏 4b+5 段切除，二者优劣尚不能确定。T3

期：对于肝脏受累<2cm、无肝十二指肠韧带淋巴结转移者，肝脏4b+5段切除即可达到R0切除。以下情况应结合患者全身状况进行评估，推荐行右半肝或右三叶切除：①胆囊癌肝床受累>2cm；②肿瘤局限于右半肝，且转移灶数目为2个；③肿瘤侵犯肝右动脉；④肿瘤位于胆囊管、颈，侵犯胆囊三角或合并肝十二指肠韧带淋巴结转移（T3N1期），均提示癌细胞可经肝门淋巴管或格利森（Glisson）系统转移至整个右半肝。T4期：对于合并远处转移的T4期胆囊癌（即M1期），已无根治性手术机会。对于无远处转移的T4期胆囊癌（M0期）是否可行联合器官切除及血管重建的扩大根治术，目前尚有争议，但多数专家认为随着外科技术的进步，行扩大根治术仍有望达到R0切除，能改善患者预后，手术范围根据肝脏被侵犯程度及邻近器官受累情况而定，肝切除范围为右半肝或右三肝。

（二）联合器官切除或联合血管切除重建

胆囊癌联合器官切除应强调以R0切除为首要前提。如能实现R0切除，可根据病情选择创伤更小的术式。如胆囊癌单纯合并十二指肠上段侵犯，无胰头浸润，可联合远端胃及十二指肠上段切除，避免行肝胰十二指肠切除；如胆囊癌侵犯胆管下端或胰头，可实施肝胰十二指肠切除术。对伴有肝动脉侵犯、肝脏转移或需切除肝脏、肝外胆管以外器官的患者，联合器官切除生存获益有限。联合血管切除重建的患者整体预后差，需慎重选择。

（三）淋巴结清扫范围

清扫的准确范围目前仍有争议。多数T1a期胆囊癌的研究纳入病例数少，且大部分患者未行淋巴结清扫，故而报道的淋巴结转移率差异较大。2011年的一项Meta分析共纳入5项研究280例T1a胆囊癌患者，其中仅5例（1.8%）出现淋巴结转移等。尚无证据表明清扫淋巴结可改善预后。对于T1b期及以上分期的胆囊癌，建议行区域淋巴结清扫，建议术中行第16组淋巴结的活检，如快速冰冻病理学检查结果阳性，则表明存在远处转移，应放弃根治性切除手术。在胆囊癌根治性手术中，应至少获取6枚淋巴结送检。胆囊癌行扩大淋巴结清扫并不能改善预后。

（四）肝外胆管处理

预防性肝外胆管切除并不能使患者获益，建议术中行胆囊管切缘活检，如胆囊管切缘为阳性，应切除肝外胆管。

（五）胆囊管癌的处理

胆囊管癌经典定义：①病灶局限于胆囊管；②胆囊其余部位、肝脏及肝外胆管无肿瘤侵犯；③病理学检查结果证实为恶性肿瘤。该定义近年来泛指肿瘤中心位于胆囊管的恶性肿瘤。胆囊管癌易经肝十二指肠韧带侵犯胰头、肝脏格利森（Glisson）鞘，对周围神经、淋巴结（管）、血管的侵犯比例高于胆囊底、体部癌，预后更差，因此，胆囊管癌手术中应切除肝外胆管，较同期胆囊底、体癌的切除范围大。T1b期胆囊管癌应行肝脏楔形整块切除+肝外胆管切除+淋巴结清扫术。大于T2期胆囊管癌需行右半肝或右三叶切除+肝外胆管切除+区域淋巴结清扫术。

（六）术中或术后诊断胆囊癌的处理

术中或术后诊断的胆囊癌指术前临床诊断为胆囊良性疾病而行胆囊切除术，术中或术后经病理学检查确诊的胆囊癌，文献报告为"意外胆囊癌"。"意外胆囊癌"是不规范的医学诊断命名，其他实体恶性肿瘤亦未见使用此类命名，应予以纠正，应命名为早期、进展期或晚期胆囊癌，病理学分期明确地按TNM分期命名。

Tis期或T1a期：若术中胆囊完整切除，无破溃，无胆汁溢出，且胆囊置入标本袋内取出者，单纯胆囊切除术已达根治目的，不需二次手术。大于T1b期：需行再次根治性手术，以利于患者长期生存。再次手术时应重视对胆囊管切缘的送检，如快速冰冻病理学检查结果阳性，需联合肝外胆管切除。初次行胆囊切除手术时，若发生过胆囊破溃或胆汁溢出，则为再次手术的不良预后因素；若再次手术时发现肿瘤残留，即区域淋巴结、肝脏、肝外胆管或周围器官有病理学检查证实的肿瘤转移，则预后更差。

（七）腹腔镜和机器人手术

腹腔镜和机器人手术术中若发生胆囊破溃、胆漏或"烟囱"效应等，可能增加穿刺孔转移及腹膜播散的风险，因此，对于T3和T4期胆囊癌不推荐行腹腔镜或机器人手术。T1 和 T2 期胆囊癌腹腔镜或机器人根治术仅限于具备娴熟腹腔镜或机器人技术的肝胆胰外科中心作为探索性研究。

（八）姑息性外科治疗

晚期胆囊癌患者行姑息性减瘤手术并不能改善患者预后，不推荐实施。外科和介入治疗仅限于解除胆道梗阻和消化道梗阻，以提高患者生活质量和延长生存时间。

九、胆囊癌的非手术治疗

近年来，许多临床研究从胆囊癌的辅助化疗、一线化疗，再到二线化疗方面进行了探索，改变了胆囊癌的治疗现状。同时，胆囊癌的分子靶向治疗、免疫治疗也取得了令人鼓舞的结果。未来胆囊癌的化疗结合靶向治疗及免疫治疗有望为胆囊癌患者带来更大的生存获益。

（一）化疗

1. 术前新辅助化疗 目的是经过化疗后降期，提高 R0 切除率，同时可以筛选病例，排除肿瘤进展过快的患者。适应证：①术后诊断的胆囊癌，当胆囊管淋巴结阳性时，二次术前建议行新辅助化疗。②对于局部进展期胆囊癌［侵犯肝脏和（或）淋巴转移］，可考虑行新辅助化疗。

目前胆囊癌新辅助化疗仍为探索性研究，用于确定标准方案或明确获益的临床数据有限。

2. 术后辅助化疗 T2 期以上、淋巴结阳性或 R1 切除的患者可以从辅助化疗中获益。推荐的方案有卡培他滨单药、吉西他滨联合奥沙利铂、吉西他滨联合替吉奥等。

3. 治疗性化疗 多项前瞻性随机对照临床研究结果均证实，治疗性化疗可延长不可切除胆囊癌的生存期。目前吉西他滨联合顺铂方案是不可切除胆囊癌的标准一线化疗方案；吉西他滨联合替吉奥方案对晚期胆囊癌的总有效率为 30%，肿瘤控制率为 70%，疗效与吉西他滨联合顺铂方案相似，但可减轻患者恶心、呕吐及骨髓抑制等不良反应；对于有腹腔及腹壁转移者，行腹腔热灌注化疗对控制肿瘤广泛转移及癌性腹水有一定的效果。

（二）放疗

1. 术前放疗 适用于肿瘤部位深、瘤体较大、单纯手术切除有困难的患者；肿瘤虽然不大，但对周围组织浸润粘连明显、有局部淋巴结转移而单纯手术很难根治性切除的患者。

2. 术中放疗 可以很好地保护正常组织，直视下隔离正常器官，只针对根治性胆囊癌切除的术野进行放疗，以达到根治效果。

3. 术后放疗 适用于 T2 期及以上的胆囊癌根治性切除术后、R1 切除或淋巴结阳性等高危复发人群；胆囊癌姑息性外科治疗后和肿瘤复发的患者。姑息性放疗：适用于胆囊癌范围较大，无法做到根治切除、病期较晚、治愈可能性较小的患者，以达到缓解症状、延长生存期的目的，部分患者也能达到治疗效果。

由于缺乏大量的前瞻性随机对照研究，外放疗与术中放疗或放、化疗联合治疗等综合治疗模式均未达成共识，仍有待进一步研究。在找到最佳综合治疗模式之前，适形放疗和质子放疗等新技术是提高局部控制率、改善疗效的主要发展方向。

（三）免疫治疗和靶向治疗

在不可切除或复发的胆囊癌患者中，如出现高度微卫星不稳定或细胞错配修复机制缺失，使用免疫检查点抑制药卡瑞利珠单抗或纳武利尤单抗治疗可能使患者获益。

十、随 访

应建立胆囊癌患者完整的病历资料数据库，详细记录流行病学、临床分期、病理学类型、手术方式、化疗、靶向治疗、免疫治疗、放疗、肿瘤复发、随访终止时间及原因等，以便于开展多中心临床研究。T1N0M0 期胆囊癌患者根治性切除术后建议 1 年内每 3 个月复查一次，1 年后每 6 个月复查一次；胆囊癌根治性术后需辅助治疗或胆囊癌姑息治疗的患者，应按治疗周期接受治疗和随访。

（丁 兢 粟光明 李 宁）

参 考 文 献

胆道肿瘤专家委员会, 2019. CSCO 胆道系统肿瘤诊断治疗专家共识 (2019 版). 临床肿瘤学杂志, 24(9): 828-838.

中华医学会外科学分会胆道外科学组, 中国医师协会外科医师分会胆道外科专业委员会, 2020. 胆囊癌诊断和治疗指南 (2019 版). 中华外科杂志, 58(4): 243-251.

第五章 胆 管 癌

一、定　义

胆管癌（cholangiocarcinoma）是起源于胆管上皮的恶性肿瘤，大多为腺癌。根据肿瘤发生的位置不同，分为肝内胆管癌和肝外胆管癌，肝外胆管癌（以下均称为胆管癌）的发病率在全球范围内呈上升趋势，目前胆管癌发病率占消化道恶性肿瘤的3%，病死率占全世界每年所有癌症相关死亡病例的2%。在中国，每10万名居民中就有6例以上的发病患者。

二、分　类

根据肿瘤发生的位置不同，分为肝内胆管癌（intrahepatic cholangiocarcinoma，iCCA）和肝外胆管癌（extrahepatic cholangiocarcinoma，eCCA），肝外胆管癌又可分为肝门部胆管癌（perihilarcholangiocarcinoma，pCCA）和远端胆管癌（distal cholangiocarcinoma，dCCA）。不同部位的胆管癌在临床表现上各有特征，因此诊断和治疗也不同。

三、危险因素

胆管癌的病因尚不明确，公认的危险因素包括原发性硬化性胆管炎、慢性肝胆管结石、胆总管囊肿和华支睾吸虫感染。另外，有研究表明炎症性肠病可能是胆管癌的危险因素，非酒精性脂肪肝与肝、内外胆管癌发病率增加有关。肝内胆管癌相关的其他危险因素还包括HBV感染、肝硬化、糖尿病、肥胖、乙醇和烟草。

四、分　期

（一）肝内胆管癌分期（AJCC 第 8 版）

T1a：单发肿瘤直径≤5cm，不伴有血管侵犯

T1b：单发肿瘤直径>5cm，不伴有血管侵犯

T2：单发肿瘤伴有肝内血管侵犯或多发肿瘤，伴或不伴有血管侵犯

T3：肿瘤侵犯肝脏浆膜

T4：肿瘤直接侵犯肝外结构

N0：无区域淋巴结转移

N1：区域淋巴结转移

Ⅰ A：T1aN0M0

Ⅰ B：T1bN0M0

Ⅱ：T2N0M0

Ⅲ A：T3N0M0

Ⅲ B：T4N1M0

Ⅳ：任何 T，任何 N，M1

（二）肝门部胆管癌分期（AJCC 第 8 版）

Tis：原位癌

T1：胆管肿瘤侵犯肌层或纤维组织

T2：肿瘤侵犯胆管壁至周围邻近组织，或侵犯肝实质

T3：肿瘤侵犯肝门静脉或肝动脉分支

T4：肿瘤侵犯肝门静脉主干及其分支，或侵犯肝固有动脉

N0：无区域淋巴结转移

N1：1～3 枚区域淋巴结转移

N2：4 枚以上区域淋巴结转移

M0：无远处转移

M1：有远处转移

0 期：Tis、N0、M0

Ⅰ 期：T1、N0、M0

Ⅱ 期：T2、N0、M0

Ⅲ 期：ⅢA 期（T3、N0、M0）

ⅢB 期（T4、N0、M0）

ⅢC 期（任何 T、N1、M0）

Ⅳ 期：ⅣA 期（任何 T、N2、M0）

ⅣB 期（任何 T、任何 N、M1）

（三）远端胆管癌分期（AJCC第8版）

Tis：原位癌

T1：肿瘤侵犯胆管壁，深度＜5mm

T2：肿瘤侵犯胆管壁，深度5～12mm

T3：肿瘤侵犯胆管壁，深度＞12mm

T4：肿瘤侵及腹腔干、肠系膜上动脉和（或）肝总动脉

N0：无区域淋巴结转移

N1：1～3枚区域淋巴结转移

N2：4枚以上区域淋巴结转移

M0：无远处转移

M1：有远处转移

0期：Tis、N0、M0

Ⅰ期：T1、N0、M0

Ⅱ期：ⅡA期（T1、N1、M0；T2、N0、M0）

ⅡB期（T2、N1、M0；T3、N0、M0；T3、N1、M0）

Ⅲ期：ⅢA期（T1、N2、M0；T2、N2、M0；T3、N2、M0）

ⅢB期（T4、N0、M0；T4、N1、M0；T4、N2、M0）

Ⅳ期：任何T、任何N、M1

五、诊　　断

（一）临床表现

胆管癌的临床症状不典型，出现症状时常已经是晚期，早期胆管癌可能仅表现为血清肝功能的轻度变化。胆管癌因肿瘤部位及大小不同，临床表现不尽相同。iCCA患者早期常无特殊临床症状，随着病情的进展，可出现腹部不适、腹痛、乏力、恶心、上腹肿块、黄疸、发热等，黄疸较少见。肝门部癌或肝外胆管癌患者多可出现黄疸，黄疸随时间延长而逐渐加深，粪便色浅、灰白，尿色深黄及皮肤瘙痒，常伴有倦怠、乏力、体重减轻等全身表现。右上腹痛、畏寒和发热提示伴有胆管炎。

（二）实验室检查

1. 血常规　检测红细胞、白细胞和血小板水平。红细胞及血红蛋白检测能够反映患者的氧气与红细胞结合功能是否充足，白细胞水平检测其抗感染的能力，而血小板水平与凝血功能相关。

2. 肝功能　肝功能检测能够反映肝脏的合成功能，如果出现胆道梗阻则可能出现胆红素升高，从而导致皮肤和巩膜黄染，也可引起尿液颜色加深和皮肤瘙痒。

肝炎检测：最常见的肝炎包括甲型肝炎（HAV）、乙型肝炎（HBV）和丙型肝炎（HCV），外周血检测能够明确是否存在病毒性肝炎感染。慢性乙型肝炎和丙型肝炎感染会增加肝脏以及胆道恶性肿瘤的发病风险，也会增加肝功能异常，甚至肝衰竭的风险，如果存在病毒性肝炎感染，那么需要肝病专科医师治疗。

3. 肿瘤标志物　需要检测甲胎蛋白（AFP）、癌抗原19-9（CA 19-9）和（或）癌胚抗原（CEA）。

（三）影像学检查

通过影像学检测可了解身体内部的情况，能够了解肿瘤是否累及静脉、动脉以及邻近器官，也能够明确是否存在胆管阻塞。

1. CT扫描　是使用X射线和计算机技术拍摄身体内部的照片，从身体的不同角度对同一部位进行多次X光检测，并将所有图片合成为3D图片，重点观察胸部、腹部和盆腔是否存在肿瘤，大多数情况需要注射造影剂，有助于区分良、恶性肿瘤，造影剂可通过肾脏代谢并通过尿液排出，因此当肾功能不佳时不能够使用造影剂。

2. MRI扫描　是使用无线电波和磁铁拍摄身体内部的图像，它不使用X射线，多数情况下需要使用造影剂。幽闭恐惧症患者或患者无法屏住呼吸时，无法完成MRI扫描。

3. 动态MRI扫描　动态MRI扫描检查患者需要进行两次扫描。首先，在没有造影剂的情况下进行扫描；然后，将造影剂注入静脉，进行另一次扫描。

4. MRCP　是一种MRI扫描，可以清晰地显示胆管和胰腺，不使用对比剂，因为胆汁和其他液体本身就是对比剂，MRCP通常通过MRI扫描完成。

5. PET扫描　是使用一种称为示踪剂的放射性药物，示踪物经过静脉注入体内，用于观察癌细胞在体内的位置及其糖代谢情况。癌细胞在PET扫描中显示为亮点，然而，并非所有肿瘤都能通过PET诊断。此外，并非所有亮点都是癌症，大脑、心脏、肾脏和膀胱在PET上也显示为亮点。

当 PET 扫描与 CT 结合时，称为 PET/CT 扫描。

6. 超声检查　超声波（ultrasound）利用高能声波形成身体内部的图像，超声波是无痛的，不使用 X 射线，因此可以根据需要重复进行。它可以显示靠近身体表面的癌症区域，超声或 CT 可用于穿刺活检的引导，必要时可使用超声造影检查（CEUS）。

7. 经皮穿刺肝胆道成像（PTC）　是使用对比剂和 X 射线对胆道进行拍照。首先经体表穿透胸壁和肝脏进入肝内胆管，注射造影剂后行 X 线拍摄，最终显示胆管内情况，必要时可在 PTC 期间插入导管，将胆汁引流出体外，也可经此置入金属支架解除胆道梗阻。

8. 内镜检查

（1）超声内镜检查术（EUS）：EUS 使用的内窥镜末端有一个小型超声波（US）探头，内窥镜通过口进入，经过喉咙进入胃，然后进入十二指肠，超声波探头将声波从肝脏和其他器官上反射出来，从而对身体内部进行拍照。

（2）经内镜逆行胆胰管成像（ERCP）：ERCP 是使用内窥镜和 X 射线拍摄身体内部的动态图像，内窥镜经口腔进入，经过喉咙和胃向下至十二指肠，通过导管将造影剂注入肝脏和胆道，X 线照射后显示胆道情况，ERCP 操作过程中可完成胆管壁刷检。

（3）腹腔镜检查：在全身麻醉状态下，腹腔镜通过腹部的一个小切口插入腹腔，外科医师通过腹腔镜能够看到腹部内部的情况，同时可以完成组织活检，在特定情况下，腹腔镜检查可以确定是否存在根治性手术的机会。

（四）组织病理学检查

细针抽吸（FNA）或细针活检（FNB）是使用细针取出组织或液体样本。可通过超声引导完成 FNA 活检。刷检通常是在 ERCP 过程中，用刷子在内窥镜末端清扫肿瘤或细胞样本。腹水（腹腔内的液体）的液体样本可以用来寻找癌细胞。

（五）生物标志物试验

肿瘤活检样本特定的 DNA 突变位点、蛋白质水平或其他分子特征的检测，称为分子检测。

1. 肿瘤突变检测　肿瘤或血液样本可以用来检测癌细胞是否有任何特定的 DNA 突变，这是一种不同于基因检测的 DNA 检测，该检查能检测出可能的遗传突变。在肿瘤突变检测中，只检测肿瘤，而不检测身体其他部位。如存在 DNA 突变（如 NTRK 基因融合、FGFR2 融合、IDH1 和 BRAF V600E），则可进行靶向治疗。当肿瘤有大量突变时，称为肿瘤突变负荷高（TMB-H）。

2. MSI-H/dMMR　微卫星是短而重复的 DNA 链，当错误或缺陷发生时，它们由错配修复（MMR）基因修复，有些癌症会阻止这些错误得到修复，这称为微卫星不稳定性（MSI）或错配修复缺陷（mismatch repair deficient，dMMR）。当癌细胞的微卫星数量超过正常值时，称为 MSI-H（微卫星不稳定性高），通常是由于 MMR 基因缺陷所致。

3. 基因检测　基因检测是通过血液或唾液进行的，目的是寻找从父母那里遗传的基因突变，称为种系突变。有些突变会使机体面临多种癌症的风险，这些基因会传给子代，家庭成员可能携带这些突变。医师需要了解患者是否有癌症家族史，医师会根据您的家族史或癌症的其他特征，提供遗传基因检测建议，以了解更多有关癌症的信息。

4. BRCA 检测　每个人都有 *BRCA1* 和 *BRCA2* 基因，正常的 *BRCA* 基因有助于防止肿瘤生长，它们有助于修复受损细胞并帮助细胞正常生长。*BRCA1* 或 *BRCA2* 突变会增加乳腺癌、卵巢癌、前列腺癌、结直肠癌或黑色素瘤皮肤癌及某些胆道癌的风险，这些突变也会影响一些治疗的效果。

六、治　　疗

（一）手术治疗

手术切除是治疗胆管癌的首要方法。只要胆管癌能获得根治性切除，患者全身情况能够耐受，无远处转移，均应积极行手术治疗，争取获得根治性切除。对不能切除者，新辅助化疗方案有可能使肿瘤降期，增加根治性手术切除的机会。手术效果主要取决于肿瘤的部位和肿瘤浸润胆管的程度、手术无瘤切缘及是否有淋巴转移。手术治疗长期存活率仍不理想的主要原因包括约 5% 的胆管癌是多病灶、50% 的患者伴有淋巴结转移、10%～20% 的患者有腹膜和远处转移。过去认为，肝移植不能提高胆管癌患者的存活率。近年研究表明，肝移植术前配合放化疗，可以显著提高移植术后患者的长期存活率。新辅助放化疗可使胆管癌患者肝移植术后的

5 年无瘤存活率达到 65%。肿瘤直径＞3cm、伴有远处转移、经腹膜肿瘤穿刺活组织检查及既往有恶性肿瘤病史者则长期存活率显著降低。

1. 术前胆管引流及肝门静脉栓塞　术前不恰当的胆管引流可能会增加感染和手术的风险，不推荐术前常规胆管引流。对伴有营养不良、胆管炎或术前胆红素水平＞200μmol/L 且需行大范围肝切除者，应行术前胆管引流。在评估肿瘤能否切除前不应放置胆道支架。若患者需要行半肝或超过半肝的大范围肝切除而残肝不能代偿者，可在术前行健侧胆管引流使总胆红素降至 85μmol/L 后，采用病肝侧门静脉栓塞术，促进健侧肝组织增生，2～3 周后重新评估手术切除的安全性。

2. 肝内胆管癌　手术治疗的目标是 R0 切除，可以选择楔形切除或节段切除，同时需进行肝门区域淋巴结清扫术。与术后患者存活率和复发风险相关的最佳手术切缘仍有争议，大多数研究指出 R0 切除是存活率和复发的重要预测因素，但也有研究者指出尽管 R1 切除是接受手术的 pN0 患者预后不良的最强独立预测因素，其对 pN0+患者生存率的预后影响不大（R0 和 R1 切除的中位生存期分别为 18 个月和 13 个月）。关于淋巴结清扫，现阶段没有证据支持手术患者进行常规淋巴结清扫能够获益。

3. 肝外胆管癌　手术切缘状态和淋巴结转移是手术后生存率的独立预测因素，对于可切除疾病的患者，要求 R0 切除。具体手术方式应依据肿瘤的位置而决定：①对于肝门部肿瘤，建议切除受累的胆管和肝切除（典型术式是包括右肝或左肝以及尾状叶的肝切除）。②对于未侵犯肝脏或胰腺的胆管中段肿瘤，可采用胆管切除、近端和远端胆管边缘冷冻切片评估或胰十二指肠切除术，然而中段胆管肿瘤能够进行完全孤立的胆管切除术并不常见。③远端胆管癌应行胰十二指肠切除术，同时应进行肝门区域淋巴结切除术（肝门胆管癌）或胰头区域淋巴结切除术（远端胆管癌）。根治性切除可能需要切除和重建肝门静脉和（或）肝动脉。对于胆管的重建通常选择肝空肠 Rouxen-Y 吻合术进行。NCCN 指南中并没有指出检出淋巴结数量的标准，而中国临床肿瘤学会（CSCO）胆管恶性肿瘤诊疗指南指出，肝内胆管癌淋巴结检出枚数尽可能＞6 枚，肝门部胆管癌推荐淋巴结检出枚数尽可能≥6

枚，远端胆管癌为≥12 枚。另外，指南指出不需要进行肝和胰腺联合切除来清除远处淋巴结转移。指南建议黄疸患者在明确切除前应考虑胆管引流，但对于肝门部胆道梗阻的患者应谨慎，因为胆管引流可能与发病率升高相关。关于术前是否胆管引流以及引流的类型应该进行 MDT 来决定。肝移植是淋巴结阴性、非转移性、局部晚期肝门部胆管癌患者的治疗选择之一。肝移植患者的条件包括：肿瘤径向直径≤3cm；无肝内或肝外转移；无淋巴结转移。有回顾性证据表明，肝移植后新辅助放化疗对肝门部胆管癌患者有效。

4. 术后随访　应根据术中及病理检查的具体情况，确定术后治疗及随访方案。对有显微镜下阳性切缘（R1）或局部病灶残留（R2）的患者，术后采用射频消融、微波固化或吉西他滨联合铂类抗癌药物等化疗方案治疗，或化疗联合放疗治疗。CT 引导下大剂量短距放疗（CT-HDRBT）对胆管癌术后肝内复发有一定的疗效。对伴有 CA19-9 升高的患者，术后可检测 CA19-9 水平；每 2～3 个月进行 1 次影像学评估，持续 2 年。根治性切除（R0）者，术后无须特殊治疗，2 年内定期复查。

（二）非手术治疗

1. 化疗　术后复发是胆管癌术后患者的主要问题，应考虑使用辅助治疗。在肝外胆管癌患者中，R0 切除术后并且区域淋巴结阴性或边缘原位癌的患者可接受：①单独观察；②氟尿嘧啶化疗；③氟尿嘧啶或吉西他滨化疗。R0 切除的肝内胆管癌患者可接受氟尿嘧啶或吉西他滨化疗，但放化疗并非这些患者的推荐治疗。化疗方案包括吉西他滨单药治疗或联合顺铂或卡培他滨、卡培他滨单药治疗或联合顺铂或奥沙利铂、5-氟尿嘧啶单药治疗或联合顺铂或奥沙利铂。除了吉西他滨单药疗法不推荐用于肝外胆管癌切除术后患者，关于辅助化疗的建议可用于所有术后复发胆管癌。病灶切除后出现微小阳性肿瘤边缘（R1）、严重残留局部疾病（R2）或阳性区域淋巴结的患者应 MDT 进行评估，选择个体化可用的治疗方案。严重残余疾病（R2）患者的治疗应与不可切除疾病的治疗一致。吉西他滨和顺铂的联合方案被认为是晚期或转移性胆管癌患者的一线化疗标准。积极控制症状联合 mFOLFOX 可改善生存率。氟尿嘧啶和伊立替康二线治疗（FOLFIRI）为患者提供了益处。吉西他滨联合白蛋白结合紫杉醇也是一种选择。吉西他滨和氟尿嘧啶的联合方案因为毒性增加和疗效降低被剔除。

2. 放疗 关于放疗，可选择 3D 适形放疗或逆向调强放疗的外照射放射治疗（EBRT）。放疗应覆盖区域淋巴结，推荐剂量为 45Gy、1.8Gy/F。肿瘤床的放射剂量根据切缘状态决定，一般为 50～60Gy、1.8～2.0Gy/F。胆管癌辅助放化疗可在 5-氟尿嘧啶和卡培他滨化疗的基础上选择放疗。证据表明，可以考虑用放疗治疗不可切除和转移性肝内胆管细胞癌，但是少有证据支持这种治疗方案能够用于未进行化疗的肝外胆管细胞癌患者或者无法手术切除的患者。晚期胆管癌的放化疗可控制局部肿瘤效应引起的症状，并可延长生存率，但确定标准方案或最终益处的临床试验数据有限。

3. 靶向治疗 dMMR 相关胆道肿瘤对 PD-1 阻断药敏感，建议将帕博利珠单抗作为不可切除或转移性 MSI-H/dMMR 胆管癌患者的治疗方案，尽管支持这一建议的数据有限。目前正在对调查实体瘤的 HER2 导向治疗方案进行二期研究（如 NCT02465060、NCT02693535）。在第二阶段试验中发现瑞戈非尼的疾病控制率为 56%，可用于化疗难治性患者。关于靶向治疗，目前正在进行许多临床试验，可以预想将来通过免疫及靶向治疗的进展会使更多的患者受益。

4. 姑息治疗 姑息性切除的价值没有循证医学证据支持，对有胆道梗阻而肿瘤不能切除的患者，置入胆道支架可使胆管充分引流，缓解症状，提高生存率。对生存期>6 个月的患者可采用金属支架，而生存期在 6 个月以内的则可选用塑料支架。复杂肝门部肿瘤可使用经内镜鼻胆管引流（endoscopic nasobiliary drainage，ENBD）或经皮胆道引流，外科搭桥引流并不优于支架置入。

（赵晓飞 栗光明 李 宁）

参 考 文 献

蔡秀军, 陈鸣宇, 曹佳胜, 2021. 美国国家综合癌症网络肝胆肿瘤临床实践指南 2020 版更新解读 (胆管癌部分). 临床外科杂志, 29(1): 4.

李年丰, 冯思佳, 2021. NCCN 肝胆肿瘤临床实践指南 (2021. V1) 胆管肿瘤诊治的解读. 肝胆胰外科杂志, 33(9): 6.

Banales JM, Marin JJG, Lamarca A, et al, 2020. Cholangiocarcinoma 2020: the next horizon in mechanisms and management. Nat Rev Gastroenterol Hepatol, 17(9): 557-588.

第六章　急性胆管炎

一、诊断标准

早期急性胆管炎（acute cholangitis）以沙尔科（Charcot）三联征为参考诊断，作为急性胆管炎的诊断依据，Charcot 三联征拥有较高的特异性，但敏感性仅为 50%～70%。目前的诊断标准包括如下几项内容。A. 炎症反应：A-1 发热或寒战，A-2 实验室检查存在炎症反应；B. 胆汁淤积：B-1 黄疸（总胆红素≥35.4μmol/L），B-2 实验室检查存在肝功能异常指标（如 ALT、AST、ALP 等增高）；C. 影像学：C-1 胆道扩张，C-2 存在狭窄、胆道结石或胆道支架等可能引起胆道炎的病因。当存在 A 项及 B 或 C 中任意一项证据时，考虑为疑似病例。当 A、B、C 各项均存在任意一项时，可确诊为急性胆管炎。然而对于较为轻微的病变，该诊断标准也有局限性，因为其主要是针对胆道结石、胆道肿瘤或胆道支架导致的梗阻，对于其他病因造成的急性胆管炎并未有过多的考虑。

二、病　　因

急性胆管炎为肝内、外胆管的急性炎症，单纯的胆管内病原体存在不足以引起急性胆管炎，其发生多因胆道梗阻后继发胆道感染而引起。常见的胆道梗阻原因有肝内、外胆管结石及良性胆管狭窄、医源性狭窄、恶性疾病导致胆管狭窄等，其中肝内、外胆管结石是最常见的病因，近些年伴随诊断技术的提升，恶性疾病、硬化性胆管炎、自身免疫性胆管炎具有上升的趋势。

三、发病机制

正常的胆道内压力为 7～14cmH$_2$O（1kPa=10.2cmH$_2$O），胆道梗阻时，胆管内胆汁淤积，反流入胆管的细菌将得到大量繁殖，胆管内细菌浓度持续增高而继发胆道感染致使急性胆管炎的发生。当胆管内压力超过 30cmH$_2$O 时，肝细胞将停止分泌胆汁，而且肝细胞也将因胆道高压出现变性、坏死，胆道防御屏障功能也会受到破坏，导致脓性胆汁由胆道进入血液循环，引起败血症、脓毒血症、感染性休克。

四、影像学诊断

CT 是急性胆管炎首选的影像学检查方法。尽管 B 超对结石以及胆道肿瘤有一定的分辨力，但其受操作者及患者的影响较大，与 B 超相比，CT 有更强大的解析力，可更清晰地观察到胆道扩张及病因，如结石、肿瘤等，同时 CT 也可以更好地排除其他相关疾病。MRI/MRCP 可提供最高的对比分辨率，对各种良性或恶性病变诊断率均达98%，高于 B 超或 CT，因此，当 B 超、CT 均不能提供准确诊断时，应采用 MRI/MRCP 协助诊断。动态 CT 及动态 MRI 通过一过性肝脏密度差异（THAD），结合胆道直径、CRP 及临床表现，有助于判断急性胆管炎的严重程度，但这一结论尚需经过更多的数据论证。

五、急性胆管炎的分级

急性胆管炎共分为 3 级。Ⅲ级急性胆管炎最为严重，出现下述任意一项即可诊断：①心血管功能障碍（需要≥5μg/(kg·min) 的多巴胺或任意剂量的去甲肾上腺素维持血压的低血压）；②神经系统障碍（意识障碍）；③呼吸功能不全（PaO$_2$/FiO$_2$<300）；④肾功能不全（少尿，血清肌酐>176.8μmol/L）；⑤肝功能不全（PT-INR>1.5）；⑥造血系统功能不全（血小板计数<100×10^9/L）。出现

以下任意一项即可诊断为Ⅱ级急性胆管炎：①白细胞计数升高（>18×10⁹/L 或<4×10⁹/L）；②体温>39℃；③年龄>75岁；④高胆红素血症，总胆红素≥85.5μmol/L（5.0mg/dl）；⑤低蛋白血症（最低正常值×0.7）。最后，不能归属于Ⅱ或Ⅲ级的急性胆管炎归为Ⅰ级急性胆管炎。

六、急性胆管炎的首要处理

在确诊急性胆管炎之后，应首先测量患者的生命体征、ASA 及 CCI 判断患者的一般情况，若患者存在高热，还应做血培养确定病原体，最后综合整体按照急性胆管炎诊断标准划分严重程度；其次，应根据患者的生命体征给予其相应的补液治疗以及经验性的抗菌药物。虽然尚未有高质量的证据指出禁食对于胆道感染的优、缺点，但禁食可为早期行胆汁引流做足准备。镇痛药的使用并不会给急性胆管炎的诊断带来不便，但阿片类镇痛药可能会使奥狄括约肌收缩，导致胆道压力升高，需谨慎使用。

七、急性胆管炎的抗感染治疗

胆汁引流及抗感染是治疗急性胆管炎的关键要素，根据急性胆管炎的严重程度不同给出了相应的治疗方案。急性胆道感染抗感染治疗的首要目标是遏制全身炎症反应综合征和局部炎症发展，但对于急性胆管炎更是为后期引流做准备。抗菌药物的运用，应先根据当地的流行病学经验用药，在明确细菌种类后将抗生素改为敏感药物，这也被称为降阶梯用药原则。指南建议对革兰氏阴性菌感染的急性胆管炎，在感染控制后，需继续4～7d 的抗菌药物治疗；对于革兰氏阳性菌（如肠球菌或链球菌）感染，由于其可能造成心内膜炎的特殊性，相应的抗菌药物需延长至2周。

八、急性胆管炎的引流

对绝大多数Ⅰ级急性胆管炎，单纯的抗感染治疗已经足够，多数患者不需要胆汁引流，但对于抗感染治疗无效的患者，应采取胆汁引流，可同时行内镜十二指肠乳头括约肌切开术（EST）或手术治疗（如胆总管切开取石术）治疗。对于Ⅱ级急性胆管炎，早期（24h 内）行胆汁引流的患者，死亡率显著低于未行胆汁引流或晚期（大于24h）行胆汁引流患者，从而证实了早期胆汁引流对Ⅱ级急性胆管炎治疗的必要性。如患者情况允许，可随后行 EST 或手术治疗病因。对Ⅲ级胆管炎患者，应在稳定呼吸以及心血管功能的情况下尽早行胆汁引流，生命体征平稳后再行 EST 或手术治疗解除其病因。Ⅲ级急性胆管炎患者常并发弥散性血管内凝血（disseminated intravascular coagulation，DIC），重组人可溶性血栓调节蛋白（recombinant human soluble thrombomodulin）可显著缓解 DIC，但不能降低死亡率。胆汁引流方法主要包括手术、经皮经肝穿刺胆道引流（PTBD）及内镜经乳头胆管引流（ETBD）。因手术造成的死亡率最高，而 ETBD 的创伤以及其造成的并发症如胰腺炎的可能性最小，因此，应选用 ETBD 作为急性胆管炎引流的首选方式，而且，ETBD 作为内引流方式，带来的痛苦也远小于 PTBD 等方式。ETBD 包括内镜鼻胆管引流（endoscopic nasobiliary drainage，ENBD）或胆管支架置入术（endoscopic biliary stent，EBS）。ENBD 的优势在于临床医师可更方便地观察引流液的性状，但缺点在于舒适性较差，一些高龄患者甚至会自行拔出引流管。有关统计报道，对于肝门部胆管癌 EBS 更易造成堵塞，所以临床医师应根据临床情况具体分析。当 ETBD 失败时，应选用经皮肝穿刺胆道引流术（percutaneous transhepatic biliary drainage，PTBD）或超声内镜引导胆管引流术（endoscopic ultrasonography guided biliary drainage，EUS-BD）作为替代。需要说明的是，PTBD 引起的副作用，如出血、胆管炎和胆漏的概率大于 EUS-BD，但可操作性强于 EUS-BD。因此，当经验丰富的医师执行操作，可选用 EUS-BD，如无经验丰富的医师则应选用 PTBD。

九、胆管结石伴急性胆管炎的处理

对于无凝血障碍的患者，Ⅰ级和Ⅱ级胆管结石伴急性胆管炎应采用 EST 一次兼顾引流及取石，相关文献已证实这一方法与一期引流和二期取石的方法成功率相同，同时出血的相关并发症也并无不同。对于多发或较大的结石，应先引流后择期取石。对于有凝血障碍的患者，首先应行 ETBD 引流，由于 PTBD 有出血的可能性，所以应当禁止采用。若患者正在使用阿司匹林，则可直接使用 EST 取石，若患者使用其他抗血小板药物，如噻吩并吡啶，则需先停药 5~7d，若有形成血栓栓塞的风险，则建议将药物在临床医师的指导下更换为阿司匹林或西洛他唑，再行 EST 取石。如患者是由相关疾病造成的凝血障碍，如肝硬化等，则内镜十二指肠乳头括约肌扩张术（endoscopic papillary balloon dilation，EPBD）因具有更低的出血率而成为更优的选择。若患者的胆道因手术导致异常解剖形态，在技术条件允许的情况下首选球囊小肠镜辅助经内镜逆行胆胰管成像（balloon enteroscopy-assisted ERCP，BE-ERCP）引流。

十、急性胆管炎的中医治疗

采用中西医结合治疗大幅度降低了急诊手术率和病死率，并提高了择期手术率，从而提高了其治愈率。祖国医学认为，胆石症-胆道感染病郁-血瘀-湿热三者互为因果相互转化。重症胆管炎病初为郁证，郁久不通则见结证，严重时常致厥证-脱证。治疗常采用清热利胆-行气活血和通里攻下之法。关键是解除梗阻。现代药理研究证实大黄和金钱草均有解除奥狄括约肌痉挛的作用，可与茵陈-甘草共同促进和增强胆汁分泌达到胆道内冲洗的目的，有助于炎症-感染的消退，改善胆道感染所致的胆汁淤滞。大黄也有抑菌、抑酶、抗感染、保护肠黏膜屏障、清除氧自由基、抑制厌氧菌的感染、显著降低血浆内毒素、导泻通腑而减压的作用。胆道排石汤可消炎利胆，促进胆囊收缩和奥狄括约肌舒张，从而促进胆道内容物及液-气下行排出体外，以减轻整个消化道压力、促进炎症消散吸收、有利于解除梗阻，此外它还能增强胃肠道功能及蠕动，促使细菌-毒素尽早排出，并减少吸收，由此减轻肠源性感染中毒与多器官功能衰竭的发生率。配以针刺疗法，具有解痉镇痛、利胆排石进一步调整胃肠道功能退热止吐及抑制胰腺分泌的作用。

（赵晓飞　武聚山）

参 考 文 献

中华医学会外科学分会胆道外科学组，2011. 急性胆道系统感染的诊断和治疗指南 (2011 版). 中华消化外科杂志, 10(1): 9-13.

Kimura Y, Takada T, Strasberg SM, et al, 2013. TG13 current terminology, etiology, and epidemiology of acute cholangitis and cholecystitis. J Hepatobiliary Pancreat Sci, 20(1): 8-23.

Kiriyama S, Kozaka K, Takada T, et al, 2018. Tokyo Guidelines 2018: diagnostic criteria and severity grading of acute cholangitis(with videos). J Hepatobiliary Pancreat Sci, 25(1): 17-30.

Miura F, Okamoto K, Takada T, et al, 2018. Tokyo Guidelines 2018: initial management of acute biliary infection and flowchart for acute cholangitis. J Hepatobiliary Pancreat Sci, 25(1): 31-40.

Mukai S, Itoi T, Baron TH, et al, 2017. Indications and techniques of biliary drainage for acute cholangitis in updated Tokyo Guidelines 2018. J Hepatobiliary Pancreat Sci, 24(10): 537-549.

Yasuda H, Takada T, Kawarada Y, et al, 2007. Unusual cases of acute cholecystitis and cholangitis: Tokyo Guidelines. J Hepatobiliary Pancreat Surg, 14(1): 98-113.

第七章　胆道蛔虫病

一、定　　义

胆道蛔虫病（biliary ascariasis）是指原来寄生在空、回肠的蛔虫经十二指肠钻入胆道，引起胆道奥狄括约肌痉挛而发生腹部阵发性绞痛。胆道蛔虫病是临床比较常见的急腹症，多见于儿童和青少年，尤多见于 7 岁以上儿童。一年四季均可发生，农村发病率最高。

二、分　　类

线虫属线虫动物门（Aschelminthes）是动物界中数量最丰富者之一，寄生于动、植物，或自由生活于土壤、淡水和海水环境中，只有极少部分寄生于人体并导致疾病。流行的线虫有蛔虫、鞭虫、蛲虫、钩虫、旋毛虫和类粪圆线虫。

蛔虫是无脊椎动物，线虫动物门，线虫纲，蛔目，蛔科。人的蛔虫病是由于蛔虫寄生于人体小肠内引起的一种常见寄生虫病，在儿童中发病率相对较高。

三、虫体的形态及生活史

（一）形态

1.虫卵　自人体排出的蛔虫卵，有受精卵（fertilized egg）和未受精卵（unfertilized egg）之分。

受精蛔虫卵呈宽椭圆形，大小为（45～75μm）×（35～50μm）。新鲜粪便中的受精卵卵壳内有一个大而圆的卵细胞，与卵壳间常见有新月形空隙。卵壳外有一层由虫体子宫分泌物形成的蛋白质膜，表面凹凸不平，在人肠道内被胆汁染成棕黄色。未受精蛔虫卵多呈长椭圆形，大小为（88～94μm）×（39～44μm），壳质层与蛋白质膜均较受精蛔虫卵薄，无蛔苷层，卵壳内充满大小不等的折光性较强的卵黄颗粒。若蛔虫卵最外面的蛋白质膜脱落，卵壳则呈无色透明，但其卵壳厚，仍可与其他线虫卵区别。

2.幼虫　一般长为 550～650μm，侧翼显著单一，肠管明显，由 2～3 个细胞组成，排泄柱的断面大于等于肠管的断面。

3.成虫　蛔虫是寄生于人体最大的肠道线虫。雌虫（adult female）长 20～35cm，有的长达 49cm，直径为 3～6mm；雄虫（adult male）长 15～31cm，直径为 2～4mm。形似蚯蚓，活体呈粉红色。虫体为长圆柱形，头尾两端略细，体表可见有细纹和明显的侧线。口孔位于虫体顶端，周围有三唇瓣，排列成"品"字形，内缘具细齿，此外尚具感觉乳突和头感器。直肠短，雌虫消化道末端开口于肛门，雄虫则通入泄殖腔。雌虫尾端钝圆，生殖系统为双管型，盘绕在虫体后 2/3 部分，阴门位于虫体腹面中部之前。雄虫尾端向腹面弯曲，在肛门前、后有多对乳突，生殖器官为单管型，有一对镰刀状可伸缩的交合刺。

（二）生活史

蛔虫属于土源性线虫，生活史简单，不需要中间宿主，人是唯一宿主。成虫寄生于人体小肠，以肠腔内半消化食物为营养，雌虫产出的虫卵随粪便排至外界。粪便中受精蛔虫卵在潮湿、荫蔽、氧气充分、温度适宜（21～30℃）的外界环境中，约经 2 周，卵细胞在卵内即可发育为类杆状幼虫。再经 1 周，卵内幼虫第 1 次蜕皮，成为二期幼虫，虫卵即具有感染性。感染期虫卵被宿主吞食后，进入小肠，小肠的环境具有促使卵中幼虫孵化的条件。在这些条件的综合影响下，幼虫分泌孵化液（含酯酶、壳质酶及蛋白酶）消化卵壳后，破壳逸出。逸出的幼虫侵入肠黏膜和黏膜下层，进入静脉或淋巴管，经肝、右心到达肺部，穿破肺泡壁的毛细血管，进入肺泡腔，在此进行第2次和第3次蜕皮。然后，幼虫沿支气管、气管逆行至咽部，并随人的吞咽动作进入消化道，经胃到达小肠，在小肠内完成第4次蜕皮，再经数周，发育为成虫。自虫卵感染人体到雌虫开始产卵需60~75d。蛔虫成虫在人体的存活时间约为1年。

四、流行病学及发病率

蛔虫病为世界性分布，在温带、亚热带及热带均有流行，而在气候适宜、生活水平低下、环境卫生和个人卫生差，以及以人粪作为肥料的地区尤为常见。全球153个国家或地区存在蛔虫病流行，严重流行区感染率可高达95%。

五、危险因素

（一）传染源

能排出受精蛔虫卵的蛔虫感染者和患者是蛔虫病的传染源。

（二）传播途径

在流行区，用新鲜的人粪做肥料和随地排便是蛔虫卵污染土壤和地面的主要方式。在外界发育至感染期的含蚴卵可以通过多种途径感染人。人因接触被蛔虫卵污染的土壤和农田、庭院地面等，经口吞入感染期蛔虫卵，或者误食被虫卵污染的食物而感染。用人粪施肥的带有泥土的蔬菜常携有蛔虫卵，虫卵附在蔬菜上被带进室内，并可污染室内的地面、家具、食具及人的衣服和手指。猪、犬、鸡、鼠等动物和蝇及蜚蠊等昆虫可机械性播散蛔虫卵。

（三）易感人群

人群对蛔虫普遍易感，人群感染的特点是农村高于城市，儿童高于成人。

蛔虫生活史简单，不需要中间宿主，为直接发育型；雌虫产卵量大且虫卵对外界环境抵抗力强；用未经无害化处理的粪便施肥、缺乏完善的卫生设施导致随地排便，使蛔虫卵广泛污染土壤和周围环境；饭前便后不洗手等不良卫生习惯，由于以上因素的影响使蛔虫病成为流行最广泛、感染率最高的肠道寄生虫病。

六、发病机制

（一）幼虫的致病作用

蛔虫幼虫在体内移行过程中对肠、肝、肺、微血管及淋巴组织可引起机械性损伤，或因抗原抗体反应、代谢产物或幼虫死亡均可产生炎症反应。幼虫大量移行于肺，可损伤肺微血管，引起出血、水肿，肺泡及细支气管周围大量嗜酸性粒细胞和中性粒细胞浸润，严重感染者肺部病变可融合成斑片状、支气管黏膜炎性渗出与分泌物增多，也可发生支气管痉挛、细支气管和支气管扩张，支气管内可见幼虫。

（二）虫卵的致病作用

遗留在肝脏、胆管、胰腺及肠系膜等各种肠外脏器组织中的蛔虫卵，可先引起局部炎症病变、嗜酸性脓肿，其后形成蛔虫卵性肉芽肿，肉芽肿由嗜酸性粒细胞、巨细胞、纤维细胞、成纤维细胞及增生的结缔组织构成，其周围有纤维包裹，病理类型可分为异物巨细胞性肉芽肿和假结核性肉芽肿，以假结核性肉芽肿为多见，遗留于胆囊、胆管内的蛔虫卵也可成为胆道结石的核心。

（三）成虫的致病作用

蛔虫成虫寄生在小肠内，以空肠与回肠上段为主，蛔虫可产生溶血素、过敏素、内分泌毒素、神经毒素等多种毒素，加上机械性或化学性刺激、虫体分泌消化物质的附着及损伤肠黏膜等，引起局部黏膜上皮细胞脱落或轻度炎症反应，临床可出现间歇性脐周疼痛、消化不良、呕吐、腹泻或便秘等胃肠功能紊乱。

蛔虫以人体肠腔内半消化物为食，同时也分泌消化酶以消化和溶解肠黏膜为食物。而且蛔虫的代谢产物可刺激、损伤局部肠黏膜，或引起痉挛性收缩和平滑肌缺血，因此，大量寄生蛔虫者可引起消化与吸收功能障碍，特别是可影响儿童对蛋白质、糖类、脂肪及维生素的吸收，出现营养不良，甚至发育障碍。

在小肠内如有大量蛔虫，可相互缠结成团而引起不完全性肠梗阻，表现为腹痛、腹胀、停止排便等，梗阻部位以回肠末端或回盲部最常见，少数严重者可并发肠坏死、肠套叠、肠扭转等。

七、临床表现

虫体刺激可产生奥狄括约肌的强烈收缩或痉挛，这种痉挛可引发剑突下偏右的剧烈阵发性绞痛，并有钻顶样感觉，以致患者坐立不安、捧腹屈膝，但始终未能找到舒适的体位。出现 Reynolds 五联征。并发肝脓肿、胰腺炎时出现相应的临床表现。

（一）腹痛

常位于剑突下的中上腹，有阵发性剧烈绞痛，患者辗转呼叫、坐卧不安、大汗淋漓，有虫钻顶样感觉，整个虫体进入胆管或肝内胆管或能暂时安静。可有短暂的间歇缓解期，随之再次发作，这是胆道蛔虫性腹痛的特点。绞痛的同时常伴恶心、呕吐或干呕，呕吐物为胃内容物、黏液与胆汁，如吐出蛔虫对诊断胆道蛔虫病有重要意义。个别病例整个虫体进入胆管亦可无痛。

（二）黄疸

无或仅轻度黄疸是胆道蛔虫的又一特点，因虫体蠕动前进，不引起完全性梗阻，约 20% 的患者伴发胆道感染，引起胆道梗阻，可伴明显黄疸。

（三）发热

寒战、高热多发生于 24h 后伴胆道感染者。

（四）腹部体征

本病早期腹软仅有轻压痛，无肌紧张，症状和体征的不一致是胆道蛔虫病区别于其他急腹症的另一特点。从远期影响看，胆道蛔虫病易并发胆结石，在胆管或胆囊内以蛔虫卵或蛔虫残体为核心，可逐渐形成结石。

八、实验室检查

（一）全血细胞分析

合并感染时，白细胞计数增高，常在 $20 \times 10^9/L$ 以上，中性粒细胞百分比增高，嗜伊红细胞亦高，可有核左移及中毒颗粒。

（二）病原学检查

血培养找致病菌多为革兰氏阴性杆菌，如大肠埃希菌、产气荚膜梭菌、变形杆菌或铜绿假单胞菌。

（三）血生化

肝功能试验正常。

（四）粪便检查

粪便检查中检出蛔虫虫卵或幼虫或成虫。急性期过后十二指肠引流液镜检可见蛔虫卵。

（五）超声

B 超可发现胆总管内典型的平行双边条形影。

（六）ERCP

ERCP 偶可见胆总管开口处有蛔虫（也可用于取虫治疗）。

九、诊断

剧烈的腹部绞痛与不相称的轻微腹部体征是胆道蛔虫病的特点和诊断要点，结合 B 超和 ERCP 检查可明确诊断。

十、鉴别诊断

如有并发症，则应与胆囊炎、胆石症、急性腹腺炎、胃十二指肠溃疡病急性穿孔、肠蛔虫病、尿路结石、肠痉挛等鉴别。对上述诸病的鉴别，只要仔细询问胆道蛔虫病早期"症征不符"的特点和绞痛忽起忽止，之后若无其事的特征，虽因并发症的出现而掩盖，也是能够作出正确诊断的。

十一、防治

（一）预防

养成良好的卫生习惯，饭前便后洗手。胆道蛔虫病来源于肠道有蛔虫的患者，而肠蛔虫病是一种传染病，传染源是蛔虫患者或带虫者，感染性虫卵通过口腔吞入肠道而成为带虫者，所以只有把好传染源，切断传播途径才能彻底根除肠道蛔虫的发生。肠道有蛔虫的患者，在进行驱虫治疗时，用药剂量要足，以彻底杀死，否则因蛔虫轻度中毒而运动活跃，到处乱窜，极有可能钻入胆道而发生胆道蛔虫病。

（二）治疗

本病的治疗原则是解痉、镇痛、利胆、驱虫、控制感染和纠正水、电解质紊乱。除非出现严重的并发症，大多数患者可采用非手术治疗。

1. 内科治疗

（1）解痉镇痛：①解痉镇痛药物。常用药物有阿托品、654-2、维生素 K_3 等，可解除平滑肌痉挛所引起的绞痛。绞痛剧烈者，在诊断明确时可配合应用哌替啶、异丙嗪、苯巴比妥等。②针灸治疗。发病初期可采用中医针灸治疗，常用的穴位有足三里、上脘、太冲、鸠尾、脐俞、内关等。③用食醋 50ml、芝麻油 25ml 口服。

（2）利胆驱虫：①中药乌梅汤。②胆道排蛔汤。③驱虫药物，应用左旋咪唑、驱虫净（四咪唑）、枸橼酸哌嗪等。④氧气驱虫，插入鼻胃管之后，成人缓慢地一次性注入氧气 3000ml，儿童酌减。⑤应用 33% 硫酸镁。⑥十二指肠镜直视下取虫。

（3）预防和控制感染：可采用氨基糖苷类、喹诺酮类和甲硝唑或替硝唑等抗生素。

2. 手术治疗　胆道蛔虫若经非手术治疗 2～5d，症状不见缓解或加重者，并发急性化脓性胆管炎以及急性期过后，经治疗胆管内仍有蛔虫或并发胆石者，应考虑手术治疗。手术治疗为胆总管探查，取出虫体、引流胆道。术后还需注意驱虫治疗，以免蛔虫病复发。

十二、小　结

蛔虫病广泛存在。1988～1992 年我国首次人体寄生虫分布调查结果显示，人群蛔虫平均感染率为 44.59%，最高可达 71.12%，估计全国蛔虫感染人数约 5.3 亿。由于我国目前卫生状况逐渐改善，食物处理、粪便污染等情况得到较大改变，因而蛔虫传播逐渐减少，胆道蛔虫类疾病较为少见。养成良好的卫生习惯，防治蛔虫病是根本。

（朱瑞东　栗光明　李　宁）

参考文献

刘佩梅, 李泽民, 2019. 医学寄生虫学. 4 版. 北京: 北京大学医学出版社.
吴忠道, 诸欣平, 刘佩梅, 等, 2015. 人体寄生虫学. 3 版. 北京: 人民卫生出版社.
Nurfariza Che Husin, Ikhwan Sani Mohamad, Kah Yee Ho, et al, 2021. Biliary ascariasis-a vicious cycle. Malays Fam Physician, 16(2): 83-85.

第八章　胆道贾第虫病

一、定　义

胆道贾第虫病（biliary giardiasis）是由蓝氏贾第鞭毛虫寄生在人体胆管系统引起的原虫性疾病。临床上以腹泻、右上腹痛及腹胀等为主要表现，并可引起胆囊炎、胆管炎、肝大、肝损伤以及脂代谢障碍等。本病除地方性流行外，还可导致水源性暴发性流行。随着旅游业的发展，该病在旅游者中呈高发态势，故又称旅游者腹泻。近年来发现儿童和艾滋病患者等免疫力低下的群体常可合并胆道贾第虫感染。

二、分　类

目前，大部分学者普遍认同蓝氏贾第虫是一个复杂的集合体，通过基因分析将其分为 8 个集聚体（A~H），均具有宿主特异性。集聚体 A 和集聚体 B 能感染绝大部分脊椎动物，几乎所有感染人类的贾第虫集聚体都为 A 或 B 集聚体；C~G 有更强的宿主专一性：集聚体 C 和 D 主要感染犬类，有一例病例报道人类也能感染集聚体 C；集聚体 E 主要感染偶蹄动物；集聚体 F 主要感染猫科动物；集聚体 G 感染鼠类；新发现的集聚体 F 可感染灰海豹。集聚体 A 能细分成 3 簇：簇 I 主要感染动物，簇 II 通常可以感染人，而簇 III 之前被认为只

能感染动物，但也偶有感染人类的报道。集聚体 B 也被分为了 B-I、B-II 和 B-III 3 簇。

我国人群中流行的贾第虫基因型中集聚体 A 最为常见，集聚体 B 相对较少，偶有集聚体 C 的报道，集聚体 A 中又以 A-II 亚型为主。

三、虫体的形态及生活史

（一）形态

本虫发育分为滋养体和包囊两个阶段。

滋养体呈纵切为半的倒置梨形，前端钝圆，后端尖细，腹面扁平，侧观背部隆起。虫体大小为（9~21μm）×（5~15μm）。两侧对称，共有前、腹、后侧和尾鞭毛各 1 对，活中体借助鞭毛摆动作活泼的翻滚运动。电镜观察结果显示，虫体腹面前部凹陷形成 1 个很大的吸盘，为一不对称的圆盘，由顺时针旋转的微管组成，是附着器官，帮助虫体吸附于肠黏膜上。吸盘背侧有两个左右对称排列的细胞核，核间可见轴索。细胞质内可见很多空泡、纤维物质和中体。

包囊为椭圆形、大小为（8~14）μm×（7~10）μm。未成熟包囊内含 2 个细胞核，成熟的包囊内含 4 个核，细胞核偏在一端，中央有由鞭毛轴丝组成的类似轴柱样结构，为中体和鞭毛的早期结构。

（二）生活史

贾第虫生活史分为两个阶段：包囊和滋养体。包囊为感染阶段，具有传染性，而滋养体为营养繁殖阶段，无传染性，两者相互转化的过程称为脱包囊和成囊。人或动物摄入被包囊污染的饮水或食物而被感染。包囊在十二指肠脱囊形成滋养体，后者主要寄生于十二指肠或小肠上段。滋养体借助吸盘吸附于小肠绒毛表面，以二分裂方式进行繁殖。当肠内环境改变或不利时，虫体分泌囊壁形成包囊并随宿主粪便排出体外。滋养体则可在腹泻者粪便中发现。包囊在外界抵抗力较强，可存活数天至 1 个月。

四、流行病学及发病率

（一）流行病学

蓝氏贾第鞭毛虫（giardia lamblia stile，又称 G. intestinalis 或 G. duodenalis）主要寄生在人和一些哺乳类动物的十二指肠，偶可侵犯胆道系统导致炎性病变，故又称十二指肠贾第虫或小肠贾第虫（giardia intestinalis），简称贾第虫。

1. 传染源 为随粪便排出包囊的人和动物。保虫宿主包括家畜（如牛、羊、猪、兔等）、宠物（如猫、犬）和野生动物（如河狸）。包囊对外界抵抗力强，人及动物对其高度敏感。

2. 传播途径 水源传播是感染病虫的重要途径。水源污染主要来自人和动物的粪便，其包囊在水中存活时间可长达数月，直接饮用被污染的水源或使用污染的水源加工食物都是感染贾第虫的重要途径。粪-口传播方式在贫穷、人口过度拥挤、用水不足以及卫生状况不良的地区更为普遍。常规用于消毒浓度的氯气不能杀死自来水中的包囊，因此旅行和在公共泳池游泳等也是感染贾第虫的因素。此外，"人-人"传播途径多见于小学、托儿所等场所和家庭成员之间。同性恋者肛交、口交常导致包囊的粪-口传播。

3. 易感人群 人及动物高度敏感。人吞食 10 个具有活力的包囊即可获得感染。旅游者、男性同性恋者、胃切除患者、胃酸缺乏及免疫球蛋白缺陷患者易受感染。任何年龄的人群对本虫均易感，儿童患者多见，年老体弱者和免疫功能缺陷者尤其易感。

（二）发病率

我国由寄生虫所致的胆道疾病中蛔虫屡见报告，而蓝氏贾第鞭毛虫所致的胆道疾病报道较少，这可能与本病多不引起显著的临床症状有关，且有的需经多次十二指肠引流方可找到虫体而获得确诊。

五、危险因素

贾第虫病在全世界范围广泛分布，据 WHO 估计全世界感染率为 1%～20%。本病不仅流行于发展中国家，在发达国家也有流行。例如该病在俄罗斯流行特别严重，美国也接近于流行，贾第虫病的流行常与饮用水源的污染有密切关系，美国、加拿大、英国、瑞典、澳大利亚、新西兰都曾因水源污染引起贾第虫病暴发流行。我国人群感染率各地不同，一般为 2%～10%，乡村高于城市。近年来，贾第虫合并 HIV/AIDS 感染及其在同性恋者中流行的报道不断增多。故一般认为，胆道贾第虫病的感染多存在以下几种情况：饮用未经处理的水源（如湖泊、溪流或游泳池）；与幼儿密切接触（例如在儿童保育中心）；在接触被少量受感染粪便污染的表面（如门把手或玩具）后吞咽寄生虫；与感染者发生性关系，尤其是肛交。

六、发病机制

贾第虫的致病机制尚不完全清楚，一般认为，患者发病情况与虫株毒力、机体反应和共生内环境等影响因素有关。

（一）病虫株致病力

来源不同病虫株具有不同的致病力。研究表明，不同病虫株以及同一病虫株表达不同表面抗原的克隆株之间的致病力也不同。

（二）丙种球蛋白缺乏

先天性或后天性血内丙种球蛋白缺乏的人群不仅对贾第虫易感，而且感染后可出现慢性腹泻和吸收不良等严重临床症状。有学者认为，IgA 缺乏是导致贾第虫病的重要因素。人群中有 10% 的人缺乏 IgA，这些人对贾第虫易感。研究表明，贾第虫滋养体分泌的一种蛋白酶，能够降解宿主肠道内的 IgA，因而得以在小肠内寄生、繁殖。

（三）二糖酶缺乏

此酶缺乏是导致宿主腹泻的原因之一。在贾第虫病患者和模型动物体内，二糖酶均有不同程度的缺乏。二糖酶水平降低时，滋养体可直接损伤小鼠的肠黏膜细胞，造成小肠微绒毛变短，甚至扁平，提示此酶水平降低是小肠黏膜病变加重的直接原因，是造成腹泻的重要因素。

（四）虫体对小肠黏膜表面的覆盖作用

滋养体借助吸盘吸附在小肠黏膜表面，对黏膜造成机械性损伤与刺激，尤其是当虫体数量多时，可形成机械屏障，影响肠黏膜的吸收功能。

（五）其他

原虫的分泌物和代谢产物对肠黏膜微绒毛的化学性刺激，以及虫体与宿主竞争基础营养等因素均可影响肠黏膜的吸收功能，导致维生素 B_{12}、乳糖、脂肪和蛋白质吸收障碍。

七、临床表现

大多数贾第虫感染者不表现临床症状，呈带虫（囊）状态。出现症状者主要表现为急、慢性腹泻，后者常伴有吸收不良综合征。潜伏期一般平均为 1～2 周，长者可达 45d。

本病临床表现常不典型，多数患者有上腹疼痛、恶心、食欲减退等症状，常在饱餐或进食油腻后加重。疼痛与虫体阻塞胆管的部位和程度有关，多位于右上腹、右下胸，性质多为隐痛或阵发性刺痛，较少引起黄疸或高热、畏寒，可伴有肝大、肝损伤以及脂代谢障碍等。腹部检查可有右上腹压痛，同时具有腹泻（水样或油腻的粪便）、疲劳（长时间感到过度疲劳）、胃部不适、胃痉挛、腹胀或胀气等大多数消化道贾第虫病的共同症状。

八、实验室检查

（一）病原学诊断

1. 粪便检查　急性期取新鲜粪便标本做生理盐水涂片镜检滋养体。对于亚急性期或慢性期患者，可采用碘液直接涂片、硫酸锌浮聚或醛-醚浓集等方法查包囊。由于包囊排出具有间断性，因此隔日查 1 次，1 周内连续查 3 次的方法，可大大提高检出率。

2. 小肠液检查　用十二指肠引流术或肠内试验法采集肠液标本镜检查滋养体。后者的具体做法是：禁食后，嘱患者吞下一个装有尼龙线的胶囊，3～4h 后，缓缓拉出尼龙线，取线上的黏附物镜检滋养体。

3. 小肠活体组织检查　借助内镜在小肠 Treitz 韧带附近钳取黏膜组织。标本可先做压片，或用 Giemsa 染色后镜检滋养体。本法临床比较少用。

（二）免疫学检测

免疫学检测方法可作为临床辅助诊断之用。具体方法有酶联免疫吸附试验（ELISA）、间接荧光抗体试验（IFAT）和对流免疫电泳（CIE）等，均有较高的敏感性和特异性。

（三）分子生物学检测

目前多采用 PCR 方法扩增贾第虫的某个基因片段，已有相关诊断试剂盒出售。

九、诊　　断

目前诊断依据应具有下列 3 点。

1. 有胃肠道和胆道症状及周围血嗜酸粒细胞增多。

2. 十二指肠引流发现贾第虫。

3. 胆囊造影证明有慢性胆囊炎，经抗感染治疗无效而用阿的平、甲硝咪、呋喃唑酮等杀虫药物治疗有效。

十、鉴别诊断

蓝氏贾第鞭毛虫病的病变部位主要在十二指肠、空肠上段，其次为胆囊、胆管。人体感染后临床表现多种多样，以粪检发现鞭毛虫滋养体或囊包而获诊断。胆道感染者粪检常呈阴性，易被误诊为胆囊炎、溃疡、传染性肝炎等。

由于原虫在粪便中间歇性出现，笔者认为，感染者粪便中的寄生虫间歇出现和它的繁殖有关，因此，一次粪便检查阴性，不能排除本病，应间日连续多次复查。

十二指肠引流胆汁检查是肝胆病临床诊断和疗效观察的常用方法，十二指肠引流对本病诊断有特殊价值。建议凡属疑似胆道疾病而诊断不明者应及时作一次或多次作十二指肠引流胆汁检查，有助于本病的早期诊断。

十一、防　　治

目前尚没有治疗贾第虫病的特效药，因此对于贾第虫病的防治来说预防重于治疗。

（一）预防

1. 加强卫生宣传教育，注重公共和个人卫生　儿童进食前后、使用厕所后正确清洗双手；共用的儿童玩具定期消毒；饮用安全水源，不喝生水，不吃未加工的食物或未清洗的瓜果。蓝氏贾第鞭毛虫包囊在冷水或温水中能存活 1～3 个月，在 50℃时可立刻被杀死，故应注意饮食卫生以预防本病。

2. 积极治疗患者和无症状带囊者 对本病患者及无症状带包囊者，尤其是后者，由于其排包囊数量较大，是更重要的传染源，因此应组织计划驱虫，彻底治愈患者、带囊者，以减少传染源。

3. 水源保护 是预防本病的重要措施，应加强人和动物宿主粪便管理、监测，防止水源污染和加强。

4. 保护重点人群 艾滋病患者和其他免疫功能缺陷者均应接受防治贾第虫感染的措施。实行安全性行为。为了预防贾第鞭毛虫病，在口交、肛交时使用保护措施，并在事后立即洗手。

（二）治疗

贾第虫病的首选药物为甲硝唑（灭滴灵），大部分贾第虫病患者使用 1 周就能治愈。常用治疗药物还有阿苯达唑、吡喹酮、呋喃唑酮（痢特灵）、替硝唑（tinidazole）。巴龙霉素（paromomycin）多用于治疗有临床症状的贾第虫患者，尤其是感染本虫的妊娠期妇女。

对于反复性贾第虫病，应考虑贾第虫对硝基咪唑类药物产生了耐药性，可使用奎纳克林（抗疟药）治疗。对于长期腹泻的患者，应该注意加强营养，多吃高蛋白和高营养的食物，出现贫血的患者要多吃含铁的食物。

十二、小　　结

胆道贾第虫病近些年随着旅游业的发展，该病在旅游者呈高发态势，故又称旅游者腹泻。本病诊断方法简单，但临床上常因对本病缺乏认识，致使本病长期不能确诊，不少患者为此进行了许多无关的化验和检查，甚至剖腹探查。笔者建议临床上凡遇到出现原因不明的胆道症状或肝区隐痛、肝大、贫血、末梢血嗜酸粒细胞增高而肝功能正常，用抗生素及一般治疗无效者，则应考虑到本病。

（李　聪　栗光明　李　宁）

参考文献

刘佩梅, 李泽民, 2019. 医学寄生虫学. 4 版. 北京: 北京大学医学出版社.
刘晴、邹扬、杨文彬，等, 2018. 我国人体贾第虫病流行病学及基因分型的研究进展. 中国病原生物学杂志, 13(1): 106-109.

第九章 胆管狭窄

一、定 义

胆管狭窄（biliary stenosis）是由于胆管损伤、复发性胆管炎或是先天性而导致的胆管腔瘢痕性缩窄。

二、病 因

胆管狭窄的病因众多，最常见的是外科术后胆管损伤与慢性炎性狭窄。由于病因各异，胆管狭窄的临床表现与胆管梗阻的程度及起病时间相关，治疗效果也因其病因、发病机制及其对治疗的反应不同而呈现多样化。良性胆管狭窄约占胆管狭窄的30%，医源性损伤为其最常见的因素，而胆管癌和胰腺癌引起的恶性狭窄在临床中最为常见。

（一）良性胆管狭窄（benign biliary stricture）

在胆管感染基础上发生的胆管炎症、黏膜糜烂、溃疡形成、纤维组织增生、瘢痕组织形成而致的胆管狭窄，常继发于原发性胆管结石、化脓性胆管炎、胆道蛔虫病、原发性硬化性胆管炎、慢性胰腺炎、IgG4相关硬化性胆管炎等。长时间的胆管狭窄，可引起肝实质不同程度的损害及纤维化，严重者病变肝叶（段）发生萎缩，其余肝组织代偿性增大。晚期可导致胆汁性肝硬化和门静脉高压。

（二）恶性胆管狭窄（malignant biliary stricture）

因恶性胆系统肿瘤引起胆管狭窄，如胆管癌、胆囊癌、壶腹周围癌、胰腺癌等。详见本书胆管恶性肿瘤章节。

（三）创伤性胆道损伤（traumatic bile duct injury）

创伤性造成的胆管狭窄常发生于交通事故、坠落、挤压、利器刺伤等，多为复合伤，如肝内胆管损伤多伴有肝外伤，肝外胆管损伤多伴有十二指肠、胰腺损伤等。

（四）医源性胆道损伤（iatrogenic bile duct injury）

医源性造成的胆管狭窄是指因腹部手术或介入、穿刺治疗等造成的胆管损伤，多数发生于胆囊切除术、肝移植术后。少数发生于胆道探查术、胃大部切除术、肝切除术，也可发生于十二指肠手术、胰腺手术、肝动脉栓塞术，肝癌射频消融可导致胆道热损伤等。

胆囊切除术和肝移植是手术相关性胆管狭窄最常见的病因。肝移植术后胆管狭窄的发生率为10%~40%，最常见的是胆管吻合口狭窄。胆囊切除术所引起的胆管狭窄主要是术中胆管的直接损伤所致，其发生率约为0.5%且不受腹腔镜胆囊切除技术的提高所影响。

三、临床表现

根据狭窄程度不同其临床表现也不同，主要是反复发作的胆管炎，表现为腹痛、寒战高热、黄疸，称为Charcot三联征。胆管梗阻可出现休克、神经中枢系统受抑制表现，称为Reynolds五联征。发病急骤，病情进展迅速。神经系统症状主要表现为神情淡漠、嗜睡、神志不清，甚至昏迷；合并休克可表现为烦躁不安、谵妄等。体格检查：体温常呈弛张热或持续升高达39~40℃；脉搏快而弱、血压降低、口唇发绀、甲床发绀，全身皮肤可能有出血点和皮下瘀斑；剑突下或右上腹有压痛，可有腹膜刺激征；肝常肿大并有压痛和叩击痛；胆总管梗阻者胆囊肿大。

四、辅助检查

（一）实验室检查

白细胞计数、中性粒细胞百分比升高，胆红素升高，以结合胆红素升高为主，肝功能有不同程度的损伤。CA19-9 是目前应用最广泛的诊断胆管良、恶性狭窄的血清学标志物，其诊断恶性狭窄的敏感性为 38%～89%，特异性为 50%～98%。考虑到良性狭窄的病变，尤其是急性胆管炎或胆汁淤积的患者中，CA19-9 会假性升高，且多达 10% 的人群因缺乏 Lewis 抗原不能检出 CA19-9，因此尚不能将其作为恶性胆管狭窄的理想诊断手段。

（二）经腹部超声检查

经腹部超声检查是诊断胆管狭窄的首选方式，对胆管扩张和怀疑胆管梗阻的患者具有重要意义，但对胆管良、恶性狭窄的鉴别以及肿块的检出能力有限。

（三）CT 检查

增强 CT 有助于鉴别胆管良、恶性狭窄。恶性胆管狭窄的典型表现为胆管壁明显增强、管壁厚度＞1.5mm、管壁不规则且有较长的节段性狭窄；良性胆管狭窄多表现为平滑、规则、较短的节段性狭窄。此外，置有胆管支架的患者 CT 可表现为条纹伪影和继发性炎症，易误诊为胆管恶性病变，需进一步明确诊断。

（四）磁共振胆胰管成像（MRCP）

MRCP 可以确定胆管狭窄的形态和部位，通过观察狭窄的边缘、长度及胆管扩张程度明确诊断，从而指导下一步治疗。MRCP 在良、恶性胆管狭窄的诊断上均优于超声和 CT 检查。

（五）经内镜逆行胆胰管成像（ERCP）

ERCP 广泛应用于胆管狭窄的诊断和治疗，是目前内镜下评价胆管狭窄的一线方法。ERCP 可显示胆管狭窄的位置、形态、范围，但不能准确鉴别狭窄病变的良恶性质，因此获取组织细胞学的病理诊断仍是诊断的金标准，包括 ERCP 下细胞刷检和胆管活检。与常规影像学检查相比，ERCP 是一种侵入性诊断方法，术后可能会发生急性胰腺炎，且存在胆管穿孔、出血的风险。

（六）内镜超声检查（EUS）

EUS 作为 ERCP 的补充手段，可用于组织取样和肿瘤分期。胆管光滑变细、胆管壁保持正常层状结构及狭窄处无肿块均提示良性胆管狭窄。值得注意的是，在行 EUS 前部分患者已植入支架，使

胆管壁增厚或不规则，从而易误诊为恶性胆管狭窄。当怀疑恶性病变时，可进一步行超声内镜引导细针穿刺活检术（EUS-FNA）协助诊断。

（七）其他

其他辅助检查如胆管内超声（intraductal ultrasound，IDUS）、Spyglass 系统、微探头式共聚焦激光显微内镜（probe-based confocal laser endo-microscopy，pCLE）、荧光原位杂交（FISH）、光学相干层析成像（optical coherence tomography，OCT）等。

五、诊　断

超声、CT、ERCP、MRCP 等影像学检查有助于术前诊断，有时很难与恶性胆管狭窄鉴别。组织细胞学的病理诊断仍是诊断的金标准。

六、鉴别诊断

根据病史、临床表现及相关辅助检查，一般可明确诊断，但需鉴别其病因，以及良性胆管狭窄或恶性胆管狭窄。

（一）原发性硬化性胆管炎（PSC）

PSC 表现为胆管进行性纤维化改变伴胆管多发性狭窄，可导致黄疸、胆管炎、肝功能恶化和长期生存率降低。

（二）IgG4 相关硬化性胆管炎

IgG4 相关硬化性胆管炎与自身免疫性胰腺炎和其他多系统疾病相关，与其他良、恶性胆管狭窄（如 PSC 和胆管癌）的鉴别较为困难。对疑诊的患者若行激素试验治疗有效，则支持 IgG4 相关硬化性胆管炎的诊断。

（三）慢性胰腺炎相关性胆总管狭窄

慢性胰腺炎合并胰腺组织钙化后可出现远端胆管狭窄。内镜下诊治是慢性胰腺炎相关性胆总管狭窄的首选方法。

（四）肝移植术后胆管狭窄

胆管狭窄是最常见的肝移植术后胆道并发症之一，多发生在术后 3～8 个月。根据狭窄部位可分为吻合口胆管狭窄和非吻合口胆管狭窄。吻合口狭窄仅指发生于胆管与胆管或空肠吻合处的狭窄，

单发，狭窄部位呈短节段，多数发生时间晚于非吻合口狭窄；非吻合口狭窄可发生于肝内胆管和接近吻合口处的胆管，可为多发，狭窄部位呈长节段。相对而言，吻合口狭窄较为多见，发生率约占胆道并发症的50%。

（五）胆囊切除术后胆道损伤

术后早期出现梗阻性黄疸。术后数周或数月出现如下表现为迟发性或隐匿性胆管损伤，包括稍晚出现的梗阻性黄疸、反复发作的胆管炎。

七、治　疗

治疗原则：解除梗阻、通畅引流。

（一）非手术治疗

既是治疗手段，又可作为术前准备。

1. 联合抗感染　联合应用足量抗生素，经验治疗证明，应先选用针对革兰氏阴性杆菌及厌氧菌的抗生素。

2. 维持有效的静脉通道

3. 纠正水、电解质紊乱和酸碱失衡

4. 对症治疗　如降温、使用维生素和支持治疗。

5. 抗休克治疗　出现感染中毒性休克者，应考虑应用血管活性药物以提高血压、肾上腺皮质激素保护细胞膜和对抗细菌毒素；应用抑制炎症反应的药物；吸氧纠正低氧状态。

6. 紧急胆管引流　经以上治疗病情仍未改善者，应在抗休克的同时紧急行胆管引流治疗。

（二）手术治疗

1. 良性胆管狭窄的手术治疗

（1）经内镜逆行胆胰管成像（ERCP）：ERCP是治疗胆管狭窄的首选方法，包括气囊或探条扩张、胆管支架置入术、内镜鼻胆管引流（ENBD），能够有效降低胆道压力、控制感染和缓解梗阻性黄疸。胆囊切除术和肝移植时的手术相关性胆管狭窄，ERCP也是首选的介入治疗方法。

（2）PTBD、EUS-BD：可作为ERCP失败的选择。

（3）胆总管空肠Rouxen-Y吻合术：适用于胆总管下端狭窄段较长者或肝门部胆管狭窄者，可实施胆总管与空肠端侧吻合，效果较好，引流通畅，

又可消除盲端综合征。

（4）肝叶切除术：对于一侧肝管狭窄，伴肝内胆管结石及肝萎缩者，可行病侧肝叶切除术。

2. 恶性胆管狭窄的手术治疗　对于可切除的胆管恶性肿瘤应尽早行肿瘤切除手术，解除胆管狭窄或梗阻，在手术前不推荐常规实施经胆管引流。如无法行切除手术、严重营养不良、化脓性胆管炎、肝肾功能严重受损及其他原因需推迟手术，可行胆管引流术（ENBD、PTBD、EUS-BD等）。

八、防　治

对于恶性肿瘤、慢性炎症、胆管结石等引起的胆管狭窄应早发现、早治疗。积极预防医源性胆管损伤极其重要，其中最常见的是胆囊切除术后胆管损伤及肝移植术后吻合口狭窄。

（一）胆囊切除术

加强对胆管系统的解剖变异和局部病理因素的警惕；结扎切断胆囊管前要确认胆囊管、肝总管和胆总管三者的解剖关系；结扎胆囊管时，应使胆囊管保持无张力状况，结扎线距胆总管壁应约0.5cm；遇有胆囊动脉异常出血时，切忌在"血池"中盲目钳夹；如顺行法切除胆囊困难，可改用逆行胆囊切除，或采用部分胆囊切除术；接近胆管处禁用电刀作电凝止血或组织分离，以防止胆管热源性损伤；避免过多剥离胆管周围组织，注意保护胆管周围血管丛，以防止胆管缺血性损伤；腹腔镜胆囊切除有困难时，应及时中转开腹手术。

（二）肝移植术

吻合口狭窄主要与手术操作不当造成局部血液供应不良有关。

术中解剖分离胆管时，不宜将胆管周围组织过多剥离，亦不宜盲目结扎止血，以免破坏营养胆管的周围毛细血管；胆管端端吻合时需黏膜对合良好，避免吻合口胆漏、瘢痕组织形成，进而造成吻合口狭窄；胆管吻合时避免缝合针距过密、缝线过紧而引起吻合口张力过大，造成吻合口缺血性坏死和结构扭曲，形成吻合口狭窄。

九、小　结

胆管狭窄的原因众多，根据其病因、狭窄位置、狭窄程度、治疗效果及预后各不相同。诊断和

治疗过程中鉴别良性、恶性狭窄较为关键。根据影像学形态变化、黄疸程度、肿瘤标志物可初步诊断，但仍有难以鉴别者，因此组织细胞学的病理诊断仍是诊断的金标准。积极预防医源性胆管损伤极其重要。

（邱　亮　栗光明　李　宁）

参 考 文 献

陈孝平, 汪建平, 赵继宗, 2018. 外科学. 9 版. 北京: 人民卫生出版社.

李鹏, 王拥军, 王文海, 2018. 中国经内镜逆行胰胆管造影术指南 (2018 版). 临床肝胆病杂志, 34(12): 2537-2554.

秦一雨, 周迪, 王健东, 等, 2015. 肝移植术后胆道吻合口狭窄处理方法探讨——来自美国匹兹堡大学移植研究所的经验. 器官移植, 6(6): 370-373.

Nakai Y, Isayama H, Wang HP, et al, 2020. International consensus statements for endoscopic management of distal biliary stricture. J Gastroenterol Hepatol, 35(6): 967-979.

Zheng X, Sun B, Hu B, 2017. An excerpt of Asia - Pacificconsensus guidelines for endoscopic management of benign biliary strictures(2017). J Clin Hepatol, 33(8): 1448-1453.

第十章 胆 瘘

一、定 义

胆瘘（biliary fistula）是指胆汁或者含有胆汁的液体持续通过非正常途径流出。胆瘘为肝胆手术最常见且危重的并发症，故对治疗的时效性要求较高，需及时采取应对措施，以逆转并发症的损伤，避免加重机体损害。

二、病 因

（一）医源性胆瘘

本病常继发于胆道或者胆道邻近部位和脏器的手术、有创检查及治疗。

1. 外科手术 因胆道解剖异常、手术并发症或者可能由于手术错误而造成。胆囊切除术是肝胆外科最常见的手术，也是医源性胆瘘最常见的原因，主要为胆囊管残端瘘与胆囊床迷走小胆管（Luschka 管）瘘。肝叶切除及肝移植术后胆瘘的发生率较高，且往往较胆囊切除术后胆瘘更复杂，肝叶切除后断面胆管结扎不牢固及术中损伤胆管均可导致胆瘘。以胆瘘及胆管狭窄为主的胆道并发症是肝移植的"阿喀琉斯之踵"，其中胆瘘主要为 T 形管相关胆瘘及吻合口瘘，原因包括 T 形管移位、

脱落、窦道形成不全及供肝保存时间过长、胆管损伤、术后肝动脉血栓形成等。胆肠吻合术术后胆瘘常见于吻合口缝合不严、胆管及肠管血供破坏所致吻合口缺血坏死、胆管炎症及瘢痕挛缩致吻合口愈合不良。胃手术也可能发生胆管损伤，常见于胃大部切除，幽门和十二指肠球部的严重变形和炎症时易发生，损伤后早期可出现胆瘘，后期主要表现为胆管狭窄症状。手术中使用金属探条进行胆道探查可因为用力过猛而造成假道形成及胆管十二指肠内瘘。

2. ERCP ERCP 术后十二指肠穿孔和胆瘘总的发生率为 0.1%～0.6%，多发生于肝胰壶腹括约肌切开、胰胆管插管时。

3. T 形管相关的胆瘘 胆总管探查术后放置 T 形管，T 形管拔除后胆瘘的发生率为 0.78%～10%。发生原因包括长期使用糖皮质激素等导致的窦道形成不全、营养不良、T 形管固定不牢、材料质量较差、早期脱落或误拔、拔管损伤窦道及胆总管末端导致梗阻及胆管内压增高等。

4. 其他 经皮经肝穿刺胆管造影术/引流术均可导致胆瘘的发生。

（二）创伤性胆瘘

交通意外伤、刀刺伤及枪伤、外压伤等均可导致胆道系统损伤。刀伤、枪伤等穿透伤导致的腹部复合伤可出现胆瘘，且病情往往较复杂。

（三）自发性胆瘘

自发性胆瘘多见于婴幼儿，多系先天性胆管发育异常。成人自发性胆瘘较少见。任何导致胆管狭窄、扩张和胆管内压增高的疾病，以及胆管憩室形成或腺体异常、结缔组织缺损、胆道感染及缺血性损伤均可导致胆管自发破裂。

三、病理及病理生理学改变

胆瘘分为胆外瘘和胆内瘘。如果胆汁通过非正常的途径流入肠道、支气管、胃、结肠为"胆内瘘"，其中以胆肠瘘最常见。90% 的内瘘是由胆石症引起，5% 继发于消化性溃疡。如果流向腹腔

外或游离腹腔者称为"胆外瘘"。根据胆汁通过胆瘘是否流入腹腔分为"腹腔胆瘘"（胆汁流入腹腔）和"腹腔外瘘"（胆汁流出体外）。临床实践中习惯将胆外瘘称为胆瘘，一般来说是病理性的，其形成的主要原因是远端胆道梗阻使胆汁向压力较低的瘘口流出。有时为了治疗一些疾病也有通过外科手术人为建立胆道的瘘管（胆囊造口术、胆总管置管引流等）。

胆瘘重要的病理影响与每天的胆汁引流量、胆瘘的持续时间及胆汁进入胃肠道的量有关。肝脏每天分泌胆汁约 1000ml，无机盐成分与血浆的大致相同。由于人体具有较强大的代偿能力，3 周内短期的胆汁丢失不会导致严重的水、电解质缺乏，但长期流失如果没有得到补充肯定会引起水、电解质紊乱，导致低血容量、少尿和肾衰竭，可出现高钾血症。同时会妨碍维生素 A、维生素 D、维生素 K 的吸收，早期即可出现维生素 K 缺乏，以后导致维生素 A 和维生素 D 的缺乏。

胆瘘的漏出物可为胆汁、食物残渣、肠内容物、肠寄生虫等。混合感染时量少则数滴多则达数千毫升。胆瘘常合并革兰氏阴性杆菌和厌氧菌感染，引流物具有特殊的恶臭则提示厌氧菌感染。漏出物与皮肤接触可导致皮肤的增厚、炎症、溃疡、感染等，反复胆道感染可使结石形成的机会增大。当瘘管完全性梗阻致胆汁排出障碍，胆汁淤积、感染如积聚在腹腔，大多数出现膈下或肝下的脓肿，可形成新的瘘管。

四、发 生 率

胆瘘的发生率视手术方式不同而略有差别，为 3.6%～12.9%。传统胆囊切除术后胆瘘的发生率为 0.1%～0.5%，腹腔镜胆囊切除术后胆瘘的发生率为 1.1%～4.0%，高于开腹手术。肝叶切除术后胆瘘的发生率为 3%～12%，肝移植术后胆瘘的发生率高达 2%～25%。胆肠吻合术后胆瘘发生率相对较低，为 0.4%～8%。钝性肝外伤后胆瘘的发生率为 0.5%～20%。

五、危 险 因 素

需要介入治疗或手术干预严重胆瘘的危险因素包括肝转移瘤、手术时间延长、术中肝门部 Glisson 鞘的广泛暴露、血清总胆红素升高或术后第 1 天血小板计数下降等。高龄、术前白细胞计数增高、手术时间延长、肝左叶切除、复杂性肝切除等为肝叶切除术后胆瘘的危险因素。首次 ERCP 术后胆瘘与十二指肠穿孔发生的危险因素包括胆道系统恶性肿瘤及预切开。

需要指出的是虽可针对上述危险因素提前进行干预，但目前仍缺乏有循证医学证据的有效措施。

六、预 后

胆瘘一旦发生，应及时处理，否则易致水、电解质紊乱及感染等并发症，严重者病死率可高达 40%～50%。大部分的微小胆瘘通常通过非手术方法可治愈，但若合并有难治性腹水或腹腔感染，则治疗的难度加大，严重者可导致肝功能不全，不利于患者术后康复。一项回顾性研究纳入了行肝部分切除术不伴胆肠吻合的 593 例患者，术后胆瘘的发生率为 5.7%，其中 26 例经保守治疗好转，治愈率达 76.5%。

七、临 床 表 现

胆瘘的临床表现往往与瘘口部位、胆汁漏出的量、胆瘘持续时间、是否合并感染以及是否放置腹腔引流管等因素相关。胆瘘量小者，可无明显的临床表现；胆瘘量大者，胆汁漏入腹腔导致胆汁性腹膜炎，出现高热、寒战、腹痛等临床表现，但早期症状可不典型，易漏诊，胆汁慢性积聚可形成胆汁瘤。腹膜后胆瘘者，早期确诊较困难。胆汁长期大量漏出，可出现营养不良、电解质紊乱等。胆瘘发生时已留置腹腔引流管者，可见黄色或黄绿色液体流出。

胆瘘有 4 个并发症：①低钠血症。胆汁内钠浓度约为 150mmol/L，胆汁丢失会引起严重的低钠血症。②营养不良和体重减轻。胆汁的额外丢失可导致维生素的吸收不良，出现的脂肪泻又影响糖类和蛋白质的吸收，当形成胆肠内瘘该并发症会减轻。③感染。胆瘘感染有两种主要形式：第一种是因短时间的胆漏污染腹腔，胆瘘液为非无菌的，含有大肠埃希菌和梭状芽孢杆菌，胆汁进入体腔可产生化学性炎症反应及细菌感染；第二种是胆管炎，发病机制目前仍不清楚，可能是胆道远端压力升高或胆肠瘘中肠液的反流。一定程度的胆汁淤积和梗阻亦可出现胆管炎，发作时伴有典型的 Charcot 三联征：黄疸、发热和寒战。④胆石性肠梗阻。胆囊十二指肠瘘时较大的胆石进入肠道可引起回肠末端胆石性肠梗阻。当术中发现胆石性肠梗阻时，必须鉴别有无合并胆囊十二指肠瘘，应对瘘进行必要的检查和处理。

八、辅助检查

（一）实验室检查

血常规中白细胞计数及中性粒细胞百分比、血清胆红素及转氨酶、腹水胆红素可升高。病程较长者可出现血清白蛋白降低、电解质及酸碱平衡紊乱。

（二）超声检查

腹部 B 超等无创性影像学检查具有无创、方便及快捷等优点，是胆瘘首选的诊断方法。

胆瘘的超声表现为肝内或肝门部大小不等、边界较清的局限性液性无回声或低回声区，其大小随着病情而改变，其形态呈多样化，以不规则状居多。当合并有感染时，在无回声区或低回声区域内部还可见到点状或者絮状光点漂浮。除积液外，还可合并肝内胆管壁回声增强、胆管扩张等表现，其中胆管扩张的程度可从轻度至重度不等。

（三）CT 扫描

CT 扫描有助于明确腹腔内有无液体，当存在胆汁瘤时，可于肝内、肝下或膈下见边界清楚的单个或多个囊性病灶，增强 CT 下病灶内部无强化，边缘有轻度强化。

（四）MRI

当疑诊胆瘘或存在 CT 检查禁忌证（如严重肾功能不全或造影剂过敏）时，可进一步行 MRI 检查。MRCP 可三维重建胆道系统，具有无创、方便等特点，对胆瘘的诊断价值较高，可帮助确定腹腔内有无胆汁性液体。

（五）胆道造影

胆道造影是胆瘘诊断的金标准。胆道造影简单、易行、无副作用，使用造影剂浓度低、剂量少。

ERCP 可根据造影剂外渗情况来确定胆瘘的部位、范围、严重程度及胆汁瘤的形成，同时可显示胆道系统是否存在结石或狭窄等情况，诊断胆瘘的敏感性高于 MRCP，并且于确诊胆瘘的同时可行相应的治疗。根据 ERCP 情况，可将胆瘘分为小瘘口和大瘘口，前者为肝内胆管造影剂完全填充后才能观察到胆瘘，后者则指肝内胆管造影剂完全填充前即可观察到大量胆瘘，ERCP 下大、小瘘口的评价是胆瘘内镜治疗疗效的独立影响因子。其他方式的胆道造影还包括 PTC 及经 T 管造影。

（六）穿刺检查

对于影像学检查提示肝内、外已存在囊性病灶者，可行 B 超或 CT 引导下经皮经肝穿刺抽吸及 EUS 引导下穿刺抽吸。若抽吸液中胆红素浓度高于血清胆红素浓度，则提示有胆汁瘤形成的可能。对高度可疑的胆汁瘤，在穿刺的同时可行相应的引流治疗，但经皮、经肝途径较 EUS 引导下的引流术可明显增加感染的风险和患者的不适。

九、诊　断

胆瘘的诊断需综合病史、临床表现及相关辅助检查。对于术后留置腹腔引流管及 T 管或腹壁穿透伤者，可直接观察到胆汁漏出而确诊；对于具有腹部手术或外伤等病史，而临床表现不典型者，应尽快行辅助检查以定性诊断。

胆瘘的诊断标准有：①腹腔引流管或穿刺引流管可见胆汁样液体，且腹腔引流液 TBil>3 倍同期血清水平；②T 管造影提示造影剂外溢；③T 管拔出后伴局限性或弥漫性腹膜炎。

十、鉴别诊断

胆瘘需要与下列疾病相鉴别：急性消化道溃疡穿孔、胃神经官能症、阑尾炎、急性胰腺炎、胰腺脓肿或感染性假性囊肿、绞窄性肠梗阻、肠系膜血管栓塞、肾盂肾炎、肾下垂、输卵管炎、输卵管积脓破裂、急性肝炎、心肌梗死、急性充血性心力衰竭、右下肺炎、急性硬化性胆管炎伴克罗恩病或急性溃疡性结肠炎。

十一、治　疗

（一）治疗原则

胆瘘的治疗原则包括减少胆汁漏出和充分引流漏出的胆汁，首选胆管内引流治疗。

（二）一般治疗及腹腔引流

胆瘘患者常采用半卧位，禁食水、持续胃肠

减压，合并感染者使用覆盖革兰氏阴性菌和厌氧菌的抗生素，同时维持水、电解质平衡和保证足够的营养支持。生长抑素可减少胆汁分泌，降低胆管内压力，缩短胆瘘愈合时间，对于并发胆瘘的胰瘘或肠瘘有治疗价值。

胆汁应封闭引流，至少早期需采用低负压吸引，以便减少腹腔内的积液、避免脓肿或窦道形成。若胆瘘液含有胰液或肠液应注意保护皮肤。

在上述一般治疗的基础上，术后留置腹腔引流管者，应保持引流管通畅。T管拔除后胆瘘者，可经窦道重新置入引流管。胆瘘早期或胆瘘量较小时，若无腹腔引流管或T管，可行腹腔穿刺置管引流。

多因素分析显示，在胆瘘发生后的第10天，引流量超过100ml/d是保守治疗失败的独立预测因子，此时需根据胆瘘情况选择内镜、介入或手术治疗。

（三）内镜下治疗

1. 内镜下胆管引流 包括ENBD和ERBD。ERCP联合胆道支架植入术和（或）胆道括约肌切开术为胆瘘的首选治疗策略。

（1）ENBD：通过十二指肠镜将鼻胆管内端置入胆瘘口上方，外端通过鼻腔引出，可提供持续的负压引流胆汁，减少胆汁漏出，同时便于观察和记录胆汁的引流量和性状，通过鼻胆管造影可评估胆瘘的愈合情况，避免再次行ERCP。ENBD不推荐用于消化道中重度静脉曲张、肝性脑病、感染中毒性脑病及需长期引流的患者。

（2）ERBD：内镜下将（塑料/金属）支架置入胆内，起到支撑引流、减少胆汁外漏及继发胆管狭窄的作用，可用于合并胆管狭窄的胆瘘患者。胆管支架放置时间通常为4～6周，但应根据个体胆瘘大小、部位等综合确定。金属支架价格昂贵且并发症较多，可导致胆总管狭窄及取出困难，而塑料支架价格便宜且易取出，在临床上常规用于胆瘘治疗。对于难治性胆瘘，通常可采取放置数个塑料支架或全覆膜自膨式金属支架治疗。生物可降解胆道支架能够避免二次内镜取出支架，同时其疗效和安全性与传统塑料支架相当，具有良好的应用前景。

2. 超声内镜引导下胆汁瘤引流（EUS-BLD） 无症状或直径较小的胆汁瘤一般可行保守治疗，而具有临床表现或直径较大（＞5cm）的胆汁瘤则需行引流治疗。EUS-BLD为在EUS引导下，穿刺针自胃或十二指肠近端穿入胆汁瘤，形成胃或十二指肠与胆汁瘤之间的瘘管，扩张该瘘管后可置入支架（双猪尾支架）引流胆汁。EUS-BLD较传统超声或CT引导下经皮肝穿刺引流具有以下优势：①内引流符合生理特点；②避免外引流管移动而导致感染风险增加；③肝尾叶部位穿刺引流较容易。

3. 经皮经肝穿刺胆道引流术（PTBD） 因胆瘘患者胆管通常无扩张，PTBD治疗较为困难，故不作为胆瘘的一线治疗方案，可用于无法行内镜或手术治疗及两者疗效不佳的胆瘘，也可用于再次手术修补胆瘘失败及一般状况较差的患者。PTBD与ERCP可联合用于治疗肝部分切除术后复杂性胆瘘及胆管的横断性损伤。PTBD相对禁忌证包括凝血功能障碍、造影剂过敏及大量腹水者。

（四）手术治疗

手术治疗常用于内镜或介入治疗失败、症状加重并出现弥漫性腹膜炎、胆总管撕裂伴活动性出血或胆总管横断性损伤的患者，应在胆瘘继发感染已被控制的情况下进行。在感染早期禁忌行手术治疗，除非败血症无法通过非手术治疗控制。

手术原则为彻底清洗腹腔、疏通胆道及充分引流。手术治疗包括传统开腹手术及腹腔镜手术。腹腔镜手术创伤相对小、并发症发生率低，可用于腹腔镜胆道手术后胆瘘，尤其是腹腔镜下胆囊切除术后胆瘘的诊疗。

腹腔镜胆囊切除术后胆瘘的手术修复推荐在胆瘘发生后72h内或6周后进行，以减少胆管狭窄。胆管损伤的手术方式包括留置T管，以达到桥接瘘口及胆汁外引流的目的，同时术中可经T管造影，明确胆瘘具体部位；最直接的手术方式为损伤胆管的端端吻合；也可由经验丰富的肝胆外科医师行Rouxen-Y肝肠吻合术。胆汁瘤的手术治疗包括瘤体切开冲洗及外引流等。

十二、预　　防

由于胆瘘常导致较为严重的后果，给患者造成再次手术的打击，甚至病情无法逆转，因此从技术层面结合胆瘘形成的原因谈论其预防措施实属必要，应从首次胆道手术的前、中、后3个环节着手，可参考的预防措施有以下几方面。

（一）术前

术前应针对炎症、营养不良、糖尿病者，以及长期应用激素者作适当术前准备；手术操作医师需规范手术操作，提高专业性，对胆道的局部解剖进行明确。

（二）术中

术中确保手术最佳视野，手术操作需轻柔，避免对周围软组织的损害，谨慎下刀及结扎，在术后采用无菌敷料于创面进行贴敷，静观 10～15min，观察纱布有无黄染情况，若出现黄染情况，则判定为胆漏，应及时给予治疗干预。

（三）术后

术者对疾病病理变化与复杂情况于术前及术中有正确的判断，评估患者胆瘘继发的风险。

十三、管理与护理

临床实践中需依据临床表现及治疗需求进行防治干预、管理与护理，最大程度地避免术后胆瘘及严重并发症的发生。

对 T 形管的留置需注意个性化选择。确保吻合组织，引流管留置时需加强患者健康教育，避免因患者因素导致非计划脱管事件；加强引流管长度的管理，避免因患者活动时导致脱管。

术后加强营养管理，给予患者营养干预，于肠道功能未恢复之前采用 TPN，依据肠道蠕动功能恢复情况，营养干预手段由 TPN 向 EN 转移，食物由流质食物向正常食物过渡；加强家属饮食营养讲解，注意日常饮食的搭配，提升患者食欲。

开展术后并发症防护护理指导，重视胆瘘发生因素，术后 6d 内为高风险期，定期对患者机体情况进行检测；医务人员须具备扎实的专业基础及应急能力，在发现胆瘘情况后及时给予应对，提高治疗时效性。

对发生胆瘘的患者，纠正水、电解质、酸碱平衡紊乱和负氮平衡、控制感染，以及建立有效的腹腔引流和胆道引流是治疗胆瘘的关键。如果考虑合并腹腔感染，应积极行腹部影像学检查及病原体培养，应用敏感抗生素。

根据胆瘘对患者临床治疗的影响，国际肝脏外科研究组（International Study Group of Liver Surgery，ISGLS）的术后胆瘘定义与分级，将胆瘘分为 A、B、C 三级：A 级为胆瘘对患者临床治疗无影响或影响较小；B 级为胆瘘对患者临床治疗影响较大，需进一步采取内镜或介入治疗或 A 级胆瘘持续＞1 周；C 级为患者需再次行手术治疗。

A 级胆瘘病程短（＜7d）且几乎不影响患者的术后管理，而 B、C 级胆瘘则与临床密切相关，通常意味着病程迁延或治疗决策的改变。因此，对 B、C 级胆瘘的早期识别进而有效干预有重要的临床意义。对于 B 级胆瘘，ERCP 治疗是安全、有效的一线处理方案，但不适用于肝肠吻合口瘘。

胆瘘的观察指标包括胆瘘发现时间与方式；胆瘘及狭窄位置；ERCP 及 PTBD 相关并发症；腹腔引流管、ENBD 导管或 PTBD 导管拔出时间（自 ERCP 或 PTBD 时算起）；是否有新发狭窄。

胆瘘临床治愈指标为完全拔出腹腔引流管、ENBD 及 PTBD 等外引流导管。ERCP 或 PTBD 相关技术胆瘘治愈指标为某种引流方法使得胆瘘临床治愈，中途未更换其他方法。

十四、小 结

胆瘘的初期处理直接影响到整个治疗过程和治疗结果。胆瘘的处理不单是瘘口的愈合，还应该考虑到狭窄处理及术后胆道感染的风险。在诸多的治疗方式中，如何以安全、有效、创伤小的措施达到上述治疗目的，如何为患者选择最佳治疗方案目前仍有争议。"损伤控制外科"（damage control surgery，DCS）的理念对于处理胆瘘等类似棘手问题有较为迅速的普及和应用。正如黎介寿院士所指出的"外科医师施行手术时力求首次手术获得成功是第一追求的目标，但是在病变、患者情况、技术条件、后续治疗等客观条件不具备时术者应实事求是地以患者利益为重谨慎地选择损伤控制性手术，为后续治疗创造良好的条件"。一旦确定胆瘘 DCS 治疗方案，首次手术即应以控制出血和感染为主仅进行简单的管道修补，通过结扎或连续缝合暂时修补空腔脏器，为后续的治疗创造条件，赢得时间。

胆瘘（biliary fistula）和胆漏（biliary leakage）的术语不管在中文文献还是外文文献都是存在的，易引起混淆。编者认为 biliary leakage-biliary fistula 从其英文释义中可知其存在的差异及联系：早期胆汁或者含有胆汁的液体漏出为胆漏，当形成窦道时则为瘘，故呈现出事件-结果的关系。

随着胆道外科相关研究的深入，当前胆道系统不能简单地认为只是一条输送胆汁的通道，而大、小胆管的胆管细胞并非是单一的，它们对损伤的应答反应有其各自的特点，而且胆管细胞再也不能认为只是旁观者，实际上它积极参与到了各类肝胆病发生与发展的进程中。

近十余年来，加速术后康复（enhanced recovery after surgery，ERAS）的理念深入人心。术前应用 ERAS 理念审慎评估患者术后胆瘘的危险因素，并提前进行干预，从而降低术后胆瘘的发生率不失为知行合一的体现。

（王铁征　栗光明　李　宁）

参 考 文 献

任杰, 郑荣琴, 2016. 肝移植术后胆道并发症的超声诊断进展. 器官移植, 7(3): 167-170.

中华医学会消化内镜学分会, 中国医师协会内镜医师分会, 北京医学会消化内镜学分会, 2020. 中国胆瘘消化内镜诊治专家共识 (2020, 北京). 中华胃肠内镜电子杂志, 7(3): 108-116.

Koch M, Garden OJ, Padbury R, et al, 2011. Bile leakage after hepatobiliary and pancreatic surgery: a definition and grading of severity by the International Study Group of Liver Surgery. Surgery, 149(5): 680-688.

第十一章　胆道出血

胆道出血（hemobilia）是上消化道出血较为少见的原因之一，发生率位于消化性溃疡、门静脉高压、急性胃黏膜糜烂之后，居第 4 位。因其病因复杂，临床症状不典型，故诊断相对困难。格利森（Glisson）于 1654 年首次报道胆道出血，描述了一位贵族在剑战中腹部右上象限遭受致命打击，导致消化道大量出血且 1 周后死亡，通过尸检发现出血原因是肝破裂。1948 年桑德布卢姆（Sandblom）首次使用"hemobilia"（胆道出血）一词定义并描述胆道出血。

一、定　义

胆道出血是指各种原因导致胆道与伴行血管间形成异常通道（瘘管/病理性通道）引起的上消化道出血，主要临床表现为腹痛、黄疸及上消化道出血。由于病因和个体差异，临床表现多不典型，结合病史及多普勒超声、CT、选择性腹腔动脉造影、电子内镜等检查有助于明确诊断。

二、病　因

导致胆道出血的病因很多，主要有医源性、外伤性、感染性、肿瘤性及先天性血管发育异常，部分病例原因不明。国内胆道出血主要由胆囊结石和（或）感染引起，国外主要由外伤引起。1972 年桑德布卢姆（Sandblom）报道的胆道出血病例中，38% 的患者由意外创伤引起。目前，随着介入放射治疗的应用和发展，50%～65% 的胆道出血因医源性损伤引起，如经皮肝、胆管及胰腺穿刺术，以及 ERCP、外科手术等。医源性损伤已成为胆道出血的主要病因。

（一）医源性损伤

医源性损伤所致的胆道出血，主要为介入性诊断及治疗，以及手术治疗的并发症，目前呈现增长趋势。介入治疗如经皮肝穿刺胆道造影及引流（PTC、PTCD）、ERCP、肝穿刺活组织检查等，因肝动脉、肝门静脉分支与胆管毗邻且通常伴行，穿刺针及导管通过这些结构时可能导致假性动脉瘤、动静脉瘘或动静脉-胆管瘘形成，进而引起胆道出血。国内文献报道 ERCP 术后胆道出血率达 4.2%。因此，在进行此类操作时应有效避开大血管、准确穿刺胆道，操作者娴熟的技巧和穿刺入路的准确性对降低血管损伤及胆道出血的发生有极大帮助。外科手术包括腹腔镜手术、肝胆胰手术、肝移植等。据报道，腹腔镜胆囊切除术具有合并损伤胆道和血管的风险，而胆囊三角解剖变异和术中粘连是腹腔镜胆囊切除术后胆道出血的危险因素。腹腔镜胆囊切除术中胆囊三角区的钝性分离和精细解剖，根据术中情况合理运用手术操作，灵活处理各类胆管解剖结构，可有效预防和降低胆管损伤及出血。

（二）外伤性

肝外伤引起胆道出血在 20 世纪 40 年代已有报道。据统计，钝性多发伤患者肝损伤的发病率为 1%～8%，钝性肝损伤可导致肝实质破坏的同时周围胆管和血管受损，胆瘘和血肿会减缓肝脏愈合，最终腔壁坏死可能导致邻近结构的侵蚀并引起胆道出血。肝动脉、肝门静脉损伤可导致假性动脉瘤形成，逐渐侵蚀胆管，也可引起迟发型胆道出血。韦伯（Weber）等曾报道因车祸致胆道出血的患者，持续黑便，多次检查均未明确病因，3 周后出现迟发型胆道大出血伴失血性休克而再次入院，经检查发现因损伤肝动脉形成动脉-胆管瘘，而致持续性出血。外伤导致胆道出血量较大，且多致生命体征不稳定。因此，当怀疑存在胆道出血时，应及时行相关检查以明确病因，避免因漏诊而延误治疗。

（三）肿瘤性

肝癌或胆管癌侵蚀周围的血管并溃破入胆道，可引起胆道出血。肿瘤性胆道出血既往较少见，但其发生率随着近年肝胆肿瘤发病率的增加而逐年上升。基姆（Kim）等报道的37例胆道出血患者中，肝细胞癌14例、胆管癌和胆囊恶性肿瘤12例，提示肝、胆管恶性肿瘤引起胆道出血的发病率仍较高。也有报道胆管囊腺癌可致复发性胆道出血，且发病年龄较大，多无明显症状，易被漏诊。因此，对于反复出现胆道出血且年龄较大的患者，应考虑肿瘤性因素。此外，用于破坏肿瘤组织的射频消融术（RFA）治疗也可损伤正常组织，经皮RFA治疗肝肿瘤后胆道出血并不少见。有报道在267例经CT引导RFA治疗肝肿瘤的患者中，22例操作中即可发现胆道出血，且大多数为自限性。临床上该术式较超声引导RFA胆道出血发病率高，可能由于CT检查应用率高所致。术前输注血小板并仔细规划穿刺路径有助于减少胆道出血的发生。

（四）感染性

肝内、外胆管结石及寄生虫感染（包括血吸虫病、胆道蛔虫病、棘球囊虫病）导致胆管梗阻并发胆管炎、胆囊炎、胰腺炎及肝脓肿等引起胆道出血者多见。炎症导致假性动脉瘤形成可引起胆道出血，且长期慢性炎症刺激易使胆管狭窄。有报道因肝多发脓肿致胆道大出血患者迁延不愈，其主要致病原因为脓肿侵及周围血管破溃后引起胆道出血。

（五）其他

肝动脉瘤破裂、血管发育异常、胆囊息肉合并脑白质营养不良、凝血功能异常等均可致胆道出血。既往文献报道患者因出现胆囊扩张合并血性胆汁，行急诊胆囊切除术与经胆囊管引流，术后经病理诊断为黏膜下恒径动脉破裂出血（Dieulafoy病），提示Dieulafoy病也可引起胆道出血（直径异常大的正常血管，在其基底处隆起并出现纤维蛋白样坏死样黏膜缺损），其与缺血性胆囊炎的病变有关。可见，侵及胆管及其周围血管的各种疾病均可能导致胆道出血。

此外，胆道出血根据病因和部位，通常分为肝内和肝外两类。90%的胆道出血来自肝内，来自肝外胆道及胆囊者较少见。肝内胆道出血的原因主要有化脓性胆管炎、胆管溃疡、肝内胆管结石、胆道蛔虫、肝损伤（包括医源性损伤和肝外伤）、肝脓肿、肝肿瘤、肝动脉血管瘤、凝血功能障碍；肝外胆道出血的原因主要有急性化脓性胆管炎、胆总管溃疡、胆总管结石、胆道蛔虫、手术后出血（胆总管切开后管壁出血、T形管压迫胆管壁溃烂、各种胆肠吻合口出血、逆行胆管造影后出血）、急性出血性胆囊炎、胆囊结石、肝外胆道系统肿瘤（胆囊癌、壶腹周围癌、胆囊良恶性肿瘤）。

三、临床表现

本病患者多有胆道感染、肝胆手术（外伤）和出血性疾病史。胆道出血的临床表现与出血量和出血速度有关。周期性发作的消化道出血是胆道出血的特点。胆道出血的典型症状为黄疸、上腹疼痛和消化道出血，即昆克（Quincke）三联征。胆道出血缓慢且量少时一般无典型临床表现，可表现为血便或粪便隐血试验阳性，诊断困难。大量出血后胆道压力增高，血凝块刺激可导致患者出现胆绞痛、黄疸和上消化道出血的Quincke三联征。随着两侧压力的变化，导致出血-出血停止-血块自溶脱落—再出血（5～14d），故患者可表现为间断性或5～7d周期性出血。当胆道梗阻伴有胆道内高压，胆道严重感染、肝外伤、医源性操作后出现上消化道出血等情况时，均应警惕胆道出血的可能性。

（一）症状

本病患者有发热、寒战、黄疸和上腹绞痛后出现呕血、黑便，伴肩背部放射痛；出血反复出现，呈现周期性；大出血时可表现为失血性休克的一系列征象。

（二）体征

本病体征可见贫血貌、皮肤巩膜黄染；右上腹压痛、肌紧张，肝脏、胆囊肿大有触痛；肠鸣音活跃；休克征。

（三）并发症

本病并发症较少见，主要包括胆囊炎、胆管炎、胰腺炎、肝脓肿等。

四、诊断与鉴别诊断

根据病史、临床表现及相关辅助检查，一般

可明确诊断。应与胃、十二指肠溃疡出血及食管胃底静脉曲张破裂出血、胃癌出血等鉴别。凡上消化道出血在排除了食管、胃、十二指肠等出血原因外，应考虑是否存在胆道出血。肝癌引起的胆道出血少见，故易被忽视或误诊，当肝癌患者同时出现腹痛、黑便及黄疸时，要高度警惕胆道出血的可能性。

五、辅 助 检 查

（一）血常规、粪便隐血试验

血常规提示红细胞、血红蛋白下降，白细胞计数及中性粒细胞数升高，粪便隐血试验阳性提示消化道出血。

（二）血管造影

选择性肝动脉造影被认为是诊断胆道出血的首选方法，确诊率达90%以上，其可直接从诊断续贯治疗，即经动脉栓塞，栓塞成功率超过80%，且患者耐受性好，风险小。与超声、ERCP、CT、内镜等辅助检查相比，血管造影对于出血部位的显示具有独特优势，对胆道出血的诊断具有较高的敏感性。当出血量>0.5ml/min时，肝动脉造影可准确发现出血部位及其来源，亦可明确动脉变异情况，是诊断原因不明胆道出血的重要方法。胆道造影通过胆道引流管注入造影剂，主要用于胆道-门静脉瘘的检测，是诊断胆道出血的另一种较为直观的方法。

（三）CT扫描

CT在胆道出血诊断中具有重要意义，尤其在肝钝性外伤及胆囊切除后患者中应用较多。腹部CT可见腹腔内出血、胆管内的血凝块、胆管扩张、右肝动脉假性动脉瘤、造影剂外溢、胆管壁增厚、肝右叶低灌注等。肝内假性动脉瘤通常较小，不易被发现，其邻近肝实质受损或肝内血肿形成可通过CT发现，因而有助于鉴别诊断；肝外动脉形成的假性动脉瘤较大，CT较易发现，可作为辅助诊断。

（四）超声内镜

超声内镜可排除来自食管、胃和十二指肠引起的消化道出血，直接看到十二指肠乳头有血液流出而诊断胆道出血，但要确诊胆道出血的病因和具体部位尚有一定困难，需辅助其他检查方法。超声内镜在影像学诊断、ERCP及PTC不成功或无法确定的隐性胆道出血诊断中有一定价值。

（五）ERCP

ERCP在胆道出血诊断及治疗中具有一定价值。有研究表明，其在胆道出血的诊断率接近60%。ERCP直视十二指肠乳头开口处血凝块附着及新鲜血液流出即可明确诊断，同时可行经内镜鼻胆管引流，引流积血或冲洗胆道。因ERCP并发症较多，操作中易引起胆道大出血，目前很少作为诊断性操作。

（六）超声

超声检查可发现胆道出血的病因，如胆管结石、肿瘤、蛔虫等病变，通过是否可见扩张动脉的血流，评估是否存在胆囊积血，但其对胆道出血的诊断不明确，胆道血块易被误诊为胆总管结石，且无法清晰显示胆总管及远端胆管。由于新鲜血凝块回声与肝脏本身相差不大，有时亦可被误诊为软组织肿块。因此，超声在诊断胆道出血方面的效果较差，更不适用于肥胖患者。

六、治 疗

（一）非手术治疗

非手术治疗包括输血、止血、抗休克及营养支持治疗，应用足量的广谱抗生素，同时做好手术前的准备。适应证包括：①首次出血或出血量不大。②出血前无梗阻性黄疸或化脓性胆管炎病史者。③已行手术探查，经选择性动脉造影、T形管造影，纤维内镜检查出血病灶仍不清楚者。④全身情况差不能耐受手术者。具体治疗方法包括：①防治休克，补充血容量，输血、止血，维持水、电解质平衡。②抗感染治疗。③置有T形管者可行止血药物胆道灌注治疗，用过氧化氢溶液15~30ml（等量生理盐水稀释）冲洗T形管；或肾上腺素2~4mg加生理盐水100~200ml经T形管滴入。

（二）介入治疗

对于出血量较大、非手术治疗无效的患者，可给予介入治疗和（或）外科手术治疗。选择性或超选择性肝动脉造影及栓塞术是胆道大出血诊断及治疗的重要方法，因其具有出血定位准确、疗效确切、创伤小、并发症少等优点，在很多情况下已替代了手术治疗，成为首选（图3-11-1）。对一般状况较差、生命体征不平稳的患者主张TACE作为治疗的初步措施，待出血停止且病情稳定后，可根据病情需要考虑是否需进一步手术治疗。TACE是目前胆道出血后血流动力学不稳定患者的首选治疗方案，因其可同时栓塞出血动脉的近端及远端，所以能有效防止血液反流导致出血动脉及其分支再次出血。栓塞用的材料包括明胶海绵、无水乙醇、正丁基-2-氰基丙烯酸酯、可拆卸球囊和线圈。目前，明胶海绵和线圈是最常用的材料，因为仅用明胶海绵栓塞很少能达到绝对止血效果，容易引起再出血，通常是两者结合使用，以避免再次出血。若假性动脉瘤形成，选择性栓塞血管尽可能接近假性动脉瘤是比较理想的，这样既能够降低胆道出血复发的风险，又能够降低肝坏死的可能性。

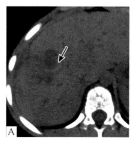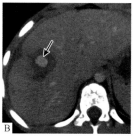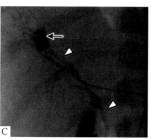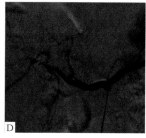

图3-11-1　肝外伤修补术后14d医源性胆道出血栓塞前后

A. 平扫CT可见肝右叶类圆形混杂密度影，其内可见环形稍高密度出血（黑箭头）；B. 增强CT可见病变中心强化的假性动脉瘤影（黑箭头）；C. 选择性肝右动脉造影可见A8分支的类圆形假性动脉瘤影（黑箭头），并见相沟通的胆道显影（白箭头）；D. 以明胶海绵颗粒和弹簧圈栓塞后造影，假性动脉瘤和胆道瘘消失

（三）手术治疗

1. 适应证　①出血量大，伴失血性休克且不易纠正者；②合并梗阻性化脓性胆管炎，非手术治疗不能控制者；③肝动脉栓塞无效者；④有原发病灶需手术处理者；⑤胆囊内病变引起出血者。

2. 手术时机　①如出血病灶定位明确，术前已作好准备，可择期或出血间歇期手术；②非手术治疗中出血周期越来越短，或出血量大伴休克，抗休克治疗难以纠正，应急诊手术。

3. 手术　①目的：进一步明确是否有胆道出血；明确是肝内或肝外胆道出血或胆囊出血；明确出血来自哪一侧肝内胆管，或两侧肝内胆管；了解出血原因。②探查：对肝脏表面、胆囊、肝外胆管的视、触诊；探查胰腺是否肿大、有无结节、包块；探查胆总管，清除积血或血块，明确出血来自哪一侧胆管，借助术中胆道镜或术中胆道造影，辨明出血部位、出血原因。③方式：依照病变及出血部位是否明确、技术条件是否具备，依次考虑的手术方式如下：第一，肝动脉结扎术，适用于不能切除的肝肿瘤或胆管癌所致的出血；出血虽来自一侧肝叶、段，但患者情况差，不宜行肝叶、段切除者；术中出血已停止，但对出血部位判断不清的肝内胆道出血。第二，肝叶、段切除术，适用于病变

局限于一侧、一叶、一段并确认出血来自于一侧、一叶、一段胆管，可行相应的肝叶、段切除术。第三，胆囊切除术，适用于胆囊内出血者。第四，胆总管引流术，适用于炎症、结石所致胆道出血，以及血量不大或胆道感染严重者，以便经T管灌注止血药物等。

4. 术后治疗　①调节水、电解质平衡；②应用广谱抗生素；③保肝治疗；④营养支持治疗；⑤止血；⑥密切随访。

七、预　　防

胆道出血治疗效果肯定。短时间内大出血死亡率高。预防胆道出血首先要消除病因，正确处理肝外伤；细针穿刺活检，避免反复多次穿刺；及早治疗肿瘤、结石及寄生虫等慢性感染及炎症性疾病。

八、词　　表

PTC: percutaneous transhepatic cholangiography，经皮穿刺肝胆道成像

PTBD: percutaneous transhepatic biliary drainage，经皮经肝穿刺胆道引流术

ERCP: endoscopic retrograde cholangiopancreatography，经内镜逆行胆胰管成像

RFA：radiofrequency ablation，射频消融术

MRCP：magnetic resonance cholangiopancrea-tography，磁共振胆胰管成像

EST：endoscopic sphincterotomy，内镜十二指肠乳头括约肌切开术

ENBD：endoscopic nasobiliary drainage，内镜鼻胆管引流

CSEMS：covered self-expandable metal stent，覆膜自扩张金属支架

EBS：endoscopic biliary stent，胆管支架置入术

（李文磊 栗光明 李 宁）

第十二章 胆囊腺肌瘤

一、定　义

胆囊腺肌瘤（adenomyoma of the gallbladder）又称胆囊腺肌症、胆囊腺肌病，是一种以腺体和肌层增生为主的良性胆囊疾病，属胆囊非炎症、非肿瘤增生性疾病。该病以慢性增生为主，兼有退行性改变。具体的原因尚不明确，但其属于良性疾病，一般不会出现恶变的情况。

二、分　类

根据病变累及范围分为3型。①局限型：又称底部型，最常见，发生于胆囊底部，囊壁呈局限性增厚。②节段型：发生于胆囊体、颈部，呈环状或半环状生长，增厚的胆囊壁中段出现环状狭窄，将胆囊分隔成相互连通的2个小腔，以致胆囊形似葫芦。③弥漫型：最少见，整个胆囊壁呈弥漫性增厚。胆囊腺肌瘤临床并不少见，女性多发。

三、病　因

本病确切病因尚不明确。关于发病机制有以下几种观点：①胆囊神经源性功能障碍：胆囊动力学异常，胆囊颈部括约肌痉挛，胆汁排出受阻导致胆囊内压升高，黏膜陷入肌层形成憩室和肌层增生肥厚。②胚胎期胆囊芽囊化发育不全。③感染：慢性炎症刺激胆囊，异位上皮生长。

四、病　理

本病胆囊壁增厚，可达正常的3～5倍，通常为0.5～1.0cm，甚至>2cm。胆囊壁黏膜和腺体增生并突入增厚的肌层扩大成囊，形成壁内憩室样改变，即罗-阿窦，大者约0.3cm，可与胆囊腔相通或不相通，窦内可合并结石、炎症。壁内憩室、囊肿和罗-阿窦增多。

五、临床表现

本病多无症状，常在体检做超声时发现。少数患者可表现为消化不良、食欲减退及右上腹饱胀不适，尤进脂肪饮食时加重，若伴胆囊炎症或结石，可有类似胆囊炎的表现。腹部检查多无阳性体征。

六、诊　断

本病的诊断主要依靠影像学检查。B超检查为首选方法，可见胆囊壁弥漫性增厚，节段性改变或局限性改变，壁内常见大小不一的无回声暗区（罗-阿窦）、细小高回声伴"彗星尾"征或回声增高区（胆固醇沉积），合并胆囊壁间结石和胆囊内结石者可伴高回声。

七、鉴别诊断

此病应与以下疾病进行鉴别。①厚壁型胆囊癌：增厚的胆囊壁不规则或结节状突起，无壁内小囊状改变。②慢性胆囊炎：胆囊壁均匀增厚，无罗-阿窦表现，胆囊功能检查提示收缩功能减退或消失。③胆囊腺瘤和胆囊息肉：局限型胆囊腺肌症多局限于胆囊底部，其形态常因胆囊的膨大与收缩而变更，且常见罗-阿窦，而腺瘤和息肉无此现象。④与一些胆囊扭曲、先天性胆囊隔膜等的鉴别。

八、治　疗

一般不需处理，应定期行超声检查。有胆汁淤积和感染者可用消炎利胆药物，出现下列情况者应考虑行胆囊切除手术：①胆囊壁厚>1cm；②临床症状明显或与结石并存；③短期内病变增长较快；④过大的胆囊腺肌症也建议尽早地给予手术治疗。如果在手术中发现其有恶变的可能性，则需要进一步行胆囊癌根治术。

（段钟平　崔石昌）

参考文献

苏忠学, 吴亚先, 2013. 实用肝胆外科学. 北京: 世界图书出版公司.

第十三章 胆囊憩室

一、定 义

胆囊憩室（gallbladder diverticulum）是指胆囊壁局部向外突出形成的圆形或椭圆形隆起，多位于胆囊底部或颈部，通常单发。本病是少见的胆囊疾病。

二、分 类

胆囊憩室可分为真性憩室和假性憩室。①真性憩室：又称先天性憩室，较为罕见。憩室壁具有胆囊壁的各层结构，超声下可见黏膜层、肌层和浆膜层，通常发生在有血管穿透且较薄弱处。可能与肝囊管的发育不良有关，这种囊管在胚胎期可变为胆囊的芽样外囊，通常位于胆囊的肝面，随胆囊旋转囊管转到胆囊的游离面，憩室即由这种囊管形成，并可渗入肝实质；此外，可能是胆囊在胚胎发育过程中存留横向的不完全间隔。②假性憩室：又称后天性憩室。胆囊炎、胆石症等致局部胆囊壁变性膨隆，超声下见胆囊壁只有黏膜层和浆膜层，无肌层或无完整肌层。黏膜层疝入肌层，而浆膜层表面无异常者称壁内憩室，又称罗-阿窦。

三、临床表现

本病一般无症状。憩室内胆汁排空不畅，易沉淀凝结而形成结石，并可致炎症、穿孔等并发症，出现右上腹疼痛及压痛、墨菲征阳性，甚至腹膜炎。

四、诊 断

本病的诊断主要依靠 B 超：①胆囊大小正常或不同程度地增大；②胆囊局部向外突出，多呈变形的多囊结构，或呈圆形、半圆形或椭圆形，直径为 0.6~2.0cm；③小囊肿内为液性暗区，且与胆囊相通；④小囊肿内可有强光团（即结石），胆囊壁毛糙、增厚。腹部 CT 也可见与胆囊壁相通的囊肿，囊肿内为低密度影。磁共振成像特别是 MRCP 已成为诊断的主要手段，在 MRCP 上罗-阿窦表现为特征性的珍珠项链征，准确率明显高于超声和 CT。胆囊憩室应与双胆囊、分隔胆囊、胆囊邻近区的肝囊肿鉴别。

五、治 疗

对无症状及无炎症或结石等并发症者可不处理，定期 B 超检查。一旦出现结石或急、慢性胆囊炎，应行胆囊切除术。

（段钟平　崔石昌）

第十四章　胆囊积气

一、定　义

胆囊积气（pneumo-gallbladder）是指气体在胆囊壁内或胆囊腔内过多集聚，又称气肿性胆囊炎（emphysematous cholecystitis），是胆囊少见而严重的并发症之一，多见于体弱的老年人和糖尿病患者。

二、病　因

目前认为，该病为继发性疾病，该病病因较为复杂，主要包括：①胆道感染的细菌产生气体，如难辨梭菌、产气荚膜杆菌、大肠埃希菌和厌氧性链球菌的感染等，胆囊积气前及积气过程中常有胆石症和急性胆囊炎等。②胆囊与肠道间存在瘘管。胆囊炎致胆囊壁与周围器官产生粘连、囊壁溃疡、坏死和慢性穿孔，肠道气体和产气细菌进入胆囊，或胆管结石通过瘘管进入肠道。③胆囊壁缺血。

三、临床表现

患者常有一般急性胆囊炎的临床表现，伴有明显的感染中毒表现，如寒战、高热、白细胞数显著增多伴中性粒细胞比例增高。胆囊壁坏死者易发生穿孔，可有右上腹痛加重，伴肌紧张和反跳痛。并发症有胆道出血、梗阻性黄疸、气腹和腹腔脓肿等。

四、诊　断

腹部 X 线平片、超声和 CT 可见胆囊窝部位有气体，以 CT 提供的信息最有价值，不仅可见胆囊内气体和液平，还可见胆囊破裂部位和气腹。

五、治　疗

本病应急诊手术切除胆囊和应用敏感抗生素积极给予抗感染治疗。全身情况差不宜行胆囊切除者可做经皮胆囊穿刺引流，但有引发局部皮肤和软组织感染甚至累及肌肉和骨骼的可能。此病病死率为 15%～25%。与无胆囊积气者相比，此病患者发生胆囊壁坏死的风险增加了 30 倍，发生胆囊穿孔的风险增加了 5 倍。

（段钟平　崔石昌）

第十五章　胆囊积水

一、定　义

胆囊积水（hydrops of gallbladder）又称胆囊黏液囊肿，是由于各种胆囊病变导致胆囊管梗阻、胆汁淤积，胆色素逐渐被吸收，并为胆囊黏膜分泌的黏液所替代。胆囊内充满透明黏液，使胆囊越来越胀大，就形成胆囊积水，可分为炎症性积水和非炎症性积水。

二、病因及发病机制

胆囊积水一般为胆管结石阻塞胆囊管所致，胆囊颈部肿瘤导致梗阻也可引起胆囊积水。炎症性胆囊积水是胆囊管结石嵌顿，胆汁流出受阻的急性胆囊炎伴积水。胆汁潴留致胆囊黏膜受损，上皮细胞内的酶释放，激活炎症介质，胆囊壁产生的炎性渗出液致胆囊腔扩张、囊壁变薄。炎症后期胆汁内的胆色素被囊壁吸收，胆囊腔内充满无胆色素的、较为稀薄的无色胆汁。

三、临床表现

胆囊管结石嵌顿和急性胆囊炎不伴胆总管阻塞者，可无黄疸或仅有轻度黄疸，查体右上腹有压痛伴墨菲征阳性。急性胆囊炎后的胆囊积水，有10%发生胆囊破裂。非炎症性非结石性胆囊积水见于婴幼儿，患儿可有恶心、呕吐和腹痛等，查体有右上腹压痛，并可触及胆囊。

四、诊　断

超声检查示胆囊增大，肿大的胆囊内显示液性暗区。结合患者临床表现和超声检查可作出诊断。

五、治　疗

本地患者症状多数可自行缓解，但病程可能较长。需密切观察病情和超声随访。

（段钟平　崔石昌）

第十六章 胆囊积脓

一、定义

胆囊积脓（empyema of gallbladder）是指胆道结石阻塞引起胆囊化脓性细菌性感染，胆囊内充满脓液，常见于糖尿病患者。

二、病因

胆汁富含免疫球蛋白，具有抑菌作用，同时胆汁缺少可供细菌生长的能量物质，即使少量细菌进入胆道，也会随胆汁流排入十二指肠。若胆道结石导致胆汁潴留，细菌可大量繁殖。结石嵌顿胆囊管致急性胆囊炎者，约50%的患者胆汁细菌培养阳性。细菌来源包括血液、肝胆、肠道或邻近器官感染后蔓延。致病菌可能有多种，通常都含大肠埃希菌。

三、临床表现

患者可有急性胆囊炎和急性化脓性胆管炎表现，可有剧烈腹痛、寒战、高热和白细胞计数增多，但早期不一定有明显黄疸。中毒症状包括麻痹性肠梗阻、重度腹胀、肠鸣音减弱或消失。可并发胆囊穿孔、胆囊周围脓肿和瘘管形成。

四、诊断

超声检查是本病重要的诊断方法，可见胆囊增大、胆囊壁增厚（>4mm）和胆囊周围积液，应注意与腹水和低蛋白血症的表现进行鉴别。CT检查可提供胆囊及其周围的病变情况，可见胆囊周围积液和脓肿的位置、大小及与邻近器官的关系。

五、治疗

本病应给予抗感染、穿刺引流及胆囊切除术治疗。根据脓液涂片的初步判断，结合临床经验选用抗生素，通常采用广谱抗菌药物，如人工合成的碳青霉烯类抗生素（美罗培南、亚胺培南、西司他汀）或喹诺酮类抗菌药。胆囊积脓者术后易合并感染。

（段钟平　崔石昌）

第十七章　瓷样胆囊

一、定　　义

瓷样胆囊（porcelain gallbladder）是以胆囊壁钙化为特征的慢性胆囊炎，因完全性胆囊壁钙化看似呈瓷瓶样而命名，肥胖女性多见。

二、病　　因

据报道，在胆囊切除标本可检出瓷样胆囊的比例约为 0.14%。一般长期反复胆囊炎症后形成钙化，60% 伴胆囊结石。胆囊壁钙化分为完全性壁内钙化和选择性黏膜钙化。

三、临床表现

本病通常无症状，也可有慢性胆囊炎相关的表现，如右上腹痛或结石所致胆绞痛。

四、诊　　断

X 线腹平片、CT 和超声可见胆囊壁钙化，囊壁可厚达 5mm。病理检查偶见囊壁上皮嗜酸性粒细胞异样增生。PET-CT 可见恶性病变的胆囊壁摄取放射性，而良性病变显像为阴性，

五、治　　疗

本病患者有并发胆囊癌的风险，故建议外科手术治疗。

（段钟平　崔石昌）

第十八章 胆囊先天性畸形

一、定　义

胆囊先天性畸形（congenital anomalies of gallbladder）指胚胎发育的胆囊数目、形状和位置异常。

二、分　类

1. 双胆囊　双胆囊发生率为2.5/10 000，完全双胆囊为两个胆囊完全分开，两个胆囊管汇合后或分别进入胆总管（图3-18-1）。

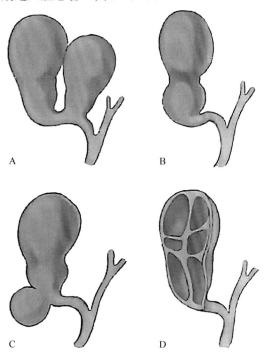

图 3-18-1　胆管分支发育相关的解剖变异示意图

A. 双胆囊；B. 双叶胆囊；C. 胆囊颈憩室；D. 内分隔胆囊

2. 双叶胆囊　双叶胆囊为两个胆囊腔在基底部分开，在颈部汇合进入胆总管。

3. 胆囊颈憩室

4. 内分隔胆囊　内分隔胆囊可完全分开，但有部分或完全分隔，分隔可为横向（沙漏状胆囊）或纵向。隔膜胆囊可能源于内胚层不完全空泡化。

胆囊胚芽发育不全可致胆囊发育不全，多数与肝外胆道闭锁并存，若无胆道闭锁，需排除肝内胆囊或左侧胆囊。胆囊胚芽发育异常可能导致胆囊管发育异常。双胆囊管可能与一个单独的非分隔胆囊连接，然后加入胆总管或肝右管。胆囊管缺失者胆囊颈直接与胆总管连接，胆囊切除术时，胆总管易被误认为是胆囊管，致胆总管的部分被切除。

尾芽（形成胆囊及胆囊管）的异常偏移可致胆囊位置变异：若尾芽在头芽（后形成的肝脏）前形成，可被埋在肝组织内，形成肝内胆囊；若尾芽在头芽后形成，将形成漂浮胆囊（完全被腹膜覆盖），通过系膜悬挂于肝脏，有发生扭转的危险。左侧胆囊罕见，可能为全腹腔器官位置逆转或胆囊位置单独逆转的结果。胆囊也可出现在镰状韧带、腹膜后及腹壁。无论胆囊位置如何，多数情况下胆囊管会在相对正常的位置进入胆总管。

三、诊断及治疗

通常无临床症状，合并胆结石者可出现相应症状。通过超声或ERCP可诊断此病。无合并肝外胆道闭锁者，需除外肝内胆囊或左侧胆囊。对有症状者应手术切除畸形胆囊，术中发现解剖结构不明或异常者应行术中胆管造影。

（段钟平　崔石昌）

参考文献

吴泰璜, 2013. 实用肝胆外科学. 北京: 世界图书出版公司.

第十九章　胆总管囊肿

一、定　义

胆总管囊肿（choledochal cyst）又称先天性胆管扩张症、胆总管囊性扩张，是临床上最常见的一种先天性胆道畸形，主要累及胆总管，也可以与肝内胆管扩张并存。女性发病高于男性，约占总发病率的60%～80%。近年来，随着影像学技术与设备的发展，此病的诊断率逐渐增加。癌变率为10%，较普通人群高10～20倍。

二、病因及发病机制

本病的病因尚不明确。发病机制有如下几方面。①遗传因素：胚胎期胆管上皮闭塞过程中远端细胞增殖快于近端，胆管树空腔化后近段出现异常扩张或远端狭窄。该病有家族聚集倾向，孕早期可

发现胆道囊肿，同时存在双胆总管、双胆囊、多分隔胆囊、胆道闭锁、先天性肝纤维化及环状胰腺等异常情况。②异常胰胆连接：在胰胆连接进入十二指肠壁的发育过程中，移位不完全可导致胰管在胆总管近端插入，从而形成较长的共同通道。胆道造影证实95%的患者存在这一现象。这种异常连接不受奥狄括约肌限制，故胰液可反流至胆总管，发生酶解和炎症反应，破坏胆管壁导致囊样扩张。

三、分　型

根据胆管扩张的部位、范围和形态，可分为5型。①Ⅰ型：囊性扩张，临床最常见，约占90%，可累及肝总管、全部胆总管或部分肝管。胆管呈球状或葫芦状扩张，直径最大者可超过20cm，扩张部远端胆管严重狭窄。胆囊与胆囊管包含于囊肿内，其左、右肝管及肝内胆管正常。②Ⅱ型：憩室样扩张，为胆总管壁侧方局限性扩张，呈憩室样膨出，其余胆囊均正常，临床少见。③Ⅲ型：胆总管开口部囊性膨出，胆总管末端十二指肠开口附近的局限性囊性扩张，脱垂坠入十二指肠腔内，常可致胆管部分梗阻。④Ⅳ型：肝内外胆管扩张，肝内胆管呈大小不一的多发性囊性扩张，肝外胆管亦呈囊性扩张。⑤Ⅴ型：肝内胆管扩张，肝内胆管多发性囊性扩张可伴或不伴有肝纤维化，肝外胆管无扩张（图3-19-1）。

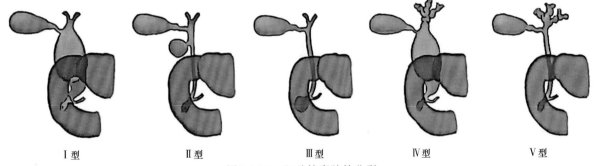

Ⅰ型　　　　Ⅱ型　　　　Ⅲ型　　　　Ⅳ型　　　　Ⅴ型

图3-19-1　胆总管囊肿的分型

四、病　理

本病囊肿壁变厚。组织学上可见致密结缔组织、纤维胶原，有时也可见平滑肌和弹性组织，无

上皮层，但有桶状或柱状上皮岛。囊肿外壁是十二指肠浆膜，囊肿内壁为十二指肠黏膜（约63%）、胆管黏膜（21%）或未分类的腺上皮。63%的患者

肝活检异常，主要表现为胆汁性肝硬化、肝门静脉纤维化或胆道闭锁，以及肝脓肿（特别是先天性肝内胆管囊状扩张症）、胆总管泥沙样变化或结石。新生儿组织学通常正常，或仅显示与梗阻胆道平行的胆管轻度增生。

五、临床表现

①Ⅰ型：60%的患者存活期小于10岁。分为婴幼儿型（≤2岁）和非婴幼儿型（>2岁）。前者80%的患儿有黄疸伴或不伴陶土样便，50%可有呕吐和生长发育受限。30%～60%的病例可有腹部包块，常位于右上腹，圆形、质软、有弹性，可随膈肌移动。肝大常见，可伴或不伴腹痛。有典型的腹痛、黄疸、腹部包块三联征者（占11%～63%）常出现胆汁性肝硬化和门静脉高压。非婴幼儿型多数有慢性、反复发作的腹痛。间歇性黄疸和反复发作的胆管炎占34%～55%。结石发生率约为8%，腹部包块发生率为10%～20%。肝硬化和门静脉高压较婴幼儿型少。Ⅰ型可出现反复发作的胰腺炎。②Ⅱ型：占胆总管囊肿的2%～3%，临床表现主要与囊肿压迫附近组织有关。③Ⅲ型：超过73%的患者>20岁，男女比例为1∶1.4。间歇性腹痛和梗阻性黄疸常见，无腹部包块，胰腺炎发生率为30%～70%，多于其他类型。结石占25%～35%。少数以十二指肠套叠为首发症状。④Ⅳ型和Ⅴ型：可见先天性肝内胆管囊状扩张症。

胆总管囊肿常见并发症：①治疗前及内引流术后的胆管炎反复发作。②结石形成，成年人合并胆结石者可达50%。③胆管狭窄。④胰腺炎。⑤胆汁性肝硬化。⑥门静脉高压。⑦门静脉血栓形成。⑧囊肿破裂。⑨胆管癌，总发生率为2.5%，成年人（>20岁）的发生率为14%～18%，50岁以上者发生率为50%，男女比例是2.5∶1。病变不仅局限于囊肿壁，腺癌最常见（占70%～84%），尚有鳞癌（4%～9%）、未分化癌（7%～21%）及小细胞癌。

六、诊断与鉴别诊断

术前确诊率在27%～80%。多数患者临床表现不典型，辅助检查仅提示胆道梗阻和感染，确诊依靠影像学检查。①超声：是Ⅰ、Ⅱ、Ⅲ、Ⅳ、Ⅴ型胆总管囊肿优选的筛查方法；②MRCP：适用于CT检查禁忌者，可系统、详尽地显示胆道情况；③经皮肝穿刺胆道造影：适用于肝内胆管解剖复杂者；④ERCP：对胆管树，尤其在显示胆管和胰管的关系上成像效果好。

七、治　疗

本病的治疗主要是外科手术。①外引流：适用于手术风险较大者。可对囊肿进行减压、减少梗阻和感染。外引流死亡率较高，且不能纠正根本的病理生理改变，故非标准方案。②内引流：如胆-十二指肠吻合术和胆总管-空肠（Rouxen-Y）吻合术，已被广泛应用。③囊肿切除术：1922年沃特（Whorter）首次完成，1960年后作为标准方案。手术死亡率由15%～40%降至不到7%，再手术率低于10%，有损伤肝动脉、肝门静脉及胰管的风险。囊肿切除的同时应行胆囊切除。

八、预　后

术前确诊可降低成年人的手术死亡率。择期、标准手术成功者预后良好，合并与胆道囊肿相关肿瘤者预后极差。死因主要是囊肿破裂继发腹膜炎、胆管炎或诊断时已有肝硬化。

（段钟平　崔石昌）

参考文献

吴泰璜, 2013. 实用肝胆外科学. 北京: 世界图书出版公司.

第二十章 米里齐综合证

一、定 义

米里齐综合证（Mirizzi syndrome）是由胆囊管或胆囊颈部结石嵌顿及其他良性病变压迫肝总管致其梗阻的一组疾病，是胆囊结石的少见并发症，发生率约为1%。此病术前诊断困难，术中易被忽略，手术难度较大，手术不慎会造成胆管损伤，故应给予重视。

二、病 因

此病发生可能与胆囊管过长、胆囊管与肝总管平行、胆囊管下端与肝总管交叉或绕行等解剖因素有关。胆囊结石引起反复发作的胆囊炎，可导致结石嵌顿在胆囊管或胆囊颈部。若胆囊管与肝总管接近，长期反复发作的炎症可致黏连，嵌顿的结石及炎症黏连压迫肝总管，导致狭窄、梗阻。若胆囊壁发生坏死则可导致胆囊-肝总管瘘。长期慢性炎症亦可增加胆囊癌发生的风险。

三、临床表现

该病临床表现和实验室检查无特异性，表现为复发性胆囊炎、胆管炎、胰腺炎。此病常发生于反复发作且病史较长的胆囊结石患者，以梗阻性黄疸最常见。

四、诊 断

该病术前诊断较困难，主要依靠影像学的下列表现。①腹部B型超声：为初筛检查，可见胆囊及胆管结石、胆囊炎、胆管扩张和（或）狭窄等征象，但诊断率低；②ERCP：可显示胆管结构，约50%的病例可通过ERCP确诊；③MRCP：为非侵入性检查，诊断率与ERCP相似，但易漏诊胆道内瘘，术中若见胆囊与肝总管在胆囊三角区紧密粘连，常提示这种情况存在。

根据胆囊-胆管瘘的有无及其程度可分为4型［即琴代什（Csendes）分型］：Ⅰ型为胆囊管或胆囊颈结石嵌顿压迫肝总管，大约占11%；Ⅱ型为胆囊-胆管瘘形成，瘘口小于肝总管周径的1/3，大约占41%；Ⅲ型为瘘口大小是肝总管周径的1/3～2/3，占44%；Ⅳ型为胆囊-胆管瘘完全破坏肝总管壁，大约占4%。Csendes分型提出后，随后又有专家基于不同手术方式提出了多种分型方式。

五、治 疗

米里齐综合证以外科手术治疗为主，包括胆囊切除、镜下取石、局部引流和胆管缺损修补等。手术方式根据患者情况及分型而定。急性炎症期或年老体弱不宜立即开腹手术者，可先行ERCP，置管引流、放置支架，或可先行经皮肤穿刺短期进行内、外引流。

（段钟平　吕福东）

第二十一章　先天性肝内胆管囊状扩张症

一、定　义

先天性肝内胆管囊状扩张症（congenital intrahepatic biliary cystic dilatation）又称卡罗利（Caroli）病，是以肝内胆管非阻塞性节段性囊性扩张为特征的先天性发育异常。1906 年韦切尔（Vachel）和史蒂文斯（Stevenns）首次报道。1958 年 Caroli 详尽报道一例，故又称 Caroli 病。分为 2 型。①单纯型：肝内胆管扩张而无其他组织学异常。②肝门静脉周围纤维化型：肝内胆管扩张伴肝门静脉周围纤维化，可出现门静脉高压和食管静脉曲张。先天性肝纤维化合并 Caroli 病又称 Caroli 综合征，男女发病率无差异，诊断的平均年龄是 51 岁。

二、病　因

本病病因不明，可能源于胆管树在分化阶段胚胎的胆管板畸形。囊肿与胆管树交通。多数为常染色体隐性遗传。

三、临床表现

80% 以上患者在 30 岁前出现症状，因胆管炎反复发作导致反复发热、寒战、黄疸及腹痛。合并胆石症者胆管炎更易反复发作及发生急性胰腺炎。晚期可出现门静脉高压的并发症，如食管静脉曲张破裂出血、腹水，肝功能储备良好。常合并多囊肾。

四、诊断与鉴别诊断

诊断依据：①实验室检查：常有白细胞计数增高，以中性粒细胞为主，胆红素、碱性磷酸酶水平升高。②影像学检查：超声、CT 及 MRCP 均有助于诊断此病，ERCP 可为治疗提供很好的解剖学资料。

此病需与多囊肝相鉴别。后者是常染色体显性遗传病，囊肿大，内含血清样液体，且不与胆管树交通，门静脉高压罕见，恶变率较低（1.3%），预后受肾囊肿的影响，而非肝囊肿。

五、治　疗

本病的治疗取决于病变累积的程度。囊肿局限于一叶（主要是肝左叶）者可行小叶切除；累及多叶者可行肝部分切除，必要时可行胆管空肠吻合术建立胆肠永久性通道。长期抗生素治疗可能会取得一定疗效。胆管炎反复发作影响生活质量者可行肝移植。

（段钟平　吕福东）

第二十二章　胆管消失综合证

一、定　　义

胆管消失综合证（vanishing bile duct syndrome，VBDS）是指肝小叶内和小叶间胆管结构破坏引起肝胆管局灶或弥漫性消失，最终导致肝内胆汁淤积综合征的一组疾病。

二、病因及发病机制

①先天性：如阿拉日耶综合征（Alagille syndrome）、囊性纤维化、α_1-抗胰蛋白酶缺乏症、进行性家族性肝内胆汁淤积症等。②肿瘤性：如霍奇金病、朗格汉斯细胞组织细胞增生症，较少见。③免疫性：如原发性胆汁性胆管炎、原发性硬化性胆管炎、自身免疫性胆管炎、慢性移植物抗宿主反应、排斥反应、结节病等。④感染性：如新生儿感染巨细胞病毒、梅毒、呼肠孤病毒 3 型和风疹病毒，以及大肠埃希菌逆行感染和损伤胆管、肝移植后巨细胞病毒感染、获得性免疫缺陷综合征者感染巨细胞病毒或隐孢子虫及乙型和丙型肝炎病毒感染。感染还可加重由免疫介导的胆道疾病。⑤中毒性：如硬化剂治疗肝棘球蚴病不慎外漏。⑥药物性：如喹诺酮类药物、美罗培南、阿奇霉素等。⑦缺血性：胆管上皮细胞的血供完全来自肝动脉，因此任何引起肝动脉血流中断者均可导致胆管细胞缺血性坏死、胆管消失，可能是肝移植术后的严重并发症。⑧特发性：原因不明，部分患者可能与遗传因素有关。

正常胆管细胞在细胞死亡和细胞再生间保持平衡，称为胆道平衡。来自黑林管的肝脏干细胞可能是新的胆管细胞的来源。胆管细胞同时表达促凋亡因子 Bax 和凋亡调控因子 Bcl-2 蛋白，前者表达于整个胆管树，后者局限于小叶内胆管和小叶间胆管。胆管细胞的凋亡涉及 Fas/FasL 系统、穿孔素、颗粒酶 B、TNF-α、氧化应激及 Bcl-2 蛋白的下调。部分胆管消失可逆，若去除药物因素，胆管细胞可再生。若胆管细胞凋亡超过其再生能力，则胆管不可恢复。

三、临床表现

病因不同导致 VBDS 的症状及病程差异很大，发病可急（如急性细胞排斥反应）可缓（如原发性胆汁性胆管炎）。多数表现为肝功能异常及非特异性症状，如乏力、食欲减退、腹痛、体重减轻、黄疸、皮肤瘙痒、黄色瘤和轻度脂肪泻。疾病较重或病程长者可有胆汁淤积的表现，如胆结石、高脂血症、吸收不良和脂溶性维生素缺乏症。疾病缓慢进展可致肝细胞丧失、假小叶形成、汇管区周围纤维化，最后形成胆汁性肝硬化。部分药物相关性VBDS 者可出现肝炎、胆管炎及炎性假瘤。

四、诊　　断

本病的诊断主要根据临床表现、实验室检查和肝穿刺活检。超声和 CT 检查价值不大，ERCP 检查可显示 VBDS，即大片肝脏影像无胆管树分支，左、右肝管仅有少许分支，是诊断 VBDS 的两大要点。碱性磷酸酶和胆红素水平升高可作为辅助依据。确诊需依靠肝脏活组织检查。

五、治　　疗

本病治疗方法的选择主要取决于病因，包括停药、应用熊去氧胆酸及免疫抑制药。免疫抑制药的作用尚不清楚，不推荐常规使用。晚期出现肝功能失代偿者可行肝移植。特发性成人胆管消失尚无有效治疗。

六、预　　后

本病预后取决于病因、胆管损伤情况及治疗方法。一般有 2 种结局：①不可逆性胆管损伤，广泛胆管消失致胆汁性肝硬化。②胆道上皮再生，数月至数年后恢复。应定期随访肝脏生化检查。

（段钟平　吕福东）

第二十三章　先天性胆道闭锁

一、定　义

先天性胆道闭锁（congenital biliary atresia，CBA）是以肝内、外胆管阻塞和梗阻性黄疸为特点的先天畸形，是小儿肝移植最常见的适应证。东南亚国家发病率为 1/9000～1/8000，欧美国家为 1/15 000～1/12 000。

二、发病机制

发病机制尚不清楚，可能与免疫介导的胆管纤维化，导致肝内、外胆管管腔狭窄甚至闭锁有关，亦可能与先天性胆管发育形态异常有关。

三、临床表现

先天性胆道闭锁临床表现为新生儿高胆红素血症、排陶土色粪便、出生数周内进行性胆红素升高等。若不及时治疗，患儿可逐渐出现肝脾大、门静脉高压、腹水、胆汁性肝硬化等，严重者可有消化道大出血，甚至死亡。

四、诊　断

患儿胆红素、碱性磷酸酶、γ-谷氨酰转移酶增高等有助于此病的诊断，但缺乏特异性。结合胆红素升高者早期转氨酶可正常，但后期可升高。腹部 B 超、CT 或 MRCP 可显示不同程度的胆道闭锁。出生 14d 以上仍伴结合胆红素升高者，应及时与其他原因所致胆红素升高的疾病相鉴别。

五、治　疗

1. 外科治疗　包括肝门肠吻合术（Kasai procedure）和肝移植，前者包括肝门纤维块剥离术、空肠回路重建和胆管空肠吻合术，出生后 2～3 个月进行，胆汁引流通畅后可能阻止肝功能进一步恶化，但超过 70% 的患者仍将进展为肝硬化，或在成年之前接受原位肝移植术。影响手术预后的因素包括患者年龄、手术水平、胆道畸形程度及术后胆管炎是否得到控制等。肝移植是多数患者的最终治疗方式，因行原位肝移植的患者年龄通常较小，故手术的风险较大、并发症较多。

2. 内科治疗　主要包括营养支持、应用抗生素预防术后胆管炎、促进胆汁循环及排泄等。早期诊断可改善预后及提高术后生存率。

（段钟平　吕福东）

第二十四章　胆囊切除术后综合征

一、定　义

胆囊切除术后综合征（post-cholecystectomy syndrome，PCS）是胆囊切除术后在类似部位再次或反复出现的与术前症状相似的综合征。无论是欧美国家还是我国（尤其是基层医院），每年胆囊切除手术数目庞大，若按照一般认为的术后10%～20%的患者出现PCS病例，应引起重视。

二、病因及发病机制

①胆囊管残端综合征：常见原因包括残端内及周围炎症、残端神经瘤、残余胆囊管断端及胆囊管内结石等。②残余胆总管结石：尽管近年来对手术方式及术后处理进行了不断改进，但仍有3%～4%的胆管残余结石，成为术后胆绞痛发作的常见原因。③奥狄括约肌功能障碍（Oddi sphincter dysfunction）：中年女性多见。此征的主要病因包括奥狄括约肌狭窄和运动障碍，前者源于胰腺炎、结石通过乳头造成损伤、术中损伤胆总管及非特异性炎症（如腺肌病）致括约肌结构异常，后者表现为括约肌高压区域间歇性、功能性阻塞（详见本篇第二十六章）。④医源性胆管损伤致迟发性胆管狭窄：常发生于胆囊切除或胆总管探查术后。⑤胆囊切除术后腹泻：发生率为5%～18%，发病机制尚未完全阐明，主要源于胆囊切除后机体失去最重要的胆汁酸储存场所，致胆汁酸吸收异常，从而促进肠液分泌及结肠运动。⑥心理躯体因素：约50%术后疼痛患者有不同程度的精神和心理躯体障碍。

三、临床表现

本病患者主要表现为右上腹或中上腹痛，甚至胆绞痛，以及吸收不良综合征及胆囊切除术后腹泻等。病因不同导致临床表现略有差异：①以残余胆总管结石为病因的常表现为胆绞痛、黄疸、肝功能损害，甚至发热等。②以胆囊管残端综合征为病因的主要表现为胆绞痛反复发作，常伴有恶心、呕吐等症状。③以奥狄括约肌功能障碍为病因的常表现为间歇性右上腹、中上腹或左上腹痛，疼痛多持续30min至数小时，常与饮食无关，伴一过性胆管梗阻的肝脏生化指标异常，如转氨酶、碱性磷酸酶或结合胆红素水平轻度升高，以及胰腺炎或胰酶异常，发热、黄疸少见。④以医源性胆道损伤致迟发性胆管狭窄为病因的多数发病缓慢的胆管狭窄可出现黄疸，常伴腹痛、皮肤瘙痒或肝功能异常，偶可合并感染。

四、诊断与鉴别诊断

本病的临床诊断应结合病史、临床表现、再次出现疼痛的特征、术前及术中检查结果，再决定采取何种检查方法，可依据腹部超声、腹部CT、MRCP、超声内镜、ERCP、奥狄括约肌压力测定和内镜进行诊断。诊断方法：①腹部超声：诊断胆管扩张的敏感性较高，但因胆囊切除术后部分患者出现不同程度的胆管扩张，故其诊断PCS价值有限。因受十二指肠内气体干扰，超声对探查胆总管下段及肝胰壶腹部病变不敏感，且某些胆色素结石超声影像类似胆管内软组织肿块，易误诊为肿瘤。②腹部CT：对胆管结石的诊断并不优于超声，对钙化程度较高的结石诊断敏感性较高，某些混合性胆固醇结石与周围胆汁密度相仿，特别是无胆管扩张者易漏诊。因不受十二指肠内气体干扰，对残留胆囊管、胆总管下段及肝胰壶腹部病变的显示明显优于超声。③MRCP：诊断胰胆管扩张、狭窄及管内异常病变的敏感性和特异性较高，特别对于胆总管结石者，已基本取代ERCP。④超声内镜：标准内镜超声或管内超声对残余胆管结石甚至微小结石的诊断均明显优于经腹超声和CT，可达与ERCP相仿的水平。对临床上高度怀疑胆总管结石及术后胰腺炎高危患者，内镜超声为首选的诊断方法。

⑤ERCP：诊断胰胆管疾病的金标准，可直视下观察乳头病变，并作组织活检、胆胰管细胞学检查及治疗。⑥奥狄括约肌压力测定：是诊断 SOD 的金标准及判断疗效和预后的有效手段，奥狄括约肌压力测定是诊断 SOD 的唯一指标。⑦内镜：主要用于排除引起腹痛及消化不良的其他上消化道疾病，并可观察十二指肠-胃胆汁反流情况。

PCS 应与胃食管反流病、功能性消化不良、消化性溃疡、慢性胰腺炎及肠易激综合征等鉴别。

五、治　　疗

应针对病因选择手术方式，如胆囊管残端过长及残余胆囊管结石应外科手术；残余胆总管结石首选 ERCP 取石，内镜治疗失败者则改手术；医源性胆管损伤所致迟发性胆管狭窄，应根据胆管损伤的部位和类型，优先采用外科方法综合制订胆道重建的治疗计划，内镜或放射介入治疗不能获得持久和满意的疗效。

六、预　　后

因引起 PCS 的多数胆道疾病外科及内镜治疗疗效肯定，故预后良好。

（段钟平　吕福东）

第二十五章　胆囊功能障碍

一、定　义

胆囊功能障碍（gallbladder dysfunction）是一组胆囊收缩功能减弱，排空能力下降的疾病。好发于长期静脉高营养、应用生长抑素及妊娠者。中年女性常见。

二、病　因

常见病因：①原发性胆囊平滑肌病变；②慢性胆囊炎或胆汁改变所致继发性胆囊平滑肌病变；③神经或激素调节异常；④血液循环中抑制性物质和激素的作用。

三、临床表现

临床表现似胆囊结石，主要为上腹部或右上腹阵发性绞痛，进油腻食物可诱发，向背部或肩胛下放射，常持续2～3h，解痉药可缓解。部分患者可伴恶心、呕吐。查体仅发现上腹部或右上腹部局限性压痛，无局限性腹膜炎表现。

四、诊断与鉴别诊断

本病的诊断主要依据罗马Ⅱ诊断标准，上腹部及右上腹部剧烈疼痛，同时伴：①每次发作持续至少30min，2次发作间症状完全缓解；②过去12个月内症状至少发作1次；③疼痛剧烈影响患者日常生活，需就医；④无可解释症状的器质性原因；⑤胆囊排空功能障碍。

胆囊功能检测：①腹部B超脂餐法：可较准确地计算胆囊容积，观察脂餐后胆囊收缩、胆囊容积的改变，间接反映胆囊运动功能。因脂餐影响因素较多，可注射缩胆囊素8肽观察胆囊容积改变。正常人脂餐或静脉注射缩胆囊素8肽胆囊排空指数在70%以上，<40%者为异常。②ERCP：不能检测胆囊运动功能，旨在除外上消化道器质性病变及胆道或胰腺病变，引流胆汁，观察其成分改变，除外胆盐沉积物。此外，可进行奥狄括约肌压力测定，除外奥狄括约肌运动功能障碍。③缩胆囊素激发试验：静脉注射缩胆囊素8肽后患者症状复发即为阳性。④核素扫描：是目前检测胆囊排空的最准确方法。显像剂为^{99m}Tc标记的二氨基乙酰乙酸，静脉注射缩胆囊素8肽45min后，正常人胆囊区放射性核素排空指数在停止注药后15min达高峰，<40%者为异常。

此病应与消化性溃疡、慢性胃炎、功能性消化不良、肠易激综合征等鉴别。

五、治　疗

治疗应针对病因，无明确病因者应尽量恢复胆囊排空指数，无效者手术切除胆囊。治疗方法有：①药物治疗：胃肠促动药可改善胆囊排空功能，减轻患者症状，改善胆囊排空指数，是治疗此病的有效措施。②手术治疗：适用于症状反复发作、有明确胆囊排空障碍证据者。

（段钟平　吕福东）

第二十六章 奥狄括约肌功能障碍

一、定　义

奥狄括约肌功能障碍（Oddi sphincter dysfunction）可导致胆汁、胰液排出受阻，胆管、胰管内压力升高。女性多见，患者常有胆囊结石胆囊切除术史。

二、病因与发病机制

奥狄括约肌狭窄或运动功能紊乱是本病的主要病因，十二指肠乳头纤维化、腺体或平滑肌增生、平滑肌肥厚均可导致奥狄括约肌狭窄。发病机制有：①奥狄括约肌紧张性增高导致的基础压力升高；②奥狄括约肌神经肌肉协调性紊乱导致的基础收缩频率加快及逆行性收缩增加；③奥狄括约肌神经分布缺陷导致对缩胆囊素出现矛盾反应等。

三、临床表现

腹痛是本病的主要症状，疼痛多位于上腹部或右上腹部，可向肩背部放射，伴恶心、呕吐。每次发作可持续3～4h，数周或数月发作1次，解痉药可减轻症状，阿片类镇痛药无效，甚至可加重发作。部分患者可表现为持续性上腹不适伴急性发作，发作时患者可表现为辗转不安、频换体位，以求减轻腹痛。腹部触诊常无阳性发现，可有上腹部或右上腹轻度压痛，无局限性腹膜炎表现。少数患者可有巩膜轻度黄染。

四、临床分型

本病的临床分型依据患者的临床表现和症状的轻重而进行（表3-26-1）。

表 3-26-1 奥狄括约肌功能障碍临床分型

胆管 SOD
I 型：胆源性腹痛
1 次以上丙氨酸转氨酶或碱性磷酸酶升高 2 倍以上
ERCP 示胆总管扩张（>12mm）
ERCP 示胆总管排空时间延长（>45min）
II 型：胆源性腹痛
上述 1～2 项表现
III 型：仅表现为胆源性腹痛
胰管 SOD
I 型：胰源性腹痛
1 次以上血淀粉酶或脂肪酶升高 2 倍以上
ERCP 示胰管扩张（头部>6mm，体部>5mm）
ERCP 示胰管排空时间延长（>9min）
II 型：胰源性腹痛
上述 1～2 项表现
III 型：仅表现为胰源性腹痛

五、诊断与鉴别诊断

通过奥狄括约肌压力测定，可发现其基础压力的变化。奥狄括约肌时相性收缩幅度、收缩频率、收缩间期及传播方式的变化，对本病的诊断有较大价值。奥狄括约肌压力测定为创伤性检查，影响因素多，需要特殊的设备及技术。因此，临床上常采用功能性胃肠病的罗马III诊断标准进行诊断。

本病的罗马III诊断标准必须是上腹和（或）右上腹发作性疼痛，并包括以下所有条件：①发作持续30min或以上；②反复发作，间歇期不等（不是每天发作）；③发作时疼痛逐渐加重至稳定水平；④疼痛程度为中度到重度，影响患者的日常活动或迫使患者急诊；⑤排便后疼痛不缓解；⑥改变体位疼痛不减轻；⑦对抑酸药无效；⑧排除可以解释症状的其他结构性疾病。支持诊断的条件为疼痛伴以下1条或多条：①伴有恶心和呕吐；②放射至背部和（或）右肩胛下区；③半夜痛醒。

本病需与胆管或胰腺器质性疾病、非胆管或胰源性功能性或器质性消化不良及肠易激综合征鉴别。

六、治　　疗

本病的治疗原则是降低其引起的胆汁和胰液排出的阻力。

（一）药物治疗

抗胆碱药物可通过抑制平滑肌上的胆碱受体而起作用，常用药物有阿托品、颠茄类生物碱及其衍生物，因该类药物有心血管副作用，所以仅用于急性发作时缓解症状。硝酸甘油类药物可降低奥狄括约肌的基础压力和基础收缩幅度，同时对奥狄括约肌痉挛有解痉作用，但作用短暂。钙通道阻滞药可通过阻滞钙通道松弛平滑肌。

（二）内镜下介入治疗

1. 内镜下奥狄括约肌扩张术　适用于胆管奥狄括约肌功能障碍Ⅰ型和Ⅱ型伴奥狄括约肌基础压力升高者，经内镜行十二指肠乳头插管、球囊扩张，可降低奥狄括约肌的基础压力，改善症状。该项介入治疗技术的常见并发症为急性胰腺炎，选择性胰管括约肌扩张时并发症的发生率更高。

2. 内镜下奥狄括约肌切开术　是治疗胆囊切除术后胆总管残余结石及本病的最常用方法，与手术治疗相比，具有安全、经济等优点。该手术可使奥狄括约肌基础压力消失、胆汁排出通畅，明显改善奥狄括约肌压力测定异常患者的症状，对测压表现为缩胆囊素起矛盾反应的患者亦有较好疗效。奥狄括约肌压力测定与临床分型相结合可较好指导奥狄括约肌功能障碍的治疗。伴测压异常的胆管奥狄括约肌功能障碍Ⅰ型患者，术后症状均可获得改善，Ⅱ型患者症状改善率为91%，Ⅲ型患者为50%。胰管奥狄括约肌功能障碍患者选择性进行内镜下胰管括约肌切开术，可明显提高症状改善率。

（三）手术治疗

本病的手术治疗包括奥狄括约肌切开术、十二指肠乳头成形术及十二指肠乳头切开术等。奥狄括约肌切开术常不能完全降低奥狄括约肌的基础压力，疗效较差。十二指肠乳头成形术后可取得较好的疗效。

（段钟平　吕福东）

参 考 文 献

吴泰璜, 2013. 实用肝胆外科学. 北京: 世界图书出版公司.

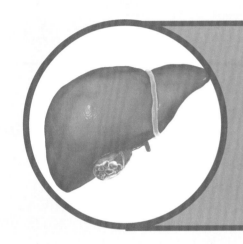

第四篇

常用肝胆病的诊断技术

第一章　肝胆病的实验室诊断

肝胆病的实验室检查，习惯上称为肝功能试验。狭义的肝功能试验系指反映肝脏合成、代谢、转运和免疫调节功能的实验，广义的肝功能试验尚包括反映肝细胞损伤、炎症、纤维化和病因的试验。

肝功能试验在评价和处理肝病过程中起重要作用，主要包括：①是筛选肝功能异常的敏感、简便、非侵袭性方法，特别对无黄疸，但可能有肝功能异常，如病毒性肝炎、肝硬化和部分胆道梗阻的患者具有重要价值。②有助于鉴别肝病的类型，如肝细胞性疾病和胆汁淤积性肝病。③有助于评估肝损伤的严重程度，可在疾病早期预测肝病。④协助随访肝病经过，对患者治疗反应进行正确的评估，必要时更换治疗方案，特别在随访慢性病毒性肝炎及自身免疫性肝炎时尤其重要。

本章主要介绍临床应用价值较大或有良好应用前景的各种试验，并叙述其病理生理学基础和临床意义。

第一节　肝细胞损伤相关试验

内容提要

　　一、血清转氨酶
　　二、腺苷脱氢酶
　　三、乳酸脱氢酶
　　四、醇脱氢酶
　　五、谷氨酸脱氢酶
　　六、其他酶试验

肝细胞内含有多种酶，肝细胞变性或坏死后，这些酶释放入血，引起血清中相关酶活性升高，因此可通过测定血清中酶活性诊断肝细胞是否发生损伤。自 20 世纪 50 年代应用血清转氨酶诊断肝病以来，许多酶试验相继应用于临床，但应用最广泛的仍是转氨酶。

一、血清转氨酶

血清转氨酶（transaminase，又称氨基转移酶）主要有两种：丙氨酸转氨酶（ALT），即谷丙转氨酶（glutamic-pyruvic transaminase，GPT）；天冬氨酸转氨酶（AST），即谷草转氨酶（glutamic-oxalo-acetic transaminase，GOT）。这两种酶分别催化丙氨酸和天冬氨酸的 α-氨基转移给 α-酮戊二酸的 α-酮基。血清中这两种酶主要来源于富含这两种酶的器官、组织和细胞。AST 按含量多少顺序分布于心肌、肝脏、骨骼肌、肾脏、脑、胰腺、肺、白细胞和红细胞，而 ALT 几乎全部存在于肝脏内。转氨酶会从体内慢慢被清除，AST 清除较 ALT 快。单核巨噬细胞可能是 ALT 和 AST 分解的主要场所，其中 AST 则主要由肝窦细胞清除。

ALT 和 AST 两者均需吡哆醛-5-磷酸盐作为辅酶，并以脱辅基酶蛋白和全酶形式存在于血清中。

（一）血清 ALT 和 AST 总活性测定

血清 ALT 和 AST 活性是肝细胞损害的敏感指标。有研究指出，只要 1% 的肝细胞坏死，其所释放的转氨酶便足以使血清中转氨酶水平升高 1 倍；另外，ALT 和 AST 均主要分布于细胞内，胞内/胞外酶活性比为 5000/1，因此，在肝细胞损害、坏死，甚至在细胞变性、细胞膜通透性增加的情况下，胞内酶便会借助于其浓度梯度而逸出，进入间质液和血液循环。

血清 ALT 和 AST 往往是急性或活动性肝病时最早呈现异常的实验室指标。在病毒性肝炎时，两种转氨酶的升高往往比胆红素升高早 1 周左右，因此该酶测定可用于流行区病毒性肝炎的筛查。此外，肝炎恢复期时，酶活性水平逐步降低，如果再次升高或持续不降，往往提示肝炎加剧或进展为慢性肝炎。总之，血清 ALT 和 AST 是判断肝病临床活动性和评价治疗反应的重要指标。

在判断血清转氨酶测定结果时，应注意下列事项。

1. 由于 AST 除分布于肝脏外，亦见于心肌、骨骼肌、肾脏和脑等，因此 AST 升高常见于急性心肌梗死，以及骨骼肌疾病，如进行性肌营养不良、皮肌炎等疾病。有研究指出，服用合成类固醇的患者转氨酶亦可升高，系由于肌肉损伤所致。因此临床上，应同时测定其他血清酶，如肌酸激酶和

γ-谷氨酰转移酶（GGT）进行鉴别，以免发生误诊或漏诊。

2. 血清转氨酶升高可见于急性和慢性肝炎、肝硬化、传染性单核细胞增多症、心力衰竭、肝肿瘤、肉芽肿性或酒精性肝病等疾病。一般酶水平在正常的 8 倍以下不具有特异性，常见于一些胆道系统疾病；大于正常 10 倍的血清转氨酶主要见于急性病毒性或药物性肝炎、休克时肝缺氧和急性右心衰竭时的肝淤血。

3. 在急性肝病时，血清转氨酶水平与肝损伤程度不成正比。现认为，肝病时转氨酶升高除由于酶从坏死的肝细胞释放外，尚由于残存的肝细胞过度生成转氨酶。典型肝炎时，肝损伤以肝细胞变性为主，大量未坏死的肝细胞过量生成转氨酶，以致血清中酶水平显著升高，而重型肝炎时，肝细胞坏死殆尽，无能力生成转氨酶，以致血清中酶水平常无显著升高。临床上把重型肝炎时"酶-胆分离"（即血清胆红素显著升高，而转氨酶处于低水平或迅速下降）列为预后恶劣的指标。

4. 慢性肝病时，转氨酶水平反映了疾病的活动性。如果转氨酶高于正常 10 倍伴 γ 球蛋白升高 1 倍，且持续 8 周以上，几乎可肯定为慢性活动性肝病。

5. 胆道系统疾病时转氨酶也升高，但一般不超过正常的 8 倍。少数胆总管结石引起的急性胆道梗阻患者，转氨酶可高达正常 10 倍以上，但 24～48h 后即大幅度下降或降至正常范围。

6. 酒精性肝炎时，转氨酶往往仅轻度升高，AST 和 ALT 一般不超过正常水平的 3～4 倍，但在某些情况下可达 10 倍以上，如在同时摄入对乙酰氨基酚的病例中，AST 可高达正常的 20 倍以上。在酒精性肝病时，ALT 水平与肝组织坏死不相平行，原因不明，此可能与酒精耗竭了作为转氨酶辅酶的吡哆醛或酶蛋白合成衰竭有关。

7. 血清 ALT 和 AST 活性可呈假性升高或降低。例如，摄取红霉素和对氨基水杨酸可使比色法测定的结果偏高，而尿毒症患者的 AST 常假性降低，透析治疗后升高，可能与血清中存在干扰氨基转移反应的抑制性物质有关。

（二）血清 AST/ALT 比值

临床上常计算 AST/ALT 比值，不同肝病时比值不尽一致。计算 AST/ALT 比值的用途主要有以下几方面。

1. 估计肝损伤程度　在肝细胞内 ALT 主要分布于细胞质水溶相中，而 AST 主要分布于线粒体，少数分布于水溶相。当肝细胞变性、细胞膜通透性增加时，从细胞内逸出的主要是 ALT，而当肝细胞严重病变、坏死时，线粒体内 AST 便释放出来，因此 AST/ALT 比值是鉴别疾病严重程度的重要依据。正常 AST/ALT 比值约为 1.15，轻型肝炎时 AST/ALT 比值下降，重型肝炎时比值上升。比值达到 2 或以上的重型病毒性肝炎患者，死亡危险性增加。

2. 协助诊断酒精性肝病和病毒性肝炎　病毒性肝炎时比值常 <1，而在酒精性肝病时常 >2。在轻型酒精性肝病病例，AST 常升高至正常水平的 1.5～2 倍，但 ALT 一般正常。酒精可耗竭吡哆醛，ALT 对吡哆醛缺乏更为敏感，以致其活性的降低较 AST 显著，从而导致 AST/ALT 比值上升；酒精能较特异性地损害富含 AST 的肝线粒体，也可能是 AST 活性高于 ALT 的另一原因。

3. 协助鉴别慢性肝炎和肝硬化　慢性乙型肝炎引起的肝硬化时 AST/ALT 比值常大于 1，其原因可能与肝窦细胞清除血浆中 AST 的能力受损有关。已知血浆中 AST 主要被肝窦细胞清除，肝硬化时肝窦细胞功能不全，以致 AST 水平相对高于 ALT，也有学者认为与肝脏内功能性血流量减少有关。与肝硬化不同，在慢性肝炎时 AST/ALT 比值常 <1。

（三）AST 同工酶测定

前已述及 ALT 主要分布于肝细胞细胞质水溶相中，而 AST 主要分布于线粒体。正常血清 AST 主要来自细胞质可溶性部分，即 ASTs，肝细胞坏死或线粒体膜通透性增加或毁损时，线粒体中 ASTm 释放入血，以致血清中 ASTm 活力升高。

测定 ASTm 的方法甚多，有柱层析法、微柱法、电泳法等。在电泳上可分出两条带，阳极和阴极侧分别为 ASTs 和 ASTm。应用 DEAD 葡萄糖-A50 微柱层析法，血清 ASTm 正常值为（2.3±1.1）U，以 5U 为正常上限；ASTm/AST 比值正常为（16.6±6.7）%。

测定血清 ASTm 在肝胆病时有如下意义。

1. 判断肝实质损害的严重程度 肝细胞内ASTm 与线粒体结合甚牢，只有当线粒体崩解或线粒体膜通透性明显增高时，血清中其活力才会升高。如给鼠服用四氯化碳，12～24h 后血清 ASTm/AST 比值增加，组织学上可见肝细胞大片坏死。急性肝炎时 ASTm 与 ASTs 改变大致平行，但恢复正常的时间前者较后者为快，此乃由于 ASTm 的半衰期较 ASTs 为短之故。如果血清 ASTm 持续升高，应警惕发生肝坏死的可能。酒精对肝细胞线粒体有特殊损害作用，故酒精性肝损伤时血清ASTm 往往明显升高。禁酒后 1 周，ASTm 开始下降，2～3 周后正常。瑞氏综合征为一种内脏脂肪变性疾病，肝线粒体损害为其特征性病理改变，血清 ASTm 常显著升高，故测定 ASTm 对此病具有早期诊断价值。

2. 协助慢性肝病的鉴别诊断 慢性肝炎活动期血清 ASTm 升高较显著，而慢性肝炎非活动期与肝硬化时仅轻度升高。徐克成等发现原发性肝癌患者 ASTm 活性与阳性率均高于肝硬化和肝脓肿。日本广濑等报告 7 例原发性肝癌 ASTm 全部高于正常。有研究者发现仅当肝癌后期 ASTm 方见升高。在此种患者肝活检或尸检多数有广泛肝细胞坏死，但多数患者临床上并无肝坏死证据，ASTm 却突出地增加，推测某些与癌相关的因子对肝细胞线粒体膜可能有特殊损害作用，或者出现了某种异常ASTm 同工酶。慢性肝病患者，尤其是 ALT 无明显升高，而 ASTm 处于高值，应警惕原发性肝癌的可能。

3. 协助鉴别良、恶性胆道病变 徐克成等发现恶性胆道梗阻时大多数患者（87.5%）ASTm 升高，其升高幅度超过急性肝炎的平均值；而在胆囊炎、胆石症时，无论有无黄疸，ASTm 多在正常范围内，与恶性胆道梗阻相比有显著差异。

二、腺苷脱氢酶

ADA 主要分布于细胞质水溶相，肝损伤时血清中该酶活力上升。对于反映急性肝损伤，该酶与转氨酶相似，但有后者不具备的优点：①急性肝炎恢复期 ADA 升高的阳性率高于转氨酶，提示在反映肝炎的残余病变方面较后者为优。这可能由于ADA 分子较转氨酶小，在肝细胞病变较轻时比转氨酶更易通过组织-血液屏障进入血中。②慢性肝病尤其肝硬化时 ADA 阳性率高于转氨酶，故有助于慢性肝病的鉴别。③胆汁淤积性黄疸时，ADA 正常，故有助于鉴别黄疸。

三、乳酸脱氢酶

LDH 在体内分布范围很广，许多疾病血清LDH 均可升高。心肌梗死时 LDH 升高具有特异性，几乎所有患者在发病后 24h 内上升，虽然升高幅度不如 AST，但持续时间较长（10～14d）；大多数肺梗死患者在胸痛开始后 24h 内 LDH 升高。若在起病后 1～2d 内 AST 正常而 LDH 升高，高度提示肺梗死。LDH 在血液系统疾病中的表现如下：几乎全部巨幼细胞贫血患者 LDH 均升高，升高幅度也最大，这可能与含有丰富 LDH 的巨幼红细胞在髓内破坏有关，当贫血纠正后，LDH 也下降；缺铁性或再生障碍性贫血患者血清 LDH 正常；急性粒细胞白血病患者 LDH 中度升高，而淋巴细胞白血病时，除非伴有溶血性贫血，一般正常；淋巴肉瘤或霍奇金病时，LDH 正常或中度升高，取决于肿瘤的大小和是否伴有溶血；小的局限性肿瘤患者 LDH 正常，而有转移尤其是远处转移时，LDH则上升，尤其是肝脏内转移者，升高最明显。

肝病时血清 LDH 不是一个敏感指标。病毒性肝炎时血清 LDH 仅轻度升高（1～2 倍），而传染性单核细胞增多症时反而比急性肝炎时为高，可能由于未成熟的单核细胞聚集后释放出 LDH。胆汁淤积性黄疸和肝硬化时 LDH 仅轻度升高。但几乎所有震颤性谵妄患者 LDH 均升高，可能来源于骨骼肌。部分原发性肝癌患者可见 LDH 中度升高（2～3 倍）。

徐克成等检测了 47 例正常人和 182 例各种肝胆病患者血清的 LDH 总活力，结果显示急性黄疸型肝炎和肝硬化患者轻度升高，但 90% 以上均不超过正常 1 倍；原发性肝癌时升高较明显，约有2/3 达正常的 3 倍以上；轻型急、慢性肝炎以及胆道系统疾病时均在正常范围内。

目前认为，LDH 总活力测定的价值在于：诊断心肌梗死；在晚期癌症患者的化疗过程中，LDH可用于判断疗效，有效者 LDH 相应降低；在肝外肿瘤时，可作为转移性肝癌的诊断线索；在慢性肝病患者病程中如发生 LDH 明显升高，应考虑并发原发性肝癌的可能。总之作为一项肝功能试验，

LDH 总活力测定不居重要地位。

四、醇脱氢酶

醇脱氢酶（alcohol dehydrogenase，ADH）主要位于肝脏内，80% 的活力分布于细胞内可溶性成分中，肝细胞坏死时酶释放入血中。血清中该酶变化大致与 AST、ALT 及血清铁相平行。临床上发现肝细胞损害和肝内胆汁淤积时血清 ADH 明显上升，并且肝内胆汁淤积的程度与 ADH 活性水平呈正相关，而在不伴肝细胞损害的肝外胆汁淤积时血清 ADH 上升不明显，因此认为血清 ADH 活力可作为鉴别肝内、外胆汁淤积的指标。

肝脏内有两种 ADH 同工酶，分别位于细胞质可溶性成分和颗粒成分（微粒体）内，两者对作为基质的 n-戊醇（Am）和乙醇（Et）所显示的活力不同，前者 Am/Et 活性比为 1.0～1.5，后者的活性比大于 3.0。健康人血清 ADH 的 Am/Et 为 10 左右；急性病毒性肝炎极期、慢性中重型肝炎、失代偿期肝硬化时血清 ADH 总活力中度至明显上升，2.0<Am/Et<3.0。血清 ADH 同工酶的 Am/Et 活性比在肝内、外胆汁淤积时也显示出不同的改变。伴有明显肝内胆汁淤积的亚急性肝炎、药物性肝炎、原发性胆汁性胆管炎时，不管肝细胞损害程度如何，Am/Et 均大于 3.0；而胆结石、胆囊炎、胆总管结石等所致的肝外阻塞时，不管 ADH 总活力是否上升，Am/Et 全部小于 2.0。原因可能是在肝内胆汁淤积时，主要是肝微粒体内 ADH 向血中释放，以致 Am/Et 升高，而肝外胆汁淤积时主要是可溶性成分中 ADH 释放入血中，故 Am/Et 不升高。因此，测定 ADH 的 Am/Et 活性比有助于肝内、外胆汁淤积的鉴别。

五、谷氨酸脱氢酶

谷氨酸脱氢酶（glutamate dehydrogenase，GDH）主要存在于肝脏，且仅存在于线粒体中，故在理论上测定血清 GDH 较转氨酶更敏感和特异。美国 FDA 在 2020 年已批准了临床应用 GDH 代替 GPT 联合其他生物标志物（如 TBil、GOT 和 ALP）作为肌损伤患者的肝损伤生物标志物，但 GDH 升高为时甚短，且升高幅度较转氨酶更小。GDH 在肝脏中央区小叶内活力比周围肝小叶内高 1.7 倍，而酒精性肝病时肝损伤主要发生于肝中央小叶，故血

清 GDH 活力可作为反映酒精性肝病的良好指标。

六、其他酶试验

尚有其他一些血清酶试验可用来反映肝、胆损害，其临床意义大致与转氨酶相似，少数有一些特殊意义。这些试验有以下几种。

（一）谷胱甘肽硫转移酶（glutathione S-aryl-transferase，GST）

急性肝炎时，血清 GST 升高 6～7 倍，与转氨酶相比，其在急性期上升和恢复期下降均较快。GST 有 5 种同工酶：A、B、C、D、E，其中 B 型即 Y 蛋白，参与肝细胞对胆红素的摄取。血清中 GST 同工酶的临床意义有待研究。

（二）核酸酶（nuclease）

核酸酶包括脱氧核糖核酸酶 I（deoxyribonuclease I，DNase I）、碱性核糖核酸酶（ribonuclease，RNase）、酸性核糖核酸酶、脱氧核糖核酸酶 II（DNase II），主要分布于肝脏、胆、胰等器官。急性病毒性肝炎时血清核酸酶升高，其中 DNase I 上升最早，第 6～10 天达峰值，1 个月时降到正常；DNase II 上升较 DNase I 慢，第 15 天后方达峰值。碱性和酸性 RNase 上升较慢，维持高活性时间也较久。胆汁淤积性黄疸时血清核酸酶也常上升，其中结石所致者手术去除阻塞后，所有核酸酶均恢复正常或明显降低，而癌性阻塞性者，即使手术恢复胆流后，RNase 仍持久而明显地上升。因此对黄疸病例如 RNase 极高且久不降，应考虑肿瘤的可能。

（三）组氨酸酶（histidase）

血清中该酶活力升高主要见于肝病时。该酶虽不如转氨酶敏感，但在心肌梗死时不升高为其优点。

（四）鸟氨酸氨基甲酰转移酶（ornithine carbamyltransferase，ornithine transcarbamylase，OCT）

该酶在肝脏内最为丰富，血清中活性仅及肝的 1/105，因此血清中活性增加对肝病具有诊断价值。肝胆病时血清 OCT 明显升高，其临床意义与转氨酶大致相似，肝外病变如不伴肝损伤，血清 OCT 正常，如继发肝损伤时则升高。OCT 活性可作为应用药物（如金制剂、保泰松、氯仿）和大量

饮酒后肝毒性损害的敏感指标。

（五）精氨酸酶（arginase）

该酶主要分布于肝脏内，正常人血清中该酶活性极低。血清精氨酸酶活性测定是肝细胞损害的特异性试验。由于精氨酸酶主要分布于细胞内颗粒成分中，除非细胞膜和细胞器膜受损，一般不会释放入血液循环中，因此血清中该酶测定不是一个敏感的试验。

（六）精氨酸代琥珀酸裂解酶（argininosuccinate lyase，ASAL）

肝脏内该酶含量丰富。急性肝炎时血清 ASAL 可升高 30～90 倍，持续升高时间较转氨酶和 LDH 为长。对照肝脏活检，血清 ASAL 活性改变与肝损伤具有明显相关性。其他肝病如慢性肝炎、肝硬化、肝癌和胆道系统疾病时 ASAL 也常升高，但升高幅度远低于急性肝炎时。有学者认为血清 ASAL 有助于鉴别肝内、外胆汁淤积，肝外胆汁淤积时正常，肝内胆汁淤积时升高。

（七）异柠檬酸脱氢酶（isocitrate dehydrogenase，ICD）

血清 ICD 对肝病的诊断具有一定的特异性。在急、慢性肝细胞性病变时 ICD 的改变类似于转氨酶，但不如后者敏感：在传染性单核细胞增多症和药物性肝损伤时其敏感度高于或稍高于转氨酶。无并发症的胆汁淤积性黄疸时 ICD 仅轻、中度升高，与病毒性肝炎时有重叠，以致仅根据 ICD 值难以对两者进行鉴别。肝恶性肿瘤时 ICD 常升高，在肝大的病例中，如 ICD 升高而转氨酶正常提示有肝癌的可能。

（八）山梨醇脱氢酶（sorbitol dehydrogenase，SDH）

山梨醇脱氢酶又称 L-艾杜糖醇脱氢酶（L-iditol dehydrogenase）。正常时血清中活性很低，肝损伤时升高。

（九）嘌呤脱氨酶（guanine deaminase，GD）

嘌呤脱氨酶又名鸟嘌呤酶（guanase，GD），正常人血清中该酶活性很低。肝损伤时血清中该酶活性升高，肝组织学显示明显的变性与坏死。病毒性肝炎时血清中该酶明显升高，而在胆汁淤积性黄疸和其他肝胆病呈临界性升高。急性心肌梗死时该酶活性正常，有研究指出实验性急性心肌梗死后 1～2d 血清 AST 升高达峰值，而该酶正常。脑组织内含有较多该酶，但脑出血时血清中该酶活力无变化。因此该酶测定对肝损伤具有一定的特异性。

（十）黄嘌呤氧化酶（xanthine oxidase，XO）

肝脏是血清 XO 的唯一来源。急性肝损伤时血清中该酶显著增加。有学者认为其对急性肝损伤的诊断比转氨酶更为敏感。肝内、外胆汁淤积和溶血性黄疸时 XO 正常或轻度升高，故有助于黄疸的鉴别。

第二节　肝脏合成功能相关试验

内容提要

一、血清蛋白定量

二、血清前白蛋白

三、蛋白电泳

四、凝血因子和凝血酶原时间

五、血清胆碱酯酶

六、卵磷脂胆固醇酰基转移酶

七、血蛋白质代谢物测定

血浆内的主要蛋白质几乎全部由肝脏生成。肝脏合成的蛋白质主要为白蛋白，大部分 α、β 球蛋白也由肝脏产生。肝脏尚能合成酶蛋白和凝血因子，如血清胆碱酯酶、卵磷脂胆固醇酰基转移酶及纤维蛋白原、凝血酶原，以及凝血因子 Ⅴ、Ⅶ、Ⅸ、Ⅹ 等。此外，与蛋白质代谢相关的物质如氨基酸和氨也与肝的合成-转化功能有关。目前常用的蛋白质代谢试验主要有 3 类：①直接测定血清总蛋白及各类蛋白质的含量；②凝血因子测定和有关凝血试验；③蛋白质代谢产物的测定。

一、血清蛋白定量

血清内蛋白质有 100 余种，均有特殊的功能定位。在各种生理和病理条件下，各种蛋白质的浓度有相对特殊的变化。

（一）血清总蛋白定量

肝病患者血清总蛋白一般无显著变化。这是因为肝脏受损时，虽然白蛋白等合成减少，但由于免疫刺激作用，γ球蛋白产生增加，故总体来看，不会出现明显变化。急性重型肝炎时，因白蛋白半衰期长达17～21d，即使白蛋白合成完全停止8d后，总蛋白也仅减少25%，如在此前患者死亡，便不能反映出总蛋白的减少。亚急性重型肝炎时，血清总蛋白常减少，且随着病情进展进行性降低。故肝炎时，如血清总蛋白进行性减少，应警惕肝坏死的可能。如血清总蛋白减至60g/L以下，往往预后不良。肝硬化患者如伴有腹水或食管静脉破裂反复出血时，总蛋白也倾向于低值，这一方面是因为肝硬化时蛋白质合成减少，另一方面也与血浆容量扩张有关。据报道，肝硬化患者如总蛋白低于60g/L，其5年生存率<20%；>60g/L者则其5年生存率可达54.8%。因此肝硬化患者动态测定血清总蛋白量，对其预后的判断有一定的指导意义。

（二）白蛋白定量

白蛋白仅由肝细胞合成。白蛋白一旦在肝细胞合成后，便从粗面内质网移向光面内质网和高尔基体，再分泌入肝窦。体内白蛋白40%分布于血液中，其余分布在各器官、组织和组织液中。正常成人体液中白蛋白的总量为300～500g。血管内、外白蛋白经常交换，处于动态平衡中。正常人每日由肝细胞内质网制造的白蛋白为120～200mg/kg，相当于每日11～14.7g。肝合成白蛋白的速率是限速性的，在白蛋白快速丢失或因血液稀释血清白蛋白浓度下降的情况下，白蛋白合成速率加快。白蛋白体内半衰期约为20d，每天降解4%左右，降解场所不明。在任何时间，血清中白蛋白水平反映其合成、降解速率及分布容积之间的平衡。白蛋白合成受营养状态、渗透压、炎症和激素等因素的调节，皮质类固醇和甲状腺激素能促进白蛋白mRNA的合成，减少其降解，提高肝细胞内浓度，进而促进白蛋白合成，酒精可通过抑制多核蛋白体生成，炎症可通过抑制IL-1和TNF，而减少白蛋白的合成。

肝损伤时，白蛋白的合成、细胞内运输和释放发生障碍，引起血清白蛋白减少。在急性重型肝炎时，肝虽然合成白蛋白能力丧失或明显降低，但因白蛋白半衰期较长（20d），白蛋白的降低常于1周后才能显示出来，急性轻型肝炎时，血清白蛋白正常或呈轻度减少，故血清白蛋白不是反映急性肝病患者肝损伤的良好指标。白蛋白在病程较长的重

症肝炎时可明显降低，且减少程度与疾病严重程度成正比，在急性或亚急性重型肝炎时，如果病情未控制，不仅白蛋白减少，且有随着肝病发展呈进行性降低的倾向。因此白蛋白浓度可作为肝炎严重程度判断的依据。血清白蛋白<30g/L为预后恶劣的征兆。

白蛋白减少是肝硬化的特征。在肝硬化代偿期，即使已出现显著的高γ球蛋白血症，白蛋白的减少也往往属轻度；当肝硬化进入失代偿期时，白蛋白即显著减少。当肝硬化患者白蛋白减少到30g/L以下时，大多数患者出现或将要出现腹水，给予合理治疗后，如果白蛋白回升，提示患者近期预后尚好，如不能回升，或进一步减至20g/L以下时，则预后极差。测定血清白蛋白浓度，可作为慢性肝病患者预后的良好指标。

因影响白蛋白代谢的因素很多，在评价血清白蛋白的临床意义时，尚需注意以下事项。

1. 血清白蛋白水平降低除由于合成障碍外，尚可能由于以下因素而致。①血管外池扩充：如果患者有腹水、水肿，血管内白蛋白可进入血管外池，致血清内水平下降。②合成白蛋白的原料氨基酸（尤其是色氨酸）供应不足：见于摄取过少或消化吸收障碍时。③蛋白质分解过多：正常成人每日约有11g白蛋白在体内分解，感染、发热、肿瘤等时，白蛋白分解增加。④从异常途径丢失：正常人每日约有1g白蛋白从肠黏膜丢失。失蛋白性胃肠病时丢失增加。合并肾病时，从肾脏可丢失白蛋白。

2. 肝病患者血清白蛋白降低的原因往往是综合性的，包括摄食减少、腹水（血管外池扩张）、肠淤血（蛋白质从肠丢失）、合并感染（分解代谢增加）等。

3. 肝病时血清白蛋白的降低，还可能由于肝合成白蛋白调节机制的异常。事实上，肝硬化时肝细胞的白蛋白合成速率不一定降低，反而可增加，但因肝细胞合成白蛋白受渗透压影响，而这种渗透压主要由球蛋白决定。肝硬化患者常有γ球蛋白升高，可通过提高渗透压而抑制白蛋白合成，所以肝硬化患者常表现为白蛋白减少。

二、血清前白蛋白

如同白蛋白一样，前白蛋白也由肝合成，但由于其半衰期仅1.4d，肝病时往往在早期其血清水

平即下降，其下降幅度较白蛋白明显。病情改善后，前白蛋白迅速恢复正常。在重型肝炎患者前白蛋白一直处于低值。对于随访急性肝炎的经过，前白蛋白不失为一有价值的指标。

三、蛋白电泳

血白蛋白电泳可显示多种蛋白质，除前述的白蛋白和前白蛋白外，还显示 α_1、α_2、β 和 γ 球蛋白。肝损伤时，白蛋白、α_1 和 α_2 球蛋白降低，γ 球蛋白增加，但一般除 β-γ 桥为肝硬化所特有外，蛋白电泳对肝病并无特异性。在许多非肝病时也可改变，例如各种急性炎症和应激状态时，往往白蛋白降低，α_1、α_2 球蛋白增加；慢性炎症时，除了白蛋白降低，α_1 和 α_2 球蛋白升高外，尚有 γ 球蛋白增加。

（一）α_1 球蛋白

肝脏炎症性病变时 α_1 球蛋白常增加，与白蛋白呈负相关，但在肝细胞破坏极为严重的肝坏死和肝硬化时则减少，与白蛋白呈正相关。肝衰竭时，α_1 球蛋白可降到很低水平。一般说来，肝病时如 α_1 球蛋白增加提示病情较轻，反之标志病情重笃。因此，测定 α_1 球蛋白对判断肝病的严重程度和预后有参考价值。由于 α_1 球蛋白中含有相当多的急性时相反应蛋白（α_1-抗胰蛋白酶）和甲胎蛋白，因此肝癌时 α_1 球蛋白常显著上升。

（二）α_2 球蛋白

与 α_1 球蛋白一样，血清 α_2 球蛋白也可以反映肝病病变的严重度。病毒性肝炎初期（起病后1周以内），α_2 球蛋白多数保持正常值，以后逐渐增加。亚急性和急性重型肝炎时 α_2 球蛋白常减少。有学者认为重型肝炎时，如 α_2 球蛋白减少至4% 以下，提示患者将要或已经出现肝衰竭。急性血吸虫病、肝脓肿等炎症性疾病和肝癌时，α_2 球蛋白往往增加。α_2 球蛋白含脂蛋白，胆汁淤积时，特别是慢性患者，血脂质增加，α_2 球蛋白也升高。失代偿期肝硬化时，α_2 球蛋白多降低。

（三）β 球蛋白

β 球蛋白也含脂蛋白，故在胆汁淤积性肝病时，多增加，且与 α_2 球蛋白升高相平行。肝细胞严重损害时，由于肝脏合成减少，β 球蛋白降低，

个别可降到 6% 以下，往往预后不良。

（四）γ 球蛋白

几乎所有肝胆病时都可升高。病毒性肝炎时 γ 球蛋白中度升高，在疾病过程中，如 γ 球蛋白趋向正常，常预示病情好转，一般在 2～3 个月可望恢复；如果 γ 球蛋白持续升高而无其他原因可解释时，往往预示转归不良，已转为慢性肝炎或肝硬化。重型肝炎时 γ 球蛋白可明显升高，甚至可高达 25～30g/L。γ 球蛋白增至正常的 2 倍以上，伴转氨酶升高在正常 5 倍以上，且持续 10 周无改善者，几乎可肯定存在亚急性重型肝炎。慢性肝炎时，球蛋白的平均值随病型而异，据报道，慢性中、重度肝炎时平均为 26.4%，慢性轻度肝炎时为 21.4%，两者之间有显著差异。肝硬化者 γ 球蛋白增高，尤其在进行性失代偿性肝硬化时，γ 球蛋白可极度增高。

四、凝血因子和凝血酶原时间

肝病是凝血障碍的常见原因。肝合成 6 种凝血因子，即 Ⅰ（纤维蛋白原）、Ⅱ（凝血酶原）、Ⅳ、Ⅴ、Ⅵ 和 Ⅶ。当它们单独或联合缺乏时，凝血酶原时间（PT）即延长，因而可作为研究肝脏合成功能的有用指标。急性肝病时，PT 明显延长提示肝细胞严重坏死，预示可能发生肝衰竭。酒精性肝病时，60% 的死亡病例 PT 延长 4s 以上，而仅有 10% 的生存病例 PT 延长至此水平。慢性肝病时，PT 延长预示远期预后不良。

PT 延长并非肝病特有，也见于先天性凝血因子缺乏、消耗性凝血病变、维生素 K 缺乏和应用拮抗凝血酶原复合物的药物（如双香豆素）后。维生素 K 缺乏主要影响因子 Ⅱ、Ⅶ、Ⅸ 和 Ⅹ，其中因子 Ⅶ 半衰期最短，最先减少，其后为因子 Ⅹ 和 Ⅸ。由于肝合成因子 Ⅴ 不受维生素 K 缺乏影响，因此测定该因子有助于鉴别肝细胞损害和梗阻性黄疸或脂肪泻时的维生素 K 缺乏。也可一次注射维生素 K_1 10mg，如果 24h 内 PT 恢复正常或至少改善 30%，则提示肝脏实质功能正常，PT 延长系由于维生素 K 缺乏所致。

除了肝细胞损害和维生素 K 缺乏外，PT 延长尚可能由于：①肝脏不能有效地清除血浆中激活的凝血因子抑制物；②肝脏合成纤维蛋白原减少；③原发性纤溶；④合并弥散性血管内凝血。

异常凝血酶原：肝脏所合成的凝血酶原最初为无生物活性的前体，后经 γ-羧化转化为有活性的形式，即凝血酶原经过蛋白质氨基端特异的谷氨酸基团（Glu）羧化，形成凝血酶原 γ 羧基谷氨酸基团（Gla）。催化此过程的 γ-羧化酶需维生素 K 作为辅助因子。维生素 K 缺乏或应用维生素 K 拮抗药时，Glu 不能转化为 Gla，因而肝脏释放出一种异常凝血酶原，也称为未羧化凝血酶原。应用单克隆抗体酶标法测定血浆异常凝血酶原，正常值 <0.13 AU/ml（AU 相当于 1μg 纯凝血酶原）。肝细胞性肝癌时血清异常凝血酶原升高。

五、血清胆碱酯酶

血清胆碱酯酶（cholinesterase pseudo-cholinesterase，ChE）即假性 ChE，由肝脏合成。许多疾病可引起血清 ChE 上升或降低。临床上测定血清 ChE 主要用于反映肝脏合成功能。肝病患者特别是蛋白质合成受损的肝病患者，ChE 常降低，其降低幅度与白蛋白大致平行，可作为判断急性肝炎是否进入恢复期和预后的指标。代偿期肝硬化时血清 ChE 一般正常，当出现腹水、黄疸和肝功能不全症状时，酶活性下降。由于 ChE 半衰期短于白蛋白，因此可比后者更敏感地反映病情变化。肝硬化患者血清 ChE 如果持久地降低且无回升迹象，往往预后不良。梗阻性黄疸时 ChE 往往正常，但如病程较长，尤其是恶性梗阻或伴有胆管炎时，ChE 也可下降。肝脓肿时血清 ChE 往往下降，随着病情好转，ChE 迅速上升。脂肪肝时血清 ChE 往往上升。无论脂肪肝的原因如何，ChE 增加均与肝脏内脂肪化程度相关。ChE 活性高者多伴有高脂蛋白血症。在反映肝脂质代谢异常及脂肪肝严重程度方面，ChE 活性检测较其他任何一项生化检验都更敏感。脂肪肝时 ChE 升高的机制可能为：① ChE 灭活减弱，半衰期延长；②肝脏分泌 ChE 亢进。

六、卵磷脂胆固醇酰基转移酶

卵磷脂胆固醇酰基转移酶（lecithin cholesterol acyltransferase，LCAT）由肝脏合成，进入血浆后催化胆固醇的酯化，在脂蛋白代谢中起重要作用。肝细胞损害时，肝合成 LCAT 减少。血清中酶活力降低，其改变与白蛋白、胆碱酯酶呈正相关，而与转氨酶、胆红素呈负相关。

急性肝炎发病后 1 周内，血清 LCAT 可下降到正常的 50% 以下，1 个月后随着临床症状的改善，酶活力升至正常。重型肝炎时，血清 LCAT 下降与疾病严重程度成正比，如酶活力在正常的 1/5 以下者大部分难以存活。交换输血治疗后，如患者治疗有效，LCAT 上升，如治疗无效，LCAT 始终处于低值。因此重型肝炎时动态观察血清 LCAT 变化有助于判断预后。

慢性肝炎急性加剧期 LCAT 可下降。肝硬化失代偿期病例 LCAT 往往降低显著，其中酶活力在正常值的 50% 以下者往往在 6 个月内死亡。与 ChE 相似，脂肪肝患者血清 LCAT 也往往上升，有一定诊断意义。

七、血蛋白质代谢物测定

（一）血氨测定

生理情况下，体内氨主要在肝脏内经鸟氨酸循环合成尿素，再经肾脏排出体外。肝功能不全时，鸟氨酸-瓜氨酸-精氨酸循环障碍，使氨形成尿素减少或经门-体静脉直接进入体循环，从而引起血氨增高。

测定血氨主要用于估计肝损伤程度及其预后。一般的肝炎患者血氨正常或轻微增加；重症肝病患者，尤其是肝性脑病时血氨可显著增加，常远超过同一患者在无神经症状时的数值。血氨超过 2000μg/L 的患者，常伴有不同程度的意识障碍。不同肝病患者，肝性脑病的发病机制不同，血氨的变化也有差异。例如在肝硬化，尤其是有门-体侧支循环者，发生肝性脑病时，血氨往往明显增高，称为氨性肝性脑病。血氨水平与昏迷程度和脑电图上慢波的改变呈正相关，而在急性重型肝炎患者，尽管肝细胞坏死可致肝清除血氨能力减低，但其脑病的发生主要与神经介质的失常及糖、电解质代谢紊乱有关，往往在血氨明显升高前已陷入深度昏迷，所以称为非氨性肝性脑病，对这种患者，血氨就不能作为诊断肝性脑病的主要依据。

（二）血浆游离氨基酸测定

血浆游离氨基酸水平变化可能有以下 3 种情况：血浆中一部分氨基酸升高，主要由于肝脏分解和利用这些氨基酸减少，或者肝坏死时肝脏内释放出氨基酸，或者机体处于负氮平衡，肌肉等组织的蛋白质分解，引起大量游离氨基酸释放；另一部分氨基酸则降低，可能由于伴有高胰岛素血症及脂肪、肌肉摄取和利用氨基酸增加；有些氨基酸无改变或变化甚微，可能由于在氨基酸的释放、产生增加的同时伴有肌肉、脂肪利用氨基酸增加。血浆游离氨基酸在肝病时变化仅见于严重肝损伤患者。慢性肝病并发肝性脑病时，必需氨基酸中所有 3 种支链氨基酸（亮氨酸、缬氨酸、异亮氨酸）均明显降低，而苯丙氨酸和甲硫氨酸升高，几乎达正常的 3 倍，色氨酸轻度升高；在非必需氨基酸中，天冬氨酸、谷氨酸、酪氨酸明显升高，其他非必需氨基酸则正常或轻度升高。与慢性肝病患者不同，急性重型肝炎患者支链氨基酸往往正常，其他非必需氨基酸则明显升高，尤以苯丙氨酸、酪氨酸、甲硫氨酸、谷氨酸和天冬氨酸升高最显著。

有研究发现，根据芳香族氨基酸尤其是酪氨酸升高程度能推测肝坏死的范围，对判断预后有一定的意义，酪氨酸浓度＞0.3311mmol/L 的患者鲜有生存。

测定血浆支链氨基酸与芳香族氨基酸的摩尔比值，即菲舍尔（Fischer）比率，可能比常规肝功能试验更有助于判断肝病患者的预后。正常人的比率为 3.5±0.4。比率越低，预后越严重。慢性肝病患者如果比率持续正常，可以排除肝硬化。

第三节　肝脏转运功能相关试验

内容提要

一、胆红素代谢试验

二、总胆红素测定

三、血清结合胆红素测定

四、尿胆红素定性

五、尿内尿胆原测定

六、吲哚氰绿清除试验

肝脏具有转运有机阴离子的功能。肝功能异常时，无论是内源性阴离子（如胆红素、胆汁酸），还是输注的外源性阴离子色素（如吲哚氰绿），均可发生代谢异常。测定肝脏处理这些有机阴离子的能力，可评价肝功能。

胆红素代谢试验是临床上最常用的检测肝功能的方法，但敏感性不高，因此临床上致力于发展新的敏感而特异地反映肝脏排泄功能的试验，这些试验包括色素清除试验和胆汁酸试验等。从目前应用的结果来看，这些试验可能较胆红素代谢试验更敏感，但特异性仍不高。

一、胆红素代谢试验

胆红素是一种四吡咯色素。每日产生胆红素 250～350mg，其中 70%～80% 由衰老红细胞内血红蛋白崩解而来，其余来自骨髓中未成熟的、破坏的红细胞和全身各组织中的血红蛋白。肝脏内含有高浓度血红蛋白（如细胞色素 P450），且转化率相对较高，因此它是血红蛋白生成胆红素的主要场所。

胆红素生成的第一步发生于单核吞噬细胞，尤其在脾脏和肝脏内。在微粒体血红素加氧酶催化下，血红素环裂开，产生等量的胆绿素和一氧化碳；第二步反应由细胞质中胆绿素还原酶催化，胆绿素的中央亚甲基桥被还原，转化为胆红素。在单核吞噬细胞内形成的胆红素呈脂溶性，不溶于水，为了在血液中转运，胆红素必须先与白蛋白进行可逆性非共价结合，然后通过一种载体介导的膜性转运过程，胆红素（不包括白蛋白）被肝细胞摄取。在肝细胞内质网上，胆红素与配体蛋白结合，再与葡萄糖醛酸相结合，生成胆红素单葡萄糖醛酸和双葡萄糖醛酸化合物，即结合胆红素。通过一种限速步骤，结合胆红素从肝细胞主动分泌入毛细胆管，随胆汁进入十二指肠。在远端回肠和结肠内，结合胆红素被细菌的 β-葡萄糖醛酸酶水解为非结合胆红素，后者被正常肠道菌群还原，形成一组无色四吡咯，即尿胆原。80%～90% 的尿胆原以其原形或氧化产物尿胆素从粪便排出；其余 10%～20% 被动地经肠吸收，进入肝门静脉，其中大部分被肝摄取再分泌入胆汁，少部分（少于 30mg/L）逃逸肝脏的摄取，经肾脏排出。

由上述可见，在胆红素及其代谢产物的生成和转运过程中，肝脏起重要作用，因此测定血清和尿中胆红素、尿胆原可反映肝功能状态。

血清中正常水平的胆红素反映了其产生和肝脏对其处理之间的平衡。高胆红素血症可能由于：①胆红素生成过多；②肝脏对胆红素的摄取、结合和排泄受损；③非结合或结合胆红素从损伤的肝细胞或胆管反流。

二、总胆红素测定

血清总胆红素水平通常反映体内胆红素总负荷量，在稳定状态下，其升高程度大致反映黄疸程度。总胆红素测定不是肝功能异常的敏感指标。中度至重度肝脏实质损害以及部分或为时甚短的胆总管梗阻时，血清胆红素可不升高，这主要由于正常肝脏处理胆红素的潜力巨大。正常肝脏能处理 2 倍于正常负荷量（250～300mg 或 4275～5130μmol）的胆红素，换言之，每天进入肝脏的胆红素如果不超过 500～600mg，便不会引起高胆红素血症。根据研究，肝脏排泄胆红素至胆汁的最大能力约为每日 55.2mg/kg，而每天从破坏的衰老红细胞生成的胆红素平均仅为每日 3.9mg/kg。

临床上测定血清总胆红素主要用于以下几方面。

（一）诊断黄疸

各种黄疸均有血清胆红素增高。如前所述，肝脏处理胆红素能力较大，在溶血状态时，即使红细胞破坏超过正常的 6 倍，血清胆红素浓度一般不会超过 85μmol/L，如超过此值，常表示合并肝细胞损害或胆道梗阻。在肝细胞性或胆汁淤积性黄疸时，血清胆红素可达很高的数值，其中又以胆总管恶性梗阻时为最高，但除非并发肾衰竭，血清胆红素不会超过 500μmol/L。然而 3 种黄疸之间，测定的数值重叠很大，故在具体病例，测定血清总胆红素对于鉴别黄疸类型的价值不大。

（二）反映肝损伤程度和判断预后

慢性肝病特别是原发性胆汁性胆管炎和其他胆汁淤积性肝病以及肝衰竭时，持久而显著的高胆红素血症提示预后严重。有学者认为，急性酒精性肝炎时血清胆红素大于 85μmol/L，提示预后恶劣。但并非完全如此，急性典型病毒性肝炎时，血清胆红素越高，肝细胞损害的组织学改变也越重，病程往往也较长，但在大多数病例，却可完全康复，而死于急性重型肝炎的患者可仅有中度血清胆红素升高。此外，不管何种原因引起的黄疸，血清胆红素超过 500μmol/L 应考虑并发肾衰竭。

（三）判断疗效和指导治疗

血清胆红素测定在胆道梗阻时有助于了解手术治疗的效果；原发性胆汁性胆管炎时有助于判断对各种治疗的反应；应用某些肝毒性药物时测定血清胆红素有助于掌握药物剂量，如肝癌时应用多柔比星治疗，如血清胆红素升高，剂量必须相应减少。

血清胆红素水平不一定与疾病的转归相一致。某些疾病已进入恢复期，其他指标均已正常，血清胆红素却可仍升高，这是由于胆汁淤积和肝胆病时，血清中一部分胆红素与白蛋白共价结合。由于 δ 胆红素与白蛋白结合甚牢，因此胆红素从血中清除的时间与白蛋白的半衰期（12～14d）相似，而不是相当于胆红素的半衰期（约 4h），以致血清胆红素下降比预期的要慢。

三、血清结合胆红素测定

应用偶氮法在正常人血清中可测定出少量结合胆红素。正常人肝细胞内产生的结合胆红素全部排入胆道，不会反流入血，为什么血清中有结合胆红素？这可能是由于：①正常血清内有胆盐、尿素、枸橼酸等存在，可促使少量的非结合胆红素与偶氮试剂呈直接反应，即此种起直接反应的胆红素并不是结合胆红素，而可能是非结合胆红素造成的假象。②肾脏和肠黏膜能将非结合胆红素转化为不属于葡萄糖醛酸化合物的结合胆红素，此种胆红素也和偶氮试剂呈直接反应。所以，在正常血清内测出的结合胆红素基本上不反映与葡萄糖醛酸相结合的胆红素，而在黄疸时，则基本反映后者的水平。

胆汁淤积性黄疸时，由于结合胆红素不能从肝细胞和胆管排出，以致血清结合胆红素明显升高，在总胆红素中所占比值升高显著；肝细胞性黄疸时，由于同时有肝细胞摄取、结合、排泄障碍，以致血清结合胆红素/总胆红素比值也升高，但升高幅度不如胆汁淤积性黄疸时明显。一般在肝细胞性黄疸时比值>40%，而胆汁淤积性黄疸时常在 60% 以上，有一定鉴别诊断价值。

与总胆红素测定相比，血清结合胆红素测定能更敏感地诊断黄疸。病毒性肝炎黄疸前期或无黄疸型肝炎、代偿期肝硬化、胆道部分阻塞和肝癌等时，30%～50% 的患者表现为结合胆红素增加，而总胆红素正常。

临床上，血清结合胆红素测定的价值主要在于诊断非结合胆红素升高血症。此类疾病时，血清非结合胆红素升高，而结合胆红素在总胆红素中比例不超过20%。可引起胆红素升高的疾病甚多，其中主要有溶血、Gilbert综合征和旁路胆红素血症。正确测定血清结合胆红素，对于缩小黄疸鉴别诊断范围有重要意义。

四、尿胆红素定性

非结合胆红素与蛋白质紧密结合，不能经肾小球滤过，不会出现于尿中，仅结合胆红素才会出现于尿中，换言之，尿中胆红素全为结合胆红素。尿中出现胆红素，提示血清中结合胆红素升高，标志有肝胆病存在。测定尿胆红素的临床意义主要有以下几方面。

1. 在怀疑有黄疸的病例，本试验可立即得出结果，为迅速、有效的筛选试验之一。

2. 病毒性肝炎或者其他肝胆病时，血清胆红素，甚至结合胆红素升高前，尿中即可检测到胆红素，故可用于肝病的早期诊断。肝炎恢复期，尿胆红素可在黄疸尚未完全消退前即已消失，有助于预后的判断。

3. 因只有结合胆红素才能排泄入尿中，故在黄疸病例，如尿中胆红素缺乏，提示为非结合胆红素升高血症。但在某些类型的非结合胆红素升高血症（如溶血时），血清中有少量结合胆红素存在（可能为在肝外组织中形成的色素），并见于尿中。

一般来说，血清中结合胆红素越高，尿中胆红素越多。但也不全如此，在某些情况下，尿中胆红素的排泄并不单纯地取决于血清中结合胆红素的浓度，如黄疸型肝炎恢复期，尽管血清中结合胆红素仍可升高，但尿胆红素已转为阴性，其他肝病时尤其是伴有长期的胆汁淤积时，偶尔也见到此种分歧现象。这可能是由于：①此类黄疸时，血清胆盐浓度升高，与胆红素竞争性地从肾脏排泄，而胆盐-白蛋白结合物比胆红素更易被肾脏滤过。②结合胆红素与血清白蛋白牢固结合，以致不能经肾脏滤出。③可能合并肾功能不全。④碱中毒能增加尿胆红素排泄，而酸中毒则减少，这可能与结合胆红素的可透析性改变有关。⑤尿标本在体外放置过久，尿中胆红素转变为其他物质。

五、尿内尿胆原测定

正常人肠腔内尿胆原大部分经粪便排泄，每日排泄量为40～250mg，平均为100mg。经肠黏膜重吸收的尿胆原被肝脏再次排入胆汁，仅少量从尿中排泄，为0.2～3.5mg/d。

尿中尿胆原增多见于：①体内过量的胆色素产生（如溶血）。②肝细胞功能损害时，自肠道吸收的尿胆原不能被肝脏处理，以致从尿中排出。③肠内容物在肠内停留过长，如便秘时，尿胆原与肠壁接触时间增加，吸收也增多。④尿胆原的形成和重吸收增加，如肠道感染时。⑤胆道感染时，细菌使胆汁内胆红素转变为尿胆原，吸收入血液，从尿中排出。

尿中尿胆原排出减少见于：①胆汁进入肠道受阻（肝内、外胆道梗阻）。②肠内菌群过少。③肠蠕动过速，肠内容物在肠内停留时间过短。④严重贫血，胆色素产生减少。⑤肾功能不全。

尿中尿胆原测定有助于估测肝功能和鉴别黄疸。有时其他肝功能试验正常，尿内尿胆原却增多，故其为肝功能失常的敏感指标。急性病毒性肝炎时，尿内尿胆原与尿胆红素一样，黄疸前期即可阳性，但不如胆红素增加那样早，故在流行区，可作为可疑病例的筛选试验。待黄疸发展到高峰，由于肝内胆汁淤积，尿中尿胆原可一时性减少，至恢复期又再度增加，直到黄疸消退之后，方逐渐恢复正常。故尿内尿胆原暂时缺乏之后的再现，为肝内胆汁淤积减轻的早期证据，一般在起病后第4周尿内尿胆原恢复正常，如在第4周后仍持续阳性或强阳性，应注意患者可能转变为慢性肝炎。胆汁淤积性黄疸时，如果尿内尿胆原持续阴性1周以上，应高度怀疑系恶性胆道梗阻；在胆石症时，因胆石造成的阻塞往往是不完全性的，故尿内尿胆原可间歇性出现；如果胆道梗阻伴有胆道感染或胆管炎，胆道内细菌可将胆红素还原为尿胆原，吸收入血液，以致尿内尿胆原可以增高。

在应用尿胆原试验评价肝功能时，应注意下列技术因素。

（一）尿 pH

尿胆原在肾脏系经肾小球滤过和近端小管分泌，行至远端肾小管后部分又以逆弥散形式重吸收。此种逆弥散与尿 pH 有关。尿胆原为弱有机酸，pKa 为 5.45，尿 pH 降低时，形成大量非离子型脂溶性尿胆原，后者易于经逆弥散而重吸收。如果患者尿为酸性，则尿胆原经肾小管重吸收增加，可使尿内尿胆原测定偏低。在测定前几天内口服碳酸氢钠，可以碱化尿液，能较确切地反映尿中尿胆原的真正含量。

（二）尿中尿胆原排泄的昼夜变化

正常人一昼夜尿中尿胆原排泄以下午 2~4 时最多，这可能与此期内血中尿胆原浓度较高、尿 pH 较高有关，因此收集下午 2~4 时尿测定最为适宜，必要时收集 24h 尿以进行核对。

（三）尿标本放置时间

在酸性尿中尿胆原甚不稳定，如标本放置过久，可出现假阴性。

六、吲哚氰绿清除试验

吲哚氰绿（indocyanine green，ICG）为一种色素，无毒性，在血液中可牢固地与白蛋白和 α 脂蛋白相结合。肝脏对 ICG 的摄取率很高（70%~90%），静脉注射的 ICG 几乎全部被肝脏摄取。肝脏是清除 ICG 的唯一场所，肝脏外转运可忽略不计。肝脏内 ICG 以原形从胆汁排泄，这一过程不受肝脏内生物转化过程的影响。

ICG 清除试验主要是检测 15min 血中 ICG 滞留率（ICG_{R15}），方法是：早晨空腹，取 ICG 0.5mg/kg，用注射用水稀释成 5ml，从一侧肘静脉迅速注入。15min 后，从另一侧肘静脉取血 3ml。用分光光度计作比色测定，计算 ICG_{R15}。

目前一般将 ICG 清除试验划为定量肝功能试验，适用于肝移植前检测供肝的功能，有助于预测移植后早期排异的发生。由于 ICG 从血中清除主要取决于肝脏血流量，因此目前倾向认为本试验最大的价值在于测定肝脏血流量。

第四节　肝脏药物代谢相关试验

内容提要

一、安替比林血浆清除率

二、^{14}C 氨基比林呼气试验

三、半乳糖廓清试验

四、静脉色氨酸耐量试验

五、尿素合成最大速率测定

六、咖啡因呼气试验

肝脏对物质（药物）的清除率与肝脏血流量和肝脏对物质的提取率（ER，0~1）成正比。根据 ER，可分为高（ER 0.7~1.0）、中（ER 02~0.7）和低（ER<0.2）提取率 3 种。高提取率物质通过肝脏时可被瞬间清除，其肝脏清除率受肝脏血流量的影响较大，称流量限定性物质（如吲哚氰绿等）；清除率低的物质不易受肝血流量的影响，肝脏对其清除主要取决于肝脏药酶代谢功能，称为能力限定性物质（如氨基比林等）。

根据肝脏对物质（药物）清除原理设计的肝功能试验，可较好地定量估测肝细胞损害程度和功能性的肝细胞总数，对慢性肝病患者预后的评价以及同种原位肝移植供、受体功能的估计有一定价值。

一、安替比林血浆清除率

安替比林（antipyrine，AP）是细胞色素 P450 酶的基质，不与血白蛋白结合，其代谢不受血白蛋白水平的影响。安替比林口服后，迅速而完全地从胃肠道吸收，分布于全身体液中，全部经肝脏排出。由于安替比林在血中半衰期甚长，因此可根据口服后不同时间血标本中含量而测定其血浆清除率。

慢性肝病患者安替比林代谢受损，受损程度与血清白蛋白水平降低和凝血酶原时间延长呈显著相关。正常人安替比林半衰期为（17.5±4.3）h（男）和（15.1±3.6）h（女），罹患肝硬化时为（48.3±20）h，慢性肝炎时为（34.6±17.4）h，肝癌时为（26.8±12.6）h。该试验对肝硬化的诊断敏感性为 97.2%，与凝血酶原时间的敏感度相比无显著差异，但显著高于血清白蛋白。代偿性肝硬化时该试验仅轻度受损。急性肝病（如病毒性肝炎）以及梗阻性黄疸时该试验受损程度不如慢性肝病时严重。在慢性肝炎患者中，安替比林半衰期的延长与肝病组织学严重程度之间高度相关，但与体外测定的肝组织中某些药物代谢酶之间却不一定相关，这可能与药物代谢酶的多样性有关。安替比林代谢随年龄而降低，许多因素，如食物、饮酒、咖啡因、吸烟和职业性暴露于某些物质等，均可影响安替比林的代谢。因此，在应用本试验评估肝功能细胞数或药物代谢能力时，应除外上述影响因素。

二、^{14}C 氨基比林呼气试验

应用 ^{14}C 氨基比林（二甲基氨基安替比林）能无须反复抽血而方便地估测肝脏内药物代谢动力学。^{14}C 氨基比林在肝脏内由微粒体氧化酶系统去甲基，释放出甲醛，后者进一步代谢，氧化为甲酸，再生成 ^{14}CO$_2$ 从呼气中排出。在谷胱甘肽依赖性甲醛脱氢酶催化下，从甲醛氧化为甲酸，这一反应进行得极为迅速；而从甲酸氧化为 CO$_2$ 是一限速过程，由叶酸依赖性酶催化。在氧化还原状态异常、叶酸和维生素 B 缺乏、氨基酸缺乏、谷胱甘肽缺乏、感染和甲状腺疾病时，氨基比林代谢将发生改变。除上述因素，测定氨基比林体内动力学可反映肝代谢异常。

氨基比林呼气试验和安替比林清除率两者的结果不一定相平行。例如，在胆汁淤积时，后者的结果可明显降低，而前者的结果不一定显示异常。抗惊厥药可增加安替比林的清除，而对氨基比林的影响较小。有研究指出在大结节性肝硬化患者中发现，氨基比林和安替比林清除率之间高度相关。一般认为，虽然一种药物的代谢和药动学与另一种药物可能不同，但在肝硬化患者中，如果两种药物的代谢同时降低，则提示功能相对正常的肝细胞总数减少，而非每一个肝细胞的功能降低。

有人研究了肝肿瘤时氨基比林呼气试验的改变。试验结果显示肝肿瘤患者中 83% 为异常，而在无肝肿瘤的患者中 94% 结果正常，16 例肝肿瘤患者标准肝功能生化试验正常，而呼气试验却呈异常改变。肝肿瘤时为何呼气试验会呈异常结果，尚难解释，可能与营养不良或系统疾病影响了微粒体内代谢有关。

总的说来，由于肝微粒体药物代谢仅在严重急、慢性肝病时才受累，而且存在单一药物试验的个体间差异和不同药物试验的个体内差异，从而给结果判断带来困难，因此无论是安替比林清除率还是氨基比林呼气试验均非敏感的筛选试验，目前这些试验仅作为评估严重肝病预后的非侵袭性指标。随着肝移植的开展，决定移植的最佳时机十分必要，而系统地检测这些试验可能对此有所裨益。

三、半乳糖廓清试验

半乳糖进入肝脏内后迅速磷酸化。血中半乳糖的清除取决于肝细胞内半乳糖激酶。正常人当血浆半乳糖浓度为 2.78mmol/L 时，肝脏移除半乳糖的最大速率为 500mg/min。血浆中浓度低于 2.78mmol/L，则半乳糖清除率主要由肝脏血流量所决定；如果血浆内浓度超过 2.78mmol/L，肝脏对半乳糖的清除便与血浆内浓度无关，而主要取决于功能性肝细胞数。

临床上检测半乳糖廓清率的方法有持续输注法、口服负荷法、一次性静脉注射法和放射性 ^{14}C 半乳糖呼气试验，后两种方法较常应用。

（一）一次性静脉注射法

一次性静脉注射半乳糖 500mg/kg，在 25～50min 每隔 5min 抽取 1 次血标本，同时收集 4h 尿，测定血浆中半乳糖浓度和尿中排泄量，按照特定公式计算半乳糖廓清能力。由于乙醇能抑制半乳糖的排出，因此受试者在试验前至少 24h 内禁饮酒。

暴发性肝衰竭时，存活者半乳糖廓清能力明显高于死亡者，多次测定显示存活者半乳糖廓清能力逐步上升。肝硬化时，半乳糖清除能力与生存时间呈正相关。行门-腔分流术者，如术后半乳糖清除能力明显降低，则肝性脑病发生率甚高。半乳糖廓清异常常见于肝炎、肝肿瘤、肝硬化，而罕见于胆汁淤积性黄疸。

（二）^{14}C 半乳糖呼气试验

口服 D-半乳糖 40g 和 ^{14}C-D-半乳糖 2μCi 后测定呼气中 ^{14}CO$_2$。该试验的结果不仅取决于肝清除半乳糖的速率，而且取决于随后磷酸化半乳糖代谢为 CO$_2$ 的过程。研究发现，^{14}C 半乳糖呼气试验与 ^{14}C 氨基比林呼气试验之间有良好相关性。

进一步研究发现，^{14}C 半乳糖呼气试验在区别健康人和肝硬化患者方面，不比血清白蛋白测定更优。在肝硬化患者生存率的多因素分析中发现，半乳糖廓清试验对于预测预后不比 Child-Pugh 评分更优。同样地，本试验虽能良好地预测急性重型肝炎患者生存的可能性，但与其他预后指标相比，并无太多的优越性。研究发现，动态测定半乳糖廓清率在预测原发性胆汁性胆管炎患者死亡可能性方面较 Mayo 指数（根据年龄、血清胆红素、白蛋白、凝血酶原时间、水肿有无）更为正确。

总的说来，^{14}C 半乳糖呼气试验有助于随访肝

病的预后和治疗效果。优点是简便；缺点是半乳糖分布于细胞外液，因此其清除率可受容量分布影响。

四、静脉色氨酸耐量试验

体内 95% 以上的色氨酸在肝细胞内由色氨酸-2,3-双加氧酶催化，再进一步代谢。循环中，色氨酸仅 10% 呈游离形式，其余与白蛋白结合。肝细胞损害时，加氧酶活性降低，色氨酸代谢发生障碍，从体内清除减少。另外，肝损伤引起白蛋白降低，进而引起色氨酸-白蛋白复合物减少，游离色氨酸增加，以致游离色氨酸与总色氨酸比值（F/T）增加。空腹静脉注射色氨酸 4mg/kg，注入后 45min 和 60min 各采血 2.5ml，分离血清，测定各标本中游离色氨酸（F45、F60）和总色氨酸（T45、T60）并计算 F/T。正常人 F45（60）< 7μmol/L，T45（60）< 80μmol/L，F/T < 0.14，如超过上述水平，列为耐量减退。

五、尿素合成最大速率测定

一系列研究显示肝硬化患者合成尿素的能力减弱，主要表现在血浆尿素前体（如氨）和氨基酸水平常升高、肝脏内尿素循环酶类活性降低、蛋白质摄取后血浆内尿素水平和尿中排泄量低于正常人。

肝脏尿素合成速率取决于外源性氮的摄取和内源性蛋白质的代谢。所产生的尿素分布于整个体液中，可作为非滴定酸从尿中排出，也可弥散入肠内，经产尿素酶细菌的作用，生成 CO_2 和氨。CO_2 从体内排出，氮则被再吸收，最后经肝再循环。

最早测定肝尿素合成率的方法是给予不断加量的氮负荷（口服蛋白质或静脉输注氨基酸）后，测定尿中尿素排泄量和血中尿素氮，并对体液中尿素分布和肠道内水解的尿素进行矫正，再计算出尿素合成率，这是间接的测定方法。使用放射示踪剂可直接测定尿素合成率，其法是同时静脉注射氨基酸（115mg 氨基酸氮/kg）和 ^{14}C-尿素，当尿素比活性达平衡后（输注 6～8h 后），^{14}C-尿素合成速率等于尿素输注速率与尿素比活性的比率。正常人，尿素合成率接近氨基酸输注速率，血中 α-氨基酸水平不会进行性升高，反而下降，说明尿素合成速率超过 α-氨基氮输注速率，也说明正常人尿

素合成不会达到最大速率。肝硬化患者，在输注 12h 期间，血 α-氨基氮水平持续上升，尿素平均合成率明显低于氨基氮输注速率，提示尿素合成已达到最大速率。

正常人 8～12h 平均尿素合成速率为 95mg 尿素氮/kg（范围为 81～107）。输注 6h 后，血 α-氨基酸达最高水平，约为 0.9mmol/L。肝硬化者平均尿素合成速率为尿素氮 68（60～82）mg/kg，血 α-氨基氮在 12h 达最高水平，达 12.48mmol/L。

放射性示踪技术测定尿素合成率更为简便，不需要再估测胃肠内尿素水解量和体液量，也不需测定尿中尿素排泄量。在正常情况下，尿素循环在低于最大能力的水平运行，高蛋白饮食能诱导尿素合成酶，肝硬化时，这种适应能力丧失，以致高蛋白饮食后，血浆氨基酸和氨常升高，并易并发肝性脑病。

目前认为，尿素合成最大速率测定的主要用于预测肝硬化患者能否代谢氮负荷，判断是否需要调整饮食以便预防肝性脑病。在做门体分流术的患者中，本试验有助于估计术后发生肝性脑病的风险。

六、咖啡因呼气试验

咖啡因在肝脏内经细胞色素 P448N-去甲基化，生成甲基黄嘌呤，从尿中排出。口服咖啡因 288～366mg 后 1、2、3、6、12 和 24h 抽血，测定血清咖啡因浓度，计算其清除率。在进展型肝病，该试验异常。

常用 ^{13}C 咖啡因呼气试验（^{13}C-CBT）。其方法按帕克（Park）介绍，试验前 24h 内，禁饮含咖啡因制品，并限制饮酒（不超过 10g）。隔夜空腹后，受检者口服 (3-甲基-^{13}C)-咖啡因 2mg/kg（30ml 水），静坐 15min，分别在咖啡因摄取前和后 60min 收集 2 份呼气样本于 10ml 玻璃瓶中，使用持续流式放射性核素质子光谱仪法测定样本中 ^{13}C 活性。

研究显示，CBT 值在非酒精性脂肪性肝炎和肝硬化时明显减低，CBT 值也与肝组织学纤维化分期、血清白蛋白、AST/ALT 和血小板之间存在相关性，多因素逐步回归分析显示 CBT 值是预测严重纤维化的良好指标。^{13}C 咖啡因呼气试验对于筛选轻度或早期肝病无价值。年龄大者咖啡因清除

减少，某些药物（如西咪替丁）也可减少咖啡因代谢，吸烟可促进咖啡因清除。

第五节　肝脏免疫功能试验

内容提要

一、血清γ球蛋白

二、血清免疫球蛋白

一、血清γ球蛋白

肝脏含有丰富的库普弗细胞，它作为消化道的第二道防线，吞噬来自肝门静脉和体循环内的大分子物质，如微生物、内毒素、异种抗原和免疫复合物，消除抗原的免疫原性，从而一方面阻止有害物质从肠道侵入全身，同时也减少抗体对外来抗原的应答反应，不致造成超敏反应和组织损伤。γ球蛋白主要由单核巨噬细胞系统合成，肝损伤时，库普弗细胞功能不全，血清γ球蛋白升高，提示肝脏免疫监视功能不健全。

二、血清免疫球蛋白

在电泳上，免疫球蛋白（Ig）主要泳动于γ区，少数泳动于β，甚至α区，因此，γ球蛋白均为Ig，但Ig不全属于γ球蛋白，部分属于β甚至α球蛋白。如同γ球蛋白一样，血清Ig水平在大多数急性肝炎患者正常或临界性升高，在自身免疫性肝炎明显升高，在大多数类型的肝硬化中度升高。不同类型的肝病，Ig升高的类型不同，IgM明显升高提示原发性胆汁性胆管炎，而IgA升高常见于酒精性肝硬化，梗阻性黄疸时Ig水平通常正常。测定血清Ig有助于肝硬化或慢性肝炎的诊断，对于自身免疫性肝炎和原发性胆汁性胆管炎，监测血清Ig水平有助于判断疗效。

第六节　肝纤维化相关试验

内容提要

一、血清纤维化标志物

二、间接纤维化检测

常规肝功能试验尚无法诊断肝纤维化或早期肝硬化。肝纤维化是肝硬化的必备成分，其实质是细胞外间质的结缔组织增生，其成分主要为胶原蛋白，还有各种糖蛋白和蛋白多糖等，测定血清中这些成分和其降解产物以及参加代谢的酶，有助于诊断肝纤维化。

理想的纤维化试验应该对不同期的纤维化有高度敏感性和特异性，易于测定、安全、价廉、重复性高，能监测疾病经过，在炎症时无明显改变。

但迄今用于检测纤维化的试验有很多限制性：①这些试验反映基质转换率，不是反映基质沉积情况，以致在炎症活动性高的时候这些试验异常，相反，如果炎症活动性低，尽管有广泛基质沉积，这些试验也可无明显改变。②上述血清分子中无一种对肝脏具有特异性，肝外炎症也可引起血清中水平升高。③血清水平受清除率影响，当肝窦内皮细胞功能失常或胆管排泌功能受损时，这些分子的清除率也可减低。

诊断肝纤维化的试验很多，一类是血清纤维化生物标志，其直接测定胶原及其代谢产物，以及与胶原生成和降解相关的酶和物质。另一类是测定间接标志，包括肝炎症过程中释放入血的分子、肝脏合成和分泌的分子，以及肝功能损害的各种指标等，将这些试验进行组合，按一定的公式或模型计算积分。

一、血清纤维化标志物

（一）血清Ⅰ型前胶原羧基端肽（PⅠCP）和Ⅲ型前胶原氨基端肽（PⅢNP）

健康肝脏内，最丰富的胶原是Ⅰ和Ⅲ型原纤形成型，在成熟过程中，胶原被整合进入细胞外基质中。在纤维化形成时，Ⅰ型胶原水平升高8倍，同时Ⅰ/Ⅲ型比例从正常肝脏内的1∶1变成肝硬化时的1∶2。PⅢNP是结缔组织的另一成分，在纤维化形成过程中，其在基底膜内浓度升高，随之血清中浓度也升高。急性肝炎时，血清PⅢNP水平与转氨酶水平相关，急、慢性肝炎和肝硬化时，血清PⅢNP升高反映肝病的肝纤维化阶段。自身免疫性肝炎治疗有效时，PⅢNP下降。但近年来发现肝脏炎症、坏死时血中PⅢNP也显著升高，可能由于原有的胶原降解增加所致，从而有学者认为血清PⅢNP与肝炎症、坏死和纤维化均相关。遗憾的是，PⅢNP对肝纤维化不具特异性，在肢端肥大症、肺纤维化、慢性胰腺炎和风湿性疾病时也升高。

（二）血清Ⅲ型前胶原（PCⅢ）

该种胶原在血清中的水平与肝纤维化程度呈正相关，有与PⅢNP相似的临床意义。由于肝脏炎症、坏死对血清PCⅢ影响甚小，因此血清PⅢ测定诊断肝纤维化可能优于测定血清PⅢNP。

（三）脯氨酸羟化酶（prolyl hydroxylase，PH）

PH是胶原合成的关键酶。肝硬化患者肝脏活体组织中PH含量明显升高。血清PH检测较为困难，因具有活性的PH四聚体含量甚低，且血中存在该酶的抑制物。应用RIA法可测定血清免疫反应性PH（SIRPH），发现其水平与肝脏组织中PH活性相关，但特异性不高。有学者应用PHβ亚单位单克隆抗体测定血清免疫反应性PH亚单位，认为可提高特异性。

（四）金属蛋白酶（metalloproteinase，MMP）

MMP是一族结构相关的蛋白水解酶，可介导细胞外基质和基底膜的降解。有3种主要金属蛋白酶，即MMP2、MMP3和MMP9。MMP2由激活的肝星状细胞分泌，在各种肝病时，观察到MMP2及其前酶水平升高。肝纤维化生成时，MMP2表达明显增强。MMP2测定诊断肝纤维化的能力尚有争议。MMP9水平测定主要用于诊断肝细胞癌。有研究显示，MMP9水平与肝病组织学严重度呈负相关。

（五）组织金属蛋白酶抑制物（tissue inhibitor of metalloproteinase，TIMP）

TIMP是一种分泌型蛋白质，与MMP相互作用，可调节后者的活性和功能。TIMP-1可控制大部分MMP的活性，而TIMP-2可特异性抑制MMP-2。TIMP可依赖性抑制细胞外基质降解，促进肝纤维化。慢性肝病时TIMP水平升高，如慢性丙型肝炎时TIMP-1和TIMP-2升高，与纤维化的进展相平行。有学者报道了50例各种慢性肝病的血清MMP-9、TIMP-1和纤维化之间的相互关系，显示血清MMP-9水平低于对照组，而TIMP-1水平增高，与纤维化的进展相关联，提示血清TIMP-1可作为检测肝纤维化的非创伤性指标。

（六）paraoxonase-1（PON-1）

PON-1是一种水解脂质过氧化物的酶，有抗氧化特性，能影响肝细胞凋亡。测定血清PON-1曾被认为可评价肝功能，但由于其基质paraoxin的不稳定性和毒性，因此临床应用受到限制。慢性肝炎和肝硬化时基础和刺激性PON-1活性降低。

（七）纤维连接蛋白（fibronectin，FN）

FN是一种冷凝集糖蛋白，由成纤维细胞、血管内皮细胞、巨噬细胞和肝细胞等合成和分泌。FN有可溶性血浆FN（PFN）和不溶性FN（CFN）两种形式，前者存在于体液中，后者存在于结缔组织的基底膜及各种细胞的表面。绝大部分PFN来自肝细胞。FN的主要生物功能为：①桥梁作用，将细胞和胞外物质连接起来；②细胞黏附作用；③作为构成基质的结构分子之一。

正常人血浆FN为300μg/ml，血清中浓度较血浆中低20%～25%。急性肝炎、活动性慢性肝炎和早期肝硬化者血浆FN明显升高。FN升高与肝细胞合成的白蛋白之间不具有相关性，应用特异性抗FN抗体作细胞染色，显示肝坏死区和纤维间隔内染色增多，提示FN升高系由于成纤维细胞大量增加，FN合成增多所致。一般认为血浆FN水平增高反映了纤维组织增生和结缔组织代谢亢进，也有学者认为FN值升高表明患者机体防御能力良好，吞噬活力较强，预后良好。

失代偿期肝硬化时血浆FN浓度明显降低，可能由于FN和纤维蛋白及胶原紧密结合，使大量血浆FN沉淀于肝纤维组织中，也可能和这些患者营养不良、多种维生素和微量元素缺乏以及纤维蛋白溶解亢进有关。由于血浆FN低下，患者吞噬细胞活力减退，防御能力低下，容易并发感染，所以血浆FN水平可作为肝硬化的预后指标之一。

暴发性肝衰竭时血浆FN降低，可能由于：①肝细胞合成和分泌FN减少；②因调理作用加强而消耗增多；③血浆FN与纤维蛋白结合形成复合物；④肝细胞受损后释放出能封闭FN活性的物质（如肌动蛋白）。暴发性肝衰竭患者血浆FN降低，是造成单核吞噬细胞，尤其是库普弗细胞功能损害的主要因素。输注PFN可增强患者的调理吞噬功能，有助于病情逆转。因此测定血浆FN水平对治疗也有指导意义。

（八）板层素（laminin，LN）

板层素又称层粘连蛋白，其生理功能和细胞

黏附于基质和连接基质中大分子物质有关，对细胞的运动、生长和分化起调节作用。正常 LN 由上皮细胞、内皮细胞、平滑肌细胞及贮脂细胞合成，在肝脏内，主要由内皮细胞和贮脂细胞合成。慢性肝病患者肝脏内皮细胞和贮脂细胞合成 LN 增加。

测定血清 LN 主要用于：①反映肝纤维化。涅梅莱（Niemela）等报告正常组血清 LN 为（30±10）ng/ml，脂肪肝组（31±6）ng/ml，酒精性肝硬化伴肝炎和非活动性肝硬化组分别为（69±3）ng/ml 和（40±8）ng/ml，提示血清 LN 水平可反映慢性酒精性肝纤维化。研究者对 83 例程度不同的肝纤维化患者测定血清 LN，发现 LN 随纤维化程度的加重而升高。②反映门静脉高压。格雷勒（Gressner）等发现血清 LN 随肝门静脉压力增高而升高，两者相关系数为 0.71，以 334ng/ml 作为门静脉高压的诊断界限值，其敏感性为 0.87，特异性为 0.74；以 460ng/ml 为界限值，则特异性升高至 0.98，但敏感性降低至 0.45，提示血清 LN 水平变化可以较敏感而特异地反映肝门静脉压力。

（九）透明质酸（hyaluronic acid，HA）

HA 是一种细胞外基质的成分，由肝星状细胞合成。一份非酒精性脂肪性肝病相关性研究显示，HA 是纤维化的最好生物学标志，AUC 为 0.97。由于其阴性预测值（98%～100%）高于阳性预测值（61%），因此，测定 HA 的主要价值在于排除进展性肝纤维化和肝硬化。

（十）转化生长因子-β（transforming growth factor-β₁，TGF-β₁）

TGF-β_1 是一种多效性细胞因子，参与组织生长、分化、细胞外基质生成和免疫反应。这种细胞因子有 3 种亚型，但仅 TGF-β_1 与肝纤维化形成相关。TGF-β_1 也常被认为是对伤口纤维化反应的中心性因子，在各种不同疾病时上调。慢性肝病时，血清 TGF-β_1 水平升高，据纳尔逊（Nelsen）等测定，正常人血清中总 TGF-β_1 为（183±105）ng/ml，活性 TGF-β_1 为（290±140）pg/ml，而在慢性丙型肝炎患者分别升高至（817±464）ng/ml 和（520±140）pg/ml（$P<0.01$）。无论总 TGF-β_1 或活性 TGF-β_1，与患者年龄、性别、病程，以及血清 ALT 或 HCV-RNA 水平均无相关，总 TGF-β_1 水平与肝组织学 Knodell 积分之间呈正相关（$P=0.03$）。

二、间接纤维化检测

（一）AST/ALT 比值

AST/ALT 比值的预测纤维化价值已在非酒精性肝病、慢性病毒性肝炎、原发性硬化性胆管炎和原发性胆汁性胆管炎中得到证实。在急性病毒性肝炎时该比值<1，但在酒精性肝炎时常>2，以致不能单纯依赖这种比值测定鉴别肝病病因，如在慢性丙型肝炎合并饮酒史者。

（二）AST/血小板比率（AST-to-platelet tatio index，APRI）

该指数原来用于 HIV/HCV 合并感染患者严重肝纤维化的诊断指标，近年来已用于测定单纯 HCV 感染的纤维化。一项荟萃分析总结了 22 份研究总例数为 4266 例的慢性丙型肝炎患者的 APRI 检测结果，APRI 对显性肝纤维化和肝硬化的总 AUC 分别为 0.76 和 0.82，对于显性纤维化，APRI 阈值 0.5 时的诊断敏感性为 81%，特异性为 50%，阴性预测值为 80%；对于肝硬化，APRI 阈值 1.0 的诊断敏感性和特异性分别为 76% 和 71%，阴性预测值为 91%。

（三）Forns 指数

该指数系基于常规临床指标：年龄、血小板、胆固醇水平和 GGT 活性。本法能区分轻度纤维化（F0～F1）和严重纤维化（F2～F4），但难以区分 F2 和 F4。有人应用该指标预测对抗-HCV 治疗的反应。

（四）Hepascore

该指数系联合患者年龄、性别、胆红素、GGT、透明质酸和 γ_2 巨球蛋白，积分为 0.00～1.00。在 512 例慢性肝炎中，自动化 Hepascore 显示对显性纤维化、严重纤维化和肝硬化良好的预测性，AUROC 分别为 0.81、0.82 和 0.88。重要的是，Hepascore 能通过一种分析仪进行自动化测定。

（五）FIB-4 积分（FIB-4 score）

该试验联合血小板计数、ALT、AST 和年龄，原用于测定 HIV-HCV 合并感染时的纤维化。以 FIB-4 1.45～3.25 为界限值，该试验能对 87% 的患者进行正确分类，可使 71% 的患者避免肝活检（AUROC=0.765），鉴别 Ishak 0～3 和 4～6 级肝纤维化的敏感性为 70%，特异性为 97%。该试验随后用于 HCV 感染患者，对照 847 份肝活检结果，有 78% 的病例 FIB-4 正确分出了严重纤维化和肝硬化，AUROC 分别为 0.85 和 0.91。

（六）SHASTA 指数

该指数综合了透明质酸（HA）、AST 和白蛋白，最早用来评价 HIV/HCV 合并感染者。在 95 例试验中，如使用界限值 0.8，该试验对肝纤维化的特异性达 100%，阳性预测值为 100%，但这仅适用于 5% 不到的患者。如将界限值设为 0.3，则其敏感性为 88%，阴性预测值为 94%。使用上述两个界限值，总数 42% 的患者可获得正确分类，但 58% 的患者积分处于 03～0.8。尽管如此，在 HIV/HCV 合并感染者，SHASTA 指数对纤维化的诊断价值优于 APRI 试验。

（七）Fibrospect II 试验

根据透明质酸 TIMP-1 和 α_2 巨球蛋白进行积分。该试验被证明可用于鉴别慢性丙型肝炎时轻度肝纤维化（Metavir F0～F1）和严重肝纤维化（F2～F4）。

（八）Fibrotest 和 Fibrosure

两者被欧美认为是理想的评估肝纤维化和坏死炎症活性的试验。Fibrotest 系将患者年龄、性别、血清结合珠蛋白、巨球蛋白、去脂脂蛋白 A、CGT 和胆红素值输入一网站，通过电脑自动化获得结果。在各种肝病时，其积分与肝损伤严重程度相关。由于测试的分析仪和输入的要素不尽一致，以致该试验仅能在特定的实验室应用。一份研究显示，74 例患者中，内有 HCV 感染 36 例，HBV 感染 10 例和原发性胆汁性胆管炎 28 例，该试验诊断显性肝纤维化和肝硬化的 AUROC 分别为 0.69 和 0.91，对原发性严重肝纤维化的敏感性和特异性分别为 75% 和 85%。

法国一份研究显示，Fibrotest 积分如果选择适宜的界限值，其对丙型肝炎患者临床显性肝纤维化的阴性预测值 100%，阳性预测值为 91%。Rossi 等发现 Fibrotest 积分 <0.1 对肝纤维化的阴性预测值仅为 85%，积分 >0.6 的阳性预测值仅为 78%。在积分 <0.1 的 33 例丙型肝炎患者中，6 例（18%）在肝活检上显示明显纤维化，而在 24 例积分 >0.6 的患者中 5 例（21%）组织学上仅有轻度

纤维化，因此认为 Fibrotest 积分不能正确预测显性肝纤维化的存在与否。

（九）Fibroindex

Fibroindex 最早用于评估慢性丙型肝炎的肝纤维化，包括血小板计数、AST 和血清 IgG。该试验被证明对显性肝纤维化有很高的预测价值，包括 ALT 正常的 HCV 感染者，其诊断纤维化的敏感性和特异性分别为 78% 和 74%。在一份比较研究中，该试验预测显性肝纤维化的 AUROC 为 0.83 和 0.82，这一结果优于 Forns 指数和 APRI。

（十）Fibrometer

该试验联合血小板计数、凝血酶原指数、AST、γ_2 巨球蛋白、透明质酸、血液尿素氮和患者年龄。已在各种慢性肝病患者中，包括慢性乙型或丙型肝炎、酒精性肝病和非酒精性脂肪性肝病，证实了该试验的可行性和应用价值。该试验的优点是显示肝纤维化在肝脏内纤维化组织中的百分比，另一优点是通过专家系统核实错误结果。Fibrometer 有两个主要应用目标：①判断肝纤维化分期（与组织学 Metavir 分期相配合）；②确定纤维化数量（与纤维化去形态学改变相配合）。

（十一）联合试验

为了改善非侵袭性纤维化标志检测的敏感性和特异性，常联合应用几种或多种试验。有报告联合 APRI、Forns 指数和 Fibrotest 可使丙型肝炎患者肝活检的需要减少 50%～70%。联合 APRI 和 Fibrotest/Fibrosure，名之为纤维化序贯试验，在 2035 例丙型肝炎患者中检验了这种试验的可行性，结果显示纤维化序贯试验测知纤维化的正确率为 92.5%，使 81.5% 的病例避免了肝活检。Leroy 等对 180 例慢性丙型肝炎患者测定各种指标，计算各种积分，与肝组织学检查结果对照，发现按 AUROC 计算，Fibrometer 鉴别组织学 F0、F1 和 F2、F3、F4 的总诊断效率为 0.86，Forn 积分为 0.78；对于鉴别 F0、F1、F2 和 F3、F4 的总效率分别为 0.91 和 0.78。各种积分预测显性或严重纤维化的效率为 10%～86%，阳性预测值为 55%～94%。

（十二）瞬时弹性成像技术（transient elastography，TE）

作为一种重要的肝纤维化无创诊断技术，TE

通过检测肝硬度值（liver stiffness measurement，LSM）来判断肝纤维化状态，具有非创伤性、快速等优点，已先后在欧洲、亚太地区及美国被批准应用于临床。目前国内已有多种 TE 技术设备应用于临床，其中以 FibroScan 及 FibroTouch 应用较多。现有 TE 技术诊断肝纤维化建议界值可靠性仍待更多的临床研究确认。

第七节　核酸及分子生物学试验

内容提要

一、肝病诊断常用的分子生物学检测方法

二、分子生物学检测在病毒性肝炎诊断中的应用

三、分子生物学检测在遗传性肝病中的应用

多年来，随着分子生物学研究的进展，人们对肝病的发病机制、发病过程、诊断治疗等方面有了更深入的认识，也使得分子诊断技术在病毒性肝炎、肝脏遗传病的早期诊断、治疗监测和预后判断中得到了越来越广泛的应用。

一、肝病诊断常用的分子生物学检测方法

分子生物学检测主要分为基因和基因表达产物两个检测水平。常用的基因检测方法很多，其基本原理包括核酸分子杂交、聚合酶链反应（PCR）和 DNA 测序。基因表达异常的检测则分为转录水平和翻译水平两方面，转录水平主要是检测 mRNA 的表达状况，常用反转录 PCR、实时荧光定量 PCR、RNA 印迹（northern blotting）、表达谱芯片等方法；在翻译水平，则主要通过对蛋白质的质和量的分析来反映核酸表达水平的变化，常用的方法有免疫印迹（immunoblotting）、组织化学、双向蛋白电泳、ELISA 和蛋白芯片等。

目前，应用于肝病分子诊断的方法主要有三大类：核酸杂交技术、PCR 扩增技术和生物芯片技术。下面分别介绍这几种方法的基本原理和主要技术。

（一）核酸杂交（nucleic acid hybridization）

核酸杂交是从混合液中检测特定大小核酸分子的方法，其基本原理是特异互补序列的核苷酸单链在液相或固相中，按碱基互补配对的原则，在某些理化因素的作用下发生变性和复性，最终与靶序列形成异质双链的过程。按探针的种类，可分为放射性杂交和非放射性杂交；按杂交的形式，可分为组织原位杂交和电泳印记杂交。核酸杂交主要技术包括 DNA 印迹杂交、RNA 印迹杂交、斑点杂交和原位杂交等。

1. DNA 印迹杂交　DNA 印迹又称 Southern blotting，该实验方法根据基因探针与待测 DNA 限制酶切片段杂交的带谱，可直接确定致病基因的存在与否。

2. RNA 印迹杂交　RNA 印迹又称 Northern blotting，其实验基本原理与 DNA 印迹杂交相同，检测的核酸片段为 mRNA。由于 mRNA 比 DNA 更易受各种因素的影响而降解，因此操作过程需特别小心。

3. 斑点杂交　将待测 DNA 或细胞裂解物变性后直接点在硝酸纤维素膜上，与探针进行杂交反应。该技术适用于核酸含量较高的样品，具有简洁、快速的特点，一次可做大批量样品的筛查，多用于流行病学调查和疾病外源性致病基因的检测。

4. 原位杂交　直接在组织切片活细胞片上进行杂交反应。该技术可检出细胞中单拷贝 mRNA，估计病毒在宿主细胞中复制和转录的程度，对于病毒感染，特别是具有长期潜伏期的病毒感染和其他退行性疾病的诊断很有价值。

（二）聚合酶链反应（polymerase chain reaction，PCR）

聚合酶链反应（PCR）又称体外酶促基因扩增法，是一种特异性扩增靶基因片段的经典方法，能将目的片段在体外扩增几十乃至几百万倍。自 20 世纪 80 年代发明以来，PCR 技术在 DNA 测序、mRNA 定量、基因多态性分析、重组质粒等分子生物学核心领域中发挥着不可替代的作用。它的基本原理是通过重复循环"变性"—"退火"—"延伸" 3 个过程，以 dNTP、寡核苷酸引物等为反应原料，以靶序列为模板，在 Taq DNA 聚合酶催化下，从 5' 端到 3' 端进行脱氧核糖核苷酸的聚合反应。临床上 PCR 技术应用十分广泛，较为常见的有以下几种。

1. DNA 测序（DNA sequencing）　即核酸分子一级结构的测定，可对已知或未知基因的 DNA、

mRNA、miRNA、甲基化等进行检测分析。经典的桑格（Sanger）测序、重亚硫酸盐测序、焦磷酸测序乃至第二代测序技术的基本原理仍然是 PCR 反应。目前，DNA 测序技术不仅在检测基因突变中应用广泛，而且在探索疾病的发病机制和致病机制中发挥着巨大作用，有助于临床诊断和治疗。

2. 反转录实时定量 PCR（reverse transcription quantitative PCR，RT-qPCR） 即 RNA 体外扩增技术，它是指以样本中的 mRNA 为模板，将其反转录成 cDNA，再以 cDNA 为模板进行 PCR 扩增，得到大量的 cDNA 片段。RT-qPCR 扩增是一种极为灵敏的技术，可以检测很低拷贝数的 RNA，它广泛应用于各种疾病的诊断和治疗，并可定量检测某种 RNA 的含量，监测基因表达的状况，与 RNA 印迹法相互补充。

3. 原位 PCR（in situ PCR） 是在组织细胞里进行 PCR，它将原位杂交方法的细胞定位能力和 PCR 技术高度灵敏的优点结合在一起，是科研与临床诊断领域里的一项重要技术。原位 PCR 既能分辨和鉴定带有靶序列的细胞，又能标出靶序列在细胞内的位置，对于疾病的发病机制、临床过程以及疾病转归有着重大的实用价值。原位 PCR 主要应用于以下几个方面：①观察病原体在体内的分布规律；②检测外源性基因片段，提高检出率，如 HIV、HPV、HBV、CMV 等病毒检测；③检测内源性基因片段，如人体的单基因病、重组基因、易位染色体、免疫球蛋白（Ig）mRNA、癌基因等；④检测导入基因；⑤遗传病基因检测，如 β 地中海贫血。

4. Taqman PCR Taqman PCR 技术是一种较新的荧光定量基因扩增技术，其原理是利用 *Taq* 酶不仅有 5′ 端到 3′ 端的 DNA 聚合酶活性，还有 5′ 端到 3′ 端外切酶活性的特点，在扩增反应体系中加入一条与目的片段互补的荧光标记探针，该探针 5′ 端标记报告基团（reporter，R），3′ 端标记淬灭基团（quencher，Q），PCR 前，探针与模板互补结合，Q 基团抑制了 R 基团的荧光信号，系统无信号；PCR 开始后，*Taq* 酶沿着 DNA 模板移动到荧光标记探针结合位置，发挥 5′ 端到 3′ 端外切酶活性，将荧光探针切断，使报告荧光基团 R 游离，基团 Q 的抑制作用消失，系统通过检测到的基团 R 荧光信号的强弱可间接推测 PCR 产物的数量。

该方法使定量 RNA、分析 DNA 多态性等实验的灵敏度和特异性有了进一步的提高，目前临床和科研越来越多地采用 Taqman PCR 来进行样本检测。

5. 聚合酶链反应-单链构象多态（PCR-single strand conformation polymorphism，PCR-SSCP） 系一种简单、快速、经济的显示 PCR 反应产物中单碱基突变（点突变）的手段。由于单链 DNA 分子在非变性聚丙烯凝胶中的泳动速度与其长度和单链构象有关，所以突变 DNA 和未突变 DNA 通过凝胶电泳时迁移的速度会产生不同，当检测到未知点突变时，可通过 PCR 直接测序确定点突变性质。该方法已被应用于癌基因和抑癌基因突变的筛查检测、遗传病的致病基因分析和基因诊断等领域。

6. 免疫 PCR（immuno PCR，Im-PCR） 系利用抗原抗体反应的特异性和 PCR 扩增反应的灵敏性而建立的一种微量抗原检测技术，理论上，免疫 PCR 可以检测到一个分子抗原。因此免疫 PCR 特别适用于检测一些含量特别少的抗原分子，其操作过程增加了一个 PCR 扩增电泳实验，所使用的连接分子同时具有 DNA 和抗体的结合能力，可把体外扩增的 DNA 与抗原-抗体复合物连接在一起，形成抗原-抗体-DNA 复合体，标记 DNA 可通过 PCR 扩增获得产物。此法可应用于检测丙型肝炎患者的 HCV 抗原，有助于直观评价 HCV 抗原在细胞中的表达情况。

7. 聚合酶链反应-等位基因特异性寡核苷酸杂交法（PCR-allele specific oligonucleotide，PCR-ASO） 系基于核酸杂交和聚合酶链反应的一种检测方法。根据已知基因突变位点的碱基序列，设计和制备野生型或突变型基因序列互补的两种探针，分别与被检测者样品中的 DNA 分子进行杂交，根据样品与两种探针杂交信号的强弱，确定是否存在基因突变，判断被检者突变基因的是纯合子或杂合体。

8. 聚合酶链反应-特异性引物分析方法（PCR-sequence specific primer，PCR-SSP） 其原理是设计 3′ 端第一个碱基分别与各等位基因的特异性碱基相匹配的序列特异性引物，在 PCR 反应过程中，只有引物 3′ 端第一个碱基与特定等位基因的碱基互补时才能实现 DNA 片段的完全复制，根据 PCR 产物的有/无进行等位基因的分型。

9. 巢式 PCR（nested polymerase chain reaction，nested PCR，nPCR） 巢式 PCR 使用两对 PCR 引

物扩增完整的片段。第一对 PCR 引物扩增片段和普通 PCR 相似，第二对引物称为巢式引物（因为它们在第一次 PCR 扩增片段的内部），这也使得第二次 PCR 扩增片段短于第一次扩增。巢式 PCR 的好处在于：如果第一次扩增产生了错误片段，则第二次能扩增出产物的概率极低。因此，巢式 PCR 的扩增特异性非常高，一般应用于肝炎病毒、梅毒螺旋体、HIV、肿瘤基因等检测。

（三）生物芯片（biochip）

生物芯片又称微阵列（microarray），是指在基片上高密度固定着成千上万个 DNA、RNA、多肽或其他生物片段，它与待测的标记样品按碱基配对原则进行杂交，通过激光共聚焦等检测系统对芯片进行扫描，即可得出大量生物学信息。生物芯片能高通量探索 DNA 序列及其功能，在肝病研究中能检测肝病相关基因与蛋白质，是诊断肝炎、肝硬化、肝癌及肝脏遗传疾病的新兴方法之一。根据储存生物信息的种类，生物芯片可分为组织芯片、蛋白芯片、SNP 芯片、CGH（比较基因组）芯片、cDNA 芯片、表达谱芯片、miRNA 芯片、DNA 甲基化芯片、染色质免疫共沉淀芯片（ChIP-chip）等。虽然生物芯片种类繁多、发展快速，但大多应用于研究领域，真正走向临床、走向肝病诊疗的还是很少。目前，供临床使用的芯片主要集中在以下两个方面。

1. 疾病诊断芯片 诊断芯片是从患者外周血中抽提出 DNA，与芯片杂交得到病变图谱，再与正常图谱进行比较，得出疾病信息。在肝病诊断中最有效的将是肝炎病毒联合检测芯片，它是将肝炎病毒（甲、乙、丙、丁等）的特征性片段固定于玻片上，将患者血清中的病毒 DNA/RNA 与芯片进行杂交，经计算机分析后判断是否有相应病毒，以及病毒浓度、亚型、耐药性等情况。目前，肝炎病毒联合检测芯片虽仍处于研究中，但已有遗传性耳聋基因芯片、系统性自身免疫病芯片、分枝杆菌菌种芯片等进入临床应用。疾病诊断芯片以其快速、高效、敏感、高通量、平行化、自动化等特点，成为疾病诊断的亮点。

2. 耐药检测芯片 在感染性疾病中，可通过寡核苷酸芯片检测基因突变位点分析其耐药，也可通过表达谱芯片检测基因表达来分析耐药，其结果不但可用于耐药机制的研究，还可用于临床诊断和指导用药。在多重耐药蛋白（MDR）的检测中，耐药性芯片也将发挥重要作用。目前，已进入临床的耐药性芯片有乙型肝炎病毒耐药检测芯片和结核分枝杆菌耐药基因检测芯片等。

二、分子生物学检测在病毒性肝炎诊断中的应用

肝炎病毒（hepatitis virus）是一组以肝细胞作为主要感染靶细胞的病毒，它们分属不同的病毒种类，并具有不同的病毒学特性，其临床表现也各不相同。迄今为止，已发现了 7 种肝炎病毒：即甲型肝炎病毒（HAV）、乙型肝炎病毒（HBV）、丙型肝炎病毒（HCV）、丁型肝炎病毒（HDV）、戊型肝炎病毒（HEV）、己型肝炎病毒（hepatitis F virus，HFV）和庚型肝炎病毒（hepatitis G virus，HGV），但己型肝炎病毒和庚型肝炎病毒的致病性及分类和命名尚有待确定。

肝炎病毒分子生物学检测经历了漫长的发展道路。20 世纪 40～50 年代，临床上肝炎的诊断主要依靠的是转氨酶等生化指标，这些酶活性升高是肝损伤的唯一标志；到了 20 世纪 60～70 年代，一系列免疫学方法的应用，人们不但发现了乙型肝炎病毒、甲型肝炎病毒，也建立了高特异性的肝炎病毒检测方案，为临床诊断和治疗打开了一扇新的窗户；再到 20 世纪 80～90 年代，因为 PCR 技术的发明和广泛应用，人们发现了丙型肝炎病毒、丁型肝炎病毒、戊型肝炎病毒等众多病毒。肝炎病毒分子生物学检测不但为生命科学研究开创了新的纪元，还在肝炎诊断、用药。疗效检测与评价、探讨病毒复制、感染、基因型、亚型、准种变异等方面起到了巨大而不可代替的作用。

肝炎病毒分子诊断方法的基本原理主要是 PCR，其高度的灵敏度恰好与免疫学（ELISA、EIA、IFA 等）的特异性相互补充，因此临床上对病毒性肝炎的诊断和治疗一般会依据两种方法学的综合结果。

（一）甲型肝炎病毒的检测

1. 甲型肝炎病毒的特征 甲型肝炎病毒（HAV）属细小 RNA 病毒（picornaviruses），其核酸为一条约含 7400 个核苷酸的正链 RNA，只有

一个开放阅读框，编码 p1、p2、p3 三种蛋白，p1 为结构蛋白，p2 和 p3 蛋白的作用为转录调控及 RNA 聚合酶。病毒颗粒为 27～32nm 的二十面体立体对称，有空心和实心两种。甲型肝炎病毒主要经粪-口途径传播，传染源是急性期患者和亚临床感染者，饮水污染往往是甲型肝炎流行的主要原因，呈周期性暴发流行，有明显季节性。因 HAV 患者预后良好，并发症少，所以对其致病机制和诊断治疗的研究远远不如乙型肝炎和丙型肝炎。

2. 甲型肝炎的分子诊断 甲型肝炎病毒有 7 个基因型，但仅有 1 个血清型，各病毒株在基因结构上虽略有差别，但无显著差异。甲型肝炎的诊断除依靠血清免疫学和肝功能检查外，分子诊断对于其确诊和治疗监测有着更为重要的作用。

HAV-RNA 检测可用分子杂交、PCR 等方法。在分子杂交法中，其探针多为分子克隆的 HAV cDNA 片段，探针标记可用 ^{32}P、地高辛和生物素等，采用硝酸纤维素、点杂交的方法检测 HAV-RNA。随着 PCR 方法在临床上的应用，RT-PCR 后再用杂交法检测，其结果比单纯杂交检测更为敏感。当病毒含量低时，抗原捕获聚合酶链反应（AC-PCR）也是可靠且快速的检测方法，该技术利用包被在反应管壁上的 HAV 单克隆抗体吸附样本中的 HAV，再通过反转录 PCR 检测 HAV 核酸片段。

甲型肝炎病毒检测的临床意义主要是为 HAV 感染提供直接证据，在 HAV 潜伏感染的情况下，用 RT-PCR 可早期诊断。对饮水、粪便、血清的 HAV-RNA 检测结果，可用于防止病毒传播。另外，利用核酸序列数据库在两个不同基因区域内进行比较，可为鉴定 HAV 基因型，分析甲型肝炎的流行病学特征及流行因素提供依据。

（二）乙型肝炎病毒的检测

1. 乙型肝炎病毒的特征 乙型肝炎病毒（HBV）是一种 DNA 病毒，属嗜肝 DNA 病毒科。基因组全长约 3200 个碱基对（bp），为不完全双链环状 DNA 结构，主要编码 5 种抗原蛋白：S（pre-core）蛋白、C（core）蛋白、E 蛋白、P 蛋白、X 蛋白。S 蛋白分布于病毒表面，故称为乙型肝炎表面抗原（HBsAg）；C 蛋白为病毒核心蛋白，称为乙型肝炎核心抗原（HBcAg）；E 蛋白（HBeAg）为核心蛋白的一部分，存在于核心颗粒中，可能与病毒复制有关；P 蛋白为 DNA 聚合酶；X 蛋白（HB_xAg）是病毒复制的重要条件，与肝癌的发生有关。

2. 乙型肝炎的分子诊断 用于检测 HBsAg、抗-HBs、HBeAg、抗-HBe 和抗-HBc 的乙型肝炎检测项目俗称为"两对半"检查。虽然"两对半"等免疫学检测为临床提供了特异快捷的方法，但仍存在不足，因为免疫学指标的出现要晚于 HBV DNA 的出现；免疫学检测的灵敏度也较差，仅能检测到 0.1pg/ml HBV DNA。应用核酸杂交的方法可检测到 0.1pg/ml HBV DNA，相当于 $3×10^4$ 病毒颗粒/ml，而用 PCR 方法可直接检测到 0.1fg/ml HBV DNA，甚至是几个病毒颗粒，对 HBV 的早期诊断和疗效判断起着非常重要的作用。乙型肝炎病毒的分子生物学检测主要包括 3 个方面：HBV DNA 检测、肝组织 HBV 检测和 HBV 变异株检测。

（1）HBV DNA 的检测：HBV DNA 检测方法的基本原理仍然是 PCR，PCR 检测 HBV DNA 的关键是 PCR 的引物，它决定了扩增的特异性和灵敏度，引物常根据其 S、C、P、X 基因的高度保守序列来设计。为了增加 PCR 的特异性，也可结合斑点杂交、Southern blotting、ELISA 等方法分析。PCR 检测 HBV DNA 的种类有荧光定量 PCR、PCR 双探针杂交法、PCR 微流芯片技术、酶联定量 PCR 法免疫 PCR 等。乙型肝炎分子诊断中的 HBV DNA 检测在乙型肝炎的诊断和治疗中有着不可代替的作用，其检测结果可以直接反映 HBV 复制状态及传染性，判断疾病的严重程度；还可与血清免疫学结果相互补充，综合评价疾病；同时在器官移植、垂直传播、窗口期筛查等方面起着重要作用。

（2）肝组织 HBV 检测：免疫荧光、免疫酶标法、比色法均可用于 HBV DNA 定位与 HBV 相关抗原定位检测。原位杂交法（ISH）亦用于检测肝组织中的 HBV DNA，提示 HBV DNA 主要分布在细胞质，细胞核中亦有少量；原位 PCR 技术是将 PCR 和 ISH 相结合的检测方法，是在玻片上用组织切片或细胞涂片直接进行 DNA 扩增的方法。原位 PCR 不必再把样品从玻片中提取出来，污染减少，敏感度很高，这种方法对于被检基因含量极少及回顾性追踪研究有很大的实用价值，特别是能在显微镜下定位，对于研究发病机制有着重要的意义。

（三）丙型肝炎病毒的检测

1. 丙型肝炎病毒的特征 丙型肝炎病毒（HCV）为单股正链 RNA 病毒，其基因组由约 9400 个核苷酸组成，直径小于 80nm（在肝细胞中为 36～40nm，在血液中为 36～62nm），其抗原蛋白由核心蛋白（C）、膜蛋白（E）和非结构蛋白（NS1～NS5）组成。核心蛋白（C）组成核膜，膜蛋白（E）分布于病毒表面，NS3 蛋白具有蛋白酶功能，NS5 蛋白是依赖于 RNA 的 RNA 聚合酶。丙型肝炎病毒主要经血液传播，主要流行于欧美、日本等地区。HCV 慢性感染会引起肝炎、肝硬化，甚至肝癌，对患者的健康和生命危害极大。

2. 丙型肝炎的分子诊断 目前，通常使用免疫学 ELISA 技术来检测 HCV 抗原，但由于患者血清中 HCV 滴度较低、抗体出现较晚、HCV 变异大等特点，使得临床上急性期 HCV 感染的检出率只有 60%。使用 PCR 技术可以检测肝脏或血液中极低含量的 HCV 基因组，且能动态反映病毒的复制状态，弥补免疫学检测灵敏度低的缺陷，因此这一技术已成为临床诊断和治疗监测 HCV 的有效工具。丙型肝炎病毒的分子生物学检测也包括 3 个方面：HCV RNA 检测、肝组织 HCV 检测和 HCV 变异株检测。

（1）HCV RNA 的检测：用于 HCV RNA 检测的方法有很多，主要原理仍然是 PCR 技术，HCV 定性检测常采用 RT-PCR、巢式 PCR 方法，而定量多采用 RT-qPCR、免疫杂交 PCR、UT-PCR、竞争性 PCR、分支 DNA 信号放大法等，由于定性检测不能反映 HCV 在体内复制的活跃程度，临床上通常以定量检测为主。

PCR 技术因其敏感、特异、快速等特点为 HCV 基因诊断提供了简便、高效的技术，但由于 RNA 极易降解，特别是样本溶血后会释放大量 RNase，对检测结果将会产生严重影响，因此 PCR 操作时应严格遵守操作规范。在外周血中病毒含量极少时，临床上多使用巢式 PCR 对 HCV 进行定性检测，其检测最低水平可达 0.1fg/ml，比常规 PCR 敏感 100 倍。在肝细胞内、血清及外周血单核细胞内检测到 HCV RNA 是 HCV 感染的直接依据，且能直接反映 HCV 在体内复制及感染的程度，对 HCV 感染的诊断、治疗、预后判断等方面具有重要意义。

（2）肝组织 HCV 检测：肝组织 HCV 检测在不破坏细胞形态结构的情况下，可以观察到 HCV 在肝组织细胞内的分布情况和感染的严重程度，当肝活检 HCV RNA 检测转阴时，说明干扰素治疗达到了最佳效果，也证明了 HCV 痊愈。主要检测方法包括原位杂交（ISH）原位 PCR（IS-PCR）等，其中以 ISH 较为常用。

（四）丁型肝炎病毒的检测

1. 丁型肝炎病毒的特征 丁型肝炎病毒（HDV）是一种缺陷 RNA 病毒，具有结构完整的病毒颗粒，其外部由乙型肝炎病毒表面抗原包裹，在单独存在下并不能引起人体感染，必须借助乙型肝炎病毒或其他嗜肝 DNA 病毒才能进行复制。丁型肝炎病毒内含 HDAg 和一个 1.7kb 的闭合环状单股负链 RNA。HDV 基因组 G-C 含量高达 60%，自身分子内碱基互补，二级结构不易打开，这一特性往往给基因扩增增加了难度。

2. 丁型肝炎的分子诊断 HDV RNA 的存在和复制直接反映丁型肝炎病毒感染，是丁型肝炎确诊和疗效观察的最直接指标。以前常用的 HDV RNA 检测方法为斑点杂交和原位杂交，由于其存在非特异性反应，检测灵敏度较差，已被 PCR 所代替。临床时常采用 RT-PCR 和巢式 PCR 检查血清和肝组织中的 HDV RNA，具有高度的灵敏度和特异性，且操作简单，结果稳定。

（五）戊型肝炎病毒的检测

1. 戊型肝炎病毒的特征 戊型肝炎病毒（HEV）属于杯状病毒科，是 20 世纪 80 年代末发现的新病毒，其基因为单股正链 RNA 分子，由 7200 个核苷酸组成，含 3 个开放阅读框，即 ORF1、ORF2 和 ORF3，有研究表明 ORF1 编码甲基转移酶、螺旋酶和依赖 RNA 的 RNA 聚合酶，ORF2 编码 HEV 的主要结构蛋白，ORF3 的功能尚有争议。它的传播途径为粪-口传播，全球流行。HEV 感染后 2～3 周出现保护性抗体，3～6 周后达到顶峰，且该抗体可保护终身，因此痊愈后不会再次感染。

2. 戊型肝炎的分子诊断 临床上通常使用酶联免疫试剂来诊断 HEV，对于高度怀疑或急性期 HEV 感染的患者也可用反转录聚合酶链反应（RT-PCR）方法检测血清中或粪便中的 HEV RNA。由于戊型肝炎病毒是 RNA，极易降解，采用 PCR 方法时应防止污染、严格遵守操作规程。

（六）庚型肝炎病毒的检测

1. 庚型肝炎病毒的特征 庚型肝炎病毒（GBV-C/HGV）属黄病毒，其基因亦为单股正链RNA，约由9000个核苷酸组成，和丙型肝炎病毒类似，基因可分为5′非编码区、结构区、非结构区（NS1～NS5）和3′非编码区。该病毒主要通过血液途径传播，可与HBV、HCV等重叠感染，也可单独感染。HGV单独感染时患者临床症状不明显，其致病性尚需进一步地研究。

2. 庚型肝炎的分子诊断 由于庚型肝炎病毒RNA的5′非编码区较为保守，一些研究利用该区域的基因序列作为模板，应用RT-PCR法检测HGV RNA，亦可以NS3、NS5区为模板设计引物，用RT-PCR法检测HGV基因。

（七）肝炎病毒变异的分子生物学检测

病毒由于其遗传物质简单、增殖极快等特点，在自然界中比其他生物体更容易发生变异。肝炎病毒也是存在高度异质性的病毒之一，其变异需从两个层次来阐述：①从整体描述不同地理位置和风险人群的分布情况，反映肝炎病毒进化变异的综合结果，即基因型和亚型。②发生在感染个体内的病毒变异，即准种，是宿主（或药物）和病毒相互作用的结果。肝炎病毒的基因变异主要来自于3个方面，包括病毒本身结构特点所产生的"自发性变异"、在抗病毒药物或抗体等选择压力作用下所引起的"适应性变异"以及发生在不同型和亚型间的"基因重组"事件。

肝炎病毒变异的分子生物学检测不但在研究病毒流行病学特征和疫苗方面有重大意义，还在指导临床用药、疗效检测和提高抗病毒效果等方面起着关键作用。临床上针对HVB和HCV基因分型和变异的检测较为普遍。HBV基因分型和变异的检测方法主要有3大类：DNA测序法、多态性分析和核酸杂交。HCV基因型检测金标准是HCV全基因组测序，其结果准确性高，但成本昂贵、操作烦琐。此外，有关HCV基因分型和变异的检测方法有Taqman PCR、限制性片段长度多态性分析、高分辨熔解曲线检查法和基因芯片等。

三、分子生物学检测在遗传性肝病中的应用

遗传性肝病传统上是指因单基因突变所引起的肝脏代谢障碍性疾病，随着全基因组关联研究和基因测序技术的深入，许多复杂肝病（如肝癌、病毒性肝炎、非酒精性脂肪肝、原发性胆汁性胆管炎等）与个体的多个基因遗传有关。因此，从分子遗传学的角度来讲，遗传性肝病可进一步分为单基因遗传性肝病和多基因遗传性肝病。

（一）单基因遗传性肝病（遗传代谢障碍性肝病）

由于人体内各种物质的代谢更新需要特异的功能酶，一旦编码这些酶的基因发生突变，无论是编码区还是调节区的改变，都将会导致酶的结构和（或）数量的变化，这将导致物质中间代谢的紊乱，最终引起可遗传的代谢性疾病。分子生物学的研究发现了单基因遗传性肝病的致病位点，对肝豆状核变性、遗传性血色病、α_1-抗胰蛋白酶缺乏症和Gilbert综合征等患者进行的基因检测已进入临床，对相关疾病起到了重要的诊断作用。

（二）多基因遗传性肝病

肝脏内各种细胞具有不同的功能，其基因表达产物丰富，产物间相互作用，形成了一个复杂的调控网络，某一位点的突变均可能导致肝病的发生、发展。因此，在遗传性肝病中仅有很少一部分是单基因疾病，大部分常见的肝病均属多基因遗传性肝病，这些疾病的产生不单与某一个基因有关，而是由多个基因、环境因素及其多重相互作用所致。

目前，单基因遗传性肝病的致病机制虽然已经明确，但多基因遗传性肝病的发生却难以预测和评估。我们通常采用优势比（OR）来评价某个特定变异导致疾病发生的风险，许多研究表明，对于促进复杂疾病风险的基因变异其OR值大多较小，也就是说，基因每个位点上的变异仅对复杂肝病的发生、发展产生一个很小部分的影响。因此，复杂肝病的发生不仅是由于多个基因的变异，环境因素以及它们的共同作用也是不可忽视的原因。未来遗传性肝病的研究将着重于致病基因通路机制、变异位点分子功能及变异与环境的相互作用，这些研究

成果将为人类个性化治疗、肝病早期预防、疾病危害控制等方面提供重要价值。

第八节　肿瘤相关液体活检技术

内容提要

一、CTC

二、cfDNA 和 ctDNA

三、microRNA

四、外泌体

原发性肝癌主要包括肝细胞癌（hepatocellular carcinoma，HCC）、肝内胆管癌（intrahepatic cholangiocarcinoma，ICC）和混合型肝细胞癌-胆管癌（combined hepatocellular-cholangiocarcinoma，cHCC-CCA）3 种病理学类型。据世界卫生组织国际癌症研究署 2020 年公布的资料显示，HCC 发病率居恶性肿瘤第 6 位，新增 90.6 万例/年，病死率居第 3 位。我国是肝癌大国，全世界约 50% 的肝癌发生在中国，肝癌的 5 年总生存率目前仅为 14.1%，每年的肝癌发病率和病死率非常接近。HCC 的高危人群主要为乙型肝炎、丙型肝炎患者以及其他各种慢性肝病（包括各类型的肝硬化）患者，因此针对高危人群做好原发性肝癌的早筛，对提高临床治愈率和生存时间具有重要意义。血清甲胎蛋白（AFP）、甲胎蛋白异质体（AFP-L3）和异常凝血酶原（DCP）等可用于临床原发性肝癌的早筛，但其早筛的能力仍无法令人满意，发现小肝癌（直径≤2cm）的敏感度仍有较大的改善空间。因此，临床急需敏感度和特异度更高的、便于反复检测、动态监测的新型无创 HCC 早期筛查标志物。

液体活检指对外周循环中的肿瘤副产物进行分子生物学分析，以获取原发肿瘤相关信息的技术，包括外周血、尿液、胸腔积液、腹水等体液中的循环肿瘤细胞（circulating tumor cell，CTC）、循环游离 DNA（cfRNA）、循环肿瘤 DNA（ctDNA）、microRNA 及外泌体等成分。近年来，领域内有关液体活检的研究也逐渐增多，涵盖 HCC 的早期筛查和诊断、预后评估、疾病进展及复发监测、疗效预测等诸多方面，已成为众多学者关注的一大热点。

一、CTC

CTC 由原发肿瘤或转移瘤释放进入外周血而形成。每天有大量 CTC 进入血液循环，但仅少于 0.01% 的 CTC 最终存活，并形成致命性转移灶。CTC 的半衰期一般为 1.0～2.4h，大多数 CTC 因免疫攻击、剪切力、失巢效应而消亡，在发生转移的肿瘤患者中 CTC 仅占外周血细胞的 1/10 亿，这给 CTC 的研究带来了巨大困难。幸运的是，随着科学技术的不断进步，鉴别、分离、分析 CTC 特征的方法学也取得了一定突破。目前检测 CTC 的平台主要是基于 CTC 的物理特性（如密度、电荷、变形能力）或生物学特性（主要为细胞表面的各种标志物），而 CellSearch™ 是唯一通过美国 FDA 认证的 CTC 检测系统。该系统主要利用 CTC 表面的上皮细胞黏附分子（EpCAM）对其进行识别和检测，但 HCC 患者中的 EpCAM 阳性率较低，再加上存在上皮间质转化（EMT）过程，因此该方法可能低估了 CTC 的实际数量。

一项大型临床研究检测受试者（HCC 和肝硬化/慢性乙型肝炎+健康对照）外周血中肿瘤相关基因的定量表达，构建了源于 CTC 的聚合酶链反应（PCR）评分用于 HCC 患者的诊断。此研究证明，该评分诊断 HCC 的效力高于 AFP（截断值为 20ng/ml），CTC-PCR 评分诊断 HCC 的敏感度为 72.5%，特异度为 95%，受试者工作特征曲线下面积（AUC）为 0.88，而该队列中 AFP 诊断 HCC 的敏感度为 57%，特异度为 90%，AUC 为 0.77。此外，该评分诊断早期 HCC 的表现同样可观：BCLC 0 期对应的 AUC 为 0.92，BCLC A 期对应的 AUC 为 0.86。同时，也有研究发现 CTC 联合 AFP 可进一步提高诊断 HCC 的能力：AFP 以 400ng/ml 为截断值区分慢性肝病和 HCC 的 AUC 为 0.67，CTC 对应的 AUC 为 0.77，而二者联合之后的 AUC 被提高至 0.82。总体而言，鉴于 CTC 在患者外周血中的数量极少，且与原发肿瘤负荷呈正相关，CTC 在 HCC 早期筛查、早期诊断方面的应用存在较大挑战，更多的研究支持 CTC 用于 HCC 的预后预测及疾病进展、术后复发的动态监测。

二、cfDNA 和 ctDNA

cfDNA 是血液循环中的细胞外 DNA 片段，

长度约为 166bp，主要来自机体细胞的主动或被动裂解，携带有机体细胞来源的遗传信息。研究证明，癌症患者的 cf DNA 中会出现肿瘤相关的变异特征，通过检测血浆中 cfDNA 癌症及早期标志物，可极早期预警癌症的风险。研究发现，丙型肝炎相关 HCC 患者血清 cfDNA 含量为（115±98.3）ng/ml，显著高于单纯丙肝病毒感染者的（34.40±40.4）ng/ml。胡斯尼（Hosny）等研究显示，乙型肝炎相关 HCC 患者，血清 cfDNA 含量显著高于乙肝肝硬化患者和健康人群，分别为（899±2185）ng/ml、（95±238）ng/ml 和（45 ±54）ng/ml。来源于肿瘤细胞的 cfDNA 被称为 ctDNA。对 ctDNA 的定量及定性检测，能够精确、实时地了解肿瘤的生物学特性，用于肿瘤诊断、药物治疗、疗效评估、复发监测及预后预测，在肿瘤精准医疗中具有重要价值。有学者对 16 篇文献进行荟萃分析，共纳入患者 3744 例，其中 1852 例为 HCV-HCC，1892 例为无 HCC 的 HBV 感染者。结果显示，ctDNA 对 HBV-HCC 诊断的汇总敏感性、特异性和诊断 OR 分别为 0.85［95% CI 为（0.78，0.90）］、0.74［95% CI 为（0.63，0.83）］ 和 15.98［95% CI 为（10.65，23.99）］。研究认为，ctDNA 检测对 HCC 的诊断具有较高的敏感性、特异性和准确率，可以作为 HBV 相关 HCC 早期诊断中有希望的循环生物标志物。

三、microRNA

microRNA 最早于 1993 年由李（Lee）等在线虫体内发现，由 20～25 个核苷酸组成，通过与靶 mRNA 的结合，调节靶蛋白的表达，参与调节肿瘤的发生和发展，具有组织特异性、肿瘤特异性、可由外泌体途径分泌入血及稳定性强等特点。国外有学者曾经在肝癌和癌旁组织及 12 例正常肝组织中应用 RT-PCR 对 182 个 microRNA 前体进行筛查研究，发现在肝癌中存在 microRNA 的显著性表达。多项研究认为，microRNA 表达谱在肝癌的早期诊断和慢性肝病的分子分型方面具有广阔的应用前景。microRNA 作为一种新的肿瘤标志物已逐步引起临床重视。microRNA 表达谱进行不同组合检测，可提高对 HCC 的诊断灵敏性和特异性。

四、外 泌 体

外泌体是一种纳米级大小的细胞外囊泡，其内容物包含 RNA、DNA 和蛋白质，主要负责细胞间的信息交流，在 HCC 的发生、发展及侵袭、转移中发挥着重要作用。由于磷脂双层膜的保护，外泌体的内容物不易降解且较稳定，使其在肿瘤诊断、预后评估等方面展现出独特价值。然而相较于 cfDNA，外泌体在 HCC 早期筛查和诊断中的研究仍处于较为初级的阶段，有待于更多数据的验证，此外，外泌体中的蛋白质组分也是诊断 HCC 的潜在标志物之一，但目前相关研究数据较少。

相对于组织学活检，液体活检具有无创、采样简单、易于重复采样、便于实时动态监测、诊断效力明显高于传统肿瘤血清学标志物及可获得更多肿瘤生物学信息、克服 HCC 高度异质性等优势。虽然目前液体活检技术仍存在不少有待改进的地方，但毋庸置疑，随着科学技术的进步、方法学的改进、费用的降低及更多高质量前瞻性临床研究的验证，相信液体活检将在不久的未来进入临床实际应用阶段，在 HCC 的早期筛查、早期诊断中发挥至关重要的作用。

（李珊珊　于艳华　孙桂珍）

参 考 文 献

王家騄, 李绍白, 2013. 肝脏病学. 3 版. 北京: 人民卫生出版社.

中国肝炎防治基金会中华医学会感染病学分会, 中华医学会肝病学分会和中国研究型医院学会肝病专业委员会, 2019. 瞬时弹性成像技术诊断肝纤维化专家共识 (2018 年更新版). 中华肝脏病杂志, 27: 182-191.

中华医学会检验分会, 国家健康委员会临床检验中心, 2018. 液体活检在临床肿瘤诊疗应用和医学检验实践中的专家共识. 中华检验学杂志, 41: 724-733.

第九节　基因诊断和测序技术

内容提要

一、基因诊断技术

二、测序技术

一、基因诊断技术

（一）定义

基因诊断是指利用分子生物学方法，从 DNA 或 RNA 水平检测患者体内基因存在和表达状态，分析基因结构变异情况，进而对疾病作出诊断的方法和过程。基因诊断建立在分子生物学理论和技术高速发展的基础之上，被称为继临床诊断、生物化学诊断以及免疫学诊断之后的第四代诊断技术。

通过基因诊断技术对相应基因进行检测，可早检测、早预防、早发现、早治疗，这是因为其相对于传统诊断技术具有特异性强、灵敏度高、诊断范围广等优点，并且可以进行直接和早期诊断。基因诊断具有较强的特异性和灵敏性，因此可直接对个体的基因状态进行检测，以对表型正常的携带者或特定疾病的易感者作出诊断和预测。

（二）常用基因诊断技术

1. 分子杂交技术 分子杂交技术又称核酸分子杂交技术，其基本原理是将具有同源性的两条核酸单链在一定条件下（适当的温度和离子强度等）按碱基互补原则退火形成异质双链。根据检测样品不同可分为 DNA 印迹杂交、RNA 印迹杂交、斑点杂交和原位杂交。DNA 印迹杂交和 RNA 印迹杂交具有高度特异性和灵敏性，常用于特定基因的定量和定性检测、基因突变分析以及疾病诊断等。斑点杂交用于检测样品中是否存在特异的 DNA 或 RNA，可得到半定量结果。斑点杂交具有简便、快速、经济等优点，是基因诊断常用方法之一。原位杂交可确定探针的互补序列在细胞内的空间位置，因此具有重要的生物学和病理学意义。此外，原位杂交还可显示病原微生物存在的方式和部位。目前，基于分子杂交技术的原理又发展出了多种新技术，如荧光原位杂交、多色荧光原位杂交和比较基因组杂交等。

2. 聚合酶链反应技术 PCR 技术诞生于 1985 年，是一种模拟天然 DNA 复制过程的体外循环扩增法。首先通过高温（90～96℃）将双链 DNA 变性，即将双链 DNA 解螺旋为单链 DNA；再以此单链 DNA 为模板，将温度降至 50～60℃，以便引物与模板 DNA 碱基互补配对结合；然后在 70～75℃条件下，在 DNA 聚合酶的参与下，以 dNTP 为原料，根据碱基互补配对原则合成一条新链。如此循环将目的基因迅速扩增。利用 PCR 技术可将任意目的基因在体外进行特异性扩增。随着 PCR 技术的不断成熟和发展，又进一步衍生出

了多种类型的 PCR 技术，如巢式 PCR、实时荧光定量 PCR 等，并且 PCR 技术与其他技术的结合使其应用性得到了更广泛的发展，目前 PCR 技术主要用于基因缺失或点突变所致疾病的检测以及病原微生物的检测。近年来，发展了一种新的核苷酸扩增技术——环介导等温扩增法，与常规 PCR 相比，其操作步骤更为简单，具有灵敏度高、特异性强等优点，目前该技术已被广泛应用于生命科学领域，在临床检验中主要用于病原体感染方面的检测。

3. DNA 测序技术 DNA 测序是进行突变分析最重要、最直接的方法，其不受其他筛选方法敏感性和特异性的限制。DNA 测序方法从一代测序起步，如 Sanger 测序、焦磷酸测序法、连接酶法等。双脱氧链终止法的原理是利用 DNA 聚合酶将结合在待定序列模板上的引物延伸，反应池中包含 4 种碱基，并混入一定量的双脱氧核苷酸，当双脱氧核苷酸结合到新合成的 DNA 上，即可终止 DNA 链的延伸，进而产生长度不等的 DNA 片段，再由高分辨率的聚丙烯酰胺凝胶电泳分离，由于其存在测序成本高，通量低等方面的缺点，严重影响了其真正大规模的应用。第二代测序技术在大幅提高了测序速度的同时，还大大地降低了测序成本，并且保持了高准确性，以前完成一个人类基因组的测序需要 3 年时间，而使用二代测序技术则仅需要 1 周，但其序列读长方面比第一代测序技术则要短很多，大多只有 100～150bp。以 PacBio 公司的 SMRT 和 Oxford Nanopore Technologies 的纳米孔单分子测序技术为标志，被称为第三代测序技术，与前两代相比，其最大的特点就是单分子测序，测序过程无须进行 PCR 扩增，超长读长。

4. 基因芯片技术 基因芯片技术是将许多特定的基因片段有规律地排列并固定于支持物上，形成储存有大量信息的 DNA 阵列，然后与待测的标记样品进行杂交，通过检测杂交信号的强弱，获得样品的分子数量和序列信息，进而对基因序列及功能进行大规模、高通量、平行化及集约化的处理和研究。基因芯片技术的出现使对遗传信息进行高效、快速的分析成为可能。基因芯片技术具有快速、简便、高灵敏性和准确性的特点，最重要的是其还可以同时对多种疾病进行检测，便于临床医师了解患者整体的患病情况。

（三）基因诊断技术在肝病中的应用

肝脏是人体进行物质代谢的主要器官，由于各种遗传缺陷引起的代谢通路异常都可以导致遗传代谢性肝病的发生，而这类疾病的确定诊断需要依赖肝穿刺、活检，这些有创性检查在临床上往往难以被患儿家长接受，所以发展非创伤性的诊断手段则显得尤为必要。

遗传代谢性肝病多数为常染色体隐性遗传病，少数为常染色体显性遗传或 X 连锁伴性遗传及线粒体遗传等。随着分子生物学研究的进展，越来越多导致遗传代谢性肝病的基因缺陷被发现，使得通过基因检测确诊这一类疾病成为可能，尤其对于疾病早期生化改变并不典型的患者，基因检测将使其得到尽早的诊断和治疗，对于这些患者的预后具有重大的意义。

1. 肝豆状核变性 即威尔逊氏症（Wilson disease，WD），是一种常染色体隐性遗传病，通过近一个世纪的研究，对其临床表现、诊断标准和治疗方法已经有了清楚的认识。本病的致病基因 *ATP7B* 在 1993 年发现，它位于染色体 13q14.3，包括 21 个外显子和 20 个内含子，编码一种主要在肝脏表达的 P 型金属转运蛋白 ATP 酶，参与细胞内铜的跨膜转运。当其缺失或功能减退时，造成铜不能经胆道系统排出，蓄积于肝脏，并随之进入血液，沉积在其他器官，其中以脑、肾、角膜最为常见，从而引起相应的临床症状。2008 年美国肝病学会的 WD 诊疗指南 1 指出，血清铜蓝蛋白含量、24h 尿铜排出量和角膜 K-F 环是诊断 WD 的主要条件，典型患者可根据这些检查结果诊断；不满足以上诊断条件者应行肝脏组织学检查，测定肝铜含量，如果铜含量低于 250μg/g，应进行基因检测确诊。目前已经报道的 *ATP7B* 基因的突变已经超过 500 种，确定致病的约有 380 种，大多数患者为复合杂合突变，也有某些患者为纯合子突变。研究者对 60 名无亲缘关系的正常对照和 84 例分别来自 65 个家系的 WD 患者通过 *ATP7B* 基因全长外显子分析，共检出 18 种突变，发现 Arg778Leu 和 Thr935Met 的突变频率分别高达 37.7% 和 10.0%，其余位点突变的频率均低于 4.0%，证实 Arg778Leu 是中国 WD 患者突变发生频率最高的位点 2。某些 WD 患者 *ATP7B* 基因的外显子区域并

未发现致病的突变，但在其转录起始点上游的区域发现了片段缺失等突变，并已证实了其致病性，因此检测基因表达调节区的突变对这些患者具有重大的意义。

2. 希特林蛋白缺乏症 是近几年新发现的一种遗传代谢性肝病，主要有两种不同的临床表现形式：在新生儿或出生后 4 个月以内的婴儿期发病者为希特林蛋白缺乏所致的新生儿肝内胆汁淤积症（neonatal intrahepatic cholestatic hepatitis，NICCD），大多数在 1 岁以内能够自行缓解或者通过使用限制半乳糖、富含中链脂肪的奶粉喂养并添加脂溶性维生素而缓解，仅有少数因肝损伤严重需要进行肝移植；在较大的儿童以及成人患者发病的为成人发病的瓜氨酸血症 2 型（adult-onset type Ⅱ citrullinemia，CNTL2），主要以高氨血症引起的神经精神症状为主，表现为谵妄、嗜睡、定向障碍、抽搐、昏迷等，可因脑水肿导致突然死亡，预后不良，治疗需要进行肝脏移植。

希特林蛋白由位于染色体 7q21.3 的 *SLC25A13* 基因编码，其基因由 18 个外显子组成，总长约 200kb。目前已经发现 50 种以上的 *SLC25A13* 基因突变，包括点突变、错义突变、片段缺失、片段插入、读码框移位等形式，851del4 是最常见的突变类型，文献报道发生频率为 58%～73%，这一突变导致转录至 850 位碱基以后发生读码框移位，并在 286 位氨基酸形成终止密码子引起 citrin 蛋白总长缩短。由于希特林蛋白缺乏症的临床表现多样但缺乏特异性，而且 NICCD 的患儿症状具有一过性，仅根据临床症状很难作出诊断，通常需要借助基因分析进行综合诊断，因此在一定生化异常的检查基础上积极完善基因检测是重要的诊断方法。

3. 糖原贮积病Ⅰa 型 是一种常染色体隐性遗传病，临床症状以低血糖、肝大、酸中毒、高脂血症、生长发育迟缓为主要表现，同时可能合并血小板功能异常、肾损伤、高尿酸血症和骨质疏松等，在较年长患者中可能发展为肝腺瘤或肝癌。糖原分解和葡萄糖生成途径中的关键酶——葡萄糖-6-磷酸酶（glucose-6-phosphatase，G6Pase）的缺陷是造成本病的原因，该基因定位于染色体 17q21，全长 12.5kb，包含有 5 个外显子，编码一个由 357 个氨基酸构成、分子量为 35ku 的蛋白质。目前发现的 *G6Pase* 基因缺陷包括点突变、片段缺失、读

码框移位、错配突变等形式，这些基因缺陷将使G6Pase 的功能完全或大部分丧失，从而导致疾病的发生。由于糖原贮积病 Ia 型具有较高的突变检出率，因此通过临床症状结合基因检测的诊断方法有可能替代传统的肝穿刺活检，成为确定诊断的新方法。

（四）小结

目前，比较常用的基因检测方法有单核苷酸多态性分析、荧光聚合酶链反应等，但是这些方法都有费用较高、检测敏感度欠佳等缺点。近年来发展的变性高效液相色谱技术，相对费用较低，并且具有高通量、高敏感度的优势，是值得关注的诊断方法，并且随着基因直接测序费用的降低，进行直接测序是诊断肝病最为确切的检测方法。基因芯片技术则为高通量、多位点检测提供了简便的方法。随着基因检测技术的进一步完善与全面普及，对于常见肝病的基因诊断必定会给更多的患者带来益处。

二、测序技术

（一）基因测序技术定义

测序技术（sequencing technology）本身为生物物理学名词，指的是对多聚体中单体排列顺序进行测定的方法，如测定 DNA、寡肽、多糖链等基本组成单位残基（核苷酸、氨基酸、单糖等）的排列顺序。生物学及医学领域中，应用最为广泛的测序技术是基因测序，即对核酸中单个核苷酸的排列顺序进行测定的方法。DNA 测序技术的快速发展使得人类的全基因组序列、多种动植物以及细菌等微生物的序列逐渐明晰，为疾病预防、疾病监测、疾病诊断等方面作出了突出贡献。

（二）基因测序技术的分类

1. 一代测序　是在 1975 年由 Sanger 等开创并提出快速测定 DNA 序列的技术，即双脱氧法，又称 Sanger 测序。一代测序为合成终止测序，其原理是双脱氧链终止法，采用 DNA 复制原理。Sanger 测序反应体系中包括目标 DNA 片段、脱氧三磷酸核苷酸（deoxynucleotide triphosphate，dNTP）、双脱氧核苷酸（dideoxynucleotide，ddNTP）、测序引物及 DNA 聚合酶等。技术核心是 ddNTP 的使用，由于缺少 3'-OH 基团，不具有与另一个 dNTP 连接形成磷酸二酯键的能力，这些 ddNTP 可用来中止 DNA 链的延伸。此外，这些 ddNTP 上连接有放射性同位素或荧光标记基团，因此可以被自动化的仪器或凝胶成像系统所检测到，从而达到测序的目的。

一代测序虽然准确度十分高，且该技术在当下依然被广泛应用（如构建载体做克隆，基因敲除等实验都可以用到），但是通量太低，所以对于大片段或者全外显子等非常耗时，且很多情况下成本较高。

2. 二代测序（next generation sequencing，NGS）　又称高通量测序，可同时对几百万条 DNA 分子进行序列测定。根据测序覆盖范围，将其分为全基因组测序（whole genome sequencing，WGS）、全外显子组测序（whole exome sequencing，WES）和靶向测序（targeted sequencing）。与第一代测序技术相比，NGS 以高通量、高灵敏性、高准确性、自动化程度高、成本低廉为显著特征，合成与测序同时进行，可一次性检测未知物种、未知基因全基因组区域的所有位点，但该技术需要将基因组片段化，读长（测序反应所能测得序列的长度，须将基因组分割为读长以内的短序列才能测序）较短，不利于后续分析数据时信息的拼接整合，也不能捕获所有的基因变异类型。刚面世时主要包括 Roche 公司的 454 技术、ABI 公司的 Solid 技术和 Illumina 公司的 Solexa 技术，这 3 种技术都极大地提高了测序的通量，大大降低了测序成本和周期。

3. 三代测序　三代测序技术是在单分子和单细胞水平对基因组进行测序的技术，测序速度快，每秒读取碱基数可达 10 个，其理论读长可达 10kb，甚至可以无限长。每三代测序技术不需要 PCR 扩增，检测精度明显提高，适用于测序要求高的全基因组测序、甲基化研究、RNA 测序、基因的重复序列（如 polyA 尾）和癌症的诊治等，但该方法成本高，通量及准确性相对低，目前多应用于科研领域。三代测序主要有两种技术：PacBio 公司的 SMRT 和 Oxford Nanopore Technologies 的纳米孔单分子测序技术，这两种技术的测序读长都可以达到几十 kb 的级别，远远高于二代测序技术。

（三）基因测序技术在常见肝胆病中的应用

1. 在常见肝胆病用药指导方面的应用　测序

技术在常见肝胆病用药指导方面应用广泛，如肿瘤个体化治疗基因检测、肝炎患者抗病毒治疗的耐药检测等，相对于传统检测，测序技术能更全面覆盖基因变异情况，为患者个体化用药提供了更多参考。特别是目前测序技术可用于临床用药指导的乙型肝炎病毒耐药基因位点，该方法能够对包括乙型肝炎病毒聚合酶基因内的全部耐药相关区段进行分析，发现患者乙型肝炎病毒耐药位点，为乙型肝炎病毒感染患者的个体化治疗提供依据。

2. 在肝损伤、肝纤维化、肝脏肿瘤研究中的应用　肝脏作为人体最大的实体器官，肝损伤会导致一连串的炎症反应。通过测序技术能够更深入地了解肝脏受损状态下的转录组信息，例如探索肝胆汁淤积性损伤期间肝细胞亚型和独特功能，为肝细胞的未来优化治疗提供了理论依据；同时，测序技术能够检查肝组织稳态时和损伤后的内皮细胞和肝细胞异质性。在肝纤维化方面，测序技术能够表征纤维化状态下肝星状细胞和成纤维细胞的高度异质性，鉴定了肝纤维化中星状细胞和成纤维细胞亚型的存在。这些研究让我们对肝纤维化状态下肝脏环境有了新的认识，这可能为未来预防和治疗肝纤维化、肝硬化等疾病提供了机会。

原发性肝癌是目前我国第4位常见恶性肿瘤及第2位肿瘤致死病因。作为众多癌症中存活率最低的肿瘤之一，肝癌5年相对生存率仅为10.1%。肝癌的高异质性、耐药性、增殖转移迅速、免疫微环境复杂等特征一直是造成疾病难以治愈的重要原因。随着测序技术的逐渐发展，不仅在免疫系统与癌症的关系方面，也在相关突变基因的检测方面取得了一定的进展。例如，通过测序技术发现了与患者不良预后有关的基因 *SLC40A1* 和 *GPNMB* 与肿瘤内炎症反应息息相关；同时，通过测序技术揭示了免疫细胞在肝细胞癌中的动态变化，构建出了更加广泛的细胞联系。不仅如此，为了了解肿瘤异质性与肿瘤相关的形态学、组织学特征间的关系，通过测序技术发现了肝细胞癌中多种不同的肿瘤进化机制，因此针对不同的肿瘤模型，需要特定的治疗策略。

3. 在遗传代谢性肝病中的应用　遗传代谢性肝病是指因基因突变所引起的肝脏代谢障碍性疾病。肝脏作为人体器官中最大的消化腺，具有分泌胆汁、储存肝糖原、合成蛋白质、清除内源性或外源性物质等重要功能。随着测序技术的不断发展，越来越多导致遗传代谢性肝病的基因缺陷被发现，但临床实践中，存在着如何恰当选用、如何准确理解测序检测等问题。

临床上，应结合患者临床特征和不同测序技术的优缺点，来选择恰当的检测方法。①针对临床表现高度疑似某种单基因病、有常见致病变异位点时，可应用一代测序，如肝豆状核变性的 *ATP7B* 基因检测或 Gilbert 综合征的尿苷二磷酸葡萄糖醛酸基转移酶 1AI（uridine diphosphate glucuronosyltransferase 1AI，UGTIA1）基因检测等。②对于临床表型相对复杂、鉴别诊断的范围较广而有一定困难时（例如主要表现为黄疸、脾大、贫血，不能排除 Gilbert 综合征与遗传性球形红细胞增多症等血液系统疾病共存时），可以采用全外显子测序。③对于有相同或相似临床表现的一组遗传代谢性疾病，例如胆汁淤积症，可采用靶向区域测序，对进行性家族性肝内胆汁淤积症、良性复发性肝内胆汁淤积症、先天性胆汁酸合成障碍、阿拉日耶（Alagille）综合征、尼曼-皮克（Niemann-Pick）病、脑肝肾（Zellweger）综合征等过氧化物酶病等多种疾病的致病基因实现靶向测序，以增加诊断的敏感度和准确性。④全基因组测序和第三代测序，除少数用于怀疑基因组结构改变引起的疾病或待检样本不易获取、量少等特殊情况外，目前更多用于科学研究。

虽然基因测序技术在临床诊断过程中有重要价值，但不能将基因测序检测作为诊断的唯一标准。一方面基因变异与临床表型的相关性还受到宿主本身、外部环境，甚至药物的影响，单纯依靠基因测序检测可能导致诊断的"假阳性"；另一方面由于基因测序检测固有的局限性，例如检测方法及数据质量存在缺陷等情况，可能导致本来存在的致病变异没有被检测出从而出现"假阴性"。因此，在临床表现高度怀疑遗传代谢性肝病时，应采用临床表现与测序技术相结合的方式，在选择正确测序方法的条件下，综合给出诊断结果。

（四）小结

未来测序技术无疑将在精准医学领域发挥越来越重要的作用，在了解组织发育、细胞组织异质性、治疗耐药性、肿瘤转移和演变，以及遗传代谢性疾病的诊疗等各方面提供无限可能。可以预见的是，大规模、高通量将继续成为测序技术的发展方向，与此同时，其成本的下降和应用领域的拓展，会使该技术得到更广泛的应用，甚至有可能在将来的某一天彻底改变我们对疾病研究的方式。

（任　锋　于艳华　孙桂珍）

第十节　肝脏疾病的病理学诊断

内容提要

一、肝病病理学检查的内容
二、肝病的基本病理变化

肝脏疾病的病理学检查是研究肝病病因、发病机制、肝脏病理变化与类型的方法，是临床诊疗的基础。肝脏活组织学检查，简称肝活检，是一种通过观察肝脏组织细胞病理形态学变化，做出较精确诊断的检查方法，是一些疾病诊断公认的"金标准"。通过肝活检可以了解肝脏疾病的类型、病变的程度和活动性；鉴别黄疸的性质和原因；发现早期、静止或尚在代偿期的肝硬化；有利于进行药物的选择和疗效的判断。因此，在目前各种肝脏疾病的检查手段中，肝活检术能最直接和客观地反映肝损伤、炎症、纤维化、早期肝硬化的状况，对临床医师选择治疗和判断预后有着十分重要的意义。虽然随着影像医学的发展，特别是 B 超、CT 及 MRI 在临床的普及应用，对肝病诊断起了很大的作用，但仍不能代替病理学诊断。

一、肝病病理学检查的内容

肝病病理学常规检查：活检组织常用 4% 中性甲醛液（10% 中性福尔马林液）固定，石蜡包埋切片，除 HE 外，根据诊断需要可选择网状纤维染色、Masson 染色、D-PAS、PAS、铜染色和铁反应等特殊染色。HE 染色作一般常规检查，了解病变；网状纤维染色可显示肝脏网状支架，进一步突出肝纤维化、肝硬化、肝网状支架塌陷和桥接坏死等状态；Masson 染色法和天狼星红染色是胶原纤维染色的主要方法，主要观察肝纤维化、肝硬化状况及程度和呈灰棕色的马洛里（Mallory）小体；PAS 染色可显示糖原，淀粉酶消化后 PAS 染色（D-PAS）可清晰显示胆管及血管基底膜情况，以

及 α-抗胰球蛋白吞噬的新近坏死碎片；地衣红染色可显示 HBsAg，国内已经普遍用免疫组化方法替代了地衣红染色，特异性更高，更易观察；铜染色（罗丹宁或者 Timm 染色）主要用于慢性胆盐沉积和 Wilson 症的诊断和鉴别；铁反应染色［珀尔斯（Perls）反应］可检测组织中沉积的含铁血黄素、血红蛋白沉着病和青棕色胆色素。除了上述染色，免疫组化染色也已基本成为肝脏病理检查的常用项目。针对非肿瘤性肝病常用的免疫组化主要有 HBsAg、HBcAg、CK19、CK7、CD34、Mum1、CD38 等标记物。

此外，部分病例除以上检查外，还需要作电镜、基因检测等分子生物学检查。结合临床病史、治疗、影像学检查及化验进行综合分析，然后作出全面判断或者诊断，以供临床参考。

病理医师须从检查所见，结合临床、影像和化验相关资料，尽可能全面地有针对性地回答或者解释临床的问题和疑问，给临床提供尽可能明确的病理诊断报告，不仅要有病理形态学诊断，还要有病因诊断。

（一）肝大的性质

临床上触及肝大时，肝活检病理报告中应尽可能对是否存在肝淤血、脂肪变性、淀粉样变性、炎症、肉芽肿、异常物质贮积、原发或继发性肿瘤等病变进行评价。例如，遇到炎症时，不能简单地发一个炎症或者炎性病变，一定要把结核、梅毒、病毒等一些特殊性感染除外，特别是对于艾滋病、器官移植患者的样本一定考虑到结核和少见感染性疾病，必须除外了特殊感染后，才能发一个炎症的报告，这个炎症是指非特异性炎症。

（二）肿瘤类型

如系肿瘤性疾病，应尽可能作出分类，原发性还是继发性，良性还是恶性的判断，外科手术方式制订、化疗或放疗常需依靠肿瘤组织学类型确定。

（三）慢性肝炎类型

仅根据患者症状、血清学资料、生化检查、物理检查等临床资料对慢性肝炎进行详细分型常存在一定的误差，因此，现在一般将肝活检作为慢性肝炎分型的金标准。有时因标本过小、破碎，HE 染色光镜检查不易作出明确诊断，常需作特殊染色

或免疫组化染色辅助诊断。

（四）肝病分级

肝活检习惯上用于某些肝病的病理组织学分级，作为疾病发展进程、预后或疗效的判断。如原发性胆汁性胆管炎（PBC）早期（Ⅰ、Ⅱ级）时出现少量纤维化而无结节形成，而晚期（Ⅲ、Ⅳ级）则广泛纤维化和结节形成；又如酒精性肝病，依其纤维化程度而分为单独中央静脉周围纤维化、中央静脉-汇管区之间的桥接纤维化和硬化，作为戒酒和可能出现并发症（如食管静脉曲张、出血）的预期信息；慢性病毒性肝炎，则可根据肝细胞损伤程度、炎症反应程度及纤维组织增生的程度对肝脏病变进行分级。

（五）门静脉高压的估价

肝活检可帮助临床分析门静脉高压为肝前、肝内还是肝后性门静脉高压。首先病理检查确定有无肝硬化，如无肝硬化，则可能是肝前门静脉、脾静脉或肝后、下腔静脉内血栓形成或受压。门静脉高压又可分为窦前、窦性和窦后，窦前者常见于血吸虫病性肝硬化，也可见于特发性非硬化性门静脉高压综合征，窦性和窦后者则常见于肝炎后肝硬化病变。

二、肝病的基本病理变化

（一）肝淤血

肝淤血主要见于右心衰竭，因肝静脉回流受阻，致使肝小叶中央静脉及肝窦扩张淤血。Budd-Chiari 综合征时肝淤血变化更明显、更典型、肝窦明显扩张、肝板萎缩，严重者出现坏死；肝紫癜症（peliosis hepatis）以肝实质内出现不规则扩张的圆形或不规则形的血液滞留腔（血囊肿）为特征、直径为 1～5mm，腔内壁无上皮衬覆；口服避孕药者可出现汇管区周围血管扩张充血；肿瘤和肉芽肿病灶附近肝组织淤血呈块状小叶分布。长期慢性肝脏淤血，可见小叶中央静脉、小叶下静脉以至肝窦周围发生纤维化，肝静脉-肝静脉之间及部分肝门静脉-肝静脉之间纤维间隔形成，致肝脏缩小、变硬，并呈结节状，形成淤血性肝硬化。右心衰竭时肝小叶中央区明显扩张充血，相邻肝小叶之间形成相互连接的淤血带。

（二）红色梗死

红色梗死（出血性梗死）又称 Zahn 梗死，系由于肝内门静脉分支的一支或数支阻塞所致。病变以局部肝脏淤血为主，并非真性梗死而是一种假性梗死，少见。肝脏由肝动脉和肝门静脉双重血液供养，且 70% 的血液来自肝门静脉，30% 来自肝动脉。肝门静脉可供肝脏需氧量的 50%～60%，如肝门静脉阻塞，加上肝静脉淤血或肝动脉硬化性狭窄时，虽然输入血液可充盈肝窦，但血液灌流区血压偏低，仅能维持缓慢的血流灌注，肝脏实质因而萎缩。切面上梗死灶呈楔形，其宽厚的底部朝向肝脏表面；镜下可见高度淤血、肝窦扩张，肝细胞索变细，但坏死不明显。

（三）肝细胞气球样变

肝细胞气球样变为肝细胞高度水肿所致。肝细胞受损后，大量水进入肝细胞内使细胞高度肿胀，细胞体变圆，细胞质空亮，形似气球，称气球样变，在急性肝炎和酒精中毒时常见。高度水肿的肝细胞最终因细胞膜破裂而死亡，这种过程称溶解性坏死。坏死物被迅速吸收，不留痕迹。

（四）肝脂肪变性

肝脂肪变性为肝脏的常见病变，在肝细胞质内出现大小不等的脂肪滴，由于制片过程中脂滴被乙醇、二甲苯等有机溶剂溶解而呈现大小不等的圆形空泡。当细胞质内由一个大的脂肪滴占据，将肝细胞核挤压至细胞体周边时称大泡性脂肪变性，酷似成熟的脂肪细胞；当细胞质内为多数小脂滴，核无明显挤压时称小泡性脂肪变性。肝细胞脂肪变可分布于小叶中央、周边或弥漫，有时呈灶状或不规则分布。累及 1/3 以上肝细胞的弥漫性脂肪变性称脂肪肝，常见于肥胖、糖尿病患者。小叶中央区脂肪变性多由淤血、缺氧引起；小叶周边区（汇管区周围）脂肪变性常见于磷中毒。小泡性肝脂肪变性常是肝细胞严重物质代谢障碍的表现，如四环素损伤、妊娠脂肪肝和急性酒精性脂肪肝时所见。大泡性脂肪变一般与饮食、肥胖、营养不良、糖尿病和遗传（如胆固醇贮积病）有关。丙型病毒性肝炎时肝细胞常呈现散在性大泡性脂肪变性，并以此作为其诊断佐证。

（五）毛玻璃样肝细胞

此种改变的肝细胞因光面内质网大量增生，致肝细胞体积增大，细胞质呈嗜酸性细颗粒状而不透明，故名毛玻璃样肝细胞，见于乙型肝炎患者，特别是乙型肝炎病毒携带者。肝细胞含有大量的乙型肝炎表面抗原颗粒，沉积在肝细胞的内质网内，在增生的内质网管道内可见丝状 HBsAg 存在，经免疫组织化学染色可证实，也可见于癫痫性肌阵挛和氰酰胺的肝毒性损害。长期服用催眠药巴比妥类药物患者，因胆汁淤积引起光面内质网增生，可表现出假毛玻璃样变。

（六）片块状胞质嗜碱性变

由于粗面内质网灶状增生，核蛋白体含量增多，在细胞质中呈现嗜碱性物质片块，这种变化为肝细胞再生的一种标志，此时大多伴有细胞核与核仁增大和肝细胞排列较不规则。

（七）色素沉着

肝细胞和库普弗细胞内常有棕褐色色素颗粒沉着，这些色素的染色性质和分布对诊断很重要。小叶中央区肝细胞内色素通常为脂褐素或胆色素，如同时伴有毛细胆管内胆汁淤积（胆栓），则一般提示肝细胞内色素为胆色素。汇管区周围出现的棕色色素常为含铁血黄素，血色病时，小叶中央含铁血黄素增多。许多慢性胆道阻塞疾病，在汇管区周围呈现胆汁淤积。含铁血黄素比脂褐素和胆汁的折光性更强，通过特殊染色方法可加以证明。普鲁士蓝染色法可将含铁血黄素染成蓝色；三氯醋酸三氧化铁法可将胆红素氧化为胆绿素而将胆色素染成绿色。脂褐素沉积常见于老年性肝脏褐色萎缩和恶病质时，为肝细胞溶酶体不能完全降解的含脂质的残余体，因而是一种既含脂质又呈棕褐色的色素，经 PAS 染色可将其显示为细胞质内的粉红至红色颗粒，或经施莫尔（Schmorl）反应将脂褐素染成蓝至暗蓝色。杜宾-约翰逊（Dubin-Johnson）色素分布于整个肝小叶内，为大小不等的棕褐色色素颗粒，并常在中央区肝细胞内沉积较多。库普弗细胞内棕色色素可为含铁血黄素、胆色素和蜡样色素，后者为含磷脂和糖蛋白的一种碎屑，由库普弗细胞或巨噬细胞吞噬坏死的肝细胞膜性结构被溶酶体分解形成，这种物质在常规染色切片中呈棕褐色，淀粉酶消化后 PAS 染色阳性。在急性肝炎时，这种色素明显可见。铜结合蛋白为溶酶体金属硫，因色素、地衣红或维多利亚蓝染成黑色颗粒，在新生儿期、Wilson 症和慢性胆汁淤积时，肝细胞内的这种色素均可增加。

（八）胆汁淤积和胆汁性梗死

在肝组织内出现胆汁潴留为胆汁淤积和胆汁性梗死的特征，系胆汁排泄受阻所致。慢性胆汁淤积及胆酸潴留，致汇管区周围肝细胞呈泡沫状和空泡状改变。长期胆道梗阻病例，肝细胞常同时伴有铜结合蛋白、铜贮积和 Mallory 小体形成。大胆管梗阻时可发生胆汁溢出，胆汁可从汇管区小胆管中漏出于其邻近组织内，形成胆汁湖和胆汁性梗死。梗死区肝细胞被胆汁染色伴核浓缩，为大胆管梗阻的可靠标志。

（九）肝细胞死亡

肝细胞死亡有两种不同的过程和形态：溶解性坏死和凋亡。肝细胞溶解性坏死即通过严重的水变性，细胞体变圆呈气球样，进而细胞膜溶解和核溶解而坏死，坏死细胞消失并常伴炎症细胞浸润。缺血性损伤，如休克、药物或毒物损伤时肝细胞坏死常出现在中央静脉周围；子痫、磷中毒、硫酸亚铁中毒时则常表现为汇管区周围的坏死。肝细胞的溶解性坏死视损伤程度可有如下几种。①点状坏死：肝小叶内单个或数个肝细胞坏死。②灶状坏死：小群肝细胞坏死。③碎片状坏死或界面性坏死：邻接汇管区的肝细胞（界板）发生带、片状或灶状连接状的溶解坏死，并伴有炎症细胞浸润，为慢性肝炎的主要病变特征，常见于中度和重度慢性肝炎时。④桥接坏死：中央静脉-汇管区、中央静脉-中央静脉、汇管区-汇管区之间形成相互连接的带状肝细胞坏死。汇管区-汇管区的桥接坏死主要由汇管区炎症及碎片状坏死发展形成；汇管区-小叶中央区的桥接坏死由肝小叶中央区与汇管区炎症、坏死互相融合而成，常致小叶结构破坏；中央静脉-中央静脉的桥接坏死则由两个小叶中心带的坏死相融合而成。桥接坏死常引起桥接性纤维化，在急性和慢性肝炎，特别是中度和重度慢性肝炎中常见，易进展为肝硬化。⑤大块或亚大块坏死：大部分肝实质的多小叶坏死称大块坏死；坏死累及整个肝小叶时，但仍有少部分肝细胞残留，称亚大块坏死；多个相邻的肝小叶坏死称融合坏死。多见于急性重型肝炎、亚急性重型肝炎、重度慢性肝炎。

肝细胞凋亡常见于病毒性肝炎，亦称固缩性坏死，肝细胞通过嗜酸性变而发生固缩，胞体变小、胞质变致密、最终核浓缩以至消失，形成嗜酸性小体，故又称嗜酸性坏死。常表现为散在的单个细胞坏死不伴炎症细胞浸润。

（十）羽毛样变性及网状坏死

在胆酸和胆汁湖邻近的肝细胞，因胆色素沉着而发生极度肿胀，细胞质变得疏松、透亮，呈丝网状或泡沫状，细胞核浓缩，称为羽毛状变性。此种变性可散在发生，亦可呈片团出现，后者又称为网状坏死灶。羽毛状变性一般同时伴有其他胆汁淤积的变化，常为阻塞性胆汁性肝硬化的病变特征，可作为与其他类型肝硬化鉴别的依据。

（十一）炎症细胞浸润

大部分肝脏炎性疾病的炎症浸润细胞为单个核细胞，其中主要为淋巴细胞和少量浆细胞。慢性肝炎时，肝小叶内及汇管区常见淋巴细胞浸润；传染性单核细胞增多症时，在肝细胞索间可见成串的淋巴细胞浸润；丙型、戊型病毒性肝炎时淋巴细胞在肝脏内也成串或堆积浸润。浆细胞出现于慢性肝炎时的碎片坏死区，特别在自身免疫性肝炎时。骨髓瘤患者汇管区和肝窦内亦可见浆细胞浸润。中性粒细胞浸润见于急性肝炎和酒精性肝炎，后者还可见中性粒细胞围绕含有 Mallory 小体的肿胀肝细胞。在肝脓肿急性上行性胆管炎时，汇管区、胆管和小胆管内有大量中性粒细胞渗出、浸润。嗜酸性粒细胞偶见于慢性肝病，汇管区见其散在性浸润；在原发性胆汁性胆管炎、肝移植排斥反应则常明显出现；肝寄生虫病尤其是急性血吸虫病时，肝脏内可见大量嗜酸性粒细胞浸润，并形成嗜酸性脓肿。大颗粒淋巴细胞（pit 细胞），为一种肝窦边缘细胞，电镜下可见清楚的致密颗粒和棒状物中心的空泡，属于具有杀伤肿瘤细胞能力的自然杀伤细胞。

（十二）肝细胞再生

在常规 HE 染色切片中，肝细胞呈多边形，细胞质为细颗粒状、红染，细胞核圆形，单个核仁明显，常有少量的双核肝细胞散在。老年人肝小叶周边的肝细胞可呈现细胞核不规则增大、深染，为老

年性多倍体形成的表现。在肝炎或肝硬化时肝细胞再生明显增加，表现为肝细胞体积大、细胞核大、核仁大和双核肝细胞增多。

（十三）小胆管增生

小胆管增生表现为汇管区小胆管数量增多及汇管区周围新生的不规则和扭曲小管出现。这种变化通常伴发于大胆管机械性梗阻，在汇管区炎症和纤维化时亦可发生，或为肝细胞大块、亚大块坏死时的一种反应性增生，需要结合临床和影像学检查找出具体原因或者病因。

（十四）假胆管形成

在慢性进行性肝病发生肝硬化过程中，常有多少不等的假胆管形成，排列成两排小细胞，状似胆管。在许多病例中可见较正常的肝细胞索向假胆管移行的变化。电镜观察证明，这些假胆管实际上是由新生的肝细胞构成，可能是肝细胞再生的一种表现。

（十五）门静脉炎

门静脉炎指肝门静脉及其分支发生的炎症病变，一般见于肝脓肿或与腹腔器官的炎症伴随发生，如胃或十二指肠溃疡穿孔、阑尾炎和脐静脉炎等。

（十六）Mallory 小体

Mallory 小体为受损肝细胞在光镜下呈现的细胞质内块状或索状嗜酸性物质。经电镜和免疫组化染色证实，Mallory 小体为具有细胞角蛋白染色和结构特征的中间丝成分，见于酒精性肝炎、慢性胆汁淤积、铜中毒（Wilson 症）和心脏病用药胺碘酮中毒性肝损伤病变。

（十七）巨线粒体

巨线粒体为受损肝细胞细胞质内 PAS 阴性嗜酸性球形结构，体积可如细胞核大小或更大，常见于酒精性肝病。

（十八）肝纤维化

肝脏内纤维组织增生，形成纤维性条索但尚未相互连接形成间隔改建肝小叶时，称为肝纤维化。这时不伴假小叶形成，与肝硬化的假小叶形成（硬化结节）有所区别。肝细胞群坏死后，塌陷的网状纤维互相融合形成胶原纤维，称无细胞性硬

化。桥接坏死区网状纤维支架塌陷后形成的纤维间隔为被动间隔；碎片状坏死伴炎性反应性纤维结缔组织增生，后者从汇管区向小叶中央扩展而形成的纤维间隔为主动间隔。肝窦周围纤维化是在慢性炎症和中毒损害时，肝星状细胞（HSC）受刺激后转变为肌成纤维细胞和成纤维细胞，产生胶原纤维而发生的纤维化。中央静脉周围纤维化为早期酒精性肝炎和慢性肝淤血的特征。酒精性肝炎晚期发生中央静脉与汇管区连接的桥接纤维化，而晚期慢性肝淤血则形成中央静脉与中央静脉连接的桥接纤维化。汇管区纤维化由多种不同的原因引起，如慢性肝炎、药物中毒、慢性胆汁性疾病和血吸虫病等。纤维瘢痕可引起静脉或胆管阻塞。先天性肝纤维化为一种常染色体隐性遗传病，多在儿童期出现，汇管区及小叶周围弥漫性纤维化为其主要病变。

（十九）假小叶

肝硬化时，广泛增生的纤维组织分割、包绕原肝小叶，形成大小不等、圆形或椭圆形的肝组织团，或由增生的纤维组织包绕肝细胞再生结节，称假小叶，前者为改建性假小叶，后者为再生性假小叶。前一种假小叶内中央静脉缺如、偏位或具有两个以上的中央静脉，有时可见汇管区；后一种假小叶则无中央静脉和汇管区结构，且肝细胞排列紊乱，胞体较大、细胞核大、深染，双核细胞多见。改建性假小叶在肝硬化早期多见，晚期主要呈现再生性假小叶，说明肝硬化是肝细胞不断发生变性、坏死和再生的改建过程。

（二十）肝细胞异型增生

肝细胞异型增生又称肝细胞不典型增生、肝细

胞结构不良，是肝细胞癌的癌前病变，在慢性活动性肝炎、肝硬化和肝癌癌旁肝组织内常见。根据肝细胞异型增生区域大小又可分为异型增生灶和异型增生结节。异型增生灶范围直径<1mm，仅在光镜下可见；肝细胞异型增生结节（hepatocellular dysplastic nodule，HDN）区域直径要≥1mm，肉眼可见。一般来说影像学检查要≥5mm。HDN根据细胞异型增生程度分为低级别肝细胞异型增生结节（LGHDN）和高级别异型增生结节（HGHDN）。HDN在形态学上表现为大细胞改变和小细胞改变。①大细胞改变：肝细胞与细胞核体积均增大，核染色质浓染及多核；②小细胞改变：肝细胞体积缩小，核体积增大伴轻度异型，细胞核呈拥挤表象。

LGHDN细胞无明显异型性，是以大细胞改变为主要构成的结节，间质内无孤立性动脉，无膨胀性生长，在乙型肝炎肝硬化组织中较常见，故在病理报告中可以不作描述或者诊断。

HGHDN肝细胞异型性增加，是以小细胞改变为主要构成的结节，典型者间质内可出现孤立性小动脉，有时会出现膨胀性生长。当局部发生癌变时称为结节内结节。HGHDN在形态学上与一些肝细胞腺瘤和小的早期高分化肝细胞癌的鉴别诊断极具挑战性，需要密切结合临床、影像学和实验室检查全面分析。

（李珊珊　吕福东）

参 考 文 献

中华医学会检验分会，国家健康委员会临床检验中心，2018. 液体活检在临床肿瘤诊疗应用和医学检验实践中的专家共识. 中华检验学杂志，41: 724-733.

第二章　肝脏活组织检查技术

一、概　　述

近年来，肝脏基础研究及影像学技术的快速发展，为肝病临床诊断水平的提升奠定了坚实的基础。在这样的背景下，以肝脏影像学弹性成像技术、血清学指标为代表的无创评价手段越来越受到业内的重视，受此影响，临床对于肝穿刺活组织检查（简称活检）的需求有了一定的减少。但是，在疑难肝脏疾病的确诊以及临床治疗的指导等方面，肝穿刺活检仍然具有重要的地位。基于此，本文概述了肝组织活检术的临床应用，并总结了常规病理学技术和新兴病理学技术在肝病确诊中的进展，旨在提升肝病的临床诊治水平。

二、分　　类

在临床实际工作中，医护人员会根据实际情况选择合适的肝组织活检术，但总体来说，主要包括皮下肝穿刺活检、外科腹腔镜肝活检、超声内镜引导下肝穿刺活检等5类。

（一）经皮穿刺活检

经皮穿刺活检在现阶段的临床中应用最广，这种肝组织活检方法常需要借助超声或CT的引导，其优势在于借助同轴穿刺技术，可以多次取样，进而保证穿刺样本量，避免重复穿刺造成的风险。

（二）经颈静脉肝穿刺活检

经颈静脉肝穿刺活检也是常用的方法之一，该方法适用于病态肥胖、肝硬化明显的患者。在操作过程中，不仅需要专门的穿刺设备，还需要操作人员具备影像学知识，因此该检查方法难以在基层单位普及。

（三）外科腹腔镜肝组织活检

外科腹腔镜肝组织活检是一种安全、可行的检查方法，常在外科手术中同步进行。这种方法在临床实际操作中，需要外科医师具有专业的技术，并且费用较为昂贵。

（四）栓塞肝穿刺活检

本法对于肝移植术后等高出血风险的患者较为适用，该方法基于经皮穿刺活组织检查，通过栓塞胶原纤维等材料降低患者的出血风险。

（五）超声内镜引导下肝穿刺活检

本法具有较好的安全性，该方法借助超声内镜进行肝穿刺，可以实现多次取样保证样本量的充足，在一定程度上可以减少患者的疼痛，但是这种方法需要专门的医疗设备和操作人员，在实际中应结合实际情况酌情选择。

三、穿刺样本的质控

对于肝穿刺样本的质控，美国肝病学会（AASLD）认为，肝组织穿刺样本长度应该在2cm以上，并且显微镜下包含11个汇管区，如果数量不足，须在报告中明确说明可能会导致诊断不准确。而我国肝胆肿瘤及移植病理协作组则认为需要包含6个以上完整的汇管区。当前为了获取更多的肝组织面积和汇管区，临床上常采用16G穿刺针，进而避免因取样量过少造成误诊的可能。下图表示的是不同口径穿刺针获得的肝活检样本（图4-2-1）。

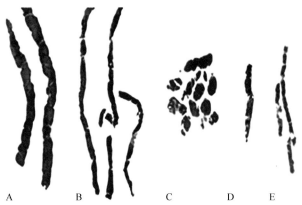

图 4-2-1 不同口径穿刺针获得的肝活检样本（以慢性肝炎分级评估为目的）

A. 16G 切割针获取的 2 条 2.7cm 长标本；B. 18G 切割针获取的 3 条 4.8cm 长标本；C. 16G 抽吸针获取的破碎活检组织；D. 18G 针获得的 0.5cm 长标本；E. 20G 穿刺针获取的 1.5cm 长标本

四、适应证

1. 肝内病变性质不明者。

2. 肝和腹部包块来源和性质不明者。

3. 恶性胆道梗阻。

4. 取活组织培养，研究免疫、化学药物及放射性敏感度。

五、禁忌证

经皮肝活检禁忌证分为绝对禁忌证和相对禁忌证。

（一）绝对禁忌证

1. 患者不能完全配合手术。

2. 明显凝血功能障碍或血小板减少（除非在肝活检前纠正）。

3. 最近 5～7d 使用非甾体抗炎药（包括阿司匹林）。

4. 患者拒绝接受输血或无法提供输血支持。

5. 疑似血管瘤、血管肿瘤或棘球蚴囊肿。

6. 不能通过叩诊和（或）超声确定适当的活检部位。

7. 肝外胆道梗阻。

8. 大量腹水。

（二）相对禁忌证

1. 病态肥胖。

2. 轻度腹水。

3. 血友病。

4. 右胸膜腔内感染。

5. 右膈下方感染。

六、设 备

对于经皮肝活检，针的大小和类型各不相同，主要有三大类：吸针（Menghini 针、Klatskin 针、Jamshidi 针）、切割针（Vim-Silverman 针、Trucut 针）、带触发机构的弹簧式切割针。

针的选择主要基于操作人员的偏好、仪器的可用性和临床情况。例如，如果对肝硬化有很高的怀疑，考虑到纤维化组织在使用吸引针后容易碎裂，切割针可能比吸引针更受青睐。

七、准 备

在进行经皮肝活检之前，患者应该了解该手术的风险、好处和替代方案，以及为什么它是临床指征。然后应获得知情同意。大多数肝活检都是在门诊进行的。临床医师进行病史和体格检查，并完善常规实验室检查，包括全血计数、血小板计数和 PT/INR。一些实践还选择获得活化部分凝血活酶时间、出血时间和（或）血型。

介入性放射学会的指南建议血小板输注（如果血小板计数低于 $50×10^9/L$），并在活检前将升高的 INR 纠正到 1.5 以下。

特别重要的是，患者停止和重新开始服用抗血小板和抗凝药物的时间。没有明确的终止时间，但大多数选择在活检前 1～10d 停止这些药物。华法林一般至少在活检前 5d 停止，并在肝活检后第 2 天重新开始。抗血小板治疗通常在活组织检查后 48～72h 重新开始。这些决定应根据具体情况，并进行风险–收益分析。

活检前禁食没有明确的适应证，但有些医师允许患者吃清淡的早餐。经皮肝穿刺活检通常不需要镇静，但焦虑症患者可通过预先服用苯二氮䓬类药物获益。

（一）麻醉方式

局部麻醉。

（二）术前准备

1. 术前测定患者的出、凝血时间及血小板计数。

2. 术前禁食 4h。

3. 向患者说明检查的目的与意义，取得患者合作，并训练患者在肝穿刺时先轻微吸气后将气呼出，再屏气数秒钟，使患者熟练掌握。

4. 测血压、脉搏、呼吸并记录，以便术后观察。

八、手术步骤

患者取仰卧、俯卧或侧卧位，在 US 或 CT 扫描下确定穿刺点及最短进针方位。皮肤消毒，铺无菌巾，局麻。在 US 或 CT 导向下，经皮穿刺，证实针尖刺入预期最佳位置。切割或抽吸病变组织：①切割法：撤出针芯，边回拉边旋转切割针头，获取足够量的组织块后拔出穿刺针。②抽吸法：撤出针芯，针尾接注射器，回抽针栓使注射器内形成负压，快速将针上、下、左、右移动（范围在 0.5～1.0cm）数次，获取足够量的细胞组织。

注意穿刺后要确认已获得的组织细胞，否则需重新穿刺，但不应超过 3 次。观察患者的血压、脉搏等生命体征，以防出血。

九、术后并发症

经皮肝活检术后的并发症很少见，大约 60% 发生在术后 2h 内，96% 发生在术后 24h 内。在一项涉及 61 000 多名患者的研究中，总体死亡风险估计约为 0.2%。

最常见的并发症是位于活检部位或涉及右肩的疼痛。其他并发症包括：①短暂性低血压［由于血管迷走神经反应和（或）出血］；②出血（肩胛下、肝内、腹膜内、胆道出血、血胸）；③气胸；④胆汁性腹膜炎；⑤一过性菌血症；⑥门静脉血栓形成；⑦膈下脓肿；⑧肿瘤针道种植转移；⑨死亡。

虽然活检后疼痛的确切机制尚不确定，但很可能是包膜下肿胀和（或）出血的结果。抗感染物可以缓解疼痛，但如果没有缓解，则可能需要住院治疗和进行影像学检查。

肝内和（或）肩胛下血肿可能是疼痛的或无症状的，这些通常不需要放射成像或手术干预。剧烈的疼痛和生命体征可能显示有心动过速的低血压，病因可能源于活检时的严重撕裂伤或肝动脉系统损伤。需要与外科医师和介入放射科医师进行紧急会诊，并进行影像学检查。

胆道出血是一种罕见的并发症，表现为胃肠道出血、胆道疼痛和黄疸三联征（可称为沙尔科三联征）。这种情况可以通过支持性护理解决，但持续出血则需要血管造影栓塞或手术干预。

报道中也有短暂性菌血症、血胸、气胸、胆道性腹膜炎、门静脉血栓、膈下脓肿和类癌危象的病例。

十、临床意义

肝活检在诊断众多肝脏病理中起着重要作用，可以在血液检测无法提供的地方增加额外的信息。活检是唯一能够明确区分非酒精性脂肪性肝病与非酒精性脂肪性肝炎（NASH）的方法。在原因不明的发热（FUO）患者中，肝活检在某些病例中可诊断为组织胞浆菌病和肺结核。尽管自身抗体阴性和（或）IgG 水平正常，但强烈怀疑自身免疫性肝炎（AIH）的患者，肝活检有助于确认诊断和指导治疗。活组织检查还可以诊断包括原发性胆汁性胆管炎（PBC）和 AIH 的"重叠"综合征。肝活检有助于 AIH 的诊断，可导致类固醇治疗的开始，并指导逐渐减少和（或）停止免疫抑制治疗。PBC 患者的治疗计划可以根据纤维化的严重程度进行指导。活检可帮助诊断药物性肝损伤（DILI）、肝移植后患者的急性或慢性排斥反应、浸润性和（或）储存性疾病等。

肝活检结果对肝病的评估具有预后意义。对于那些患有慢性乙型肝炎（HBV）和（或）丙型肝炎（HCV）的患者，它可以用于确定纤维化的阶段和炎症级别。此外，在血色素沉着症患者中，与没有纤维化的患者相比，活检显示纤维化进展较慢的患者发展为肝细胞癌（HCC）的风险更高。经皮肝活检为多种肝脏病理的正确组织学评估提供了一种方法，它在肝病的诊断、预后和治疗/管理方面继续发挥着至关重要的作用，该方法仍然是一种相对安全的方法，具有较高的诊断效果。

十一、术后护理

卧床休息 12h，观察穿刺部位有无渗血，观察血压、脉搏及体温的变化情况。

十二、术后饮食

术后饮食宜清淡，忌辛辣刺激性食物。

十三、管理与护理

肝穿刺活检可由放射科医师、胃肠病学家、肝病学家或外科医师进行。尽管罕见，出血并发症等也是有可能出现的。所以跨专业团队（包括护理和技术人员）对患者症状和体检的了解增加，将提高以患者为中心的护理，并有助于减少并发症。

十四、小　　结

虽然大多数情况下肝穿刺活检的安全性很高，大出血、休克等严重并发症的发生率低，但是，临床医师不能因此掉以轻心，必须落实好医疗核心制度，严格把握穿刺活检适应证和禁忌证，审慎评估肝穿刺活检的风险及利弊，做好充分的术前准备，术中谨慎操作，术后予以密切监护，一旦出现病情变化，应及时处理，确保患者安全。各医疗机构可根据实际情况参考本共识实施，笔者也会根据国内外最新研究成果及时更新修订。

（王海燕　段钟平）

参 考 文 献

中华医学会感染病学分会, 中华医学会肝病学分会, 2019. 慢性乙型肝炎防治指南 (2019 年版). 中华肝脏病杂志, 27(12): 938-961.

Al Knawy B, Shiffman M, 2007. Percutaneous liver biopsy in clinical practice. Liver Int, 27(9): 1166-1173.

Chan M, Navarro VJ, 2022. Percutaneous Liver Biopsy. In: StatPearls [Internet]. Treasure Island(FL): StatPearls Publishing; 2022 Jan–. PMID: 31985939.

Rockey DC, Caldwell SH, Goodman ZD, et al, 2009. Liver biopsy. Hepatology, 49(3): 1017-1044.

第三章　病理诊断

尽管一些肝病通过典型的临床表现、实验室检查（如病毒性肝炎的血清学检测）、影像学检查（包括 B 超、CT、MRI、MRCP），已经可以比较容易地作出诊断，但是当临床特点、诊断过程以及检查结果不典型时，需要进行肝组织活检，从而为临床的诊治提供重要的线索，其意义在于：①肿瘤的定性诊断及组织学分型；②病因学诊断；③评估肝病的程度；④疗效的判断。

一、肝组织标本的获取与处理

（一）肝组织标本的获取

肝组织标本的获取共有 6 个途径。①经皮肝穿刺活检：对于弥漫性非肿瘤性肝病的评估以及占位性病变的诊断，推荐使用 16G 穿刺针，穿刺组织长度为 2～3cm，至少 11 个汇管区，以便将抽样误差降至最低；②经颈静脉穿刺活检：经皮肝穿刺活检禁忌证的患者（如大量腹水、肝硬化、可疑或确定的凝血缺陷、重度肥胖等），或需要测量肝静脉自由压和楔压的患者，可采取此方法获取肝组织；③细针抽吸活检：常用于肿瘤的诊断；④楔形切除活检：在行腹部手术中进行，如脾切除术、胆囊切除术，诊断肝被膜下的病变；⑤肝脏切除标本：占位性病变的诊断和评估，包括原发及转移性肿瘤、炎症性病变（如脓肿、Caroli 病）及发育畸形（如囊肿）；⑥全肝切除标本：肝移植。

（二）肝组织标本的处理

正确、细致的标本处理及组织切片对于精确评估肝脏组织学至关重要。为了防止干燥和自溶，肝脏组织离体后，应立即放入固定液中进行固定，而不同的检测目的，采用的固定方法也不同。用于石蜡包埋的组织常规 HE 染色、常用组织化学染色、免疫组织化学染色，以及某些分子生物学检测等的标本需放置于 10% 中性福尔马林缓冲液中，空心针穿刺的组织，需固定至少 2～4h；楔形切除的被膜下肝组织，固定时间可稍延长；肝叶切除及肝移植的标本，应切开固定 12h 以上后取材。石蜡包埋的组织切片厚度以 3～4μm 为宜。一些组织化学染色，如油红"O"或苏丹Ⅲ染色可显示脂肪，或观察卟啉/维生素 A 荧光，需在新鲜组织冰冻切片上进行；一些分子检测亦需要新鲜组织于液氮内快速冷冻并于-80℃冰箱内保存，这些组织在冷冻前也可包埋于 OCT 复合物中。需用电镜技术诊断遗传代谢性疾病或病毒感染的标本，最多取 5mm，并小心切成 1mm 长的小段，置于多聚甲醛或戊二醛溶液中固定。

二、肝组织的染色及其意义

为了获得明确的诊断及确切的评估，推荐肝活检组织进行 HE 染色、组织化学染色（亦称特殊染色）及免疫组织化学染色，若可疑 EB 病毒感染需进行 EB 病毒原位杂交（EBER）。由于各实验室条件以及病理诊断的需求不同，所选的染色项目亦有差别，最低限应进行 HE 染色和结缔组织染色，其中，HE 染色是组织学诊断的关键，病理医师依据 HE 染色切片的病变特点，可进一步选择特殊染色及免疫组化染色。

（一）组织化学染色

1. 结缔组织的染色　常用网状纤维银染、Masson 染色，以显示肝脏的结构变化及纤维化程度。网状纤维染色不仅能显示纤维化的程度，而且能反映肝损伤的范围，在 HE 染色下观察到肝组织结构已恢复时，常可见网状支架依然塌陷、断离，可提示肝组织尚在修复中。Masson 染色在肝脏中可显示胶原纤维，正常存在于汇管区间质及中央静脉管壁，呈蓝色或绿色，肝细胞、胆管细胞呈红色，血管壁的平滑肌呈红色。肝脏病变时可显示肝窦周围纤维化，如酒精及非酒精性脂肪性肝炎；肝脏大片坏死时可显示出 HE 染色中观察不到的中央静脉结构，或肝小静脉闭塞病时显示中央静脉壁增厚、内膜增生并机化致管腔闭塞。此外，Masson

染色是慢性肝损伤后不同程度肝纤维化评估的主要依据（图4-3-1，图4-3-2）。

2. 过碘酸希夫（periodic acid-Schiff，PAS）染色 可显示糖原，由于肝细胞富含糖原，因此肝细胞被染成紫红色，用以显示肝脏结构、肝组织破坏后剩余肝细胞，亦可显示胆管及血管基底膜。与PAS染色相反，经淀粉酶消化后的PAS染色（即D-PAS或PASD），肝细胞不着色。D-PAS染色阳性对一些疾病具有诊断价值，如显示α_1-抗胰蛋白酶缺乏症的肝细胞内紫红色球形小体，可与染色阴

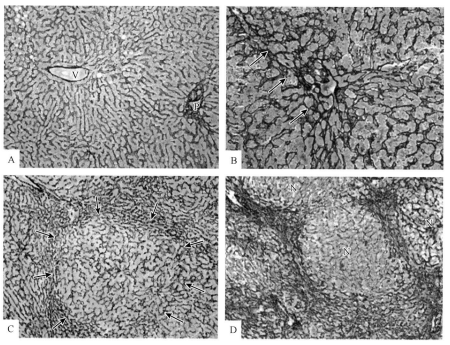

图4-3-1 网状纤维染色

A.正常的肝脏结构，中央静脉周围肝细胞板呈放射状排列；B.肝细胞融合坏死后，肝细胞板断离，网状支架塌陷；C.萎缩的肝细胞板围绕增生的肝板，形成结节状再生性增生；D.肝组织坏死后网状支架塌陷伴胶原纤维沉积，肝细胞再生结节形成

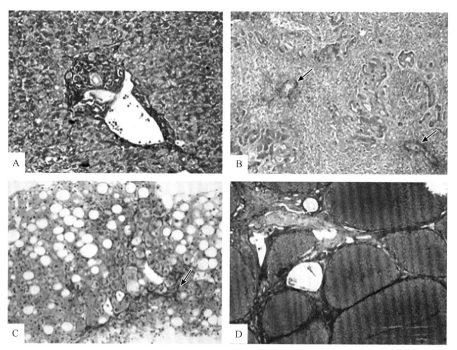

图4-3-2 Masson染色

A.正常的汇管区间质呈蓝色，肝细胞呈红色；B.显示大片坏死肝组织内的中央静脉；C.显示脂肪性肝炎中的肝窦周围纤维化；D.结节性肝硬化

性的纤维蛋白原小体、Ⅳ型糖原贮积病的肝细胞内包涵体进行鉴别;显示戈谢病中的巨噬细胞呈紫红色,而尼曼-皮克病中巨噬细胞呈阴性反应。此外,可显示吞噬坏死细胞残骸和胆色素的活化的库普弗细胞(蜡质样细胞),提示曾有急性肝炎或胆汁淤积;亦可显示胆管基底膜,增厚的基底膜可提示硬化性胆管炎(图4-3-3,图4-3-4)。

3. 普鲁士蓝染色(Perls法) 显示含铁血黄素呈蓝色,用以诊断铁过载疾病,包括遗传性血色病及继发性铁过载,根据铁沉积的部位可初步进行鉴别诊断。若含铁血黄素颗粒沉积于肝细胞、胆管上皮细胞内,常提示遗传性血色病,经典的沉积模式是分布于肝细胞质内毛细胆管侧,从1带至3带呈递减的梯度;输血、摄入过量含铁的食物或药物、

溶血性疾病时,常可见库普弗细胞内铁沉积。此外,慢性肝炎、酒精性肝病、各种病因的肝硬化时亦常见肝内铁沉积(图4-3-5)。

4. 对肝组织进行铜染色 可帮助诊断铜代谢障碍性疾病,主要为Wilson症(肝豆状核变性),也有助于慢性淤胆性肝病的诊断。常用的染色方法有罗丹宁、红氨酸、Timm银染、地衣红、维多利亚蓝,前三者显示铜离子,后两者显示铜结合蛋白。最常用的是罗丹宁法和Timm银染法,罗丹宁法铜离子呈棕红色,Timm银染法显示为黑色。由于铜随胆汁排泌,因此主要沉积于汇管区周围的肝细胞内。当肝内出现铜沉积时,排除Wilson症后,要高度怀疑进行性胆管病,如原发性胆汁性胆管炎、原发性硬化性胆管炎、家族性进行性胆汁淤

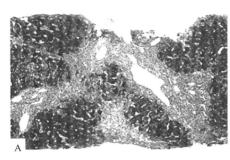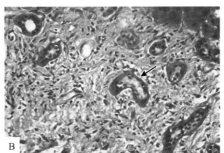

图4-3-3 PAS染色

A.肝细胞呈紫红色,可显示肝脏的结构;B.显示胆管基底膜

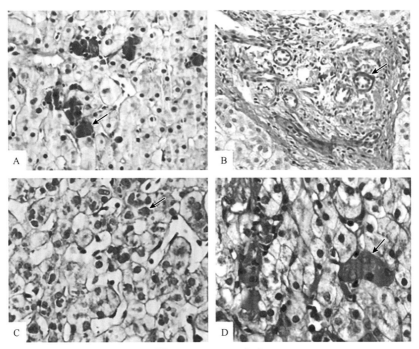

图4-3-4 D-PAS染色

A.显示蜡质样细胞为紫红色;B.显示胆管基底膜;C.显示 α$_1$-抗胰蛋白酶小体;D.戈谢病中的巨噬细胞阳性

积以及其他原因所致的胆管消失等。此外，印度儿童肝硬化亦可见铜沉积，认为是由于摄取过量铜所致，在我国不常见（图 4-3-6）。

5. 其他　当怀疑淀粉样变性时，刚果红染色呈橙红色，在偏振光显微镜下可见苹果绿折光。当

见到肝细胞胞质内粉染球形小体，D-PAS 染色呈阴性时，建议进行磷钨酸苏木素（PTAH）染色，深蓝色提示为纤维蛋白原，见于无或低纤维蛋白原血症，可进一步行纤维蛋白原免疫组织化学染色证实。

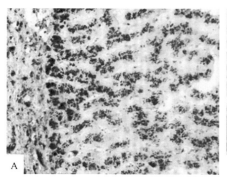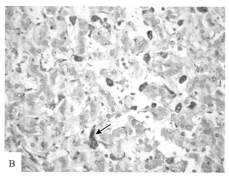

图 4-3-5　普鲁士蓝染色

A. 肝内铁过载，含铁血黄素可沉浸于肝细胞内；B. 含铁血黄素沉积于库普弗细胞中

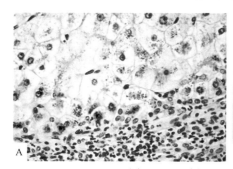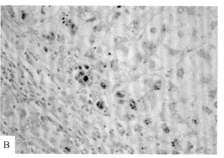

图 4-3-6　1 例 Wilson 症肝细胞内铜沉积

A. 罗丹宁法；B. Timm 银染法

（二）常用的免疫组织化学染色

免疫组织化学染色对于非肿瘤及肿瘤性病变均具有重要的诊断意义。常用的显色剂为 DAB，棕褐色即为阳性结果，依据不同的目的定位于细胞膜、细胞质或细胞核，或可显示特定的结构。

根据某些免疫组织化学染色结果可作出明确诊断：如对病毒抗原的检测，乙肝表面抗原（HBsAg）及核心抗原（HBcAg）染色阳性可确定为慢性乙型肝炎病毒感染，HBsAg 可呈细胞质阳性及细胞膜阳性，HBcAg 可呈细胞质阳性及细胞核阳性（图 4-3-7）；巨细胞病毒（CMV）、单纯疱疹病毒（HSV）等染色可显示病毒包涵体。

Cytokeratin 7（CK7）及 Cytokeratin 19（CK19）是最常用的胆管上皮细胞标记物，细胞质阳性，可标记固有胆管、反应性增生的细胆管及肝祖细胞，反映胆管的增生与破坏，以及肝细胞再生。两者不

同的是，进行性胆管病晚期，汇管区或间隔周围肝细胞早期胆盐淤积，可见肝细胞 CK7 染色阳性，反映肝细胞的胆管细胞化生，CK19 不表达于胆管化生的肝细胞（图 4-3-8）。

MUM1、CD38 均可作为浆细胞的标记物来显示肝组织内浆细胞的数量，MUM1 阳性定位于细胞核，CD 阳性定位于细胞膜，阳性细胞数量的多少有助于自身免疫性肝病的诊断。若怀疑为 IgG4 相关的肝炎、胆管炎时，应再染 IgG 和 IgG4（图 4-3-9）。

CD10 正常表达于毛细胆管，2 岁之前无表达。Alagille 综合征时往往缺乏或表达减少，因此，在汇管区固有胆管消失或缺乏的组织中行 CD10 免疫染色可帮助我们进行 Alagille 综合征的鉴别诊断（图 4-3-10）。

CD34 是血管内皮细胞的标记物，表达于血管

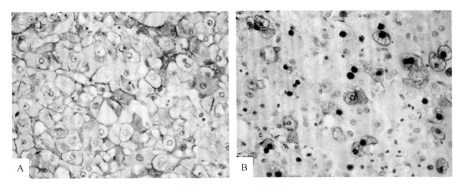

图 4-3-7 DAB 染色

A. 慢性乙型肝炎组织 HBsAg 免疫染色示肝细胞细胞质及细胞膜阳性；B. HBcAg 染色示细胞质及细胞核阳性

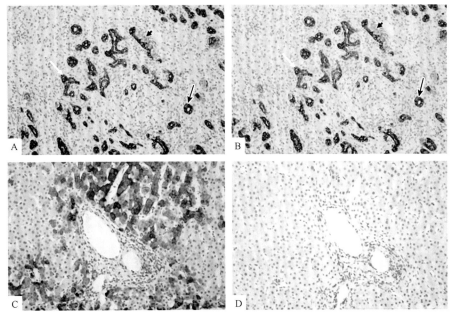

图 4-3-8 CK7（A、C）及 CK19（B、D）免疫染色

A、B. 二者均可显示固有胆管（长黑箭头）、细胆管（长白箭头）、分化的肝细胞（短黑箭头）；C、D. 显示汇管区胆管消失，周围见 CK7 染色阳性肝细胞（C），CK19 染色肝细胞呈阴性（D）

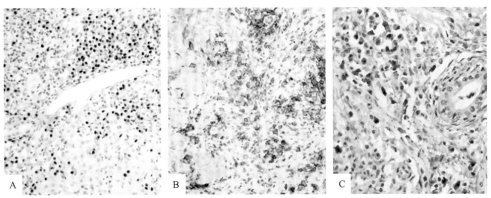

图 4-3-9 浆细胞的免疫染色

A. MUM1 染色呈细胞核阳性；B. CD38 染色呈细胞膜阳性；C. IgG4 染色显示较多细胞质阳性的浆细胞，提示 IgG4 相关性疾病

内皮细胞，正常不表达肝窦内皮细胞。当肝脏内血流紊乱，出现动脉供血优势时，肝窦内皮细胞可表达 CD34，如严重的肝硬化患者肝窦内皮细胞可表达 CD34，因此 CD34 阳性是肝窦动脉化的标记物。肝细胞癌时 CD34 在肝窦内弥漫表达，因此，CD34 是诊断肝细胞癌的重要标记物。此外，亦可用以诊断肝脏内血管来源的肿瘤，如血管肉瘤、上皮样血管内皮瘤（图 4-3-11）。

此外，在肝脏肿瘤的诊断及鉴别诊断中，免疫组织化学染色也发挥着重要作用。GS（谷氨酰胺合成酶）在正常肝组织中表达于中央静脉周围肝细胞的细胞质，在局灶性结节增生中呈"地图状"表达模式，而在某些肝腺瘤及肝细胞癌中呈弥漫性表达（图 4-3-12）。应用 Hep Par1、GPC3、Arginase1免疫染色可确定肝癌的肝细胞来源；CK7、CK19免疫染色可初步确定肝癌的胆管细胞来源。

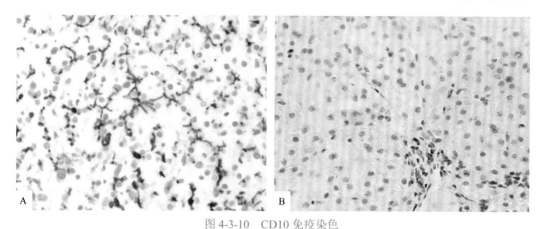

图 4-3-10　CD10 免疫染色

A. 显示正常的毛细胆管；B. 一例 Alagille 综合征中毛细胆管阴性

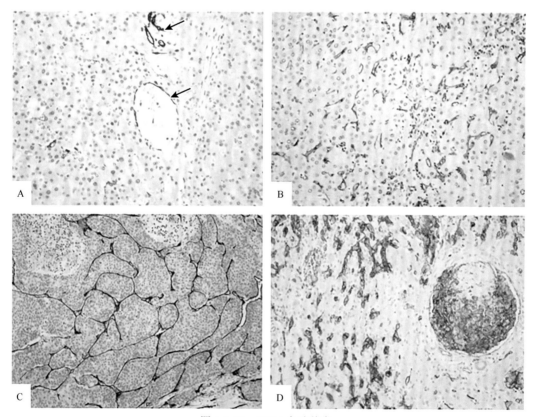

图 4-3-11　CD34 免疫染色

A. 正常表达于血管内皮细胞，肝窦内皮不表达；B. 严重的肝硬化中见部分区域肝窦内皮阳性表达；C. 肝细胞癌中呈微血管弥漫分布；D. 上皮样血管内皮瘤中显示肿瘤细胞

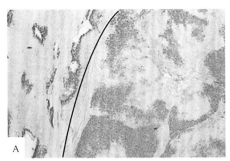
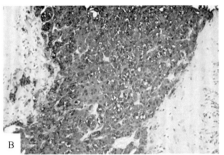

图 4-3-12　GS 免疫染色

A. 正常表达于中央静脉周围肝细胞胞质内（左侧），局灶性结节增生中呈"地图样"分布（右侧）；B. 肝细胞癌中弥漫阳性

三、肝组织的基本病理改变及其意义

（一）肝细胞的病变

1.肝细胞变性

（1）脂肪变性：脂滴在肝细胞内的堆积称为脂肪变性，脂滴由甘油三酯、磷脂、胆固醇构成，根据脂滴的分布和形态特点，可分为大泡性脂肪变性和小泡性脂肪变性。大泡性脂肪变性是由于甘油三酯合成增加或排泌减少导致脂质在肝细胞中堆积，肝细胞内可见一个圆形大脂滴或几个圆形小脂滴，大脂滴充满细胞质，将细胞核挤至一侧，使其呈扁平状，常见于酒精及非酒精性脂肪性肝病，如肥胖、高血脂、高血压、糖尿病等代谢相关的疾病，以及蛋白质营养不良及胺碘酮、他莫昔芬、糖皮质激素等药物所致的肝损伤，也是一些遗传代谢性肝病主要的表现（如肝豆状核变性、尿素循环障碍、囊性纤维化等）。多数脂肪性肝病大泡性脂肪变性均发生于中央静脉周围，一些药物（如糖皮质激素）、肝豆状核变性等常发生于汇管区周围。小泡性脂肪变性是由线粒体 β 氧化严重受损引起的，与急性黄疸和乳酸中毒相关，常见于妊娠脂肪肝、瑞氏综合征、某些药物或毒物作用（四环素、非甾体抗炎药、丙戊酸），其特征是肝细胞胞质中可见弥漫分布的大小较为一致的微小脂滴组成的泡沫状改变，细胞核多居中，不移位。酒精性肝炎常见大小泡混合性脂肪变性（图 4-3-13）。

（2）气球样变性及 Mallory-Denk 小体：肝细胞肿胀是正常生理学的一部分，在调节肝细胞代谢和基因调节方面起着关键作用，以应对环境变化，如环境渗透压变化、氧化应激、细胞内底物的堆积以及胰岛素等激素。气球样变性是肝细胞较严重的损伤，与氧化应激、微管和中间丝（IF）细胞骨架的改变、体液潴留、细胞质内小脂滴及内质网的扩张有关，其形态表现为肝细胞水肿扩大（>30μm），细胞质淡染空亮，嗜酸性粉染物（中间丝）聚集，有时可见线粒体肿大（巨大线粒体），是脂肪性肝炎的特征改变。气球样变性的肝细胞内被破坏的细胞骨架中间丝成分错乱交联形成 Mallory-Denk 小体，见于酒精及非酒精性脂肪性肝炎、慢性淤胆（如 PBC）、肝豆状核变性、印度儿童肝硬化、某些药物中毒（如胺碘酮），以及肝细胞癌中。当在 HE 染色下不易辨认时，可用 CK8/18、P62、泛素来标记 Mallory-Denk 小体。Mallory-Denk 小体具有趋化作用，可引起其周围中性粒细胞浸润（图 4-3-14）。

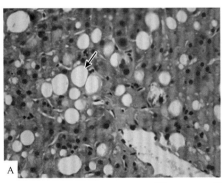
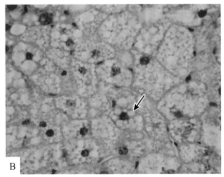

图 4-3-13　肝细胞脂肪变性

A. 大泡性脂肪变性，肝细胞内单个脂滴将细胞核推至一侧；B. 小泡性脂肪变性，肝细胞内弥漫小脂滴，肝细胞核多居中

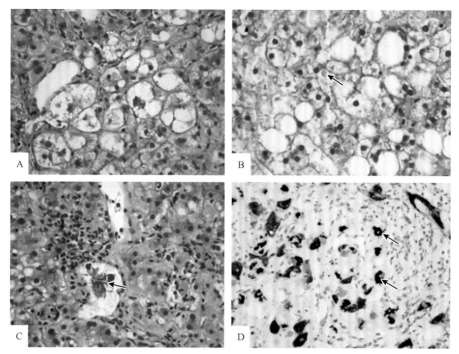

图 4-3-14　气球样变性及 Mallory-Denk 小体

A. 多个肿大、细胞质空亮的气球样变性的肝细胞；B. 细胞质内含巨大线粒体；C. 气球样变性的肝细胞内含 Mallory-Denk 小体；D. CK8/18 免疫染色显示细胞质内的 Mallory-Denk 小体（箭头）

2. 肝细胞内的色素

（1）脂褐素：脂褐素正常位于中央静脉周围肝细胞的溶酶体中，老年人、饥饿或消耗性疾病时更为多见，为细小棕褐色颗粒，D-PAS 染色可清楚显示。脂褐素往往无诊断价值，但长期服用药物（如非那西丁、卡斯卡拉、氯丙嗪）、抗惊厥治疗和 HAART 治疗 HIV 感染的患者，脂褐素会增加（图 4-3-15A）。

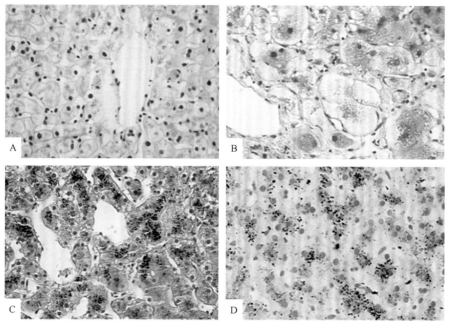

图 4-3-15　肝细胞内的色素

A. 位于中央静脉周围肝细胞内的脂褐素，呈细小棕褐色颗粒；B. 淤胆性疾病时，肿大、羽毛变性的肝细胞内见胆色素；C. Dubin-Johnson 综合征中见中央静脉周围肝细胞内粗大的棕黑色颗粒，Fontana 组织化学染色呈黑色（D）

（2）胆色素：中、重度急性肝内胆汁淤积及淤胆型肝炎时可见胆色素在肝细胞内沉积，胆色素为黄褐色或绿色，颗粒较脂褐素大，伴有肝细胞明显肿胀，细胞质淡染，周围亦可见毛细胆管内胆栓，故在 HE 染色下较易辨认（图 4-3-15B）。

（3）Dubin-Johnson 色素：Dubin-Johnson 综合征是一种常染色体隐性遗传病，由编码 MRP2 的 *ABBC2* 基因突变引起，该病临床表现为高结合胆红素血症。组织学上见中央静脉周围肝细胞内粗大的棕黑色颗粒，兼有脂褐素和黑色素的特性，Fontana 组织化学染色呈黑色（图 4-3-15C、D）。

（4）铁和铜：当汇管区周围为主的肝细胞内出现粗大具折光性的金褐色颗粒时，应行普鲁士蓝染色，以确定为含铁血黄素沉积。某些肝病，如急性肝炎、乙型或丙型慢性病毒性肝炎、酒精性肝病，常可见内皮细胞内铁沉积，但意义未明。汇管区周围肝细胞内亦可有铜沉积，由于沉积数量较少、颜色呈淡褐色，故在 HE 染色下不易辨认，需行铜离子或铜结合蛋白的染色显示，常用的染色方法是罗丹宁法和 Timm 法（图 4-3-16）。

3. 肝细胞的死亡 肝细胞的死亡是肝细胞的不可逆损伤伴有细胞膜的广泛损伤、溶酶体肿胀、线粒体空泡化及广泛的细胞膜、蛋白质、ATP 和核酸的分解代谢。肝细胞的死亡有两种形式：凋亡和坏死。凋亡又称程序性细胞死亡，是一种自我调节的细胞死亡，偶尔在正常肝脏中可以见到，形态上表现为细胞质浓缩嗜伊红、染色质浓缩（固缩）、核碎裂，称为凋亡小体或嗜酸性小体。坏死是一种不受调控的细胞死亡形式，多种刺激因素导致细胞肿胀及细胞膜破裂，细胞内的成分被释放。依据坏死的范围和程度，由轻至重依次称为点灶状坏死、融合坏死、桥接坏死及多小叶坏死，常见于急性病毒性肝炎、自身免疫性肝炎或药物性肝炎。点灶状坏死为单个或几个肝细胞溶解消失，病毒性肝炎常见淋巴细胞及巨噬细胞坏死灶，酒精性肝炎常为中性粒细胞坏死灶；融合坏死是范围稍大的肝细胞溶解脱失，可位于小叶中心，亦可在肝实质内随机分布；融合坏死带范围扩大，连接两个结构，如汇管区-汇管区（P-P）、汇管区-中央静脉（P-V）、中央静脉-中央静脉（V-V），形成桥样，称为桥接坏死；多个相邻的小叶/腺泡的肝细胞溶解脱失，称为多小叶坏死，又称大块或亚大块坏死，临床上往往表现为急性肝衰竭（图 4-3-17）。

4. 肝细胞的再生 外科手术部分切除肝脏或各种原因导致的不同程度肝细胞死亡后，肝细胞再生是恢复其器官功能的关键步骤。根据不同的损伤类型及损伤范围，肝再生至少通过两种机制完成：一是残留的成熟分化的肝细胞和胆管细胞可能会进

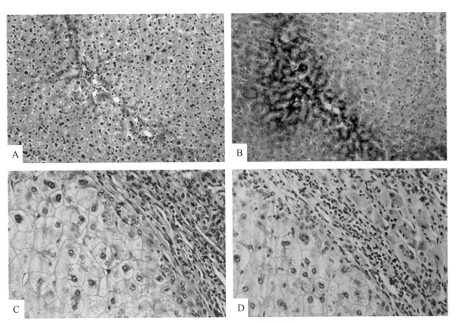

图 4-3-16 肝细胞内的色素

A. HE 染色见汇管区周围肝细胞内金褐色颗粒，普鲁士蓝染色证实为含铁血黄素（B）；C. HE 染色仅显示间隔周围肝细胞内少许颗粒样物，经罗丹宁染色证实为铜离子（D）

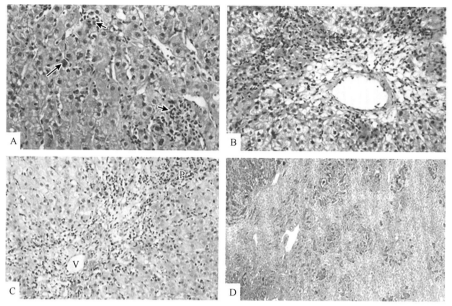

图 4-3-17　肝细胞的死亡

A. 凋亡小体（长箭头）及两个大小不等的小坏死灶（短箭头）；B. 中央静脉周围肝细胞融合坏死，坏死带边界齐、炎症轻；C. P-V 的桥接坏死带；
D. 大块坏死伴早期细胆管增生，仅见少量残留肝细胞（左上）

行分裂和复制，网织染色中可显示肝板增宽，含二层肝细胞；二是广泛的肝坏死后刺激汇管区周围的黑林管（Hering 管）增生、祖细胞增殖、肝细胞分化，进而完成肝细胞再生，CK7/CK19 免疫染色可显示细胆管反应性增生，一些胆管细胞分化成为肝细胞，染色较胆管细胞淡（图 4-3-18）。

（二）胆管的病变

1. 胆汁淤积　胆汁是清除胆红素、过量胆固醇（包括游离胆固醇和胆盐）以及因水溶性不足而无法排入尿液的外源性物质的主要途径。胆汁淤积是肝内、外各种原因造成胆汁形成、分泌和排泄障碍，胆汁流不能正常流入十二指肠而进入血液的病理状态。形态学上，依据胆汁淤积的部位、形态特点可分为胆红素淤积、胆盐淤积及细胆管内淤胆，可反应急性、慢性胆汁淤积以及系统性感染，如脓毒血症/败血症。

（1）胆红素淤积：胆红素淤积主要位于肝小叶中心带，主要有 3 种类型：①单纯性淤胆，不伴有汇管区的改变，表现为毛细胆管扩张伴胆栓形成，常见于良性复发性肝内胆汁淤积、某些药物性胆汁淤积（如红霉素、类固醇）、妊娠期肝内胆汁淤积；当伴有汇管区间质水肿、边缘细胆管增生伴中性粒细胞浸润时，则见于大胆管梗阻。②肝细胞内胆汁淤积，表现为肝细胞肿胀，细胞质苍白、稀薄、网状，常呈空泡状，可见胆色素沉积，称为肝细胞羽毛变性，常见于各种原因所致的胆道梗

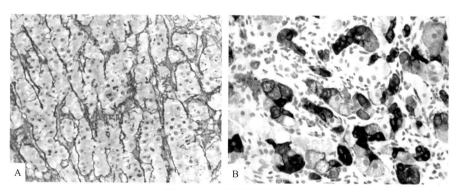

图 4-3-18　肝细胞的再生

A. 网状纤维染色示肝细胞板含 2～3 层肝细胞，提示肝细胞再生；B. CK7 免疫染色示肝细胞大片坏死后，细胆管、Hering 管增生，祖细胞分化为
肝细胞（淡染的细胞为分化的肝细胞）

阻、淤胆型肝炎等病变。③新生儿肝炎、胆盐输出泵（BSEP）缺陷导致的家族遗传性肝内胆汁淤积可见明显肿大的肝细胞内多个细胞核，称为巨细胞转化。胆汁反流到肝窦被库普弗细胞吞噬，可见肥大的含蜡质样物的库普弗细胞，HE 染色下呈棕黄色，D-PAS 染色呈紫红色。以上 3 种类型可并存（图 4-3-19A、B）。

（2）胆盐淤积：胆盐淤积是肝细胞内残留的胆汁酸去垢作用所致细胞形态的改变，是进行性胆管病所致的慢性胆汁淤积的特点。病变位于汇管区周围，肝细胞肿胀，呈圆形，边界清楚，细胞质清晰，可含有丝网状物或核周颗粒状残留物，因铜离子随胆汁排泌，这些细胞内常可见铜离子及铜结合蛋白。随着病变进展，胆汁酸的毒性作用，或者联合铜的作用，导致细胞骨架损伤，中间丝蛋白交联，形成 Mallory-Denk 小体，亦常见 CK7 免疫染色阳性的肝细胞（图 4-3-19C）。

（3）细胆管内淤胆：汇管区周围细胆管增生、管腔扩张伴胆栓形成，除外胆道闭锁、胆管板发育畸形（如先天性肝纤维化），最多见于严重的肝外细菌感染，特别是革兰氏阴性菌感染和败血症。组织学上见汇管区周围绕以扩张的细胆管及黑林（Hering）管，内含浓缩胆汁，伴上皮细胞萎缩变

形，周围中性粒细胞浸润，又称慢性感染性胆管炎（cholangitis）（图 4-3-19D）。

2. 胆管炎　不同原因造成肝内、外各级胆管上皮受损，均可呈胆管炎表现。

（1）化脓性胆管炎：胆道逆行感染时可见急性化脓性胆管炎改变，镜下显示胆管腔扩大，密集的中性粒细胞聚集在管腔内，胆管周围亦见中性粒细胞浸润，严重者胆管上皮被破坏，可形成脓肿。不同管径的胆管均可受累（图 4-3-20A）。

（2）慢性非化脓性破坏性胆管炎：累及小叶间胆管（<100μm）的疾病最常见的是原发性胆汁性胆管炎，早期可见密集的淋巴细胞，夹杂多少不等的浆细胞及嗜酸性粒细胞，围绕小胆管并侵犯胆管上皮，上皮基底膜破裂，周围伴上皮样细胞反应，进而形成上皮样肉芽肿，是原发性胆汁性胆管炎特征性的表现，又称为旺炽性胆管病（图 4-3-20B）。此外，药物性胆管损伤、慢性排斥反应、移植物抗宿主病均可有慢性非化脓性胆管炎的改变。

（3）硬化性胆管炎：硬化性胆管炎是胆管长期炎症、闭塞或缺血性损伤的后果，可分为原发性及继发性，常累及肝内、外大胆管（>100μm），肝内小胆管亦可发生。硬化性胆管炎特征性的改变是胆管周围"洋葱皮"样纤维化，伴周围疏松水肿

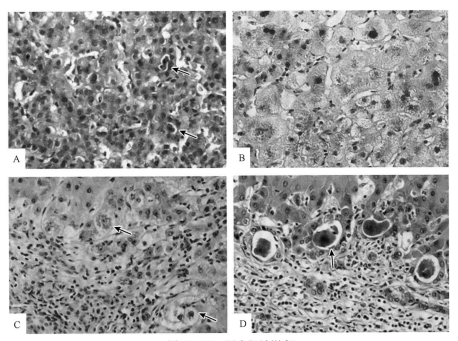

图 4-3-19　肝内胆汁淤积

A. 毛细胆管扩张伴胆栓（箭头）；B. 肝细胞肿胀含胆色素；C. 汇管区周边肝细胞内胆盐淤积，有的含 Mallory-Denk 小体；D. 汇管区周边细胆管增生伴管腔扩张、上皮萎缩，内含浓缩胆汁

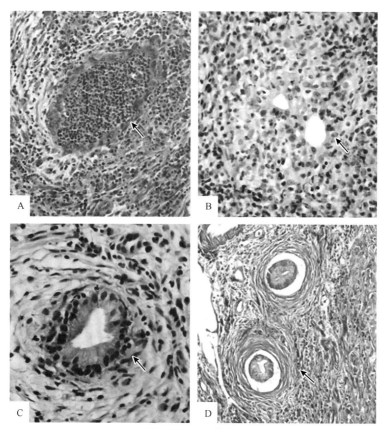

图 4-3-20　胆管炎

A. 急性化脓性胆管炎，扩张的胆管腔内充满中性粒细胞，周围亦有大量中性粒细胞浸润；B. 原发性胆汁性胆管炎 1 期，小叶间胆管被破坏，周围伴上皮样细胞反应，呈旺炽性胆管病改变；C. 胆管周围纤维化呈"洋葱皮"样外观，伴水肿及炎症细胞浸润，是早期硬化性胆管炎的表现；D. Masson 染色显示了硬化性胆管炎的胆管周围纤维组织增生，呈同心圆状

及炎症细胞浸润，随着病变进展，胆管周围胶原纤维沉积，胆管上皮萎缩、管腔缩小，最终为纤维瘢痕所取代。一些病因可以导致继发性硬化性胆管炎，如 IgG4 相关硬化性胆管炎、感染、药物、缺血性胆管病及门静脉高压性胆病、胆管结石、肿瘤（如朗格汉斯组织细胞增生症）（图 4-3-20C、D）。

3. 胆管消失综合征　正常汇管区可见三联管结构（肝门静脉及肝动脉分支、胆管），其中胆管及动脉支相伴而行，若动脉支旁未见胆管结构，则为胆管消失或缺乏。胆管消失综合征定义为＞50%的汇管区未见小动脉伴行胆管，为减小抽样误差，推荐肝穿刺组织内至少见到 10 个汇管区。任何可导致胆管损伤的病因均可致胆管消失，Alagille 综合征为先天性胆管缺乏，小胆管个数/汇管区个数为 0～0.4（正常值为 0.9～1.8）。胆管消失的汇管区周围常可见 CK7 免疫染色阳性的肝细胞及铜沉积，提示早期胆盐淤积（图 4-3-8C、D）。

（三）汇管区的炎症及界面炎

肝病常可致汇管区扩大，伴间质内多少不等的淋巴细胞、浆细胞、巨噬细胞、中性粒细胞、嗜酸性粒细胞浸润。慢性肝炎以单个核细胞浸润为主，炎症细胞多为 CD4 免疫染色阳性的辅助 T 淋巴细胞，少数为 B 细胞及浆细胞；急性肝炎以混合性炎症细胞为主，且数量常较慢性肝炎少。间质的炎症细胞侵犯汇管区——肝实质界板处的肝细胞致其凋亡或坏死脱失，形成界面炎，该区域的炎症细胞主要为 CD8 染色阳性的细胞毒性 T 淋巴细胞。淋巴细胞性界面炎是评价慢性肝炎炎症活动的主要依据：1 级无界面炎；2 级为轻度界面炎（局灶界面炎）；3 级为中度界面炎（＜50% 汇管区或间隔周围）；4 级为重度界面炎（＞50% 汇管区或间隔周围）。淋巴浆细胞性界面炎是诊断自身免疫性肝炎的重要依据。另一种形式的界面炎是胆汁性界面炎，由胆盐淤积、细胆管反应及纤维组织组成，因伴胆盐淤积的肝细胞胞质淡染空亮及界板处的汇管区间质水肿，镜下常见"空晕"（halo）。若穿刺组织内未见胆管损伤及胆管消失的改变，辨认胆汁性界面炎是进行性胆汁性胆管炎的诊断依据（图4-3-21）。

（四）肝内异常结构和物质

1. 原卟啉沉积　亚铁螯合酶（FECH）基因突变导致FECH先天缺乏或活性不足，体内原卟啉不能与FECH结合生成血红素，引起原卟啉在红细胞、血浆、肝脏和皮肤的蓄积。肝组织内见肝细胞、毛细胆管、库普弗细胞、细胆管内有致密、深褐色胆栓样物沉积，偏振光显微镜下见红色双折光性，中心有特征性的暗黑十字（Maltese）花样结构（图4-3-22A、B）。

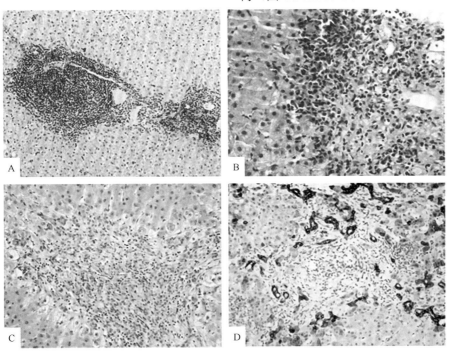

图4-3-21　汇管区的炎症及界面炎

A. 慢性乙型肝炎，汇管区内密集淋巴细胞浸润，未见明显界面炎；B. 淋巴浆细胞性界面炎，符合自身免疫性肝炎；C. 胆汁性界面炎，由胆盐淤积的肝细胞、细胆管反应组成，镜下见"空晕"，CK7免疫染色显示了反应增生的细胆管及周围慢性淤胆的肝细胞（D）

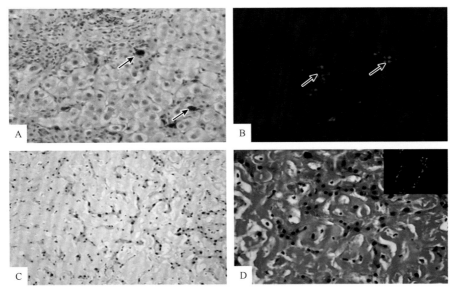

图4-3-22　肝内异常结构和物质

A. HE染色见肝组织内胆栓样物沉积（长黑箭头），偏振光下见Maltese结构（B，长黑箭头），证实为原卟啉结晶；C. HE染色见肝窦内弥漫粉染物沉积，肝板显著萎缩、消失；D. 刚果红染色呈橙红色，偏振光下见苹果绿双折光（右上角）

2. 淀粉样物质 汇管区血管壁、间质，以及肝窦内见粉染物沉积，严重时，肝窦内的沉积物挤压肝板，致肝板显著萎缩，肝细胞消失。这些粉染物刚果红染色呈橙红色，偏振光显微镜下见苹果绿双折光，证实为淀粉样蛋白，为免疫球蛋白轻链蛋白（图4-3-22C、D）。

3. 肉芽肿 肉芽肿是巨噬细胞灶状聚集所形成，周围常伴少量炎症细胞及纤维组织，又称"肉芽肿性炎"，因巨噬细胞胞质肥大、粉染，呈"上皮样"外观，故称上皮样肉芽肿。多种原因均可导致肝脏肉芽肿性病变，如感染（结核、布鲁菌病、血吸虫病等）、免疫（早期原发性胆汁性胆管炎的特征性改变）、药物、异物等（图4-3-23）。

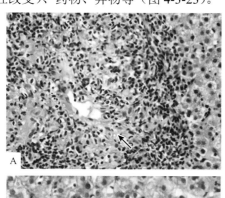

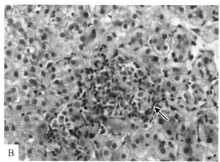

图 4-3-23　肉芽肿

A. 原发性胆汁性胆管炎，胆管周围上皮样肉芽肿形成；B. 肝实质内见一微小肉芽肿，伴嗜酸性粒细胞浸润，常可提示为药物性肉芽肿

（刘　晖　王泰龄）

参 考 文 献

中华医学会肝病学分会, 2022. 胆汁淤积性肝病管理指南 (2021). 临床肝胆病杂志, 38(1): 62-69.

Bedossa P, Paradis V, Zucman-Rossi J, 2018. Cellular and molecular techniques. In: Ferrell LD, Hübscher SG. ed. MacSween's Pathology of the Liver, 7th ed. Philadelphia: Elsevier.

Byrne JA, Meara NJ, Rayner AC, et al, 2007. Lack of hepatocellular CD10 along bile canaliculi is physiologic in early childhood and persistent in Alagille syndrome. Lab Invest, 87: 1138-1148.

Geller SA, 2014. Liver: tissue handling and evaluation. Methods Mol Biol, 1180: 303-321.

Kerr JFR, 2002. History of the events leading to the formulation of the apoptosis concept. Toxicology, 181/182(0): 471-474.

Lackner C, Gogg-Kamerer M, Zatloukal K, et al, 2008. Ballooned hepatocytes in steatohepatitis: the value of keratin immunohistochemistry for diagnosis. J Hepatol, 48: 821-828.

Popper H, Schaffner F, 1970. The pathophysiology of cholestasis. Hum Pathol, 1(1): 1-24.

Portmann B, Zen Y, 2012. Inflammatory disease of the bile ductscholangiopathies: liver biopsy challenge and clinicopathological correlation. Histopathology, 60: 236-248.

Saxena R, 2018. Microscopic anatomy, basic terms, and elemental lesions. In: Saxena R. ed. Practical Hepatic Pathology: a diagnostic approach, 2nd ed. Philadelphia: Elsevier.

Schroeder SM, Matsukuma KE, Medici V, 2021. Wilson disease and the differential diagnosis of its hepatic manifestations: a narrative review of clinical, laboratory, and liver histological features. Ann Transl Med, 9(17): 1394.

第四章 超声诊断

一、超声技术概述

超声检查无创、实时显像、价廉、无辐射、便于反复进行，我国各种肝胆病发病率高，超声是我国不同层级医院目前最常用的肝脏影像学检查方法。超声可以观察肝脏的大小、形态、实质回声、占位特征及肝内血管、胆管情况，对于早期、精准诊断肝脏弥漫性和局灶性病变至关重要。近年来，超声检查新技术，如超声造影、弹性成像技术发展迅速，可有效鉴别肝内占位性病变性质、评估肝纤维化和门静脉高压程度，以及监测肝病治疗效果，已广泛应用于临床。胆道系统疾病检查前注意事项如下。

为了保证胆囊、胆道内有足够的胆汁充盈，并减少胃肠内容物和气体的干扰，在超声检查前，须禁止使用影响胆囊收缩的药物，并须禁食 8h 以上。通常在检查前一天晚餐后开始禁食，次日上午空腹进行检查。

腹胀严重者，可在检查前 1～2d 服用消导理气中药或者口服消胀药物，如口服二甲基硅油片，每日 1～2g，每日 3 次，对消除肠道气体有明显作用，然后再行超声检查。若有肠内容物干扰时，可在灌肠后施行。

在超声检查前两天，避免行胃肠钡剂和胆道 X 线造影检查，若患者急需胃肠钡剂和胆道造影检查，应安排在超声检查以后进行，因钡剂或造影剂可能干扰超声检查。胆囊、胆管和胃肠道内如有钡剂的残存，会影响胆囊的超声显示，且可能引起误诊。

观察胆囊收缩功能和胆管通畅程度，应准备好脂餐试验。方法：患者空腹时实行超声检查胆囊部位、大小并记录，然后嘱患者高脂肪、高蛋白饮食（油煎鸡蛋 2 个），食后 30min、1h、2h 各检查 1 次，分别测量胆囊的大小并记录，供对照。若患者不能高脂肪、高蛋白饮食，可口服 50% 硫酸镁 30ml 代替。

二、常见肝胆病的超声诊断

（一）肝脏弥漫性疾病的超声诊断

1. 脂肪肝　正常肝脏含脂肪约 5%，当肝内脂肪含量大量增加，肝细胞内出现大量脂肪颗粒时，称为脂肪肝（fatty liver，FL）。脂肪肝经治疗后，可逆转恢复正常，长期不愈可发展为肝纤维化，甚至肝硬化。长期营养不良、慢性感染或中毒及蛋白质、抗脂肪肝因素和 B 族维生素缺乏也可引起脂肪肝。脂肪肝无独特的临床症状或征象，大多数患者血脂过高。

根据病理学特征，脂肪在肝内可呈弥漫性和局限性脂质积累，两者的超声表现有所不同。单纯性弥漫性脂肪肝的二维超声表现：①肝脏轻度或中度增大，轮廓尚较整齐平滑，肝缘可较圆钝。②声衰减和散射明显增加，近场回声细密，呈一片云雾状改变；远场回声衰减，微弱而稀少。肝脏回声衰减程度与脂肪积累程度成正比。肝、肾回声反差增大，有时甚至在正常灵敏度条件下不能显示，而呈无回声区；肝脏后方轮廓回声显著减弱，甚至极难观察到。③肝内管道分布走向常不太明显，各级分支多不易显示。

根据二维超声表现，可将脂肪肝分为 3 度：①轻度，肝脏大小正常，回声轻度增强、细密，分布均匀，远场回声衰减不明显，可见肝内管道和膈肌边界。②中度，肝脏大小正常或稍大，肝回声中度增强、细密，分布较均匀，远场回声轻度衰减，肝内管道和膈肌边界尚可见。③重度，肝脏体积增大，肝回声明显增强、细密，肝内管道结构模糊不清，远场回声明显衰减，膈肌显示不清。典型脂肪肝声像图诊断容易，但对肥胖症者出现类似声像图，而肝内管道回声仍隐约可见者报告宜慎重。

局限性脂肪肝又称非均匀性脂肪肝，脂肪可局限累积于某肝叶或肝段，也可以呈局灶性累积。局限于叶或段分布的脂肪肝超声表现与弥漫性脂肪肝相似，而局灶性脂肪肝可为单发或多发，多见于胆囊窝旁、门静脉肝内分支周围、肝包膜下或肝尾状叶，多表现为低回声，亦可表现为高回声，但无占位效应，注意不要误诊为肝癌等肝占位性病变。对于肝内局限性低回声区（如肝左叶深部或尾状叶等处），有认为是脂肪堆积（脂肪浸润）所致；也有认为是脂肪肝内的局限性正常的肝组织回声；对可疑为肝癌者，应建议进一步检查或定期随访复查，如有条件可在超声引导下细针吸取行细胞学检查，以明确诊断。

脂肪性肝炎可伴脾增厚或肿大、胆囊壁增厚或形态改变；脂肪性肝纤维化和肝硬化可有肝裂增宽，肝包膜增厚，肝表面不光整，肝内回声不均匀，各肝叶间比例失常，肝门静脉主干管径增粗，肝门静脉血流量增加，伴脾大，胆囊壁厚度或胆囊形态可发生改变。

2. 酒精性肝病（alcoholic liver disease，ALD）是由于长期大量饮酒所致的肝病。乙醇进入肝细胞后，经肝醇脱氢酶、过氧化氢物分解酶和肝微粒体乙醇氧化酶氧化，形成乙醛，乙醛对肝细胞有明显的毒性作用，使其代谢发生阻碍，导致肝细胞的变性和坏死。初期通常表现为脂肪肝，可发展成酒精性肝炎、酒精性肝纤维化而致酒精性肝硬化；严重酗酒时可诱发广泛肝细胞坏死，甚至肝衰竭。

超声诊断酒精性肝病需要结合患者的饮酒史，根据肝脏受损程度，超声表现可分为以下4种类型。

（1）轻症酒精性肝病：肝脏生物化学和组织病理学检查基本正常或轻微异常，无临床症状或较轻，声像图显示肝脏大小及内部回声基本正常。

（2）单纯脂肪变性：肝内脂肪增多，肝细胞中存在脂滴空泡，但肝脏体积一般无明显增大，血清 ALT、AST 可轻微异常；患者可出现肝区胀痛、不适等非特异性表现。超声表现类似脂肪肝，肝区回声近场较密，深部回声逐渐减弱；肝内管道结构较模糊，彩色多普勒超声显示血流亦不够满意。

（3）酒精性肝炎：肝内脂肪明显增多，肝细胞水样变性或气球样变性，伴坏死，肝小叶中央区病变最为明显。血清 ALT、AST 或 GGT 升高，可有 TBil 增高；患者出现恶心、呕吐、黄疸、肝大和压痛等；重症者可发生肝性脑病、肺炎、急性肾衰竭、上消化道出血等。超声表现为肝脏增大，肝

实质回声较粗大，分布不均，管道结构和彩色血流无明显改变。

（4）酒精性肝纤维化-肝硬化：为酒精性肝病较严重阶段，肝内纤维组织增生明显，由于纤维组织间隔联系着小叶中央静脉及汇管区，肝小叶被重新分隔，肝细胞增生形成结节，周围被增生的结缔组织包围。临床上可出现黄疸、肝衰竭或门静脉高压等。酒精性肝纤维化的超声表现为肝大，肝内回声增粗、增高、增多，肝内管道结构尚可显示。

3. 药物性肝病（drug induced liver disease，DILD）或药物性肝损伤是指由于药物和（或）其代谢产物引起的肝损伤，可以发生在以往没有肝病史的健康者或者有肝病基础的患者，在使用某种药物后发生程度不同的肝损伤。此类药物较多，如解热镇痛药、镇静催眠药、抗结核药、抗寄生虫药、抗生素、激素类药物、化疗药物等，另外包括金属、类金属或食物性中毒等。病理改变为肝细胞坏死、胆汁淤积、细胞内微脂滴沉积，与其他慢性肝炎、肝硬化、肝癌等表现相似。本病的发病率逐渐增高，约占所有黄疸住院患者的 2%，在暴发性肝衰竭中占 10%～20%。

药物性肝病早期肝实质回声类似病毒性肝炎早期，肝脏体积无明显变化，由于肝细胞变性，出现小片低回声；若肝细胞内脂肪增多，则肝内回声细密、增多、增强，类似脂肪肝声像图；脾一般不大，回声正常。若药物性损害长期存在，则肝损伤进一步加重，肝细胞脂肪变性、坏死，并可出现胆汁淤积及毛细胆管胆栓形成、肝血窦扩张等改变，声像图上见肝大，肝回声较粗、较高，分布均匀或欠均，深部回声减弱，并见弥漫性分布的短细类管道状结构，为增宽的细小肝管。

4. 肝脏炎症病变 轻度慢性肝炎肝脏超声检查通常无特异性，应结合临床资料综合诊断。对于慢性肝炎通常更关注于肝纤维化进程。

急性病毒性肝炎患者的轻度急性肝炎声像图可无明显异常，中、重度急性肝炎肝脏可增大、增厚，形态饱满，肝包膜光滑，边缘较锐利；肝实质回声密集、减低，肝内门静脉分支管壁回声增强，肝内许多小血管断面异常清晰，称为"满天星"征。若进一步发展，肝脏实质内回声逐渐增高、增粗，高低回声分布不均匀。肝门静脉管道回声增高、边界不清。自身免疫性肝病发病常是隐匿

性的，急性发病者很少见。

急性起病者可出现急性肝衰竭、重度黄疸和凝血酶原时间延长等。超声表现与急性病毒性肝炎酷似。诊断基于临床表现、生化检查、血清免疫学和组织学表现的综合诊断。

药物性肝病早期肝实质回声如同病毒性肝炎早期，肝脏体积无明显变化，由于肝细胞变性，出现小片低回声，若肝细胞内脂肪增多，则肝内回声细密、增多、增强，类似脂肪肝声像图；如损害长期存在，则肝损伤进一步加重，肝细胞脂肪变性、坏死，并可出现胆汁淤积及毛细胆管胆栓形成、肝血窦扩张等改变，声像图可见肝大，肝回声增粗、增强，回声分布均匀或欠均匀，深部回声减弱。

轻型酒精性肝病超声声像图显示肝脏大小及内部回声基本正常。随着肝内脂肪增多，肝细胞中存在脂滴空泡，超声表现类似脂肪肝，肝脏体积一般无明显增大。当发展至酒精性肝炎时，肝内脂肪明显增多，超声表现为肝脏增大，实质回声增粗、增强，分布不均匀，管道结构和彩色血流无明显改变。酒精性肝损伤导致的脂肪肝，戒酒可使肝细胞中脂肪量减少，如果继续饮酒，中央静脉周围发生纤维化，可引起肝硬化。

当肝炎急性期肝细胞充血、肿胀、变性、坏死，肝内胆汁生成减少及一过性门静脉高压可致胆囊静脉压增高，囊壁浆膜下水肿、出血及炎症细胞浸润，而胆汁引流尚通畅，胆囊腔内压力小于胆囊浆膜张力，胆囊壁呈向心性水肿增厚，囊腔缩小或消失，黏膜皱缩但连续。超声检查可见胆囊缩小，囊壁增厚，黏膜水肿呈低回声，胆囊充盈不佳或囊内透声差，内充满弱至中等的点状回声。大部分急性病毒性肝炎患者胆囊会不同程度受累，受累程度与肝损伤程度相关，随着患者病情好转，胆囊壁水肿可迅速消退，提示预后良好。部分病例可见肝门处有椭圆形肿大的淋巴结。腹水多出现于重型肝炎病例。

由于各类肝脏炎症的临床表现非常复杂，因此对于急性肝炎获取详细的病史记录至关重要。切忌主观、片面地只依靠某一项或某一次检查即作出诊断，应根据流行病学史、临床症状和体征、实验室及影像学检查结果，并结合患者疾病具体情况及动态变化进行综合分析，通过全面的辅助检查对肝脏炎性损伤的程度进行评估。对于病毒性肝炎患者

还需根据血清学及病原学检测结果作出病原学诊断，同时对于黄疸患者超声可排除胆道梗阻，以达到最后确诊的目的。

5. 肝纤维化 肝脏形态变化：肝纤维化时肝脏形态改变不明显或无改变。传统二维超声通常通过肝脏表面和边缘形态、肝包膜厚度、肝实质回声、肝右叶最大斜径 10～14cm、肝门静脉主干径 1.2～1.4cm、脾长径 12cm 和厚度 4cm、脾静脉内径 1.0cm 和肝门静脉血流速度 15～25cm/s、胆囊壁厚度 0.3～0.5cm 等指标参数评估肝纤维化的程度。部分微细结构的量化测量可提高肝纤维化及肝硬化的诊断能力，其中改量肝尾状叶/右叶比值和肝静脉直径可能是 2 个较为准确的指标：以肝门静脉主干为分界，计算肝尾状叶/右叶横径比值（cl/rl）量化肝右叶萎缩和肝左叶肥大，发现其对肝硬化的检测有较高的价值，敏感度、特异度和准确度分别为 84%、100% 和 94%。

肝实质回声变化：肝实质弥漫性增粗、增强，分布不均匀，可见增粗、增亮的线状结构，即"条索样"。二维超声诊断主观性强，不同医师对图像的理解和分析有差别，经验依赖度高。

慢性乙型肝炎肝纤维化超声表现与病理朔伊尔（Scheuer）标准进行肝纤维化分期诊断的对应关系如下。S0：肝大小正常，包膜光滑，肝实质回声均匀或稍增粗，肝脏下缘角锐利，血管走向清晰，不伴脾大。S1：肝大小正常，包膜光滑，肝实质回声增粗，肝脏下缘角锐利，血管走向清晰，不伴脾大。S2：肝大小尚可，包膜尚光滑，肝实质回声明显增粗、增强，分布不均匀，可见增粗、增亮的线状结构，即"条索样"，肝脏脏面边缘毛糙不平，血管走向尚清晰，不伴脾大。S3：肝大小尚可或稍小，包膜不光滑、粗糙，肝实质回声明显增粗、增强、不均匀，伴或不伴结节，肝脏脏面边缘凹凸不平，血管末梢模糊，伴或不伴脾大。S4：肝脏缩小，包膜波浪状，肝实质回声明显增粗、增强、不均匀、斑片状，伴或不伴结节，肝脏脏面边缘波浪状，血管狭窄粗细不等，伴或不伴脾大。

CDFI 肝静脉：血流频谱呈三相型（测量中以肝静脉距第二肝门部 1.5cm 处为标准），肝静脉血流呈低矮三相型。肝门静脉：远端走行显示清晰，主支内径<1.3cm（以第一肝门部肝门静脉主支与下腔静脉平行为标准），血流频谱呈连续性低速频

谱且随呼吸动度而起伏，肝门静脉右支血流速度>14cm/s。肝动脉：在肝动脉起始部进行测量（以腹腔动脉分出肝动脉处为标准），要求测量血流时超声声速经过血管长轴且保持血管夹角<60°。肝动脉血流频谱呈低阻低速型，RI<0.6。

超声弹性成像在无创诊断肝纤维化中发挥了重要作用，在临床应用中，需考虑不同病因、不同弹性成像技术及设备的差异。目前临床上用于肝硬度检测的剪切波弹性成像（SWE）技术包括瞬时弹性成像（TE）、点剪切波弹性成像（p-SWE）和二维弹性成像（2D-SWE），通过肝硬度测量（LSM），从而反映肝纤维化程度。

6. 肝硬化　肝脏形态变化：肝硬化早期肝脏可正常或轻度增大。典型的肝硬化由于纤维组织的增生使肝脏形态发生改变，多为肝左、右叶比例失调，主要是肝右叶和肝左内叶萎缩，而尾状叶及肝左外叶增大。肝表面呈凹凸不平或锯齿状改变，边缘角变钝或不规则。

肝实质回声变化：肝实质弥漫性增粗、增强，分布不均匀，可见增粗、增亮的线状结构，典型肝硬化的肝实质可呈颗粒状、结节状改变，表现为低回声或高回声结节，为肝再生结节，大小多在0.5~2.0cm，形态规则，呈圆形或椭圆形。

（1）肝内管道结构变化：早期肝硬化肝内管道结构无明显变化，后期可出现以下情况。①肝静脉：管径变细，管腔粗细不一，走向不清晰，甚至部分肝静脉分支闭塞，小的分支回声可消失。②肝门静脉：肝内门静脉1~2级分支管径扩张，严重时发生血管扭曲和走向失常；肝门静脉主干内径>1.2cm，部分病例发生肝门静脉海绵样变，在肝门静脉周围出现许多扭曲的管道回声，形成"蜂窝"状结构。③肝动脉：与肝门静脉主干、左支和右支伴行的肝动脉增宽，内径可达0.5~0.6cm。④肝内胆管：各型肝硬化不论患者有否黄疸以及黄疸严重程度如何，一般都不会出现肝内胆管扩张的征象。肝硬化如果合并肝外胆管梗阻性病变时，可出现肝内胆管扩张。

（2）门静脉高压征象：①脾大：正常脾脏最大长度为8~12cm，厚度不超过4cm。肝硬化合并门静脉高压时，多为中度或重度肿大，脾门部脾静脉扩张、走形迂曲。脾实质回声无明显变化。②肝

门静脉侧支循环建立：胃左静脉增宽（≥0.5cm），结合肝门静脉内径>1.2cm，脾静脉内径>0.8cm，提示有门静脉高压，以及合并食管静脉曲张的可能。脐静脉重新开放：正常人脐静脉已闭塞，形成纤维条索状结构（肝圆韧带），脐静脉开放可作为诊断门静脉高压的重要依据。自发性脾肾静脉分流：在脾与左肾间可见迂曲扩张的血管丛，多提示脾门区静脉与左肾静脉间形成交通支。脐周及腹壁静脉曲张：在脐周腹壁显示扩张静脉，粗细不均，与其他侧支相吻合。③腹水：腹水的发生是肝硬化自然病史中的一个重要标志，75%以上的失代偿期肝硬化患者伴有腹水。平卧位扫查腹盆腔，少量腹水可在盆腔发现少许无回声区；中量腹水时，于肝肾间隙处显示无回声区；大量腹水时，在肝周、脾周及侧腹部、盆腔均可见到大范围无回声区，内可见漂浮肠管及大网膜。若腹水合并感染，腹水无回声内可出现细小低弱回声或分隔。其他：因低蛋白血症、腹水和门静脉高压，以及淋巴液回流受阻等原因，胆囊可出现均匀性水肿样增厚。

（3）CDFI　肝静脉：血流多明显变细、扭曲，灰阶超声，甚至不易显示，彩色多普勒超声能显示肝静脉血流信号及走行。脉冲多普勒显示肝静脉频谱呈连续频谱或反向波消失的门静脉样频谱，肝门静脉内血流颜色变暗或呈反向血流。脉冲多普勒显示血流速度降低，部分呈双向，甚至反向的离肝血流，频谱受呼吸因素影响减弱或消失，有侧支循环者肝门静脉流速降低更为明显。当肝门静脉海绵样变形成时，彩色多普勒可在阻塞的肝门静脉周围见细小的彩色血流扭曲绕行。肝动脉：由于肝门静脉循环障碍，肝动脉代偿性扩张和增生，使肝动脉血流量增加，血流信号增多。声像图表现为与肝门静脉主干、右支和左支伴行的肝动脉内径增宽，流速增高，阻力指数亦增高（RI≥0.70）。发生侧支循环时，彩色多普勒可显示侧支血管内血流信号和血流方向，从而能为诊断门静脉高压提供有力的佐证。

目前临床上用于肝硬度检测的SWE包括TE、p-SWE和2D-SWE，其中TE技术的临床应用最为广泛，2D-SWE作为较新的弹性成像技术，具有适用范围广、检测成功率高、取样范围大、二维可视化取样等优势，具有较好的临床应用前景。

（二）肝占位性病变的超声诊断

肝占位性病变由于涉及疾病种类繁多，是目前临床上最为常见且复杂的疾病之一，包括囊性病变（如非寄生虫性肝囊肿、先天性多囊肝、肝脓肿、肝棘球蚴病等）、良性局灶性实质性病变（常见如肝血管瘤、局灶性增生结节和肝腺瘤等）和恶性局灶性实质性病变（常见如肝细胞癌、胆管细胞癌和转移性肝癌等）等数十种，现将超声诊断特征相对明显的病变总结如下，其他少见占位性病变仍需结合穿刺活检明确诊断。

1. 肝血管瘤 最常见的肝脏良性肿瘤，大多为海绵状血管瘤，通常被认为系胚胎发育过程中血管过度发育或分化异常导致的血管畸形，可发生于肝脏的任何部位，但常见于血管邻近和包膜附近。超声表现：①多为圆形或椭圆形、边界清晰的高回声结节，呈低回声者多有网状结构；②<2.0cm的血管瘤大多内部回声均匀，>2.0cm的血管瘤内部混有低回声，但周边可见高回声环；③血管腔的多重反射可引起后方回声增强；④随时间、改变体位、压迫等引起内部回声变化；⑤周边无晕环；⑥彩色多普勒超声检查常为周边型血流信号，较大血管瘤内部以低速静脉血流为主，低阻力指数动脉频谱少见；⑦典型的血管瘤超声造影表现为动脉期周边结节状或环状强化，随时间延长，增强范围逐渐向中心扩展，病灶在门静脉期及延迟期仍处于增强状态，回声高于邻近正常肝组织，呈"快进慢出"的增强特征。部分非典型肝血管瘤超声造影动脉期表现为低增强模式。原则上每年复查1次腹部超声。

2. 肝局灶性增生结节 为良性非肿瘤性病变，发病率仅次于海绵状血管瘤。彩色多普勒超声示：①多为单发，偶多发，形态多呈圆形、类圆形或不规则形，边界清晰。②无明显包膜回声。③周边无声晕。④内部回声可稍低或稍高于周围组织，回声分布不均匀，有时病变中央可见多条粗线状高回声呈放射状分布，伸向病变边缘。⑤血流较丰富，病变中央有时可见放射状或星芒状血流信号向边缘延伸。⑥典型的超声造影表现为病变中央血流伸向周边。动脉期、门静脉相和延迟相以"高-高-高"或"高-等-等"增强模式为主，部分HFNH动脉期存在低增强模式。原则上每年复查1次腹部超声。

3. 肝腺瘤 较为少见的一种良性肿瘤，按细胞来源可分为肝细胞腺瘤、胆管细胞性腺瘤和肝细胞胆管细胞性腺瘤3种，其中肝细胞腺瘤较为多见。多发生在中年女性，与长期口服避孕药有关。彩色多普勒超声示：①多数为单发，少数为多结节型；②多呈圆形或椭圆形，肿瘤边界清楚、光滑整齐；③多无明显完整的包膜回声；④小的腺瘤多呈低回声，较大腺瘤可呈较高回声，间以不规则低回声区，与肝癌难鉴别；⑤腺瘤多无后方回声增强效应；⑥病变周边血流信号较丰富，内部散在点状血流信号；⑦典型的肝腺瘤超声造影表现为动脉期快速向心性增强，呈高增强模式，门静脉期表现为等增强或略高于肝实质的增强，延迟期为低增强。原则上每年复查1次腹部超声。

4. 肝细胞癌 多合并慢性肝炎病史，组织学上分为结节型、巨块型和弥漫型。超声表现：①肝脏多伴有肝硬化、脾大、门静脉高压等；②可单发，呈局灶性，也可多发，散在分布于肝左、右叶；③肿瘤回声多种多样，可呈低回声，也可为混合回声或高回声，结节较小时多数呈低回声，边界清晰，可见周边低回声晕，随结节增大，内部坏死和纤维化呈不均匀混合回声，边缘不规则，典型者呈"结中结"表现；④弥漫型肝癌，此型少见，肝实质回声弥漫增粗、紊乱，呈结节样和不规则斑块状，与肝硬化较难鉴别，门静脉癌栓形成有助于诊断；⑤CDFI可探及瘤周血管绕行，瘤内血流信号杂乱，呈斑点状或短条状，频谱呈高速动脉血流；⑥典型超声造影表现为动脉期高增强、门静脉期及延迟期低增强的特征，部分分化较好者延迟期可呈等增强。治疗后每3～6个月复查1次腹部超声。

5. 肝内胆管细胞癌 可分为肿块形成型、管周浸润型和管内生长型。肿块型与肝细胞癌超声表现类似，表现为肝内较大的不均质实性肿块，多数边界不清，呈低回声或等回声，也可呈高回声，胆管细胞癌合并肝内胆管扩张的更常见。超声造影与肝细胞癌鉴别较困难，文献报道胆管细胞癌造影剂退出更快（60s以内），退出更显著。治疗后每3～6个月复查1次腹部超声。

6. 肝转移癌 多数有明确的原发肿瘤病史，常不伴有肝硬化。超声表现：①典型表现为多发结节，大小相近，呈散在分布；②回声多种多样，与原发肿瘤的类型有关，胃肠等消化道来源者多呈高回声，乳腺、肺、胰腺等来源者及淋巴瘤多呈低回声；③典型者表现为肿瘤周边呈较宽低回声，中心呈高回声，即"牛眼"征；④肿瘤内不易探及血流信号，少数肿瘤内可见点状或细条状血流信号；⑤超声造影病灶动脉期常呈环状高增强，富血供肿瘤也可呈整体增强，门静脉期及延迟期退出，呈典型的"黑洞征"，门静脉期以后更容易检出。治疗后每3～6个月复查1次腹部超声。

7. 肝囊肿 典型的声像图表现为圆形或卵圆形的无回声区，壁薄光滑，后方回声增强。可单发，也可多发，囊肿以单房多见，多房性囊肿的声像图表现为腔内有纤细的分隔。囊肿合并感染或出血时腔内可见弥漫性点状回声漂浮。较大囊肿壁上可检测到少量点状、细条状血流信号。超声造影表现为三期无增强，边界清楚。

8. 肝脓肿 根据病因分为细菌性、阿米巴和真菌性。以细菌性肝脓肿多见，患者多伴有寒战、高热、肝区疼痛、外周白细胞增高等症状。超声表现随脓肿各个阶段的病理变化特征不同而复杂多样。

（1）肝脓肿早期：酷似肝癌的超声表现，为边界欠清、均匀的低回声区，需结合病史和超声连续随访鉴别诊断；病灶内和边缘可测及点状或条状血流。

（2）脓肿形成期：边界较清晰的囊性病灶，可有不规则间隔，壁厚粗糙，内缘不平整，呈"虫蚀"状，脓液回声表现为无回声至低回声不等。脓肿周壁、间隔及邻近组织探及较丰富的低阻血流信号。

（3）脓肿吸收期：脓肿壁和残留物呈杂乱高回声病灶区。此期血流信号明显较前减少，或无血流信号。

（4）慢性肝脓肿：杂乱高回声团块，可伴有钙化。病灶内可检测到血流信号。超声造影表现：早期病灶区域动脉期呈边界模糊高增强，实质期无异常退出；脓肿液化后则病灶呈周边环状增强，内部蜂窝样高增强和无增强，可伴有门静脉期和延迟期退出。早期建议每2～3天复查1次脓肿液化情况，后期根据情况定期随访。

9. 肝棘球蚴病 根据病原学人体肝棘球蚴病主要有2种类型，即肝囊型棘球蚴病和肝泡型棘球蚴病，以前者多见，后者较少见。超声是诊断和随访肝棘球蚴病的首选方法，诊断要点如下：①多有牧区生活史，有牛、羊、犬接触史。②肝囊型棘球蚴病各型超声表现。囊型病灶：无特异性超声特征表现，与单纯性肝囊肿无法鉴别。单囊型：棘球蚴囊后壁呈明显增强效应，囊腔可见"囊沙"。多子囊型："囊中囊"影像特征，呈花瓣形分隔的"车轮征"或者"蜂房征"。内囊塌陷型：内囊易脱落、塌陷、收缩内卷，出现"飘带征"或"水中百合花"。实变型：典型表现为"脑回征"。钙化型：有典型"蛋壳样"或不规则钙化，伴宽大声影。③肝泡型棘球蚴病超声表现为不规则混合回声肿块，与周围界线不清，可伴有液化坏死区和多发各种类型钙化。病灶内部基本无血流信号，周边区可探及条状或短棒状的血流信号，进入病灶边缘处呈"截断状"。超声造影肝泡型棘球蚴病主要表现为病灶各时相内部和周边无增强，或病灶边缘处虫蚀样等增强或环状高增强，内部各时相无增强，肝囊型棘球蚴病灶则各时相均无增强。条件允许者建议每6个月复查1次超声。

10. 肝脏结核 为结核病全身性播散的局部表现，患者常同时患肺结核或肠结核。本病较少见，由于缺乏特异的症状和体征，临床和影像学诊断困难，误诊、漏诊率高。彩色多普勒超声示：①肝脏形态正常或轻度增大。②超声表现多样，与其不同时期病理特点有关。椭圆形或不规则，早期呈强弱相间混合回声结节，继发干酪样坏死、液化时内部出现低回声区或无回声，纤维期呈强回声。病灶内沙粒状或斑片状钙化为肝结核的特征表现。③病灶内和周边少量血流信号或无血流信号。④超声造影呈快进快退，典型表现为动脉期周边高增强，增强范围增大，门静脉期和延迟期呈低增强，中心区始终无明显增强。治愈后建议每6个月复查1次超声，1年后每年复查1次超声。

（三）胆囊疾病的超声诊断

1. 急性胆囊炎 急性胆囊炎为细菌感染、结石、寄生虫等引起胆汁引流不畅淤滞，阻塞胆道，或胰液反流引起的急性炎症性疾病。根据病理变化程度可分为单纯性、化脓性、坏疽性3种类型。病初胆囊充血、水肿、囊腔扩张、胆汁浑浊，镜下为胆囊黏膜充血、水肿、白细胞浸润。进一步发展，囊腔内充满浑浊有胆汁的脓液、黏膜坏死、溃疡形成，囊壁各层组织可有大量白细胞浸润，或小脓肿，可致胆囊壁出血性梗死，形成急性坏疽性胆囊炎，严重者可发生胆囊穿孔，并发弥漫性腹膜炎。

急性胆囊炎在临床上主要表现为患者突然发病，右上腹部剧烈疼痛，并向右肩胛区放射，炎症波及腹膜时，可引起腹肌强直，患者常有发热、畏寒、呕吐等症状，右上腹可触及肿大的胆囊，并有明显压痛。彩色多普勒超声有如下表现。

（1）胆囊壁增厚：正常胆囊壁在声像图上表现为厚度在 1～2mm，≥3mm 即为增厚。急性胆囊炎患者中胆囊壁增厚 45%～100%，胆囊壁增厚多数可达 0.5～1.0cm，有局限性或累及整个胆囊壁。

（2）胆囊壁内"双边影"征表现：壁内可见连续或中断的条纹状或弱回声带以及无回声带，形成胆囊壁的"双边影"征，为浆膜下水肿、出血和炎症细胞浸润所致，提示急性胆囊炎。

（3）胆囊积液肿大：由于胆囊炎合并结石阻塞胆囊管或胆总管，胆汁排泄不畅，引起胆囊张力性肿大。

（4）超声墨菲征阳性：探头置于胆囊体表时，稍用力加压，患者深吸气时，即有疼痛者，称超声墨菲征阳性。

（5）胆囊穿孔：胆囊穿孔后，扩张的胆囊缩小，胆囊腔内回声增多，形态不规则，胆囊周围可见境界不清晰的液性暗区，其内可见粗细不等的点状或带状回声。若胆囊周围有脓肿时，显示圆形或椭圆形透声暗区或者边缘不规则的透声性减低的肿块。

（6）胆囊气肿：急性气肿性胆囊炎罕见，胆囊腔内积气，表现为致密强光团，或呈"彗星尾样"反射。

（7）胆囊无收缩功能：脂餐试验，脂餐后 2h，胆囊大小同空腹，若空腹胆囊小于正常大小，多表示有重度病变而失去功能，若胆囊增大，表示胆囊以下有梗阻。

2. 慢性胆囊炎 慢性胆囊炎常由急性胆囊炎反复发作迁延而来，其病因繁杂，其中合并有结石者，占 60%～80%，此外，寄生虫、细菌、胆囊管狭窄等均可引起。典型的临床症状为常有胆绞痛史，腹胀、右上腹隐痛不适、嗳气、食欲减退、厌油或进油煎蛋类食物后右腹部疼痛加剧。少数患者可无症状，体检时才被超声检查发现。彩色多普勒超声表现如下。

（1）胆囊缩小，囊壁增厚，常达 0.5cm 以上，边缘毛糙不平，轮廓不规则。

（2）胆囊内透声差，出现强弱不等的点片状、云雾状或团块状回声。

（3）萎缩性胆囊炎，胆囊腔缩窄，无胆汁回声。

（4）炎症较重者，胆囊壁增厚，回声增强，边界模糊欠光整，可出现类似"双边影"征。

（5）合并胆囊结石者，可形成"W-E-S"征（W 代表囊壁，E 代表结石，S 代表声影）。

（6）合并胆囊周围炎症者，可见胆囊周围较多斑块状回声反射，失去常态，呈三角形或多边形等。

（7）胆囊收缩功能差或无收缩功能。

3. 胆囊结石 胆囊结石是常见的胆囊疾病，根据结石成分，可分为 3 种类型：胆固醇结石、胆色素结石、混合性结石。女性多于男性，胆囊结石常与胆囊炎同时存在，并互为因果。临床上以混合性结石最多见，结石形状常为多面形，少数呈球形，一般单个结石较大，多发者，结石常较小。

结石对胆囊的机械刺激，可导致胆囊炎反复发作，使胆囊壁纤维组织增生，囊壁增厚，重者胆囊萎缩。胆固醇结石的主要成分为胆固醇，呈球形或椭圆形，剖面呈放射状；胆色素结石的主要成分为胆红素钙，可含少量胆固醇，呈泥沙样或沙粒状；混合性结石，主要成分由胆色素、胆盐和胆固醇组成，呈颗粒状，比较小，一般不到 1cm，相互堆砌成多面体，表面光滑或粗糙。

胆囊结石可以为单个、多发或泥沙样。较小的结石可阻塞胆囊管而使胆囊增大或急性发炎；多发性胆囊结石可以充满整个胆囊腔，而胆囊腔内很少有胆汁储存；巨大胆囊结石伴胆囊萎缩时，胆囊也常无储存胆汁的功能。胆囊结石若未引起继发感染，结石长期嵌顿可造成胆囊积液。

胆囊结石的临床表现取决于结石的大小、部位、有无阻塞及感染情况等。多数患者表现为上腹部、剑突下疼痛，轻重各异，有时伴有向左、右肩部放射性痛。患者食欲减退、上腹闷胀不适、嗳气、呃逆等。大部分患者在饱食高脂饮食后，促使症状发作或加剧。合并感染时，可出现寒战、高热，检查时右上腹肌紧张，右季肋部叩击痛，墨菲征阳性。胆囊结石的声像图可以归纳为典型和非典型两大类。

（1）典型胆囊结石声像图特点：①胆囊内可见一个或多个强回声光团或斑点状强回声，有时可见半圆形强光带；②在结石强回声的后方可伴有声影，其边缘清晰；③结石强回声随体位改变，可沿重力方向移动。

（2）非典型胆囊结石声像图表现：①充满型胆囊结石：胆囊内填满结石，表现为胆囊失去正常的形态与轮廓，胆囊内的无回声区消失，胆囊前壁呈弧形或半月形宽带状强回声，其后方伴有声影。出现囊壁-结石-声影（W-E-S）三联征。②胆囊颈部结石：在有胆汁衬托，颈部结石容易被检出。在横断面上可出现"靶环"征、Mirizzi 综合征者，可见胆囊颈管结石嵌顿、肝总管狭窄，狭窄以上肝内胆管扩张。③泥沙样结石：超声显示细小光点或光斑的强回声，其后方伴有声影。此结石常在胆囊底或体部，当体位改变时，胆囊后壁的光点或光斑的强回声随之移动，并可呈现一平面回声。④胆囊壁内结石：胆囊壁增厚或呈"双边影"征，其内可见单发或多发的数毫米长的强回声斑，其后方出现间隔相等逐渐衰减的多次反射，回声线段形成"彗星尾征"，改变体位时不移动。

4. 胆囊胆固醇沉着症　由于胆固醇在体内代谢障碍，造成胆汁中胆固醇含量增高而沉着于胆囊黏膜上或固有层的组织细胞内，逐渐形成黄褐色颗粒向黏膜表面突出，形成小的隆起性病变，故称为胆固醇沉着症。因形态呈息肉样，又称为胆固醇性息肉。

体内过多的胆固醇析出后，沉着在胆囊黏膜上，使黏膜向囊腔内形成小隆起性病变，故又称胆固醇息肉。其数目可以是单个，也可以是多个。胆固醇沉着症可呈弥漫性或局限性分布，前者又称"草莓状胆囊"，后者突入胆囊腔内形成胆固醇性息肉。

多数患者无症状或体征，少数患者仅有右上腹不适、隐痛、食欲减退、乏力等，或者有类似的慢性胆囊炎症状，由于本病沉着于胆囊壁，增生很轻，病变组织较脆，易脱落或弥漫性沉着，因此容易引起胆道梗阻或出现黄疸。彩色多普勒超声表现如下。

（1）胆囊壁呈局限性或弥漫性轻度增厚，内壁粗糙。

（2）球状或乳头状高回声团附着于内壁，带蒂或基底较窄，直径一般＜1cm。

（3）小息肉仅小米粒大，无声影。部分病例同时并存结石或酷似无声影的结石或胆囊内沉积物。

（4）一般不随体位改变而移动，但有时可因脱落而随体位移动。

（5）局限性者可发生于胆囊的任何部位，常为多发性。

（6）弥漫性者往往仅有胆囊内壁粗糙、增厚，与慢性胆囊炎相似，无特征性改变。

5. 胆囊腺肌增生症　根据病变的部位和范围，将其分为 3 型：局限型、节段型和弥漫型。局限型：较多见，以胆囊底部好发；节段型：以体胆囊体部为多，呈葫芦状；弥漫型：常为胆囊壁均匀而广泛地增厚。

病理特征为胆囊壁内罗-阿窦（Rokitansky-Aschoff sinus）增殖，导致胆囊壁呈局限型增厚或弥漫型肌层肥厚。本症初期为黏膜增生，继之上皮组织向壁层膨胀，扩大呈小囊状，向肌层延伸扩大，形成黏膜及肌层增生，胆囊壁增厚，可达正常的 3～5 倍。

本病临床上以成年女性为多见，临床主要症状有上腹隐痛、消化不良、嗳气、厌食油腻食物等，类似胆囊炎、胆石症的症状。彩色多普勒超声表现如下。

（1）节段型：胆囊壁呈节段性增厚，囊壁向腔内突入形成"三角征"。

（2）局限型：胆囊底部呈圆锥帽状增厚，常发生在胆囊底部或体部。

（3）弥漫型：又称广泛型，胆囊壁呈广泛性增厚，内腔狭窄。

胆囊腺肌增生症脂餐试验，可显示胆囊收缩亢进。

6. 胆囊小隆起性病变　胆囊小隆起性病变是直径在 15mm 以下的胆囊壁局部增厚或隆起的软组织病变的统称。从形态上可分为有蒂、无蒂、宽基底 3 种。

从病理上，胆囊小隆起性病变可分为真性肿瘤和瘤样病变两大类。前者多指腺瘤、小癌；后者包括胆固醇息肉、腺瘤样增生、腺瘤、炎性息肉，以及异位的胃黏膜、胰腺组织或肝组织等。

一般无症状，往往在体检或其他检查中发现，或因其他疾病切除胆囊后发现。少数患者可能有上腹部闷胀、食欲减退、厌食油腻、恶心等。彩色多普勒超声表现如下。

（1）胆囊壁呈局部增厚或附着于胆囊壁的小隆起的软组织病变，超声显示直径在 15mm 以下，不随体位改变而移动。

（2）体积小，一般<15mm，多数在 10mm 以下。

（3）回声有强弱不等，一般无声影。

（4）体积>10mm 者，被认为是癌前病变。小结节型腺癌是早期胆囊癌，多数>15mm，且基底宽，彩色多普勒血流成像（CDFI）显示病变内有血流。

7. 胆囊癌 胆囊癌形态各异，可分为浸润型和乳头状型两种。大多数为浸润型，此型恶性肿瘤不断长大，常沿着组织间隙、淋巴管、血管或神经束连续地浸润生长，破坏器官或组织，早期局限在胆囊颈部或体部壁内，晚期胆囊壁广泛增厚，并浸润邻近器官与组织。乳头状癌较为少见，癌细胞形成大小不等、形态不一、排列不规则、呈乳头状的结构，癌肿突入胆囊腔内，呈单发或多发。无论哪一种类型到晚期都可导致胆囊腔消失，并可转移到胆囊管及肝门处。

胆囊癌患者多有长期的慢性胆囊炎病史，可有腹胀，以及右上腹、右腰部隐痛不适，还有嗳气、恶心、呕吐、厌食油腻食物等消化不良等症状。晚期可出现消瘦、黄疸、腹水。实验室检查：碱性磷酸酶、胆固醇、黄疸指数升高。肝胰壶腹癌患者由于胰管梗阻，致淀粉酶升高。

根据病理形态特征，胆囊癌超声影像可分为 4 型。

（1）结节型：囊壁的癌瘤向胆囊腔内突出，形成结节状凸起，直径>1cm，基底宽，边缘不规则，呈分叶状或蕈伞状，病变内部回声不均匀，多为弱回声或中等回声，有声影衰减。倘若合并结

石，可见结石的强回声，后方伴有声影。病变不随体位改变而移动。

（2）厚壁型：胆囊壁呈局限性或弥漫型不均匀的增厚，颈部或体部较明显。回声多为高回声，整个胆囊僵硬，变形，胆囊外壁不光滑，内壁不均匀性增厚、粗糙或不规则。

（3）实块型：整个胆囊表现为杂乱的低回声或中等回声实性肿块，胆囊内暗区消失或基本消失，常伴有不典型声影的结石强回声。

（4）混合型：厚壁型和结节型同时存在，具有上述两型声像图表现，胆囊癌发展到晚期可见实质性不均质的肿块充满胆囊腔，液体暗区消失。

三、小 结

超声检查已广泛应用于临床，由于其无创、便捷等优势，对常见肝胆病的诊断和鉴别诊断至关重要。询问病史后，超声可以评估肝脏弥漫性病变的有无、严重程度等；能够评估肝脏占位性病变的形态、大小、边界、血流情况、与周围组织的关系等；超声同样能诊断胆囊整体病变、胆囊壁病变、胆囊腔内病变、胆管内病变等。超声检查可直观地显示肝胆病的解剖特征，能够给临床提供影像学信息，已成为肝胆病诊断的关键手段。

（孟繁坤 高冀蓉）

参考文献
曹海根, 王金锐, 2006. 实用腹部超声诊断学. 2 版. 北京: 人民卫生出版社.

郭万学, 2011. 超声医学. 6 版. 北京: 人民军医出版社.

中华医学会超声医学分会, 中国研究型医院学会肿瘤介入专业委员会, 国家卫生健康委员会能力建设和继续教育中心超声医学专家委员会, 2021. 肝病超声诊断指南. 临床肝胆病杂志, 37(8): 1770-1787.

中华医学会感染病学分会, 肝脏炎症及其防治专家共识专家委员会, 2014. 肝脏炎症及其防治专家共识. 中华肝脏病杂志, 22(2): 94-103.

第五章 肝脏瞬时弹性成像

一、超声弹性成像技术分类

弹性成像因其能无创地评估组织的机械特性而在近年来受到了广泛关注，这项技术利用了在各种病理过程中软组织弹性的变化来获得可用于诊断的定性和定量信息。特殊的成像模式通过组织对施加的机械力（压力或剪切波）的反应来测量组织硬度。目前已经研究出了几种不同激发原理的超声弹性成像技术。总的来说，这些可以分为利用体内或体外压力刺激的应变成像和利用超声产生的行波刺激的剪切波成像技术。现使用的不同弹性成像技术可以根据测量物理量的不同进行分类。

（一）应变弹性成像

应变弹性成像技术应用于超声有两种方法：应变弹性成像（strain elastography，SE）和声辐射力脉冲（ARFI）弹性成像。应变弹性成像只能对组织弹性进行半定量评估。

（二）剪切波弹性成像

剪切波弹性成像使用动力应力在平行或垂直方向上产生的剪切波，通过测量剪切波速度可以对组织弹性进行定性和定量评估。现在有 3 种剪切波弹性成像技术方法：一维瞬时弹性成像（1D-TE）、点剪切波弹性成像（p-SWE）和二维剪切波弹性成像（2D-SWE）。

二、瞬时弹性成像技术简介

第一个商用的剪切波弹性成像系统就是用来评估肝脏的 1D-TE 系统 FibroScan™，它是应用最广泛和最有效评估肝脏纤维化的弹性成像技术，临床医师即便是在科室也可以使用它。

FibroScan™ 探头是一个同时包含超声传感器和机械振动装置的设备。1D-TE 是以超声为基础的技术，但它是在没有 B 超图像引导的情况下进行的。操作者使用时间运动超声（基于多条在不同的大致位置随时间走行的 A 线聚集起来形成低质量图像）来选择肝脏在皮下 2.5～6.5cm 的部分区域成像，这一区域要避开大血管。通过机械振动装置在体表发出一个受控制的外部振动"冲击"，产生一个在组织中扩散的剪切波。然后同一探头用 A 超测量剪切波速并计算杨氏模量。被测量的组织体积大约为 1cm（宽）×4cm（长），大于平均活组织检查体积的 100 倍。检查者根据以下标准来做重复测量：①至少 10 次有效测量；②有效测量的次数与总测量次数的比值要大于 60%；③肝硬度值测量中，反映测量变化性的四分位间距（IQR）小于中位数的 30%，整个测试用时约 5min。

肝纤维化是各种慢性肝损伤所导致的肝脏纤维结缔组织过度沉积，也是发展为肝硬化的共同途径。正确评估并及时发现进展期肝纤维化、早期肝硬化是优化慢性肝病管理的关键步骤之一。然而，多数慢性肝病所致的肝纤维化，乃至早期肝硬化均缺乏特异性症状、体征，血液生物化学指标无特异，如果不进行肝脏组织病理学检查则不易被及时发现。作为一种重要的肝纤维化无创诊断技术，瞬时弹性成像（TE）技术可以通过检测肝硬度值（LSM）来判断肝纤维化状态，已先后在欧洲、亚太地区及美国被批准应用于临床。

在临床实践中，失代偿期肝硬化因有腹水、食管和胃静脉曲张（出血）及肝性脑病等相关并发症而较易作出临床诊断，故无创诊断主要集中应用于代偿期肝硬化和具有桥接样纤维化的进展期肝纤维化（≥Metavir F3）。临床上常将患者划分为进展期肝纤维化/肝硬化高风险、中间灰色区域和进展期肝纤维化/肝硬化低风险，肝纤维化无创评估的目的在于确定和排除进展期肝纤维化及肝硬化（Metavir F4）。随着抗病毒药物等病因治疗的发展，有必要对识别出存在明显纤维间隔的肝纤维化（≥Metavir F2）肝病患者同时进行抗纤维化干预，以期逆转肝纤维化。

目前国内已有多种 TE 技术设备应用于临床,其中以 FibroScan 和 FibroTouch 应用较多。弹性成像技术不同模态、系统及设备检测的 LSM 结果存在差异,因而肝纤维化分期诊断界值可能因模态、系统及设备差异而不同。

三、瞬时弹性成像技术 FibroScan 的操作及诊断界值

(一)操作要求及影响因素

TE 操作主要受患者肥胖、肋间隙狭窄及明显腹水等因素限制。检测失败主要与操作者操作经验<500 次、受检者 BMI>30kg/m² 、年龄>52 岁和 2 型糖尿病等有关,尤其受检者腰围(女性>80cm、男性>94cm)是最重要的影响因素。在中国受检者中,女性、BMI≥28.0kg/m² 、中心型肥胖(女性腹围>80cm、男性腹围>90cm)和年龄>50岁是操作失败或不可靠检测的独立影响因素。在 BMI≥28.0kg/m² 的受检者中,XL 型探头操作成功率及可靠性均优于 M 型探头,XL 型探头检测值较低,与 M 型探头检测值差异平均为 2.3kPa(中位数 1.4kPa),显著肝纤维化界值降低 1~2kPa,肝硬化界值降低 4.0kPa 左右。

胸围<75cm 的肋间隙狭窄者及年龄<14 岁的未成年人可应用 S 型探头,5 岁以下儿童检测失败率明显升高;较大探头检测中位数较低:S2 较 S1 降低 0.76(0.31~1.21)kPa、M 较 S2 降低 1.2(0.51~1.88)kPa,但我国 4~6 岁学龄前儿童 M 型探头有效检测率可达到 96.5%。LSM 检测的可靠性与检测值四分位间距与中位数比值有关:比值≤0.10 非常可靠,0.10~0.30 或>0.30 且 LSM 中位数<7.1kPa 可靠。

可能导致 LSM 升高的因素包括肝脏炎症活动(如 ALT 或胆红素水平升高)、高 BMI、可能存在肝外胆汁淤积、肝静脉淤血、酒精摄入过量(戒酒后 1 周 45.3% 的受试者 LSM 明显下降)和进食(肝硬化患者更明显,餐后 2~3h 恢复至基线)。鉴于存在上述影响 LSM 升高的非肝病因素,结果可能存在假阳性,Baveno Ⅳ 共识建议非同日 2 次 TE 检测可确认为有效检测。重度脂肪变性可能提高非进展期肝纤维化 M 型探头的检测值,但不影响 XL 型探头诊断的阳性率。TE 通过检测肝硬度而测定肝脏纤维化含量,并不能反映因肝纤维化进展而导致的肝组织结构变化;不同病因的肝脏炎症水平及肝纤维化结构存在差别,相应诊断界值可能存在差异。

操作者应接受规范培训并严格遵守操作规程,操作经验最好在 500 次以上;操作人员不宜频繁更换。操作时一般选择 M 型探头检测,超声显示重度脂肪肝及 M 型探头无法取得可靠检测的超体重、中心型肥胖者选择 XL 型探头,M 型探头无法取得有效检测的 14 岁以下或胸围<75cm 患者依次采用 S2、S1 型探头。有效检测需满足以下条件:同一检测点至少成功检测 10 次、检测值四分位差距与中位数比值小于 0.3。患者应在血清胆红素<51μmol/L 的情况下空腹或餐后 3h 接受检测,对于过量饮酒者,应戒酒 1 周后接受检测;诊断界值选择需参照病因及血清 ALT 水平,并排除右心衰竭可能;可疑检测结果假性升高者非同日再次检测确认。

(二)诊断界值

1. 慢性乙型病毒性肝炎 胆红素正常、ALT<5×ULN 的慢性乙型肝炎 CHB 患者,LSM≥17.0kPa 考虑肝硬化,LSM≥12.4kPa 考虑进展期肝纤维化;LSM<10.6kPa 排除肝硬化可能;LSM 9.4kPa 考虑显著肝纤维化;LSM<7.4kPa 排除进展期肝纤维化;LSM 为 7.4~9.4kPa,患者如无法确定临床决策,考虑肝穿刺活组织学检查;胆红素异常患者应进行动态评估。胆红素、ALT 正常的 CHB 患者,LSM≥12.0kPa 考虑肝硬化,LSM≥9.0kPa 考虑进展期肝纤维化,LSM<9.0kPa 排除肝硬化,LSM<6.0kPa 排除进展期肝纤维化,LSM 为 6.0~9.0kPa 者如无法决定临床决策,考虑肝穿刺活组织学检查。

2. 慢性丙型病毒性肝炎 因缺乏肝穿刺活组织检查对照,接受直接抗病毒药治疗的慢性丙型病毒性肝炎 CHC 患者 LSM 变化与肝纤维化相关性仍待确定。CHC 患者 LSM≥14.6kPa 考虑肝硬化,LSM<10.0kPa 可排除肝硬化,LSM<7.3kPa 排除进展期肝纤维化。目前尚缺乏进展期肝纤维化和显著肝纤维化的可靠诊断界值。

3. 非酒精性脂肪性肝病 非酒精性脂肪性肝病患者 LSM≥15.0kPa 考虑肝硬化,LSM≥11.0kPa

考虑进展期肝纤维化，LSM<10.0kPa 考虑排除肝硬化，LSM<8.0kPa 考虑排除进展期肝纤维化；LSM 处于 8.0~11.0kPa 的患者需接受肝活组织检查明确肝纤维化状态；BMI≥30.0kg/m^2 的患者诊断价值略提高。

4. 酒精性肝病　酒精性肝病患者 LSM≥20.0kPa 考虑肝硬化，LSM<12.5kPa 排除肝硬化，LSM<9.5kPa 排除进展期肝纤维化。

5. 自身免疫性肝炎与原发性硬化性胆管炎　自身免疫性肝炎肝纤维化的诊断界值参照 ALT<2ULN 的 CHB 标准，目前缺乏原发性胆汁性胆管炎的可靠诊断界值。

6. 食管静脉曲张　无单一 LSM 界值预测，高风险食管静脉曲张（high risk esophageal varices，HREV），LSM<20kPa 且血小板计数>150×10^9/L 可排除 HREV。

7. 肝细胞癌风险评估　在慢性肝病管理中，LSM>10.0kPa 患者 HCC 的风险增加，LSM>13.0kPa 患者应考虑 HCC 监测。

8. 其他临床应用

（1）评估肝纤维化逆转：核苷类药物治疗 CHB 患者的过程中，LSM 的降低表现为快速下降及缓慢下降双相变化，LSM 降低>30% 者发生肝纤维化逆转的比例高，抗病毒治疗 78 周的肝纤维化逆转仅与基线纤维化分期有独立相关性，而治疗 78 周后 LSM 的降低和治疗前肝脏炎症程度重（HAI 评分）、ALT 高水平密切相关，但不能反映肝纤维化程度的变化，治疗 104 周肝纤维化逆转则与基线纤维化分期和 52 周 LSM 降低比例有独立相关性，提示抗病毒治疗 78 周前、后的 LSM 绝对值降低更多反映的是肝脏炎症消退，LSM 的动态变化和更长疗程核苷类药物治疗逆转肝纤维化间的相关性仍待更长疗程的大样本研究提供循证医学证据。基于消除肝脏炎症后的 LSM 处于低水平，

其降低比例是否足以确定纤维化逆转仍待更长疗程的抗病毒治疗研究证实，但乙型肝炎肝硬化抗病毒治疗 26 周时 LSM 降低值可预测 2 年肝脏相关性事件，包括肝功能失代偿、肝癌发生及肝病相关性死亡等。上述 LSM 变化模式同样体现在 CHC 抗病毒治疗过程中，但无病毒学应答患者降低幅度减少，而且停药后再次出现 LSM 进行性升高。

（2）社区人群肝病筛查：纳入 1190 例年龄>45 岁的大规模社区人群筛查发现，89 名 LSM>8.0kPa 的人员均可发现某一特定慢性肝病，9 例 LSM>13.0kPa 的患者肝活组织检查证实为肝硬化；静脉药成瘾者 LSM>7.1kPa 也提示有 HCV 感染的可能。

现有 FibroTouch 诊断肝纤维化建议界值可靠性仍待更多的临床研究确认。

四、小　　结

肝脏瞬时弹性成像技术通过检测 LSM 来判断肝纤维化状态，是最广泛应用和最有效的评估肝纤维化的弹性成像技术。操作者接受规范培训并严格遵守操作规程，根据诊断界值可以对多种肝脏弥漫性疾病的分期、严重程度等进行诊断。

（孟繁坤　陈　煜）

参 考 文 献

肝脏硬度评估小组, 2013. 瞬时弹性成像技术诊断肝纤维化专家意见. 中华肝脏病杂志, 21(6): 420-424.

梁萍, 姜玉新, 2018. 超声 E 成像临床应用指南. 北京: 人民卫生出版社.

骆永芳, 董常峰, 张定平, 等, 2017. 二维超声分级评分在慢性乙型病毒性肝炎肝纤维化分级的应用价值. 新发传染病电子杂志, 2(4): 205-209.

郑悠, 许永生, 张旭霞, 等, 2019. 肝纤维化的影像学诊断现状. 临床肝胆病杂志, 35(8): 1838-1841.

中国肝炎防治基金会, 中华医学会感染病学分会, 中华医学会肝病学分会和中国研究型医院学会肝病专业委员会, 2019. 瞬时弹性成像技术诊断肝纤维化专家共识 (2018 年更新版). 中华肝脏病杂志, 27(3): 182-191.

第六章 计算机断层成像诊断

一、定 义

计算机断层成像（computed tomography，CT）是一种现代较先进的医学影像检查技术。

二、成像原理

CT 是用 X 射线束对人体某一部位一定厚度的层面进行扫描，由探测器接收透过该层面的 X 线，转变为可见光后，由光电转换变为电信号，再经模拟/数字转换器（analog/digital converter）转为数字，输入计算机处理。

图像形成的处理类似对选定层面分成若干个体积相同的长方体，称为体素（voxel）。扫描所得信息经计算而获得每个体素的 X 线衰减系数或吸收系数，再排列成矩阵，即数字矩阵（digital matrix），数字矩阵可存储于磁盘或光盘中。经数字/模拟转换器（digital/analog converter）把数字矩阵中的每个数字转为由黑到白不等灰度的小方块，即像素（pixel），并按矩阵排列，即构成 CT 图像。所以，CT 图像是重建图像，每个体素的 X 线吸收系数可以通过不同的数学方法算出。

三、设备组成

CT 设备主要由三部分组成。

（一）扫描部分

扫描部分包括 X 线管、探测器和扫描架。

（二）计算机系统

计算机系统将扫描收集到的信息数据进行贮存运算。

（三）图像显示和存储系统

图像显示和存储系统将经计算机处理、重建的图像显示在电视屏上或用多幅照相机或激光照相机将图像摄下。

四、扫描方式

CT 扫描方式包括平扫和增强扫描。

（一）平扫

平扫是指不用造影剂的普通扫描，一般 CT 检查都是先作平扫。

（二）增强扫描

增强扫描是指先用高压注射器经静脉注入含碘水溶性有机碘剂，再进行扫描的方法。增强扫描有利于病灶的检出，并能提高诊断的准确性。碘对比剂可分为离子型对比剂（如泛影葡胺等）及非离子型对比剂（如碘海醇等），目前国内外普遍使用非离子型对比剂，含碘量高，副作用小，增强效果好。

五、图像特点

（一）分辨力

与 X 线图像相比，CT 具有较高的密度分辨力，能够更好地显示肝、胆解剖及病变。

（二）CT 值

CT 图像可以用量的概念反映组织密度的高低，即 CT 值，单位为 HU（Hounsfield unit）。不同的组织 CT 值不同，这有助于疾病的诊断与鉴别诊断。

（三）CT 图像重建

CT 图像常用的是横断面。为了满足诊断需求，利用 CT 工作站上的图像重建程序，还可重建冠状面、矢状面或任意角度的图像，从不同角度观察病变、与周围脏器的毗邻关系。通过调节窗宽窗位，可更加灵活地观察病变。

（四）增强扫描

可做增强扫描，使图像更为清晰，从而提高病变检出率及诊断的准确性。

六、缺　点

X线辐射剂量较大，空间分辨率低，检查费用偏高。

七、肝胆病的应用

（一）肝脏的形态改变

很多肝病发展到中、晚期，都会引起肝脏形态的改变，最常见的就是肝硬化，出现各叶比例失调，肝裂增宽，肝表面不光滑，肝内多发再生结节，常见病因是病毒性肝炎、酒精性肝病等。如果没有肝病史，出现肝脏形态学异常，结合临床及实验室检查，CT能帮助查找肝硬化的病因或排除"肝硬化"诊断。慢性胆管炎或胆管发育不良时，肝脏会出现"假瘤征"，如原发性硬化性胆管炎（PSC）、Alagille综合征等，CT能够为临床提供正确的诊断思路。

（二）肝脏的密度改变

一些代谢性疾病会引起肝脏密度升高或降低，能够被CT识别。由于铁代谢异常，大量铁在肝细胞内沉积引起肝脏密度升高，文献报道肝实质CT值>72HU，可以作为诊断肝血色素沉着症的标准。脂肪肝患者由于脂代谢异常，脂质在肝细胞内贮积，导致肝实质密度减低。

（三）肝脏占位性病变的显示及鉴别诊断

由于密度分辨率高，CT图像能够显示肝内占位性病变，根据不同的强化模式，有助于病变的定性研究。肝细胞癌常见的强化模式为"快进快出"；胆管细胞癌呈"渐进性强化"，常伴胆管扩张、局部包膜塌陷；血管瘤的典型强化为"快进慢出"；囊肿不强化；转移瘤呈"牛眼征"等等。

（四）肝脏血管及血管性病变的显示

CT具有强大的后处理功能，如MPR（多平面重建）、MIP（最大密度投影）、VR（容积再现），能够非常清晰、直观地显示肝脏的血管。肝脏具有双重血供，因此血管性病变非常复杂，CT有助于这些疾病的诊断和鉴别诊断。

（五）胆道扩张

胆道梗阻最常见的良性病变是结石，阳性结石CT平扫呈高密度，但阴性结石CT容易漏诊。造成胆道梗阻的恶性肿瘤中，胆管癌最常见，梗阻近端胆管扩张，局部管壁不规则增厚，管腔狭窄，呈"鸟嘴"征。胰头癌及壶腹部肿瘤也会造成胆道低位梗阻，类似胆管癌，前者往往伴有胰管扩张，周围淋巴结转移，后者扩张胆管远端常表现为圆钝状。一些慢性炎症也会导致胆道梗阻，如原发性硬化性胆管炎（PSC）会出现典型的肝内外胆管扩张、狭窄接替的改变，即"枯树枝"征；IgG4相关性硬化性胆管炎，肝内外胆管扩张，管壁增厚，可同时累及多个脏器，如胆囊、胰腺、肾脏及腹膜后等。另外，先天性胆道病变，如Caroli病，肝内胆管异常扩张，增强扫描典型征象为"中央点征"（胆管伴行的肝门静脉），同时伴有门静脉高压。

八、注意事项

CT的禁忌证包括碘对比剂过敏；严重肝、肾功能损害；重症甲状腺疾病，如甲状腺功能亢进（甲亢）；孕妇。

（宋文艳　李宏军）

参考文献

谢强, 2006. 计算机断层成像技术. 北京: 科学出版社.

周康容, 2011. 腹部CT诊断学. 上海: 复旦大学出版社.

第七章　磁共振成像诊断

一、定　　义

磁共振是一种物理现象，作为一种分析手段广泛应用于物理、化学、生物等领域，到 1973 年才将它用于医学临床检测。为了避免与核医学放射成像混淆，把它称为磁共振成像（MRI）。MRI 是断层成像的一种，它利用磁共振现象从人体中获得电磁信号，并重建出人体信息。

二、成像原理

MRI 通过对静磁场中的人体施加某种特定频率的射频脉冲，使人体中的氢质子受到激励而发生磁共振现象。停止脉冲后，质子在弛豫过程中产生 MR 信号，用探测器检测并输入计算机，经过处理转换在屏幕上显示图像。

三、设备组成

MRI 设备包括产生磁场的磁体和磁体电源、梯度磁场线圈和梯度磁场电源、射频发射/接收机、系统控制和数据处理计算机、成像操作和影像分析工作台、活动检查床等部分组成。

四、扫描方式

（一）平扫

扫描范围从膈顶到肝下缘。成像序列包括自旋回波序列（SE 序列）或快速序列、横断面 T1WI 正反相位、压脂 T1WI 和 T2WI、冠状面 T1WI、弥散加权成像（DWI）、表观弥散系数（ADC）。

（二）增强扫描

通过注射 MRI 造影剂，缩短组织在外磁场作用下的共振时间、增大对比信号的差异、提高成像对比度和清晰度，准确地检测出正常组织与病变之间的差异。

（三）磁共振血管成像（magnetic resonance angiography，MRA）

利用特定的磁共振技术来显示血管和血流信号的检查方法，常用的 MRA 检查方法有 3 种，即时间飞越（time of fight，TOF）法、相位对比（phase contrast，PC）法、对比增强（contrast enhancement，CE）法，相较于数字减影血管造影（DSA），是一种无创的血管造影技术。

（四）磁共振胆胰管成像（MR cholangiopancreatography，MRCP）

MRCP 仅采用重 T2 加权技术使胆汁和胰液呈明亮高信号而周围器官组织呈低信号，从而获得与 ERCP 相媲美的胰胆管图像。

五、优　缺　点

（一）优点

1. MRI 对人体没有电离辐射。
2. MRI 可获得三维断面成像，无须重建就可获得多方位的图像。
3. 软组织结构显示清晰，肝胆病的检查优于 CT。
4. 多序列成像、多种图像类型，为明确病变性质可提供更详尽的影像学信息。

（二）缺点

1. 检查时间长。
2. 对骨骼显示欠佳。
3. 有运动伪影、磁敏感伪影。
4. 检查费用高。

六、肝胆病的应用

1. **肝脏的形态改变**　与 CT 一样，MRI 能够显示肝脏形态的改变，由于 MRI 具有比 CT 更高的密度分辨率，因此能够发现比 CT 更多的信息，如肝硬化伴肝内多发结节，MRI 通过多序列观察，能够对结节的良、恶性进行鉴别，发现早期肝癌。

2. 肝实质信号的改变 MRI 的一些特殊序列，能够对一些代谢性疾病达到定性的诊断。T1WI 同反相位，能够敏锐地发现脂肪肝，对于鉴别诊断是不可缺少的。由于铁代谢异常，过量的铁沉积在肝细胞内，其超顺磁性效应使 T2 弛豫时间缩短，因此在 T2WI 上呈"黑肝"，这种征象对于肝血色素沉着症的明确诊断非常有帮助。

3. 肝脏占位性病变的显示及鉴别诊断 MRI 具有多序列、多参数、多方位的优势，因此对于肝脏占位性病变的定位、定性诊断，明显优于 CT。文献报道，小于 2cm 的肝癌，CT 漏诊率明显高于 MRI。增强三期扫描，不同性质的病变，强化模式不一样，定性诊断同 CT 一样。MRI 优于 CT 的另一个原因，是肝脏特异性对比剂的使用，肝胆期扫描对于再生结节和早期肝癌的诊断和鉴别诊断，可起到关键作用，也将良性病变 HFNH 的确诊率几乎提高到了 100%。DWI、ADC 对于病灶的检出及定性诊断，作用也不可忽视。

4. 肝脏血管及血管性病变的显示

5. MRCP 操作简单、安全、无创、无造影剂、无并发症，对梗阻性黄疸能够确定梗阻的部位、范围，不仅能显示肝内、外胆管及胰管的形态，而且能够鉴别阴性和阳性结石，优于 CT 检查。

胆道梗阻最常见的良性病变是结石，MRCP 不仅能够显示阳性结石，阴性结石也能够显示，这是优于 CT 的。

七、注意事项

1. 禁忌证 安装心脏起搏器、体内有金属物品；严重肾功能损害，肾小球滤过率低于 30ml/min，不宜做增强扫描；重症需要监护的患者、躁动不安的患者；幽闭恐惧症患者；妊娠 3 个月内。

2. 做好检查前准备工作 去除患者身上携带的一切金属物品、磁性物质及电子器件。

3. 检查中密切观察患者的反应，有异常及时处理

（宋文艳　李宏军）

参 考 文 献

凯瑟琳. 韦斯特布鲁克, 2018. 实用磁共振成像技术. 赵斌, 王翠艳, 译. 天津: 天津科技翻译出版公司.

王红, 2018. 腹部疑难病例影像解析. 北京: 科学出版社.

第八章　经内镜逆行胆胰管成像

一、定　义

经内镜逆行胆胰管成像（endoscopic retrograde cholangiopancreatography，ERCP）是经十二指肠镜通过十二指肠乳头开口处插管，在 X 线下注射造影剂，观察胰胆管形态，并进行后续的一系列内镜操作过程。在胰胆管造影成功的基础上，可行 EST、ENBD、ERBD、EPBD、内镜下胰胆管取石术、内镜下胰胆管扩张术等治疗，达到诊断及治疗胆管结石、胆管良/恶性狭窄及相关胰腺疾病的目的。

二、适　应　证

导致胰胆管梗阻或者狭窄的胆胰疾病和邻近脏器病变均属于 ERCP 的适应证。一般多在 B 超、腹部 CT 和 MRCP 检查之后，根据提示的病变确定 ERCP 检查的指征和重点。

1. 疑有胆管结石、肿瘤、炎症或原因不明的梗阻性黄疸、疑有肝外胆道梗阻者。

2. 胆囊切除或胆管术后症状复发者，或胰胆手术后疑有误伤者。

3. 临床疑有胰腺肿瘤、慢性胰腺炎或复发性胰腺炎缓解期。

4. 疑有十二指肠乳头或壶腹部炎症、肿瘤、胆源性胰腺炎须去除病因者。

5. 怀疑有胆总管囊肿等先天畸形及胰胆管汇流异常者。

6. 因胆胰疾病需收集胆汁、胰液或行奥狄括约肌测压者。

7. 因胰胆疾病需行内镜下治疗的患者。

8. 胰腺外伤后疑有胰管破裂者。

9. 肝内外胆管狭窄及扩张性质待定患者。

三、禁　忌　证

1. 有上消化道狭窄、梗阻，估计内镜不能抵达十二指肠降段者。

2. 病情危重、生命体征不平稳、有心肺功能不全等其他内镜检查禁忌者。

3. 非结石嵌顿性急性胰腺炎或慢性胰腺炎急性发作期。

4. 有胆管狭窄或梗阻，又不具备胆管引流条件者（主要是外科手术误结扎胆管和十二指肠）。

5. 为相对禁忌，可以用空气或二氧化碳气体造影替代。

6. 精神异常或无法配合手术者。

四、开展 ERCP 需要的设备条件

实施 ERCP 的操作室应具有较大空间，面积不小于 40m²，推荐 ERCP 专用的 X 线机，床头应可调整，旋转范围+90°/-40°，C 臂开口径不小于 780mm、深度不小于 730mm，最大管电流为 900mA。具备放射防护设施并符合要求，配备心电、血压、脉搏、氧饱和度等监护设备，配备供氧、吸引设备，同时应常规准备急救药品和除颤仪。

ERCP 操作应备齐以下器械及耗材：十二指肠镜、导丝、造影导管、乳头切开刀、取石网篮和取石球囊、碎石器、扩张探条、球囊扩张导管、鼻胆引流管和鼻胰引流管、各种型号的胆管和胰管支架、内镜专用的高频电发生器、注射针和

止血夹等。

ERCP 由主要操作者、助手或护士协同完成。ERCP 操作者和助手（护士）必须要经过严格的培训方可上岗。

五、术前准备

医患沟通后，签署 ERCP 操作知情同意书；术前常规进行心电图、血常规、肝功能、凝血功能等检查；术前、术后 1 周停用抗血小板和抗凝药物；术前应对患者病情及全身状况作全面评估，并进行术前讨论，根据实际情况选择合适的镇静和麻醉方式，如实施深度镇静或静脉麻醉时须由麻醉医师评估并在场；术前禁食 6～8h，有胃肠动力障碍的患者需要适当延长禁食时间至 10～12h；术前需要做碘过敏试验，如果使用非离子碘造影剂患者，术前不必做碘过敏实验；未经良好治疗的甲亢患者禁用含碘造影剂。

预防性应用抗生素指证：①已发生胆道感染的脓毒血症；②肝门部胆管狭窄；③胰腺假性囊肿的介入治疗；④器官移植/免疫抑制患者；⑤原发性硬化性胆管炎；⑥有中、高度风险的心脏疾病（心脏瓣膜疾病）。建议使用广谱抗菌药物，抗菌谱需涵盖革兰氏阴性菌和厌氧菌。应术前建立静脉通路。术前直肠应用吲哚美辛或提前应用醋酸奥曲肽或者是生长抑素，可降低 ERCP 术后胰腺炎的发生。

六、ERCP 的术后护理

（一）一般护理

术后常规卧床 1～2d，病情稳定后逐渐下床活动。

1. 术后常规禁食。术后 2～4h 及 24h 化验血淀粉酶及血常规，观察体温、脉搏、腹痛、排便情况，注意有无发生急性胰腺炎或出血、穿孔、感染等并发症的发生。待 24h 后血淀粉酶正常，无明显腹痛、腹胀，可进流食，逐步过渡到正常饮食。

2. 术后常规使用抗生素及抑制酸药物 3d，根据感染情况酌情延长使用时间。

3. 术后放置鼻胆管的患者应于体外妥善固定导管，以防意外脱出。动态观察引流量，若引流量减少或无胆汁引出，应考虑导管堵塞或脱出及是否扭曲打折，可经 X 线透视证实，尽量避免往鼻胆管

内注射液体。如果鼻胆管脱出，需要根据患者症状和诊断判断是否再次置入鼻胆管。

4. 术后应注意维持水、电解质和酸碱的平衡。

（二）取石术后置引流管护理

术后临床症状改善，各项指标恢复正常或造影未见明显结石影，可拔除引流管。有支架植入的患者需随诊，注意观察有无支架移位或堵塞。有塑料支架植入的患者应在术后 3～6 个月返回医院进行 ERCP 手术拔出或置换支架。

七、ERCP 的操作要点

患者体位应采取右侧躯体抬高的俯卧位，不能保持俯卧位的患者也可以采用左侧卧位，缓慢轻柔地将十二指肠镜通过咽部插入胃腔。吸除胃液，以减少误吸，注气膨胀胃腔，推进内镜，在幽门口处于视野中心，而即将消失（称日落征）时轻轻插入十二指肠球部。向下寻腔轻柔进入十二指肠降段，小钮向右同时大钮向下回拉，取直镜身。右旋镜身，轻轻回拉内镜，可使内镜进入十二指肠降部，在十二指肠降部通过可视微调，寻找乳头，并使镜面正对和接近乳头。应用造影导管或乳头切开刀进行乳头插管，胆管插管方向是沿乳头 11 点方向，胰管插管方向是沿乳头 1 点方向，插管成功后先进入导丝，然后沿导丝进行深插管。乳头插管是 ERCP 成功的关键。

导管插入成功后，在 X 光透视下缓慢注入造影剂，注入量要根据胰胆管扩张情况灵活掌握，并密切观察胆道或胰管充盈情况，造影剂需要稀释后注入，不同患者的稀释比例不同。肥胖患者 X 光透视情况差，造影剂应少稀释，甚至不稀释。根据造影后的诊断情况，选择相应的操作步骤，切记动作轻柔，避免暴力操作。及时进行胆管、胰管选择性摄片，并注意保存图像。

八、特殊人群的 ERCP

（一）小儿 ERCP

小儿不是 ERCP 的禁忌人群，但应严格掌握适应证，并加强防护，尤其是对甲状腺、乳腺、生殖腺、眼睛等部位应严格防护，应由经验丰富的内镜医师操作，一般年龄超过 1 岁或体质量 10～15kg 的小儿可采用成人十二指肠镜操作，小儿 ERCP 应

尽量保留括约肌功能，小儿 ERCP 的成功率低于成人 ERCP，通常在 80% 左右，术后并发症发生率略高于成人，最常见的是术后胰腺炎。小儿 ERCP 主要的适应证如下：胰胆管合流异常、胰腺分裂症、慢性胰腺炎、胰腺先天性囊肿、环状胰腺、胆总管囊肿等。

（二）妊娠 ERCP

妊娠期间胆管结石引起胆管炎、胰腺炎等时，应优选 ERCP，但应尽量推迟至妊娠中后期，孕妇应采用左侧卧位，以避免操作期间胎盘缺血，同时尽量减少射线暴露。存在如下妊娠并发症（如胎盘植入、前置胎盘、子痫或先兆流产等）的孕妇，应和产科医师协同会诊，酌情进行 ERCP。

（三）肝硬化 ERCP

肝硬化作为肝病的进展阶段，对手术应激的耐受能力减退，且在失代偿期可能存在肝性脑病、食管胃底静脉曲张、凝血功能障碍等并发症，这为 ERCP 带来了内镜操作的挑战，并增加了操作相关并发症（如出血、术后胆管炎、胰腺炎、穿孔）和肝病本身相关的风险（如肝衰竭），需要做好围手术期的评估和管理，如术前尽可能纠正凝血功能障碍及重度血小板减少，存在食管胃底静脉曲张的患者需备好组织胶及三腔双囊管等，操作过程中应尽可能规避风险，降低术中、术后并发症的发生。

九、胆管结石的 ERCP 诊治

（一）胆管结石的诊断

典型的胆总管结石合并化脓性胆管炎患者表现为腹痛、寒战高热和黄疸（沙尔科三联征），甚至合并休克及意识障碍，或者神经精神症状（雷诺五联征）；体检时可发现皮肤、巩膜黄染，右上腹压痛、反跳痛、肌紧张，墨菲征阳性。单纯胆管结石患者可能无明显的症状或体征，另有少数患者始终无明显症状。因此，对于临床表现不典型者，有必要进行全方面的检查。

怀疑存在胆总管结石者，推荐首先进行肝生化检测及腹部超声检查，但结果正常者不可完全排除。CT 对胆管结石诊断的敏感度为 65%～93%，特异度为 68%～96%，尤其是 CT 阴性结石时，诊断的准确性会明显降低。CT 可以作为排查胆管结石的首选检查手段，遇到 X 线阴性结石则需要 MRCP 协助诊断。

MRCP 和 EUS 是目前诊断胆管结石敏感度及特异度最好的检查手段，可结合患者具体情况及所在医院的检查条件具体选择。不建议实施单纯诊断性 ERCP，行管腔内超声检查术（intraductal ultrasonography，IDUS）检查对胆管狭窄伴局部增厚患者的诊断具有重要意义，结合胆管刷检、组织学检查或经口胆道镜检查可鉴别胆管良、恶性狭窄。

（二）胆管结石的治疗

1. 单纯胆总管结石 无论有无症状，胆总管结石都应治疗。

2. 胆总管结石的治疗方法 包括 ERCP、腹腔镜手术、开腹手术以及经皮经肝治疗。目前 ERCP 是单纯胆总管结石主要的治疗方式。

3. 胆囊切除后的单纯肝外胆管结石 患者如无特殊禁忌一般首先考虑 ERCP/EST 胆管取石，胆总管结石可使用球囊和网篮取石。

4. 采用常规取石技术未能取出的结石 可认为是"困难"的胆总管结石。造成"困难"胆管结石的因素主要包括单个结石直径＞15mm；结石形态不规则；胆管解剖结构复杂（如胆管局部狭窄、成角等）；上消化道解剖结构异常、Mirizzi 综合征等。EST 联合内镜下乳头括约肌大球囊扩张术（EPLBD）作为一种可选择的手段，或推荐应用各种碎石技术协助完成取石；大球囊扩张后仍无法取出的，或者机械碎石困难的胆总管结石，经口胆道镜下激光碎石可以作为治疗难治性胆总管结石的一种辅助方法；还可以暂时性放置胆管塑料支架，塑料支架有一定的硬度，可以起到软化或破碎结石的作用，等待 6～12 个月后可再次 ERCP 取石。

5. 高龄患者或者存在多种合并症 不能耐受常规取石操作的患者，胆管支架可作为其替代手段。

6. 消化道重建术后合并胆总管结石 首先推荐内镜下治疗，对于毕Ⅱ式胃切除术后合并胆总管结石的患者，侧视镜可作为首选，前视镜作为侧视镜失败病例的备选方案，建议使用标准 ERCP 导管、反式括约肌切开刀等进行胆管插管，可行内镜下乳头括约肌球囊扩张术联合或不联合 EST。胰十二指肠切除术后患者推荐使用 L 型结肠镜或气囊辅助小肠镜治疗。Rouxen-Y 式胆肠吻合术后患者推荐气囊辅助小肠镜治疗。保留十二指肠乳头结构的 Rouxen-Y 式胃肠道手术后患者推荐气囊辅助小肠镜治疗，插管困难的患者可联合 EUS 穿刺胆管后采用会师技术实现胆管内引流。

（三）胆总管结石合并胆囊结石的 ERCP 治疗

胆总管结石合并胆囊结石的患者可优选 ERCP 胆管取石联合腹腔镜胆囊切除的分别取石方法治疗；所有胆总管结石合并胆囊结石患者均可行胆囊切除术，除非存在手术禁忌证。

（四）先天性胆总管囊肿合并结石

ERCP 可协助诊断先天性胆总管囊肿，先天性胆总管囊肿患者易发生胆管炎，成年后容易罹患胆道系统恶性肿瘤。成人先天性胆总管囊肿合并结石者，建议外科手术治疗。儿童患者建议 EST 取石，术后长期随访，尽量推迟手术治疗的时间。

十、胆管良性狭窄的 ERCP 诊治

胆管良性狭窄在临床上一般均以梗阻性黄疸和（或）胆管炎为主要表现，通过血液检验和一线的影像学检查（如腹部超声、CT、MRCP），通常可确立诊断。MRCP 诊断各种胆管狭窄的特异度和敏感度略低于 ERCP，但无明显差异。对于原发性硬化性胆管炎（PSC），MRCP 因具有无创性、高诊断率、良好的成本效益等优点，在诊断方面基本上取代了 ERCP。ERCP 仅用于良、恶性狭窄无法判断，需要行胆管活检时应用。

ENBD 是胆管外引流措施，能够有效降低胆道压力、控制感染和缓解梗阻性黄疸。ERBD 是内镜治疗胆管狭窄的常用方式，近端放置在狭窄段以上，远端通常留在十二指肠乳头外，也可通过单根或多根支架进行引流或支撑治疗。对于高位肝内胆管梗阻的病例，如引流区域非常有限时应慎用 ERBD，否则可能导致严重胆道感染，ERBD 有可能发生支架阻塞、移位、断裂及支架导致的肠道损伤等。塑料胆道支架的平均通畅期在 3～6 个月。

胆管良性狭窄最常见的病因是外科术后胆管损伤与慢性炎性狭窄。对于内镜可到达十二指肠主乳头的胆管良性狭窄患者，ERCP 是首选的介入治疗方法。对于多数胆管良性狭窄，ERCP 治疗可采用气囊或探条扩张狭窄段胆管后置入多根塑料支架。肝移植术后胆管吻合口狭窄的患者，适当延长胆管支架留置时间可获得更佳的治疗效果。对有症状且存在大胆管局限性狭窄的 PSC 患者，可行 ERCP 反复扩张治疗或行短期支架置入引流治疗；对 IgG4 相关胆管狭窄的患者，除非出现严重梗阻性黄疸或急性胆管炎，否则可不必进行 ERCP 相关干预。

十一、胆管恶性狭窄的 ERCP 诊治

（一）胆管恶性狭窄

临床表现通常为无痛性黄疸，以梗阻性黄疸和（或）胆管炎为主要表现，通过影像学检查（如腹部超声、CT、MRI 或 MRCP 等），通常可确立诊断。ERCP 可以获得组织/细胞学证据，胆管狭窄通过细胞刷检获得细胞学诊断的敏感度在 30%～50%，细胞学检查联合组织活检阳性率可提高到 50%～70%，诊断特异度可高达 100%。ERCP 下实施经口胆道镜检查有助于鉴别难以确诊的良、胆管恶性狭窄。可疑胆管恶性狭窄采用 EUS-FNA 具有较高的敏感度和特异度。共聚焦激光显微内镜在胆管良/恶性狭窄的鉴别诊断中具有潜在价值，但在临床常规实践中尚未得到公认。

（二）ERCP 治疗胆管恶性狭窄适应证

手术前短时间减压引流；合并化脓性胆管炎；自膨式金属胆道支架（SEMS）用于无法根治性切除的恶性胆管狭窄或梗阻的治疗，具有长期通畅、高引流率、低并发症的特点。

（三）不能切除的肝门部胆管癌

经皮和内镜下支架置入与手术胆道旁路引流相比是更有效和微创的方法，在 Bismuth Ⅰ 和 Ⅱ 型的恶性肝门部肿瘤患者中，内镜下支架置入术被认为是一种微创且有效的方法。在 Bismuth Ⅲ～Ⅳ 型的恶性肝门部肿瘤患者中胆道梗阻缓解的成功率较低，且 ERCP 术后胆管炎发生率较高，肝门部胆管癌患者，不论单侧、双侧或多段支架置入，姑息性支架置入的目标是通畅引流足够体积的肝脏（50% 或更多），如引流不够通畅，可联合经皮胆道外引流或支架置入。

（四）可切除的胆总管下段恶性肿瘤

在手术前不推荐常规实施经内镜胆管引流，除非患者严重营养不良、化脓性胆管炎、肝肾功能严重受损及其他原因需推迟手术者，需行内镜下胆管引流。

（五）不可切除的胆总管中下段恶性肿瘤

如果预计生存期超过 3 个月，建议植入金属支架。

十二、急性胆源性胰腺炎的 ERCP 诊治

急性胆源性胰腺炎（ABP）占所有急性胰腺炎病例的 40%，由胆石移位至胆总管堵塞或压迫十二指肠乳头引起，因此大部分 ABP 是自限性的，可通过保守治疗缓解。怀疑 ABP 的病例，应首先进行肝功能检查、超声、CT、MRCP、EUS 等检查，有以下情况可确诊或高度怀疑 ABP：①胆红素、转氨酶、转肽酶水平升高；②影像检查发现胆管结石或胆管扩张。建议选用非创伤性检查手段（如 MRCP、EUS）确立诊断。对 CT 或 MRCP 未发现结石的胆源性胰腺炎患者，早期 EUS 可以筛选出需要 ERCP 治疗的患者。对于单次发作的轻型急性胰腺炎，不推荐行 ERCP。除非存在胆道感染或梗阻，轻型 ABP 应先行保守治疗，不推荐行急诊 ERCP，当 ABP 恢复后，存在胆管结石的患者应行 ERCP 取石术，有胆囊结石者建议尽早行胆囊切除术，如有持续胆道梗阻的风险，应行 ERCP 治疗。当微结石或胆泥导致胰腺炎反复发作时，建议实施胆囊切除手术，除非患者有手术禁忌，对于有胆囊切除禁忌或患者不愿手术的患者，可考虑行 EST。

十三、慢性胰腺炎的 ERCP 诊治

慢性胰腺炎是以胰腺实质和胰腺导管结构破坏为特征的胰腺不可逆性纤维炎症病变，常合并胰管局限性狭窄和扩张，部分患者可出现与胰管相同的囊性病变。内镜治疗的目的包括取出胰管内结石、解除胰管狭窄、改善胰液的引流、降低胰管内压力、减轻疼痛、延缓内外分泌功能损伤。

胰管狭窄诊断一旦确立，无论临床症状轻重，一般均应进行治疗干预，首选 ERCP 治疗，应根据远端胰管的口径、狭窄段的严重程度以及近端胰管

的扩张情况，综合决定放置胰管支架的规格与数量，可留置 5～10Fr 的胰管支架 1 根至数根，也可按"先细后粗，先少后多"的原则逐步增加支撑支架的口径。

胰管结石常继发于慢性胰腺炎，多见于胰腺头部，应尽量取出。直径大于 5mm 的胰管结石需要先行体外振波碎石，待结石体积缩小后再行 ERCP 取石。不具备振波碎石的医院可以反复更换胰管支架治疗。

自身免疫性胰腺炎是由自身免疫介导，以胰腺肿大和主胰管不规则、贯通性狭窄为特征的特殊类型的慢性胰腺炎。不推荐对此类患者常规行 ERCP 诊治。

胰腺囊性病变的 ERCP 诊治：ERCP 仅应用于与胰管相通的胰腺囊性病变。适应证如下：胰腺假性囊肿、胰腺脓肿、胰腺先天性囊肿、胰腺导管内乳头状黏液瘤、胰腺浆液性囊腺瘤。术前需要精确判断囊性病变与胰管的关系，术中操作困难者，需要经验丰富的内镜医师实施，并且可用的 ERCP 耗材少，有时候需要自行加工制作相关耗材。

十四、ERCP 相关并发症的诊疗

（一）ERCP 术后胰腺炎（PEP）

PEP 是指在 ERCP 术后发生血清淀粉酶及脂肪酶高于 3 倍正常值上限及发生腹痛等临床症状。应充分重视 PEP 相关的危险因素，如肥胖、女性、既往急性胰腺炎病史、年轻患者、肝外胆管无扩张者、血清胆红素水平正常者，以及预切开、胰管内注入造影剂、5 次或更多次插管操作、胰管乳头括约肌切开术、乳头球囊扩张、胆管残留结石、乳头切除术等。推荐 ERCP 术后 2～6h 监测胰酶的变化。临床怀疑 PEP 时，建议行 CT 检查。急性胰腺炎发生后，应当及时给予扩容灌注治疗，预防脱水及休克，维持尿量，应当密切监测血流动力学及尿量，从而降低并发症的发生率及病死率。

（二）ERCP 术后出血

出血是内镜下括约肌切开术最常见也是最严重的并发症之一，凝血功能障碍、ERCP 术前 3d 内抗凝治疗会增加出血风险。对于出血风险较高的患者，推荐应用内镜下乳头括约肌球囊扩张代替乳头括约肌切开术。ERCP 操作中发现的出血可使用

电凝止血、氩离子凝固术、局部球囊压迫或金属夹夹闭。对于胆总管中部及远端的出血或难治性乳头括约肌切开术后出血，可采用全覆膜自膨式金属支架。内镜下难以控制的出血可采用血管介入止血治疗或外科手术治疗。

（三）ERCP 术后穿孔

ERCP 术中穿孔常见于以下几种情况：①由内镜镜身引起的管腔穿孔，一般会引起腹腔内穿孔。②括约肌切开超过了胆管或胰管壁内部分，引起腹膜后瘘；③导丝胆管外穿刺或支架移位。穿孔一旦发生应迅速处理，否则将会引起脓毒症和多器官衰竭。动态腹部 CT 观察腹膜后气体和液体积聚对于诊断 ERCP 相关穿孔具有较高的敏感度和特异度。对于十二指肠壁穿孔，可直接行内镜下闭合，可使用金属夹、内镜下缝合器械，困难时可使用金属夹联合尼龙套圈闭合。壶腹周围部穿孔时应立即行内镜下闭合，可使用全覆膜自膨式金属支架封闭穿孔部位。

十五、小　结

ERCP 是一种高风险、高难度的有创内镜操作，并发症不易掌控，操作人员培训周期长，应严格掌握适应证，才能取得最好的效果。ERCP 并发症有可能是致命的，因此应尽量避免 ERCP 术后并发症的发生，应注意 ERCP "受益最小" 的患者 "风险最大"，把握好 ERCP 的适应证才能让患者获得最大受益。ERCP 仍是一个在不断进步和改进的技术，应时刻关注 ERCP 的新进展和新技术。

（郑俊福　李　磊）

参 考 文 献

中华医学会消化内镜学分会 ERCP 学组, 2010. 内镜下逆行胆胰管造影术 (ERCP) 诊治指南 (2010 版). 中国继续医学教育, 2(6): 1-20.

中华医学会消化内镜学分会 ERCP 组, 中国医师协会消化医师分会胆胰学组, 国家消化系统疾病临床医学研究中心, 2018. 中国经内镜逆行胰胆管造影术指南 (2018 年版). 临床肝胆病杂志, 34(12): 2537-2554.

中华医学会消化内镜学分会内镜外科学组, 中国医师协会内镜医师分会, 中国医师协会胰腺病专业委员会, 2022. 中国外科 ERCP 医师培训专家共识意见 (2022 版). 中华消化内镜杂志, 39(6): 421-429.

第九章　腹部血管造影

一、肝脏解剖学

（一）肝脏的形态、位置和毗邻

肝脏是人体最大的消化腺，呈红褐色，质地柔而脆，呈楔形，分为上、下两面，前、后左、右四缘。肝上面隆凸，与膈相接触，叫作膈面，该面与膈之间有相互移行的腹膜，为双层结构，略呈"Y"形，呈冠状位的为冠状韧带，该韧带的两侧向左、右延伸形成左、右三角韧带；呈矢状位的为镰状韧带，将肝脏分为左、右两叶，肝右叶大而厚，肝左叶小而薄。肝上面后部冠状韧带前、后层

间的肝区无腹膜被覆，借结缔组织与膈相连，呈三角形，为肝裸区肝下面凹陷，与腹腔脏器接触，叫作脏面。该面可见"H"形的左、右两条纵沟及一条横沟（图 4-9-1）。左纵沟窄而深，其前半部有肝圆韧带，是脐静脉闭锁后形成的索条；后半部有静脉韧带，由静脉导管萎缩形成。右纵沟较宽，其前半部为胆囊窝，容纳胆囊；后半部为腔静脉窝，下腔静脉从此穿过，肝左、中、右静脉在此注入下腔静脉，故称第二肝门（图 4-9-2）。横沟位于中间部，有肝门静脉左、右支，肝固有动脉左、右支，肝左、右肝管以及淋巴管、神经出入，叫作肝门或第一肝门（图 4-9-3）。这些进出肝门的结构，周围为结缔组织所包绕，叫作肝蒂。肝的脏面借"H"形沟分为 4 叶，左纵沟的左侧为左叶，右纵沟的右侧为右叶，两纵沟之间的部分又被横沟分为前方的方叶和后方的尾叶。肝下缘锐利，有两个切迹，右侧为胆囊切迹，左侧为肝圆韧带切迹。

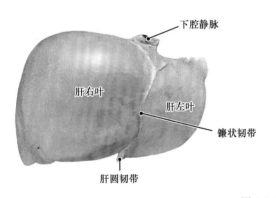
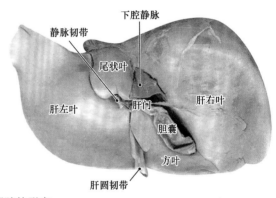

图 4-9-1　肝脏的形态

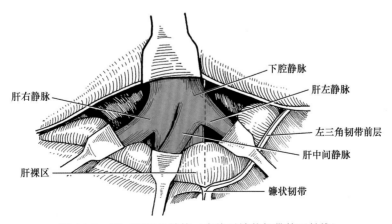

图 4-9-2　第二肝门及结构（虚线示镰状韧带的延长线）

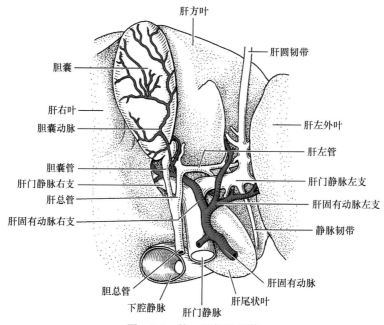

图 4-9-3　第一肝门及肝蒂

（二）肝内管道系统及肝的分叶、分段

肝内管道包括 Glisson 系统和肝静脉系统。Glisson 系统由互相伴行的肝门静脉、肝固有动脉及肝管的各级分支被结缔组织所包绕而构成（图 4-9-4）。根据 Glisson 系统的分支与分布及肝静脉的行走划分出了肝段。Glisson 系统分布于肝段内，肝静脉行走于肝段间，两者在肝内呈相嵌配布。按照奎诺（Couinaud）肝段划分法，以 3 个肝静脉作垂直平面形成纵行主裂（正中裂、左叶间裂

及右叶间裂），并以左、右肝门静脉主干进行分段（图 4-9-5）。正中裂有肝中静脉经过，将肝分为左、右两半；肝左叶间裂有肝左静脉经过，将左半肝分为左内区和左外区；肝右叶间裂有肝右静脉经过，将右半肝分为右内区和右外区。每一个区又被一个通过左、右肝门静脉支的假想平面分为上、下段，共分为血流动力学上独立的 8 个肝段，这些段在正面观，从尾状叶（S1 段）开始顺时针依次为 S1、S2、S3、S4、S5、S6、S7、S8 段。Couinaud 分段

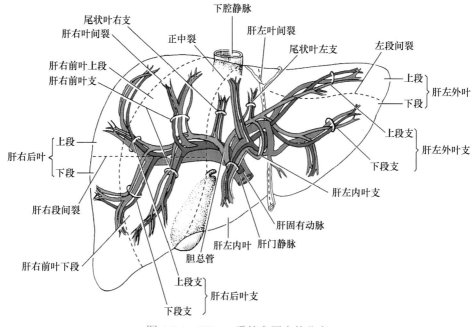

图 4-9-4　Glisson 系统在肝内的分布

法建立在肝门静脉分支和肝静脉走行的基础上，各段之间分界明确，命名简单实用，因而在很长一段时间内被临床上广泛采用，但其结论是以离体肝铸型标本为依据，因其失去了韧带等支持固定结构，血管等结构发生移位，因而 Couinaud 分段法的肝段方位与在体肝不完全相符。1957 年，戈德史密斯（Goldsmith）和伍德布明（Woodbume）根据肝静脉分布提出了肝段命名法，将肝分为 2 叶、5 段和 8 个亚段，即肝中静脉分肝为左、右叶，肝右叶被肝右静脉分为右前、右后段，肝左叶被肝左静脉分为左内、左外段，每一个段又分为上、下两亚段，尾状叶为一独立段。1982 年，有研究者在 Couinaud 肝段法的基础上，结合 Goldsmith 和 Woodbume 肝段命名法，用亚段代替段进行命名，即尾状叶（Ⅰ段）、左外侧上亚段（Ⅱ段）、左外侧下亚段（Ⅲ段）、左内侧亚段（Ⅳ段，左内侧上、下两亚段均用Ⅳ段）、右前下亚段（Ⅴ段）、右前上亚段（Ⅷ段）、右后下亚段（Ⅵ段）以及右后上亚段（Ⅶ段），这更符合肝脏的功能分段。

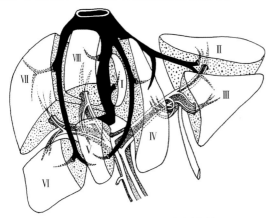

图 4-9-5　Couinaud 肝段划分法

（三）肝脏的淋巴和神经

　　肝脏的淋巴管分为浅、深两组（图 4-9-6）。浅淋巴管位于肝被膜内，位于膈面中间后部的淋巴管经膈肌的腔静脉孔入胸腔，汇入膈上淋巴结及纵隔后淋巴结，左侧部分注入胃左淋巴结，右侧部分注入主动脉前淋巴结。脏面的淋巴管汇入肝淋巴结。深淋巴管分为升、降二组：升组伴随肝静脉走行，经第二肝门、膈肌下腔静脉裂孔入膈上淋巴结；降组伴肝门静脉的分支走行，大部分经肝门汇入肝淋巴结，小部分汇入胃左淋巴结或直接进入胸导管。肝淋巴结位于肝门，沿肝固有动脉和胆总管排列，

其输出管注入腹腔淋巴结。由于肝的淋巴多经膈上淋巴结回流，故肝癌常转移至胸腔。

　　肝的神经来自腹腔丛和迷走神经前干的肝支，在肝固有动脉和肝门静脉周围形成肝丛，随血管分支而分布。

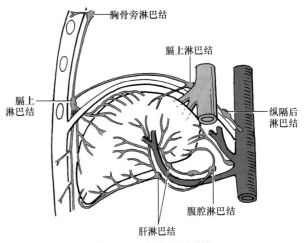

图 4-9-6　肝的淋巴引流

二、血管造影概述

　　血管造影术是指经皮动脉或静脉内插管技术将造影剂直接注入血管内，造影剂所经过的血管轨迹连续摄片，通过电子计算机辅助成像使其血管系统显影的检查技术，即为数字减影血管造影（DSA）。努尔德曼（Nuldelman）于 1977 年获得了第一张 DSA 图像，DSA 已经广泛应用于临床，取代了老一代非减影的血管造影方法。通过血管造影可以具体了解血管的形态学变化，如走行、分布、移位、粗细及循环时间的变化等，最终确定病灶是血管本身，还是其他部位病变引起的血管变化，是一种微创伤性检查技术。

　　近年来无创伤性血管成像技术，如计算机体层血管成像（CTA）、磁共振血管成像（MRA）技术飞速发展和不断完善，血管成像质量越来越高，已取代血管造影术成为血管性疾病的首选检查方法，但是，血管造影仍然是血管成像最精确的方法，在评价血管性病变的几何学特征、血管构筑、血管内血流动力学变化以及施行经血管内介入治疗手术方案的制订中，仍具有十分重要的地位。

三、血管造影方法

（一）适应证

1. 血管性病变，如动脉瘤、血管畸形、动静

脉瘘、狭窄、栓塞、出血等病变。

2. 非血管性、富血供肿瘤，术前了解血供状况，与邻近血管的关系。

3. 血管性病变治疗后复查。

（二）禁忌证

1. 严重碘过敏、严重甲状腺功能亢进的患者。

2. 凝血功能严重异常伴有严重出血倾向或出血性疾病者。

3. 有严重心、肝或肾功能不全者。

4. 全身感染未控制。

5. 其他危及生命的情况。

（三）术前准备

1. 术前常规检查　术前常规行血、尿、粪便常规及肝、肾功能，以及电解质、凝血功能、肝炎全套、人类免疫缺陷病毒和梅毒筛查等实验室检查，还有心电图、X 线胸片等一般检查。

2. 术前谈话告知，签署知情同意书　谈话医师要简明、扼要地告知患者及其家属此项手术的简单操作过程、此项检查的必要性、术中注意事项以及可能的并发症和风险。

3. 患者准备　双侧腹股沟区及会阴部备皮，禁食 6h。在进入血管造影室前，患者需排空尿液。

4. 监护准备　连接生命监护仪，保持在术中监视患者的心率、心电图、氧饱和度。

5. 器械及药物准备　血管造影术前，专职护士应准备好血管造影的常规手术器械，包括一次性手术包或消毒手术包、注射器、血管钳、尖头手术刀片、无菌纱布、连接管、三通、穿刺套盒、导管、导丝、加压输液袋、输液管，以及局部麻醉药物（利多卡因）、造影剂、肝素生理盐水。

（四）操作过程

在操作床上铺上消毒单，患者穿刺部位消毒后铺无菌单，穿刺部位（通常选择腹股沟）局部麻醉后采用 Seldinger 穿刺术将细针穿刺插入血管中，置换血管鞘，然后根据不同靶血管选择不同类型的导管在导丝引导下到达靶血管，通过注射含碘的造影剂，可以显示不同器官的血管。非离子型造影剂比离子型造影剂安全性高，过敏反应少，目前，血管造影均使用非离子型造影剂，常用的非离子型造影剂有碘海醇注射液（欧乃派克）、碘帕醇（碘必

乐）、碘克沙醇注射液（威视派克）等。对于肾功能不全而又必须行血管造影的患者，推荐使用非离子型等渗造影剂碘克沙醇注射液（威视派克），其对肾功能影响最小。不同管径、流速的血管造影注射剂量、速率不同。动脉造影应包括动脉早期、动脉期和静脉期时相。造影完成后拔出血管鞘，压迫止血，并使用绷带、沙袋包扎压迫穿刺部位进行止血。术后绝对卧床休息 24h，术侧肢体应伸直制动 12h，24h 要在床上排便，翻身时伸髋平卧，咳嗽、排便时需用手紧压伤口。

（五）并发症

血管造影的并发症主要有穿刺部位血肿、假性动脉瘤或动静脉瘘；造影剂过敏反应；血管破裂出血；血栓形成；血管栓塞；造影剂肾病等。

（六）临床应用

随着介入放射学的发展，血管造影已经成为临床的一种重要的诊断方法，尤其在介入治疗中起着不可替代的作用。血管造影在中枢神经系统及头颈部疾病、心脏大血管疾病、肿瘤和外周血管疾病的诊断和治疗中都发挥着重要作用。

四、常见肝胆病的血管造影

（一）原发性肝癌（肝细胞癌）

肝数字减影血管造影（DSA）是诊断肝癌的重要手段，可进一步明确肝内病变的性质、部位、数目、血流动力学情况和有无癌栓形成等，为介入治疗的方法选择和操作提供依据。在行肝动脉造影前，必须了解患者的临床症状、实验室检查结果，以及 CT、MRI 和超声等影像学检查的情况。造影应遵循全面观察和具体分析的原则。全面观察要求：应先行肝总动脉造影，如肝动脉显示不全，或病灶供血显示不全，应做肠系膜上动脉（病变在肝右叶）、胃左动脉（病变在肝左叶）或膈动脉造影（病变在膈顶）等，病变在肝右叶下极者，有时可由胃十二指肠动脉供血。具体分析要求：明确病变的供血动脉，超选择插管入肿瘤供血动脉造影，明确病变的大小、范围、血供和血流动力学情况，以及有无动静脉分流。对肿瘤显示欠佳者，可行超选择插管染色法造影（图 4-9-7）或动脉造影 CT 检查，以明确病变性质，必要时行肠系膜上动脉或脾

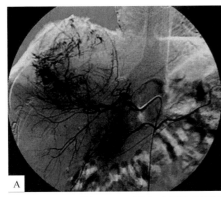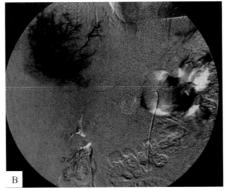

图 4-9-7　肝右叶巨块型肝癌并大量的肿瘤血管肝动脉造影

A. 肝动脉造影；B. 行超选择插管后肝动脉造影

动脉-肝门静脉造影显示肝门静脉情况，行下腔静脉造影观察下腔静脉情况，肝左动脉造影亦可显示部分胃底的迂曲血管和胃底的染色，与肝癌的结节相似。应结合 CT 显示的肝左叶病灶及其吻合的解剖部位来确定，必要时可口服产气剂，扩张胃底后再次造影，如染色病灶已消失或影像特征明显变化，可排除肝左叶的肝肿瘤结节。

原发性肝癌动脉造影的常见表现有：动脉推移；肿瘤血管出现在动脉期或动脉后期，可见到肿瘤区大小不等、紊乱的新生血管；供血动脉及分支增粗、扭曲和肿瘤染色；动静脉分流导致静脉早显；肝门静脉及肝静脉癌栓和肝实质充盈缺损等。

1. 肝癌动脉造影分型　肝癌动脉造影分型的意义在于加强对肿瘤血供的认识，提高诊断水平，并对介入治疗方法选择和评估预后有极大的帮助。

（1）少血型：是指与一般的肝癌相比，造影时无明确或仅见少量的新生血管，供血动脉稍增粗，可见血管包绕和侵蚀，肿瘤染色浅淡且不规则，非超选择插管注入碘油化疗乳剂后，肿瘤内碘油存积不良（图 4-9-8）。行超选择肿瘤供养动脉造影时，大部分此类肿瘤仍可显示较完整的肿瘤染色，而浓度和分布不如其他类型，往往要根据 AFP 升高或组织细胞学检查方能与转移瘤或其他类型肝癌鉴别。本型组织学检查常为低分化癌，部分为胆管细胞癌与肝细胞癌并存（图 4-9-9）。

（2）临床小癌型：是指单个病灶或相邻两病灶直径之和＜5cm，亦有将≤3cm 者称为小肝癌者。造影多显示为肿瘤供血动脉增粗，肿瘤染色（图 4-9-10、图 4-9-11）。

（3）多发结节型：是指分散分布的两个或两个以上病灶，各病灶直径均＜5cm，部分呈融合状。造影多显示为肿瘤染色，如病灶位于一叶或段内，则显示该肝叶或肝段供血动脉增粗（图 4-9-12）。

（4）块状型：是指病灶直径≥5cm，可为单个或多个及其融合（图 4-9-13）。病灶周边有时可见肝内转移灶，呈结节状（图 4-9-14）。根据造影显示的边界是否清晰，可分为有假包膜和无假包膜（图 4-9-15）两亚型。造影表现有血管推移等明显

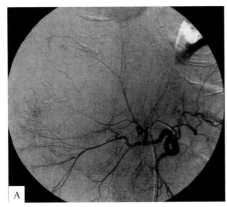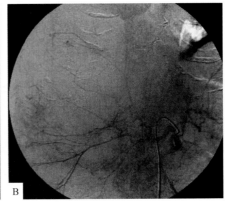

图 4-9-8　病理为肝右叶未分化型肝细胞癌患者肝动脉造影

A. 肝动脉造影主要表现为动脉推压移位、牵张拉直；B. 动脉晚期亦未见明确的肿瘤血管

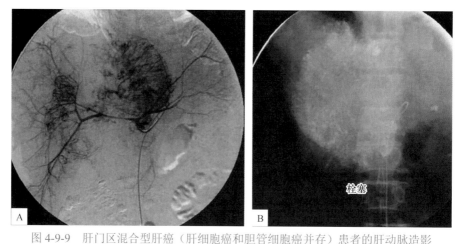

图 4-9-9　肝门区混合型肝癌（肝细胞癌和胆管细胞癌并存）患者的肝动脉造影

A.肝动脉造影显示肝右动脉包绕、侵蚀、变细，肿瘤中央区无明确的肿瘤血管和染色；B.碘油化疗乳剂注入后，主要存积在肿瘤的周边，中央区仅见少许存积

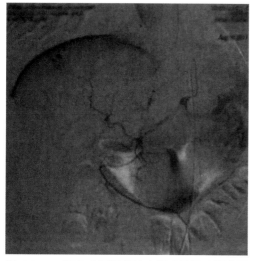

图 4-9-10　肝右叶近膈顶处小肝癌的肝动脉造影

动脉造影表现为肿瘤供血动脉相对增粗，肿瘤染色

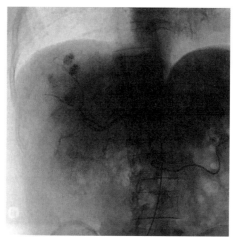

图 4-9-12　肝右叶多发结节型治疗后肝动脉造影

可见肝右动脉增粗，肝内有多个大小不等的结节状染色灶

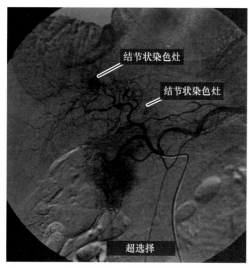

图 4-9-11　肝癌手术切除后 2 个月的肝动脉造影

肝动脉造影显示肝左、右叶 2 个结节状染色灶

的占位征象为其特点（图 4-9-16），除显示供血动脉增粗和肿瘤染色外，常见大量的新生血管、血窦或血湖、肿瘤静脉等征象（图 4-9-17）。

（5）弥漫型：是指由于病灶与正常组织互相间杂，造影显示无血管推移等占位征象，可见弥漫的新生血管和肿瘤染色，间杂有充盈缺损。可分为大肝弥漫型和小肝弥漫型两种亚型，大肝弥漫型整个肝体积增大，巨大者下缘可入骨盆（图 4-9-18），小肝弥漫型则肝体积缩小（图 4-9-19）。

2. 动静脉分流型　是指动静脉分流为主要表现的肝癌，其原发病灶可以是弥漫型或巨块型，有些甚至难以显示原发病灶的具体形态。

肝动静脉分流（hepatic arteriovenous shunt，HAVS）是肝动脉与肝门静脉、肝动脉与肝静脉

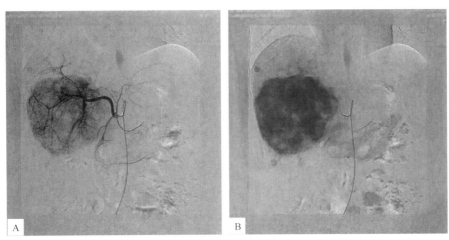

图 4-9-13　肝癌动脉造影

A. 动脉造影可见肝右叶肿瘤供血动脉增粗，肿瘤血管；B. 注入碘化油及 PVA 后，可见沉积良好

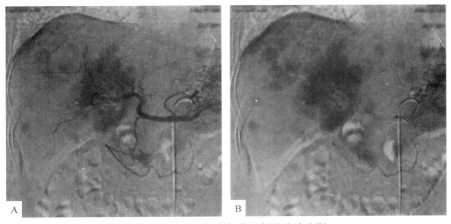

图 4-9-14　肝右叶巨块型肝癌肝动脉造影-1

A. 造影可见明显的异常肿瘤血管；B. 实质期可见肿瘤周边部呈结节状肝内转移灶

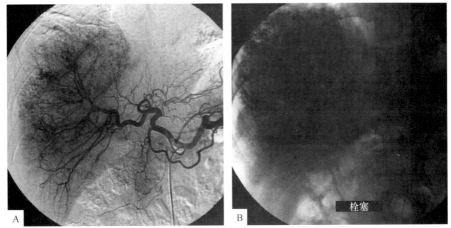

图 4-9-15　肝右叶肿瘤肝动脉造影

A. 造影动脉期主要显示肝右叶肿瘤血管增粗和染色；B. 碘油存积后可显示肿瘤的边界相对不清

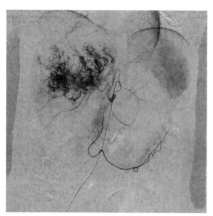

图 4-9-16　肝右叶巨块型肝癌肝动脉造影

造影显示腹腔动脉受推压左移、迂曲，可造成肝动脉插管困难。在腹腔干开口处造影显示肿瘤内大量新生血管、血窦形成

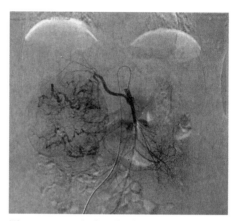

图 4-9-17　肝右叶巨块型肝癌肝动脉造影-2

可见大量的肿瘤新生血管，呈"发团样"，中央为坏死区

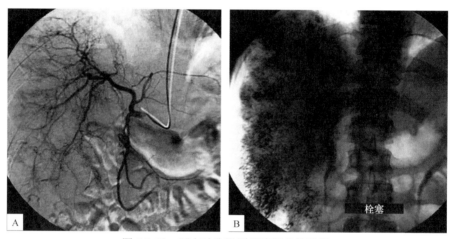

图 4-9-18　肝右叶弥漫型肝癌肝动脉造影

A.动脉期示动脉未见明确的推压移位，可见弥漫的新生血管和肿瘤染色；B.实质期显示病灶染色弥散，边界不清

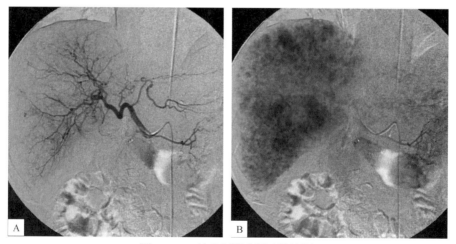

图 4-9-19　结节型肝癌肝动脉造影

动脉期可见肝右叶弥漫的小结节状染色，边界不清，肝体积无增大，肝左叶亦有病灶

之间的器质性或功能性异常通路，在肝癌的发生率为14%～63.2%，分为肝动脉-肝门静脉分流（artery-portal venous shunt，APVS）和肝动脉-肝静脉分流（artery-hepatic venous shunt，AHVS），前者更常见。以往根据分流的发生位置分为以下3种类型：中央型HAVS位于肝门部，肝动脉期肝门静脉主干和（或）1级分支或肝静脉提前增强显影；周围型HAVS位于肝脏边缘，肝动脉期肝门静脉2级及以下分支提前显影；混合型为中央型加周围型的改变。中央型参与分流的血流多直接来自肝动脉主干，其病理基础多与肝门静脉主干

内癌栓有关。周围型发生在肝动脉和肝门静脉分支之间，造影表现为动脉期可见动脉分支旁伴行的较粗和浅淡的肝门静脉同时显影，即"双轨征"（图4-9-20），其病理基础多与肝门静脉分支内癌栓有关，本型造影常显示肝门静脉、肝静脉或下腔静脉内癌栓，表现为供养癌栓的数条并行、细小动脉，呈"条纹征"，沿肝门静脉或肝静脉走行，或在静脉显影的基础上显示充盈缺损，癌栓与静脉间线状造影剂显影（线样征）（图4-9-21）。部分癌栓可伸入右心房造成充盈缺损。

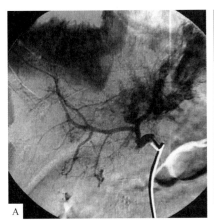 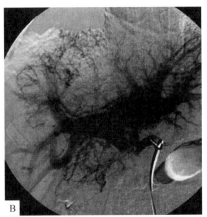

图4-9-20　动静脉分流型肝癌肝动脉造影-1

动脉期可见动脉分支旁伴行的较粗和浅淡的肝门静脉同时显影，即"双轨征"

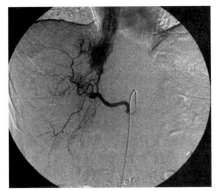

图4-9-21　动静脉分流型肝癌肝动脉造影-2

可见供养癌栓的数条并行细小动脉，呈"条纹征"

（二）肝脏转移性肿瘤

　　肝脏是恶性肿瘤转移最易受累的器官之一，常见的肝转移肿瘤多来自消化道、肺、胰腺、肾及乳腺等部位。以胃肠道恶性肿瘤最为突出，统计显示约有60%的结肠癌患者发生肝转移，原因在于消化道血流主要汇入肝门静脉，肿瘤细胞可循肝门静脉入肝。肝窦处肝脏内皮细胞间有直径0.1μm

大小的无基底膜覆盖的缺损及肝脏的动脉、肝门静脉双重血供，为肝脏较易发生转移瘤的解剖学基础。在西方国家肝转移瘤发病率是原发性肝癌的20倍，在国内两者发病率相仿，随着乙型肝炎的有效预防，我国的肝转移瘤比例有可能增加。

　　肝脏转移性肿瘤的结节数目、大小、部位极不一致，多为弥漫多发性结节，可散布于肝的一叶或全肝，但亦有单个结节者。肝转移灶可位于肝脏深部，也可位于肝表面，结节的中央可坏死、出血。肝脏转移性肿瘤的病理组织形态与原发肿瘤相似，呈原发肿瘤的组织特征，其血供亦与原发肿瘤相似，即原发瘤富血供者肝转移瘤多由肝动脉供血，血供较丰富，少血供者肝动脉造影亦显示少血供的表现。

　　肝脏转移性肿瘤早期无明显症状和体征，转移灶较大或较多者，可表现为肝区闷胀不适或疼痛、乏力、食欲减退、体重减轻、发热和上腹包块，晚期可出现黄疸、腹水及恶病质。肝转移癌AFP

检测多为阴性，但少数来自胃、胰腺及卵巢的肝转移 AFP 可呈轻度升高，一般不超过 100μg/L。已有临床表现者常伴有 ALP、GGT 及乳酸脱氢酶的升高，其中 ALP 升高对肝脏转移性肿瘤诊断和预后的判断具有较大价值。起源于胃肠道恶性肿瘤的患者癌胚抗原（CEA）可增高，可作为判断疗效和随访的指标。

肝脏转移瘤的影像学检查方法较多，包括超声、CT、MRI、血管造影等，其中前三者是主要的确诊手段，但对直径<10mm 的转移瘤检出率还很低，且各种影像学表现特异性不强，除根据其数量和分布等提出可能的诊断外，确诊多有赖于原发癌的病史及病理学诊断。

动脉造影多在其他影像学明确诊断的基础上进行，目的是明确转移瘤的动脉血供情况，为介入治疗方法的选择提供依据。根据动脉造影可分为 3 类。

富血供者表现为供血动脉增粗和新生血管，病灶呈结节状染色，部分可见动静脉短路（图 4-9-22）。

中等血供者供血动脉稍增粗，表现为牵张、拉直、推压和移位等，可见浅淡的肿瘤染色，部分表现为肿瘤周边部染色，呈"靶环征"（图 4-9-23）。

少血供者除较大的肿瘤对局部动脉压迫外，动脉并不增粗，部分可出现动脉受包绕变细，无明确的肿瘤血管和染色，有时仅凭动脉造影难以明确转移灶的部位和大小（图 4-9-24）。

与原发性肝癌相比，肝动脉造影时转移性肿瘤血供总体上不如前者丰富。肝转移瘤的动脉血供状况与原发灶相似，来源于平滑肌肉瘤、鼻咽癌、恶性胰岛细胞瘤、乳腺癌、肾癌、肺癌、前列腺癌和精原细胞瘤等，多为富血供型，而来源于胃肠道癌多为中等血供型，来源于胰腺癌和部分胃肠道癌等则多为少血供型。

（三）肝脏良性占位性病变

肝脏的良性占位性病变主要包括肝海绵状血管瘤（肝内静脉畸形）、肝腺瘤、局灶性结节增生和炎性假瘤等，其中较为常见的是肝海绵状血管瘤。巨大的海绵状血管瘤，往往需要治疗，介入治疗有创伤小且疗效好的优点，在临床上已得到推广

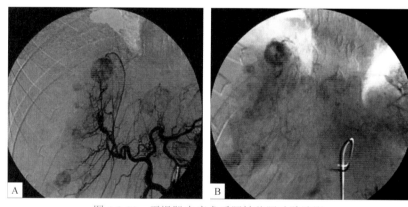

图 4-9-22　平滑肌肉瘤术后肝转移肝动脉造影

A. 肝右动脉增粗，分支受牵张拉直，动脉期可见转移灶，呈结节状染色；B. 实质期可见肝内多个大小不等的转移结节

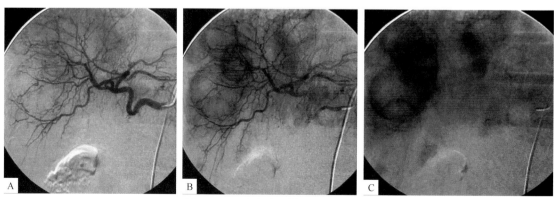

图 4-9-23　胰头癌肝转移肝动脉造影

A. 肝右动脉稍增粗；B. 动脉晚期可见转移灶周边染色；C. 实质期可见转移灶呈"靶环征"

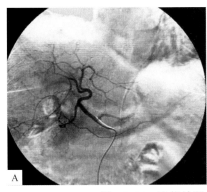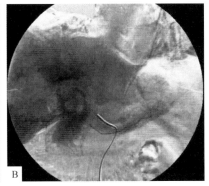

图 4-9-24　乙状结肠术后肝转移肝动脉造影

A. 可见动脉受压移位、包绕；B. 实质期未见明确染色灶

应用；后几种占位性病变在一般影像学检查难以定性时，需行动脉造影和穿刺活检等辅助诊断，治疗以外科手术切除为主。本节主要给予简单的描述。

1. 肝海绵状血管瘤　肝海绵状血管瘤是最常见的肝血管瘤类型，并非真性肿瘤，属肝内静脉畸形，没有恶变倾向，尸检发现率可达 4%～7%。常见于中年患者，一般为单发，多发生在肝右叶；约10% 为多发，可分布在肝一叶或双侧；病变直径在数毫米至十余厘米不等，十分巨大者可占绝大部分肝叶。其生长缓慢，少部分可在几年内迅速生长。组织学上可见到大小不等的血管腔隙，腔内充满新鲜血液，间质中有中等量的结缔组织，有时出现间质黏液变。肿瘤周边血管较多，动静脉结构共存，以静脉结构为主，扩张的血窦与肝组织混杂存在。肝海绵状血管瘤中央纤维化常见，有时可出现广泛纤维化，血管腔内偶可见钙化。

50%～70% 的患者临床无症状，特别是较小的血管瘤，仅在查体或其他原因行超声或 CT 等检查时发现。少数患者有临床主诉，主要包括右上腹痛、恶心、呕吐和消化不良等。体格检查大多数无阳性体征，偶可触及腹部包块，包块与肝脏相连，

表面光滑，质地柔软，有囊性感及不同程度的压缩感。实验室检查多无异常发现。

B 超、增强 CT 扫描和 MRI 对本症的诊断有较强的特异性，仅少数病例难以确诊需行动脉造影作鉴别诊断。

肝海绵状血管瘤动脉造影表现有明显的特征性，典型表现为：动脉早期即可见周边部多发血窦或较大的血管湖显影，形似大小不等的"小棉球"或"爆米花"，瘤体巨大的则出现"树上挂果"征（图 4-9-25）。随时间的延长，从周边向中心逐渐显示更多的血窦或血管湖，一直持续至静脉期直至静脉后期仍不排空，即所谓的"早出晚归"现象（图 4-9-26）。血窦显影通常呈环形或"C"形（图 4-9-25）。肿瘤较大者，可见供血动脉稍增粗和周围血管受压、移位，有时可见血管瘤周围肝门静脉分支异常显影（图 4-9-27）。肠系膜上动脉肝门静脉造影显示肝门静脉分支受推压移位（图 4-9-28）。

偶有病例不能显示上述动脉造影征象，而在行肝门静脉插管后造影可见畸形的静脉血窦，周边的肝门静脉分支受推压移位。有学者根据血窦染色的范围、时相变化和供血方式进行动脉造影分型，

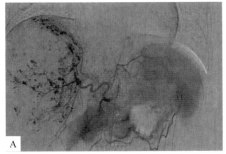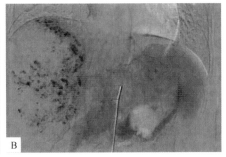

图 4-9-25　肝海绵状血管瘤肝动脉造影-1

A. 肝右叶分支末梢出现血窦，如"树上挂果"或"爆米花"征，血窦显影呈"C"形，肝右动脉稍增粗，受推压扭曲；B. 实质期可见大量的血窦显示，如"果实"般

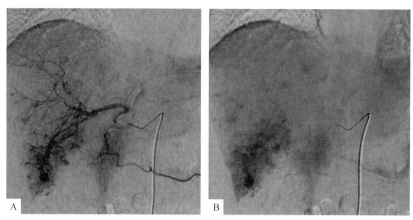

图 4-9-26　肝海绵状血管瘤肝动脉造影-2

A.早期可见肝右下病灶许多血窦,供养病灶的动脉稍增粗;B.实质期可见从周边向病灶的中心逐渐显示更多的血窦,未见排空

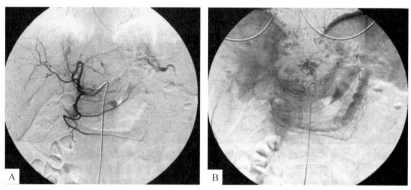

图 4-9-27　肝海绵状血管瘤肝动脉造影-3

A.肝左动脉稍增粗,受推压扭曲;B.动脉晚期可见病灶周边的肝门静脉显影

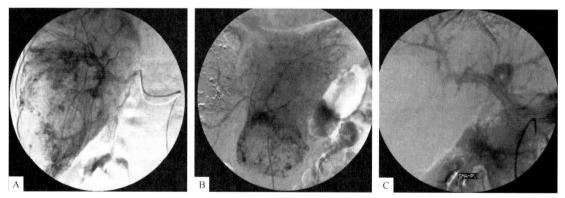

图 4-9-28　肝海绵状血管瘤动脉造影-4

A.肝右动脉造影显示巨大血管瘤;B.肝左动脉造影显示巨大血管瘤;C.肠系膜上动脉、肝门静脉造影显示肝门静脉分支被推压移位,未见明确的肝门静脉供血

分为富血型、乏血型、动-静脉分流型及肝门静脉供血型,单纯肝门静脉供血的肝血管瘤较罕见。

2. 肝脏炎性肿块　由炎症引起的肝内肿块或肉芽肿病变较多,与介入诊疗关系较密切的有化脓性肝脓肿和阿米巴肝脓肿。

化脓性肝脓肿由细菌或其脓毒栓子,通过胆道、肝门静脉、肝动脉、淋巴道或邻近器官直接扩散所致,多位于肝右叶,尤以后段较多。感染后开始形成多发的小脓肿,以后相互融合,形成单一的大脓肿。随着肝内介入操作的增多,如肝动脉化疗栓塞术、消融术和活检术等,医源性肝脓肿亦不罕见。病灶周围有肉芽组织和纤维组织增生。化脓性肝脓肿向周围扩散可波及膈肌、胸膜和肺组织或导致肝周围炎,脓液培养可阴性或有大肠埃希菌、葡萄球菌或链球菌生长。

临床上多见于老年人、糖尿病、胆管结石和肿瘤患者。肝大、肝区痛、高热（弛张热）为典型表现，近年来其临床表现和体征多不典型。急性期多有白细胞升高，肝功能检查多有 ALP 上升。

典型的肝脓肿影像学诊断并不困难，超声、增强 CT 和 MRI 可显示中央均匀性液化坏死区，边缘有"双靶征"。不典型肝脓肿主要因为早期液化不完全或致病毒力较低使周边水肿带不明显，有时需行动脉造影与肝癌或肝转移瘤鉴别。动脉期可见血管受压、伸展和移位，脓腔中不显示血管，周

围的肉芽组织表现为新生血管增生，密度增加，呈"假肿瘤"征。实质期脓腔呈透光区。静脉期肝门静脉也可有受压表现。

阿米巴肝脓肿系阿米巴原虫穿过肠壁，经肝门静脉至肝，致肝内门静脉末梢支栓塞、缺血，同时产生溶组织酶导致细胞坏死而形成肝脓肿。脓腔较大，多单发于肝右叶，脓腔内含咖啡色坏死液状物。诊断主要依据穿刺引流液的性状而确定，约 50% 的患者可有阿米巴痢疾病史，间接血红细胞凝集试验可为阳性。动脉造影的表现和肝脓肿相似，主要表现为"假肿瘤"征（图 4-9-29）。

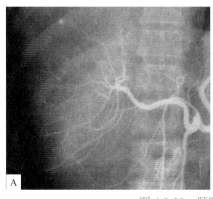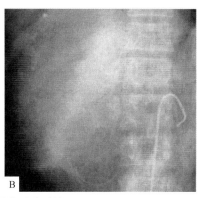

图 4-9-29 肝脓肿动脉造影

A. 动脉期显示肝右动脉分支受推压移位呈"抱球"状，可见大量的新生毛细血管；B. 实质期显示为边缘浓染，中间为"透光"区

3. 肝脏局灶性结节增生 肝脏局灶性结节增生（HFNH）是一种少见的肝细胞来源的良性肿瘤，约占肝原发性肿瘤的 8%，在肝良性肿瘤中位于肝血管瘤之后，排第 2 位，常位于肝包膜下，与周围肝组织分界清楚。瘤内存在胆管和星形瘢痕是本病的病理特点。临床上发病年龄多为 20～50 岁，女性多于男性。绝大多数患者无临床症状。治疗适应证与肝血管瘤等良性肝病相似，主要由大小、有无症状、生长速度及生长部位来决定。对于诊断明确而无症状或者轻微症状的患者无须处理，可定期随访。HFNH 很少发生破裂出血等并发症，有部分病灶可自行消退。HFNH 病灶中主要为正常的肝细胞。

HFNH 诊断最有效的影像学方法是能显示病灶内库普弗细胞的活性及中央星形瘢痕。CT 平扫显示为肝脏局部低密度或等密度包块，中心瘢痕相对密度更低。CT 动态扫描表现为"快进快出"，肝动脉期为高密度，门静脉期为与正常肝等密度。少数可显示中央纤维瘢痕，CT 平扫或增强均表现为中央星形低密度影。MRI 表现为边界光滑、清楚

的圆形肿块，T1 加权像呈稍低信号，T2 加权像呈稍高信号。核素扫描和 MR 网状内皮造影剂 SPIO 的应用可显示库普弗细胞的活性，提高诊断的特异性。动脉造影的目的主要是诊断，表现为边界清楚、光滑的多血供病灶，供血动脉稍增粗，新生血管扭曲成团，新生血管粗细、比例相对正常，无肿瘤血窦和静脉显示，多无动静脉短路。染色持续时间长。注入的碘油在病灶内多在 1～2 周排空（图 4-9-30、图 4-9-31）。

4. 肝囊肿 本节所述为单纯性肝囊肿，是一种常见的良性疾病，由胆管生长和发育障碍所致，囊壁衬以分泌液体的上皮细胞，多数患者无临床症状，偶尔体检时经 CT、B 超发现。大的囊肿可压迫邻近脏器产生相应症状，少数可因囊肿出血或破裂而出现急腹症等并发症。单纯性囊肿的囊液外观清亮，无色或淡黄，无黏性；若囊液为胆汁或混有胆汁，则液体呈白色或淡黄色、黄色，黏稠。鉴别困难时，可将囊液送尿常规做尿三胆检查，阳性者为有胆汁成分，须避免注入无水乙醇以防损伤胆

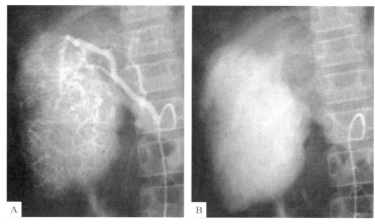

图 4-9-30 肝脏局灶性结节增生肝动脉造影

A.肝右动脉明显增粗，肝右下叶内大量分布较均匀的新生血管团，但基本上为由粗渐细；B.无血管湖和早期引流静脉显示，实质期可见染色均匀，边界清楚，持续时间长

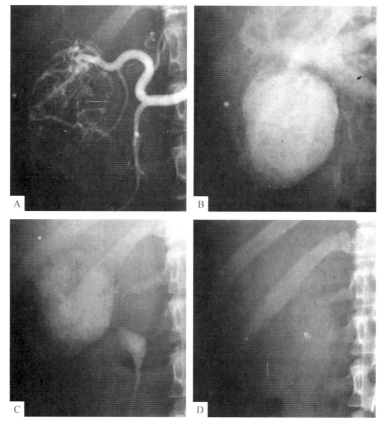

图 4-9-31 肝内占位肝动脉造影

A.肝右动脉明显增粗，瘤内大量的新生血管，分布均匀；B.无新生的血窦和血管湖，实质期肿瘤染色均匀，边界清楚，排空明显延迟；C.碘油注入后在瘤内沉积良好；D.4d 后，复查腹部 X 线平片未见明确的碘油沉积

道。介入治疗主要采用经皮穿刺囊肿抽吸硬化术。经皮穿刺硬化治疗符合一般囊肿治疗的原则：尽量抽尽囊液，并彻底破坏囊壁可分泌的上皮细胞，以减少复发。其操作简便，效果确切，可以避免传统的开窗术、去顶术或囊肿切除术等创伤性大的外科手术。

肝囊肿的超声、CT 和 MRI 检查多有特征性表现，诊断不难。极少数患者需行动脉造影明确。特征性表现为：周围正常血管受推压移位，中间为无血管区，边界清楚。治疗不仅要引流出囊液，更需要破坏囊腔壁的内皮细胞，以防止术后复发（图 4-9-32）。

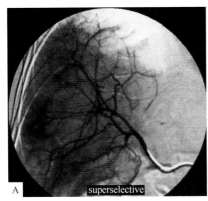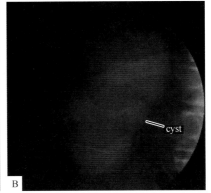

图 4-9-32　肝囊肿造影

A. 可见肝右叶一占位性病灶，周围血管受推压移位，中间为无血管区，边界清楚，诊断为肝囊肿；B. 经皮肝穿刺囊肿成功后，注入造影剂显示囊腔，送入导丝后引入引流管，抽出较清亮的囊液

（四）门静脉高压

在临床上拟诊门静脉高压者有多种影像学及其他检查方法，合理选择应用可使诊断效率提高。

对疑为门静脉高压的患者，首先应判断肝脏大小的改变，对本症的诊断和鉴别诊断起重要作用。

肝脏缩小，常见于肝炎后肝硬化合并门静脉高压。较罕见的先天性门静脉分流症因肝门静脉血供减少亦可出现肝萎缩。

肝脏大小正常者可见于门静脉血栓形成、门静脉海绵样变和肝动脉-门静脉分流所致的门静脉高压。肝脏增大，常提示肝静脉型门静脉高压，如巴德-基亚里综合征引起淤血性肝大，另一种可能则是肝癌合并门静脉高压，酒精性肝硬化亦可有轻至中度肝脏增大。

1. 门静脉型门静脉高压　本节描述门静脉系统血栓形成和肝门静脉海绵样变两种病变，先天性门静脉分流（Abernethy 畸形）较为罕见，而门静脉癌栓引起门静脉高压的 TIPS 治疗，在临床上并不作为常规手术，故二者仅在病例评述中加以介绍。

门静脉系统血栓形成与高凝状态、血流淤滞、手术或介入创伤和局部炎症有关，部分原因不明。发病部位可见于肝门静脉主干、脾静脉和肠系膜上静脉。临床表现主要为上消化道出血和大量腹水。

肝门静脉海绵样变原指婴儿期肝门部肝门静脉闭塞（多由胎粪性腹膜炎所致），造成门静脉区广泛海绵状侧支循环形成，现泛指各种原因造成的

肝门静脉主干闭塞及侧支循环形成。临床表现以消化道出血为主。

一般二者均不引起肝脏形态和大小的改变。二者影像检查多显示肝脏大小正常，可有不同程度的脾大。检查要点是显示门静脉系统，通常以超声、CTA、MRA 和血管造影显示为佳。

门静脉系统血栓主要表现为肝门静脉内的不规则充盈缺损，可局限或广泛分布，其近肝端门静脉直径正常或细小，阻塞远端静脉扩张，由扩张的侧支静脉回流，多可见胃冠状静脉曲张（图 4-9-33）。

肝门静脉海绵样变表现为肝门静脉主干不能显示，而由肝门静脉主干紊乱的侧支静脉取代，通过侧支可显示部分肝门门静脉支，同时可见胃冠状静脉曲张等异常引流。门静脉血栓形成的慢性期表现与之类似，二者不易区分（图 4-9-34）。

2. 肝窦型门静脉高压　本节主要讨论肝炎后肝硬化和酒精性肝硬化所致的肝窦型门静脉高压症。二者多可追问到相关的病史，但最终多以其并发症就诊，即上消化道出血、腹水、脾功能亢进（脾亢）引起感染、出血和消化道症状等。根据病史、影像学检查和实验室检查，二者的临床诊断多无困难。评价患者的肝功能十分重要，可指导介入治疗手段的选择，常用的方法为肝功能 Child-Pugh 评分和近年来采用的 MELD 评分及 APACHEI 评分。

超声、CT、MRI、血管造影和食管钡餐均为本症的重要检查手段。超声、CT 和 MRI 均可显示肝脏体积缩小（尤其在肝炎后肝硬化者）、肝脏各叶比例失调、脾大、腹水、肝门静脉直径＞12mm、

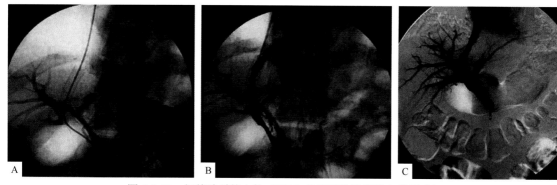

图 4-9-33　门静脉系统血栓（TIPS 术后门静脉系统血栓形成）

A. 经颈静脉插管至肝门静脉造影，显示肝门静脉主干偏侧性缺损，支架内无血流通过，胃冠状静脉明显迂曲扩张；B. 先将胃冠状静脉栓塞，并用尿激酶 50 万 U 30min 内灌注，复查显示血栓变小，支架内血流部分流通；C. 保留导管持续 24h 灌注尿激酶 75 万 U 后复查，显示血栓完全消失，肝门静脉血回流通畅

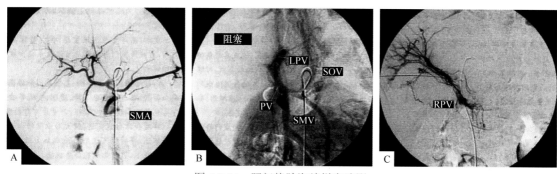

图 4-9-34　肝门静脉海绵样变造影

A. 肝动脉造影未显示肿瘤及其他异常；B. 肠系膜上动脉-门静脉（SMA-PV）造影显示肝门静脉右支（RPV）闭塞，胃冠状静脉曲张；LPV，肝门静脉左支；C. 经皮经肝穿刺门静脉造影显示肝门静脉右支内（RPV）充盈缺损，末梢充盈亦可，主干周围可见侧支循环

脾静脉增粗等影像学异常。近年来，用多排螺旋 CT 进行动态增强扫描和 MRA 及相应的三维重建后处理技术，使肝门静脉和肝静脉解剖形态和彼此之间的空间关系得以清楚显示，对介入治疗，特别是 TIPS，有很好的指导作用。食管钡餐显示食管胃底静脉曲张。肝动脉造影显示肝体积缩小，肝动脉分支呈螺旋状扭曲，此为肝炎后肝硬化的特点。肠系膜上动脉-肝门静脉造影除可显示上述肝门静脉和食管胃底静脉曲张，并可显示逆肝血流、自发性脾肾分流等。

目前除行肝移植外，尚无法针对病因（肝硬化）进行治疗而从根本上恢复正常的肝门静脉压力，仅是姑息性降低门静脉压或针对业已出现的并发症进行治疗。下列介入治疗方法可根据设定的治疗目的选用：部分性脾栓塞术（PSE）、食管胃冠状静脉栓塞术、TIPS。

3. 肝静脉型门静脉高压　即 Budd-Chiari 综合征（BCS），本病最早描述为肝静脉血栓阻塞引起的肝淤血，继而形成被动性门静脉高压的一系列临床征象，如肝大、腹水和食管胃底静脉曲张出血等。早期报道多与口服避孕药有关。目前其含义已扩大，泛指由于先天性或获得性肝静脉或下腔静脉狭窄或阻塞，引起的肝静脉高压综合征。本节主要讨论由静脉本身病变引起的本症，肿瘤等引起的则在相关章节讨论。除已知的病因外，如口服避孕药引起的肝静脉血栓形成和一些中草药引起肝小静脉闭塞病，BCS 的病因尚不十分明确。本病也常见于国内相对贫困地区的贫困人口，是否与不洁食物和营养不足有关则不得而知。本病有先天性的因素，如血管蹼、膜状闭锁、狭窄二端对位不良等，但由于本病发病又多在 20～40 岁，所以推测多由先天性的胚胎遗迹，在生长发育过程中不断增长所致。

BCS 的关键是阻塞引起的肝静脉高压，继而使肝门静脉回流受阻，造成淤血性肝大和门静脉高压，由此引发一系列临床表现。下腔静脉阻塞并非是本病产生的必要条件，仅在其阻塞发生在肝静脉近心端以上或直接累及肝静脉开口造成肝静脉高压，才成为本病的组成部分。缩窄性心包炎和心衰等亦可引起肝静脉高压，但其发生原因和治疗方法均与本病相去甚远。

（1）BCS的临床症状主要为肝大和脾大，可合并腹水、食管胃底静脉曲张出血，与肝硬化门静脉高压相似，鉴别诊断的要点在于肝大。存在下腔静脉阻塞者常有相关的症状和体征，如下肢静脉曲张、精索静脉曲张和腹背部静脉增粗，也易导致误诊为同类的独立病变。临床上BCS可分为急性型和慢性型。急性BCS较少见，其发病急，表现为大量顽固性腹水、消化道出血，如无适当的治疗措施并且侧支循环建立不佳者预后较差。慢性型早期无症状，仅极少数经体检发现，出现症状后易误诊为肝硬化等。

（2）BCS的临床确诊有赖于影像学检查。非创伤性的检查方法主要为超声、CTA和MRA。超声，特别是多普勒超声，是经济而有效的诊断方法，主要显示肝大、脾大，以及肝静脉和下腔静脉的阻塞程度、范围和血流方向等。CT平扫时可显示肝大、脾大等，值得注意的是，淤血肝脏的密度不均匀，出现不规则低密度灶，有时可误诊为肝癌、肝脂肪变性等。肝尾状叶肥大对本症有提示作用。目前多排螺旋CT增强扫描和多种方式的血管重建可清楚显示肝静脉和下腔静脉狭窄和闭塞的情况。MRA与前者不分伯仲，同样有利于本症的诊断。

肝静脉和下腔静脉造影，以及静脉压力的测定仍是本症诊断的金标准。直接征象为显示肝静脉或下腔静脉阻塞的程度、平面和长度。阻塞平面可为天幕状、锥形（图4-9-35，图4-9-36）。血管蹼在切线位可见线状透光带（图4-9-37）。阻塞

程度有完全性和部分性，主要观察从远端造影能否使近端显影（图4-9-38，图4-9-39）。闭塞长度可通过阻塞两端造影显示，膜性阻塞一般厚度不超过10mm，否则可认为是节段性阻塞。肝静脉阻塞时下腔静脉造影部分病例可显示特殊征象，即乳头征，表现为在肝静脉开口处显示一乳头状充缺损，为肝静脉膜性阻塞突向腔静脉或由膜状阻塞的小孔流出不含造影剂的血流而形成（图4-9-40）。

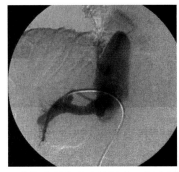

图4-9-35　下腔静脉膜状完全性阻塞，阻塞平面呈天幕状

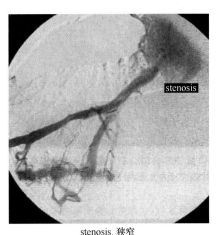

stenosis. 狭窄

图4-9-36　肝静脉狭窄

经皮肝穿刺肝静脉造影，显示肝静脉开口部为锥形不完全性阻塞

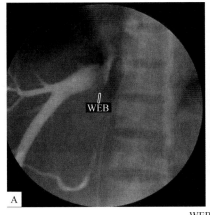

WEB. 膜

图4-9-37　静脉膜性狭窄

A. 经下腔静脉肝静脉造影，示肝静脉线样透光区，为血管蹼；B. 同例患者行球囊扩张术前示明确的线状血管蹼

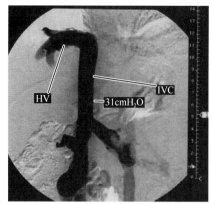

HV. 肝静脉；IVC. 下腔静脉

图 4-9-38　下腔静脉完全性阻塞

造影显示近心端不显影

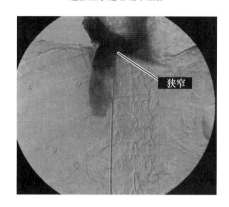

图 4-9-39　下腔静脉部分性阻塞

造影剂通过阻塞处使心房显影

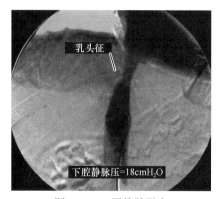

图 4-9-40　肝静脉阻塞

下腔静脉造影显示在肝静脉开口处局限性外突为乳头征

间接征象包括一组不同的表现。阻塞远端的肝静脉或下腔静脉可显示程度不同的扩张、增粗（图 4-9-41），但广泛性肝静脉闭塞者经皮肝穿刺造影时不能显示肝静脉分支增粗，而被细小分支迅速向肝门静脉回流所取代（图 4-9-42），阻塞远端常显示丰富的侧支循环。下腔静脉阻塞的主要侧支循环为椎旁静脉丛，其迂曲扩张向上引流至半奇

静脉，部分尚有膈静脉等（图 4-9-43）。肝静脉闭塞者的侧支循环主要有副肝静脉、肝门静脉和肝包膜静脉等（图 4-9-44）。阻塞远端有血栓形成者可见血管内充盈缺损（图 4-9-45）。测量病变远端静脉压对诊断和疗效观察有重要意义。通常肝静脉压高于 5cmH$_2$O 和下腔静脉压高于 20cmH$_2$O 可被认为属异常。下腔静脉狭窄者应按顺序在腰 3 椎体平

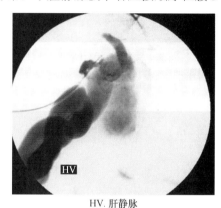

HV. 肝静脉

图 4-9-41　肝静脉开口部不全性阻塞

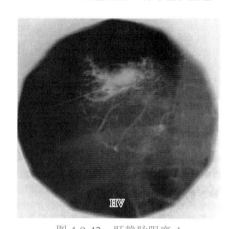

图 4-9-42　肝静脉阻塞-1

经肝穿刺肝静脉造影，显示肝静脉远端明显扩张，弥漫性阻塞，通过分支反流入肝门静脉使其显影

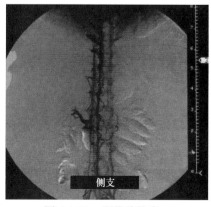

图 4-9-43　肝静脉阻塞-2

下腔静脉造影晚期，显示广泛的侧支循环形成，主要为腰静脉

面、膈下平面和右心房测压以了解其压力阶差。右心房压力明显升高者不排除是缩窄性心包炎引起的假性 BCS。肝静脉阻塞者常可引起肝尾叶肥大，其对局部下腔静脉压迫形成假性狭窄，往往被误认为是下腔静脉狭窄，但测压时下腔静脉压常正常或轻度升高，一般不高于 20cmH₂O（图 4-9-46）。

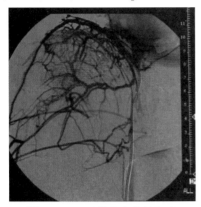

图 4-9-44　肝静脉完全性闭塞

造影显示明显迂曲、扩张的肝包膜静脉显影

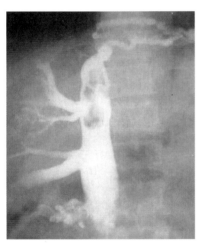

图 4-9-45　下腔静脉完全性阻塞

造影显示远端充盈缺损，为血栓形成

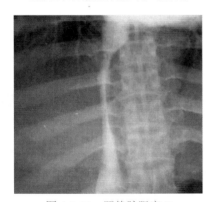

图 4-9-46　肝静脉阻塞-3

下腔静脉造影显示肝段下腔静脉明显变细，远端测压为 18cmH₂O，为假性狭窄

再次强调，本症的诊断必须通过检查清楚地了解肝静脉的情况，否则可能导致诊断和治疗不当。

（3）BCS 的血管造影分型：分型对于指导介入和外科治疗方式的选择具有重要的意义。肝静脉阻塞和回流障碍是本病的核心，以下以肝静脉为中心的分型，仅供参考。

Ⅰ型：为肝静脉狭窄、闭塞，是指单纯肝静脉狭窄、闭塞。本型在南方地区多见，近年来北方的病例报道似有增多。其中有两个亚型：Ⅰa 型：肝静脉主干或开口部狭窄或闭塞，多为膜性或蹼状明显扩张，此类适于肝静脉开通术治疗，能达到治愈的目的。Ⅰb 型：肝静脉广泛狭窄或闭塞，常累及主干及分支，此类病变仅适于经下腔静脉行 TIPS 治疗或选择门-腔或肠-腔分流手术治疗。

Ⅱ型：为肝静脉合并下腔静脉狭窄、阻塞。肝静脉的病变常位于开口处，少部分为广泛性，下腔静脉病变多为节段性，因此，必须分别行肝静脉和下腔静脉开通术方可有效治疗。合并有广泛性肝静脉阻塞者应先行介入性下腔静脉开通术，再行 TIPS 和外科门-腔或肠-腔分流术。

Ⅲ型：为下腔静脉狭窄、阻塞而肝静脉开口于其下方。由于下腔静脉压力升高造成肝静脉回流障碍，甚至肝静脉成为下腔静脉的侧支循环，而出现逆行血流。下腔静脉多为膜性狭窄和阻塞，少数为节段性，此类患者只要行有效的下腔静脉开通术即可治愈。

Ⅳ型：为罕见的肝小静脉闭塞病。造影显示肝静脉主干无狭窄、闭塞，其末端小静脉扭曲、紊乱。临床上表现为肝脾大、门静脉高压，穿刺活检表现为肝窦明显淤血。尚需排除心脏疾病所引起的下腔静脉回流障碍方可诊断。此类患者可行 TIPS 治疗。

必须说明，任何分型均难以将本症的所有情况包括在内，即使能做到，分型也会过于繁复，不便于记忆和临床应用。闭塞是否为完全性和节段性或膜性成为关注点，随着介入治疗水平的提高，无论上述情况如何，静脉开通已不再成为巨大的困难。副肝静脉是否有效承担第二肝门闭塞后肝静脉血的分流，在临床上有一定的意义，分流有效者，肝淤血较轻，反之则较重。有学者已注意到此问题，并对少数病例行副肝静脉开通术治疗，但其只能是作为肝静脉难以开通的一种替代治疗，肝静脉压多不能降至正常水平，其重要性相对下降，故不放入本分型之中。

4. 动静脉型门静脉高压 动静脉型门静脉高压临床上以肝癌产生肝动脉-肝门静脉瘘最为多见，但不在本节讨论范围之内，其他病因引起者在临床上罕见，主要有肝、脾和肠系膜血管的 AVM 和手术或外伤引起的动静脉瘘等。临床诊断常较困难，多数几经周折方得到正确诊断。主要临床表现为肝脏大小正常，而脾大和伴有其他门静脉高压征象。肝功能多正常。发生在肝脏者也被称为肝毛细血管扩张症，多在青少年期发病，主要表现为急性或慢性反复上消化道出血，常伴有其他器官的发育不良或畸形。

B 超显示肝脏大小及形态正常、肝门静脉增宽、脾大；彩色多普勒则可显示肝内血管增多、肝门静脉血流速度加快，并可见类似动脉的血流信号。

CT 平扫多无异常，增强扫描早期肝门静脉明显提前显影可提示诊断，显示动静脉异常沟通可以确诊。

动脉造影可显示肝、脾和肠系膜的畸形血管，供血动脉明显增粗、引流静脉早显、肝门静脉增粗，亦可显示动静脉瘘的部位、大小及血流动力学改变（图 4-9-47，图 4-9-48）。

5. 区域性门静脉高压 区域性门静脉高压（regional portal hypertension，RPH）又称左侧门静脉高压，临床较少见，属于肝外型门静脉高压的特殊类型，约占肝外型门静脉高压的 5%。1954 年莱杰（Leger）首先描述本症，20 世纪 60 年代特里尔（Turrill）提出了左侧肝外型门静脉高压的概念，后来对其研究大部分集中在慢性胰腺炎引起的孤立性脾静脉血栓上，故许多文献称之为孤立性脾静脉栓塞，也有文献称之为胰源性门静脉高压、胃脾区门静脉高压症、节段性门静脉高压症及 RPH

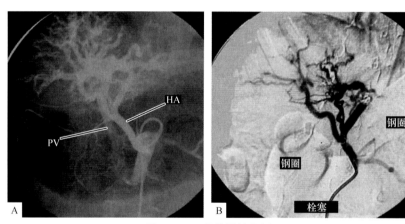

图 4-9-47 范科尼综合征

患儿突发上消化道大出血。A. 肝动脉（HA）造影显示末梢分支广泛扭曲、扩张，门静脉（PV）早显并反流，诊断为肝 AVM；B. 用钢圈分别栓塞肝右、左和肝总动脉，术后出血停止

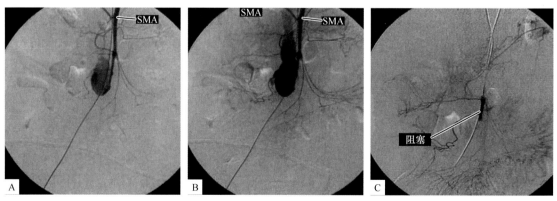

图 4-9-48 肠系膜动静脉瘘

A、B. 肠系膜上动脉（SMA）造影显示在动脉早期回肠动脉一大分支与肠系膜上静脉相通，后者明显增粗，向肝门静脉反流，诊断为肠系膜动静脉瘘；C. 用 4mm 钢圈一枚于瘘口部栓塞，造影复查示动静脉瘘消失，其他动脉分支显影正常

等，现统称 RPH。

脾静脉阻塞是左侧门静脉高压的根本原因，引起脾静脉栓塞或阻塞的常见病因有胰腺炎症、胰腺肿瘤或囊肿、肝门静脉先天畸形、肝动脉-肝门静脉瘘、门静脉血栓形成，以及医源性、反复的腹腔感染及腹膜后肿瘤、腹膜后纤维化、原位肝移植后。因此，可将区域性门静脉高压的病因分为胰源性、腹膜后源性和脾源性三类，其中胰源性为最主要原因，占 80% 以上。腹膜后源性由腹膜后炎症、肿瘤等引起，由于腹腔淋巴结群位于腹腔动脉周围，与脾静脉靠近，当腹膜后组织有炎症、瘤性病变时，脾静脉容易受累。脾源性较少见，主要由脾脏的血管性病变所致，如脾静脉纤维化、脾动静脉瘘、脾静脉海绵样变等。

没有肝病而出现食管胃底静脉曲张，特别是孤立性胃底静脉曲张，应怀疑 RPH。临床上有四大特点：脾静脉阻塞、孤立性胃底静脉曲张或兼有食管下端静脉曲张、脾大、肝脏大小和肝功能正常。

临床表现为上消化道出血、腹痛、吸收不良、体重下降、脾大。行 B 超、MRI、血管造影术检查可明确诊断。

症状性 RPH 的外科治疗首选单纯脾切除术；对于无症状性 RPH，是否行预防性脾切除，则存在争议。

（孙　斌　郑加生）

参考文献

李彦豪, 何晓峰, 陈勇, 2019. 实用临床介入诊疗学图解. 3 版. 北京: 科学出版社.

宋彬, 严福华, 2019. 中华影像医学 肝胆胰脾卷. 3 版. 北京: 人民卫生出版社.

郑传胜, 程英, 2019. 中华影像医学 介入放射学卷. 2 版. 北京: 人民卫生出版社.

第十章 肝功能储备评估

肝脏的储备功能是指肝脏受损后机体维持正常功能的代偿能力，除了机体所需的代谢、蛋白质合成或降解、解毒功能以外的创伤修复能力和肝脏再生能力，其可作为临床上评估肝脏耐受手术方式的重要指标，也是分析病情、判断患者预后的重要指标。但是，以目前临床上常用的方法难以准确评估肝储备功能，近期由于技术的进展极大提高了评估肝储备功能的能力。

肝切除术是一种根治性治疗原发性肝癌的手术方式，随着手术技术及围手术期管理的不断成熟，肝切除术的安全性也在不断提高，但是由于残余肝功能不足导致的术后肝衰竭仍然是术后死亡的主要原因，因此术前评估肝储备功能至关重要。目前评估肝储备功能的方法包括传统的血液检查、Child-Pugh 评分、MELD 评分、吲哚菁绿清除试验、超声检测、CT 体积法、MRI 动态增强及核医学等。Child-Pugh 评分评估肝储备功能应用最广泛，但它的预测价值有限，根据其评分对患者分类，术前绝大部分的患者被分为 Child-Pugh 评分 A 级，但是他们的肝功能实际上有很大区别。MELD 评分最初用于预测肝癌 TIPS 术后的生存情况，已被用作对肝移植患者先后顺序进行排名的工具，但是不能决定肝切除的范围。吲哚菁绿和其他代谢量肝功能试验可以评估功能性肝细胞，使其更准确地预测肝功能。超声检测是一种非侵入性方法，通过测量肝硬度值来评估慢性肝病患者的肝纤维化程度，从而间接预测肝储备功能。CT 可以提供总肝体积和剩余肝体积的解剖学信息，但是不能提供功能性肝体积，并且它的使用受到了辐射量的限制，

特别当需要重复检测时。动脉增强分数可用于检测早期、中期、晚期肝纤维化。钆塞酸二钠（gadolinium ethoxybenzyl-diethylenetriamine pentaacetic acid，Gd-EOB-DTPA）是顺磁性肝胆 MRI 造影剂，与吲哚菁绿依赖相同的运输机制，因此与吲哚菁绿清除试验相类似，Gd-EOB-DTPA MRI 可以用于肝功能的定量评估，并提供各个肝段储备功能信息。^{99m}Tc-去唾液酸糖蛋白类似物半乳糖化人血清白蛋白显像联合 SPECT、CT 和三维重建，可能是衡量肝功能的更好定量指标，特别对于肝段间功能不均的受损肝脏。^{99m}Tc-甲溴苯宁肝胆显像与 SPECT/CT 联合已越来越多地应用于术前肝功能评估，这种动态定量的肝功能测定可同时评估总体和区域肝储备功能，以肝脏甲溴苯宁摄取率为准，从而有助于评估患者是否可行肝切除术。术前评估肝储备功能可以有效降低术后肝衰竭发生的风险，但是以目前临床上常用的手段仍难以准确评估术前肝储备功能。

一、实验室评估方法

通过常规的实验室检查，可以快速、简单地评估肝功能储备。①反映肝损伤的指标：丙氨酸转氨酶（ALT）、天冬氨酸转氨酶（AST）、乳酸脱氢酶、胆碱酯酶等，其中 ALT 和 AST 不断增高可在一定程度上反映出肝细胞损害和坏死的程度，但不能反映肝储备功能。②反映肝脏合成的指标：前白蛋白、白蛋白（ALB）、凝血酶原时间（PT）、国际标准化比值（INR）等，白蛋白仅在肝脏中合成，是临床上最常用的反映肝脏合成的指标，而 PT 和 INR 则实时反映了肝功能状态。③反映肝脏转化、排泄功能的指标：总胆红素（TBil）、结合胆红素、总胆酸、血氨、碱性磷酸酶等。血浆中的 TBil 水平通常被认为是肝脏排泄功能的主要指标，因此，一旦血清 TBil 水平明显升高，则表明肝功能受损较重；TBil 是组成 Child-Pugh 评分的重要指标，作为 HCC 患者术前肝储备功能评估标准已广泛应用于临床，评估 HCC 患者是否可行肝切除术。需要注意的是，不可将 HCC 伴有黄疸均视

为肝功能失代偿而放弃手术，部分患者是由于肿瘤压迫、胆管癌栓等阻塞胆道而引起的黄疸，有研究发现术前行降黄治疗，这部分患者仍能行手术治疗，且能获益；对于合并时间大于2周的梗阻性黄疸患者，血清TBil＞200μmol/L，术前应先降黄治疗，以增强肝脏对手术的耐受能力。血氨值目前在临床上很少监测，除非患者发展为肝性脑病。④反映肝间质成分的指标：透明质酸（HA）、层粘连蛋白（LN）、血清Ⅳ型胶原（C-Ⅳ）等。HA用于反映肝纤维化程度和肝窦内皮细胞的清除功能，亚奇达（Yachida）等认为术前HA浓度与术后肝衰竭（PHLF）的发生呈正相关。但是，目前任何单一的实验室检测指标均无法客观反映肝储备功能，且准确率较低，因此主要采取多个实验室检测指标联合评估，可在一定程度上提高其预测准确度，如白蛋白-胆红素（ALBI）评分，联合了白蛋白和胆红素两个指标，可用于预测PHLF的发生，并且可预测患者总体生存率（OS）和无复发生存率（RFS）发生情况。基于ALBI，近期提出了血小板-白蛋白-总胆红素分级（PALBI），有研究将ALBI评分、PALBI评分和肿瘤大小三者结合，可明显提高PHLF预测准确度。ALT活性/血小板计数比值（ALT-to-platelet count ratio index，APRI）可以反映肝炎活动性和肝纤维化程度，有研究通过多因素分析，发现APRI是PHLF的独立预测因子，并提出APRI＞10是预测PHLF的临界值。近期也有学者提出将APRI评分和ALBI评分相结合，能更有效地预测患者术后复发及生存情况。

二、临床系统评估

（一）Child-Pugh 评分

Child-Pugh评分是由皮尤（Pugh）等总结并完善了蔡尔德（Child）和特科特（Turcotte）的研究成果，并于1973年发表在英国外科杂志上，此后该评分被广泛应用于临床。该评分参数是基于常规的实验室检查，可以反映肝损伤的已有状态和（或）肝脏的代偿现状，决定肝癌患者是否可行肝切除术，但是无法确定肝癌切除的安全范围。目前普遍接受的是，处于Child-Pugh评分A级的患者行肝切除术是相对安全的，不推荐Child-Pugh评分C级患者行肝切除术，当患者处于Child-Pugh评分B级时，视患者的具体情况来制订诊疗计划，但是有研究发现，即使术前肝功能Child-Pugh评分A级的患者，其术后仍有一定的概率发生PHLF。该评分系统仍有很多不足：①由于该评分由几个参数组成，所以可能会出现同一评分等级但是实际肝功能却不相同的情况；②该评分系统纳入了腹水和肝性脑病分级，易受主观因素的影响，而白蛋白、总胆红素、PT很容易受到外部因素的影响；③对于没有肝硬化的患者，行肝切除术对肝功能影响相对较小，此时Child-Pugh评分并不适合用于评估此类患者术后情况。

（二）终末期肝病模型（MELD）评分

MELD评分最初是用于预测肝癌经颈静脉肝内门体静脉分流术术后的生存情况，目前MELD评分已用于预测严重肝衰竭患者的病死率和决定终末期肝病患者是否可行肝移植及其先后顺序，也用于评估慢性肝病的严重程度和预后。该评分系统考虑了肾功能状况，能对病情的严重程度作出精细的评估，能对终末期肝病患者的病情严重程度及预后进行较为准确的评估。该系统的计算公式：$R=0.378×\ln[TBil（μmol/L）÷17.1]+1.12×\ln（国际标准化比值)+0.957×\ln[肌酐（μmol/L）÷88.4]+0.643（病因为胆汁性或酒精性取0，其他取1）$，结果取整数，R值越高，风险越大，其生存率越低，其被认为与肝功能损害程度相关，与Child-Pugh评分系统相似，可用于判断肝硬化患者病情进行性恶化的辅助工具。由于MELD评分不能准确地预测行肝切除术后患者的OS，所以该评分系统应用较为局限。在随后的研究中发现，当患者MELD评分相等，但血清钠浓度不相等时，术后病死率不同。在2006年，基于MELD评分，比金斯（Biggins）等提出了MELD-Na评分系统，$MELD-Na评分=MELD+1.59×[135–Na^+（mmol/L）]$，认为其可以更好地优化肝移植分配系统。但是也有研究发现，将Na^+纳入MELD评分系统并没有提升其在肝癌合并肝硬化患者肝切除术后预测急性肝衰竭的价值。为了更好地预测肝病的预后，基于MELD评分系统提出了多种改良的评分系统，如英国终末期肝病（United Kingdom end-stage liver disease，UKELD）、MELD-Na（MESO）等。

三、吲哚菁绿清除试验评估

吲哚菁绿（indocyanine green，ICG）是一种水溶性荧光染料，它经静脉注入人体后，在血液中与血白蛋白结合，随血液循环迅速分布到全身血管内，继之被肝细胞所摄取，在肝细胞内无结合，然后以游离形式分泌到胆汁，经肠、粪便排出体外，不参加肝、肠循环与生化转化，也不从肾脏排泄，ICG 安全、无毒，ICG 相关不良反应罕见，但由于其含有碘成分，碘过敏或甲状腺功能亢进者慎用。ICG 清除率取决于肝血流量、有功能的肝细胞量、胆道是否通畅等。在 ICG 清除试验中，最能有效评估肝脏储备功能的指标是 15min 后的 ICG 滞留率（ICG_{R15}）、ICG 血浆清除率（ICG-PDR）及有效肝血流量（effective hepatic blood flow，EHBF）。过去认为，$ICG_{R15}<10\%$，右半肝切除被认为是安全的；患者 ICG_{R15} 为 $10\%\sim19\%$，左半肝切除术被认为是安全的；患者 ICG_{R15} 为 $20\%\sim29\%$，只能切除约 1/6 的肝脏体积；患者 $ICG_{R15}>30\%$，只能行肿瘤局限性切除。随着医学科学的发展，手术模式逐步转向精准外科切除，以使患者最大化获益，提出了必需功能性标准化肝体积比（ratio of essential to standard liver volume，RES），即患者必需功能性肝体积与标准肝体积的比值。正常肝脏的 RES 为 $0.2\sim0.25$，当肝功能 Child-Pugh 评分 A 级时，若 $ICG_{R15}<10\%$，则 $RES\geqslant0.4$；若 ICG_{R15} 为 $10\%\sim20\%$，则 $RES\geqslant0.6$；若 ICG_{R15} 为 $21\%\sim30\%$，则 $RES\geqslant0.8$；若 ICG_{R15} 为 $31\%\sim40\%$，只能行限量肝切除术；若 $ICG_{R15}>40\%$ 或肝功能 Child-Pugh 评分 B 级，只能行肿瘤切除术；肝功能 Child-Pugh 评分 C 级为肝切除术禁忌证。有学者研究了 185 例行肝切除术的肝癌患者，发现 ICG_{R15} 是 PHLF 的独立预测因素，提出 $ICG_{R15}<7.1\%$ 行大部分肝切除（>3 个肝段）是相对安全的，并认为 ICG_{R15} 比 Child-Pugh 评分和 MELD 评分能更准确地用于术前肝功能储备评估。

当肝癌患者行立体定向体放射治疗（stereotactic body radiation therapy，SBRT），ICG_{R15} 不仅能提供肝功能储备信息，预测术后肝损伤程度，而且还可以指导肝癌患者行放射治疗时射线的最大安全剂量。虽然 ICG 清除试验目前被认为是预测肝功能储备较为准确的定量评估方法，但是 ICG 的排泄试验受到了很多方面的影响，例如慢性肝病的恶化将会导致肝纤维化加重、侧支循环生成、肝内分流形成、胆红素急剧升高等，而这些将会干扰肝血流量，从而会影响 ICG 清除试验的结果。同时，心力衰竭患者中，肝血流量减少及肝脏摄取 ICG 受到了延迟，从而导致 ICG 滞留率提高使得读数不准确。ICG 清除试验反映的是整个肝脏的功能，并不能准确反映某一肝段的功能。因此，临床上不能单纯依靠 ICG 来决定是否可行手术治疗及手术切除的肝脏范围，基于 ICG 清除试验，提出了未来肝脏血浆 ICG 清除率（future liver remnant plasma clearance rate of ICG，ICGK-FLR）、白蛋白-吲哚菁绿（albumin-indocyanine green evaluation，ALICE）等评估肝脏储备功能的方法。对于合并有门静脉高压的 HCC 患者，术前可联合 ALICE 评分评估患者是否可行手术治疗。ICG 清除试验在预测肝功能储备方面很有前景，但是该试验在非洲、亚洲地区并没有得到广泛普及，目前仍需综合多国家多中心研究，完善其在预测肝功能储备方面的研究。

四、影像学方法评估

（一）超声扫描技术

超声扫描是通过测量肝体积、肝实质回声以及血流情况等指标，进而评估肝脏储备功能。慢性肝病的治疗及预后很大程度上取决于肝纤维化的程度和进展，通过经皮肝穿刺肝组织活检传统上被认为是评估肝纤维化的金标准，但是肝活检术是一种侵入性操作、费用较高，并且容易损伤正常肝脏组织，患者常难以接受。近年来，非侵入性肝纤维化评估方法成为了临床研究的热点，瞬时弹性成像（transient elastography，TE）、超声弹性成像的声辐射力脉冲成像（acoustic radiation force impulse，ARFI）、超声造影（contrast-enhanced ultrasound，CEUS）等已经成为新型的非侵入性肝纤维化评估方法。TE 是一种利用超声波测量肝组织中剪切波的传播，经转换后对肝脏硬度进行推测的一种新技术，其对肝硬化的诊断评估具有一定的应用价值，甚至有学者认为该方法能部分取代传统的肝穿刺活检。将 TE 与血清肝纤维化指标（如 fibrosis-4 等）相结合，可明显提升肝纤维化测定的准确性。ARFI 应用于肝纤维化的评估目前尚处于临床研究阶段，其效果被认为与 TE 相当，对于测量肝纤维化有一定的前景，但由于传统二维超声诊断肝纤维化标准纷繁复杂、机器型号、医师主观判断等差别，使其在该方面的临床实用性欠缺。CEUS 不仅可以用于肝脏局灶性病变的定性诊断，还可以用于肝脏弥漫性病变（如常见的肝纤维化、肝硬化等）的评价，CEUS 定量参数能间接反映疾病对肝内血流动力学的影响，可从拟合后的时间-强度曲线（time-intensity curve，TIC）中提取，主要包括肝静脉到达时间（hepatic vein arrival time，HVAT）、肝动-静脉渡越时间（hepatic artery-vein transit time，HAVTT）、门-肝静脉渡越时间（portal vein-hepatic vein transit time，PV-HVTT）等。Liu 等通过测量 HVAT、HAVTT，认为 CEUS 可作为无创诊断肝纤维化的半定量依据。CEUS 诊断肝纤维化已取得了一定进展，但 CEUS 的应用仅限于重度肝纤维化、肝硬化的诊断，对早期肝纤维化的诊断及分期尚无可靠指导意义。

（二）CT

随着计算机技术的发展，基于 CT 图像的模拟三维肝切除技术在临床上的应用已逐渐成熟。利用 CT 三维成像技术不仅能够计算出解剖性肝体积，还可根据影像学准确对肝门静脉、肝动脉、肝静脉支配区域进行模拟，精确描述肿瘤与邻近血管、胆管的位置，从而准确计算出解剖性肝切除后的剩余肝体积（remnant liver volume，RLV），评估是否可行肝切除术，特别对于扩大半肝切除患者非常重要。目前仍普遍认为，肝脏无实质性病变，行 70%~75% 的肝切除被认为是安全的，而肝脏有实质性病变，如肝硬化、脂肪肝等，安全切除范围就被限制在 40%~60%。然而，该方法的核心是基于肝体积的计算，其建立在同等大小的肝体积并具备相同的肝储备功能上，但在合并脂肪肝、肝硬化或既往行门静脉栓塞术（PVE）、联合肝脏离断及肝门静脉结扎的分次肝切除术（ALPPS）患者中，其肝脏发生了脂肪变性或者微血管改变，此时肝脏的容量和其肝脏储备功能并不对等。有多项研究表明，行 PVE 可使未来残余肝脏（FRL）的功能增加，并且 FRL 功能的增加超过了 FRL 体积的增加，但是行 ALPPS 后 FRL 实际功能的增加和 FRL 体积的增加并不相符。肝硬化是一种慢性肝病，会

导致肝实质内正常小叶结构进行性破坏、变形，同时肝纤维化及结节再生可引发肝内血管床结构受压梗阻、肝内血管阻力持续性增加，因此检测肝血流动力学改变能为评估肝硬化病情变化严重程度及肝功能储备提供更多有价值的功能影像学信息。定量评估肝硬化患者肝功能有助于动态监测病情及术前评价肝功能储备。CT 灌注成像通过量化肝循环血流动力学的改变来反映肝功能损伤程度，但其辐射暴露剂量高且患者难以配合检查时的长时间屏气，因此在临床上的应用受限。动脉增强分数（arterial enhancement fraction，AEF）彩图灌注是动脉期绝对强化增强量与门静脉期绝对强化增加量的比值，能有效反映慢性肝病患者的血流动力学改变，能反映肝纤维化程度，与肝硬化严重程度密切相关，可用于肝硬化患者肝功能损伤程度和储备水平的评估。伯纳坎普（Bonekamp）等采用基于三期增强的 AEF 评估了肝纤维化及肝硬化严重程度，结果发现，正常肝脏或轻度肝纤维化、中重度肝纤维化及肝硬化 3 组间 AEF 值比较差异有统计学意义，并认为 AEF 是评估慢性肝病肝纤维化程度的一个无创、快速准确的指标。研究者前瞻性分析 52 例肝硬化患者，提出定量参数肝 AEF（hepatic AEF，HAEF）、肝与脾 AEF 比值（HAEF/spleen AEF，H/S）与肝硬化严重程度及预后密切相关，能简单、有效地评估肝功能损伤状况。CT 计算的肝体积是形态学水平的评估，是目前确定患者是否可以安全接受肝切除的检查方法，与肝储备功能有一定的相关性，但是并不能准确反映肝细胞实质的储备功能。高估剩余肝脏功能（remnant liver function，RLF）会导致严重的术后并发症，而低估 RLF 功能会使患者错过最佳治疗方法，因此临床上常需要联合其他肝储备评估方法来提高预测肝储备功能的准确性。

（三）MRI

MRI 评估肝脏储备功能主要从灌注加权成像（perfusion weighted imaging，PWI）、弥散加权成像（diffusion weighted imaging，DWI）、磁共振波谱（magnetic resonance spectroscopy，MRS）等方面进行分析。增强 MRI 相较于 CT 提供了更为准确的解剖信息，已经成为肝癌切除术前评估的一部分，但同 CT 容积法一样，仍然只是基于肝体积

的评估，缺乏对肝功能情况的准确评估。近年来 MRI 动态增强（Gd-EOB-DTPA）作为一种新兴技术得到了不断发展，有望成为诊断 HCC 及术前肝储备功能评估的一站式技术。MRI 动态增强（Gd-EOB-DTPA）是将造影剂 Gd-EOB-DTPA 经静脉注入人体内，是肝脏 MRI 特异性造影剂，进入人体内后大部分被肝细胞摄取，从胆管、肾脏排泄，并且排泄之前不存在生物转化，其摄取量和肝纤维化的严重性与肝硬化程度相关。作为一种新型的磁共振造影剂，Gd-EOB-DTPA 能够在较大程度上反映出病灶的性质，同时该造影剂兼具非特异性细胞外对比剂与肝胆特异性对比剂的双重特性，可有效地缩短检查时间，并获得较为准确的检查结果，从而为临床医师提供可靠的检查数据保障。MRI 动态增强（Gd-EOB-DTPA）最初用于肝癌的定性诊断，对于肝功能异常的患者，肝脏对 Gd-EOB-DTPA 的吸收量将会降低，因而强化程度或测量肝实质增强前、后的 T1 和 T2 可判断肝实质对 Gd-EOB-DTPA 的摄取标准，从而对肝功能进行评估。MRI 动态增强（Gd-EOB-DTPA）的 T1 弛豫时间测量所得的相关参数可定量评估肝储备功能。Gd-EOB-DTPA 是一种顺磁性对比剂，可增加 T1 弛豫率，有效缩短组织的 T1 弛豫时间，肝纤维化会导致正常肝细胞数目的减少，阻碍了 EOB 的转运，从而导致了 T1 弛豫时间的减少，故测量 Gd-EOB-DTPA 增强前、后肝实质的信号强度；或通过 T1mapping 成像获取 T1 弛豫时间可定量反映肝实质对 Gd-EOB-DTPA 的摄取能力，从而评估肝功能及肝纤维化。将 MRI 动态增强（Gd-EOB-DTPA）得到的对比增强比（contrast enhancement ratio，CER）和肝脏体积参数〔如总肝体积（total liver volume，TLV）、RLV、RLV/SLV〕相结合，可用于评估功能肝体积（functional liver volume，FLV）及预测 PHLF 的发生风险，从而反映肝储备功能。海默尔（Haimer）等认为 MRI 动态增强（Gd-EOB-DTPA）T1 弛豫时间和信号强度（signal-intensity，SI）的相关参数与 ICG-PDR 存在显著相关性，并且 T1 弛豫时间在评估肝功能储备方面优于 SI。$ICG_{R15} > 20\%$，是行大部分肝切除的禁忌证，此时测量肝脏的 Gd-EOB-DTPA 摄取率，可以确定患者是否可行小部分肝切除术。有研究者通过前瞻性研究分析了 71 例肝癌患者，术前使用 MRI 动态增强（Gd-EOB-DTPA）

预测术后残余肝储备功能，得到残余肝功能参数 HEF（ml）=肝提取分数（hepatic extraction fraction，HEF）×RLV（ml），发现术前 HEF 与 ICG_{R15} 呈负相关，而 RLV 和 ICG_{R15} 无相关性，因此认为 MRI 动态增强（Gd-EOB-DTPA）不仅可以提高肝体积参数，还可以提高定性和定量的肝功能参数。行 MRI 动态增强（Gd-EOB-DTPA）可得到信号参数，如 SIPOR（signal intensity-portal phase）、SI-HEP（signal intensity-hepatobiliary phase），能有效地对具有不同 Child-Pugh 评分和 MELD 评分的患者进行分类，可作为评估肝储备功能的潜在技术。韦尔（Verloh）等按照 MELD 评分为标准，提出 MRI 动态增强（Gd-EOB-DTPA）能有效地对肝功能不全进行评估。基于 MRI 动态增强（Gd-EOB-DTPA）得到的标准化肝功能（standardized liver function，SLF），亚马达（Yamada）等提出了肝切除安全范围公式：70×(SLF–962)/1076（%）。MRI 动态增强（Gd-EOB-DTPA）既提供准确的解剖信息，又提供了整个肝脏和各段肝脏的肝储备功能情况，但是由于其造影剂 Gd-EOB-DTPA 经胆道、肾排泄，所以高胆红素血症及肾功能障碍会影响其准确性。

五、核 医 学

（一）锝标记的去唾液酸糖蛋白类似物半乳糖化人血清白蛋白（^{99m}Tc-GSA）显像

去唾液酸糖蛋白受体（asialoglycoprotein receptor，ASGPR）是肝细胞表面的特异性受体，能专一摄取血液中的糖蛋白，其浓度和肝脏储备功能呈正相关。慢性肝炎、肝硬化和肝癌等导致肝功能受损时，该受体数量会下降。因 ^{99m}Tc-GSA 可与该受体特异性结合，应用 γ 照相机能使其显像，所以通过监测 ^{99m}Tc-GSA 的肝脏摄取量和血液清除率，即能以此动态反映 ASGPR 浓度，评估肝储备功能，但是其检测结果可能受到散射效应、患者身体运动等因素的干扰。^{99m}Tc-GSA 15 分钟肝脏摄取率（liver uptake rate at 15min，LUR_{15}）是动态 ^{99m}Tc-GSA 显像常用的定量指标，LUR_{15} 代表着肝细胞数量，可用于反映功能肝体积和肝病的严重程度，为 HCC 患者行肝切除术术前评估肝功能提供有用信息。为了精确计算残余肝脏储备功能，可将 ^{99m}Tc-GSA 显像与单光子发射计算机断层显像（SPECT/CT）技术相结合，但是 ^{99m}Tc-GSA

SPECT/CT 提供的图像解剖分辨率较低，故将其图像和 CT 图像相结合，可以提供肿瘤位置和肿瘤与血管的关系，检测肝脏各区域 GSA 积累，从而精准地评估肝功能各区域分布。由 ^{99m}Tc-GSA SPECT/CT 可得到一些参数，如肝脏摄取率（liver uptake rate，LUR）、肝脏摄取密度（liver uptake density，LUD）、体表面积校正肝脏摄取值（liver uptake value corrected for body surface area，LUV）和摄取指数（uptake index，UI）等。UI 是基于 ^{99m}Tc-GSA SPECT/CT 图像而计算出的指标，不仅可以准确反映某区域肝功能，还可以反映术后肝功能情况，不受血清胆红素等因素的影响，具有安全、无创、操作简单等优点。肝脏的平均标准摄取率（mean standardized uptake value，SUV$_{mean}$）由 ^{99m}Tc-GSA SPECT/CT 计算得出，托科罗达尼（Tokorodani）等提出 SUV$_{mean}$ 与肝纤维化密切相关（OR=0.168，95%CI=0.048～0.435，$P<0.001$），并以 6.7 为临界值，认为 SUV$_{mean}$＞6.7 能准确预测严重肝纤维化。由于各个中心的仪器设备不同并且操作过程较为复杂，得到的 ^{99m}Tc-GSA、CT 图像信息会有偏差，所以仍需要更加深入、系统地研究。

（二）^{99m}Tc-甲溴苯宁（mebrofenin）肝胆显像

^{99m}Tc-甲溴苯宁能被肝细胞摄取并直接排泄到胆管中而不进行任何生物转化，利用 γ 照相机进行动态闪烁成像可使其比 CT 容量法更有价值地预测 PHLF 的风险，但是二维平面图像缺乏在节段水平上评估肝功能的能力，遂可将其与 SPECT/CT 扫描的解剖信息结合，通过计算得出甲溴苯宁摄取率（mebrofenin uptake rate，MUR），从而实现精确评估 FRL 的体积和功能。拉萨姆（Rassam）等通过比较 DHCE-MRI 得到的 fKi（mean Ki in the future remnant liver）和 ^{99m}Tc-甲溴苯宁 HBS 得到的 MUR 对于 PHLF 的预测能力，发现 fKi、MUR 和 FRL 密切相关（$P=0.001$ 和 $P<0.001$），将 fKi 和 MUR 结合，可以成为术前肝功能评估的一站式方法。卡佩勒（Chapelle）等基于以 MRI 测量得到的未来剩余肝体积（future liver remnant volume，FLRV，%）和以 ^{99m}Tc-甲溴苯宁 HBS 测量得到的总体肝功能（total liver function，TLF），估算出了未来残肝功能公式（estimated future liver remnant function，eFLRF）：FLRV%×TLF，提出 eFLRF＜2.3%/

（min·m^2）是 PHLF 的独立预测因素。^{99m}Tc-甲溴苯宁 HBS 可以提供功能性肝摄取和排泄信息，能够评估术前肝功能储备和 RLF。值得注意的是，肝脏各段功能不尽相同，特别对于肝功能受损、行 PVE 或 ALPPS 的患者，利用核成像技术对肝功能进行定量评估，可同时提供肝脏的解剖和功能信息，但是甲溴苯宁与 ICG 相似，需从胆道排泄，故对于胆道梗阻患者，其所提供的肝储备功能信息可靠性较差。

六、其他方法

利多卡因主要在肝脏内代谢，约 3% 以原型从肾脏排泄，注射利多卡因后监测其代谢产物单乙基二甲苯胺（monoethylglycinexylidide，MEGX）的血液浓度可以较为快捷地有效评估肝脏储备功能。利多卡因代谢试验评估肝功能储备多用于肝移植供体的选择及移植术后监测移植肝功能情况。由于 MEGX 需要不断监测，受到了血液中胆固醇、甘油三酯、胆色素等的干扰，并且不适合于慢性肝炎患者，因此临床应用较少。氨基比林为肝细胞摄取药物，利用放射性核素 ^{13}C 或 ^{14}C 标记的二甲基氨基比林在肝微粒体氧化酶系 P450 作用下产生出 CO_2，测定呼出的 CO_2 速率和呼出量，可反映肝细胞受损和肝功能储备情况。正常人 2h ^{14}C 排出率为 7%，低于此数值表明肝储备功能下降。此类试验具有非侵入性、高安全性、高灵敏性、高特异性、可实时动态检测的优点，但是吸烟、使用药物、胆道梗阻时胆盐会对细胞色素 P450 抑制，所以在预测肝功能方面有一定的局限性。氨基比林呼气试验（ABT）多用于评估肝硬化患者的预后，用于预测肝切除的手术风险较少。

七、小　结

尽管目前肝癌切除术后的病死率已大幅度降低，但是 PHLF 仍然高发并且威胁着患者生命，PHLF 与肝硬化程度、术前肝功能状态、术中肝门阻断时间、肝切除量、术中出血量等密切相关。术前准确评估肝储备功能能极大降低 PHLF 的发生，传统评估肝功能的方法，如 Child-Pugh 评分、MELD 评分、ICG 清除试验等，对于评估肝储备功能和降低手术风险有很大意义，但是它们都只是反映了整个肝脏的功能，很难用于评估各节段肝脏储备功能。CT 可以制作出三维图像，有助于外科医师模拟行肝切除术，计算 RLV 并且可以判断肝切除术是否安全，但是，肝体积并不能准确反映肝功能。准确评估肝功能应该包括解剖数据和整个肝脏及术后剩余肝功能等参数。^{99m}Tc-GSA SPECT/CT 能够提供肝脏解剖等数据，又可计算剩余肝功能，特别对于行 ALPSS 和 PVE 后患者的预后有独特价值，对于确定肝切除边缘及预测术后风险很有前景，但目前由于其成本较高，参数计算方法较为复杂，仍然需要更进一步研究以完善该评估方法。MRI 可以提供辨析度极高的解剖图像，在引入 Gd-EOB-DTPA 后可同时获取肝功能信息，且该方式为无创检查方式，能够避免对患者造成不良损伤，

目前看来具有广阔的临床应用前景。由于每一种评估方法都存在一定的局限性，因此只有将多种评估方法综合起来，术前才能对 HCC 患者的肝储备功能进行精准评估，从而制订高度个体化的治疗方案，提高手术成功率及患者远期生存率。

（孟繁坤　高冀蓉）

参 考 文 献

陆华泽, 王小波, 黎乐群, 2020. 原发性肝癌术前肝储备功能评估方法的研究进展. 中国普通外科杂志, 29(1): 85-96.

张志伟, 陈孝平, 2018. 原发性肝癌诊疗规范 (2017 版) 解读. 临床外科杂志, 26(1): 5-8.

中国研究型医院学会肝胆胰外科专业委员会, 2017. 精准肝切除术专家共识. 中华消化外科杂志, 16(9): 883-893.

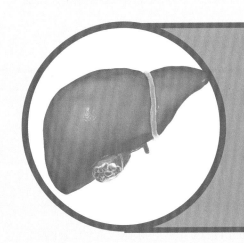

第五篇

常用肝胆病的治疗技术

第一章 门静脉高压食管胃静脉曲张的内镜治疗

一、概　述

门静脉高压是指由各种原因导致的门静脉系统压力升高所引起的一组临床综合征，最常见病因为各种原因所致的肝硬化。门静脉高压的基本病理生理特征是门静脉系统血流受阻和（或）血流量增加，肝门静脉及其属支血管内静力压升高并伴侧支循环形成，临床主要表现为腹水、食管胃静脉曲张（gastroesophageal varices，GOV）、食管胃静脉曲张出血（esophagogastric variceal bleeding，EVB）和肝性脑病等，其中 EVB 病死率高，是常见的消化系统急症之一。

GOV 可见于约 50% 的肝硬化患者，与肝病严重程度密切相关，约 40% 的 Child-Pugh 评分 A 级和 85% 的 C 级患者可发生静脉曲张。孤立胃静脉曲张的发生率为 33.0%～72.4%，2 年出血发生率约为 25%。较小直径的曲张静脉以每年 8% 的速度发展为较大直径的曲张静脉。EVB 年发生率为 5%～15%，6 周病死率可达 20%。

消化内镜作为一种侵入性的检查治疗措施，目前在门静脉高压 GOV 的筛查、一级/二级预防、控制急性出血中均占据重要的地位。GOV 的内镜治疗主要包括静脉曲张套扎术（endoscopic variceal ligation，EVL）、硬化剂治疗术（endoscopic injection sclerotherapy，EIS）及组织黏合剂注射治疗。内镜治疗的目的是控制急性食管静脉曲张出血，尽可能使静脉曲张减轻或消失，预防再出血。

二、EVL 治疗

（一）适应证

1. 急性食管静脉曲张出血。

2. 外科手术等其他方法治疗后食管静脉曲张再发急性出血。

3. 既往有食管静脉曲张破裂出血史。

4. LDRf 分型 D1.0-D2.0 曲张静脉适用。当曲张静脉直径＞2.0cm，EVL 治疗后近期再发大出血的风险增加。

（二）术前准备

1. 对大量出血者可先行三腔双囊管压迫止血，同时输血、输液抗休克治疗。

2. 酌情应用降门静脉压药物，如生长抑素及其衍生物、特利加压素等。

3. 常规内镜治疗准备及套扎器准备，国内常用六环或七环套扎器。

（三）操作方法

通常自贲门口或食管静脉曲张起始部开始套扎，螺旋向上，依次密集套扎曲张静脉。首次套扎治疗后，间隔 2～4 周可行第二次套扎，以此类推直至静脉曲张消失或基本消失。静脉曲张消失或基本消失后，一般每隔 6～12 个月复查一次。经过内镜治疗的患者，应终身内镜随访、跟踪治疗。

（四）术后处理

1. 患者健康宣教非常重要，告知患者术后 2 周内注意事项：进流食、软食，避免剧烈运动、咳嗽、便秘等增加腹压的动作。

2. 术后禁食 8h，术后可进流食，注意休息。

3. 酌情应用降门静脉压药物，如奥曲肽、生长抑素等。

4. 酌情应用质子泵抑制药等抑酸药。

5. 严密观察术后并发症，如胸骨后不适、术中套扎环勒割造成的出血等，并给予处理。特别要警惕术后 4～10d 早期脱环造成的大出血。

（五）并发症

EVL 治疗后并发症较 EIS 治疗少，包括食管狭窄、大出血、发热等。最严重的并发症就是套扎环早期脱落造成的大出血，病死率高。

三、EIS 治疗

（一）适应证

1. 急性食管静脉曲张出血。

2. 外科手术等其他方法治疗后食管静脉曲张再发急性出血。

3. 既往有食管静脉曲张破裂出血史。

4. 对于不适合 EVL 治疗的食管静脉曲张者，可考虑应用 EIS，包括食管静脉曲张直径过细或过于粗大者。

（二）术前准备

基本准备同 EVL 治疗；常规内镜治疗准备及注射针、硬化剂准备。硬化剂常用聚桂醇、5% 鱼肝油酸钠。

（三）注射方法

目前以曲张静脉内注射为主，每次注射 1～4 点。初次注射每条血管（点）以 10ml 左右为宜，一次总量一般不超过 40ml，依照静脉曲张的程度减少或增加剂量。

第一次 EIS 后，间隔 1～2 周行第 2、第 3 次 EIS，直至静脉曲张消失或基本消失。静脉曲张消失或基本消失后，一般每隔 6～12 个月复查一次。经过内镜治疗的患者，应终身内镜随访、跟踪治疗。

（四）术后处理

1. 术后禁食 8h，以后可进流食，注意休息。

2. 适量应用抗生素预防感染。

3. 酌情应用降门静脉压药物，如奥曲肽、生长抑素等。

4. 酌情应用质子泵抑制药等抑酸药。

5. 严密观察术后出血、穿孔、发热、败血症、异位栓塞等并发症。

（五）并发症

EIS 术后并发症较 EVL 相对多，包括食管狭窄、穿孔、出血、纵隔炎、溶血反应（5% 鱼肝油酸钠）、异位栓塞等。

四、组织黏合剂注射治疗

（一）适应证

组织黏合剂注射治疗主要应用于胃静脉曲张；急诊可用于所有消化道静脉曲张出血，在食管静脉曲张可小剂量使用。

（二）术前准备

术前基本准备同 EIS 治疗；注射针需要选择直径较 EIS 治疗粗大的规格，组织黏合剂为 α-氰基丙烯酸正丁酯或异丁酯，三明治夹心法注射所需的聚桂醇、50% 葡萄糖注射液或碘化油。

（三）注射方法

组织黏合剂注射采用"三明治"夹心法，曲张静脉内注射。根据黏合剂性质，采用聚桂醇、碘化油或高渗葡萄糖进行夹心注射；选取一种夹心液体预充于注射针管道内，连接已抽取组织黏合剂的注射器进行注射，之后快速更换为抽取好相同夹心液体的注射器继续推注，将注射针管道内残存的组织黏合剂推入曲张静脉内，称之为"三明治"夹心法注射。

疗程：一般注射一次，最好一次将曲张静脉闭塞，在曲张静脉栓堵效果不满意时可重复治疗；1～3 个月复查胃镜，可重复治疗直至胃静脉闭塞。

（四）术后处理

其术后处理基本同 EIS 治疗，给予抗菌药物治疗 5～7d；应用抑酸药，疗程一般不超过 2 周。

（五）并发症

组织黏合剂注射治疗的并发症有异位栓塞，偶有肝门静脉、肠系膜静脉、肺静脉栓塞，发生排胶出血、脓毒血症等。

五、内镜治疗禁忌证

1. 有上消化道内镜检查禁忌。

2. 未纠正的失血性休克。

3. 未控制的肝性脑病，患者不配合。

4. 患方未签署知情同意书。

5. 伴有严重肝、肾功能障碍及大量腹水的患者。

近年来，随着内镜治疗技术和危重症监护医学的进步，在 ICU 及麻醉科的支持下，对难控制的失血性休克或肝性脑病患者，在征得家属充分理解和知情的基础上，在全麻插管下，仍可采取内镜治疗。因此，肝硬化急性食管静脉曲张出血抢救时，应根据医师经验及医院的医疗技术条件确定内镜治疗的时机和方法。

六、小 结

门静脉高压所致的食管胃底静脉曲张及其破裂出血是最常见的消化系统急症之一。针对 GOV 及 EVB 的治疗手段包括药物预防及止血、内镜下治疗、介入治疗及外科治疗等多学科的治疗手段。内镜下治疗相对于介入治疗、外科治疗简便易行、疗效可靠；与药物治疗相结合，在 GOV 的筛查、一级预防、控制急性出血及二级预防全程管理中发挥着核心作用。

（张世斌　张月宁）

参 考 文 献

李磊, 张世斌, 张月宁, 等, 2020. 消化内镜在门静脉高压症相关食管胃静脉曲张出血全程管理中的应用与地位. 中华肝脏病杂志, 28(9): 732-736.

中华医学会肝病学分会, 中华医学会消化病学分会, 中华医学会内镜学分会, 2023. 肝硬化门静脉高压食管胃静脉曲张出血的防治指南. 临床肝胆病杂志, 39(3): 527-538.

第二章　人工肝及血液净化治疗

一、概　述

人工肝及血液净化治疗（artificial liver and blood purification treatment）是治疗肝衰竭的有效方法之一，其治疗机制是基于肝细胞的强大再生能力，通过一个体外的机械、理化和生物装置，清除各种有害物质，补充必需物质，改善内环境，暂时替代衰竭肝脏的部分功能，为肝细胞再生及肝功能恢复创造条件或等待机会进行肝移植。

二、适 应 证

1. 各种原因引起的肝衰竭前、早、中期。晚期肝衰竭患者也可进行治疗，但并发症增多，治疗风险大，患者获益可能减少，临床医师应权衡利弊，慎重进行治疗，同时积极寻求肝移植的机会。

2. 终末期肝病肝移植术前等待肝源、肝移植术后出现排斥反应、移植肝无功能期的患者。

3. 严重胆汁淤积性肝病、各种原因引起的严重高胆红素血症者。

4. 其他疾病，如患者血中存在大分子或与白蛋白结合的致病介质的疾病，包括血栓性血小板减少性紫癜、重症肌无力等；水、电解质及酸碱平衡紊乱；肾功能不全；中毒等。

三、禁 忌 证

人工肝及血液净化治疗的相对禁忌证如下。

1. 严重活动性出血或弥散性血管内凝血者。

2. 对治疗过程中所用血液制品或药品，如血浆、肝素和鱼精蛋白等严重过敏者。

3. 血流动力学不稳定者。

4. 心、脑梗死非稳定期者。

四、治疗用血管通路的建立

目前常用的人工肝及血液净化治疗用血管通路建立方法有中心静脉置管法、外周血管穿刺法或两者结合法。因中心静脉置管法与外周血管穿刺法比较具有穿刺成功率高、血流量充足稳定、基本满足所有人工肝治疗模式的优势，故临床多选择中心静脉置管法。

（一）中心静脉置管

人工肝常用的中心静脉置管主要包括颈内静脉和股静脉置管，建议采用超声定位或超声引导穿刺置管。颈内静脉置管后推荐行胸部 X 线摄片，了解导管位置。中心静脉置管无绝对禁忌证，相对禁忌证为广泛腔静脉系统血栓形成、穿刺局部有感染、凝血功能障碍、患者不配合。

颈内静脉置管多选择右侧颈内静脉穿刺，选择导管长度为右侧 12～15cm（左侧 15～19cm），导管留置一般不超过 4 周，有气胸、血气胸等并发症发生的风险。股静脉置管导管长度至少为 19～20cm，导管留置一般不超过 2 周，因患者不便活动、距会阴部较近、血流速度慢等原因，导管相关性感染和堵管发生率较颈内静脉置管高。锁骨下静脉穿刺因难度大、不易压迫止血、血栓及狭窄发生率高、血流量容易受限，较少选用。

（二）外周血管穿刺

为保证血流充足稳定，一般选择外周动脉（桡动脉、肱动脉、足背动脉）为出血端，选择外周静脉（肘正中静脉、头静脉、贵要静脉）为回血端，也可选择静脉-静脉方式。

外周血管穿刺法并发症较少，血管出路及回路分开置管故血液循环不受影响，能满足大部分人工肝治疗模式，且单次使用，价格低廉。由于其受外周血管条件影响，特别是动脉穿刺受影响因素稍多，血流量欠佳，因此适合于血流量要求不高和治疗时间较短的模式。并发症罕见，主要是瘀斑、假性动脉瘤等。

五、常用治疗模式

各种不同的人工肝及血液净化治疗模式各有其优缺点，应根据各种模式的特点和患者的具体病情选择合适的模式进行治疗。治疗频率应根据患者具体病情制定，需要考虑的因素包括致病介质的体内分布容积、致病介质的半衰期、原发病的严重程度（如肝衰竭患者血清胆红素的基线水平及反弹幅度）等。临床上常用的人工肝及血液净化治疗模式如下。

（一）血浆置换/选择性血浆置换（plasma exchange/selective plasma exchange，PE/SPE）

膜式 PE 是使用血浆分离器将引出体外的全血分离出部分血浆弃去，同时弃去了溶于血浆中的各种透过膜孔的成分，保留了不能透过膜孔的血细胞和血小板，再以等量置换液与血细胞混合后输回体内。如使用血浆成分分离器，其膜孔径及蛋白筛选系数低于血浆分离器，就可进行 SPE，此模式可更多保留患者血浆内的中大分子物质，如凝血因子、球蛋白。

此模式使用的置换液主要包括新鲜冰冻血浆、白蛋白溶液、其他血浆代用品，应根据患者具体情况选择不同的置换液。治疗过程中，置换液速度要与血浆分离速度保持一致，还要注意根据不同血浆分离器/血浆成分分离器的特性及患者红细胞比容来设置分浆比。

此模式的优点有操作简单、可广谱快速高效清除各种毒素、可补充新鲜冰冻血浆成分（如凝血因子等）、治疗时间较短、患者耐受性好等；缺点有受血浆来源限制、水溶性毒素清除差、可能会加重肝性脑病、存在血浆过敏可能、血液制品相关感染风险、治疗后可发生水钠潴留等。适用人群包括肝衰竭、肝衰竭前期、高胆红素血症患者；患者血中存在大分子或与白蛋白结合的致病介质的其他疾病，如冷球蛋白血症、吉兰-巴雷综合征、血栓性血小板减少性紫癜、重症肌无力等。

（二）血液/血浆灌流（hemoperfusion/plasma perfusion，HP/PP）

HP/PP 是将患者血液从体内引到体外循环系统，通过灌流器中吸附剂（活性炭、树脂等材料）与体内待清除的代谢产物、毒素、药物等吸附结合，清除这些物质。HP 是患者的全血直接流经灌流器，而 PP 是先将血浆从全血中分离出来后再经过灌流器，对血浆中的各种毒素进行吸附后，血浆再与血液有形成分汇合返回体内。HP 容易破坏血液有形成分，对肝衰竭等凝血功能差、血小板低的患者，建议选择 PP。

此模式的优点有吸附范围广、对中大分子物质及蛋白结合物质清除率较高、不依赖血浆；PP 可避免对血细胞等有形成分的破坏；特异性胆红素吸附可以特异性地吸附胆红素和少量胆汁酸。缺点为会丢失部分白蛋白和凝血因子。适用人群包括肝衰竭伴肝性脑病、肝衰竭伴系统性炎症反应综合征、高胆红素血症患者、内毒素血症、急性中毒、自身免疫病等。

（三）双重血浆分子吸附系统（double plasma molecular adsorption system，DPMAS）

DPMAS 是把血液引出体外经过一个血浆分离器，分离出来的血浆依次经过阴离子树脂血浆胆红素吸附柱和中性大孔树脂吸附柱，血浆中的胆红素等毒素被吸附一部分后，与血细胞等有形成分汇合回到人体。血浆经过两个吸附柱的联合吸附，能增加对炎症介质、胆红素等毒素的清除能力。

此模式的优点为可迅速清除胆红素、炎症介质等有害物质；不需要外源性血浆，必要时可换用一套新的吸附柱行连续加强治疗。缺点包括无法补充凝血因子、对白蛋白和凝血因子也有一定的吸附作用、体外循环容积较大故治疗初始时段易发生低血压。适用人群包括各种原因导致的肝衰竭、肝衰竭前期、高胆红素血症患者，也可用于伴有肝性脑病者、肝移植围手术期治疗、伴有黄疸的多器官功能障碍综合征或脓毒症患者等。

（四）血浆透析滤过（plasma diafiltration，PDF）

PDF 是利用血液透析滤过的原理，使用血浆成分分离器，同时完成血浆滤过与透析治疗。可根据不同需求选用具有不同蛋白筛选系数的血浆成分分离器，其膜孔径可允许水溶性的中小分子溶质、部分蛋白结合性毒素通过，而分子量更大的球蛋白、纤维蛋白原及绝大部分凝血因子无法通过。该模式将部分血浆滤出膜外丢弃，再通过弥散、对流不同程度地清除水溶性毒素，同时将置换液补充入体内。

PDF 使用的置换液主要包括新鲜/普通冰冻血浆、白蛋白溶液、其他血浆代用品。应根据患者具体情况选择不同的置换液，可全部选用新鲜/普通冰冻血浆，也可选择血浆和一定比例的血浆代用品（如 4%～5% 白蛋白溶液）。透析液可根据实际情况选择成品或临时配制，治疗过程中监测电解质、血糖及酸碱平衡情况。

此模式的优点有：可同时清除蛋白结合毒素和水溶性毒素，又可补充体内缺乏的凝血因子、生物活性物质，还能维持电解质酸碱平衡，治疗后毒素水平的反跳更少，避免可能出现的失衡综合征、组织水肿等并发症；与 PE 相比需要的血浆量更少（可节省 30%～50% 的血浆），降低了大量应用血浆可能出现的过敏、感染等风险，且更有利于保持血流动力学的稳定；可根据临床需求在间断性（4～8h）或持续性治疗之间实现灵活选择。缺点有：受血浆来源限制，存在血浆过敏、血液制品相关感染的风险；治疗时间相对较长、对抗凝要求高等。适用人群为肝衰竭患者，尤其是合并或继发肝性脑病、肾功能不全、系统性炎症反应综合征、中毒、电解质酸碱平衡紊乱者。

（五）血液滤过/透析/透析滤过（hemofiltration，HF/hemodialysis，HD/hemodiafiltration，HDF）

HF 是患者全血在血滤器中通过对流的原理，即以跨膜压为驱动力，使液体从压力高的一侧通过血滤器半透膜向压力低的一侧移动，溶质随之被带出（即形成超滤液），同时补充与细胞外液相似的电解质溶液（即置换液），以达到血液净化的目的。液体以对流的方式通过半透膜，被称为"超滤"。

HD 是通过弥散和对流，主要是弥散的原理（即溶质从高浓度向低浓度区域运动）清除毒素，驱动力为透析器半透膜两侧的浓度梯度。根据膜平衡原理，当患者血液流经透析器时，通过半透膜与透析液相接触，半透膜两侧的分子（电解质和小分子溶质）做跨膜移动，从而使血液中的代谢产物，如尿素、肌酐、血氨等物质通过半透膜弥散到透析液中，而透析液中的物质，如碳酸氢根也可以弥散到血液中，从而达到清除体内有害物质、补充体内所需物质的目的。

HDF 综合了 HD 和 HF 的优点，即通过弥散高效清除小分子物质和通过超滤高效清除中分子物质，在单位时间内比单独的 HD 或 HF 清除更多的中小分子物质。

这 3 种模式的优点为清除中、小分子物质效率较高，能快速纠正容量超负荷，准确地进行电解质及酸碱失衡的调节。缺点为对大分子毒素、蛋白结合毒素等清除率低（故用于治疗肝衰竭时最好与其他人工肝模式联用）；治疗导致在单位时间内容量或电解质浓度变化较大，易引起低血压、透析失衡综合征等。适用人群为肝衰竭、肝衰竭前期，以及其他类型疾病伴有难以纠正的水、电解质与酸碱平衡紊乱者；肾功能不全患者；肝衰竭合并脑水肿、肝性脑病者；中毒性肝病；系统性炎症反应综合征。

（六）双重滤过血浆置换（double filtration plasmapheresis，DFPP）

DFPP 先使用膜型血浆分离器分离出血浆，然后让分离出的血浆流经血浆成分分离器，血浆中大于血浆成分分离器膜孔径的分子无法通过膜孔而被拦截下来，作为废液部分被丢弃，血浆中的小分子可以通过膜孔，汇入静脉端血流而回到体内。此模式可以清除掉血浆中分子量较大的致病物质，如抗体、抗原、球蛋白、免疫复合物、脂蛋白等。

此模式的优点包括选择性清除血浆中的大分子致病物质、减少白蛋白的丢失及对新鲜冰冻血浆的需求量、降低交叉感染和过敏反应的发生率。缺点为可丢失一部分凝血因子、操作相对复杂。适应人群为血液中有需要去除致病大分子物质的疾病人群，如重症自身免疫性肝病、高胆固醇血症、全身性红斑狼疮、神经系统疾病（如重症肌无力）、皮肤疾病（如寻常型天疱疮）等。

（七）分子吸附再循环系统（molecular absorbent recirculating system，MARS）

MARS 是一种由白蛋白透析、吸附以及常规透析组合而成的系统，该系统包括 3 个循环部分。①血液循环：血液首先流经 MARS FLUX 透析膜（模拟肝细胞膜），大分子毒素与透析膜结合转运到膜外逆流的白蛋白透析液中，被"净化"的血液回流入体内。②透析循环：携带毒素的白蛋白透析液到达 dia FLUX 透析器（低通量透析器）与透析液交换，清除水溶性小分子物质。③白蛋白循环：白蛋白透析液依次通过活性炭吸附柱和阴离子交换树脂吸附柱，在此处与白蛋白结合的毒素解离并释放出白蛋白，毒素被吸附而白蛋白得以再生和循环使用。

此模式的优点包括能有效清除蛋白结合毒素和水溶性毒素；调节水、电解质及酸碱平衡紊乱，维持内环境稳定；较好的生物相容性；治疗相对安全、可靠，不良反应少。缺点有耗材价格较高、主机需与透析机或血滤机配合才能使用、不能补充凝血因子。适用人群为各种原因导致的急性重度肝损伤、肝功能不全、肝衰竭患者，以及合并肝性脑病、肝肾综合征、多器官衰竭等并发症患者。

（八）人工肝组合模式

当患者胆红素水平极高（如总胆红素大于500μmol/L），或面临多个问题（如高胆红素血症、肾功能不全、水和电解质紊乱）需要解决，或血浆来源不足时，建议采取组合模式。在临床上实际应用时，应综合考虑患者疾病状态、各人工肝模式的特点、设备实际条件、可获得的血浆量、患者经济情况等因素，来选择最合适的人工肝组合模式，联合增效或扬长避短，以期取得更好的治疗效果、避免不良反应和并发症的发生。当患者胆红素水平极高时，可将两种能清除中大分子的模式组合起来；当患者PTA低时，组合模式应含有使用外源性血浆的治疗模式，如PE、PDF；当患者存在比较明显的肝性脑病时，建议组合模式包含DPMAS、PDF或HDF；当患者存在肾功能不全、电解质紊乱时，建议组合模式包含HDF或PDF；当患者需要脱水时，建议组合模式包含HF、HDF。常用的组合模式有DPMAS+PE、PE+HDF、DPMAS+HDF、PDF+PP、PE+PP+HDF。

六、抗　凝

（一）肝素抗凝

普通肝素发挥抗凝作用的最主要机制是与抗凝血酶结合形成复合物，催化、灭活多种凝血因子，包括凝血酶、Xa、IXa、XIa、XIIa；其他机制包括激活肝素辅助因子II以及促进组织因子途径抑制物释放等。普通肝素的药动学个体间差异较大，抗凝强度和持续时间与剂量增加呈非线性关系。低分子肝素相较于普通肝素，其利用度更高，半衰期更长，可特异性抑制Xa，在一定程度上可降低患者出血的风险。由于肝衰竭患者存在不同程度的凝血功能紊乱，因此肝素剂量应依据患者的凝血状态进行个体化调整，总的原则是在保证治疗顺利进行的前提下，应用尽可能小的肝素量。

肝素抗凝适用于无明确活动性出血或出血风险低，或血液高凝状态的患者。对于既往存在肝素过敏史、既往诊断过肝素诱发的血小板减少症、目前存在明确活动性出血的患者，不推荐应用肝素抗凝。

肝素抗凝的常用方案包括以下几种：全身普通肝素抗凝法、体外普通肝素抗凝法、体外肝素抗凝法。ACT、APTT是肝素抗凝过程中常用的监测指标，目前认为的理想状态是治疗过程中，从血液净化管路静脉端采集的样本ACT/APTT维持于治疗前的1.5～2.5倍，治疗结束后从血液净化管路动脉端采集的样本ACT/APTT基本恢复治疗前水平。使用低分子肝素抗凝时可采用抗凝血因子Xa活性进行监测。

（二）局部枸橼酸抗凝

通过在体外循环引血端泵入枸橼酸钠，与离子钙结合后形成难以解离的可溶性枸橼酸钙复合物，降低体外循环离子钙水平，实现体外循环抗凝；在体外循环回血端泵入葡萄糖酸钙或氯化钙，恢复体内离子钙水平，恢复体内凝血功能。和肝素抗凝相比，局部枸橼酸抗凝可明显降低出血的风险，并可避免肝素相关血小板减少症的发生，因此成为实施CRRT治疗患者的首选抗凝方案。使用局部枸橼酸抗凝时，治疗过程中要保证体外循环离子钙浓度维持在0.2～0.4mmol/L，而体内离子钙浓度不低于0.8mmol/L。

既往考虑到肝功能不全的患者相对容易发生枸橼酸蓄积，因此人工肝抗凝方案很少选用RCA。然而，近年来多项研究显示人工肝治疗肝衰竭应用局部枸橼酸抗凝具有较好的可行性和安全性。对于凝血功能已经明显异常的肝衰竭患者，特别是存在明确活动性出血，或肝素和低分子肝素使用禁忌的患者，局部枸橼酸抗凝是人工肝可选的重要抗凝方式。

由于枸橼酸主要通过三羧酸循环代谢，因此导致三羧酸循环功能障碍的疾病或病理生理状态均为局部枸橼酸抗凝的相对禁忌证，主要包括严重低氧血症（氧分压<60mmHg）和组织灌注差（血压<90/60mmHg），一般来说，若存在以上两条，

则不推荐应用局部枸橼酸抗凝。

七、护　　理

（一）治疗前护理

1. 掌握患者基本资料　了解患者的诊断、合并症、过敏史、近期出血史等情况，查看患者生命体征、神志、一般状态，记录患者化验结果，包括凝血酶原活动度、血小板、电解质、血糖等。

2. 与人工肝治疗医师沟通　明确本次治疗的目的；确定本次治疗具体的治疗方案，包括具体应用的耗材型号、抗凝具体方案等；根据患者具体情况预估治疗中可能出现的问题并制订相应的应急预案；确定采取何种血管通路。

3. 评估血管通路　如果准备采用外周血管通路，则需要提前评估外周血管状态是否适合进行穿刺；如果采用深静脉置管，则需要在治疗前确定深静脉置管管端位置，并分别从双腔快速抽取血液来判断流量是否达到要求。

4. 心理护理　向患者介绍人工肝治疗的基本过程及原理、本次人工肝治疗的目的、预期的获益、治疗中患者可能出现的感觉、医护人员会相应给予的措施等，使患者以平和的心态和稳定的情绪接受人工肝治疗。

5. 指导患者术前准备　告知患者及家属，治疗当日要正常进食，不要禁食水，准备好吸管和杯装温水以备术中饮水，术前要排空大小便。

6. 与病房护士沟通治疗前注意事项　治疗当天，在治疗前不要服用利尿药；长期静脉输注的药物是否配制，要根据具体治疗时间段、静脉用药的每日给药频次及各药物的药动学等因素决定，如人工肝治疗安排在上午，则每日给药一次的保肝药物以人工肝治疗后再给药为宜。

7. 设备与材料准备　根据要进行的治疗模式选择合适的人工肝治疗设备，检查设备运转是否正常；根据具体的治疗方案准备相应的治疗用耗材及管路、血浆、白蛋白、透析液、置换液、治疗用药物、采血管、记录单、应急预案所需抢救药物及物品等。确认患者即将进行治疗后，预冲管路。

（二）治疗中护理

1. 规范操作　严格执行无菌操作，避免交叉感染。

2. 密切监护，及时处理

（1）观察患者情况：密切观察患者的生命体征、意识状态、有无出血等。如果患者心率增快，提示可能存在血容量不足，可给予扩容治疗，避免出现血压下降，尤其是在进行 DPMAS 这类体外循环量较大的治疗模式时。治疗过程中，尤其是在进行含有外源性血浆的治疗模式时，要注意患者的意识状态，观察有无肝性脑病发生，必要时给予相应药物治疗，甚至治疗模式调整。

（2）观察机器情况：密切监测机器各压力变化，针对治疗中出现的机器报警，应及时采取有效处理措施，并做好相关记录。

3. 心理护理　治疗过程中当患者有不适主诉时，及时予以回应，向患者进行必要的解释，安抚其情绪，必要时给予药物、体位调整等处理措施，帮助患者顺利完成治疗。

4. 准确记录，全面交班　治疗过程中患者的生命体征、机器压力、所给药物等都要进行准确记录。治疗结束时要与病房护士全面交班，包括患者生命体征是否平稳、治疗中是否有并发症、治疗中是否有特殊用药、深静脉置管处有无渗血、深静脉置管有无位置调整等。

（三）治疗后护理

1. 人工肝治疗室终末消毒　感染是重症肝病患者病情加重的重要诱因，防止院内感染对于此类患者十分重要。人工肝治疗室在每一次治疗后应进行全面规范的终末消毒，包括床单位、人工肝治疗设备、操作台面、地面、空气消毒。

2. 后续及延迟不良反应的观察　常见的后续及延迟不良反应包括水钠潴留、发热、皮疹、出血、继发感染等。要密切观察各种可能发生的不良反应，及时发现并给予合适的处理措施。

3. 饮食指导　一部分患者在人工肝治疗后由于毒素被清除一部分，全身中毒症状改善，食欲会增加，但此时肝功能及胃肠道消化功能尚未恢复，如果突然增加进食量容易加重肝脏和胃肠道负担，如果突然进食大量蛋白质还可能诱发肝性脑病，所以要嘱咐患者即使自己感觉食欲明显好转，也不要突然增加进食量，要少量多次进食，循序渐进。

4. 深静脉置管的护理　按照 ISO9001 护理质量管理体系进行导管护理，需要强调以下几个方面。

（1）注意观察置管局部有无出血、血肿、感染、脱管、堵塞等情况；置管侧肢体有无疼痛、肿胀、颜色变化；置管侧肢体动脉搏动情况；留置导管固定情况，是否有松动、脱落等；导管有无破裂或开关失灵。留置导管时需要进行导管滑脱评分，悬挂导管滑脱警示标识，告知患者及家属注意事项，必要时给予约束带协助固定。

（2）留置导管期间，头部或大腿应避免大幅度活动，以免引起局部出血，睡眠时避免卧于置管侧以免压迫导管或因摩擦使导管外移和松动、脱落。

（3）适当按摩及指导患者进行肢体主动和被动功能锻炼，保证充分的血液循环，减少血栓形成的风险。

（4）积极预防感染，穿刺处皮肤需保持清洁和干燥，隔日更换敷料。

（5）隔天进行导管通畅性检查及护理：护理时先抽出导管内的封管液，观察有无血凝块，确定通畅、无血凝块后再进行冲管及封管，严禁在有血凝块时直接推注，以免发生栓塞。

（李　颖　周　莉　段钟平）

参考文献

段钟平, 陈煜, 2010. 人工肝的临床应用. 中华肝脏病杂志, 18(11): 808-810.

国家卫生健康委办公厅, 2021. 血液净化标准操作规程 (2021 版).

孔明, 李爽, 耿华, 等, 2021. 双重血浆分子吸附系统治疗过程中肝素抗凝效果的影响因素研究. 首都医科大学学报, 42(4): 647-652.

李爽, 陈煜, 2017. 血浆紧缺情况下非生物型人工肝治疗新模式的探讨. 临床肝胆病杂志, 33(9): 1687-1692.

李爽, 刘静, 陈煜, 2019. 非生物型人工肝在肝衰竭中的临床应用及进展. 临床肝胆病杂志, 35(9): 1909-1915.

李爽, 周莉, 刘静, 等, 2019. 血浆置换应用羟乙基淀粉替代部分血浆治疗肝衰竭的临床观察. 胃肠病学和肝病学杂志, 28(7): 735-739.

刘磊, 韩涛, 2020. 非生物型人工肝在非肝衰竭疾病治疗中的应用进展. 临床肝胆病杂志, 36(09): 2115-2118.

全国质量管理和质量保证标准化技术委员会, 2017. 2016 版质量管理体系国家标准理解与实施. 北京: 中国标准出版社.

王质刚, 2016. 血液净化学. 4 版. 北京: 北京科学技术出版社.

许家璋, 段钟平, 2005. 实用人工肝及血液净化操作手册. 北京: 中国医药科技出版社.

杨仙珊, 周莉, 李璐, 等, 2018. 血浆透析滤过治疗时间对肝衰竭治疗效果的影响. 临床肝胆病杂志, 34(5): 1052-1054.

中国医院协会血液净化中心分会血管通路工作组, 2019. 中国血液透析用血管通路专家共识 (第 2 版). 中国血液净化, 18(6): 365-381.

中华医学会感染病学分会肝衰竭与人工肝学组, 2016. 非生物型人工肝治疗肝衰竭指南 (2016 年版). 中华临床感染病杂志, 9(2): 97-103.

中华医学会感染病学分会肝衰竭与人工肝学组, 中华医学会肝病学分会重型肝病与人工肝学组, 2019. 肝衰竭诊治指南 (2018 年版). 中华肝脏病杂志, 27(1): 18-26.

European Association for the Study of the Liver, 2017. EASL Clinical Practical Guidelines on the management of acute(fulminant)liver failure. Journal of Hepatology, 66(5): 1047-1081.

Fin, Stolze, Larsen, 2019. Artificial liver support in acute and acute-on-chronic liver failure. Curr Opin Crit Care, 25(2): 187-191.

Guo X, Wu F, Guo W, et al, 2020. Comparison of plasma exchange, double plasma molecular adsorption system, and their combination in treating acute-on-chronic liver failure. Journal of International Medical Research, 48(6): 1-10.

Hirano R, Namazuda K, Hirata N, 2021. Double filtration plasmapheresis: review of current clinical applications. Ther Apher Dial, 25(2): 145-151.

Ma Y, Chen F, Liu C, et al, 2020. A novel predictive score for citrate accumulation among patients receiving artificial liver support system therapy with regional citrate anticoagulation. Sci Rep, 10(1): 12861.

Ma Y, Chen F, Xu Y, et al, 2019. Safety and efficacy of regional citrate anticoagulation during plasma adsorption plus plasma exchange therapy for patients with acute-on-chronic liver failure: a pilot study. Blood Purif, 48(3): 223-232.

Mitzner S R, Stange J, Klammt S, et al, 2009. Albumin dialysis MARS: knowledge from 10 years of clinical investigation. Asaio Journal, 55(5): 498-502.

Mulloy B, Hogwood J, Gray E, et al, 2016. Pharmacology of heparin and related drugs. Pharmacol Rev, 68(1): 76-141.

Shunkwiler SM, Pham HP, Wool G, et al, 2018. The management of anticoagulation in patients undergoing therapeutic plasma exchange: a concise review. Journal of Clinical Apheresis, 33(3): 371-379.

Yao J, Li S, Zhou L, et al, 2019. Therapeutic effect of double plasma molecular adsorption system and sequential half-dose plasma exchange in patients with HBV-related acute-on-chronic liver failure. J Clin Apher, 34(4): 392-398.

第三章 肝癌消融治疗

一、定　　义

　　消融治疗是在医学影像设备的引导下对肿瘤靶向定位，采用物理或化学的方法杀死肿瘤组织的治疗方法。

二、优势及现状

（一）消融治疗的优势

　　消融治疗直接作用于肿瘤，疗效确切，快速减瘤；影像引导，范围精准，治疗区域仅限于肿瘤及瘤周组织，患者创伤小、安全性好，术后恢复快；可多次治疗，更适应肝癌反复发作的特点；操作简单，易于在基层医院推广。

（二）消融治疗在原发性肝癌治疗中的现状

　　消融治疗已经广泛应用于实体肿瘤的局部治疗中，特别是在原发性肝癌的治疗中，与手术切除、肝动脉插管化疗栓塞术（transcatheter arterial chemo-embolization，TACE）一起，成为三大主要治疗手段。特别是在早期肝癌的治疗中，疗效与切除类似。

三、分类及原理

　　按照治疗原理，消融治疗可分为物理消融及化学消融。化学消融是指通过局部注射化学制剂（如无水乙醇、乙酸等）使肿瘤组织细胞脱水、坏死和崩解，从而达到灭活肿瘤病灶的目的。物理消融则是通过物理方法，直接杀灭肿瘤组织。主要的物理消融治疗有射频消融术（RFA）、微波消融术（microwave ablation，MWA）、冷冻治疗（cryotherapy）、高强度聚焦超声（high intensity focused ultrasound，HIFU）消融（ablation）、激光消融治疗（laser ablation，LA）及不可逆电穿孔（irreversible electroporation，IRE）等。目前临床多采用物理消融技术，其中最常见的包括射频消融、微波消融及冷冻治疗。

　　消融治疗的影像引导方式主要包括超声、CT、MRI。超声具备方便、实时、高效且无放射损害的特点。CT 的优点是精准、无死角，尤其适合肺肿瘤的消融治疗。MRI 引导的优点是无死角、组织分辨率好、无辐射，但扫描速度相对较慢。

　　消融治疗的途径包括经皮、经腹腔镜及开腹手术 3 种。大部分肿瘤可采用经皮消融的方式；邻近重要脏器（膈肌、心包、胃肠道等）部位的肿瘤，可考虑采用经腹腔镜或者开腹消融的方法。

四、适应证及禁忌证

（一）适应证

　　1. 单个肿瘤，直径≤5cm；2～3 个肿瘤，最大直径≤3cm；无血管、胆管和邻近器官侵犯以及远处转移，肝功能蔡尔德-皮尤改良评分 A/B 级者，可以获得根治性的治疗效果。

　　2. 对于不适合手术切除的直径为 3～7cm 的单发肿瘤或多发肿瘤，消融治疗联合 TACE 治疗，其效果优于单纯的消融治疗。

（二）禁忌证

　　1. 肿瘤巨大，或者弥漫型肝癌。

　　2. 伴有脉管癌栓或者邻近器官侵犯。

　　3. 肝功能 Child-Pugh 评分 C 级，经护肝治疗无法改善者。

　　4. 治疗前 1 个月内有食管胃底静脉曲张破裂出血。

　　5. 不可纠正的凝血功能障碍及严重血象异常，

有严重出血倾向者。

6. 顽固性大量腹水、恶病质。

7. 活动性感染，尤其是胆道感染等。

8. 一般情况差（ECGO＞2 分），或合并严重的肝、肾、心、肺、脑等主要脏器功能衰竭。

9. 意识障碍或不能配合治疗的患者。

五、术前准备

1. 询问病史，评估患者的全身情况、对手术的耐受，了解患者抗凝、抗血小板药物的使用情况。

2. 术前完善检查，包括血常规、肝肾功能、凝血功能、血清肿瘤标志物（AFP 等）、心电图等。

3. 近期（最好 2 周内）的超声（有条件者尽量选择超声造影检查）、肝三期 CT/MRI 检查，以评价肿瘤情况，以及选择合理的引导方式和消融治疗仪器。

4. 明确诊断，必要时行穿刺活检。

5. 术前充分沟通并签署消融治疗知情同意书，包括患者的病情、治疗的必要性、手术方式、并发症、预后及替代治疗方案等。

6. 术前禁食 6h，禁水 4h。术前 30min 使用止血药物，保留静脉通道。

7. 术前对患者进行心理疏导，训练平静状态下屏气。

8. 器械与材料准备，包括：①超声、CT 或 MRI 及相应的导引与监控治疗设备；②多功能心电监护仪；③消融治疗仪器是否处于工作状态、能否正常工作；④吸氧装置、急救车及药品，如麻醉、镇静、镇痛药及止血药、抗高血压药、糖皮质激素等，以及常规急救设备（除颤仪、呼吸机、气管插管等）。

六、操作过程

麻醉方案选择应结合患者的一般情况、病灶位置、消融方式，选择穿刺点局部麻醉、静脉镇痛、静脉麻醉、硬膜外阻滞或气管插管全身麻醉等镇痛麻醉。根据穿刺点、穿刺路径，可使患者采取仰卧、侧卧或斜位，较少采用俯卧位。再次全面超声或 CT 扫描，确定进针点、进针角度和布针方案。手术区域常规消毒、铺巾，选择肋间隙肋骨上缘穿刺，避开肋间动脉，经超声或 CT 引导下，尽量选择先经过部分正常肝脏，再进入肿瘤。穿刺应

准确定位，避免反复多次穿刺，导致肿瘤种植、损伤邻近组织或肿瘤破裂出血等，如果进针过深，不应直接将电极针退回，而是应该在原位消融后，再退针重新定位，避免肿瘤种植，一般情况下，应先消融较深部位的肿瘤，再消融较浅部位的肿瘤。

参照各消融治疗仪的说明，进行消融治疗，逐点进行。为确保消融治疗的效果，消融范围应该力求达到瘤周 0.5～1cm 的安全边界，一针多点的重叠消融方式可以保证消融范围和减少遗漏的发生。消融完成后，争取在拔针时进行针道消融，防止术后出血和肿瘤沿针道种植。

治疗结束前再次行超声或 CT 全面扫描肝脏，确定消融范围已经完全覆盖肿瘤，力求保留 0.5～1.0cm 的安全消融边界，除外腹腔出血、血气胸等并发症。增强 CT 扫描对于评价手术效果，排除并发症方面，更具优势。

七、特殊部位肿瘤的消融

（一）靠近胆囊、肠道肿瘤

肿瘤靠近肠道的患者，消融术前应行肠道准备，消融术中反复确认消融针与肠道、胆道的距离，必要时行薄层扫描，可结合水隔离技术、化学消融，或者选择腹腔镜下消融，避免发生肠瘘、胆瘘。

（二）近膈顶的肝癌

尽可能经肋膈角下方进针，避免探针经过肋膈角、膈肌，损伤肺组织，必要时采取水隔离技术，或者选择腹腔镜下消融，勿伤及膈肌。

（三）包膜下肝癌

穿刺路径设计应经过部分正常的肝组织，减少肿瘤破裂出血及腹腔内播散的机会。

（四）肝门部肝癌

穿刺路径要平行肝门部血管、胆道，避免切割管道导致腹腔出血、胆道出血及动脉-肝门静脉瘘。布针位置要与胆道保持一定距离（至少 5mm），结合患者胆心反射情况，调整穿刺针，避免损伤胆管造成梗阻性黄疸，消融条件可采用小功率、短时间、间断消融。消融术前或者穿刺针到位后可行增强 CT 扫描，进一步确定消融安全性。必要时可结合化学消融。

八、并发症及防治

消融治疗具有比较高的安全性，以射频消融为例，其并发症发生率为0～12%，死亡率为0～1%。轻微并发症发生率约为4.7%，主要包括发热、疼痛、皮肤浅二度烧伤、少量胸腔积液、少量气胸等；严重并发症发生率约为2.2%，主要包括感染、腹腔内出血、肿瘤种植、肝衰竭、肠穿孔等。

（一）消融后综合征

消融后综合征主要表现为发热、疼痛、肝损伤等。处理主要是输液、保肝、镇痛、对症处理，复查肝、肾功能。

（二）感染

消融治疗可能引发的感染主要有肝脓肿、穿刺点感染等。预防：严格无菌操作；对于有危险因素，如既往有胆道手术病史、肝脓肿病史、大肿瘤及胆汁瘤周围新发肿瘤的消融治疗等，术后可应用抗生素预防感染。

（三）腹腔内出血

腹腔内出血的临床表现取决于出血量，少量出血无明显症状，出血量大时，常有腹胀、腹痛，严重时有冷汗、血压下降及休克症状。原因主要是肿瘤较为表浅，穿刺后肿瘤破裂，或者患者凝血功能差，肝脏穿刺点出血。预防：严格掌握适应证，对于肝硬化凝血功能差的患者，纠正后再治疗；对于表浅的肿瘤，穿刺过程中，消融针尽量经过一定的正常肝组织，调整穿刺针时要消融针道，尽量减少穿刺次数。消融结束后应再次超声或者CT扫描，排除腹腔出血的可能，对于有出血的患者，5～10min再次扫描，如出血范围持续扩大，应及时行肝动脉栓塞术；其他处理还包括监测生命体征、复查血红蛋白变化，以及积极扩容、输液、止血、输血、升压等。

（四）胆道出血

胆道出血表现为腹痛、黄疸及黑便，CT扫描可见胆囊及胆道内的高密度液体。原因主要是穿刺过程中消融针切割胆道、动脉，造成动脉-胆道瘘。预防：穿刺路径要朝向肝门，平行肝内管道。处理：对于出血量大者，及时行肝动脉栓塞术；胆囊出血较多、墨菲征明显的，可行胆囊穿刺引流缩短

病程；内科治疗包括止血、抗感染、抑酸等。一般出血停止后，由于胆汁的纤溶作用，1～2周患者的黄疸可恢复至术前水平。

（五）肿瘤种植

肿瘤种植原因包括穿刺出血、反复穿刺，以及穿刺针过瘤后再次调针时为消融针道等。种植概率与肿瘤的恶性程度有相关性。预防：穿刺应准确定位，避免反复多次穿刺；如果进针过深，不应直接将电极针退回，而是应该在原位消融后，再退针重新定位。

（六）肝衰竭

肝衰竭的主要原因是治疗前肝功能差、消融面积大，或者发生严重并发症（如感染、出血等）。预防和治疗：严格掌握适应证，肝功能Child-Pugh评分C级、大量腹水、严重黄疸等病例均为禁忌证；术后注意预防其他并发症的发生，预防感染，积极护肝治疗。对于大肿瘤的治疗，可采用多次消融的策略。

（七）肠瘘、胆瘘、支气管胸膜瘘

肠瘘、胆瘘、支气管胸膜瘘均为消融相关的严重并发症，死亡率高。消融策略见第七部分的"特殊部位肿瘤的消融"。对于发生胆瘘、支气管胸膜瘘的患者，可行胆囊、消融区胆汁瘤的引流治疗，积极请外科会诊。肠瘘患者应禁食水、抗感染、内科支持治疗，同时请外科会诊。

九、疗效评价

治疗后1个月，复查肝脏三期CT/MRI扫描，或者超声造影，以评价消融疗效。疗效分为：①完全消融。经肝脏三期CT/MRI扫描或者超声造影随访，肿瘤所在区域为低密度（超声表现为高回声），动脉期未见强化。②不完全消融。经肝脏三期CT/MRI扫描或者超声造影随访，肿瘤病灶周缘动脉期有结节样强化，提示有肿瘤残留。对治疗后有肿瘤残留者，可以进行再次消融治疗。

十、术后随访

术后应定期随访复查。术后前3个月每月复查肝脏三期CT/MRI扫描，或者超声造影，以及肝功能、肿瘤标志物等，观察病灶坏死情况和肿瘤标

记物的变化。之后每 3 个月复查肿瘤标志物、超声造影或者肝脏三期 CT/MRI 扫描（超声造影和 CT/MRI 相间隔）。根据随访结果判断肿瘤的复发和进展情况，具体包括：①局部肿瘤进展，即肿瘤完全消融后在消融灶的边缘出现新的病灶，新病灶与消融灶相连；②新发病灶，即肝内其他部位新发生的病灶；③远处转移，即出现肝外的转移灶。

十一、消融联合其他治疗

局部消融联合 TACE 等，疗效优于单纯 TACE 或者消融治疗。对于中晚期肝癌，消融治疗联合 TACE、靶向及免疫治疗可能会给患者带来更多的获益。

（张永宏　郑加生）

参 考 文 献

陈敏山, 2011. 肝癌局部消融治疗规范的专家共识. 实用肝脏病杂志, 14(4): 243-245.

柳明, 刘超, 李成利, 等, 2020. 影像引导肝癌的冷冻消融治疗专家共识 (2020 版). 中国医刊, 55(5): 489-492.

中华人民共和国国家卫生健康委员会医政医管局, 2022. 原发性肝癌诊疗指南 (2022 年版). 中华肝脏病杂志, 30(4): 367-388.

第四章　肝癌 TACE 治疗

一、概　　述

原发性肝癌主要包括肝细胞癌（hepatocellular carcinoma，HCC）、肝内胆管癌（intrahepatic cholangiocarcinoma，ICC）和混合型肝细胞癌-胆管癌（combined hepatocellular-cholangiocarcinoma，cHCC-CCA）3 种不同的病理学类型，三者在发病机制、生物学行为、病理组织学、治疗方法及预后等方面差异较大，其中 HCC 占 75%~85%、ICC 占 10%~15%。本文中的"肝癌"仅指 HCC。自 1976 年安德森（Anderson）肿瘤中心放射科完成首例肝动脉栓塞术治疗肝癌以来，经 TACE 成为肝癌的重要治疗方法之一。TACE 指采用栓塞剂栓塞肿瘤动脉，同时结合抗肿瘤药物，使肿瘤组织缺血、缺氧并产生细胞毒性作用，从而诱导肿瘤细胞坏死的治疗方法。目前，TACE 被公认为是最常用的肝癌局部治疗方法之一。在我国，TACE 的应用更为广泛，Ib~Ⅲb 期肝癌均可应用 TACE 进行治疗。

二、分　　类

（一）根据栓塞剂不同，TACE 分为以下两种

1. 传统 TACE（conventional TACE，cTACE） 即采用以碘化油化疗药物乳剂为主，辅以颗粒型栓塞剂栓塞的治疗方案（碘化油+化疗药物+颗粒类栓塞剂），颗粒型栓塞剂包括明胶海绵颗粒、空白微球、聚乙烯醇（polyvinyl alcohol，PVA）颗粒等。

2. 药物洗脱微球 TACE 又称载药微球 TACE（drug eluting beads TACE，DEB TACE），即以预先加载化疗药物的药物洗脱微球栓塞的治疗方案，目前临床使用的载药微球可栓塞肿瘤供血动脉，使肿瘤缺血坏死，同时又是一种化疗药物的载体，可加载化疗药物并在肿瘤局部缓慢、持续释放，维持肿瘤局部较高的血药浓度，从而进一步杀伤肿瘤细胞。

（二）经动脉介入技术

1. TACE 无化疗药物使用，仅采用颗粒型栓塞剂单纯栓塞治疗，该技术一般不单独使用，经常序贯局部消融术治疗肝癌。

2. 肝动脉灌注化疗（hepatic artery infusion chemotherapy，HAIC） 指通过经皮穿刺动脉血管（股动脉、桡动脉等）置管于靶动脉进行长时间持续性灌注化疗药物，相较于全身静脉化疗而言，提高了局部药物浓度和肿瘤对药物的摄取率，并将全身毒性降至最低。相对于传统的 TACE，HAIC 具有以下优势：①不良反应发生率较低，适应证更广。HAIC 不用任何栓塞剂，可以杜绝栓塞综合征及异位栓塞等不良事件的发生，具有更好的安全性，减少栓塞所致的不良反应；同时对于合并肝门静脉主干癌栓、动静脉瘘的患者，HAIC 也同样适用。②对后续手术操作影响小。HAIC 通常不会造成肿瘤与邻近器官，如膈肌、胆囊、胃肠等的粘连，可减少后续手术的操作困难及出血风险。③易操作、易普及。HAIC 多数只需置管于肝右动脉或肝左动脉，超选要求较低，在各级别医院都可按照统一标准执行。以奥沙利铂为基础的 FOLFOX 方案是目前国内的主流 HAIC 化疗方案（FOLFOX HAIC）。具体方案为奥沙利铂 85mg/m^2（体表面积）或 130mg/m^2 动脉滴注 2~3h，亚叶酸钙 400mg/m^2 或左亚叶酸钙 200mg/m^2 动脉滴注 1~2h，5-氟尿嘧啶 400mg/m^2 动脉灌注后再以 2400mg/m^2 持续动脉灌注 23h 或 46h，每 3 周重复一次，治疗间隔不宜超过 4 周。每次均应重新行动脉造影检查、插管及固定等操作，如果肿瘤血供情

况有变化，应重新置管于肿瘤的主要供血血管中。目前研究结果显示：FOLFOX HAIC 的中位显效时间为 4 个疗程，首次评价病灶没有明显进展的情况下，建议 HAIC 治疗维持至少 4 个疗程以上；如果在肝内病灶获得控制的同时，肝外病灶进展，建议在维持 HAIC 治疗的基础上联合系统性治疗。如果肝内病灶明显进展，或者出现不可耐受的不良反应，建议停止 HAIC 治疗。

3. 经动脉放射栓塞（transarterial radioembolization，TARE） 目前最常用的为钇 90 微球放射栓塞，是将携带有高强度放射性元素钇 90（Yttrium 90）的玻璃微球或树脂微球，经导管由肝癌的供血动脉注入，放射性微球随着血流停驻在肿瘤内的微细动脉中，由近距离、高辐射剂量的 β 射线杀死肝肿瘤。TARE 属于近距离放射治疗，又称选择性内放射疗法（selective internal radiation therapy，SIRT）。

三、适 应 证

1. 中国肝癌分期（China liver cancer staging，CNLC）Ⅱb、Ⅲa 和部分Ⅲb 期，肝功能 Child-Pugh 评分 A 级或 B 级（7～8 分），美国东部肿瘤协作组（ECOG）功能状态（performance status，PS）评分 0～2 分。

2. 部分有肝外转移的 CNLC Ⅲb 期，预计通过 TACE 治疗能控制肝内肿瘤生长而获益的肝癌。

3. 可手术切除或消融治疗，但由于其他原因（如高龄、严重肝硬化等）不能或不愿接受手术、局部消融治疗的 CNLC Ⅰ期、Ⅱa 期肝癌。

4. 巨块型肝癌，肿瘤占整个肝脏的比例＜70%。

5. 肝门静脉主干未完全阻塞，或虽完全阻塞但肝门静脉代偿性侧支血管丰富或通过肝门静脉支架置放可以复通肝门静脉血流的肝癌。

6. 肝癌破裂出血及肝动脉-肝门静脉分流造成门静脉高压的出血者。

7. 具有高危因素（包括肿瘤多发、合并肉眼或镜下癌栓、姑息性手术、术后 AFP 等肿瘤标志物未降至正常范围等）的肝癌患者根治术后，辅助性或预防性 TACE 能降低复发，数字减影血管造影（DSA）可以早期发现残癌或复发灶。

8. 肝癌切除、肝移植、消融等治疗后复发，

肝功能、ECOG 评分符合条件。

9. 初始不可切除肝癌手术前的转化或降期治疗，以实现转化甚至降低肿瘤分期，为手术切除、肝移植、消融创造机会。

10. 预计肝移植等待期超过 6 个月，可采用 TACE 桥接治疗。

四、禁 忌 证

（一）绝对禁忌证

1. 肝功能严重障碍，Child-Pugh 评分 C 级，包括严重黄疸、肝性脑病、难治性腹水或肝肾综合征。

2. 无法纠正的凝血功能障碍。

3. 肝门静脉主干完全被癌栓栓塞，肝门静脉侧支代偿不足，且不能通过肝门静脉成形术复通肝门静脉向肝血流。

4. 合并严重感染且不能有效控制。

5. 肿瘤弥漫或远处广泛转移，预期生存期＜3 个月。

6. ECOG 评分＞2 分、恶病质或多器官功能衰竭。

7. 肾功能障碍，血肌酐＞176.8μmol/L 或者肌酐清除率＜30ml/min。

8. 化疗药物或其他药物引起的外周血白细胞和血小板显著减少，白细胞＜3.0×10^9/L、血小板＜50×10^9/L，且不能纠正。

9. 严重碘对比剂过敏。

（二）相对禁忌证

1. 肿瘤占全肝比例≥70%，如果肝功能分级为 Child-Pugh 评分 A/B 级（7～8 分），可考虑分次栓塞治疗。

2. 脾功能亢进所致的外周血白细胞＜3.0×10^9/L、血小板＜50×10^9/L（如脾功能亢进），排除化疗性骨髓抑制及合并其他疾病，可通过部分性脾动脉栓塞等纠正后行 TACE 治疗。

3. 化疗性骨髓抑制及合并其他疾病。患者采用输血小板、药物等其他手段能升高白细胞、血小板至相对安全的水平，特殊或紧急情况下（如肝癌破裂，肝穿刺活检、消融、外科手术等治疗后的出血等）可以适当放宽。

五、TACE 术前准备

（一）实验室检查

1. 血常规、尿常规，以及粪便常规和隐血检查。

2. 肝、肾功能及电解质、血氨、凝血功能检查。

3. 肝炎相关的检查，可进行 HBV 和 HCV 标志物检查，包括乙肝表面抗原（HBsAg）、乙肝表面抗体（HBsAb/抗-HBs）、e 抗原（HBeAg）、e 抗体（HBeAb/抗-HBe）、核心抗体（HBcAb/抗-HBc），以及 HBV 脱氧核糖核酸（HBV DNA）定量、丙型肝炎病毒抗体、丙型肝炎 RNA 定量测定等，以评价患者慢性肝炎状态和病毒复制活跃程度。

4. 血肿瘤标志物检查。AFP 是临床随访，甚至是诊断肝癌的重要血清学指标，可同时检测 AFP 异质体（AFP L3）、异常凝血酶原（PIVKA Ⅱ）及 αL 岩藻苷酶（AFU）等助诊；检测 CEA、CA19-9 和 CA12-5 等肿瘤指标，用于肝癌的鉴别诊断。

5. 常规心电图检查，必要时完善心肌酶谱、超声心动图、冠状动脉 CTA 及肺功能等心、肺功能检查。

6. 传染病及基础病相关检查，如 HIV 的入院前检查，合并糖尿病者行血糖及糖化血红蛋白检查等。

（二）影像学检查

1. 动态增强 CT 或 MRI、超声造影　是目前诊断肝癌的主要手段，须在 TACE 治疗前 2 周内完成。对初诊患者 AFP＞400μg/L，排除其他病因、高度怀疑肝癌且上述 3 种影像学检查未能发现肝脏病灶的患者，可酌情选择肝动脉 DSA 检查。推荐使用肝细胞特异性对比剂［钆贝葡胺（Gd BOPT）或钆塞酸二钠（Gd-EOB-DTPA）］可提高小肝癌的检出率及对肝癌诊断与鉴别诊断的准确性。使用纯血池超声对比剂（注射用六氟化硫微泡）的超声造影对肝癌也有很高的特异性。治疗前常规完善胸部 CT，必要时完善全身骨扫描。

2. 正电子发射计算机断层成像（PET/CT）^{18}F 氟代脱氧葡萄糖（^{18}F-FDG）PET/CT 或 PET/MRI 全身显像的优势在于：①对肝癌进行分期，能够全面评价淋巴结转移及远处器官的转移；②再分期，因 PET 功能影像不受解剖结构的影响，可准确显示解剖结构发生变化后或者解剖结构复杂部位的复发转移灶；③疗效评价，TACE 治疗后的疗效评价较常规的影像学更加容易发现活性病变；④指导放疗生物靶区的勾画及消融的精确使用，但临床上仍然不作为常规手段使用。

（三）设备、栓塞材料与药物准备

1. 设备器械　DSA 机、高压注射器、心电监护仪等；穿刺针、导管鞘、导管、导丝以及微导管等。术前应根据患者体型，评估动脉入路，选择合适的导管及鞘管，避免不必要的血管损伤。

2. 药物　血管造影对比剂：推荐使用非离子型、低黏、低渗、低分子毒性对比剂，如碘美普尔、碘帕醇、碘普罗胺、碘海醇、碘克沙醇等，由于 TACE 治疗每次约用 100ml，多次造影和重复 TACE 可导致对比剂的累积剂量增加，对肾功能不全的患者要更加注意，以降低术后对比剂所致急性肾损伤的发生率；肿瘤化疗药物：常用蒽环类、铂类、丝裂霉素、氟尿嘧啶类等细胞毒性药物；镇吐药：5-HT$_3$ 受体拮抗药常用；镇痛药：如吲哚美辛、氟比洛芬、羟考酮、吗啡等；其他对症治疗药物：如地塞米松、利多卡因、阿托品、硝酸甘油、肾上腺素、多巴胺等。

3. 栓塞材料　常用有明胶海绵颗粒、载药微球、空白微球、PVA 颗粒、弹簧圈等。

（四）伦理与知情同意

与患者和（或）家属谈话，详细告知 TACE 治疗的必要性、预期疗效、手术操作过程中和术后可能发生的并发症和风险，其他替代治疗方法，获得患者（或）监护人同意，并签署 TACE 治疗知情同意书、化疗知情同意书以及介入手术中可能使用的医用消耗材料知情同意书等。

（五）患者术前准备

患者术前 4～6h 禁食，预计术程较长者，可留置导尿或戴尿套。有高血压病史者术前需控制血压至平稳水平，合并糖尿病者需控制血糖，必要时专科会诊，协助处理基础疾病。TACE 治疗前建立静脉留置通道。

（六）围手术期治疗

1. 抗病毒治疗　HBsAg 阳性的肝癌患者，无论 HBV DNA 定量检测数值是否有增加，在肝癌治疗前需要积极抗病毒治疗，以减少 TACE 治疗后

HBV 再激活和相关肝炎的发生概率及提高 TACE 治疗后的存活率。推荐使用核苷（酸）类似物长期服用，如丙酚替诺福韦、替诺福韦酯或恩替卡韦等（证据质量Ⅰa，推荐强度 A）。TACE 随访过程中应加强抗病毒治疗管理，原则上抗病毒治疗纳入介入治疗的全程管理中，尽量使 HBV DNA 滴度控制到最低水平（临床不可检出）。必须密切监测 HBV 相关指标（如乙型肝炎五项检查、HBV DNA 等），一般每 3～6 个月复查 1 次，以及时发现 HBV 激活并及时处理。同时需注意抗病毒药物本身的不良反应，如肾功能损害、骨质疏松的发生和管理，优先选择强效、耐药率低、安全性好的能够让患者长期服用的药物。所有 HCV RNA 阳性的患者，均应接受抗病毒治疗。抗病毒治疗终点为治疗结束后 12 或 24 周，采用敏感检测方法（检测下限≤15IU/ml）检测血清或血浆检测不到。

2. 保肝治疗 对肝功能储备不佳（Child-Pugh 评分 B 级）的患者给予保肝、降黄疸、补充白蛋白等治疗，保肝药物以抗炎、降酶、抗氧化、解毒、利胆和肝细胞膜修复保护作用的保肝药物为主。

3. 术后常规处理 术后监测生命体征，可采用心电监护。常规给予保肝、质子泵抑制药（PPI）制酸、镇吐、镇痛、营养支持等对症治疗 1～3d。对肿瘤负荷较大、栓塞剂量多的患者需加强水化、碱化尿液以保护肾功能，同时加强白蛋白等支持治疗，酌情应用小剂量激素（甲泼尼龙 40mg 或地塞米松 5～10mg），以减轻患者术后不良反应。围手术期管理还包括肝肾功能、电解质、血常规、凝血功能等复查，对怀疑有感染患者可行降钙素原、C 反应蛋白等检查。注意液体平衡、能量平衡、血糖、凝血功能等方面的变化和调整及抗菌药物合理使用等。

六、TACE 手术操作

（一）医师资质

2012 年 8 月 3 日国家卫生健康委员会以卫办医政发〔2012〕94 号印发《医疗机构手术分级管理办法（试行）》规定，TACE 属于三级手术范畴，即属于风险较高、过程较复杂、难度较大的手术。因此，TACE 应由经过介入医学系统培训、高年资主治医师及以上职称资质的专业人员进行实施。

（二）TACE 基本原则

1. 要求在 DSA 机下进行。
2. 必须严格掌握治疗适应证。
3. 必须强调超选择插管至肿瘤的供养血管内治疗。
4. 必须强调保护患者的肝实质。
5. 必须强调治疗的规范化和其基础上的个体化。
6. 如经过 2 次（充分寻找肿瘤侧支供血动脉或更换化疗药物）的 TACE 治疗后，肿瘤仍继续进展，则不适合继续原方案的 TACE 治疗，推荐联合消融、放疗等局部治疗或全身系统治疗，如分子靶向、免疫。

（三）肝癌供血动脉造影

患者取仰卧位，穿刺部位区域常规消毒、铺巾、局部浸润麻醉。通常采用 Seldinger 方法，经皮穿刺股动脉途径插管（股动脉穿刺点：腹股沟韧带下方 2cm 处），或对有条件的患者采用经皮穿刺桡动脉途径插管（桡动脉穿刺点，腕横纹近端 2～4cm 桡动脉搏动最明显处），置入导管鞘，将导管置于腹腔动脉或肝总动脉行 DSA 造影，造影图像采集应包括动脉期、实质期及静脉期。仔细分析造影表现，明确肿瘤部位、大小、数目以及供血动脉情况。若发现肝脏部分区域血管稀少/缺乏或肿瘤染色不完全，应做肠系膜上动脉、肾动脉、胃左动脉、膈下动脉、肋间/肋下动脉、胸廓内动脉、腰动脉等造影以发现异位起源的肝动脉或肝外动脉侧支供养血管。对于有介入手术治疗史的包膜下肿瘤，或者介入治疗后仍有动脉期强化的肿瘤病灶，建议结合术前动态增强 CT 或 MRI 图像评估可能存在的肝外侧支供血情况。推荐使用锥形线束 CT（cone beam CT，CBCT）及智能栓塞导航功能为肿瘤供血动脉的寻找提供帮助。对于严重肝硬化、肝门静脉主干及一级分支的癌栓患者，推荐经肠系膜上动脉或脾动脉行间接肝门静脉造影，了解肝门静脉血流情况。经桡动脉途径是肝癌 TACE 治疗的另一种入路选择。

（四）化疗药物选择

常用化疗药物有蒽环类、铂类、丝裂霉素、氟尿嘧啶类等，如多柔比星、表柔比星、伊达比星、丝裂霉素 C、铂类、5-氟尿嘧啶（5-FU）、雷替曲塞等。建议根据患者的肿瘤负荷、体表面积、体能状况、既往用药情况以及是否联合应用等选择配伍与用量。TACE 栓塞之前或之后经动脉灌注化疗时，不同药物一般需用 0.9% 氯化钠溶液或 5% 葡萄糖液稀释，缓慢注入靶动脉，注射药物时间应不少于 20min。载药微球可加载蒽环类等化疗药物，药动学研究显示，各种载药微球在载药特性上有所不同。

（五）栓塞剂及化疗药物配制应用

1. 化疗药物碘化油乳剂　碘化油与水溶液的体积比通常为 2∶1，推荐使用非离子型对比剂溶解药物制备阿霉素水溶液，超液化碘化油与化疗药物应充分混合成乳剂，配制成"油包水"乳化剂，从而提高其稳定性。碘化油乳剂应在术中配制后立即使用。对于血供丰富的肿瘤结节，碘化油的用量根据肿瘤的大小、数目和动脉血供的丰富程度决定碘化油用量，建议每次 TACE 碘化油用量一般 15ml 以下，不超过 20ml。可在碘化油乳剂栓塞的基础上加用明胶海绵等颗粒型栓塞剂，以尽量使肿瘤去血管化，提高肿瘤坏死率。在透视监视下依据肿瘤区碘化油沉积是否浓密、瘤周是否已出现肝门静脉小分支影为界限。碘化油乳剂可较长时间选择性地滞留在肿瘤内，据此可较准确地判断肿瘤的分布范围，并能发现一般影像检查难以发现的小病灶。

2. 载药微球　目前，临床上应用于肝癌治疗的载药微球主要有 DC/LC Beads、HepaSphere（又称 QuadraSpheres）、CalliSphere 载药微球等。

（1）DC/LC Beads：利用阴离子磺酸盐通过离子交换机制将带正电荷的药物（如多柔比星、表柔比星、伊立替康、伊达比星等）加载于微球上，微球直径主要有 50～100μm、100～300μm、300～500μm、500～700μm、700～900μm 等规格，载药量为 5～45g/L。

（2）HepaSphere：是一种生物相容性好、亲水、不可吸收和可膨胀微球，不仅可通过离子交换与带正电的多柔比星结合，还可通过吸水膨胀吸收不带电荷的药物。干燥状态下规格有 30～50μm、50～100μm、100～150μm、150～200μm 等规格。体外试验显示水溶液中微球直径增大为原来的 2～3.5 倍，在人血浆中最大可增大 4 倍，故可根据血管塑形达到更好的栓塞效果。

（3）CalliSphere：具有良好的生物相容性及极好的可变弹性，可压缩变形至 50%，有较好的通导性，不易堵塞微导管，达到靶位后可以快速恢复至原状，有 75～150μm、100～300μm、300～500μm、500～700μm、700～900μm、900～1200μm 等规格。

临床医师可以根据肿瘤大小、血供情况和治疗目的选择不同粒径的微球，从而达到理想的栓塞效果。载药微球均为不可吸收、非降解型微球，需要警惕微球对周围正常肝脏及邻近脏器误栓塞造成的损害，因此，微球粒径的选择尤为重要。肝内毛细血管直径一般在 7～9μm，肝窦直径在 7～12μm，毛细血管前终末微动脉直径一般 <50μm。肝窦前肝动脉有肝门静脉滋养血管、胆管血管丛、功能性肝动脉门静脉交通和肝动脉门静脉直接交通 4 种途径进入门静脉系统。肝内血管存在结构特点各异的微循环连接，这些交通支直径一般都在 50μm 之内。对肝内血管进行栓塞治疗时，不同血管栓塞后会出现相应区域的继发性改变。在进行载药微球治疗时，栓塞治疗终点是以靶动脉栓塞、血流减少为主要目标，因此应注意对可能存在的供血血管进行完全栓塞。不同直径的血管在栓塞后的结果不同：对 <20μm 的肝窦水平血管栓塞将引起肝脏局部梗死；动静脉吻合支的直径大多在 10～30μm，对其栓塞可能会导致肝脏坏死；对 <200μm 的肝内动脉进行栓塞，因其多为功能性终末动脉，栓塞后无肝内侧支循环形成；而对较大肝动脉进行栓塞后首先会引起汇管区周围肝细胞缺血，当肝小叶周边动脉血供全部被阻断时，才可能导致整个肝小叶坏死。总之，由于肝脏具有丰富血供及其独特的微循环结构，因此在对肝脏恶性肿瘤进行微球栓塞时，要遵循的基本原则是既对恶性肿瘤的供血血管尽可能完全栓塞，又要尽可能避免对周围正常肝组织造成误栓塞或过度栓塞，以免影响正常的肝脏功能。

对于富或中等富血供的肝癌，首选粒径 100～300μm 的微球进行栓塞，其中血供特别丰富者可加用 300～500μm 粒径微球；而对于乏血供肿瘤，应选粒径 75～150μm 或 100～300μm 的微球进行栓塞。由于肝内胆管完全由肝动脉供血，且供血动脉直径一般 <300μm，因此慎用 75～150μm 的微球，避免过度栓塞形成胆汁瘤。对于病灶直径 <3cm 的肿瘤，建议根据肿瘤血供情况选用

75～150μm 或 100～300μm 的微球；而对于＞5cm 的肿瘤，可先行 100～300μm 微球栓塞，再加用 300～500μm 的微球进行加强栓塞。较小病灶使用 1 瓶（25mg/瓶）微球就可以达到较好的栓塞效果，较大的肿瘤病灶往往需要使用 2～3 瓶（25mg/瓶）微球，这要求手术者应在术前拟定好治疗计划，预判所需微球量，以便于提前进行载药工作。对于合并肝动脉-肝门静脉分流的肝癌患者，应首先根据分流程度及分流量大小使用合适粒径的明胶海绵颗粒或弹簧圈对瘘口进行栓塞，之后再行微球栓塞治疗，避免微球通过瘘口对非病变部位误栓塞导致不良后果；对于合并肝动脉肝静脉分流的患者，也应首先使用明胶海绵颗粒或弹簧圈对分流通道进行栓塞，禁止使用 300μm 以下的微球以避免形成肺栓塞。

（六）TACE 技术要求

TACE 治疗技术包括微导管超选择（段或亚段动脉）插管至肿瘤的供血动脉分支内再进行栓塞，可减少对病灶周围正常肝脏的损伤；术中推荐 CBCT 引导的靶血管精确插管。微导管的应用可以避免动脉血管痉挛，并确保注射栓塞物质时存在向病灶的顺行血流。对于 cTACE，还可使用微球囊导管选择性闭塞动脉后行球囊闭塞 TACE（balloon occluded TACE，B-TACE），可获得更好的碘化油沉积，防止近端栓塞材料反流。如果前一次的治疗已经造成肝动脉的永久闭塞，必须寻找并治疗肿瘤的所有侧支血管以保证临床疗效。肝癌合并肝动脉门静脉瘘时，必须在 cTACE 之前进行瘘口的封堵，或选用肝动脉灌注化疗术或其他方案。TACE 治疗应尽量避免栓塞胆囊动脉。

（七）TACE 技术操作

使用微导管超选至肿瘤供血动脉。经微导管以缓慢而稳定的流率（根据肿瘤部位、患者疼痛阈值等决定）间断、缓慢地将碘化油乳化剂或载药微球及化疗药和对比剂的混悬液注入肿瘤供血动脉。根据肿瘤供血情况逐支栓塞，待达到栓塞终点时停止推注。

在 cTACE 操作过程中，当注射碘化油乳剂引起血流减慢后，可注入适量颗粒栓塞剂（空白微球或明胶海绵颗粒）达到栓塞终点。碘化油乳剂逆行栓塞至病灶周围肝门静脉分支，能达到肝动脉和肝门静脉双重栓塞的效果，可降低病灶的局部复发率。进行肝段或者亚段水平超选择栓塞时，碘化油乳剂注射完成后进行明胶海绵栓塞至栓塞物质完全停滞至导管尖端；进行选择性较低的肝叶水平化疗栓塞治疗时，栓塞终点是供血动脉呈"干树枝"状，即在栓塞细小的肿瘤供血动脉的同时保留肝段或者肝叶动脉的通畅性，以利于再次栓塞治疗。建议在明胶海绵或微球栓塞后至少 5min 再次验证，以确切评估栓塞效果。如果条件允许，推荐使用 CBCT 或 DSA CT 观察肿瘤内碘化油的沉积范围和程度，以及是否存在未栓塞的肿瘤部分。

在 DTACE 操作过程中，载药微球推注速度推荐 1ml/min，且在推注微球的过程中，要保持微球良好的分布均匀悬浮状态。当肿瘤供血动脉内载药微球和对比剂悬浮液流速在 3～4 个心动周期内不排空，可视为栓塞终点，暂停推注。停止 5～15min 后再次进行血管造影，若仍存在肿瘤染色，则继续进行栓塞，直至达到栓塞终点（肿瘤染色消失）。2ml（1 瓶）载药微球推注完成后，仍未达到栓塞终点的病灶，可以继续使用载药微球或空白微球进行栓塞，单次栓塞用量不超过 4ml，直至栓塞终点。若经济条件所限，可推注其他颗粒栓塞剂以达到栓塞终点，或随访后择期再次栓塞。

重视首次 TACE 治疗的意义。对局限于肝段或小肝癌，应使其周边的肝门静脉小分支显影，使肿瘤完全去血管化，达到肝动脉和肝门静脉双重栓塞的效果；对巨块型肝癌需结合患者肝功能、一般情况和肝门静脉通畅等前提下尽量使肿瘤去血管化；对肝左、右叶均有肿瘤的患者，应先处理负荷较重的肝叶肿瘤，待 2～4 周患者肝功能恢复后再处理另叶肿瘤，提倡采用分次治疗策略。

（八）拔除导管和导管鞘

TACE 术后拔除导管鞘前需注意患者血压变化并纠正高血压。股动脉入路患者，拔除导管和导管鞘后，在穿刺点上方沿动脉走行人工压迫至少 15min，再进行加压包扎，包扎方法一般采用弹力绷带"十字"或"8 字"交叉包扎法，以穿刺侧足背动脉可触及搏动为佳，后需卧床休息、穿刺侧下肢制动 6～12h。桡动脉入路患者，纱布卷纵向加压普通绷带包扎或专用的气囊加压带压迫穿刺点，术后每 30min 至 2h 调整绷带松紧度或气囊压迫程度，以可触及桡动脉搏动、手部皮肤颜色正常为准，24h 后拆除绷带。若采用缝合器、血管封堵器成功止血后，制动时间可缩短至 2h。

七、TACE 不良反应、并发症及其处理

（一）经皮血管穿刺插管术并发症

1. 局部血肿　发生率为 1%～5%，主要原因是术后靶点压迫不准确或不够、穿刺插管操作不当、使用抗凝溶栓药物、高血压和术后制动不够等。术后注意观察穿刺点有无明显隆起、胀痛及皮下淤血。一旦形成血肿，应立即重新压迫止血，并加压包扎。一般血肿可自行吸收痊愈，若血肿较大可采用较粗大的穿刺针穿刺血肿抽出淤血，并在血肿稳定后实施热敷或其他物理疗法促进血肿吸收。

2. 穿刺点出血　穿刺点少量出血时因敷料覆盖不易察觉，大量出血时患者会感觉穿刺点附近有明显的湿热感或敷料血染。一旦发现穿刺点出血，应立即压迫穿刺靶点，直至彻底止血后重新加压包扎。

3. 动静脉瘘和假性动脉瘤　发生率小于 1%，多发生于股动脉穿刺者。发生原因有动静脉毗邻关系（前后重叠等）、粗暴操作、使用溶栓药物或使用器材直径较大等。二者临床症状相似，多在术后数日至数月在腹股沟触及异常波动、闻及血管杂音，多普勒超声可确诊。假性动脉瘤一般采用局部压迫方法，体积较大者需辅以瘤腔内注射凝血酶，该种方法仍难以愈合及动静脉瘘者可行覆膜支架置入术或外科手术治疗。

（二）栓塞后综合征（post-embolization syndrome，PES）

PES 是 TACE 术最常见的不良反应，表现为发热、恶心、呕吐、肝区闷痛、腹胀、食欲减退等症状，可给予对症支持疗法，如镇吐、吸氧、镇痛、禁食、静脉水化等处理。镇痛可按照癌症疼痛三阶梯镇痛疗法。

（三）术中过敏

术中过敏主要是对比剂及化疗药物引起的急性过敏反应，具体表现为恶心、呕吐、支气管痉挛、明显的血压降低、呼吸困难、抽搐、肺水肿等，可术前给予镇吐药、地塞米松静脉滴注预防。术中出现急性重度过敏反应时，具体表现为呼吸困难、喘息支气管痉挛、喘鸣、低氧血症、血压下降或伴终末脏器功能不全（如肌张力低下、晕厥、失禁、持续腹痛），应给予面罩吸氧，肾上腺素（1∶1000）0.1～0.3mg 肌内注射，支气管痉挛者给予 β_2 受体激动药气雾剂吸入或地塞米松 10mg 静脉注射。

（四）术中出血

常因血管粥样硬化严重及操作不当引起动脉夹层动脉瘤或破裂出血，给予覆膜支架覆盖损伤段血管或对于肝内分支动脉采用医用胶或弹簧圈栓塞止血。

（五）术中胆心反射

术中胆心反射是由于化疗栓塞导致患者肝区缺氧、疼痛，刺激胆道血管丛的迷走神经所引起的一种严重不良反应，患者可表现为心率减慢、血压下降，严重者可因反射性冠状动脉痉挛导致心肌缺血、心律失常，甚至心搏骤停等现象。术前可给予阿托品或山莨菪碱预防，如术中患者出现迷走神经反射症状，可给予吸氧、静脉注射阿托品、用多巴胺升血压等措施治疗。

（六）术后并发症及合并症

1. 肝脓肿、胆汁瘤　DEB TACE 术后肝脓肿和胆汁瘤的发生率明显高于 cTACE。一旦出现肝脓肿，应给予抗菌药物，或经皮穿刺引流。对于胆汁瘤，较小无症状者可观察随访、不予处理，较大有症状或继发感染者可经皮穿刺引流。对于高危患者（如有胆道手术史）应预防性使用抗菌药物。明确是因 TACE 操作引起胆汁瘤的患者，不再对该部位进行 TACE 等经肝动脉治疗。

2. 上消化道出血　TACE 术后呕吐等导致黏膜撕裂出血、消化性溃疡加重等。出血原因可为溃疡出血或门静脉高压性食管胃底静脉曲张破裂出血，前者给予止血药及制酸药，后者加用降低肝门静脉压力的药物（生长抑素，如醋酸奥曲肽）。若大量出血，需用三腔双囊管压迫止血，或急诊内镜下注射硬化剂和（或）结扎曲张静脉团，必要时行肝胃冠状静脉及胃底曲张静脉栓塞术，或急诊行 TIPS。

3. 肝、肾衰竭　对于肝衰竭，应在原有保肝药物的基础上，调整和加强用药，必要时需人工肝治疗。肾衰竭者，可能与对比剂、化疗药物应用及

肿瘤坏死崩解有关。术前应充分询问病史，根据患者病情调整用药，CT、MRI 能显示清楚的应尽可能避免重复造影。TACE 前、后应充分水化，必要时需血液透析。

4. 骨髓抑制 表现为化疗药物所致的白细胞、血小板或全血细胞减少，可用口服与注射升白细胞和血小板药物，必要时给予输成分血或全血。

5. 异位栓塞 控制 TACE 术中的碘化油用量，一次碘化油用量尽量不超过 20ml。对于肝动静脉瘘者，尽量少用或不用碘化油直接栓塞，以免产生肺栓塞。对于巨大、血管丰富的肿瘤，栓塞后加用明胶海绵等栓塞颗粒栓塞肝动脉主干，可避免血流冲刷使碘化油廓清。对于 cTACE 高风险患者，建议选用栓塞微球等固体栓塞剂替代碘化油。有先天性心脏病，如房间隔缺损、室间隔缺损的患者，使用碘化油要慎重，一旦怀疑碘化油异位脑栓塞发生，应立即终止介入操作，必要时完善胸部及颅脑平扫 CT，及时明确移位栓塞部位并积极对症处理。

八、TACE 随访和疗效评价

（一）随访

推荐介入治疗间隔时间为患者介入术后至少 3 周，根据患者体能状态、肝功能状况、治疗耐受性、疗效和需要以决定后续的治疗。建议首次 TACE 术后 4～6 周时行腹部 CT 平扫+增强和（或）MRI 平扫+增强、复查胸部 CT 平扫，肿瘤标志物、肝肾功能和血常规等检查，有症状者需要进一步做相关检查和评估。

（二）疗效评价

TACE 治疗的疗效评价分为短期疗效和长期疗效。短期疗效的评价指标为客观应答率（objective response rate，ORR）、无进展生存期（progression free survival，PFS）等，长期疗效的评价指标为患者总生存期（overall survival，OS）等。推荐以实体瘤治疗疗效评价标准的修订标准（modified response evaluation criteria in solid tumors，mRECIST）来评估疗效。此外，欧洲肝病研究协会（EASL）推荐的在增强扫描成像中测量肿瘤强化的区域 mRECIST 来作为评估治疗反应的"EASL 标准"也是 TACE 术后常用疗效评价方式。

（三）影响疗效的因素

多项研究分析表明以下几点是肝癌患者 TACE 的预后因素。

1. HBeAg 状态、肝硬化程度、肝功能状态。

2. 血清 AFP 水平。

3. 肿瘤负荷。

4. 肿瘤包膜的完整性。

5. 有慢性乙型病毒性肝炎背景患者的血清 HBV DNA 水平。

6. 肿瘤血供情况。

7. 微血管内瘤栓。

8. 肿瘤的病理学分型。

9. 肿瘤临床分期。

10. 患者 ECOG 状态。

11. TACE 是否联合消融、放疗、肝动脉灌注化疗、分子靶向药物、免疫治疗等综合治疗。

相对于 Child-Pugh 评分体系，ALBI 评分体系是基于胆红素和白蛋白水平，可以更加客观地反映肝功能水平，两者直观的对应关系为 ALBI 1 级对应 92% 的 Child-Pugh 评分 A5，ALBI 2 级对应 Child-Pugh 评分 A5 至 Child-Pugh 评分 B9，ALBI 3 级对应 Child-Pugh 评分 B7 及以上。然而，一些肿瘤的特征，如肿瘤大小、AFP 水平，同样为预后指标。在 HAP 评分体系将胆红素、白蛋白、肿瘤大小及 AFP 作为分类变量。HAP A 级患者的中位生存期为 33 个月，HAP D 级患者的中位生存期为 12 个月。ART 评分系统中，影响因素由天冬氨酸转氨酶（AST）上升＞25%、Child-Pugh 评分增加 1 分或≥2 分、肿瘤无应答组成，若患者 ART 评分≥2.5，则不适合再接受 TACE 治疗。TACE 的预后列线图模型包含肝门静脉侵犯、肿瘤数目、肿瘤包膜、血清 AFP、AST、吲哚菁绿（indocyanine green，ICG）15min 滞留率等因素，经 868 例肝癌患者验证，其预测生存相关的 C 指数达 0.755。"Six and twelve"模型中，通过肿瘤最大直径和肿瘤数目建立模型，根据等高线图及 nomogram 能预测患者接受 TACE 治疗 3 年的生存率，将肿瘤最大直径和肿瘤数目之和分成了≤6、6～12 和＞12 三组，分别定义为低负荷、中等负荷和高负荷的肿瘤，患者的中位生存时间分别为 49、32 和 16 个月。使用上述模型能为肝癌患者 TACE 术前提供术后预期生存的参考值，辅助患者选择不同的治疗方式。

（四）疗效评估后治疗策略

根据 mRECIST 评价标准评价为完全缓解者暂不考虑继续行 TACE，继续定期复查；反之，若评价为部分缓解或疾病进展，若患者肝功能、体能状态等一般情况符合 TACE 手术要求，则需进行后续 TACE 治疗。

目前临床使用的"TACE 失败/抵抗"（TACE failure/refractoriness）概念由日本肝病学会（JSH）-肝癌研究组（LCSGJ）于 2014 年修订并沿用至今：①即使更换了化疗药物或重新评估供血动脉，连续 2 次及以上 TACE 治疗后 1～3 个月行 CT/MRI 检查显示肝内靶病灶与上一次 TACE 术前相比仍有 50% 以上残存活性或出现新病灶。②出现肝外转移或血管侵犯。③术后肿瘤指标持续升高（即使有短暂下降）。此概念提出的初衷是为了在发挥 TACE 治疗优势的同时，尽可能减少因反复或无效 TACE 造成的肝损伤、机体免疫力下降等并发症，从而提高患者疗效，改善患者预后。TACTICS 研究结果提示，肿瘤肝内转移/多中心起源是肝癌生物学特性，TACE 联合靶向药物治疗后即使肝内出现新发病灶，仍可继续 TACE 治疗。此外，TACE 治疗本身存在较高的异质性，因此该"抵抗"概念存在一定的局限性。

九、基于 TACE 的综合治疗

（一）肝癌合并肝门静脉癌栓

对于癌栓未完全阻塞肝门静脉主干，或完全阻塞但已形成向肝性侧支循环的患者可视为 TACE 的相对适应证。TACE、HAIC、分子靶向药物治疗、三维调强适形放疗或 γ 刀治疗、SBRT、^{125}I 放射性粒子条内放射或粒子支架治疗及局部消融治疗可提高肝门静脉癌栓的疗效。对于肝门静脉主干癌栓或一级分支癌栓者，可行肝门静脉支架植入术，恢复肝门静脉向肝血流，缓解门静脉高压、拓宽治疗选择。

（二）肝癌合并肝动脉-肝门静脉或肝静脉分流

根据术中造影时肝动脉-肝门静脉显影的速度，可分为快速型（显影时间 2s 之内）、中速型（显影时间 2～3s）、慢速型（显影时间 3s 以上）肝动脉-肝门静脉瘘。对于快速型和中速型不宜采用碘化油化疗乳剂栓塞，推荐选用直径较大（500～700μm）的颗粒型栓塞剂或弹簧圈、无水乙醇、PVA、氰基丙烯酸异丁酯（NBCA）胶等栓塞瘘口；对于中慢速型推荐超选择的插管后再使用 300～500μm 直径的颗粒栓塞剂行栓塞治疗（证据质量 Ⅱa，推荐强度 B）。

合并肝动脉-肝静脉分流的肝癌患者多数合并肝静脉瘤栓，直接使用碘化油化疗乳剂可增加碘化油肺栓塞的发生率，应根据血流速度选择颗粒型栓塞剂或弹簧圈进行栓塞（证据质量 Ⅱa，推荐强度 B）。

（三）肝癌合并下腔静脉癌栓或梗阻

肝癌合并下腔静脉癌栓时，若患者无临床症状，下腔静脉狭窄程度<50%，对肝内肿瘤按常规 TACE 治疗；若下腔静脉狭窄>50%，并伴有大量腹水、腹壁静脉曲张等下腔静脉梗阻表现时，应先置放金属内支架以开通下腔静脉。针对局限性下腔静脉癌栓，可考虑联合放疗或 ^{125}I 粒子条治疗。

（四）肝癌破裂出血

手术切除与 TACE 对于肝癌破裂出血均有较好的效果，但是手术受到了多种因素的影响，应根据患者的一般情况、肝功能状态等，积极地进行介入栓塞治疗。

（五）肝癌术后预防性 TACE

对存在高危复发因素，如术前肿瘤破裂、直径>5cm，以及病理检查显示微血管侵犯、脉管瘤栓、切缘阳性、组织分化差、术后肿瘤标志物水平未降至正常的患者，推荐外科术后预防性 TACE 治疗。推荐肝癌切除术后 1 个月左右行首次肝动脉造影，若未发现复发灶，先行灌注化疗，再酌情注入 2～5ml 碘化油并栓塞。4 周后行 CT 检查，以期达到早期发现和治疗小的复发灶作用。若无复发灶，则推荐间隔 6～8 周后行第 2 次肝动脉预防性灌注化疗。

（六）肝移植前桥接或手术前降期治疗

TACE 通过物理阻断肿瘤血供及化疗药物局部杀伤的共同作用导致肿瘤坏死，减轻肿瘤负荷，可将一部分不可手术的患者转化至符合手术标准。一项单中心随机对照研究（RCT）报道，在 73 例肝移植患者中有 21 例（28.8%）在初诊时超米兰标准，经过 TACE 治疗降期后接受了肝移植，尽管转化治疗后再行肝移植的患者有着较高的复发率（9.5%∶1.9%，$P>0.05$），但 OS 与米兰标准内的肝移植患者相似。其他的 RCT 数据也表明，TACE 为初始不可切除肝癌患者创造了潜在手术切除的机会，并能够转化为生存获益。一项纳入 831 例中国肝癌患者的回顾性研究发现，对于其中 82 例经 TACE 治疗后获得部分缓解的患者，手术切除组较继续保守治疗组有更长的 OS（49 个月∶31 个月），显著提高了 5 年生存率（26%∶10%）。目前文献报道的 TACE 治疗中、晚期肝癌手术治疗转化率在 11.9%～24.0%，未来通过联合治疗有望进一步得到提高。

（七）TACE 联合局部消融

TACE 联合局部消融多用于不能手术切除的直径 3～7cm 的单发肿瘤或多发肿瘤，TACE 联合消融效果优于单纯的 TACE 或消融治疗。经 cTACE 治疗后的肝内病灶，更易在 CT 引导下消融时显示。

（张永宏　郑加生）

参考文献

中国抗癌协会肝癌专业委员会, 2021. 肝动脉灌注化疗治疗肝细胞癌中国专家共识 (2021 版). 中华消化外科杂志, 20(7): 754-759.

中国抗癌协会肿瘤介入学专业委员会, 2022. 药物洗脱微球治疗不可切除原发性肝癌的临床应用共识. 中华放射学杂志, 56(4): 349-355.

中国医师协会介入医师分会临床诊疗指南专委会, 2021. 中国肝细胞癌经动脉化疗栓塞 (TACE) 治疗临床实践指南 (2021 年版). 中华医学杂志, 101(24): 1848-1862.

中华人民共和国国家卫生健康委员会医政医管局, 2022. 原发性肝癌诊疗指南 (2022 年版). 中华肝脏病杂志, 30(4): 367-388.

第五章 经颈静脉肝内门体静脉分流术

一、定 义

经颈静脉肝内门体静脉分流术（transjugular intrahepatic portosystemic shunt，TIPS）是通过在肝静脉/下腔静脉与肝门静脉之间的肝实质内建立分流道，以降低肝门静脉压力，治疗食管胃底静脉曲张破裂出血和（或）反复性胸腔积液、腹水等门静脉高压的微创手术。

二、适应证和禁忌证

（一）适应证

1. 急性静脉曲张出血

（1）优先 TIPS：对于食管静脉曲张（esophageal varices，EV）、胃食管静脉曲张 1 型和 2 型（type 1/2 gastroesophageal varices，GOV1 and GOV2）急诊出血，符合以下任一标准，应在 72h（理想情况下＜24h）内行优先 TIPS（pre-emptive TIPS，pTIPS）：Child-Pugh 评分 C 级＜14 分，或 Child-Pugh 评分 B 级＞7 分初次内镜下有活动性出血，或肝静脉压力梯度（hepatic venous pressure gradient，HVPG）＞20mmHg。

（2）挽救性 TIPS：药物联合内镜仍未能控制静脉曲张出血，最好行挽救性 TIPS。

（3）静脉曲张出血是门静脉高压引起，治疗目的应是降低肝门静脉压力而不是纠正凝血异常。

（4）急性静脉曲张出血事件中，不推荐输注新鲜冰冻血浆，因为它不能纠正凝血功能障碍，并可能导致容量超负荷和加重门静脉高压。

2. 预防静脉曲张再出血

（1）TIPS 是 NSBB 或卡维地洛联合内镜曲张静脉套扎术（endoscopic variceal ligation，EVL）仍然发生再出血的治疗选择。

（2）对无法获得/耐受 EVL 或卡维地洛或 NSBB 的患者，可单独使用其中的任何一种，对有复发性腹水的患者应考虑 TIPS。

（3）对于 NSBB 或卡维地洛联合内镜仍需输血的门静脉高压性胃病（portal hypertensive gastropathy，PHG）患者，应考虑 TIPS。

（4）GOV2、孤立性胃静脉曲张 I 型（isolated gastric varices type 1，IGV1）和异位静脉曲张患者，球囊导管辅助下逆行性静脉闭塞术（balloon-occluded retrograde transvenous obliteration，BRTO）已证实是安全、有效的，可视为内镜治疗或 TIPS 的替代方法，前提是该治疗可行（分流的类型和直径）且有治疗经验的专业医师。

3. 复发性腹水、肝性胸腔积液（HH）和肝肾综合征（HRS）

（1）复发性腹水（1 年需大量抽腹水≥3 次），无论是否存在静脉曲张或有无静脉曲张出血，都应考虑 TIPS 治疗。

（2）TIPS 是治疗难治性 HH 的重要方法，经限制性钠盐摄入和利尿治疗无效时，可以有效控制 HH。

（3）TIPS 可以为 HRS 患者（尤其是 2 型 HRS）的有效治疗方法，但仍需要依靠进一步随机对照研究来确定其长期疗效。

4. 巴德-基里亚综合征（Budd-Chiari syndrome，BCS）

（1）BCS 应采用阶梯式治疗策略，包括：抗凝、血管成形/支架植入/取栓/溶栓、TIPS 及肝移植。

（2）内科治疗（包括抗凝）没有改善，且不宜行经皮血管成形/支架植入/取栓/溶栓，则应由具有 BCS 经验的中心行 TIPS。

5. 肝窦阻塞综合征（HSOS） 对于 HSOS 内科治疗效果不佳者，可行 TIPS 控制反复性腹水和门静脉高压。

6. 门静脉高压合并门静脉血栓形成（PVT） 推荐 TIPS 用于抗凝治疗未开通的 PVT 患者，尤其是等待肝移植者。

（二）禁忌证

1. 绝对禁忌证 ①充血性心力衰竭或重度瓣膜性心功能不全。②难以控制的全身感染或炎症。③ Child-Pugh 评分＞13 分或者终末期肝病评分＞18 分。④重度肺动脉高压。⑤严重肾功能不全（肝源性肾功能不全除外）。⑥快速进展的肝衰竭。⑦肝脏弥漫性恶性肿瘤。⑧对比剂过敏。

2. 相对禁忌证 ①先天性肝内胆管囊状扩张症（Caroli 病）、胆道阻塞性扩张。②多囊性肝病。③门静脉海绵样变。④中度肺动脉高压。⑤重度或顽固性 HE。⑥胆红素＞51.3μmol//L（胆汁淤积性肝硬化患者除外）。⑦重度凝血病。

三、术前检查和准备

（一）实验室、影像学和病理学检查

1. 实验室检查 术前应检查血常规、凝血功能、肝功能、肾功能、血氨、D-二聚体、血型和感染筛查等。肝硬化患者，应首先明确肝硬化的病因和诊断，全面检查肝硬化相关并发症。

2. 影像学检查

（1）术前行肝脏平扫加增强 CT/MRI 检查，有条件的单位应行肝门静脉血管三维重建，以充分了解肝后段下腔静脉、肝静脉与肝门静脉的位置关系，以及 PVT 范围及程度、肝静脉是否通畅、肝内是否有占位及占位是否影响分流道、胆管是否扩张、是否多囊肝等。

（2）上消化道内镜，可明确为食管胃底静脉曲张破裂出血，并对曲张静脉进行分类。

（3）心脏超声，可排除显著收缩性或舒张性心功能不全。对于超声心动图上收缩性肺动脉压＞50mmHg（1mmHg=0.133kPa）、充血性心力衰竭、三尖瓣反流或心肌病的患者建议进行右心置管来进一步排除肺动脉高压。

3. 肝穿刺病理学检查 对于实验室和影像学检查不能明确肝硬化或门静脉高压原因者，根据血小板计数和是否有腹水等情况行经皮经肝穿刺或经颈静脉肝内穿刺活检进行病理学检查，必要时可同时行基因学检测。

（二）术前准备

1. 备全相关器械，由于 TIPS 治疗操作复杂，所需器械种类较多，术前一定要准备好所有器械，避免影响术中操作。

2. 备好急救药物，以及时治疗术中可能出现的并发症。

3. 反复性腹水或胸腔积液的患者，术前应行腹腔穿刺术或胸腔穿刺术。

4. 签署知情同意书。

5. 会阴部备皮。

6. 建立静脉通路。

四、操作流程

（一）麻醉

大部分患者可在局部麻醉下完成。尚需根据各医疗中心条件、术者经验及患者状态决定麻醉方法。对于年老、儿童或对疼痛耐受性差、急性出血且血流动力学不稳定的患者可采用全身麻醉和气管插管。

（二）门静脉显像

为了增加肝门静脉穿刺的导向性，可先行肠系膜上动脉或脾动脉间接门静脉造影显示肝门静脉。建议行肝门静脉正位和侧位造影，必要时行斜位造影，以判断肝门静脉穿刺点的安全性。

（三）颈内静脉穿刺

颈内静脉穿刺首选颈内静脉入路，通常选择右侧颈内静脉穿刺。如果由于解剖等原因穿刺右侧颈内静脉无法成功，可以尝试穿刺左侧颈内静脉或颈外静脉。建议采用超声引导下穿刺（尤其对于伴有颈内静脉解剖异常或颈内静脉血栓的患者），可以减少穿刺并发症。如果无超声设备，可经股静脉将 Cobra 2 导管置入颈内静脉内定位穿刺。

（四）肝静脉插管

颈内静脉穿刺成功后，将导丝送入下腔静脉，并沿导丝送入鞘管。调整导丝进入所选肝静脉并进行肝静脉造影，以了解下腔静脉肝静脉开口位置及

解剖特点。测量并记录第二肝门下腔静脉压。选择适当的肝静脉作为门静脉穿刺入路，将穿刺系统选择性插入肝静脉。通常肝右静脉较符合上述条件，但在肝硬化肝右叶严重萎缩者，肝右静脉常变细、上移，此时在此插管需要一定的经验和技巧。肝中静脉为次选，其位置较肝右静脉靠前偏下，与肝门静脉左、右干之间的距离较短并且夹角较大，选择此处进行穿刺前可以侧位透视观察其走向，以便调整进针点。如果无可用肝静脉，可经肝段下腔静脉直接穿刺肝门静脉。

（五）肝门静脉穿刺

肝门静脉穿刺是 TIPS 成败的关键步骤，也是容易产生严重并发症的操作环节。术前通过仔细观察影像学资料，预估穿刺角度，以减少穿刺次数。肝门静脉穿刺常用的定向方法包括影像学资料、间接门静脉造影和实时超声引导等，在这些方法的指导下，通常选择距离最短、弯曲角度最小的肝门静脉进行穿刺。对于肝静脉、肝门静脉走行及位置关系相对复杂的患者（如肝右叶萎缩、BCS、PVT），术前 CT 和 MRI 断面及冠面图像可以帮助操作者判断从肝静脉穿刺肝门静脉的最佳途径。

穿刺针到达预定的肝静脉后，在透视下调整穿刺针在肝静脉的深度和角度，然后顺势穿入肝实质，撤出穿刺针，停止后稳持导管鞘，用注射器一边负压抽吸一边后撤穿刺针外套管。如顺利抽到回血，立即透视下注入对比剂，以证实是否穿入肝内门静脉。若不成功，则应根据患者具体情况，调整穿刺深度及角度进行下一轮穿刺。数次穿刺不能抽到回血时可采用边回撤穿刺针边推注少量对比剂的方法，因为穿刺到肝门静脉小分支时可能抽不到回血，但可注射显影，此时可辨认肝门静脉穿刺点与穿刺针的关系，有时也可以插送导丝进入肝门静脉。

对肝静脉萎缩、闭塞或寻找困难的患者，可以选择第二肝门附近的肝后段下腔静脉进行肝门静脉穿刺。在穿刺肝门静脉困难的情况下，可采用经皮经肝穿刺置管直接门静脉造影引导穿刺。经皮经肝穿刺门静脉成功后引入导丝（导管或球囊）引导穿刺，导丝（导管或球囊）在肝门部向下转弯处标志肝门静脉分叉部。有意识地采用不同的技术组合，使每一次穿刺都有计划、有目的

地进行。有条件者可采用 B 超引导下的穿刺技术及术中 DSA 和 CT 静脉造影（CTV）图像融合导航技术，可减少肝包膜破裂以及误穿动脉、扩张胆管、肝实质肿物（囊肿、血管瘤、肿瘤）发生的可能。

（六）建立门腔通道

从肝静脉穿刺肝门静脉成功后，通过注射对比剂判断所穿刺管腔是否为肝内门静脉分支。用超滑导丝调整进入脾静脉或肠系膜上静脉进行正、侧位（必要时斜位）直接门静脉造影，判断准确无误后，测量基线水平的肝门静脉压力，计算肝门静脉和下腔静脉压力差，作为门静脉压力梯度（portal venous pressure gradient，PPG）。

（七）门体侧支血管的栓塞

建议尽可能栓塞侧支血管，尤其是粗大的分支血管。栓塞后可增加分流道的血流速度，降低分流道狭窄和再出血发生率；即使分流道闭塞后，也可以增加再出血的缓冲时间；同时可增加肝内门静脉血流灌注，改善患者肝功能。伴有顽固性肝性脑病的肝硬化患者中，71% 的患者存在脾肾或胃肾分流道。因此，栓塞粗大的自发性门腔分流道可有效降低肝性脑病（hepatic encephalopathy，HE）的发生率。

（八）球囊导管扩张术及腔内支架植入术

沿加硬导丝送入球囊导管并扩张穿刺道，通常采用 6~8mm 球囊。结合球囊扩张时的切迹及血管造影结果选择合适的血管支架，定位后释放。释放支架时要注意各种支架的特性。对于 TIPS 专用支架，远心端覆膜部分应开始于肝门静脉和肝实质的汇合处，近心端应到达肝静脉下腔静脉入口处，同时避免支架过度进入下腔静脉或右心房，以免增加日后肝移植手术的难度。对于非 TIPS 专用支架，近心端标准同上，支架下端应尽可能顺应肝门静脉走行，但也应避免支架过多地进入肝门静脉主干。对于术中支架两端位置欠佳者，可直接叠放支架予以矫正，以保证支架走行顺畅，无扭曲和明显成角，两端覆盖充分。术后门静脉造影确认血流通过支架的顺畅性，并再次测量肝门静脉和第二肝门下腔静脉压力，计算 PPG。

（九）术后 PPG 的测量和最佳阈值

PPG 的测量建议选择门静脉-下腔静脉压力梯度（在清醒或轻度镇静的状态下，分别在肝门静脉主干和下腔静脉支架引流处测量。对于曲张静脉破裂出血，建议 PPG 降低到 12mmHg 或以下，或者 PPG 比基线水平降低 50% 以上，可以显著降低曲张静脉再出血的风险。对于胃底曲张静脉，目前最佳 PPG 尚未确定，通常认为预防胃底静脉曲张破裂出血所需的压力要低于 12mmHg。反复性腹水患者术后最佳 PPG 尚不清楚。由于腹水的形成不仅与门静脉高压相关，而且受到腹腔感染及肾功能等因素的影响，因此很难确定反复性腹水患者的降压最佳阈值。

五、术后临床处理

当日常规行保肝、脱氨、抗感染、补液、利尿等治疗，术后第 1 日和第 3～5 日行血常规、肝肾功能、凝血功能、血氨等检查。嘱患者保持每日排便通畅，必要时进行灌肠治疗。密切观察患者的症状和体征，如患者有不适症状，需及时进行检查和治疗。

六、术后护理

术后应进行 24h 生命体征监测，尤其是术后 6h 内；记录 24h 尿量；反复性腹水患者应记录腹围变化；有腹腔或胸腔引流管者，应记录腹水或胸腔积液引流的量，观察其颜色等性状变化。

七、并发症及处理

TIPS 并发症可发生于 TIPS 术中及术后。术中并发症主要包括腹腔出血、穿刺部位血肿、心律失常等；术后并发症主要包括分流道失功、肝性脑病、肝衰竭、下肢水肿等。

（一）术中并发症

1. 腹腔出血 腹腔出血为 TIPS 严重的并发症之一。TIPS 穿刺过程中，损伤肝动脉、肝外门静脉、操作引起肠系膜血管壁撕裂及穿破肝包膜均可造成腹腔出血。当患者出现血流动力学不稳定、呕血、腹痛及腹部膨隆等表现时，需警惕是否出现致命性腹腔出血。腹腔穿刺及腹部超声有助于腹腔出血的诊断，必要时行 CTA 明确可能的出血来源。当术中穿刺次数较多时，建议术后即刻行肝动脉造影除外肝动脉损伤。肝动脉损伤包括肝动脉出血、假性动脉瘤形成、肝动脉闭塞、肝动脉-门静脉瘘/肝动脉-肝静脉瘘/肝动脉-胆管瘘形成。肝动脉损伤导致的腹腔出血要尽快采取 TACE 止血。行肝动脉造影时，需将每一支肝动脉分支血管超选造影，以防遗漏损伤的分支血管。栓塞材料建议用游离弹簧圈或明胶海绵栓塞。肝门静脉损伤所致的腹腔出血，顺利开通分流道及药物保守治疗后多可好转，如出血仍无法控制，可考虑覆膜支架植入。

2. 穿刺部位血肿 常发生于颈动脉，与颈内静脉穿刺困难有关。建议超声引导穿刺。发生后通过局部压迫大多可以缓解。

3. 心律失常 多与导丝在心脏内打弯相关，建议透视下操作，如发生及时将导丝送入下腔静脉内或撤出，必要时可使用药物治疗。

4. 心脏压塞 与穿刺点位置过高有关，误穿刺入心包内。患者有进行性血压下降、面色苍白、心率增快、心音遥远、颈静脉扩张、神志烦躁不安时，应首先考虑心脏压塞的可能，可行心脏彩超或胸部 CT 证实。一旦明确诊断，应紧急做心包穿刺引流。

（二）术后并发症

1. 分流道失功 分流道失功就是出现分流道狭窄或闭塞。覆膜支架的应用使 TIPS 分流道 1 年狭窄及闭塞率明显下降。分流道狭窄及闭塞大多与支架异位相关，包括支架覆膜部分未完全覆盖肝实质段、支架未能放置到肝静脉-下腔静脉汇合处。术中仔细测量分流道长度并选择合适支架，可减少支架异位的发生。另外也与分流道的长短、角度有关，应尽可能选择短、顺、直的分流道。如出现分流道失功，可通过球囊扩张、叠加其他支架的方法延长或修正分流道，必要时可行平行 TIPS 治疗。

2. 肝性脑病 肝性脑病是 TIPS 术后较常见的并发症，但 TIPS 术后新发或加重的肝性脑病发病率仅为 13%～36%，多出现在术后 1～3 个月。TIPS 术后肝性脑病的病因不单是建立的 TIPS 分流道导致肠源性神经毒素入体循环所致，还包括 TIPS 术后暂时性肝功能下降、血脑屏障通透性增加等。应用 TIPS 专用支架，术中栓塞自发性门体分流及曲张静脉，从肝门静脉左支行分流术可以降低 TIPS 术后肝性脑病的发生率。对于轻度的肝性脑病，给予一般对症治疗、通便、灌肠、饮食调整及药物治疗，并预防严重 HE 的发生；对于严重的肝性脑病，首先要积极寻找诱因，去除诱因，并加强药物治疗。

难治性 HE 发病率为 3%～8%，大部分患者可通过支架内限流术改善症状，但对限流术无反应的患者一般预后较差。临时封闭分流道可以用来治疗 TIPS 相关的早期肝衰竭。无论支架内限流术还是封闭分流道之前均应该考虑到术后再出血或者腹水加重等其他门静脉高压失代偿事件的再次发生。对于支架内限流或封闭后临床症状改善不明显的患者肝移植是最终治疗的方法。

肝性脊髓病是慢性肝病非常罕见的并发症，外科行门腔静脉分流术后及 TIPS 术后严重肝功能不全时也罕有发生，MRI 对肝性脊髓病的预测及诊断具有意义。肝性脊髓病表现为伴有感觉缺失的痉挛性瘫痪及轻度感觉异常。肝性脊髓病患者应预防跌倒，保守治疗方法包括限制蛋白质摄入、口服乳果糖导泻、苯二氮䓬受体拮抗药、大剂量维生素 B、加巴喷丁、己酮可可碱等药物。保守治疗效果不佳时，部分脾动脉栓塞、早期行 TIPS 分流道内限流术或封闭术及早期肝移植都是有效的治疗手段。

3. 急性肝衰竭　TIPS 术后血流动力学改变可导致肝脏局部缺血，Child-Pugh 评分高的患者更易出现。多数患者为自限性或仅需保守治疗。少数患者可出现肝梗死及急性肝衰竭，病死率高。肝梗死可表现为右上腹痛及肝功能恶化，CT 或 MRI 有助于评估缺血梗死区域。除积极药物治疗外，通过缩减 TIPS 分流道直径可减少过多的分流，有望缓解肝功能的进一步恶化。如仍出现持续的胆红素升高，应考虑急性肝衰竭的可能，肝移植可能是肝衰竭患者挽救生命唯一有效的方法。

4. 下肢水肿　TIPS 术后 20%～30% 的患者可出现双下肢不同程度的水肿，考虑与术后循环再分配有关，大部分通过口服利尿剂可缓解。如不能缓解，可以加用 β 受体阻滞剂，如普萘洛尔治疗。

八、术后随访及管理

（一）TIPS 术后分流道评估

TIPS 术后应在术后第 1、3、6 个月复查多普勒超声及增强 CT 评估分流道情况，此后每 3 个月复查 1 次。如随访过程中再次出现门静脉高压症状，如复发性腹水、静脉曲张出血，提示有分流道狭窄的可能，需对分流道进一步评估。多普勒超声示分流道血流速度峰值 <50cm/s 或 >200cm/s 时高度提示存在支架功能障碍。增强 CT 可见分流道内充盈缺损影。需进一步行门静脉造影及压力测定明确分流道情况。

目前尚无证据表明覆膜支架植入后抗血小板聚集及抗凝治疗能降低分流道再狭窄的发生率。如合并高凝状态，如 BCS、脾切除术后、门静脉血栓形成、门静脉海绵样变患者，术后常规抗凝可能受益。

（二）消化道出血 TIPS 术后管理

急诊 TIPS 的术后管理内容主要为维持患者生命体征稳定，评估出血是否控制，检测肝、肾、心、肺等脏器功能及处理肝性脑病。此类患者肝功能检测尤为重要，因术后存在极高的肝衰竭风险。择期 TIPS 的患者术后管理主要包括 24h 内临床症状的评估及肝功能检测，如指标均在正常范围及症状好转，可考虑出院，如发现明显肝功能异常或症状恶化，则需进一步处理。

（三）腹水 TIPS 术后管理

腹水患者的术后管理较出血更加复杂，腹水的出现常提示预后较差，尤其是腹水形成时间较长的患者。TIPS 术后 70%～80% 的患者可有效地控制腹水，但仍需配合低盐饮食、限制液体摄入及利尿药使用。TIPS 术后应依据患者对利尿药的反应进行剂量调整，通常是需要减少利尿药用量，直至有效的最低剂量。

（四）营养支持

肝硬化患者常出现营养代谢失衡，与营养代谢失衡、吸收障碍等因素所致的营养摄入不足有关。TIPS 术后，尤其是腹水患者，更加面临着营养代谢失衡的问题。肝硬化患者对蛋白质的需求量增加，除消化道出血或肝性脑病患者应短期内限制蛋白质摄入外，TIPS 术后不必过度限制蛋白质摄入，并应鼓励进食高比例的植物蛋白。鼓励进食富能量、高纤维素、含蛋白质的食物；脂肪提供的能量比例应控制在 25%～30%。少食多餐，日间进食时间间隔应控制在 3～5h，并建议夜间进食 1 次。

九、出院宣教

患者出院后可能出现肝性脑病的并发症，建议出院时向家属进行宣教。宣教内容包括要有家属陪护；控制蛋白质饮食，但不是无蛋白质饮食；保持排便通畅；按时服药；定期复查及不适就诊等。

十、小　结

TIPS 为四级手术，该技术是目前介入治疗中技术含量最高、手术难度最大的手术之一，被称为介入放射学的"皇冠"。因此特别要强调门静脉高压 TIPS 治疗的全程精细化管理。从适应证和禁忌证的精准把控，术前与家属的充分沟通，术中的精准操作，术后的密切随访及管理，每一步都会影响患者的预后和生存。因此"成功的 TIPS 手术"不只是成功地把支架植入患者体内，更是决定于能否成功地进行全程精细化管理。

（李建军　郑加生）

参 考 文 献

中国医师协会介入医师分会, 2019. 中国门静脉高压经颈静脉肝内门体分流术临床实践指南. 中华肝脏病杂志, 27(8): 582-593.

De Franchis R, Bosch J, Garcia-Tsao G, et al, 2022. Baveno VII-renewing consensus in portal hypertension. J Hepatol, 76(4): 959-974.

第六章　肝癌放射治疗

一、概　　述

放射治疗简称放疗，关于放疗在 HCC 中的应用早在 20 世纪 60 年代就开始了相关研究，但由于二维放疗技术精准度低和肝脏本身放射耐受性较差，限制了剂量的提高，传统的全肝放疗仅能达到姑息治疗的目的。20 世纪 90 年代后进入了三维放疗时代，随着三维适形放疗（three-dimensional conformal radiotherapy，3D-CRT）、调强放疗（intensity modulated radiotherapy，IMRT）、体部立体定向放疗（stereotactic body radiotherapy，SBRT）、图像引导放疗（image-guided radiation therapy，IGRT）等先进放疗技术的发展，HCC 放疗达到了全程精准实施，在正常器官尤其是正常肝组织得到更好保护的前提下，肿瘤剂量得以提高，放疗在 HCC 治疗中的安全性和有效性得以体现。目前，放疗已成为 HCC 的重要治疗手段并应用于各个期别疾病的治疗中，包括 SBRT 对小肝癌的潜在根治性治疗，以及放疗联合手术、TACE、免疫靶向综合治疗和肝外转移灶的放疗等。

二、适　应　证

（一）SBRT 在小肝癌（≤5cm）中的应用

外科手术是早期 HCC 的根治性治疗手段，但由于肝功能不佳、一般状态差、疾病局部进展等情况，仅约 30% 的患者有手术机会。对无法耐受手术的患者，射频消融术（RFA）在一些早期患者中可以获得与手术切除相似的疗效，但 RFA 的应用容易受到肿瘤大小和位置的限制。SBRT 是先进的大分割放疗技术，能实现处方剂量与肿瘤高度适形及迅速跌落，给予肿瘤少分次、大剂量照射的同时

可最大限度地减少正常组织的受照剂量。大量研究结果一致表明 SBRT 治疗 HCC 是安全、有效的，对于小肝癌（≤5cm）患者，SBRT 是潜在的根治性治疗手段。对于无手术或消融治疗等适应证，由于高龄、严重合并症等无法耐受手术或消融治疗，或不愿接受有创性治疗，以及经过其他治疗后残留和复发的 HCC 患者，均可采用 SBRT 治疗。

大宗系统回顾、荟萃分析和前瞻性研究结果显示，HCC 患者经过 SBRT 治疗可获得良好的局部控制和长期生存，2～3 年局部控制率可达到 83.6%～97.0%，部分小样本研究的 3 年局部控制率甚至高达 100%，2 年总生存率（overall survival rate，OSR）为 57.8%～84.0%，3 年 OSR 是 39.0%～76.0%，多中心回顾性分析显示 5 年 OSR 为 24.0%。在前瞻性临床试验中，经过合适的患者选择及严格的放疗实施，3 年 OSR 可达到 66.7%～76.0%。法国一项多中心前瞻 2 期临床研究纳入了 43 例初诊初治肿瘤直径为 1～6cm 的 HCC 患者，SBRT 作为首选治疗，处方剂量 45Gy/3 次，结果表明对于不适合手术、移植、消融或栓塞等局部治疗的早期小肝癌，采用 SBRT 治疗安全、可行，且获得了很好的局部控制率和 OSR，中位 OS 达 3.5 年。更多研究则包括了相当部分的其他治疗后失败、复发者或经历多重治疗的患者，部分还包括大肿块、伴有肝门静脉瘤栓（portal vein tumor thrombus，PVTT）或肝外转移的进展期 HCC，表明 SBRT 也可作为残留或复发肿瘤的挽救性治疗。局部控制率和 OSR 的影响因素包括肿瘤大小和剂量，肿瘤直径＜5cm 者局部控制率和 OSR 更佳，剂量增加和更好的局部控制率与 OSR 相关，而不良反应仅轻微增加。SBRT 能达到对肿瘤的消融性治疗，作为无创性治疗手段，还能免于疼痛、出血和针道种植等。最常见的不良反应是肝功能异常和胃肠道反应，大样本荟萃分析表明≥3 级不良反应发生率＜5.0%。肝功能 Child-Pugh 评分分级与≥3 级肝脏并发症显著相关，Child-Pugh 评分 B 和 C 级患者发生严重肝脏毒性的风险增加。通过食管胃十二指肠镜检查评估胃、十二指肠毒性，发现 SBRT 前、

后内镜检查无明显差异，SBRT 不增加肝硬化静脉曲张出血的风险且放疗相关性出血的风险降低，1年治疗相关严重毒性的发生率仅 3%。

关于 SBRT 和手术、RFA 的疗效对比，大量研究表明在 HCC 中 SBRT 具有与手术或消融治疗相似的疗效，且对于直径>3cm 或位于膈顶被膜下、邻近大血管和主要胆道的病灶有技术优势。我国多中心的回顾性研究对比了肝癌 SBRT 与手术的疗效，结果发现两者的 OS 和无进展生存期（progression free survival，PFS）均无显著差异，肝脏毒性相似，SBRT 作为非侵入无创性治疗具有更少的并发症，SBRT 可作为不宜手术患者的有效替代治疗。SBRT 和 RFA 对比，在肿瘤数目≤3 个、直径≤3cm 的不可手术 HCC 患者中，两者总生存率和肝脏不良反应相似，3 年 OSR 分别是 70.4% 和 69.1%，而 3 年局部复发率 SBRT 显著低于 RFA（5.3%：12.9%，$P<0.01$），尤其对于邻近血管、胆道的病灶。亚洲 7 个中心共 2064 例患者的回顾性分析显示，经过配对分析，SBRT 的 2 年局部复发率显著低于 RFA（16.4%：31.1%，$P<0.000\,1$），这项研究提示对于不可手术的 HCC，SBRT 是 RFA 的有效替代治疗，尤其是直径>3cm、位于膈下、邻近大血管和 TACE 治疗后复发的患者。

（二）放疗联合手术的综合治疗

尽管进行了根治性手术，大部分患者仍会出现术后复发，术后 5 年复发率达 60%～70%，长期生存不能令人满意，术后 5 年生存率低于 50%，然而有效的术后辅助治疗能减少疾病复发、延长患者生存。对于潜在可手术、等待移植或伴 PVTT 的可切除 HCC，有效的术前辅助治疗能提高手术切除的概率和疗效。近年来，放疗在 HCC 术前和术后辅助治疗中取得了很多突破，窄切缘（<1cm）手术、微血管侵犯（microvascular invasion，MVI）术后放疗可显著降低术后复发；伴 PVTT 的可切除 HCC，术前新辅助或术后放疗可显著延长患者生存；肝移植前桥接放疗可有效控制肿瘤，保持患者的肝移植候选状态，甚至提高疗效。

1. 窄切缘术后辅助放疗　随着手术适应证扩大，R0 切除和保留足够肝体积之间需要取得平衡，临床中经常无法达到根治性手术要求≥1cm 的安全切缘。对邻近肝门血管主干的中央型 HCC 或伴

有严重肝硬化的 HCC，为保护大血管或尽可能多地保留非肿瘤肝实质，窄边缘（<1cm）手术往往是唯一的选择。多个研究显示切缘<1cm 是无复发生存（relapse-free survival，RFS）的独立危险因素，窄切缘术后复发率显著高于宽切缘手术患者。王维虎等的回顾性研究在国际上首先证实，放疗是 HCC 窄切缘术后有效的辅助治疗。在此基础上开展的前瞻性研究，对 76 例 HCC 窄切缘术后患者给予 IMRT 治疗，处方剂量 50～60Gy/25～30次，术后放疗患者 5 年 OSR 达到 72.2%，PFS 达到 51.6%，3 级不良反应约为 10.0%，主要复发模式为肝内转移，但无一例切缘复发。这些研究结果表明，HCC 窄切缘手术联合术后放疗可以弥补手术不足，取得与宽切缘根治性手术相似的疗效。

2. MVI 术后辅助放疗　显微镜下脉管腔内见到癌细胞属于 MVI，多出现在原发肿瘤 1cm 范围内。15%～57% 的患者术后 MVI 阳性，MVI 阳性往往提示微小转移的存在并可促进肝内转移的发生，是术后早期复发的重要危险因素，因此有效的术后辅助治疗十分重要。TACE 是常用的术后辅助治疗，然而多项研究显示，与 TACE 相比，术后放疗的 RFS 和 OSR 显著提高。前瞻性研究结果证实，与不进行术后放疗相比，术后 IMRT 治疗能显著延长 MVI 阳性患者的 RFS 和 OSR，术后放疗组 3 年 OSR 和 RFS 可达 80.7% 和 63.4%，而对照组仅为 50.0% 和 36.1%，且无论 MVI 分级高低，术后 IMRT 治疗均有意义，均能显著提高 RFS。

3. 可切除的 PVTT 手术联合放疗　HCC 容易侵犯肝脏脉管系统形成瘤栓，PVTT 是最常见的形式，初诊时 10%～40% 的患者存在 PVTT。PVTT对肝功能可产生直接影响，是 HCC 重要的不良预后因素。对于经选择的伴 PVTT 的可切除 HCC，手术能提供更好的生存，然而当 PVTT 位于肝门静脉主干或左、右支时，即使手术切除，术后复发率也很高，需要联合多种治疗手段来改善这些患者的预后，术前或术后放疗被证明是有效的辅助治疗手段。新辅助放疗可显著减少瘤栓范围、降低肿瘤负荷，甚至达到降期切除。上海东方肝胆外科医院开展的多中心随机对照临床研究证实，新辅助放疗联合手术切除可显著减少复发、提高生存。该研究纳入新辅助放疗和单纯手术患者各 82 例，3D-CRT 处方剂量为 18Gy/6 次，与单纯手术对照，新辅助放

疗联合手术的 1 年总生存率（75.2%：43.1%，$P<$ 0.001）和无疾病生存率（33%：14.9%，$P<$0.001）显著提高，新辅助放疗是显著减少 HCC 相关死亡率和复发率的因素。术后放疗也是有效的辅助治疗手段，随机临床试验表明，对于伴 PVTT 的 HCC 患者，进行术后辅助 IMRT 治疗与不放疗相比能显著提高患者无病生存率和总生存率，术后放疗组的中位无病生存期和总生存期达 9.1 个月和 18.9 个月，对照组仅有 4.1 个月和 10.8 个月。

4. 肝移植前桥接放疗　由于供肝资源短缺，等待肝移植的患者常需要进行桥接治疗，有效的桥接治疗可以阻止肿瘤进展，甚至缩小肿瘤，维持患者的肝移植候选状态，恰当的治疗还应该避免出现严重的肝功能损害。TACE 和消融是常用的治疗手段，但对于大病灶、邻近大血管或主要胆管和肝功能不佳的患者应用受限。基于 SBRT 对 HCC 的安全性和有效性，一项比较 SBRT、TACE 和 RFA 作为肝移植桥接治疗效果的研究显示，三种治疗手段的候选者退出率无明显差异，术后并发症相似，5 年 OSR 接近（SBRT 75%：TACE 69%：RFA 73%，$P=0.4$），表明 SBRT 可作为安全、有效的肝移植桥接治疗手段，而且对于不能耐受 TACE 或 RFA 治疗的患者具有独特优势。

（三）不可切除的 HCC 综合治疗

由于 HCC 起病隐匿，大多数患者确诊时已处于中晚期，包括肿瘤体积大（>5cm）、多发病灶、合并瘤栓等情况，常失去手术及其他根治性治疗机会。TACE 是不可切除 HCC 最常用的治疗手段之一，但治疗对肝功能的要求高、可能出现碘油沉积不佳影响疗效，以及局部进展期疾病往往对单一治疗效果不佳，因此 TACE 经常需要联合其他治疗手段进行综合治疗。TACE 联合局部放疗有理论合理性：TACE 缩小肿瘤体积可以缩小照射野、局部化疗药物能产生放射增敏效果以及放疗可有效杀灭碘油沉积不佳和肿瘤边缘因栓塞再通继续存活的肿瘤细胞等。大量临床数据一致表明，TACE 联合放疗是不可切除 HCC 的有效治疗策略，可显著提高肿瘤局部控制和总生存，是目前的主流治疗选择之一。

为了比较 TACE 联合放疗与单纯 TACE 之间的疗效，有研究者对 25 项临床研究（11 个小样本随机对照研究、14 个非随机对照研究）共 2577 例不可手术的 HCC 进行系统回顾和荟萃分析，其中 8 个研究包括了中晚期患者，18 个研究包括了 PVTT 患者，多数研究采用常规分割放疗。结果提示联合放疗可显著提高肿瘤缓解率，中位 OS 达 22.7 个月，显著优于单纯 TACE 的 13.5 个月（$P<$ 0.001），1～5 年 OS 均是综合治疗组更高，亚组分析显示无论是否合并 PVTT 都可以从综合治疗中获益。对于单个不可手术的大病灶患者（4～7cm），2 期临床试验显示 SBRT 联合 TACE 的客观缓解率（objective response rate，ORR）高达 91%，中位完全缓解时间长达 10.1 个月，获得了很好的 OS 和 PFS。TACE 联合放疗与单纯 TACE 对比，肿瘤直径为 5～7cm 时 2 年 OSR 分别为 63% 和 42%，8～10cm 时分别为 50% 和 0，大于 10cm 分别为 17% 和 0。对 283 例巨块型 HCC（≥10cm）进行分析，综合治疗无论是放疗联合 TACE 还是同步放化疗，均可明显提高肝内局部控制和延长生存。对肝内多发病灶 HCC 患者的研究显示，TACE 联合放疗使病灶均得到控制者，局部放疗有生存获益。肝内肿瘤多发但均可以包括在放疗野内或放疗野外病变得到良好控制者，中位生存时间 16 个月，而放疗野内病变控制良好，但放疗野外病变仍有活性者中位生存时间只有 5 个月。

合并 PVTT 是 HCC 患者最主要的不良预后因素之一，在最佳支持治疗下生存期仅 2～4 个月。大部分 PVTT 不可手术切除，3 期临床研究显示索拉非尼能提高这些患者的生存，但生存延长不到 3 个月。很多回顾性研究显示放疗对 PVTT 患者有效且治疗耐受性良好，瘤栓 ORR 为 39.6%～51.8%，被认为是局部治疗最有效的手段之一，包括放疗在内的综合治疗可将中位 OS 提高到 10.2～10.6 个月。基姆（Kim）等对 639 例合并 PVTT 的 HCC 患者采用 TACE 联合放疗作为一线治疗的效果进行分析，中位 OS 达 10.7 个月，≥3 级肝功能异常、胆红素升高和胃肠道出血发生率分别是 8.1%、1.5% 和 1.6%，表明 TACE 联合放疗是合并 PVTT 的 HCC 患者安全、有效的一线治疗手段。随机对照临床试验将 TACE 联合放疗与索拉非尼头对头比较，伴 PVTT 的局部进展期 HCC 一线采用 TACE 联合放疗，显著提高了影像学缓解率、延长了疾病进展时间和总生存，无一例因肝脏毒性中断治疗，表明 TACE 联合放疗是安全且优于索拉非尼的治疗方案。

（四）放疗联合靶向免疫治疗

对于不可切除的中晚期 HCC 放疗后患者分析显示，肝内放疗野外复发和肝外转移是主要的失败模式，提示局部治疗联合系统治疗的必要性。近年来，免疫检查点抑制药在 HCC 治疗上取得了很大进展，IMbrave150 研究显示，和索拉非尼对比，阿替利珠单抗联合贝伐单抗方案能显著延长晚期 HCC 患者的 OS 和 PFS。放疗和免疫靶向治疗具有协同增效的作用，抗血管生成靶向药物能使肿瘤血管正常化从而改善肿瘤血供，增强放疗敏感性；放疗可调控免疫微环境，增强免疫治疗的效应。放疗联合免疫靶向治疗是当前的研究热点，可能为 HCC 患者带来更好的生存获益。

对 76 例使用纳武单抗治疗的晚期 HCC 分析显示，既往或同步进行放疗者较单纯免疫治疗者，无论是 PFS 还是 OS 都显著延长，且不良反应可耐受，提示放疗联合免疫治疗是可行的。有研究对比了 SBRT 联合免疫治疗与 TACE 在局部进展期 HCC 中的疗效和安全性，结果显示 SBRT 联合免疫治疗显著提高了 1～2 年 PFS 和 OS，治疗相关不良反应也更少。有研究者回顾性分析了 63 例伴有 PVTT 的 HCC 进行 TACE 联合放疗加或不加索拉非尼的安全性和有效性，结果显示联合索拉非尼者与不联合者相比，中位 PFS 显著延长，中位 OS 呈现获益趋势。一项 2 期临床试验对 40 例不可切除 HCC 患者采用放疗同步或序贯索拉非尼治疗，ORR 达 55%，2 年 OS 达 32%，肝脏毒性是主要的限制性毒性，表明放疗联合靶向治疗需结合肝功能情况考虑。

（五）肝外转移灶放疗

HCC 淋巴结转移以肝门淋巴结转移最常见，也可转移至胰、脾和主动脉旁，或累及心包横窦和锁骨上淋巴结，部分患者淋巴结转移可引起疼痛或压迫十二指肠出现梗阻等症状。帕克（Park）等研究显示，淋巴结转移的 HCC 患者放疗后 ORR 达 79.5%，放疗剂量增加和治疗反应率提高显著相关。转移淋巴结对放疗有反应是 OS 的独立预后因素，有反应者较无反应者 OS 显著提高，这意味着淋巴结转移放疗有可能带来生存获益。HCC 侵犯下腔静脉或右心房很少见，约占 4%。里姆（Rim）等的研究显示，侵犯下腔静脉/右心房的 HCC 患者放疗的 1 年 OSR 为 53.6%，提示放疗对这类患者是安全可行的。

HCC 远处转移以肺、肾上腺、骨转移常见，转移灶浸润、压迫会导致疼痛、黄疸、咳嗽等症状，这些患者应以系统治疗为基础，部分患者可进行包括局部治疗在内的多学科综合治疗。进行姑息性放疗可以缓解转移灶导致的疼痛、梗阻或出血等症状，延缓肿瘤发展，改善生存质量，应注意恰当的剂量选择以避免出现严重的治疗相关不良反应。对 HCC 肺转移进行 <60Gy 的姑息性放疗安全、有效，ORR 为 76.9%，2 年 OSR 为 70.7%。对于肾上腺转移灶放疗，文献报告 ORR 为 38.3%～55.6%，1 年 OSR 为 53.1%～59.9%。骨转移放疗的疼痛缓解率达 77.0%～96.7%。脑转移患者预后差，放疗通过控制颅内病灶和预防颅内出血，可能延长患者生存。

近年来，随着放疗技术的发展和临床数据的不断积累，HCC 的放疗取得了显著进步，并被国内外指南共识广泛推荐。随着靶向免疫治疗时代的到来，放疗和免疫靶向治疗的联合也将成为 HCC 治疗领域研究的热点之一。相信随着肝癌综合治疗理念和实践的不断提高，肝癌患者的生存率也一定会继续提升。

三、禁　忌　证

对于肝内病变广泛弥漫分布、PS 评分 3～4 分、肝功能 Child-Pugh 评分 C 级、既往同一部位放疗史、合并严重的内科基础疾病的 HCC 患者，预计不能安全实施放疗者不建议行放疗。

四、放　疗　实　施

（一）放疗技术

HCC 放疗技术的选择和放疗野的设计要遵循充分保护正常肝组织的基本原则，即便是接受低剂量照射的正常肝体积也要尽量减少。建议采用 3D-CRT、IMRT 技术，结合 IGRT 和呼吸控制，尤其对于 SBRT，每次治疗必须进行图像引导，以提高治疗的准确性并减少治疗的不良反应。

（二）放疗靶区定义

肿瘤区（gross target volume，GTV）建议同时参照定位 CT 和 MRI 图像，定位图像采集应尽可能采取同一固定体位，使 CT 和 MRI 更好地融合。在 GTV 基础上考虑到亚临床病变，需要确定临床靶区（clinical target volume，CTV）。对于肝内原发肿瘤，在没有病理分级、非 SBRT 技术的情况下，建议 GTV 外扩 5mm 形成 CTV；采用 SBRT 技术时，多不需要外放 CTV；瘤栓多局限在管壁内，一般不需要外放 CTV；由于 HCC 出现淋巴结转移少见，CTV 一般不包括淋巴引流区，但对于已经出现淋巴结转移的患者，建议 CTV 包括相应淋巴引流区。考虑到靶区的移动和摆位误差，需要确定计划靶区（planning target volume，PTV），一般在 CTV 基础上外放 5～15mm，具体根据各单位质控数据确定。

（三）放疗剂量和分割方式

SBRT 治疗的最佳剂量和分割模式尚无统一标准，主要取决于肝功能和正常器官剂量限值，也与病变大小、数量和位置等有关。若肿瘤≤5cm、肝功能 Child-Pugh 评分 A 级，多采用总剂量 30～50Gy/3～5 次；若肿瘤＞5cm 或靠近胃肠道，单次剂量可以减少为 5～5.5Gy，共照射 10 次左右。常规分割放疗剂量多采用 50～60Gy、单次 1.8～2.0Gy，可以根据肝功能、肿瘤大小和位置等适当个体化调整。

五、放疗并发症与处理

常见的急性不良反应主要包括乏力、恶心、呕吐、骨髓抑制、肝损伤，严重者有上消化道出血等。并发症治疗以对症为主，多数急性不良反应在放疗后可以恢复。

放射性肝病（radiation-induced liver disease，RILD）是肝脏放疗最主要的剂量限制性毒性，典型 RILD 大多数发生在放疗后 4 个月内，表现为疲乏、体重增加、腹围增大、无黄疸性腹水、肝大和碱性磷酸酶升高超过正常值上限 2 倍；非典型 RILD 大多数发生在放疗后 3 个月内，主要表现为肝功能的异常，如转氨酶升高超过正常值上限 5 倍，或肝功能 Child-Pugh 评分增加超过 2 分，无肝大和腹水。诊断 RILD 要排除肿瘤进展、病毒性

或药物性因素。严重 RILD 的死亡率较高，临床实践中的重点是预防 RILD 的发生。应用现代精准放疗技术发生 RILD 的概率已大大下降，在制订放疗计划前要充分评估患者的肝功能，根据患者的具体情况制订出恰当的放疗方案。

（王维虎　段钟平）

参 考 文 献

国家卫生健康委员会, 2022. 原发性肝癌诊疗指南 (2022 年版). 临床肝胆病杂志, 38(2): 288-303.

中国医师协会放射肿瘤治疗医师分会, 中华医学会放射肿瘤治疗学分会, 中国抗癌协会肿瘤放射治疗专业委员会, 2020. 中国原发性肝细胞癌放射治疗指南 (2020 年版). 临床肝胆病杂志, 37(5): 1029-1033.

Chen B, 2021. Phase 2 study of adjuvant radiotherapy following narrow-margin hepatectomy in patients with HCC. Hepatology, 74(5): 2595-2604.

Chiang CL, 2021. Combined stereotactic body radiotherapy and immunotherapy versus transarterial chemoembolization in locally advanced hepatocellular carcinoma: a propensity score matching analysis. Front Oncol, 11: 798832.

Durand-Labrunie J, 2020. Curative irradiation treatment of hepatocellular carcinoma: a multicenter phase 2 trial. Int J Radiat Oncol Biol Phys, 107(1): 116-125.

Hara K, 2019. Radiotherapy for hepatocellular carcinoma results in comparable survival to radiofrequency ablation: a propensity score analysis. Hepatology, 69(6): 2533-2545.

Huo YR, Eslick GD, 2015. Transcatheter arterial chemoembolization plus radiotherapy compared with chemoembolization alone for hepatocellular carcinoma: a systematic review and meta-analysis. JAMA Oncol, 1(6): 756-765.

Jang WI, 2020. A phase 2 multicenter study of stereotactic body radiotherapy for hepatocellular carcinoma: Safety and efficacy. Cancer, 126(2): 363-372.

Lee DY, 2015. Prognostic indicators for radiotherapy of abdominal lymph node metastases from hepatocellular carcinoma. Strahlenther Onkol, 191(11): 835-844.

Long HY, 2021. Treatment strategies for hepatocellular carcinoma with extrahepatic metastasis. World J Clin Cases, 9(21): 5754-5768.

Mathew AS, 2020. Long term outcomes of stereotactic body radiation therapy for hepatocellular carcinoma without macrovascular invasion. Eur J Cancer, 134: 41-51.

Rim CH, 2018. External beam radiation therapy to hepatocellular carcinoma involving inferior vena cava and/or right atrium: a meta-analysis and systemic review. Radiother Oncol, 129(1): 123-129.

Rim CH, Kim HJ, Seong J, 2019. Clinical feasibility and efficacy of stereotactic body radiotherapy for hepatocellular carcinoma: a systematic review and meta-analysis of observational studies. Radiother Oncol, 131: 135-144.

Sapisochin G, 2017. Stereotactic body radiotherapy vs. TACE or RFA as a bridge to transplant in patients with hepatocellular carcinoma. an intention-to-treat analysis. J Hepatol, 67(1): 92-99.

Shanker MD, 2021. Stereotactic ablative radiotherapy for hepatocellular carcinoma: a systematic review and meta-analysis of local control, survival and toxicity outcomes. J Med Imaging Radiat Oncol, 65(7): 956-968.

Su TS, 2017. Long-term survival analysis of stereotactic ablative radiotherapy versus liver resection for small hepatocellular carcinoma. Int J Radiat Oncol Biol Phys, 98(3): 639-646.

Sun J, 2019. Postoperative adjuvant IMRT for patients with HCC and portal vein tumor thrombus: an open-label randomized controlled trial. Radiother Oncol, 140: 20-25.

Sun J, 2020. Stereotactic body radiotherapy versus hepatic resection for hepatocellular carcinoma(≤5cm): a propensity score analysis. Hepatol Int, 14(5): 788-797.

Takeda A, 2016. Phase 2 study of stereotactic body radiotherapy and optional transarterial chemoembolization for solitary hepatocellular carcinoma not amenable to resection and radiofrequency ablation. Cancer, 122(13): 2041-2049.

Wang L, 2020. Postoperative adjuvant treatment strategy for hepatocellular carcinoma with microvascular invasion: a non-randomized interventional clinical study. BMC Cancer, 20(1): 614.

Wei X, 2019. Neoadjuvant three-dimensional conformal radiotherapy for resectable hepatocellular carcinoma with portal vein tumor thrombus: a randomized, open-label, multicenter controlled study. J Clin Oncol, 37(24): 2141-2151.

Yoon SM, 2012. Radiotherapy plus transarterial chemoembolization for hepatocellular carcinoma invading the portal vein: long-term patient outcomes. Int J Radiat Oncol Biol Phys, 82(5): 2004-2011.

Yu JI, 2019. Clinical significance of radiotherapy before and/or during nivolumab treatment in hepatocellular carcinoma. Cancer Med, 8(16): 6986-6994.

Zhao Y, 2019. Safety and efficacy of transcatheter arterial chemoembolization plus radiotherapy combined with sorafenib in hepatocellular carcinoma showing macrovascular invasion. Front Oncol, 9: 1065.

第七章　肝硬化脾切联合断流手术

一、概　　述

断流术是用手术阻断门奇静脉间的反常血流，以控制门静脉高压并发食管胃静脉曲张破裂出血。凡减少或阻断肝门静脉、奇静脉之间反常血流的手术统称为门奇静脉断流术。断流手术方法很多，阻断的部位和范围也各不相同，应用较多的有食管下端横断术、胃底横断术、自动吻合器行食管下端横断术、食管下端胃底切除术以及贲门周围血管离断术。在这些断流手术中，食管下端横断术、胃底横断术阻断门奇静脉间的反常血流不够完全，也不够确切，而食管下端胃底切除术的手术范围大，并发症多，死亡率较高。目前应用较多且疗效最为满意的主要术式是贲门周围血管离断术。随着对食管下段和贲门周围解剖学研究的不断深入，选择性断流术越来越受到重视。选择性断流术可以显著降低术后出血率、病死率以及肝性脑病的发生率，主要得益于其保留了胃冠状静脉和食管旁静脉的主干，仅离断食管贲门周围的穿支静脉，从而可维持人体自发形成的分流道，目前该术式在门静脉高压治疗中更具有优势，被认为是治疗门静脉高压的理想手术方法。随着微创理念不断深入人心，腹腔镜下选择性食管胃断流加脾切除术和达·芬奇机器人辅助下行门奇断流术已被作为一种安全、有效的治疗门静脉高压的方法。

二、术前准备

（一）改善营养

术前给予高糖、高蛋白、高维生素、低盐和低脂饮食。对食欲减退的患者，应适当给予肠外和肠内营养，以改善全身情况。

（二）纠正贫血及低蛋白血症

近期大出血后患者，若有中度以上贫血和明显的低蛋白血症，术前1周应间断输注适量红细胞、人血清白蛋白或血浆。近期无大出血，而存在小细胞低色素中度以上贫血者，术前可给予口服铁剂或静脉输注蔗糖铁。

（三）保肝治疗

术前应给予保肝治疗。

（四）改善凝血机能

术前1周常规肌内注射或静脉注射维生素 K_1。对凝血酶原时间明显延长和血小板明显低下的患者，应于术前输注血浆或血小板，也可口服升血小板药物（如马来酸阿伐曲泊帕片）。

（五）预防性应用抗生素

可适当应用广谱抗生素，如氨基糖苷类、头孢菌素类药物，并合用抗厌氧菌药物，如甲硝唑、替硝唑或奥硝唑。

（六）消化道准备

消化道准备一般于麻醉后留置胃管和导尿管。

三、适　应　证

1. 门静脉高压并发食管或胃静脉曲张破裂出血，药物和内镜治疗无效的患者。

2. 术前已有肝性脑病前兆或症状，不能耐受分流术或分流术后加重肝性脑病的患者。

3. 门静脉高压肝外侧支血管尚未充分建立，肝门静脉仍有较多向肝血流，分流术后会加重肝损伤。

4. 分流术后再出血的患者。

四、禁 忌 证

肝功能 Child-Pugh 评分 C 级患者；肝性脑病、严重凝血功能障碍、明显黄疸、难治性腹水；心、肺、肾等重要器官功能严重障碍难以耐受全身麻醉手术者；肝门静脉成为流出道，不能施行断流手术者。

五、麻醉与体位

一般选用全身麻醉。开腹手术的体位为平卧位，最好采用左腰部垫高的平卧位。腹腔镜手术推荐采用仰卧位，左腰部垫高，头高左侧抬高位。通常术者的扶镜医师站在患者右侧，第一助手站在左侧。

六、手术步骤

（一）开腹手术

1. 上腹部正中切口或左肋下缘切口。

2. 首先切除脾脏。沿胃大弯向上游离胃脾韧带，直到胃体完全游离，同时结扎切断所有的胃短静脉。分离结扎脾动脉，可使脾脏变小变软，易于托出，便于后续操作。再游离脾结肠、脾肾韧带，缝扎和结扎脾蒂，连续缝合脾床止血。

3. 切断结扎冠状静脉。将胃体向左下方牵拉，自胃小弯切迹开始，紧靠胃壁向上分离，切断结扎冠状静脉的胃支，向上直达贲门右侧。离断膈下食管前浆膜至希氏（His）三角，以手指钝性分离食管后壁，进一步分离食管右侧壁和后壁，游离食管下段长度达 6～8cm，切断结扎冠状静脉食管支和高位食管支。

4. 分离食管下段左侧壁，离断结扎左膈下静脉。

5. 将胃向上翻起，于胰腺上缘分离结扎胃左动静脉。

6. 手术野仔细缝扎止血，左膈下放置腹腔引流。

（二）腹腔镜手术

1. 穿刺套管的布局 建议采用五孔法，于脐下建立气腹，插入 10mm 穿刺套管作为观察孔。在腹腔镜直视下于右锁骨中线脐上 2cm 水平线交点插入 10mm 穿刺套管，于左锁骨中线脐上插入 12mm 穿刺套管，再于剑突下插入 5mm 穿刺套管，于左腋前线脾脏下级偏下 2cm 处插入 5mm 穿刺套管。实际操作中上述操作孔分布可根据脾脏的大小和位置及腹壁血管曲张情况适当微调，其总体原则是必须有利于手术操作。CO_2 气腹压力控制在 12～15mmHg（1mmHg=0.133kPa）。

2. 脾脏切除 首先打开胃结肠韧带，显露脾动脉，分离并结扎脾动脉，从脾脏下极开始逐步离断脾结肠韧带、脾肾韧带，紧贴脾下极血管分离，将胰尾和脾蒂分开。切开胃脾韧带，离断胃短血管，打开脾蒂后方间隙，镂空脾蒂，使用直线切割闭合器离断脾蒂。最后离断脾膈韧带上极。

3. 离断贲门周围血管 贲门周围血管离断的原则为离断贲门周围胃浆膜层以及食管下段至少 6～8cm 的血管，包括胃短静脉、胃网膜左静脉及胃冠状静脉的胃支、食管支、高位食管支和异位高位食管支，以及胃后静脉、左膈下静脉及与上述静脉伴行的同名动脉。

4. 取出标本 将脾脏装入标本袋，可将其破碎，延长脐部观察孔或由主操作孔取出。常规送病理检查。脾窝放置 1 根腹腔引流管。

七、贲门周围血管离断术技术要点

（一）离断胃网膜左静脉

离断胃网膜左静脉即自胃大弯中部向左分离胃网膜血管，逐一切断、结扎胃网膜左静脉分支，包括胃脾韧带内的胃短血管，直至胃底贲门结合部。

（二）离断胃后静脉

离断胃后静脉即向上翻转胃体，分离胃胰皱襞，游离、切断、结扎胃后静脉。

（三）离断左膈下静脉

离断左膈下静脉即将胃体向下牵拉，显露胃膈韧带，于食管下段左侧、贲门左侧或近胃底处分离、结扎切断左膈下静脉。

（四）离断胃冠状静脉胃支（胃右静脉）

离断胃冠状静脉胃支（胃右静脉）分层分离小网膜前层及后层至食管-贲门交界处，逐一切断、结扎胃右静脉及其分支。

（五）离断胃冠状静脉食管支（胃左静脉）

离断胃冠状静脉食管支（胃左静脉），即切开肝胃韧带，于胃胰皱襞内分离出胃左静脉，切断、结扎。

在离断上述静脉的同时，其伴行动脉（胃网膜左动脉、胃后动脉、左膈下动脉、胃左动脉）一并离断。

（六）离断高位食管支

离断高位食管支即切开食管前腹膜，以右示指绕食管周壁向上分离食管下段 6～8cm，于食管壁右侧切断、结扎高位食管支，如发现异位高位食管支应一并处理。

（七）创面浆膜化

细针缝合食管旁静脉左侧缘前、后壁浆膜层及胃大、小弯处前、后壁浆膜。

（八）留置引流

脾窝放置引流管，从左上腹引出固定，逐层缝合切口。

选择性贲门周围血管离断术的关键是保留胃左静脉主干和食管旁静脉的完整，仅离断胃左静脉胃支和食管旁静脉进入食管的各穿支静脉。

八、术中注意事项

处理脾蒂时不可盲目以粗大血管钳钳夹，以免损伤脾静脉导致大出血；切除脾脏时注意保护胰尾，如不慎损伤或胰尾出血，应用细丝线褥式缝合修补或止血；如遇脾动脉瘤，应予切除或于脾动脉近端结扎，以免术后因脾动脉压力增高导致致死性脾动脉破裂大出血；曲张静脉粗大者可形成静脉瘤，应仔细操作一并切除，以免误伤导致难以控制的大出血。术中应常规取肝脏病变组织进行病理检查，以评价肝病情况。

九、术后处理

（一）病情观察

术后密切观察生命体征，加强重要脏器功能的监护。

（二）术后凝血功能障碍

肝功能不良时凝血因子合成减少，术后患者可表现为手术野渗血，严重者可表现为全身出血，术后应及时补充凝血酶原复合物、新鲜血浆、纤维蛋白原和维生素 K_1。有活动性出血者应及时再手术止血。

（三）急性胃黏膜病变

断流术后会加重胃黏膜缺血、缺氧和胃黏膜屏障损害，易发生呕血和便血。采用 PPI 类药物（奥美拉唑）、特利加压素或生长抑素等治疗。

（四）肝门静脉、肠系膜上静脉血栓

门静脉高压患者肝门静脉血流缓慢，呈淤滞状态，断流术后肝门静脉血流淤滞更为严重；脾切除术后血小板急骤升高，血液呈高凝状态；断流时肝门静脉侧支广泛结扎，脾静脉、冠状静脉阻断后形成盲端。这些因素均可促进脾静脉血栓形成，血栓延伸导致肝门静脉及肠系膜上静脉血栓。临床表现为中、重度腹水，严重者可出现绞窄性肠梗阻。早期抗凝、祛聚疗法有一定疗效。腹水者给予输入血清白蛋白和利尿治疗。若出现肠坏死，则需手术切除，但预后差。

十、主要并发症

（一）腹腔内出血

术后 24h 最常见的并发症是腹腔内出血。出血的主要原因是胃大弯侧胃短血管结扎线脱落或脾床渗血。临床表现为腹腔引流管有大量不凝固血和失血性休克。如为活动性出血则需再次手术止血。

（二）左膈下感染

左膈下感染多见于术后 1 周。临床表现为持续高热，白细胞升高，B 超、CT 示左膈下低密度病变。B 超引导下的脓肿穿刺引流应为首选治疗方法。

（三）术后再出血

断流术不彻底或门静脉高压性胃黏膜病变可导致早期术后再出血，可采用 PPI 类药物（奥美拉唑）、特利加压素或生长抑素治疗。

（四）胃排空障碍

断流术时损伤迷走神经主干，术后可发生胃排空障碍。胃肠减压、肠外营养和胃镜治疗可恢复胃排空功能。

（曾道炳　栗光明）

参 考 文 献

黎介寿, 吴孟超, 2022. 普通外科手术学. 3 版. 郑州: 河南科学技术出版社.

梅斌, 杨连粤, 2022. 开腹贲门周围血管离断术中国专家识 (2022 版). 中国实用外科杂志, 42(5): 481-487.

王东, 朱继业, 2014. 贲门周围血管离断术技术规范专家共识 (2013 版). 中华消化外科杂志, 13(1): 19-21.

杨镇, 2009. 选择性贲门周围血管离断术的解剖学命名和操作步骤. 外科理论与实践, 14(1): 82-84.

张春雨, 刘作金, 2020. 肝硬化门静脉高压外科治疗的现状及进展. 临床肝胆病杂志, 36(2): 417-420.

中华医学会外科学分会脾及门静脉高压外科学组, 2022. 腹腔镜贲门周围血管离断术中国专家共识 (2022 版). 中华消化外科杂志, 21(6): 701-707.

第八章　肝　移　植

肝移植是终末期肝病的重要治疗手段。随着肝移植围手术期管理经验的不断累积及成功率的不断提高，越来越多的患者可以通过肝移植治疗来挽救生命。

一、历　史　演　变

首例肝移植报道是由洛杉矶加利福尼亚大学的杰克·坎农（Jack Cannon）发表的。然而，由于器官灌注保存技术和无肝期管理技术的限制，早期动物实验结果并不理想。20世纪60年代，美国的斯坦泽尔（Starzl）教授首次成功实施了临床肝移植手术，患儿存活达400d。即使如此，早期的肝移植临床实践效果依然不尽如人意。随着器官保存技术、免疫抑制药物及围手术期管理经验的进步，肝移植手术已逐渐趋于成熟并获得了良好的生存效果。在肝移植历史发展进程上有几个主要的里程碑。

（一）外科技术的改进

由于终末期肝病患者普遍存在不同程度的凝血功能异常，同时无肝期肝门静脉和下腔静脉的阻断可导致继发性血管高压，因此早期的肝移植手术过程需要面对大出血以及肾功能不全等并发症的威胁。无肝期静脉转流技术的出现可使患者血流动力学稳定，大大减少了出血和肾功能受损的风险。在另外一种改良的原位肝移植技术中，即"背驮式"肝移植，可部分阻断下腔静脉而避免血流阻断，使术者有更充分的时间来完成血管吻合。

（二）器官保存

早期的器官保存液主要是采用 EC 保存液，它可以有效保存供体肝脏 6~10h。1987 年，贝尔策（Belzer）等研制出了一种新的 UW 液（University of Wisconsin solution），并随后广泛应用于临床。UW 液的有效成分可在一定程度上缓解保存灌注期间的相关并发症，如低渗性细胞/组织水肿、细胞性酸中毒、氧自由基损伤等。UW 液可安全保存供肝 24h，为供体的运输及分配争取了更长的保存时限。目前冷静态保存是临床上应用最广泛的保存方式，但随着低温灌注和机械灌注技术的不断进展，供体长时间安全保存不再是遥不可及的梦想，使得受者和术者有更多的时间来完善术前评估和移植手术准备工作，肝移植有望成为一种半择期的手术方式。

（三）免疫抑制药物

免疫抑制的主要目标是防止新移植物的排斥反应并使药物毒性最小化。早期的移植医师曾经采用激素和全身 X 线照射来抑制排斥反应的发生。虽然某些抗代谢药物（如硫唑嘌呤）和抗淋巴细胞血清/抗 T 细胞球蛋白也被用来防治移植术后排斥反应，但由于药物毒性和其他副作用，移植后的远期效果一直不甚理想。环孢素 A 的出现真正使得肝移植获得了突破，肝移植的 1 年生存率从之前的 30% 升高到 60% 以上。他克莫司（FK506）是一种强大的免疫抑制药，它的出现使肝移植得到了革命性的提升，它极大地促进了实体器官移植的发展。

二、适　应　证

肝移植作为治疗终末期肝病的确定性治疗手段已经取得了较高的成功率。原则上来讲，所有急性或慢性肝病导致的不可逆转的失代偿或衰竭状态，符合一定标准的肝脏良、恶性肿瘤等，都是肝移植的适应证。

（一）暴发性肝衰竭

暴发性肝衰竭是指既往无肝病史的患者在发

病 8 周内出现以肝性脑病为主的急性肝衰竭表现。病毒感染、酒精中毒、药物损伤等均可能引起暴发性肝衰竭。在我国，乙型肝炎病毒感染和药物性肝损伤是导致暴发性肝衰竭最常见的原因。暴发性肝衰竭起病急，病情进展快，保守治疗效果差，随疾病进展出现的脑水肿、多器官功能障碍以及脓毒症都可导致患者死亡。对于内科保守治疗无效的患者，肝移植几乎是唯一能够挽救患者生命的治疗方法。

（二）慢性肝炎病毒感染

我国是乙型肝炎病毒感染高流行国家，乙型肝炎病毒感染所致的失代偿期肝硬化是主要的肝移植适应证。慢性乙型肝炎病毒感染可导致肝纤维化，肝脏坏死硬化，主要表现为门静脉高压症状，如食管胃底静脉曲张破裂出血、腹水、肝性脑病等一系列综合征。丙型肝炎病毒感染是西方国家最常见的噬肝病毒感染类型，近年来随着直接抗病毒药物的开发及应用，丙型肝炎病毒感染的治疗取得了革命性的进展，但丙型肝炎病毒感染所致的肝硬化仍是西方世界最主要的肝移植适应证。

（三）肝脏恶性肿瘤

肝移植手术不仅能够根治肝内的肿瘤病灶，而且能够去除与肝癌发生相关的肝病基础。因此，肝移植治疗原发性肝癌的长期预后往往优于肝切除手术。米兰标准是目前肝移植受者选择最常用的标准，即单个肿瘤直径不超过 5cm 或 3 个肿瘤直径不超过 3cm，无大血管侵犯或肝外侵犯。符合米兰标准的肝癌肝移植受者 4 年总体生存率为 75%，无复发生存率为 83%。胆管癌、神经内分泌肿瘤及其他肝脏恶性肿瘤也是肝移植的适应证，但由于既往研究提示往往疗效不甚理想，加之供肝资源短缺，因此严格的受者筛选和多学科术前治疗就显得十分重要。

（四）酒精性肝病

在美国，酒精性肝病是肝移植的第二大适应证，也是终末期肝病的主要发病原因。随着我国社会经济和人民生活水平的改善，酒精性肝硬化肝移植的比例也呈现出逐渐升高的趋势。长期酗酒是导致肝硬化发生的重要原因，可以引起肝小叶结构紊乱和假小叶形成，并逐渐发展为明确的肝硬化。酒精性肝硬化患者行肝移植手术应谨慎，首先要求必须在移植前酒精戒断 6 个月，且无心理禁忌证。目前大量研究显示，酒精性肝病患者肝移植术后 1 年和 5 年生存率及生活质量与其他原因导致的终末期肝病患者相当。

（五）原发性胆汁性胆管炎（PBC）

该病又称原发性胆汁性肝硬化，是一种罕见的慢性炎症性自身免疫性胆汁淤积性肝病，通常发生在中年妇女。该病是成人中最常见的慢性胆汁淤积性肝病，它是一种 T 淋巴细胞介导的慢性破坏性胆管炎，血清中抗线粒体抗体（AMA）水平可升高。药物治疗效果不佳。

（六）原发性硬化性胆管炎（PSC）

PSC 是一种慢性胆汁淤积性肝病，其特征是肝内外胆管炎症和纤维化，导致多灶性胆管狭窄和进行性胆汁淤积，最终发展为肝硬化、门静脉高压和肝功能失代偿。尽管球囊扩张或支架植入可能有助于缓解 PSC 的一些相关症状，但对于进展为终末期肝病的患者，唯一的治疗方式仍是肝移植。与其他适应证相比，有报道称 PSC 患者的移植术后生存率最高，5 年生存率可达 83%~88%。

（七）代谢性肝病

α_1-抗胰蛋白酶缺乏症、色素沉着症、Wilson 症等代谢性肝病都可导致肝细胞损害和肝硬化，由此引起的终末期肝病是肝移植的重要指征。此外，非酒精性脂肪性肝病在国外也逐渐成为了肝移植的主要适应证。代谢性肝病往往合并全身系统性病理生理改变，因此，在肝移植前进行详尽的术前评估，可在一定程度上减少术后并发症的发生。

（八）胆道闭锁

先天性胆道闭锁是婴幼儿肝移植最主要的适应证。由于体积匹配的供肝缺乏，早期胆道闭锁小儿肝移植等待时间较长，死亡率高。亲属活体肝移植和劈离式肝移植的技术进步和发展大大缓解了供肝短缺的现状，已经成为了小儿肝移植的主流标准术式。

（九）其他肝病

先天性胆管囊性扩张症、严重的多囊肝、巴德-基里亚综合征、肝脏移植物失功等一系列其他疾病，一旦出现肝功能失代偿表现，都是肝移植的重要适应证。

三、受者的选择和评估

肝移植受者的选择和评估主要是仔细筛选适当患者并尽可能减少术后并发症风险的过程，最终目标是保证术后的短期和长期生存率。终末期肝病患者应根据器官功能状态、肝功能损害程度来确定疾病严重程度。患者能否进行肝移植手术，不仅需要专业的移植科医师进行详尽的术前检查评估，还应经过多学科专业人员和伦理学专家评定。不仅如此，肝移植受者也存在绝对的禁忌证，如不可逆的脑损伤、不可控制的感染、严重的双肺实变、肝脏恶性肿瘤的远处转移及不可治愈的心理疾病等。

受者评估的主要项目包括血常规、肝功能、肾功能、凝血分析、动脉血气分析；与肝脏病因相关的术前乙型肝炎、丙型肝炎、自身抗体、免疫球蛋白检查等；术前心、肺功能检查，包括心电图、动态心电图、超声心动图、肺功能检查；肿瘤标志物；腹部增强 CT 三维血管重建、腹部增强 MRI 和 PET-CT 等。如果患者存在严重基础疾病，还应针对性评估基础疾病状态和治疗反应。

四、供肝的选择和评估

我国目前供肝主要来源于公民逝世后器官捐献。捐献前血清学检查要除外乙型肝炎、丙型肝炎以及梅毒、HIV 感染，肝功能检查结果基本正常，无恶性肿瘤病史（低度恶性的颅内、皮肤和宫颈肿瘤除外），无活动性感染，尽可能保证平稳的血流动力学状态。年龄无特殊限制，但高龄供体应更加审慎评估。

五、供肝切取

供肝切取过程属于多器官联合获取的一部分，需要不同器官获取小组的协调配合完成。供肝获取采用胸骨剑突至耻骨联合的腹部正中切口，暴露腹腔脏器。首先检视肝脏大体外观，排除严重脂肪变性和其他严重肝病，小块肝组织活检冰冻切片明确快速冰冻病理检查结果。在结肠系膜下游离出肠系膜上静脉，插入灌注导管至肝门静脉，于髂总动脉置入动脉灌注导管，膈肌下显露腹主动脉，膈肌上分离肝上下腔静脉。冰冻生理盐水覆盖肝表面。切

开胆囊，冷盐水冲净胆汁，离断肝周韧带和小网膜，横断胆总管，分离胃十二指肠动脉。清除主动脉前方组织，切取含有腹腔动脉及肠系膜上动脉在内的腹主动脉段，注意可能发自肠系膜上动脉的变异右肝动脉。切断肝上腔静脉，游离肝脏周围腹膜后组织，于肾静脉下方横断肝下下腔静脉。一并切取腹主动脉及双侧髂动、静脉，置入冰冻保存液以备后用。

六、受者手术

受者手术主要是包括病肝切除、新肝植入，及血管吻合等步骤。

（一）病肝切除

手术切口最常用的是上腹正中+双侧肋缘下（Mercedes）切口，自动拉钩充分暴露腹腔脏器，探查腹腔并切断镰状韧带、左右冠状韧带和三角韧带，解剖出肝门三联结构，结扎、切断肝总管以及左、右肝动脉，尽量高位切断，注意保护可能出现的异位动脉结构。结扎、分离小网膜，游离肝下下腔静脉，结扎、切断右侧肾上腺静脉。经典原位肝移植手术切除肝后下腔静脉，如行背驮式肝移植，还需进一步结扎、切断肝后的肝静脉属支，保留受体下腔静脉。DeBakey 钳钳夹肝下下腔静脉，Sakinsky 钳钳夹阻断肝上下腔静脉，肝门静脉主干结扎、切断，分别离断肝上、下下腔静脉，移除病肝。

（二）移植肝植入及血管吻合

首先在供肝和受体肝上、下腔静脉外侧缘缝一牵引线，供肝缓缓放入肝窝，(3~4)-0 聚丙烯纤维缝线（prolene）连续外翻缝合下腔静脉前、后壁。由肝门静脉灌入冷的白蛋白溶液以清除可能混入的空气及保存液。同上步骤完成肝下下腔静脉吻合，背驮式肝移植结扎供体肝下下腔静脉。(4~5)-0 聚丙烯缝线连续缝合肝门静脉前、后壁。顺序开放肝上、肝下下腔静脉阻断钳及肝门静脉阻断，热盐水冲洗、浸泡使肝脏复温。无损伤血管钳夹闭供体肝动脉防止血液反流，通常选择供肝腹腔干或肝总动脉与受体肝总动脉吻合，(6~7)-0 或更细的聚丙烯缝线连续缝合完成动脉吻合口重建，恢复动脉血流后结扎供肝胃十二指肠动脉。成人供肝可选择供、受体胆道端端吻合，以 6-0 PDS 缝线间

断缝合胆道吻合口后壁，前壁间断缝合。根据胆道吻合口口径及血运情况决定是否放置 T 形管。如受体胆道因特殊原发病或既往治疗导致不可用时，可行 Rouxen-Y 胆管空肠吻合。手术创面充分止血以防止术后出血，留置腹腔引流管后关腹。

供肝来源不足一直是制约器官移植发展的主要障碍。因此，国内外的专家学者不断进行了减体积肝移植（reduced-size liver transplantation，RLT）、劈裂式肝移植（split liver transplantation，SLT）、辅助性肝移植（auxiliary liver transplantation，ALT）和活体供者肝移植（living donor liver transplantation，LDLT）的尝试，并取得了良好效果。这些术式的基本原则是利用全肝的一部分作为移植物，该移植物应含有足够数量的肝细胞以替代全肝在受体内发挥的正常功能，同时具备适当的血管蒂、胆管和回流静脉，供肝脉管吻合技术类似于全肝移植，但也应根据移植物的特点完成精准的设计和手术操作。

七、术后管理

肝移植术后的早期管理对于患者的生存至关重要，手术本身、移植物功能、排斥反应、感染和其他术后并发症都可能对术后恢复造成严重影响。因此，包括 ICU、肝胆内科、移植科医师、病理学、微生物学、免疫学专业人员及富有经验的护理人员组成的 MDT 团队是不可或缺的。

（一）早期强化治疗

肝移植术后患者早期应在 ICU 进行隔离监护治疗。术后呼吸机支持通常需要 24～48h，麻醉恢复后尽早拔除气管插管，预防呼吸机相关性肺炎，并通过高流量吸氧或无创通气持续氧疗以保持 $SaO_2 \geq 85\%$。吸入肺血管扩张药能提高肝移植术后患者的血氧水平。持续监测心电、氧饱和度、中心静脉压、动脉压、肺血管楔压，仔细记录引流液的量和性状，观察尿量变化。每日实验室检查项目包括血常规、肝肾功能、凝血功能、血糖、电解质和血气分析等，还要监测心肌酶及感染相关指标变化。术后早期每日行肝血流多普勒超声检查，动态观察移植肝的肝动脉、肝门静脉和肝静脉的波形、流速、流量、阻力指数等重要参数。一旦怀疑肝血流异常，应立即行增强 CT 或血管造影明确病情。

部分肝移植患者可在术后出现肾功能不全的表现。对于继发性肾功能障碍患者，保证有效的肾脏血流灌注是维持肾功能的关键。对于感染引起的 AKI，积极控制感染是改善肾功能的关键措施。对肾功能不全患者，持续性肾脏替代治疗（continuous renal replacement therapy，CRRT）和血浆置换可以改善其预后。

神经内分泌紊乱、大量抗生素、血管活性药物以及缺血再灌注损伤是造成肝移植围手术期胃肠道损伤的主要因素。早期应用肠内营养支持及肠道微生态制剂可预防低至中度风险患者的黏膜萎缩和保持肠道完整性，有助于维持肠道共生微生物群的稳态。临床随机对照试验研究发现，与延迟（＞48h）肠内营养相比，早期（＜48h）肠内营养可在 48～72h 提供超过 80% 的估计目标能量，可使患者病死率、感染发生率和住院时间显著降低。

（二）免疫抑制治疗

大多数移植中心普遍采用二联或三联的免疫抑制药物治疗。以钙调磷酸酶抑制药（calcineurin inhibitor，CNI）为基础的免疫抑制仍然是肝移植术后免疫抑制方案的主体。目前还没有一个可靠的标准界定免疫抑制药的有效浓度，需要根据临床症状、实验室检查结果及组织学反应来决定药物的选择和药物的剂量。钙调磷酸酶抑制药的剂量一般通过药物浓度来确定，3 个月后的目标浓度：他克莫司为 5～10ng/ml，环孢霉素为 100～150ng/ml（两者皆为全血谷浓度）。西罗莫司的全血谷浓度的目标浓度为 5ng/ml。霉酚酸酯的治疗剂量还不明确。他克莫司（tacrolimus，Tac）相较于环孢素，移植物和患者生存期更长；到目前为止，相较 CNI 和类固醇或硫唑嘌呤，没有证据表明 CNI 与吗替麦考酚酯（mycophenolate mofetil，MMF）的组合能提高移植物或患者的生存期；当与 CNI 一起使用时，诱导剂是安全的，允许减少 CNI 的剂量，特别是在患者存在移植前肾功能不全时。

使用抗 IL-2R 抗体延迟和减少 Tac、MMF 和类固醇联合剂量，能在肝移植后显著地改善肾功能；不应使用 MMF 单药治疗，因其可明显提高急性细胞排斥反应；MMF 联合至少减量 50% 的 CNI 与肾功能改善和急性排斥反应低风险相关；到目前为止，没有随机对照试验比较应用 MMF 和 AZA

与肾功能的关系；可以安全地转换为西罗莫司（sirolimus，SRL），并具备足够的免疫抑制效果，而不增加肝移植受者的排斥反应、移植物丢失和感染的发生；早期以依维莫司（everolimus，EVR）为基础的、无 CNI 的免疫抑制方案可能在肝移植后改善肾功能。

应用钙调磷酸酶抑制药是肝移植后肝癌复发的独立危险因素。对于肝癌肝移植受者，肿瘤的复发风险与其侵袭性及机体的免疫功能有关。肝癌肝移植受者目前尚不建议免疫抑制药的全线撤除，但主张个体化的低剂量免疫抑制方案。近年来临床上有糖皮质激素早期撤除、无糖皮质激素及使用具有肿瘤抑制作用的 mTOR 抑制药（西罗莫司为代表）的成功应用方案。

八、术后并发症

（一）腹腔内出血

腹腔内出血是指术后发生的大出血，可影响到患者的血流动力学，多发生在术后 1～2d。常见部位为门静脉高压后腹膜侧支循环创面、膈肌血管、移植肝韧带创面以及肝活检处，表现为引流管持续引出血性液体，高度腹胀，进行性血容量下降，血红蛋白与红细胞比容降低。腹腔出血的原因常与止血不彻底和移植物功能恢复不良有关。若经积极补液、输血抗休克治疗并应用新鲜冰冻血浆、血小板、纤维蛋白原以及凝血酶原复合物等止血药物后，血流动力学仍不稳定，应及时再次手术止血并清除腹腔内积血。

（二）消化道出血

消化道出血的原因多为上消化道黏膜糜烂或溃疡，可能与手术应激和大剂量激素使用有关，曲张静脉出血和胆道出血并不多见。如肝功能恢复良好，出血量一般不大，可加强制酸药物治疗，出血多可停止，少数情况下需要内镜或手术止血。

（三）血管并发症

1. 动脉并发症

（1）肝动脉血栓形成（hepatic artery thrombosis，HAT）：易造成早期移植物丢失，是肝移植术后血管并发症中较为严重的一种，发生率为 2%～3%。HAT 常发生于术后 10d 内，偶见于肝移

植数年之后。发生 HAT 的危险因素为供受者动脉内膜损伤、剥脱或粥样斑块，以及肝动脉口径纤细或不匹配、供体侧肝动脉冗长扭曲、动脉狭窄致流速异常、急慢性排斥反应、吻合操作技术、血液高凝状态等。HAT 的预防措施包括选择合适的供受者血管；避免损伤动脉内膜；提高动脉吻合技术，避免动脉冗长扭曲、狭窄；预防和及时处理急慢性排斥反应；对于存在高危因素的受者早期给予华法林等抗凝治疗；术后每日通过肝动脉超声监测血管和血流情况等。HAT 的临床表现多样，与发生的时间及继发的血流障碍程度密切相关。早期 HAT 可呈现 4 种主要转归形式：急性肝坏死、胆源性肝脓肿、缺血性胆管病变及隐匿无症状；晚期 HAT 多无明显临床表现。HAT 的诊断方法有超声、增强 CT、肝动脉造影等，其中肝动脉造影是确诊 HAT 的金标准。早期预警、诊断和治疗是改善肝移植术后早期 HAT 结局的关键。针对由早期外科因素导致的 HAT，治疗措施以紧急手术动脉重建为主；对于非外科因素导致的 HAT，治疗措施以血管内介入药物溶栓治疗为主。

（2）肝动脉狭窄（hepatic artery stenosis，HAS）：肝移植术后 HAS 的发生率为 5%～11%。根据发生部位不同，HAS 可分为吻合口狭窄与非吻合口狭窄两类。临床上以吻合口狭窄多见，其多与供受体肝动脉口径欠匹配、吻合操作技术欠佳、留置动脉冗长扭曲等因素有关。移植后任何时间出现的肝功能损害，均应接受移植肝超声检查，排查是否存在 HAS，追加肝动脉造影加以鉴别。严重的 HAS 一经确诊应及时处理，可考虑再次手术重建血管、血管内介入治疗。

2. 门静脉并发症

围手术期肝门静脉并发症较少见，主要包括门静脉血栓形成（portal vein thrombosis，PVT）和门静脉狭窄（portal vein stenosis，PVS）。肝门静脉动脉瘘、肝门静脉破裂相对罕见。

（1）门静脉血栓形成（PVT）：PVT 发生率＜3%。发生 PVT 的危险因素包括术中肝门静脉取栓、受者粗大门体分流血管支未处理、供受者肝门静脉管径欠匹配、使用人工或冻存血管、既往或术中行脾切除、血液高凝状态等。预防措施包括术中肝门静脉取栓尽量彻底，同时避免损伤肝门静脉内膜；提高肝门静脉吻合技术，避免外膜内翻；术

中结扎粗大的门体分流血管；对术后 PVT 高危患者，术后早期应给予药物抗凝治疗等。超声、增强 CT 等无创性影像学检查常用于移植后 PVT 并发症的监测或诊断。若肝门静脉血流完全阻塞，可导致移植肝坏死，常需急诊再次手术取栓。晚期形成的 PVT 可造成一定程度的肝损伤，常可伴发腹水、消化道出血等门静脉高压表现，治疗以血管内介入治疗为主，如经皮经肝血栓清除、肝门静脉置管溶栓等，并可酌情联合球囊扩张、血管支架植入等血管成形技术。

（2）门静脉狭窄（PVS）：PVS 常发生于肝门静脉吻合口，多在移植术后超声监测中发现，发生率约为 1%。PVS 多与供受体肝门静脉口径欠匹配、吻合操作技术欠佳、留置肝门静脉冗长扭曲等因素有关。PVS 引起的局部血流紊乱可继发 PVT，并可最终导致门静脉闭塞及门静脉海绵样变。血管成像或门静脉造影均可用于 PVS 的诊断。现多选用球囊扩张术与血管内支架植入术治疗 PVS。治疗术后需超声监测肝门静脉血流变化及管腔通畅情况，并给予华法林等长期抗凝治疗。

（四）胆道并发症

肝移植后胆道并发症的病理学分类包括胆漏、胆管狭窄、胆泥、结石及胆管铸型等，根据发生部位可分为吻合口并发症和非吻合口并发症。胆道并发症发病原因是多因素的，除了外科技术方面的原因，与肝动脉血栓形成、热-冷缺血时间延长、ABO 血型不匹配以及免疫性损伤等诸多因素有关。胆道并发症的临床表现包括发热、寒战、黄疸及腹痛等。实验室检查呈梗阻性黄疸表现，即总胆红素和结合胆红素升高，以及碱性磷酸酶和 γ-谷氨酰转移酶升高。部分患者并无明显症状，或症状被其他并发症所掩盖。尽管肝脏多普勒超声、CT 和 MRI 检查在胆道并发症的诊断中具有一定提示作用，但胆道并发症的确诊常需要行胆管造影。目前胆管造影的技术方法较多，可经内镜逆行胆胰管成像（ERCP），也可 PTC，安置 T 形管的患者可首先行 T 形管造影。磁共振胆胰管成像（MRCP）也可以精确描述胆道情况，在临床应用尤为广泛。移植肝组织活检也有助于胆道并发症的诊断。

肝断面的胆漏通常不需开腹手术处理，行经皮引流多可成功。对于充分引流无效的严重的顽固

性吻合口瘘，就应该行外科手术修复，如将胆管端端吻合改为胆管空肠吻合。经皮或经内镜球囊扩张和暂时性支架植入已成为越来越重要且广泛使用的治疗肝移植后胆管狭窄的方法。对于弥漫性肝内胆管狭窄的患者，这些方法的效果并不确切，远期成功率较为有限，适时的再次肝移植对提高患者生存率和生活质量是有益的。

（五）感染

终末期肝病患者常合并不同程度、不同部位的感染，由于手术复杂，耗时长，涉及胆道系统甚至肠道系统，术后免疫抑制，因此术后感染十分常见，严重感染则能导致肝移植术后患者死亡。肝移植术后感染与很多因素相关，根本取决于受体免疫抑制的状态和感染危险因素的暴露强度。危险因素可具体分供体、移植环境及受体三大方面。

1. 肺部感染 肺部是肝移植患者术后最常见的感染部位，发生时间以术后 1 个月内为主，其中 7d 内发生率高达 78.6%，肝移植术后患者肺部感染往往来势凶猛且难以控制，因此对肝移植术后肺部感染的合理预防、早期诊断和及时处理，是提高治疗成功率的关键。终末期肝病患者术后肺部感染的主要病原体是革兰氏阴性杆菌，如肺炎克雷伯菌、铜绿假单胞菌，其次为真菌类的念珠菌、曲霉菌等。随着抗生素的大量应用，耐药菌检出率逐渐升高。

2. 血流感染 肝移植术后血流感染是术后严重并发症，严重影响着患者预后，血流感染的发生时间通常为术后 1d 至术后 3 个月，其中 88.8% 的血流感染发生在术后 1 月内。血流感染常见病原体以革兰氏阴性杆菌为主，近年来终末期肝病患者血流感染中泛/全耐药鲍曼不动杆菌、肠杆菌、曲霉菌检出率也有明显增加。

3. 手术部位感染 手术部位感染包括切口感染及器官和腔隙感染，浅部感染仅累及表皮及皮下组织，而器官和腔隙感染则是手术操作相关的器官感染，必要情况下需要再次手术或其他进一步处理。

（六）排斥反应

排斥反应是器官移植术后不可避免的病理生理过程，是导致移植失败的主要原因，其机制复杂，涉及众多的分子和信号通路。同种异体肝移植术后排斥反应仍较为常见，大多数受者术后可能发

生 1 次或多次排斥反应,并导致 5%～10% 的移植肝失功。

1. 急性排斥反应 是最常见的一类排斥反应,一般发生于移植术后 5～7d。各移植中心报道的肝移植术后急性排斥反应发生率数据有较大差异。只有及时发现急性排斥反应,才有可能将其对移植肝的损害降到最低程度。

急性排斥反应发生的高峰期是术后 1 周左右,典型表现为发热、烦躁,移植肝肿大和肝区局部压痛,出现黄疸或进行性加重,留置 T 管的受者胆汁分泌量突然减少、胆汁稀薄且颜色变淡。实验室检查可发现血清胆红素和转氨酶持续升高、碱性磷酸酶和 γ-谷氨酰转移酶升高及凝血酶原时间延长等。病理检查结果仍是诊断急性排斥反应的金标准。急性排斥反应最具特征性的组织病理学改变为汇管区炎症细胞浸润、内皮炎和胆管损伤"三联征":汇管区炎症细胞浸润,以大量淋巴细胞为主,以及不等量中性粒细胞和嗜酸性粒细胞;肝门静脉和(或)中央静脉内皮细胞下淋巴细胞浸润;胆管损伤,胆管上皮内炎症细胞浸润,使胆管上皮细胞变性、凋亡。

对于亚临床型和轻度急性排斥反应,可不给予糖皮质激素冲击治疗,密切观察并适当提高他克莫司剂量,多数可缓解,但需注意监测血药浓度并进行移植肝活检,一旦病理证实排斥反应已缓解或消失,应及时减量以避免药物中毒。对于中、重度急性排斥反应,一般首选静脉注射甲泼尼龙冲击治疗,治疗期间需联合应用抗细菌、抗真菌和抗病毒药物。使用环孢素的受者可转换为他克莫司,糖皮质激素冲击治疗无效的严重排斥反应可使用 ALG、ATG 或抗 CD3 单克隆抗体。发生不可逆排斥反应时应考虑再次肝移植。

2. 慢性排斥反应 肝移植术后慢性排斥反应又称为胆管缺乏性排斥反应或胆管消失综合征,可由多次急性排斥反应所致,也可与急性排斥反应无关,表现为肝功能进行性减退,最终导致移植肝丢失。目前仍无理想的治疗方法,针对急性排斥反应的治疗方案对慢性排斥反应疗效不确切,大多数受者最终需再次肝移植。

(孙立波　栗光明)

参 考 文 献

国家卫生计生委医管中心加速康复外科专家委员会, 2018. 中国肝移植围手术期加速康复管理专家共识 (2018 版), 中华普通外科杂志, 33(3): 268-272.

中华医学会器官移植学分会, 2021. 中国肝移植免疫抑制治疗与排斥反应诊疗规范 (2019 版). 器官移植, 12(1): 8-14, 28.

中华医学会器官移植学分会围手术期管理学组, 2021. 肝衰竭肝移植围手术期管理中国专家共识 (2021 版). 中华消化外科杂志, 20(8): 835-840.

中华医学会器官移植学分会围手术期管理学组, 2021. 肝移植围手术期血管并发症诊治专家共识 (2021 版). 临床肝胆病杂志, 37(9): 2054-2057.

第九章　干细胞及肝脏再生治疗

一、肝脏再生机制

成人肝脏再生主要通过成熟肝细胞或胆管细胞的自我复制，而当肝实质细胞的自我复制不足或缺失时，肝干细胞的激活和分化可实现肝脏再生，这一复杂过程需要骨髓细胞与非肝实质细胞的协同作用。慢加急性肝衰竭（ACLF）是慢性肝病患者在急性打击后出现的急性肝功能失代偿，往往伴随肝细胞坏死，而决定其预后的因素不仅包括肝病基础严重程度、并发症等，还包括肝脏再生能力，尤其是对于 ACLF 恢复期患者，肝脏再生对于 ACLF 恢复的时间及恢复的程度（非肝硬化、代偿期肝硬化，还是失代偿期肝硬化）至关重要，但尚无足够的循证学证据及分子机制研究证实这一观点。有学者通过比较急性肝衰竭与 ACLF 患者肝组织中的肝脏再生反应，结果发现与急性肝衰竭相比，有慢性肝病基础的肝衰竭（ACLF）肝细胞自我复制的能力显著下降，肝脏再生参数与 ACLF 预后显著相关，肝细胞增殖介导的肝脏再生是 ACLF 患者自然恢复的关键。关于肝脏再生过程，受到了多种细胞因子和生长因子激活的多条信号通路调控，信号转导和转录激活因子 3（STAT3）主要由 IL-6 和 IL-22 激活，是促进肝脏再生的主要途径，而 STAT1 通过过度表达介导抗再生途径，调节 STAT3/STAT1 激活的平衡有望为 ACLF 肝脏再生治疗提供新的思路。

二、干细胞治疗

干细胞治疗在肝病中的应用已在众多研究中表现出了可观的前景。目前受到关注最多的是间充质干细胞（mesenchymal stem cell，MSC），不同来源的 MSC 在肝衰竭患者中具有多种潜在应用价值，包括促进肝再生、肝细胞替代、抗纤维化、免疫调节等。多项临床试验已证实干细胞可以改善 ACLF 患者预后，减少并发症等疗效。一项来自国内的随机对照试验首次发布了脐带源间充质干细胞（UC-MSC）在乙肝病毒感染相关 ACLF 患者中的安全性与疗效，该研究纳入了 43 例 ACLF 患者，其中 24 例患者接受 UC-MSC 治疗，19 例患者接受生理盐水治疗作为对照，UC-MSC 治疗以 4 周为间隔给予 3 次；静脉输注，5×10^5/kg，在 48 周或 72 周的随访期间评估了肝功能、不良事件和存活率。结果发现 UC-MSC 治疗显著提高了 ACLF 患者的存活率；降低了终末期肝病模型评分；血清白蛋白、胆碱酯酶和凝血酶原活性、血小板计数增加；并且未观察到明显的副作用。另外一项研究探讨了 UC-MSC 治疗 HBV-ACLF 的疗效，比较了 11 例同时接受了血浆置换（PE）和单次 UC-MSC 治疗和 34 例仅接受了 PE 治疗患者的预后，结果显示与单独 PE 治疗组相比，联合 UC-MSC 治疗患者的肝功能、凝血功能、终末期肝病模型评分均有明显改善，并且联合 UC-MSC 治疗组患者的 24 个月累积生存率显著高于对照组（54.5%∶26.5%，$P=0.015$），同时无严重不良事件发生。一项大样本的随机对照研究再次证实了 MSC 在 HBV-ACLF 治疗中的疗效与安全性，该研究观察了 110 名 HBV-ACLF 患者，对照组（$n=54$）仅接受标准药物治疗（SMT），实验组（$n=56$）每周输注（1.0～10）×10^5/kg 异体骨髓间充质干细胞（BM-MSC），连续输 4 周，随访 24 周，结果发现 BM-MSC 组的累积生存率为 73.2%，显著高于 SMT 组的累积生存率（55.6%）。

上述研究均在 HBV-ACLF 患者中展开，针对其他病因、其他来源干细胞的研究也相继被报道。一项针对 EASL-ACLF 2～3 级患者的随机对照研究，评估了 BM-MSC 治疗对其预后的影响，研究患者病因以酒精性肝病和丙型肝炎为主，结果表明 BM-MSC 治疗组患者的 90d 存活率高于安慰剂组（25%∶20%），但该研究仅纳入了 9 例患者，未见统计学差异。脂肪来源干细胞（ASC）在肝衰竭中应用仅见于 3 例个案报道，该报道观察了 ASC 治疗 3 例因酗酒诱发的急性肝衰竭（ALF）和 ACLF 的效果，3 例患者经治疗后肝功能均得到改善并在 1~2 个月恢复正常，未观察到与治疗相关的不良反应。近期一项评估异体肝源干细胞（HALPC）治疗 ACLF 的 2 期临床试验显示，HALPC 可以提高患者存活率，但在接受了高剂量 HALPC 的患者中出现了严重不良出血事件。

　　综上可知，不同来源的干细胞在 ACLF 患者的应用均有一定临床价值，但干细胞治疗的最佳治疗方式尚不明确。一项荟萃分析显示，干细胞治疗可改善 ACLF 患者的短期存活率，单次注射比多次注射更有效，肝动脉输注比静脉输注更有效。目前干细胞输注在临床上是安全的，有望为 ACLF 患者提供一种新的治疗方法，但仍需要大样本的随机对照研究进一步验证，关于干细胞来源、制备方法，以及干细胞输注方式、频次等都是亟须解决的问题，干细胞治疗所带来的风险，如致瘤性、排斥反应、栓子形成等同样需要关注。

三、粒细胞集落刺激因子治疗

　　粒细胞集落刺激因子（granulocyte colony-stimulating factor，G-CSF）可以动员骨髓间充质干细胞，从而增加外周循环中的造血干细胞和免疫细胞，可作为外源性干细胞输注的替代方案，同时也可以用于干细胞捐献者或自体干细胞移植患者的外周血干细胞采集前治疗。G-CSF 受体表达于多种细胞类型，包括单核/巨噬细胞、内皮细胞、淋巴细胞和 NK 细胞，以及肝细胞，因此，G-CSF 不仅能刺激骨髓中的干细胞释放，还具有免疫调节作用，促进中性粒细胞成熟、吞噬和杀菌活性，并抑制促炎性细胞因子的产生。体外试验及动物实验均表明 G-CSF 治疗可以促进肝细胞增殖、减轻肝纤维化、减少活性氧产生和脂毒性，并提高存活率。尽管从理论到动物实验均显示了 G-CSF 在肝损伤中的积极疗效，但其在 ACLF 中的应用仍存在很大争议。有研究显示 G-CSF 可动员骨髓间充质干细胞支持肝脏再生，并促进 ACLF 患者的临床改善，并且未出现严重不良反应。来自印度的一项随机对照研究首次报道了 G-CSF 在全病因 ACLF 患者中治疗价值，该研究采用 APAS-ACLF 诊断标准，将

连续入选的 ACLF 患者在入院后 48h 内，随机分为 G-CSF 治疗组和安慰剂组，治疗组患者在常规内科治疗的基础上加用 G-CSF 5μg/kg 皮下注射，12 次/每月（前 5 天每日 1 次，随后每 3 天 1 次），比较两组预后情况，发现 23 例治疗组患者存活率（69.6%）显著高于 24 例安慰剂组患者（29%），同时与安慰剂组相比，G-CSF 治疗组患者的终末期肝病评分（CTP 评分、MELD 评分、SOFA 评分）、并发症发生率（肝肾综合征、肝性脑病、脓毒症）显著下降，而肝组织中 CD34 细胞显著增加，证实了 ACLF 患者在 G-CSF 刺激后骨髓来源细胞的募集作用。我国学者以乙肝 ACLF 患者为研究对象，ACLF 诊断标准同样采用 APASL 标准，将 55 例患者随机分为 G-CSF 组治疗组和对照组，治疗组接受连续 6d 的 G-CSF 5μg/kg 皮下注射，分析结果显示，与对照组相比，治疗组患者的 90d 存活率显著提高，再次证实了 G-CSF 治疗的安全性及有效性。另一项同样针对 APASL-ACLF 患者的随机对照研究，G-CSF 治疗可提高 HBV-ACLF 的存活率，预防肾衰竭和低钠血症。上述研究均基于 APASL 标准下的 ACLF，并且 G-CSF 方案不同，样本量较小，因此限制了 G-CSF 在 ACLF 患者中的推广应用。

　　近期，一项来自欧洲的多中心、前瞻性、对照、开放的 Ⅱ 期研究报道了 176 名符合 EASL-CLIF 标准的 ACLF 患者被随机分成单独标准治疗组（SMT）和联合 G-CSF 治疗组，接受 G-CSF 的患者在入组前 5d 每天注射 G-CSF 5μg/kg，此后每隔 3 天注射 1 次至第 26 天，比较两组的 90d 无移植生存期、ACLF 相关并发症及肝功能评分变化等，结果表明 G-CSF 治疗并未改善 ACLF 患者的生存期，并且在无感染 ACLF、酒精相关 ACLF、APASL 标准定义的 ACLF 患者亚组分析中，仍未见其对生存率、肝功能评分、感染发生率有显著影响，因此该研究认为 G-CSF 不应用于非临床研究的肝病治疗中。尽管该研究结果使 G-CSF 在临床中的应用面临着巨大挑战，但其研究结果仍存在争议。首先，该研究基于 EASL-CLIF 标准下的 ACLF，即使对 APAS-ACLF 进行了亚组分析，鉴于两种标准的肝病基础差异，因此该研究缺乏了 G-CSF 在非肝硬化基础上的 ACLF 中应用的分析；其次，动物实验表明在炎症驱动背景下的 ACLF，

G-CSF 增加了其死亡率、组织损伤和细胞因子的释放，因此建议 G-CSF 在非感染情况下使用，或与抗炎药物联合使用。鉴于此原因，该研究对无基线感染的 ACLF 进行了亚组分析，结果仍未见 G-CSF 治疗的益处，但在 G-CSF 治疗 ACLF 的 26d 疗程中伴随新发感染，有可能造成研究结果的偏差。总之，G-CSF 在 ACLF 治疗中的用法用量、疗程、治疗时机等有待进一步探索。

四、细胞因子 IL-22 相关治疗

IL-22 通过与 IL-22R1 结合，进而激活 STAT3，在多种表达 IL-22R1 的组织中可起到保护作用，如胃肠系统、皮肤、肝脏、胰腺、肾脏等组织，而在免疫细胞中不表达 IL-22R1。在体外和动物模型中已证实 IL-22 能促进肝脏再生，因此 IL-22 有望成为促进 ACLF 肝脏再生且副作用小的药物。动物实验表明，IL-22 可以通过抗凋亡、抗氧化和抗炎作用，对 GalN/LPS 诱导的暴发性肝衰竭提供关键的保护作用，但 IL-22 在动物体内的半衰期短，限制了其在临床中的应用。因此有学者开发了一种 IL-22 重组融合蛋白（IL-22-Fc），半衰期长，在 ACLF 动物模型中，可诱导肝脏 STAT3 明显激活，抑制 STAT1 激活，从而改善 ACLF 预后。IL-22-Fc 在健康受试者中的 I 期临床研究表明，IL-22-Fc 具有良好的耐受性和安全性。目前，评估 IL-22-Fc 在治疗 ACLF 患者中的安全性和有效性 IIb 期临床试验正在进行中，其在 ACLF 治疗中的应用价值有待进一步验证。

五、小 结

尽管慢加急性肝衰竭病情进展速度快、病死率高，但与其他终末期肝病相比，尚具有潜在的可逆性，除了目前的内科综合治疗、肝移植治疗外，肝脏再生治疗为提高 ACLF 存活率带来了希望。干细胞移植、G-CSF 注射、IL-22 相关治疗目前均已进入临床试验阶段，已显示出可观的应用前景，但均来自样本量较小的研究，且采用的 ACLF 诊断标准不同，并且研究结果存在争议点，药物用法、用量等均有待进一步探索，药物相关副作用又同样需要进一步研究观察，还需要进一步地探索才能更好地应用到 ACLF 的临床治疗中。

（陈　煜　段钟平）

参 考 文 献

白佳萌, 刘光伟, 谢露, 等, 2022. 间充质干细胞及其外泌体在肝再生领域的应用. 中国组织工程研究, 26(19): 3071-3077.

Chen B, Wang YH, Qian JQ, et al, 2018. Human mesenchymal stem cells for hepatitis B virus-related acute-on-chronic liver failure: a systematic review with meta-analysis. Eur J Gastroenterol Hepatol, 30(10): 1224-1229.

He Y, Guo X, Lan T, et al, 2021. Human umbilical cord-derived mesenchymal stem cells improve the function of liver in rats with acute-on-chronic liver failure via downregulating Notch and Stat1/Stat3 signaling. Stem Cell Res Ther, 12(1): 396.

Huang W, Han N, Du L, et al, 2021. A narrative review of liver regeneration-from models to molecular basis. Ann Transl Med, 9(22): 1705.

Nevens F, Gustot T, Laterre PF, et al, 2021. A phase II study of human allogeneic liver-derived progenitor cell therapy for acute-on-chronic liver failure and acute decompensation. JHEP Rep, 3(4): 100291.

Sarin SK, Choudhury A, Sharma MK, et al, 2019. Acute-on-chronic liver failure: consensus recommendations of the Asian Pacific association for the study of the liver(APASL): an update. Hepatol Int, 8(4): 453-471.

Shubham S, Kumar D, Rooge S, et al, 2019. Cellular and functional loss of liver endothelial cells correlates with poor hepatocyte regeneration in acute-on-chronic liver failure. Hepatol Int, 13(6): 777-787.

Xiang X, Feng D, Hwang S, et al, 2020. Interleukin-22 ameliorates acute-on-chronic liver failure by reprogramming impaired regeneration pathways in mice. J Hepatol, 72(4): 736-745.

Zhou GP, Jiang YZ, Sun LY, et al, 2020. Therapeutic effect and safety of stem cell therapy for chronic liver disease: a systematic review and meta-analysis of randomized controlled trials. Stem Cell Res Ther, 11(1): 419.

第十章 免疫细胞治疗技术

一、免疫细胞治疗概况

恶性肿瘤是严重威胁人类生命及健康的一类重大疾病，其中原发性肝癌发病率占据世界恶性肿瘤的第5位。由于肝癌起病隐匿且缺乏有效的早期诊断方法，确诊时多已达晚期或发生远处转移。虽然肝癌手术方式不断改进，但术后复发率仍较高，且缺乏有效的预防复发的手段，因此肝癌的总体治疗效果并不理想。

免疫细胞治疗是利用生物技术或生物制剂对从患者体内采集的免疫细胞进行分离及体外培养扩增后，再回输到患者体内，达到增强机体免疫功能及抗肿瘤目的的一种治疗手段，其属于肿瘤生物治疗范畴。这种方法主要包括非特异性免疫增强及特异性免疫增强两大类。非特异性免疫细胞治疗主要包括 LAK 细胞（lymphokine-activated killer cell）、CIK 细胞（cytokine-induced killer cell）、DC（dendritic cell）、DC-CIK、NK 细胞、NKT 细胞等不同种类的免疫细胞疗法，而特异性免疫细胞治疗主要是细胞毒性 T 细胞（cytotoxic T cell，CTL）、γδT 细胞治疗。另外，最近还出现了与基因工程修饰相关的新型免疫细胞治疗方法，如 TCR 修饰的 T 细胞（TCR-T）、嵌合型抗原受体修饰的 T 细胞（CAR-T）等。与传统抗肿瘤治疗模式不同，免疫细胞治疗是通过直接或间接激活体内的免疫系统活性，增强机体自身的抗肿瘤功能。目前随着人们对免疫学、肿瘤学的认识深入，更多、更有效的免疫细胞治疗方法将被进一步地开发和研究，免疫细胞治疗在肿瘤治疗方面的应用也将更加广泛。

二、免疫细胞治疗的理论基础

免疫细胞治疗是通过不同种类的免疫细胞，直接或间接调节机体免疫反应，达到杀灭肿瘤的目的。关于机体免疫系统与肿瘤关系的探索，较早的是由伯纳特（Burnet）在 1970 年提出的"肿瘤免疫监测"（tumor immune surveillance）学说。该学说认为，机体免疫系统在生长发育过程中有对肿瘤细胞进行免疫监测及清除的作用，当机体免疫监测功能低下时易发生肿瘤。免疫监测的作用在于识别和破坏早期的原位肿瘤；当肿瘤细胞逃避机体的免疫监测后，会继续生长进展，发育成肿瘤。

在此基础上，2002 年迪恩（Duun）等又提出了"免疫编辑"（immunoediting）学说，该学说认为，免疫系统在肿瘤形成过程中可发挥双向性作用，机体的免疫系统对肿瘤细胞历经了免疫清除、免疫平衡及免疫逃逸 3 个阶段。在肿瘤细胞形成早期，机体免疫系统会对其进行识别，并启动先天性免疫及获得性免疫，对肿瘤细胞进行杀伤、清除。未被杀灭的肿瘤细胞会进入第 2 个阶段，即肿瘤细胞躲避机体的免疫防线后，免疫原性降低，使机体免疫细胞对其不易进行识别，从而与机体免疫系统保持平衡状态。存活的肿瘤细胞会通过丢失部分细胞表面抗原、基因突变等方式逃避机体的免疫系统识别及攻击，进而导致免疫逃逸。在此阶段后，肿瘤细胞会继续发生、发展、转移，进而导致临床中肿瘤块的形成及转移的发生。

机体对肿瘤细胞的杀伤作用主要依赖于体内的 T 细胞，尤其是 CD8$^+$CTL 和 CD4 Th1 细胞。肿瘤特异性 CTL 在细胞免疫中承担着主要的杀伤作用，Th 细胞主要作用为辅助 CTL 杀伤肿瘤细胞。CTL 对肿瘤细胞的杀灭主要通过直接和靶细胞结合而对其进行杀伤，或通过分泌细胞因子，上调 FasL 的表达等，诱导肿瘤细胞凋亡。Th 细胞作为一种辅助细胞，目前激活 CTL 的作用方式主要有两种：一种是 CD4$^+$Th 细胞和幼稚的 CD8$^+$T 细胞在经过抗原提呈细胞（antigen presenting cell，

APC）诱导后，Th 细胞通过分泌细胞因子，如 IL-2，辅助 CD8⁺T 细胞的杀伤功能；另外，CD4⁺Th 细胞首先与 APC 作用，上调 APC 表面共刺激分子的表达，增强其对 CTL 的激活作用。除此之外，在过继性回输 CD4⁺T 细胞的动物模型中，研究发现 CD4⁺T 细胞可以介导不依赖于 CTL 的抗肿瘤免疫，且该细胞对肿瘤的杀伤作用主要依赖分泌的 IFN-γ 发挥作用。

除上述特异性免疫外，机体非特异性免疫对肿瘤细胞的杀灭也具有重要作用，其中较重要的免疫细胞包括 DC 及 NK 细胞。DC 作为一种功能较强的专职抗原提呈细胞，在机体特异性免疫应答的诱导与调节中发挥着关键作用。DC 表面表达高水平的 MHC Ⅰ 和 Ⅱ 类分子、共刺激分子 B7-1 与 B7-2，以及某些黏附分子，如 LFA-1、LFA-3、ICAM-1 等，进而刺激机体的免疫反应。NK 细胞是机体非特异性免疫的重要组成部分，在肿瘤的发生、发展过程中也发挥着重要作用。NK 细胞既可以直接识别恶性肿瘤细胞并被活化，也可以经DC、单核细胞、巨噬细胞等辅助细胞的作用被活化。NK 细胞对肿瘤细胞的杀伤作用不受 MHC 限制，主要通过直接溶解及分泌细胞因子两种方式发挥抗肿瘤作用。除上述两种主要的细胞外，其他非特异性免疫细胞，如巨噬细胞、中性粒细胞等，也都参与了抗肿瘤免疫。

三、常用的免疫细胞治疗方法

（一）非基因修饰的免疫细胞治疗

1. LAK 细胞治疗 LAK 细胞是利用 IL-2 刺激活化外周血单个核细胞（peripheral blood mononuclear cell，PBMC）而诱导培养出的一类具有非特异性杀伤作用的效应细胞，在 1982 年由罗森贝尔格（Rosenberg）首次报道。这类细胞可以杀伤对 CTL 和 NK 细胞不敏感的多种肿瘤细胞，其识别和杀伤作用是非特异性和非 MHC 限制性的。因此，LAK 细胞具有广泛的抗肿瘤谱，对自体肿瘤细胞、同种或异种的肿瘤细胞均具有杀伤作用。LAK 细胞杀伤肿瘤细胞的途径主要包括以下两种：一是通过受体介导的方式与肿瘤细胞结合后，分泌细胞毒性颗粒，直接杀伤肿瘤细胞；二是通过 LAK 细胞表面分泌的多种细胞因子，如 IFN-γ、IL-2 及颗粒酶 B 等间接对肿瘤细胞进行杀伤。

1984 年 Rosenberg 研究组首次应用 IL-2 与 LAK 联合治疗 25 例肾细胞癌、恶性黑色素瘤、肺癌、结肠癌等肿瘤患者，治疗后发现 11 例患者的肿瘤缩小超过 50%，1 例完全消退。目前临床广泛采用的 LAK 细胞治疗有 Rosenberg 方案和韦斯特（West）方案。传统的 Rosenberg 方案主张：采用 IL-2 10 万 IU/kg，静脉滴注，每 8 小时 1 次，连用 5d，停药 7～10d 后给予 LAK 细胞，每天 1 次，共 5d 的方案。West 方案采用 IL-2 $1.8×10^7$IU/m²，静脉滴注，连续 4.5～5d，回输 LAK 细胞时再连续滴注 5d 的方案。但是上述治疗方案均由于 IL-2 用量过大，部分患者在治疗过程中可能会出现严重的不良反应，减量或停药后症状可逐渐消失。国内采用 LAK 细胞联合小剂量 IL-2 治疗后除出现一过性的发热外，个别患者会出现恶心、呕吐等反应。因此，IL-2 的用量问题极大限制了 LAK 细胞疗法的临床开展。

近年来国内也有以减少 IL-2 用量，提高患者耐受性为目的的改良方案的报道，结果观察到小剂量 IL-2 联合 LAK 细胞治疗与国外大剂量 IL-2 联合 LAK 细胞治疗的效果相似，且不良反应发生率明显降低。随后考虑到，由于静脉滴注可能导致聚集于肿瘤部位的 LAK 细胞较少，而局部给药可增加其在肿瘤细胞的浓度，因此，国内在应用 LAK 细胞进行全身治疗的同时开展了多途径局部给药的方式，如胸腹腔内注射、瘤体内注射、椎管内注射、肝脾动脉内注射等。目前临床上免疫细胞类型主要是 CIK、NK 及 TIL 细胞，LAK 细胞疗法已逐渐被其他免疫细胞疗法所替代。

2. CIK 细胞疗法 CIK 细胞首次被施密特·沃尔夫（Schmidt Wolf）在 1991 年报道，该细胞由多种细胞因子（CD3 单克隆抗体、IL-2、IFN-γ）诱导所得，主要效应细胞是 CD3⁺CD56⁺。由于该细胞表面同时表达 CD3 和 CD56 两种膜蛋白分子，故又称其为 NK 细胞样 T 淋巴细胞。该细胞除具有 T 淋巴细胞强大的抗肿瘤功能外，还具有 NK 细胞的非 MHC 限制性杀瘤特点，因此被认为是新一代具有强大抗肿瘤效应的细胞免疫治疗首选的效应细胞。CIK 细胞对各种实体瘤及血液系统恶性肿瘤均具有强大的杀伤力，其杀伤机制主要概括为以下几种：首先，CIK 细胞可通过表面 CD3 受体而被激活，分泌颗粒酶、穿孔素等对肿瘤细胞进行溶解；其次，CIK 细胞表面表达 Fas-L，与相应肿瘤细胞表面的 Fas 进行结合，导致细胞内死亡结构域聚集，同时激活细胞内源性 DNA 内切酶，促进肿瘤细胞的凋亡；另外，CIK 细胞表面还可分泌多种细胞因子，如 TNF-α、IL-2、IFN-γ 等，一方面发挥对肿瘤细胞的杀伤作用，另一方面也可激活机体免疫系统，增强抗肿瘤能力。

CIK 细胞的培养过程简单、易行，将 PBMC 在含有 IFN-γ、CD3 单克隆抗体、IL-2 等多种细胞因子的培养液中孵育 15d，可收获高达 $10^9 \sim 10^{10}$ 数量级的效应细胞。CIK 细胞治疗前需要注意细胞质量的控制，在细胞采集前 48h 抽样进行细菌、真菌培养检测，回输前需要进行内毒素检测。首次回输前细胞的存活率必须在 90% 以上，经冻存后复苏的细胞存活率大于 70%，且细胞计数达到 1×10^{10} 以上。关于 CIK 细胞回输的方式，国内外报道不一，但目前主要采用静脉滴注进行回输，也可通过胸腹腔进行灌注。

临床上 CIK 细胞疗法常用于自体骨髓移植物的净化、手术、放疗和化疗后微小残留病灶的清除或无法接受常规治疗的晚期肿瘤患者，包括急、慢性血液系统恶性疾病及各种实体肿瘤。一项研究纳入了 85 例肝癌患者，CIK 治疗组 12 个月和 18 个月的复发率较观察组减低。另外一项临床研究中，127 例肝癌术后患者随机分为 3 组：观察组、CIK-Ⅰ 组（CIK 治疗 3 个疗程）和 CIK-Ⅱ 组（CIK 治疗 6 个疗程），研究发现 CIK-Ⅰ 组和 CIK-Ⅱ 组的无病生存期较观察组延长。因此，CIK 细胞疗法在肝癌治疗方面除可进行单纯输注 CIK 细胞外，还可联合手术、化疗或介入等不同治疗方案，且大量数据均表明 CIK 细胞治疗可明显提高患者的生存质量，改善患者预后。

CIK 细胞疗法最常见的不良反应是发热，国内外多项临床试验均报道患者在行 CIK 细胞治疗后出现不同程度的发热，多数可自行缓解，一般无其他严重不良反应发生。

3. DC 治疗　DC 是由骨髓产生的一群异质性细胞，根据其来源不同，主要分为两大类，即髓源型 DC（myeloid DC）和浆细胞型 DC（plasmacytoid DC），后者来源于淋巴系统，形态特征同浆细胞相似，主要分布在血液、周围淋巴器官和胸腺。DC 根据分化状态主要分为 3 种，即 DC 前体

细胞、未成熟 DC 和成熟 DC。血液和组织中分布的 DC 均为未成熟 DC，未成熟 DC 负责捕获抗原，而成熟 DC 主要负责抗原提呈和激发免疫反应。20 世纪 90 年代，研究者利用重组细胞因子技术确定了 DC 在抗原加工和提呈中的关键作用。DC 是目前发现的功能最强的专职 APC，可以激活静息 T 细胞，同时诱导特异性的 CTL 生成。另外，DC 也是体内 IFN-α 的主要产生细胞，因此在抗肿瘤反应方面发挥着重要的作用。

最近研究表明，肿瘤患者外周血 DC 的含量较正常人明显减少，且患者体内的 DC 数量与许多肿瘤类型的预后存在相关性，包括肺、头颈部、乳腺、子宫内膜、食管、结直肠和前列腺癌等。由此推测 DC 治疗能纠正肿瘤患者 DC 功能异常和数量不足的状况，改善预后。

DC 抗肿瘤治疗具有以下特点：首先，其可通过主动免疫激发全身性的抗肿瘤效应，作用范围广泛，因此适用于多发病灶或有广泛转移的恶性肿瘤；其次，其发挥作用部位明确，对肿瘤细胞以外的正常细胞无影响；最后，对不宜进行手术的中晚期肿瘤患者，能够明显遏制肿瘤的进展，延长患者生存期，改善预后。另外，DC 与 NK 细胞之间存在相互激活的关系，DC 可以促进 NK 细胞对肿瘤细胞的免疫活性；反之，NK 细胞也可以促进 DC 的成熟和免疫活化。因此，二者可作为一种细胞联合方式用于治疗肿瘤。多项试验均证实，以 DC 为基础的生物治疗均取得了良好的效果。

4. DC-CIK 细胞治疗　DC-CIK 细胞治疗是指将负载肿瘤抗原的 DC 与 CIK 共培养，使其发挥协同抗肿瘤效应的方法，该方法已逐渐成为较成熟的肿瘤免疫细胞治疗方法之一。DC 属于 APC，可有效诱导抗原特异性 T 细胞的增殖及活化，而 CIK 细胞则同时具有 T 细胞的强大抗肿瘤效应及 NK 细胞非 MHC 限制性识别抗原的特点，因此二者共培养后可形成杀伤性细胞群体，发挥强大的抗肿瘤效应。治疗的具体流程是首先抽取、分离患者的 PBMC，然后在体外进行培养、诱导和激活等一系列操作，使其具备抗肿瘤的活性后，再将其回输到患者体内，从而发挥抗肿瘤作用。将 DC 与 CIK 共培养后，DC 能促进 CIK 细胞的增殖，同时促进 CIK 细胞分泌更多的细胞因子，如 IL-2、IFN-γ、颗粒酶-B 和穿孔素等，增强 CIK 细胞的抗肿瘤能

力。另外，DC-CIK 回输后可以激活机体免疫系统，提高机体的免疫功能。目前已有较多关于 DC-CIK 治疗恶性肿瘤的临床研究，结果均表明该疗法可有效改善患者的症状，延长患者的生存期，同时不良反应的发生率较低。

5. 肿瘤浸润性淋巴细胞（tumor infiltrating lymphocyte，TIL）治疗 TIL 是一种以淋巴细胞为主的异质性淋巴细胞群体，主要浸润于肿瘤周围及其间质内，在肿瘤实质中分布极少。1986 年 Rosenberg 等报道，TIL 在体外经 IL-2 刺激活化后，其抗肿瘤效应较 LAK 细胞更强，且可以特异性渗入到肿瘤组织中。TIL 被认为主要是 CD3+T 细胞。由于 TIL 来源于不同肿瘤，因此其细胞表型差异明显，CD4+T 细胞和 CD8+T 细胞比例差异较大，但大多数以 CD8+T 细胞为主。

关于 TIL 抗肿瘤的机制目前尚不清楚，普遍认为是直接的细胞毒性作用及间接地分泌各种细胞因子杀灭肿瘤细胞两个途径。TIL 在与靶细胞结合后，可通过分泌穿孔素、颗粒酶等直接导致、诱导肿瘤细胞的溶解；另外，TIL 在被 IL-2 激活后，该群体中的 NK 细胞比例增多，且分泌的 TNF、IFN 等细胞因子明显增加，进而破坏肿瘤细胞，发挥抗肿瘤作用。虽然 TIL 具有较强的抗肿瘤效应，但由于其分离操作的复杂性、体外扩增能力的限制，其分离成功率仅为 20% 左右，因此极大地限制了其在临床上的广泛应用。对于 TIL 的制备规范及分离操作的技术改进还有待于进一步提高。

6. NK 细胞疗法 NK 细胞是天然免疫的重要组成部分，被认为是机体免疫系统的第一道防线，由骨髓中 CD34 造血祖细胞分化而来。NK 细胞表面分化的抗原主要有 CD56、CD16、CD57、CD94 等，其主要分布于外周血、脾脏和肝脏，也可通过炎症和其他细胞趋化因子向几乎所有组织中迁移。NK 细胞对肿瘤细胞的作用不受 MHC 限制，也不需要预先与抗原接触产生记忆反应。与 B 细胞和 T 细胞相反，NK 细胞不需要通过基因重组来获得抗原特异性受体，其表面存在大量不同特异性和反应活性的受体，可直接通过与肿瘤细胞表面的配体结合而被激活，直接产生细胞毒性作用。另外，活化的 NK 细胞还可分泌 IFN-γ、TNF-α 等细胞因子调节机体免疫。基于 NK 细胞表面 CD56 表达水平的不同，将其分为 CD56bright 及 CD56dim 两个不同亚群。CD56bright 亚群以高表达 CD56 及低表达 CD16 为主，可产生大量细胞因子发挥免疫调节作用，但由于其表面抑制性 NK 受体表达较低，细胞毒性作用较弱；CD56dim 亚群则高表达 CD16，其表面抑制性 NK 受体表达较高，因此其产生细胞因子能力较低，主要发挥细胞毒性作用。

关于 NK 细胞抗肿瘤的机制主要有以下几点：首先，正常情况下，NK 细胞表面的抑制性受体可识别靶细胞表面的 MHC I 类分子，从而抑制 NK 细胞的激活，避免 NK 细胞对自身细胞的攻击，肿瘤细胞表面由于 MHC I 类分子表达减弱或降低，进而激活 NK 细胞，NK 细胞表面的活化型受体可直接识别肿瘤细胞表面的配体，通过释放穿孔素或颗粒酶等直接导致肿瘤细胞的溶解；其次，活化的 NK 细胞也可通过分泌诸多炎症细胞因子，破坏肿瘤免疫微环境，增强机体免疫功能，发挥抗肿瘤效应；再次，NK 细胞表面多表达 TNF 家族分子，如 FasL、TRAIL 等，这些分子可直接与肿瘤细胞表面的配体结合，从而诱导肿瘤细胞的凋亡；最后，NK 细胞膜表面的 CD16 分子还可识别 IgG1、IgG3 的 Fc 片段，导致自身活化，借助抗体依赖性细胞介导的细胞毒作用（antibody-dependent cell-mediated cytotoxicity，ADCC）发挥特异性的抗肿瘤效应。

7. NKT 细胞治疗 NKT 细胞是一种特殊的 T 细胞亚群，其表面兼具有 T 细胞及 NK 细胞的表面标记。NKT 细胞由 CD1d 提呈的特异性糖脂类抗原（如 α-GalCer）进行激活，对抗原的识别不同于传统 T 淋巴细胞的 MHC 限制性。活化后的 NKT 细胞可分泌 IL-4、IFN-γ、穿孔素、颗粒酶等较多的细胞因子，直接对肿瘤进行杀灭；另外，NKT 细胞也可通过激活其他具有杀伤活性的免疫细胞，如 NK 细胞、CD8+T 细胞等，协同发挥抗肿瘤作用。由于其识别抗原的特殊性，NKT 细胞较少发生同种异体排斥反应。因此，NKT 细胞治疗目前已逐渐成为抗肿瘤治疗的最佳手段之一。

NKT 细胞根据其表面是否表达恒定的 TCR 链，分为 I 型 NKT（iNKT）和 II 型 NKT 细胞，目前最受关注的是 iNKT 细胞。研究发现，iNKT 细胞可直接识别 CD1d 分子阳性的肿瘤细胞，通过 Fas/FasL 途径及穿孔素途径等对肿瘤细胞进行杀伤，而这多见于血液系统恶性肿瘤。除此之外，由于其还可作为一种免疫佐剂，激活其他不同类型的免疫细胞，因此被认为是连接固有免疫及特异性免疫的桥梁。活化后的 iNKT 细胞通过分泌大量的 IFN-γ，可激活 DC、NK 细胞等非特异性免疫细胞，对 MHC 阴性的肿瘤细胞进行杀灭。此外，其通过 DC 活化产生的趋化因子，可激活细胞毒性 T 细胞，进而对 MHC 阳性的肿瘤细胞进行杀伤。对一例晚期肝癌患者行 iNKT 过继治疗后发现不良事件发生率较低，安全性较好。由此可见，iNKT 细胞抗肿瘤谱较广泛，对 MHC 阴性及阳性的肿瘤均具有抗肿瘤作用，且安全性较高，在抗肿瘤免疫细胞治疗方面具有较大的潜力。

8. γδT 细胞治疗　γδT 细胞是一种表面主要表达 TCRγδ 异二聚体的 T 细胞，仅占总 T 细胞的 5%～10%，其余 90%～95%T 细胞表达 TCRαβ 异二聚体。γδT 细胞被认为是介于获得性与天然免疫之间的特殊免疫细胞类型，有特异性识别抗原功能而无 MHC 限制，既可识别蛋白质或肽类抗原，又能识别 MHC Ⅰ类相关的抗原分子，因此在机体抗感染、自身免疫病及抗肿瘤等过程中起着重要的作用。

关于其杀伤肿瘤机制主要是通过分泌较多的 IFN-γ，一方面诱导 CD4⁺T 细胞的分化；另一方面可与 NK 细胞、DC 及 NKT 等免疫细胞相互作用，共同参与肿瘤免疫反应。除此之外，γδT 细胞还可通过分泌不同细胞因子，上调 Fas 及肿瘤坏死因子相关凋亡诱导配体等，发挥调节免疫及诱导肿瘤细胞凋亡的作用。由于该细胞在外周血中比例较低，因此需要在体外进行培养扩增后回输给肿瘤患者，才能发挥抗肿瘤效果。研究发现，γδT 细胞在体外的扩增除 IL-2 及抗 CD3 单抗外，还需要加入唑来膦酸等双膦酸盐类药物，才能保证细胞较高的纯度。此外，IL-18 也被发现是 γδT 细胞扩增的关键物质。过继回输的 γδT 细胞目前已被用于治疗乳腺癌、白血病、肺癌等，均取得了较好的疗效，且安全性较高。

（二）基因修饰的免疫细胞治疗

1. TCR 修饰的 T 细胞（TCR-T 细胞治疗）　TCR-T 细胞治疗是指利用基因工程对 T 细胞表面的 TCR 进行修饰，使其获得肿瘤特异性识别能力，从而发挥抗肿瘤效应的治疗方法。TCR-T 细胞治疗过程主要是对患者体内有肿瘤应答效应的 T 细胞中编码 TCR 的基因进行分离克隆，之后以病毒或非病毒载体的形式将其导入到正常 T 细胞中，使其表达肿瘤抗原特异性 TCR，从而获得具有识别并杀伤携带相应肿瘤抗原肿瘤细胞的能力，将基因修饰后的 T 淋巴细胞在体外进行扩增后静脉回输到患者体内，发挥特异性杀伤肿瘤的作用。

为避免发生自身免疫反应，对于肿瘤抗原的选择，必须保证其在正常组织中为低表达或不表达。C-T 抗原、基因突变所致的抗原由于在正常组织中不表达而被认为是 T 细胞抗原表位的最佳选择。目前被鉴定并且应用于 TCR 治疗的肿瘤抗原主要有 MART-1、gp-100、CEA、NY-ESO1、MAGE-A3 等。对于基因载体的选择，目前较常用的是反转录病毒载体、腺病毒载体、慢病毒载体。

2. 嵌合性抗原受体修饰的 T 细胞（CAR-T 疗法）　嵌合性抗原受体（chimeric antigen receptor，CAR）是一种可以特异性识别并结合肿瘤相关抗原的嵌合受体，将其转入 T 细胞后可获得 CAR-T 细胞，该细胞既具有特异性结合肿瘤抗原及靶向杀伤肿瘤细胞的特性，还具有 T 细胞自我更新的能力，可在体内、外均获得较好的增殖。CAR-T 细胞治疗过程与其他免疫细胞的过继免疫治疗类似，首先从肿瘤患者外周血或者单采单个核细胞中分离出 T 细胞，利用基因工程将能特异识别肿瘤细胞的 CAR 结构转入 T 细胞进行体外培养，大量扩增后进行回输。

CAR-T 细胞根据其细胞内区的不同分为四代：①第一代仅含有单一信号分子链，只介导对肿瘤细胞的杀伤作用，不转导增殖信号和诱导细胞因子的生成。②目前，第二代 CAR-T 细胞包含协同刺激分子 CD28 或者 4-1BB，可延长其扩增能力及在体内的存活时间。③第三代包含的共同刺激分子更多，如 OX40、CD27 或 ICOS 等。与前两代相比，第三代 CAR-T 细胞具有更好的 T 细胞活化及扩增能力，T 细胞的细胞毒活性及细胞因子的释放明显增强，进而利于发挥持续的抗肿瘤效应。④第四代 CAR-T 细胞又称 TRUCK T 细胞，其 CAR 结构具有产生调节肿瘤环境能力细胞因子的功能，如 IL-12、IL-15 及 GM-CSF 等，这些细胞因子具有改善肿瘤微环境的能力。目前研究显示 CAR-T 细胞治疗在血液系统恶性肿瘤中疗效显著。在实体肿瘤的治疗中，虽然临床试验疗效不如血液系统肿瘤显著，但部分CAR-T细胞的临床研究也确实显示了其良好的疗效，如在几项关于其在胶质母细胞瘤中的临床试验治疗中，患者病情均得到有效缓解，个别出现发热、乏力、呕吐及过敏等轻微的不良反应。因此，目前关于提高CAR-T细胞在实体肿瘤中的疗效及安全性是较为必要的。

四、免疫细胞制备中心要求及治疗操作流程

（一）免疫细胞制备中心要求

由于免疫细胞治疗主要是从患者体内采集、分离所需的免疫细胞，在体外培养后进行回输，因此对于免疫细胞治疗过程具有较高要求。治疗过程需要由专业的免疫治疗临床医师进行。临床治疗医师需要取得执业医师证书，有5年以上相关的临床工作经验。负责人应具有副主任医师及以上专业技术职务，主管医师应具有主治医师及以上专业技术职务。关于免疫细胞制备实验室，至少有1名具有医学、免疫或生物专业背景的高级职称人员担任负责人，从事细胞制备工艺的操作人员应具有相关专业本科及以上学历，经国家卫生健康委员会指定的专业体细胞制备技术培训，并取得上岗证书。

对于细胞制备实验室，应具备省级以上药品监督管理部门和疾病预防控制中心认证的良好生产规范（GMP）实验室，有细胞采集、加工、检定、保存和临床应用全过程的标准操作程序和完整的质量管理记录。对于细胞质量，必须按照所批准的细胞产品质量控制标准对细胞进行细菌、真菌、支原体和内毒素的检测；同时也要保证细胞的数量及存活率。

（二）免疫细胞采集操作流程

首先在采集细胞前，主管医师向患者交代细胞治疗目的及可能出现的不良反应，检查血常规、凝血功能、心电图等，并提出自体细胞采集的申请，签署细胞采集知情同意书。之后对患者的血常规、凝血功能和心电图等检查结果进行评估，检查血管状态并确定采集方式（血细胞分离机单采或外周静脉抽血）和时间。注意若患者血小板明显降低或存在凝血功能障碍、合并心脏疾病及外周血管条件不符合者均不适合应用血细胞分离机单采。

然后，根据患者采集方式的不同，进行相应处理。如果采用血细胞分离机进行单采，在采集前由护士陪同患者按时到血细胞分离室。嘱患者取卧位，根据医嘱于采集前、后口服葡萄糖酸钙。操作人员应根据情况选择患者血管，静脉穿刺，见回血后与管路连接，开始采集。如果是静脉抽血，操作同外周静脉采血。二者操作过程中均需要密切监测患者的生命体征及不良反应的发生。

最后，采集完毕后将患者的姓名及采集时间标记于收集袋上，并由专人送至符合产品生产质量管理规范GMP标准的细胞培养实验室。

采集细胞过程中，如患者出现口唇、指尖麻木等反应时，可再次口服葡萄糖酸钙，如症状未见缓解可给予葡萄糖酸钙静脉输液。

（三）免疫细胞培养操作流程

1. NK、CIK细胞培养流程 首先将采集获得的PBMC加入特定细胞诱导分化因子及5%自体血浆的培养基中进行培养，将PBMC的密度调整到$(1\sim2)\times10^6$/ml，放于37℃、5%CO_2恒温培养箱中培养，记作培养第0天。然后每间隔2~3天进行细胞生长状态的观察、记录及细胞计数，并对细胞培养液及细胞因子进行补充。第11或12天抽取3ml培养的细胞样品进行细菌、真菌检测，进行细胞质控。第14天回收细胞，将细胞交予临床医师进行回输。结合治疗情况，每个患者需要回输3次作为1个疗程。

2. DC培养流程 同上述，标记好患者信息，将PBMC放置于特定培养基中，37℃、5%CO_2恒温培养箱培养2h，去除未贴壁细胞后，加入含有细胞因子的培养基中继续培养，记录为培养第0天。第3天添加同样剂量的细胞因子。第6天在培养基中先后添加肿瘤相关抗原及促成熟因子，同时对细胞进行质控，检测细菌、真菌等。第7天收集细胞，联系临床医师，对患者进行回输。

（四）免疫细胞回输操作流程

主管医师应在患者行外周血分离当日，在免疫细胞回输登记表中登记患者信息，包括患者姓名、联系方式、主治医师、细胞培养方式、回输途径（静脉或胸腹腔）、培养前单个核细胞量等。细胞培养实验室需于细胞培养完成前1~2d与主管回输医师确认回输日期及回输途径。主管医师应在细

胞回输前一日通知患者办理入院。在回输前进行回输免疫细胞相关指标的检测，回输结束后将回输单填写完整并发给主管医师。回输单内容包括培养前单个核细胞量、3次回输的细胞量、回输日期、回输细胞量及回输途径。经胸腹腔回输同样需要做好记录，同时在胸腹腔回输前，应尽量引流积液，给予地塞米松5mg浆膜腔内注射，防止粘连，回输后，叮嘱患者多方向翻身。

在细胞回输过程中，主管医师要密切监测患者生命体征及临床症状，警惕不良反应的发生，包括全身反应（如发热、头痛、乏力、恶心等）及局部反应（如红肿、丘疹、水疱等）。发生不良反应时均需要进行记录。

五、免疫细胞治疗临床研究及评价

免疫细胞治疗是利用患者自身或供者来源的免疫细胞，经过体外培养扩增、活化或基因修饰等操作，再回输到患者体内，激发或增强机体的免疫反应，从而达到控制疾病的治疗方法。免疫细胞治疗的开发应用到临床的应用，必须要有临床试验阶段。我国国家药品监督管理局在2021年2月颁布了《免疫细胞治疗产品临床试验技术指导原则（试行）》，用于为免疫细胞治疗产品开展临床试验提供必要的技术指导。

免疫细胞治疗的临床安全性受细胞类型、作用活性、靶抗原选择、是否经过基因修饰等多重因素影响，不良反应的发生时间和严重性也与细胞在体内的存活、增殖和分布等特征密切相关。在治疗过程中，应密切监测患者病情，警惕不良反应的发生，并有详细的相关不良反应处理方案。

对于免疫细胞治疗疗效的评估，目前尚没有统一的评价标准。根据《免疫细胞治疗产品临床试验技术指导原则（试行）》，可考虑采用包含临床症状改善或生活质量提高的复合终点，或增加免疫相关的临床疗效评估方法。目前临床仍以传统的评价体系，如WHO标准或RECIST标准来评价免疫细胞治疗疗效。免疫细胞治疗也可增加类似于免疫治疗疗效评价标准，除上述提到的两种标准外，还有免疫相关反应标准（immune-related response criteria，irRC）。对于免疫细胞治疗，免疫反应相关的指标也可能有助于准确评估临床疗效，如特异性细胞或体液免疫应答、活性分析等。

由于恶性肿瘤存在浸润、转移等风险，且免疫细胞可以在体内存活较长时间，并产生长期疗效，因此，治疗效果不应以某一时间点的缓解作为评价指标，还应继续进行定期复查和随访，为患者提供定期医学监护，优化治疗方案等医疗服务，加强患者的随访意识。随访应该包括临床检查随访和生命质量随访，通过对患者进行血液学、影像学等不同方面的检查，评估其疾病恢复情况；通过采用客观量表对患者的主观感受及症状进行评价。

六、免疫细胞治疗在肝胆病中的应用

（一）免疫细胞治疗在肝癌中的应用

原发性肝癌是常见的恶性肿瘤，以肝细胞癌多见。肝癌居世界恶性肿瘤发病率第5位，死亡率居第3位。目前肝癌的主要治疗方法包括手术、介入、靶向、放疗、化疗及免疫治疗等。免疫细胞治疗是近年来研究较多的、具有显著疗效的肿瘤治疗模式。免疫细胞治疗中涉及的免疫细胞种类较多，且大部分用于肝癌治疗的临床研究结果均显示了较好的疗效。

关于免疫细胞治疗在肝癌中的应用，研究较早的是CIK细胞及TIL疗法。由于CIK细胞的制备、扩增技术较完善成熟，目前被较多应用于包括肝癌在内的实体肿瘤的治疗。大量研究均提示CIK细胞治疗可提高患者的生存质量，改善预后。TIL是另一种杀伤活性及特异性均较CIK细胞更强的免疫细胞。国内外研究均表明TIL的浸润程度与患者的预后呈正相关。在对手术切除的肝细胞癌患者进行TIL治疗后，结果发现其生存期明显延长，术后复发率降低。最近有研究发现，肝癌患者血清中GPC3浓度明显升高，有望成为CAR-T细胞治疗的潜在靶点。在动物实验中证实，CAR-T细胞治疗可延长肝癌小鼠的生存期。2017年ASCO公布的一项GPC3靶向CAR-T细胞治疗肝细胞癌的临床研究中，发现13名难治复发的肝细胞癌患者对CAR-T细胞治疗耐受良好，未出现剂量限制性毒性，这项临床研究对CAR-T细胞治疗在肝癌中的推广起到了推动作用。

除上述单用免疫细胞治疗肝癌患者外，最近也有研究发现免疫细胞治疗联合手术、化疗及放疗等传统的抗肿瘤治疗疗效比单独进行传统抗肿瘤治疗效果更好。在一项研究手术联合生物治疗的临床研究中，共计 150 例肝癌术后患者，其中 76 例患者术后行免疫细胞回输治疗，随访 7 年后发现，免疫细胞治疗组复发率及与复发相关的死亡率均较对照组明显降低，表明手术联合免疫细胞治疗可有效降低肿瘤的复发率，改善患者预后。在另外一项 I 期临床研究中，14 例进展期肝癌患者在接受放疗联合 DC 治疗后，12 例患者完成 2 次 DC 治疗，3 例患者的血清 AFP 下降超过 50%，且患者体内的 NK 细胞活性增加，AFP 特异性免疫应答提高。由此可见，无论是单独行免疫细胞治疗，还是联合其他传统抗肿瘤治疗，免疫细胞治疗作为一种新兴的抗肿瘤方式，在肝癌的治疗方面均具有较高的潜在价值。对免疫细胞治疗相关的技术进一步提高、完善可极大改善肝癌患者的预后。

（二）免疫细胞治疗在胆道肿瘤中的应用

胆道肿瘤主要包括胆囊癌及胆管癌。由于胆道肿瘤发生机制较复杂，胆道位置较隐秘，目前尚缺乏有效的早期诊断标志物，且恶性程度极高，多数患者病情进展较快，预后较差。胆道肿瘤的治疗主要是手术、化疗及放疗，但由于胆道位置隐蔽，呈浸润性生长，手术切除后容易复发。另外，胆道肿瘤对放、化疗均不敏感，疗效较差。靶向药物针对胆道肿瘤的靶点也较少，因此胆道肿瘤患者生存率较低。免疫细胞治疗在较多实体肿瘤中的疗效给胆道肿瘤的治疗带来了希望。一项对肝内胆管癌患者进行的研究发现，对患者行手术治疗后，继续进行 DC 疫苗联合体外活化的 T 细胞治疗，结果发现较单纯手术患者来讲，DC 疫苗联合体外活化的 T 细胞治疗患者无进展生存期及 5 年生存率明显提高。

免疫细胞治疗主要包括 LAK、CIK、TIL、CTL 等不同种类的细胞治疗。LAK 及 CIK 治疗主要是通过将细胞与 IL-2 共培养，体外激活细胞后，将细胞与 IL-2 同时回输到患者体内，治疗过程中不断补充 IL-2，以维持 LAK 与 CIK 的生长活性。TIL 也可与 IL-2 联合用于治疗肿瘤，由于 TIL 扩增及抗肿瘤所需的 IL-2 较少，因此 IL-2 对机体的毒性减低。CTL 是一种肿瘤特异性细胞毒性 T 细胞，通过在体外共同培养淋巴细胞与肿瘤细胞，诱导肿瘤特异产生 CTL，该治疗与上述几种治疗方法相比，由于具有肿瘤特异性，因此可选择性积聚

在肿瘤部位，更好地对肿瘤进行杀灭。免疫细胞治疗方法种类较多，关于其在胆道肿瘤中的疗效，虽然还需要较多临床研究去证实，但目前免疫细胞治疗已为未来胆道肿瘤治疗提供了较有价值的发展方向。

七、免疫细胞治疗临床护理及心理干预

（一）临床护理

免疫细胞治疗根据不同的细胞种类有不同的采血方法，目前常见的主要是采外周静脉血及白细胞分离单采两种方式。

采外周静脉血的方法同临床静脉采血法。采血时工作人员应遵循严格的无菌操作原则，采血过程中嘱患者做匀速握拳动作，同时观察患者有无面色苍白、出冷汗、气促等情况；对于血流不畅者，应及时调整针头位置，防止血流中断，观察穿刺部位有无异常。采血结束，在细胞收集袋上注明患者的姓名、性别、住院号、年龄、采血量等基本信息，并注明该患者细胞治疗的种类。采血后指导患者纵向按压穿刺点 10min 以上，直至穿刺点无出血；卧床休息 15min，测量血压、脉搏，生命体征平稳、无自觉不适方可下床离开；告知患者保持穿刺部位干燥，24h 内不可洗浴，以免感染，同时告知患者采血后的 1～2d 白细胞数可能略有下降致免疫力低下，应尽量避免到公共场所，保持室内环境清洁，注意口腔卫生，防止皮肤擦伤，同时加强营养，提高自身抵抗力。

白细胞分离单采术需在单独的血细胞分离室内进行。血细胞分离室在操作前需要紫外线消毒 30min；分离室内应配备空调，保持适宜的温度和湿度；室内备常规急救药物及器材，如急救车、氧气装置、心电监护仪等。白细胞分离采集前再次向患者介绍分离采集的过程、方法、所需的时间、术中的配合及不良反应，消除其紧张情绪。采血过程中密切观察患者的生命体征及病情变化，若出现枸橼酸盐中毒的低血钙症状，立即缓慢静脉注射 10% 葡萄糖酸钙 20ml；若出现胸闷、心悸、心动过速，立即减慢采血速度，给予吸氧、心电监护，必要时通知医师处理。

（二）心理干预

恶性肿瘤一直以来被人们视为"绝症"，因此

多数肿瘤患者会产生不同程度的心理障碍。医学心理学研究表明，肿瘤患者在得知确诊消息后，产生的持续应激反应可使下丘脑-垂体-肾上腺皮质轴被激活，糖皮质激素分泌增加，使机体免疫功能减退，促进肿瘤生长。同时，免疫细胞治疗过程中进行采血、回输等阶段也易使患者产生焦虑、紧张等负性情绪，影响治疗疗效。因此对肿瘤患者采取必要的心理干预措施，缓解其不良情绪尤为重要。

对肿瘤患者而言，心理治疗主要是通过抗焦虑药、抗抑郁药、抗精神病或麻醉药等传统药物干预，以及包括教育性干预和治疗性干预的心理行为干预，以减轻肿瘤患者的焦虑、恐惧等不良心理。

教育性干预主要指面对患者在住院期间碰到的不理解问题和担忧，医护人员应向患者提供其最关心的病情信息，纠正患者的错误认识，给予应有的保证，减轻患者的焦虑、抑郁等不良心理状态；在进行治疗操作时，医护人员应多与患者沟通，让患者知晓操作人员的专业性及操作安全、无菌；采血前应查看患者，评估患者静脉情况，向患者介绍采集的主要过程、所需时间，可能出现的不良反应及应对措施。

治疗性干预则是采用心理治疗技术对肿瘤生物治疗患者进行干预，主要包括心理支持疗法、行为训练疗法、认知疗法、集体心理治疗、家庭支持疗法等。医师应根据患者个人具体情况，选择恰当的治疗方案。

八、免疫细胞治疗展望

免疫细胞治疗在肿瘤中的应用是目前全球研究的热点，且在血液系统恶性肿瘤及其他不同种类的实体肿瘤治疗中均取得了较好的疗效。未来免疫细胞治疗及与其他抗肿瘤治疗的联合必将为肿瘤的治疗带来新的突破。在不久的将来，我们将有望使用适当的基因工程方法，对每种肿瘤进行更好的分析，找到肿瘤细胞的基因突变，进而根据其基因突变靶点分离纯化出特异性的 T 淋巴细胞，在体外进行培养扩增后回输患者体内用于肿瘤治疗。分离纯化的 T 淋巴细胞还可以通过基因工程的方法，用编码 TCR 的修饰基因修饰患者外周 T 淋巴胞，从而获得大量靶向基因的淋巴细胞，对肿瘤细胞进行较强的杀伤。相信随着科技的进步，攻克肿瘤终将成为现实。

（王小霞　闫　军　刘　霜）

参考文献

国家药品监督管理局药品审评中心, 2021. 免疫细胞治疗产品临床试验技术指导原则.

Dunn GP, Bruce AT, Ikeda H, et al, 2002. Cancer immunoediting: from immuno-surveillance to tumor escape. Nat Immunol, 3(11): 991-998.

Dustin A Cobb, Jacopo de Rossi, Li xia Liu, 2022. Targeting of the alphav beta3 integrin complex by CAR-T cells leads to rapid regression of diffuse intrinsic pontine glioma and glioblastoma. J Immunother Cancer, 10(2): e003816.

Fabian Freitag, Marius Maucher, Zeno Riester, et al, 2020. New targets and technologies for CAR-T cells. Curr Opin Oncol, 32(5): 510-517.

Qi jie Zhao, Yu Jiang, Shi xin Xiang, et al, 2021. Engineered TCR-T cell immunotherapy in anticancer precision medicine: pros and cons. Front Immunol, 12: 658753.

Ridge JP, Di Rosa F, Matzinger P, 1998. A conditioned dendritic cell can be a temporal bridge between a CD4+T-helper and a T-killer cell. Nature, 393: 474.

Schmidt J, Eisold S, Buchler MW, et al, 2004. Dendritic cells reduce number and function of CD4+CD25+cells in cytokine-induced killer cells derived from patients with pancreatic carcinoma. Cancer Immunol Immunother, 53(11): 1018-1026.

Sheng nan Yu, Ming Yi, Shuang Qin et al, 2019. Next generation chimeric antigen receptor T cells: safety strategies to overcome toxicity. Mol Cancer, 18(1): 125.

Shu hang Wang, Jing wei Sun, Kun Chen, 2021. Perspectives of tumor-infiltrating lymphocyte treatment in solid tumors. BMC Med, 19(1): 140.

Yao Gao, Jia Guo, Xu Li Bao, et al, 2021. Adoptive transfer of autologous invariant natural killer T cells as immunotherapy for advanced hepatocellular carcinoma: a phase I clinical trial. Oncologist, 26(11): e1919-e1930.

第十一章 常见肝胆病的中医中药治疗

一、概　　述

中医和西医有各自不同的医学理论体系，中医肝胆病可以分为狭义和广义两个不同的范围。狭义的肝胆病是指肝脏和胆腑这两个脏腑的疾病，通常包括西医临床常见肝胆病，如急、慢性肝炎及肝硬化、肝癌、肝衰竭、肝脓肿、胆道感染、胆石症等，常归属于中医黄疸、胁痛、臌胀、积聚、肝痈等疾病范畴。中医上广义的肝胆病还应包括足厥阴肝经和足少阳胆经引起的疾病，可归属于中医的痉病、眩晕、中风、颤证、疝气等疾病范围，从而涵盖西医临床不同专业的多种疾病。本章讨论狭义中医肝胆病的治疗。

中医的发展有数千年历史，中医对肝胆病的认识，也经历了从萌芽、初步形成、长足发展和不断完善的漫长过程。从远古至春秋，由于自然条件和医疗条件的限制，时病流行，民相染疾，古代先哲通过对急黄、瘟黄的观察促使了中医对肝胆病认识的萌芽；从战国到秦汉，人类由奴隶社会过渡到封建社会，社会的繁荣促进了中医的发展，现存最早的医学著作《黄帝内经》系统论述了肝胆的生理、病理、症状、辨证和治疗，并对黄疸、臌胀、积聚、胁痛等疾病均有论述；东汉末年张仲景主编的《伤寒杂病论》在《内经》的基础上，紧密结合临床实践，确立了肝胆病辨证论治的基本法则和基本理论方药，广泛而深远地影响着中医临床实践，例如"诸病黄家，但利其小便"所确立的治疗黄疸的治疗大法"化湿邪利小便"被后世医家广为推崇。

药物治疗方面，我国现存最早的药物学专著，成书于汉代的《神农本草经》，奠定了肝胆病中医治疗的药物学基础，记载了许多治疗肝胆病的药物。秦汉以后晋唐至明清，中医对肝胆病的认识逐渐深入，得到了长足发展。晋唐时期的医家对肝胆病的病因、病机、诊断和治法进行了总结和发展：例如晋·葛洪《肘后方》载述"溺白纸，纸即如蘗染者"即为黄疸；隋·巢元方《诸病源候论·积聚病诸侯》对积聚的病因、病机有较系统的认识，记载"诸受邪，初未能为积聚，留滞不去，乃成积聚"。宋朝官修的《圣济总录》记载"大率多因酒食过度，水谷相并，积于脾胃，复为风湿所搏，热气郁蒸，所以发为黄疸"列载了九疸、三十六黄，并把重症黄疸称为急黄；宋·窦材《扁鹊心书》首次提出了"胆黄证"；金元四大家完善了臌胀的病因、病机，例如李东垣《兰室秘藏》记载臌胀的病因、病机"皆由脾胃之气虚弱，不能运化精微……聚而不散而成胀满"，并主张扶脾益胃以制水湿，常用中满分消汤等方。明清时期是中医肝胆病的重要发展时期，明代张景岳《景岳全书》、清代陈士铎《辨证录》、叶桂《临证指南医案》、王清任《医林改错》等著作对中医肝胆病的病因病机进行了深入探讨，并在诊断和治疗方法创新上不断创新，尤其是肝胆病的中医外治方法蔚为大观，实属丰富多彩。民国以来至今，尤其是新中国成立以来，在历代医家预防疫病流行的经验，国家大力推广中医药，对中医治疗肝胆病，不仅注重对肝炎等病的未病先防，同时也开展既病防变的防病工作，积极开展肝胆病的中药方剂的基础研究，病因病机、临床辨证、治疗方法、名老中医经验继承等各种科研工作，极大地促进了中医肝胆病学科的发展，保障了人民群众的身体健康。

二、病因病机

（一）病因

中医认为，病因是破坏人体相对平衡状态，导致疾病发生的致病因素。致病因素复杂多样，除了自然因素和社会因素外，中医注重辨证求因，即通过分析疾病的临床表现，推导病因，例如对外感六淫、内生五邪、痰饮、瘀血等病因的认识，就主要运用这一方法，这是中医病因学的独特之处，也是中医认识肝胆病病因所必须遵循的基本方法。一般说来，肝胆病常见的病因主要有如下几个方面。

1. 外感六淫 正常情况下，自然界六种不同的气候变化，即风、寒、暑、湿、燥、火，称为"六气"。当六气变化急骤，太过或不及，或非其时而有其气，六气就可能成为致病因素，侵犯人体而发生疾病，这种情况下的六气便称为"六淫"。肝胆病的发生与六淫的侵犯有着密切的关系，主要表现在风、寒、湿、火热等方面。

2. 疫毒之邪 又称戾气、毒气，具有发病急、症状重、传染性强、容易流行的特点。病毒性肝炎即可视为疫毒为病。

3. 内伤七情 中医学将人体的精神状态称为七情，包括喜、怒、忧、思、悲、恐、惊。突然、强烈、持久的精神变化超过人体的生理调节范围，会引起阴阳气血失调和脏腑经络功能紊乱而发生疾病，称为内伤七情。肝胆病的发生从七情上主要与怒和思有关。

4. 饮食不节 饮食不洁、饮酒过度、偏食择食等均可称为病因。肝胆病与饮食所伤关系密切。

5. 劳倦过度 包括体劳、心劳、房劳，日久必能耗伤正气，易于发生疾病或使慢性病加重。过劳可以成为肝胆病发生的诱因，也可导致慢性肝病复发、加重和恶化。

除上述病因外，寄生虫，以及瘀血、痰饮、结石等病理产物也可以作为病因导致肝胆病的发生和变化。

（二）病机

中医的病机是指疾病发生、发展与变化的机理。病机的演变是一个过程，而这个过程与机体的体质强弱和致病邪气的性质密切相关。总的来说离不开邪正相争、阴阳失调、气血失常、经络和脏腑功能紊乱等病机变化的一般规律，在肝胆病中，结合肝胆病的中医病理特点而言，则主要有如下几方面。

1. 肝失疏泄，功能失常 肝主疏泄包括调畅情志和气机、促进脾胃运化三方面功能。肝喜调达恶抑郁，若郁怒伤肝或湿热蕴结均可导致肝疏泄功能失常，而致胆汁分泌减少或排泄不畅发生黄疸，脾胃运化功能失调而见纳呆、嗳气、腹胀、倦怠、乏力等症；同时肝失疏泄，气机不畅，影响三焦水道通利，可致水液代谢障碍出现水肿、腹水等症。

2. 克犯脾土，累及他脏 人体是一个有机整体，按五行学说，五脏分属五行而相互影响。肝胆与脾胃同居中焦，肝属木，脾属土，肝胆有病最易克脾犯胃，出现恶心、呕吐、呃逆、嗳气、腹胀、纳少、便溏等症。

3. 疾病迁延，虚实夹杂 虚即虚证，实即实证，是中医对疾病的病理概括。人体感受外邪或体内病理产物蓄积所致之病理变化即为实，人体正气虚弱引起的病理改变就是虚。肝胆病若治疗不当，日久正气耗伤，疾病迁延常由实致虚，实中有虚，虚中有实，虚实夹杂。《景岳全书·虚实篇》："病久致羸，似乎不足；不知病本未除，还当治本。"

4. 痰凝血瘀，癥积渐成 中医认为，肝胆病中常见的肝脾大、肝硬化及各种肝胆肿瘤等属于癥积范畴。癥积的形成是一个慢性过程，而顽痰凝结，瘀血内停于肝胆，与气血相互搏结，是形成癥积的主要病理因素。

5. 病情复杂，变生百证 各种病因几乎均可导致肝胆病的发生从而影响肝脏的生理功能。肝藏血主疏泄，为魂之处，血之藏，筋之宗，华在爪，且肝在五行属木，主动主升。肝的生理特点和生理功能及和他脏的关系决定了病情复杂多变。除本脏的病证表现外，可以出现血证、脱证、厥证、昏迷、痉证、癫狂、不寐等病症而变证百出，一些病症为肝胆病危重症的极期阶段而预后不良。

三、中医诊断

中医学的基本特点是整体观念和辨证论治。诊断是治疗的前提。中医诊断就是基于人体是一个统一有机整体的前提，运用辩证的理论与方法，识别病证，推断病情，因此中医诊断是辨疾病与辨证型的相结合。清代医家徐灵胎说："病之总者为之病，而一病总有数证。"又如赵锡武教授所言："有病始有证，而证必附于病，若舍病谈证，则皮之不存，毛将焉附？"

肝胆病从中医诊断"辨疾病"的角度，可以归属于胁痛、黄疸、积聚、臌胀、肝痈、蛔厥、胆热、虚劳等疾病的范畴。而"证型"是疾病某一阶段的病理概括，也就是说一个疾病因阶段不同可以有多个"证型"，反之，相同的"证型"可以见于不同的疾病，这也是中医诊断的复杂和灵活性所在。辨证是在望、闻、问、切四诊所得的基础上进行诊断的辩证思维。虽然中医肝胆病的证型较多，但总体说来，最常见的有五个基本证型，即肝郁脾虚、湿热中阻、瘀血阻络、肝肾阴虚、脾肾阳虚。

肝郁脾虚证：胁肋隐痛，情志抑郁，乏力，腹胀便溏，舌淡苔白，脉弦细等。

湿热中阻证：纳差食少，口干口苦，困重乏力，小便黄赤，大便溏或黏滞不爽，或伴胁肋不适，恶心干呕；或伴身目发黄，舌红苔黄腻，脉弦数或弦滑数。

瘀血阻络证：胁肋刺痛，面色晦暗，口干但欲漱水不欲咽，或胁下痞块，赤缕红丝；舌质紫暗或有瘀斑、瘀点，脉沉涩。

肝肾阴虚证：胁肋隐痛，腰膝酸软，两目干涩，口燥咽干，失眠多梦，或头晕耳鸣，五心烦热，舌红少苔或无苔，脉细数。

脾肾阳虚证：畏寒喜暖，面色无华，少腹腰膝冷痛，食少脘痞，腹胀便溏，或伴下肢浮肿，舌质暗淡，有齿痕，苔白滑，脉沉细无力。

气滞湿阻：腹大按之不坚，胁下胀满或疼痛，小便短少，纳食减少，食后作胀，嗳气不爽，苔白腻，脉弦。

寒湿困脾：腹大胀满，按之如囊裹水，胸脘胀满，得热稍舒，精神困倦，怯寒懒动，小便少，大便溏，苔白腻，脉缓。

在病因的作用下，肝胆病的发生、发展可以由本脏及他脏，由本虚到标实，或虚实夹杂，或由实转虚。在慢性迁延的过程中可产生气滞、湿阻（湿从寒化为寒湿，湿从热化为湿热）、痰饮、血瘀、水停、毒结、正虚（气、血、阴、阳、各个脏腑）等病理因素，结合脏腑的功能失调，可以产生多种变化的证型。

四、中医治疗

病毒性肝炎中，急性常见于甲型、乙型、戊型肝炎等，慢性常见于乙型和丙型肝炎。中医治疗急性肝炎常根据其症状、体征，由湿邪内蕴引发的各种临床表现，以湿热内蕴（湿重于热、热重于湿）和寒湿内阻为主。慢性肝炎则以临床常见的肝郁脾虚、湿热内阻、肝肾阴虚、脾肾阳虚、瘀血阻络为主。各种病因导致的肝硬化及其基础上进展的失代偿性肝病，则以肝脾血瘀、水湿内停为主。分别给予利湿、清热、解毒、温中、健脾、散寒、活血、化瘀、软坚散结、利水、滋补肝肾等治法，达到保护肝脏、利胆退黄、抗肝纤维化/肝硬化、利水消胀、抗癌抑瘤等效果。

（一）急性肝炎的中医辨证治疗

1. 湿热内蕴，热重于湿

（1）临床表现：身目俱黄，黄色鲜明如橘子色，胁肋部不适或胁痛，或有发热，可有汗出或无汗，口干口苦，纳差呕恶，厌油腻，脘腹胀满，小便黄赤甚或如浓茶色，大便干结，舌质红，苔黄腻或黄糙，脉弦滑数。

（2）治则：清热利湿，解毒退黄。

（3）方药：茵陈蒿汤加减。药物可选用茵陈、大黄、栀子、黄芩、黄柏等随症加减。若大便秘结，可加重大黄剂量；若胁痛加元胡、川楝子；口苦苔黄加夏枯草、龙胆草；发热，衄血可加赤芍、丹皮；纳差加白术、茯苓等。

2. 湿热内蕴，湿重于热

（1）临床表现：身目俱黄，色不鲜明或稍晦暗，肢乏困重，口淡不渴，胸闷脘痞，厌油腻，食欲不振，大便溏稀或黏滞不爽，小便色黄，舌苔白厚或腻，脉濡数或弦滑。

（2）治则：利湿清热退黄。

（3）方药：茵陈四苓散加减。药物选用茵陈、茯苓、猪苓、泽泻、白术、苍术等随症加减。呕恶明显可加法半夏、旋覆花；口黏口臭加炒麦芽、大黄，大便不畅或黏滞不爽加土茯苓、枳实；腹胀较甚者，加大腹皮、木香。

3. 寒湿内阻

（1）临床表现：身目俱黄，黄色晦暗如烟熏，神疲懒言，倦怠乏力，脘闷腹胀，畏寒肢冷，纳差便溏或泄泻，口淡不渴，舌淡红或淡胖，苔薄白或白腻，脉细或沉细。

（2）治则：温中和胃，化湿退黄。

（3）方药：茵陈术附汤加减。药物选用茵陈、炮附子、炒白术、炒苍术、干姜、甘草等随症加减。脾虚甚加茯苓、山药；湿重者加车前子、泽泻；腹胀脘痞者加大腹皮、炒槟榔、厚朴等。

（二）慢性肝炎的中医辨证治疗

1. 肝郁脾虚

（1）临床表现：胁肋胀满疼痛、胸闷不舒或太息，精神抑郁或情绪烦躁；纳少脘痞，口淡乏味，四肢乏力，少气懒言，腹胀便溏，气短懒言，面色萎黄，大便溏泄或食谷不化，每因进食生冷油腻及不易消化的食物而加重。舌质淡，有齿痕，苔白，脉沉弦或滑。急性肝炎恢复期或迁延不愈而演变成慢性肝炎。

（2）治则：疏肝和胃。

（3）方药：逍遥散加减。

2. 湿热中阻证

（1）临床表现：胁肋胀痛，纳呆呕恶，厌油腻，口黏口苦，身目发黄，大便黏滞秽臭，尿黄，舌苔黄腻，脉弦数或弦滑数。

（2）治则：清利湿热，凉血解毒。

（3）方药：茵陈蒿汤加减。

3. 肝肾阴虚证

（1）临床表现：胁肋隐痛，遇劳加重，腰膝酸软，四肢拘急，头晕目眩，两目干涩，口燥咽干，失眠多梦，耳鸣如蝉，潮热或五心烦热，男子遗精、女子经少经闭。舌体瘦，舌质红，舌面少津或有裂纹，无苔或剥苔，或光红无苔，脉沉数无力。慢性肝炎反复活动长久不愈，肝硬化代偿期、肝癌早期等可能。

（2）治则：养血柔肝，滋阴补肾。

（3）方药：一贯煎或滋水清肝饮化裁。

4. 瘀血阻络证

（1）临床表现：面色晦暗，胁下痞块肿大，质地较硬，两胁刺疼，或见赤缕红丝，朱砂掌，女子行经腹痛，经色暗红或色黑有块，舌质暗或有瘀斑，脉沉细涩。慢性肝炎反复活动、肝纤维化、肝硬化代偿期或失代偿期，或肝癌各期。

（2）治则：活血化瘀，散结通络。

（3）方药：血府逐瘀汤、膈下逐瘀汤或鳖甲煎丸化裁。

5. 脾肾阳虚证

（1）临床表现：畏寒喜暖四肢不温或逆冷，精神疲惫，面色无华或晦黄，食少脘痞腹胀便溏，或便溏晨泄，完谷不化，甚则滑泄失禁，少腹腰膝冷痛，小便少或夜尿多，或余沥不尽或尿频失禁，踝胫浮肿，或全身浮肿甚则水臌，阴囊湿冷或阳痿。舌质暗淡，舌体胖或有齿痕，苔白或白腻或白滑，脉沉迟或沉弱。慢性肝病病程较长，或为肝硬化代偿或失代偿期，或有门静脉高压时，或肝癌各期。

（2）治则：健脾益气，温肾扶阳。

（3）方药：附子理中汤合五苓散或四君子汤合肾气丸加减。

（三）肝炎肝硬化的中医辨证治疗

1. 气滞湿阻

（1）临床表现：腹大按之不坚，胁下胀满或疼痛，小便短少，纳食减少，食后作胀，嗳气不爽，苔白腻，脉弦。

（2）治则：疏肝理气，除湿散满。

（3）方药：柴胡疏肝散合胃苓汤加减。药物选用柴胡、炒枳壳、炒白芍、制香附、陈皮、川芎、炙甘草、苍术、白术、茯苓、猪苓、桂枝、厚朴、泽泻等随症加减。

2. 寒湿困脾

（1）临床表现：腹大胀满，按之如囊裹水，胸脘胀满，得热稍舒，精神困倦，怯寒懒动，小便少，大便溏，苔白腻，脉缓。

（2）治则：温中化湿。

（3）方药：实脾饮加减。药物选用白术、茯苓、厚朴、草豆蔻、大腹子、木香、炮附片、干姜、甘草等随症加减。

3. 湿热蕴结

（1）临床表现：腹大坚满，脘腹撑急疼痛，烦热口苦，渴而不欲饮，小便赤涩，大便秘结，或溏垢，舌尖边红，苔黄腻或兼灰黑，脉弦数或弦细。

（2）治则：清热利湿，攻下逐水。

（3）方药：中满分消丸合茵陈蒿汤加减。药物选用黄芪、黄连、知母、厚朴、枳壳、半夏、陈皮、茵陈、栀子、大黄等随症加减。

4. 肝脾血瘀

（1）临床表现：腹大坚满，脉络怒胀，胁腹胀痛面色黧黑，头颈胸臂有血痣，呈丝纹状，手掌赤痕，唇色紫褐，口渴，饮水不能下，大便色黑，舌质紫红或有紫斑，脉细涩或芤。

（2）治则：活血化瘀。

（3）方药：调营饮加减。药物选用川芎、当归、赤芍、莪术、延胡、大黄、瞿麦、槟榔、赤芍、桑皮等随证加减。

5. 脾肾阳虚

（1）临床表现：腹大胀满不舒，入暮尤甚，面色苍黄，脘闷纳呆，神倦怯寒，肢冷或下肢浮肿，小便短少不利，舌质胖淡紫，脉沉细而弦。

（2）治则：温补脾肾，化气行水。

（3）方药：附子理中汤合五苓散加减，或者济生肾气丸加减。药物选用附子、人参或党参、白术、干姜、炙甘草、茯苓、猪苓、泽泻、桂枝、车前子、牛膝等随症加减。

6. 肝肾阴虚

（1）临床表现：腹大胀满，甚时青筋暴露，面色晦滞，唇紫，口渴，心烦，齿鼻时或衄血，小便短少，舌质红绛少津，脉弦细数。

（2）治则：滋养肝肾，凉血化瘀。

（3）方药：六味地黄丸或一贯煎合膈下逐瘀汤加减。药物选用熟地黄、山萸肉、山药、泽泻、丹皮、茯苓、北沙参、麦冬、当归、桃仁、赤芍、甘草、五灵脂、红花、枳壳、香附等随证加减。

肝硬化晚期，正虚多阴损及阳，阳损及阴，因水为阴邪，肝硬化腹水开始多阳虚，病情发展，阴液劫伤，则多为疾病的严重阶段。此期治疗，即使阳虚，温阳化气亦不应过于温燥，附子、桂枝、干姜等宜少，取微生少火，以化气行水，并佐以生地、白芍等养阴药。阴虚时，切不可过于淡渗利水，渗利则阴液更伤，应以滋阴利水，阳中求阴，用大剂量生地、白芍、阿胶，佐以车前子、泽兰、白茅根等。阴复则水自利，腹水自消。

7. 肝纤维化/肝硬化治疗的常用中成药 中医在归纳古代文献及前人经验的基础上，根据肝炎肝纤维化的临床表现，采取疏肝理气、健脾化湿、清热利湿、活血化瘀等治法辨证论治，在抗病毒治疗的基础上，中医抗肝纤维化取得了重要进展，在改善临床症状和生化指标等方面获得显著疗效。

（1）鳖甲煎丸：出自《金匮要略》，活血化瘀、祛痰行水、益气滋阴于一体，攻补兼施。原方治疗癥瘕、疟母等疾病。现代发现鳖甲煎丸可用于慢性乙型肝炎、肝纤维化、肝硬化、肝癌等慢性肝病。鳖甲煎丸能够发挥降低血清肝纤维化指标（HA、PC-Ⅲ、LN、Ⅳ-C）的作用，降低脾脏厚度，减小脾静脉内径和门静脉内径，治疗慢性乙肝早期肝硬化可明显降低炎性细胞因子水平，改善肝功能及肝纤维化。

（2）大黄䗪虫丸：出自《金匮要略》，有活血化瘀、扶助正气之功效，主治虚劳内有干血之证。现代常用于肝病，如肝脾大、肝硬化、肝癌等瘀血内结者。闻海军等在抗病毒基础上联合大黄䗪虫丸治疗慢性乙型肝炎，结果表明患者肝功能指标、肝纤维化水平均明显改善，免疫功能紊乱得到较好的调节。

（3）复方鳖甲软肝片：作为抗肝纤维化的代表药之一，有益气养血、化瘀解毒等功效，可对肝脏起到保护作用。现代药理研究显示，复方鳖甲软肝片能抑制纤维增生刺激因子，使肝纤维化指标降低，肝门静脉宽度和脾脏厚度缩小，阻止肝纤维化，逆转肝硬化。

（4）安络化纤丸：具有软坚散结、凉血活血、健脾养肝之功。安络化纤丸在抗肝纤维化治疗中具有改善作用，能有效减轻患者症状，促进肝功能及组织恢复，其机制可能与调控血清肝纤维化指标、改善氧化应激有关。动物实验证实，安络化纤丸可分解胶原、抑制增生、促进纤维组织降解，且可抗病毒、减轻炎症反应、保护肝细胞免受炎症损伤，同时能调节免疫功能、避免过度免疫反应损伤肝组织，能降低急性肝损伤大鼠转氨酶、能够逆转CC14诱导的大鼠肝纤维化。

（5）扶正化瘀片/胶囊：具有活血化瘀、益肾滋阴、养肝解毒的功效。扶正化瘀胶囊能抑制促纤维化因子 MMP-2 及 MMP-9 的活性，减少 HIF-1α 及其受体 VEGF 的表达，抑制肝窦毛细血管化，减轻肝纤维化程度。郑惠民等联合使用恩替卡韦及扶正化瘀胶囊治疗慢性乙型肝炎肝纤维化患者，可有效降低肝纤维化指标，改善患者的肝功能，不良反应少，安全性高。

（四）急、慢性肝衰竭的中医辨证治疗

急性、亚急性及慢性肝衰竭是临床常见的重危证候，其病机复杂，病情演变快，病死率高。根据肝衰竭的不同并发症，其可分属于中医的"急黄""瘟黄""臌胀""血证"等范畴。目前肝衰竭的治疗均采用中西医结合的综合治疗方案，根据不同的临床征候及相关检查，中医治疗可分为热毒淤

肝证、瘀血内阻证、阴虚血热证、脾肾阳虚证、痰闭心窍证和邪陷正脱证等证型进行辨证论治，也可针对其主要并发症，从黄疸、腹水、出血、昏迷等进行分病分证论治。

1. 热毒淤肝证

（1）临床表现：起病急，黄疸鲜明如金，高热口渴，四肢乏力，频繁呕吐，食欲极差，心满气急，口气臭秽，烦躁不安，甚或神昏谵语，肌肤瘀斑，齿鼻衄血，大便燥实，小溲短赤，苔黄微腻，脉弦数。

（2）治法：清热解毒，泻火退黄。

（3）方药：茵陈蒿汤合黄连解毒汤加减。药物选用茵陈、黄芩、黄连、山栀、连翘、板蓝根、车前草、丹参、大黄、枳实等随证加减。

2. 瘀血内阻证

（1）临床表现：齿鼻衄血，肌肤瘀斑或呕血、便血，面色黧黑，两胁胀痛，甚或胁下痞块，头颈胸背有赤缕红斑，可见朱砂掌，唇色紫暗，或见腹大坚满，腹壁脉络怒张，口渴饮水难下，溲少、乏力、纳差，舌红边有瘀斑，脉涩。

（2）治法：活血化瘀，凉血解毒。

（3）方药：茵陈蒿汤合桃仁承气汤加减。药物选用茵陈、金钱草、丹参、桃仁、牛膝、枳实、生大黄、玄明粉、红花、当归、赤芍等随证加减。

3. 阴虚血热证

（1）临床表现：全身黄染，面色晦暗，形体消瘦，食欲差，口干舌燥，烦躁少寐，腰酸乏力，可见朱砂掌及赤缕红斑，两胁隐痛，或腹大胀满，腹壁青筋暴露，或齿鼻衄血，呕血、便血，舌质红绛少津，脉细数。

（2）治法：清热解毒，凉血救阴。

（3）方药：一贯煎合知柏八味丸加减。药物选用茵陈、金钱草、沙参、生地、石斛、赤白芍、知母、山萸肉、黄柏、玄参、丹参等随证加减。

4. 脾肾阳虚证

（1）临床表现：全身黄染，色泽晦暗，神志萎靡，肢冷乏力，纳少便溏，或完谷不化，全身可见朱丝赤缕，齿鼻衄血不止，肌肤瘀斑，或呕血、便血，或腹胀大，脉络显露，舌质淡，苔薄，脉沉细。

（2）治法：温肾健脾，利湿退黄。

（3）方药：附子理中汤合真武汤加减。药物选用茵陈、金钱草、人参、白术、茯苓、牛膝、泽泻、大腹皮、附子、肉桂、炮姜、炙甘草等随证加减。

5. 痰闭心窍证

（1）临床表现：全身黄染，颜色欠鲜明，神志淡漠，昏昏欲睡，厌食、恶心，呕吐，全身乏力，腹部胀满，溲少不畅，大便溏，舌质淡、苔腻，脉濡细。

（2）治法：化湿泄热，祛痰开窍。

（3）方药：菖蒲郁金汤加减。药物选用茵陈、石菖蒲、郁金、藿香、白蔻仁，可以另服至宝丹加强祛痰开窍作用。

6. 邪陷正脱证

（1）临床表现：神志昏迷，气短息促，口臭难闻，面垢颧红，汗多而黏，二便失禁，或齿鼻衄血，呕血、便血，腹部胀满，腹壁青筋暴露，舌淡苔白，脉促而扰或微息欲绝。

（2）治法：清热解毒，凉血救阴。

（3）方药：参附汤。药物选用人参、制附子、白术、干姜、蛤蚧等浓煎，频频灌服，若舌干口燥，阴竭阳亡时，可合用生脉散。

（五）肝癌的中医辨证治疗

肝癌的形成与体内正气不足和邪气滞留有关，由肝病到肝癌的根本变化环节是正虚邪毒的平衡变化，脾虚可能是癌变的关键，本病早期与湿阻、气滞有关，而体质以脾虚为主，中期出现气滞、血瘀、湿热、热毒的表现，后期常见阴虚、津亏之候。该病的病理基础为脾虚气滞，晚期可出现肺、肝、肾诸脏的征象。中医药在抗肝细胞癌变、治疗癌前病变（亚临床期）方面有较好的疗效，对已形成癌块的消除疗效不如外科切除、介入治疗等方法，但应用中医辨证治疗可以调节机体免疫抗病能力，且有一定的直接抗癌作用。对肝癌不同分期、分型的辨证治疗可以参考慢性肝病的常见辨证分型，也可以结合临床常用的抗癌中成药，如金龙胶囊、慈丹胶囊、贞芪扶正胶囊、槐耳颗粒、肝复乐片等，中西医结合、中西医协同综合治疗是肝癌治疗取得最佳疗效的重要方向。

（六）慢性肝病的中医非药物治疗（包括针灸、理疗等）

中医治疗包括五大方面：砭、针、灸、药、导引按跷，其中四类属非药物治疗。非药物治疗，就是运用除口服药物以外的方法，以药、械、技等手段，通过刺激人体的经络、穴位、皮肤、肌肉、筋骨等达到防病治病的目的。中医非药物治疗作为一种重要的辅助治疗方法在临床肝病治疗中越来越受到重视。

1. 对慢性肝炎/肝纤维化的治疗　腧穴是人体经络脏腑之气聚集和出入体表的部位，是脏腑气血汇集之处。因此通过辨病、辨证来确定病变脏腑经气失调之所在腧穴，用药物通过各种途径（如穴位贴敷等）或者物理方法（针刺、灸、推拿等）来刺激特定穴位以调整相关病变脏腑之经气，恢复气血阴阳平衡，最终达到治疗疾病的目的。艾灸是传统医学中最古老的医疗方法之一，流传广、疗效较好，主要以艾绒为载体，点燃后通过熏熨和烧灼体表病灶或特定俞穴，借助艾条本身的温通以及热力的刺激以达到温经通络、深入脏腑、调气活血、防治疾病的目的。

临床观察温针灸联合恩替卡韦治疗慢性乙型肝炎/代偿性肝硬化，发现治疗组治疗后肝功能、肝门静脉/脾静脉内径、脾脏厚度和肝脏硬度、肝纤维化指标等，均较对照组有明显改善。慢性肝炎、肝硬化代偿期并发腹胀患者接受常规治疗基础上辅以中医针灸治疗，总有效率94.29%，明显高于对照组，治疗后血清 HBV DNA 含量和肝纤维化指标均较治疗前改善。

2. 对肝硬化及并发症的治疗　肝硬化是各种慢性肝病发展的晚期阶段，起病隐匿，早期无明显临床症状，后期常伴有上消化道出血、肝性脑病、肝癌等一系列严重并发症，并最终导致死亡。单纯针刺、针刺配合中药、电针、穴位注射等针刺疗法能通过针刺和药物相结合、经络和脏腑相结合、穴位和神经相结合、局部和整体相结合等途径快速达到病灶，并能最大限度地避免药物对肝脏的再次损伤，治疗肝硬化及其并发症具有很好的临床疗效。针灸疗法具有扶正祛邪、运行气血、通络活血之效，用于肝硬化辅助治疗亦可帮助消除腹水，并提高机体免疫力。

（1）提升免疫力：针灸治疗肝硬化患者，对免疫力改善的报道较为常见。在西医保肝、利尿、补充蛋白质等治疗基础上，治疗组增加针灸治疗，选用阳陵泉、双侧足三里、三阴交、内关、太冲，采取平补平泻法，留针时间20min，同时温灸三阴交、足三里、关元穴、天枢，观察发现联合针灸治疗组的肝功能明显好转，CD4$^+$、CD4$^+$/CD8$^+$ 水平升高显著，有一定提升细胞免疫功能的作用。

（2）提高肝硬化腹水治疗效果：针灸可刺激机体神经末梢，激活抗体损伤系统，降低交感神经系统活性，抑制肾素-血管紧张素-醛固酮系统，减少腹水生成。因此针灸治疗肝硬化腹水的临床研究多有报道。神阙穴是任脉上的一个重要穴位，而任脉属奇经八脉，与十二经脉相通，亦与脏腑及全身皮表相连，具有调节阴阳，健脾和胃的作用；从现代医学角度考虑，神阙穴位于脐部，脐部皮肤薄，皮下微血管及神经、淋巴丰富，具有渗透、吸收快等特点，在温热作用下药物较易通过，可迅速弥散入血液而发挥作用。

针灸治疗肝硬化腹水最常选用的穴位是气海、足三里、水分；最常选用的经脉为任脉、足太阳膀胱经、足阳明胃经；常用选穴部位集中在腹部、下肢部、背部；善用特殊穴，尤其是募穴和背俞穴；关联分析结果显示气海-天枢-中脘、足三里-脾俞-肾俞、足三里-脾俞-气海三组穴位支持度较高；腧穴聚类分析结果显示常用腧穴可分为 3 大类，可视化结果表明取穴以气海、足三里、水分、关元、中脘为主。针刺经外奇穴（肋头、痞根、兴隆、新肋头、命关、脾横等）配合经穴辨证加减（足三里、脾俞、内关、三焦俞、肝俞、上巨虚、行间、太冲等）可以软化肝脾，提高免疫力，缩小肿大的脾脏，降低门静脉高压，从而减少或避免了肝硬化门静脉高压破裂所造成的上消化道出血，减少肝性脑病的发生；降低门静脉高压。选择水分、气海、中极、关元、足三里等穴位平补平泻法针刺，留针时间大约 30min，取针后予脐透消膨方外敷神阙穴，研究表明透穴针刺联合退黄合剂灌肠治疗可以增强肝硬化顽固性腹水的治疗作用。

中医学认为，艾叶入肝、脾、肾经，其性温而辛香，功能温经散寒止痛、补益气血。督脉为人体奇经八脉之一，属阳脉之海，乃一身阳气之总督，功能振奋阳气。现代临床多采用艾灸联合穴位贴敷治疗肝硬化腹水取得可靠疗效。

应用穴位贴敷神阙、气海、关元、水分、中极等穴位后局部艾灸的方法辅助治疗肝硬化腹水阳虚水停证患者，对改善肝门静脉、脾静脉血流动力学指标具有积极作用。在内科治疗的基础上，肝硬化终末期患者在中药穴位贴敷基础上联合温热艾灸治疗，艾条点燃温和灸于神阙、天枢、水道、气海，发现中药穴位贴敷联合温热艾灸能改善终末期肝病患者腹围和肝脏功能，对患者预后具有积极的影响。单独使用艾灸神阙穴治疗肝硬化腹水可以明显改善肝硬化腹水患者的腹胀症状，利尿作用明显。系统评价脐疗辅助治疗肝硬化腹水的疗效及安全性发现，脐疗辅助治疗肝硬化腹水能提高患者腹水的消退率，安全性较好。应用针、灸、中药、神阙穴药贴等多种方法联合治疗肝硬化腹水在临床上取得了显著效果。

（3）对肝性脑病的治疗：肝性脑病的临床表现可将其归为中医"癫狂""神昏"的范畴，目前现代医学治疗本病的手段有限。针灸具有调整肠道菌群的多样性与数量、改善肠道屏障功能、调控脑肠肽、减少炎症细胞浸润、抑制细胞因子表达的作用。在西医治疗的基础上联合针刺、中药、艾灸等治疗方法的应用，可以明显提高肝性脑病治疗的有效率。用通腑泄热的中药灌肠加针刺的方法，肝性脑病患者昏迷时可选取合谷、内关、外关、水沟、十宣、涌泉穴，烦躁不安时可针刺神阙、神门等穴，均采用泻法治疗，在临床中取得了满意效果。在基于"肝-肠-脑轴"理论的基础上，运用承气汤联合针灸疗法可以较好地发挥通腑开窍的作用，可有效缓解肝性脑病患者的症状，同时保护肝功能，值得在临床上推广应用。

3. 对肝癌的辅助治疗　针灸联合中草药已广泛应用于肝癌的治疗，针灸作为中医的重要组成部分，已被证实可以有效缓解各种类型的疼痛，并被用于肝癌及其并发症的治疗和护理。目前针灸作为一种辅助治疗方式参与肝癌综合治疗，针对肝癌患者及肝功能储备较差的晚期肝癌患者，西医目前没有证据级别很高的治疗推荐，基本以观察和最佳支持治疗为主。

对癌性疼痛的治疗，晚期癌症疼痛发生率高达60%～80%，其中1/3的患者为重度癌痛。针对癌痛，世界卫生组织推荐使用三阶梯镇痛疗法，其疗效显著，但镇痛药的不良反应大，依赖性强。中医治疗癌痛注重辨证论治，从其病因、病机着手，选择个性化的辨证施治方法，可以避免阿片类镇痛药物带来的不良反应，尤其是针刺、穴位贴敷等方法。

应用腕踝针联合三阶梯镇痛药物治疗原发性肝癌难治性疼痛患者，镇痛起效时间短、持续时间长、不良反应少。腕踝针是一种只在人的腕踝上方选取一个特定皮下针刺点，并循着人的足趾和肢体的一个纵向横轴方向进行皮下浅刺的治疗方法。采用腕踝针联合阿片类药物治疗肝癌癌痛效果满意，可有效缓解患者的疼痛，减少因药物引起的不良反应，安全性高。脐针能有效缓解原发性肝癌患者的疼痛、缩短镇痛起效时间、延长镇痛持续时间、减少患者镇痛药物的使用剂量、显著改善患者的精神和睡眠、明显改善患者的食欲和体力、提高生活质量、减少镇痛药不良反应的发生，在起效时间、减少镇痛药剂量方面，以中度疼痛效果更佳，具有确切的临床疗效，且无明显不良反应。

中医学非药物治疗方法越来越受到了临床的重视，由于肝病在临床有其一定的临床特点，如肝病患者凝血功能会下降，导致有些治疗方法（如拔罐、刮痧、刺络等）有一定的局限性。近些年针灸、穴位贴敷、艾灸、耳豆等治疗方法在临床上的广泛应用，给肝病的治疗带来了新的思路和方法，因此，积极完善肝病非药物治疗的辨证标准，让中医非药物治疗更加规范化、标准化，有利于临床疗效进一步提高。

五、小　　结

中医药在慢性肝炎、肝硬化、肝脏肿瘤的临床治疗及康复保健方面发挥着重要和不可替代的作用，抗病毒疗效是中医药的不足，而在保肝护肝、抗纤维化、抗肝硬化、调节机体免疫功能等方面却有着非常重要的意义。因此合理运用中医、西医及二者的协调整合已成为临床医师的重要选择，其对稳定病情、控制复发、减缓肝衰竭、减少肝癌发生等方面的作用日益显现。

（汪晓军　靳　华　杨华升
刘增利　李秀惠）

参考文献

白佳萌, 刘光伟, 2022. 透穴针法联合退黄合剂灌肠治疗肝硬化顽固型腹水的临床研究. 针刺研究, 47(1): 59-64.

陈先翰, 唐嘉华, 唐梅文, 等, 2019. 大黄䗪虫丸联合恩替卡韦片治疗慢性乙肝瘀血阻络证患者临床观察. 现代医学与健康研究电子杂志, 3(22): 9-11.

董春玲, 俞美定, 陶茹, 等, 2018. 艾灸联合神阙穴贴敷改善肝硬化腹水. 长春中医药大学学报, 34(3): 525-527.

方芳, 潘胜莲, 瞿一新, 等, 2019. 针灸辅助治疗对乙肝后肝硬化患者细胞免疫功能及肠道功能的影响. 中国地方病防治杂志, 34(5): 571-573.

韩倩, 赵丽娜, 王志华, 等, 2023. 中药穴位贴敷联合温热艾灸对终末期肝病患者的临床效果. 中国医药导报, 20(2): 114-117.

黄河, 2021. 消鼓利水方穴位贴敷联合艾灸辅助治疗肝硬化腹水阳虚水停证疗效观察. 实用中医药杂志, 37(8): 1428-1430.

黄露, 刘旭东, 李品桦, 等, 2021. 大黄䗪虫丸在肝脏疾病中的研究进展. 中国中西医结合消化杂志, 29(5): 364-366.

李超然, 孙忠人, 王玉琳, 等, 2022. 从肠道菌群探讨针灸治疗慢性疲劳综合征的机制. 中国针灸, 42(8): 956-960.

李婷, 徐春军, 李尚点, 等, 2019. 脐疗辅助治疗肝硬化腹水的 Meta 分析. 中西医结合肝病杂志, 29(6): 533-538.

刘水馨, 刘琳, 刘洁, 2021. 基于肝-肠-脑轴探讨承气汤联合针灸对肝性脑病的治疗作用. 湖南中医杂志, 37(04): 181-183+196.

刘思鸿, 李莎莎, 侯酉娟, 等, 2020. 《金匮要略》鳖甲煎丸临床应用的古今文献研究. 中国实验方剂学杂志, 26(6): 12-17.

刘雪冰, 吴玉潇, 刘谢, 等, 2020. 扶正化瘀胶囊对肝纤维化患者细胞因子的调控作用. 中西医结合肝病杂志, 30(4): 367-369.

龙志玲, 邵泽勇, 伍锡刚, 等, 2018. 前列地尔联合复方鳖甲软肝片治疗慢性乙型肝炎肝硬化的疗效观察. 现代药物与临床, 33(1): 134-138.

卢玮, 高玉华, 王珍子, 等, 2017. 安络化纤丸对肝纤维化大鼠转化生长因子 β_1 及相应信号通路的影响. 中华肝脏病杂志, 25(4): 257-262.

马骁, 廖庆英, 何璇, 等, 2019. 扶正化瘀胶囊联合恩替卡韦治疗慢性乙型肝炎肝纤维化的系统评价. 中国医院用药评价与分析, 19(12): 1413-1419.

马小勇, 席蓉蓉, 房荣, 2017. 复方鳖甲软肝片辅助治疗慢性丙型肝炎纤维化疗效观察. 湖南中医药大学学报, 37(8): 887-890.

彭红叶, 王一冲, 李磊, 等, 2021. 基于数据挖掘的针灸治疗肝硬化腹水的选穴规律研究. 中医药导报, 27(7): 181-185.

任愉嫱, 蒋燕, 2018. 鳖甲煎丸治疗慢性乙型肝炎肝纤维化临床疗效的Meta 分析. 现代中药研究与实践, 32(1): 71-75.

斯韬, 宁雪坚, 郑捷, 2021. 针灸疗法在原发性肝癌治疗中的应用与展望. 中国中医药现代远程教育, 19(4): 204-208.

汪泽, 李显勇, 王国俊, 等, 2017. 复方鳖甲软肝片联合恩替卡韦片对慢性乙型肝炎瘀血阻络证型患者肝功能及胆红素的影响. 中国药房, 28(14): 1962-1965.

王玉军, 2020. 安络化纤丸治疗肝纤维化的病例对照研究. 中国合理用药探索, 17(6): 49-55.

闻海军, 2017. 加味大黄䗪虫丸联合 IFN-α 对慢性病毒性乙型肝炎的疗效. 检验医学与临床, 14(22): 3420-3422.

徐丽萍, 全美玲, 费新应, 2022. 腕踝针联合三阶梯镇痛药物治疗原发性肝癌难治性疼痛患者 30 例. 中西医结合肝病杂志, 32(9): 844-845.

叶盈盈, 柯洪奎, 2019. 针灸透穴治疗肝硬化腹水 50 例临床观察. 中西医结合心血管病电子杂志, 7(20): 161.

张小瑞, 赵文霞, 2020. 全国名老中医赵文霞教授诊治肝性脑病的经验总结. 光明中医, 35(13): 1979-1982.

赵琪, 朱清静, 2017. 鳖甲煎丸降低肝纤维化指标的 Meta 分析. 湖南中医杂志, 33(8): 155-158.

赵云洁, 2019. 脐针治疗原发性肝癌中重度疼痛的临床研究. 济南: 山东中医药大学.

Chen JM, Hu YH, Chen L, et al, 2019. The effect and mechanisms of Fuzheng Huayu formula against chronic liver diseases. Biomed Pharmacother, 114: 108846.

Ling CQ, Fan J, Lin HS, et al, 2018. Clinical practice guidelines for the treatment of primary liver cancer with integrative traditional Chinese and Western medicine. J Integr Med, 16: 236-248.

Phillips B, Depani S, Morgan J, 2019. What do families want to improve in the management of paediatric febrile neutropenia during anti-cancer treatment? Report of a patient/public involvement group. BMJ Paediatr Open, 3(1): e398.

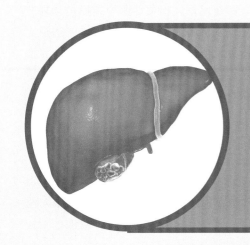

第六篇

疾病诊断相关分组在肝胆
病学中的应用

按病种付费（diagnosis related groups，DRG）是在临床管理中将患者按照不同的疾病诊断和治疗方式进行分组的一种病例组合方案。根据 DRG 的分组理念，在分组过程中，要着重关注"临床过程"和"资源消耗"两个维度，分组结果要保障同一个 DRG 内的病例临床过程相似，资源消耗相近。分组时，依据疾病的诊断可确定病例的类型，通过治疗手段"手术或操作"来区分患者的治疗方式，通过患者的合并症、并发症等区分个体特征。

基于 DRG 的分组理念，医院使用这一工具可以进行预算管理、资源配置管理，并进行医疗服务质量评价。DRG 属于舶来品，20 世纪 80 年代，美国率先将 DRG 用于医疗保险定额支付，随后，澳大利亚、英国、德国等国家相继实施。国内 20 世纪 80 年代末也出现了 DRG 相关的介绍，并开始了 DRG 的初步研究。经过多年发展，国内形成了 4 个主流权威版本，都在医保付费支付、医疗质量评价等方面取得了诸多经验。目前由国家医保局在 2017 年牵头的 CHS-DRG 版本，按照"顶层设计、模拟测试、实际付费"三步走的思路，试点城市在 2021 年启动实际付费。

一、DRG 分组在医疗服务质量评价中的应用

医疗机构在使用 DRG 评价某种疾病的医疗服务能力时，通常使用的指标包括权重/总权重、病例组合指数（case-mix index，CMI）、时间消耗指数、费用消耗指数、低风险组死亡率等。这些指标体现了医疗服务过程中能力、安全和效率的 3 个方面，是近年来国家卫生健康委在公立医院绩效考核、临床重点专科评价等方面常用的考核评价指标。

CMI 通过计算医院收治患者的例均权重得出，反映了医院收治病种的结构，通常用于评判医疗服务技术难度。医院高权重的病例收治越多，权重大于 1 的 DRG 例数占比越高，CMI 越高；反之 CMI 越低。医疗机构的高质量发展，是追求"质"的一种发展，应该围绕自身功能定位提高医疗水平和服务能力，而 CMI 是评价和反映此类情况的指标。在 DRG 分组中，通常病组的权重和 CMI 比较，外科组最高，操作组次之，内科组较低。各医疗机构、各科室可以通过计算科室医疗服务的总权重和例均权重、例均 CMI 等，与其他机构和科室进行横向对比，以判断自己医疗服务质量水平所处的位置。

时间消耗指数不仅能通过对住院时间的评价反映医疗服务能力，又和费用消耗指数一样，体现了医疗服务过程中效率的提升情况。在此基础上，时间消耗指数和费用消耗指数这两个指标是计算医院每个病组的住院费用或住院天数与区域同病组比值后再汇总计算均值得到的综合指标，如果计算值在 1 左右，表示医疗效率接近区域平均水平，小于 1 表示与区域平均水平相比，医疗费用较低或住院时间较短，大于 1 则表示医疗费用较高或住院时间较长。时间消耗指数和费用消耗指数能够体现效率和费用的变化趋势，能较为客观地评价医疗机构发展中是否有效提升医疗质量的情况。在 DRG 同组不同机构中对比费用消耗指数和时间消耗指数，医院或科室对自身的情况深入分析，可针对性地制订提质、增效的方案。

衡量医疗安全时引入低风险组死亡率这一指标。低风险组病例死亡率通常用于评价医疗质量和安全。该指标先计算区域各 DRG 病例的住院死亡率，对不同 DRG 进行死亡风险分级后，将住院死亡率低于负一倍标准差的 DRG 称之为"低风险组"，再用低风险组死亡的病例数占低风险组全部病例数的比例得到低风险组病例死亡率，简言之，该指标表达的是理论上"低风险组"不应出现死亡或者死亡率非常低，如果医院出现了死亡，或者死亡率高于区域平均水平，提示临床或管理过程可能存在问题。医院可将低风险组死亡病例作为问题线索，系统、全面地查找临床和管理过程中可能存在的缺陷。

综上所述，DRG 作为病例组合的一种分类工具，将病例按照"临床过程相似、资源消耗相近"的原则进行组合管理，使不同医院之间的医疗服务具有可比性，更利于医院开展精细化管理及探索优势学科建设。

二、DRG 分组在医保支付中的应用

以 DRG 为基础的医保支付方式向医疗服务供给者对其提供的住院服务提供公平和标准化的定价框架，有助于克服按项目付费为主的支付框架下医疗服务过程僵化、效率和响应性低的缺陷，为激励供方实现更高效的资源配置提供了技术手段。世界上许多国家都已经引入、试行或正考虑实行 DRG 支付系统，美国、澳大利亚和西欧是先驱，很多国家都借鉴了美国（all patient-DRG，AP-DRG）、澳大利亚（Australia refined-DRG，AR-DRG）及德国（Germany-DRG，G-DRG）的分组模型和程序，并针对本土环境、需求和能力进行了适应性改进。

中国对于 DRG 的探索已近 30 年，但在医保支付领域的应用依然缓慢。随着《"健康中国 2030"规划纲要》明确提出"积极探索按疾病诊断相关分组付费"，DRG 支付已经正式从"自下而上"的地方试点上升为"自上而下"的国家战略，并被赋予了促进医疗保障治理现代化的时代内涵。2019 年 6 月，确定北京、天津、上海等 30 个城市为 DRG 付费国家试点城市，并提出 DRG 付费试点工作"顶层设计、模拟测试、实际付费"三步走思路和"2020 年模拟运行，2021 年启动实际付费"的任务安排。同年 10 月公布《国家医疗保障 DRG 分组与付费技术规范》《国家医疗保障 DRG（CHS-DRG）分组方案》，为各地开展 DRG 付费试点工作提供了有力支撑。

考虑到严格的医保支付上限和总额控制会极大激励医院降低成本，为避免因此引发推诿患者、简化服务等问题，国外对于可能涉及费用超支或复杂治疗程序的特殊病例应用了费率调整，调整时会综合考虑住院时长（LOS）、出院状态等指标。我国考虑到各地资源差异显著，尽管 CHS-DRG 1.0 版考虑到了医疗机构之间的差异性，提高了三级医院收治费用极高特殊病例的支付标准（可超出 3 倍），但在这些医疗机构中仍可能存在复杂病例难以入组的情况。未来是否针对不同地区、不同级别医疗机构之间的差异性，引入更加精细化的政策调整因子，如区域调整系数、医院调整系数等，依然值得探索。

DRG 付费主要针对住院服务，门诊和基层医疗服务的支付方式仍以各地自主探索为主，缺乏系统性的监管策略和协同机制，这就导致尽管医保支付混合预付制改革的思路是系统化的，但制度设计上却是"碎片化"的，即便 DRG 支付改革控费有效也无法排除医疗费用转移的风险，如将住院患者向门诊或社区转移、"拆分"住院等。必须基于整体性的视角建立联动监管策略，建议未来在加强病历和编码审核的基础上利用人工智能和大数据对门诊、住院诊疗行为及费用开展动态监控，除了住院费用的增长情况，还可联动考察同时期患者同病种门诊就诊率和门诊费用的变化等指标，对 DRG 预付制改革的效果进行系统化追踪，以便及时调整有关监管制度。

三、肝脏疾病的 DRG 分组（以 CHS-DRG1.1 版本为例）

DRG 分组按照 MDC-ADRG-DRG 的三层逻辑，一般可分为 600～800 组。从分组系统上看，CHS-DRG 已经明确了 26 个主要诊断类别（MDC）和 618 个 DRG 组，MDC 分组差别不大，但 DRG 细分组数量远低于其他亚洲国家，这与中国 DRG 实践的发展阶段有关。目前北京地区于 2022 年 3 月 15 日正式启动二、三级医院 DRG 实际付费改革，改革使用 CHS-DRG1.1 分组方案进行分组，在此使用这一最新付费版本举例。CHS-DRG1.1 分组中，肝脏相关疾病属于 MDCH 肝、胆、胰疾病及功能障碍。肝脏类疾病覆盖的 DRG 组为 21 组，分别是手术组 6 组，操作组 4 组，内科组 11 组（表 6-0-1）。

四、医疗机构在 DRG 下的应对措施

DRG 作为一个系统性工程，对于医院来说，不仅涉及信息系统建设，也涉及病案、临床、质控等科室的协作分工，这就需要强有力的协调能力，因而制订一个联动、全面、公平、科学的顶层设计和 DRG 实施方案，采取有效的推进措施非常重要。有效 DRG 建设的措施包括以下 3 项。

（一）建立完善的组织体系

管理层制订有效政策，加强培训与管理，协调解决各项矛盾，提出质量控制要求及违规防范要求；临床医师规范诊疗行为和术语，正确书写诊断及首页，在病程和辅助检查报告中能够体现支持依

表 6-0-1 CHS-DRG1.1 分组的肝胆胰相关疾病

DRG	名称	支付标准（元）	权重
HB11	胰、肝切除和（或）分流手术，伴严重并发症或合并症	129 808	6.36
HB13	胰、肝切除和（或）分流手术，伴一般并发症或合并症	96 648	4.73
HB15	胰、肝切除和（或）分流手术，不伴并发症或合并症	74 624	3.65
HJ11	与肝、胆或胰腺疾患有关的其他手术，伴严重并发症或合并症	81 407	3.99
HJ13	与肝、胆或胰腺疾患有关的其他手术，伴一般并发症或合并症	43 395	2.12
HJ15	与肝、胆或胰腺疾患有关的其他手术，不伴并发症或合并症	24 676	1.21
HL11	肝胆胰系统的治疗性操作，伴严重并发症或合并症	44 027	2.16
HL13	肝胆胰系统的治疗性操作，伴一般并发症或合并症	30 343	1.49
HL15	肝胆胰系统的治疗性操作，不伴并发症或合并症	24 313	1.19
HL29	肝胆胰系统的诊断性操作	27 052	1.32
HR11	肝胆胰系统恶性肿瘤，伴严重并发症或合并症	27 116	1.33
HR15	肝胆胰系统恶性肿瘤，不伴严重并发症或合并症	15 454	0.76
HS11	肝功能衰竭，伴严重并发症或合并症	40 094	1.96
HS15	肝功能衰竭，不伴严重并发症或合并症	27 955	1.37
HS21	肝硬化，伴严重并发症或合并症	23 189	1.14
HS25	肝硬化，不伴严重并发症或合并症	16 713	0.82
HS33	病毒性肝炎，伴并发症或合并症	12 750	0.62
HS35	病毒性肝炎，不伴并发症或合并症	5 073	0.25
HZ11	其他肝脏疾病，伴严重并发症或合并症	18 605	0.91
HZ13	其他肝脏疾病，伴一般并发症或合并症	12 977	0.64
HZ15	其他肝脏疾病，不伴并发症或合并症	8 535	0.42

据，按临床路径提出简化程序和层级间的关系；医保部门及时了解国家及当地医保政策，动态掌握地域的标准数据；应用信息化的手段来实现 DRG 对于临床工作的指导。

（二）实施临床路径管理

不断推进临床路径工作，有完备的更新调整机制；通过临床路径管理，规范诊疗行为，优化诊疗流程；加强临床药学管理，规范合理用药；规范合理检查和治疗，降低患者诊疗成本；加强院感管理，减少院内感染事件的发生；加强临床用血管理，合理安全用血。

（三）开展病种成本测算，进行成本管控

为适应 DRG 模式，对每一个病组进行全成本测算，找到成本可控的切入点，开展精细化管理，在保证医疗质量的前提下有效控制医疗成本。

作为临床医师，既要关注指南共识，使用合理的治疗手段，同时还要关注药品与耗材合理应用，避免高值耗材、高价药品，尤其是辅助用药的使用，通过合理的治疗，使得总的医疗费用下降，医疗质量提升，才有可能使科室的整体运营变得合理，提升医疗质量与效率。

（段小宛 王 璐 段钟平）

参考文献

刘荣飞，薛梅，李紫，2020. DRG 的国内外研究进展. 卫生经济研究，37(10): 42-48

吴晶，赵博雅，朱玄，等，2021. DRG 分组策略与支付标准界定的国内外比较. 中国医疗保险，(2): 75-80.

Busse R, Geissler A, Aaviksoo A, et al, 2013. Diagnosis related groups in Europe: moving towards transparency, efficiency and quality in hospitals?. BMJ, 346: f3197.

Zemlin M, Goedicke-Fritz S, 2019. Reduced revenues after introduction of the G-DRG system due to poor coding quality? Qualification of coding staff at 177 German children's hospitals. Klin Padiatr, 231(6): 313-319.

附录 A　肝胆病常用药物（2023 年）

日常临床工作中，肝胆相照-肝胆病在线公共服务平台制作肝胆病常用药物电子版，扫码查阅相关药物信息。

一、抗病毒药

1. 恩替卡韦　又名：博路定、润众、恩甘定。

【适应证】适用于病毒复制活跃，血清 ALT 持续升高或肝脏组织学显示有活动性病变的慢性成人乙型肝炎的治疗。

【用法和用量】应在有经验的医师指导下服用本品。

（1）成人和 16 岁以上青少年口服本品，每天 1 次，每次 0.5mg。拉米夫定治疗时发生病毒血症或出现拉米夫定耐药突变的患者为每天 1 次，每次 1.0mg（0.5mg，2 片）。本品应空腹服用（餐前或餐后至少 2h）。

（2）肾功能不全的患者，恩替卡韦的口服清除率随肌酐清除率的降低而降低。肌酐清除率 50ml/min 的患者（包括接受血液透析或 CAPD 治疗的患者）应调整用药剂量（表 A-1）。

表 A-1　肾功能不全患者恩替卡韦推荐剂量

肌酐清除率 （ml/min）	通常剂量 （0.5mg）	拉夫米定治疗失效 （1.0mg）
≥50	每日 1 次，每次 0.5mg	每日 1 次，每次 1.0mg
30～50	每日 1 次，每次 0.25mg	每日 1 次，每次 0.5mg
10～30	每日 1 次，每次 0.15mg	每日 1 次，每次 0.3mg
血液透析[*] 或 CAPD	每日 1 次，每次 0.05mg	每日 1 次，每次 0.1mg

* 血液透析后用药

（3）肝功能不全患者无须调整用药剂量。

【不良反应】在国外进行的研究中，本品最常见的不良反应有头痛、疲劳、眩晕、恶心。在中国进行的临床试验中，本品最常见的不良反应有 ALT 升高、疲劳、眩晕、恶心、腹痛、腹部不适、上腹痛、肝区不适、肌痛、失眠和风疹。这些不良反应多为轻到中度。

【禁忌】对恩替卡韦或制剂中任何成分过敏者禁用。

【注意事项】患者应在医师的指导下服用恩替卡韦，并告知医师任何新出现的症状及合并用药情况。应告知患者如果停药有时会出现肝脏病情加重，所以应在医师的指导下改变治疗方法。使用恩替卡韦治疗并不能降低经性接触或污染血源传播 HBV 的危险性。因此，需要采取适当的防护措施。

【孕妇及哺乳期妇女用药】恩替卡韦对妊娠妇女影响的研究尚不充分。目前尚无资料提示本品能影响 HBV 的垂直传播，因此，应采取适当的干预措施以防止新生儿感染 HBV。恩替卡韦可从大鼠乳汁分泌，但人乳中是否有分泌仍不清楚，所以不推荐服用本品的母亲哺乳。

【药物相互作用】体内和体外试验评价了恩替卡韦的代谢情况。恩替卡韦不是细胞色素 P450（CYP450）酶系统的底物、抑制药或诱导药。在浓度达到人体内浓度约 10 000 倍时，恩替卡韦不抑制任何主要的人 CYP450 酶：1A2、2C9、2C19、2D6、3A4、2B6 和 2E1。在浓度达到人体内浓度约 340 倍时，恩替卡韦不诱导人 CYP450 酶：1A2、2C9、2C19、3A4、3A5 和 2B6。同时服用通过抑制或诱导 CYP450 系统而代谢的药物对恩替卡韦的药动学没有影响，而且同时服用恩替卡韦对已知的 CYP 底物的药动学也没有影响。

研究恩替卡韦与拉米夫定、阿德福韦和替诺福韦的相互作用时，发现恩替卡韦和与其相互作用药物的稳态药动学均没有改变。

由于恩替卡韦主要通过肾脏清除，服用降低肾功能或竞争性通过主动肾小球分泌药物的同时，服用恩替卡韦可能增加这两个药物的血药浓度。同时服用恩替卡韦与拉米夫定、阿德福韦、替诺福韦不会引起明显的药物相互作用。同时服用恩替卡韦与其他通过肾脏清除或已知影响肾功能药物的相互作用尚未研究。因此患者在同时服用恩替卡韦与此类药物时要密切监测不良反应的发生。

【药动学】健康人群口服用药后，被迅速吸收，血药浓度达峰（C_{max}）时间为 0.5～1.5h。进食标准高脂餐或低脂餐的同时口服本品 0.5mg 会导致药物吸收轻微延迟（从原来的 0.75h 变为 1.0～1.5h），C_{max} 降低 44%～46%。血浆蛋白结合率为 13%。

本品主要以原形通过肾脏清除，清除率为给药量的 62%～73%。

【剂型与规格】本品为片剂、分散片、胶囊，每片 0.5mg。

2. 富马酸替诺福韦二吡呋酯 又名：韦瑞德、倍信、纳信得。

【适应证】适用于治疗慢性乙型肝炎成人和≥12 岁的儿童患者。与其他抗反转录药物联用治疗成人 HIV-1 感染。

【用法和用量】

（1）对成人 HIV-1 的治疗：每次 300mg（1 片），每日 1 次，口服，不受饮食影响。

（2）对慢性乙型肝炎的治疗：每次 300mg（1 片），每日 1 次，口服，不受饮食影响。

【不良反应】

（1）全身无力、头晕、头痛、轻至中度的胃肠道不适，常见的有腹泻、腹痛、食欲减退、恶心、呕吐和胃肠胀气、胰腺炎、皮疹等。

（2）严重急性乙型肝炎恶化。

（3）新发作或恶化的肾损伤。

（4）乳酸酸中毒/伴有脂肪变性的重度肝大。

（5）骨质流失和矿化障碍。

（6）免疫重建炎症综合征。

【禁忌】

（1）禁用于先前对本药物中任何一种成分过敏的患者。

（2）本品主要经肾脏排出，肌酐清除率低于 60ml/min 者不宜使用。

【注意事项】

（1）中断治疗后乙型肝炎恶化，对中断富马酸替诺福韦二吡呋酯治疗的 HBV 感染患者必须严密监测。如果条件适当，可以准许患者重新开始抗

乙型肝炎病毒治疗。

（2）新出现的或更严重的肾功能损害，替诺福韦主要通过肾脏清除。使用富马酸替诺福韦二吡呋酯时，曾有其引起肾功能损害的报道，包括出现急性肾衰竭和范科尼综合征（肾小管损伤伴严重低磷酸血症）。

（3）乳酸性酸中毒/严重肝大伴脂肪变性时，应当暂停富马酸替诺福韦二吡呋酯治疗。

（4）富马酸替诺福韦二吡呋酯不应与含有富马酸替诺福韦二吡呋酯或丙酚替诺福韦的其他药物联合用药，包括：①依非韦伦/恩曲他滨/富马酸替诺福韦二吡呋酯；②利匹韦林/恩曲他滨/富马酸替诺福韦二吡呋酯；③恩曲他滨/丙酚替诺福韦；④艾维雷韦/考比司他/恩曲他滨/丙酚替诺福韦；⑤恩曲他滨/利匹韦林/丙酚替诺福韦；⑥艾维雷韦/考比司他/恩曲他滨/富马酸替诺福韦二吡呋酯；⑦恩曲他滨/富马酸替诺福韦二吡呋酯，或丙酚替诺福韦。

（5）富马酸替诺福韦二吡呋酯不应与阿德福韦酯联合给药。

【孕妇及哺乳期妇女用药】

（1）妊娠：大量关于孕妇的数据（超过 1000 例暴露结局）表明，未出现与富马酸替诺福韦二吡呋酯相关的畸形或胎儿/新生儿毒性。

（2）哺乳期妇女：已发布的数据显示，替诺福韦会分泌到人类母乳中。替诺福韦是否会影响产奶或对母乳喂养的孩子产生影响，尚不明确。

【药物相互作用】

（1）去羟肌酐：富马酸替诺福韦二吡呋酯与去羟肌酐联合给药时应当谨慎，接受联合用药的患者应当密切监测与去羟肌酐有关的不良事件。在出现与去羟肌酐相关不良反应的患者中，应当停用去羟肌酐。

（2）HIV-1 蛋白酶抑制剂：富马酸替诺福韦二吡呋酯能够降低阿扎那韦的浓度-时间曲线下面积（AUC）和 C_{min}。联合用药时建议阿扎那韦 300mg 与利托那韦 100mg 同时给药。富马酸替诺福韦二吡呋酯不应该仅与阿扎那韦联用（没有同时联用利托那韦）。

（3）丙型肝炎抗病毒药物：富马酸替诺福韦二吡呋酯与索磷布韦/维帕他韦和来迪派韦/索磷布韦联合用药时，会增加替诺福韦的暴露量。联用时

应监测富马酸替诺福韦二吡呋酯相关的不良反应。

若患者合用富马酸替诺福韦二吡呋酯和来迪派韦/索磷布韦时，使用了 HIV-1 蛋白酶抑制药/利托那韦或 HIV-1 蛋白酶抑制剂/考比司他药品组合，在此方案中替诺福韦浓度增加的安全性未得到确认，应考虑 HCV 或抗反转录病毒治疗替代方案。若需要联合用药，则应监测富马酸替诺福韦二吡呋酯相关的不良反应。

（4）影响肾功能的药物：替诺福韦主要通过肾脏清除，所以富马酸替诺福韦二吡呋酯与能够导致肾功能减低或与肾小管主动清除竞争的药物合用，能够使替诺福韦的血药浓度升高和（或）使其他经肾脏清除的药物浓度增高。此类药物包括但不限于阿德福韦酯、西多福韦、阿昔洛韦、伐昔洛韦、更昔洛韦、缬更昔洛韦、氨基糖苷类（例如庆大霉素）和大剂量或者多剂量的 NSAID。

【药动学】在健康志愿者和 HIV-1 感染者中评论了富马酸替诺福韦二吡呋酯的药动学，这些人群中替诺福韦的药动学相似。富马酸替诺福韦二吡呋酯是活性成分替诺福韦的水溶性双酯前体药物，在空腹服用富马酸替诺福韦二吡呋酯的患者中，替诺福韦的口服生物利用度大约为 25%。在空腹状态下，HIV-1 感染患者单次口服富马酸替诺福韦二吡呋酯 300mg，C_{max} 在（1.0±0.4）h。当富马酸替诺福韦二吡呋酯和清淡食物一起给药时，与空腹给药相比，对替诺福韦的药动学没有显著影响。替诺福韦浓度在 0.01～25μg/ml 时，其在体外与人血浆或血白蛋白的体内结合率分别小于 0.7% 和 7.2%。

【剂型与规格】片剂，每片 300mg。

3. 富马酸丙酚替诺福韦　又名：韦立德、晴力得。

【适应证】适用于治疗成人和青少年（年龄为 12 岁及以上，体重至少为 35kg）慢性乙型肝炎。

【用法和用量】成人和青少年（年龄为 12 岁及以上，且体重至少为 35kg）：每日 1 次，每次 1 片。口服。需随食物服用。

【不良反应】常见疲乏、头晕、头痛、腹泻、腹痛、恶心、呕吐和胃肠胀气、皮疹、瘙痒、关节痛及丙氨酸转氨酶增加等，不常见血管性水肿、荨麻疹。治疗期间体重及血脂、血糖水平可能会增加。

【禁忌】对活性成分或以下所列任一赋形剂过敏者，如 α 乳糖、微晶纤维素、交联羧甲基纤维素钠、硬脂酸镁、聚乙烯醇、二氧化钛、聚乙二醇、滑石粉和氧化铁黄禁用。

【注意事项】

（1）乙型肝炎患者停止治疗可以出现肝炎恶化。在进展期肝病、肝硬化或失代偿期肝病患者中，不建议停止治疗，以免肝炎急性加重，有时甚至致命。

（2）本品不能预防通过性接触或血液污染的方式传播 HBV 的风险。必须继续采取适当预防措施。

（3）失代偿性肝病患者及 Child-Pugh 评分＞9（即 C 级）的 HBV 感染患者，应严密监测此患者人群的肝胆和肾脏各项指标和参数。

（4）乳酸性酸中毒/严重脂肪性肝大时，应当暂停富马酸丙酚替诺福韦片治疗。

（5）肾功能损害者，不推荐本品用于肌酐清除率＜15ml/min，且未接受血液透析的患者。

（6）合并感染 HBV 和丙型肝炎或丁型肝炎病毒的患者，应遵循关于丙型肝炎治疗的联合用药指南。

（7）乙型肝炎和 HIV 合并感染者，由于存在出现 HIV 耐药性的风险，不建议将富马酸丙酚替诺福韦片用于 HIV-1 感染的治疗。

（8）富马酸丙酚替诺福韦片不应与含丙酚替诺福韦、富马酸替诺福韦酯或阿德福韦酯的药品合用。

（9）患有半乳糖不耐受、乳糖酶完全缺乏症或葡萄糖-半乳糖吸收不良的罕见遗传问题的患者不应服用此药。

（10）富马酸丙酚替诺福韦片对驾驶和操作机械的能力无影响或影响可忽略。

【孕妇及哺乳期妇女用药】尚无孕妇使用丙酚替诺福韦的数据，哺乳期间不应使用富马酸丙酚替诺福韦片。

【药物相互作用】富马酸丙酚替诺福韦片不应与含富马酸替诺福韦酯、丙酚替诺福韦或阿德福韦酯的药品合用。

【药动学】空腹状态下成年患者口服富马酸丙酚替诺福韦片后，约在给药后 0.48h 达血浆浓度峰值。丙酚替诺福韦和替诺福韦的峰浓度（C_{max}）分别为 0.18 和 0.02μg/ml。相对于空腹条件，随高脂肪餐给予单剂量富马酸丙酚替诺福韦片使丙酚替诺福韦暴露量增加65%。丙酚替诺福韦与人血浆蛋白的结合率约为80%。丙酚替诺福韦在细胞内水解形成替诺福韦（主要代谢产物），后者经磷酸化后形成活性代谢产物二磷酸替诺福韦。丙酚替诺福韦主要在代谢为替诺福韦后被消除，替诺福韦由肾脏通过肾小球滤过和肾小管主动分泌的方式从体内消除。

【剂型与规格】片剂，每片25mg。

4. 艾米替诺福韦　又名：恒沐。

【适应证】本品适用于慢性乙型肝炎成人患者。

【用法和用量】每日1次，每次1片（25mg），口服，需随食物服用。

【不良反应】常见（≥5%）不良反应为ALT升高（9.2%）、甲状旁腺激素升高（6.6%）、AST升高（6.3%）和低磷酸血症（5.6%）。

【禁忌】禁用于对本品活性成分或任何一种辅料过敏的患者。

【注意事项】

（1）不建议进展期肝病或肝硬化患者停止治疗，停止治疗后可突发肝炎恶化，必要时可以恢复抗乙型肝炎病毒治疗。

（2）不能预防HBV传播（如性接触或血液污染等方式），必须采取适当预防措施。

（3）对于患有失代偿性肝病以及Child-Pugh评分＞9（即C级）的HBV感染患者，应严密监测此类患者的肝胆和肾脏各项指标。

（4）有乳酸性酸中毒或显著的肝毒性（可能包括肝大和脂肪变性，即使转氨酶没有显著升高）时，应当暂停艾米替诺福韦治疗。

（5）无使用艾米替诺福韦治疗肌酐清除率＜50ml/min HBV感染患者的安全性数据。

（6）用药期间应定期监测血脂。

（7）治疗HBV合并HCV或HDV感染的患者，应遵循相关联合用药指南。

（8）不建议将艾米替诺福韦用于HBV合并HIV感染的治疗。

（9）艾米替诺福韦不应与含富马酸丙酚替诺福韦、富马酸替诺福韦二吡呋酯或阿德福韦酯的产品合用。

（10）艾米替诺福韦含有α乳糖。因此，患有半乳糖不耐受、乳糖酶缺乏症或葡萄糖-半乳糖吸收不良的罕见遗传疾病的患者不应服用本品。

【孕妇及哺乳期妇女用药】育龄期妇女在服用艾米替诺福韦期间，建议同时采取有效的避孕措施。如妊娠期间服用艾米替诺福韦，须告知其对胎儿可能的危害。

哺乳期不应使用艾米替诺福韦。

【药物相互作用】治疗期间应避免与P糖蛋白（P-gp）强效诱导药（如卡马西平、奥卡西平、苯巴比妥和苯妥英钠等）联合使用，以免降低艾米替诺福韦的血药浓度。

治疗期间应避免与P-gp强效抑制作用的药物（如伊曲康唑和考比司他等）联合使用，可增加艾米替诺福韦的血药浓度。

【药动学】艾米替诺福韦是TFV的前体药物。空腹口服吸收迅速，血浆中原形药物在$0.25\sim0.50$h达峰，C_{max}平均值为156.6ng/ml。作为前体药物在体内迅速转化，活性代谢产物TFV在$0.75\sim1.00$h达峰，C_{max}平均值为11.7ng/ml。其血浆蛋白结合率为85.5%。肾排泄是药物的主要排泄途径，尿中占72.3%；粪便是次要排泄途径，占12.7%。

【剂型与规格】本品为片剂，每片25mg。

5. 索磷布韦　又名：索华迪。

【适应证】本品适于与其他药品联合使用，治疗成人与12～18岁青少年的慢性丙型肝炎病毒（HCV）感染。

【用法和用量】口服，每日1次，每次1片400mg片剂，随食物服用。

慢性基因2型HCV感染者服用索磷布韦+利巴韦林12周。利巴韦林剂量需基于体重（＜75kg为1000mg，≥75kg为1200mg），将此剂量分成两次随食物服用。

【不良反应】在索磷布韦与利巴韦林的12周合用治疗期间，最常见的治疗相关不良事件如下：网织红细胞计数增加（21.9%，14/64名受试者）、贫血（10.9%，7/64名受试者）和血红蛋白降低（10.9%，7/64名受试者）。

在索磷布韦与利巴韦林的24周合用治疗期间，最常见的治疗相关不良事件如下：网织红细胞计数增加（16.4%，32/195名受试者）、血胆红素升高（16.9%，33/195名受试者）和贫血（10.3%，20/195名受试者）。

【禁忌】对活性成分或以下所列任一赋形剂过

敏者禁用。

片芯：甘露醇、微晶纤维素、交联羧甲基纤维素钠、胶体二氧化硅、硬脂酸镁。

薄膜包衣：聚乙烯醇、二氧化钛、聚乙二醇、滑石粉、氧化铁黄。

与强效 P-gp 诱导剂合用：肠内强效 P-gp 诱导药包括利福平、利福布丁、圣约翰草、卡马西平、苯巴比妥和苯妥英。联合用药会显著降低索磷布韦血浆浓度，并可能导致其失去疗效。

【注意事项】

（1）不建议索磷布韦以单药治疗形式给药，应与其他药品合用来治疗丙型肝炎病毒感染。

（2）重度心动过缓和心脏传导阻滞：当索磷布韦与另一种直接作用的抗病毒药（DAA，包括达拉他韦、西美瑞韦和来迪派韦）及合用药物胺碘酮（加或不加降低心率的其他药物）联合使用时，观测到可出现严重心动过缓和心脏传导阻滞情况。尚未确定机制。上述情况可能会危及生命，应限制与胺碘酮的合用。

（3）基因型 1、4、5 和 6HCV 感染的无干扰素治疗：尚未在国外 3 期研究中对 HCV 基因 1、4、5 和 6 型感染患者使用不含干扰素的索磷布韦治疗方案进行研究。

（4）与中度 P-gp 诱导药合用：肠内中度 P-gp 诱导药（如奥卡西平和莫达非尼）可能会降低索磷布韦的血药浓度，导致索磷布韦疗效降低。使用索磷布韦时不推荐合用此类药品。

（5）肾功能损害：尚未评估索磷布韦在重度肾功能损害［eGFR<30ml/(min·1.73m^2)］或需要血液透析的 ESRD 受试者中的安全性。

（6）HCV/HBV 合并感染：在开始治疗前，应对所有患者进行 HBV 筛查。HBV/HCV 合并感染患者有 HBV 再活化的风险，因此应根据现行临床指南进行监测和管理。

（7）儿童人群：不建议<12 岁的儿童患者使用索磷布韦，因为尚未确定该药物在这些人群中的安全性和疗效。

【孕妇及哺乳期妇女用药】

（1）妊娠：尚无孕妇使用索磷布韦的数据或此类数据非常有限（不足 300 例妊娠结局）。在利巴韦林与索磷布韦合用时，关于妊娠期利巴韦林用药的禁忌证同样适用。作为一种预防措施，妊娠期最好避免使用索磷布韦。

（2）哺乳：尚不清楚索磷布韦及其代谢产物是否会分泌到人乳中。不能排除对于新生儿或婴儿的风险。因此，哺乳期不应使用索磷布韦。

（3）生育力：尚无索磷布韦影响人类生育力的相关数据。动物研究未表明会对生育力产生有害影响。

【药物相互作用】索磷布韦是一种核苷酸药物前体。口服索磷布韦后，索磷布韦很快被吸收，并进行广泛的肝脏和肠道首关代谢。索磷布韦是药物转运体 P-gp 和乳腺癌耐药蛋白（BCRP）的底物而 GS-331007 不是。

（1）肠内强效 P-gp 诱导药（利福平、利福布丁、圣约翰草、卡马西平、苯巴比妥和苯妥英）可能会显著降低索磷布韦的血药浓度，导致索磷布韦疗效降低，因此在使用索磷布韦时应禁用此类药品。

（2）肠内中度 P-gp 诱导药类药品（如奥卡西平和莫达非尼）可能会降低索磷布韦的血药浓度，导致索磷布韦疗效降低。使用索磷布韦时不推荐合用此类药品。

（3）索磷布韦与可抑制 P-gp 和（或）BCRP 的药品合用，可能会增加索磷布韦的血药浓度但不会增加 GS-331007 的血药浓度，因此，索磷布韦可与 P-gp 和（或）BCRP 抑制药合用。索磷布韦与 GS-331007 都不是 P-gp 和 BCRP 的抑制药，因此预计不会增加属于此类转运体底物的药品的暴露量。

【药动学】索磷布韦是一种可被广泛代谢的核苷酸药物前体。活性代谢产物在肝细胞中形成，未在血浆中观测到。主要（>90%）代谢产物 GS-331007 是非活性成分，它经由连续和平行的代谢途径形成活性代谢产物。口服给药后，无论剂量水平如何，索磷布韦均被迅速吸收，在给药后 0.5～2h 可观测到血药浓度峰值，给药后 2～4h 观测到了 GS-331007 的血药浓度峰值。索磷布韦与人血浆蛋白的结合率大约为 85%，此结合率不受药物浓度影响。在人血浆中，GS-331007 的蛋白结合率极低。数据显示 GS-331007 的主要消除途径是肾清除，其中大部分可被主动分泌。索磷布韦和 GS-331007 的终末半衰期中位值分别为 0.4 和 27h。

【剂型与规格】本品为片剂，每片 400mg。

6. 来迪派韦索磷布韦片 又名：夏帆宁。

【适应证】适用于治疗 HCV 基因 1、2、3、4、5 或 6 型单一感染；HCV/HIV-1 合并感染成人和 12～18 岁青少年的慢性丙型肝炎病毒（HCV）感染。

【用法和用量】口服，每日 1 次，每次 1 片，随食物或不随食物服用。

（1）患有 HCV 基因 1、4、5 或 6 型的成人和 12 岁或以上的青少年患者治疗持续时间如下。

1）无肝硬化感染患者，来迪派韦索磷布韦片治疗 12 周。

2）代偿期肝硬化患者，12 周来迪派韦索磷布韦片联合利巴韦林或 24 周来迪派韦索磷布韦片（不联合利巴韦林）。

3）失代偿期肝硬化患者（无论移植状态如何），12 周来迪派韦索磷布韦片+利巴韦林。对于不适用或不耐受利巴韦林的患者，可考虑 24 周来迪派韦索磷布韦片（不联合利巴韦林）治疗。

4）未患肝硬化或患有代偿期肝硬化的肝移植后患者，12 周来迪派韦索磷布韦片+利巴韦林。对于不适用或不耐受利巴韦林的患者，可考虑 12 周（未患肝硬化的患者）或 24 周（肝硬化患者）来迪派韦索磷布韦片（不联合利巴韦林）治疗。

（2）患有 HCV 基因 3 型的成人和 12 岁或以上的青少年患者：患有代偿期肝硬化和（或）既往治疗失败的患者，24 周来迪派韦索磷布韦片+利巴韦林。

（3）患有 HCV 基因 2 型的成人患者：12 周来迪派韦索磷布韦片。

（4）失代偿期肝硬化患者来迪派韦索磷布韦+利巴韦林时，利巴韦林给药量推荐如下。

1）移植前 Child-Pugh 评分 B 级肝硬化者，体重＜75kg 的患者，利巴韦林剂量为 1000mg/d；体重≥75kg 的患者，剂量为 1200mg/d。

2）移植前 Child-Pugh 评分 C 级肝硬化者，移植后 Child-Pugh 评分 B 或 C 级肝硬化者，起始剂量为 600mg，如果耐受性良好，可以将剂量上调至最高值 1000/1200mg（对于体重＜75kg 的患者，剂量为 1000mg；对于体重≥75kg 的患者，剂量为 1200mg）。如果起始剂量耐受性不良，应根据临床指示基于血红蛋白水平降低剂量。

利巴韦林剂量每日分两次随食物给予。

（5）与来迪派韦索磷布韦片联用时 12～18 岁青少年患者的利巴韦林给药指南见表 A-2。

表 A-2　与来迪派韦索磷布韦片联用时 12～18 岁青少年患者的利巴韦林给药指南

体重（kg）	利巴韦林剂量*
＜47	15mg/(kg·d)
47～49	600mg/d
50～65	800mg/d
66～74	1000mg/d
≥75	1200mg/d

＊利巴韦林的剂量分两次随食物口服

（6）与来迪派韦索磷布韦片合用时成人的利巴韦林剂量调整指南如下。

1）如发生以下情况，将利巴韦林剂量减至 600mg/d：无心脏疾病患者的血红蛋白水平＜100g/L；有稳定心脏疾病史患者的血红蛋白水平，在任何一个 4 周治疗期内血红蛋白降幅≥20g/L。

2）如发生以下情况，停用利巴韦林：无心脏疾病患者的血红蛋白水平＜85g/L；有稳定心脏疾病史患者的血红蛋白水平，尽管 4 周治疗中已减少剂量，但水平仍＜120g/L。

【不良反应】常见的有疲劳、头痛、皮疹。

【禁忌】对活性成分或下列任一赋形剂出现超敏反应者禁用。

片芯：共聚维酮、一水乳糖、微晶纤维素、交联羧甲基纤维素钠、胶体二氧化硅、硬脂酸镁。

薄膜包衣：聚乙烯醇、二氧化钛、聚乙二醇、滑石粉、FD&C 黄色 #6/日落黄 FCF 铝色淀。

与强效 P-gp 诱导药（卡马西平、苯巴比妥和苯妥英、利福平、利福布丁和圣约翰草）联用会显著降低来迪派韦和索磷布韦的血药浓度，并可能导致来迪派韦索磷布韦片失去疗效。

【注意事项】本品不得与含有索磷布韦的其他药品合用。

（1）与胺碘酮合用（加或者不加其他降低心率的药物）可能出现重度心动过缓和心脏传导阻滞，危及生命。

（2）HBV/HCV 合并感染患者，首先对患者进行 HBV 筛选。HBV/HCV 合并感染患者应按现行临床指南进行监测和管理。

（3）与 HMG-CoA 还原酶抑制药（他汀类药

物）合用可显著增加他汀类药物的浓度，从而增加肌病和横纹肌溶解症的风险。

【孕妇及哺乳期妇女用药】妊娠期最好不要使用来迪派韦索磷布韦片。哺乳期不得使用来迪派韦/索磷布韦。

【药物相互作用】

（1）来迪派韦索磷布韦片影响其他药品的可能性：来迪派韦是药物转运体 P-gp 和乳腺癌耐药蛋白（BCRP）的一种体外抑制药，可能增加这些转运体合用底物的肠吸收。

（2）其他药品影响来迪派韦索磷布韦片的可能性：来迪派韦和索磷布韦是药物转运体 P-gp 和 BCRP 的底物，而 GS-331007 不是。

（3）来迪派韦索磷布韦片与其他药品之间的相互作用：使用直接抗病毒药物清除 HCV 感染可能会导致肝功能发生变化，从而可能影响伴随药物的安全和有效使用。建议经常监测相关实验室检测参数。

【药动学】HCV 感染患者进行来迪派韦/索磷布韦口服给药，于给药后 4h 来迪派韦达中位峰值血药浓度。索磷布韦迅速吸收，在给药后约 1h 达中位峰值血药浓度。在给药后 4h GS-331007 达中位峰值血药浓度。来迪派韦与人血浆蛋白的结合率＞99.8%。索磷布韦与人血浆蛋白的结合率为 61%～65%，在 1～20μg/ml，结合率与药物浓度无关。在人血浆中，GS-331007 的蛋白结合率极低。索磷布韦在肝脏中被广泛代谢，形成具有药理学活性的核苷类似物三磷酸 GS-461203。来迪派韦/索磷布韦给药后，索磷布韦和 GS-331007 的中位终末半衰期分别为 0.5h 和 27h，GS-331007 的主要消除途径是肾清除，其中大部分可被主动分泌。来迪派韦的中位终末半衰期为 47h，来迪派韦的胆汁排泄为药物消除的主要途径，而肾排泄是次要的消除途径（约为 1%）。

【剂型与规格】本品为复方片剂，每片含 90mg 来迪派韦和 400mg 索磷布韦。

7. 索磷布韦维帕他韦　又名：丙通沙。

【适应证】用于治疗成人慢性 HCV 感染。

【用法和用量】口服，每日 1 次，每次 1 片，随食物或不随食物服用。

（1）无肝硬化的患者和代偿期肝硬化患者，治疗疗程为 12 周；对于患代偿期肝硬化的基因 3 型感染患者，可考虑增加利巴韦林。

（2）失代偿期肝硬化患者，丙通沙＋利巴韦林治疗 12 周。

（3）先前采用含 NS5A 的方案治疗失败的患者，索磷布韦维帕他韦＋利巴韦林治疗 24 周。

【不良反应】常见不良反应是皮疹，但血管性水肿不常见。

需要透析的重度肾功能损害成人中最常见的不良反应是恶心。

索磷布韦与其他直接抗病毒药物联合，并合用胺碘酮和（或）降低心率的其他药品时，可发生严重心动过缓和心脏传导阻滞。

【禁忌】

（1）对活性成分或任一赋形剂出现超敏反应。

（2）与强效 P-gp 诱导药和强效 CYP 诱导药联用。

与强效 P-gp 诱导药和（或）强效细胞色素 P450（CYP）诱导药（卡马西平、苯巴比妥、苯妥英、利福平、利福布丁和圣约翰草）联用，会显著降低索磷布韦或维帕他韦的血浆浓度，导致索磷布韦维帕他韦失去疗效。

【注意事项】警告：HCV 和 HBV 合并感染患者中的乙型肝炎病毒再激活风险。

（1）索磷布韦维帕他韦开始治疗前应对所有患者进行当前或既往 HBV 感染检测。正接受或已完成 HCV 直接抗病毒药物治疗及未接受 HBV 抗病毒治疗的 HCV/HBV 合并感染者中有 HBV 再激活的风险。

（2）索磷布韦维帕他韦不应与含索磷布韦的其他药品同时给药。

（3）严重心动过缓和心脏传导阻滞：当索磷布韦与其他直接抗病毒药物（DAA）联合用药，并合用药物胺碘酮（含或不含其他降低心率的药品）时，观察到严重心动过缓和心脏传导阻滞情况。

（4）先前采用含 NS5A 方案治疗失败的患者和被认为有较高的临床疾病进展风险以及没有替代治疗选择的患者，可考虑 24 周索磷布韦维帕他韦＋RBV 治疗。

（5）肾功能损害：对于轻度、中度或重度肾功能损害（包括需要透析的 ESRD）的患者，建议无须调整索磷布韦维帕他韦剂量。

（6）与中度 P-gp 诱导药和（或）中度 CYP 诱导药联用（如依非韦伦、莫达非尼、奥卡西平或利福喷丁），可能会降低索磷布韦或维帕他韦的血药浓度，从而导致索磷布韦维帕他韦疗效降低。不建议此类药品与索磷布韦维帕他韦联用。

（7）与特定的 HIV 抗反转录病毒治疗方案联用，索磷布韦维帕他韦可增加替诺福韦的暴露量，尤其是在与含富马酸替诺福韦酯和一种药动学增强剂（利托那韦或考比司他）的 HIV 治疗方案一起使用时，应对接受索磷布韦维帕他韦与艾维雷韦/考比司他/恩曲他滨/富马酸替诺福韦酯或与富马酸替诺福韦酯和增强型 HIV 蛋白酶抑制剂联合给药的患者进行监测，以确定是否存在与替诺福韦相关的不良反应。

（8）Child-Pugh 评分 C 级肝硬化：尚未在 Child-Pugh 评分 C 级肝硬化患者中评估索磷布韦维帕他韦的安全性和疗效。

（9）肝移植患者：尚未评估肝移植后 HCV 感染患者使用索磷布韦维帕他韦治疗的安全性和疗效。

（10）对驾驶及操作机械能力的影响。索磷布韦维帕他韦对驾驶和操作机械的能力无影响或影响可忽略。

【孕妇及哺乳期妇女用药】妊娠期间不建议使用索磷布韦维帕他韦。哺乳期间不应使用索磷布韦维帕他韦。

【药物相互作用】

（1）索磷布韦维帕他韦影响其他药品的可能性：维帕他韦是药物转运体 P-gp、乳腺癌耐药蛋白（BCRP）、有机阴离子转运多肽（OATP）1B1 和 OATP1B3 的抑制药。索磷布韦维帕他韦与这些转运体的底物类药品联用时，可能会增加此类药品的暴露量。

（2）其他药品影响索磷布韦维帕他韦的可能性：索磷布韦和维帕他韦是药物转运体 P-gp 和 BCRP 的底物，维帕他韦还是药物转运体 OATP1B 的底物。强效 P-gp 诱导药和（或）CYP2B6、CYP2C8 或 CYP3A4 强效诱导药（例如卡马西平、苯巴比妥、苯妥英、利福平、利福布丁和圣约翰草）可能会降低索磷布韦或维帕他韦的血药浓度，从而导致索磷布韦维帕他韦的疗效降低。

（3）索磷布韦维帕他韦与其他药品之间的相互作用：使用直接抗病毒药物清除 HCV 感染可能

会导致肝功能发生变化，从而可能影响伴随药物的安全和有效使用。

【药动学】口服索磷布韦维帕他韦后，索磷布韦吸收迅速，给药后 1h 达中位血药浓度峰值，给药后 3h 达 GS-331007 中位血药浓度峰值，给药后 3h 达维帕他韦中位浓度峰值。随食物或不随食物服用索磷布韦维帕他韦在 3 期 HCV 感染患者研究中病毒学应答率相似。索磷布韦与人血浆蛋白的结合率为 61%～65%，1～20μg/ml，结合率与药物浓度无关。在人血浆中，GS-331007 的蛋白结合率极低。维帕他韦的人血浆蛋白结合率＞99.5%，血药浓度为 0.09～1.8μg/ml 时，此结合率不受血药浓度影响。索磷布韦在肝脏中被广泛代谢，形成具有药理学活性的核苷类似物三磷酸盐 GS-461203，脱磷酸作用形成核苷代谢产物 GS-331007，GS-331007 约占总系统暴露量的 90% 以上。GS-331007 的主要消除途径是肾清除。索磷布韦维帕他韦给药后，索磷布韦和 GS-331007 的中位终末半衰期分别为 0.5 和 25h。维帕他韦原形药物是粪便中存在的主要类型。胆汁排泄是维帕他韦的主要消除途径。索磷布韦维帕他韦给药后，维帕他韦的中位终末半衰期约为 15h。

【剂型与规格】复方片剂，每片含 400mg 索磷布韦和 100mg 维帕他韦。

8. 盐酸可洛派韦 又名：凯力唯。

【适应证】本品与索磷布韦联用，治疗初治或干扰素经治的基因 1、2、3、6 型成人慢性丙型肝炎病毒（HCV）感染，可合并或不合并代偿性肝硬化。

【用法和用量】口服，每次 60mg，每日 1 次，连续 12 周，可空腹或随餐口服。

同时空腹或随餐口服索磷布韦，每次 400mg，每日 1 次，连续 12 周。

【不良反应】主要包括中性粒细胞计数降低、乏力、低蛋白血症、头痛、高尿酸血症、头晕、腹泻、血小板计数降低、恶心、腹痛、疲乏、肝脂肪变性。

【禁忌】本品禁用于既往对本品或产品中任何成分过敏的患者。应避免同时合用肝酶 CYP3A 强诱导药（包括但不限于卡马西平、苯妥英钠、利福平及圣约翰草等）或抑制药（包括但不限于克拉霉素和伊曲康唑等），此类药物可能会降低或升高可洛派韦的血药浓度，影响盐酸可洛派韦的疗效或安全性。

本品与其他药物联合使用时的禁忌，请同时参考相应药物的说明书。

【注意事项】

（1）HCV和HBV合并感染患者中的乙型肝炎病毒再激活风险：HCV合并HBV感染患者接受针对HCV直接抗病毒药物治疗时，如未接受抗-HBV治疗，可能会出现HBV再激活，可能导致急性重型肝炎、肝衰竭，甚至死亡。

（2）药物相互作用：应避免同时合用肝酶CYP3A强诱导药（包括但不限于卡马西平、苯妥英钠、利福平及圣约翰草等）或抑制药（包括但不限于克拉霉素和伊曲康唑等），此类药物可能会降低或升高可洛派韦的血药浓度，影响盐酸可洛派韦的疗效或安全性。

（3）基因型特异性活性：对基因1型、2型、3型和6型HCV（包括合并代偿性肝硬化）的推荐方案，均为盐酸可洛派韦胶囊（每日60mg）联合索磷布韦片（每日400mg），连续12周。

盐酸可洛派韦胶囊的再次治疗：既往暴露于抗-HCV非结构蛋白5A（NS5A）抑制药的患者中，尚未确定包含盐酸可洛派韦胶囊再次治疗方案的有效性。

（4）肝损伤/肝硬化：代偿性肝硬化患者不需要调整盐酸可洛派韦胶囊的剂量。在失代偿性肝硬化患者（Child-Pugh评分B或C级）中尚未确定盐酸可洛派韦胶囊联合索磷布韦片的安全性和有效性。

（5）肝移植患者：在肝移植患者中未确定盐酸可洛派韦胶囊的安全性和有效性。

（6）HCV/HBV合并感染：在合并感染HBV的患者中尚未确定盐酸可洛派韦胶囊治疗慢性丙型肝炎患者的安全性和有效性。

【孕妇及哺乳期妇女用药】妊娠期或未进行避孕的育龄女性不应服用盐酸可洛派韦胶囊。正在使用盐酸可洛派韦胶囊的母亲不建议哺乳。

【药物相互作用】服用盐酸可洛派韦胶囊和索磷布韦片的同时服用胺碘酮，可能会出现症状性心动过缓和需要安装心脏起搏器治疗。

盐酸可洛派韦是肝酶CYP3A4的底物，因此中效或强效CYP3A诱导药可能降低盐酸可洛派韦的血药浓度，并影响疗效；强效CYP3A抑制药可能会升高盐酸可洛派韦的血药浓度。盐酸可洛派韦也是P-gp转运体的底物，因此合用P-gp转运体抑制药或诱导药可能会升高或降低盐酸可洛派韦的血药浓度，影响盐酸可洛派韦胶囊的疗效或增加发生不良反应的风险。

【药动学】多次口服盐酸可洛派韦胶囊易于吸收，约2h达到血浆峰值浓度。HCV感染者空腹口服盐酸可洛派韦胶囊单药60mg单次后，盐酸可洛派韦的C_{max}平均值为962ng/ml，$AUC_{0\sim24h}$为6634ng/(ml·h)。与空腹状态给药相比，高脂饮食（800～1000kcal，脂肪供应热量≈55%）后服用盐酸可洛派韦胶囊60mg，血药浓度峰值下降约51%，血药AUC下降约36%。盐酸可洛派韦在人全血中主要分布在血浆中（全血血浆比66%），血细胞中分布比例较低。盐酸可洛派韦具有高人血浆蛋白结合率，高于99.5%。盐酸可洛派韦在人肝微粒体中代谢较为稳定，氧化反应为主要代谢途径。临床前研究提示，盐酸可洛派韦主要代谢途径为通过胆汁-粪便排出原型药。人体研究尚在进行中。

【剂型与规格】本品为硬胶囊剂，每粒60mg。

9. 重组人干扰素α-2b注射剂　又名：安达芬。

【适应证】适用于急慢性病毒性肝炎（乙型、丙型）、尖锐湿疣、毛细胞性白血病、慢性粒细胞白血病。

【用法和用量】本品可以皮下注射、肌内注射或病灶注射。

（1）慢性乙型肝炎：皮下或肌内注射，$(3\sim6)\times10^6$IU/d，连用4周后改为3次/周，连用16周以上。

（2）尖锐湿疣：可单独应用，肌内注射，$(1\sim3)\times10^6$IU/d，连用4周。也可与激光或电灼等合用，一般采用疣体基底部注射，每次1×10^6IU。

（3）毛细胞白血病：$(2\sim8)\times10^6$IU/$(m^2\cdot d)$，连用至少3个月。

（4）慢性粒细胞白血病：$(3\sim5)\times10^6$IU/$(m^2\cdot d)$，肌内注射。可与化疗药物羟基脲、阿糖胞苷（Arac）等合用。

【不良反应】使用本品常见有发热、头痛、寒战、乏力、肌痛、关节痛等症状，常出现在用药的第1周，不良反应多在注射48h后消失。如遇严重不良反应，须修改治疗方案或停止用药。一旦发生过敏反应，应立即停止用药。少数患者可出现白细胞减少、血小板减少等血象异常，停药后即可恢复正常。偶见有厌食、恶心、腹泻、呕吐、脱发、高（或低）血压、神经系统紊乱等不良反应。

【禁忌】

（1）对重组人干扰素 α-2b 或该制剂的任何成分有过敏史。

（2）患有严重心脏疾病。

（3）严重的肝、肾或骨髓功能不正常者。

（4）癫痫及中枢神经系统功能损伤者。

（5）有其他严重疾病不能耐受本品者，不宜使用。

【注意事项】本品为无色澄明液体，如遇有浑浊、沉淀等异常现象，则不得使用。包装瓶有损坏、过期失效不能使用。

【孕妇及哺乳期妇女用药】孕妇用药经验有限，孕期内安全使用本品的方法尚未建立，因此，给孕妇注射，须在病情十分需要，并由临床医师仔细斟酌后确定。

【药物相互作用】干扰素可能会改变某些酶的活性，尤其可降低细胞色素 P450 的活性，因此西咪替丁、苯妥英、华法林、茶碱、地西泮、普萘洛尔等药物的代谢受到影响。在与具有中枢作用的药物合并使用时，会产生相互作用。

【药动学】本品通过肌内或皮下注射，血药浓度达峰时间为 3.5～8h，消除半衰期为 4～12h。肾脏分解代谢为干扰素主要的消除途径，而胆汁分泌与肝脏代谢的消除是重要途径。肌内注射或皮下注射的吸收超过 80%。

【剂型与规格】预灌封注射器，每支 300 万 U、500 万 U、600 万 U。

【贮藏】2～8℃避光保存。

10. 聚乙二醇干扰素 α-2b 注射剂 又名：派格宾。

【适应证】本品适用于治疗成人慢性乙型肝炎。患者不能处于肝脏失代偿期，慢性乙型肝炎必须经过血清标志物（转氨酶升高、HBsAg、HBV DNA）确诊。

【用法和用量】

（1）标准剂量：用于慢性乙型肝炎患者时本品的推荐剂量为每次 180μg，每周 1 次，共 48 周，腹部或大腿皮下注射。

（2）发生不良反应时的剂量调整原则：对于由于发生中度和重度不良反应包括临床表现和（或）实验室指标异常必须调整剂量的患者，初始一般减至 135μg，但有些病例需要将剂量减至 90μg 或 45μg。随着不良反应的减轻，可以考虑逐渐增加或恢复至初始剂量。

1）血液学指标：①中性粒细胞：当中性粒细胞计数（ANC）小于 0.75×10^9/L 时，应考虑减量；当中性粒细胞计数小于 0.5×10^9/L 时，应考虑暂时停药，直到中性粒细胞恢复至大于 1.0×10^9/L 时，可再恢复治疗。重新开始治疗应使用 90μg，并应监测中性粒细胞计数。②血小板：当血小板计数小于 50×10^9/L 时，应将本品剂量减低至 90μg；当血小板计数小于 25×10^9/L 时，应考虑停药。

2）肝功能：①慢性肝炎患者肝功能经常出现波动。与其他 IFN-α 相同，使用本品治疗后，也会发生 ALT 升高，包括病毒应答改善的患者。当丙型肝炎患者出现 ALT 持续升高时，应考虑将剂量减至 135μg。减量后，如 ALT 仍持续升高，或发生胆红素升高或肝功能失代偿时，应考虑停药。②慢性乙型肝炎患者常见到 ALT 一过性反跳。出现反跳提示发生了免疫清除（血清转换）。在 ALT 反跳期间继续治疗应考虑增加肝功能监测次数。如果本品剂量减小或暂时停止了治疗，当 ALT 复常后可以继续恢复常规治疗。

【不良反应】本品最常见的不良反应包括发热、乏力、关节痛、肌痛、头痛、头晕、食欲减退、恶心、脱发、嗜中性粒细胞计数降低、齿龈出血、寒热不耐受、ALT 升高等。

【禁忌与慎用】

（1）禁忌

1）对活性成分、IFN-α 或本品的任何赋形剂过敏。

2）自身免疫性慢性肝炎。

3）严重肝功能障碍或失代偿性肝硬化。

4）有严重心脏疾病史，包括 6 个月内有不稳定型或未控制的心脏病。

5）有严重的精神疾病或严重的精神疾病史，主要是抑郁。

6）妊娠和哺乳。

7）联合用药时，严重的肾功能不全患者。

（2）慎用

1）有抑郁史的患者应慎用本品。

2）慎用于有严重或不稳定型心脏病的患者。

3）伴有自身免疫病的患者应慎用。

4）本品单药应慎用于银屑病患者。

5）中性粒细胞计数小于 1.5×10^9/L 和血小板计数小于 75×10^9/L 或血红蛋白小于 100g/L（贫血）的患者慎用。

【注意事项】

（1）精神症状和中枢神经系统：使用干扰素治疗，包括使用本品，有可能出现严重精神方面的不良反应。在使用本品治疗前，医师应告知患者可能出现抑郁，患者应随时向医师报告抑郁的任何症状，不要延误。严重时需停药，并给予精神治疗干预。

（2）心血管系统：心血管事件，如高血压、室上性心律失常、胸痛和心肌梗死，与 IFN-α 治疗有关。

（3）肝功能：如果患者在治疗中出现了肝功能失代偿，应考虑停止本品的治疗并密切监测患者。如果在减低了本品剂量后，ALT 仍有进行性和与临床相关的升高或伴胆红素升高，则应停药。

在转氨酶反跳达正常值上限 10 倍以上的患者中，部分患者需减量或暂停使用本品，直到转氨酶水平下降或恢复正常。建议加大对此类患者肝功能的监测频率。

（4）过敏：严重的急性过敏反应（包括荨麻疹、血管性水肿、支气管痉挛和过敏性休克）在 IFN-α 治疗中很少见到，如果出现此类反应，应停药，并立即给予适当的治疗。一过性皮疹不需要中断治疗。

（5）自身免疫病：已有使用 IFN-α 治疗导致自身免疫病加重的报道。如果使用中出现银屑病或银屑病恶化迹象，应考虑中断治疗。

（6）内分泌系统：本品可能引起或加剧甲状腺功能减退及甲状腺功能亢进。对于甲状腺功能异常得不到充分治疗的患者应考虑中断本品的治疗。在使用 IFN-α 治疗时可能出现高血糖、低血糖及糖尿病。有以上症状且又无法得到有效药物控制的患者不应该使用本品治疗，如果在使用本品治疗期间出现以上症状且又无法得到有效药物控制的患者应中断治疗。

（7）血液系统：治疗前和治疗中定期监测血液学指标。

（8）发热：由于使用干扰素导致的流感样症状所伴有的发热是非常常见的，但应排除其他原因导致的发热，尤其是有中性粒细胞减少的患者。

（9）眼部改变：如有视网膜出血、棉絮状渗出点、视神经乳头水肿、视神经病变、视网膜动脉或静脉阻塞，而且可能导致视力丧失。在本品治疗中患者出现视力下降或视野缺失必须进行普通眼科检查。有糖尿病或高血压的患者在本品治疗中要定期进行眼部检查。出现新的眼科疾病或原有眼科疾病加重的患者应停止本品治疗。

（10）肺部改变：包括呼吸困难、肺浸润、肺炎、局限性肺炎。如果出现持续的或原因不明的肺浸润或肺功能异常，应停用。

（11）移植：对肝移植的患者应用本品的安全性和有效性尚未研究。

（12）其他：采用本品治疗的患者应避免饮酒或限制酒精摄入量，每日最高摄入量为 20g。

下列指标是开始治疗前要达到的基础值：①血小板计数 $\geq 90 \times 10^9$/L；② ANC $\geq 1.5 \times 10^9$/L；③促甲状腺激素（TSH）和甲状腺素（T_4）在正常范围内或甲状腺功能可以完全控制。在开始治疗以后，患者应在 2 周后进行血常规检查，在 4 周后进行生化检查。治疗期间应定期（至少每隔 4 周）进行上述检查。本品有可能导致血小板减少，但在治疗结束后的随访期内可恢复到治疗前水平。

对驾驶和操作机械的影响：尚未对驾驶和操作机械的影响进行研究，但使用时应考虑本品的不良反应。对使用本品出现轻微头晕、意识模糊、嗜睡和疲劳的患者，应注意不要驾驶交通工具和操作机械。

【孕妇及哺乳期妇女用药】尚无本品用于妊娠妇女的资料。妊娠期禁止使用本品。目前尚不清楚本品及其赋形剂是否经人乳排泌，因此要根据药物治疗对母亲的重要性来决定停止哺乳还是停止治疗。

【药物相互作用】尚未进行药物相互作用的充分研究。

【药动学】本品 180mg 单次皮下注射后，稳态血药浓度峰值出现在用药后 24h（12～72h），血清药物暴露量 $AUC_{0\sim t}$ 为（1003±326.03）ng/(ml·h)，C_{max} 为（9.963±4.08）ng/ml。C_{max} 和 $AUC_{0\sim t}$ 随剂量增加而增加，吸收速率和消除速率不受给药剂量影响。大鼠实验显示本品主要在肝脏中代谢，代谢物主要通过肾脏排出体外。在慢性丙型肝炎患者中，每周给药 1 次，连续 4 周后，本品血药浓度基本稳定。单次给药本品的血药浓度至少能够维持 1 周（168h）。慢性乙型肝炎患者的药动学特点与慢性丙型肝炎患者类似。

【剂型与规格】每支 180μg（66 万 U）/0.5ml（预充式）、135μg（50 万 U）/0.5ml（预充式）、90μg（33 万 U）/0.5ml（预充式）。

【贮藏】密封、避光，在 2～8℃下贮存。

二、抗肝细胞损伤药

1. 复方甘草酸苷 又名：美能。

【适应证】用于治疗慢性肝病，改善肝功能异常。可用于治疗湿疹、皮肤炎、斑秃。

【用法和用量】口服，成人每次 2～3 片，小儿每次 1 片，每日 3 次，饭后服，可依年龄、症状适当增减。

注射液：成人每日 1 次，5～20ml 静脉注射，可依年龄、症状适当增减。慢性肝病可每日 1 次，40～60ml 静脉注射或者静脉滴注，可依年龄、症状适当增减，增量时用药剂量限度为每日 100ml。

【不良反应】主要有低钾血症、血压上升等假性醛固酮增多症状，以及腹痛、头痛等。

【禁忌和慎用】

（1）禁忌：①醛固酮症患者、肌病患者、低钾血症患者（可加重低钾血症和高血压症）；②有血氨升高倾向的末期肝硬化患者（该制剂中所含有的蛋氨酸代谢物可以抑制尿素合成，而使对氨的处理能力低下）。

（2）慎用：对高龄患者应慎重给药（高龄患者低钾血症发生率高）。

【注意事项】

（1）慎重给药：对高龄患者应慎重给药（高龄患者低钾血症发生率高）。

（2）重要注意事项：由于该制剂中含有甘草酸苷，所以与含其他甘草制剂并用时，可增加体内甘草酸苷的含量，容易出现假性醛固酮增多症，应予注意。

（3）给药时注意：药品交付时，应指导服药时先将片剂从铝铂包装中取出后再服用（有报道将铝铂包装一起服用而导致食道黏膜损伤，甚至穿孔，引起纵隔炎症等危重并发症）。

【孕妇及哺乳期妇女用药】孕妇及哺乳期妇女应在权衡治疗利大于弊后慎重给药。

【药物相互作用】

（1）合用袢利尿药（如依他尼酸、呋塞米等）、苯噻嗪类利尿药及其类似降压利尿药（如三氯甲噻嗪、氯噻酮等），可能出现低钾血症（乏力、肌力低下），需注意观察血清钾值。

（2）与盐酸莫西沙星合用可能引起室性心动过速（包含尖端扭转型室性心动过速）、QT 间期延长。

【药动学】

（1）人体内药动学：正常成人口服本剂 4 片（含甘草酸苷 100mg）时，资料表明甘草酸苷加水分解物甘草次酸在给药后血药浓度出现两次高峰，第 1 次在用药后 1～4h 出现，第 2 次在 10～24h 出现。本制剂认可的最大使用量为每次 3 片（含甘草酸苷 75mg）。健康成人口服本制剂后 10h 内尿中均未检出甘草酸苷及甘草次酸。

（2）动物体内药动学（参考）：给 ICR 种系小白鼠口服 ^3H 甘草酸苷，1h 后血药浓度达最高值，6h 后减至最高值的 59%。12h 后血药浓度再度升高，以后又逐渐下降。所有脏器都含有甘草酸苷，分布最多的是肝脏，在给药后 2h 达最高值，^3H 值为 2.8%，其次分布顺序为肺、肾、心脏、肾上腺。

【剂型与规格】本品为复方制剂，其组分（每片）为甘草酸苷（glycyrrhizin）25mg 甘草酸单铵盐（monoammonium glycyrrhizinate）35mg、甘氨酸（glycine）25mg、DL-蛋氨酸（methionine）25mg。

注射液：本品为无色澄明液体，为复方制剂，其组分（每 20ml）为甘草酸苷（glycyrrhizin）40mg、甘氨酸（glycine）400mg、盐酸半胱氨酸（cysteine hydrochloride）20mg；辅料为亚硫酸钠 16mg、适量氨水和适量氯化钠。

2. 甘草酸二铵肠溶胶囊

【适应证】适用于伴有丙氨酸转氨酶升高急、慢性肝炎的治疗。

【用法和用量】口服，每次 150mg（每次 3 粒），每日 3 次。

【不良反应】主要有食欲减退、恶心、呕吐、腹胀，以及皮肤瘙痒、荨麻疹、口干和水肿，心脑血管系统有头痛、头晕、胸闷、心悸及血压升高，以上症状一般较轻，不必停药。

【禁忌】对甘草酸二铵过敏者禁用；对卵磷脂过敏者禁用；严重低钾血症、高钠血症、高血压、心衰、肾衰竭患者禁用。

【注意事项】治疗过程中应定期测血压和血清钾、钠浓度，如出现高血压、血钠潴留、低钾血症等情况应停药或适当减量。

【孕妇及哺乳期妇女用药】孕妇不宜使用。

【药物相互作用】尚不明确。

【药动学】本品口服后从肠道吸收，其生物利用度不受肠道食物的影响，本品具有肠肝循环，其体内过程复杂，给药后 8～12h 血药浓度达峰值。该药及其代谢产物与蛋白质结合力强，且其结合率受血浆蛋白浓度的影响，故血药浓度变化与肠肝循环和蛋白结合有密切关系。约 70% 通过胆汁从粪便中排出，20% 从呼吸道以二氧化碳形式排出，尿中原形排出约为 2%。

【剂型与规格】本品为肠溶硬胶囊剂，每粒 50mg。

3. 水飞蓟宾胶囊　又名：水林佳。

【适应证】用于急、慢性肝炎及脂肪肝肝功能异常的恢复。

【用法和用量】口服，成人每日 3 次，每次 2～4 粒，或遵医嘱。

【不良反应】主要表现为轻微的胃肠道症状（恶心、呃逆）和胸闷等。

【禁忌】尚不明确。

【注意事项】对本品过敏者慎用。

【孕妇及哺乳期妇女用药】妊娠、哺乳期妇女用药的安全性尚未确定，请遵医嘱。

【药物相互作用】尚不明确。

【药动学】据文献报道，健康人口服水飞蓟宾卵磷脂复合物 360mg（以水飞蓟宾计）后，游离药物的稳态血药浓度峰值为（298±96）ng/ml，峰时间为（1.6±0.3）h，血中的平均残留时间为（3.6±0.4）h，$AUC_{0\sim12h}$ 为（881±207）ng/(ml·h)。

【剂型与规格】本品为硬胶囊剂，每粒含水飞蓟宾 35mg。

4. 双环醇片　又名：百赛诺。

【适应证】用于治疗慢性肝炎所致的转氨酶升高。

【用法和用量】口服，成人常用剂量为每次 25mg，必要时可增至 50mg，每日 3 次，最少服用

6 个月或遵医嘱，应逐渐减量。

【不良反应】服用本品后，个别患者可能出现的不良反应均为轻度或中度，一般无须停药，或短暂停药，或对症治疗即可缓解。

【禁忌】对本品和本品中其他成分过敏者禁用。

【注意事项】

（1）在用药期间应密切观察患者的临床症状、体征和肝功能变化，疗程结束后也应加强随访。

（2）有肝功能失代偿者如出现胆红素明显升高、低白蛋白血症、肝硬化腹水、食管静脉曲张出血、肝性脑病及肝肾综合征应慎用或遵医嘱。

【孕妇及哺乳期妇女用药】尚无本品对孕妇及哺乳期妇女的研究资料，同其他药物一样，应权衡利弊，谨慎使用。

【药物相互作用】尚无与其他药物作用的研究资料。

【药动学】健康志愿者口服双环醇片剂（每次 25mg）的药动学特征符合一房室模型及一级动力学消除规律。吸收半衰期为 0.84h，消除半衰期为 6.26h，药峰时间为 1.8h，药峰浓度为 50ng/ml。峰浓度（C_{max}）和 AUC 与剂量成正比，而其他药动学参数，如吸收半衰期（$T_{1/2ka}$）、消除半衰期（$T_{1/2ke}$）、表观分布容积（$V_{d/F}$）、消除率（$C_{L/F}$）及达峰时间（T_{peak}），均不随剂量而发生明显改变，符合线性动力学特征。

多次给药与单次给药相比，药动学参数无显著性差异，提示常用剂量多次重复给药时体内药量无过量蓄积现象。餐后口服双环醇可使峰浓度升高，对其他药动学参数无影响。该药在人体内的主要代谢产物为 4'-羟基和 4-羟基双环醇。

【剂型与规格】本品为白色片剂，每片 50mg。

5. 联苯双酯

【适应证】用于慢性迁延性肝炎伴 ALT 升高者，也可用于化学毒物、药物引起的 ALT 升高。

【用法和用量】口服，每次 7.5mg（5 丸），每日 3 次，必要时每次 9～15mg（6～10 丸），每日 3 次，连用 3 个月；ALT 正常后改为每次 7.5mg（5 丸），每日 2 次，再服 3 个月。儿童口服，每次 0.5mg/kg，每日 3 次，连用 3～6 个月。

【不良反应】个别病例可出现口干、轻度恶心，偶有皮疹发生，一般加用抗变态反应药物后即可消失。

【禁忌】①对本品过敏者禁用；②失代偿性肝硬化患者禁用；③孕妇及哺乳期妇女禁用。

【注意事项】

（1）少数患者用药过程中 ALT 可回升，加大剂量可使之降低。停药后部分患者 ALT 反跳，但继续服药仍有效。

（2）个别患者在服药过程中可出现黄疸及病情恶化，应停药。

【孕妇及哺乳期妇女用药】孕妇及哺乳期妇女禁用。

【药物相互作用】合用肌苷，可减少本品的降酶反跳现象。

【药动学】本品口服吸收约 30%，肝脏首过效应下迅速被代谢转化，24h 内 70% 左右自粪便排出。滴丸剂的生物利用度为片剂的 1.25～2.37 倍。

【剂型与规格】本品为黄色糖衣滴丸，每粒1.5mg。

6. 还原型谷胱甘肽

【适应证】本品适用于慢性乙肝的保肝治疗。

【用法和用量】口服：成人常用量为每次400mg（4 片），每日 3 次。疗程为 12 周。注射：本品可经肌内注射，也可缓慢静脉注射，或加入输液中静脉滴注，或遵医嘱每日 1～2 支。

【不良反应】

（1）过敏症：偶有皮疹等过敏症状，应停药。

（2）偶有食欲减退，恶心、呕吐、上腹痛等症状。

【禁忌】对本品成分过敏者应禁用。

【注意事项】放在儿童不易触及的地方。

【孕妇及哺乳期妇女用药】本品对孕妇及哺乳期妇女的影响尚不明确。

【药物相互作用】本品不得与维生素 B_{12}、维生素 K_3（甲萘醌）、泛酸钙、乳清酸、抗组胺制剂、磺胺类药及四环素等混合使用。

【药动学】文献报道，10 名健康男性志愿者单剂量口服 600mg 谷胱甘肽片（国外品），测得血中谷胱甘肽浓度达峰时间为（1.35±0.20）h，谷胱甘肽 C_{max} 为（23.79±7.15）μmol/L，AUC 为（74.49±16.49）μmol/（L·h）。

【剂型与规格】本品为片剂，每片 0.1g。冻干药粉为每支 600mg。

7. 丁二磺酸腺苷蛋氨酸 又名：思美泰。

【适应证】适用于肝硬化前和肝硬化所致肝内胆汁淤积，以及妊娠期肝内胆汁淤积。

【用法和用量】初始治疗：使用注射用丁二磺酸腺苷蛋氨酸，每日 500～1000mg，肌内注射或静脉注射，共 2 周，静脉注射必须非常缓慢；维持治疗：使用丁二磺酸腺苷蛋氨酸肠溶片，每日1000～2000mg，口服。

【不良反应】已证明腺苷蛋氨酸既不改变习惯，也无成瘾性。对本品特别敏感的个体，偶可引起昼夜节律紊乱，睡前服用催眠药可减轻此症状。保持片剂活性成分稳定的酸性环境使有些患者服用本品后会出现烧心的感觉和腹部坠胀。以上症状均表现轻微，不需中断治疗。抑郁症患者使用本品出现自杀意识/观念或行为者极为罕见。

【禁忌】对本品活性成分或任一辅料过敏者禁用。腺苷蛋氨酸禁用于有影响蛋氨酸循环和（或）引起高胱氨酸尿和（或）高同型半胱氨酸血症的遗传缺陷的患者（如胱硫醚 β-合酶缺陷，维生素 B_{12}代谢缺陷）。

【注意事项】

（1）本品必须整片吞服，不得嚼碎。为使本品更好地吸收和发挥疗效，建议在两餐之间服用。

（2）有血氨增高的肝硬化前和肝硬化患者，在口服腺苷蛋氨酸后，应监测血氨水平。

（3）由于维生素 B_{12} 和叶酸缺乏可能降低腺苷蛋氨酸浓度，因此应定期监测高危患者血浆中维生素 B_{12} 和叶酸的浓度，包括贫血患者、肝病患者、妊娠期妇女，或由于其他疾病、饮食习惯引起潜在维生素缺乏的患者，例如素食者。如果显示维生素 B_{12} 和叶酸缺乏，建议在给予腺苷蛋氨酸治疗前或同时给予维生素 B_{12} 和（或）叶酸治疗。

（4）腺苷蛋氨酸不应用于具有双相情感障碍的患者。在应用腺苷蛋氨酸治疗的患者中，有出现抑郁症转变成轻度躁狂或躁狂症的现象，而且抑郁症患者出现自杀和其他严重事件的风险升高。因此，在应用腺苷蛋氨酸治疗的过程中，应继续正在进行的精神病学治疗，以确保适当考虑并治疗抑郁症状。

一些患者服用腺苷蛋氨酸后，有报告短暂焦虑或焦虑加重，大部分情况下，不必中断治疗，少数情况下，需减少剂量或中断治疗以缓解焦虑。

（5）肾功能障碍患者使用腺苷蛋氨酸时应谨

慎。腺苷蛋氨酸可干扰高半胱氨酸的免疫测定，因此，服用腺苷蛋氨酸的患者应采用非免疫分析方法检测血液中高半胱氨酸水平。

【孕妇及哺乳期妇女用药】

（1）妊娠：建议仅当绝对必要时方可在妊娠前 3 个月使用腺苷蛋氨酸。

（2）哺乳：只有对婴儿的潜在获益超过潜在风险时，才能够在哺乳期使用腺苷蛋氨酸。

【药物相互作用】服用腺苷蛋氨酸和氯米帕明的患者可出现血清素综合征。在同时给予腺苷蛋氨酸和选择性 5-羟色胺再摄取抑制药（SSRI）、三环类抗抑郁药（包括氯米帕明）及含有色氨酸基团的药品和植物源性营养补充剂时，应谨慎。

【药动学】腺苷蛋氨酸口服给药后，肠溶片的稳态血药浓度峰值与剂量相关，单次给药（剂量为 400～1000mg）后 3～5h 达到稳态血药浓度峰值（0.5～1mg/L），血药浓度在 24h 内降至基线值。空腹状态下给予腺苷蛋氨酸可增强其口服生物利用度，其与血浆蛋白的结合率为 ≤5%。腺苷蛋氨酸产生、消耗及再生过程中发生的反应称为腺苷蛋氨酸循环。在健康志愿者中进行的放射性标记物放射性腺苷蛋氨酸口服给药平衡研究显示可达到下述平衡，48h 后放射成分的尿液排泄量为（15.5±1.5）%，72h 后的粪便排泄量为（23.5±3.5）%，约有 60% 的稳定沉积。

【剂型与规格】肠溶片剂、注射针剂，0.5g（以腺苷蛋氨酸计）。

8. 多烯磷脂酰胆碱　又名：易善复。

【适应证】用于所有类型的急性和慢性肝病；预防胆结石复发；妊娠导致的肝损伤（妊娠中毒）；银屑病；放射综合征。

【用法和用量】

（1）口服：成人开始每次 2 粒（456mg），每日 3 次，每日服用量不得超过 6 粒胶囊。一段时间后，剂量可减至每次 1 粒（228mg），每日 3 次。餐后用足量液体整粒吞服。儿童用量酌减。

（2）静脉注射

1）除了医师处方外，成人和青少年一般每日缓慢静脉注射 1～2 安瓿，严重病例每日注射 2～4 安瓿。一次可同时注射两安瓿的量。

2）只可使用澄清的溶液。

3）不可与其他任何注射液混合注射！

（3）静脉输注

1）除了医师处方外，严重病例每日输注 2～4 安瓿，如需要，每日剂量可增加至 6～8 安瓿。

2）严禁用电解质溶液（生理盐水、林格液等）稀释！若要配置静脉输液，只能以不含电解质的葡萄糖溶液稀释（如 5%、10% 葡萄糖溶液或 5% 木糖醇溶液）！

3）若用其他溶液配制，混合液 pH 值不得低于 7.5，配制好的溶液在输注过程中保持澄清。只可使用澄清的溶液！

4）在进行静脉注射或静脉输注治疗时，建议尽早用口服多烯磷脂酰胆碱胶囊进行治疗。

【不良反应】大剂量应用时偶尔会出现胃肠道功能紊乱（腹泻）。

【禁忌】对本药过敏者禁用。

【注意事项】如果忘记了一次剂量，可在下次服用时将剂量加倍。然而，如果忘服了一整天的剂量，就不要再补服已漏服的胶囊，而应接着服第 2 天的剂量。

【药物相互作用】迄今为止无药物相互作用的报道。

【药动学】口服给药，90% 以上的多烯磷脂酰胆碱在小肠被吸收，其大部分被磷脂酶 A 分解为 1-酰基-溶血磷脂胆碱，50% 在肠黏膜立即再次酰化为多聚不饱和磷脂酰胆碱，此多聚不饱和磷脂酰胆碱通过淋巴循环进入血液，主要通过同高密度脂蛋白结合到达肝脏。口服给药 6～24h 后磷脂酰胆碱的平均血药浓度达 20%。

用 ^{3}H 和 ^{14}C 同位素标记，人体药动学研究发现，口服给药在粪便中的排泄率不超过 5%。

【剂型与规格】本品为不透明硬胶囊，每粒 228mg；安瓿装，黄色澄清液体，每支 5ml（232.5mg）。

9. 美他多辛片　又名：甘忻。

【适应证】酒精性肝病。

【用法和用量】口服，每次 0.5g（1 片），每日 2 次。

【不良反应】长期服用本药或大量服用，偶尔可使少数患者发生周围神经病，暂停服药后多可自行减退。

【禁忌】对本品过敏者、支气管哮喘患者禁用。

【注意事项】本品可以拮抗左旋多巴的药效，

应用左旋多巴治疗帕金森病的患者应特别注意。

【孕妇及哺乳期妇女用药】妊娠期及哺乳期妇女慎用。

【药物相互作用】美他多辛可能增加神经末梢左旋多巴的脱羧，从而减弱其功效。

【药动学】据文献报道，美他多辛口服易吸收，其生物利用度为60%～80%，口服后1h左右血中出现峰浓度。在体内分布广泛，以肝和肾组织为较高，血液和组织中吡多醇与L-2-吡咯烷酮-5-羧酸依旧保持着相等的比例，半衰期为40～60min。本品的一部分通过参与γ-谷氨酰循环而代谢，代谢产物最后从尿（40%～45%）和粪（35%～50%）中排出。

【剂型与规格】白色或类白色片剂，每片0.5g。

10. 异甘草酸镁注射液 又名：天晴甘美。

【适应证】适用于慢性病毒性肝炎和急性药物性肝损伤，改善肝功能异常。

【用法和用量】

（1）慢性病毒性肝炎：每日1次，每次0.1～0.2g，以10%葡萄糖注射液或5%葡萄糖注射液或0.9%氯化钠注射液250ml或100ml稀释后静脉滴注，4周为一疗程或遵医嘱。

（2）急性药物性肝损伤：每日1次，每次0.2g，以10%葡萄糖注射液或5%葡萄糖注射液或0.9%氯化钠注射液250ml或100ml稀释后静脉滴注，2周为一疗程或遵医嘱。

【不良反应】

（1）假性醛固酮增多症：本品Ⅱ期、Ⅲ期临床研究中未出现。据文献报道，甘草酸制剂由于增量或长期使用，可出现低钾血症，增加了低钾血症的发病率，存在血压升高及水钠潴留，以及水肿、体重增加等假性醛固酮增多症的风险，因此要充分注意观察血清钾值的测定等，发现异常情况，应停止给药。另外，作为低钾血症的结果可能出现乏力感、肌力低下等症状。

（2）其他不良反应：本品Ⅲ期临床研究中少数患者出现了心悸（0.3%）、眼睑水肿（0.3%）、头晕（0.3%）、皮疹（0.27%）、呕吐（0.27%），未出现血压升高和电解质改变。

【禁忌】严重低钾血症、高钠血症、高血压、心力衰竭、肾衰竭的患者禁用。

【注意事项】

（1）治疗过程中，应定期监测血压和血清钾、钠浓度。

（2）本品可能引起假性醛固酮增多症，在治疗过程中如出现发热、皮疹、高血压、水钠潴留、低钾血症等情况，应采用对症治疗，必要时减量，直至停药观察。

【孕妇及哺乳期妇女用药】目前尚无这方面的用药经验，暂不推荐使用。

【药物相互作用】与依他尼酸、呋塞米等噻嗪类及三氯甲噻嗪、氯噻酮等降压利尿药并用时，其利尿作用可增强本品的排钾作用，易导致血清钾值的下降，应注意进行血清钾值的测定等。

【药动学】动物实验表明，本品吸收后主要分布在肝，给药1h后肝组织药物浓度与血药浓度几乎相同，其次是肠和肺，给药后3h及7h血药浓度迅速降低，而肝组织中的药物浓度下降缓慢。人体单次静脉注射本品后表现为一级消除二室模型，药物的分布较为迅速，分布半衰期$t_{1/2\alpha}$为（1.13～1.72）h，消除半衰期$t_{1/2\beta}$为（23.10～24.60）h。大鼠静脉注射异甘草酸镁（60mg/kg）后，主要经胆汁排泄，经肠肝循环维持药物在肝组织中较高的有效浓度。

【剂型与规格】安瓿装，每支10ml（50mg）。

11. 苦黄注射液

【成分】苦参、大黄、大青叶、茵陈等5味。

【功能主治】清热利湿，疏肝退黄。用于湿热内蕴、胆汁外溢、黄疸胁痛、乏力、纳差等症；黄疸型病毒性肝炎见上述证候者。

【用法和用量】静脉滴注。可用5%或10%葡萄糖注射液稀释，每500ml葡萄糖注射液最多可稀释本品60ml。每次10～60ml，每日1次，15d为一疗程，或遵医嘱。

【不良反应】

（1）用药期间个别患者可出现轻度消化道症状。

（2）个别患者可见过敏性休克、急性喉水肿、药疹、药物热等过敏反应。

【禁忌】过敏体质禁用。严重心、肾功能不全者慎用。

【注意事项】

（1）使用剂量应逐日增加，第1日10ml、第2日20ml、第3日30ml。

（2）滴速不宜过快（30 滴／分），每 500ml 稀释液应在 3～4h 缓慢滴入。

（3）本品尚无妊娠期及哺乳期妇女应用的研究数据。

（4）请严格按照说明书使用。

【剂型与规格】安瓿装，为橙红色至棕红色的澄明液体，每支 10ml。

12. 硫普罗宁注射液

【适应证】

（1）用于改善各类急、慢性肝炎的肝功能。

（2）用于脂肪肝、酒精性肝病、药物性肝损伤的治疗及重金属的解毒。

（3）可降低放化疗的不良反应，并可预防放化疗所致的外周白细胞减少和二次肿瘤的发生。

（4）对早期老年性白内障和玻璃体混浊有显著的治疗作用。

【用法和用量】静脉滴注，每次 0.2g，每日 1 次，连续 4 周。配制方法是临用前溶于 5%～10% 葡萄糖注射液或生理盐水 250～500ml 中。按常规静脉滴注。

【不良反应】

（1）过敏反应：在硫普罗宁注射液剂型上市后收集的 1560 例不良反应病例报告中，严重不良反应病例报告 115 例，主要表现为过敏性休克的 79 例（死亡 1 例），其他不良反应还有皮疹、瘙痒、恶心、呕吐、发热、寒战、头晕、心悸、胸闷、颌下腺及腮腺肿大、喉水肿、呼吸困难、过敏样反应等。

（2）类青霉胺不良反应：本药可能引起青霉胺具有的所有不良反应，但其不良反应的发生频率较青霉胺低。

（3）血液系统：少见粒细胞缺乏症，偶见血小板减少。如果外周血白细胞计数降到 $3.5×10^9/L$ 以下，或者血小板计数降到 $10×10^9/L$ 以下，建议停药。

（4）泌尿系统：可出现蛋白尿，发生率约为 10%，停药后通常很快完全恢复。另有个案报道本药可引起尿液变色。

（5）消化系统：可出现味觉减退、味觉异常、恶心、呕吐、腹痛、腹泻、食欲减退、胃胀气、口腔溃疡等。另有报道可出现胆汁淤积、肝功能检测指标（如丙氨酸转氨酶、天冬氨酸转氨酶、总胆红素、碱性磷酸酶等）上升，如出现异常应停用本品，或进行相应的治疗。

（6）皮肤：皮肤反应是本药最常见的不良反应，发生率为 10%～32%，表现为皮疹、皮肤瘙痒、皮肤发红、荨麻疹、皮肤皱纹、天疱疮、皮肤及眼睛黄染等，其中皮肤皱纹通常仅在长期治疗后发生。

（7）呼吸系统：据报道，本药可引起肺炎、肺出血和支气管痉挛。另有个案报道可出现呼吸困难或呼吸窘迫，以及闭塞性细支气管炎。

（8）肌肉骨骼：有个案报道使用本药治疗可引起肌无力。

（9）其他：罕见胰岛素自身免疫综合征，出现疲劳感和肢体麻木时应停用。长期、大量应用罕见蛋白尿或肾病综合征。

【禁忌】

（1）对本品成分过敏的患者。

（2）重型肝炎并伴有高度黄疸、顽固性腹水、消化道出血等并发症的肝病患者。

（3）肾功能不全合并糖尿病者。

（4）孕妇及哺乳期妇女。

（5）儿童。

（6）急性重症铅、汞中毒患者。

（7）既往使用本药时发生过粒细胞缺乏症、再生障碍性贫血、血小板减少或其他严重不良反应者。

【注意事项】

（1）出现过敏反应的患者应停用本药。以下患者应慎用。

1）老年患者。

2）有哮喘病史的患者。

3）既往曾使用过青霉胺或使用青霉胺时发生过严重不良反应的患者。对于曾出现过青霉胺毒性的患者，使用本药应从较小的剂量开始。

（2）用药前、后及用药时应定期进行下列检查以监测本药的毒性作用；外周血细胞计数、血小板计数、血红蛋白量、血浆白蛋白量、肝功能、24 小时尿蛋白。此外，治疗中每 3 个月或 6 个月应检查 1 次尿常规。

【孕妇及哺乳期妇女用药】孕妇及哺乳期妇女禁用。

【药物相互作用】本药不应与具有氧化作用的

药物合用。

【药动学】给大鼠口服硫普罗宁（MPC），自尿中排泄量较低（0.015%），静脉注射后尿中排泄量则明显增高（22.35%）。静脉注射后血中水平高，且至 30min 均可检出，口服 60min 血药浓度达高峰，直至 120min 仍可检出。在人体口服、肌内注射后，尿中排泄量相近（肌内注射为 10%～12%，口服为 15.47%），但肌内注射后排泄时间延长，需 8～24h，血药浓度也较口服的高。

【剂型与规格】安瓿装，每支 2ml（0.1g）。

三、利胆及胰酶抑制药

1. 熊去氧胆酸胶囊 又名：优思弗。

【适应证】

（1）胆固醇性胆囊结石，必须是 X 射线能穿透的结石，同时胆囊收缩功能须正常。

（2）胆汁淤积性肝病（如原发性胆汁性胆管炎）。

（3）胆汁反流性胃炎。

【用法和用量】

（1）胆固醇性胆囊结石和胆汁淤积性肝病：按时用少量水送服。按体重一次 10mg/kg。

溶石治疗：一般需 6～24 个月，服用 12 个月后结石未见变小者，停止服用。治疗结果根据每 6 个月进行超声波或 X 射线检查判断。

（2）胆汁反流性胃炎：晚上睡前用水吞服，必须定期服用，每次 1 粒（250mg），每日 1 次。一般服用 10～14d，遵从医嘱决定是否继续服药。

【不良反应】

（1）胃肠道紊乱：临床试验中，用熊去氧胆酸进行治疗时稀便或腹泻的报告常见。在治疗原发性胆汁性胆管炎时，发生严重的右上腹疼痛十分罕见。

（2）肝胆功能紊乱：用熊去氧胆酸进行治疗时，发生胆结石钙化的病例十分罕见。治疗晚期原发性胆汁性胆管炎时，发生肝硬化失代偿的情形十分罕见，停止治疗后部分恢复。

（3）过敏反应：发生荨麻疹者十分罕见。

【禁忌】

（1）急性胆囊炎和胆管炎。

（2）胆道梗阻（胆总管和胆囊管）。

（3）胆囊不能在 X 射线下被看到。

（4）射线穿不透的胆结石钙化。

（5）胆囊功能受损。

（6）经常性的胆绞痛发作。

（7）对胆汁酸或本品任一成分过敏。

【注意事项】熊去氧胆酸胶囊必须在医师监督下使用。

（1）主治医师在治疗前 3 个月必须每 4 周检查 1 次患者的一些肝功能指标，如 AST（SGOT）、ALT（SGPT）和 GGT 等，并且以后每 3 个月检查 1 次肝功能指标。

（2）为了评价治疗效果，及早发现胆结石钙化，应根据结石大小，在治疗开始后 6～10 个月，做胆囊 X 射线检查（口服胆囊造影）。于站立位及躺卧位（超声监测）拍 X 射线照片。

【孕妇及哺乳期妇女用药】在开始治疗前，须排除患者正在妊娠。熊去氧胆酸胶囊不能在妊娠期前 3 个月服用。在哺乳期不要服用熊去氧胆酸胶囊。

【药物相互作用】

（1）熊去氧胆酸胶囊不应与考来烯胺（消胆胺）、考来替泊（降胆宁）、氢氧化铝和（或）氢氧化铝-三硅酸镁等药同时服用，因为这些药可以在肠中和熊去氧胆酸结合，从而妨碍吸收，影响疗效。如果必须服用上述药品，应在服该药前两小时或在服药后 2h 服用熊去氧胆酸胶囊。

（2）熊去氧胆酸胶囊可以增加环孢素在肠道的吸收，服用环孢素的患者应进行环孢素血药浓度的监测，必要时要调整服用环孢素的剂量。

（3）个别病例服用熊去氧胆酸胶囊会降低环丙沙星的吸收。

（4）基于熊去氧胆酸可以降低钙通道阻滞药尼群地平的 C_{max} 和 AUC 及 1 例与氨苯砜相互作用（治疗作用降低）的报告和体内外研究结果，推测熊去氧胆酸可能会诱导药物代谢酶细胞色素 P450 3A4，因此和经过此酶类代谢的药物同时服用应注意，必要时调整给药剂量。

【药动学】口服后可以迅速在空肠和回肠前部被动转运吸收，在回肠末端通过主动转运吸收。一般来说，60%～80% 的药物可以被吸收。几乎所有的胆汁酸都在肝中和甘氨酸和牛磺酸结合，随胆汁一起分泌。肝中的首过消除率可达 60%。

在肠道中一部分被细菌降解为 7-酮基石胆酸

和石胆酸。石胆酸具有肝毒性，可以导致动物肝实质细胞的损害；在人体内，只有很少部分被吸收并在肝细胞中通过硫酸盐化被解毒，随胆汁一同分泌，最终随粪便排出。

熊去氧胆酸的半衰期为 3.5～5.8d。

【剂型与规格】白色不透明硬质胶囊，每粒 250mg。

2. 茴三硫胶囊

【适应证】用于胆囊炎、胆结石及消化不适，并用于急、慢性肝炎的辅助治疗。

【用法和用量】口服，每次 1 粒，每日 3 次，或遵医嘱。

【不良反应】

（1）过敏反应：偶有发生荨麻疹样红斑，停药即消失，可致发热、头痛等过敏反应。

（2）消化系统：可发生腹胀、腹泻、腹痛、恶心、肠鸣等胃肠道反应。

（3）泌尿系统：可引起尿液变色。

（4）内分泌系统：长期服用可致甲状腺功能亢进。

【禁忌】胆道完全梗阻者禁用。对本品过敏者禁用。

【注意事项】甲状腺功能亢进患者慎用本品。

【孕妇及哺乳期妇女用药】未进行该项试验且无可参考文献。

【药物相互作用】未进行该项试验且无可参考文献。

【药动学】本品口服后，吸收迅速，生物利用度高，服用后 15～30min 起效，1h 后达稳态血药浓度峰值。本品在体内主要代谢为对羟基苯基三硫酮与葡萄糖醛酸的结合物和无毒的硫酸盐，通过肾排泄。

【剂型与规格】胶囊剂，每粒 25mg。

3. 胆康胶囊

【成分】茵陈、蒲公英、柴胡、郁金、人工牛黄、栀子、大黄、薄荷素油。

【功能主治】疏肝利胆，清热解毒，消炎止痛。用于急、慢性胆囊炎及胆管结石等胆道疾病。

【用法和用量】口服，每次 4 粒，每日 3 次，30d 为一疗程。

【不良反应】偶见腹泻，可适当调减药量。

【禁忌】孕妇忌服。

【注意事项】尚不明确。

【剂型与规格】胶囊剂，每粒 0.38g。

4. 大黄利胆胶囊

【成分】大黄、手参、余甘子。

【功能主治】清热利湿，解毒退黄。用于肝胆湿热所致的胁痛、口苦、食欲减退等症状；胆囊炎、脂肪肝见上述证候者。

【用法和用量】口服，每次 2 粒，每日 2～3 次。

【不良反应】尚不明确。

【禁忌】孕妇忌用。

【注意事项】尚不明确。

【剂型与规格】胶囊剂，每粒 0.3g。

5. 大柴胡颗粒

【成分】柴胡、大黄、枳实（炒）、黄芩、半夏（姜）、芍药、大枣、生姜。

【功能主治】和解少阳，内泄热结。用于因少阳不和、肝胆湿热所致的右上腹隐痛或胀满不适、口苦、恶心呕吐、大便秘结、舌红苔黄腻、脉弦数或弦滑；胆囊炎见上述证候者。

【用法和用量】开水冲服，每次 1 袋，每日 3 次。

【不良反应】临床研究中，个别患者出现腹泻。

【禁忌】尚不明确。

【注意事项】

（1）发热超过 38.5℃（口温）或血外周血白细胞计数超过 10×10^9/L 者不适宜单用本品治疗。

（2）本品仅适用于改善胆囊炎的临床症状，若出现腹痛加重、发热或血象升高明显等严重病情者，需在医师指导下进一步治疗。

（3）正常用药后可见排便次数增多，个别患者出现腹泻，若患者不能耐受或出现腹痛加剧、恶心、呕吐等症状，可予以减量或停止使用本品。

（4）未见对急性坏疽性胆囊炎、急性梗阻性化脓性胆管炎、胆囊穿孔腹膜炎、萎缩性胆囊炎、胆源性胰腺炎的研究资料。

（5）未见对合并有心、血管、肝、肾和血液系统等严重原发性疾病者的研究资料。

（6）未见对孕妇、哺乳期妇女、儿童、老年用药以及药物相互作用的研究资料。

（7）宜低脂、低蛋白饮食，忌饮酒、饱餐。

【剂型与规格】本品为颗粒剂，每袋 8g。

6. 醋酸奥曲肽注射液 又名：善宁。

【适应证】

（1）肝硬化所致食管胃底静脉曲张出血的紧急治疗，与特殊治疗（如内窥镜硬化剂治疗）合用。

（2）缓解与胃肠胰内分泌肿瘤有关的症状和体征。有充足证据显示，奥曲肽对下列肿瘤有效：具类癌综合征的类癌瘤、血管活性肠肽瘤（VIP瘤）等。奥曲肽对下列肿瘤的有效率约为50%。

1）胃泌素瘤/佐林格-埃利森（Zollinger-Ellison）综合征（通常与选择性 H_2 受体拮抗药合用，并可酌情加用抗酸药）。

2）胰岛素瘤（用于胰岛素瘤术前预防低血糖血症，维持正常血糖）。

3）生长激素释放因子瘤。醋酸奥曲肽治疗仅可减轻症状和体征，而不能治愈。

（3）预防胰腺术后并发症。

（4）经手术、放射治疗或多巴胺受体激动药治疗失败的肢端肥大症患者，可控制症状、降低生长激素及生长素介质C的浓度。本品亦适用于不能或不愿手术的肢端肥大症患者，以及放射治疗无效的间歇期患者。

【用法和用量】

（1）食管胃底静脉曲张出血：首先0.1mg静脉注射（5min），随后以0.6mg溶于5%葡萄糖500ml中，通过输液泵以50μg/h的速度连续静脉滴注，每12小时1次。最多治疗5d。

（2）胃肠胰内分泌肿瘤：初始量为0.05mg皮下注射，每日1～2次。根据耐受性和疗效（临床反应、肿瘤分泌的激素浓度）可逐渐增加剂量至0.2mg，每日3次。仅在某些情况下，方可采用更大剂量。维持量则应根据个体差异而定。用药后临床症状和实验室检查结果显示未改善时，醋酸奥曲肽用药不能超过1周。

（3）预防胰腺术后并发症：初始量为0.1mg皮下注射，每日3次，维持治疗7d，首次注射应在手术前至少1h进行。

（4）肢端肥大症：初始量为0.05～0.1mg皮下注射，每8小时1次，根据对循环生长激素浓度、临床反应及耐受性的每月评估而调整剂量［目标：生长激素（GH）<2.5ng/ml；胰岛素生长因子（IGF）在正常范围］。多数患者最适剂量为0.2～0.3mg/d，最大剂量不应超过1.5mg/d。在监测血浆生长激素水平治疗数月后可酌情减量。

醋酸奥曲肽治疗1个月后，若生长激素浓度无下降、临床症状无改善，则应考虑停药。

【不良反应】醋酸奥曲肽的主要不良反应是给药局部和胃肠道反应。

皮下注射后的局部反应包括疼痛或注射部位针刺、麻刺或烧灼感，伴红肿，这些现象极少超过15min。如注射前使药液达室温或通过减少溶剂量而提高药液浓度，则可减少局部不适。

胃肠道不良反应包括食欲减退、恶心、呕吐、痉挛性腹痛、腹胀、腹痛、稀便、腹泻及脂肪泻。虽然所测得的粪便脂肪排出可能增多，但无证据显示醋酸奥曲肽长期治疗可引起吸收不良而导致营养不良。在罕见的病例中，胃肠道不良反应可类似急性肠梗阻伴进行性严重上腹痛、腹部触痛、肌紧张和腹胀。给药前、后应避免进食（即在两餐之间或卧室休息时注射），以减少胃肠道不良反应的发生。长期使用醋酸奥曲肽可能导致胆结石形成。

由于醋酸奥曲肽可抑制生长激素、胰高血糖素和胰岛素分泌，故本品可能引起血糖调节紊乱。由于可降低患者餐后糖耐量，某些长期给药者可引致持续的高血糖症。曾观察到低血糖的出现。

罕见情况下，患者可出现脱发和过敏。

少数报道出现急性胰腺炎，但通常在开始治疗的几小时或几天内出现，停药后可逐渐消失。长期应用醋酸奥曲肽发生胆结石者也可能出现胰腺炎。

个别患者发生肝功能失调，包括无胆汁淤积的急性肝炎，停用后转氨酶恢复正常；缓慢发生的高胆红素血症伴碱性磷酸酶、γ-谷氨酰转移酶增高及转氨酶轻度增高。

【禁忌】对本品成分过敏者禁用。

【注意事项】由于分泌生长激素的垂体瘤有时可能扩散而引起严重的并发症（如视野缺损），故应该仔细观察所有患者，若发现有肿瘤扩散的迹象，则应考虑配合其他治疗。

有报道，10%～20%长期应用醋酸奥曲肽的患者有胆结石形成。故在治疗前及用药后每隔6～12个月应作胆囊超声波检查。

在胰岛素瘤患者中，由于醋酸奥曲肽对GH和胰高血糖素分泌的抑制大于对胰岛素分泌的抑制，故有可能增加低血糖的程度和时间，此类患者尤其在开始醋酸奥曲肽治疗或作剂量改变时，应密切观察。频繁地小剂量给予醋酸奥曲肽，可减少血糖浓度的明显波动。奥曲肽可能改变 1 型糖尿病（胰岛素依赖型）患者对胰岛素的需要量。对非糖尿病患者和具有部分胰岛素功能的 2 型糖尿病患者会造成餐后血糖升高。

食管胃底静脉曲张出血可增加胰岛素依赖型糖尿病患者的风险，并可引起胰岛素需要量的改变，所以应密切监测血糖水平。

【孕妇及哺乳期妇女用药】尚无醋酸奥曲肽用于孕妇或哺乳期妇女的经验，这些患者仅在绝对必要的情况下方可使用。

【药物相互作用】有报道本品可降低肠道对环孢素的吸收，也可延迟对西咪替丁的吸收。

【药动学】醋酸奥曲肽皮下注射后吸收迅速、完全，给药后 30min 血药浓度达峰值。皮下注射给药后，半衰期为 100min；静脉注射后，其消除呈双相性，半衰期分别为 10min 和 90min。药物的表观分布容积为 0.27L/kg，总体廓清率为 160ml/min，血浆蛋白结合率达 65%。肝硬化（不包括脂肪肝）患者醋酸奥曲肽的清除率减少 30%。

【剂型与规格】安瓿装，为无色澄清液体。1ml：0.1mg；1ml：0.2mg。

7. 注射用生长抑素　又名：思他宁。

【适应证】

（1）严重急性食管静脉曲张出血。

（2）严重急性胃或十二指肠溃疡出血，或并发急性糜烂性胃炎或出血性胃炎。

（3）胰、胆和肠瘘的辅助治疗。

（4）胰腺术后并发症的预防和治疗。

（5）糖尿病酮症酸中毒的辅助治疗。

【用法和用量】药物冻干粉须在使用前用生理盐水溶解。本品采用静脉给药，通过慢速冲击注射（3～5min）250μg 或以 250μg/h 的速度连续滴注（约相当于每公斤体重，3.5μg/h）给药。对于连续滴注给药，须用 1 支 3mg 的本品配制足够使用 12h 的药液，溶剂既可以是生理盐水，也可以是 5% 的葡萄糖溶液，输液量应调节为 250μg/h，并建议使用输液泵给药。

（1）对严重急性上消化道出血（包括食管静脉曲张出血）的治疗：建议首先缓慢静脉注射 250μg 本品，作为负荷剂量，而后立即进行 250μg/h 的速度静脉滴注给药。当两次输液给药间隔大于 3～5min 时，应重新静脉注射 250μg 本品，以

确保给药的连续性。当止住大出血后（一般在 12～24h），治疗应继续 48～72h，以防止再次出血。对于上述病例，通常的治疗时间是 120h。

（2）对胰瘘、胆瘘、肠瘘的辅助治疗：应采用 250μg/h 的速度连续静脉滴注给药，直到瘘管闭合（2～20d），这种治疗可作为全胃肠外营养的辅助措施。当瘘管闭合后，本品静脉滴注应继续进行 1～3d，而后逐渐停药，以防反跳作用。

（3）对胰腺外科手术后并发症的预防和治疗：手术开始时，作为辅助治疗，以 250μg/h 的速度静脉滴注本品；手术后，持续静脉滴注给药 5d。

（4）对糖尿病酮症酸中毒的辅助治疗：对酮症酸中毒的患者，以 100～500μg/h 的速度静脉滴注本品，同时配合胰岛素治疗，3h 内可缓解酮症酸中毒，4h 内可使血糖恢复正常。

【不良反应】少数患者用药后产生恶心、眩晕、脸红等反应。当滴注本品的速度高于 50μg/h 时，患者会出现恶心和呕吐现象。

【禁忌】已证实对于本品过敏的患者，不得使用此药。孕妇不得使用本品，除非无其他安全替代措施。

【注意事项】由于本品抑制胰岛素及胰高血糖素的分泌，在治疗初期会引起短暂的血糖水平下降。更应注意的是，胰岛素依赖型糖尿病患者使用本品后，每隔 3～4h 应测试 1 次血糖浓度。同时，如果可能，应避免给予胰岛素所需的葡萄糖，如果必须给予，应同时给予胰岛素。

【孕妇及哺乳期妇女用药】没有证据证明在孕期使用本品对人及动物无害，因此妊娠、产后（产褥期）及哺乳期不应使用本品。

【药物相互作用】由于本品可延长环己烯巴妥引起的睡眠时间，而且加剧戊烯四唑的作用，所以，本品不应与这类药物或产生同样作用的药物同时使用。本品与其他药物的不相容性未经测试，所以在注射或滴注给药时，应单独使用。

【药动学】健康人内源性生长抑素在血浆中的浓度很低，一般小于 175ng/L。静脉注射本品后，表现为很短的半衰期，根据放射性免疫测定结果，其半衰期一般在 1.1～3min。对肝病患者，其半衰期在 1.2～4.8min；对慢性肾衰竭患者，其半衰期在 2.6～4.9min。当以 75μg/h 的速度静脉滴注本品后，血药浓度在 15min 内达高峰（1250ng/L）。代

谢清除率约为 1L/min，半衰期约为 2.7min。静脉注射 2μg 的 ^{125}I 甲状腺素生长抑素，4h 后尿排泄物的放射活性为 40%，24h 后的放射活性为 70%。生长抑素在肝脏中通过肽链内切酶和氨基肽酶的作用被很快代谢，结果是 N 端和分子环化部分之间发生断裂。

【剂型与规格】安瓿装，白色冻干块状物。有 3 种规格：250μg、750μg、3mg。

四、肝性脑病（肝昏迷）治疗药

1.乳果糖口服液 又名：杜密克。

【适应证】

（1）慢性或习惯性便秘：调节结肠的生理节律。

（2）肝性脑病（PSE）：用于治疗和预防肝性脑病或昏迷前状态。

【用法和用量】每日剂量可根据个人需要进行调节，下述剂量供参考（表 A-3）。

表 A-3　每日剂量调节参考　（单位：ml/d）

年龄	起始剂量	维持剂量
成人	30	10～25
7～14 岁	15	10～15
1～6 岁	5～10	5～10

（1）便秘或临床需要保持软便的情况：治疗几天后，可根据患者情况酌情减剂量。本品宜在早餐时一次服用。根据乳果糖的作用机制，每日 2 次可取得临床效果。如 2d 后仍未有明显效果，可考虑加量。

（2）肝性脑病及昏迷前期：起始剂量：30～50ml，每日 3 次；维持剂量：应调至每日最多 2～3 次软便，粪便 pH5.0～5.5。

【不良反应】治疗初始几天可能会有腹胀，通常继续治疗即可消失，当剂量高于推荐治疗剂量时，可能会出现腹痛和腹泻，此时应减少使用剂量。如果长期大剂量服用（通常仅见于 PSE 的治疗），患者可能会因腹泻出现电解质紊乱。

【禁忌】半乳糖血症；肠梗阻、急腹症及与其他泻药同时使用；对乳果糖及其组分过敏者。

【注意事项】如果在治疗二三天后，便秘症状无改善或反复出现，请咨询医师；本品如用于乳糖酶缺乏症患者，需注意本品中乳糖的含量；本品在

便秘治疗剂量下，不会对糖尿病患者带来任何问题；本品用于治疗肝性脑病或昏迷前期的剂量较高，糖尿病患者应慎用；本品在治疗剂量下对驾驶和机械操作无影响。

【孕妇及哺乳期妇女用药】推荐剂量的本品可用于妊娠期和哺乳期。

【药物相互作用】尚不明确。配伍禁忌：本品可导致结肠 pH 下降，故可能引致结肠 pH 依赖性药物的失活（如 5-ASA）。

【药动学】乳果糖口服后几乎不被吸收，以原形到达结肠，继而被肠道菌群分解代谢。在 25～50g（40～75ml）剂量下，可完全代谢，超过该剂量时，则部分以原形排出。

【剂型与规格】本品为无色至淡棕黄色澄明黏稠液体。15ml，10g（以乳果糖计）。

2.门冬氨酸鸟氨酸颗粒 又名：瑞甘。

【适应证】治疗因急、慢性肝病引起的血氨升高，如各型肝炎、肝硬化、脂肪肝和肝炎后综合征等，特别适用于因肝病引起的中枢系统神经系统症状的解除及昏迷的抢救。

【用法和用量】除非特别说明，每日 1～3 次，每次 3g，将每包内容物溶于足够的溶液中（如水、茶和果汁），如果需要，可增加剂量，也没有危险，或隔周与注射用门冬氨酸鸟氨酸交替使用。

【不良反应】本品服用无明显的不良反应。少数患者可能出现恶心、呕吐或腹胀等，停药后自动消失。

【注意事项】对氨基酸类药物过敏者及严重的肾衰竭者禁用。大量使用本品时，注意监测血及尿中的尿素指标。

【药动学】据文献报道，本品单剂量静脉给药（5g 加入到 250ml 的 0.9% 氯化钠溶液中，给 10 名空腹健康受试者静脉滴注 30min），发现血药浓度呈双向分布，在开始滴注后 30min 鸟氨酸的峰浓度接近基线值 10 倍并在 7h 内降到正常水平，鸟氨酸 AUC 为 1390μmol/(h·L)。

【剂型与规格】本品为白色可溶性颗粒剂。规格为每袋 1g、3g。

3.利福昔明片 又名：昔福申。

【适应证】对利福昔明敏感的病原体引起的肠道感染（包括急性和慢性肠道感染、腹泻、夏季腹泻、旅行者腹泻和小肠结膜炎等）；预防胃肠道手

术时术前、术后的感染性并发症；用于高氨血症（肝性脑病）的辅助治疗。

【用法和用量】

（1）肠道感染的推荐剂量：成人和 12 岁以上儿童：口服，每次 1 片，每日 4 次，每 6 小时 1 次。

（2）手术前、后预防感染的推荐剂量：成人和 12 岁以上儿童：口服，每次 2 片，每日 2 次，每 12 小时 1 次。

（3）高氨血症（肝性脑病）辅助治疗的推荐剂量：成人和 12 岁以上儿童：口服，每次 2 片，每日 3 次，每 8 小时 1 次。

可根据医嘱调节剂量和服用次数。除非是遵照医嘱的情况下，每疗程不应超过 7d。肝功能损害：对肝功能不全患者不需要进行剂量调整；肾功能损害：虽然预期不进行剂量变化，但应慎用于肾功能损害者。

【不良反应】双盲对照临床试验或临床药理学研究期间，已经将利福昔明的作用与安慰剂或其他抗生素进行了比较，因此，可以得到可用的定量安全性数据。按照说明书服用可降低副作用发生的风险。

如果出现任何严重的副作用或发现任何说明书中未载明的副作用，请通知医师。

【禁忌】对利福昔明、利福霉素或任何辅料过敏者禁用。肠梗阻者，即便是局部梗阻，或有严重的肠溃疡性损害者，以及腹泻并发发热或便血的患者，不应服用利福昔明。

【注意事项】

（1）在长期大剂量服用本品或肠黏膜受损时，会有极少量（少于 1%）被吸收，导致尿液呈粉红色，这是由于活性成分利福昔明与其他利福霉素类抗生素一样为橙红色。

（2）如果出现对抗生素不敏感的微生物，应中断治疗并采取其他适当治疗措施。

（3）临床数据显示，利福昔明对于因侵入性肠道致病菌，如空肠弯曲菌属、沙门菌属和志贺菌属引起的肠道感染治疗无效，这些疾病通常会导致腹泻、发热、便血和排便极度频繁。

如果症状恶化或持续超过 48h 应停止治疗并考虑替代抗生素疗法。

（4）几乎所有抗菌药物都有关于艰难梭菌相关性腹泻（CDAD）的报道，其中包括利福昔明。不能排除利福昔明治疗引起 CDAD 假膜性结肠炎的可能性。

（5）肝功能损害患者虽然预期不进行剂量调整，但应慎用于重度肝功能损害患者。

（6）当需要利福昔明与 P-gp 抑制药，如环孢霉素联合应用时，应谨慎使用。

（7）由于对肠道菌群的影响，服用利福昔明后口服雌激素避孕药的作用可能会降低，然而，这种相互作用尚未得到普遍报道。特别是如果口服避孕药的雌激素含量少于 50μg 时，建议采取额外的避孕措施。

（8）请放置于儿童触及不到的地方。

（9）对驾驶和操纵机器的影响，临床对照试验中已报告有头晕和困倦。然而，利福昔明对驾驶和使用机器能力的影响可忽略。

【孕妇及哺乳期妇女用药】

（1）妊娠：关于利福昔明用于妊娠女性，没有数据或数据有限。动物研究显示对胎崽骨化和骨骼变化有短暂作用。这些发现的临床意义是未知的。作为预防措施，妊娠期不推荐使用利福昔明。

（2）哺乳：尚不知利福昔明和利福昔明代谢物是否会排入乳汁。不能排除对哺乳期妇女及儿童的风险。

【药物相互作用】

（1）利福昔明对其他药物的作用：体外数据显示，利福昔明对介导药物代谢的主要细胞色素 P450 酶（CYPIA2、2A6、2B6、2C8、2C9、2C19、2D6、2E1 和 3A4）无抑制作用。体外研究表明利福昔明是 CYP3A4 的底物。尚不清楚利福昔明对伴随用 CYP3A4 底物的药动学是否有显著影响。在健康受试者中，利福昔明对 CYP3A4 底物的药动学没有显著影响。在肝功能不全患者中，相比健康受试者更高的全身暴露量，不排除利福昔明可能降低伴随用药 CYP3A4 底物的暴露量（例如华法林、抗癫痫药、抗心律失常药）。

在体外，利福昔明是 P-gp、OATP1A2、OATP1B1、OATP1B3 的底物，不是 OATP2B1 的底物。

（2）其他药物对利福昔明的作用：尚不清楚伴随服用 CYP3A4 抑制药是否会增加利福昔明的全身暴露量。肝功能不全患者中，代谢降低和伴随用药 P-gp 抑制药潜在的累加效应可能进一步增加利福昔明的全身暴露。同时使用利福昔明和 P-gp

抑制药，如环孢素时应谨慎。

【药动学】在健康志愿者和肠黏膜损伤患者（炎症性肠病）中，重复给予治疗剂量的利福昔明后，利福昔明的血浆水平可忽略（少于 10ng/ml）。高脂早餐后 30min 内服用利福昔明，达峰时间从 0.75h 延迟到 1.5h，全身吸收 AUC 增加 1 倍，但对 C_{max} 无显著影响。利福昔明与人血浆蛋白中度结合。在体内，服用利福昔明后，健康受试者平均蛋白结合率为 67.5%，肝功能不全患者平均蛋白结合率为 62%。

一项采用放射性标记的利福昔明研究表明，^{14}C-利福昔明几乎完全以粪便形式（服用剂量的 96.9%）排泄，^{14}C-利福昔明尿液回吸收率不超过服用剂量的 0.4%。在一项对于胃肠黏膜完整的胆囊切除术后患者的研究中，在胆汁中检测到了利福昔明，表明利福昔明存在胆汁分泌。

【剂型与规格】本品为片剂，每片 0.2g。

4. 门冬氨酸鸟氨酸注射液

【适应证】因急、慢性肝病（如各型肝炎、肝硬化、脂肪肝、肝炎后综合征）引发的血氨升高及治疗肝性脑病，如伴发或继发于肝脏解毒功能受损（如肝硬化）的潜在性或发作期肝性脑病，尤其适用于治疗肝性脑病早期或肝性脑病期的意识模糊状态。

【用法和用量】

（1）急性肝炎，每日 1～2 安瓿，静脉滴注。慢性肝炎或肝硬化，每日 2～4 安瓿，静脉滴注。病情严重者可酌量增加，但根据目前的临床经验，每日不超过 20 安瓿为宜。

（2）对于其他情况除非医嘱特殊说明，每日用量为至少 4 安瓿。

（3）对于肝性脑病早期或肝性脑病期出现意识模糊状态的患者，应该根据病情的严重程度，在 24h 内给予至少 8 安瓿该药物。

（4）在使用前应该用注射用溶液稀释，然后经静脉输入。本品可以和常用的各种注射用溶液混合而不发生任何问题。由于静脉耐受方面的原因，每 500ml 溶液中不要溶解超过该药物。

（5）输入速度最大不要超过每小时 5g 门冬氨酸鸟氨酸（相当于 1 安瓿该药物）。如果患者的肝功能已经完全受损，输液速度必须根据患者的个体

情况来调整，以免引起恶心和呕吐。

【不良反应】偶尔会有恶心，少数病例可出现呕吐。总的来说，上述症状都是一过性的，不需要停止治疗。减少药物使用剂量或减慢输液速度，这些不良反应就可以消失。

【禁忌】严重肾功能不全的患者（诊断标准是血清中肌酐水平超过 265.2μmol/L）禁用本品。

【注意事项】当使用大剂量的本品时，应该监测患者血清和尿中的药物水平。如果患者的肝功能已经完全受损，输液速度必须根据患者的个体情况来调整，以免引起恶心和呕吐。

【孕妇及哺乳期妇女用药】有关生育毒性和致突变方面的研究尚没有发现任何不良反应。

【药物相互作用】未进行该项实验且无可靠参考文献。

【药动学】门冬氨酸鸟氨酸的清除速率快，半衰期为 0.3～0.4h。部分门冬氨酸盐以原形的形式从尿中排出。

【剂型与规格】安瓿装，淡黄色澄明液体；每安瓿（10ml）滴注液中含有门冬氨酸鸟氨酸 5g（10ml∶5g）。

5. 盐酸精氨酸注射液

【适应证】用于肝性脑病，适用于忌钠的患者，也适用于其他原因引起血氨增高所致的精神症状治疗。

【用法和用量】临用前，用 5% 葡萄糖注射液 1000ml 稀释后应用。静脉滴注，每次 15～20g（3～4 支），于 4h 内滴完。

【不良反应】①可引起高氯性酸中毒，以及血中尿素、肌酸、肌酐浓度升高。②静脉滴注速度过快会引起呕吐、流涎、皮肤潮红等。

【禁忌】高氯性酸中毒、肾功能不全及无尿患者禁用。

【注意事项】用药期间宜进行血气监测，注意患者的酸碱平衡。

【孕妇及哺乳期妇女用药】未进行该项实验且无可靠参考文献。

【药物相互作用】未进行该项实验且无可靠参考文献。

【药动学】未进行该项实验且无可靠参考文献。

【剂型与规格】安瓿装，每支 20ml（5g）。

五、增强免疫功能药

1. 重组乙型肝炎疫苗（汉逊酵母）

【成分】主要成分为乙型肝炎表面抗原；辅料包括氢氧化铝、氯化钠、硫柳汞。

【适应证】本疫苗适用于乙型肝炎易感者，尤其是下列人员。

（1）新生儿，特别是 HBsAg、HBeAg 双阳性母亲所生的新生儿。

（2）从事医疗工作的医护人员及接触血液的实验人员。

（3）有乙型肝炎患者或乙型肝炎携带者的家庭成员。

【作用与用途】预防用生物制剂。接种本疫苗后，可刺激机体产生抗乙型肝炎病毒的免疫力，用于预防乙型肝炎。

【免疫程序和剂量】

（1）于上臂三角肌肌内注射。

（2）新生儿在出生后 24h 内注射第 1 针，1 个月及 6 个月后注射第 2、3 针；其他人群免疫程序为 0、1、6 个月。免疫剂量每人次均为 10μg/0.5ml。

【不良反应】

（1）常见不良反应：注射局部疼痛、红肿，或中、低度发热，一般不需要特殊处理，可自行缓解，必要时可对症治疗。

（2）罕见不良反应：过敏性休克、脱髓鞘、过敏性皮疹、血小板减少性紫癜、神经系统疾病、急性肾小球肾炎和肝、肾疾病。发生率为 1/600 000。

【禁忌】

（1）发热、急性或慢性严重疾病患者。

（2）对疫苗中的任何成分，如辅料、甲醛和酵母成分过敏者。

（3）以往接种重组乙型肝炎疫苗后出现过敏者。

【注意事项】

（1）疫苗注射前应充分摇匀。

（2）疫苗瓶破裂或疫苗中有摇不散块状物时不能使用。

（3）应备有肾上腺素，以防偶有过敏反应发生时使用。接受注射者在注射后应在现场观察至少 30min。

（4）严禁冻结。

【剂型与规格】西林瓶和安瓿，为白色混悬液体。每西林瓶（安瓿）0.5ml，每 1 次人用计量 0.5ml，含乙型肝炎病毒表面抗原 10μg。

【贮藏】于 2～8℃避光保存和运输。

2. 注射用胸腺法新

【适应证】

（1）慢性乙型肝炎。

（2）作为免疫损伤患者的疫苗免疫应答增强剂。免疫系统功能受到抑制者，包括接受慢性血液透析和老年病患者，本品可增强患者对病毒性疫苗，例如流感疫苗或乙肝疫苗的免疫应答。

【用法和用量】用前每瓶胸腺法新（1.6mg）以 1ml 注射用水溶解后立即皮下注射（不应作肌内注射或静脉注射）。

（1）治疗慢性乙型肝炎的推荐剂量：每次 1.6mg，每周 2 次，两次相隔 3～4d。连续给药 6 个月（共 52 针），其间不应间断。

（2）作为免疫损伤患者的疫苗免疫应答增强剂：每次 1.6mg，每周 2 次，两次相隔 3～4d。连续 4 周（共 8 针），第 1 针应在给疫苗后立即皮下注射。

【不良反应】胸腺法新的耐受性良好。部分患者可有注射部位不适。慢性乙型肝炎患者接受本品治疗时，可能出现 ALT 水平暂时波动至基础值 2 倍以上，此时通常应继续使用，除非有肝衰竭的症状和预兆出现。

【禁忌】对本品成分过敏者禁用；正在接受免疫抑制治疗的患者，如器官移植者禁用。

【注意事项】

（1）当用来治疗慢性乙型肝炎时，肝功能试验，包括血清 ALT、白蛋白和胆红素应在治疗期间作定期评估，治疗完毕后应检测乙肝 e 抗原（HBeAg）、表面抗原（HBsAg）、HBV-DNA 和 ALT，亦应在治疗完毕后 2、4 和 6 个月检测，因为患者可能在治疗完毕后随访期内出现应答。

（2）本品应在医师指导下应用。如患者自行在医院外使用，应注意注射器具的消毒和处理。

【孕妇及哺乳期妇女用药】基础研究显示本品对动物胚胎没有影响，但尚不明确本品是否会对孕妇胚胎产生影响，以及是否经由乳汁排泄，故此部分患者用药应慎重，须遵医嘱。

【药物相互作用】本品可与 IFN-α 联合使用，以提高免疫应答，与其他免疫药物联合使用时应慎重。本品不得与任何药物混合注射。

【药动学】健康人单次皮下注射胸腺法新 1.6mg，血药峰浓度约为 37.51ng/ml，达峰时间约为 1.67h，$AUC_{0\sim15h}$ 约为 152.15ng/(ml·h)，半衰期约为 1.65h。

【剂型与规格】注射剂瓶装，为白色疏松块状物。每瓶 1.6mg。

【贮藏】密闭，遮光，于 2～8℃ 保存。

3. 乙型肝炎人免疫球蛋白

【成分】本品系由高效价乙型肝炎表面抗体的健康人血浆制备而成，蛋白质含量不高于 180g/L，其中人免疫球蛋白（γ 球蛋白）含量不低于 90%，IgG 分子单体加二聚体含量不低于 90%。本品含抗-HBs 效价不低于 100IU/ml，含甘氨酸 22.5g/L、氯化钠 9g/L。不含防腐剂和抗生素。

【适应证】主要用于乙型肝炎的预防。适用于以下人群。

（1）乙型肝炎表面抗原（HBsAg）阳性的母亲所生的婴儿。

（2）意外感染的人群。

（3）与乙型肝炎患者和乙型肝炎病毒携带者密切接触者。

【用法和用量】本品只限肌内注射，不得用于静脉输注。每个患者的最佳用药剂量和疗程应根据其具体病情而定。推荐的剂量与疗程如下。

（1）母婴阻断：HBsAg 阳性母亲所生婴儿在出生 24h 内注射本品 100IU；注射乙型肝炎疫苗的剂量及时间见乙型肝炎疫苗说明书或按医师推荐的其他适宜方案。

（2）乙型肝炎预防：一次注射量儿童为 100IU，成人为 200IU，必要时可间隔 3～4 周再注射 1 次。

（3）意外感染者：立即（最迟不超过 7d）按体重注射 8～10IU/kg，隔月再注射 1 次。

【不良反应】一般无不良反应，极少数人注射局部可能出现红肿、疼痛感，无须特殊处理，可自行恢复。

【禁忌】①对人免疫球蛋白过敏或有其他严重过敏史者。②有抗 IgA 抗体的选择性 IgA 缺乏者。

【注意事项】

（1）本品只能肌内注射。

（2）本品瓶子有裂纹、瓶盖松动，或超过有效期时不得使用。

（3）本品应为无色或淡黄色可带乳光澄清液体。久存可能出现微量沉淀，但一经摇动应立即消散，如有摇不散的沉淀或异物不得使用。

（4）本品一旦开启应立即一次性用完，未用完部分应废弃，不得留作下次使用或分给他人使用。

（5）运输及贮存过程中严禁冻结。

【孕妇及哺乳期妇女用药】在孕妇及哺乳期妇女用药安全性方面本品尚无临床研究资料，因此使用时须谨慎。本品的临床用药经验尚未发现对妊娠过程、胎儿和新生儿有任何伤害作用。

【药物相互作用】本品尚无与其他药物相互作用的临床研究资料，因此本品须严格单独注射，不得与其他任何药物混合使用。为了避免被动接受本品中特异性抗体的干扰，注射本品 3 个月后才能接种某些减毒活疫苗，如脊髓灰质炎、麻疹、风疹、腮腺炎以及水痘病毒疫苗等。基于同样的考虑，在非紧急状态下，已经接种了这类疫苗的患者至少在接种后 3～4 周才能注射本品；如果在接种后 3～4 周内使用了本品，则应在最后一次输注本品后 3 个月重新接种。

【药动学】注射乙型肝炎人免疫球蛋白后，抗体从注射部位缓慢释放到血液循环系统中，2～10d 达到最大浓度，生物学半衰期约为 28d，IgG 与病毒的复合物可被网状内皮系统清除，清除率约为每日 0.4L，表观分布容积约为 12L。

【剂型与规格】中性硼硅玻璃管制注射剂瓶。1ml：每瓶 100U；2ml：200U。

【贮藏】2～8℃ 避光保存，严禁冻结。

4. 人血清白蛋白

【适应证】

（1）失血创伤、烧伤引起的休克。

（2）脑水肿及颅脑损伤引起的颅内压增高。

（3）肝硬化及肾病引起的水肿或腹水。

（4）低蛋白血症的防治。

（5）新生儿高胆红素血症。

（6）用于心肺分流术、烧伤的辅助治疗、血液透析的辅助治疗和成人呼吸窘迫综合征。

【用法和用量】

（1）用法：一般采用静脉滴注或静脉注射。为防止大量注射时机体组织脱水，可采用 5% 葡萄糖注射液或氯化钠注射液适当稀释作静脉滴注（宜用备有滤网装置的输血器）。滴注速度应以每分钟不超过 2ml 为宜，但在开始 15min 内，应特别注意速度缓慢，逐渐加速至上述速度。

（2）用量：使用剂量由医师酌情考虑，一般因严重烧伤或失血等所致的休克，可直接注射本品 5～10g，隔 4～6 小时重复注射 1 次。在治疗肾病及肝硬化等慢性白蛋白缺乏症时，可每日注射本品 5～10g，直至水肿消失，血清白蛋白含量恢复正常为止。

【不良反应】使用本品一般不会产生不良反应，偶可出现寒战、发热、颜面潮红、皮疹、恶心、呕吐等症状，快速输注可引起血管超负荷导致肺水肿，偶有过敏反应。

【禁忌】
（1）对白蛋白有严重过敏者。
（2）高血压、急性心脏病，以及正常血容量及高血容量的心力衰竭患者。
（3）严重贫血患者。
（4）肾功能不全者。

【注意事项】
（1）药液呈现浑浊、沉淀、异物，或瓶子有裂纹、瓶盖松动、过期失效等情况不可使用。
（2）本品开启后，应一次输注完毕，不得分次或给第 2 人输用。
（3）输注过程中如发现患者有不适反应，应立即停止输用。
（4）有明显脱水者应同时补液。
（5）运输及贮存过程中严禁冻结。

【孕妇及哺乳期妇女用药】对孕妇或可能妊娠妇女的用药应慎重，如有必要应用时，应在医师指导和严密观察下使用。

【药物相互作用】本品不宜与血管收缩药、蛋白水解酶或含酒精溶剂的注射液混合使用。

【药动学】未专门进行该项针对性试验研究，且无系统可靠的参考文献。

【剂型与规格】每瓶 10g（20%，50ml），每瓶含蛋白质 10g，蛋白浓度为 20%，装量 50ml。

【贮藏】于 2～30℃避光保存和运输。

5. 注射用重组人白介素-2　又名：欣吉尔。

【适应证】
（1）用于肾细胞癌、黑色素瘤、乳腺癌、膀胱癌、肝癌、直肠癌、淋巴癌、肺癌等恶性肿瘤的治疗。用于癌性胸腔积液、腹水的控制，也可用于淋巴因子激活杀伤细胞的培养。

（2）用于手术、放疗及化疗后肿瘤患者的治疗，可增强机体免疫功能。

（3）用于先天或后天免疫缺陷病的治疗，可提高患者的细胞免疫功能和抗感染能力。

（4）各种自身免疫病的治疗，如类风湿关节炎、系统性红斑狼疮、干燥综合征。

（5）对某些病毒性、杆菌性疾病、胞内寄生菌感染性疾病，如乙型肝炎、麻风病、肺结核、白念珠菌感染等具有一定的治疗作用。

【用法和用量】用灭菌注射用水溶解，具体用法、剂量和疗程因病而异，一般采用以下几种方法（或遵医嘱）。

（1）全身给药
1）皮下注射：重组人白介素-2 60 万～100 万 IU/m^2（1～2 支）加 2ml 注射用水溶解，皮下注射，3 次/周，6 周为一疗程。

2）静脉注射：40 万～80 万 IU/m^2（1～2 支）加生理盐水 500ml，滴注时间不少于 4h，3 次/周，6 周为一疗程。

3）介入动脉灌注：50 万～100 万 IU/次（1～2 支），每 2～4 周 1 次，2～4 周为一疗程。

（2）区域与局部给药
1）胸腔注入：用于癌性胸腔积液，重组人白介素-2 100 万～200 万 IU/m^2 次（1～2 支），尽量抽去胸膜腔内积液后再注入，1～2 次/周，2～4 周（或胸腔积液消失）为一疗程。

2）肿瘤病灶局部给药：根据瘤体大小决定用药剂量，每次用量不少于 10 万 U，隔日 1 次，4～6 次为一疗程。

【不良反应】最常见的是发热、寒战，与用药剂量有关，一般是一过性发热（38℃左右），亦可有寒战、高热，停药后 3～4h 体温多可自行恢复到正常。个别患者可出现恶心、呕吐、类感冒症状。皮下注射局部可出现红肿、硬结、疼痛，所有副反应停药后均可自行恢复。使用较大剂量时，本品可能会引起毛细血管渗漏综合征，表现为低血压、身体末梢水肿、暂时性肾功能不全等。

使用本品应严格掌握安全剂量，出现上述反应可用下述方法对症治疗。

（1）为减轻寒战和发热，可于重组人白介素-2用药前 1h 肌内注射异丙嗪 25mg 或口服对乙酰氨基酚 0.5g，吲哚美辛 25mg，最多每日服用 3 次。

（2）皮疹和瘙痒可用抗组胺药治疗。

（3）呕吐可用镇吐药对症治疗。

（4）严重低血压可用多巴胺等升压药。

【禁忌和慎用】

（1）禁忌

1）对本品成分有过敏史的患者。

2）高热、严重心脏病、低血压及严重心、肾功能不全者，以及肺功能异常或进行过器官移植者。

3）重组人白介素-2 既往用药史中出现过与之相关的毒性反应：①持续性室性心动过速；②未控制的心律失常；③胸痛并伴有心电图改变、心绞痛或心肌梗死；④心脏压塞；⑤肾衰竭，需透析＞72h；⑥昏迷或中毒性精神病＞48h；⑦顽固性或难治性癫痫；⑧肠局部缺血或穿孔；⑨消化道出血需外科手术。

（2）慎用：孕妇慎用。

【注意事项】

（1）本品必须在有经验的专科医师指导下慎重使用。

（2）药瓶有裂缝、破损者不能使用。本品加生理盐水溶解后为透明液体，如遇有浑浊、沉淀等现象，不宜使用。药瓶开启后，应一次使用完，不得多次使用。

（3）使用本品应从小剂量开始，逐渐增大剂量。应严格掌握安全剂量，使用本品低剂量、长疗程可降低毒性，并可维持抗肿瘤活性。

（4）药物过量可引起毛细血管渗漏综合征，表现为低血压、身体末梢水肿、暂时性肾功能不全等，应立即停用，对症处理。

【孕妇及哺乳期妇女用药】孕妇慎用。

【药物相互作用】尚不清楚。

【药动学】本品在体内主要分布于肾脏、肝脏、脾脏和肺脏。肾脏是主要的代谢器官，肾组织细胞的组织蛋白酶 D 分解本品。血清中 α 相和 β 相消除半衰期分别为 1.2～3.7h 和 14.8～57.7h。肌内注射血药浓度达峰时间为 1.8h。

【剂型与规格】西林瓶，白色粉末状。每瓶 10 万 U、20 万 U、50 万 U、100 万 U、150 万 U。

【贮藏】2～8℃避光保存。

6. 乌苯美司片

【适应证】本品可增强免疫功能，用于抗癌化疗、放疗的辅助治疗、老年性免疫功能缺陷等。可配合化疗、放疗及联合应用于白血病、多发性骨髓瘤、骨髓增生异常综合征及造血干细胞移植后，以及其他实体瘤患者。

【用法和用量】成人，一日 30mg，一次（早晨空腹口服）或分 3 次口服；儿童酌减，或遵医嘱。如症状缓解，可每周服用 2～3 次。

【不良反应】偶有皮疹、瘙痒、头痛、面部水肿和一些胃肠道反应，如恶心、呕吐、腹泻、软便。个别服用者可出现转氨酶升高，均属轻度，一般在口服过程中或停药后消失。

【禁忌和慎用】未进行该项实验且无可靠参考文献。

【注意事项】未进行该项实验且无可靠参考文献。

【孕妇及哺乳期妇女用药】动物实验表明，本品可能导致胎儿发育不全，孕妇或有妊娠可能的妇女应权衡利弊，慎重用药。动物实验表明本品可经乳汁分泌，哺乳期妇女应避免使用本品。

【药物相互作用】尚未明确。

【药动学】本品口服吸收良好、迅速，1h 后血药浓度可达峰值。本品约有 15% 在肝中被代谢为羟基乌苯美司，给药量的 80%～85% 以原形自尿排出。

【剂型与规格】为白色或类白色薄膜衣片，每片 10mg。

六、抗凝血药

1. 华法林钠片

【适应证】适用于需长期持续抗凝的患者。

（1）能防止血栓的形成及发展，用于治疗血栓栓塞性疾病。

（2）治疗手术后或创伤后的静脉血栓形成，并可作为心肌梗死的辅助用药。

（3）对曾有血栓栓塞病患者及有术后血栓并发症危险者，可给予预防性用药。

【用法和用量】口服。成人常用量：避免冲击治疗口服第 1～3 天 3～4mg（年老体弱及糖尿病患者半量即可），3d 后可给维持量一日 2.5～5mg（可参考凝血时间调整剂量使 INR 达 2～3）。因本品起效缓慢，治疗初 3d 由于血浆抗凝蛋白细胞被抑制可以存在短暂高凝状态，如需立即产生抗凝作用，可在开始同时应用肝素，待本品充分发挥抗凝效果后再停用肝素。

【不良反应】过量易致各种出血。早期表现有瘀斑、紫癜、牙龈出血、鼻出血、伤口出血经久不愈、月经量过多等。出血可发生在任何部位，特别是泌尿系统和消化道。肠壁血肿可致亚急性肠梗阻，也可见硬膜下颅内血肿和穿刺部位血肿。偶见不良反应有恶心、呕吐、腹泻、瘙痒性皮疹、过敏反应及皮肤坏死。大量口服甚至出现双侧乳房坏死、微血管病或溶血性贫血，以及大范围皮肤坏疽；一次量过大的尤其危险。

【禁忌】肝、肾功能损害及严重高血压、凝血功能障碍伴有出血倾向、活动性溃疡、外伤、先兆流产；近期手术者禁用；妊娠期禁用。

【注意事项】

（1）老年人或月经期应慎用。

（2）严格掌握适应证，在无凝血酶原测定的条件时，切不可滥用本品。

（3）个体差异较大，治疗期间应严密观察病情，并依据凝血酶原时间（PT）INR 值调整剂量。治疗期间还应严密观察口腔黏膜、鼻腔、皮下出血及粪便隐血、血尿等，用药期间应避免不必要的手术操作，择期手术者应停药 7d，急诊手术者须纠正 PT-INR 值≤1.6，避免过度劳累和易致损伤的活动。

（4）若发生轻度出血，或凝血酶原时间已显著延长至正常的 2.5 倍以上，应立即减量或停药。严重出血可静脉注射维生素 K_1 10～20mg，用以控制出血，必要时可输全血、血浆或凝血酶原复合物。

（5）由于本品系间接作用抗凝血药，半衰期长，给药 5～7d 疗效才可稳定，因此，维持量足够与否务必观察 5～7d 后方能定论。

【孕妇及哺乳期妇女用药】

（1）易通过胎盘并致畸胎。妊娠早期 3 个月及妊娠后期 3 个月禁用本品。遗传性易栓症孕妇应用本品治疗时可给予小剂量肝素并接受严密的实验监控。

（2）少量华法林可由乳汁分泌，哺乳期妇女每日服 5～10mg，血药浓度一般为 0.48～1.8μg/ml，

乳汁及婴儿血浆中药物浓度极低，对婴儿影响较小。

【药物相互作用】本品与很多药物有相互作用。以下药品可改变华法林钠的作用。

（1）增强作用：阿司匹林、别嘌呤醇、乙胺碘呋酮、阿扎丙宗、阿奇霉素、苯扎贝特、羧基尿苷、塞内克西、克拉霉素等。

（2）降低作用：硫唑嘌呤、巴比妥类、卡马西平、利眠宁、氯噻酮、邻氯青霉素、环孢菌素、双氯青霉素、双异丙吡胺、巯基嘌呤、螺内酯等。

（3）草药：①可增加华法林钠的效果：如银杏（银杏叶）、大蒜、当归、木瓜，或丹心。②降低华法林钠的作用，如人参，同时服用贯叶连翘草药可降低华法林钠的作用，这是由于贯叶连翘能诱导代谢酶，所以凡含贯叶连翘草药都不应与华法林钠同时服用，诱导作用可在贯叶连翘停用后维持 2 周之长。

【药动学】口服，胃肠道吸收迅速而完全，生物利用度高达 100%。吸收后与血浆蛋白的结合率达 98%～99%，能透过胎盘，母乳中极少。主要在肺、肝、脾和肾中储积。由肝脏代谢，代谢产物由肾脏排泄。服药后 12～18h 起效，36～48h 达抗凝高峰，维持 3～6d，$t_{1/2}$ 约 37h。

【剂型与规格】为糖衣片或薄膜片，每片 2.5mg。

2. 利伐沙班片　又名：拜瑞妥。

【适应证】

（1）用于择期髋关节或膝关节置换手术成年患者，以预防静脉血栓形成（VTE）。

（2）用于治疗成人深静脉血栓形成（DVT）和肺栓塞（PE）；在完成至少 6 个月初始治疗后 DVT 和（或）PE 复发风险持续存在的患者中，用于降低 DVT 和（或）PE 复发的风险。

（3）用于具有一种或多种危险因素的非瓣膜性房颤成年患者，以降低卒中和全身性栓塞的风险。

【用法和用量】利伐沙班给药方式：口服。利伐沙班 10mg 可与食物同服，也可以单独服用。利伐沙班 15mg 或 20mg 片剂应与食物同服。

给药选择：对于不能整片吞服的患者，可在服药前将 10mg、15mg 或 20mg 利伐沙班片压碎，与苹果酱混合后立即口服。在给予压碎的利伐沙班 15mg 或 20mg 片剂后，应当立即进食。

急性 DVT 或 PE 的初始治疗推荐剂量是前 3 周每次 15mg，每日 2 次；在初始治疗期后，后续治疗的推荐剂量为 20mg，每日 1 次口服，大约在每天的相同时间给药。由重大的一过性危险因素（如近期大手术或创伤）引起 DVT 或 PE 的患者，应考虑短期治疗（至少 3 个月）。由重大一过性危险因素之外的其他原因引起的 DVT 或 PE 患者、无诱因的 DVT 或 PE 患者，或有复发性 DVT 或 PE 史的患者，应考虑给予较长时间的治疗。

对于完成至少 6 个月标准抗凝治疗后持续存在 DVT 和（或）PE 风险的患者，为降低 DVT 和（或）PE 复发风险，推荐利伐沙班 10mg 每日 1 次口服。对于 DVT 或 PE 复发风险高的患者（例如有复杂并发症的患者，或接受利伐沙班 10mg 每日 1 次但出现 DVT 或 PE 复发的患者），应考虑利伐沙班 20mg 每日 1 次。

在谨慎评估治疗获益与出血风险之后，应根据患者个体情况确定治疗持续时间和选择剂量。

【不良反应】使用利伐沙班时最常见的不良反应为出血。利伐沙班被批准后发现的不良反应：粒细胞缺乏症、血小板减少，腹膜后出血，黄疸、胆汁淤积、肝炎（含肝细胞损伤），超敏反应、过敏反应、过敏性休克、血管性水肿；脑出血、硬膜下血肿、硬膜外血肿、轻偏瘫。

【禁忌】

（1）对利伐沙班或片剂中任何辅料过敏的患者。

（2）有临床明显活动性出血的患者。

（3）具有大出血显著风险的病灶或病情。

（4）除了转换抗凝治疗的情况，或给予维持中心静脉或动脉导管通畅所需剂量普通肝素（UFH）的特殊情况之外，禁用于任何其他抗凝药物的伴随治疗。

（5）伴有凝血异常和临床相关出血风险的肝病患者，包括达到 Child-Pugh 评分 B 和 C 级的肝硬化患者。

（6）孕妇及哺乳期妇女。

【注意事项】推荐在整个抗凝治疗过程中密切观察。

【孕妇及哺乳期妇女用药】动物研究显示利伐沙班有生殖毒性。由于潜在的生殖毒性、内源性的出血风险及利伐沙班可以通过胎盘，因此，利伐沙班禁用于妊娠妇女。尚未确定利伐沙班用于哺乳期妇女的安全性和疗效。动物研究的数据显示利伐沙班能进入母乳，因此，利伐沙班禁用于哺乳期妇女。

【药物相互作用】

（1）CYP3A4 和 P-gp 抑制药：不建议将利伐沙班与吡咯-抗真菌药（例如酮康唑、伊曲康唑、伏立康唑和泊沙康唑）或 HIV 蛋白酶抑制剂（利托那韦）全身用药时合用，这些活性物质是 CYP3A4 和 P-gp 的强效抑制药。由于次奈达隆的临床数据有限，因此应避免与利伐沙班联用。

（2）抗凝药物：如果患者同时接受任何其他抗凝药物治疗，由于出血风险升高，应小心用药。

（3）非甾体抗炎药/血小板聚集抑制药：当使用利伐沙班的患者联用非甾体抗炎药（包括乙酰水杨酸）和血小板聚集抑制药时，应小心使用，因为这些药物通常会提高出血的风险。

（4）SSRI/SNRI：利伐沙班与其他抗凝药物一样，由于其对血小板的影响，当与 SSRI 或 SNRI 合并用药时可能使患者的出血风险增加。在利伐沙班临床项目中，合并用药时，所有治疗组中都观察到了大出血或临床相关的非大出血的发生率在数值上较高。

（5）CYP3A4 诱导药：强效 CYP3A4 诱导药利福平与利伐沙班合并使用时，使利伐沙班的平均 AUC 下降约 50%，同时药效也平行降低。将利伐沙班与其他强效 CYP3A4 诱导药（例如苯妥英、卡马西平、苯巴比妥或圣约翰草）合用，也可能使利伐沙班的血药浓度降低。因此，除非对患者血栓形成的体征和症状进行密切观察，否则应避免同时使用强效 CYP3A4 诱导药和利伐沙班。

（6）其他合并用药：利伐沙班与咪达唑仑（CYP3A4 底物）、地高辛（P-gp 底物）或阿托伐他汀（CYP3A4 和 P-gp 底物）、奥美拉唑（质子泵抑制剂）联用时，未观察到有临床意义的药动学或药效学相互作用。利伐沙班对于任何主要 CYP 亚型（例如 CYP3A4）既无抑制作用也无诱导作用。

未观察到利伐沙班 10mg 与食物之间有临床意义的相互作用。

【药动学】利伐沙班吸收迅速，服用后 2～4h 达到 C_{max}。服用利伐沙班 10mg 片剂的时间不受就餐时间的限制，利伐沙班 15mg 和 20mg 应与食物同服。利伐沙班与人体血浆蛋白（主要是血清白蛋白）的结合率较高，为 92%～95%。

在利伐沙班用药剂量中，约有 2/3 通过代谢降解，其中约 1/2 通过肾脏排出，另外 1/2 通过粪便途径排出；其余 1/3 用药剂量以活性药物原型的形式直接通过肾脏在尿液中排泄，主要是通过肾脏主动分泌的方式。

【剂型与规格】片剂。10mg：为浅红色薄膜衣片；15mg：为红色薄膜衣片；20mg：为棕红色薄膜衣片。

3. 依诺肝素钠注射液

【适应证】

（1）4000 Axa U 注射液：预防静脉血栓栓塞性疾病（预防静脉内血栓形成），特别是与骨科或普外手术有关的血栓形成。

（2）6000 Axa U 注射液

1）治疗已形成的深静脉栓塞，伴或不伴有肺栓塞，临床症状不严重，不包括需要外科手术或溶栓剂治疗的肺栓塞。

2）治疗不稳定型心绞痛及非 Q 波心肌梗死，与阿司匹林合用。

3）用于血液透析体外循环中，防止血栓形成。

4）治疗急性 ST 段抬高心肌梗死，与溶栓药联用或同时与经皮冠状动脉介入治疗（PCI）联用。

【用法和用量】1mg（0.01ml）低分子肝素产生相当于 100IU 抗 Xa 活性（100AxaIU）。禁止肌内注射。

皮下用药须知：预装药液注射器可供直接使用。在注射之前勿将注射器内气泡排出。应于患者平躺后进行注射。应于左、右腹壁的前外侧或后外侧皮下组织内交替给药。注射时针头应垂直刺入皮肤而不应成角度，在整个注射过程中，用拇指和示指将皮肤捏起，并将针头全部扎入皮肤皱折内注射。预防静脉血栓栓塞性疾病，治疗深静脉栓塞，治疗不稳定型心绞痛及非 Q 波心肌梗死时应采用深部皮下注射给予依诺肝素；血液透析体外循环时为血管内途径给药；对于急性 ST 段抬高心肌梗死，初始的治疗为静脉注射，随后改为皮下注射治疗。

（1）在外科患者中，预防静脉血栓栓塞性疾病：当患者有中度血栓形成危险时（如腹部手术），本品推荐剂量为 2000AxaIU（0.2ml）或 4000AxaIU（0.4ml），每日 1 次皮下注射。在普外手术中，应于术前 2h 给予第 1 次皮下注射，当患者有高度血栓形成倾向时（如矫形外科手术），本品推荐剂量为术前 12h 开始给药，每日 1 次皮下注射 4000AxaIU（0.4ml）。在蛛网膜下腔/硬膜外阻滞及经皮冠状动脉腔内成形术时，应特别注意给药间隔。依诺肝素治疗一般应持续 7～10d。某些患者适合更长的治疗周期，若患者有静脉栓塞倾向，应延长治疗至静脉血栓栓塞危险消除且患者不需卧床为止。在矫形外科手术中，连续 3 周，每日 1 次给药 4000AxaU 是有益的。

（2）在内科治疗患者中，预防静脉血栓栓塞性疾病：依诺肝素推荐剂量为每日 1 次皮下给药 4000AxaIU（0.4ml）。依诺肝素治疗最短应为 6d，直至患者不需卧床为止，最长为 14d。

（3）治疗深静脉栓塞，伴或不伴有肺栓塞，临床症状不严重：依诺肝素可用于皮下每日 1 次注射 150AxaIU/kg 或每日 2 次 100AxaIU/kg。当患者为复杂性栓塞性疾病时，推荐每日 2 次给药 100AxaIU/kg。

（4）用于血液透析体外循环中，防止血栓形成：本品推荐剂量为 100AxaIU/kg。应于血液透析开始时，在动脉血管通路给予依诺肝素钠。通常 4h 透析期间给药 1 次即可，但当透析装置出现丝状体纤维蛋白时，应再给予 50～100AxaIU/kg 的剂量。

（5）治疗不稳定型心绞痛及非 Q 波心肌梗死：皮下注射依诺肝素推荐剂量为每次 100AxaIU/kg，每 12 小时给药 1 次，应与阿司匹林同用（推荐剂量：最小负荷剂量为 160mg，之后每日 1 次口服 75～325mg）。一般疗程为 2～8 d，直至临床症状稳定。

（6）与溶栓药联用或同时与经皮冠状动脉介入治疗（PCI）联用，治疗急性 ST 段抬高心肌梗死：在初始静脉注射给予 3000AxaIU 后的 15min 内皮下给药 100AxaIU/kg，随后每隔 12h 皮下注射 1 次 100AxaIU/kg（最初两次皮下注射剂量最大为 10 000AxaIU）。

首剂依诺肝素应在溶栓治疗前 15min 至溶栓治疗（无论是否有纤维蛋白特异性）后 30min 之间给予。推荐疗程为 8d，或使用至出院（未到 8d）。

75 岁或以上的患者，在治疗急性 ST 段抬高心肌梗死时不应给予静脉负荷剂量注射。应给予每隔 12h 皮下注射 75AxaIU/kg 剂量（最初两次注射最大剂量为 7500AxaIU 剂量）。

【不良反应】

（1）出血。相关危险因素包括年龄、肾功能损害、体重过低。

（2）皮下注射后注射部位可能有血肿，应停止治疗。

（3）局部或全身过敏反应尽管极少出现，也可发生皮肤（疱疹）或全身过敏现象。

（4）血小板减少症（血小板计数异常降低）。在极少病例中，发生免疫性血小板减少症伴有血栓形成（静脉中有凝块）。

（5）可能出现无症状或可逆性血小板数量升高。

（6）使用本品治疗几个月后可能出现骨质疏松的倾向（骨脱矿质导致的骨脆症）。

（7）增加血中某些酶的水平（转氨酶）。

（8）曾有出现高钾血症的报道。

（9）由于皮肤高度过敏出现罕见血管炎的事件。

【禁忌】

（1）对于依诺肝素、肝素或其衍生物，包括其他低分子肝素过敏。

（2）出血或严重的凝血障碍相关的出血（与肝素治疗无关的弥散性血管内凝血除外）。

（3）有严重的 II 型肝素诱导的血小板减少症史，无论是否由普通肝素或低分子肝素导致（以往有血小板计数明显下降）。

（4）活动性消化性溃疡或有出血倾向的器官损伤。

（5）临床显著活动性出血。

（6）脑出血。

（7）由于缺乏相关数据，除需要透析的特殊病例，有严重肾衰竭的患者（测量体重，按科克罗夫特（Cockcroft）公式，肌酐清除率约为 30ml/min）禁用。对于严重肾衰竭的患者，应使用普通肝素。

（8）接受治疗性低分子肝素用药的患者不能行蛛网膜下腔阻滞或硬膜外阻滞。

本品不推荐用于下列情况：①急性大面积缺血性脑卒中，伴或不伴有意识障碍。如果是由于栓塞引起的卒中，不能在事件发生 72h 内注射依诺肝素。②轻到中度肾功能损害（肌酐清除率 30～60ml/min）。③难以控制的动脉高压。④急性感染性心内膜炎（一些栓塞性心脏疾病除外）。

【注意事项】 在下述情况应小心使用本品：止血障碍及肝、肾功能不全的患者，以及有消化性溃疡史，或有出血倾向的器官损伤史、近期出血性脑卒中、难以控制的严重高血压、糖尿病性视网膜病变；近期接受神经或眼科手术和蛛网膜下腔/硬膜外阻滞。与所有抗凝血药合用时，将发生出血（见不良反应）。如果发生出血，应立即查明出血原因并给予适当干预。

（1）在老年患者特别是＞80 岁的患者，未发现预防剂量的低分子肝素会引起出血事件增加，而治疗剂量时则可引起出血并发症。建议密切观察。

（2）肾功能不全患者：在应用低分子肝素治疗前，需评估肾功能，特别是 75 岁及以上老年人，主要利用 Cockcroft 公式以及近期测定的体重确定肌酐清除率评估。肾功能损害的患者，因低分子肝素的暴露量增加可导致出血危险性增大，所以对于严重肾功能不全的患者（肌酐清除率约为 30ml/min）需调整用药剂量。推荐剂量：预防为每日 1 次 2000AxaIU；治疗剂量为每日 1 次 100AxaIU/kg。

（3）肝功能不全患者：应给予特别注意。

（4）低体重患者（女性＜45kg，男性＜57kg）应用预防剂量的低分子肝素时的暴露量增加，导致出血危险性增大，应严密监测。

（5）实验室检查

1）血小板监测，应警惕肝素诱导的血小板减少症（HIT）。

2）肝素替换为口服抗凝血药时，临床观察和实验室检查应加强对口服抗凝血药疗效的监测。

3）抗 Xa 因子活性的监测。

4）活化部分凝血活酶时间（aPTT）。

（6）以下情况需进行治疗监测

1）肝功能不全。

2）胃肠道溃疡史或任何其他器官可能出血的损伤。

3）脉络膜视网膜病变。

4）大脑或脊髓手术后。

5）腰椎穿刺，主要是考虑可能有脊髓出血的风险，因此应尽可能延期。

6）与影响凝血的药物合用。

【孕妇及哺乳期妇女用药】目前对于妊娠期依诺肝素注射的治疗剂量，还没有足够的临床研究数据确定其可能致畸或具有胎儿毒性。目前作为预防并不推荐妊娠期间使用治疗剂量的依诺肝素。由于新生儿原则上不可能进行本品胃肠道吸收，因此哺乳期妇女使用依诺肝素治疗并无禁忌，但哺乳期妇女接受本品治疗时应停止哺乳。

【药物相互作用】

（1）某些药物或治疗类别可能增加高钾血症的发生率：钾盐、保钾利尿药、转换酶抑制药、血管紧张素 Ⅱ 抑制药、非类固醇类抗炎药、肝素（低分子肝素或普通肝素）、环孢素以及他克莫司、甲氧苄啶，与以上药物合用时有潜在风险。

（2）不推荐联合使用下述药物（合用可增加出血倾向）：用于解热镇痛抗炎剂量的乙酰水杨酸（及其衍生物）、非甾体抗炎药（全身用药）、右旋糖酐 40（肠道外使用）。

（3）当本品与下列药物共同使用时应注意：口服抗凝血药、糖皮质激素（全身用药）。

（4）需要慎用的合并用药：抗凝血药、阿昔单抗、用于抗血小板凝集剂量的乙酰水杨酸（用于治疗不稳定型心绞痛及非 Q 波心肌梗死）、贝拉普罗、氯吡格雷、依替巴肽、伊洛前列素、噻氯匹定、替罗非班。

为了避免药物间可能产生的相互作用，须将正在使用的药物告知医师或药师。

【药动学】皮下注射本品可迅速并完全被吸收，本品的生物利用度接近 95%。皮下注射本品 3h 之后达最大血药浓度，抗 X a 活性存在于血管内。本品主要在肝脏代谢。使用 4000AxaIU（0.4ml）本品时其抗 X a 因子活性的半衰期约为 4.4h，使 6000AxaIU（0.6ml）或 8000AxaIU（0.8ml）本品时约为 4h。在老年患者中消除半衰期略延长。本品经尿排出。

【剂型与规格】预灌封注射器。① 0.4ml：4000AxaIU；② 0.6ml：6000AxaIU。

七、利尿药及脱水药

1. 螺内酯片

【适应证】

（1）水肿性疾病：与其他利尿药合用治疗充血性水肿、肝硬化腹水、肾性水肿等水肿性疾病，其目的在于纠正上述疾病时伴发的继发性醛固酮分泌增多，并对抗其他利尿药的排钾作用。也用于特发性水肿的治疗。

（2）高血压：作为治疗高血压的辅助药物。

（3）原发性醛固酮增多症：可用于此病的诊断和治疗。

（4）低钾血症的预防：与噻嗪类利尿药合用，可增强利尿效应和预防低钾血症。

【用法和用量】

（1）成人

1）治疗水肿性疾病：每日 40～120mg（2～6 片），分 2～4 次服用，至少连服 5d。以后酌情调整剂量。

2）治疗高血压：开始每日 40～80mg（2～4 片），分次服用，至少 2 周。以后酌情调整剂量，不宜与血管紧张素转换酶抑制药合用，以免增加发生高钾血症的机会。

3）治疗原发性醛固酮增多症：手术前患者每日用量为 100～400mg（5～20 片），分 2～4 次服用，不宜手术的患者，则选用较小剂量维持。

4）诊断原发性醛固酮增多症：长期试验，每日用量 400mg（20 片），分 2～4 次服用，连续 3～4 周。短期试验，每日用量 400mg（20 片），分 2～4 次服用，连续 4d。老年人对本药较敏感，开始用量宜偏小。

（2）小儿：治疗水肿性疾病，开始每日按体重 1～3mg/kg 或按体表面积 30～90mg/m²（每平方米体表面积 1.5～4.5 片），单次或分 2～4 次服用，连服 5d 后酌情调整剂量。最大剂量为每日 3～9mg/kg 或 90～270mg/m²（每平方米体表面积 4.5～13.5 片）。

【不良反应】

（1）常见的有

1）高钾血症：最为常见，尤其是单独用药、进食高钾饮食、给予钾制剂或含钾药物（如青霉素钾等），以及存在肾功能损害、少尿、无尿时。即使与噻嗪类利尿药合用，高钾血症的发生率仍可达 8.6%～26%，且常以心律失常为首发表现，故用药期间必须密切随访血钾和心电图。

2）胃肠道反应：如恶心、呕吐、胃痉挛和腹泻。尚有报道可致消化性溃疡。

（2）少见的有

1）低钠血症：单独应用时少见，与其他利尿药合用时发生率增高。

2）抗雄激素样作用或对其他内分泌系统的影响：长期服用本药在男性可致男性乳房发育、阳痿、性功能低下，在女性可致乳房胀痛、声音变粗、毛发增多、月经失调、性功能下降。

3）中枢神经系统表现：长期或大剂量服用本药可发生行走不协调、头痛等。

（3）罕见的有

1）过敏反应：出现皮疹，甚至呼吸困难。

2）暂时性血浆肌酐、尿素升高：主要与过度利尿、有效血容量不足、引起肾小球滤过率下降有关。

3）轻度高氯性酸中毒。

4）肿瘤：有报道，5例患者长期服用本药和氢氯噻嗪发生了乳腺癌。

【禁忌】高钾血症患者禁用。

【注意事项】

（1）下列情况慎用

1）无尿。

2）肾功能不全。

3）肝功能不全，因本药引起电解质紊乱可诱发肝性脑病。

4）低钠血症。

5）酸中毒：一方面酸中毒可加重或促发本药所致的高钾血症，另一方面本药可加重酸中毒。

6）乳房增大或月经失调者。

（2）给药应个体化，从最小有效剂量开始使用，以减少电解质紊乱等副作用的发生。如每日服药1次，应于早晨服药，以免夜间排尿次数增多。

（3）用药前应了解患者的血钾浓度，但在某些情况血钾浓度并不能代表机体内总钾量，如酸中毒时钾从细胞内转移至细胞外而易出现高钾血症，酸中毒纠正后血钾即可下降。

（4）本药起作用较慢，而维持时间较长，故首日剂量可增加至常规剂量的2～3倍，以后酌情调整剂量。与其他利尿药物合用时，可先于其他利尿药2～3d服用。在已应用其他利尿药再加用本药时，其他利尿药剂量在最初2～3d可减量50%，以后酌情调整剂量。在停药时，本药应先于其他利尿药2～3d停药。

（5）用药期间如出现高钾血症，应立即停药。

（6）应于进食时或餐后服药，以减少胃肠道反应，并可能提高本药的生物利用度。

（7）对诊断的干扰

1）使荧光法测定血浆皮质醇浓度升高，故取血前4～7d应停用本药或改用其他测定方法。

2）使下列测定值升高，如血浆肌酐和尿素氮（尤其是原有肾功能损害时）、血浆肾素及血清镁、钾；尿钙排泄可能增多，而尿钠排泄减少。

（8）运动员慎用。

【孕妇及哺乳期妇女用药】本药可通过胎盘，但对胎儿的影响不清楚。孕妇应在医师指导下用药，且用药时间应尽量短。

【药物相互作用】

（1）肾上腺皮质激素，尤其是具有较强盐皮质激素作用者，促肾上腺皮质激素能减弱本药的利尿作用，而拮抗本药的潴钾作用。

（2）雌激素能引起水钠潴留，从而减弱本药的利尿作用。

（3）非甾体消炎镇痛药，尤其是吲哚美辛，能降低本药的利尿作用，且合用时肾毒性增加。

（4）拟交感神经药物可降低本药的降压作用。

（5）多巴胺能加强本药的利尿作用。

（6）与引起血压下降的药物合用，利尿和降压效果均增强。

（7）与下列药物合用时，发生高钾血症的机会增加，如含钾药物、库存血（含钾30mmol/L，如库存10d以上含钾可高达65mmol/L）、血管紧张素转换酶抑制药、血管紧张素Ⅱ受体拮抗药和环孢素A等。

（8）与葡萄糖胰岛素液、碱剂、钠型降钾交换树脂合用，发生高钾血症的机会减少。

（9）本药使地高辛半衰期延长。

（10）与氯化铵合用易发生代谢性酸中毒。

（11）与肾毒性药物合用，肾毒性增加。

（12）甘珀酸钠、甘草类制剂具有醛固酮样作用，可降低本药的利尿作用。

【药动学】本药口服吸收较好，生物利用度大于90%，血浆蛋白结合率在90%以上，进入体内后80%由肝脏迅速代谢为有活性的坎利酮，口服1d左右起效，2～3d达高峰，停药后作用仍可维持2～3d。依服药方式不同，$t_{1/2}$ 有所差异，每日服药

1～2 次时平均为 19h（13～24h），每日服药 4 次时缩短为 12.5h（9～16h）。无活性代谢产物从肾脏和胆道排泄，约有 10% 以原形从肾脏排泄。

【剂型与规格】为白色片剂，每片 20mg。

2. 托拉塞米 又名：伊迈格。

【适应证】①因充血性心力衰竭引起的水肿。②原发性高血压。

【用法和用量】

（1）充血性心力衰竭：口服，起始剂量为每次 10mg，每日 1 次，根据病情需要可将剂量增至每次 20mg，每日 1 次。

（2）原发性高血压：通常的起始剂量为每次 5mg，每日 1 次。若在服药 4～6 周降压作用不理想，剂量可增至每次 10mg，每日 1 次。若 10mg/d 仍未取得足够的降压作用，可考虑合用其他抗高血压药。

【不良反应】托拉塞米的不良反应一般持续时间短，且与年龄、性别、种族或疗程无关。托拉塞米停药的最常见原因依次为头晕、头痛、恶心、虚弱、呕吐、高血糖、排尿过多、高尿酸血症、低钾血症、极度口渴、血容量不足、阳痿、食道出血、消化道不良，因上述不良反应的停药率为 0.1%～0.5%。

【禁忌】①已知对托拉塞米或磺酰脲类药物过敏的患者禁用本品。②无尿的患者禁用本品。

【注意事项】

（1）由于体液和电解质平衡突然改变可能导致肝性脑病，因此有肝硬化和腹水的肝病患者慎用本品，此类患者最好在医院开始使用本品（或其他任何利尿药）。为了防止低钾血症和代谢性碱中毒，最好与醛固酮拮抗药或排钾量小的药物一起合用本品。

（2）耳毒性：快速静脉注射其他髓袢类利尿药或口服本品后曾观察到耳鸣和听力下降（通常可恢复），不能肯定这些不良反应与本品有关。静脉注射时，应缓慢注射，时间在 2min 以上，单次用药的剂量不能超过 200mg。

（3）体液量和电解质耗损：使用利尿药的患者可观察到电解质紊乱、血容量不足或肾前性氮质血症，可能会造成以下一种或一种以上的症状：口干、口渴、虚弱、嗜睡、不安、肌痛或痉挛、乏力、低血压、少尿、心动过速、恶心、呕吐。过度利尿作用可能引起脱水、体液量减少、血栓形成或栓塞（特别是老年患者），产生体液和电解质紊乱、血容量不足、肾前性氮质血症。若发生以上症状，需停用本品直至症状恢复，在低剂量下重新使用本品。

（4）肝硬化患者、快速给予利尿药的患者、电解质摄取量不足的患者、同时使用肾上腺皮质激素类药物或促肾上腺皮质激素类药物的患者发生低钾血症的风险最大。

（5）其他电解质

1）钙：健康志愿者单次使用本品后尿钙排泄量增加。在一项对充血性心力衰竭患者的长期试验中，使用本品治疗 11 个月的 426 名患者中，未将低钙血症作为一项不良反应报告。

2）镁：健康志愿者单次使用本品后，尿镁排泄量增加。在对高血压患者的长期试验中，使用本品治疗 11 个月的 426 名患者中，只有 1 例低镁血症（0.53mol/L，相当于 1.3mg/dl），作为一项不良反应的报道。

（6）血生化

1）血尿素氮、肌酐和尿酸：托拉塞米使以上参数呈剂量依赖性轻度增加。高血压患者连续 6 周每日服用托拉塞米 10mg 后，患者的血尿素氮平均增加 0.6mmol/L（1.8mg/dl），血清肌酐平均增加 4mmol/L（0.05mg/dl），血清尿酸平均增加 70mmol/L（1.2mg/dl）。长期服药后以上参数可进一步产生轻度的变化，但停药后均可恢复。

使用本品的患者可产生有症状的痛风，但发生率与安慰剂组相近。

2）血糖：高血压患者每日服用托拉塞米 10mg，6 周后的血糖水平平均增加 0.3mmol/L（5.5mg/dl），在随后 1 年中，血糖水平进一步增加 0.1mmol/L（1.8mg/dl）。在对糖尿病患者的长期试验中，与基值相比，患者的平均空腹血糖水平并无显著变化，有血糖升高的病例报道，但并不常见。

3）血脂：在美国进行的对高血压患者的短期对照试验中，每日服用托拉塞米 5mg、10mg、20mg 后，患者的血浆总胆固醇水平分别平均增加 0.10、0.10 和 0.20mmol/L，长期服药后症状消失。

4）在同一项对高血压患者的短期试验中，每日服用托拉塞米 5mg、10mg、20mg 后，患者的血浆甘油三酯水平分别平均增加 0.18、0.15 和

0.80mmol/L。在一项长期试验中，患者每日服用本品 5～20mg，经一年治疗后，与基值相比，患者的血脂水平并未观察到临床上的显著变化。

（7）在对高血压患者的长期试验中，试验组患者的血红蛋白、红细胞压积及红细胞数轻度减少，白细胞数、血小板数及血清碱性磷酸酶轻度增加。对其他肝酶的试验中未观察到有显著变化趋势。

【孕妇及哺乳期妇女用药】

（1）孕妇：由于未在孕妇中进行过充分的对照试验，且对动物的生殖毒性试验结果并不总能预示对人体的反应，故孕妇服用本品时必须权衡利弊。

（2）哺乳期妇女：目前尚不知本品是否能在人乳汁中分泌。由于许多药物可在人乳汁中分泌，故哺乳期妇女应慎用本品。

【药物相互作用】

（1）原发性高血压患者将本品与β受体阻滞剂、ACEI 和钙通道阻滞药合用，充血性心力衰竭患者将本品与洋地黄糖苷、ACEI 和硝酸盐类合用，均未发现新的或预料之外的不良反应。

（2）本品对格列本脲、华法林与血浆蛋白的结合率无影响，对苯丙香豆素的抗凝作用无影响，对洋地黄或卡维地洛的药动学无影响。健康志愿者将本品与螺内酯合用，后者的肾清除率下降，AUC 值增加，但临床经验表明无须调整两药的剂量。

（3）由于水杨酸类药物与本品竞争肾小管分泌，所以在与本品合用后，水杨酸高剂量组可观察到水杨酸毒性。尽管未对本品与非甾体抗炎药的药物相互作用进行过研究，但上述药物与呋塞米合用后偶尔可导致肾功能障碍。

（4）与许多利尿药一样，吲哚美辛会部分地抑制本品的促尿钠排泄作用。在限制钠摄取（50mmol/d）的患者中可观察到上述现象，但在钠摄取正常（150mmol/d）的患者中未观察到此现象。

（5）西咪替丁和螺内酯对本品的药动学及利尿作用均无影响。同时服用地高辛使本品的 AUC 值增加 50%，但无须调整本品的剂量。

（6）未对合用本品和考来烯胺的人体药物相互作用进行过研究，但在动物试验中，考来烯胺使口服本品的吸收率下降，不推荐两药合用。

（7）同时服用丙磺舒使本品分泌到近曲小管的量减少，使本品的利尿作用下降。

（8）已知其他利尿药可降低锂的肾清除率，使发生锂毒性的风险增加，所以两类药物合用必须慎重。未对本品与锂合用后的药物相互作用进行过研究。

（9）其他利尿药可增加氨基糖苷类抗生素和依他尼酸的潜在耳毒性，尤其是肾损伤患者的情况更为严重。未对本品与上述药物的相互作用进行过研究。

【药动学】托拉塞米片的生物利用度约为 80%，个体间差异很小。药物的吸收受首关代谢影响很小，口服给药后 C_{max} 为 1h 内，剂量为 2.5～200mg。与进食同时服药使本品的血药浓度达峰时间延迟约 30min，但总生物利用度 AUC 及利尿作用不改变。本品的吸收基本不受肝、肾功能障碍的影响。托拉塞米的血浆蛋白结合率很高（＞99%），通过肾小球滤过进入肾小管的量很少，通过肾清除的大部分托拉塞米是经近球小管主动分泌进入肾小管。

失代偿性充血性心力衰竭患者在使用本品后的肝、肾清除率均减少，可能分别由于肝充血和肾血流量减少所致，托拉塞米的总清除率大约相当于健康志愿者的 50%，血浆半衰期和 AUC 值增加。由于肾清除率减少，只有少量的本品能进入髓袢内的作用位点，所以本品对充血性心力衰竭患者的排钠作用低于健康志愿者。

肾衰竭患者使用本品后的肾清除率显著下降，但总的血浆清除率无显著变化。只有少量的本品能进入髓袢内的作用位点，所以排钠作用下降。肾衰竭患者若服用高剂量本品仍能获得利尿作用。由于经肝代谢消除后仍为原形药，所以本品在肾功能受损患者中的总血浆清除率和消除半衰期仍保持正常。

肝硬化患者使用本品后的表观分布容积、血浆半衰期和肾清除率均增加，但总清除率不改变。

【剂型与规格】为白色或类白色片，每片 5mg、20mg。

3. 托伐普坦 又名：苏麦卡。

【适应证】

（1）低钠血症：用于治疗临床上明显的高容量性和正常容量性低钠血症（血清钠浓度＜

125mmol/L，或低钠血症不明显但有症状并且限液治疗效果不佳，包括伴有心力衰竭、肝硬化及抗利尿激素分泌异常综合征（SIADH）的患者。

重要限制事项：需要紧急升高血钠以预防或治疗严重神经系统症状的患者不应使用本品进行治疗。

尚未确定使用本品使血清钠浓度升高后对症状改善的益处。

（2）心力衰竭引起的体液潴留：用于袢利尿药等其他利尿药治疗效果不理想的心力衰竭引起的体液潴留。本品可与其他利尿剂（袢利尿药、噻嗪类利尿药、抗醛固酮制药）合并应用，尚没有与人心房利钠肽（hANP）合并应用的经验。

【用法和用量】

（1）成人常用剂量：由于过快纠正低钠血症可引起渗透性脱髓鞘作用，导致构音障碍、缄默症、吞咽困难、昏睡、情感变化、痉挛性四肢瘫痪、癫痫发作、昏迷和死亡，因此患者的开始给药和再次开始给药治疗应在医院内进行，服药当日应多次监测血清钠浓度，以评估其对治疗的反应。

1）治疗低钠血症：本品通常的起始剂量是 15mg，每日 1 次，餐前餐后服药均可。根据需要，服药至少 24h 以后，可将服用剂量增加至 30mg，每日 1 次，最大可增加至 60mg，每日 1 次，以升高血清钠浓度。为降低肝损伤的风险，服用本品不得超过 30d。

在初次服药和增加剂量期间，要经常监测血清电解质和血容量的变化情况；避免在治疗最初的 24h 内限制液体摄入；指导服用本品的患者，口渴时应及时摄入液体。

2）治疗心力衰竭引起的体液潴留：每次 15mg，每日 1 次。

（2）特殊人群：本品不需要根据患者的年龄、性别、种族、心功能情况、轻度或中度肝损伤情况调整用量。

1）肾损伤：对于伴有轻度至重度肾功能损害（肌酐清除率为 10～79ml/min）的低钠血症患者，不需要根据肾功能调整剂量。没有肌酐清除率<10ml/min 或正在接受透析患者服用托伐普坦的临床试验数据。本品不能用于无尿的患者。

2）肝损伤：在低钠血症的研究中，发现中度或重度肝损伤可降低托伐普坦的清除率，并增加托

伐普坦的表观分布容积，然而并未达到具有临床意义的程度。

【不良反应】本品不良反应资料来自临床试验中的数据。低钠血症患者中，最常见的不良反应（发生率高于安慰剂 5% 以上）包括口渴、口干、乏力、便秘、尿频或多尿，以及高血糖。心力衰竭引起的体液潴留中，出现了包括实验室检查异常的不良反应。

重要不良反应如下。

（1）肾衰竭（<1%）：因可能会出现肾衰竭等严重肾疾病，应给予密切观察，出现异常时，应立即停药，并给予适当处置。

（2）血栓性疾病（<1%）：因快速利尿引起的血液浓缩，可能诱发血栓及血栓性疾病，因此应给予密切观察，出现异常时，停药并给予适当处置。

（3）高钠血症（1%～5%）：本制剂的排水利尿作用使血液浓缩，可能出现高钠血症，有时会伴有意识障碍。服药期间应注意观察饮水量、尿量、血清钠浓度及口渴、脱水等症状。出现持续性口渴、脱水等症状时，应减少本制剂用量或停药，根据症状，给予补充水分（输液）等的适当处置。另外，血清钠浓度升高超过正常范围时，应立即停药，并根据症状，给予补充水分（输液）等的适当处置。

（4）肝损伤（≥5%）：因可能出现伴有 AST、ALT、GGT、ALP、胆红素等升高的肝损伤，应密切观察，出现异常时，立即停药并给予适当的处置。在肝功能恢复之前，应多次进行血液检查。

（5）休克、过敏（发生率不明）：可能出现休克、过敏（全身发红、血压下降、呼吸困难等），应密切观察，出现异常时，立即停药并给予适当的处置。

（6）血压过低（发生率不明）、心室颤动（发生率不明）、室性心动过速（<1%）：可能出现血压过低、心室颤动、室性心动过速，出现异常时，立即停药并给予适当的处置。

（7）肝性脑病（<1%）：肝硬化患者可能出现伴有意识障碍的肝性脑病，应密切观察，出现异常时，立即停药并给予适当的处置。另外，肝性脑病主要发生于肝硬化引起的体液潴留患者，这些患者服药时，应密切观察意识障碍等临床症状。

（8）全血细胞减少症、血小板减少症（发生

率不明）：患者在服用本品治疗期间可能发生全血细胞减少症和血小板减少症，因而需要对患者进行监测。如发现任何异常，应对患者采取适当的措施，如停药。

【禁忌】

（1）对本品任何成分或类似化合物有过敏史的患者。

（2）急需快速升高血清钠浓度，尚未进行本品对急需快速升高血清钠作用的研究。

（3）患者对口渴不能感知或不能对口渴产生正常反应。对于不能自主调节自身体液平衡的患者，会导致血清钠纠正过快、高钠血症以及血容量不足的风险增加。

（4）无尿的患者：对于无尿的患者，预期没有临床疗效。

（5）低容量性低钠血症：有使低容量情况恶化的风险，包括有低血压和肾衰竭并发症时，弊大于利。

（6）高钠血症患者：本品的排水利尿作用有可能使高钠血症加重。

（7）难以给予适当补水的肝性脑病患者：因不能适当补水，使循环血量减少，可能会出现高钠血症及脱水。

（8）与强效CYP3A抑制药合并应用。

【注意事项】

（1）过快纠正血清钠浓度（注意：仅适用低钠血症）会导致严重的神经系统后遗症。服用本品的24h内若限制液体摄入，可能会导致血清钠浓度纠正过快，一般应该避免这种限制。对于服用本品血清钠浓度升高过快的患者，需要停止或中断服药，并应考虑给予低渗液体。正在服用本品的患者，尤其是服药初期及增加剂量后，应注意观察血清钠浓度和神经系统症状。

（2）肝毒性：在一项常染色体显性多囊肾病患者长期并且以高于低钠血症的剂量服用托伐普坦的研究中，观察到托伐普坦引起的肝损伤，绝大多数肝酶异常在开始治疗的18个月内被发现，停止使用托伐普坦后，这些升高的指标大部分逐渐好转。这些发现提示，托伐普坦有可能引起不可逆的、致命的肝损伤。如正在服用托伐普坦的患者报告有疲劳、食欲减退、上腹不适、尿液颜色异常变深或黄疸等，可能预示为肝损伤或肝损伤恶化的症状，应立即进行肝功能检测。如怀疑发生肝损伤或肝损伤的恶化，应立即停用托伐普坦，并进行适当的治疗和研究其发生的原因。肝损伤患者不能再次使用托伐普坦，除非确定肝损伤的发生与使用托伐普坦无关。

（3）肝硬化患者的胃肠道出血：对于肝硬化患者，只有判定治疗获益大于风险时才能使用本品。

（4）脱水及血容量不足：服用托伐普坦片后，可出现明显的排水利尿作用，一般情况下通过摄入液体可以削弱其影响。尤其是正在使用利尿药或限制液体摄入而可能存在血容量不足的患者，服用托伐普坦片有发生脱水和血容量不足的可能性。当出现口渴、脱水时，应指导患者补充水分。

（5）高渗盐水的合并应用：尚无本品和高渗盐水合并应用的经验。不推荐与高渗盐水合并应用。

（6）高钾血症或升高血清钾浓度的药物：本品的排水利尿作用，引起循环血量减少、血清钾浓度升高，可能诱发心室颤动、室性心动过速。因此对于正在使用升高血清钾浓度药物的患者或血清钾浓度＞5mmol/L的患者，服药开始后应监测血清钾浓度。

（7）排尿困难：必须确保排尿量。有部分排尿困难的患者，例如前列腺增生或者有排尿疾病的患者发生急性尿潴留的风险升高。

（8）糖尿病：血糖浓度升高的糖尿病患者（例如超过16.67mmol/L）可能出现假性低钠血症，在托伐普坦治疗之前和治疗期间应排除这种情况。托伐普坦可能引起高血糖。因此，接受托伐普坦治疗的糖尿病患者应谨慎管理，尤其那些没有得到很好控制的2型糖尿病患者。

（9）乳糖和半乳糖不耐受：本品含有辅料乳糖，有罕见的遗传性半乳糖不耐受、缺少乳糖酶或者葡萄糖-半乳糖吸收不良的患者不应服用本品。

（10）肝性脑病：肝硬化患者可能出现伴有意识障碍的肝性脑病，应注意观察，若出现异常应停止服用托伐普坦，并给予适当的处置。

（11）本品在服用后24h内利尿作用较强，因此，至少在服用后4～6h以及8～12h测定血清钠浓度。服药次日起至1周内每天测定，此后继续服药时也应适当监测血清钠浓度。

（12）血清钠浓度低于 125mmol/L 的患者服药时，由于血清钠浓度急速升高，有导致渗透性脱髓鞘的危险，因此在 24h 内血清钠浓度升高超过 12mmol/L 时，应停止服药。

（13）可能会出现头晕等，应注意防止跌倒。另外，从事高空作业、机动车驾驶等危险工作时，应注意避免发生的危险。

（14）运动员慎用。

（15）使用注意事项，交付药物时，应指导患者将药物从 PTP 包装内取出后服用。

【孕妇及哺乳期妇女用药】孕妇或可能妊娠的妇女不能服用本品。哺乳期妇女服用本品期间应避免哺乳。

【药物相互作用】本制剂主要经肝脏代谢酶 CYP3A4 代谢。另外，本制剂是 P-pg 的底物，同时对 P 糖蛋白有抑制作用。

（1）合并用药对托伐普坦的影响

1）酮康唑及其他强效 CYP3A 抑制药：本品与酮康唑 400mg/d 或其他强效 CYP3A 抑制药（如克拉霉素、伊曲康唑、泰利霉素、沙奎那韦、尼非那韦、利托那韦、奈法唑酮）的最高剂量联合应用时，托伐普坦的暴露量将会进一步增高。因此，本品不能与强效 CYP3A 抑制药联合应用。

2）中效 CYP3A 抑制药：尚未对中效 CYP3A 抑制药（如红霉素、氟康唑、阿瑞匹坦、地尔硫卓、维拉帕米）与托伐普坦合并应用对托伐普坦暴露量的影响进行研究。可以预料中效 CYP3A 抑制药和托伐普坦合并应用会增加托伐普坦的暴露量。因此，一般应避免本品与中效 CYP3A 抑制药合并应用。

3）西柚汁：服用托伐普坦时如饮用西柚汁，托伐普坦的暴露量升高 1.8 倍。

4）P-pg 抑制药：环孢素等 P-pg 抑制药，可抑制托伐普坦的排泄，可能使本制剂的血药浓度升高。在联合用药时，应根据疗效减少托伐普坦的用量。

5）利福平及其他 CYP3A 诱导药：利福平是 CYP3A 和 P-pg 的诱导药。与利福平合并应用后，托伐普坦的暴露量降低 85%，因此，常用剂量的托伐普坦与利福平或其他诱导药（利福布汀、利福喷汀、巴比妥类药物、苯妥英、卡马西平、贯叶连翘等）合并应用时，可能观察不到通常剂量下托伐普坦预期的临床疗效。此时应该增加托伐普坦剂量。

6）洛伐他汀、地高辛、呋塞米和氢氯噻嗪：与洛伐他汀、地高辛、呋塞米、氢氯噻嗪合并应用时，对托伐普坦的暴露量没有影响。

（2）托伐普坦对其他药物的影响

1）地高辛：地高辛是 P-pg 的底物，而托伐普坦是 P-pg 抑制药。托伐普坦与地高辛合并应用时，可致地高辛的暴露量升高 1.3 倍，使地高辛的作用增强。

2）华法林、胺碘酮、呋塞米、氢氯噻嗪：与托伐普坦合并应用时，华法林、呋塞米、氢氯噻嗪、胺碘酮（或其活性代谢物，去乙胺碘酮）的药动学没有明显变化。

3）洛伐他汀：托伐普坦是 CYP3A 的弱抑制药。洛伐他汀与托伐普坦合并应用后，洛伐他汀和活性代谢物洛伐他汀-β 羟化物的暴露量分别升高 1.4 倍和 1.3 倍，但临床上没有明显变化。

（3）药效学的相互作用

1）呋塞米和氢氯噻嗪：与呋塞米和氢氯噻嗪比较，服用托伐普坦后的 24h 尿量多、排尿速度快。托伐普坦与呋塞米和氢氯噻嗪合并应用时，2h 尿量、排尿速度与单独服用托伐普坦时相同。

2）钾制剂或影响血钾的药物：与钾制剂、保钾利尿药（螺内酯、氨苯蝶啶等）、抗醛固酮药（依普利酮等）、血管紧张素转换酶抑制药（马来酸依那普利等）、血管紧张素 Ⅱ 受体阻滞药（氯沙坦钾等）、肾素抑制药（富马酸阿利吉仑等）合用时，可能导致血清钾浓度升高，应注意监测血清钾浓度。

3）加压素衍生物（醋酸去氨加压素水合物等）：本制剂的加压素 V2 受体拮抗作用，可能抑制血管内皮细胞释放血管性血友病因子，可能使加压素衍生物的止血作用减弱。

【药动学】在各种原因引起低血钠症状的患者中，托伐普坦的消除率下降至 2ml/(min·kg)。中、重度肝病及心力衰竭患者中，托伐普坦的清除率下降，表观分布容积增加，但均无临床意义。肌酐清除率为 10～79ml/min 和肾功能正常的患者，托伐普坦的血药浓度和药物反应性没有差异。

健康成人单次口服本品 15mg 时，餐后服药的 C_{max} 及 AUC 分别是空腹服药时的 1.3 倍及 1.1 倍。

健康成人在进食状态下接受本品 60mg 和 90mg 单剂量服药后，C_{max} 和 AUC 分别达到了空腹状态下服药的 1.4 倍和 2.0 倍以及 1.1 倍和 1.0 倍。

血浆蛋白结合率为 98.0% 以上，主要经肝脏微粒体细胞色素 P450 中的 CYP3A4 代谢。健康成人单次空腹口服托伐普坦 60mg 时，分别有 58.7% 及 40.2% 经粪及尿排泄。粪及尿中的原形药物回收率分别是服药量的 18.7% 及 1% 以下。

【剂型与规格】片剂。①每片 15mg；②每片 30mg。

4.甘露醇注射液

【适应证】

（1）组织脱水药。用于治疗各种原因引起的脑水肿，降低颅内压，防止脑疝。

（2）降低眼内压。可有效降低眼内压，应用于其他降眼内压药无效时或眼内手术前准备。

（3）渗透性利尿药。用于鉴别肾前性因素或急性肾衰竭引起的少尿。亦可应用于预防各种原因引起的急性肾小管坏死。

（4）作为辅助性利尿措施治疗肾病综合征、肝硬化腹水，尤其是当伴有低蛋白血症时。

（5）对某些药物逾量或毒物中毒（如巴比妥类药物、锂、水杨酸盐和溴化物等），本药可促进上述物质的排泄，并防止肾毒性。

（6）作为冲洗剂，应用于经尿道前列腺切除术。

（7）术前肠道准备。

【用法和用量】

（1）成人常用量

1）利尿：常用量为按体重 1～2g/kg，一般用 20% 溶液 250ml 静脉滴注，并调整剂量使尿量维持在每小时 30～50ml。

2）治疗脑水肿、颅内压增高和青光眼：按体重 0.25～2g/kg，配制为 15%～25% 浓度溶液，于 30～60min 静脉滴注。当患者衰弱时，剂量应减小至 0.5g/kg。严密随访肾功能。

3）鉴别肾前性少尿和肾性少尿：按体重 0.2g/kg，以 20% 浓度于 3～5min 静脉滴注，如用药 2～3h 以后每小时尿量仍低于 30～50ml，最多再试用 1 次，如仍无反应则应停药。已有心功能不全或心力衰竭者慎用或不宜使用。

4）预防急性肾小管坏死：先给予 12.5～25g，10min 静脉滴注，若无特殊情况，再给 50g，1h

内静脉滴注，若尿量能维持在每小时 50ml 以上，则可继续应用 5% 溶液静脉滴注，若无效则立即停药。

5）治疗药物、毒物中毒：50g 以 20% 溶液静脉滴注，调整剂量使尿量维持在每小时 100～500ml。

6）肠道准备：术前 4～8h，10% 溶液 1000ml 于 30min 内口服完毕。

（2）小儿常用量

1）利尿：按 0.25～2g/kg 或按体表面积 60g/m²，以 15%～20% 溶液于 2～6h 静脉滴注。

2）治疗脑水肿、颅内压增高和青光眼：按体重 1～2g/kg 或按体表面积 30～60g/m²，以 15%～20% 浓度溶液于 30～60min 静脉滴注。患者衰弱时剂量减至 0.5g/kg。

3）鉴别肾前性少尿和肾性少尿：按体重 0.2g/kg 或按体表面积 6g/m²，以 15%～25% 浓度静脉滴注 3～5min，如用药后 2～3h 尿量无明显增多，可再用 1 次，如仍无反应则不再使用。

4）治疗药物、毒物中毒：按体重 2g/kg 或按体表面积 60g/m² 以 5%～10% 溶液静脉滴注。

【不良反应】

（1）水和电解质紊乱最常见。

1）快速、大量静脉滴注甘露醇可引起体内甘露醇积聚，血容量迅速、大量增多（尤其是急、慢性肾衰竭时），导致心力衰竭（尤其有心功能损害时）、稀释性低钠血症，偶可致高钾血症。

2）不适当的过度利尿导致血容量减少，加重少尿。

3）大量细胞内液转移至细胞外可致组织脱水，并可引起中枢神经系统症状。

（2）寒战、发热。

（3）排尿困难。

（4）血栓性静脉炎。

（5）甘露醇外渗可致组织水肿、皮肤坏死。

（6）过敏引起皮疹、荨麻疹、呼吸困难、过敏性休克。

（7）头晕、视力模糊。

（8）高渗引起口渴。

（9）渗透性肾病（或称甘露醇肾病）主要见于大剂量快速静脉滴注时，其机制尚未完全阐明，可能是由于甘露醇引起肾小管液渗透压上升过高，导致肾小管上皮细胞损伤。病理表现为肾小管上皮细胞肿胀，空泡形成。临床上出现尿量减少，甚至急性肾衰竭。渗透性肾病常见于老年肾血流量减少及低钠、脱水的患者。

【禁忌】

（1）已确诊为急性肾小管坏死的无尿患者，包括对试用甘露醇无反应者，因甘露醇积聚引起血容量增多，加重心脏负担。

（2）严重失水者。

（3）颅内活动性出血者，因扩容加重出血，但颅内手术时除外。

（4）急性肺水肿，或严重肺淤血。

【注意事项】

（1）除作肠道准备用，均应静脉内给药。

（2）甘露醇遇冷易结晶，故应用前应仔细检查，如有结晶，可置热水中或用力振荡待结晶完全溶解后再使用。当甘露醇浓度高于15%时，应使用有过滤器的输液器。

（3）根据病情选择合适的浓度，避免不必要地使用高浓度和大剂量。

（4）使用低浓度和含氯化钠溶液的甘露醇能降低过度脱水和电解质紊乱的发生机会。

（5）用于治疗水杨酸盐或巴比妥类药物中毒时，应合用碳酸氢钠以碱化尿液。

（6）下列情况慎用

1）明显心、肺功能损害者，因本药所致的突然血容量增多可引起充血性心力衰竭。

2）高钾血症或低钠血症。

3）低血容量，应用后可因利尿而加重病情，或使原来低血容量情况被暂时性扩容所掩盖。

4）严重肾衰竭时排泄减少使本药在体内积聚，引起血容量明显增加，加重心脏负荷，诱发或加重心力衰竭。

5）对甘露醇不能耐受者。

（7）给大剂量甘露醇不出现利尿反应，可使血浆渗透浓度显著升高，故应警惕血高渗发生。

（8）随访检查：①血压；②肾功能；③血电解质浓度，尤其是 Na^+ 和 K^+；④尿量。

【孕妇及哺乳期妇女用药】①甘露醇能透过胎盘屏障；②是否能经乳汁分泌尚不清楚。

【药物相互作用】

（1）可增加洋地黄毒性作用，与低钾血症有关。

（2）增加利尿药及碳酸酐酶抑制药的利尿和降眼内压作用，与这些药物合并时应调整剂量。

【药动学】文献报道，甘露醇静脉注射后迅速进入细胞外液而不进入细胞内。当血甘露醇浓度很高或存在酸中毒时，甘露醇可通过血脑屏障，并引起颅内压反跳。利尿作用于静脉注射后1h出现，维持3h。降低眼内压和颅内压作用于静注后15min内出现，达峰时间为30～60min，维持3～8h。本药可由肝脏生成糖原，但由于静脉注射后迅速经肾脏排泄，故一般情况下经肝脏代谢的量很少。本药半衰期（$t_{1/2}$）为100min，当存在急性肾衰竭时可延长至6h。肾功能正常时，静脉注射甘露醇100g，3h内80%经肾脏排出。

【剂型与规格】玻璃输液瓶或多层共挤输液用袋，每瓶（或袋）250ml。250ml∶50g。

八、抗肿瘤药

1.甲磺酸仑伐替尼胶囊　又名：乐卫玛。

【适应证】本品适用于既往未接受过全身系统治疗的不可切除的肝细胞癌患者。

【用法和用量】推荐剂量：对于体重<60kg的患者，推荐日剂量为8mg（2粒4mg胶囊），每日1次；对于体重≥60kg的患者，推荐日剂量为12mg（3粒4mg胶囊），每日1次。应持续治疗至疾病进展或出现不可耐受的毒性反应。

给药方法：口服。本品应在每天固定时间服用，空腹或与食物同服均可。本品应整粒吞服。

【不良反应】不良反应均为临床研究中出现的不良事件。在 REFLECT 研究中，仑伐替尼组大部分患者（99%）都发生过至少一次不良反应。最常见的不良反应如下，按频率降序排列：高血压（45%）、疲乏（44%）、腹泻（39%）、食欲减退（34%）、体重降低（31%）、肌痛/关节痛（31%）、腹痛（30%）、掌跖红肿综合征（27%）、蛋白尿（26%）、发音困难（24%）、出血事件（23%）、甲状腺功能减退症（21%）和恶心（20%）。

仑伐替尼组中有75%的患者发生过3级或以上不良反应。最常见的3级或以上不良反应是高血压（24%）、体重降低（8%）、疲劳（7%）、血胆红素升高（7%）、蛋白尿（6%）、血小板计数降低（5%）、肝性脑病（5%）、γ-谷氨酰转移酶升高（5%）和天冬氨酸转氨酶升高（5%）。

仓伐替尼治疗的患者中最常见的严重不良反应（≥2%）为出血事件（5%）、肝性脑病（5%）、肝衰竭（3%）、腹水（3%）和食欲减退（2%）。

不良反应导致62%接受仓伐替尼治疗的患者减量或暂停用药。最常见导致减量或中断用药的不良反应（≥5%）为疲乏（10%）、食欲减退（8%）、腹泻（8%）、蛋白尿（7%）、高血压（6%）和掌跖红肿综合征（5%）。

在仓伐替尼治疗组中，20%的患者因不良反应而终止治疗。最常见的不良反应（≥1%）是疲乏（2%）、出血事件（2%）、肝性脑病（2%）、高胆红素血症（1%）和肝衰竭（1%）。

【禁忌】①对本品任何成分过敏者；②哺乳期妇女。

【注意事项】

（1）高血压：该事件通常发生在治疗早期，早期检出高血压并予以有效管理能最小化仓伐替尼暂停给药或减量。高血压管理推荐见表A-4。

表 A-4 高血压管理推荐

血压（BP）水平	建议的措施
140mmHg≤收缩压<160mmHg 或 90mmHg≤舒张压<100mmHg	继续仓伐替尼治疗并开始降压治疗（之前未给予降压治疗），或继续仓伐替尼治疗并增加当前抗高血压药的剂量或开始增加其他降压治疗
在给予最佳降压治疗后，收缩压仍≥160mmHg 或舒张压仍≥100mmHg	①暂停服用仓伐替尼；②如果收缩压≤150mmHg，舒张压≤95mmHg，并且已接受稳定剂量的降压治疗达48h以上，则降低剂量，重新开始仓伐替尼治疗
危及生命的高血压（恶性高血压、神经功能障碍或高血压危象）	需要采取紧急干预措施；停止仓伐替尼治疗并予以适当的治疗

（2）动脉瘤和动脉夹层：在有或无高血压的患者中使用VEGF通路抑制药可能会促进动脉瘤和（或）动脉夹层的形成，应慎重考虑这种风险。

（3）蛋白尿：该事件通常发生在治疗早期。应定期监测尿蛋白。采用尿试纸法检出蛋白尿≥2+，则可能需要暂停给药或调整剂量或停药。如发生肾病综合征，应停用仓伐替尼。

（4）肾衰竭和肾功能不全：确定的主要风险因素是胃肠毒性所致的脱水和（或）血容量减少，必要时暂停给药、调整剂量或停药。

（5）心脏功能障碍：应监测患者心脏失代偿相关的临床症状或体征，必要时暂停给药、调整剂量或停药。

（6）可逆性后部白质脑病综合征（RPLS）：是一种神经系统疾病，表现为头痛、癫痫发作、嗜睡、意识模糊、精神功能改变、失明和其他视力或神经系统紊乱，可能存在轻度至重度高血压，有必要行MRI检查以确定诊断。应采取适当措施控制血压。有RPLS体征或症状的患者可能有必要暂停给药、调整剂量或停药。

（7）肝毒性：肝脏相关的不良反应包括肝性脑病、肝衰竭（包括致死反应）。75岁及以上的患者发生肝性脑病更频繁。治疗前应监测肝功能，治疗期间最初2个月每2周监测1次，随后每月监测1次。若发生肝毒性，可能有必要暂停给药、调整剂量或停药。

（8）动脉血栓栓塞：仓伐替尼治疗患者中有发生动脉血栓栓塞的报告（包括脑血管意外、短暂性脑缺血发作和心肌梗死）。动脉血栓事件后应停用仓伐替尼。

（9）出血：若发生出血，可能需要暂停给药、调整剂量或停药。

（10）胃肠穿孔和胃肠瘘形成：若发生胃肠穿孔和胃肠瘘，可能有必要暂停给药、调整剂量或停药。

（11）非胃肠瘘：接受仓伐替尼治疗的患者中，瘘发生的风险可能增加。瘘患者中不应开始仓伐替尼治疗，以免恶化。与同类别的其他药物一样，仓伐替尼可能对伤口愈合过程产生不利影响。

（12）QT间期延长：若QT间期延长大于500ms，则应暂停仓伐替尼。当QT间期延长缓解至≤480ms或基线时，应以减小的剂量重新开始仓伐替尼治疗。

（13）腹泻：该事件通常发生在治疗早期。应立即进行腹泻的医学管理，防止脱水。如果在经过治疗的情形下4级腹泻仍持续存在，则应停用仓伐替尼。

（14）促甲状腺激素抑制受损/甲状腺功能障碍：仓伐替尼治疗患者中有甲状腺功能减退症的报告，甲状腺功能减退症应根据标准医学实践进行治疗，以维持甲状腺功能正常。仓伐替尼会损害外源性甲状腺抑制，应定期监测促甲状腺激素（TSH）水平，并根据患者的治疗目标调整甲状腺激素给药以达到适当的 TSH 水平。

（15）伤口愈合并发症：尚未实施仑伐替尼对伤口愈合影响的正式研究。

（16）颌骨骨坏死（ONJ）：已观察到使用仑伐替尼会出现 ONJ 事件。如可能，应避免在仑伐替尼治疗期间进行创伤性牙科手术。正在接受与 ONJ 相关的药物（例如双磷酸盐和地舒单抗）治疗的患者应谨慎使用本品。

（17）胚胎-胎儿毒性：妊娠期妇女服用仑伐替尼时可能会对胎儿造成伤害，应告知妊娠期妇女其对胎儿的潜在风险。建议有生育能力的女性在仑伐替尼治疗期间和末次剂量后至少 30d 内采取有效的避孕措施。

（18）特殊人群：对除高加索人或亚洲人以外种族的患者及≥75 岁患者的研究有限。考虑到亚洲人、老年患者、女性患者及肝、肾功能受损患者对仑伐替尼的耐受性降低，这些患者中应谨慎使用仑伐替尼。

（19）对驾驶和操作机器能力的影响：由于有副作用（例如疲乏和头晕），仑伐替尼对驾驶和操作机器能力有轻微影响。

【孕妇及哺乳期妇女用药】

（1）目前没有妊娠期妇女使用仑伐替尼的数据。妊娠期间不应使用仑伐替尼，除非明确必要并且认真考虑母亲的需求和对胎儿的风险。

（2）仑伐替尼是否分泌至人乳中尚未知。由于无法排除对新生儿或婴儿的风险，因此，哺乳期间禁用仑伐替尼，并且在停药一周以后再开始哺乳。

【药物相互作用】

（1）其他药品对仑伐替尼的影响：仑伐替尼、卡铂和紫杉醇合并用药时，对这 3 种药物中任何一种的药动学均无显著影响。

（2）仑伐替尼对其他药品的影响：仑伐替尼与其他 CYP3A4/P-gp 底物之间不存在明显的药物相互作用。目前尚不清楚仑伐替尼是否会降低激素类避孕药的有效性，因此使用口服激素类避孕药的女性应增加屏障避孕法。

【药动学】口服给药后，仑伐替尼被快速吸收，通常在给药后 1~4h 观察到 t_{max}。当与食物同服时，健康受试者的血药浓度达峰时间延迟 2h。仑伐替尼与人血浆蛋白的体外结合率为 98%~99%，主要与白蛋白结合。仑伐替尼的平均终末指数半衰期约

为 28h。其放射性标记物分别经粪便和尿液消除。

【剂型与规格】胶囊，内容物为白色至类白色颗粒；每粒 4mg。

2. 甲苯磺酸多纳非尼片　又名：泽普生。

【适应证】①既往未接受过全身系统性治疗的不可切除肝细胞癌患者；②进展性、局部晚期或转移性放射性碘难治性分化型甲状腺癌患者。

【用法和用量】

（1）推荐剂量和服用方法

1）肝细胞癌：本品推荐剂量为每次 0.2g（0.1g×2），每日 2 次，空腹口服，以温开水吞服。建议每日同一时段服药。如果漏服药物，无须补服，应按常规用药时间进行下一次服药。

2）甲状腺癌：本品推荐剂量为每次 0.3g（0.1g×3），每日 2 次，空腹口服，以温开水吞服。建议每日同一时段服药。如果漏服药物，无须补服，应按常规用药时间进行下一次服药。

（2）治疗时间：持续服用直至患者不能获得临床受益或出现不可耐受的毒性反应。

（3）剂量调整：在用药过程中应密切监测患者，根据患者个体的安全性和耐受性调整用药，包括暂停用药、降低剂量或永久停药。剂量调整应遵循先暂停用药再降低剂量的原则（表 A-5）。

表 A-5　甲苯磺酸多纳非尼片治疗肝细胞癌剂量调整方案

不良反应类型	剂量调整措施
3 级及以上非血液学不良反应和 4 级血液学不良反应，需永久停药者除外	①首次发生先暂停用药，若不良反应在 1 周内恢复至≤1 级，则继续按原剂量服用；②若暂停用药后 2 周内恢复至≤1 级，则剂量减至每日 1 次，每次 0.2g（0.1g×2），继续服药；③调整剂量后再次发生暂停用药，若 2 周内恢复至≤1 级，则剂量减至隔日 1 次，每次 0.2g（0.1g×2），继续服药；④若暂停用药后 2 周内未恢复至≤1 级，或需要第 3 次暂停用药，则建议永久停药
4 级高血压、肝功能异常、上消化道出血、QT 间期延长，以及发生所有危及生命的不良反应者（如发生与药物相关的需要紧急抢救治疗的非血液学不良反应，包括但不限于急性出血性休克、胃肠穿孔或高血压危象等）	首次发生建议永久停药

（4）特殊人群

1）肝功能不全：①肝细胞癌。由于目前尚无重度肝功能损害（Child-Pugh 评分 C 级）患者使用本品的研究数据，故此类人群不建议使用本品。②甲状腺癌。本品尚无中度肝功能损害（Child-Pugh 评分 B 级）和重度肝功能损害（Child-Pugh 评分 C 级）患者的研究数据，中度肝功能不全患者需在医师指导下慎用本品并严密监测肝功能，重度肝功能损害患者不建议使用本品。

2）肾功能不全：轻度肾功能损害的患者无须调整剂量，本品尚无针对中、重度肾功能损害患者的数据。重度肾功能不全患者不建议使用本品。

3）儿童患者：目前尚无本品用于 18 岁以下患者的临床数据。

4）老年患者：在年龄不超过 75 岁的老年患者中无须调整起始剂量。在年龄超过 75 岁的老年患者中研究数据有限，建议在医师指导下慎用和调整用药剂量。

【不良反应】本说明书描述了在临床研究中观察到的判断为可能由多纳非尼引起的不良反应。临床研究中的不良反应发生率也可能与临床实践中的实际发生率有所不同。

甲苯磺酸多纳非尼治疗不可手术肝细胞癌的不良反应最常见的有手足皮肤反应、腹泻、血小板计数降低、高血压、天冬氨酸转氨酶升高、脱发、皮疹和蛋白尿。发生率≥5% 的≥3 级不良反应包括高血压和手足皮肤反应。多纳非尼组中导致暂停用药及减量的不良反应发生率为 25.2%，较索拉非尼组 36.1% 显著降低（$P=0.0025$）。

甲苯磺酸多纳非尼治疗局部晚期/转移性放射性碘难治性分化型甲状腺癌的不良反应最常见的有手足皮肤反应、脱发、腹泻、高血压、蛋白尿、体重降低、皮疹和低钙血症。发生率≥5% 的≥3 级不良反应包括高血压和手足皮肤反应。多纳非尼组中导致暂停用药及减量的不良反应发生率为 42.2%，安慰剂组为 1.6%。多纳非尼组中导致终止用药的不良反应发生率为 6.3%，安慰剂组为 0%。

【禁忌】对本品任何成分过敏者禁用；对于有活动性出血、活动性消化性溃疡、药物不可控制的高血压和重度肝功能不全患者禁用；哺乳期妇女禁用。

【注意事项】

（1）手足皮肤反应：是本品最常见的不良反应，应采取必要的对症支持治疗，包括加强皮肤护理、保持皮肤清洁、避免继发感染；避免压力或摩擦；使用润肤霜或润滑剂、维生素软膏、局部使用含尿素和皮质类固醇成分的乳液或润滑剂；必要时局部使用抗真菌或抗生素治疗。对 3 级手足皮肤反应建议及时采取剂量调整措施。

（2）高血压：服用本品患者高血压的发生率会增加。对已知患有高血压的患者，在接受本品治疗之前，血压应得到良好控制。在本品治疗期间，应定期进行血压监测，处于正常范围外的任何血压必须严密监测。

对在本品治疗期间出现的高血压，需在医师指导下采取适当的治疗措施进行有效控制。建议应避免使用抑制 CYP3A4 代谢通路的钙通道阻滞药，以防止本品在患者体内蓄积而造成的不良反应发生增加。

当给予了最佳降压疗法后高血压仍达到 3 级及以上时，建议对本品进行剂量调整。出现危及生命的高血压（恶性高血压、神经功能障碍或高血压危象），建议立即停用本品并采取干预措施。

（3）蛋白尿：治疗期间需定期监测尿蛋白总量。当发生蛋白尿时，需积极对症治疗，必要时给予补充蛋白质治疗。出现 3 级蛋白尿时建议对本品进行剂量调整。当本品用于肾功能不全患者时，须密切监测尿蛋白总量。

（4）肝功能异常：治疗期间需减少饮酒等嗜好，并常规监测肝功能。当发生 2 级肝功能异常时，应增加监测频率。当发生 3 级及以上肝功能异常时，建议暂停、减量或永久停止治疗，同时积极实施保肝处理并严密监测肝功能。

（5）腹泻：腹泻是本品常见的不良反应之一，多数为 1～2 级。在治疗过程中，建议低纤维饮食，多饮水。肝硬化患者不建议应用乳果糖。出现 2 级（每日排便次数较治疗前增加 4～6 次）及以上的腹泻时，应进行止泻、补液等相应处理。出现 3 级（每日排便次数较治疗前增加≥7 次）及以上的腹泻时，建议采取剂量调整措施。若严重腹泻引起脱水和电解质紊乱，必须尽快纠正，以避免引起腹水、肾功能不全和肝性脑病。

（6）血小板计数降低：在本品治疗期间，应定期进行血常规检查。当出现血小板计数降低时，应积极对症治疗，必要时可考虑输注血小板治疗，并密切监测血小板计数变化。当发生 4 级血小板计数降低时，建议对本品进行剂量调整。

（7）出血：本品有可能增加出血的风险。发生 3 级及以上的上消化道出血时，应暂停或永久停用本品。

（8）QT 间期延长：在 726 例服用本品的患者中，有 3% 出现了药物相关的 QT 间期延长，多为 1～2 级，且多数在治疗过程中恢复，转归良好。

QT 间期延长可导致室性快速性心律失常（如尖端扭转型室性心动过速）风险增加。患有或可能发展为 QT 间期延长的患者，应谨慎使用本品。使用过程中应定期接受心电图和电解质（镁、钾、钙）的监测，及时纠正电解质紊乱。当发生 3 级 QT 间期延长时，建议暂停/减量使用本品；如果出现下列任何一种情况：尖端扭转型室性心动过速、多形性室性心动过速、严重心律失常的症状或体征，应永久停用本品。

（9）伤口愈合并发症：本品未进行对伤口愈合影响的研究。为预防起见，建议对需要接受大手术的患者暂停使用本品。

（10）对驾驶及操纵机器的影响：目前尚无本品对驾驶及操纵机器影响的研究。如果患者在治疗期间出现影响其注意力和反应的症状，如头晕、乏力，建议其在症状消除后再驾驶或操纵机器。

【具有生育能力的女性和男性】

（1）生育力：目前尚无关于本品影响人类生育力的数据。

（2）避孕：具有生育能力的女性及男性患者，在多纳非尼治疗期间以及末次用药后 2 周内，应采取可靠的避孕措施。

（3）妊娠：目前尚无妊娠期妇女使用多纳非尼的临床数据，应告知育龄期女性患者，本品对胎儿的潜在危害。

（4）哺乳：目前尚不明确多纳非尼和（或）其代谢产物是否分泌至人乳汁中。本品治疗期间，必须停止哺乳。

【药物相互作用】 本品目前尚无药物相互作用的临床研究数据。联用相关代谢酶的抑制药或诱导药时应当谨慎。

【药动学】 肿瘤患者多次服用甲苯磺酸多纳非尼每日 2 次后，血浆中多纳非尼的浓度在连续给药 7～14d 基本达稳态。肿瘤患者连续给药 0.2g，每日 2 次，C_{max} 6.01～7.02 μg/ml，$AUC_{0～12h}$ 40.4～46.70μg/(ml·h)，蓄积比（$AUC_{0～12h}$ 比值）为 3.64～4.99。

体外研究提示，多纳非尼主要通过 CYP3A4 和 UGT1A9 代谢，此外 CYP1B1、CYP2C8、CYP2C9、CYP2C19、CYP2D6 和 CYP3A5 也部分参与多纳非尼的代谢。

健康受试者单次口服 ^{14}C 甲苯磺酸多纳非尼后，0～240h 从尿液和粪便中回收的总放射性平均占给药量的 97.31%，其中大部分通过粪便（占给药量的 88.04%）排泄，原形占 83.2%；少量通过尿液（占给药量的 9.27%）排泄。

（1）特殊人群药动学：本品尚无儿科人群的药动学试验数据。肝功能损害患者、肾功能损害患者、老年人的药动学试验数据有限。

（2）药动学相互作用：本品目前尚无药物相互作用的临床研究数据。

【剂型与规格】 为红色圆形薄膜衣片，每片 0.1g。

3. 去甲斑蝥素片

【适应证】 抗肿瘤药。用于肝癌、食管癌、胃和贲门癌等及白细胞减少症、肝炎、肝硬化、乙型肝炎病毒携带者，亦可作为术前用药或用于联合化疗中。

【用法和用量】 口服。每次 5～15mg，每日 3 次。由小剂量开始逐渐增量，晚期患者可用较高剂量，儿童酌减。疗程为 1 个月，一般可维持 3 个疗程。

【不良反应】 部分患者可出现恶心、呕吐、头晕等症状，停药减量或对症处理可自行消失。

【禁忌】 尚不明确。

【注意事项】 尚不明确。

【孕妇及哺乳期妇女用药】 尚不明确。

【药物相互作用】 尚不明确。

【药动学】 本品吸收后较快分布于各组织，在动物的肝、肾、胃、肠、心、肺、唾液腺、甲状腺及瘤体中具有较高的药物浓度。给药后 15min 在肝脏、癌组织中达峰浓度，6h 后浓度显著下降，24h 内大部分经肾排泄，体内较少蓄积。

【剂型与规格】 片剂，每片 5mg。

4. 慈丹胶囊

【成分】莪术、山慈菇、鸦胆子、马钱子粉、蜂房等。

【功能主治】化瘀解毒、消肿散结、益气养血。用于原发性肝癌、肺癌、消化道肿瘤或经手术、放疗、化疗后患者的辅助治疗。

【用法和用量】口服。每次 5 粒，每日 4 次，一个月为 1 疗程，或遵医嘱。

【不良反应】偶见服药后恶心。

【禁忌】孕妇禁用。

【注意事项】本品含马钱子、鸦胆子等，不可超量服用。运动员慎用。

【剂型与规格】本品为硬胶囊。

5. 信迪利单抗注射液 又名：达伯舒。

【适应证】

（1）经典型霍奇金淋巴瘤：本品适用于至少经过二线系统化疗的复发或难治性经典型霍奇金淋巴瘤的治疗。

（2）非小细胞肺癌

1）非鳞状非小细胞肺癌：本品联合培美曲塞和铂类化疗，用于表皮生长因子受体（EGFR）基因突变阴性和间变性淋巴瘤激酶（ALK）阴性、不可手术切除的局部晚期或转移性非鳞状非小细胞肺癌（NSCLC）患者的一线治疗。

2）鳞状非小细胞肺癌：本品联合吉西他滨和铂类化疗，用于不可手术切除的局部晚期或转移性鳞状 NSCLC 患者的一线治疗。

（3）肝细胞癌：本品联合贝伐珠单抗，用于既往未接受过系统治疗的不可切除或转移性肝细胞癌的一线治疗。

（4）食管鳞癌：本品联合紫杉醇和顺铂或氟尿嘧啶和顺铂，用于不可切除的局部晚期、复发或转移性食管鳞癌的一线治疗。

（5）胃及胃食管交界处腺癌：本品联合氟尿嘧啶类和铂类药物化疗，用于不可切除的局部晚期、复发或转移性胃及胃食管交界处腺癌的一线治疗。

【用法和用量】

（1）推荐剂量

1）经典型霍奇金淋巴瘤、非小细胞肺癌、肝细胞癌：本品采用静脉输注的方式给药，静脉输注的剂量推荐为 200mg，每 3 周给药 1 次，直至出现疾病进展或产生不可耐受的毒性。

2）食管鳞癌、胃及胃食管交界处腺癌：本品采用静脉输注的方式给药，对于体重＜60kg 的患者，静脉输注的剂量推荐为 3mg/kg，每 3 周给药 1 次，直至出现疾病进展或产生不可耐受的毒性。对于体重≥60kg 的患者，静脉输注的剂量推荐为 200mg，每 3 周给药 1 次，直至出现疾病进展或产生不可耐受的毒性。

信迪利单抗联合化疗给药时，应首先给予信迪利单抗。信迪利单抗联合贝伐珠单抗给药时，应首先给予信迪利单抗，间隔至少 5min，建议当天给予贝伐珠单抗。

如果患者临床症状稳定或持续减轻，即使有疾病进展的影像学初步证据，基于总体临床获益的判断，可考虑继续应用本品治疗，直至证实疾病进展。根据个体患者的安全性和耐受性，可能需要暂停给药或永久停药。不建议增加或减少剂量。

（2）给药方法：本品静脉输注时间应在 30～60min。本品不得通过静脉注射或单次快速静脉注射的方式给药。

（3）给药前药品的稀释指导

1）溶液制备：请勿摇晃药瓶。使用前将药瓶恢复至室温（25℃或以下）。药瓶从冰箱取出后，稀释前可在室温下（25℃或以下）最长放置 24h。给药前应目测注射用药是否存在悬浮颗粒和变色的情况。本品是一种澄明至微乳光、无色至淡黄色液体，无异物。如观察到可见颗粒，应丢弃药瓶。抽取本品注射液 200mg，一次性转移到 0.9% 氯化钠注射液 80ml 的静脉输液袋中，将稀释液轻轻翻转混匀。

2）输液：本品一经稀释必须立即使用，不得冷冻。本品稳定性研究表明，2～8℃避光可保存 24h，该 24h 包括 20～25℃室内光照下最多保存 6h（6h 包括给药时间）。冷藏后，药瓶和（或）静脉输液袋必须在使用前恢复至室温。输注时所采用的输液管必须配有一个无菌、无热源、低蛋白结合的输液管过滤器（孔径为 0.2～5μm）。输液时间在 30～60min。

请勿使用同一输液管与其他药物同时给药。

本品仅供一次性使用。必须丢弃药瓶中剩余的任何未使用药物。

【不良反应】在 568 例接受信迪利单抗单药治

疗的患者中，不良反应发生率为 90.8%，发生率≥10% 的不良反应包括贫血、发热、甲状腺功能检查异常、天冬氨酸转氨酶升高、丙氨酸转氨酶升高、蛋白尿、疲劳、呼吸道感染、甲状腺功能减退症、食欲减退、高血糖症、血胆红素升高、皮疹、淋巴细胞减少症、γ-谷氨酰转移酶升高、肺部感染、低钾血症。3 级及以上不良反应发生率为 29.6%，发生率≥1% 的不良反应包括肺部感染、贫血、脂肪酶升高、淋巴细胞减少症、低钾血症、高血压、肺部炎症、呼吸道感染、食欲减退、γ-谷氨酰转移酶升高、血小板减少症、丙氨酸转氨酶升高、中性粒细胞减少症、天冬氨酸转氨酶升高、淀粉酶升高、肝功能异常。

特定不良反应包括免疫相关性肺炎、免疫相关性腹泻和结肠炎、免疫相关性肝炎、免疫相关性肾炎、甲状腺功能亢进、甲状腺炎、其他甲状腺疾病、垂体炎、肾上腺功能不全、高血糖症及 1 型糖尿病、免疫相关性皮肤不良反应、免疫相关性淀粉酶、脂肪酶升高和胰腺炎、免疫相关性血小板减少症、免疫相关性心脏毒性、免疫相关性神经系统不良反应、中枢神经毒性、外周神经毒性、其他神经毒性、其他免疫相关性不良反应、输液反应、免疫原性。

其他抗 PD-1/PD-L1 抗体报道的（≤1%）但信迪利单抗研究未报道的免疫相关性不良反应：①血管与淋巴管类疾病，如血管炎、全身炎症反应综合征。②心脏器官疾病，如心包炎、心肌梗死。③眼疾病，如福格特-小柳-原田综合征（Vogt-Koyanagi-Harada syndrome）、葡萄膜炎。④免疫系统疾病，如实体器官移植排斥反应、肉状瘤病、移植物抗宿主病。⑤各种肌肉骨骼及结缔组织病，如横纹肌溶解症、运动功能障碍。⑥各类神经系统疾病，如脑膜炎、脊髓炎、脑膜脑炎、吉兰-巴雷综合征（Guillain-Barré syndrome）、脱髓鞘、风湿性多肌痛症、神经麻痹、自身免疫性神经病变（包括面部及外展神经麻痹）。⑦皮肤及皮下组织类疾病，如史蒂文斯-约翰逊综合征（Stevens-Johnson syndrome，SJS）、类天疱疮、银屑病、多形性红斑。⑧血液及淋巴系统疾病，如溶血性贫血、血小板减少性紫癜、再生障碍性贫血、组织细胞增生性坏死性淋巴结炎（histiocytic necrotizing lymphadenitis，又名 Kikuchi lymphadenitis）、噬血细胞性淋巴组织细胞

增生症。⑨消化系统疾病，如十二指肠炎、下消化道出血。⑩肾脏疾病，如肾病综合征。

【禁忌】对本说明书（成分）项下的活性成分或辅料过敏者禁用。

【注意事项】

（1）免疫相关性不良反应：接受本品治疗的患者可能发生免疫相关性不良反应，包括严重和致死病例。免疫相关性不良反应可发生在本品治疗期间及停药以后，可能累及多个组织、器官。

本品给药后任何复发性 3 级免疫相关性不良反应（除外内分泌疾病）、末次给药后 12 周内 2 级或 3 级免疫相关性不良反应未改善到 0～1 级（除外内分泌疾病），以及末次给药后 12 周内皮质类固醇未能降至≤10mg/d 泼尼松等效剂量，应永久停药。

（2）免疫相关性肺炎：已在本品治疗中观察到了免疫相关性肺炎，包括致死性病例。对于 2 级免疫相关性肺炎的患者，应暂停本品治疗，出现 3 级或 4 级或复发性 2 级免疫相关性肺炎的应永久停止本品治疗。

（3）免疫相关性腹泻和结肠炎：在接受本品治疗患者中有免疫相关性腹泻的报道。应监测患者是否有免疫相关性结肠炎的相关症状和体征，并排除感染和疾病相关性病因。2 级或 3 级免疫相关性腹泻或结肠炎的患者，应暂停本品治疗。4 级或复发性 3 级免疫相关性腹泻或结肠炎，应永久停止本品治疗。应考虑肠穿孔的潜在风险，必要时行影像学和（或）内镜检查确认。

（4）免疫相关性肝炎：在接受本品治疗患者中有免疫相关性肝炎的报道，包括致死病例。应定期（每个月）监测患者肝功能的变化及肝炎相应的症状和体征，并排除感染及与基础疾病相关的病因。2 级免疫相关性肝炎，应暂停本品治疗。3 级或 4 级免疫相关性肝炎，应永久停止本品治疗。

（5）免疫相关性肾炎：在接受本品治疗患者中有免疫相关性肾炎的报道。应定期（每个月）监测患者肾功能的变化及肾炎相应的症状和体征，多数出现血清肌酐升高的患者无临床症状。应排除肾损伤的其他病因。2 级或 3 级血肌酐升高应暂停本品治疗。4 级血肌酐升高应永久停止本品治疗。

（6）免疫相关性内分泌疾病

1）甲状腺疾病：在接受本品治疗患者中有甲

状腺功能紊乱的报道，包括甲状腺功能亢进、甲状腺功能减退、甲状腺炎、自身免疫性甲状腺炎。应密切监测患者甲状腺功能的变化及相应的临床症状和体征。对于症状性2级或3级甲状腺功能减退，应暂停本品治疗，并根据需要开始甲状腺激素的替代治疗。对于症状性2级或3级甲状腺功能亢进，应暂停本品治疗，并根据需要给予抗甲状腺药物。如果怀疑有甲状腺急性炎症，可考虑暂停本品治疗并给予皮质类固醇治疗。当甲状腺功能减退或甲状腺功能亢进的症状改善及甲状腺功能检查恢复，可根据临床需要重新开始本品治疗。对于4级甲状腺功能亢进或甲状腺功能减退，须永久停止本品治疗。应继续监测甲状腺功能，确保恰当的激素替代治疗。

2）垂体炎：接受本品治疗患者中有垂体炎的报道。应对垂体炎患者的症状和体征进行监测（包括垂体功能减退和继发性肾上腺功能不全），并排除其他病因。监测和评估垂体相关的激素水平，必要时行功能试验，考虑垂体MRI检查和自身免疫性相关抗体检查。发生症状性2级或3级垂体炎时应暂停本品治疗，并根据临床需要给予激素替代治疗。如果怀疑急性垂体炎，可给予皮质类固醇治疗。发生4级垂体炎时必须永久停止本品治疗。根据临床指征给予皮质类固醇和其他激素替代疗法。

3）肾上腺功能不全：接受本品治疗患者中有肾上腺功能不全的报道。应对肾上腺功能不全患者的症状和体征进行监测，并排除其他病因。监测和评估肾上腺功能相关的激素水平，必要时行功能试验。发生症状性2级肾上腺功能不全时应暂停本品治疗，并根据临床需要给予皮质类固醇替代治疗。发生3～4级肾上腺功能不全时必须永久停止本品治疗。根据临床指征给予皮质类固醇和其他激素替代疗法。

4）高血糖症及1型糖尿病：接受本品治疗患者中有高血糖症和1型糖尿病的报道。应对患者的高血糖或其他糖尿病症状和体征进行监测。根据临床需要给予胰岛素替代治疗。3级高血糖症或1型糖尿病患者应暂停本品治疗，4级高血糖症或1型糖尿病患者必须永久停止本品治疗，应继续监测血糖水平，确保适当的胰岛素替代治疗。

（7）免疫相关性皮肤不良反应：在接受本品治疗患者中有免疫相关性皮肤不良反应的报道。对于

1级或2级皮疹，可继续本品治疗，并对症治疗或进行局部皮质类固醇治疗。发生3级皮疹时应暂停本品治疗，并对症治疗或进行局部皮质类固醇治疗。发生4级皮疹、确诊SJS或TEN时应永久停止本品治疗。

接受信迪利单抗治疗的患者中报告了剥脱性皮炎、TEN。对于发生剥脱性皮炎、TEN体征或症状的患者，应暂停使用信迪利单抗，并将患者转诊给专科机构进行评估和治疗。

对于既往使用其他免疫刺激性抗癌药治疗时发生过严重或危及生命皮肤不良反应的患者，应谨慎考虑使用信迪利单抗。

（8）免疫相关性淀粉酶、脂肪酶升高和胰腺炎：在接受本品治疗患者中有免疫相关性淀粉酶、脂肪酶升高和胰腺炎的报道。应对血淀粉酶和脂肪酶（治疗开始时、治疗期间定期以及基于临床评估具有指征时）及胰腺炎相关的临床体征和症状进行监测。发生3级或4级血淀粉酶升高或脂肪酶升高、2级或3级胰腺炎时，应暂停本品治疗。发生4级胰腺炎或任何级别复发的胰腺炎时，应永久停止本品治疗。

（9）免疫相关性血小板减少症：在接受本品治疗患者中有免疫相关性血小板减少症的报道。应密切监测患者血小板水平及有无出血倾向的症状和体征，如牙龈出血、瘀斑、血尿等症状，并排除其他病因及合并用药因素。发生3级血小板减少时，应暂停用药，给予对症支持治疗，直至改善至0～1级，根据临床判断是否给予皮质类固醇治疗及是否可重新开始本品治疗。发生4级血小板减少时，永久停药，并积极对症治疗，必要时给予皮质类固醇治疗。

（10）免疫相关性心脏毒性：在接受本品治疗患者中有免疫相关性心肌炎的报道，包括致死病例。应对心肌炎患者的临床症状和体征进行监测，对于疑似免疫相关性心肌炎，应进行充分的评估以确认病因或排除其他病因，并进行心肌酶谱等相关检查。发生2级心肌炎时，应暂停本品治疗，并给予皮质类固醇治疗，心肌炎恢复至0～1级后能否重新开始本品治疗的安全性尚不明确。发生3级或4级心肌炎时，应永久停止本品治疗，并给予皮质类固醇治疗，应密切监测心肌酶谱、心功能等。

（11）免疫相关性神经系统不良反应：在接受

本品治疗患者中有免疫相关性神经系统不良反应的报道，包括致死病例。发生 2 级神经毒性时应暂停本品治疗，3 级或 4 级神经毒性必须永久停止本品治疗。

（12）其他免疫相关性不良反应：对于其他疑似免疫相关性不良反应，应进行充分评估以确认病因或排除其他病因。根据不良反应的严重程度，首次发生 2 级或 3 级免疫相关性不良反应，应暂停本品治疗。对于任何复发性 3 级免疫相关性不良反应（除外内分泌疾病）和任何 4 级免疫相关性不良反应，必须永久停止本品治疗。根据临床指征，给予皮质类固醇治疗。

（13）输液反应：已经在本品临床试验中观察到 3 级和 4 级输液反应。出现 2 级输液反应时，应降低滴速或暂停给药，当症状缓解后可考虑恢复用药并密切观察。如果出现 3 级或 4 级输液反应，必须停止输液并永久停止本品治疗。给予适当的药物治疗。

（14）配伍禁忌：在没有进行配伍性研究的情况下，本品不得与其他医药产品混合。本品不应与其他医药产品经相同的静脉通道合并输注。

（15）对驾驶和操作机器能力的影响：基于本品可能出现疲劳等不良反应，因此建议患者在使用本品期间避免驾驶或操作机器，直至确定本品不会对驾驶或操作产生不良影响。

【孕妇及哺乳期妇女用药】

（1）妊娠期：尚无妊娠期女性使用本品治疗的数据。不建议在妊娠期间使用本品。

（2）哺乳期：建议哺乳期妇女在接受本品治疗期间及末次给药后至少 5 个月内停止哺乳。

（3）避孕：育龄期男女在接受本品治疗期间，以及最后一次本品给药后至少 5 个月内应采用有效避孕措施。

（4）生育力：尚无本品对生育力潜在影响的临床数据，因此本品对男性和女性生育力的影响不详。

【药物相互作用】本品是一种人源化单克隆抗体，尚未进行与其他药物药动学相互作用研究。因单克隆抗体不经细胞色素 P450 酶或其他药物代谢酶代谢，因此，合并使用的药物对这些酶的抑制或诱导作用预期不会影响本品的药动学。

由于可能干扰本品药效学活性，因此应避免在开始本品治疗前使用全身性皮质类固醇及其他免疫抑制药。如果为了治疗免疫相关性不良反应，可在开始本品治疗后使用全身性皮质类固醇及其他免疫抑制药。

【药动学】

（1）吸收：本品采用静脉输注的给药方式，血药浓度自输注开始逐渐上升，输注结束后达峰，之后缓慢降低。

（2）分布：信迪利单抗在晚期或复发性非鳞状细胞非小细胞肺癌患者、复发或难治性经典型霍奇金淋巴瘤患者、晚期肝细胞癌患者及晚期、复发性或转移性食管鳞癌患者，以及不可切除的局部晚期、复发性或转移性胃及胃食管交界处腺癌患者中，稳态表观分布容积的均值（变异系数）分别为 4.71L（10%）、4.70L（22%）、6.2L（65%）、6.02L（27.5%）和 6.03L（13.7%）。

（3）消除：在晚期或复发性非鳞状细胞非小细胞肺癌患者、复发或难治性经典型霍奇金淋巴瘤患者、晚期肝细胞癌患者和晚期、复发性或转移性食管鳞癌患者，以及不可切除的局部晚期、复发性或转移性胃及胃食管交界处腺癌患者中，信迪利单抗基线清除率均值（变异系数）分别为 0.29L/d（43%）、0.32L/d（59%）、0.25L/d（28.9%）、0.24L/d（25.9%）和 0.29L/d（34.7%）；稳态清除率均值（变异系数）分别为 0.19L/d（44%）、0.21L/d（72%）、0.24L/d（28.8%）、0.20L/d（31.4%）和 0.24L/d（23.2%）；稳态末端清除半衰期均值（变异系数）分别为 20.3d（37%）、20.9d（46%）、21.5d（76.3%）、23.4d（33.2%）和 19.8d（26.0%）。

【剂型与规格】本品为澄明至微乳光、无色至淡黄色液体针剂。10ml：100mg。

【贮藏】2～8℃避光贮存；请勿冷冻；请勿振荡。

6. 贝伐珠单抗注射液 又名：安维汀。

【适应证】

（1）转移性结直肠癌：贝伐珠单抗联合以氟嘧啶为基础的化疗适用于转移性结直肠癌患者的化疗。

（2）晚期、转移性或复发性非小细胞肺癌：贝伐珠单抗联合以铂类为基础的化疗用于不可切除的晚期、转移性或复发性非鳞状细胞非小细胞肺癌患者的一线治疗。

【用法和用量】

（1）总则：贝伐珠单抗采用静脉输注的方式给药，首次静脉输注时间需持续90min。如果第1次输注耐受性良好，则第2次输注的时间可以缩短到60min。如果患者对60min的输注也具有良好的耐受性，那么随后进行的所有输注都可以用30min的时间完成。

建议持续贝伐珠单抗的治疗直至疾病进展或出现不可耐受的毒性为止。

（2）转移性结直肠癌（mCRC）：贝伐珠单抗静脉输注的推荐剂量为：联合化疗方案时，以5mg/kg的剂量，每2周给药1次，或以7.5mg/kg的剂量，每3周给药1次。

（3）晚期、转移性或复发性NSCLC：贝伐珠单抗联合以铂类为基础的化疗最多持续6个周期，随后给予贝伐珠单抗单药治疗，直至疾病进展或出现不可耐受的毒性。贝伐珠单抗推荐剂量为15mg/kg，每3周给药1次［15mg/(kg·q3w)］。

（4）特殊剂量说明

1）儿童与青少年：对贝伐珠单抗在18岁以下患者中应用的安全性和有效性尚不明确。

2）老年人：在老年人中应用时不需要进行剂量调整。

3）肾功能不全：对贝伐珠单抗在肾功能不全患者中应用的安全性和有效性还没有进行过研究。

4）肝功能不全：对贝伐珠单抗在肝功能不全患者中应用的安全性和有效性还没有进行过研究。

（5）使用、处理与处置的特别说明：不能将贝伐珠单抗输注液与右旋糖或葡萄糖溶液同时或混合给药。不能采用静脉注射或快速注射。应该由专业医护人员采用无菌技术来配制贝伐珠单抗。抽取所需数量的贝伐珠单抗，用0.9%的氯化钠溶液稀释到需要的给药体积。贝伐珠单抗溶液的终浓度应该保持在1.4～16.5mg/ml。因为产品中不含有防腐剂，所以小瓶中所有剩余的药品都要丢弃掉。作为注射用药品，在给药前应该肉眼检查有无颗粒物和变色。

（6）不相容性：没有观察到贝伐珠单抗与聚氯乙烯和聚烯烃袋之间存在不相容性。采用右旋糖溶液（5%）稀释时，观察到贝伐珠单抗发生具有浓度依赖性的降解。

（7）未使用/过期药品处置：尽量避免药品在环境中的释放。药品不应经废水处理方式处置，应避免经家用垃圾方式处置。如果当地有条件的话，使用已建立的收集系统处置。

（8）剂量调整：不推荐降低贝伐珠单抗的使用剂量。

（9）需停止使用贝伐珠单抗的情况

1）胃肠道穿孔（胃肠道穿孔、胃肠道瘘形成、腹腔脓肿）、内脏瘘形成。

2）需要干预治疗的伤口裂开以及伤口愈合并发症。

3）重度出血（如需要干预治疗）。

4）重度动脉血栓事件。

5）危及生命（4级）的静脉血栓栓塞事件，包括肺栓塞。

6）高血压危象或高血压脑病。

7）可逆性后部白质脑病综合征。

8）肾病综合征。

（10）需暂停使用贝伐珠单抗的情况

1）择期手术前至少4周。

2）药物控制不良的重度高血压。

3）中度到重度的蛋白尿，需要进一步评估。

4）重度输液反应。

【不良反应】

（1）最严重的药物不良反应

1）胃肠道穿孔。

2）出血，较多见于NSCLC患者的肺出血/咯血。

3）动脉血栓栓塞。

（2）其他严重不良反应

1）胃肠道穿孔和瘘：严重胃肠道穿孔病例中大约有1/3是致死性的，占所有贝伐珠单抗治疗患者的0.2%～1%。

2）非胃肠道瘘：有一些接受贝伐珠单抗治疗的患者发生了严重的瘘，其中包括导致死亡的病例。瘘可发生在治疗过程中的不同时期，范围从开始贝伐珠单抗治疗后1周到超过1年，大多数都发生在治疗的前6个月。

3）出血：与肿瘤相关的出血，主要是在对NSCLC患者进行的研究中观察到了严重的或者大量的肺出血/咯血，其次是黏膜与皮肤的出血（如鼻出血），发生率为50%。临床安全性数据提示轻度黏膜与皮肤出血（如鼻出血）的发生可能具有剂量依赖性。在其他部位发生的轻度黏膜与皮肤出血，例如牙龈出血或阴道出血等并不常见。

4）高血压：在采用贝伐珠单抗治疗的患者中，已经观察到高血压（各级高血压）的发生率为 42.1%，明显高于对照组的 14%。通常情况下，通过口服抗高血压药物，例如血管紧张素转换酶抑制药、利尿药和钙通道阻滞药，就可以对高血压进行充分地控制。鲜有病例因为高血压而导致贝伐珠单抗治疗中断或住院。

5）可逆性后部白质脑病综合征（PRLS）：某些患者可遗留神经系统后遗症，但 PRLS 症状通常在几天内消失或缓解。

6）血栓栓塞：①动脉血栓栓塞。在采用贝伐珠单抗治疗各种适应证患者中观察到了动脉血栓栓塞事件的发生率有所增高，其中包括脑血管意外、心肌梗死、短暂性脑缺血发作，以及其他动脉血栓栓塞事件。②静脉血栓栓塞。在针对各种适应证的临床试验中，贝伐珠单抗组静脉血栓栓塞的总发生率为 2.8%～17.3%，在化疗对照组为 3.2%～15.6%。静脉血栓栓塞事件包括深静脉血栓和肺栓塞。

7）充血性心力衰竭：到目前为止，在贝伐珠单抗临床试验中，所有肿瘤适应证中都观察到了充血性心力衰竭（CHF），但是主要发生在转移性乳腺癌患者中。以前接受过蒽环类药物和（或）既往胸壁接受过放射治疗都可能是发生 CHF 的危险因素。

8）伤口愈合：贝伐珠单抗可能对伤口愈合产生不良影响。贝伐珠单抗治疗期间已报告有严重伤口愈合并发症病例，其中某些为致死性结局。

9）蛋白尿：临床试验结果显示，在接受贝伐珠单抗治疗的患者中，蛋白尿的发生率在 0.7%～38%。蛋白尿的严重性从临床上无症状、一过性、微量蛋白尿到肾病综合征。建议在开始采用贝伐珠单抗治疗之前检测尿蛋白总量。当尿蛋白总量水平≥2g/24h 时，需要推迟贝伐珠单抗治疗，直到尿蛋白总量水平恢复到<2g/24h，再开始治疗。

10）超敏反应（包括过敏性休克）及输液相关反应：与单独化疗相比，使用贝伐珠单抗联合化疗治疗的患者较常发生过敏反应和过敏样反应，这些反应的发生在贝伐珠单抗的某些试验中常见（约 5% 贝伐珠单抗治疗患者）。

11）卵巢衰竭/生育力：在接受贝伐珠单抗治疗患者中卵巢衰竭不良事件的新发报告更为多见。在中止贝伐珠单抗治疗后，大部分女性的卵巢功能可以恢复。接受贝伐珠单抗治疗对生育力的长期影响尚未明确。

12）感染：临床研究中贝伐珠单抗联合放化疗组所有等级和 3～5 级感染的发生率为 54.4% 和 12.8%。

13）老年患者：在随机临床试验中，年龄＞65 岁的患者采用贝伐珠单抗治疗时，发生脑血管意外、短暂性脑缺血发作和心肌梗死等动脉血栓栓塞事件的风险可能大于那些年龄≤65 岁的患者。

14）儿科患者：本品未被批准用于 18 岁以下人群。在公开发表的报道中，暴露于本品的 18 岁以下人群出现了除颌骨坏死以外的其他部位的骨坏死。

15）实验室检查异常：贝伐珠单抗治疗可能导致中性粒细胞计数减少、白细胞计数减少，以及出现蛋白尿。

16）免疫原性：与所有治疗性蛋白质一样，本品也存在着潜在的免疫原性。

（3）来自上市后使用经验的特定不良反应描述：眼疾病（报道于未经批准的玻璃体内使用）：由于使用了不同的未经验证的方法对贝伐珠单抗进行配制、储存和使用，有多例患者报道了严重眼部不良事件（包括感染性眼内炎和其他眼部炎症）。

【禁忌】贝伐珠单抗禁用于已知对下列物质过敏的患者：①产品中的任何一种组分；②中国仓鼠卵巢细胞产物或者其他重组人类或人源化抗体。

【注意事项】

（1）胃肠道穿孔和瘘：在采用贝伐珠单抗治疗时，患者发生胃肠道穿孔和胆囊穿孔的风险可能增加。在发生了胃肠道穿孔的患者中，应该永久性地停用贝伐珠单抗。接受贝伐珠单抗治疗的持续性、复发性或转移性宫颈癌患者，出现阴道和胃肠道的任何部分间瘘管形成（胃肠道-阴道瘘）的风险可能增加。

（2）非胃肠道瘘：在采用贝伐珠单抗治疗时，患者发生瘘的风险可能增加。发生了气管食管（TE）瘘或任何一种 4 级瘘的患者，应该永久性地停用贝伐珠单抗。发生了其他瘘而继续使用贝伐珠单抗的信息有限。对发生了胃肠道以外内瘘的患者，应该考虑停用贝伐珠单抗。

（3）出血：采用贝伐珠单抗治疗患者出血的

风险加大，特别是与肿瘤有关的出血。在采用贝伐珠单抗治疗过程中发生了3级或4级出血的患者，应该永久性地停用贝伐珠单抗。在具有先天性出血体质和患有获得性凝血病的患者中，或者在开始采用贝伐珠单抗治疗之前服用全剂量抗凝血药治疗血栓栓塞的患者中，还没有获得有关贝伐珠单抗安全性的信息，在此类患者中首次采用贝伐珠单抗进行治疗之前，应该进行慎重的考虑。但是，在接受贝伐珠单抗治疗中发生了静脉血栓的患者，同时采用全剂量华法林和贝伐珠单抗进行治疗时，3级或3级以上出血的发生率没有出现增高。

（4）因混合用于未经批准的玻璃体内使用而引起的重度眼部感染：有报道，将批准用于癌症患者静脉输注给药的贝伐珠单抗瓶装制剂混合用于未经批准的玻璃体内使用后，可引起个别及群体性严重眼部不良事件（包括感染性眼内炎和其他眼部感染情况），其中某些事件导致不同程度的视力下降，包括永久性失明。

（5）肺出血/咯血：采用贝伐珠单抗治疗的非小细胞肺癌患者可能面临着发生严重的、在某些病例中甚至是致死的肺出血/咯血的风险。最近发生过肺出血/咯血（＞1/2 茶匙的鲜红血液）的患者不应该采用贝伐珠单抗进行治疗。

（6）高血压：在采用贝伐珠单抗治疗的患者中，观察到高血压的发生率有所升高。临床安全性数据表明高血压的发生可能具有剂量依赖性。建议在采用贝伐珠单抗治疗的过程中，对血压进行监测。对于采用抗高血压治疗不能充分控制的明显高血压患者，或者发生了高血压危象或高血压脑病的患者，应该永久性地停用贝伐珠单抗。

（7）可逆性后部白质脑病综合征（PRLS）：贝伐珠单抗治疗患者产生PRLS症状的报道极少，PRLS是一种罕见的神经疾病，表现为癫痫发作、头痛、精神状态改变、视觉障碍，或者皮层盲，伴有或者不伴有高血压。PRLS的诊断需要由大脑影像学检查结果确认，首选MRI。在发生了PRLS的患者中，建议采用包括控制高血压在内的特异性对症治疗，同时停用贝伐珠单抗。目前还不了解在既往发生过PRLS的患者中，重新开始贝伐珠单抗治疗的安全性。

（8）动脉血栓栓塞：在临床试验观察到，在接受贝伐珠单抗联合化疗的患者中，包括脑血管意外、短暂性脑缺血发作（TIA）和心肌梗死（MI）在内的动脉血栓栓塞的发生率高于那些只接受化疗的患者。对于已经发生了动脉血栓栓塞的患者，应该永久性地停用贝伐珠单抗。有动脉血栓栓塞史、糖尿病或者年龄大于65岁的接受贝伐珠单抗与化疗联合治疗的患者，在贝伐珠单抗治疗过程中发生动脉血栓栓塞的风险增高。在采用贝伐珠单抗对此类患者进行治疗时，应该慎重。

（9）静脉血栓栓塞：在采用贝伐珠单抗治疗时，患者可能面临着发生包括肺栓塞在内的静脉血栓栓塞性事件的风险。使用贝伐珠单抗治疗持续性、复发性或转移性宫颈癌可能会增加静脉血栓栓塞事件的风险。如果患者发生了威胁生命（4级）的静脉栓塞事件，包括肺栓塞，应该停用贝伐珠单抗。对于栓塞事件≤3级的患者需要进行密切的监测。

（10）CHF：在临床试验中曾经报道了符合CHF诊断标准的事件。从无症状性的左心室射血分数下降到需要治疗或者住院的有症状性CHF。在使用本品治疗有临床重度心血管病的患者（如有冠心病史或充血性心力衰竭）时应谨慎。

大部分发生CHF的患者都患有转移性乳腺癌，并且在此之前接受过蒽环类药物的治疗，或者之前左胸壁接受过放射治疗，或者具有其他发生CHF的危险因素。

（11）中性粒细胞减少症：已经观察到与单独采用化疗的患者相比较，在某些骨髓毒性化疗方案联合贝伐珠单抗治疗的患者中，重度中性粒细胞减少、中性粒细胞减少性发热或者伴有重度中性粒细胞减少的感染（其中某些病例甚至发生了死亡）的发生率有所增加。

（12）伤口愈合并发症：贝伐珠单抗可能对伤口愈合产生不良影响。已报道了具有致死性结局的严重伤口愈合并发症。重大手术后至少28d内不应该开始贝伐珠单抗治疗，或者应该等到手术伤口完全愈合之后再开始贝伐珠单抗的治疗。贝伐珠单抗治疗过程中发生了伤口愈合并发症的患者，应该暂停贝伐珠单抗治疗，直到伤口完全愈合。需要进行择期手术的患者也应该暂停贝伐珠单抗治疗。在接受本品治疗的患者中罕有坏死性筋膜炎（包括死亡病例）的报道，通常继发于伤口愈合并发症、胃肠道穿孔或瘘管形成。一旦诊断为坏死性筋膜炎，应立即终止贝伐珠单抗治疗并开始适当的治疗。

（13）蛋白尿：临床试验结果显示，在接受贝伐珠单抗与化疗联合治疗的患者中，蛋白尿的发生率高于那些只接受化疗的患者。在采用贝伐珠单抗进行治疗的患者中，4 级蛋白尿（肾病综合征）的发生率达到了 1.4%。如果出现了肾病综合征，就应该永久性地终止贝伐珠单抗治疗。

（14）超敏反应（过敏性休克）及输液相关反应：患者可能有发生超敏反应、输液相关反应的风险。在贝伐珠单抗给药期间和给药后应密切观察患者，如发生此类反应，应中止输注，并采取适当的治疗。全身性预防给药不能防止此类反应的发生。

（15）卵巢衰竭/生育力：贝伐珠单抗可能损害女性生育力。因此，在使用贝伐珠单抗治疗前，应当与有潜在生育力的妇女讨论生育力的保护方法。

（16）驾驶和使用机器的能力：有关贝伐珠单抗对驾驶和使用机器能力的影响还没有进行过研究。但是，没有证据表明贝伐珠单抗治疗可能增加导致驾驶或机器操作能力削弱的或者导致心智能力下降的不良事件发生率。

【孕妇及哺乳期妇女用药】

（1）妊娠期：研究已经表明血管生成对胎儿的发育至关重要。给予贝伐珠单抗后对血管生成产生的抑制作用可能导致不良的妊娠结局。因此，在妊娠期不应该使用贝伐珠单抗。出于药动学考虑，在最后一次贝伐珠单抗治疗后的至少 6 个月内应采取避孕措施。

（2）生育力：动物的重复剂量安全性研究表明贝伐珠单抗可能对女性的生育力有不良影响。贝伐珠单抗对生育力的长期影响尚未明确。

（3）哺乳期：目前还不知道贝伐珠单抗是否可以通过人乳排泄。贝伐珠单抗可能危害婴儿的生长和发育，因此应该建议妇女在采用贝伐珠单抗进行治疗时停止哺乳。建议在最后一次贝伐珠单抗治疗后的至少 6 个月内不要采取母乳喂养。

【药物相互作用】与其他药品的相互作用以及其他形式的相互作用主要表现在以下几方面。

（1）抗肿瘤药物对贝伐珠单抗药动学的影响：根据群体 PK 分析的结果，没有观察到合用的化疗与贝伐珠单抗代谢之间存在具有临床意义的相互作用。

（2）贝伐珠单抗对其他抗肿瘤药物药动学的影响：药物间相互作用研究结果表明，贝伐珠单抗对伊立替康及其活性代谢产物 SN38、卡培他滨及其代谢产物、奥沙利铂、IFN-α-2a 及顺铂的药动学没有显著性影响，也无法得出有关贝伐珠单抗对吉西他滨药动学影响的确切结论。

贝伐珠单抗与苹果酸舒尼替尼联合使用，有报道发生了微血管溶血性贫血（MAHA）。此外，在一些患者中观察到了高血压（包括高血压危象）、肌酐升高和神经病学症状。所有这些发现随着贝伐珠单抗和舒尼替尼的停用而恢复，均为可逆性的。

（3）放射治疗：贝伐珠单抗联合同步放疗的安全性和有效性在其他适应证上尚未明确。

【药动学】贝伐珠单抗的药动学参数都是通过分析血清总的贝伐珠单抗浓度来评估的（即检测方法不能区分游离的贝伐珠单抗和与 VEGF 结合的贝伐珠单抗）。贝伐珠单抗的药动学呈线性关系。

（1）吸收：不适用。

（2）分布：当贝伐珠单抗与抗肿瘤药物合用时，女性和男性患者的典型外周室体积（V_p）分别为 1.69L 和 2.35L。对体重进行校正以后，男性患者的中央室体积（V_c）高于女性患者（+20%）。

（3）代谢：贝伐珠单抗的代谢与消除与内源性 IgG 相似，即主要通过人体内皮细胞的蛋白水解分解代谢，不是主要通过肾脏和肝脏的消除。IgG 与 FcRn 的结合可保护其不被细胞代谢，从而具有长的终末半衰期。

（4）清除：根据双室模型，典型女性患者的消除半衰期估计值为 18d，典型男性患者为 20d。

【剂型与规格】西林瓶装，本品为静脉注射用无菌溶液，pH 为 5.9~6.3，澄清至微带乳光、无色至浅棕色液体。4ml∶100mg；16ml∶400mg。

【贮藏】避光，2~8℃在原包装中保存和运输。不要冷冻保存，不要摇动。

7. 阿替利珠单抗注射液　又名：泰圣奇。

【适应证】

（1）小细胞肺癌：本品与卡铂和依托泊苷联合用于广泛期小细胞肺癌（ES-SCLC）患者的一线治疗。

（2）肝细胞癌：本品联合贝伐珠单抗治疗既往未接受过全身系统性治疗的不可切除肝细胞癌患者。

（3）早期非小细胞肺癌：阿替利珠单抗单药

用于检测评估为≥1%肿瘤细胞（TC）PD-L1染色阳性、经手术切除、以铂类为基础化疗之后的Ⅱ～ⅢA期非小细胞肺癌患者的辅助治疗。

（4）转移性非小细胞肺癌：本品用于经国家药品监督管理局批准的检测方法评估为≥50%肿瘤细胞PD-L1染色阳性（TC≥50%）或肿瘤浸润PD-L1阳性免疫细胞（IC）覆盖≥10%的肿瘤面积（IC≥10%）的EGFR基因突变阴性和间变性淋巴瘤激酶（ALK）阴性的转移性NSCLC的一线单药治疗。

本品联合培美曲塞和铂类化疗用于EGFR基因突变阴性和间变性淋巴瘤激酶（ALK）阴性的转移性非鳞状NSCLC患者的一线治疗。

【用法和用量】

（1）用于早期非小细胞肺癌辅助治疗时的药物选择：本品用于检测评估为≥1%肿瘤细胞（TC）PD-L1染色阳性的Ⅱ～ⅢA期非小细胞肺癌（NSCLC）患者的辅助治疗。检测方法为使用经充分验证的抗PD-L1抗体检测试剂（免疫组织化学法），评估福尔马林固定、石蜡包埋的组织切片中NSCLC组织样本，并通过光学显微镜检查，通常根据染色强度高于背景色的膜染色肿瘤细胞百分比（%TC）来确定NSCLC组织中的PD-L1蛋白表达水平。

本品应在专业医师指导下静脉输注给药，不得以静脉注射或快速静脉滴注的方式给药，不得与其他药物使用同一输液管给药。

本品首次静脉滴注时间需至少持续60min。如果首次输注患者耐受性良好，则随后的输注时间可适当缩短，但至少持续30min。

本品与其他药品联合用药时，也应同时参考联用药品的完整处方信息。如在同一天给药，本品应在其联用药品之前先行给药。

（2）小细胞肺癌：本品与卡铂和依托泊苷联合用药：在诱导期，第1天静脉输注阿替利珠单抗，推荐剂量为1200mg，继之以静脉输注卡铂，之后是依托泊苷。第2天和第3天静脉输注依托泊苷。该方案每3周给药1次，共4个治疗周期。诱导期之后是无化疗的维持期，在此期间每3周静脉输注1次1200mg的阿替利珠单抗。

（3）肝细胞癌：本品与贝伐珠单抗联合用药：首先静脉输注阿替利珠单抗，推荐剂量为1200mg，继之以静脉输注贝伐珠单抗15mg/kg。该方案每3周给药1次。

（4）非小细胞肺癌：①阿替利珠单抗单药治疗：静脉输注阿替利珠单抗，推荐剂量为1200mg。该方案每3周给药1次。②本品与卡铂或顺铂和培美曲塞联合用药：在诱导期，第1天静脉输注阿替利珠单抗，推荐剂量为1200mg，继之以静脉输注培美曲塞500mg/m²，之后是卡铂AUC 6mg/(ml·min)或顺铂75mg/m²。该方案每3周给药1次，共4个或6个治疗周期。诱导期之后是维持期，在此期间每3周静脉输注1次1200mg的阿替利珠单抗和培美曲塞500mg/m²。

治疗持续时间：患者可接受本品治疗直至临床获益消失或出现不可接受的毒性。对于早期非小细胞肺癌，患者可接受本品治疗1年，除非疾病复发或出现不可接受的毒性。

（5）延迟或遗漏用药：如果在预定日期漏用了本品，应尽快给药，并应调整给药计划，使2次给药之间间隔3周。

（6）剂量调整：不建议减少本品的剂量。针对免疫相关性不良反应的剂量调整参见【注意事项】和【不良反应】的推荐剂量调整方案。

对于其他免疫相关性反应，根据反应的类型和严重程度，发生2级或3级免疫相关性不良反应时应暂停本品治疗，并开始皮质类固醇治疗[1～2mg/(kg·d)泼尼松或等效剂量]。如果症状改善至≤1级时，则应根据临床情况对皮质类固醇逐渐减量。如果事件在12周内改善至≤1级，而且皮质类固醇剂量减至每日≤10mg口服泼尼松或等效剂量，则可恢复本品治疗。

若发生4级免疫相关性不良反应，或在发生不良反应后12周内皮质类固醇的剂量无法减少至每日≤10mg泼尼松或等效剂量时，应永久停止本品治疗。

（7）特殊用药说明

1）儿童用药：尚未确立本品在18岁以下儿童和青少年患者中的安全性和有效性。

2）老年用药：年龄≥65岁患者无须调整剂量。

3）肝损伤：轻度或中度肝损伤患者无须调整剂量。本品在重度肝损伤患者中使用的安全性及有效性尚未建立，不推荐使用；如经医师评估使用本品预期获益大于风险，需在医师指导下谨慎使用。

4）肾损伤：肾损伤患者无须调整剂量。

（8）使用、处理和处置的特殊说明

1）稀释说明：应由专业医护人员使用无菌技术来配制本品，使用无菌针头和注射器配制阿替利珠单抗，从药瓶中抽出所需体积的本品浓缩液，并使用 0.9% 氯化钠溶液稀释到需要的给药体积。只能使用 0.9% 氯化钠注射液进行稀释。

本品不得与其他药品混合。

本品不含防腐剂，因此每瓶药物仅供单次使用。丢弃任何未使用的部分。

2）配伍禁忌：未观察到本品与聚氯乙烯/聚烯烃/聚乙烯/聚丙烯输液袋的药品接触表面之间存在不相容性。另外，对于由聚醚砜或聚砜组成的在线过滤膜，以及由聚氯乙烯、聚乙烯、聚丁二烯或聚醚氨酯组成的输液装置和其他输液辅助器，未观察到与本品的不相容性。

3）未使用/过期药品的处置：应尽量减少环境中药物的释放。药品不应经废水处理方式处置，应避免按家庭垃圾处置本品。如果当地有条件的话，使用已建立的"收集系统"处置。

【不良反应】

（1）安全性特征总结

1）阿替利珠单抗单药治疗的安全性是基于 3178 例多种肿瘤类型患者的汇总数据而得来的。最常见的不良反应（＞10%）为疲乏（35.9%）、食欲减退（25.5%）、恶心（23.5%）、咳嗽（20.8%）、呼吸困难（20.5%）、发热（20.1%）、腹泻（19.7%）、皮疹（19.3%）、骨骼肌肉疼痛（15.4%）、背痛（15.3%）、呕吐（15.0%）、乏力（14.5%）、关节痛（13.9%）、瘙痒症（12.6%）、尿路感染（11.6%）和头痛（11.1%）。

2）阿替利珠单抗联合其他药物治疗的安全性是基于 4371 例多种类型肿瘤患者的汇总数据而得来的。与单药治疗相比，新发现的以及发生频率差异具有临床意义的最常见的不良反应（≥20%）为贫血（36.8%）、中性粒细胞减少症（35.8%）、血小板减少症（27.7%）、脱发（26.4%）、便秘（25.7%），以及周围神经病（23.0%）。

（2）特定不良反应描述

1）免疫相关性肺炎：①接受阿替利珠单抗单药治疗的患者中，2.7%（87/3178）的患者报告了肺炎。这 87 例患者中，发生了 1 例致死性事件，有 12（0.4%）例患者因肺炎导致阿替利珠单抗治疗终止，有 1.6%（51/3178）的阿替利珠单抗治疗患者因肺炎需要接受皮质类固醇治疗。②在接受阿替利珠单抗联合化疗治疗晚期 NSCLC 的患者中，有 5.9%（131/2223）的患者报告了肺炎。在这 131 例患者中，共发生了 6 例致死性事件，有 43（1.9%）例患者因肺炎导致阿替利珠单抗治疗终止，有 4.5%（100/2223）的阿替利珠单抗治疗患者因肺炎需要接受皮质类固醇治疗。

2）免疫相关性肝炎：接受阿替利珠单抗单药治疗的患者中，2.0%（62/3178）的患者报告了肝炎。在这 62 例患者中，2 例事件导致死亡，有 6（0.2%）例患者因肝炎导致阿替利珠单抗治疗终止，有 0.6%（18/3178）的阿替利珠单抗治疗患者因肝炎需要接受皮质类固醇治疗。

3）免疫相关性结肠炎：接受阿替利珠单抗治疗的患者中，1.1%（34/3178）的患者报告了结肠炎。有 8（0.3%）例患者因结肠炎导致阿替利珠单抗治疗终止，有 0.6%（19/3178）的阿替利珠单抗治疗患者因结肠炎需要接受皮质类固醇治疗。

4）免疫相关性内分泌疾病：①甲状腺疾病：接受阿替利珠单抗单药治疗的患者中，5.2%（164/3178）的患者报告了甲状腺功能减退症，0.9%（30/3178）的患者报告了甲状腺功能亢进症。4.9%（23/473）的接受阿替利珠单抗联合卡铂和白蛋白结合型紫杉醇治疗的患者发生了甲状腺功能亢进。1 例（0.2%）患者因甲状腺功能亢进而停药。②肾上腺功能不全：接受阿替利珠单抗单药治疗的患者中，0.3%（11/3178）的患者报告了肾上腺功能不全。肾上腺功能不全导致 1 例（＜0.1%）患者终止阿替利珠单抗治疗，有 0.3%（9/3178）的阿替利珠单抗治疗患者因肾上腺功能不全需要接受皮质类固醇治疗。1.5%（7/473）接受阿替利珠单抗联合卡铂和白蛋白结合型紫杉醇治疗的患者发生了肾上腺功能不全，0.8%（4/473）接受阿替利珠单抗联合卡铂和白蛋白结合型紫杉醇治疗的患者发生了需要使用皮质类固醇的肾上腺功能不全。③垂体炎：接受阿替利珠单抗单药治疗的患者中，＜0.1%（2/3178）的患者报告了垂体炎。1 例患者需要使用皮质类固醇，并且终止阿替利珠单抗治疗。接受阿替利珠单抗联合贝伐珠单抗、紫杉醇和卡铂治疗的患者中，0.8%（3/393）的患者报告了垂体炎，2

例患者需要使用皮质类固醇，1 例患者因垂体炎终止治疗。④糖尿病：接受阿替利珠单抗单药治疗的患者中，0.3%（10/3178）的患者报告了糖尿病，有 3 例（<0.1%）患者因糖尿病导致阿替利珠单抗治疗终止。

5）免疫相关性脑膜脑炎：接受阿替利珠单抗单药治疗的患者中，0.4%（14/3178）的患者报告了脑膜脑炎，有 0.2%（6/3178）的阿替利珠单抗治疗患者需要接受皮质类固醇治疗，有 4 例（0.1%）患者因脑膜脑炎终止阿替利珠单抗治疗。

6）免疫相关性神经病变：接受阿替利珠单抗单药治疗的患者中，0.2%（5/3178）的患者报告了神经病变，包括吉兰-巴雷综合征（Guillain-Barre 综合征）和脱髓鞘性多发性神经病。有 1 例（<0.1%）患者因吉兰-巴雷综合征导致阿替利珠单抗治疗终止。有<0.1%（2/3178）的阿替利珠单抗治疗患者因吉兰-巴雷综合征接受皮质类固醇治疗。

7）免疫相关性胰腺炎：接受阿替利珠单抗单药治疗的患者中，0.6%（18/3178）的患者报告了胰腺炎，包括淀粉酶升高和脂肪酶升高，胰腺炎导致 3 例（<0.1%）患者终止阿替利珠单抗治疗。有 0.1%（4/3178）的阿替利珠单抗治疗患者因胰腺炎接受皮质类固醇治疗。

8）免疫相关性肌炎：接受阿替利珠单抗单药治疗的患者中，0.4%（13/3178）的患者报告了肌炎，肌炎导致 1 例（<0.1%）患者终止阿替利珠单抗治疗。有 0.2%（7/3178）的阿替利珠单抗治疗患者因肌炎接受皮质类固醇治疗。

9）免疫相关性肾炎：小于 0.1%（3/3178）的接受阿替利珠单抗单药治疗的患者发生了肾炎。肾炎导致 2 例（<0.1%）患者终止阿替利珠单抗治疗，1 例患者需要使用皮质类固醇。

10）免疫相关性重度皮肤不良反应：接受阿替利珠单抗单药治疗的患者中，0.7%（22/3178）的患者出现了重度皮肤不良反应（SCAR），3 例（<0.1%）患者出现了导致阿替利珠单抗治疗终止的 SCAR。接受阿替利珠单抗单药治疗的患者中，0.2%（6/3178）的患者出现了需使用全身性皮质固醇治疗的 SCAR。

11）免疫相关性心包疾病：接受阿替利珠单抗单药治疗的患者中，1.4%（45/3178）的患者出现了心包疾病。3 例（<0.1%）患者出现了导致阿替利珠

利珠单抗治疗终止的心包疾病。0.2%（7/3178）的患者出现了需使用皮质类固醇治疗的心包疾病。

（3）免疫原性：与所有治疗性蛋白质一样，阿替利珠单抗存在着发生免疫反应的可能性。在多项Ⅲ期研究汇总评估中，13.1%～36.4% 的患者在治疗中出现了抗药抗体（ADA），4.3%～19.7% 的患者产生了中和抗体（NAb）。ADA 和 NAb 的情况对阿替利珠单抗的药动学、有效性或安全性不会产生与临床相关的影响。

（4）上市后经验：阿替利珠单抗上市后使用期间报告了心包疾病病例。

【禁忌】本品禁用于已知对阿替利珠单抗或成分项下任何辅料过敏的患者。

【注意事项】

（1）免疫相关性肺炎：对于 2 级肺炎，应暂停使用阿替利珠单抗治疗，并开始 1～2mg/(kg·d) 泼尼松或等效剂量的治疗。如果症状改善至≤1 级，则应在≥1 个月时间内逐渐减少皮质类固醇。如果事件在 12 周内改善至≤1 级、皮质类固醇剂量减至泼尼松每日≤10mg 或等效剂量，则可恢复阿替利珠单抗治疗。对于 3 级或 4 级肺炎，必须永久停用阿替利珠单抗治疗。

（2）免疫相关性肝炎：在阿替利珠单抗治疗之前对 AST、ALT 和胆红素进行监测，并在阿替利珠单抗治疗期间进行定期监测。对于基线肝功能检查（LFT）异常的患者，应考虑给予适当的管理。

非肝细胞癌患者中对于 2 级事件，应暂停使用阿替利珠单抗治疗，并开始 1～2mg/(kg·d) 泼尼松或等效剂量的治疗。如果事件改善至≤1 级，则应在≥1 个月时间内逐渐减少皮质类固醇。如果事件在 12 周内改善至≤1 级、皮质类固醇剂量减至泼尼松每日≤10mg 或等效剂量，则可恢复阿替利珠单抗治疗。对于 3 级或 4 级事件，必须永久停用阿替利珠单抗治疗。

肝细胞癌患者中，如果基线时 ALT 或 AST 在正常范围内，之后升高至 3×ULN～10×ULN，或者基线时 1×ULN<ALT 或 AST<3×ULN，之后升高至 5×ULN～10×ULN，以及基线时 3×ULN<ALT 或 AST<5×ULN，之后升高至 8×ULN～10×ULN，应暂停使用阿替利珠单抗治疗，并开始 1～2mg/(kg·d) 泼尼松或等效剂量的治疗。如果事件在 12 周内改善至≤1 级、皮质类固醇剂量减至泼尼松每

日≤10mg 或等效剂量，则可恢复阿替利珠单抗治疗。如果 ALT 或 AST 升高至＞10×ULN 或总胆红素升高至＞3×ULN，必须永久停用阿替利珠单抗治疗。

（3）免疫相关性结肠炎：对于 2 级或 3 级腹泻，应暂停使用阿替利珠单抗治疗。对于 2 级腹泻或结肠炎，如果症状持续超过 5d 或复发，则应开始 1～2mg/(kg·d) 的泼尼松或等效剂量的治疗。对于 3 级腹泻或结肠炎，应开始静脉注射皮质类固醇［1～2mg/(kg·d) 甲泼尼龙或等效剂量］进行治疗。症状改善后，应开始使用 1～2mg/(kg·d) 的泼尼松或等效剂量进行治疗。如果症状改善至≤1 级，则应在≥1 个月时间内逐渐减少皮质类固醇。如果事件在 12 周内改善至≤1 级、皮质类固醇剂量减至泼尼松每日≤10mg 或等效剂量，则可恢复阿替利珠单抗治疗。对于 4 级腹泻或结肠炎，必须永久停用阿替利珠单抗治疗。

（4）免疫相关性内分泌疾病：甲状腺功能异常的无症状患者可以接受阿替利珠单抗治疗。对于症状性甲状腺功能减退症，应暂停使用阿替利珠单抗，并根据需要开始甲状腺激素替代治疗。对于有症状的甲状腺功能亢进症，应暂停使用阿替利珠单抗，并根据需要使用抗甲状腺药物。当症状得到控制并且甲状腺功能改善时，可以恢复使用阿替利珠单抗治疗。

对于症状性肾上腺功能不全，应暂停使用阿替利珠单抗，并开始静脉注射皮质类固醇［1～2mg/(kg·d) 的甲泼尼龙或等效剂量］进行治疗，一旦症状改善，可改为 1～2mg/(kg·d) 泼尼松或等效剂量口服治疗。如果症状改善至≤1 级，则应在≥1 个月时间内逐渐减少皮质类固醇。如果事件在 12 周内改善至≤1 级、皮质类固醇减至泼尼松每日≤10mg 或等效剂量，并且患者在接受替代治疗（如果需要）后状况稳定，则可恢复治疗。

对于 2 级或 3 级垂体炎，应暂停使用阿替利珠单抗，并应开始静脉注射皮质类固醇［1～2mg/(kg·d) 甲泼尼龙或等效剂量］进行治疗，并根据需要使用激素替代治疗，一旦症状改善，可改为 1～2mg/(kg·d) 泼尼松或等效剂量口服治疗。如果症状改善至≤1 级，则应在≥1 个月时间内逐渐减少皮质类固醇。如果事件在 12 周内改善至≤1 级、皮质类固醇剂量减至泼尼松每日≤10mg 或等效剂

量，并且患者接受替代治疗（如果需要）情况稳定，则可恢复治疗。对于 4 级垂体炎，应永久停用阿替利珠单抗治疗。

1 型糖尿病应使用胰岛素治疗。对于 3 级或以上高血糖症（空腹血糖＞250mg/dl 或 13.9mmol/L），应暂停使用阿替利珠单抗。如果通过胰岛素替代治疗使病情得到控制，可以恢复阿替利珠单抗治疗。

（5）免疫相关性脑膜脑炎：对于任何级别的脑膜炎或脑炎，必须永久停用阿替利珠单抗治疗。应开始静脉注射皮质类固醇治疗［1～2mg/(kg·d) 甲泼尼龙或等效剂量］，一旦症状改善，可改为 1～2mg/(kg·d) 泼尼松或等效剂量口服治疗。

（6）免疫相关性神经病变：应根据临床实际情况监测患者的运动和感觉神经病症状。对于任何级别的肌无力综合征/重症肌无力或兰吉-巴雷综合征，都必须永久停用阿替利珠单抗治疗。应考虑开始全身性类固醇皮质激素［剂量为 1～2mg/(kg·d) 泼尼松或等效剂量］。

（7）免疫相关性胰腺炎：当出现 3 级或以上血清淀粉酶或脂肪酶水平升高，或 2 级或 3 级胰腺炎，应暂停使用阿替利珠单抗治疗，并且应使用静脉注射皮质类固醇［1～2mg/(kg·d) 甲泼尼龙或等效剂量］治疗，一旦症状改善，可改为 1～2mg/(kg·d) 泼尼松或等效剂量口服治疗。当血清淀粉酶和脂肪酶水平在 12 周内改善至≤1 级、胰腺炎症状已痊愈、皮质类固醇剂量减至泼尼松每日≤10mg 或等效剂量时，则可恢复阿替利珠单抗治疗。对于 4 级或任何级别的复发性胰腺炎，应永久停用阿替利珠单抗治疗。

（8）免疫相关性心肌炎：如果发生 2 级及以上心肌炎，则必须永久停用阿替利珠单抗治疗，并应开始静脉注射皮质类固醇治疗［1～2mg/(kg·d) 甲泼尼龙或等效剂量］，一旦症状改善，可改为 1～2mg/(kg·d) 泼尼松或等效剂量口服治疗。

（9）免疫相关性肌炎：对于可能出现肌炎的患者，应监测其心肌炎体征。对于 2 级或 3 级肌炎，应停止使用阿替利珠单抗治疗，并应开始皮质类固醇治疗［1～2mg/(kg·d) 泼尼松或等效剂量］。如果症状改善至≤1 级，则根据临床指征逐渐降低皮质类固醇剂量。如果事件在 12 周内改善至≤1 级、皮质类固醇剂量减至泼尼松每日≤10mg（口服）或等效剂量，则可恢复阿替利珠单抗治疗。对

于 4 级或 3 级复发性肌炎，或在发作后 12 周内无法将皮质类固醇剂量降至≤10mg/d 泼尼松或等效剂量，则应永久停用阿替利珠单抗治疗。

（10）免疫相关性肾炎：对于 2 级肾炎，应暂停使用阿替利珠单抗治疗，并应开始使用 1～2mg/(kg·d) 泼尼松或等效剂量的全身皮质类固醇治疗。如果事件在 12 周内改善至≤1 级、皮质类固醇剂量减至泼尼松每日≤10mg 或等效剂量，则可恢复阿替利珠单抗治疗。对于 3 级或 4 级肾炎，必须永久停用阿替利珠单抗治疗。

（11）输液相关反应：已在阿替利珠单抗治疗中观察到了输液相关反应。出现 1 级或 2 级输液相关反应的患者应降低输液速度或中断治疗。出现 3 级或 4 级输液相关反应的患者应永久停用阿替利珠单抗。在密切监测的情况下，出现 1 级或 2 级输液相关反应的患者可以继续接受阿替利珠单抗治疗，可考虑用解热药和抗组胺药预防。

（12）免疫相关性重度皮肤不良反应：接受阿替利珠单抗治疗的患者报告了免疫相关性重度皮肤不良反应（SCAR），包括史蒂文斯-约翰逊综合征（SJS）、中毒性表皮坏死松解症（TEN）和药物反应伴嗜酸粒细胞增多和全身性症状（DRESS）的病例。应监测患者的疑似重度皮肤反应，并排除其他病因。应基于不良反应的严重程度给予相应的处理，对于 3 级皮肤反应的患者，暂停阿替利珠单抗给药直至恢复至≤1 级，并给予皮质类固醇。对于 4 级皮肤反应的患者，应永久终止治疗并给予皮质类固醇。

对于疑似 SCAR，患者应转诊至专科医师处进行进一步诊断和治疗。对于疑似 SJS、TEN 或 DRESS 的患者，应暂停阿替利珠单抗治疗。对于确诊 SJS、TEN 或 DRESS 的患者，应永久终止阿替利珠单抗治疗。

在既往接受其他免疫刺激抗癌药物治疗后出现重度或危及生命皮肤不良反应的患者中，应慎用阿替利珠单抗。

（13）免疫相关性心包疾病：已在阿替利珠单抗的临床试验中观察到了心包疾病，包括心包炎、心包积液和心脏压塞，其中部分可导致死亡。应监测患者心包疾病的临床体征和症状。

（14）其他免疫相关性不良反应：在临床试验或同类其他产品中报告过以下有临床意义的免疫相关性不良反应：全身性炎症反应综合征、组织细胞坏死性淋巴结炎、自身免疫性溶血性贫血、免疫性血小板减少性紫癜、面部和外展神经麻痹、福格特-小柳-原田综合征、葡萄膜炎、虹膜炎和血管炎。

对于疑似 2 级免疫相关性不良反应，排除其他原因后应根据临床指征给予皮质类固醇治疗。对于重度（3 级或 4 级）不良反应，给予皮质类固醇，泼尼松 1～2mg/(kg·d) 或等效剂量，然后逐渐减量。根据不良反应的严重程度，中断或永久停药。

如果葡萄膜炎与其他免疫相关性不良反应同时发生，则需评估福格特-小柳-原田综合征，已在该类别的其他产品中观察到该综合征，可能需要全身性类固醇治疗，以降低永久性视力丧失的风险。

（15）特殊人群：自身免疫病患者从阿替利珠单抗的临床试验中排除。尚未获得自身免疫病患者的相关数据，此类患者应慎用阿替利珠单抗，而且使用之前应评估潜在的风险-获益。

（16）胚胎-胎儿毒性：基于作用机制，阿替利珠单抗的使用可能对胎儿造成伤害。动物研究已经证明了 PD-L1/PD-1 途径的抑制可导致发育中的胎仔发生致死性免疫相关性排斥反应的风险增加。应告知孕妇对胎儿的潜在风险。

（17）药物滥用与药物依赖性：尚无可报告的数据。

（18）对驾驶和机械操作能力的影响：尚未开展过对驾驶和机械操作能力的影响研究。

【特殊人群用药】

（1）具有生育能力的女性和男性

1）生育力：基于动物研究，接受阿替利珠单抗治疗期间会损伤具有生育能力女性患者的生育力。

2）避孕：育龄期女性患者在接受阿替利珠单抗治疗期间以及末次给药后至少 5 个月内，应当采取有效的避孕措施。

3）妊娠期用药：尚未在妊娠期女性中进行阿替利珠单抗的临床研究。妊娠期内不建议使用阿替利珠单抗，除非对母体的潜在获益大于对胎儿的潜在风险。

4）哺乳期用药：目前尚不清楚阿替利珠单抗是否会分泌至人乳。尚未开展旨在评估阿替利珠单抗对乳汁分泌的影响或乳汁中是否含阿替利珠单抗的研究。因为对婴儿哺乳的潜在伤害尚不明确，须停止哺乳或停止阿替利珠单抗治疗。

（2）儿童用药：本品在该人群中的安全性和有效性尚未确定。在一项临床试验的儿童患者中，阿替利珠单抗未显示临床获益。

（3）老年人用药：≥65岁和65岁以下患者之间安全性和有效性总体上无差异。

（4）肝损伤：轻度或中度肝损伤患者无须调整剂量。本品在重度肝损伤患者中使用的安全性及有效性尚未建立，不推荐使用；如经医师评估使用本品预期获益大于风险，需在医师指导下谨慎使用。

（5）肾损伤：肾损伤患者无须调整剂量。

【药物相互作用】尚未对阿替利珠单抗开展正式的药动学药物相互作用的研究。由于阿替利珠单抗通过分解代谢从循环中清除，预计不会发生代谢性药物-药物相互作用。

【药动学】

（1）吸收：阿替利珠单抗采用静脉输注给药。未针对其他给药途径开展研究。

（2）分布：群体药动学分析表明，典型患者中央室分布容积为3.28L，稳态表观容积为6.91L。

（3）代谢：尚未直接研究阿替利珠单抗的代谢。抗体主要通过分解代谢被清除。

（4）消除：群体药动学分析表明，阿替利珠单抗的清除率为0.2L/d，典型的终末消除半衰期（$t_{1/2}$）为27d。

【剂型与规格】西林瓶装，本品为无色至微黄色溶液；1200mg/20ml（60mg/ml）。

【贮藏】2～8℃避光贮存；请勿冷冻；请勿振摇。

九、免疫抑制药

1. 硫唑嘌呤片　又名：依木兰。

【适应证】本品与皮质类固醇和（或）其他免疫抑制药及治疗措施联用，可防止器官移植（肾移植、心脏移植及肝移植）患者发生的排斥反应，并可减少肾移植患者对皮质类固醇的需求。

通常本品与皮质类固醇和（或）其他免疫抑制药及治疗措施联用或单独使用，对下列患者的治疗可取得临床疗效（包括皮质类固醇减量）：严重

的类风湿关节炎、系统性红斑狼疮、皮肌炎、自身免疫性慢性活动性肝炎、结节性多动脉炎、自身免疫性溶血性贫血、自发性血小板减少性紫癜。

【用法和用量】本品须在饭后以足量水吞服。器官移植后，应长期维持治疗，否则将会出现预期的排斥反应。患者在急性或长期治疗期间均应可靠地、系统地遵循治疗方案，这样才可能获得成功的治疗效果。

（1）器官移植的剂量（成人与儿童）

1）首日剂量：本品的用药剂量取决于所采用的免疫治疗方案，通常第1天剂量最大为5mg/(kg·d)。

2）维持剂量：维持剂量要根据临床需要和血液系统的耐受情况而调整，一般为1～4mg/(kg·d)。

（2）其他疾病的治疗剂量（成人与儿童）：一般情况下，本品的起始剂量为1～3mg/(kg·d)，在持续治疗期间，根据临床反应（可能数月或数周内并无反应）和血液系统的耐受情况在此范围内作相应调整。当治疗效果明显时，应考虑将用药量减至能保持疗效的最低剂量，作为维持剂量。如果3个月内病情无改善，则应考虑停用本品。本品的维持剂量为1～3mg/(kg·d)，取决于临床治疗的需要和患者的个体反应，包括血液系统的耐受性。若有肝和（或）肾功能不全的患者，应采用推荐剂量范围的下限值。本品绝不可掰开或弄碎，外包装破裂后不得接受，手持膜衣完整的本品无害，也无须另外采取其他保护措施。或遵医嘱。

【不良反应】

（1）过敏反应：临床可观察到以下几种过敏反应，主要表现为全身不适、头晕、恶心、呕吐、腹泻、发热、寒战、疹病、皮疹、脉管炎、肌痛、关节痛、低血压，以及肝、肾功能失调和胆汁淤积。大多数不良反应在立即停止服用硫唑嘌呤并给予适宜的支持性循环治疗后消失。当本品出现过敏反应后，应根据患者的个体情况慎重考虑继续使用本品的必要性。

（2）致癌性：罕见，肿瘤包括非霍奇金淋巴瘤和其他恶性肿瘤，尤其是皮肤癌（黑色素瘤和非黑色素瘤）、肉瘤（卡波西肉瘤和假性卡波西肉瘤），以及原位宫颈癌、急性骨髓性白血病和骨髓发育不良。

（3）造血功能：本品可能与骨髓功能抑制作用有关，此作用呈剂量相关性，且通常可逆。最常

见的是白细胞减少症，有时为贫血和血小板减少症，罕见粒细胞缺乏症、全血细胞减少和再生障碍性贫血的发生。上述情况多发生在有骨髓中毒倾向的患者中，如 TPMP 缺乏及肝、肾功能不良，以及同时接受别嘌呤醇治疗而本品减量失败的患者。

（4）易感性：接受本品单独治疗或与其他免疫抑制药联合用药，特别是皮质类固醇制剂，患者对病毒、真菌和细菌感染的易感性增加。

（5）胃肠道反应：多数患者在首次服用本品后出现恶心，餐后服药可以缓解。

（6）肺部反应：出现可逆转性肺炎的报道极为罕见。

（7）脱发：脱发与硫唑嘌呤治疗是否有关还不能确定。

【禁忌】已知对本品或其他任何成分有过敏史者禁用。对 6-硫唑嘌呤（6-MP）过敏者也可能对本品过敏。

【注意事项】

（1）用药监测：使用本品具有潜在的危险性，只有当确保患者在整个治疗期间能够得到充分的不良反应监测时，方可用药。在治疗的前 8 周内，应至少每周进行 1 次包括血小板在内的全血细胞计数检查；如果大剂量给药后患者的肝和（或）肾功能不全时，应增加全血细胞计数检查频率。此后，检查次数可以减少，但仍建议每月检查 1 次，或至少每 3 个月检查 1 次。肝、肾功能不全的患者使用本品时，需特别注意血液系统的监测，并降低用药剂量。

（2）同时接受或近期内刚完成细胞生长抑制药/骨髓抑制药治疗的患者，慎用本品。

（3）接受本品治疗的患者禁用活疫苗。

（4）个别患有遗传性硫嘌呤甲基转移酶（TPMT）缺乏症的患者，可能对硫唑嘌呤的骨髓抑制作用异常敏感，在接受硫唑嘌呤片治疗初期，有快速形成骨髓抑制的倾向，合并使用 TPMT 抑制药，如奥沙拉秦、美沙拉秦或柳氮磺吡啶后，此作用会加重。在接受 6-巯基嘌呤（硫唑嘌呤活性代谢物）联合其他细胞毒性药物治疗的患者中，有报道认为在 TPMT 活性降低及继发性白血病和骨髓发育不良之间可能存在联系。

（5）同所有细胞毒性化疗药物一样，使用本品治疗患者的配偶需采取充分的避孕措施。

【孕妇及哺乳期妇女用药】

（1）孕妇：可致畸胎，孕妇或准备近期内妊娠的妇女禁用本品。

（2）哺乳期妇女：已证实哺乳期妇女服用硫唑嘌呤后，在初乳和母乳中可测得 6-巯基嘌呤。因此，服用本品的患者不应进行哺乳。

【药物相互作用】

（1）别嘌呤醇：可抑制巯基嘌呤（后者是硫唑嘌呤的活性代谢物）代谢成无活性产物，结果使巯基嘌呤的毒性增加，当二者必须同时服用时，硫唑嘌呤的剂量应大大地减低至原剂量的 1/4。硫唑嘌呤可降低 6-巯嘌呤的灭活率。6-巯嘌呤的灭活通过下列方式：酶的 S-甲基化、与酶无关的氧化或是被黄嘌呤氧化酶转变成硫尿酸盐等。硫唑嘌呤能与巯基化合物，如谷胱甘肽起反应，在组织中缓缓释出 6-巯嘌呤而起到前体药物的作用。

（2）神经肌肉阻滞药：本品可增强去极化药物（如琥珀胆碱）的神经肌肉阻滞作用，以及减弱非去极化药物（如筒箭毒碱）的神经肌肉阻滞作用。

（3）华法林：本品可引起华法林抗凝血作用的减弱。

（4）细胞生长抑制药/骨髓抑制药：在使用本品治疗过程中应尽可能避免与细胞生长抑制药和骨髓抑制药合用，如青霉胺。本品治疗有可能会增强西咪替丁和吲哚美辛的骨髓抑制作用。

（5）其他药物相互作用：由于体外试验证据显示氨基水杨酸衍生物（奥沙拉秦、美沙拉秦和柳氮磺吡啶）对 TPMT 有抑制作用，故当患者正在接受本品治疗时应谨慎使用此类药物。在体外试验中，呋塞米可破坏人体肝细胞对硫唑嘌呤的代谢作用，但其临床意义尚不明确。

（6）疫苗：本品的免疫抑制活性对活疫苗能够引起一种非典型的潜在性损害，很可能对无活性疫苗有减灭作用。本品对多价肺炎球菌疫苗的活性无影响。

【药动学】硫唑嘌呤的肠吸收较 6-巯基嘌呤为佳，口服吸收良好。进入体内后很快被分解成 6-巯基嘌呤，然后再分解代谢而生成多种氧化的和甲基化的衍生物，随尿排出体外。24h 尿中排泄量为 50%～60%，48h 内随粪便排出 12%。血药浓度低，服药后 1h 达最高浓度，3～4h 血药浓度降低约 50%，用药后 2～4d 方有明显疗效。

【剂型与规格】圆形、双凸、黄色薄膜衣片，每片 50mg。

2. 麦考酚钠肠溶片 又名：米芙。

【适应证】适用于与环孢素和皮质类固醇合用，用于对接受同种异体肾移植成年患者急性排斥反应的预防。

【用法和用量】本品推荐的起始剂量为每日 2 次，每次 720mg（总剂量为 1440mg/d）在进食前 1h 或进食后 2h 空腹服用，随后可根据患者的临床表现及医师的判断进行剂量调整。

本品与吗替麦考酚酯片剂或胶囊吸收的速率不同，没有医师指导，两者不可以互换。

口服麦考酚钠和吗替麦考酚酯后，体内的有效治疗成分都是麦考酚酸（MPA），在 MPA 的暴露水平相同、治疗效果相当，或者上述联合的情况下，方可在医师指导下替换。麦考酚钠肠溶片 1440mg/d 与吗替麦考酚酯 2.0g/d 治疗等效。

应告诫患者不要碾碎、咀嚼或切割本品，应整片吞服以保持片剂肠溶衣的完整性。

排斥反应期间的治疗：肾移植排斥反应不会引起 MPA 药动学的改变，无须减少剂量或中断本品治疗。

肾损伤患者：移植术后肾功能延迟恢复的患者，无须调整剂量。严重慢性肾衰竭患者［肾小球滤过率＜25ml/(min·1.73m^2) BSA］应严密监测游离 MPA 和总麦考酚酸葡萄糖醛酸苷（MPAG）浓度增加而引起的潜在不良反应。

肝损伤患者：对患有肝器质性疾病的肾移植患者，无须调整剂量。但是，尚不清楚是否需要对其他病因的肝调整剂量。

【不良反应】最常见（≥10%）的药物不良反应与麦考酚钠、环孢素微乳剂和皮质激素联合用药有关，包括白细胞减少症和腹泻。

（1）恶性肿瘤：接受免疫抑制药治疗，包括接受麦考酚钠联合用药方案治疗的患者，有增加发生淋巴瘤或其他恶性肿瘤的风险，特别是皮肤癌。

（2）机会性感染：所有接受移植的患者都有增加机会性感染的风险，风险随免疫抑制药总使用量的增加而增加。在对肾移植患者进行的临床对照研究中，接受麦考酚钠和其他免疫抑制药治疗的新肾移植患者 1 年后最常见的机会性感染是巨细胞病毒（CMV）感染、念珠菌感染和单纯疱疹病毒感染。

（3）老年患者：老年患者通常属于免疫抑制相关药物不良反应的高危人群。临床研究中，老年患者接受包括麦考酚钠在内的免疫抑制药联合治疗时，与年轻个体比较没有显示不良反应增加的风险。

（4）上市后不良反应：以下是本品上市后自发和文献报告的药物不良反应，因为这些不良反应源自人群数量不确定的自发报告，不可能估算其发生频次，因此归类为未知。药物不良反应依据组织、器官分类排列，在每一组织、器官分类中，药物不良反应按严重程度排列。

1）皮肤及皮下组织：批准后临床试验及上市后监测和自发报告确认皮疹为药物不良反应。

2）胃肠道：结肠炎、食管炎（包括巨细胞病毒引起的结肠炎和食管炎）、巨细胞病毒胃炎、胰腺炎、肠穿孔、胃肠出血、胃溃疡、十二指肠溃疡、肠梗阻。

3）感染：严重的、有时会威胁生命的感染，包括脑脊髓膜炎、感染性心内膜炎、结核和非典型分枝杆菌感染，以及多瘤病毒感染相关肾病（PVAN），尤其是 BK 病毒感染导致的 PVAN。有进行性多灶性白质脑病的报道，该病有时是致命的。

4）血液系统：粒细胞缺乏症、中性粒细胞减少症、全血细胞减少症。在服用吗替麦考酚酯同时选择其他免疫抑制药联合治疗的患者中有发生单纯红细胞再生障碍性贫血的报告。

上市后已经报告了妊娠期内接受本品和其他免疫抑制药联合治疗患者的子女中，出现先天畸形的情况。

在一项上市后临床观察研究中发现，在初始剂量高于 1440mg/d 的患者中，与研究用药相关不良事件的发生率较高，特别是感染及浸染类不良事件。

【禁忌】

（1）对麦考酚钠、麦考酚酸和吗替麦考酚酯，以及对本品所含任何赋形剂成分过敏者禁用。

（2）本品禁用于孕妇，因其可能致突变和致畸。

（3）本品禁用于未使用高效避孕方法的育龄期妇女。

（4）本品禁用于哺乳期妇女。

【注意事项】

（1）麦考酚钠是次黄嘌呤单磷酸脱氢酶（IMPDH）抑制药，因此在理论上应当避免用于患有罕见次黄嘌呤-鸟嘌呤磷酸核糖基转移酶（HGPRT）遗传缺陷的患者，如 Lesch-Nyhan 综合征和 Kelley-Seegmiller 综合征。

（2）因为在妊娠期间使用可能会增加流产，包括自然流产和先天畸形的风险，所以建议在确定妊娠测试结果为阴性后方可开始麦考酚钠治疗。

（3）与对降低皮肤癌风险的一般性建议一样，暴露在阳光下和紫外光下应该穿着保护衣和使用高防晒指数的防晒霜。风险表现为与免疫抑制的强度和持续时间有关，而与某一特定药物的使用无关。

（4）免疫系统的过度抑制增加了感染的易感性，包括机会性感染、致命性感染和败血症。致命性感染会出现在接受免疫抑制的患者中。应认真监测接受麦考酚钠治疗的患者，必须指导患者一旦出现任何感染迹象、意外擦伤、流血或骨髓抑制现象要立即报告。应当根据医师的判断调整剂量。

（5）在接受免疫抑制药，包括 MPA 衍生物、Myfortic 和 MMF 治疗的患者中，报告了 HBV 或 HCV 病毒再活化的病例。

（6）使用吗替麦考酚酯（MMF）患者中已有进行性多灶性白质脑病（PML）的病例报道，有时该疾病是致命的，通常表现为轻偏瘫、冷淡、意识模糊、认知障碍和共济失调。报道的病例大多具有 PML 的危险因素，包括免疫抑制治疗和免疫系统缺陷。吗替麦考酚酯代谢产物即为本品的活性成分 MPA，故本品可能也存在导致 PML 的潜在危险。

（7）应注意发生多瘤病毒感染相关肾病（PVAN）（可造成严重后果，包括肾功能恶化和肾移植失败。患者监测可能会对检查 PVAN 风险的患者有帮助），尤其是 BK 病毒感染所致 PVAN 的患者，在使用免疫抑制药时发生肾功能恶化可进行鉴别诊断。发生 PML 或 PVAN 的患者需减少免疫抑制药总量，但降低免疫抑制药用量可能会增加移植器官排斥反应的风险。

（8）接受麦考酚钠治疗的患者需要注意可能出现的中性粒细胞减少症，该疾病可能与服用的麦考酚钠、联合给药方案、病毒感染有关，或者与以上诱因的综合作用有关。服用麦考酚钠的患者应当在第 1 个月内每周及第 2、3 个月内每两周进行完整的血细胞计数检查，然后在第 1 年内每月进行完整的血细胞计数检查。如果发现中性粒细胞减少症（中性粒细胞绝对计数 $<1.5×10^3/ml$）恶化，则需要暂停或停用麦考酚钠。

（9）在服用吗替麦考酚酯（MMF）同时选择其他免疫抑制联合治疗的患者中，有发生单纯红细胞再生障碍性贫血（RPCA）的报告。MMF 导致单纯红细胞再生障碍性贫血（RPCA）的机制并不清楚。在一些发生 RPCA 的病例中发现降低 MMF 使用剂量或者停用 MMF 可以逆转 RPCA 的发展。

（10）应告诫患者，在接受麦考酚钠治疗期间疫苗的作用会减弱并且应该避免使用减毒活疫苗。接种流感疫苗可能是有益的。

（11）由于已经证明麦考酚钠的衍生物与消化系统不良反应发生的增加有关，包括罕见的胃肠溃疡和出血、穿孔，因此患有严重消化系统疾病的患者应当谨慎使用麦考酚钠。

（12）麦考酚钠在临床研究中已经与以下多种药物联合使用，包括抗胸腺细胞球蛋白、巴利昔单抗、环孢素微乳剂和皮质激素。尚未研究麦考酚钠与其他免疫抑制药联合使用的有效性和安全性。

（13）对驾驶和操作机器的影响。至今没有关于对驾驶和操作机器影响的研究。作用机制、药效学性质和已有的不良反应报道表明不太可能有影响。

【孕妇及哺乳期妇女用药】 致畸效应：妊娠分类 D（FDA 分类）。

（1）妊娠：在妊娠期间使用麦考酚钠，会使出现流产和先天畸形的风险增加。已经报道了与吗替麦考酸酯有关的先天畸形，以及孕期使用吗替麦考酚酯可增加自然流产的风险。吗替麦考酚酯口服或静脉给药后转化为麦考酚酸，因此麦考酚钠肠溶片也应当考虑与吗替麦考酚酯的风险。

本品禁止用于孕妇和未使用高效避孕方法的育龄期妇女。

具有生育能力的患者在开始使用本品进行治疗前，必须充分知悉本品会增加流产和先天畸形的风险，必须向医师咨询关于避孕和妊娠的建议。建议男性患者的女性伴侣在其治疗期间及最后一剂本品给药后至少 90d 内采取高效的避孕方法。

上市后已经报告了妊娠期内接受吗替麦考酚酯和其他免疫抑制药联合治疗患者的子女中，出现先天畸形，包括多发畸形的情况。

（2）哺乳：由于本品可能会导致哺乳期婴儿发生严重不良反应，所以本品禁用于哺乳期妇女。

【药物相互作用】

（1）硫唑嘌呤：由于尚未进行与该药物联合使用的研究，建议不要将麦考酚钠与硫唑嘌呤联合使用。

（2）活疫苗：活疫苗不能用于免疫受损的患者。对其他疫苗的抗体反应也可能会削弱。

（3）阿昔洛韦：在肾功能不全时可能出现麦考酚酸葡萄糖醛酸苷（MPAG）和阿昔洛韦的血药浓度升高。因此，可能存在这两种药物的肾小管分泌竞争，导致 MPAG 和阿昔洛韦浓度的进一步升高。在此种情况下，患者应当接受仔细的追踪观察。

（4）含有镁和铝氢氧化物的抗酸剂：使用抗酸药会减少麦考酚钠的吸收。麦考酚钠和含有镁和铝氢氧化物的抗酸药联合使用会导致 MPA 整体暴露量降低 37% 和 MPA 最大浓度降低 25%。当麦考酚钠与抗酸药（含有镁和铝氢氧化物）联合使用时应谨慎。

（5）质子泵抑制药：健康志愿者同时服用 MMF 1000mg 与泮托拉唑 40mg，每日 2 次，使 MPA AUC 降低 27%，MPA C_{max} 降低 57%。然而，同一研究中，麦考酚钠与泮托拉唑同服未观察到 MPA 药动学的改变。

（6）考来烯胺和其他干扰肠肝循环的药物：由于具有阻断药物肠肝循环的作用，考来烯胺可能会降低 MPA 的整体暴露量，因此与考来烯胺和其他干扰肠肝循环的药物联合用药时可能会降低麦考酚钠的效果，应谨慎使用。

（7）更昔洛韦：MPA 和 MPAG 的药动学性质不受加入更昔洛韦而影响。MPA 治疗剂量对更昔洛韦的清除率没有影响。然而，对肾功能不全患者联合使用麦考酚钠和更昔洛韦时，应当仔细观察更昔洛韦的推荐剂量并进行患者监护。

（8）他克莫司：一项在稳定期肾移植患者中进行的钙调神经磷酸酶交叉研究中，在环孢素（Neoral®）及他克莫司治疗过程中测量麦考酚钠的稳态药动学参数。MPA 的 AUC 提高了 19%，C_{max} 降低了大约 20%。相反，与使用环孢素治疗相比，使用他克莫司治疗时 MPAG 的 AUC 和 C_{max} 都降低了约 30%。

（9）口服避孕药：口服避孕药经过氧化代谢，而麦考酚钠经过葡糖苷酸化代谢。临床上口服避孕药应该不会对麦考酚钠的药动学产生影响。然而，尚不知道麦考酚钠对口服避孕药药动学的长期影响，口服避孕药的有效性有可能会受到不利影响。

（10）环孢素 A：对稳定期肾移植患者进行研究时，环孢素 A 的药动学不受稳定剂量的麦考酚钠影响。

【药动学】体外研究证明，麦考酚钠的肠溶片避免了在胃的酸性条件下（pH＜5）释放麦考酚酸（MPA），但在肠内的中性条件下很容易溶解。在肾移植患者中空腹口服给药后，麦考酚钠被广泛吸收。与肠溶衣设计一致，MPA 达到最高浓度的时间在 1.5～2.75h。相比之下，服用 MMF 后，MPA 达到最高浓度的时间在 0.5～1.0h。

麦考酚钠的药动学具有剂量相关性，在 180～2160mg 的研究剂量范围内呈线性。

麦考酚酸和麦考酚酸葡萄糖醛酸苷都具有高度蛋白结合率，分别为＞98% 和 82%。游离的 MPA 浓度可能随着蛋白结合率的降低（尿毒症、肝衰竭、血白蛋白减少）而增加。

在稳定期肾移植患者中，MPA 绝大多数以 MPAG 的形式通过尿清除（＞60%），而只有少量的剂量以 MPA 的形式在尿中出现（3%）。MPAG 也有部分分泌在胆汁中并可以通过肠道菌群分解，分解后的 MPA 可以被再次吸收，在麦考酚钠给药 6～8h 后，可以测量到 MPA 浓度的第二个峰，与分解的 MPA 被重新吸收一致。

为避免各次服药时 MPA 吸收的差异，本品应空腹服用。

【剂型与规格】本品为肠溶片。180mg 片为淡灰绿色圆形薄膜衣片；360mg 片为淡橙红色椭圆形薄膜衣片。

3. 他克莫司胶囊　又名：普乐可复。

【适应证】预防肝或肾移植术后的移植物排斥反应；治疗肝或肾移植术后应用其他免疫抑制药物无法控制的移植物排斥反应。

【用法和用量】本品的治疗需要在配备有充足实验设备和人员的条件下密切监测。只有在免疫抑制治疗和移植患者管理方面有经验的医师才可以处方本品和改变免疫抑制治疗方案。

不慎、无意或在无监督下的他克莫司胶囊和

他克莫司缓释胶囊之间的转换是不安全的，这可能导致移植物排斥或增加不良反应发生，包括由于他克莫司全身暴露的临床相关差异而导致的免疫抑制不足或过度。患者应维持他克莫司单一剂型及相应的日给药方案进行治疗。改变剂型或调整剂量只能在移植专家严密的监督下进行。任何剂型转换后，都需要监测治疗药物，并调整剂量以保证他克莫司的全身暴露前、后一致。

以下推荐起始剂量仅作一般指导。他克莫司给药剂量主要是基于对个体患者排斥反应和耐受性的临床评价辅以血药浓度监测（参见推荐目标全血谷浓度）。如果排斥反应临床症状明显，则应考虑改变免疫抑制治疗方案。

他克莫司可通过静脉或口服给药。通常先口服给药，必要时将胶囊内容物悬浮于水中，鼻饲给药。

在术后早期，他克莫司通常与其他免疫抑制药联合应用，剂量依所选免疫抑制方案的不同而改变。

（1）给药方法：推荐每日服药2次（如早晨和晚上）。建议空腹或餐前1h或餐后2～3h服用胶囊，以使药物最大吸收。

他克莫司与PVC不相容。用于本品内容物混悬液制备和给药的导管、注射器和其他设备不能含有PVC。

（2）给药时限：为抑制移植物排斥，患者需长期服用免疫抑制药，因此本品口服给药期限不能设定。

（3）剂量推荐：对肝移植患者，口服初始剂量应为按体重每日0.1～0.2mg/kg，分两次口服，术后6h开始用药。对肾移植患者，口服初始剂量应为按体重每日0.15～0.3mg/kg，分两次口服，术后24h开始用药。

（4）移植术后的剂量调整：通常在移植术后降低本品的给药剂量。某些情况下可停止联合免疫抑制治疗而改用他克莫司单独治疗。移植后患者情况的改善可能改变他克莫司的药动学，可能需要进一步调整剂量。

（5）治疗排斥反应：增加本品的剂量、补充类固醇激素治疗、介入短期的单克隆或多克隆抗体都可用于控制排斥反应。如果出现中毒征兆，可能需要减少本品的剂量。

由其他治疗转换为他克莫司治疗，应以推荐的术后口服起始剂量开始治疗。

患者由环孢素转换成本品，本品的首次给药间隔时间不超过24h。如果环孢素的血药浓度过高，应进一步延缓给药时间。

（6）特殊人群剂量调整

1）肝损伤患者：对于严重肝损伤患者可能需要降低剂量以维持全血谷浓度在推荐的目标范围内。

2）肾损伤患者：他克莫司的药动学不受肾功能影响，因此不需要进行剂量调整。然而由于他克莫司潜在的肾毒性，推荐对肾功能进行严密监测（包括连续的血肌酐浓度、肌酐清除率计算和尿量监测）。

（7）推荐的目标全血谷浓度：给药剂量主要是基于对每位患者排斥反应和耐受性的临床评估。他克莫司属于治疗窗狭窄的药物，治疗剂量和中毒剂量相当接近，且个体间和个体内差异大，因此，移植术后应该监测他克莫司的全血谷浓度。

1）在目前的临床实践中，采用免疫测定方法来监测全血药物浓度。

口服给药时，应在给药后约12h即在下次给药前测定谷浓度。全血谷浓度监测频率应根据临床需要而定。由于他克莫司为低清除率药物，因此调整剂量后应维持数日，直至血药浓度达稳态方可进行下一次调整。

A.肝移植患者：临床实践中理想的监测时间为开始服药后的第2天或第3天，移植术后的前1～2周，每周平均监测3次，以后逐渐减少，第3～4周每周2次，第5～6周每周1次，第7～12周每2周1次。维持治疗期应定期监测。

B.肾移植患者：移植术后的前1～2周，每周平均监测1～2次，以后逐渐减少，第3～4周每周1次，第5～12周每2周1次。维持治疗期应定期监测。

2）临床研究分析表明，他克莫司全血谷浓度维持在20ng/ml以下，大多数患者临床状况可控。因此在监测全血谷浓度时要考虑患者的临床状况。

A.肝移植患者：术后1个月内目标全血谷浓度为10～15ng/ml，第2～3个月为7～11ng/ml，3个月后为5.0～8.0ng/ml并维持。

B.肾移植患者：术后1个月内目标全血谷浓度为6～15ng/ml，第2～3个月为8～15ng/ml，第

4～6 个月为 7～12ng/ml，6 个月后为 5～10ng/ml 并维持。

【不良反应】由于患者的基础疾病和同时服用多种药物，因此与免疫抑制药物相关的不良反应通常很难确立。

下列药物不良反应均为可逆性的或降低剂量后可减轻或消失，包括：

心脏异常；血液和淋巴系统异常；神经系统异常；眼部异常；耳及迷路异常；呼吸、胸部和纵隔异常；胃肠道异常；肾脏和泌尿异常；皮肤和皮下组织异常；骨骼肌和结缔组织异常；内分泌异常；代谢和营养异常；感染和侵染、损伤、中毒和操作并发症；良性、恶性和未明确的肿瘤；血管异常；免疫系统异常；肝胆异常；生殖系统和乳腺异常；精神异常。

【禁忌】对他克莫司或大环内酯类药物过敏者、对本品任何辅料过敏者。

【注意事项】本品应由有免疫抑制治疗和器官移植患者管理经验的医师处方。服用本品的患者应由配备有充足实验室设备和医护人员的医疗机构进行随访。负责维持治疗的医师应掌握进行随访所需的全部信息。

移植术后早期应对下列参数进行常规监测：血压、心电图、神经和视力状态、空腹血糖、电解质（特别是血钾）、肝肾功能检查、血液学参数、凝血值、血浆蛋白测定。如上述参数发生了临床相关变化，应考虑调整免疫抑制治疗方案。

患者应维持他克莫司单一剂型及相应的日给药方案进行治疗。改变剂型或调整剂量只能在移植专家严密的监督下方可进行。

服用本品期间应避免同时服用含贯叶连翘的草药制剂或其他草药制剂。相互作用的风险可能导致本品血药浓度的下降和临床疗效的降低。

腹泻期间他克莫司的血药浓度可能发生显著的改变，推荐在腹泻发作期间应严密监测他克莫司的血药浓度。

应避免将他克莫司和环孢素一同使用，对于先前接受过环孢素治疗的患者给予他克莫司时应谨慎。

因本品含乳糖，应特别注意患有半乳糖不耐症、乳糖酵素缺乏症或葡萄糖-半乳糖吸收障碍等罕见遗传疾病的患者。

他克莫司可能引起视力和神经系统障碍。如果本品与酒精同服，可能加剧这种作用。

（1）淋巴瘤和其他恶性瘤：使用免疫抑制药（包括他克莫司）的患者发生淋巴瘤和其他恶性肿瘤，尤其是皮肤癌的风险增加。风险似乎与免疫抑制的强度和持续时间有关，而与使用的药物种类无关。

患皮肤癌风险增加的患者平常应穿着防护性衣物，使用保护系数高的防晒油，以限制阳光和紫外线暴露。

曾报道接受免疫抑制药治疗的器官移植受者中出现移植后淋巴增生性疾病（PTLD）。PTLD 事件大多与 EB 病毒感染有关。EBV 血清学阴性的个体患 PTLD 的风险似乎最高，该人群包括很多年幼的儿童。

（2）严重感染：使用免疫抑制药（包括他克莫司）的患者发生细菌、病毒、真菌和原虫感染的风险增加，包括机会性感染。这些感染可导致严重后果，包括死亡。

（3）多瘤病毒感染：使用免疫抑制药（包括他克莫司）的患者发生机会性感染的风险增加，包括多瘤病毒感染。移植患者的多瘤病毒感染可能产生严重后果，有时导致死亡。此类感染大多包括由 BK 病毒感染引起的多瘤病毒感染相关肾病（PVAN）、JC 多瘤病毒相关性进行性多灶性白质脑病（PML），曾在使用他克莫司的患者中见过该病。

（4）巨细胞病毒（CMV）感染：使用免疫抑制药（包括他克莫司）的患者发生 CMV 病毒血症和 CMV 疾病的风险增加。对于患 CMV 病毒血症和（或）CMV 疾病的患者，应考虑降低免疫抑制药物的量。

（5）移植后新发糖尿病：肾、肝和心脏移植的临床试验表明，他克莫司可引起新发糖尿病。有些患者的移植后新发糖尿病是可逆的。对于使用他克莫司的患者应密切监测血糖浓度。

（6）肾毒性：和其他钙调磷酸酶抑制药一样，他克莫司可引起急性或慢性肾毒性，尤其是高剂量使用时。

（7）神经毒性：他克莫司可引起广泛的神经毒性，尤其是高剂量使用时。最严重的神经毒性包括可逆性后部白质脑病综合征（PRLS）、谵妄和昏迷。可通过放射检查确诊。这种综合征的特征是减少免疫抑制药物剂量或停药后症状立即恢复。

（8）高钾血症：已报道使用他克莫司可能导致高钾血症。应监测血钾水平。

（9）高血压：高血压是使用他克莫司治疗的常见不良反应，可能需要抗高血压治疗。钙通道阻滞药可能会增加他克莫司的血药浓度，因此应减少本品的剂量。

（10）他克莫司注射液的过敏反应：少数患者（0.6%）在使用含蓖麻油衍生物的注射剂（包括他克莫司）时可发生过敏反应。此类反应的确切原因尚不明确。他克莫司注射液仅供不能口服他克莫司胶囊的患者使用。如发生过敏症状或体征，应停止输注。

（11）与莫罗西司联用：尚未建立肾移植患者同时使用他克莫司与莫罗西司的安全性和有效性。

在新发肝移植患者研究中同时使用他克莫司与莫罗西司出现了死亡率过高、移植失败和肝动脉血栓（HAT），不推荐这种用法。

（12）与细胞色素 P450 3A（CYP3A）强抑制药和诱导药联用：当没有密切监测全血谷浓度时，不推荐与 CYP3A 强抑制药（如利托那韦、酮康唑、伊曲康唑、伏立康唑、克拉霉素）和强效诱导药（如利福平、利福布汀）联用。

（13）心肌肥厚：已报道，婴儿、儿童和成人，尤其是他克莫司血谷浓度高的患者可发生心肌肥厚，一般表现为超声心动图证明左心室后壁和室间隔厚度同心增加。出现这种情况的多数病例在减少剂量或停止治疗后恢复。

（14）免疫：在接受他克莫司治疗期间不应使用活疫苗，包括（但不限于）鼻内用流感疫苗、麻疹、流行性腮腺炎、风疹、口服脊髓灰质炎疫苗、卡介苗（BCG）、黄热病、水痘和 TY21a 伤寒疫苗。

（15）单纯红细胞再生障碍：接受他克莫司治疗的患者已报道过数例单纯红细胞再生障碍性贫血（PRCA）。他克莫司导致 PRCA 的机制仍不清楚。假如诊断 PRCA，应停用他克莫司。

【孕妇及哺乳期妇女用药】临床数据表明他克莫司能透过胎盘。来自接受器官移植妊娠患者的有限数据表明，本品与其他免疫抑制药物相比，并未增加妊娠过程和结局不良反应发生的风险。但

曾有报道自然流产的病例。如果在子宫内有药物暴露，建议监测他克莫司对新生儿潜在的不良反应（特别是对肾脏的作用）。新生儿可能发生早产（<37 周）和高钾血症的风险，但高钾血症能自行恢复正常。

在大鼠和家兔的实验中，他克莫司在母体毒性剂量下引起了胚胎毒性。他克莫司可影响雄性大鼠的生殖能力。

临床数据表明，他克莫司能分泌入乳汁。因不能排除对新生儿的不利影响，服用本品的妇女不应哺乳。

【药物相互作用】

（1）代谢相互作用：他克莫司经肝脏 CYP3A4 酶代谢，也有证据表明通过肠壁中的 CYP3A4 酶进行胃肠代谢。与其他已知能抑制或诱导 CYP3A4 酶的药物或草药合用可能影响他克莫司的代谢，从而增加或降低他克莫司的血药浓度。

（2）代谢抑制药：临床上表明下述药物能增加他克莫司的血药浓度。

1）与抗真菌药物，如酮康唑、氟康唑、伊曲康唑和伏立康唑，以及大环内酯类（红霉素）或 HIV 蛋白酶抑制剂（如利托那韦）可发生较强的相互作用。与这些药物合用时，几乎所有的患者都需要降低他克莫司的剂量。

2）葡萄柚汁能增加他克莫司的血药浓度，应避免同时服用。

3）兰索拉唑和环孢素能潜在抑制由 CYP3A4 介导的他克莫司代谢，使其全血药物浓度升高。

（3）代谢诱导药：临床上表明以下药物能降低他克莫司的血药浓度。

1）与利福平、苯妥英或贯叶连翘可发生较强的相互作用，几乎所有患者可能都需要增加他克莫司的剂量。与苯巴比妥可发生有临床意义的相互作用。维持剂量的激素表明能降低他克莫司的血药浓度。

2）给予高剂量泼尼松龙或甲泼尼龙治疗急性排斥反应能潜在增加或降低他克莫司的血药浓度。

3）卡马西平、安乃近和异烟肼能潜在降低他克莫司的血药浓度。

（4）他克莫司对其他药物代谢的影响：他克莫司是已知的 CYP3A4 酶抑制药，因此，他克莫司与已知经 CYP3A4 代谢的药物合用时，可能影

响这类药物的代谢。

（5）其他有临床不利影响的相互作用

1）他克莫司与已知有肾毒性或神经毒性的药物同时服用时，会增加这些药物的毒性作用（如氨基糖甙类、旋转酶抑制药、万古霉素、非甾体抗炎药、更昔洛韦或阿昔洛韦）。

2）两性霉素 B 和布洛芬与他克莫司合用增强肾毒性。

3）他克莫司治疗可能引起高钾血症，或使原有的高钾血症加重，因此应避免高钾摄入或使用保钾利尿药（如阿米洛利、氨苯蝶啶、螺内酯）。

4）免疫抑制药可影响对疫苗的应答，他克莫司治疗期间接种疫苗可能是无效的。因此应避免使用减毒活疫苗。

（6）对蛋白结合的影响：他克莫司与血浆蛋白高度结合，因此应考虑其与其他血浆蛋白结合率高的药物可能的相互作用（如非甾体抗炎药、口服抗凝血药或口服降血糖药）。

【药动学】研究表明，他克莫司在男性体内整个胃肠道内均可吸收。口服本品后 1～3h 他克莫司血药浓度达峰值。他克莫司口服平均生物利用度的范围为 20%～25%。

肝移植患者口服本品 [0.3mg/(kg·d)] 后，大多数患者在 3d 内达稳态血药浓度。

在健康受试者中，他克莫司 0.5mg、1mg 和 5mg 胶囊按同等剂量给药时是生物等效的。

在空腹时他克莫司吸收速率和程度最大。饮食可降低他克莫司的吸收速率和程度。食用高脂肪食物后这种作用最为明显。胆汁不影响本品的吸收。

血浆中，他克莫司与血浆蛋白高度结合（> 98.8%），主要是与血清白蛋白和 α-1-酸性糖蛋白结合。他克莫司在体内分布广泛。他克莫司是低清除率药物。他克莫司半衰期长，个体差异大。在移植患者中观察到的半衰期缩短是由于清除率增加。

静脉和口服给予 ^{14}C 标记的他克莫司后，绝大部分放射活性经粪便排泄，约 2% 的放射活性经尿液排泄，不到 1% 的他克莫司原型药物在尿和粪便中检出，表明他克莫司在消除前几乎完全被代谢，胆汁是主要的消除途径。

【剂型与规格】硬质胶囊。5mg：浅黄色硬质胶囊；1mg：白色硬质胶囊；5mg：灰红色硬质胶囊。

十、抗纤维化药

1. 鳖甲煎丸

【成分】鳖甲胶、阿胶、蜂房（炒）、鼠妇虫、土鳖虫（炒）、蜣螂、硝石（精制）、柴胡、黄芩、半夏（制）、党参、干姜、厚朴（姜制）、桂枝、白芍（炒）、射干、桃仁、牡丹皮、大黄、凌霄花、葶苈子、石韦、瞿麦。

【功能主治】活血化瘀，软坚散结。用于胁下症块。

【用法和用量】口服。每次 3g（3g 约半瓶盖），每日 2～3 次。

【不良反应】尚不明确。

【禁忌】孕妇禁用。

【注意事项】尚不明确。

【剂型与规格】本品为黑褐色的水蜜丸。

2. 扶正化瘀

【成分】丹参、发酵虫草菌粉、桃仁、松花粉、绞股蓝、五味子（制）。

【功能主治】活血祛瘀，益精养肝。用于乙型肝炎肝纤维化，属"瘀血阻络，肝肾不足"证者，症见胁下痞块，胁肋疼痛，面色晦暗，或见赤缕红斑，腰膝酸软，疲倦乏力，头晕目涩，舌质暗红或有瘀斑，苔薄或微黄，脉弦细。

【用法和用量】口服，每次 5 粒，每日 3 次，24 周为一疗程。

【不良反应】偶见服后胃中有不适感。

【禁忌】孕妇忌用。

【注意事项】湿热盛者慎用。

【剂型与规格】本品为片剂、胶囊，每粒装 0.3g。

3. 肝达康

【成分】柴胡（醋炙）、白芍（醋炙）、当归（酒炙）、茜草、白术（麸炒）、茯苓、鳖甲（醋炙）、湘曲、党参、白茅根、枳实（麸炒）、青皮（麸炒）、砂仁、地龙（炒）、甘草。

【功能主治】疏肝理脾，化瘀通络。用于肝郁脾虚兼血瘀所致的胁痛腹胀，胁下痞块，疲乏纳差，大便溏薄；慢性乙型肝炎见上述证候者。

【用法和用量】用开水冲服。每次 1 袋，每日 3 次，或口服 8～10 片/次，每日 3 次。1 个月为一疗程，可连续使用 3 个疗程。

【不良反应】偶见服药后腹胀、恶心，停药后症状可消失。

【禁忌】尚不明确。

【注意事项】孕妇慎用。

【剂型与规格】本品为浅褐色的颗粒，每袋装4g；片剂，每片重0.3克（含原药材1.04克）。

4. 强肝胶囊

【成分】茵陈、板蓝根、当归、白芍、丹参、郁金、黄芪、党参、泽泻、黄精、地黄、山药、山楂、六神曲、秦艽、甘草。

【功能主治】清热利湿，补脾养血，益气解郁。用于慢性肝炎、早期肝硬化、脂肪肝、中毒性肝炎等。

【用法和用量】口服，每次5粒，每日2次，每服6日停1日，8周为一疗程，停1周再进行第2疗程。

【不良反应】尚不明确。

【禁忌】尚不明确。

【注意事项】有胃、十二指肠溃疡或高酸性慢性胃炎者应减量服用，妇女月经期可暂停服用。

【剂型与规格】胶囊剂，每粒0.4g。

5. 肝爽颗粒

【成分】党参、柴胡（醋制）、白芍、当归、茯苓、白术（炒）、枳壳（炒）、蒲公英、虎杖、夏枯草、丹参、桃仁、鳖甲（烫）。

【功能主治】疏肝健脾，清热散瘀，保肝护肝，软坚散结。用于急、慢性肝炎及肝硬化、肝功能损害。

【用法和用量】口服。每次3g，每日3次。

【不良反应】监测数据显示，本品可见以下不良反应。①消化系统：恶心、腹泻、呕吐、腹部不适、腹痛、腹胀、消化不良、口干、口渴、排便频率增加；②皮肤：皮疹、瘙痒；③神经系统：头晕、头痛；④呼吸系统：胸部不适；⑤其他：乏力、过敏反应等。

【禁忌】对本品及所含成分过敏者禁用。

【注意事项】①孕妇慎用。②根据中药"十八反"理论，本品不宜与含藜芦的药物同时服用。③本品含蔗糖，糖尿病患者慎用。④过敏体质者慎用。

【剂型与规格】本品为灰棕色至棕黄色的颗粒，每袋装3g。

6. 安络化纤丸

【成分】地黄、三七、水蛭、僵蚕、地龙、白术、郁金、牛黄、瓦楞子、牡丹皮、大黄、生麦芽、鸡内金、水牛角浓缩粉，辅料为倍他环糊精。

【功能主治】健脾养肝，凉血活血，软坚散结，清热利湿，疏肝导浊。用于慢性乙型肝炎及乙型肝炎后早、中期肝硬化，表现为肝脾两虚、瘀热互结证候者，症见胁肋疼痛、脘腹胀满、神疲乏力、口干咽燥、纳食减少、便溏不爽、小便黄等。

【用法和用量】口服，每次6g，每日2次或遵医嘱，3个月为一疗程。

【不良反应】尚不明确。

【禁忌】孕妇禁用。

【注意事项】忌酒、辣椒，月经期减量。

【孕妇及哺乳期妇女用药】孕妇禁用。

【剂型与规格】本品为黑褐色的浓缩丸。每袋装6g。

7. 复方鳖甲软肝片

【成分】鳖甲（制）、莪术、赤芍、当归、三七、党参、黄芪、紫河车、冬虫夏草、板蓝根、连翘。

【功能主治】软坚散结，化瘀解毒，益气养血。用于慢性乙型肝炎肝纤维化，以及早期肝硬化，属瘀血阻络、气血亏虚兼热毒未尽证。症见胁肋隐痛或肋下痞块、面色晦暗、脘腹胀满、纳差便溏、神疲乏力、口干口苦、赤缕红丝等。

【用法和用量】口服。每次4片，每日3次，6个月为一疗程，或遵医嘱。

【不良反应】偶见轻度消化道反应，一般可自行缓解。

【禁忌】孕妇禁用。

【注意事项】尚不明确。

【剂型与规格】本品为棕色至棕褐色片。每片重0.5g。

十一、其 他

1. 护肝宁

【成分】垂盆草、虎杖、丹参、灵芝。

【功能主治】清热利湿，益肝化瘀，疏肝止痛；退黄、降低丙氨酸转氨酶。用于急性肝炎及慢性肝炎。

【用法和用量】口服。每次4~5片，每日3次。

【不良反应】尚不明确。

【禁忌】尚不明确。

【注意事项】尚不明确。

【剂型与规格】本品为薄膜衣片，每片重0.27g。

2. 片仔癀

【成分】牛黄、蛇胆、麝香、田七。

【功能主治】清热解毒、凉血化瘀、消肿止痛。用于热毒血瘀所致急、慢性病毒性肝炎，以及痈疽疔疮、无名肿毒、跌打损伤及各种炎症。

【用法和用量】口服。每次 0.6 克，8 岁以下儿童每次 0.15～0.3 克，每日 2～3 次；外用研末，用冷开水或食醋少许调匀涂在患处（溃疡者可在患处周围涂敷之）。每日数次，常保持湿润，或遵医嘱。

【不良反应】尚不明确。

【禁忌】孕妇忌服。

【注意事项】

（1）忌食辛辣、油腻食物。

（2）服用 3d 后症状无改善，或服药期间伴有恶寒、发热等全身症状者，应到医院就诊。

（3）对局部病变切忌碰撞、挤压。

（4）局部病灶红、肿、热、痛反应剧烈，初起疮顶即有多个脓头者均应到医院就诊。

（5）对本品过敏者禁用，过敏体质者慎用。

（6）本品性状发生改变时禁止使用。

（7）儿童必须在成人监护下使用。

（8）请将本品放在儿童不能接触的地方。

（9）如正在使用其他药品，使用本品前请咨询医师或药师。

（10）运动员慎用。

【性状】本品为类扁椭圆形块状，块上有一椭圆环。表面棕黄色或灰褐色，有密细纹，可见霉斑。质坚硬，难折断。折断面微粗糙，呈棕褐色，色泽均匀，偶见少量菌丝体。粉末呈棕黄色或淡棕黄色，气微香，味苦、微甘。

3. 五酯滴丸

【成分】南五味子。

【功能主治】降低血清丙氨酸转氨酶，可用于慢性肝炎丙氨酸转氨酶升高者。

【用法和用量】口服，每次 9 丸，每日 3 次或遵医嘱。

【不良反应】个别有恶心或轻微胃不适症状。

【禁忌】尚不明确。

【注意事项】①本品目前尚无孕妇用药的临床研究资料。②有药物过敏史者慎用。

【剂型与规格】本品为滴丸剂。每粒 33mg。

4. 垂盆草颗粒

【成分】鲜垂盆草。

【功能主治】清热解毒，活血利湿。用于急、慢性肝炎湿热瘀结证。

【用法和用量】开水冲服，每次 1 袋，每日 2～3 次，或遵医嘱。

【不良反应】尚不明确。

【禁忌】尚不明确。

【注意事项】尚不明确。

【剂型与规格】棕色至棕褐色的颗粒，每袋装 10g。

5. 复方益肝灵

【成分】益肝灵粉（水飞蓟素）、五仁醇浸膏。

【功能主治】益肝滋肾，解毒祛湿。用于肝肾阴虚，湿毒未清引起的胁痛、纳差、腹胀、腰酸乏力、尿黄等症，或慢性肝炎转氨酶增高者。

【用法和用量】口服。每次 4 片，每日 3 次，饭后服用。

【不良反应】尚不明确。

【禁忌】尚不明确。

【注意事项】

（1）肝郁脾虚所致的胁痛，不宜使用本品。

（2）服药期间饮食宜用清淡易消化之品，慎食辛辣肥腻之物，忌酒。

（3）忌怒忧郁劳碌。

【剂型与规格】本品为薄膜衣片，每片含水飞蓟素以水飞蓟宾计为 21mg。

6. 茵栀黄颗粒

【成分】茵陈提取物、栀子提取物、黄芩苷、金银花提取物。

【功能主治】清热解毒，利湿退黄。有退黄疸和降低丙氨酸转氨酶的作用。用于湿热毒邪内蕴所致急性、慢性肝炎和重型肝炎（Ⅰ型），也可用于其他型重型肝炎的综合治疗。

【用法和用量】开水冲服，每次 6g，每日 3 次。

【不良反应】尚不明确。

【禁忌】对本品过敏者禁用。

【注意事项】妊娠及哺乳期妇女慎用。

【剂型与规格】本品为棕黄色或棕色颗粒。每袋装 3g。

7. 荆花胃康胶丸

【成分】土荆芥、水团花。

【功能主治】理气散寒，清热化瘀。用于寒热错杂证、气滞血瘀所致的胃脘胀闷疼痛、嗳气、反酸、嘈杂、口苦；十二指肠溃疡见上述证候者。

【用法和用量】饭前服，每次 2 粒，每日 3 次。4 周为一疗程，或遵医嘱。

【不良反应】少数患者出现恶心、呕吐、腹痛、腹泻、胃脘不适等，一般可自行缓解，严重者可停药对症处理。

【禁忌】①过敏体质及对本品过敏者不宜服用。②孕妇忌服。

【注意事项】尚不明确。

【剂型与规格】透明胶丸，每粒装 80mg。

8. 化滞柔肝颗粒

【成分】茵陈、决明子（清炒）、大黄（酒炖）、泽泻、猪苓、山楂、苍术（麸炒）、白术（麸炒）、陈皮、瓜蒌、女贞子（酒蒸）、墨旱莲、枸杞子、小蓟、柴胡（醋炙）、甘草。

【功能主治】清热利湿，化浊解毒，祛瘀柔肝。用于非酒精性单纯性脂肪肝湿热中阻证，症见肝区不适或隐痛、乏力、食欲减退、舌苔黄腻。

【用法和用量】开水冲服。每次 1 袋，每日 3 次，每服 6 日需停 1 日或遵医嘱。

【不良反应】偶见腹泻或胃部不适。

【禁忌】对本品过敏者禁用。

【注意事项】

（1）本品尚无妊娠及哺乳期妇女的有效性和安全性研究数据。

（2）本品尚无非酒精脂肪性肝炎和肝硬化的有效性和安全性研究数据。

（3）糖尿病患者慎用。

（4）服药期间应定期检查肝、肾功能。

（5）治疗期间需结合饮食调整和行为纠正。

【剂型与规格】本品为棕黄色至棕褐色颗粒，每袋装 8g。

9. 当飞利肝宁胶囊

【成分】当药、水飞蓟。

【功能主治】清利湿热，益肝退黄。用于湿热郁蒸而致的黄疸、急性黄疸型肝炎、传染性肝炎、慢性肝炎而见湿热证候者；另还可用于非酒精性单纯性脂肪肝湿热内蕴证者，症见脘腹痞闷、口干口苦、右肋胀痛或不适、身重困倦、恶心、大便秘结、小便黄、舌质红苔黄腻、脉滑数。

【用法和用量】黄疸、急性黄疸型肝炎、传染性肝炎、传染性肝炎和慢性肝炎用法用量如下：口服，每次 4 粒，每日 3 次或遵医嘱，小儿酌减。非酒精性单纯性脂肪肝用法用量如下：口服，每次 4 粒，每日 3 次，疗程 12 周。

【不良反应】尚不明确。

【禁忌】尚不明确。

【注意事项】忌酒及油腻食物。

【剂型与规格】本品为硬胶囊，每粒 0.25g。

十二、营 养 药

君蓓乐泰　通用名：蛋白固体饮料。

【适应证】本品适用于有胃肠道功能或部分胃肠道功能，需要营养补充或饮食替代的肝功能受损患者，如肝硬化、肝炎、脂肪肝、肝性脑病等。本产品可作为单一营养素来源，也可作为日常饮食的营养补充。

【用法和用量】

作为营养补充：50～100g/d，分 1～2 次食用。

作为部分饮食替代：200～300g/d，分 2～4 次食用。

作为完全饮食替代：400～500g/d，分 4～6 次食。

提供能量：1726kJ/100g（412.5kcal/100g）。

供能比例：糖∶脂肪∶蛋白质 =65∶21∶14。

【注意事项】

（1）请在医师或临床医师指导下使用。

（2）不适于非目标人群使用。

（3）本品禁止用于肠外营养支持和静脉注射。

（4）配制不当和使用不当可能引起健康危害。

【剂型与规格】每袋 25g，每盒 20 袋。

（高冀蓉　向海平　段钟平）

附录 B　肝胆病常用医学工具

常用医学计算工具覆盖肝病学相关的计算公式和评分量表，每个计算公式和评分量表从计算公式、结果解读、临床应用及参考文献 4 个维度进行阐述。同时为了方便临床医师或者科研人员快速获得复杂计算结果，助力提高临床科研工作效率，肝胆相照-肝胆病在线公共服务平台制作了常用医学计算工具电子版，选择工具后填入对应信息即可获得对应的结果。

1. 标准体重（ideal body weight，IBW）

（1）计算公式

1）计算方法 1

男性：IBW(kg)=50+0.9×[身高 (cm)–150]

女性：IBW(kg)=45.5+0.9×[身高 (cm)–150]

2）计算方法 2

男性：IBW(kg)=[身高 (cm)–80]×70%

女性：IBW(kg)=[身高 (cm)–70]×60%

3）计算方法 3

男性：IBW(kg)= 身高 (cm)–105

女性：IBW(kg)= 身高 (cm)–100

（2）结果解读

1）严重营养不良：标准体重的 60% 以下

2）中度营养不良：标准体重的 60%～80%

3）轻度营养不良：标准体重的 80%～90%

4）正常范围：标准体重的 90%～110%

5）肥胖：标准体重的 120% 以上

（3）临床应用：标准体重（IBW）又称理想体重，可用来判断肥胖等。标准体重的计算方法有世界卫生组织计算方法、不同年龄计算方法、适用于亚洲人计算方法等方法。

2. 小儿标准体重

（1）计算公式

1）计算方法 1

出生后 1～6 个月：体重 (kg)=出生体重 (kg)(或者 3kg)+月龄×0.6

出生后 7～12 个月：体重 (kg)=出生体重 (kg)(或者 3kg)+月龄×0.5

2～10 岁：体重 (kg)=年龄×2+8

2）计算方法 2

出生后 1～6 个月：体重 (kg)=出生体重 (kg)+月龄×0.7

出生后 7～12 个月：体重 (kg)=出生体重 (kg)+6×0.7+（月龄–6）×0.5

2～12 岁：体重 (kg)=年龄×2+8

（2）结果解读

1）正常体重：一般标准体重 ± 标准体重×10% 以内

2）轻度肥胖：超过"标准体重×120%"

3）重度肥胖：超过"标准体重×150%"

4）轻度消瘦：低于"标准体重×85%"

5）重度消瘦：低于"标准体重×75%"

3. 体重指数（BMI）

（1）计算公式：BMI=体重 (kg)/身高 $(m)^2$

（2）结果解读

1）WHO 标准

过轻：＜18.5

正常范围：18.5～24.9

超重：≥25.0

1 级肥胖：25.0～29.9

2 级肥胖：30.0～34.9

3 级肥胖：35.0～39.9

4 级肥胖：≥40.0

2）中国标准

偏瘦：＜18.5

正常范围：18.5～24.0

超重：24.0～28.0

肥胖：≥28.0

（3）临床应用：体重指数（BMI）又称体质指数或身体质量指数，是国际上常用的衡量人体胖瘦程度以及是否健康的一个标准。不适用 BMI 的人群包括未满 18 岁、运动员、妊娠或哺乳、身体虚弱或肢体不健全的人。

4. 腰臀比（waist-to-hip ratio，WHR）

（1）计算公式：WHR=腰围 (cm)/臀围 (cm)

相关说明：

1）腰围测量方法：取站立位，双足分开 25～40cm，平稳呼吸时测量。一般取肋骨最下缘和髂骨上缘之间的中点水平。

2）臀围测量方法：绕髋部左、右大转子骨的尖端 1 周。

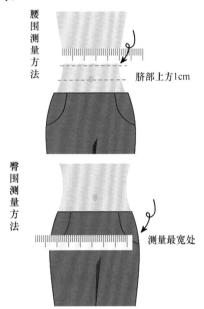

（2）结果解读

正常值：标准的 WHR 为男性小于 0.8，女性小于 0.7。

WHO 中心型肥胖标准：男性 WHR≥0.90、女性 WHR≥0.85。

我国中心型肥胖标准：男性 WHR＞0.9、女性 WHR＞0.8。

（3）临床应用：腰臀比（WHR）是反映身体脂肪分布的一个简单指标，是衡量脂肪在腹部蓄积程度最简单、实用的指标，是判定中心型肥胖（也称为中央型肥胖，腹部型肥胖）的重要指标。保持腰围和臀围的适当比例关系，对成年人健康及其寿命有着重要意义。

参考文献

中国老年医学学会内分泌代谢分会, 2022. 中国老年 2 型糖尿病胰岛素抵抗诊疗专家共识 (2022 版). 中华全科医师杂志, 21(11): 1013-1029.

5. 体表面积（body surface area，BSA）

（1）计算公式

1）计算方法 1

BSA(m²)=0.0061×身高 (cm)+0.0128×体重 (kg)–0.1529

2）计算方法 2

体重＞30kg：BSA(m²)=1.05+[体重 (kg)–30]×0.02

体重≤30kg：BSA(m²)=0.035×体重 (kg)+0.1

3）计算方法 3

男性：BSA(m²)=0.006 07×身高 (cm)+0.0127×体重 (kg)–0.0698

女性：BSA(m²)=0.005 86×身高 (cm)+0.0126×体重 (kg)–0.0461

（2）临床应用：体表面积（BSA）是体质评价中的重要指标之一，因为直接测量的复杂性，多年来已有许多公式应用于估算体表面积。在临床实践中具有重要的应用价值，通常用于计算药物剂量、评估营养状况以及确定某些疾病的严重程度。

6. 基础代谢率（basal metabolic rate，BMR）

（1）计算公式

男性：BMR(kcal)=10×体重 (kg)+6.25×身高 (cm)–5×年龄+5

女性：BMR(kcal)=10×体重 (kg)+6.25×身高 (cm)–5×年龄–161

（2）临床应用：基础代谢率（BMR）是指人体在清醒而又极端安静的状态下，不受肌肉活动、环境温度、食物及精神紧张等影响时的能量代谢。BMR 计算公式称为米夫林（Mifflin）公式。

参考文献

朱大年, 王庭槐, 2018. 生理学. 9 版. 北京: 人民卫生出版社.

Mifflin MD, Jeor St ST, Hill LA, et al, 1990. A new predictive equation for resting energy expenditure in healthy individuals. Am J Clin Nutr, 51: 241-247.

7. 基础能量消耗（basal energy expenditure，BEE）

（1）计算公式

1）计算方法 1

男性：BEE=66.47+13.75×体重 (kg)+5.0033×身高 (cm)–6.775×年龄

女性：BEE=655.1+9.563×体重 (kg)+1.850×身高 (cm)–4.676×年龄

2）计算方法 2

男性：BEE=80.36+4.8×身高 (cm)+12.34×体重 (kg)–5.68×年龄

女性：BEE=447.6+3.05×身高 (cm)+9.25×体重 (kg)–4.33×年龄

（2）临床应用：基础能量消耗（BEE）是人体用于维持基础代谢状态所消耗的能量。健康人的变化因素少，因此可以根据身高、体重、年龄、性别等较容易获得的数据推算出基础能量消耗，从而指导临床上的营养支持。

参考文献

陈孝平, 2005. 外科学 (八年制). 北京: 人民卫生出版社.

8. 体能状态评分标准

（1）计算公式

1）卡氏活动状态（Karnofsky performance status, KPS）评分：见表 B-1。

表 B-1　KPS 评分（百分法）

体能状况	评分（%）
正常，无症状和体征	100
能进行正常活动，有轻微症状和体征	90
勉强可进行正常活动，有一些症状或体征	80
生活可自理，但不能维持正常生活工作	70
生活能大部分自理，但偶尔需要别人帮助	60
常需人照顾	50
生活不能自理，需要特别照顾和帮助	40
生活严重不能自理	30
病重，需要住院和积极的支持治疗	20
重危，临近死亡	10
死亡	0

2）ZPS 评分（Zubrod performance status, ZPS）：见表 B-2。

表 B-2　ZPS 评分（5分法）

体能状况	评分（级）
正常活动	0
症状轻，生活自在，能从事轻体力活动	1
能耐受肿瘤的症状，生活自理，但白天卧床时间不超过 50%	2
肿瘤症状严重，白天卧床时间超过 50%，但还能起床站立，部分生活自理	3
病重卧床不起	4
死亡	5

（2）结果解读

1）KPS 越高，健康状况越好，越能耐受治疗给身体带来的副作用，也就有可能接受彻底的治疗。KPS<60%，许多有效的抗肿瘤治疗就无法实施。KPS<40%，治疗反应常不佳，且往往难以耐受化疗反应。

2）ZPS 是一个较简化的活动状态评分表，将患者的活动状态分为 0～5 共 6 级，一般认为活动状况 3、4 级的患者不适宜进行化疗。

（3）临床应用：肿瘤患者进行治疗前应对其一般健康状态做出评价，一般健康状态的一个重要指标是评价其活动状态（performance status，PS）。活动状态是从患者的体力来了解其一般健康状况和对治疗耐受能力的指标。国际常用的有 KPS 评分与东部肿瘤合作组织（Eastern Cooperative Oncology Group，ECOG）制定的 ZPS 评分。

参考文献

Oken MM, 1982. Toxicity and response criteria of the Eastern Cooperative Oncology Group. Am J Clin Oncol, 5(6): 649-655.

9. 标准肝体积（standard liver volume，SLV）

（1）计算公式

1）计算方法 1

SLV(cm^3)=11.508×体重 (kg)+334.024

2）计算方法 2

SLV(cm^3)=613×体表面积 (m^2)+162.8

（2）临床应用：标准肝体积（SLV）指的是肝脏体积检测的标准值，肝脏体积测量不仅可以定量评价肝脏大小，还能间接反映肝功能情况，具有广泛而重要的临床应用价值。

参考文献

李富贵, 严律南, 李波, 等, 2009. 中国成人标准肝体积评估公式的临床研究. 四川大学学报 (医学版), 40(2): 302-306.

10. 脂质蓄积指数（lipid accumulation product，LAP）

（1）计算公式

男性：LAP=[腰围 (cm)–65]×甘油三酯 (mmol/L)

女性：LAP=[腰围 (cm)–58]×甘油三酯 (mmol/L)

（2）临床应用：脂质蓄积指数（LAP）和内脏脂肪指数（VAI）是反映个体脂肪分布及内脏脂肪蓄积程度的重要指标，与肥胖相关的慢性代谢性疾病关系密切。

参考文献

申元媛, 2017. 中国成人脂质蓄积指数与高血压、糖尿病及心血管疾病的关系. 北京: 北京协和医学院中国医学科学院.

中国老年医学学会内分泌代谢分会. 2022. 中国老年 2 型糖尿病胰岛素抵抗诊疗专家共识 (2022 版). 中华全科医师杂志, 21(11): 1013-1029.

11. 内脏脂肪指数（visceral adiposity index，VAI）

（1）计算公式

男性：$VAI=WC(cm)/[39.68+1.88\times BMI(kg/m^2)]\times TG(mmol/L)/1.03\times1.31/HDL\text{-}C(mmol/L)$

女性：$VAI=WC(cm)/[36.58+1.89\times BMI(kg/m^2)]\times TG(mmol/L)/0.81\times1.52/HDL\text{-}C(mmol/L)$

式中，WC 指腰围；TG 指甘油三酯；BMI 指体重指数；HDL-C 指高密度脂蛋白胆固醇。

（2）临床应用：内脏脂肪指数（VAI）作为内脏脂肪分布的新型评价指标，与内脏脂肪组织的面积和体积有关。研究显示，内脏脂肪组织与胰岛素抵抗及代谢综合征显著相关，VAI 可更直接地预测代谢综合征、2 型糖尿病与心血管疾病的风险。

参考文献

申元媛, 2017. 中国成人脂质蓄积指数与高血压、糖尿病及心血管疾病的关系. 北京: 北京协和医学院中国医学科学院.

中国老年医学学会内分泌代谢分会, 2022. 中国老年 2 型糖尿病胰岛素抵抗诊疗专家共识 (2022 版). 中华全科医师杂志, 21(11): 1013-1029.

12. 估算肾小球滤过率（estimated glomerular filtration rate，eGFR）

（1）计算公式

1）MDRD

女性：$eGFR=186\times Scr(mg/dl)^{-1.154}\times 年龄^{-0.203}\times0.742$

男性：$eGFR=186\times Scr(mg/dl)^{-1.154}\times 年龄^{-0.203}$

2）CKD-EPI

男性：$eGFR=141\times min[Scr(mg/dl)/0.9,1]^{-0.411}\times max[Scr(mg/dl)/0.9,1]^{-1.209}\times0.993^{age}$

女性：$eGFR=141\times min[Scr(mg/dl)/0.7,1]^{-0.329}\times max[Scr(mg/dl)/0.7,1]^{-1.209}\times0.993^{age}\times1.018$

式中，Scr 为血清肌酐，$Scr(mg/dl)=Scr(\mu mol/L)/88.4$。

（2）临床应用：估算肾小球滤过率（eGFR）是一个表示肾脏从血液中过滤废物的功能性指标，反映肾脏对血液中的毒素物质和肾小球的滤过能力，可以用来评估肾功能的状况。

13. 肝损伤分级

（1）肝损伤分级及其描述：见表 B-3。

表 B-3　肝损伤分级及其描述

分级	描述
Ⅰ级	血肿：位于被膜下，不继续扩大，小于 10% 肝表面积
	裂伤：被膜撕裂，肝实质破裂，深度小于 1cm
Ⅱ级	血肿：位于被膜下，不继续扩大，占肝表面积的 10%～50%，肝实质内血肿直径小于 10cm
	裂伤：肝实质裂伤深度 1～3cm，长度小于 10cm
Ⅲ级	血肿：位于被膜下，大于 50% 肝表面积或继续扩大；被膜下或实质内血肿破裂；实质内血肿大于 10cm 或仍在继续扩大
	裂伤：肝实质裂伤深度大于 3cm
Ⅳ级	肝实质破裂：累及 25%～75% 的肝叶，或在单一肝叶内有 1～3 个 Couinaud 肝段受累
Ⅴ级	裂伤：实质破裂超过 75% 肝叶，或在单一肝叶超过 3 个 Couinaud 肝段受累
	血管：近肝静脉损伤，即肝后下腔静脉/肝静脉主支
Ⅵ级	血管：肝脏撕脱

（2）结果解读：如为多发性肝损伤，则损伤程度增加 1 级。

（3）临床应用：美国创伤外科协会（American association for the surgery of trauma，AAST）制订的肝损伤分级是评估和分级肝损伤严重程度的一种常用方法。

参考文献

陈孝平, 2010. 外科学 (八年制). 北京: 人民卫生出版社.

14. 天冬氨酸转氨酶与血小板比率指数（aspartate aminotransferase-to-platelet ratio index，APRI）评分

（1）计算公式：$APRI=AST(IU/L)/ULN\times100/PLT(10^9/L)$

式中，AST 指天冬氨酸转氨酶；PLT 指血小板；ULN 指 AST 正常值上限。

（2）结果解读

1）慢性乙型肝炎：成人 APRI≥2，提示存在肝硬化，APRI<1 则排除肝硬化。

2）丙型肝炎：APRI 可用于肝硬化的评价，成人中 APRI 评分<2 者，95% 没有发生肝硬化。

（3）临床应用：APRI 属于肝纤维化无创检查技术，是基于慢性 HCV 感染者数据研发的用于评估 HCV 相关肝纤维化程度的指标。

APRI<0.5 可以排除显著肝纤维化，其敏感性较好。

APRI＞1.5 可以诊断显著肝纤维化，其特异性很好。

对于中间结果则需要结合其他辅助检查以明确诊断。

参考文献

中华医学会肝病学分会, 中华医学会感染病学分会, 2022. 丙型肝炎防治指南 (2022 年版). 中华肝脏病杂志, 30(12): 1332-1348.

中华医学会肝病学分会, 中华医学会感染病学分会, 2023. 慢性乙型肝炎防治指南 (2022 年版). 传染病信息, 36(1): 1-17.

15. 肝纤维化 4 因子（fibrosis 4 score，FIB-4）指数

（1）计算公式：FIB-4=[年龄×AST(IU/L)]/[PLT $(10^9/L)×ALT(IU/L)^{1/2}$]

式中，ALT 指丙氨酸转氨酶；AST 指天冬氨酸转氨酶；PLT 指血小板。

（2）结果解读

1）慢性乙型肝炎：FIB-4≥3.25 可诊断肝纤维化；Metavir 评分≥F3，FIB-4＜1.45 排除 Metavir 评分≥F3。

2）丙型肝炎：成人中 FIB-4＞3.25，预示患者已经发生进展性肝纤维化。

3）非酒精性脂肪肝：2 级以下和 3～4 级以上的肝纤维化临界值分别＜1.3 和＞2.67。

（3）临床应用：肝纤维化 4 因子（FIB-4）指数是基于慢性 HCV 感染者数据研发的，用于评估 HCV 相关肝纤维化程度的指标。FIB-4 指数可用于进展性肝纤维化（相当于 Metavir≥F3）的诊断。

不同的肝病 FIB-4 指数评价的临界值略有不同，需要在未服降酶药的情况下计算 FIB-4 指数，对肝纤维化进行评估。

参考文献

中华医学会肝病学分会, 中华医学会感染病学分会, 2022. 丙型肝炎防治指南 (2022 年版). 中华肝脏病杂志, 30(12): 1332-1348.

中华医学会肝病学分会, 中华医学会感染病学分会, 2023. 慢性乙型肝炎防治指南 (2022 年版). 传染病信息, 36(1): 1-17.

16. Metavir 评分系统

（1）计算公式

1）肝组织炎症活动度评分：见表 B-4。

表 B-4 Metavir 评分系统——肝组织炎症活动度评分

界面炎	肝小叶内炎症坏死	活动度评分
0（无界面炎）	0（无或轻度肝小叶内炎症坏死）	0（无）
0（无界面炎）	1（中度肝小叶内炎症坏死）	1（轻度）
0（无界面炎）	2（重度肝小叶内炎症坏死）	2（中度）

续表

界面炎	肝小叶内炎症坏死	活动度评分
1（轻度界面炎）	0（无或轻度肝小叶内炎症坏死） 1（中度肝小叶内炎症坏死）	1（轻度）
1（轻度界面炎）	2（重度肝小叶内炎症坏死）	2（中度）
2（中度界面炎）	0（无或轻度肝小叶内炎症坏死） 1（中度肝小叶内炎症坏死）	2（中度）
2（中度界面炎）	2（重度肝小叶内炎症坏死）	3（重度）
3（重度界面炎）	0（无或轻度肝小叶内炎症坏死） 1（中度肝小叶内炎症坏死） 2（重度肝小叶内炎症坏死）	3（重度）

2）肝组织纤维化分期评分：见表 B-5。

表 B-5 Metavir 评分系统——肝组织纤维化分期评分

病变	评分
无纤维化	0
汇管区纤维性扩大，但无纤维间隔	1
汇管区纤维性扩大+但无纤维间隔	2
较多纤维间隔，伴肝小叶结构紊乱，但无肝硬化形成	3
肝硬化	4

（2）临床应用：对于慢性肝病患者的肝组织炎症坏死分级和纤维化分期，国际上常采用基于克内德尔（Knodell）、朔伊尔（Scheuer）评分系统基础上细化的 Metavir 或伊沙克（Ishak）评分系统，我国沿用的评分系统为慢性肝炎分级（G0～G4）、分期（S0～S4）系统。

参考文献

中华医学会肝病学分会, 中华医学会感染病学分会, 2023. 慢性乙型肝炎防治指南 (2022 年版). 传染病信息, 36(1): 1-17.

17. 中国慢性肝炎分级分期系统

（1）计算公式

1）肝组织炎症活动度分级：见表 B-6。

表 B-6 中国慢性肝炎分级分期系统——肝组织炎症活动度分级

汇管区及周围	肝小叶内	分级
无炎症	无炎症	G0
汇管区炎症	肝细胞变性及少数点、灶状坏死	G1
轻度碎片状坏死	变性，点、灶状坏死或嗜酸小体/凋亡小体	G2
中度碎片状坏死	变性、坏死重或见桥接坏死	G3
重度碎片状坏死	桥接坏死范围广，累及多个肝小叶，肝小叶结构失常（多小叶坏死）	G4

2）肝组织纤维化分期：见表 B-7。

表 B-7　中国慢性肝炎分级分期系统——肝组织纤维化分期

病变	分期
无纤维化	S0
汇管区纤维性扩大	S1
汇管区周围纤维化，纤维隔形成，但肝小叶结构保留	S2
纤维间隔伴肝小叶结构紊乱，但无肝硬化形成	S3
早期肝硬化	S4
肝硬化	代偿期
肝硬化	失代偿期

（2）结果解读

1）轻度慢性肝炎时：G0～G2，S0～S2。

2）中度慢性肝炎时：G3，S1～S3。

3）重度慢性肝炎时：G4，S2～S4。

（3）临床应用：对于肝组织炎症坏死分级和纤维化分期，国际上常采用基于 Knodell、Scheuer 评分系统基础上细化的 Metavir 或 Ishak 评分系统，我国沿用的评分系统为慢性肝炎分级（G0～G4）、分期（S0～S4）系统。

参考文献

中华医学会肝病学分会, 中华医学会感染病学分会, 2023. 慢性乙型肝炎防治指南 (2022 年版). 传染病信息, 36(1): 1-17.

18. Scheuer 评分系统

（1）计算公式

1）肝组织炎症活动度评分：见表 B-8。

表 B-8　Scheuer 评分系统——肝组织炎症活动度评分

汇管区及汇管区周围活动度	肝小叶内活动度	评分
无或轻微	无	0

续表

汇管区及汇管区周围活动度	肝小叶内活动度	评分
仅汇管区炎症	有炎症细胞浸润但无肝细胞损伤	1
轻度碎屑样坏死	灶性坏死或出现嗜酸小体	2
中度碎屑样坏死	严重灶性肝细胞损伤	3
重度碎屑样坏死	出现融合坏死	4

2）肝组织纤维化分期：见表 B-9。

表 B-9　Scheuer 评分系统——肝组织纤维化分期评分

病变	评分
无纤维化	0
汇管区纤维性扩大	1
汇管区周围纤维化，汇管区-汇管区纤维间隔	2
桥接纤维化，伴肝小叶结构紊乱，无肝硬化	3
可能/肯定肝硬化	4

（2）临床应用：对于肝组织炎症坏死分级和纤维化分期，国际上常采用基于 Knodell、Scheuer 评分系统基础上细化的 Metavir 或 Ishak 评分系统，我国沿用的评分系统为慢性肝炎分级（G0～G4）、分期（S0～S4）系统。

参考文献

中华医学会肝病学分会, 中华医学会感染病学分会, 2023. 慢性乙型肝炎防治指南 (2022 年版). 传染病信息, 36(1): 1-17.

19. Ishak 评分系统

（1）计算公式

1）肝组织炎症活动度评分：见表 B-10。

2）肝组织纤维化分期：见表 B-11。

表 B-10　Ishak 评分系统——肝组织炎症活动度评分

评分	汇管区炎症	界面炎	点/灶状坏死、凋亡或灶性炎	融合坏死
0	无	无	无	无
1	轻度，累及部分或全部汇管区	轻度（局灶性，仅累及少数汇管区周围）	每 10 倍镜视野下≤1 个	局部融合坏死
2	中度，累及部分或全部汇管区	轻中度（局灶性，累及多数汇管区周围）	每 10 倍镜视野下 2～4 个	部分肝腺泡 3 带坏死
3	中、重度，累及全部汇管区	中度（炎症范围<50% 汇管区或纤维间隔周围）	每 10 倍镜视野下 5～10 个	多数 3 带坏死
4	重度，累及全部汇管区	重度（炎症范围>50% 汇管区或纤维间隔周围）	每 10 倍视野下>10 个	3 带坏死+偶见汇管区-中央区桥接坏死
5	—	—	—	3 带坏死+多个汇管区-中央区桥接坏死
6	—	—	—	全腺泡或多腺泡坏死

表 B-11 Ishak 评分系统——肝组织纤维化分期评分

病变	评分
无肝纤维化	0
部分汇管区纤维性扩大,伴或不伴短纤维间隔	1
多数汇管区纤维性扩大,伴或不伴短纤维间隔	2
多数汇管区纤维性扩大,偶见汇管区-汇管区纤维间隔	3
汇管区纤维性扩大,伴显著的汇管区-汇管区或汇管区-中央静脉纤维间隔	4
显著的汇管区-汇管区或汇管区-中央静脉纤维间隔,偶见硬化结节(非完全肝硬化)	5
可能或肯定的肝硬化	6

(2)临床应用:对于肝组织炎症坏死分级和纤维化分期,国际上常采用基于 Knodell、Scheuer 评分系统基础上细化的 Metavir 或 Ishak 评分系统,我国沿用的评分系统为慢性肝炎分级(G0~G4)、分期(S0~S4)系统。

Ishak 系统将炎症坏死的分级评分范围设为 0~18 分,另外还对肝纤维化程度进行了 7 个分期,因此可对肝纤维化程度作出更为细致和准确的评估。Ishak 评分系统目前认为反映肝纤维化变化最敏感,也最常用。

参考文献

中华医学会肝病学分会, 中华医学会感染病学分会, 2023. 慢性乙型肝炎防治指南 (2022 年版). 传染病信息, 36(1): 1-17.

20. Knodell 评分系统

(1)计算公式

1)肝组织炎症活动度评分:见表 B-12。

表 B-12 Knodell 评分系统——肝组织炎症活动度评分

评分	汇管区炎症伴或不伴桥接坏死	小叶内变性及灶性坏死	汇管区炎症
0	无	无	无
1	轻度碎屑样坏死	轻度(嗜酸小体、气球样变和散在肝细胞坏死累及<1/3小叶)	轻度(少量炎症细胞浸润<1/3汇管区)
3	中度碎屑样坏死(多数汇管区周围累及<50%)	中度(1/3~2/3小叶被累及)	轻度(炎症细胞增多在1/3~2/3汇管区)
4	重度碎屑样坏死(多数汇管区周围累及≥50%)	重度(>2/3小叶)	轻度(炎症细胞密集>2/3汇管区)
5	中度碎屑样坏死并桥接坏死	—	—
10	重度碎屑样坏死并桥接坏死或多小叶坏死	—	—

2)肝组织纤维化分期评分:见表 B-13。

表 B-13 Knodell 评分系统——肝组织纤维化分期评分

病变	评分
无肝纤维化	0
汇管区纤维性扩大	1
—	2
出现桥接、汇区-汇管区或汇管区-中央	3
静脉纤维间隔肝硬化	4

相关说明:

①汇管区周边碎屑样坏死伴有或无桥接坏死(0~10 分)。

②小叶内肝细胞变性和灶性坏死(0~4 分)。

③汇管区炎症(0~4 分)。

④纤维化(0~4 分)。

4 个指标各自得分之和为总得分,范围为 0~22。

(2)临床应用:对于肝组织炎症坏死分级和纤维化分期,国际上常采用基于 Knodell、Scheuer 评分系统基础上细化的 Metavir 或 Ishak 评分系统,我国沿用的评分系统为慢性肝炎分级(G0~G4)、分期(S0~S4)系统。Knodell 评分系统目前已较少应用。

参考文献

中华医学会感染病学分会, 中华医学会肝病学分会, 2019. 慢性乙型肝炎防治指南 (2019 年版). 中华肝脏病杂志, 27(12): 938-961.

21. 酒精量计算公式

(1)计算公式:摄入的酒精量 (g)=饮酒量 (ml)×酒精浓度 (%)×0.8

(2)结果解读:目前中国膳食指南推荐的饮酒量,一般成人建议饮酒量(酒精含量),男性每天摄入的酒精量不超过 25g,女性每天摄入的酒精量不超过 15g。

参考文献

中华医学会肝病学分会脂肪肝和酒精性肝病学组, 中国医师协会脂肪性肝病专家委员会, 2018. 酒精性肝病防治指南 (2018 年更新版). 临床肝胆病杂志, 34(5): 939-946.

22. 马德里(Maddrey)判别函数(MDF)

(1)计算公式:MDF=4.6×PT 差值 (s)+TBil(mg/dl)

式中,PT 差值=凝血酶原时间−对照凝血酶原时间;TBil:血清总胆红素;血清胆红素 (mg/dl)=血清胆红素 (μmol/L)/17.1。

(2)结果解读:MDF 评分≥32 分定义为高风险病死率患者,1 个月内的病死率高达 30%~50%,

尤其合并有肝性脑病者将处于最高的风险。

当 MDF 评分>54 分时，与不使用激素的患者相比，使用激素的患者有更高的死亡率。

（3）临床应用：又称 PT-胆红素判别函数，用于酒精性肝病合并胆汁淤积患者使用激素治疗时的风险评估。Maddrey 判别函数不仅能预测酒精性肝炎的短期病死率，还能指导临床医师选择适当的特异性治疗方案。

参考文献

中华医学会肝病学分会脂肪肝和酒精性肝病学组, 中国医师协会脂肪性肝病专家委员会, 2018. 酒精性肝病防治指南 (2018 年更新版). 临床肝胆病杂志, 34(5): 939-946.

23. Glasgow 酒精性肝炎评分（GAHS）

（1）GAHS：见表 B-14。

表 B-14　GAHS

	1	2	3
年龄	<50	≥50	—
白细胞（10⁹/L）	<15	≥15	—
尿素（mmol/L）	<5	≥5	—
PT 比值	<1.5	1.5~2.0	≥2.0
胆红素（μmol/L）	<125	125~250	≥250

相关说明：PT 比值为凝血酶原时间比值；PT 比值=患者 PT/对照 PT；对照 PT 正常值一般为11~13.5。

（2）结果解读：GAHS 评分>8 提示预后不良。

（3）临床应用：有多种方法用于评价酒精性肝病的严重程度及近期存活率，主要包括 Child-Pugh 分级、PT-胆红素判别函数（Maddrey 判别函数）、终末期肝病模型（MELD）积分、Glasgow 酒精性肝炎评分（Glasgow alcoholic hepatitis score，GAHS）、ABIC 评分、Lille 评分等。

参考文献

中华医学会肝病学分会脂肪肝和酒精性肝病学组, 中国医师协会脂肪性肝病专家委员会, 2018. 酒精性肝病防治指南 (2018 年更新版). 临床肝胆病杂志, 34(5): 939-946.

24. Lille 评分

（1）计算公式

R=3.19–0.101×年龄+0.147×白蛋白 (g/L, day0)+0.0165×[胆红素 (μmol/L, day0)–胆红素 (μmol/L, day7)]–0.206×肾功能不全 (day0, 若存在为 1, 若缺失为 0)–0.0065×胆红素 (μmol/L, day0)–0.0096×凝血酶原时间 (s, day0)

Lille 评分=exp(–R)/[1+exp(–R)]

相关说明：肾功能不全评价标准（肌酐是否>115μmol/L）；胆红素 day0、day7 分别指类固醇治疗开始时及治疗 7d 后所测的胆红素水平。

（2）结果解读：Lille 评分分值为 0~1，若≥0.45，提示糖皮质激素治疗无效。

（3）临床应用：Lille 评分主要用于重型酒精性肝炎应用糖皮质激素 7d 后血清胆红素的变化，来确定是否继续使用或终止糖皮质激素。

参考文献

中华医学会肝病学分会脂肪肝和酒精性肝病学组, 中国医师协会脂肪性肝病专家委员会, 2018. 酒精性肝病防治指南 (2018 年更新版). 临床肝胆病杂志, 34(5): 939-946.

25. 非酒精性脂肪肝 NAS 评分

（1）非酒精性脂肪肝 NAS 评分见表 B-15。

表 B-15　非酒精性脂肪肝 NAS 评分

	0	1	2	3
肝细胞脂肪变	<5%	5%~33%	34%~66%	>66%
肝小叶内炎症（20 倍镜计数坏死灶）	无	<2 个	2~4 个	>4 个
肝细胞气球样变性	无	少见	多见	—

（2）结果解读：肝细胞脂肪变、肝细胞气球样变性和肝小叶内炎症这三项评分相加，即得出 NAS 评分。

NAS 为半定量评分系统而非诊断程序，NAS<3 分可排除 NASH，NAS>4 分则可诊断非酒精性脂肪肝（NASH），介于两者之间者为非酒精性脂肪肝（NASH）可能。

（3）临床应用：关于 NAFLD 病理诊断评分标准目前有两大评价系统，一为美国肝病协会提出的 NAS 评分系统（NAFLD activity score）（2005 年），另一评分系统是欧洲肝病协会提出的 SAF 评分系统（2015 年）。

参考文献

中华医学会肝病学分会脂肪肝和酒精性肝病学组, 2010. 非酒精性脂肪性肝病诊疗指南 (2010 年修订版). 中华肝脏病杂志, 18(3): 163-166.

26. 终末期肝病模型（model for end-stage liver disease，MELD）

（1）计算公式

MELD=3.8×ln[胆红素 (mg/dl)]+11.2×ln(INR)+9.6ln[Scr(mg/dl)]+6.4×(病因：胆汁性或酒精性 0, 其他 1)

式中，INR 指国际标准化比值；Scr 指肌酐；胆红素 (mg/dl)=胆红素 (μmol/L)/17.1；Scr(mg/dl)=Scr(μmol/L)/88.4。

（2）结果解读：值越高，提示病情越严重，生存率越低。

12～18 分：列入肝移植等待行列。

18～25 分：需要肝移植手术。

25～30 分：需要急诊肝移植手术。

＞30 分：需要紧急肝移植手术抢救治疗。

（3）临床应用：终末期肝病模型（MELD）评分最初用于评估 TIPS 的肝硬化患者短期预后。MELD 能够客观、有效地预测不同病因、不同严重程度肝病的短期生存率，并且比 Child-Pugh 评分更加准确。MELD 系列评分由于其良好的预测能力，已经成为肝移植器官分配的主要依据。

参考文献

中华医学会肝病学分会, 2019. 肝硬化诊治指南. 临床肝胆病杂志, 35(11): 2408-2425.

27. 终末期肝病钠评分模型（MELD-Na）

（1）计算公式：MELD-Na=MELD+1.59×[135-Na(mmoL/L)]

式中，MELD 分值是由 MELD 评分公式计算所得出的；血清 Na 范围为 120～135mmol/L，大于 135mmol/L 者按照 135mmol/L 计算，小于 120mmol/L 者按照 120mmol/L 计算。

（2）临床应用：终末期肝病钠评分模型源于 MELD 评分，MELD-Na 评分包括胆红素、国际标准化比值、肌酐、钠，其被用于评估肝移植。低钠血症是肝硬化患者预后不良的独立危险因素，有专家认为 MELD-Na 预测终末期肝硬化的预后优于 MELD。

参考文献

中华医学会肝病学分会, 2019. 肝硬化诊治指南. 临床肝胆病杂志, 35(11): 2408-2425.

28. 儿童终末期肝病评分（pediatric end-stage liver disease score，PELD）

（1）计算公式

PELD=4.8×ln[胆红素 (mg/dl)]+18.57×ln(INR)-6.87×ln[白蛋白 (g/dl)]+4.36×年龄得分+6.67×生长延迟

式中，INR 指国际标准化比值；年龄得分（年龄＜1 岁为 1 分，年龄≥1 岁为 0 分）；生长延迟（低于平均水平 2 个标准差以上为 1 分，否则为 0 分）。

（2）结果解读：PELD 评分越高，提示预后越差。PELD 评分≥29 分提示预后不良。

（3）临床应用：儿童终末期肝病评分（PELD）适用于 12 岁以下的肝移植等待者。PELD 评分适用于客观地预测儿童肝移植等待者 3 个月的死亡风险。PELD 评分不适用于接受某些特殊治疗的儿童急性肝衰竭（PALF）患者，如接受人工肝治疗的 PALF 患者，因为人工肝治疗可显著影响 PALF 患者的血清胆红素、白蛋白及 INR。

参考文献

王能里, 谢新宝, 2022. 儿童急性肝衰竭的肝移植治疗. 临床肝胆病杂志, 38(2): 278-281.

29. Child-Pugh 评分

（1）评分标准见表 B-16。

表 B-16　Child-Pugh 评分

临床生化指标	1 分	2 分	3 分
肝性脑病（级）	无	1～2	3～4
腹水	无	轻度	中、重度
血清胆红素（μmol/L）	＜34	34～51	＞51
血清白蛋白（g/L）	＞35	28～35	＜28
PT 延时（s）	1～3	4～6	＞6

腹水相关说明：轻度（500ml 内）：只能在肘膝位时叩诊脐部才能出现浊音；中度（3000ml 内）：可有明显的移动性浊音；重度（3000ml 上）：有腹形的改变及波动感。

（2）结果解读：A 级为 5～6 分；B 级为 7～9 分；C 级为 10～15 分。

（3）临床应用：Child-Pugh 评分是一种临床上常用的用以对肝硬化患者的肝脏储备功能进行量化评估的分级标准。将肝脏储备功能分为 A、B、C 三级，预示着 3 种不同严重程度的肝损伤。

Child-Pugh 评分可作为肝硬化患者预后评估较可靠的指标。

该评分的不足：Child-Pugh 评分中使用了腹水量、肝性脑病分级这些较主观的指标，可能会因评价者掌握的标准变化差异较大，且 Child-Pugh 分级存在不精确性，不同病因或同一分级的肝硬化患者，其临床病情可能有较大差异。

参考文献

中华医学会肝病学分会, 2019. 肝硬化诊治指南. 临床肝胆病杂志, 35(11): 2408-2425.

30. 乙肝相关的慢加急性肝衰预后评分（COSSH-ACLFIIs）

（1）计算公式

COSSH-ACLFIIs=1.649×1n(INR)+0.457×HE-grade 等级+0.425×ln[中性粒细胞 $(10^9/L)$]+0.396×ln[总胆红素 (µmol/L)]+0.576×ln[血尿素 (mmol/L)]+0.033×年龄

相关说明：HE-grade 等级 0 级为 1；1～2 级为 2；3～4 级为 3。

（2）结果解读：低危：<7.4；中危：7.4～8.4；高危：≥8.4。

（3）临床应用：本模型可以诊断并预测 HBV-ACLF 患者预后，基于 6 个预测因子的新预后评分无须评估器官功能衰竭，可准确预测 HBV-ACLF 患者的短期死亡率，并易于分层，可用于预测早期预后以降低高病死率。

参考文献

Chinese Group on the Study of Severe Hepatitis B(COSSH), 2021. Development and validation of a new prognostic score for hepatitis B virus-related acute-on-chronic liver failure. J Hepatol, 75(5): 1104-1115.

31. 格拉斯哥-布拉奇福德出血评分（Glasgow-Blatchford score，GBS）

（1）GBS 见表 B-17。

表 B-17　格拉斯哥-布拉奇福德出血评分

指标	参数	评分
收缩压（mmHg）	100～109	1
	90～99	2
	<90	3
血尿素氮（mmol/L）	6.5～7.9	2
	8.0～9.9	3
	10.0～24.9	4
	≥25	6
血红蛋白（g/L）		
男性	120～129	1
	100～119	3
	<100	6
女性	100～119	1
	<100	6
其他表现		
脉搏（次/min）	≥100	1
黑便	存在	1
晕厥	存在	2
肝脏疾病	存在	2
心力衰竭	存在	2

（2）结果解读：取值范围为 0～23 分，GBS 评分越高，风险越大。

（3）临床应用：格拉斯哥-布拉奇福德出血评分（GBS）是一种定性评估计算出血程度和出血危险性的评分系统。

参考文献

中国医师协会急诊医师分会, 2021. 急性上消化道出血急诊诊治流程专家共识 (2020 版). 中华急诊医学杂志, 30(1): 15-24.

32. 血清-腹水白蛋白梯度（serum-ascites albumin gradient，SAAG）

（1）计算公式

SAAG=血清白蛋白 (g/L)– 腹水白蛋白 (g/L)

（2）结果解读：正常值<11g/L。

SAAG 可用于判别腹水的病因，判定是否存在门静脉高压；SAAG≥11g/L，患者有 97% 的可能患有门静脉高压；SAAG<11g/L，患者不存在门静脉高压。

（3）临床应用：血清-腹水白蛋白梯度（SAAG）是用于判断门静脉高压性或非门静脉高压性腹水的，SAAG 与肝门静脉压力呈正相关，SAAG 越高，肝门静脉压就越高。

SAAG≥11g/L 常见于各种原因导致的门静脉高压性腹水。

SAAG<11g/L 多为非门静脉高压性腹水，病因包括腹腔恶性肿瘤、结核性腹膜炎、胰源性腹水等。

参考文献

中华医学会肝病学分会, 2017. 肝硬化腹水及相关并发症的诊疗指南. 临床肝脏病杂志, 33(10): 1847-1863.

33. 白蛋白-胆红素（albumin-bilirubin，ALBI）评分分级

（1）计算公式

ALBI=log10 胆红素 (µmol/L)×0.66+白蛋白 (g/L)×(–0.085)

（2）结果解读：见表 B-18。

表 B-18　ALBI 评分分级及其中位生存期

ALBI 评分分级	分级	中位生存期（月）
<–2.60	1	18.5～85.6
–2.60～–1.39	2	5.3～46.5
>–1.39	3	2.3～15.5

ALBI 评分分级分为 1～3 级，其中 1 级表示肝损伤最小。

（3）临床应用：白蛋白-胆红素（ALBI）分级是一种用于评估肝功能和肝癌患者预后的临床指标。术前 ALBI 评分对于肝衰竭肝移植受者术后早期生存情况有良好的预测价值，可以作为选择肝移植受者的参考指标。

参考文献

Pinato DJ, Sharma R, Allara E, et al, 2017. The ALBI grade provides objective hepatic reserve estimation across each BCLC stage of hepatocellular carcinoma. J Hepatol, 66: 338-346.

34. 肝性脑病（HE）分期

（1）计算公式：肝性脑病分级标准及其对应的神经精神学症状、神经系统体征见表 B-19。

（2）临床应用：肝性脑病（HE）是一个从认知功能正常、意识完整到昏迷的连续性表现。目前国内外应用最广泛的仍是 West-Haven HE 分级标准，将 HE 分为 0~4 级。临床的重点是在肝硬化等终末期肝病患者中筛查 MHE，故肝硬化肝性脑病诊疗指南（2018）应用 MHE 和 HE1~HE4 级修订的分级标准。

参考文献

中华医学会肝病学分会, 2018. 肝硬化肝性脑病诊疗指南. 临床肝胆病杂志, 34(10): 2076-2089.

表 B-19　肝性脑病分级标准及其对应的神经精神学症状、神经系统体征

修订的 HE 分级标准	神经精神学症状（即认知功能表现）	神经系统体征
无 HE	正常	神经系统体征正常，神经心理测试正常
MHE	潜在 HE，没有能觉察的人格或行为变化	神经系统体征正常，但神经心理测试异常
HE1 级	存在琐碎轻微临床征象，如轻微认知障碍、注意力减弱、睡眠障碍（失眠、睡眠倒错）、欣快或抑郁	扑翼样震颤可引出，神经心理测试异常
HE 2 级	明显的行为和性格变化；嗜睡或冷漠、轻微的定向力异常（时间、定向）、计算能力下降、运动障碍、言语不清	扑翼样震颤易引出，不需要做神经心理测试
HE 3 级	明显定向力障碍（时间、空间定向）、行为异常、半昏迷到昏迷，有应答	扑翼样震颤通常无法引出，踝阵挛、肌张力增高、腱反射亢进，不需要做神经心理测试
HE 4 级	昏迷（对言语和外界刺激无反应）	肌张力增高或中枢神经系统阳性体征，不需要做神经心理测试

35. 肝衰竭分类和分期

（1）肝衰竭分类：见表 B-20。

（2）肝衰竭分期：见表 B-21。

参考文献

中华医学会感染病学分会, 肝衰竭与人工肝学组, 2019. 肝衰竭诊治指南 (2018 年版). 临床肝胆病杂志, 35(1): 38-44.

表 B-20　肝衰竭分类

分类	表现
急性肝衰竭	急性起病，无基础肝病史。2 周内出现以 2 级以上肝性脑病为特征的肝衰竭 1. 极度乏力，并伴有明显厌食、腹胀、恶心、呕吐等严重消化道症状 2. 短期内黄疸进行性加深，血清总胆红素≥10×正常值上限或每日上升≥17.1μmol/L 3. 有出血倾向，PTA≤40%，或 INR≥1.5，且排除其他原因 4. 肝脏进行性缩小
亚急性肝衰竭	起病较急，无基础肝病史，2~26 周出现肝衰竭的临床表现 1. 极度乏力，有明显的消化道症状 2. 黄疸迅速加深，血清总胆红素≥10×正常值上限或每日上升≥每日上升≥17.1μmol/L 3. 伴或不伴肝性脑病 4. 有出血表现，PTA≤40%（INR≥1.5）并排除其他原因者
慢加急性（亚急性肝衰竭）	在慢性肝病基础上，短期内出现急性肝功能失代偿和肝衰竭的临床表现 由各种诱因引起以急性黄疸加深、凝血功能障碍为肝衰竭表现的综合征，可合并包括肝性脑病、腹水、电解质紊乱、感染、肝肾综合征、肝肺综合征等并发症，以及肝外器官功能衰竭。患者黄疸迅速加深，血清总胆红素≥10×正常值上限或每日上升≥17.1μmol/L；有出血表现，PTA≤40%（INR≥1.5） 根据不同慢性肝病基础分为 3 型 A 型：在慢性非肝硬化肝病基础上发生的慢加急性肝衰竭 B 型：在代偿期肝硬化基础上发生的慢加急性肝衰竭，通常在 4 周内发生 C 型：在失代偿期肝硬化基础上发生的慢加急性肝衰竭

分类	表现
慢性肝衰竭	在肝硬化基础上，缓慢出现肝功能进行性减退导致的以反复腹水和（或）肝性脑病等为主要表现的慢性肝功能失代偿 1. 血清总胆红素升高，常＜10×正常值上限 2. 白蛋白明显降低 3. 血小板明显下降，PTA≤40%（INR≥1.5），并排除其他原因者 4. 有顽固性腹水或门静脉高压等表现 5. 肝性脑病

表 B-21　肝衰竭分期

分期	表现
前期	急性起病，无基础肝病史，2 周内出现以 2 级以上肝性脑病为特征的肝衰竭 1. 极度乏力，并伴有明显厌食、腹胀、恶心、呕吐等严重消化道症状 2. 丙氨酸转氨酶和（或）天冬氨酸转氨酶大幅升高，黄疸进行性加深（85.5μmol/L≤血清总胆红素＜171μmol/L）或每日上升≥17.1μmol/L 3. 有出血倾向，40%＜PTA≤50%（INR＜1.5）
早期	1. 极度乏力，并有明显厌食、呕吐和腹胀等严重消化道症状 2. 丙氨酸转氨酶和（或）天冬氨酸转氨酶继续大幅升高，黄疸进行性加深（血清总胆红素≥171μmol/L 或每日上升≥17.1μmol/L） 3. 有出血倾向，30%＜PTA≤40%（或 1.5≤INR＜1.9） 4. 无并发症及其他肝外器官衰竭
中期	在肝衰竭早期表现基础上，病情进一步发展，丙氨酸转氨酶和（或）天冬氨酸转氨酶快速下降，血清总胆红素持续上升，出血表现明显（出血点或瘀斑），20%＜PTA≤30%（或 1.9≤INR＜2.6），伴有 1 项并发症和（或）1 个肝外器官功能衰竭
晚期	在肝衰竭中期表现基础上，病情进一步加重，有严重出血倾向（注射部位瘀斑等），PTA≤20%（INR≥2.6），并出现 2 个以上并发症和（或）2 个以上肝外器官功能衰竭

36. 序贯器官衰竭评分（sequential organ failure assessment score，SOFA score）

（1）计算公式：序贯器官衰竭评分见表 B-22。

相关说明：GCS 为 Glasgow 昏迷评分。

（2）临床应用：序贯器官功能衰竭评分（SOFA score）是以一种连续的形式描述独立器官功能障碍的一项简单而客观的评分。在脓毒症的临床试验中，它用于单一或多器官功能衰竭的评估。

1）每日评估时采用每日最差值。

2）拟肾上腺素药至少持续使用 1h。

3）分数越高，预后越差。

37. AIH 简化诊断积分

（1）AIH 简化诊断积分见表 B-23。

表 B-22　序贯器官衰竭评分

系统	检测项目	1 分	2 分	3 分	4 分
呼吸	PaO_2/FiO_2（mmHg）	＜400	＜300	＜200	＜100
	呼吸机支持（是/否）			是	是
凝血	血小板（10^9/L）	＜150	＜100	＜50	＜20
肝	胆红素（μmol/L）	20～32	33～101	102～204	＞204
循环	平均动脉压（mmHg）	＜70mmHg			
	多巴胺 [μg/(kg·min)]		≤5	＞5	＞15
	肾上腺素 [μg/(kg·min)]			≤0.1	＞0.1
	去甲肾上腺素 [μg/(kg·min)]			≤0.1	＞0.1
神经	GCS 评分	13～14	10～12	6～9	＜6
肾脏	肌酐（μmol/L）	110～170	171～299	300～440	＞440
	24 小时尿量（ml/24h）			＜500	＜200

表 B-23　AIH 简化诊断积分

分值	0	1	2
ANA 或者 SMA	<1∶40	≥1∶40	≥1∶80
LKM1	<1∶40	—	≥1∶40
SLA	阴性	—	阳性
IgG	正常	≥ULN	≥1.1×ULN
肝组织学	—	符合 AIH	典型 AIH 表现
排除病毒性肝炎	否	—	是

① ANA 或者 SMA：相当于我国常用的 ANA1∶100 的最低滴度；② ANA 或者 SMA、LKM1、SLA 三项：多项同时出现时最多 2 分；③肝组织学：界面性肝炎、汇管区和肝小叶内淋巴-浆细胞浸润、肝细胞玫瑰样花环及穿入现象被认为是特征性肝组织学改变，4 项中具备 3 项为典型表现

（2）结果解读：积分≥6：AIH 可能；积分≥7：确诊 AIH。

（3）临床应用：2008 年 IAIHG 提出了 AIH 简化诊断积分。简化诊断积分系统分为自身抗体、血清 IgG 水平、肝组织学改变和排除病毒性肝炎等 4 个部分。我国一项总数为 405 例慢性肝病患者（其中 1 型 AIH 患者 127 例）的多中心临床研究结果显示，简化积分系统确诊 AIH 的敏感度为 90%，特异度为 95%，可较好地应用于临床诊断。简化积分系统容易漏诊部分不典型患者，如自身抗体滴度低或阴性和（或）血清 IgG 水平较低甚至正常的患者。因此，对于疑似 AIH 且采用简化诊断积分不能确诊的患者，建议再以综合诊断积分系统进行综合评估以免漏诊。

参考文献

中华医学会肝病学分会, 2022. 自身免疫性肝炎诊断和治疗指南 (2021). 临床肝胆病杂志, 38(1): 42-49.

38. RUCAM 因果关系评估量表

（1）计算公式

1）肝损伤类型评估

R 值=[ALT/ULN]/[ALP/ULN]

式中，ALT 指天冬氨酸转氨酶（IU/L）；ALP 指碱性磷酸酶（IU/L）；ULN 指正常值上限。

2）RUCAM 因果关系评估量表见表 B-24。

表 B-24　RUCAM 因果关系评估量表

药物：_____	初始 ALT：_____		初始 ALP：_____		R 值=[ALT/ULN]÷[ALP/ULN]	
肝损伤类型：肝细胞型（R≥5.0），胆汁淤积型（R≤2.0），混合型（2.0<R<5.0）						
	肝细胞损伤型		胆汁淤积型或混合型			评价
1. 用药至发病的时间						
	初次用药	再次用药	初次用药	再次用药		计分
○从用药开始						
●提示	5～90d	1～15d	5～90d	1～90d		+2
●可疑	<5d 或>90d	>15d	<5d 或>90d	>90d		+1
○从停药开始						
●可疑	≤15d	≤15d	≤30d	≤30d		+1

注：若肝损伤反应出现在开始服药前，或停药后>15d（肝细胞损伤型）或>30d（胆汁淤积型），则应考虑肝损伤与药物无关，不应继续进行 RUCAM 评分

2. 病程	ALT 在峰值和 ULN 之间的变化	ALP（或 TBil）在峰值与 ULN 之间的变化	
○停药后			
●高度提示	8d 内下降≥50%	不适用	+3
●提示	30d 内下降≥50%	180d 内下降≥50%	+2
●可疑	不适用	180d 内下降<50%	+1
●无结论	无资料或 30d 后下降≥50%	不变、上升或无资料	0
●与药物作用相反	30d 后下降<50% 或再次升高	不适用	−2
○若继续用药			
●无结论	所有情况	所有情况	0

续表

3. 危险因素	酒精（乙醇）	酒精或妊娠（任意 1 种）	
○饮酒或妊娠	有	有	+1
	无	无	0
○年龄	≥55 岁	≥55 岁	+1
	<55 岁	<55 岁	0

4. 伴随用药		
○无伴随用药，或无资料，或伴随用药至发病时间不相符		0
○伴随用药至发病时间相符		−1
○伴随用药已知有肝毒性，且至发病时间提示或相符		−2
○伴随用药的肝损伤证据明确（再刺激反应呈阳性，或与肝损伤明确相关并有典型的警示标志）		−3

5. 除外其他肝损伤原因		
第 I 组（6 种病因）		
○急性甲型肝炎 [抗-HAV(−)IgM(+)] 或 HBV 感染 [HBsAg 和（或）抗-HBc(−)IgM(+)] 或 HCV 感染 [抗-HCV(+) 和（或）HCV RNA(+)，伴有相应的临床病史]	●排除组 I 和组 II 中的所有病因	+2
	●排除组 I 中的所有病因	+1
	●排除组 I 中的 5 或 4 种病因	0
○胆道梗阻（影像检查证实）	●排除组 I 中的少于 4 种病因	−2
○酒精（乙醇）中毒（有过量饮酒史且 AST/ALT≥2）		
○近期有低血压，休克或肝脏缺血史（发作 2 周以内）		
第 II 组（2 类病因）		
○合并自身免疫性肝炎、脓毒症、慢性乙型或丙型肝炎、原发性胆汁性胆管炎（PBC）或原发性硬化性胆管炎（PSC）等基础疾病	●非药物性因素高度可能	−3
○临床特征及血清学和病毒学检测提示急性 CMV、EBV 或 HSV 感染		

6. 药物既往肝损伤信息		
○肝损伤反应已在说明书中标明		+2
○肝损伤反应未在说明书中标明，但曾有报道		+1
○肝损伤反应未知		0

7. 再用药反应			
○阳性	再次单用该药后 ALT 升高 2 倍	再次单用该药后 ALP（或 TBil）升高 2 倍	+3
○可疑	再次和首次发生肝损伤时使用的另一药物联合应用，ALT 升高 2 倍	再次和首次发生肝损伤时使用的另一药物联合应用，ALP（或 TBil）升高 2 倍	+1
○阴性	再次单用该药后 ALT 升高，但低于 ULN	再次单用该药后 ALP（或 TBil）升高，但低于 ULN	−2
○未再用药或无法判断	其他情况	其他情况	0

ALP. 碱性磷酸酶；ALT. 丙氨酸转氨酶；CMV. 巨细胞病毒；EBV. EB 病毒；HSV. 单纯疱疹病毒；TBil. 总胆红素；ULN. 正常值上限

（2）结果解读

1）肝损伤类型：R≥5.0：肝细胞型；R≤2.0：胆汁淤积型；2.0<R<5.0：混合型。

2）总分意义判定：>8：极可能；6～8：很可能；3～5：可能；1～2：不太可能；≤0：可排除。

（3）临床应用：RUCAM 量表可用于评估药物诱发肝损伤的因果关系，指导对疑似 DILI 患者进行系统和客观评估。该量表对药物与 DILI 的因果关系进行综合性评估，包括七大要素，即发病时间、生化指标变化特点、危险因素（饮酒、妊娠情况和年龄）、联合用药情况、除外其他肝损伤、药物既往肝毒性史和再用药反应。RUCAM 量表评分的分数为 −9～+14 分，根据以上 7 种要素的综合评分高低判断 DILI 的可能性。

参考文献

中国医药生物技术协会药物性肝损伤防治技术专业委员会，中华医学会肝病学分会药物性肝病学组, 2023. 中国药物性肝损伤诊治指南 (2023 年版). 中华肝脏病杂志, 31(4): 355-384.

39. aMAP 评分

（1）计算公式

aMAP={0.06× 年龄+0.89× 性别（男性为 1, 女性为 0)+0.48×[log10 总胆红素 (μmol/L)×0.66+白蛋白 (g/L)×(−0.085)]−0.01×血小板 (10^9/L)+7.4}/14.77×100

（2）结果解读：低风险：0～50；中风险：50～60；高风险：60～100。

（3）临床应用：适用于多种慢性肝病、多个种族、不依赖于病因学指标的针对慢性肝病患者的肝癌风险预测评分模型，不含病毒因素，且不受抗病毒治疗的影响，基于患者年龄、性别这两个基本信息和白蛋白、胆红素和血小板这 3 个实验室常见检测指标，能够准确、可靠、简便地预测不同肝病人群 HCC 发生的风险。可以在乙型肝炎、丙型肝炎、非病毒性肝病等各类人群中进行广泛地应用。aMAP-2 由 aMAP 评分和 AFP 指标的纵向数据构建，aMAP-2 Plus 评分为 aMAP-2 评分结合 cfDNA 特征（核小体印记、片段化和末端基序）所得。在慢性 HBV 感染者中，aMAP-2 和 aMAP-2 Plus 评分可准确预测 HCC 发生的风险，且 aMAP 系列评分的序贯应用可有效富集 HCC 高风险患者，有助于指导开展 HCC 个体化精准筛查。

参考文献

Fan R, Papatheodoridis G, Sun J, et al, 2020. aMAP risk score predicts hepatocellular carcinoma development in patients with chronic hepatitis. J Hepatol, 73(6): 1368.

Fan R, Chen L, Zhao S, et al, 2023. Novel, high accuracy models for hepatocellular carcinoma prediction based on longitudinal data and cell-free DNA signatures. Journal of hepatology, S0168-8278(23)00416-6.

40. 巴塞罗那肝癌（BCLC）分期

（1）巴塞罗那肝癌分期见表 B-25。

表 B-25　巴塞罗那肝癌分期

BCLC 分期	PS 评分	肿瘤状态	肝功能状态
0（极早期）	0	单个肿瘤≤2 cm	无门静脉高压，胆红素正常
Stage A（早期）			
A1	0	单个肿瘤	无门静脉高压，胆红素正常
A2	0	单个肿瘤	门静脉高压，胆红素正常
A3	0	单个肿瘤	门静脉高压，胆红素不正常
A4	0	3 个肿瘤≤3cm	Child-Pugh 评分 A～B 级

续表

BCLC 分期	PS 评分	肿瘤状态	肝功能状态
Stage B（中期）	0	大的多个结节肿瘤	Child-Pugh 评分 A～B 级
Stage C（晚期）	1～2	血管侵犯或肝外转移	Child-Pugh 评分 A～B 级
Stage D（终末期）	3～4	任何肿瘤	Child-Pugh 评分 C 级

PS 评分（活动状态评分, ECOG）：

0 分：活动能力完全正常，与起病前活动能力无任何差异；1 分：能自由走动及从事轻体力活动，包括一般家务或办公室工作，但不能从事较重的体力活动；2 分：能自由走动及生活自理，但已丧失工作能力，日间不少于一半时间可以起床活动；3 分：生活仅能部分自理，日间一半以上时间卧床或坐轮椅；4 分：卧床不起，生活不能自理

（2）结果解读：

Stage A 和 Stage B：符合所有标准；

Stage C：至少符合 1 项标准——PS 1～2 或血管侵犯或肝外转移；

Stage D：至少符合 1 项标准——PS 3～4 或 Okuda Ⅲ 或 Child-Pugh 评分 C 级。

（3）临床应用：BCLC 分期系统被认为是最好的分期系统，而且已在大量的临床研究中得到证实。BCLC 分期可以分成最早期、早期、中期、晚期和终末期 5 类，其中早期又可以分成 4 个亚组，具有较强的分类和预测预后的能力，通过对高危人群的监测能够鉴别出早期的肝癌患者进行诊治。

参考文献

Llovet JM, 1999. Prognosis of hepatocellular carcinoma: the BCLC staging classification. Semin Liver Dis, 19(3): 329-338.

Forner A, 2010. Current strategy for staging and treatment: the BCLC update and future prospects. Semin Liver Dis, 30(1): 61-74.

41. 肝癌 TNM 分期

（1）肝癌 TNM 分期见表 B-26，肝癌解剖分期/预后分组见表 B-27。

表 B-26　肝癌 TNM 分期

原发灶	
Tx	原发肿瘤无法评估
T0	无原发肿瘤的证据
T1a	孤立的肿瘤最大径≤2cm
T1b	孤立的肿瘤最大径>2cm, 无血管侵犯
T2	孤立的肿瘤最大径>2cm, 有血管侵犯，或者多发的肿瘤，无一最大径>5cm
T3	多发的肿瘤，至少有 1 个最大径>5cm
T4	任意大小的单发或多发肿瘤，累及肝门静脉的主要分支或者肝静脉；肿瘤直接侵及除胆囊外的邻近器官，或穿透腹膜

续表

区域淋巴结	
Nx	区域淋巴结无法评估
N0	无区域淋巴结转移
N1	区域淋巴结转移

远处转移	
M0	无远处转移
M1	有远处转移

表 B-27　肝癌解剖分期/预后分组

解剖分期/预后分组			
Stage	T	N	M
ⅠA	T1a	N0	M0
ⅠB	T1b	N0	M0
Ⅱ	T2	N0	M0
ⅢA	T3	N0	M0
ⅢB	T4	N0	M0
ⅣA	anyT	N1	M0
ⅣB	anyT	anyN	M1

　　肝癌 TNM 分期是根据病情严重程度及发展阶段进行的，TNM 中 T 代表肿瘤，N 代表荷瘤器官区域淋巴结，M 代表远处转移

　　（2）临床应用：适用于肝细胞癌、纤维板层肝细胞癌，不包括肝内胆管细胞癌、混合肝细胞-肝内胆管细胞癌、肉瘤。

参考文献

常见肿瘤 AJCC 分期手册 (第八版).

　　42. 肝门胆管癌 TNM 分期

　　（1）肝门胆管癌 TNM 分期见表 B-28，肝门胆管癌解剖分期/预后分组见表 B-29。

表 B-28　肝门胆管癌 TNM 分期

原发灶	
Tx	原发肿瘤无法评估
T0	无原发肿瘤的证据
Tis	原位癌
T1	肿瘤局限于胆管，可到达肌层或纤维组织
T2a	超出胆管壁到达周围脂肪组织
T2b	浸润邻近的肝脏实质
T3	侵及肝门静脉或肝动脉的一侧分支
T4	侵及肝门静脉或肝门静脉的两侧属支，或肝总动脉，或双侧的二级胆管，或一侧的二级胆管和对侧的肝门静脉或肝动脉

续表

区域淋巴结	
Nx	区域淋巴结无法评估
N0	无区域淋巴结转移
N1	区域淋巴结转移，包括沿胆囊管、胆总管、肝动脉、肝门静脉分布的淋巴结
N2	转移至主动脉旁、腔静脉旁、肠系膜上动脉和（或）腹腔动脉旁淋巴结

远处转移	
M0	无远处转移
M1	有远处转移

表 B-29　肝门胆管癌解剖分期/预后分组

解剖分期/预后分组			
Stage	T	N	M
0	Tis	N0	M0
Ⅰ	T1	N0	M0
Ⅱ	T2a-b	N0	M0
ⅢA	T3	N0	M0
ⅢB	T4	N0	M0
ⅢC	AnyT	N1	M0
ⅣA	AnyT	N2	M0
ⅣB	AnyT	AnyN	M1

　　（2）临床应用：适用于发生于近端胆总管、肝右叶胆管和（或）肝左叶胆管的胆管癌。

参考文献

常见肿瘤 AJCC 分期手册 (第八版).

　　43. 肝内胆管癌 TNM 分期

　　（1）肝内胆管癌 TNM 分期见表 B-30，肝内胆管癌解剖分期/预后分组见表 B-31。

表 B-30　肝内胆管癌 TNM 分期

原发灶	
Tx	原发肿瘤无法评估
T0	无原发肿瘤的证据
Tis	原位癌
T1a	孤立的肿瘤最大径≤5cm，无血管侵犯
T1b	孤立的肿瘤最大径＞5cm，无血管侵犯
T2	孤立的肿瘤，有血管侵犯，或者多发的肿瘤，有/无血管侵犯
T3	肿瘤穿透脏层腹膜
T4	直接侵犯局部肝外结构

续表

区域淋巴结	
Nx	区域淋巴结无法评估
N0	无区域淋巴结转移
N1	区域淋巴结转移
远处转移	
M0	无远处转移
M1	有远处转移

续表

远处转移	
M0	无远处转移
M1	有远处转移

表 **B-33** 远端胆管癌解剖分期/预后分组

解剖分期/预后分组			
Stage	T	N	M
0	Tis	N0	M0
I	T1	N0	M0
ⅡA	T1	N1	M0
	T2	N0	M0
ⅡB	T2	N1	M0
	T3	N0	M0
	T3	N1	M0
ⅢA	T1	N2	M0
	T2	N2	M0
	T3	N2	M0
ⅢB	T4	N0	M0
	T4	N1	M0
	T4	N2	M0
Ⅳ	AnyT	AnyN	M1

表 **B-31** 肝内胆管癌解剖分期/预后分组

解剖分期/预后分组			
Stage	T	N	M
0	Tis	N0	M0
ⅠA	T1a	N0	M0
ⅠB	T1b	N0	M0
Ⅱ	T2	N0	M0
ⅢA	T3	N0	M0
ⅢB	T4	N0	M0
	AnyT	N1	M0
Ⅳ	AnyT	AnyN	M1

（2）临床应用：适用于肝内胆管细胞癌、混合肝细胞-肝内胆管细胞癌、肝原发神经内分泌肿瘤，不包括肝细胞癌、肝门部胆管细胞癌、肉瘤、胆囊癌。

参考文献

常见肿瘤 AJCC 分期手册 (第八版).

44. 远端胆管癌 TNM 分期

（1）远端胆管癌 TNM 分期见表 B-32，远端胆管癌解剖分期/预后分组见表 B-33。

（2）临床应用：适用于胆管腺癌、远端胆管癌、胆管上皮内瘤变、高级别神经内分泌癌、乳头状癌。

参考文献

常见肿瘤 AJCC 分期手册 (第八版).

45. 营养风险筛查-2002（nutrition risk screening-2002，NRS-2002）

（1）营养风险筛查-2002 见表 B-34。

表 **B-34** 营养风险筛查-2002

评分	0	1	2	3
营养状态受损	没有	轻度	中度	重度
疾病严重程度	没有	轻度	中度	重度
年龄	＜70	≥70	—	—

营养风险筛查说明见表 B-35。

表 **B-35** 营养风险筛查说明

营养状态受损	
没有	正常营养状态：BMI≥18.5，近 1～3 个月体重无变化，近 1 周摄食量无变化
轻度	3 个月内体重丢失＞5% 或食物摄入比正常需要量低 25%～50%

表 **B-32** 远端胆管癌 TNM 分期

原发灶	
Tx	原发肿瘤无法评估
Tis	原位癌
T1	肿瘤浸润胆管壁，深度＜5mm
T2	肿瘤浸润胆管壁，深度 5～12mm
T3	肿瘤浸润胆管壁，深度＞12mm
T4	肿瘤侵及腹腔静脉，肠系膜上动脉和（或）肝动脉
区域淋巴结	
Nx	区域淋巴结无法评估
N0	无区域淋巴结转移
N1	1～3 个区域淋巴结转移
N2	4 个以上区域淋巴结转移

续表

营养状态受损	
中度	一般情况差或 2 个月内体重丢失>5%，或食物摄入比正常需要量低 50%～75%
重度	BMI<18.5 且一般情况差，或 1 个月内体重丢失>5%（或 3 个月体重下降 15%），或前 1 周食物摄入比正常需要量低 75%～100%

疾病严重程度	
没有	正常营养需要量
轻度	需要量轻度增加：髋关节手术、慢性疾病有急性并发症者（肝硬化、慢性阻塞性肺疾病、血液透析、糖尿病、一般肿瘤患者）
中度	需要量中度增加：腹部大手术、脑卒中、重度肺炎、血液恶性肿瘤
重度	需要量明显增加：颅脑创伤、骨髓移植、APACHE 评分>10 分的 ICU 患者

（2）结果解读：营养状态受损、疾病严重程度及年龄三项评分相加。

总分≥3 分：患者有营养风险，需要制订营养支持计划。

总分<3 分：每周对患者进行评估。如果患者将进行大手术，则需要考虑预防性的营养干预计划以避免相关的危险状态。

（3）临床应用：营养风险筛查-2002（NRS-2002）属于筛查工具，只能判断患者是否存在营养风险，不能判定患者是否存在营养不良的风险，不能判定患者是否存在营养不良及营养不良的程度。

适用对象：18～90 岁，住院 1d 以上，次日 8 时未行手术者，神志清者。

不适用对象：18 岁以下，90 岁以上，住院不过夜，次日 8 时前行手术者，神志不清者。

参考文献

中华医学会肝病学分会, 中华医学会消化病学分会, 2019. 终末期肝病临床营养指南. 临床肝胆病杂志, 35(6): 1222-1230.

46. 预后营养指数（prognostic nutritional index，PNI）

（1）计算公式

$PNI(\%)=158-16.6\times ALB(g/L)-0.78\times TSF(mm)-0.20\times TFN(mg\%)-5.8\times DHST$

式中，ALB 指血清白蛋白；TSF 指三头肌皮褶厚度；TFN 指血清转铁蛋白；DHST 指迟发性超敏皮肤试验。硬结直径>5mm，DHST=2；硬结直径<5mm，DHST=1；无反应者，DHST=0。

（2）结果解读

1）发生术后合并症及危险性小：PNI<30%

2）存在轻度手术危险性：30%≤PNI<40%

3）存在中度手术危险性：40%≤PNI<50%

4）术后并发症多死亡率高：PNI≥50%

（3）临床应用：预后营养指数（PNI）是评估手术患者营养状况、预测手术风险及进行预后判断的指标。

47. L_3 骨骼肌指数（L_3-SMI）

（1）计算公式

L_3-SMI= 第 3 腰椎 (L_3) 的水平肌肉横截面积 (cm^2)/身高的平方 (m^2)

相关说明：

L_3 的水平肌肉横截面积：L_3 的骨骼肌（包括腰大肌、竖脊肌、腰方肌、腹横肌、腹外斜肌、腹内斜肌）横截面积的总和。

L_3 水平的 CT 图像从医学影像管理系统中导出，使用图像分析软件 SliceOmatic 进行测量。使用 HU 阈值 –29～+150 对图像中的全部肌肉进行识别和量化（包括腰大肌、竖脊肌、腰方肌、腹横肌、内外斜肌和腹直肌），软件自动计算该层肌肉的总面积。

（2）临床应用：L_3 骨骼肌指数是一个较新的营养评估工具。临床研究结果表明，L_3 骨骼肌指数能比较准确地反映机体中肌肉组织含量，可用于肌肉衰减综合征、慢性肝病和多种恶性肿瘤的预后评估，以及部分外科手术并发症的预测。

近年来，越来越多的研究使用 L_3-SMI 的骨骼肌指数来诊断肝病患者的肌少症。目前，L_3-SMI 诊断肌少症的临界值是不一致的，并且由于种族和肝病病因的不同，东、西方国家之间差异很大。西方肝病人群中使用的肌少症定义为男性 L_3-SMI<$50cm^2/m^2$，女性<$39cm^2/m^2$。在亚洲，日本肝病学会提出的肝病中肌少症的评估标准是男性 L_3-SMI<$42cm^2/m^2$，女性 L_3-SMI<$38cm^2/m^2$。尽管肌少症的评估标准不同，但肌少症可以预测肝病患者的不良预后得到一致认可。

参考文献

Ming Kong, Nan Geng, Ying Zhou, et al, 2022. Defining reference values for low skeletal muscle index at the L3 vertebra level based on computed tomography in healthy adults:a multicentre study. Clinical Nutrition, 41(2): 396-404.

48. 费里德（Fried）衰弱综合征标准

（1）Fried 衰弱综合征诊断标准见表 B-36。

（2）结果解读：≥3 条：可诊断为衰弱综合征；1～3 条：衰弱前期；0 条：无衰弱健康老人。

（3）临床应用：衰弱（frailty）是指老年人生理储备下降导致机体易损性增加、抗应激能力减退的非特异性状态。推荐应对所有 70 岁及以上人群或最近 1 年内，非刻意节食情况下出现体重下降（≥5%）的人群进行衰弱筛查和评估。

Fried 于 2001 年首先提出并制定了 5 条诊断标准：不明原因的体重减轻、肌力减退（握力下降）、低体能、运动减慢（步速减慢）和疲劳。符合 3 项以上，诊断为虚弱；1～2 项，为虚弱前期；符合 0 项为非虚弱。

参考文献

中国老年医学学会高血压分会, 国家老年疾病临床医学研究中心, 2019. 中国老年高血压管理指南 2019. 中华老年多器官疾病杂志, 18(2): 81-106.

表 B-36 Fried 衰弱综合征诊断标准

检测项目	男性	女性
体重下降	过去一年，意外出现体重下降＞4.5kg 或＞5%	
行走时间（行走 4.57m）	身高≤173cm：≥7s 身高＞173cm：≥6s	身高≤159cm：≥7s 身高＞159cm：≥6s
握力（kg）	BMI≤24.0：≤29 24.1≤BMI≤26.0：≤30 26.1≤BMI≤28.0：≤30 BMI＞28.0：≤32	BMI≤23.0：≤17 23.1≤BMI≤26.0：≤17.3 26.1≤BMI≤29.0：≤18 BMI＞29.0：≤21
体力活动（明达休闲时间活动问卷，MLTA）	每周＜383kcal（散步约 2.5h）	每周＜270kcal（散步约 2h）
疲乏	流行病学调查用抑郁自评量表（CES-D）中任一问题，得分 2～3 分。 过去 1 周内以下现象发生了几天？ （1）我感觉做每一件事都需要经过努力。 （2）我不能向前行走合。 0 分：＜1d；1 分：1～2d；2 分：3～4d；3 分：＞4d	

49. FRAIL 量表

（1）FRAIL 量表见表 B-37。

表 B-37 FRAIL 量表

条目	询问方法
疲乏	过去 4 周内大部分时间或所有时间都感到疲乏
耐力减退	不用辅助工具及他人帮助下，中途不休息爬 1 层楼梯有困难
自由活动下降	不用辅助工具或他人帮助下，走完 100m 较困难
疾病情况	医师曾告诉您存在 5 种以上如下疾病：高血压、糖尿病、急性心脏疾病发作、卒中、心绞痛、充血性心力衰竭、哮喘、关节炎、慢性肺病、肾脏疾病、恶性肿瘤（微小皮肤癌除外）等
体重下降	1 年或更短时间内出现体重下降≥5%

（2）结果解读：≥3 条：可诊断为衰弱综合征；1～3 条：衰弱前期；0 条：无衰弱健康老人。

（3）临床应用：衰弱是指老年人生理储备下降导致机体易损性增加、抗应激能力减退的非特异性状态。推荐应对所有 70 岁及以上人群或最近 1 年内，非刻意节食情况下出现体重下降（≥5%）的人群进行衰弱筛查和评估。筛查的方法有 Fried 衰弱综合征标准、衰弱指数（FI）和 FRAIL 量表，由国际老年营养学会提出，适用于临床老年虚弱人群的筛查。≥3 条为虚弱，0～3 条为虚弱前期，0 条为无虚弱健康老人。

参考文献

中国老年医学学会高血压分会, 国家老年疾病临床医学研究中心, 2019. 中国老年高血压管理指南 2019. 中华老年多器官疾病杂志, 18(2): 81-106.

（刘小平　周海洋　段钟平）

附录 C　肝胆病常用指南共识

　　按照本书目录病种整理国内外各机构发布的相关肝胆病学指南及专家共识信息。日常临床工作中，时常要查阅指南共识，肝胆相照-肝胆病在线公共服务平台制作肝胆病常用指南共识电子版，扫码检索查阅最新指南共识。

肝胆病常用指南共识